CB065753

ARISTIDES VOLPATO CORDIOLI
CAROLINA BENEDETTO GALLOIS
IVES CAVALCANTE PASSOS
ORGANIZADORES

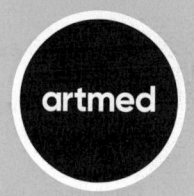

▶ PSICOFÁRMACOS

CONSULTA RÁPIDA

6ª EDIÇÃO
Porto Alegre

2023

© Grupo A Educação S.A., 2023

Gerente editorial
Letícia Bispo de Lima

Colaboraram nesta edição
Editora
Mirian Raquel Fachinetto

Revisão das apresentações comerciais
Felipe Fernando Mainka

Preparação de originais
Mirela Favaretto

Leitura final
Heloísa Stefan

Projeto gráfico e capa
Tatiana Sperhacke / TAT studio

Imagens
Claudia Severino Rosa, Claudio Heldt, Renata Stoduto e TAT studio

Editoração
Kaéle Finalizando Ideias

Reservados todos os direitos de publicação ao GRUPO A EDUCAÇÃO S.A.
(Artmed é um selo editorial do GRUPO A EDUCAÇÃO S.A.)
Rua Ernesto Alves, 150 – Bairro Floresta
90220-190 – Porto Alegre – RS
Fone: (51) 3027-7000

SAC 0800 703 3444 – www.grupoa.com.br

É proibida a duplicação ou reprodução deste volume, no todo ou em parte, sob quaisquer formas ou por quaisquer meios (eletrônico, mecânico, gravação, fotocópia, distribuição na Web e outros), sem permissão expressa da Editora.

IMPRESSO NO BRASIL
PRINTED IN BRAZIL

PSICOFÁRMACOS

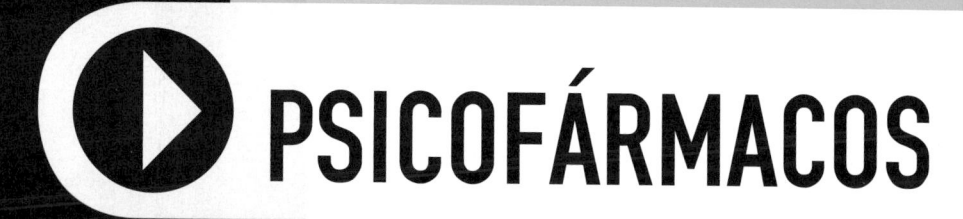

CONSULTA RÁPIDA

NOTA

A medicina é uma ciência em constante evolução. À medida que novas pesquisas e a própria experiência clínica ampliam o nosso conhecimento, são necessárias modificações na terapêutica, o que também inclui o uso de medicamentos. Os autores desta obra consultaram as fontes consideradas confiáveis, num esforço para oferecer informações completas e, geralmente, de acordo com os padrões aceitos à época da publicação. Entretanto, tendo em vista a possibilidade de falha humana ou de alterações nas ciências médicas, os leitores devem confirmar estas informações com outras fontes. Por exemplo, e em particular, os leitores são aconselhados a conferir a bula completa de todo medicamento que pretendam administrar, para se certificar de que a informação contida neste livro está correta e de que não houve alteração na dose recomendada nem nas precauções e contraindicações para o seu uso. Essa recomendação é particularmente importante em relação a medicamentos introduzidos recentemente no mercado farmacêutico ou raramente utilizados.

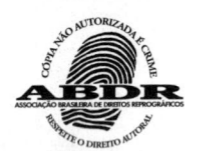

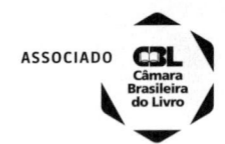

P974   Psicofármacos : consulta rápida / Organizadores, Aristides Volpato Cordioli, Carolina Benedetto Gallois, Ives Cavalcante Passos. – 6. ed. – Porto Alegre : Artmed, 2023.
xxv, 1.100 p. : il. color. ; 25 cm.

ISBN 978-65-5882-136-6

1. Medicamentos – Psiquiatria. 2. Psicofármacos. I. Cordioli, Aristides Volpato. II. Gallois, Carolina Benedetto. III. Passos, Ives Cavalcante.

CDU 615.85

Catalogação na publicação: Karin Lorien Menoncin – CRB 10/2147

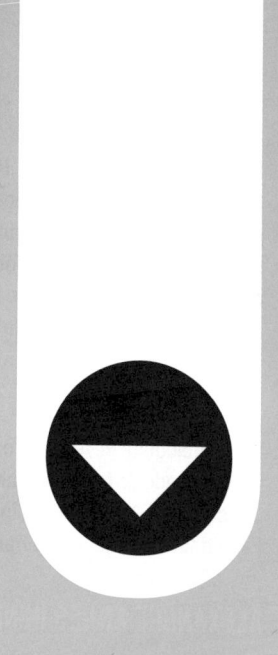

AUTORES

▶ ARISTIDES VOLPATO CORDIOLI

Psiquiatra. Professor aposentado do Departamento de Psiquiatria e Medicina Legal da Faculdade de Medicina (Famed) da Universidade Federal do Rio Grande do Sul (UFRGS). Mestre e Doutor em Ciências Médicas: Psiquiatria pela UFRGS.

CAROLINA BENEDETTO GALLOIS

Psiquiatra. Doutoranda em Psiquiatria e Ciências do Comportamento da UFRGS.

IVES CAVALCANTE PASSOS

Psiquiatra. Professor de Psiquiatria do Hospital de Clínicas de Porto Alegre (HCPA) da UFRGS. Coordenador do Programa de Residência Médica em Psiquiatria e do Programa de Transtorno Bipolar do HCPA/UFRGS. Doutor em Psiquiatria e Ciências do Comportamento pela UFRGS. Pós-doutorado na University of Texas Health Science Center at Houston, Estados Unidos.

AUTORES

ADRIANE R. ROSA
Farmacêutica-bioquímica. Professora adjunta de Farmacologia da UFRGS. Mestra em Farmacologia pela Universidade Federal de Ciências da Saúde de Porto Alegre (UFCSPA). Doutora em Ciências Médicas pela UFRGS. Pós-doutorado no Instituto de Neurociências da Universidade de Barcelona, Espanha.

ALESSANDRO FERRONI TONIAL
Reumatologista do Ambulatório de Reumatologia da Universidade do Oeste de Santa Catarina (Unoeste), Joaçaba, SC. Mestre em Princípios da Cirurgia pela Faculdade Evangélica do Paraná (Fepar).

ALEXANDRE ANNES HENRIQUES
Psiquiatra. Mestre em Ciências Médicas pela UFRGS.

ALICE C. M. XAVIER
Psiquiatra. Pesquisadora do Programa de Transtornos de Ansiedade (Protan) da UFRGS/HCPA. Especialista em Terapia Cognitivo-Comportamental pelo Centro de Estudos da Família e do Indivíduo de Porto Alegre (Cefi-POA). Mestra em Ciências da Saúde pela UFCSPA. Doutoranda em Psiquiatria e Ciências do Comportamento da UFRGS.

ALICIA CARISSIMI
Psicóloga. Professora do Curso de Psicologia da Faculdade Dom Bosco de Porto Alegre. Especialista em Psicoterapia Cognitivo-Comportamental pelo Instituto WP Psicoterapia Cognitiva e Faculdades Integradas de Taquara (Faccat). Psicóloga do Sono certificada pela Associação Brasileira de Sono e Sociedade Brasileira de Psicologia. Mestra em Medicina: Ciências Médicas pela UFRGS. Doutora em Psiquiatria e Ciências do Comportamento pela UFRGS.

ANA LAURA WALCHER
Médica. Residente em Psiquiatria do HCPA/UFRGS.

ANA PAULA MEZACAZA FILIPPON
Psiquiatra. Mestra em Ciências Médicas pela UFRGS. Psicanalista pela Sociedade Psicanalítica de Porto Alegre (SPPA).

ANALUIZA CAMOZZATO
Psiquiatra. Professora adjunta de Psiquiatria da UFCSPA.

ANNE ORGLER SORDI
Psiquiatra. Médica contratada e preceptora do Programa de Residência Médica em Psiquiatria do HCPA/UFRGS. Especialista em Psicoterapia de Orientação Analítica pelo Centro de Estudos Luís Guedes (CELG). Doutora em Psiquiatria e Ciências do Comportamento pela UFRGS.

ARTHUR LUDWIG PAIM
Psiquiatra. Especialista em Psiquiatria da Infância e da Adolescência pela UFRGS/HCPA. Formação em Terapia Cognitivo-Comportamental da Infância e da Adolescência pela ELO – Psicologia e Desenvolvimento.

AUGUSTO OSSAMU SHINTANI
Psicólogo. Mestre em Psiquiatria e Ciências do Comportamento e Doutorando em Psiquiatria e Ciências do Comportamento da UFRGS.

BETINA SUÑÉ MATTEVI
Psiquiatra. Especialista em Psicoterapia de Orientação Analítica pelo CELG. Mestra em Ciências Médicas: Psiquiatria pela UFRGS.

BIBIANA BOLTEN LUCION LORETO
Psiquiatra. Residente em Psiquiatria de Adições do HCPA/UFRGS. Doutoranda em Psiquiatria e Ciências do Comportamento da UFRGS.

BRUNA DE CONTI GRAMZ
Psiquiatra do HCPA/UFRGS.

BRUNA RIBAS RONCHI
Psiquiatra. Residente em Psiquiatria de Adições do HCPA/UFRGS.

BRUNA SANTOS DA SILVA
Farmacêutica-geneticista. Mestra e Doutora em Genética e Biologia Molecular pela UFRGS.

BRUNO BRAGA MONTEZANO

Psicólogo. Mestrando em Psiquiatria e Ciências do Comportamento da UFRGS.

CAROLINA BLAYA DREHER

Psiquiatra. Professora associada de psiquiatria da UFCSPA e professora adjunta de Psiquiatria da UFRGS. Especialista em Psicoterapia pelo CELG. Mestra e Doutora em Psiquiatria e Ciências da Saúde pela UFRGS. Pós-doutorado em Psiquiatria e Ciências da Saúde na UFRGS.

CAROLINA MEIRA MOSER

Psiquiatra. Colaboradora do Programa de Transtornos Alimentares em Adultos (PTA) do HCPA/UFRGS. Mestra em Ciências Médicas: Psiquiatria pela UFRGS.

CHRISTIAN KIELING

Psiquiatra. Professor de Psiquiatria da Infância e da Adolescência da UFRGS. Especialista em Psiquiatria da Infância e da Adolescência pelo HCPA/UFRGS. Mestre e Doutor em Ciências Médicas: Psiquiatria pela UFRGS.

CINTYA KELLY MOURA OGLIARI

Psiquiatra. Mestranda do Programa de Pós-graduação (PPG) em Psiquiatria e Ciências do Comportamento da UFRGS.

CLAITON H. D. BAU

Professor titular do Departamento de Genética da UFRGS. Doutor em Ciências: Genética e Biologia Molecular pela UFRGS.

CLARISSA SEVERINO GAMA

Psiquiatra. Professora associada do Departamento de Psiquiatria e Medicina Legal da UFRGS. Mestra e Doutora em Ciências Médicas: Medicina pela UFRGS. Pós-doutorado na Universidade de Melbourne, Barwon Health, Geelong, Austrália. Livre-docente da Universidade Federal de São Paulo (Unifesp).

CRISTIAN PATRICK ZENI

Psiquiatra. Professor associado de Psiquiatria da University of Texas Health Sciences Center at Houston, Estados Unidos. Especialista em Psiquiatria da Infância e da Adolescência pela UFRGS. Mestre e Doutor em Ciências Médicas: Psiquiatria pela UFRGS. Pós-doutorado em Psiquiatria na UFRGS.

CRISTIANE DOS SANTOS MACHADO

Psiquiatra. Mestra em Psiquiatria e Ciências do Comportamento pela UFRGS.

CRISTIANO TSCHIEDEL BELEM DA SILVA

Psiquiatra. Doutor em Psiquiatria pela UFRGS. Pós-doutorado em Psiquiatria na UFRGS.

CRISTINA FERREIRA PESSÔA

Psiquiatra e psicóloga. Pós-graduação em Psiquiatria Forense pelo Instituto de Psiquiatria da Universidade de São Paulo (USP).

DANIEL PRATES BALDEZ

Médico. Residente em Psiquiatria do HCPA/UFRGS. Doutor em Psiquiatria e Ciências do Comportamento pela UFRGS.

DANIELA SPEROTTO

Psiquiatra. Professora adjunta de Psiquiatria e coordenadora do Ambulatório de Psiquiatria da Infância e da Adolescência da Unoeste, Joaçaba, SC. Especialista em Psiquiatria da Infância e da Adolescência pelo HCPA/UFRGS. Mestra em Ciências Médicas: Psiquiatria pela UFRGS.

DANIELA TUSI BRAGA

Psicóloga.

DANIELA ZIPPIN KNIJNIK

Psiquiatra. Especialista em Terapia Cognitivo-Comportamental pelo Instituto Beck da Filadélfia, Estados Unidos. Mestra em Medicina: Ciências Médicas e Doutora em Ciências Médicas: Psiquiatria pela UFRGS. Founding Fellow da Academia de Terapias Cognitivas (ACT).

DEBORAH GRISOLIA FUZINA

Psiquiatra.

DIEGO LUIZ ROVARIS
Biomédico. Professor de Fisiologia Humana da USP. Mestre e Doutor em Genética e Biologia Molecular pela UFRGS.

EDGAR ARRUA VARES
Psiquiatra.

EDUARDO SCHNEIDER VITOLA
Psiquiatra. Pesquisador do Programa de Déficit de Atenção e Hiperatividade em Adultos (Prodah-A) da UFRGS. Mestre em Ciências Médicas: Psiquiatria e Doutor em Psiquiatria e Ciências do Comportamento pela UFRGS.

EDUARDO TRACHTENBERG
Psiquiatra. Professor de Psicofarmacologia da Fundação Universitária Mário Martins (FUMM), do Hospital Psiquiátrico São Pedro (HPSP), do Hospital Bruno Born e do Centro de Estudos José de Barros Falcão (CEJBF).

ELLEN ALVES DE ALMEIDA
Psiquiatra. Mestra em Ciências Médicas: Psiquiatria pela UFRGS.

ÉRICO DE MOURA SILVEIRA JR.
Psiquiatria. Pesquisador do Laboratório de Psiquiatria Molecular do HCPA/UFRGS. Especialista em Psicoterapia de Orientação Analítica pelo CELG. Mestre em Ciências Médicas: Psiquiatria e Doutor em Psiquiatria e Ciências do Comportamento pela UFRGS. Pós-doutorado na UFRGS.

EUGENIO HORACIO GREVET
Psiquiatra. Professor associado do Departamento de Psiquiatria e Medicina Legal da UFRGS. Mestre em Ciências Biológicas: Bioquímica pela UFRGS. Doutor em Psiquiatria e Ciências do Comportamento pela UFRGS. Pós-doutorado em Psiquiatria e Ciências do Comportamento na UFRGS.

ÉVERTON FRANCO SILVA
Psiquiatra. Chefe do Serviço de Psiquiatria do Hospital Militar de Área de Porto Alegre (HMAPA).

FABIANO GOMES
Psiquiatra. Professor assistente de Psiquiatria da Queen's University, Canadá. Mestre e Doutor em Ciências Médicas: Psiquiatria pela UFRGS.

FELIPE ALMEIDA PICON
Psiquiatra. Psiquiatra da Infância e da Adolescência pela UFRGS. Mestre e Doutor em Ciências Médicas: Psiquiatria pela UFRGS. Cofundador do Bricklab.

FELIPE GUTIÉRREZ CARVALHO
Psiquiatra contratado do Serviço de Medicina Ocupacional do HCPA/UFRGS. Atuação em Medicina do Sono no HCPA/UFRGS. Professor assistente da Escola de Saúde da Universidade do Vale do Rio dos Sinos (Unisinos). Mestre e Doutor em Psiquiatria e Ciências do Comportamento pela UFRGS.

FERNANDA DE PAULA RAMOS
Psiquiatra. Diretora da Villa Janus. Especialista em Dependência Química pela Unifesp e em Psicoterapia pelo CELG.

FERNANDA LUCIA CAPITANIO BAEZA
Psiquiatra contratada do HCPA/UFRGS. Doutora em Psiquiatria e Ciências do Comportamento pela UFRGS.

FLÁVIO KAPCZINSKI
Psiquiatra. Mestre em Medicina: Ciências Médicas pela UFRGS. Doutor em Psiquiatria pela University of London, Reino Unido.

FLÁVIO MILMAN SHANSIS
Psiquiatra. Professor adjunto do Curso de Medicina e professor permanente no PPG em Ciências Médicas da Universidade do Vale do Taquari (Univates). Especialista em Psicoterapia de Orientação Psicanalítica pela UFRGS. Mestre em Ciências Biológicas: Bioquímica pela UFRGS. Doutor em Ciências Médicas pela UFRGS. Pós-doutorado em Ciências Médicas: Ginecologia e Obstetrícia na UFRGS.

GABRIELA LOTIN NUERNBERG
Psiquiatra. Especialista em Psicoterapia pelo

HCPA/UFRGS. Doutora em Psiquiatria e Ciências do Comportamento pela UFRGS.

GABRIELLE TEREZINHA FOPPA
Médica.

GIORGIA LIONÇO PELLINI
Psiquiatra. Membro do Serviço de Psiquiatria do Hospital Moinhos de Vento (HMV). Aluna do Curso de Especialização em Psicoterapia de Orientação Analítica do CELG. Preceptora voluntária do Ambulatório de Ansiedade do Programa de Residência Médica em Psiquiatria do HPSP.

GIOVANNI ABRAHÃO SALUM JÚNIOR
Professor adjunto do Departamento de Psiquiatria e Medicina Legal da UFRGS. Doutor em Psiquiatria e Ciências do Comportamento pela UFRGS com período sanduíche no National Institute of Mental Health, Estados Unidos. Pós-doutorado em Ciências da Saúde na UFRGS.

GIOVANNI MICHELE RECH
Médico. Residente em Psiquiatria do Hospital Municipal Getúlio Vargas, de Sapucaia do Sul.

GISELE GUS MANFRO
Psiquiatra. Professora associada de Psiquiatria da UFRGS. Coordenadora do Protan do HCPA/UFRGS. Doutora em Ciências Biológicas: Bioquímica pela UFRGS.

HELENA DIAS DE CASTRO BINS
Psiquiatra forense do Tribunal de Justiça do Rio Grande do Sul (TJRS). Especialista em Psiquiatria Forense pela UFCSPA e em Psicoterapia de Orientação Analítica pelo CELG. Mestra e Doutora em Ciências da Saúde pela UFCSPA.

HENRIQUE TSCHOEPKE LUDWIG
Psiquiatra. Título de Especialista em Psiquiatria pela ABP/AMB.

ISABELLA CARDIA LORENZONI
Graduanda em Medicina da UFRGS.

JAIRO VINÍCIUS PINTO
Psiquiatra da Infância e da Adolescência do Hospital Universitário da Universidade Federal de Santa Catarina (HU-UFSC). Especialista em Psiquiatria e em Psiquiatria da Infância e da Adolescência pelo HCPA/UFRGS. Doutor em Psiquiatria e Ciências do Comportamento pela UFRGS. Pós-doutorado na UFRGS e estágio em pesquisa na University of British Columbia (UBC), Canadá.

JOÃO PEDRO GONÇALVES PACHECO
Psiquiatra. Professor substituto do Departamento de Neuropsiquiatria da Universidade Federal de Santa Maria (UFSM). Residente em Psicoterapia da UFSM. Mestre em Ciências da Saúde pela UFSM.

JULIANA FERNANDES TRAMONTINA
Psiquiatra. Professora adjunta de Ciências Médicas-Psiquiatria da UFCSPA. Especialista em Psiquiatria pela UFCSPA. Mestra e Doutora em Ciências Médicas: Psiquiatria pela UFRGS.

JÚLIO CARLOS PEZZI
Psiquiatra. Mestre em Ciências Médicas: Psiquiatria pela UFRGS. Doutor em Ciências Médicas pela UFCSPA.

KYARA RODRIGUES DE AGUIAR
Psicóloga. Pesquisadora vinculada ao PPG em Psiquiatria e Ciências do Comportamento da UFRGS/HCPA. Formação em Terapia Cognitivo-Comportamental pelo CELG e pelo Instituto de Neurociências e Terapias Cognitivas (INTC). Mestra e Doutoranda em Psiquiatria e Ciências do Comportamento da UFRGS.

LAURA MAGALHÃES MOREIRA
Psiquiatra. Especialista em Infância e Adolescência pela UFRGS/HCPA.

LAURO ESTIVALETE MARCHIONATTI
Psiquiatra.

LEONARDO DE ALMEIDA SODRÉ
Psiquiatra. Professor adjunto do Departamento de Clínica Médica da Faculdade de Medicina da

Universidade de Brasília (UnB). Especialista em Psicoterapia de Orientação Analítica pelo CELG. Doutor em Psiquiatria e Ciências do Comportamento pela UFRGS.

LISIA VON DIEMEN

Psiquiatra. Professora de Psiquiatria da UFRGS. Mestra e Doutora em Psiquiatria e Ciências do Comportamento pela UFRGS.

LIVIA BIASON

Médica intensivista e paliativista. Médica plantonista da Unidade de Terapia Intensiva (UTI) do Hospital Ernesto Dornelles. Médica rotineira e preceptora da Residência de Terapia Intensiva da UTI do HMV. Pós-graduação em Cuidados Paliativos pelo Instituto Paliar. Mestra em Ciências Pneumológicas pela UFRGS.

LÍVIA HARTMANN DE SOUZA

Psiquiatra. Doutora em Psiquiatria e Ciências do Comportamento pela UFRGS.

LORENNA SENA TEIXEIRA MENDES

Psiquiatra do Corpo de Bombeiros do Distrito Federal. Especialista em Terapia Cognitivo-Comportamental pelo Centro de Estudos em Terapia Cognitivo-Comportamental (CETCC). Doutora em Psiquiatria e Ciências do Comportamento pela UFRGS.

LUCAS LOVATO

Psiquiatra contratado do HCPA/UFRGS. Mestre em Psiquiatria pela UFRGS.

LUCAS PRIMO DE CARVALHO ALVES

Psiquiatra. Professor de Psiquiatria da Unisinos. Professor de Saúde Coletiva da MEDCEL/Afya. Preceptor da Residência Médica em Psiquiatria do Hospital Materno-Infantil Presidente Vargas (HMIPV)/UFCSPA. Doutor em Psiquiatria e Ciências do Comportamento pela UFRGS/USP/Unifesp. Pós-doutorado em Psiquiatria na UFRGS.

LUCAS SPANEMBERG

Psiquiatra. Professor adjunto de Psiquiatria da Escola de Medicina da Pontifícia Universidade Católica do Rio Grande do Sul (PUCRS). Professor colaborador do PPG em Ciências Criminais da Escola de Direito da PUCRS. Especialista em Psicoterapia Analítica pelo CELG. Doutor em Psiquiatria e Ciências do Comportamento pela UFRGS.

LUCIANA LOPES MOREIRA

Psiquiatra. Especialista em Psiquiatria e Psiquiatria Forense pela UFCSPA. Formação em Terapia do Esquema pelo Wainer Psicologia Cognitiva e pelo NYC Institute for Schema Therapy, Estados Unidos.

LUCIANO ISOLAN

Psiquiatra da Infância e da Adolescência do HCPA/UFRGS. Mestre e Doutor em Ciências Médicas: Psiquiatria pela UFRGS.

LÚCIO CARDON

Psiquiatra. Professor de Psiquiatria da FUMM e do HPSP. Especialista em Psicoterapia pelo CELG.

LUÍSA K. PILZ

Bacharel em Biomedicina. Mestra em Ciências Biológicas: Bioquímica pela UFRGS. Doutora em Psiquiatria e Ciências do Comportamento pela UFRGS.

LUÍSA WEBER BISOL

Psiquiatria. Professora adjunta de Psiquiatria da Universidade Federal do Ceará (UFC). Especialista em Psiquiatria pela PUCRS. Doutora em Ciências Biológicas: Bioquímica pela UFRGS.

MALU JOYCE DE AMORIM MACEDO

Psiquiatra. Especialista em Psiquiatria da Infância e da Adolescência pela UFCSPA. Especialista em Psicoterapia de Orientação Analítica pelo CELG. Mestranda em Psiquiatria e Ciências do Comportamento da UFRGS.

MARCELO BASSO DE SOUSA

Psiquiatra. Supervisor do Programa de Psiquiatria Intervencionista do HCPA/UFRGS. Mestre em Ciências Médicas: Psiquiatria pela UFRGS.

MARCELO PIO DE ALMEIDA FLECK

Psiquiatra. Professor titular do Departamento de Psiquiatria e Medicina Legal da UFRGS. Especialista em Psiquiatria pela UFRGS. Mestre e Doutor em Medicina: Ciências Médicas pela UFRGS. Pós-doutorado na Universidade McGill, Montreal, Canadá.

MARCELO TURKIENICZ BERLIM

Psiquiatra. Professor associado do Departamento de Psiquiatria da McGill University, Montreal, Canadá. Diretor da Neuromodulation Research Clinic do Douglas Institute.

MARCIA KAUER-SANT'ANNA

Psiquiatra. Professora associada do Departamento de Psiquiatria e Medicina Legal da UFRGS. Supervisora da Residência Médica em Psiquiatria do HCPA/UFRGS. Doutora em Bioquímica pela UFRGS.

MARCO ANTONIO CALDIERARO

Psiquiatra. Professor do PPG em Psiquiatria e Ciências do Comportamento do HCPA/UFRGS. Mestre e Doutor em Ciências Médicas: Psiquiatria pela UFRGS. Pós-doutorado em Transtornos de Humor no Massachusetts General Hospital/Harvard Medical School, Estados Unidos.

MARIA INÊS R. LOBATO

Psiquiatra do Serviço de Psiquiatria do HCPA/UFRGS. Professora do PPG em Psiquiatria e Ciências do Comportamento da UFRGS. Mestra e Doutora em Ciências Médicas pela UFRGS.

MARIA PAZ HIDALGO

Professora titular do Departamento de Psiquiatria e Medicina Legal da UFRGS. Especialização médica em Psiquiatria pela UFRGS/HCPA. Mestra e Doutora em Medicina: Ciências Médicas pela UFRGS.

MARIANA DIAS CURRA RAUPP

Médica internista. Residente em Psiquiatria do HCPA/UFRGS.

MARIANNA DE ABREU COSTA

Psiquiatra clínica e psicoterapeuta. Formação em Terapia Cognitivo-Comportamental pelo CELG e em Terapia Comportamental Dialética pela ELO – Psicologia e Desenvolvimento. Doutora em Psiquiatria e Ciências do Comportamento pela UFRGS.

MARIANNA DE BARROS JAEGER

Psiquiatra. Mestra em Psiquiatria e Ciências do Comportamento pela UFRGS.

MÁRIO TREGNAGO BARCELLOS

Psiquiatra, psicoterapeuta e psicanalista. Professor do Curso de Formação em Psicoterapia de Orientação Analítica do CELG. Membro associado da SPPA.

MATHEUS AMARAL MAKRAKIS

Residente em Psiquiatria do HCPA/UFRGS.

MELINA N. DE CASTRO

Psiquiatra do Serviço de Psiquiatria de Adições e Forense do HCPA/UFRGS.

MIRIAM GARCIA BRUNSTEIN

Psiquiatra contratada do HCPA. Mestra em Medicina: Ciências Médicas e Doutora em Ciências Biológicas: Bioquímica pela UFRGS.

NATAN PEREIRA GOSMANN

Psiquiatra. Pesquisador do Protan e da Seção de Afeto Negativo e Processos Sociais do HCPA/UFRGS. Doutorando em Psiquiatria e Ciências do Comportamento da UFRGS.

NATHÁLIA JANOVIK

Psiquiatra. Especialista em Psiquiatria de Adição pelo HCPA/UFRGS. Especialista em Psicoterapia de Orientação Analítica pelo CELG e formação em Terapia Comportamental Dialética pelo Behavioral Tech-Linehan Institute, Estados Unidos. Doutora em Psiquiatria e Ciências do Comportamento pela UFRGS.

PAULA BLAYA ROCHA

Psiquiatra.

PAULO BELMONTE-DE-ABREU
Psiquiatra. Professor titular da UFRGS. Médico assistente do HCPA. Especialista em Métodos e Técnicas de Ensino pela PUCRS. Health Sciences pela The Johns Hopkins University, Estados Unidos. Doutor em Clínica Médica pela UFRGS. Pós-doutorado em Biologia Molecular no Instituto de Ciências Básicas da Saúde/UFRGS.

PEDRO LOPES RITTER
Psiquiatra. Supervisor do Programa de Residência Médica em Psiquiatria do Hospital Municipal Getúlio Vargas (HMGV). Especialista em Medicina Legal e Perícia Médica pelo Associação Brasileira de Medicina Legal e Perícia Médica (ABMLPM). Mestre em Ciência da Saúde pela UFCSPA. Doutorando em Direito da Unisinos.

RAFAEL GOMES KARAM
Psiquiatra. Professor do Curso de Especialização em Psicoterapia de Orientação Analítica do CELG. Especialista em Psicoterapia de Orientação Analítica pelo CELG. Mestre e Doutor em Psiquiatria e Ciências do Comportamento pela UFRGS. Pós-doutorado em Genética na UFRGS.

RAFAEL LOPES
Médico. Residente em Psiquiatria da UFCSPA.

RAFAEL ROCHA LUZINI
Médico. Residente em Psiquiatria do HCPA/UFRGS.

REGINA MARGIS
Psiquiatra com área de atuação em Medicina do Sono. Especialista em Medicina do Tráfego. Mestra em Ciências Biológicas: Bioquímica e Doutora em Ciências Médicas pela UFRGS. Pós-doutorado em Psiquiatria na UFRGS.

RENATO GORGA BANDEIRA DE MELLO
Geriatra. Professor do Departamento de Medicina Interna da UFRGS. Preceptor dos Programas de Residência Médica em Clínica Médica e Geriatria do HCPA/UFRGS. Professor do PPG em Endocrinologia da UFRGS. Doutor em Ciências da Saúde: Cardiologia pela UFRGS.

SILVIA BASSANI SCHUCH GOI
Psiquiatra. Preceptora da Residência Médica em Psiquiatria da UFCSPA/HMIPV. Especialista em Psicoterapia de Orientação Analítica pelo CELG. Doutora em Psiquiatria e Ciências do Comportamento: Transtornos por Uso de Substâncias pela UFRGS.

SIMONE HAUCK
Psiquiatra. Professora adjunta de Psiquiatria da UFRGS. Líder do Laboratório de Psiquiatria Psicodinâmica do HCPA/UFRGS. Mestra e Doutora em Ciências Médicas: Psiquiatria pela UFGRS.

SOFIA CID DE AZEVEDO
Psiquiatra. Residente em Psiquiatria Forense do HCPA/UFRGS. Mestranda em Psiquiatria e Ciências do Comportamento da UFRGS.

STEFANIA PIGATTO TECHE
Psiquiatra contratada do Serviço de Psiquiatria do HCPA. Especialista em Psicoterapia de Orientação Analítica pelo CELG. Mestra e Doutora em Psiquiatria e Ciências do Comportamento pela UFRGS. Membro candidata do Instituto de Psicanálise da SPPA.

TAMIRES MARTINS BASTOS
Psiquiatra. Psicoterapeuta de Orientação Analítica pelo CELG. Doutora em Psiquiatria e Ciências do Comportamento pela UFRGS.

TATIANA VALVERDE DA CONCEIÇÃO
Psiquiatra da infância e da adolescência. Professora do Psychiatry of Women's College Hospital, University of Toronto, Canadá. Doutora em Psiquiatria e Ciências do Comportamento pela UFRGS.

THIAGO CASARIN HARTMANN
Psiquiatra. Médico contratado do HCPA e do Centro de Atenção Psicossocial (Caps AD IV) Céu Aberto. Mestre em Ciências da Saúde pela UFCSPA.

THIAGO FERNANDO VASCONCELOS FREIRE
Psiquiatra. Oficial psiquiatra da Brigada Militar/RS e Psiquiatra plantonista da Prefeitura Municipal de

Porto Alegre/RS. Especialista em Psicoterapia de Orientação Analítica pelo CELG. Doutor em Psiquiatria e Ciências do Comportamento pela UFRGS.

THIAGO GATTI PIANCA

Psiquiatra. Médico contratado do Serviço de Psiquiatria da Infância e da Adolescência do HCPA. Especialista em Psiquiatria da Infância e da Adolescência pelo HCPA. Doutor em Psiquiatria pela UFRGS.

THIAGO HENRIQUE ROZA

Psiquiatra e Psiquiatra Forense. Doutorando do Programa Tripartite em Psiquiatria Translacional do Desenvolvimento da USP, Unifesp e UFRGS, e em Psiquiatria e Ciências do Comportamento da UFRGS. Pesquisador do Laboratório de Psiquiatria Molecular e do Grupo Alliance da UFRGS.

THYAGO ANTONELLI SALGADO

Psiquiatra. Especialista em Psicoterapia de Orientação Analítica pelo CELG. Mestre e Doutorando em Psiquiatria e Ciências do Comportamento da UFRGS. Pesquisador do Laboratório de Psiquiatria Molecular do HCPA/UFRGS e do Grupo Alliance da UFRGS.

TIAGO BORDIN LUCAS

Médico. Residente em Psiquiatria do HCPA/UFRGS.

VANESSA GNIELKA

Psiquiatra.

VINICIUS MARTINS COSTA

Psiquiatra.

VITOR BREDA

Psiquiatra. Especialista em Psicoterapia de Orientação Analítica pelo CELG. Mestre e Doutor em Ciências Médicas: Psiquiatria pela UFRGS. Postdoctoral Research Fellow na Queen's University, Canadá,

YGOR ARZENO FERRÃO

Psiquiatra. Professor associado de Psiquiatria da Universidade Federal de Ciências da Saúde de Porto Alegre. Mestre em Psiquiatria e Ciências do Comportamento pela UFRGS. Doutorado em Psiquiatria pela USP.

PREFÁCIO À SEXTA EDIÇÃO

É com grande satisfação que apresentamos aos nossos leitores a 6ª edição de *Psicofármacos: consulta rápida*, dando continuidade a uma trajetória de sucesso iniciada há 26 anos, longevidade alcançada por poucas obras em nosso mercado editorial, tendo se tornado presença obrigatória nos consultórios médicos e dos profissionais da saúde em geral.

Esta edição contou com a participação dos coorganizadores Carolina Benedetto Gallois — que já participou da 5ª edição — e Ives Cavalcante Passos, dois colegas psiquiatras jovens, de reconhecida competência, meus ex-alunos e meus amigos, com os quais pude compartilhar as tarefas de coordenação e de revisão técnica dos textos. Impossível levar adiante a condução deste livro sem essa ajuda para as inúmeras tarefas envolvidas na elaboração de uma nova edição. Ives assumiu o lugar do Luciano Isolan que, em razão de seus novos compromissos profissionais, optou por não participar como coorganizador da presente edição, a quem agradeço imensamente a participação na edição anterior.

Com a colaboração de 120 coautores foi possível fazer uma revisão completa, minuciosa, com a atualização de todos os textos, mesmo os mais antigos, aqueles que já constavam na 1ª edição, publicada em 1997, além da inclusão de novos conteúdos. Dessa forma, esta edição mantém as principais características das anteriores: orientada para a prática clínica com acesso rápido à informação qualificada e cientificamente embasada, contemplando as atualizações do texto revisado da 5ª edição do *Manual diagnóstico e estatístico de transtornos mentais* (DSM-5-TR).

Dois tópicos mereceram atenção especial dos revisores e foram substancialmente reescritos: as indicações e as apresentações comerciais. As indicações foram revistas e atualizadas com base em ensaios clínicos e metanálises publicadas desde a última edição, lançada em 2015. Como o leitor poderá observar, algumas das indicações, cujas evidências de eficácia eram consideradas incompletas naquela ocasião, passaram a constar na lista das indicações com evidências consistentes de eficácia, enquanto outras não tiveram essa confirmação, sendo, em alguns casos, excluídas.

As apresentações comerciais foram totalmente revisadas e atualizadas em razão das inúmeras mudanças ocorridas no mercado: o lançamento de diversos genéricos e similares e de novas apresentações e dosagens. Assim, o leitor terá acesso a informações sobre todas as apresentações disponíveis, de marca, similares e genéricos. Para essa tarefa contamos com a inestimável ajuda do farmacêutico Felipe Mainka.

Além disso, foram incluídas informações sobre os seguintes medicamentos: blonanserina, brexiprazol, canabidiol, cariprazina, deutetrabenazina, dexmedetomidina, dextrometorfano + bupropiona, escetamina, flibanserina, lumateperona, metilfolato (L), pimavanserina, prazosina e viloxina. Também foram excluídos medicamentos não mais disponíveis no mercado ou que, por várias razões, deixaram de ser prescritos. São eles: d-cicloserina, desipramina, flupentixol, hipérico, iloperidona, levomilnaciprano, maprotilina, nalmefeno, oxibato de sódio, pipotiazina, reboxetina, tiotixeno, triptofano, valnoctamida, zaleprom e zonisamida.

PREFÁCIO À SEXTA EDIÇÃO

As diretrizes e os algoritmos foram inteiramente revisados e atualizados. Como novidade desta edição, o leitor encontrará algumas diretrizes novas para a abordagem e o tratamento de *Transtornos alimentares*, *Agitação psicomotora* e para o risco de *Suicídio*.

A interrupção do uso de um psicofármaco ou a sua substituição por um outro medicamento é uma situação com a qual os profissionais se deparam diariamente. Essa situação por si só é complexa, envolve riscos e exige cuidados especiais. Assim, para abordar quais os problemas mais comuns na suspensão ou na troca de medicamentos, quais os riscos e como fazê-lo de forma segura, foi incluída a diretriz *Desprescrição de psicofármacos*.

A prescrição se torna uma tarefa ainda mais complexa quando o paciente usa vários medicamentos ao mesmo tempo, muito comum na prática clínica atual. Podem ainda estar presentes outros problemas médicos (diabetes, hipertensão, problemas cardíacos, etc.) com implicações práticas importantes para o uso de psicofármacos. Ou então é uma paciente que está grávida, pacientes com problemas renais, hepáticos ou cardíacos, ou se trata de criança ou idoso; ou seja, pacientes com condições específicas que devem ser levadas em consideração. Para essas populações, cada medicamento passa a trazer considerações específicas.

As seções *Efeitos colaterais e seu manejo* e *Psicofármacos em doenças e problemas físicos* foram inteiramente revisadas e atualizadas. Esta última seção, inclusive, teve seus conteúdos reorganizados por áreas/especialidades. Da mesma forma, a seção *Interações medicamentosas* foi revisada, atualizada e ampliada com a inclusão de novas interações.

Além de todas as atualizações e novidades mencionadas, foram acrescentadas cerca de 100 imagens de produtos de marca, genéricos e similares, recurso que tem se revelado de grande ajuda no momento da prescrição e orientação do paciente.

Os organizadores agradecem ao maravilhoso grupo de autores que, desde o primeiro momento, nos surpreenderam com seu entusiasmo em participar da elaboração da nova edição, pelo empenho, pela responsabilidade e pela dedicação com que realizaram suas tarefas.

Nossos agradecimentos a Adriane Kiperman, Diretora do Grupo A, pelo apoio irrestrito desde o primeiro momento em que manifestamos o desejo de elaborar uma nova edição do *Psicofármacos*, colocando de imediato os organizadores em contato com a equipe editorial da Artmed — Mirian Raquel Fachinetto e Michele Petró Kuhn —, que foram incansáveis e extremamente competentes, em especial na interação com os autores e no apoio logístico, crucial para a coordenação e o sucesso de tarefa tão complexa. Um agradecimento também a toda equipe de profissionais do editorial da Artmed que trabalhou nos bastidores, elaborou um projeto editorial que selecionou uma fonte que permite a leitura confortável, com cuidado para com o tamanho do livro e a estética. Responsáveis pela revisão final dos textos e pela editoração, os profissionais envolvidos conseguiram criar uma obra de elevada qualidade técnica editorial e de um visual atraente, que chama a atenção em qualquer estante de livros.

ARISTIDES VOLPATO CORDIOLI
CAROLINA BENEDETTO GALLOIS
IVES CAVALCANTE PASSOS

LISTA DE SIGLAS

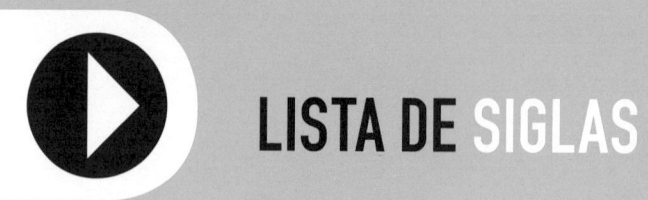

5HT	Recepsinceridade e aberturaina
5-HTP	5-hidroxi-L-triptofano
ß-hCG	Gonadotrofina coriônica humana subunidade beta
AAS	Ácido acetilsalicílico
AC-279	Metabólito ativo N-desmetilado
ACh	Acetilcolina
ACOs	Anticoncepcionais orais
ACT	Terapia de aceitação e compromisso
ACTH	Hormônio adrenocorticotrófico
ADs	Antidepressivos
ADJ	Adjuvante
ADH	Hormônio antidiurético
ADTs	Antidepressivos tricíclicos
Aids	Síndrome da imunodeficiência adquirida
Aines	Anti-inflamatórios não esteroides
AIT	Acidente isquêmico transitório
ALA	Ácido alfalinoleico
ALT	Alanina transaminase
AMPA	α-amino-3-hidroxi-5-metilisoxasol-4--ácido propiônico
AMPc	Monofosfato de adenosina cíclico
AN	Anorexia nervosa
Anvisa	Agência Nacional de Vigilância Sanitária
AOS	Apneia obstrutiva do sono
AP	Antipsicótico
APA	Antipsicótico atípico
APM	Agitação psicomotora
APPGs	Antipsicóticos de primeira geração
APSGs	Antipsicóticos de segunda geração
APT	Antipsicótico típico
AR	Artrite reumatoide
ARDSN	Antagonista de receptores de dopamina, serotonina e noradrenalina
ARN	Agonista de receptores de noradrenalina
ASA	American Society of Anesthesiologists
AST	Aspartato transaminase
ASRS	Adult Self-Report Scale
AUC	Área sob a curva
AV	Atrioventricular
AVC	Acidente vascular cerebral
AVP	Ácido valproico
AZT	Zidovudina
B9	Folato, ácido fólico
BARS	Behavioral Activity Rating Scale
BDNF	Fator neurotrófico derivado do cérebro
bpm	Batimentos por minuto
BH4	Cofator enzimático tetra-hidrobiopterina
BN	Bulimia nervosa
BPRS	Escala de Avaliação Psiquiátrica Breve (Brief Psychiatric Rating Scale)
BRAs	Bloqueadores do recetor da angiotensina II
BUN	Nitrogênio ureico sanguíneo (blood urea nitrogen)
BZDs	Benzodiazepínicos
CAD	Cetoacidose diabética
CANMAT	Canadian Network for Mood and Anxiety Treatment
CATIE	Clinical Antipsychotics Trials of Intervention Effectiveness
CB	Receptor canabinoide
CBD	Canabidiol
CBT-e	Cognitive Behaviour Therapy - enhanced;
CCK	Colecistocinina
CDR	Clinical Dementia Rating Scale
CES1A1	Carboxil-esterase
CFS	Escala Clínica de Fragilidade (Clinical Frailty Scale)

CGI	Escala de Impressão Clínica Global (Clinical Global Impression)
CID	Classificação Internacional de Doenças
CIWA-Ar	Clinical Institute Withdrawal Assessment from Alcohol-revised (Scale)
CK	Creatinoquinase
$C_{máx}$	Concentração sérica máxima
CMI	Clomipramina
cp	Comprimidos
CPK	Creatinofosfoquinase
CPAP	Pressão positiva contínua na via aérea
CPFDL	Córtex pré-frontal dorsolateral
CPs	Cuidados paliativos
CTT	Cefaleia do tipo tensional
CVV	Centro de Valorização da Vida
CYP	Citocromo P450
D	Receptor de dopamina
DA	Dopaminérgicos
DAC	Doença arterial coronariana
DAG	Diacilglicerol
DAT	Transportador de dopamina
DBS	Estimulação cerebral profunda
DBT	Terapia comportamental dialética
DDCAR	Didesmetilcariprazina
DCAR	Desmetilcariprazina
DCC	Doença cardíaca congestiva
DCV	Doença cardiovascular
DE	Disfunção erétil
DGH	Desregulação grave do humor
DH	Doença de Huntington
DHA	Ácido docosa-hexaenoico
DI	Diabetes insípido
DII	Doença inflamatória intestinal
DM	Diabetes melito
d-treo-MPH	d-treo-metilfenidato
DNA	Ácido desoxirribonucleico
DP	Doença de Parkinson
DPOC	Doença pulmonar obstrutiva crônica
DRESS	Síndrome de reação a fármacos com eosinofilia e sintomas sistêmicos (drug reaction with eosinophilia and systemic symptoms)
DRGE	Doença do refluxo gastroesofágico
DSM	Manual Diagnóstico e Estatístico de Transtornos Mentais
DT	*Delirium tremens*
ECA	Enzima conversora da angiotensina
ECEs	Efeitos colaterais extrapiramidais/sintomas extrapiramidais/síndrome extrapiramidal
ECG	Eletrocardiograma
ECR	Ensaio clínico randomizado
ECT	Eletroconvulsoterapia
EEG	Eletroencefalograma
ELA	Esclerose lateral amiotrófica
EM	Esclerose múltipla
EM	Metabolizadores extensivos ou normais
EMA	European Medicines Agency
EMDR	Dessensibilização e reprocessamento por meio de movimentos oculares (eye movement dessensibilization and reprocessing)
EMTr	Estimulação magnética transcraniana repetitiva
EP	Ejaculação precoce
EPA	Ácido eicosapentaenoico
EPI	Epidural
EPR	Exposição e prevenção de resposta
EQU	Exame qualitativo de urina
ER	Ejaculação retrógrada
ESE	Escala de sonolência de Epworth
ETCC	Estimulação elétrica transcraniana por corrente contínua
EUA	Estados Unidos
EVALI	Lesão pulmonar fibrosante grave associada ao uso de cigarros eletrônicos
EW	Encefalopatia de Wernicke
FA	Fibrilação atrial
FC	Frequência cardíaca
FDA	U.S. Food and Drug Administration
FEOs	Feocromocitomas
FLAIR	Recuperação da inversão atenuada por fluidos
FMO	Enzima monoxigenase contendo flavina
FSDS-R	Angústia relacionada ao desejo sexual feminino (Female Sexual Distress Scale-Revised)
FSFI	Índice de função sexual feminina (Female Sexual Function Index)
GABA	Ácido γ-aminobutírico
GABA-A	Ácido γ-aminobutírico A

GABA-B	Ácido γ-aminobutírico B
GABA-C	Ácido γ-aminobutírico C
GAF	Glaucoma de ângulo fechado
GGT	γ-glutamiltransferase
GMPc	Monofosfato de guanosina cíclico
GnRH	Hormônio liberador da gonadotrofina
gpP	Glicoproteína-P
GCS	Escala de Coma de Glasgow (Glasgow Coma Scale)
GLP-1	Peptídeo semelhante ao glucagon 1 (Glucagon-like peptide-1)
GSK-3β	Glicogênio sintetase cinase 3β
H	Receptor histaminérgico
HAM-D	Escala de Avaliação da Depressão de Hamilton (Hamilton Depression Rating Scale)
HAP	Hipertensão arterial pulmonar
HAS	Hipertensão arterial sistêmica
HBP	Hiperplasia benigna da próstata
hCG	Gonadotrofina coriônica humana
HCV	Vírus da hepatite C
HDL	Lipoproteínas de alta densidade (colesterol HDL)
HIV	Vírus da imunodeficiência humana
HLA	Antígenos leucocitários humanos (human leukocyte antigen)
HPPN	Hipertensão pulmonar persistente neonatal
iAChE	Inibidores da acetilcolinesterase
IAM	Infarto agudo do miocárdio
IC	Intervalo de confiança
ICC	Insuficiência cardíaca congestiva
IECA	Inibidores da ECA
IFN-α	Interferon-α
IGF-1	Fator de crescimento semelhante à insulina tipo 1 (insulin-like growth factor 1)
IGI	Índice de Gravidade de Insônia
IM	Intramuscular
IMAO	Inibidor da monoaminoxidase
IMC	Índice de massa corporal
l-MPH	l-treo-metilfenidato
INR	Índice internacional normalizado
IP3	Inositol trifosfato/fosfoinositol
IR	Liberação imediata (Immediate release)
IR	Insuficiência renal
IRA	Insuficiência renal aguda
IRC	Insuficiência renal crônica
IRN	Inibidor da recaptação de noradrenalina
IRND	Inibidor da recaptação de noradrenalina e dopamina
IRS	Inibidor da recaptação de serotonina
IRSN	Inibidor da recaptação de serotonina e noradrenalina
ISBD	International Society for Bipolar Disorders
ISRDs	Inibidor seletivo da recaptação de dopamina
ISRN	Inibidor seletivo da recaptação de noradrenalina
ISRS	Inibidor seletivo da recaptação de serotonina
IT	Intratecal
IV	Intravenoso
KTTP	Tempo de tromboplastina parcialmente ativada
LA	Longa ação (long action)
LCS	Líquido cerebrospinal
LDL	Lipoproteínas de baixa densidade (colesterol LDL)
LES	Lúpus eritematoso sistêmico
Li	Lítio
L/P	Relação leite/plasma
LSAS	Escala de Ansiedade Social de Liebowitz
LSD	Dietilamida do ácido lisérgico
M	Receptor muscarínico
mACh	Antagonista moderado de receptores anticolinérgicos
MADRS	Escala de Depressão de Montgomery-Asberg (Montgomery-Åsberg Depression Rating Scale)
MANTRA	Maudsley Model of Anorexia Nervosa Treatment for Adults
MAO	Monoaminoxidase
MAO-A	Monoaminoxidase A
MAO-B	Monoaminoxidase B
MAP-GABA	Modulador alostérico positivo de GABA
MBCT	Terapia cognitiva baseada em mindfulness
MBIs	Intervenções baseadas em mindfulness (Mindfulness based cognitive therapy)
mC	Milicoulomb
m-CPP	Metaclorofenilpiperazina
MHC	Complexo de histocompatibilidade maior (major histocompability complex)
MHD	10-mono-hidroxi derivado

MHRA	Medicines & Healthcare Products Regulatory Agency
MIG	Migrânea
ML	Aprendizado de máquina (*Machine learning*)
MRHD	Dose máxima recomendada para humano (*maximum recommended human dose*)
MT	Receptor de melatonina
MTHFD1 A	Metilenotetra-hidrofolato desidrogenesase 1
MTHFR	Enzima metiltetra-hidrofolato redutase
MUSE	Supositório intrauretral
nACh	(Receptores) acetilcolinérgicos nicotínicos
NaSSA	Antidepressivo noradrenérgico e específico serotoninérgico (*noradrenergic and serotonergic specific antidepressant*)
MDMA	Metilenodioximetanfetamina
MFD	Metilfenidato
NaCl	Cloreto de sódio
NET	Transportador de noradrenalina
NGF	Fator de crescimento neuronal
NHS	National Health Services
NIH	National Institute of Health
NMDA	N-metil-D-aspartato
NNH	Número necessário para causar dano
NNT	Número necessário para tratar
NPH	Neuralgia pós-herpética
NREM	Não REM
ODV	O-desmetilvenlafaxina
OMS	Organização Mundial da Saúde
OR	Razão de chances (*odds ratio*)
OROS	Sistema oral de liberação osmótica (*osmotic controlled-release oral delivery system*)
OX1R	Receptor seletivo para a orexina A
OX2R	Receptor para orexinas A e B
PA	Pressão arterial
PAD	Pressão arterial diastólica
PANSS	Escala de Síndrome Positiva e Negativa (*Positive and Negative Syndrome Scale*)
PANSS-T	Escala de Síndrome Positiva e Negativa Total
PAS	Pressão arterial sistólica
PCDT	Protocolos Clínicos e Diretrizes Terapêuticas
PCP	Fenciclidina
PCR	Proteína C-reativa
PDE	Fosfodiesterase
PDSS	Escala de Gravidade dos Sintomas de Pânico
PHQ-9	Patient Health Questionnaire
PM	Metabolizadores lentos
POA	Psicoterapia de orientação analítica
PP1M	Palmitato de paliperidona mensal
PP3M	Palmitato de paliperidona trimestral
PPARγ	Proliferadores de peroxissoma tipo gama
PIO	Pressão intraocular
PKC	Fosfoquinase C
PSA	Antígeno prostático específico
PSQI	Índice de Qualidade do Sono de Pittsburgh (*Pittsburgh Sleep Quality Index*)
PUFA	Ácidos graxos poli-insaturados (*poly-unsaturated fatty acids*)
QI	Quociente de inteligência
RCUI	Retocolite ulcerativa idiopática
REM	Movimento rápido dos olhos (fase do sono)
RID	Dose relativa do lactente (*relative infant dose*)
RIMA	Inibidor reversível da MAO A
RNs	Recém-nascidos
RM	Ressonância magnética
RR	Risco relativo
RS	Risco de suicídio
rTMS	Estimulação magnética transcraniana repetitiva (*repetitive transcranial magnetic stimulation*)
SAA	Síndrome de abstinência alcoólica
SAM	S-adenosilmetionina
SAOS	Síndrome da apneia obstrutiva do sono
SAPS-PD	Escala Adaptada à Doença de Parkinson para Avaliação de Sintomas Positivos (*Scale for the Assessment of Positive Symptoms for Parkinson's Disease*)
SC	Síndrome de Cushing
SC	Via subcutânea
SCI	Síndrome do colo irritável
SCOUT	*Sibutramine Cardiovascular Outcomes Trial*
SERT	Transportador de serotonina (*serotonin transporter*)
SF	Solução fisiológica

SIADH	Síndrome de secreção inapropriada do hormônio antidiurético
SNC	Sistema nervoso central
SNM	Síndrome neuroléptica maligna
SODAS	*Spheroidal Oral Drug Absorption System*
SOP	Síndrome dos ovários policísticos
SQLS	*Schizophrenia Quality of Life Scale*
SR	Liberação sustentada/prolongada (*sustained release*)
SSCM	*Specialist supportive clinical management*
SSEs	Eventos sexuais satisfatórios
SSJ	Síndrome de Stevens-Johnson
STAR*D	*Sequenced Treatment Alternatives to Relieve Depression*
STEP-BD	*Systematic Treatment Enhancement Program for Bipolar Disorder*
SUS	Sistema Único de Saúde
$t_{1/2}$	Tempo de meia-vida
T3	Tri-iodotironina
T4	Tiroxina
TA	Transtorno alimentar
TAG	Transtorno de ansiedade generalizada
TAS	Transtorno de ansiedade social
TB	Transtorno bipolar
TC	Tomografia computadorizada
TCA	Ácido tricloroacético
TCA	Transtorno compulsivo alimentar
TCC	Terapia cognitivo-comportamental
TCC-I	Terapia cognitivo-comportamental individual
TCC-I	Terapia cognitivo-comportamental da insônia
TCC-G	Terapia cognitivo-comportamental em grupo
TDAH	Transtorno de déficit de atenção/hiperatividade
tDCS	Estimulação transcraniana por corrente contínua (*transcranial direct current stimulation*)
TDDH	Transtorno disruptivo da desregulação do humor
TDM	Transtorno depressivo maior
tDCS	Estimulação transcraniana por corrente contínua (*transcranial direct current stimulation*)
TDM	Transtorno depressivo persistente (distimia)
TDS	Transtorno do desejo sexual hipoativo
TE	Tamanho de efeito
TEA	Transtorno do espectro autista
TEN	Necrólise epidérmica tóxica (*toxic epidermal necrolysis*)
TEPT	Transtorno de estresse pós-traumático
TEV	Tromboembolia venosa
TFG	Taxa de filtração glomerular
TGI	Trato gastrintestinal
TGO	Transaminase glutâmico-oxalacética
TGP	Transaminase glutâmico pirúvica
THC	Tetra-hidrocanabinol
TIP	Terapia interpessoal
$T_{máx}$	Tempo médio máximo
TNCM	Transtorno neurocognitivo maior
TOC	Transtorno obsessivo-compulsivo
TOD	Transtorno de oposição desafiante
TP	Transtorno de pânico
TRH	Hormônio de liberação da tireotrofina
TRN	Terapia de reposição de nicotina
TSH	Hormônio estimulador da tireoide
TUA	Transtorno por uso de álcool
TUO	Transtorno por uso e opioides
TUS	Transtorno por uso de substâncias
TUSP	Transtorno por uso de substâncias psicoativas
UGT	Uridina difosfato glicuronosiltransferase
UTI	Unidade de terapia intensiva
VEGF	Fator de crescomento endotelial vascular (*vascular endothelial growth fator*)
VMAT	Transportador vesicular de monoaminas
VNS	Estimulação do nervo vago
VO	Via oral
XL/XR	Liberação estendida/prolongada (*extended release*)
XRO	Liberação estendida/prolongada oral (*extended release oral*)
Y-BOCS	Escala Obsessivo-compulsiva de Yale-Brown (*Yale-Brown Obsessive-Compulsive Scale*)

SUMÁRIO

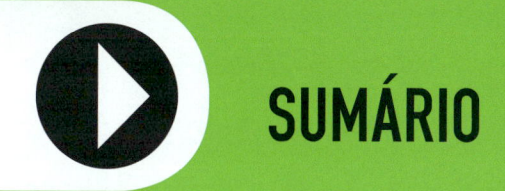

1

MEDICAMENTOS: INFORMAÇÕES BÁSICAS // 1

Aristides Volpato Cordioli, Carolina Benedetto Gallois, Ives Cavalcante Passos, Adriane R. Rosa, Alexandre Annes Henriques, Alice C. M. Xavier, Ana Paula Mezacaza Filippon, Analuiza Camozzato, Betina Suñé Mattevi, Bibiana Bolten Lucion Loreto, Bruna De Conti Gramz, Bruna Ribas Ronchi, Cintya Kelly Moura Ogliari, Cristiane dos Santos Machado, Cristiano Tschiedel Belem da Silva, Cristina Ferreira Pessôa, Daniel Prates Baldez, Eduardo Schneider Vitola, Eduardo Trachtenberg, Ellen Alves de Almeida, Eugenio Horacio Grevet, Fabiano Gomes, Felipe Almeida Picon, Fernanda Lucia Capitanio Baeza, Gabriela Lotin Nuernberg, Gabrielle Terezinha Foppa, Henrique Tschoepke Ludwig, Jairo Vinícius Pinto, Júlio Carlos Pezzi, Laura Magalhães Moreira, Lauro Estivalete Marchionatti, Leonardo de Almeida Sodré, Lisia von Diemen, Lucas Lovato, Lucas Primo de Carvalho Alves, Luciano Isolan, Lúcio Cardon, Luísa Weber Bisol, Malu Joyce de Amorim Macedo, Marcelo Basso de Sousa, Marco Antonio Caldieraro, Mariana Dias Curra Raupp, Mário Tregnago Barcellos, Matheus Amaral Makrakis, Natan Pereira Gosmann, Nathália Janovik, Paula Blaya Rocha, Rafael Gomes Karam, Rafael Lopes, Rafael Rocha Luzini, Sofia Cid de Azevedo, Tamires Martins Bastos, Thiago Gatti Pianca, Thiago Henrique Roza, Thyago Antonelli Salgado, Vanessa Gnielka, Vitor Breda

2

DIRETRIZES E ALGORITMOS // 511

AGITAÇÃO PSICOMOTORA 512
Thiago Casarin Hartmann

TRANSTORNO DEPRESSIVO MAIOR E TRANSTORNO DEPRESSIVO PERSISTENTE (DISTIMIA) 521
Lívia Hartmann de Souza, Lucas Spanemberg, Marco Antonio Caldieraro, Edgar Arrua Vares, Marcelo Pio de Almeida Fleck

TRANSTORNO BIPOLAR 539
Thiago Henrique Roza, Fabiano Gomes, Flávio Milman Shansis, Marcia Kauer-Sant'Anna, Flávio Kapczinski, Ives Cavalcante Passos

ESQUIZOFRENIA 551
Clarissa Severino Gama, Tiago Bordin Lucas, Maria Inês R. Lobato, Paulo Belmonte-De-Abreu

TRANSTORNO OBSESSIVO-COMPULSIVO 558
Aristides Volpato Cordioli, Marcelo Basso de Sousa, Lucas Lovato, Ygor Arzeno Ferrão

TRANSTORNO DE PÂNICO 568
Carolina Blaya Dreher, Giovanni Abrahão Salum Júnior, Gisele Gus Manfro

TRANSTORNO DE ANSIEDADE SOCIAL 579
Daniela Zippin Knijnik, Fernanda de Paula Ramos, Eduardo Trachtenberg, Natan Pereira Gosmann

TRANSTORNO DE ANSIEDADE GENERALIZADA 586
Carolina Benedetto Gallois, Luciana Lopes Moreira, Helena Dias de Castro Bins, Ygor Arzeno Ferrão

TRANSTORNO DE ESTRESSE AGUDO E TRANSTORNO DE ESTRESSE PÓS-TRAUMÁTICO 597
Daniela Tusi Braga, Érico de Moura Silveira Jr., Stefania Pigatto Teche, Simone Hauck

TRANSTORNO DE DÉFICIT DE ATENÇÃO/HIPERATIVIDADE 608
Eugenio Horacio Grevet, Claiton H. D. Bau, Felipe Almeida Picon, Rafael Gomes Karam, Eduardo Schneider Vitola, Diego Luiz Rovaris, Bruna Santos da Silva

TRANSTORNOS POR USO DE SUBSTÂNCIAS 622
Lisia von Diemen, Melina N. de Castro, Silvia Bassani Schuch Goi, Anne Orgler Sordi

TRANSTORNOS ALIMENTARES 639
Miriam Garcia Brunstein, Carolina Meira Moser, Simone Hauck

SUICÍDIO 646
Augusto Ossamu Shintani, Thyago Antonelli Salgado, Kyara Rodrigues de Aguiar, Thiago Henrique Roza, Isabella Cardia Lorenzoni, Bruno Braga Montezano, Ives Cavalcante Passos

INSÔNIA 655
Felipe Gutiérrez Carvalho, Regina Margis, Alicia Carissimi, Luísa K. Pilz, Maria Paz Hidalgo

PSICOFÁRMACOS NA GRAVIDEZ E NA LACTAÇÃO 664
Carolina Blaya Dreher, Ygor Arzeno Ferrão, Juliana Fernandes Tramontina

PSICOFÁRMACOS NA INFÂNCIA E NA ADOLESCÊNCIA 677
Luciano Isolan, Christian Kieling, Cristian Patrick Zeni, Tatiana Valverde da Conceição, Thiago Gatti Pianca

PSICOFÁRMACOS EM IDOSOS 693

Analuiza Camozzato, Ana Paula Mezacaza Filippon, Júlio Carlos Pezzi, Lucas Primo de Carvalho Alves, Renato Gorga Bandeira de Mello

ELETROCONVULSOTERAPIA E OUTROS MÉTODOS DE NEUROMODULAÇÃO: EMTR E ETCC 701

Fernanda Lucia Capitanio Baeza, Thiago Fernando Vasconcelos Freire, Marcelo Turkienicz Berlim, Marco Antonio Caldleraro, Sofia Cid de Azevedo, Marcelo Pio de Almeida Fleck

DESPRESCRIÇÃO DE PSICOFÁRMACOS 715

Mariana Dias Curra Raupp, Giovanni Abrahão Salum Júnior

3

EFEITOS COLATERAIS E SEU MANEJO // 723

Eduardo Trachtenberg, Deborah Grisolia Fuzina, Éverton Franco Silva, Giorgia Lionço Pellini, Giovanni Michele Rech, Pedro Lopes Ritter, Vinicius Martins Costa, Aristides Volpato Cordioli

4

INTERAÇÕES MEDICAMENTOSAS // 807

Lucas Lovato, Daniela Sperotto, Gabrielle Terezinha Foppa, Bibiana Bolten Lucion Loreto, Bruna De Conti Gramz, Tiago Bordin Lucas, Aristides Volpato Cordioli

5

PSICOFÁRMACOS EM DOENÇAS E PROBLEMAS FÍSICOS // 1009

Marianna de Abreu Costa, Marianna de Barros Jaeger, Lorenna Sena Teixeira Mendes, Fabiano Gomes, Arthur Ludwig Paim, Tamires Martins Bastos, João Pedro Gonçalves Pacheco, Alice C. M. Xavier, Alessandro Ferroni Tonial, Livia Biason, Ana Laura Walcher, Aristides Volpato Cordioli

CARDIOLOGIA	1010
CUIDADOS PALIATIVOS	1015
DERMATOLOGIA	1017
ENDOCRINOLOGIA	1019
GASTRENTEROLOGIA	1025
HEMATOLOGIA	1031
IMUNOLOGIA	1034
INFECTOLOGIA	1036
NEFROLOGIA	1039
NEUROLOGIA	1042
OFTALMOLOGIA	1051
ONCOLOGIA	1052
PNEUMOLOGIA	1055
REUMATOLOGIA	1058
SÍNDROMES ÁLGICAS	1060
SIST. GENITURINÁRIO	1068

SUMÁRIO REDUZIDO: MEDICAMENTOS

ACAMPROSATO	2	CLORAZEPATO	127
ÁCIDO VALPROICO	4	CLORDIAZEPÓXIDO	129
ÁCIDOS GRAXOS – ÔMEGA-3	11	CLORPROMAZINA	132
AGOMELATINA	14	CLOXAZOLAM	136
ALOPURINOL	17	CLOZAPINA	139
ALPRAZOLAM	19	DAPOXETINA	143
AMANTADINA	24	DESVENLAFAXINA	145
AMISSULPRIDA	27	DEUTETRABENAZINA	149
AMITRIPTILINA	30	DEXMEDETOMIDINA	151
ARIPIPRAZOL	36	DEXTROMETORFANO + BUPROPIONA	155
ARMODAFINILA	41	DIAZEPAM	158
ASENAPINA	44	DISSULFIRAM	163
ATOMOXETINA	49	DONEPEZILA	166
AVANAFILA	53	DOXEPINA	171
BIPERIDENO	55	DROPERIDOL	174
BLONANSERINA	58	DULOXETINA	176
BREXPIPRAZOL	61	ESCETAMINA	180
BROMAZEPAM	65	ESCITALOPRAM	185
BROMOCRIPTINA	69	ESTAZOLAM	190
BUPRENORFINA	72	ESZOPICLONA	194
BUPROPIONA	75	FENELZINA	196
BUSPIRONA	82	FLIBANSERINA	200
CANABIDIOL	85	FLUFENAZINA	202
CARBAMAZEPINA	89	FLUMAZENIL	205
CARIPRAZINA	94	FLUNARIZINA	209
CETAMINA	99	FLUNITRAZEPAM	211
CIPROEPTADINA	102	FLUOXETINA	215
CITALOPRAM	105	FLURAZEPAM	220
CLOBAZAM	109	FLUVOXAMINA	222
CLOMIPRAMINA	112	GABAPENTINA	226
CLONAZEPAM	117	GALANTAMINA	231
CLONIDINA	122	GUANFACINA	235

HALOPERIDOL	238	PRAMIPEXOL	379
HIDRATO DE CLORAL	242	PRAZOSINA	382
HIDROXIZINA	245	PREGABALINA	385
IMIPRAMINA	247	PROMETAZINA	392
LAMOTRIGINA	251	PROPRANOLOL	394
LEVETIRACETAM	256	QUETIAPINA	398
LEVOMEPROMAZINA	259	RAMELTEONA	403
LISDEXANFETAMINA	263	RILUZOL	406
LÍTIO	266	RISPERIDONA	409
LODENAFILA	271	RIVASTIGMINA	413
LORAZEPAM	273	SELEGILINA	417
LUMATEPERONA	278	SERTRALINA	420
LURASIDONA	280	SIBUTRAMINA	425
MELATONINA	283	SILDENAFILA	429
MEMANTINA	286	SULPIRIDA	433
METADONA	290	SUVOREXANTO	436
METILFENIDATO	294	TADALAFILA	439
METILFOLATO (L)	300	TIAGABINA	442
MIANSERINA	303	TIANEPTINA	445
MIDAZOLAM	305	TIORIDAZINA	448
MIRTAZAPINA	310	TOPIRAMATO	450
MOCLOBEMIDA	315	TRANILCIPROMINA	454
MODAFINILA	317	TRAZODONA	458
N-ACETILCISTEÍNA	320	TRIAZOLAM	461
NALTREXONA	324	TRIEXIFENIDIL	465
NICOTINA	327	TRIFLUOPERAZINA	467
NITRAZEPAM	331	TRI-IODOTIRONINA (T3)	471
NORTRIPTILINA	335	VARDENAFILA	473
OLANZAPINA	340	VARENICLINA	476
ONDANSETRONA	346	VENLAFAXINA	479
OXAZEPAM	350	VIGABATRINA	484
OXCARBAZEPINA	353	VILAZODONA	487
PALIPERIDONA	358	VILOXAZINA	489
PAROXETINA	362	VORTIOXETINA	492
PERICIAZINA	366	ZIPRASIDONA	495
PIMAVANSERINA	369	ZOLPIDEM	499
PIMOZIDA	372	ZOPICLONA	504
PINDOLOL	376	ZUCLOPENTIXOL	506

- ARISTIDES VOLPATO CORDIOLI
- CAROLINA BENEDETTO GALLOIS
- IVES CAVALCANTE PASSOS
- ADRIANE R. ROSA
- ALEXANDRE ANNES HENRIQUES
- ALICE C. M. XAVIER
- ANA PAULA MEZACAZA FILIPPON
- ANALUIZA CAMOZZATO
- BETINA SUÑÉ MATTEVI
- BIBIANA BOLTEN LUCION LORETO
- BRUNA DE CONTI GRAMZ
- BRUNA RIBAS RONCHI
- CINTYA KELLY MOURA OGLIARI
- CRISTIANE DOS SANTOS MACHADO
- CRISTIANO TSCHIEDEL BELEM DA SILVA
- CRISTINA FERREIRA PESSÔA
- DANIEL PRATES BALDEZ
- EDUARDO SCHNEIDER VITOLA
- EDUARDO TRACHTENBERG
- ELLEN ALVES DE ALMEIDA
- EUGENIO HORACIO GREVET
- FABIANO GOMES
- FELIPE ALMEIDA PICON
- FERNANDA LUCIA CAPITANIO BAEZA
- GABRIELA LOTIN NUERNBERG
- GABRIELLE TEREZINHA FOPPA
- HENRIQUE TSCHOEPKE LUDWIG
- JAIRO VINÍCIUS PINTO
- JÚLIO CARLOS PEZZI
- LAURA MAGALHÃES MOREIRA
- LAURO ESTIVALETE MARCHIONATTI
- LEONARDO DE ALMEIDA SODRÉ
- LISIA VON DIEMEN
- LUCAS LOVATO
- LUCAS PRIMO DE CARVALHO ALVES
- LUCIANO ISOLAN
- LÚCIO CARDON
- LUÍSA WEBER BISOL
- MALU JOYCE DE AMORIM MACEDO
- MARCELO BASSO DE SOUSA
- MARCO ANTONIO CALDIERARO
- MARIANA DIAS CURRA RAUPP
- MÁRIO TREGNAGO BARCELLOS
- MATHEUS AMARAL MAKRAKIS
- NATAN PEREIRA GOSMANN
- NATHÁLIA JANOVIK
- PAULA BLAYA ROCHA
- RAFAEL GOMES KARAM
- RAFAEL LOPES
- RAFAEL ROCHA LUZINI
- SOFIA CID DE AZEVEDO
- TAMIRES MARTINS BASTOS
- THIAGO GATTI PIANCA
- THIAGO HENRIQUE ROZA
- THYAGO ANTONELLI SALGADO
- VANESSA GNIELKA
- VITOR BREDA

1

MEDICAMENTOS: INFORMAÇÕES BÁSICAS

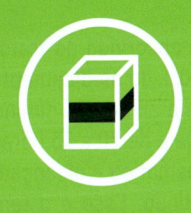

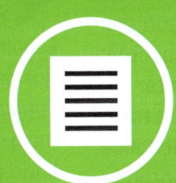

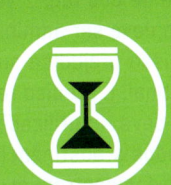

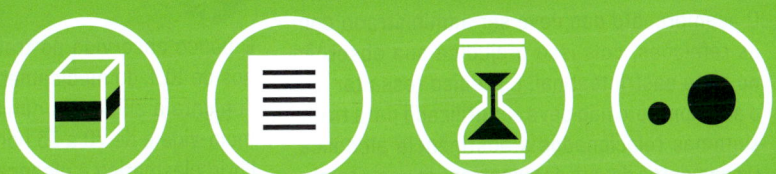

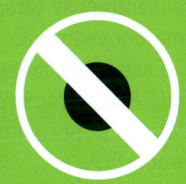

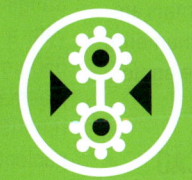

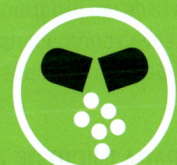

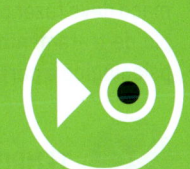

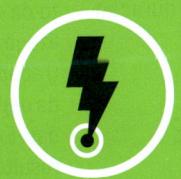

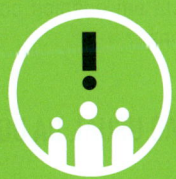

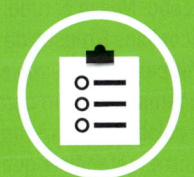

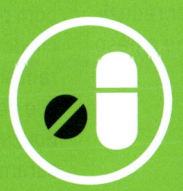

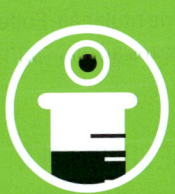

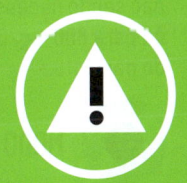

ACAMPROSATO

APRESENTAÇÕES COMERCIAIS

CAMPRAL (MERCK)*

▶ Caixas com 84 comprimidos de 333 mg.*

*Este medicamento não é comercializado no Brasil desde 2007.

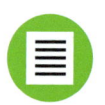

MODO DE USAR

A administração de acamprosato pode começar logo após a desintoxicação de álcool, pois as concentrações terapêuticas são atingidas em torno de 7 dias após o início de seu uso. A dose utilizada para o tratamento é de 666 mg, 3 vezes ao dia. Para pacientes com menos de 60 kg, é indicada dose de 666 mg, 2 vezes ao dia. O acamprosato não deve ser administrado com as refeições, pois isso prejudica sua absorção no trato gastrintestinal. É preciso ressaltar que o acamprosato não deve ser utilizado para tratar sintomas relacionados à abstinência alcoólica. Os pacientes devem demonstrar um compromisso de se manter em abstinência, e o uso do fármaco deve fazer parte de um programa mais amplo de tratamento, envolvendo aconselhamento psicológico e participação em grupos de apoio.[1]

TEMPO PARA INÍCIO DE AÇÃO

Demonstrou eficácia em ensaios com duração entre 13 e 52 semanas.[2]

VARIAÇÃO USUAL DA DOSE

A dose recomendada é de 666 mg, 3 vezes ao dia, não sendo necessária titulação. Pode ser reduzida para 666 mg, 2 vezes ao dia, conforme o peso do paciente.[2]

MODO DE SUSPENDER

Não é necessário reduzir a dose gradualmente.[2]

CLASSE, MECANISMO DE AÇÃO E FARMACODINÂMICA

O acamprosato (acetil-homotaurinato de cálcio) é um derivado sintético com estrutura análoga ao GABA. Portanto, é um agonista gabaérgico que demonstrou diminuir o risco de recaída em alcoolistas graves.[3] O acamprosato aumenta a neurotransmissão gabaérgica e diminui a ação excitatória glutamatérgica no SNC, via modulação de receptores NMDA.[1,3] Esse fármaco, portanto, ao diminuir a atividade excitatória glutamatérgica no SNC, que ocorreria em alcoolistas em abstinência, reduz tanto a toxicidade induzida pelo glutamato como os efeitos desagradáveis da abstinência de álcool.[4] O acamprosato parece ter, ainda, ação serotonérgica e β-adrenérgica. Entretanto, o mecanismo neuroquímico pelo qual ele apresenta atividade *anticraving** ainda não está completamente esclarecido.[4]

FARMACOCINÉTICA

É pouco absorvido no trato gastrintestinal (menos de 10% do medicamento), e a administração conjunta a alimentos diminui sua absorção. Sua meia-vida é de 20 a 33 horas.[2] O estado de equilíbrio plasmático é alcançado entre 5 e 7 dias de uso contínuo. Esse é o tempo necessário para atingir concentrações terapêuticas, o que equivale a uma concentração plasmática de 370 a 650 µg/L. Esse fármaco não se liga às proteínas plasmáticas. Sua excreção é predominantemente renal (90%), sendo, portanto, contraindicado para pacientes com IR.[3]

Foi aprovado pela FDA em 2004 para o tratamento da dependência de álcool, embora já fosse utilizado na França para tal indicação desde 1989.[1] O acamprosato é um fármaco usado no tratamento da dependência de álcool e na prevenção de recaídas. Em 2004, Mann e colaboradores[5] publicaram o resultado de uma metanálise que envolveu mais de 4 mil pacientes oriundos de 17 ECRs e controlados com placebo. Nesse estudo, as taxas de abstinência de álcool aos 6 meses de acompanhamento foram significativamente maiores em indivíduos sob uso de acamprosato em comparação ao placebo.[5] Bouza e colaboradores,[6] também em 2004, publicaram outra metanálise que envolveu ensaios clí-

---

* *Craving*, desejo obsessivo e intenso de consumir o álcool.

nicos com acamprosato, com resultados positivos para o tratamento do alcoolismo. Uma metanálise que avaliou 64 ensaios clínicos realizados entre 1970 e 2009 demonstrou que esse fármaco foi mais eficaz do que a naltrexona na manutenção da abstinência, após o período de desintoxicação, em pacientes com dependência de álcool.[7]

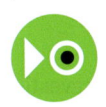

INDICAÇÕES

Evidências CONSISTENTES de eficácia
- Dependência de álcool.[4-8]

Evidências INCOMPLETAS de eficácia
- Transtorno do jogo.[9]
- Zumbido.[10]

CONTRAINDICAÇÕES

- IR grave.
- Insuficiência hepática grave.
- Hipersensibilidade ao medicamento.

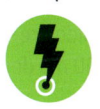

REAÇÕES ADVERSAS

Mais comuns: Diarreia, prurido.

Menos comuns: Cefaleia, dores abdominais, eritema, náuseas, parestesias, vômitos.

INTOXICAÇÃO

Sintomas

Em casos de *overdose*, o sintoma mais comum é a diarreia.

Manejo

O manejo indicado é a lavagem gástrica. Se houver sinais e sintomas de hipercalcemia, deve-se:

- Administrar, por via IV, solução fisiológica a 0,9%.
- Aumentar a diurese com furosemida ou ácido etacrínico para acelerar a eliminação do cálcio.
- Monitorar a função cardíaca com ECG.
- Utilizar β-bloqueadores se houver arritmias e, em casos mais graves, realizar hemodiálise.

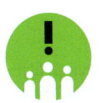

POPULAÇÕES ESPECIAIS

GRAVIDEZ
O acamprosato está contraindicado na gravidez.

LACTAÇÃO
O acamprosato é contraindicado na lactação.

CRIANÇAS
A segurança e a eficácia não foram determinadas em crianças.[2]

IDOSOS
Alguns pacientes podem tolerar melhor doses mais baixas. Deve-se considerar o monitoramento da função renal.[2]

INSUFICIÊNCIA HEPÁTICA
Para insuficiência hepática leve a moderada (Child-Pugh A ou B), o ajuste de dose não é necessário.

INSUFICIÊNCIA RENAL
Para IR moderada, a dose recomendada é de 333 mg, 3 vezes ao dia. É contraindicado em pacientes com IR grave.[2]

INSUFICIÊNCIA CARDÍACA
Os dados disponíveis são limitados.[2]

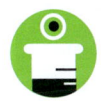

LABORATÓRIO

Exames prévios ao uso

Função renal.

Exames de acompanhamento

Função renal, conforme indicação clínica.

PRECAUÇÕES E DICAS

1. Os alimentos podem retardar a absorção do acamprosato; portanto, ele não deve ser ingerido com as refeições.
2. O acamprosato não deve ser utilizado no tratamento dos sintomas de abstinência de álcool.
3. É recomendado monitorar os pacientes quanto ao surgimento de ideação suicida.[2]

REFERÊNCIAS

1. Saivin S, Hulot T, Chabac S, Potgieter A, Durbin P, Houin G. Clinical pharmacokinetics of acamprosate. Clin Pharmacokinet. 1998;35(5):331-45. PMID [9839087]
2. Stahl SM. Fundamentos de psicofarmacologia de Stahl: guia de prescrição. 6. ed. Porto Alegre: Artmed; 2019.
3. Myrick H, Wright T. Clinical management of alcohol abuse and dependence. In: Galanter M, Kleber HD, editors. Textbook of substance abuse treatment. 4th ed. Washington: APP; 2008. p. 129-42.
4. Baltieri DA, Andrade AG. Efficacy of acamprosate in the treatment of alcohol-dependent outpatients. Braz J Psychiatry. 2003;25(3):156-9. PMID [12975689]
5. Mann K, Lehert P, Morgan MY. The efficacy of acamprosate in the maintenance of abstinence in alcohol-dependent individual: results of a meta-analysis. Alcohol Clin Exp Res. 2004;28(1):51-63. PMID [14745302]
6. Bouza C, Angeles M, Muñoz A, Amate JM. Efficacy and safety of naltrexone and acamprosate in the treatment of alcohol dependence: a systematic review. Addiction. 2004;99(7):811-28. PMID [15200577]
7. Maisel NC, Blodgett JC, Wilbourne PL, Humphreys K, Finney JW. Meta-analysis of naltrexone and acamprosate for treating alcohol use disorders: when are these medications most helpful? Addiction. 2013;108(2):275-93. PMID [23075288]
8. Chick J, Howlett H, Morgan MY, Ritson B. United Kington Multicentre Acamprosate Study (UKMAS): a 6-month prospective study of acamprosate versus placebo in preventing relapsed after withdrawal from alcohol. Alcohol Alcohol. 2000;35(2):176-87. PMID [10787394]
9. Black DW, McNeilly DP, Burke WJ, Shaw MC, Allen J. An open-label trial of acamprosate in the treatment of pathological gambling. Ann Clin Psychiatry. 2011;23(4):250-6. PMID [22073381]
10. Azevedo AA, Figueiredo RR. Tinnitus treatment with acamprosate: double-blind study. Braz J Otorhinolaryngol. 2005;71(5):618-23. PMID [16612523]

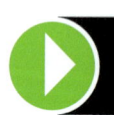

ÁCIDO VALPROICO

APRESENTAÇÕES COMERCIAIS

ÁCIDO VALPROICO/DIVALPROATO DE SÓDIO/VALPROATO DE SÓDIO

ÁCIDO VALPROICO (BIOLAB)
- Caixas com 25 cápsulas de 250 mg de AVP.
- Caixas com 25 ou 50 cápsulas de 500 mg de AVP.

DEPAKENE (ABBOTT)
- Caixas com 25 ou 50 cápsulas de 250 mg de AVP.
- Caixas com 25 comprimidos revestidos de 300 mg de liberação entérica de AVP.
- Caixas com 25 ou 50 comprimidos revestidos de 500 mg de liberação entérica de AVP.
- Frasco com 100 mL de xarope de 50 mg/mL de valproato de sódio.

DEPAKOTE (ABBOTT)
- Caixas com 30 comprimidos revestidos de 250 mg de divalproato de sódio.
- Caixas com 30 comprimidos revestidos de 500 mg de divalproato de sódio.

DEPAKOTE ER (ABBOTT)
- Caixas com 6, 30 ou 60 comprimidos revestidos de liberação prolongada de 250 mg de divalproato de sódio.
- Caixas com 6, 30 ou 60 comprimidos revestidos de liberação prolongada de 500 mg de divalproato de sódio.

DEPAKOTE SPRINKLE (ABBOTT)
- Caixas com 10, 30 ou 60 cápsulas gel de 125 mg de divalproato de sódio.

DEVALY LP (SUN FARMACÊUTICA)
- Caixas com 6, 10, 30, 60 ou 90 comprimidos revestidos de liberação prolongada de 250 mg de divalproato de sódio.
- Caixas com 6, 10, 30, 60 ou 90 comprimidos revestidos de liberação prolongada de 500 mg de divalproato de sódio.

DIVALCON ER (ABBOTT)
- Caixas com 6, 10, 30, 60 ou 90 comprimidos revestidos de liberação prolongada de 250 mg de divalproato de sódio.
- Caixas com 6, 10, 20, 30, 60 ou 90 comprimidos revestidos de liberação prolongada de 500 mg de divalproato de sódio.

DIVALPROATO DE SÓDIO (EMS, GERMED, LEGRAND, NOVA QUÍMICA)
- Caixas com 10, 20, 30 ou 60 comprimidos revestidos de 250 mg de divalproato de sódio.
- Caixas com 10, 20, 30 ou 60 comprimidos revestidos de 500 mg de divalproato de sódio.

DIVALPROATO DE SÓDIO (RANBAXY, SUN FARMACÊUTICA)
- Caixas com 6, 30 ou 60 comprimidos revestidos de liberação prolongada de 250 mg de divalproato de sódio.
- Caixas com 6, 30 ou 60 comprimidos revestidos de liberação prolongada de 500 mg de divalproato de sódio.

DIVALPROATO DE SÓDIO (ZYDUS)
- Caixas com 20 comprimidos revestidos de 250 mg de divalproato de sódio.
- Caixas com 20 comprimidos revestidos de 500 mg de divalproato de sódio.

DIVALPROATO DE SÓDIO ER (ABBOTT)
- Caixas com 30 comprimidos revestidos de liberação prolongada de 250 mg de divalproato de sódio.
- Caixas com 30 comprimidos revestidos de liberação prolongada de 500 mg de divalproato de sódio.

DIZTABEX (NOVA QUÍMICA)
- Caixas com 10, 20, 30 ou 60 comprimidos revestidos de 250 mg de divalproato de sódio.
- Caixas com 10, 20, 30 ou 60 comprimidos revestidos de 500 mg de divalproato de sódio.

EPILENIL (BIOLAB SANUS)
- Caixas com 25 cápsulas de 250 mg de AVP.
- Caixas com 25 ou 50 comprimidos revestidos de 500 mg de AVP.

LAVIE (PRATI DONADUZZI)
- Caixas com 25, 30 ou 60 comprimidos revestidos de 300 mg de liberação entérica de AVP.
- Caixas com 30, 50 ou 60 comprimidos revestidos de 500 mg de liberação entérica de AVP.
- Frasco com 100 mL de xarope de 50 mg/mL de valproato de sódio.

TORVAL CR (TORRENT)
- Caixas com 10, 30 ou 60 comprimidos revestidos de 300 mg.
- Caixas com 10, 30 ou 60 comprimidos revestidos de 500 mg.

VALPI (ACHE)
- Caixas com 10 ou 30 comprimidos revestidos de liberação prolongada de 500 mg de divalproato de sódio.

VALPROATO DE SÓDIO (BIOLAB, EMS, GERMED, PRATI DONADUZZI, TEUTO)
- Frasco com 100 mL de xarope de 50 mg/mL de valproato de sódio.

VODSSO (ABBOTT)
- Caixas com 25 ou 50 cápsulas de 250 mg de AVP.
- Caixas com 25 comprimidos revestidos de 300 mg de liberação entérica de AVP.
- Caixas com 25 ou 50 comprimidos revestidos de 500 mg de liberação entérica de AVP.
- Frasco com 100 mL de xarope de 50 mg/mL de valproato de sódio.

ZYVALPREX (ZYDUS)
- Caixas com 20 comprimidos revestidos de 250 mg de divalproato de sódio.
- Caixas com 20 comprimidos revestidos de 500 mg de divalproato de sódio.

MODO DE USAR

A administração deve ser iniciada lentamente para minimizar os efeitos colaterais. Pode-se iniciar com 250 mg, 1 vez ao dia, de preferência com uma refeição. A dose deve ser aumentada gradualmente até o total de 750 mg/dia, dividida em 3 tomadas diárias. Aumenta-se 250 mg a cada 2 dias desde que os efeitos colaterais, como náuseas, vômitos e sedação, permitam. Teoricamente, a dose máxima é de 1.800 mg/dia; no entanto, alguns pacientes podem necessitar de até 3 g/dia para atingir concentrações terapêuticas. Portanto, a dose máxima depende da tolerância do paciente a quantidades maiores da substância e de sua resposta clínica. No entanto, não se deve ultrapassar o limite de 60 mg/kg de peso. Para pacientes que não toleram grandes quantidades desse medicamento, a medida inicial mais adequada é reduzir a dose, se possível, ou trocar a forma de AVP para valproato de sódio ou divalproato de sódio. Quando utilizada a formulação de liberação prolongada, a dose inicial pode ser maior (500 mg/dia), administrada 1 vez ao dia.

TEMPO PARA INÍCIO DE AÇÃO

Os efeitos antimaníacos ocorrem de 1 a 4 dias após o alcance das concentrações séricas terapêuticas. Costumam-se observar melhoras relevantes geralmente em torno de 21 dias após o início do tratamento. A manutenção deve ser feita com doses idênticas às usadas na fase aguda do episódio maníaco, e, dessa forma, as mesmas concentrações séricas devem ser mantidas. Ao suspender o tratamento, a retirada deve ser gradual, quando possível, ao longo de 30 dias, para evitar sintomas de retirada ou o surgimento de um quadro epilético que estava sendo controlado pelo valproato.

VARIAÇÃO USUAL DA DOSE

Entre 750 mg e 1.800 mg. Para epilepsia, podem ser necessárias doses maiores.

MODO DE SUSPENDER

A redução gradual da dose é recomendada; entretanto, se estiver em uma situação clínica grave, pode ser necessária a retirada imediata.

CLASSE, MECANISMO DE AÇÃO E FARMACODINÂMICA

O AVP é um ácido graxo ramificado de cadeia curta derivado do ácido valérico, um ácido carboxílico de baixo peso molecular.

As ações anticonvulsivantes e estabilizadoras do humor do valproato ainda não foram especificamente identificadas e talvez não sejam as mesmas. Os efeitos anticonvulsivantes apresentam início rápido de ação, enquanto os efeitos antimaníacos são mais lentos e parecem requerer uma administração prolongada. Existem várias hipóteses sobre seu mecanismo de ação, como aumento da síntese e da redução da degradação do GABA, resultando em aumento da resposta gabaérgica; o fármaco atuaria, ainda, na membrana celular, modulando a condutância de canais de sódio voltagem-dependentes; em neuropeptídeos extra-hipotalâmicos; e em sistemas de segundo mensageiro e de neuroproteção. Tem sido descrito também um efeito neuroprotetor do AVP sobre as células e, consequentemente, sobre determinados tipos de câncer.[1]

FARMACOCINÉTICA

O AVP e seus derivados — divalproato de sódio, divalproato de sódio de liberação prolongada e valproato de sódio — representam uma das primeiras gerações de anticonvulsivantes estabilizadores do humor. Após a ingestão, o AVP/valproato de sódio é rapidamente absorvido e atinge o pico de concentração sérica entre 1 e 4 horas, dependendo do modo como foi ingerido (com alimentos, a absorção pode ser retardada). Liga-se intensamente às proteínas plasmáticas (90%), em especial à albumina, mas é sua fração livre que atravessa a barreira hematencefálica. Mulheres e idosos tendem a apresentar concentrações de valproato livre um pouco aumentadas, até 15% maiores. Por conseguinte, para esses grupos de pacientes, frequentemente são indicadas doses um pouco menores. A biodisponibilidade da formulação de liberação imediata direta aproxima-se de 100%; já a da formulação de liberação prolongada é de cerca de 80%. A maior parte do valproato é metabolizada no fígado, gerando alguns metabólitos ativos. Ele é excretado inalterado nas fezes e na urina em uma concentração abaixo de 3%. Sua meia-vida é de 8 a 17 horas, sofrendo redução se o paciente ingerir outras substâncias que aumentem a atividade das enzimas hepáticas (p. ex., carbamazepina).

A eficácia do valproato está bem estabelecida no tratamento de episódios de mania aguda.[2,3] Outras indicações psiquiátricas do AVP são na prevenção de recaídas de episódios maníacos/depressivos,[4] no tratamento de pacientes com episódios depressivos, com episódios mistos e com ciclagem rápida do TB. Também é usado em combinação com os demais estabilizadores do humor na mania não responsiva à monoterapia.

INDICAÇÕES

Evidências CONSISTENTES de eficácia
- Episódio maníaco agudo.[2,3]

Evidências INCOMPLETAS de eficácia
- Profilaxia de episódios depressivos/maníacos.[4]
- Episódio depressivo do TB.[5]
- Episódio misto.[6]
- Episódios de TB e comorbidade com transtorno por abuso de substâncias.[7]
- TB na infância e na adolescência.[8]
- Mania associada a outra condição médica.[9]
- Cicladores rápidos.[10,11]
- Ciclotimia.[10]
- TB em comorbidade com TP.[12]
- Transtorno da conduta.
- Transtorno da personalidade *borderline*.
- Irritabilidade em crianças e adolescentes com TEA.
- Agressividade em crianças e adolescentes com TDAH refratário à monoterapia com estimulante.

- Agitação em pacientes com transtornos neurocognitivos (baixas doses).

❌ CONTRAINDICAÇÕES

Absolutas
- Insuficiência hepática grave.
- Hipersensibilidade ao fármaco.
- Doenças do ciclo da ureia.
- Gravidez (é teratogênico).

Relativas
- Hepatopatia leve.

⚡ REAÇÕES ADVERSAS

Mais comuns: Diarreia, dispepsia, elevação benigna de transaminases, ganho de peso, leucopenia, perda de cabelo, sedação, tremor, trombocitopenia. A maioria desses efeitos adversos é dose-dependente.

Menos comuns: Agranulocitose, alopecia, alteração da função hepática, alteração do tempo de coagulação, alucinações, anemia aplásica, ataxia, cefaleia, colecistite, depressão da medula óssea, diplopia, disartria, dislipidemia, dor epigástrica, edema, gastrite, hepatotoxicidade (em geral em crianças menores de 2 anos, em indivíduos sob uso de vários medicamentos e em pessoas com deficiência intelectual), hiperamonemia (mais comumente associada à combinação com carbamazepina), icterícia, insuficiência hepática, pancreatite hemorrágica, petéquias, prurido, *rash* cutâneo, SOP, tontura, trombocitopenia, vômito.

☹ INTOXICAÇÃO

Sintomas
A intoxicação pelo AVP/valproato caracteriza-se por sedação aumentada, confusão, hiper-reflexia, convulsões, depressão respiratória, coma e morte. Disfunção do SNC é a manifestação mais comum de toxicidade, variando em gravidade, de sonolência a coma ou edema cerebral fatal. A maioria dos pacientes apresenta letargia de leve a moderada e recupera-se bem. Outros achados clínicos após superdosagens incluem depressão respiratória, náusea, vômitos, diarreia, hipotermia, hipotensão, taquicardia, miose, agitação, tremor, mioclono, hepatotoxicidade leve, hiperamonemia, acidose metabólica com ânion *gap* aumentado, hiperosmolaridade, hipernatremia e hipocalcemia. A letalidade por valproato é baixa (1 em 49 mil). É mais comum em crianças com idade inferior a 2 anos. O risco mais grave é a hepatotoxicidade, que, embora rara, pode ocasionar coma e óbito.

Manejo
- Caso a ingestão tenha sido recente, pode ser feita lavagem gástrica.
- Uma dose única de carvão ativado é suficiente para a maioria dos pacientes com *overdose* por valproato. Várias administrações são recomendadas para indivíduos que ingeriram formulações de liberação prolongada e em pacientes cujas concentrações séricas da substância continuam aumentando. O carvão ativado não deve ser administrado em pacientes sedados e que não estejam com suas vias aéreas protegidas.
- O mais importante é adotar medidas de suporte cardiocirculatórias e ventilatórias.
- Pacientes com rebaixamento do sensório podem requerer intubação para proteção das vias aéreas.
- A naloxona, um fármaco utilizado para reverter estados de coma e depressão respiratória em intoxicações por opiáceos, pode ser administrada nas doses de 0,8 a 2 mg, mas com cuidado, pois sua administração pode reverter os efeitos anticonvulsivantes do AVP. Convulsões devem ser tratadas com BZDs.
- A administração de L-carnitina (50 mg/kg/dia) pode ser recomendada para pacientes com hiperamonemia, letargia, coma e disfunção hepática.
- Hemodiálise e hemoperfusão estão indicadas quando houve ingestão de grandes quantidades do medicamento, provocando intoxicação grave que não está sendo manejada adequadamente por meio de medidas de suporte, e a fração da substância não ligada às proteínas plasmáticas é elevada.

❗ POPULAÇÕES ESPECIAIS

GRAVIDEZ
O valproato é teratogênico em humanos, aumentando o risco de malformações especialmente

quando usado durante o primeiro trimestre de gestação. O risco também está relacionado à dose de AVP utilizada (aumenta com doses superiores a 1.000 mg/dia e com concentrações séricas acima de 70 mg/mL). Seu uso na gestação está relacionado a defeitos em ossos, membros, pele, cabeça, pescoço e músculos do bebê. A incidência de anomalias no tubo neural em bebês de mães que tomaram AVP no primeiro trimestre é maior. Foi estimado um risco de 1 a 5% para a ocorrência de espinha bífida e meningomielocele lombar, o que representa um risco de 1 em 20 para defeitos de fechamento do tubo neural para bebês com exposição intrauterina, comparado a 1 em 1.500 para aqueles não expostos. O risco de defeitos do tubo neural pode ser reduzido com suplementos diários de ácido fólico. Todas as mulheres com potencial para engravidar que usam esse medicamento deveriam receber suplementos de ácido fólico. Outras malformações relatadas são fendas labiopalatinas e hipospádia.[13] Também foi observada a síndrome do valproato fetal, que inclui anomalias craniofaciais, esqueléticas e do trato respiratório, atraso neurodesenvolvimental, meningomielocele, sofrimento perinatal e comportamento neonatal atípico. Por esses motivos, seu uso está contraindicado na gestação. É importante, ainda, assegurar que a mulher esteja usando um método anticoncepcional adequado durante todo o período de tratamento com valproato, em razão de seu risco de teratogenicidade (especialmente espinha bífida). Categoria D da FDA.

LACTAÇÃO
Essa substância é excretada em baixa concentração no leite materno, de 1 a 10% das concentrações séricas, e não parece ser nociva ao bebê. A American Academy of Pediatrics considera o valproato compatível com a amamentação.

CRIANÇAS
Sua hepatotoxicidade é aumentada principalmente em crianças com menos de 2 anos e que estejam utilizando outros anticonvulsivantes (não há indicação psiquiátrica razoável para usar valproato antes dos 2 anos de idade). Existem também evidências de hiperexcitabilidade e disfunção neurológica no desenvolvimento neuropsicomotor associadas ao uso de valproato. A administração de formulações de liberação prolongada é contraindicada em crianças menores de 10 anos.

A dose inicial habitual recomendada para o tratamento de convulsões em crianças é de 10 a 15 mg/kg/dia, dividida em 2 ou 3 tomadas; deve-se ir aumentando em 5 a 10 mg/kg/dia a intervalos semanais, até que concentrações terapêuticas sejam atingidas, com doses de manutenção entre 30 e 60 mg/kg/dia, fracionadas em 2 ou 3 administrações.

IDOSOS
Em idosos, conforme as doses são elevadas, a fração de valproato não ligado a proteínas aumenta, e a depuração diminui, intensificando as concentrações plasmáticas. Os efeitos colaterais devem ser monitorados de forma minuciosa, e as dosagens séricas do fármaco devem ser realizadas com frequência.

INSUFICIÊNCIA HEPÁTICA
A hepatotoxicidade é claramente dependente da idade: seu risco é de fato significativamente maior (1:600-1:800) em crianças com idade inferior a 2 anos, sobretudo se sofrerem de epilepsia grave ou outras doenças neurológicas. A hepatotoxicidade geralmente ocorre nos primeiros 6 meses após o início do tratamento com AVP. Testes de função hepática podem ser realizados antes do início da terapia, mas muitas vezes essas avaliações não são úteis porque as anormalidades das enzimas hepáticas nem sempre precedem o início da hepatotoxicidade. O AVP é contraindicado em todas as condições que exponham maior risco de hepatotoxicidade, em particular no caso de coexistência de distúrbios metabólicos, incluindo β-oxidação ou comprometimento do ciclo da ureia, e doenças mitocondriais, como síndrome de Leigh, encefalopatia mitocondrial, lactacidose e episódios semelhantes a AVC, síndrome de Alpers-Huttenlocher, espectro de ataxia-neuropatia, epilepsia mioclônica, miopatia e ataxia sensorial e epilepsia mioclônica com fibras vermelhas irregulares. As características clínicas da toxicidade hepática incluem apatia, sonolência ou estado mental alterado, anorexia, vômitos, icterícia e possivelmente piora das convulsões, sobretudo durante o estado febril. Os sinais típicos de encefalopatia hiperamonêmica induzida por AVP, que raramente podem ser fatais, são comprometimento agudo da consciência, confusão, sonolência ou letargia, sintomas ou sinais neurológicos focais ou bilaterais, bem como piora das convulsões.

O quadro clínico pode evoluir para ataxia grave, estupor e coma. Alterações neurocomportamentais podem ser erroneamente atribuídas a efeitos pós-ictais, transtornos mentais ou estado de mal epilético não convulsivo, levando a um aumento inapropriado das dosagens de AVP. O estado hiperamonêmico também pode ser alcançado com a administração IV de valproato. Caso o quadro clínico levante a suspeita de defeito enzimático no ciclo da ureia, a triagem metabólica deve ser realizada antes do início do tratamento com AVP.

INSUFICIÊNCIA RENAL
Considerar ajuste de dose. Relatos de nefrite.

INSUFICIÊNCIA CARDÍACA
É considerado relativamente seguro.

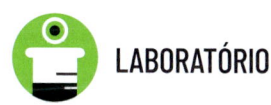

LABORATÓRIO

Exames prévios ao uso

Antes do início do tratamento, devem-se solicitar hemograma com contagem de plaquetas, testes hepáticos (albumina, tempo de protrombina, AST, ALT, GGT, fosfatase alcalina, bilirrubinas totais e frações) – risco de hepatotoxidade e de gravidez (β-hCG) em todas as mulheres em idade fértil (risco de teratogenicidade), os quais devem ser repetidos em 1 mês após início do tratamento e, a seguir, a cada 6 a 24 meses, se não for observada nenhuma anormalidade. Entretanto, testes laboratoriais não predizem necessariamente hepatotoxicidade grave ou pancreatite. Portanto, um acompanhamento clínico cuidadoso é fundamental. Em 44% dos pacientes, há aumento das transaminases hepáticas (o que não significa hepatotoxicidade), o qual regride espontaneamente na maioria dos casos.

Exames de acompanhamento

As concentrações séricas devem ser medidas 12 horas após a última dose, depois de o paciente estar usando o medicamento por, no mínimo, 5 dias. Concentrações séricas iguais ou superiores ao intervalo de 45 a 50 μg/mL estão associadas à eficácia no tratamento de mania grave. Concentrações séricas acima de 125 μg/mL estão relacionadas a uma quantidade maior de efeitos colaterais (p. ex., náuseas). Portanto, as concentrações séricas para o tratamento de quadros de mania grave devem se situar entre 45 e 125 μg/mL. Todavia, um estudo mais recente demonstrou que, quando o valproato é usado em monoterapia para mania grave, as concentrações séricas devem permanecer entre 85 e 125 μg/mL a fim de se obter eficácia terapêutica.[2] Para quadros de hipomania e transtornos do espectro bipolar (p. ex., transtornos do humor com alguns componentes de irritabilidade, hiperatividade, labilidade do humor, impulsividade, grandiosidade, mas que não preenchem os critérios do DSM-5-TR para episódio maníaco ou hipomaníaco), as concentrações séricas adequadas não estão bem estabelecidas, assim como não estão para a terapia de manutenção de TBs tipos I e II. Em um único estudo de manutenção feito com valproato,[4] as concentrações séricas sugeridas são menores (85 ± 30 μg/mL) do que as necessárias para episódios de mania grave. Da mesma forma, parece que, na ciclotimia, os pacientes responderiam também a concentrações séricas menores do que as da mania grave.[10] Cabe ressaltar o fato de que as formas de liberação lenta de divalproato necessitam de um aumento de aproximadamente 20% em sua dosagem, uma vez que apresentam concentrações séricas inferiores àquelas de formas tradicionais. Existem estudos acerca do uso de doses maiores de valproato na mania grave para obter início de resposta rápido ("doses de ataque") em até 2 dias (uso de 20 a 30 mg/kg de peso). Essas concentrações altas parecem ser tão eficazes quanto o uso de haloperidol em condições agudas, sendo mais bem toleradas do que esse AP.

⚠ PRECAUÇÕES E DICAS

1. Aumentos leves nas transaminases: não há necessidade de suspender o AVP.
2. Aumentos consideráveis nas transaminases (3 vezes os valores iniciais): suspender temporariamente. Se houver normalização e o paciente responder ao tratamento, fazer nova tentativa.
3. Lembrar que os efeitos colaterais mais comuns (gastrintestinais) desaparecem depois das primeiras semanas de uso.
4. Suspender o fármaco caso haja suspeita de gravidez ou desejo de engravidar.

5. Doses altas podem ser letais: tomar cuidado em caso de paciente com RS.
6. Evitar o uso de álcool: há potencialização do efeito depressor do SNC.
7. Orientar o paciente quanto aos riscos de hepatotoxicidade, mantendo-se alerta aos possíveis sintomas de colúria, fadiga, anorexia, náuseas, vômitos e icterícia.
8. Instruir o paciente quanto aos riscos de pancreatite, mantendo-se alerta aos possíveis sintomas de dor abdominal, náuseas, vômitos e diminuição do apetite.
9. Explicar ao paciente que hepatotoxicidade e pancreatite podem ocorrer a qualquer tempo durante o tratamento. Assim, ele deve procurar imediatamente um serviço de atendimento médico na suspeita de qualquer uma dessas situações, além de suspender o medicamento.
10. Verificar plaquetas e provas de coagulação antes de procedimentos cirúrgicos.
11. Administrar com a alimentação e utilizar preparações de liberação entérica (valproato ou divalproato de sódio) para diminuir os efeitos colaterais (náuseas, irritação gástrica).
12. Realizar periodicamente os exames laboratoriais recomendados (hemograma, plaquetas, provas de função hepática) nos 6 primeiros meses, sobretudo em pacientes com algum comprometimento hepático. Após esse período, realizar exames ao menos 1 vez por semestre. Ao menos 1 vez por ano, realizar exame de colesterol e triglicerídeos.
13. Mulheres sob uso de valproato apresentam maior risco de desenvolver SOP. Portanto, é importante que o clínico esteja atento ao desenvolvimento dos sintomas associados a essa condição: irregularidades menstruais (amenorreia, oligomenorreia, hemorragia uterina disfuncional), sinais e sintomas de hiperandrogenismo (hirsutismo, acne, alopecia, acantose *nigricans*), cistos múltiplos e diminutos no ovário (na imagem de ultrassonografia abdominal ou transvaginal), obesidade e infertilidade. Na suspeita de SOP, o clínico deve buscar aconselhamento com um ginecologista. Confirmado o diagnóstico, é necessário pesar a relação custo-benefício na decisão de manter ou não o uso do medicamento, discutindo tal situação com a paciente e, sempre que possível, com a equipe multiprofissional (ginecologista, endocrinologista, etc.).
14. Tendo em vista que alguns estudos sugerem um pequeno aumento no risco de comportamento/pensamentos suicidas em pacientes que utilizam anticonvulsivantes, pacientes utilizando AVP devem ser monitorados quanto ao RS durante o tratamento, especialmente no início.[14]
15. No caso de mulher em idade fértil, assegurar o uso de um método anticoncepcional confiável durante todo o tratamento e usar a menor dose que controle os sintomas.[1,15]

REFERÊNCIAS

1. Singh D, Gupta S, Verma I, Morsy MA, Nair AB, Ahmed AB. Hidden pharmacological activities of valproic acid: a new insight. Biomed Pharmacother. 2021;142:112021. PMID [34463268]
2. Bowden CL, Swann AC, Calabrese JR, Rubenfaer LM, Wozniak PJ, Collins MA, et al. A randomized, placebo-controlled, multicenter study of divalproex sodium extended release in the treatment of acute mania. J Clin Psychiatry. 2006;67(10):1501-10. PMID [17107240]
3. Macritchie K, Geddes JR, Scott J, Haslam D, Lima M, Goodwin G. Valproate for acute mood episodes in bipolar disorder. Cochrane Database Syst Rev. 2003(1):CD004052. PMID [12535506]
4. Bowden CL, Calabrese JR, McElroy SL, Gyulai L, Wassef A, Petty HG Jr, et al. A randomized, placebo-controlled 12-month trial of divalproex and lithium in treatment of outpatients with bipolar I disorder: Divalproex Maintenance Study Group. Arch Gen Psychiatry. 2000;57(5):481-9. PMID [10807488]
5. Bond DJ, Lam RW, Yatham LN. Divalproex sodium versus placebo in the treatment of acute bipolar depression: a systematic review and meta-analysis. J Affect Disord. 2010;124(3):228-34. PMID [20044142]
6. Bowden CL, Mosolov S, Hranov L, Chen E, Habil H, Kongsakon R, et al. Efficacy of valproate versus lithium in mania or mixed mania: a randomized, open 12-week trial. Int Clin Psychopharmacol. 2010;25(2):60-7. PMID [20101186]
7. Hertzman M. Divalproex sodium to treat concomitant substance abuse and mood disorders. J Subst Abuse Treat. 2000;18(4):371-2. PMID [10812311]
8. Kowatch RA, Suppes T, Carmody TJ, Bucci JP, Hume JH, Kromelis M, et al. Effect size of lithium, divalproex sodium, and carbamazepine in children and adolescents with bipolar disorder. J Am Acad Child Adolesc Psychiatry. 2000;39(6):713-20. PMID [10846305]
9. Kahn D, Stevenson E, Douglas CJ. Effect of sodium valproate in three patients with organic brain syndromes. Am J Psychiatry. 1988;145(8):1010-1. PMID [3394852]
10. Jacobsen FM. Low-dose valproate: a new treatment for cyclothymia, mild rapid cycling disorders, and premenstrual syndrome. J Clin Psychiatry. 1993;54(6):229-34. PMID [83311092]
11. Baetz M, Bowen RC. Efficacy of divalproex sodium in patients with panic disorder and mood instability who have not responded to conventional therapy. Can J Psychiatry. 1998;43(1):73-7. PMID [9494751]
12. Calabrese JR, Shelton MD, Rapport DJ, Youngstrom EA, Jackson K, Bilali S, et al. A 20-month, double-blind, maintenance trial of lithium versus divalproex in rapid-cycling bipolar disorder. Am J Psychiatry. 2005;162(11):2152-61. PMID [16263857]
13. Harden CL, Meador KJ, Pennell PB, Hauser WA, Gronseth GS, French JA, et al. Practice parameter update: management issues for women with epilepsy: focus on pregnancy (an evidence-based review): teratogenesis and perinatal outcomes: report of the quality standards subcommittee and therapeutics and technology assessment subcommittee of the American

Academy of Neurology and American Epilepsy Society. Neurology. 2009;73(2):133-41. PMID [19398681]
14. Arana A, Wentworth CE, Ayuso-Mateos JL, Arellano FM. Suicide related events in patients treated with antiepileptic drugs. N Eng J Med. 2010;363(6):542-51. PMID [20818889]
15. Steinbart D, Gaus V, Kowski AB, Holtkamp M. Valproic acid use in fertile women with genetic generalized epilepsies. Acta Neurol Scand. 2021;144(3):288-95. PMID [33977526]

LEITURA RECOMENDADA

Mishra MK, Kukal S, Paul PR, Bora S, Singh A, Kukreti S, et al. Insights into structural modifications of valproic acid and their pharmacological profile. Molecules. 2021;27(1):104. PMID [35011339]

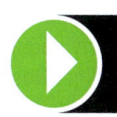

ÁCIDOS GRAXOS — ÔMEGA-3

APRESENTAÇÕES COMERCIAIS

FISH OIL/ÓLEO DE PEIXE/ÔMEGA-3
- Caixas com 45 ou 60 cápsulas de 500 mg (BIO NATUS, VITALAB).
- Caixas com 30, 60, 120 ou 180 cápsulas de 1.000 mg (CATARINENSE, EQUALIV, SUNDOWN, VITAFOR).

MODO DE USAR

As apresentações variam bastante em relação à dose individual por cápsula (250 mg a 2.000 mg/cápsula), assim como a proporção entre ácidos graxos EPA/DHA presentes no suplemento. De modo geral, recomenda-se o uso junto às refeições em tomada única diária, mas é possível fracionar conforme tolerância.

TEMPO PARA INÍCIO DE AÇÃO

A duração dos estudos avaliando os efeitos do ômega-3 para diferentes transtornos varia de 4 a 24 semanas.[1]

VARIAÇÃO USUAL DA DOSE

A posologia empregada nos ensaios clínicos apresenta grande variabilidade de dose. As evidências mais recentes têm sido favoráveis ao uso de EPA puro ou na combinação com DHA na proporção de 2:1. É recomendado o uso de doses de EPA superiores a 1 a 2 g/dia.

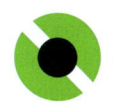

MODO DE SUSPENDER

Não há necessidade de reduzir gradualmente o medicamento.

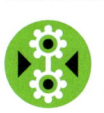

CLASSE, MECANISMO DE AÇÃO E FARMACODINÂMICA

Ômega-3 é um grupo de PUFA, do qual fazem parte o ácido ALA, o EPA e o DHA, entre outros. São considerados essenciais por não serem sintetizados pelo ser humano, devendo ser adquiridos pela alimentação sob a forma de gorduras.

Diversos mecanismos têm sido sugeridos para explicar a farmacodinâmica dos ácidos graxos ômega-3, entre eles aqueles que se devem às propriedades estabilizadoras de membranas anti-inflamatórias e neuroprotetoras. São capazes de melhorar a fluidez da membrana, auxiliando na função de receptores, na neurotransmissão, no transporte de glicose e na transdução de sinal. Apresentam atividade supressora da síntese de citocinas pró-inflamatórias, prostaglandinas, leucotrienos e fosfodiesterase, além de potencializarem mecanismos antioxidantes, aumentando, por exemplo, a glutationa. Além disso, parecem aumentar o suprimento de oxigênio e glicose no cérebro, modular a produção e a função de neurotransmissores e, ainda, aumentar a concentração cortical de N-acetil-aspartato (possível marcador de densidade de integridade neuronal) e a produção de BDNF, prevenindo a apoptose e favorecendo a neurogênese e a plasticidade sináptica. Sugere-se, ainda, que esses mecanismos podem atuar de forma sinérgica em relação aos fármacos utilizados nos tratamentos já empregados nos diferentes transtornos psiquiátricos.[2,3]

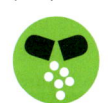

FARMACOCINÉTICA

Sua absorção se faz por meio da difusão passiva pelos enterócitos, após formação de micelas por ação de lipases linguais e gástricas no trato digestivo superior. A administração oral de formulações de ômega-3 mostrou-se efetiva no aumento das concentrações de EPA e DHA no plasma, com picos plasmáticos entre 2 e 4 horas após a ingestão.

Apesar de existirem algumas dificuldades nos estudos de intervenção com ômega-3, como a definição das concentrações de EPA e DHA mais adequadas para cada transtorno, assim como a da razão EPA/DHA mais indicada, seu uso tem sido amplamente estudado em diversos transtornos psiquiátricos. Na última década, um robusto número de estudos observacionais, ensaios clínicos randomizados, revisões e metanálises tem sido produzido, examinando a efetividade do emprego do ômega-3 tanto clinicamente como laboratorialmente, por meio da avaliação de biomarcadores, em vários transtornos psiquiátricos: esquizofrenia, TDM, transtorno bipolar - episódio atual depressivo, ansiedade, TOC, TEPT, TDAH, TEA, transtornos alimentares, transtorno por uso de substâncias e transtorno da personalidade *borderline*.[1]

Nos transtornos de humor, há maior evidência da sua eficácia, ainda com resultados modestos, conflitantes e restritos a alguns grupos. Em adultos apresentando TDM, as evidências sugerem melhor resposta em formulações com EPA puro ou concentrações de EPA maiores que DHA (razão > 2:1), e com doses de EPA variando desde 1.000 mg/dia até mais que 2.000 mg/dia.[4]

Já na depressão perinatal, as evidências de benefício da suplementação de ômega-3 na população com essa condição são insuficientes tanto na prevenção quanto no tratamento do quadro.[5]

Já entre adolescentes, existem evidências de melhora em sintomas depressivos com suplementação de ômega-3, ainda que os dados na literatura possam divergir.[1,6]

No TB, dados recentes sugerem que a suplementação com ômega-3 possa ser eficaz no tratamento da depressão bipolar, mas não na mania, quando associado a estabilizadores de humor.

Na esquizofrenia e em outras psicoses, os benefícios da suplementação com ômega-3 têm se demonstrado mais restritos à população jovem de alto risco para psicose.[7]

Em estudos envolvendo população em primeiro episódio de psicose, há evidência de melhora de resposta clínica no tratamento com AP quando era associada à suplementação de ômega-3. No entanto, seu uso em monoterapia não demonstrou eficácia em manter o paciente em remissão após descontinuação do AP.[8,9]

Estudos envolvendo quadros mais crônicos tendem a demonstrar algum benefício, mas apresentam dados heterogêneos, com limitações significativas em relação ao tamanho de população, à duração do estudo e à composição do suplemento de ácidos graxos. Em geral, sugerem superioridade em suplementações com EPA puro ou com EPA em maior concentração.[1,4]

Vários estudos têm avaliado o ômega-3 em outros transtornos psiquiátricos. Evidências modestas e limitadas têm sido demonstradas no TDAH, no TEA e nos sintomas de impulsividade, autolesão e raiva do transtorno *borderline*. Nos transtornos de ansiedade e no TEPT, os dados são insuficientes até o momento para propor seu uso. Já no TOC, nos transtornos alimentares e no transtorno por uso de substâncias, os ácidos graxos/ômega-3 não apresentaram eficácia.[1,9]

INDICAÇÕES

Evidências INCOMPLETAS de eficácia

▶ Profilaxia na esquizofrenia e em outros transtornos psicóticos em grupos de alto risco.
▶ Tratamento adjuvante na esquizofrenia e em outros transtornos psicóticos.
▶ Tratamento adjuvante ou em monoterapia no TDM.
▶ Tratamento adjuvante associado ao estabilizador de humor na depressão bipolar.
▶ Tratamento adjuvante no TDAH.
▶ Tratamento adjuvante no TEA.
▶ Tratamento adjuvante no transtorno da personalidade *borderline*.

CONTRAINDICAÇÕES

▶ Hipersensibilidade ao fármaco ou a qualquer componente de sua formulação.
▶ Alergia a peixe ou frutos do mar.

REAÇÕES ADVERSAS

Mais comuns: Alteração do paladar (gosto de peixe), aumento do tempo de sangramento, queixas gastrintestinais (eructação, dispepsia, náusea, vômitos, incontinência fecal).

Menos comuns: Alteração de enzimas hepáticas, arritmia, asma, edema, epistaxe, febre, gastrenterite, hiperlipidemia, hipertensão, incontinência fecal, infecções, prurido, *rash*, reação anafilática, síndrome gripal.

INTOXICAÇÃO

Não há relatos na literatura de efeitos tóxicos da administração de compostos de ômega-3. No caso de *overdose*, o paciente deve ser tratado sintomaticamente, e medidas de suporte gerais devem ser tomadas.

POPULAÇÕES ESPECIAIS

GRAVIDEZ
Não há relatos de possível toxicidade reproduzível no uso de suplementos de ômega-3 durante gestação em humanos.[10] Categoria C da FDA.

LACTAÇÃO
O leite materno normalmente fornece ao recém-nascido em amamentação quantidades adequadas de ácidos graxos ômega-3. O aumento da ingesta materna de DHA pode elevar a concentração desse componente no leite materno. Não há efeitos danosos ao recém-nascido na administração de suplementos de ômega-3 a mães lactantes.[10]

CRIANÇAS
Pode ser usado com segurança em crianças e adolescentes.

IDOSOS
Pode ser usado nessa faixa etária.

INSUFICIÊNCIA HEPÁTICA
Não há dados contrários ao uso de ácidos graxos/ômega-3 neste grupo.

INSUFICIÊNCIA RENAL
Não há dados contrários ao uso de ácidos graxos/ômega-3 neste grupo.

INSUFICIÊNCIA CARDÍACA
Não há dados contrários ao uso de ácidos graxos/ômega-3 neste grupo.

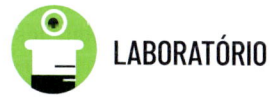

LABORATÓRIO

Exames prévios ao uso
Não são necessários.

Exames de acompanhamento
Deve ser realizada avaliação laboratorial periódica de enzimas hepáticas (AST e ALT) e perfil lipídico em pacientes em uso de ômega-3 (HDL, LDL e triglicerídeos). Em alguns pacientes, é observado aumento dos níveis de ALT sem aumento concomitante de AST. Também pode haver aumento dos níveis de LDL.

PRECAUÇÕES E DICAS

1. Suplementos de ômega-3 devem ser evitados em pacientes com história de alergia a peixe ou frutos do mar.
2. Aumento do tempo de sangramento tem sido observado em alguns ensaios com ômega-3, sendo indicada precaução no uso em pacientes com coagulopatia ou em tratamento com anticoagulantes. Em pacientes usando varfarina, observar alterações de INR após o início do tratamento e/ou em mudanças de dose de ômega-3.
3. FA ou *flutter* podem ocorrer em pacientes com FA persistente ou paroxística.
4. Há, na literatura, dados de fraca evidência de associação entre ácidos graxos ômega-3 e o risco de alguns tipos de câncer, entre eles câncer de fígado, câncer de mama, câncer de próstata, tumor cerebral, câncer endometrial e câncer de pele. Nenhuma metanálise demonstrou dados altamente sugestivos, convincentes ou de evidência sugestiva de associação, com várias limitações. Dessa forma, é prudente que a suplementação dietética com ômega-3 em pacientes com risco aumentado de câncer ou já portadores da doença seja feita com cuidado, avaliando-se os riscos e os benefícios do tratamento.[11]

REFERÊNCIAS

1. Bozzatello P, Blua C, Rocca P, Bellino S. Mental health in childhood and adolescence: the role of polyunsaturated fatty acids. Biomedicines. 2021;9(8):850. PMID [34440053]
2. Balanzá-Martínez V, Fries GR, Colpo GD, Silveira PP, Portella AK, Tabarés-Seisdedos R, et al. Therapeutic use of omega-3 fatty acids in bipolar disorder. Expert Rev Neurother. 2011;11(7):1029-47. PMID [21721919]
3. Prior PL, Galduróz JCF. (N-3) fatty acids: molecular role and clinical uses in psychiatric disorders. Adv Nutr. 2012;3(3):257-65. PMID [22585900]
4. Luo XD, Feng JS, Yang Z, Huang QT, Lin JD, Yang B, et al. High-dose omega-3 polyunsaturated fatty acid supplementation might be more superior than low-dose for major depressive

disorder in early therapy period: a network meta-analysis. BMC Psychiatry. 2020;20(1):248. PMID [32434488]
5. Suradom C, Suttajit S, Oon-Arom A, Maneeton B, Srisurapanont M. Omega-3 polyunsaturated fatty acid (n-3 PUFA) supplementation for prevention and treatment of perinatal depression: a systematic review and meta-analysis of randomized-controlled trials. Nord J Psychiatry. 2021;75(4):239-46. PMID [33190574]
6. van der Wurff ISM, von Schacky C, Bergeland T, Leontjevas R, Zeegers MP, Kirschner PA, et al. Effect of one year krill oil supplementation on depressive symptoms and self-esteem of Dutch adolescents: a randomized controlled trial. Prostaglandins Leukot Essent Fatty Acids. 2020;163:102208. PMID [33232912]
7. Amminger GP, Nelson B, Markulev C, Yuen HP, Schäfer MR, Berger M, et al. The NEURAPRO biomarker analysis: long-chain omega-3 fatty acids improve 6-month and 12-month outcomes in youths at ultra-high risk for psychosis. Biol Psychiatry. 2020;87(3):243-52. PMID [31690495]
8. Emsley R, Chiliza B, Asmal L, Plessis S, Phahladira L, van Niekerk E, et al. A randomized, controlled trial of omega-3 fatty acids plus an antioxidant for relapse prevention after antipsychotic discontinuation in first-episode schizophrenia. Schizophr Res. 2014;158(1-3):230-5. PMID [24996507]
9. Bozzatello P, Rocca P, Mantelli E, Bellino S. Polyunsaturated fatty acids: what is their role in treatment of psychiatric disorders? Int J Mol Sci. 2019;20(21):5257. PMID [31652770]
10. Helland IB, Saugstad OD, Smith L, Saarem K, Solvoll K, Ganes T, et al. Similar effects on infants of n-3 and n-6 fatty acids supplementation to pregnant and lactating women. Pediatrics. 2001;108(5):E82. PMID [11694666]
11. Lee KH, Seong HJ, Kim G, Jeong GH, Kim JY, Park H, et al. Consumption of fish and ω-3 fatty acids and cancer risk: an umbrella review of meta-analyses of observational studies. Adv Nutr. 2020;11(5):1134-49. PMID [32488249]

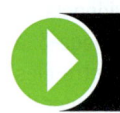

AGOMELATINA

APRESENTAÇÕES COMERCIAIS

AGOMELATINA (EMS, SERVIER)
▶ Caixas com 7, 14, 15, 20, 28, 30, 56, 60, 100* ou 200* comprimidos de 25 mg.

AGOXOM (SERVIER)
▶ Caixas com 14, 28 ou 56 comprimidos de 25 mg.

VALDOXAN (SERVIER)
▶ Caixas com 14 ou 28 comprimidos de 25 mg.

*Embalagem hospitalar.

MODO DE USAR

Inicia-se com 25 mg à noite; após 2 semanas sem resposta, pode-se aumentar a dose para 50 mg. As reações adversas iniciais mais comuns foram náusea, cefaleia e tontura nas 2 primeiras semanas de tratamento, sendo relatadas como leves ou moderadas e transitórias; em geral, elas não requerem a interrupção do medicamento. Diversos estudos relatam pouca ou nenhuma associação da agomelatina com efeitos sexuais e apontam para menor taxa de sedação diurna quando comparada à maioria dos antidepressivos serotonérgicos.[1] Também não foi detectado aumento de peso em pacientes sob uso de agomelatina.

TEMPO PARA INÍCIO DE AÇÃO

A melhora do padrão de sono é observada já a partir da primeira semana de tratamento.

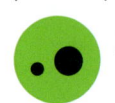

VARIAÇÃO USUAL DA DOSE

Utiliza-se entre 25 e 50 mg no TDM.

MODO DE SUSPENDER

Não há evidências de efeitos da retirada do medicamento.

CLASSE, MECANISMO DE AÇÃO E FARMACODINÂMICA

Os transtornos depressivos estão relacionados a alterações dos ritmos biológicos, incluindo o sono. Tais alterações podem ser tanto uma manifestação das causas biológicas dos transtornos de humor quanto o resultado dos efeitos produzidos pela doença. A utilidade terapêutica da agomelatina vem da ideia de que estabilizar o ritmo circadiano pode ser benéfico no tratamento de transtornos de humor.

A agomelatina atua no tratamento da depressão por meio de sua ligação com os receptores de melatonina, sendo um agonista dos receptores MT1 e MT2 e antagonista dos receptores 5-HT2C da serotonina. A estimulação dos receptores MT1 e MT2 é responsável pelo restabelecimento do ritmo circadiano. Esses receptores encontram-se principalmente nos núcleos supraquiasmáticos, responsáveis pelos ritmos circadianos, os quais se encontram alterados em pacientes deprimidos. Sua ação como antagonista dos receptores serotonérgicos 5-HT2C relaciona-se à melhora de sintomas depressivos e ansiosos por aumento indireto das concentrações de noradrenalina e dopamina no córtex frontal. Parece não haver afinidades significativas da agomelatina com os demais neurotransmissores.

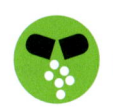

FARMACOCINÉTICA

A agomelatina é um medicamento para tratamento da depressão que atua como agonista dos receptores da melatonina. Foi aprovado para TDM em adultos pela EMA em 2009.[1] Nos Estados Unidos, ainda não foi aprovado pela FDA. Conforme a agência europeia, embora os dados de sua eficácia sejam menos robustos do que os de outros antidepressivos, seu mecanismo de ação único e os poucos efeitos colaterais sustentam sua indicação no TDM.

A eficácia e a segurança da agomelatina no TDM foram estudadas em cerca de 7.900 pacientes. Em 10 ensaios clínicos controlados por placebo, 6 demonstraram a eficácia do fármaco no período entre 6 e 8 semanas. Superioridade ou não inferioridade também foi demonstrada em 6 dos 7 estudos que comparavam a agomelatina com outros antidepressivos. Um estudo demonstrou a manutenção do benefício em um período mais longo, 6 meses.[1] Recentemente sua utilização no TAG tem sido proposta, com evidências iniciais de eficácia.[2]

A concentração plasmática máxima ocorre entre 1 e 2 horas após a administração, e sua absorção não é influenciada pela presença de alimento no TGI. Sua meia-vida de eliminação é em torno de 2 a 3 horas, e a excreção de seus metabólitos é feita por via renal. A CYP1A2 é responsável por 90% do metabolismo da agomelatina, e há contribuições menores do 2C9 e do 2C19. Disfunções nos rins aumentaram a exposição à agomelatina em até 25% e, no fígado, em mais de 50 vezes na insuficiência de intensidade leve e em mais de 100 vezes na de intensidade moderada. A biodisponibilidade do medicamento aumenta com o uso concomitante de contraceptivos orais e diminui com o de tabaco.[1,3]

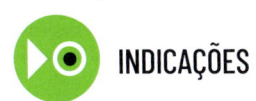

INDICAÇÕES

Evidências CONSISTENTES de eficácia
- TDM em adultos.[1,4]

Evidências INCOMPLETAS de eficácia
- TAG.[2]

CONTRAINDICAÇÕES

- Hipersensibilidade à substância ativa ou a algum componente da fórmula.
- Pacientes com doenças hepáticas ativas ou cirrose.
- Uso concomitante de algum inibidor potente do citocromo 1A2 (fluvoxamina, ciprofloxacina).
- Idosos com demência (não estão estabelecidas segurança e eficácia nessa população).

REAÇÕES ADVERSAS

Mais comuns: Ansiedade, aumento das concentrações das enzimas hepáticas, constipação intestinal, diarreia, dor abdominal superior, dor de cabeça, enxaqueca, fadiga, hiperidrose, insônia, lombalgia, nasofaringite, náusea, sonhos vívidos, sonolência, tontura.

Menos comuns: Eczema, erupções cutâneas, hepatite, parestesias, pesadelos, visão borrada.

INTOXICAÇÃO

Sintomas

A experiência de superdosagem com agomelatina é limitada. Durante o desenvolvimento clínico, foram relatados alguns casos de superdosagem com o fármaco administrado isoladamente (até 450 mg) ou em combinação (até 525 mg) com outros medicamentos psicotrópicos; existe o relato de um paciente que utilizou 2.450 mg. Os sinais e sintomas de superdosagem foram limitados e incluíram sonolência e epigastralgias; no paciente do relato de dosagem acima de 2 g, houve recuperação espontânea.

Manejo
- Não são conhecidos antídotos específicos para esse medicamento.
- O tratamento da superdosagem consiste no manejo dos sintomas clínicos e no monitoramento de rotina. Recomenda-se o acompanhamento médico em instituição especializada.
- O risco de lesão hepática deve ser avaliado com especial atenção.

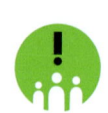

POPULAÇÕES ESPECIAIS

GRAVIDEZ
Não existem, até o momento, dados clínicos sobre a exposição a esse medicamento durante a gestação que garantam sua segurança. Estudos com animais não indicam efeitos graves diretos ou indiretos em relação à gravidez, ao desenvolvimento embrionário/fetal, ao parto ou ao desenvolvimento pós-natal. Como precaução, recomenda-se a preferência pela suspensão do fármaco na gestação.[1]

LACTAÇÃO
Não se sabe sobre a excreção da agomelatina no leite materno. Em estudos com animais, é demonstrada a presença desse fármaco no leite materno, de modo que potenciais riscos a recém-nascidos não podem ser excluídos. A última atualização da EMA orienta que se pesem riscos e benefícios clínicos de se manter a medicação ou a amamentação.[1]

CRIANÇAS
O uso de agomelatina não é recomendado em crianças e adolescentes com idade inferior a 18 anos devido à ausência de dados de segurança e eficácia.

IDOSOS
Há evidências da utilidade da agomelatina para o tratamento de TDM em idosos com menos de 75 anos, concluindo-se ter sido eficaz e bem tolerada nessa faixa etária.[1]

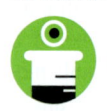

LABORATÓRIO

Exames prévios ao uso e de acompanhamento

Devem ser realizados exames de TGO e TGP. As concentrações séricas aumentadas de transaminases (até 3 vezes os valores de referência) têm sido observadas em pacientes que utilizam a agomelatina, com normalização após a interrupção do tratamento. Esse aumento parece mais frequente com a dose de 50 mg/dia. Todo paciente que apresentar alterações de transaminases deve realizar provas de função hepática em 48 horas. O medicamento deve ser suspenso se as concentrações de transaminases ultrapassarem tais valores ou se for detectada icterícia.

PRECAUÇÕES E DICAS

1. Testes de enzimas hepáticas devem ser solicitados antes e depois do início ou aumento da dose de agomelatina, sendo repetidos após cerca de 3, 6, 12 e 24 semanas.
2. Deve-se ter cuidado com o uso concomitante de inibidores moderados do citocromo 1A2 (propranolol, grepafloxacina, enoxacina), pois pode ocorrer aumento das concentrações séricas da agomelatina.
3. Observar o uso concomitante de outros medicamentos que podem causar lesão hepática ou em pacientes que bebem álcool, pois podem ocorrer soma de efeitos hepatotóxicos e alteração das concentrações plasmáticas.
4. Observar com atenção os eventos adversos em portadores de doenças renais.
5. Orientar os pacientes para que tenham cuidado ao dirigir carros ou operar máquinas, principalmente no início do tratamento, pois podem ocorrer tontura e/ou sonolência excessiva.
6. O comprimido de agomelatina contém lactose em sua fórmula. Deve-se ter cuidado com sua administração em pacientes com doenças que restrinjam o uso dessa substância na dieta.

REFERÊNCIAS

1. European Medicines Agency [Internet]. Valdoxan: Agomelatine. Amsterdam: EMA; c2022 [capturado em 7 ago. 2022]. Disponível em: https://www.ema.europa.eu/en/medicines/human/EPAR/valdoxan.
2. Stein DJ, Khoo JP, Picarel-Blanchot F, Olivier V, van Ameringen M. Efficacy of agomelatine 25–50mg for the treatment of anxious symptoms and functional impairment in generalized anxiety disorder: a meta-analysis of three placebo-controlled studies. Adv Ther. 2021;38(3):1567-83. PMID [33537871]
3. Singh SP, Singh V, Kar N. Efficacy of agomelatine in major depressive disorder: meta-analysis and appraisal. Int J Neuropsychopharmacol. 2012;15(3):417-28. PMID [218595514]
4. Cipriani A, Furukawa TA, Salanti G, Chaimani A, Atkinson LZ, Ogawa Y, et al. Comparative efficacy and acceptability of 21 antidepressant drugs for the acute treatment of adults with major depressive disorder: a systematic review and network meta-analysis. Lancet. 2018;391(10128):1357-66. PMID [29477251]

ALOPURINOL

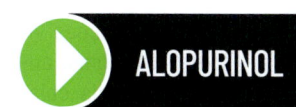

APRESENTAÇÕES COMERCIAIS

ALOPURINOL (MEDLEY, NOVARTIS, PRATI DONADUZZI, SANDOZ)
- Caixas com 30, 60, 80*, 600* comprimidos de 100 mg.
- Caixas com 30, 60, 80*, 500* comprimidos de 300 mg.

LOPURAX (SANVAL)
- Caixas com 500* comprimidos de 100 mg.

ZYLORIC (ASPEN PHARMA)
- Caixas com 30 comprimidos de 100 mg.
- Caixas com 30 comprimidos de 300 mg.

*Embalagem hospitalar.

MODO DE USAR

O alopurinol é um medicamento usado no tratamento da gota. As doses comumente são de 200 a 300 mg/dia, divididas em 2 tomadas; em casos mais graves, pode-se aumentar para 400 a 600 mg, raramente chegando a doses de 800 a 1.000 mg. Tem sido usado também como adjuvante dos APs no tratamento da esquizofrenia e do TB. Recomenda-se administrá-lo após as refeições para evitar efeitos colaterais gastrintestinais. Não há desenvolvimento de tolerância.

TEMPO PARA INÍCIO DE AÇÃO

No caso de gota, espera-se a redução das concentrações séricas e urinárias de ácido úrico após 2 a 3 dias, com pico de efeito cerca de 1 semana após o início do uso. Espera-se a normalização das concentrações séricas do ácido úrico após 1 a 3 semanas de uso.

VARIAÇÃO USUAL DA DOSE

- Gota: as doses usuais são de 200 a 300 mg, podendo-se usar até 1.000 mg.
- Esquizofrenia e TB: como adjuvante dos APs no tratamento dessas condições, as doses variam de 300 a 600 mg/dia. O ajuste da dose leva em conta as concentrações séricas de ácido úrico.

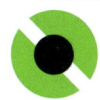

MODO DE SUSPENDER

É uma medicação de uso crônico, mas que deve ser suspensa imediatamente se houver algum efeito colateral grave.

CLASSE, MECANISMO DE AÇÃO E FARMACODINÂMICA

Inibidores da xantina oxirredutase diminuem a concentração sérica de ácido úrico, sendo, portanto, fármacos hipouricêmicos. O alopurinol é o protótipo dos inibidores da xantina oxirredutase e tem sido largamente prescrito nos casos de gota e hiperuricemia. Sua indicação está relacionada a doenças ou circunstâncias que cursem com concentrações séricas elevadas de ácido úrico.

Devido à diminuição da produção de ácido úrico e ao fato de ser bem tolerado, o alopurinol é usado desde a década de 1970 em pacientes com hiperuricemia e gota. Ele foi um dos primeiros exemplos de fármaco desenvolvido a partir do conhecimento da fisiopatologia de uma doença. Sua indicação como adjuvante no tratamento da esquizofrenia e do TB é baseada na hipótese de disfunção adenossinérgica que interliga as alterações dos sistemas dopaminérgico e glutamatérgico, uma vez que a adenosina é um neuromodulador de ambos.

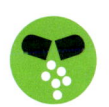

FARMACOCINÉTICA

O alopurinol (4-hidroxipiridazole-[3,4-d] pirimidina) é um agente antigota, inibidor da enzima xantina oxidase, que atua nas etapas finais da degradação de purinas e catalisa sua transformação em ácido úrico. A ação do alopurinol promove uma considerável redução na produção de ácido úrico e consequentemente nas suas concentrações plasmáticas e urinárias, razão pela qual é usado no tratamento de hiperuricemia e gota. Seu metabólito ativo, oxipurinol, também é inibidor da enzima xantina oxidase. É absorvido relativamente rápido após ingestão VO, atingindo o pico de concentração plasmática entre 60 e 90 minutos após a ingestão. O alopurinol e o oxipurinol não se ligam às proteínas plasmáticas de forma significativa. Em torno de 20% são excretados inalterados pelas fezes em 48 a 72 horas (possivelmente não absorvidos). A excreção é principalmente renal: 10% do fármaco é excretado na urina de forma inalterada em 24 horas, enquanto 50% dele é eliminado sob forma de oxipurinol. Sua meia-vida está entre 1 e 2 horas, e a do oxipurinol, entre 18 e 30 horas. A distribuição ocorre em todos os tecidos, mas no SNC a concentração é em torno da metade daquela observada nos demais tecidos.

Tem emprego potencial como adjuvante no tratamento de transtornos neuropsiquiátricos refratários a outros psicofármacos, como epilepsia, esquizofrenia, mania e agressividade em pacientes com demência.

Na esquizofrenia, ECRs demonstraram a eficácia do alopurinol como tratamento adjuvante ao uso de APs.[1-3] No entanto, um estudo posterior não confirmou esses achados.[4] Relatos de casos referem melhora dos sintomas com o acréscimo de alopurinol em pacientes esquizofrênicos ultrarresistentes.[5] Com relação ao uso de alopurinol como adjuvante no tratamento de pacientes com TB, há, na literatura, resultados conflitantes, com estudos demonstrando efeitos positivos[3,6,7] e outros que não encontraram diferenças significativas desse fármaco em relação ao placebo na diminuição dos sintomas maníacos.[8,9]

INDICAÇÕES

Evidências CONSISTENTES de eficácia
- Tratamento da gota e da hiperuricemia.

Evidências INCOMPLETAS de eficácia
- Como adjuvante no tratamento da esquizofrenia.[1-2,5,7]
- Como adjuvante no tratamento da mania.[6,7]
- No manejo da agressividade em pacientes com demência.[8]
- No tratamento de hipóxia neonatal.[9]

CONTRAINDICAÇÕES

- Hipersensibilidade ao alopurinol.

REAÇÕES ADVERSAS

Mais comuns: Alergias, cefaleia, desconforto gástrico, diarreia, náuseas, prurido, reações cutâneas, tontura, vertigem, vômitos.

Menos comuns: Agranulocitose, alterações visuais, anemia aplásica, angina, artralgias, aumento das enzimas hepáticas, bradicardia, calafrios, catarata, edema, fadiga, febre, formação de cálculos de xantina, ginecomastia, hematúria, hiperlipidemia, HAS, icterícia, infertilidade, linfadenopatia, nefrite, neurite periférica, queda de cabelo, síndrome de Lyell, SJS, sonolência, TSH aumentado, trombocitopenia, vasculite.

INTOXICAÇÃO

Sintomas

O alopurinol é indicado em doses de até 1.000 mg/dia. Foi relatada ingestão de até 22,5 g de alopurinol sem efeitos adversos. Os principais sintomas em um paciente que ingeriu 20 g de alopurinol foram náusea, vômito, diarreia e tontura. Houve recuperação após medidas gerais de suporte. Existe um relato de caso de *overdose* intencional de varfarina e alopurinol em um adolescente, que apresentou alterações significativas na coagulação em razão da associação, pois o alopurinol interfere na metabolização hepática dos anticoagulantes orais, aumentando o risco de sangramento.[10]

Manejo
- Medidas gerais de suporte.

POPULAÇÕES ESPECIAIS

GRAVIDEZ
Não há evidência de segurança quanto ao uso de alopurinol durante a gestação. Há dois relatos de caso de malformações graves, incluindo microftalmia, fenda labial e palatina, hipoplasia renal, baixa implantação das orelhas, déficit auditivo, criptorquidia e micropênis.[11] É recomendável cautela com o uso durante o primeiro trimestre da gestação. Categoria C da FDA.

LACTAÇÃO
É excretado no leite materno, e não são conhecidos os efeitos sobre o bebê.

CRIANÇAS
O uso em crianças e adolescentes raramente é indicado, exceto em condições malignas (leucemias), certas disfunções enzimáticas, como a síndrome de Lesch-Nyhan, e hipóxia neonatal. Em geral, a dose é de 10 a 20 mg/kg de peso corporal/dia.

IDOSOS
É um medicamento bastante seguro para uso em idosos.

INSUFICIÊNCIA HEPÁTICA
As doses devem ser reduzidas em caso de insuficiência hepática.

INSUFICIÊNCIA RENAL
As doses devem ser reduzidas em caso de insuficiência renal. A insuficiência renal crônica e o uso concomitante de diuréticos, em particular as tiazidas, têm sido associados a um risco aumentado de SJS/TEN e de outras reações graves de hipersensibilidade associadas ao alopurinol.

INSUFICIÊNCIA CARDÍACA
Pacientes em tratamento de hipertensão ou insuficiência cardíaca, por exemplo, em tratamento com diuréticos ou IECAs, podem apresentar algum comprometimento concomitante da função renal, de modo que o alopurinol deve ser utilizado com cautela nesse grupo.

LABORATÓRIO

Exames prévios ao uso

Não são necessários.

Exames de acompahamento

De maneira geral, o alopurinol não interfere nos testes laboratoriais, exceto pela diminuição das concentrações de ácido úrico, o que pode refletir na adesão ao tratamento. Há raros relatos de caso que apresentaram desde alterações assintomáticas nas provas de função hepática até hepatite com necrose hepática e hepatite granulomatosa.

PRECAUÇÕES E DICAS

1. Usar com cautela em pacientes com disfunção renal devido ao potencial de retenção do medicamento.
2. Na presença de reações cutâneas, o alopurinol deve ser descontinuado imediatamente, devido ao risco de reações alérgicas graves.
3. Evitar o uso concomitante de alopurinol com IECAs, pois a associação aumenta o risco de reações de hipersensibilidade e neutropenia.
4. Os pacientes com cálculos de ácido úrico ou nefropatia por ácido úrico devem ingerir pelo menos 2 L de líquido diariamente e manter pH urinário entre 6,4 e 6,8.

REFERÊNCIAS

1. Brunstein MG, Ghisolfi ES, Ramos FLP, Lara DR. A clinical trial of adjuvant allopurinol therapy for moderately refractory schizophrenia. J Clin Psychiatry. 2005;66(2):213-9. PMID [15705007]
2. Dickerson FB, Stallings CR, Origoni AE, Sullens A, Khushalani S, Sandson N, et al. A double-blind trial of adjunctive allopurinol for schizophrenia. Schizophr Res. 2009;109(1-3):66-9. PMID [19195842]
3. Lintunen J, Lähteenvuo M, Tiihonen J, Tanskanen A, Taipale H. Adenosine modulators and calcium channel blockers as add-on treatment for schizophrenia. NPJ Schizophr. 2021;7(1):1. PMID [33479257]
4. Weiser M, Gershon AA, Rubinstein K, Petcu C, Ladea M, Sima D, et al. A randomized controlled trial of allopurinol vs. placebo added on to antipsychotics in patients with schizophrenia or schizoaffective disorder. Schizophr Res. 2012;138(1):35-8. PMID [22483162]
5. Suhas S, Sreeraj VS, Amrutha C, Desai G, Venkatasubramanian G. Is allopurinol a marvel in the endgame of ultra-resistant schizophrenia? Schizophr Res. 2022;241:12-3. PMID [35066431]
6. Machado-Vieira R, Soares JC, Lara DR, Lauckenbough DA, Busnello JV, Marca G, et al. A double-blind, randomized, placebo-controlled 4-week study on the efficacy and safety of the purinergic agents allopurinol and dipyridamole adjunctive to lithium in acute bipolar mania. J Clin Psychiatry. 2008;69(8):1237-45. PMID [18681754]
7. Jahangard L, Soroush S, Haghighi M, Ghaleiha A, Bajoghli H, Holsboer-Trachsler E, et al. In a double-blind, randomized and placebo-controlled trial, adjuvant allopurinol improved symptoms of mania in in-patients suffering from bipolar disorder. Eur Neuropsychopharmacol. 2014;24(8):1210-21. PMID [24953766]
8. Weiser M, Burshtein S, Gershon AA, Marian G, Vlad N, Grecu IG, et al. Allopurinol for mania: a randomized trial of allopurinol versus placebo as add-on treatment to mood stabilizers and/or antipsychotic agents in manic patients with bipolar disorder. Bipolar Disord. 2014;16(4):441-7. PMID [24712840]
9. Fan A, Berg A, Bresee C, Glassman LH, Rapaport MH. Allopurinol augmentation in the outpatient treatment of bipolar mania: a pilot study. Bipolar Disord. 2012;14(2):206-10. PMID [22420696]
10. Ramanan A, Gissen P, Bose-Haider B. Intentional overdose of warfarin in an adolescent: need for follow up. Emerg Med J. 2002;19(1):90. PMID [11777896]
11. Hoeltzenbein M, Stieler K, Panse M, Wacker E, Schaefer C. Allopurinol use during pregnancy: outcome of 31 prospectively ascertained cases and a phenotype possibly indicative for teratogenicity. PLoS One. 2013;8(6):e66637. PMID [23840514]

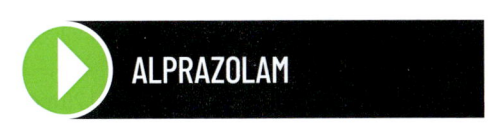

ALPRAZOLAM

APRESENTAÇÕES COMERCIAIS

ALFRON (EMS SIGMA-PHARMA)

▶ Caixas com 20, 30 ou 500* comprimidos de 0,25 mg.

▶ Caixas com 20, 30 ou 500* comprimidos de 0,5 mg.

- Caixas com 20, 30 ou 500* comprimidos de 1 mg.
- Caixas com 20, 30 ou 500* comprimidos de 2 mg.

ALPRAZOLAM (ACHE, TEUTO)
- Caixas com 10, 20, 30, 60, 90, 200* ou 500* comprimidos de 0,5 mg.
- Caixas com 10, 20, 30, 60, 90, 200* ou 500* comprimidos de 1 mg.
- Caixas com 10, 20, 30, 60, 90, 200* ou 500* comprimidos de 2 mg.

ALPRAZOLAM (AUROBINDO)
- Caixas com 20, 30 ou 500* comprimidos de 0,25 mg.
- Caixas com 20, 30 ou 500* comprimidos de 0,5 mg.
- Caixas com 20, 30 ou 500* comprimidos de 1 mg.

ALPRAZOLAM (BRAINFARMA, ZYDUS)
- Caixas com 30 comprimidos de 0,25 mg.
- Caixas com 30 comprimidos de 0,5 mg.
- Caixas com 30 comprimidos de 1 mg.
- Caixas com 30 comprimidos de 2 mg.

ALPRAZOLAM (EMS, GERMED, LEGRAND, NOVA QUÍMICA)
- Caixas com 20, 30 ou 500* comprimidos de 0,25 mg.
- Caixas com 20, 30 ou 500* comprimidos de 0,5 mg.
- Caixas com 20, 30 ou 500* comprimidos de 1 mg.
- Caixas com 20, 30 ou 500* comprimidos de 2 mg.

ALPRAZOLAM (EUROFARMA)
- Caixas com 20 ou 30 comprimidos de 1 mg.

ALPRAZOLAM (MEDLEY)
- Caixas com 20 ou 30 comprimidos de 0,25 mg.
- Caixas com 20 ou 30 comprimidos de 0,5 mg.
- Caixas com 20 ou 30 comprimidos de 1 mg.
- Caixas com 20 ou 30 comprimidos de 2 mg.

APRAZ (MANTECORP)
- Caixas com 30 comprimidos de 0,25 mg.
- Caixas com 30 comprimidos de 0,5 mg.
- Caixas com 30 comprimidos de 1 mg.
- Caixas com 30 comprimidos de 2 mg.

FRONTAL (MYLAN)
- Caixas com 30 comprimidos de 0,25 mg.
- Caixas com 30 comprimidos de 0,5 mg.
- Caixas com 30 comprimidos de 1 mg.
- Caixas com 30 comprimidos de 2 mg.

FRONTAL SL (MYLAN)
- Caixas com 15 ou 30 comprimidos sublinguais de 0,5 mg.

FRONTAL XR (MYLAN)
- Caixas com 30 comprimidos de liberação lenta de 0,5 mg.
- Caixas com 30 comprimidos de liberação lenta de 1 mg.
- Caixas com 30 comprimidos de liberação lenta de 2 mg.

TEUFRON (TEUTO)
- Caixas com 20, 30, 60, 90, 200* ou 500* comprimidos de 0,5 mg.
- Caixas com 20, 30, 60, 90, 200* ou 500* comprimidos de 1 mg.
- Caixas com 20, 30, 60, 90, 200* ou 500* comprimidos de 2 mg.

TRANQUINAL (BAGÓ)
- Caixas com 30 comprimidos de 0,25 mg.
- Caixas com 30 comprimidos de 0,5 mg.
- Caixas com 30 comprimidos de 1 mg.
- Caixas com 30 comprimidos de 2 mg.

TRANQUINAL SLG (BAGÓ)
- Caixas com 15 comprimidos sublinguais de 0,5 mg.
- Caixas com 30 comprimidos sublinguais de 0,5 mg.

ZOLDAC (ZYDUS)
- Caixas com 30 comprimidos de 0,25 mg.
- Caixas com 30 comprimidos de 0,5 mg.
- Caixas com 30 comprimidos de 1 mg.
- Caixas com 30 comprimidos de 2 mg.

*Embalagem hospitalar.

MODO DE USAR

Recomenda-se iniciar com 0,5 a 1 mg, 3 vezes ao dia, aumentando 0,5 mg a cada 3 dias até 4 a 6 mg no tratamento do TP; como ansiolítico, as doses geralmente são menores (0,75 a 1,5 mg/dia).[1] Quando usado por longos períodos, deve ser ingerido em 4 a 6 doses diárias, devido à sua meia-vida curta, para a manutenção das concentrações plasmáticas. O equilíbrio plasmático é atingido entre 2 e 3 dias. Como regra, deve-se evitar o uso crônico de BZDs, especialmente em doses elevadas, em razão da possibilidade de tolerância e dependência, cujo risco é maior quando a meia-vida é curta.

O alprazolam XR tem como diferencial um pico plasmático menor (cerca de 50% do atingido com a preparação de liberação imediata) e retardado (entre 5 e 12 horas após a ingestão), ocasionando redução na quantidade e na intensidade dos efeitos adversos.[2] Os comprimidos não devem ser partidos, cortados ou mastigados. A síndrome de abstinência (frequente após a interrupção dos BZDs, sobretudo de alprazolam) pode ocorrer mesmo com o uso da formulação XR.[3]

TEMPO PARA INÍCIO DE AÇÃO

O início da ação é rápido, e o pico plasmático é atingido 0,7 a 2,1 horas após sua ingestão.

VARIAÇÃO USUAL DA DOSE

- TAG: 0,5 a 3 mg/dia.[1]
- TP: 4 a 6 mg/dia, podendo chegar até 10 mg/dia.[4,5]

MODO DE SUSPENDER

A retirada deve ser feita de forma gradual especialmente quando foram usadas doses mais elevadas. Retiradas abruptas podem desencadear convulsões, *delirium* ou síndrome de abstinência. Recomenda-se reduzir 0,5 mg a cada 3 dias, com cuidado ainda maior no período final da interrupção, para evitar os sintomas de abstinência, que podem ser graves.[1] Alguns pacientes podem necessitar de retiradas mais lentas (como, p. ex., 0,25 mg a cada intervalo de 3 a 7 dias). O risco de ocorrência de convulsões é maior entre 24 e 72 horas após a suspensão do fármaco.

CLASSE, MECANISMO DE AÇÃO E FARMACODINÂMICA

O alprazolam é um triazolobenzodiazepínico. Ele potencializa o efeito inibitório do GABA, modulando a atividade dos receptores GABA-A por meio de ligação com seu sítio específico (receptores BZDs). Essa ligação altera a conformação desses receptores, aumentando a afinidade do GABA com seus próprios receptores e a frequência da abertura dos canais de cloro, cuja entrada para o neurônio é regulada por esse neurotransmissor, produzindo hiperpolarização da célula. O resultado dessa hiperpolarização é um aumento da ação gabaérgica inibitória do SNC.[3,6]

É metabolizado no fígado pelas enzimas do citocromo P450, particularmente a CYP3A4, por oxidação, com poucos metabólitos ativos.[2]

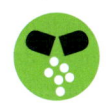

FARMACOCINÉTICA

Sua meia-vida, considerada intermediária dentro da categoria, é de 11 horas (podendo variar entre 6 e 26 horas) em indivíduos adultos sadios.[7]

Sua absorção por VO é rápida, ligando-se às proteínas plasmáticas na ordem de 80% (principalmente à albumina); sua biodisponibilidade é de 92%. O início de ação também é rápido, e o pico plasmático é atingido entre 0,7 e 2,1 horas após a ingestão. A excreção do alprazolam é renal, o que exige maiores cuidados em pacientes com prejuízo da função renal, mas o ajuste correto da dose não é descrito pelo fabricante.[7]

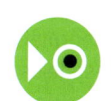

INDICAÇÕES

Evidências CONSISTENTES de eficácia

- TP.[3-5]
- TAG.[3]
- Agorafobia.[3]

Evidências INCOMPLETAS de eficácia

- TDM.[6]
- Controle de náusea e vômito pós-quimioterapia (geralmente não recomendado como monoterapia).
- Transtorno de ajustamento com ansiedade.[8]

CONTRAINDICAÇÕES

Absolutas[7]

- Conhecida alergia a alprazolam ou a outros BZDs (há sensibilidade cruzada).

- Miastenia grave.
- Glaucoma de ângulo estreito agudo.

Relativas
- Não há.

REAÇÕES ADVERSAS

Mais comuns: Abstinência, ataxia, diminuição dos reflexos e do desempenho psicomotor, fadiga, sonolência.

Menos comuns: Agitação, agressividade, alteração da função hepática, alterações menstruais, amnésia anterógrada, anorgasmia, ansiedade de rebote, aumento de transaminases, bloqueio da ovulação, boca seca, bradicardia, cefaleia, cólica abdominal, confusão mental, congestão nasal, constipação, convulsões, déficit cognitivo, déficit de memória, *delirium*, dependência, depressão, desinibição, despersonalização, desrealização, diarreia, dificuldade de concentração, diminuição da libido, diminuição ou aumento do apetite, diplopia, disartria, disforia, disritmias, distonia, dor nas articulações, dor no peito, galactorreia (altas doses), ganho ou perda de peso, gosto metálico, hiperprolactinemia (altas doses), hipersensibilidade a estímulos, hiperacusia, hipotonia, icterícia, ideação paranoide (em idosos), impotência, inquietude, insônia de rebote, irritabilidade, letargia, movimentos anormais involuntários, náuseas, parestesias, pesadelos, prurido, relaxamento muscular, retenção urinária, sudorese, *rash*, taquicardia, tontura, vertigem, visão borrada, vômitos.

INTOXICAÇÃO

Sintomas
Sonolência, confusão mental, diminuição da coordenação e dos reflexos e coma. Os óbitos por ingestão excessiva ocorrem quando associada a outras substâncias depressoras do SNC.

Manejo
- Inclui lavagem gástrica, administração de líquidos e manutenção de vias aéreas permeáveis.
- O flumazenil pode ser útil no tratamento e no diagnóstico diferencial das intoxicações por BZDs (ver o medicamento "Flumazenil").

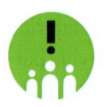

POPULAÇÕES ESPECIAIS

GRAVIDEZ
Há um estudo mostrando que a chance de teratogenicidade do alprazolam é pequena, mesmo em altas doses. Esse risco, porém, ainda não pode ser excluído.[9] Assim como no caso de outros BZDs, crianças expostas ao alprazolam no período intrauterino ou por meio da lactação podem experimentar sintomas transitórios de abstinência após o término da exposição, como irritabilidade, tremores e inquietude.[9] Caso a exposição ocorra no terceiro trimestre da gestação (principalmente no período mais próximo ao parto), pode causar a chamada síndrome do bebê hipotônico, que se caracteriza por letargia, hipotonia, hipotermia e baixa responsividade do bebê ao nascer. Bebês expostos a alprazolam intraútero devem ser monitorados em relação a esses sintomas. Em caso de uso imprescindível de BZDs nesse período, sugere-se o lorazepam, em razão da ausência de metabólitos ativos e de um aparente risco menor de sintomas de retirada.[10] Categoria D da FDA.

LACTAÇÃO
É excretado no leite, podendo produzir sonolência, hipotonia, apatia, letargia e dificuldade de sucção.[1]

CRIANÇAS
Apesar de bem tolerado, não existem, até o momento, evidências consistentes do benefício do uso de alprazolam no tratamento de qualquer transtorno em crianças.

IDOSOS
O alprazolam tem sido utilizado em idosos no tratamento de curto prazo do TP, em que eventualmente apresenta uma eficácia semelhante à da imipramina, com doses 50% menores do que as usadas em pacientes mais jovens portadores do transtorno.

Recomenda-se usar sempre a dose mais baixa que controle os sintomas, pois o metabolismo em geral é mais lento no idoso. Igualmente, supõe-se que concentrações plasmáticas mais elevadas sejam cumulativas e estejam associadas a quadros de agitação. O alprazolam pode ser iniciado com 0,25 mg, distribuídos em 2 ou 3 vezes ao dia. É necessário utilizar com cautela nessa população devido ao aumento do risco de tontura, incoordenação motora, quedas, fraturas e *delirium*.

INSUFICIÊNCIA HEPÁTICA

Iniciar com doses menores, em torno de 0,25 mg, e, se for necessário o aumento da dose, fazê-lo de forma mais lenta.

INSUFICIÊNCIA RENAL

Não há ajuste descrito pelo fabricante.

INSUFICIÊNCIA CARDÍACA

Não há ajuste descrito pelo fabricante.

LABORATÓRIO

Exames prévios ao uso

Não são necessários.

Exames de acompanhamento

Atualmente, medidas de concentrações séricas de BZDs não são de uso clínico geral, embora possam estar correlacionadas a efeitos colaterais. Deve-se levar em conta, entretanto, sobretudo em BZDs de curta ação, que concentrações séricas elevadas por longos períodos favorecem a dependência e as possíveis reações de abstinência por ocasião da retirada. As concentrações séricas efetivas são de 20 a 40 ng/mL. Concentrações séricas mais elevadas (40 a 60 ng/mL) aumentam as chances de ocorrer sedação e ataxia.[3]

Não é necessário realizar exames laboratoriais de rotina em pacientes saudáveis que estejam usando o alprazolam por curtos períodos; no entanto, sugere-se realização periódica de hemograma, função hepática, renal e EQU em pacientes em uso prolongado da medicação.

PRECAUÇÕES E DICAS

1. O alprazolam compromete significativamente a capacidade de conduzir veículos, pois diminui o nível de alerta, a atenção e a concentração. Informar o paciente em relação ao risco que representa conduzir veículos ou operar máquinas durante o uso do fármaco.
2. Evitar o uso concomitante de bebidas alcoólicas, pois pode ocorrer hipotensão, diminuição do nível de consciência e redução da frequência respiratória. Ter cautela também com a associação a outras substâncias que potencializem o efeito sedativo (p. ex., barbitúricos).
3. Alcoolistas, usuários de drogas e portadores de transtornos da personalidade graves tendem a abusar de BZDs; evitar prescrevê-los a esses indivíduos.
4. O uso deve, sempre que possível, ser breve e intermitente, para evitar dependência ou sintomas de abstinência.
5. O alprazolam, por ser um BZD potente de curta ação, desenvolve, com facilidade, abuso e dependência, mas, em uso por breve período, pode ser rapidamente retirado (4 a 6 semanas).
6. Após o uso crônico, retirar lentamente (3 meses), para evitar síndrome de abstinência.
7. Em pacientes com alterações renais ou hepáticas, utilizar doses menores, para evitar sedação excessiva.
8. Há relatos de mortes provocadas pelo início do uso de alprazolam em pacientes com doença pulmonar grave. Ter cautela ao prescrever para essa população.

REFERÊNCIAS

1. Charney DS, Mihic SJ, Harris A. Hypnotics and sedatives. In: Brunton L, Lazo J, Parker K, editor. Goodman & Gilman's: the pharmacological basis of therapeutics. 11th ed. New York: McGraw-Hill; 2005.
2. Leufkens TR, Vermeeren A, Smink BE, van Ruitenbeek P, Ramaekers JG. Cognitive, psychomotor and actual driving performance after immediate and extended release formulations of alprazolam 1 mg. Psychopharmacology. 2007;191(4):951-9. PMID [17219217]
3. Schatzberg AF, Cole JO, DeBattista C. Manual of clinical psychopharmacology. 7th ed. Washington: APP; 2010.
4. Drug treatment of panic disorder: comparative efficacy of alprazolam, imipramine, and placebo: cross-national collaborative panic study, second phase investigators. Br J Psychiatry. 1992;160:191-202. PMID [1540759]
5. Boyer W. Serotonin uptake inhibitors are superior to imipramine and alprazolam in alleviating panic attacks: a meta-analysis. Int Clin Psychopharmacol. 1995;10(1):45-9. PMID [7622804]
6. van Marwijk H, Allick G, Wegman F, Bax A, Riphagen II. Alprazolam for depression. Cochrane Database Syst Rev. 2012;2012(7):CD007139. PMID [22786504]
7. Frontal® [Bula de medicamento] [Internet]. Itapevi: Laboratórios Pfizer; 2016 [capturado em 7 ago. 2022]. Disponível em: https://drogariasp.vteximg.com.br/arquivos/3530---frontal-2mg-pfizer-30-comprimidos.pdf.
8. Stein DJ. Etifoxine versus alprazolam for the treatment of adjustment disorder with anxiety: a randomized controlled trial. Adv Ther. 2015;32(1):57-68. PMID [25620535]
9. Stahl MS. Anxiolytics and sedative-hypnotics. In: Stahl MS. Depression bipolar disorder: Stahl's essential psychopharmacology. 3rd ed. Cambridge: Cambridge University Press; 2008.
10. Gidai J, Acs N, Bánhidy F, Czeizel AE. An evaluation of data for 10 children born to mothers who attempted suicide by taking large doses of alprazolam during pregnancy. Toxicol Ind Health. 2008;24(1-2):53-60. PMID [18818181]

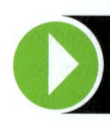

AMANTADINA

APRESENTAÇÕES COMERCIAIS

MANTIDAN (MOMENTA)
- 4Caixas com 20, 30 ou 60 comprimidos de 100 mg.

MODO DE USAR

Iniciar com 1 comprimido de 100 mg, 1 a 2 vezes ao dia, podendo ajustar dose conforme indicação e resposta. Na população infantil (≥ 5 anos), doses menores são indicadas para introdução do fármaco, a depender do quadro clínico. Devido aos efeitos pró-dopaminérgicos, doses diurnas podem ser mais bem toleradas.

TEMPO PARA INÍCIO DE AÇÃO

A amantadina começa a reduzir movimentos involuntários na DP, ECE e coreia em 48 horas. Para outras indicações neuropsiquiátricas, seus efeitos podem ser observados em algumas semanas.

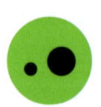

VARIAÇÃO USUAL DA DOSE

- Doença de Parkinson: a dose habitual é de 100 mg, 2 vezes ao dia (quando usada isoladamente). Em associação a outros antiparkinsonianos ou em pacientes com idade superior a 65 anos ou IR, deve-se iniciar o tratamento com 100 mg/dia.
- Parkinsonismo induzido por substâncias: podem ser administrados 200 a 400 mg/dia em doses fracionadas.

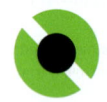

MODO DE SUSPENDER

Evitar descontinuação abrupta por risco de piora de sintomas parkinsonianos. É sugerido reduzir a dose pela metade por 1 a 2 semanas antes de suspender.

CLASSE, MECANISMO DE AÇÃO E FARMACODINÂMICA

Pertencente à classe dos adamantanos, a amantadina é uma amina tricíclica sintética hidrossolúvel utilizada originalmente como antiviral na profilaxia e no tratamento de infecções pelo vírus *influenza A*.[1] Posteriormente, descobriu-se também que tem ação antiparkinsoniana, por meio de mecanismos menos conhecidos.

A ação da amantadina contra *influenza* A se dá por meio da inibição do vírus ao se ligar à proteína M2 de sua membrana. Já sua ação no SNC se dá por diferentes mecanismos. Apresenta agonismo dopaminérgico, e, portanto, promove aumento do tônus monoaminérgico, e antagonismo parcial dos receptores NMDA, então modula a transmissão de glutamato, contribuindo para o aumento de neurotrofinas cerebrais, estabiliza a membrana neuronal e promove diminuição do estresse oxidativo, envolvendo mecanismos de alteração do funcionamento glial no sistema nervoso.[2-5]

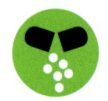

FARMACOCINÉTICA

A amantadina é bem absorvida por VO e amplamente distribuída, com tendência a se concentrar nos tecidos; por isso, é encontrada em pouca quantidade na circulação. O pico de concentração plasmática é atingido em aproximadamente 3,3 horas, e o estado de equilíbrio plasmático, em 4 a 7 dias. Sua biodisponibilidade fica inalterada quando administrada em doses superiores a 50 a 300 mg, e sua concentração plasmática parece ter correlação com a melhora de ECEs e efeitos tóxicos. Noventa por cento da dose ingerida é excretada na urina de forma inalterada por meio de filtração glomerular e da secreção tubular. A amantadina tem meia-vida de eliminação de cerca de 16 horas em pacientes com função renal preservada. Somente de 5 a 15% da amantadina é metabolizada (acetilação).[1,2,6]

É usada em monoterapia ou em combinação com levodopa ou agonistas de receptores dopaminérgicos no tratamento dos sintomas da DP precoce e avançada, bem como em casos de ECEs induzidos por substâncias. Também pode diminuir a discinesia e flutuações motoras desencadeadas pela levodopa.[2,3,7]

Estudos recentes em desenvolvimento sugerem que a amantadina possa ser usada como adjuvante no tratamento da esquizofrenia para melhora de sintomas positivos, negativos, cognitivos e na catatonia.[3,4] Existem evidências também para seu uso no tratamento da discinesia tardia induzida por medicamento no tratamento dos transtornos psicóticos.[8] Seu uso também pode auxiliar na atenuação do ganho de peso relacionado ao uso de APs dentro dessa população.[9]

Potencial efeito terapêutico da amantadina tem sido investigado em outros transtornos mentais. Em relação ao TOC, um ensaio clínico randomizado com 100 pacientes portadores de TOC grave demonstrou diferença estatística do uso adjuvante de amantadina no tratamento com fluvoxamina 200 mg/dia, sugerindo uma possibilidade terapêutica para esses fins.[10] Também se tem avaliado seu uso em alguns transtornos psiquiátricos da infância, como TDAH e TEA, com dados limitados apresentando efeitos terapêuticos positivos com relativa segurança nessa faixa etária, ainda que seu uso não seja aprovado para tais fins.[2]

INDICAÇÕES

Evidências CONSISTENTES de eficácia
- DP.
- ECEs induzidos por substâncias.

Evidências INCOMPLETAS de eficácia
- Esclerose múltipla.
- SNM moderada a grave.
- Discinesia tardia.
- Tratamento adjuvante aos APs na esquizofrenia.
- Recuperação após traumatismo craniencefálico.
- Tratamento adjuvante ao ISRS no TOC grave.
- TEA.
- TDAH.

CONTRAINDICAÇÕES

Absolutas
- Insuficiência renal crônica, estágio 4 (final, depuração de creatinina < 15 mL/min/1,73 m^2) para formulações de liberação lenta.

Relativas
- Hipersensibilidade ao cloridrato de amantadina.
- Em pacientes com úlceras gástricas ou duodenais.

REAÇÕES ADVERSAS

Mais comuns: Insônia, náusea, tontura.

Menos comuns: Agitação, alterações de pensamento, amnésia, anorexia, ansiedade, ataxia, cefaleia, constipação, convulsões, *delirium*, depressão, dermatite, diarreia, dificuldade de concentração, diminuição da libido, disartria, distúrbios visuais, edema periférico, fadiga, hipercinesia, hipertensão, hipotensão ortostática, ICC, irritabilidade, leucopenia, neutropenia, psicose, *rash* cutâneo, retenção urinária, SNM, sonolência, tremor, vertigem, xerostomia. O uso por longo prazo pode levar à neuropatia periférica reversível.[2]

A liberação aumentada de catecolaminas pode causar *livedo reticularis*, o que impõe a necessidade de monitorar pacientes com insuficiência cardíaca ou edema periférico.[1] Há relatos de viradas maníacas em pacientes com TB.

INTOXICAÇÃO

Sintomas

Doses excessivas de amantadina podem produzir agitação, ansiedade, arritmia, ataxia, coma, comportamento agressivo, confusão, convulsões, desorientação, despersonalização, edema pulmonar, hipercinesia, hipertonia, hipertensão, insônia, letargia, retenção urinária, que pode evoluir para IR, sintomas psicóticos, sonolência, taquicardia, tremores e vômitos. Agentes anticolinérgicos, trimetoprima e hidroclorotiazida podem diminuir a depuração renal da amantadina, permitindo o acúmulo do medicamento em concentrações tóxicas. As concentrações plasmáticas devem ser mantidas abaixo de 1 a 1,5 mg/L; concentrações acima de 3 mg/L podem causar sintomas no SNC, como alucinações e *delirium*.[7,11]

Manejo
- Em casos de intoxicação aguda pela amantadina, é indicada lavagem gástrica.
- A fisostigmina também parece ser efetiva no tratamento da toxicidade pela amantadina no SNC.

▶ Como a amantadina distribui-se amplamente, a hemodiálise convencional e mesmo a diálise peritoneal são pouco eficazes nos casos de intoxicação.[5]

POPULAÇÕES ESPECIAIS

GRAVIDEZ
Estudos com animais demonstraram risco fetal (como malformações cardíacas, restrição do crescimento, perda fetal) em doses a partir de 40 mg/kg/dia. Os estudos em humanos são escassos na literatura, com poucos relatos de casos, sendo recomendada cautela em sua prescrição na gestação. Categoria C da FDA.[12,13]

LACTAÇÃO
A amantadina é excretada no leite materno e, portanto, deve ser evitada durante a amamentação.

CRIANÇAS
A segurança e a eficácia da amantadina não estão estabelecidas para crianças menores de 1 ano.

IDOSOS
É necessário ajustar as doses e monitorar idosos com função renal diminuída ou que apresentem insuficiência cardíaca.

INSUFICIÊNCIA HEPÁTICA
Metabolismo hepático mínimo. Não há dados que indiquem ajuste de dose nesta população. Usar com cautela.

INSUFICIÊNCIA RENAL
A amantadina é em grande parte excretada inalterada pela urina. Não é dialisável. Avaliar a relação risco-benefício na prescrição. A redução da dose é indicada conforme depuração de creatinina (liberação imediata):

▶ Depuração de creatinina 30 a 50 mL/min: 200 mg no primeiro dia, então 100 mg/dia.
▶ Depuração de creatinina 15 a 29 mL/min: 200 mg no primeiro dia, então 100 mg em dias alternados.
▶ Depuração de creatinina < 15 mL/min: 200 mg a cada 7 dias.

INSUFICIÊNCIA CARDÍACA
Usar com cautela nesta população. A redução da dose pode ser necessária.

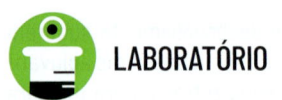

LABORATÓRIO

Os efeitos colaterais da amantadina estão diretamente relacionados a concentrações séricas elevadas do medicamento (> 1,5 mg/L).[1,11] A amantadina não parece alterar outras dosagens laboratoriais.

Exames prévios ao uso e de acompanhamento

Não são necessários.

PRECAUÇÕES E DICAS

1. Não interromper abruptamente o tratamento. Diminuir as doses gradualmente para evitar a manifestação de agitação, ansiedade, psicose, depressão, estupor e fala pastosa. Também pode ocorrer SNM.
2. Usar com cautela em pacientes com hepatopatia ou com história de crises convulsivas.
3. O uso associado com agentes anticolinérgicos, trimetoprima e hidroclorotiazida deve ser cuidadosamente monitorado, devido ao risco de intoxicação pela amantadina.
4. A amantadina pode potencializar os efeitos do álcool no SNC, como tontura, confusão e hipotensão ortostática.

REFERÊNCIAS

1. Davies WL, Grunert RR, Haff RF, McGahen JW, Neumayer EM, Paulshock M, et al. Antiviral activity of 1-adamantadine (amantadine). Science. 1964;144(3620):862-3. PMID [14151624]
2. Hosenbocus S, Chahal R. Amantadine: a review of use in child and adolescent psychiatry. J Can Acad Child Adolesc Psychiatry. 2013;22(1):55-60. PMID [23390434]
3. Lucena DF, Pinto JP, Hallak JE, Crippa JA, Gama CS. Short-term treatment of catatonia with amantadine in schizophrenia and schizoaffective disorder. J Clin Psychopharmacol. 2012;32(4):569-72. PMID [22760350]
4. Czepielewski LS, Sodré L, Souza ACL, Bücker J, Burke KP, Ceresér KM, et al. Changes in verbal learning of patients with schizophrenia: results from a randomized, double-blind, placebo-controlled trial of amantadine adjunctive to antipsychotics. Schizophr Res. 2015;168(1-2):571-572. PMID [26104472]
5. Ossola B, Schendzielorz N, Chen SH, Bird GS, Tuominen RK, Männistö PT, et al. Amantadine protects dopamine neurons by a dual action: reducing activation of microglia and inducing expression of GDNF in astroglia [corrected]. Neuropharmacology. 2011;61(4):574-82. PMID [21586298]
6. Aoki FY, Sitar DS. Clinical pharmacokinetics of amantadine hydrochloride. Clin Pharmacokinet. 1988;14(1):35-51. PMID [3280212]
7. Rodnitzky RL, Narayanan NS. Amantadine's role in the treatment of levodopa-induced dyskinesia. Neurology. 2014;82(4):288-9. PMID [24371305]

8. Artukoglu BB, Li F, Szejko N, Bloch MH. Pharmacologic treatment of tardive dyskinesia: a meta-analysis and systematic review. J Clin Psychiatry. 2020;81(4):19r12798. PMID [32459404]
9. Zheng W, Wang S, Ungvari GS, Ng CH, Yang XH, Gu YH, et al. Amantadine for antipsychotic-related weight gain: meta-analysis of randomized placebo-controlled trials. J Clin Psychopharmacol. 2017;37(3):341-6. PMID [28383359]
10. Naderi S, Faghih H, Aqamolaei A, Mortazavi SH, Mortezaei A, Sahebolzamani E, et al. Amantadine as adjuvant therapy in the treatment of moderate to severe obsessive-compulsive disorder: a double-blind randomized trial with placebo control. Psychiatry Clin Neurosci. 2019;73(4):169-74. PMID [30488617]
11. Connolly BS, Lang AE. Pharmacological treatment of Parkinson disease: a review. JAMA. 2014;311(16):1670-83. PMID [24756517]
12. GOCOVRI® (amantadine) [Bula de medicamento] [Internet]. Emeryville: Adamas Pharma LLC; 2021 [capturado em 25 ago 2020]. Disponível em: https://www.accessdata.fda.gov/drugsatfda_docs/label/2021/208944s004lbl.pdf.
13. Seier M, Hiller A. Parkinson's disease and pregnancy: an updated review. Parkinsonism Relat Disord. 2017;40:11-7. PMID [28506531]

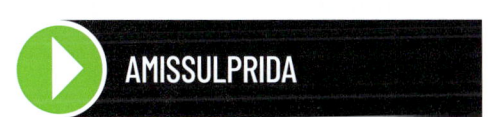

AMISSULPRIDA

APRESENTAÇÕES COMERCIAIS

SOCIAN (SANOFI/AVENTIS)
- Caixas com 20 comprimidos de 25 mg.
- Caixas com 20 comprimidos de 50 mg.
- Caixas com 20 comprimidos de 200 mg.

MODO DE USAR

Em episódios psicóticos agudos de esquizofrenia, com predomínio de sintomas positivos ou mistos, recomendam-se doses entre 400 e 800 mg/dia, podendo-se atingir doses de até 1.200 mg/dia. Em primeiros episódios psicóticos, pode-se iniciar com 300 mg/dia, progredindo conforme a resposta clínica. No tratamento de pacientes com predomínio de sintomas negativos, recomendam-se doses entre 50 e 300 mg/dia. No tratamento de manutenção, sugere-se uma abordagem individualizada, com a adoção da menor dose efetiva.

Em pacientes com TDP (distimia), sugere-se o uso de baixas doses (50 mg/dia).

A amissulprida pode ser administrada em doses orais de até 300 ou 400 mg, 1 vez ao dia; doses mais altas devem ser divididas em mais de uma tomada diária. Não é necessário titular a dose inicial da amissulprida. Embora refeições ricas em carboidratos influenciem na absorção do fármaco, não há estudos que demonstrem algum significado clínico desse achado. Não há formulações injetáveis da amissulprida para tratamento dos transtornos psiquiátricos.

TEMPO PARA INÍCIO DE AÇÃO

Apesar de sua rápida absorção, os efeitos clínicos da amissulprida podem demorar algumas semanas para serem alcançados. A redução dos sintomas psicóticos pode ocorrer já na primeira semana de uso, mas acredita-se que a maior eficácia do fármaco ocorra após 4 a 6 semanas. Os resultados podem ser ainda mais tardios no que se refere ao tratamento dos sintomas negativos.

VARIAÇÃO USUAL DA DOSE

- Esquizofrenia (sintomas positivos): 400 a 800 mg/dia.
- Esquizofrenia (sintomas negativos): 50 a 300 mg/dia.
- TDP: 50 mg/dia.

MODO DE SUSPENDER

A suspensão da amissulprida deve ser realizada de forma lenta, gradual e sob acompanhamento médico. Sua interrupção brusca pode resultar, muito raramente, em síndrome de abstinência (como náusea, vômitos e insônia), recorrência dos sintomas psicóticos ou movimentos involuntários anormais (como acatisia, distonia ou discinesias).

CLASSE, MECANISMO DE AÇÃO E FARMACODINÂMICA

A amissulprida é um antipsicótico de segunda geração pertencente à classe das benzoamidas. Ela se liga seletivamente e com alta afinidade aos receptores dopaminérgicos D2 e D3 do córtex cerebral. Em altas doses, a amissulprida bloqueia os receptores pós-sinápticos dopaminérgicos D2 do sistema límbico, o que lhe confere eficácia como antipsicótico.[1] Além disso, em baixas doses, ela bloqueia preferencialmente os autorreceptores dopaminérgicos D2, promovendo maior liberação da dopamina na fenda sináptica. Esse segundo mecanismo tem sido associado à melhora dos sintomas negativos, depressivos e cognitivos no tratamento da esquizofrenia (efeito desinibitório).[1]

FARMACOCINÉTICA

A amissulprida atinge sua concentração plasmática máxima após 3 a 7 horas da administração por via oral. Apresenta baixa ligação às proteínas plasmáticas (17%), e sua biodisponibilidade é de 48%. Não há acúmulo do fármaco, e a sua farmacocinética permanece inalterada após a administração de doses repetidas. A amissulprida é eliminada pela urina, principalmente sob forma inalterada, com uma meia-vida entre 12 e 19 horas.

A amissulprida tem se mostrado eficaz no tratamento da esquizofrenia. Metanálise publicada no *Lancet*, em 2019, ao incluir 402 ECRs e ao comparar 32 APs orais, apresentou resultados animadores em relação à amissulprida.[2] Nesse estudo, a amissulprida foi superior ao placebo em todos os desfechos de eficácia e obteve, dentre os APs incluídos, o melhor resultado no tratamento de sintomas positivos (com posição superior à clozapina no ranqueamento). A amissulprida também foi considerada um dos agentes mais efetivos no tratamento dos sintomas negativos e depressivos da esquizofrenia.[2]

Estudos atuais também têm demonstrado resultados favoráveis da amissulprida nos aspectos cognitivos da esquizofrenia. Em metanálise publicada em 2021, a amissulprida apresentou-se como o AP com melhores resultados para a cognição global em pacientes sob uso de APs.[3] Algumas evidências embasam o uso da amissulprida como tratamento adjuvante à clozapina em pacientes com esquizofrenia refratária.[4] Entretanto, não há ECRs duplo-cegos que corroborem esse achado.

Estudos também apontam para a eficácia da amissulprida no TDP. Revisão sistemática da Cochrane evidenciou o benefício da amissulprida em baixas doses (50 mg/dia) para o tratamento da distimia.[5]

INDICAÇÕES

Evidências CONSISTENTES de eficácia

- Esquizofrenia em fase aguda[2] e de manutenção.[6]
- Sintomas positivos, depressivos e negativos da esquizofrenia.[2]
- Sintomas depressivos em pacientes com TDP (distimia).[5]
- Manejo de náusea e vômitos no pós-operatório (administração IV) – aprovado pela FDA.

Obs.: As formulações orais de amissulprida não estão disponíveis nos Estados Unidos (não há, portanto, aprovação da FDA). Entretanto, o uso da amissulprida no tratamento da esquizofrenia está aprovado pelos órgãos de vigilância europeu (EMA), britânico (MHRA) e brasileiro (Anvisa).

Evidências INCOMPLETAS de eficácia

- Sintomas positivos em pacientes com esquizofrenia refratária (como tratamento adjuvante à clozapina).[4]
- Manejo agudo da mania.[7]
- Estado confusional agudo (*delirium*).[8]
- Sialorreia associada ao uso de clozapina.[9]

CONTRAINDICAÇÕES

- Hipersensibilidade ao fármaco.
- Tumores dependentes de prolactina (p. ex., prolactinoma e alguns cânceres de mama).
- Feocromocitoma.
- Gravidez e lactação.
- População pediátrica até a puberdade.
- Associação com levodopa.
- Associação com medicações que podem induzir *torsades de pointes* (ver Seção "Interações medicamentosas").

REAÇÕES ADVERSAS

Mais comuns: Acatisia, agitação, ansiedade, discinesia, hipersalivação, hipocinesia, insônia, rigidez, sonolência, tremores.

Menos comuns: Amenorreia, constipação, convulsão (rara), discinesia tardia (incomum), disfunção ejaculatória, disfunção erétil, galactorreia, ganho de peso, ginecomastia, hipotensão, mastalgia, náusea, prolongamento do intervalo QT (rara), SNM (rara), *torsades de pointes* ou outras arritmias ventriculares (rara), tumores hipofisários benignos (rara), visão turva, vômitos, xerostomia.

INTOXICAÇÃO

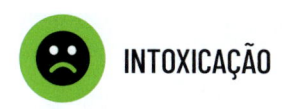

Sintomas

A *overdose* de amissulprida pode desencadear tontura, sedação, hipotensão, síndrome extrapiramidal grave e coma. Também há relatos de bradicardia, prolongamento de QT e *torsades de pointes*.

Manejo

- Não há antídoto específico para a amissulprida.
- Como a amissulprida é fracamente dialisável, hemodiálises não servem como manejo para intoxicação por esse fármaco.

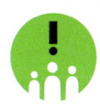

POPULAÇÕES ESPECIAIS

GRAVIDEZ
Há poucas evidências sobre a segurança da amissulprida na gestação, o que torna o uso desse fármaco não recomendável para gestantes.

LACTAÇÃO
Devido à escassez de evidências, sugere-se que a amissulprida seja descontinuada durante a lactação.

CRIANÇAS
A segurança da amissulprida ainda não foi estabelecida em crianças, o que contraindica o seu uso em populações pediátricas.

IDOSOS
A amissulprida deve ser utilizada com cautela em populações geriátricas, em especial pelo risco de hipotensão e sedação. Atentar-se à presença de insuficiência renal nessa faixa etária.

INSUFICIÊNCIA HEPÁTICA
Não há necessidade de ajuste das doses em pacientes com insuficiência hepática.

INSUFICIÊNCIA RENAL
Na insuficiência renal, a dose da amissulprida deve ser reduzida à metade em pacientes com depuração de creatinina entre 30 e 60 mL/minuto e reduzida a um terço em pacientes com depuração de creatinina entre 10 e 30 mL/minuto. Pacientes com insuficiência renal grave (depuração de creatinina < 10 mL/minuto) devem ser acompanhados rigorosamente por médico assistente.

INSUFICIÊNCIA CARDÍACA
A amissulprida deve ser usada com cautela em pacientes com doenças cardiovasculares ou história pessoal ou familiar de prolongamento do intervalo QT. O uso concomitante de outros APs deve ser evitado nessa população.

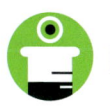

LABORATÓRIO

Exames prévios ao uso

Além de uma avaliação clínica completa, sugere-se a coleta da glicemia de jejum e do perfil lipídico (colesterol total, HDL, LDL e triglicerídeos).

Em pacientes com cardiopatias ou com risco cardiovascular aumentado, orienta-se a realização de ECG e de medição das concentrações séricas de potássio.

Exames de acompanhamento

Orienta-se a avaliação anual da glicemia de jejum e do perfil lipídico. Para pacientes com fatores de risco cardiovasculares, orienta-se uma realização mais frequente de exames laboratoriais, em especial nos primeiros meses do tratamento. Para pacientes com leucopenias, sugere-se a realização de hemograma. Pacientes com cardiopatias devem ser acompanhados com ECG. Pacientes com risco de distúrbios eletrolíticos devem ser acompanhados com medições de potássio e demais eletrólitos.

PRECAUÇÕES E DICAS

1. A amissulprida aumenta os efeitos do álcool no SNC.
2. A presença de hipocalemia, prolongamento do intervalo QT e bradicardia pode aumentar o risco de arritmias associadas ao uso da amissulprida.
3. A amissulprida pode reduzir o limiar convulsivante. Pacientes com história de epilepsia devem ser submetidos a monitoramento médico frequente.
4. O uso de agentes antidopaminérgicos (como a amissulprida) em pacientes com Parkinson pode levar à piora dos sintomas parkinsonianos. A amissulprida deve ser usada nesses pacientes apenas em situações em que o tratamento antipsicótico não possa ser evitado.

5. É necessária cautela no uso de APs (incluindo a amissulprida) em pacientes com fatores de risco para doenças cerebrovasculares, em especial em idosos com psicose associada à demência.
6. A amissulprida pode elevar as concentrações de prolactina. Pacientes com história pessoal ou familiar de câncer de mama devem ser monitorados de perto.
7. Há relatos de que o uso de APs (incluindo a amissulprida) aumenta o risco de TEV. Pacientes com fatores de risco para tromboembolismo devem ser monitorados frequentemente.
8. Suspender o medicamento em caso de hipertermia devido à suspeita de SNM.

REFERÊNCIAS

1. Rosenzweig P, Canal M, Patat A, Bergougnan L, Zieleniuk I, Bianchetti G. A review of the pharmacokinetics, tolerability and pharmacodynamics of amisulpride in healthy volunteers. Hum Psychopharmacol. 2002;17(1):1-13. PMID [12404702]
2. Huhn M, Nikolakopoulou A, Schneider-Thoma J, Krause M, Samara M, Peter N, et al. Comparative efficacy and tolerability of 32 oral antipsychotics for the acute treatment of adults with multi-episode schizophrenia: a systematic review and network meta-analysis. Lancet. 2019;394(10202):939-51. PMID [31303314]
3. Baldez DP, Biazus TB, Rabelo-da-Ponte FD, Nogaro GP, Martins DS, Kunz M, et al. The effect of antipsychotics on the cognitive performance of individuals with psychotic disorders: network meta-analyses of randomized controlled trials. Neurosci Biobehav Rev. 2021;126:265-75. PMID [33812977]
4. Assion HJ, Reinbold H, Lemanski S, Basilowski M, Juckel G. Amisulpride augmentation in patients with schizophrenia partially responsive or unresponsive to clozapine: a randomized, double-blind, placebo-controlled trial. Pharmacopsychiatry. 2008;41(1):24-8. PMID [18203048]
5. Komossa K, Depping AM, Gaudchau A, Kissling W, Leucht S. Second-generation antipsychotics for major depressive disorder and dysthymia. Cochrane Database Syst Rev. 2010;(12):CD008121. PMID [21154393]
6. Curran MP, Perry CM. Amisulpride: a review of its use in the management of schizophrenia. Drugs. 2001;61(14):2123-50. PMID [11735643]
7. Fountoulakis KN, Vieta E. Treatment of bipolar disorder: a systematic review of available data and clinical perspectives. International J Neuropsychopharmacol. 2008;11(7):999-1029. PMID [18752718]
8. Pintor L, Fuente E, Bailles E, Matrai S. Study on the efficacy and tolerability of amisulpride in medical/surgical inpatients with delirium admitted to a general hospital. Eur Psychiatry. 2009;24(7):450-5. PMID [19695843]
9. Kreinin A, Novitski D, Weizman A. Amisulpride treatment of clozapine-induced hypersalivation in schizophrenia patients: a randomized, double-blind, placebo-controlled cross-over study. Int Clin Psychopharmacol. 2006;21(2):99-103. PMID [16421461]

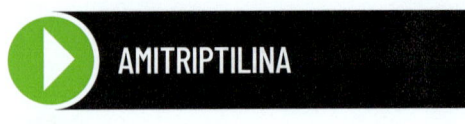

AMITRIPTILINA

APRESENTAÇÕES COMERCIAIS

AMYTRIL (CRISTÁLIA)
▶ Caixas com 10, 30 ou 200* comprimidos de 10 mg.
▶ Caixas com 10, 20, 30, 60 ou 200* comprimidos de 25 mg.
▶ Caixas com 10, 20, 30, 60 ou 200* comprimidos de 75 mg.

CLORIDRATO DE AMITRIPTILINA (BRAINFARMA)
▶ Caixas com 20, 30 ou 200* comprimidos de 25 mg.

CLORIDRATO DE AMITRIPTILINA (EMS, FURP, GERMED, LEGRAND, NOVA QUÍMICA)
▶ Caixas com 20, 30, 300*, 450* ou 500* comprimidos de 25 mg.
▶ Caixas com 20, 30, 300*, 450* ou 500* comprimidos de 75 mg.

CLORIDRATO DE AMITRIPTILINA (EUROFARMA)
▶ Caixas com 20 comprimidos de 25 mg.

CLORIDRATO DE AMITRIPTILINA (MEDLEY)
▶ Caixas com 10, 20, 30 ou 60 comprimidos de 25 mg.
▶ Caixas com 10, 20, 30 ou 60 comprimidos de 75 mg.

CLORIDRATO DE AMITRIPTILINA (TEUTO)
▶ Caixas com 20, 30, 60, 100* ou 200* comprimidos de 25 mg.

LIMBITROL (VALEANT)
▶ Caixas com 20 cápsulas de clordiazepóxido 5 mg + amitriptilina 12,5 mg.

MITRIP (MYRALIS)
▶ Caixas com 10, 30 ou 200* comprimidos de 10 mg.
▶ Caixas com 10, 20, 30, 60 ou 600* comprimidos de 25 mg.

PROTANOL (TEUTO)
▶ Caixas com 20, 30, 60, 100* ou 200* comprimidos de 25 mg.

*Embalagem hospitalar.

MODO DE USAR

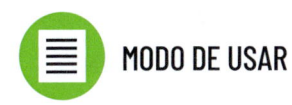

Para o tratamento da depressão, as doses de amitriptilina variam de 75 a 300 mg/dia, com média de 150 mg/dia. Deve-se iniciar com 25 mg/dia e aumentar 25 mg a cada 2 ou 3 dias, conforme tolerância e alvo de dose terapêutica. Para profilaxia e tratamento de síndromes dolorosas, sugere-se iniciar com doses menores, como 10 mg, e aumentar conforme a resposta terapêutica à dor, que surge após 7 a 14 dias de uso. Pode ser administrada em dose única, à noite, o que é interessante por seu efeito sedativo, que aparece já nos primeiros dias de uso. Não há interferência da ingestão de alimentos na sua absorção.

TEMPO PARA INÍCIO DE AÇÃO

No tratamento de sintomas depressivos, os primeiros efeitos surgem após 2 a 4 semanas do início do tratamento. No tratamento da insônia, o efeito é quase imediato.

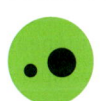

VARIAÇÃO USUAL DA DOSE

- TDM: 75 a 300 mg.
- Fibromialgia: 10 a 75 mg.
- Profilaxia de enxaqueca: 25 a 150 mg.
- Profilaxia de cefaleia tensional: 10 a 125 mg.
- Enurese noturna: 10 a 50 mg.
- Dor neuropática: 10 a 150 mg.
- Síndrome do intestino irritável: 10 a 75 mg.
- Cistite intersticial: 10 a 75 mg.
- Dispepsia funcional: 25 a 75 mg.

MODO DE SUSPENDER

Reduzir 25% da dose a cada 1 a 4 semanas. Monitorar para possível recaída de sintomas. Considerar reduzir mais rapidamente se estiverem ocorrendo efeitos adversos moderados ou graves. Em caso de intolerância à redução de dose, com surgimento de sintomas de retirada, retornar à dose anterior e prosseguir mais lentamente com a redução (12,5% a cada 1 a 4 semanas).

Os sintomas mais comuns de retirada são agitação, cefaleia, cólicas abdominais, diarreia, insônia, rinorreia e sialorreia associados ao aumento da neurotransmissão colinérgica. Sintomas graves de retirada incluem ansiedade intensa, convulsões, hipertensão, insônia persistente, psicose, sudorese profusa, taquicardia e tremores.

CLASSE, MECANISMO DE AÇÃO E FARMACODINÂMICA

A amitriptilina é uma amina terciária do grupo dos ADTs, estruturalmente relacionada à fenotiazina, com propriedades sedativas. Foi desenvolvida após uma modificação na estrutura da imipramina. A amitriptilina promove a inibição da recaptação de noradrenalina e (mais fortemente) da serotonina, com ação importante também sobre receptores colinérgicos, α_1-adrenérgicos e histaminérgicos tipo H1. Seu principal metabólito ativo é a nortriptilina. Tem ação anticolinérgica (boca seca, visão borrada, taquicardia sinusal, constipação intestinal, retenção urinária, alterações da memória) e anti-histamínica (sedação, ganho de peso) e bloqueio α-adrenérgico (hipotensão postural, tonturas, taquicardia reflexa). Como é o antidepressivo com maior efeito anticolinérgico, tem maior probabilidade de desencadear *delirium*. O efeito analgésico dá-se pelo bloqueio dos canais de sódio, de forma semelhante aos anestésicos locais; esse mesmo mecanismo provoca os efeitos adversos cardíacos. Em altas doses, tem efeitos antiarrítmicos (quinidina-*like*), atuando como um antagonista do sódio, impedindo sua entrada nas células do miocárdio e a despolarização, afetando a condução cardíaca. Como consequência, pode ser detectado no ECG um prolongamento dos intervalos PR e QT e um alargamento do complexo QRS, podendo agravar mais bloqueios preexistentes. Por isso, é importante cautela ao prescrevê-la para pessoas com cardiopatias (particularmente bloqueios de ramo), como os idosos.

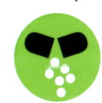

FARMACOCINÉTICA

A amitriptilina tem ação rápida e é bem absorvida oralmente, com alta taxa de ligação às proteínas plasmáticas (94,8%). É metabolizada no fígado pelas enzimas do citocromo P450 2D6, onde é desmetilada em nortriptilina. Sua excreção ocorre basicamente por via renal. A sua meia-vida é de 21 horas (± 5 horas), aumentando com a idade.

Uma metanálise recente evidencia que a amitriptilina é um dos ADs mais eficazes no tratamento do TDM quando comparada a outros ADs; entretanto, está associada a menor tolerabilidade quando comparada aos ISRSs.[1] A amitriptilina é empregada também no tratamento de dor crônica (incluindo enxaqueca), e a dose geralmente é menor do que a utilizada para a depressão. Novas evidências sugerem, ainda, efeito sobre outras síndromes dolorosas, como dispepsia funcional, cistite intersticial e síndrome do intestino irritável, principalmente no subtipo com diarreia associada.[2-4]

INDICAÇÕES

Evidências CONSISTENTES de eficácia
- TDM.[1]
- Enurese noturna.[5]
- Dor neuropática.[6]
- Profilaxia de enxaqueca.
- TEPT.[7]
- Fibromialgia.[8]
- Síndrome do intestino irritável.
- Zumbido.[9]
- Dispepsia funcional.
- Cistite intersticial.

Evidências INCOMPLETAS de eficácia
- Transtorno depressivo recorrente.
- Profilaxia de cefaleias tensionais.
- Dor do membro fantasma.
- Síndrome da ardência bucal.
- Síndrome dos vômitos cíclicos.

CONTRAINDICAÇÕES

Absolutas
- Hipersensibilidade ao fármaco.
- IAM recente (3 a 4 semanas).
- Distúrbios de condução cardíaca.
- Uso concomitante de IMAOs (aguardar 14 dias de *wash-out* de IMAO para iniciar a amitriptilina).

Relativas
- Retenção urinária ou hiperplasia prostática.
- Íleo paralítico.
- Glaucoma de ângulo fechado.
- História de convulsões ou epilepsia.
- Episódio depressivo no transtorno bipolar sem uso de estabilizador do humor.

REAÇÕES ADVERSAS

Mais comuns: Boca seca, constipação intestinal, ganho de peso, hipotensão postural, sedação, tontura, visão borrada.

Menos comuns: Acatisia, agranulocitose, alopecia, alteração do paladar, alucinações, amenorreia, aumento do apetite, calorões, cefaleia, ciclagem rápida, confusão, convulsão, coriza, déficit cognitivo, de atenção e de memória, *delirium*, dermatite esfoliativa, desrealização, desregulação da temperatura, diarreia, diminuição da libido, diminuição do limiar convulsivo, distonia, edema, eosinofilia, episódio dissociativo, eritema multiforme, estomatite, fadiga, fissura por doces, fotossensibilidade cutânea, galactorreia, ginecomastia, glaucoma, hipercinesia, hiperglicemia, hipertrofia prostática benigna, hipoglicemia, icterícia, íleo paralítico, impotência, leucocitose, leucopenia, náuseas, parestesias, pesadelos, prurido, queda de cabelo, *rash* cutâneo, retenção urinária, síndrome noradrenérgica precoce, sonambulismo, sonhos bizarros, sudorese, taquicardia, tiques, tremores finos, urticária, vertigens, virada maníaca, vômitos, xeroftalmia.

INTOXICAÇÃO

Doses acima de 1 g de amitriptilina costumam ser tóxicas e podem ser fatais. A morte ocorre por arritmia cardíaca, hipotensão grave ou convulsões incontroláveis. Em *overdose* aguda, todos os sintomas surgem em 24 horas.[10]

Sintomas
- Anticolinérgicos: diminuição das secreções (salivares, lacrimais e brônquicas), pele quente e seca, midríase, visão borrada, redução da motilidade intestinal e retenção urinária.

- Neurológicos: depressão do SNC, variando de sonolência a coma, convulsões e *delirium* (agitação, desorientação, delírios, confusão mental e, eventualmente, alucinações visuais).
- Cardíacos: hipotensão, prolongamento de intervalo QTc, taquicardia supraventricular, taquicardia ventricular ou fibrilação e vários graus de bloqueio cardíaco.

Manejo
- Interromper o uso do antidepressivo.
- Completar o exame físico.
- Internar o paciente em um serviço de emergência. Se não ocorrerem alterações de consciência e do ECG (nas primeiras 6 horas), hipotensão ou convulsões, o paciente pode ser transferido para uma unidade psiquiátrica.
- Evitar uso concomitante de APs (exceto para agitação grave, pois aumenta o estado de confusão, em vez de minimizá-lo, e diminui o limiar convulsivante).
- Realizar lavagem gástrica e usar carvão ativado em caso de ingestão recente (menos de 2 horas). A indução de vômito é contraindicada.
- No caso de consciência prejudicada (em especial com GCS < 8), proteger via aérea. Pode ser necessária intubação e/ou suporte ventilatório de oxigênio.
- Monitorar as funções vitais (incluindo ECG), adotando medidas para mantê-las. Se o intervalo QRS for maior que 100 ms, administrar bicarbonato, que reduz o bloqueio dos canais de sódio.
- Realizar testes laboratoriais, incluindo dosagem sérica de ADTs. Monitorar as concentrações de eletrólitos e fazer as correções necessárias.
- Na presença de hipotensão, manter o paciente em decúbito e administrar bólus de cristaloide. Se refratária, administrar vasopressor.
- Em caso de convulsões, optar por manejo com BZDs: diazepam ou lorazepam IV.

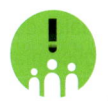

POPULAÇÕES ESPECIAIS

GRAVIDEZ

A administração de ADs durante a gravidez pode gerar risco moderado de abortamento espontâneo, prematuridade e baixo peso ao nascer. Em caso de depressões graves, é necessário avaliar sempre a relação risco-benefício entre o uso e o não uso do medicamento.

Alguns estudos retrospectivos e relatos de caso associaram o uso de ADs no primeiro trimestre de gestação ao surgimento de malformações em membros. No entanto, estudos em grandes populações concluíram que não existe uma relação significativa entre o uso de ADTs e essas malformações.[11,12]

A amitriptilina atravessa a placenta, porém não foram conduzidos estudos controlados com esse medicamento em gestantes, e nenhum estudo demonstrou associação significativa entre amitriptilina e malformações congênitas. Por precaução, entretanto, deve-se evitar seu uso no primeiro trimestre e considerar a substituição por medicações com maior evidência de segurança.

Foram relatados os seguintes sintomas de retirada em neonatos cujas mães tomaram um ADT durante a gravidez: letargia, irritabilidade, hiperidrose, taquipneia, taquicardia, convulsões, hipotonia e cianose. Também podem ocorrer sintomas anticolinérgicos, como obstrução intestinal e retenção urinária. Não foi observada relação entre o uso de ADTs e o déficit no desenvolvimento neuropsicomotor.

Deve-se ponderar o risco do tratamento (primeiro trimestre do desenvolvimento fetal, terceiro trimestre no recém-nascido) para a criança em comparação ao risco de nenhum tratamento (recorrência de depressão, saúde materna, vínculo com o bebê) para a mãe e a criança. Para muitos pacientes, isso poderá significar a continuidade do tratamento durante a gravidez.

LACTAÇÃO

Relatos e estudos mostram que a presença de ADTs e/ou de seus metabólitos ativos é baixa no leite materno, sendo muitas vezes indetectável. A amitriptilina é considerada relativamente segura durante a lactação, não havendo evidências de influência direta no crescimento ou desenvolvimento do bebê. Existem relatos raros de sedação em recém-nascidos, e não há efeitos adversos em bebês maiores de 2 meses. Deve-se ponderar os benefícios da amamentação com os riscos e benefícios do tratamento com AD *versus* o não tratamento para o bebê e a mãe. Para muitas pacientes, isso pode significar a continuidade do tratamento durante a amamentação.[13,14]

CRIANÇAS

A amitriptilina de um modo geral não é recomendada para uso em pacientes com menos de 12 anos. Vários estudos mostram falta de eficácia dos ADTs para depressão nessa faixa etária. Deve-se usar com cautela, observando a ativação de transtorno bipolar conhecido ou desconhecido e/ou ideação suicida, e informar os pais ou responsáveis sobre o risco para que possam ajudar a observar os pacientes, crianças ou adolescentes.[15,16]

O relato de mortes súbitas em crianças durante o uso de ADTs (em especial desipramina) exige o máximo de cuidado em sua prescrição, sobretudo em razão de seus efeitos cardíacos. Caso seja necessário o uso dessa classe de medicamentos, é recomendável realizar monitoramento cuidadoso em crianças (até 16 anos), principalmente se houver história familiar de cardiopatias e/ou morte súbita. Sugere-se avaliação cardiológica basal (ECG e pressão arterial) e após cada ajuste de dose. Se necessário, encaminhar a um cardiologista pediátrico. O ajuste das doses pode ser mais difícil em adolescentes e crianças do que em adultos, devido à depuração mais rápida. Em crianças, os ADTs têm sido utilizados, principalmente, no controle da enurese noturna.[5]

Adolescentes: dose inicial de 12,5 mg/dia; aumentar gradualmente até 100 mg/dia (dose máxima).

IDOSOS

Evitar o uso de amitriptilina em pacientes acima de 65 anos, por maior sensibilidade a efeitos adversos e maior risco de hipotensão ortostática, fraturas e hiponatremia (SIADH).

Efeitos anticolinérgicos podem produzir estados de confusão mental, sobretudo em pacientes com algum grau de demência, e eventualmente *delirium*.

Pode ocorrer agravamento de doenças cardíacas, constipação intestinal, borramento de visão ou retenção urinária.

INSUFICIÊNCIA HEPÁTICA

Usar com cautela; poderá ser necessário reduzir a dose em 50%. Dose máxima recomendada: 100 mg/dia.

INSUFICIÊNCIA RENAL

Usar com cautela; poderá ser necessário reduzir a dose. Pacientes em diálise podem estar mais suscetíveis a efeitos anticolinérgicos e a prolongamento de QTc.

INSUFICIÊNCIA CARDÍACA

É recomendado realizar ECG basal antes do início do uso de amitriptilina. Há relatos de associação entre ADTs e arritmias, prolongamento do tempo de condução, hipotensão ortostática, taquicardia sinusal, insuficiência cardíaca, infarto do miocárdio e AVC, especialmente em populações suscetíveis.

ADTs produzem prolongamento de QTc, o que pode ser potencializado pela existência de bradicardia, hipocalemia, intervalo longo de QTc congênito ou adquirido, os quais devem ser avaliados antes da administração de amitriptilina.

Usar com cautela caso haja tratamento concomitante com uma medicação que tenha probabilidade de produzir bradicardia prolongada, hipocalemia, lentificação da condução cardíaca ou prolongamento do intervalo QTc.

Evitar ADTs em pacientes com história conhecida de prolongamento de QTc, IAM recente e insuficiência cardíaca descompensada.

Os ADTs podem causar aumento sustentado da frequência cardíaca em pacientes com doença cardíaca isquêmica e podem piorar (reduzir) a variabilidade da frequência cardíaca, um risco independente de mortalidade em populações cardíacas.

Como ISRSs podem melhorar (aumentar) a variabilidade da frequência cardíaca em pacientes depois de um infarto do miocárdio, bem como a sobrevivência e o humor em indivíduos com angina aguda ou depois de um infarto do miocárdio, esses são agentes mais apropriados para a população cardíaca do que os antidepressivos tricíclicos/tetracíclicos.

A relação risco-benefício poderá não justificar o uso de ADTs em insuficiência cardíaca.

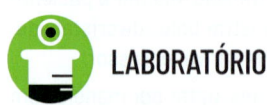

LABORATÓRIO

Exames prévios ao uso

ECG, se paciente menor de 18 anos ou maior de 50 anos, peso e IMC, função hepática, glicemia de jejum, eletrólitos, perfil lipídico.

Exames de acompanhamento

ECG, se paciente menor de 18 anos ou maior de 50 anos, após ajustes de dose, peso e IMC, eletrólitos.

No que se refere à concentração sérica, efeitos favoráveis ocorrem com concentrações entre 93 e 140 ng/mL de amitriptilina total: amitriptilina + nortriptilina. O paciente deve estar sob dose estável pelo menos há 5 dias. Concentrações acima de 500 ng/mL representam risco de cardiotoxicidade ou revelam um paciente com metabolização lenta. O monitoramento da concentração plasmática dos ADTs deve ser feito:

▸ Sempre que a resposta terapêutica não tiver sido adequada.
▸ Quando houver suspeita de que o paciente não esteja tomando o medicamento.
▸ Em crianças e idosos.
▸ Em pacientes com comorbidades clínicas graves.
▸ Quando ocorrem reações adversas graves, persistentes ou efeitos colaterais indesejáveis (possibilidade de ser um metabolizador lento em 7 a 10% da população caucasiana).
▸ Em casos de *overdose*.

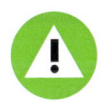

⚠ PRECAUÇÕES E DICAS

1. Alertar o paciente quanto à possibilidade de hipotensão, que é mais grave ao levantar-se pela manhã.
2. Lembrar que a amitriptilina pode reduzir os reflexos e a atenção. Tomar cuidado com atividades que exijam reflexos rápidos, como dirigir automóvel.
3. Esclarecer que, em geral, os efeitos colaterais mais comuns (boca seca, visão borrada, constipação intestinal, fadiga e hipotensão) desaparecem ou diminuem de intensidade depois de 2 a 4 semanas do início do uso.
4. Evitar exposição demasiada ao sol. Podem ocorrer reações de fotossensibilidade.
5. Fazer um ECG sempre que houver necessidade de usar doses altas, sobretudo em idosos, em pessoas com suspeita de doença cardíaca e em crianças.
6. Pacientes com RS devem ser hospitalizados. Quando tratados ambulatoriamente, prescrever a menor quantidade possível e deixar sob os cuidados dos familiares, alertando-os sobre os possíveis riscos. De preferência não prescrever ADTs a pacientes com RS.
7. Se houver reações maníacas ou hipomaníacas, suspender o medicamento e iniciar a administração de um estabilizador do humor.
8. A amitriptilina pode produzir agravamento dos sintomas psicóticos em pessoas com esquizofrenia. Nesse caso, considerar substituição, redução de dose ou aumento da dose do AP.
9. Informar ao paciente que os efeitos terapêuticos podem demorar até 6 semanas para serem observados. Evitar suspender ou substituir o fármaco precocemente.
10. Os ADTs potencializam o efeito de substâncias depressoras do SNC (álcool, ansiolíticos, barbitúricos e narcóticos).
11. É recomendada a suspensão da medicação previamente a procedimentos cirúrgicos, considerando possíveis interações e efeitos adversos de associação com anestésicos utilizados.
12. Crianças, pacientes com hidratação inadequada e aqueles com doença cardíaca podem ser mais suscetíveis a cardiotoxicidade induzida por ADT do que adultos saudáveis.
13. A amitriptilina demonstrou ser efetiva em insônia primária.
14. Permanece sendo um dos ADTs mais preferíveis para tratamento de cefaleia e uma ampla variedade de síndromes de dor crônica, incluindo dor neuropática, fibromialgia, enxaqueca, dor cervical e dor lombar.
15. Pacientes abaixo do peso normal podem ser mais suscetíveis a efeitos adversos cardiovasculares.
16. Os ISRSs podem ser mais efetivos do que os ADTs em mulheres, e os ADTs podem ser mais efetivos do que os ISRSs em homens.
17. Como os antidepressivos tricíclicos/tetracíclicos são substratos para CYP2D6, e 7% da população (especialmente pessoas brancas) pode ter uma variante genética levando a atividade reduzida de 2D6, esses pacientes podem não tolerar com segurança as doses normais de antidepressivos tricíclicos/tetracíclicos e requerer redução da dose. Poderá ser necessário teste fenotípico para detectar a referida variante genética antes da dosagem com um antidepressivo tricíclico/tetracíclico, sobretudo em populações vulneráveis, como crianças, idosos, populações cardíacas e aqueles com medicações concomitantes. Pacientes que

parecem ter efeitos colaterais extraordinariamente graves em doses normais ou baixas podem ter essa variante fenotípica de CYP2D6 e exigir doses baixas ou troca por outro AD não metabolizado por 2D6.

18. Somente para o especialista: embora costume ser proibido, um tratamento extremo e potencialmente perigoso para pacientes muito resistentes ao tratamento é a administração de um antidepressivo tricíclico/tetracíclico, exceto clomipramina, simultaneamente com um IMAO para indivíduos que não respondem a diversos outros ADs. Se essa opção for escolhida, iniciar o IMAO com o antidepressivo tricíclico/tetracíclico simultaneamente, em baixas doses, após a eliminação apropriada da substância; depois, aumentar de modo alternado as doses desses agentes a cada poucos dias até 1 semana, conforme tolerados. Embora restrições dietéticas muito rígidas e restrições medicamentosas concomitantes devam ser observadas para prevenir crises hipertensivas e síndrome serotonérgica, os efeitos colaterais mais comuns das combinações IMAO/tricíclicos ou tetracíclicos podem ser ganho de peso e hipotensão ortostática.

REFERÊNCIAS

1. Cipriani A, Furukawa TA, Salanti G, Chaimani A, Atkinson LZ, Ogawa Y, et al. Comparative efficacy and acceptability of 21 antidepressant drugs for the acute treatment of adults with major depressive disorder: a systematic review and network meta-analysis. Lancet. 2018;391(10128):1357-66. PMID [29477251]
2. Zhou W, Li X, Huang Y, Xu X, Liu Y, Wang J, et al. Comparative efficacy and acceptability of psychotropic drugs for functional dyspepsia in adults: a systematic review and network meta-analysis. Medicine. 2021;100(20):e26046. PMID [34011118]
3. Colemeadow J, Sahai A, Malde S. Clinical management of bladder pain syndrome/interstitial cystitis: a review on current recommendations and emerging treatment options. Res Rep Urol. 2020;12:331-43. PMID [32904438]
4. Lambarth A, Zarate-Lopez N, Fayaz A. Oral and parenteral anti-neuropathic agents for the management of pain and discomfort in irritable bowel syndrome: a systematic review and meta-analysis. Neurogastroenterol Motil. 2022;34(1):e14289. PMID [34755926]
5. Caldwell PHY, Sureshkumar P, Wong WCF. Tricyclic and related drugs for nocturnal enuresis in children. Cochrane Database Syst Rev. 2016;2016(1):CD002117. PMID [26789925]
6. Moore RA, Derry S, Aldington D, Cole P, Wiffen PJ. Amitriptyline for neuropathic pain in adults. Cochrane Database Syst Rev. 2015;2015(7):CD008242. PMID [26146793]
7. Williams T, Phillips NJ, Stein DJ, Ipser JC. Pharmacotherapy for post traumatic stress disorder (PTSD). Cochrane Database Syst Rev. 2022;3(3):CD002795. PMID [35234292]
8. Alberti FF, Becker MW, Blatt CR, Ziegelmann PK, Dal Pizzol TS, Pilger D. Comparative efficacy of amitriptyline, duloxetine and pregabalin for treating fibromyalgia in adults: an overview with network meta-analysis. Clin Rheumatol. 2022;41(7):1965-78. PMID [35347488]
9. Chen JJ, Chen YW, Zeng BY, Hung CM, Zeng BS, Stubbs B, et al. Efficacy of pharmacologic treatment in tinnitus patients without specific or treatable origin: a network meta-analysis of randomised controlled trials. EClinicalMedicine. 2021;39:101080. PMID [34611615]
10. Thour A, Marwaha R. Amitriptyline. In: StatPearls. Treasure Island: StatPearls Publishing; 2022. PMID [30725910]
11. Chisolm MS, Payne JL. Management of psychotropic drugs during pregnancy. BMJ. 2016;532:h5918. PMID [26791406]
12. Raffi ER, Nonacs R, Cohen LS. Safety of psychotropic medications during pregnancy. Clin Perinatol. 2019;46(2):215-34. PMID [31010557]
13. Amitriptyline. In: Drugs and lactation database (LactMed) [Internet]. Bethesda: National Library of Medicine; 2006 [capturado em 14 ago. 2022]. Disponível em: http://www.ncbi.nlm.nih.gov/books/NBK501174/.
14. Davanzo R, Bua J, Paloni G, Facchina G. Breastfeeding and migraine drugs. Eur J Clin Pharmacol. 2014;70(11):1313-24. PMID [25217187]
15. Cipriani A, Zhou X, Del Giovane C, Hetrick SE, Qin B, Whittington C, et al. Comparative efficacy and tolerability of antidepressants for major depressive disorder in children and adolescents: a network meta-analysis. Lancet. 2016;388(10047):881-90. PMID [27289172]
16. Hazell P, Mirzaie M. Tricyclic drugs for depression in children and adolescents. Cochrane Database Syst Rev. 2013;2013(6):CD002317. PMID [23780719]

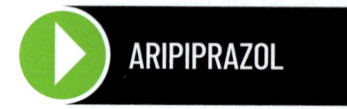

ARIPIPRAZOL

APRESENTAÇÕES COMERCIAIS

AIPRI (COSMED)

▸ Caixas com 10, 30 ou 500* comprimidos de 10 mg.
▸ Caixas com 10, 30 ou 500* comprimidos de 15 mg.

ARIPIPRAZOL (ACHÉ, CRISTÁLIA)

▸ Caixas com 10, 30 ou 500* comprimidos de 10 mg.
▸ Caixas com 10, 30 ou 500* comprimidos de 15 mg.
▸ Caixas com 10, 30 ou 500* comprimidos de 20 mg.
▸ Caixas com 10, 30 ou 500* comprimidos de 30 mg.

ARIPIPRAZOL (BRAINFARMA, ZYDUS)

▸ Caixas com 10, 30 ou 500* comprimidos de 10 mg.
▸ Caixas com 10, 30 ou 500* comprimidos de 15 mg.

ARIPIPRAZOL (NOVARTIS)

▸ Caixas com 10 ou 30 comprimidos de 10 mg.

- Caixas com 10 ou 30 comprimidos de 15 mg.
- Caixas com 10 ou 30 comprimidos de 30 mg.

ARIPIPRAZOL (PRATI DONADUZZI)
- Caixas com 10, 15, 30, 60, 300* ou 500* comprimidos de 10 mg.
- Caixas com 10, 15, 30, 60, 300* ou 500* comprimidos de 15 mg.
- Caixas com 10, 15, 30, 60, 300* ou 500* comprimidos de 20 mg.
- Caixas com 10, 15, 30, 60, 300* ou 500* comprimidos de 30 mg.

ARIPIPRAZOL (SANDOZ)
- Caixas com 10, 30 ou 60 comprimidos de 10 mg.
- Caixas com 10, 30 ou 60 comprimidos de 15 mg.
- Caixas com 10 ou 30 comprimidos de 20 mg.
- Caixas com 10 ou 30 comprimidos de 30 mg.

ARIPIPRAZOL (UNICHEM)
- Caixas com 10 ou 30 comprimidos de 10 mg.
- Caixas com 10 ou 30 comprimidos de 15 mg.
- Caixas com 10 ou 30 comprimidos de 20 mg.
- Caixas com 10 ou 30 comprimidos de 30 mg.

ARISTAB (ACHÉ)
- Caixas com 10, 30, 60 ou 500* comprimidos de 10 mg.
- Caixas com 10, 30, 60 ou 500* comprimidos de 15 mg.
- Caixas com 10, 30, 60 ou 500* comprimidos de 20 mg.
- Caixas com 10, 30, 60 ou 500* comprimidos de 30 mg.
- Frasco de 100 mL ou 150 mL de suspensão 1 mg/mL.

ARPEJO (EMS)
- Caixas com 10 ou 30 comprimidos de 10 mg.
- Caixas com 10 ou 30 comprimidos de 15 mg.
- Caixas com 10 ou 30 comprimidos de 20 mg.
- Caixas com 10 ou 30 comprimidos de 30 mg.

BIQUIZ (SUPERA)
- Caixas com 10, 30 ou 500* comprimidos de 10 mg.
- Caixas com 10, 30 ou 500* comprimidos de 15 mg.
- Caixas com 10, 30 ou 500* comprimidos de 20 mg.
- Caixas com 10, 30 ou 500* comprimidos de 30 mg.

CONFILIFY (SANDOZ)
- Caixas com 10, 30 ou 60 comprimidos de 10 mg.
- Caixas com 10, 30 ou 60 comprimidos de 15 mg.
- Caixas com 10 ou 30 comprimidos de 30 mg.

HARIP (PRATI DONADUZZI)
- Caixas com 10, 15, 30, 60, 300* ou 500* comprimidos de 10 mg.
- Caixas com 10, 15, 30, 60, 300* ou 500* comprimidos de 15 mg.
- Caixas com 10, 15, 30, 60, 300* ou 500* comprimidos de 20 mg.
- Caixas com 10, 15, 30, 60, 300* ou 500* comprimidos de 30 mg.

HEDD (FARMOQUÍMICA)
- Caixas com 10, 30 ou 60 comprimidos de 10 mg.
- Caixas com 10, 30 ou 60 comprimidos de 15 mg.
- Caixas com 10 ou 30 comprimidos de 30 mg.

KAVIUM (ZYDUS)
- Caixas com 10, 30 ou 500* comprimidos de 10 mg.
- Caixas com 10, 30 ou 500* comprimidos de 15 mg.

SENSAZ (CRISTÁLIA)
- Caixas com 10, 30 ou 500* comprimidos de 10 mg.
- Caixas com 10, 30 ou 500* comprimidos de 15 mg.
- Caixas com 10, 30 ou 500* comprimidos de 20 mg.
- Caixas com 10, 30 ou 500* comprimidos de 30 mg.

TOARIP (TORRENT)
- Caixas com 10 ou 30 comprimidos de 10 mg.
- Caixas com 10 ou 30 comprimidos de 15 mg.
- Caixas com 10 ou 30 comprimidos de 20 mg.
- Caixas com 10 ou 30 comprimidos de 30 mg.

*Embalagem hospitalar.

MODO DE USAR

O aripiprazol é comercializado em formulações orais (comprimido, suspensão oral e solução em gotas) e injetáveis (intramuscular de depósito). As doses recomendadas para cada indicação do fármaco estão descritas no tópico "Variação usual da dose". As formulações orais devem ser usadas diariamente e uma única vez ao dia. A alimentação não interfere na absorção oral do fármaco. Em adultos, recomendam-se doses iniciais de 10 e 15 mg/dia, devendo-se esperar 2 semanas para avaliar a necessidade de aumento da dose. Em crianças e adolescentes, a dose inicial deve ser mais baixa.

O aripiprazol de depósito (antipsicótico injetável de longa ação) é comercializado principalmente como aripiprazol lauroxil (Aristada) e aripiprazol monoidrato (Abilify Maintena). Nessas formulações, sugerem-se aplicações preferencialmente no glúteo (aripiprazol lauroxil e monoidrato) ou deltoide (aripiprazol lauroxil na dose de 441 mg). Formulações de depósito estão aprovadas apenas para uso em adultos. Antes de iniciar o tratamento de depósito, recomenda-se o uso de aripiprazol oral, 10 mg/dia, por 14 dias, para avaliação de tolerabilidade e resposta do paciente. Após a primeira aplicação, sugere-se manter o tratamento com aripiprazol oral por mais 14 dias (aripiprazol monoidrato) ou 21 dias (aripiprazol lauroxil). A segunda aplicação deve ser realizada 30 dias após a primeira.

TEMPO PARA INÍCIO DE AÇÃO

Os efeitos clínicos do aripiprazol oral podem ser notados a partir da primeira semana de uso, mas acredita-se que a maior eficácia do fármaco ocorra após 4 a 6 semanas. Os sintomas cognitivos tendem a melhorar mais tardiamente se comparados aos sintomas positivos/psicóticos.

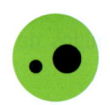

VARIAÇÃO USUAL DA DOSE

Esquizofrenia
- Dose oral entre 10 e 30 mg/dia (adultos e adolescentes).
- Dose intramuscular (de depósito) entre 300 e 400 mg, em aplicação única, a cada 4 semanas (aripiprazol monoidrato) ou doses de 441 mg, 662 mg ou 882 mg, em aplicação única, a cada 4 a 6 semanas (aripiprazol lauroxil) (adultos).

TB
- Dose oral entre 15 e 30 mg/dia para adultos e dose oral recomendada de 10 mg/dia para pacientes pediátricos;
- Dose intramuscular (de depósito) entre 300 e 400 mg, em aplicação única, a cada 4 semanas (aripiprazol monoidrato) ou doses de 441 mg, 662 mg ou 882 mg, em aplicação única, a cada 4 a 6 semanas (aripiprazol lauroxil) (adultos).

Irritabilidade no TEA
- Dose oral entre 5 e 15 mg/dia.

TDM
- Dose oral entre 2 e 20 mg/dia (adultos).

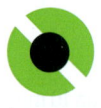

MODO DE SUSPENDER

A suspensão do aripiprazol deve ser realizada de forma lenta e gradual. Apesar de raros, a interrupção brusca desse fármaco pode resultar em efeitos como síndrome de abstinência (como náusea, vômitos e insônia) e recorrência/piora dos sintomas psicóticos.

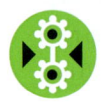

CLASSE, MECANISMO DE AÇÃO E FARMACODINÂMICA

O aripiprazol é um antipsicótico pertencente ao grupo das quinolinonas. É considerado o protótipo dos antipsicóticos de terceira geração, os chamados estabilizadores do sistema dopamina-serotonina. Seu efeito antipsicótico está hipoteticamente associado ao agonismo parcial dos receptores dopaminérgicos D2 e serotonérgicos 5-HT1A, além do antagonismo dos receptores 5-HT2.

O aripiprazol apresenta-se como um antagonista dos receptores D2 em áreas de altas concentrações de dopamina, como a via mesolímbica, melhorando os sintomas psicóticos positivos. Todavia, sua atividade como agonista parcial dos receptores D2 na via mesocortical pode causar aumento da neurotransmissão quando a via estiver hipoativa, agindo, desse modo, sobre os sintomas negativos e cognitivos. De modo análogo, ao estabilizar o sistema dopamina-serotonina nas vias nigroestriatal e tuberoinfundibular, preserva a função fisiológica dos neurônios dopaminérgicos que regulam os movimentos e a prolactina, ocasionando a baixa incidência de sintomas extrapiramidais e hiperprolactinemia. Apresenta afinidade com outros receptores, incluindo D3, D4, 5-HT2C, 5-HT7, α_1-adrenérgico e H1. O aripiprazol apresenta um metabólito ativo, o deidro-aripiprazol.

FARMACOCINÉTICA

O aripiprazol oral atinge picos máximos de concentração plasmática de 3 a 5 horas após sua ingestão, com uma biodisponibilidade de 87%. A concentração plasmática estável é atingida após 14 dias de administração. O aripiprazol e o deidro-aripiprazol têm meia-vida longa, de 75 e 94 horas, respectivamente. Ambos se ligam em mais de 99% a proteínas plasmáticas, sobretudo à albumina. O aripiprazol sofre extensa metabolização hepática pela CYP2D6 e pela CYP3A4, apesar de não inibir nem induzir a isoenzima CYP2D6. Sua depuração é principalmente hepática. A farmacocinética não é alterada por disfunção hepática ou renal.

As formulações injetáveis apresentam diferenças farmacocinéticas entre si. O aripiprazol lauroxil, marca com maior circulação nos Estados Unidos, atinge sua concentração plasmática máxima entre 44 e 50 dias, tem meia-vida plasmática entre 54 e 57 dias e alcança estado de equilíbrio estável em cerca de 16 semanas.

Há fortes evidências sobre a eficácia do aripiprazol no tratamento da esquizofrenia. Metanálises em rede publicadas recentemente no *Lancet* demonstraram eficácia significativa do aripiprazol no manejo dos sintomas positivos, negativos e depressivos em pacientes em episódio psicótico agudo.[1] Os resultados também foram favoráveis ao aripiprazol (via oral e injetável) na redução do risco de novos episódios psicóticos em pacientes estáveis (tratamento da manutenção).[2] A eficácia do aripiprazol como tratamento adjuvante a outros antipsicóticos também apresenta evidências sólidas na literatura, em especial na redução de sintomas negativos e na melhora do perfil metabólico.[3] Estudos que avaliam troca de esquema antipsicótico têm demonstrado que a substituição por aripiprazol pode levar a uma maior tolerabilidade sem redução da eficácia antipsicótica.[4]

O aripiprazol é um dos antipsicóticos com menos efeitos adversos metabólicos, tanto em suas formulações orais quanto injetáveis.[1,5] Também está associado a menor risco de hiperprolactinemia, prolongamento do intervalo QT, sintomas extrapiramidais,[1] disfunção sexual[6] e discinesia tardia,[7] apesar de ter maior risco de acatisia quando comparado à clozapina, olanzapina e quetiapina.[1]

Estudos também apontam para a eficácia do aripiprazol no tratamento do TB. O CANMAT indica o aripiprazol como tratamento para episódios agudos de mania, tanto em monoterapia quanto em associação com lítio ou ácido valproico. O CANMAT também sugere eficácia do aripiprazol (oral e injetável) no tratamento de manutenção do TB, com redução no risco de recaída de novos episódios de humor (efeito predominante na prevenção de episódios maníacos). Não há evidências que suportem o uso de aripiprazol no tratamento agudo ou na prevenção de depressão bipolar.[8]

Também há evidências que asseguram o uso de aripiprazol como terapia adjuvante no TDM[9] e como tratamento para irritabilidade, hiperatividade e redução de estereotipias em crianças e adolescentes com TEA.[10]

INDICAÇÕES

Evidências CONSISTENTES de eficácia

▶ Esquizofrenia em episódio agudo (sintomas positivos ou negativos) ou como tratamento de manutenção* (prevenção de recaída) em adultos ou adolescentes acima de 13 anos de idade.

▶ TB em episódio agudo (episódio maníaco ou misto) em adultos ou pacientes pediátricos entre 10 e 17 anos.

▶ TB em tratamento de manutenção* (prevenção de recaída) em adultos.

▶ TDM em adultos (tratamento adjuvante a antidepressivo).

▶ Irritabilidade associada ao TEA em pacientes pediátricos entre 6 e 17 anos.

▶ Transtorno de Tourette em pacientes pediátricos entre 6 e 18 anos.

▶ TOC (tratamento adjuvante a ISRS).

▶ Transtorno esquizoafetivo em episódio agudo ou tratamento de manutenção.[1]

▶ Sintomas depressivos em pacientes com esquizofrenia em episódio psicótico atual.[1]

*A FDA aprova o uso de aripiprazol de depósito apenas para o tratamento de manutenção na esquizofrenia e no TB.

Evidências INCOMPLETAS de eficácia

▶ TB em crianças com mais de 10 anos (episódio maníaco).

▶ Redução de risco metabólico em pacientes em uso de clozapina (a associação de aripiprazol

- à clozapina pode reduzir ganho de peso, IMC e concentrações séricas de LDL).
- ▸ Em associação com clozapina para a redução de sintomas psicóticos na esquizofrenia refratária.
- ▸ Redução da hiperprolactinemia induzida por outros antipsicóticos, como o haloperidol.
- ▸ Redução da disfunção sexual induzida por antipsicóticos ou antidepressivos.
- ▸ Manejo dos sintomas psicológicos e comportamentais da demência.
- ▸ Estado confusional agudo (*delirium*).

CONTRAINDICAÇÕES

- ▸ Hipersensibilidade ao fármaco.

REAÇÕES ADVERSAS

Mais comuns: Acatisia, agitação/inquietude, ansiedade, cefaleia, constipação, insônia, náusea, tontura, vômitos.

Menos comuns: Agranulocitose, alopecia, alteração da marcha, anemia, anorexia, aumento da CK, aumento da fosfatase alcalina, aumento das transaminases hepáticas, aumento do apetite, aumento do intervalo QT, bradicardia, cãibras, confusão, conjuntivite, convulsões, crises oculogíricas, depressão, discinesia tardia, dismenorreia, dispepsia, dispneia, distonia, dor de ouvido, dor e outras reações cutâneas no local da aplicação (formulações injetáveis), dor no peito, fadiga, febre, fotossensibilidade, hiper-reflexia, hipertensão, hipoglicemia, hiponatremia, hipotensão, hipotensão ortostática, hipotonia, ideação suicida, incontinência urinária, letargia, leucopenia, nervosismo, pele seca, perda de peso, pneumonia, prurido, rabdomiólise, *rash* cutâneo, reação maníaca, retardo do pensamento, rigidez cervical, rinite, sialorreia, sintomas extrapiramidais, sintomas obsessivo-compulsivos, sonolência, sudorese, taquicardia, tosse, tremores, visão turva.

INTOXICAÇÃO

Sintomas

Há baixo risco de óbito associado à *overdose* de aripiprazol. Os sintomas mais comuns são sedação, sonolência, letargia, aumento da pressão arterial, taquicardia, náusea, vômitos e diarreia. Perda transitória de consciência e sintomas extrapiramidais são os sintomas de maior gravidade já relatados.

Manejo

- ▸ Terapia de suporte.
- ▸ Monitoramento eletrocardiográfico (para acompanhamento do intervalo QT).
- ▸ Administração de carvão ativado (50 g) na primeira hora após o uso de aripiprazol.
- ▸ Não há indicação de hemodiálise.

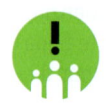

POPULAÇÕES ESPECIAIS

GRAVIDEZ

Devido à escassez de informações quanto à segurança do aripiprazol na gestação, sugere-se evitar o uso desse fármaco nesse período, a menos que o benefício esperado ultrapasse claramente o risco potencial para o feto.

LACTAÇÃO

O aripiprazol é excretado no leite humano. Sugere-se que o aripiprazol seja descontinuado durante a lactação.

CRIANÇAS

O aripiprazol tem se mostrado um medicamento relativamente seguro para o uso em populações pediátricas.

IDOSOS

Apesar de inexistirem diferenças farmacocinéticas entre populações adultas jovens e idosas, o aripiprazol deve ser usado com cautela em populações geriátricas. Alguns autores sugerem a adoção de doses menores de aripiprazol em idosos com comorbidades clínicas.

INSUFICIÊNCIA HEPÁTICA

Não é necessário ajuste de dose em pacientes com insuficiência hepática. Sugere-se cautela no uso de aripiprazol em pacientes com insuficiência hepática grave.

INSUFICIÊNCIA RENAL

Não é necessário ajuste de dose em pacientes com insuficiência renal. Evitar formulação de depósito nesta população.

INSUFICIÊNCIA CARDÍACA

O aripiprazol deve ser usado com cautela em pacientes com doenças cardiovasculares devido ao risco de hipotensão.

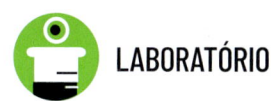

LABORATÓRIO

Exames prévios ao uso

Além de uma avaliação clínica completa, sugere-se a coleta da glicemia de jejum e do perfil lipídico (colesterol total, HDL, LDL e triglicerídeos) antes de iniciar o tratamento.

Exames de acompanhamento

Indica-se a avaliação anual da glicemia de jejum e do perfil lipídico. Para pacientes com fatores de risco cardiovasculares, sugere-se uma realização mais frequente desses exames, em especial nos primeiros meses do tratamento. Para pacientes com leucopenias, sugere-se a realização de hemograma.

PRECAUÇÕES E DICAS

1. O aripiprazol está associado à hipotensão ortostática e, dessa forma, deve ser utilizado com cautela em pacientes sob condições que predisponham à hipotensão, como uso concomitante de medicamentos anti-hipertensivos e desidratação.
2. Ter atenção redobrada no uso de aripiprazol em pacientes com epilepsia ou história de convulsão.
3. O aripiprazol, assim como outros antipsicóticos, pode estar associado à dismotilidade esofágica. Atentar-se ao risco de pneumonia aspirativa em pacientes predispostos.
4. É necessário ter cautela no uso de antipsicóticos (incluindo o aripiprazol) em pacientes com fatores de risco para doenças cerebrovasculares, em especial em idosos com psicose associada à demência.
5. Suspender o medicamento em caso de hipertermia devido à suspeita de SNM.
6. O uso concomitante de aripiprazol e álcool pode potencializar seus efeitos adversos sobrepostos, como sedação.

REFERÊNCIAS

1. Huhn M, Nikolakopoulou A, Schneider-Thoma J, Krause M, Samara M, Peter N, et al. Comparative efficacy and tolerability of 32 oral antipsychotics for the acute treatment of adults with multi-episode schizophrenia: a systematic review and network meta-analysis. Lancet. 2019;394(10202):939-51. PMID [31303314]
2. Schneider-Thoma J, Chalkou K, Dörries C, Bighelli I, Ceraso A, Huhn M, et al. Comparative efficacy and tolerability of 32 oral and long-acting injectable antipsychotics for the maintenance treatment of adults with schizophrenia: a systematic review and network meta-analysis. Lancet. 2022;399(10327):824-36. PMID [35219395]
3. Zheng W, Zheng YJ, Li XB, Tang YL, Wang CY, Xiang YQ, et al. Efficacy and safety of adjunctive aripiprazole in schizophrenia: meta-analysis of randomized controlled trials. J Clin Psychopharmacol. 2016;36(6):628-36. PMID [27755219]
4. Montastrucm F, Nie R, Loo S, Rej S, Dell'Aniello S, Micallef J, et al. Association of aripiprazole with the risk for psychiatric hospitalization, self-harm, or suicide. JAMA Psychiatry. 2019;76(4):409-17. PMID [30698607]
5. Pillinger T, McCutcheon RA, Vano L, Mizuno Y, Arumuham A, Hindley G, et al. Comparative effects of 18 antipsychotics on metabolic function in patients with schizophrenia, predictors of metabolic dysregulation, and association with psychopathology a systematic review and network meta-analysis. Lancet Psychiatry. 2020;7(1):64-7. PMID [31860457]
6. Hanssens L, L'Italien G, Loze JY, Marcus RN, Pans M, Kerselaers W. The effect of antipsychotic medication on sexual function and serum prolactin levels in community-treated schizophrenic patients: results from the Schizophrenia Trial of Aripiprazole (STAR) study (NCT00237913). BMC Psychiatry. 2008;8:95. PMID [19102734]
7. Carbon M, Kane JM, Leucht S, Correll CU. Tardive dyskinesia risk with first- and second-generation antipsychotics in comparative randomized controlled trials: a meta-analysis. World Psychiatry. 2018;17(3):330-40. PMID [30192088]
8. Yatham LN, Kennedy SH, Parikh SV, Schaffer A, Bond DJ, Frey BN, et al. Canadian Network for Mood and Anxiety Treatments (CANMAT) and International Society for Bipolar Disorders (ISBD) 2018 guidelines for the management of patients with bipolar disorder. Bipolar Disord. 2018;20(2):97-170. PMID [29536616]
9. Kennedy SH, Lam RW, McIntyre RS, Tourjman SV, Bhat V, Blier P, et al. Canadian Network for Mood and Anxiety Treatments (CANMAT) 2016 clinical guidelines for the management of adults with major depressive disorder: section 3: pharmacological treatments. Can J Psychiatry. 2016;61(9):540-60. PMID [27486148]
10. Hirsch LE, Pringsheim T. Aripiprazole for autism spectrum disorders (ASD). Cochrane Database Syst Rev. 2016;2016(6):CD009043. PMID [27344135]

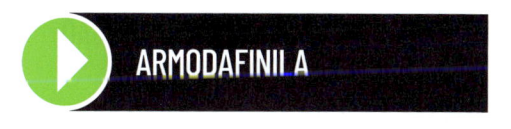

ARMODAFINILA

APRESENTAÇÕES COMERCIAIS

NUVIGIL (TEVA)
▸ Caixas com 30 comprimidos de 150 mg.
▸ Caixas com 30 comprimidos de 250 mg.

MODO DE USAR

A armodafinila é administrada oralmente. A dose recomendada para pacientes com AOS ou narcolepsia é de 150 a 250 mg 1 vez ao dia pela manhã. Em pacientes com SAOS, doses únicas de até 250 mg/dia foram bem toleradas, mas não há evidência consistente de que doses superiores a 150 mg apresentem benefícios adicionais. A dose recomendada para pacientes com transtorno do sono-vigília do ritmo circadiano tipo trabalho em turnos é de 150 mg, administrada diariamente, cerca de 1 hora antes do início do turno de trabalho.

TEMPO PARA INÍCIO DE AÇÃO

Espera-se que a promoção da vigília ocorra logo após a ingestão da medicação.

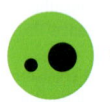

VARIAÇÃO USUAL DA DOSE

150 mg a 250 mg, 1 vez ao dia, pela manhã.

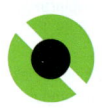

MODO DE SUSPENDER

Dependência física e tolerância podem ocorrer em pacientes tratados com armodafinila. A parada brusca ou a redução da dose após uso crônico pode resultar em sintomas de abstinência como agitação, transpiração, calafrios, náusea, vômito, confusão, agressividade e fibrilação atrial. No período pós-comercialização, também foram observados convulsões, suicídio, fadiga, insônia, dores, dor de cabeça e deterioração de sintomas psiquiátricos após suspensão abrupta do fármaco.

CLASSE, MECANISMO DE AÇÃO E FARMACODINÂMICA

A armodafinila é um agente promotor de vigília. O mecanismo por meio do qual a armodafinila atua é desconhecido, mas o fármaco apresenta propriedades semelhantes às da modafinila. É um agonista indireto do receptor de dopamina; *in vitro*, liga-se ao DAT e inibe a recaptação de dopamina. Para a modafinila, essa atividade tem sido associada *in vivo* com o aumento dos níveis de dopamina extracelular em algumas regiões do cérebro de animais. Em ratos geneticamente modificados sem o DAT, a modafinila não promoveu a vigília, sugerindo que essa atividade seja DAT-dependente. Por outro lado, os efeitos de promoção da vigília da modafinila não foram antagonizados pelo haloperidol em ratos (antagonista do receptor de dopamina), o que ocorre com os efeitos de anfetaminas.[1]

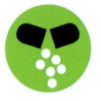

FARMACOCINÉTICA

A armodafinila é o R-enantiômero da modafinila, que é uma mistura 1:1 dos enantiômeros R e S. Dados específicos sobre a ligação da armodafinila a proteínas não estão disponíveis, mas o potencial para interações com drogas que se ligam fortemente a proteínas é considerado mínimo. A armodafinila sofre desaminação hidrolítica, oxidação-S e hidroxilação de anel aromático, com subsequente conjugação de glicuronídeo dos produtos hidroxilados. A hidrólise de amida é a via metabólica mais proeminente, e a formação de sulfona pelo citocromo P450 (CYP) 3A4/5 é a próxima em importância. Apenas dois metabólitos atingem concentrações relevantes no plasma: ácido R-modafinila e modafinila sulfona.

As concentrações plasmáticas máximas são atingidas em cerca de 2 horas após a ingestão em jejum (2 a 4 horas a mais, se ingerida com alimentos).[1-3] Sua meia-vida é de aproximadamente 15 horas (um pouco superior à da modafinila, devido à depuração mais rápida do enantiômero-S). Níveis plasmáticos estáveis são alcançados em 7 dias de uso. Dados *in vitro* demonstram que a armodafinila induz fracamente a CYP1A2 e, possivelmente, também a CYP3A4 de forma dependente da concentração plasmática. Além disso, a atividade da CYP2C19 é reversivelmente inibida.[3]

INDICAÇÕES

Evidências CONSISTENTES de eficácia

- AOS.[4]
- Narcolepsia.[5]
- Transtorno do sono-vigília do ritmo circadiano tipo trabalho em turnos.[6]

Evidências INCOMPLETAS de eficácia

- Tratamento do *jet lag*.[7]
- Coadjuvante no tratamento da depressão bipolar e unipolar (fadiga e sonolência).[8]
- Sintomas negativos da esquizofrenia.[9]

- Melhora cognitiva e da fadiga em pacientes com esclerose múltipla.
- Tratamento da fadiga em pacientes com HIV/HCV.
- Para melhorar a concentração no TDAH.

CONTRAINDICAÇÕES

Absolutas
- Hipersensibilidade conhecida à modafinila ou à armodafinila.

Relativas
- Hipertrofia ventricular esquerda.
- Prolapso de válvula mitral.
- HAS.
- Arritmias.
- Comprometimento grave da função hepática.
- Mulheres grávidas ou que possam engravidar.

REAÇÕES ADVERSAS

Mais comuns: Ansiedade, boca seca, diarreia, dor de cabeça, insônia, náusea, tontura.

Menos comuns: Agitação, alergia sazonal, anorexia, aumento de GGT, constipação, depressão, dermatite de contato, desatenção, diminuição do apetite, dispepsia, dispneia, dor abdominal, enxaqueca, fadiga, febre, fezes amolecidas, hiperidrose, irritabilidade, nervosismo, palpitação, parestesias, poliúria, *rash* cutâneo, sede, sintomas gripais, sintomas psiquiátricos (mania, delírios, alucinações, ideação suicida e agressão), taquicardia, tremor, vômito.

INTOXICAÇÃO

Sintomas
Ansiedade, dispneia, insônia; sintomas do SNC como inquietação, desorientação, confusão, excitação e alucinação; alterações digestivas como náusea e diarreia, e alterações cardiovasculares como taquicardia, bradicardia, hipertensão e dor no peito.

Manejo
- Não existe um antídoto específico para *overdose* de armodafinila; deve ser acompanhada com medidas de suporte, entre elas monitoramento cardiovascular.
- Se não houver contraindicações, êmese induzida ou lavagem gástrica deve ser considerada.
- Não existem dados que sugiram a utilidade de diálise ou acidificação/alcalinização urinária.[10]

POPULAÇÕES ESPECIAIS

GRAVIDEZ
Com base em relatos pós-comercialização e resultados de estudos em animais, a armodafinila pode causar danos fetais e é contraindicada para uso em mulheres grávidas ou que possam engravidar. O uso de armodafinila durante a gravidez resultou em casos de anomalias congênitas importantes (p. ex., anomalias cardíacas congênitas, microcefalia). Restrição do crescimento intrauterino e aborto espontâneo também foram relatados. Deve ser usada durante a gravidez somente se o benefício potencial justificar o risco para o feto. Categoria C da FDA.[10]

LACTAÇÃO
Não se sabe se a armodafinila ou seus metabólitos são excretados no leite humano. Deve-se ter cuidado na administração em lactantes.

CRIANÇAS
A armodafinila não foi estudada em pacientes pediátricos e não é aprovada para uso em crianças.

IDOSOS
Deve-se considerar o uso de doses mais baixas e um acompanhamento rigoroso em pacientes geriátricos.

INSUFICIÊNCIA HEPÁTICA
Em pacientes com comprometimento grave da função hepática (com ou sem cirrose), a dose deve ser reduzida.

INSUFICIÊNCIA RENAL
Os dados específicos da excreção da armodafinila não estão disponíveis. No entanto, a modafinila é principalmente eliminada por meio do metabolismo hepático, com menos de 10% do composto original excretado na urina. Em um estudo de dose única de 200 mg de modafinila, a insuficiência renal crônica grave (depuração de creatinina ≤ 20 mL/min) não influenciou significativamente

sua farmacocinética, mas a exposição ao metabólito ácido modafinílico aumentou nove vezes.[10]

INSUFICIÊNCIA CARDÍACA

Recomenda-se que a armodafinila não seja utilizada por pacientes com história de hipertrofia do ventrículo esquerdo ou em pacientes com prolapso valvar mitral que tenham experimentado a síndrome de prolapso da valva mitral quando tratados com estimulantes do SNC.

LABORATÓRIO

Exames prévios ao uso

Não são necessários de rotina.

Exames de acompanhamento

Recomenda-se monitoramento da PA e da FC para os pacientes em uso de armodafinila.

PRECAUÇÕES E DICAS

1. A armodafinila pode causar aumento da PA e da FC. Recomenda-se cautela ao prescrever armodafinila para pacientes com doença cardiovascular conhecida.
2. A armodafinila interage com anticoncepcionais hormonais, ocasionando perda do efeito contraceptivo. Outro método contraceptivo deve ser associado até 1 mês após o término do uso do medicamento.
3. Casos de erupções cutâneas graves (SJS) semelhantes aos observados com modafinila foram relatados em adultos. O medicamento deve ser interrompido ao primeiro sinal de *rash* cutâneo, a menos que a lesão seja claramente não relacionada ao fármaco.
4. Casos de hipersensibilidade, angiedema e reações anafiláticas já foram relatados com o uso da armodafinila.
5. Deve-se ter cautela ao administrar armodafinila a pacientes com história de psicose, depressão ou mania.
6. Podem ocorrer aumentos nos níveis de gama-GT e fosfatase alcalina.
7. Provavelmente seu potencial de abuso seja semelhante ao da modafinila.

REFERÊNCIAS

1. Loland CJ, Mereu M, Okunola OM, Cao J, Prisinzano TE, Mazier S, et al. R-modafinil (armodafinil): a unique dopamine uptake inhibitor and potential medication for psychostimulant abuse. Biol Psychiatry. 2012;72(5):405-13. PMID [22537794]
2. Darwish M, Kirby M, Hellriegel ET, Yang R, Robertson P Jr. Pharmacokinetic profile of armodafinil in healthy subjects: pooled analysis of data from three randomized studies. Clin Drug Investig. 2009;29(2):87-100. PMID [19133704]
3. Darwish M, Kirby M, Robertson P Jr, Hellriegel ET. Interaction profile of armodafinil with medications metabolized by cytochrome P450 enzymes 1A2, 3A4 and 2C19 in healthy subjects. Clin Pharmacokinet. 2008;47(1):61-74. PMID [18076219]
4. Roth T, White D, Schmidt-Nowara W, Wesnes KA, Niebler G, Arora S, et al. Effects of armodafinil in the treatment of residual excessive sleepiness associated with obstructive sleep apnea/hypopnea syndrome: a 12-week, multicenter, double-blind, randomized, placebo-controlled study in nCPAP-adherent adults. Clin Ther. 2006;28(5):689-706. PMID [16861091]
5. Harsh JR, Hayduk R, Rosenberg R, Wesnes KA, Walsh JK, Arora S, et al. The efficacy and safety of armodafinil as treatment for adults with excessive sleepiness associated with narcolepsy. Curr Med Res Opin. 2006;22(4):761-74. PMID [16684437]
6. Czeisler CA, Walsh JK, Wesnes KA, Arora S, Roth T. Armodafinil for treatment of excessive sleepiness associated with shift work disorder: a randomized controlled study. Mayo Clin Proc. 2009;84(11):958-72. PMID [19880686]
7. Rosenberg RP, Bogan RK, Tiller JM, Yang R, Youakim JM, Earl CQ, et al. A phase 3, double-blind, randomized, placebo-controlled study of armodafinil for excessive sleepiness associated with jet lag disorder. Mayo Clin Proc. 2010;85(7):630-8. PMID [20530317]
8. Nunez NA, Singh B, Romo-Nava F, Joseph B, Veldic M, Cuellar-Barboza A, et al. Efficacy and tolerability of adjunctive modafinil/armodafinil in bipolar depression: a meta-analysis of randomized controlled trials. Bipolar Disord. 2020;22(2):109-20. PMID [31643130]
9. Bobo WV, Woodward ND, Sim MY, Jayathilake K, Meltzer HY. The effect of adjunctive armodafinil on cognitive performance and psychopathology in antipsychotic-treated patients with schizophrenia/schizoaffective disorder: a randomized, double-blind, placebo-controlled trial. Schizophr Res. 2011;130(1-3):106-13. PMID [21641776]
10. Nuvigil® (Armodafinil) [Bula de medicamento] [Internet]. North Walles: Teva Pharmaceutical Industries; 2018 [capturado em 7 ago. 2022]. Disponível em: https://www.nuvigil.com/globalassets/nuvigil-consumer/prescribinginformation.pdf.

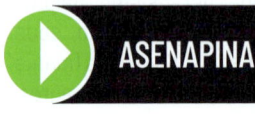

ASENAPINA

APRESENTAÇÕES COMERCIAIS

SAPHRIS (MERCK SHARP)*

- Caixas com 20, 60 ou 100 comprimidos sublinguais de 5 mg.
- Caixas com 20, 60 ou 100 comprimidos sublinguais de 10 mg.

*Registro cancelado na Anvisa em 05/2021.

MODO DE USAR

O medicamento foi desenvolvido para administração sublingual, embora seja bem absorvido em toda a cavidade oral. Os comprimidos, entretanto, não devem ser mastigados ou deglutidos. Os pacientes devem ser instruídos a colocar o comprimido sob a língua e deixar que ele dissolva completamente, o que ocorrerá em segundos. O ideal é evitar alimentos ou líquidos no período de 10 minutos após a administração. Quando utilizada em associação a outros medicamentos, a asenapina deve ser tomada por último. O medicamento é prescrito em 2 tomadas diárias, e as doses devem ser administradas pela manhã e à noite.[1]

No tratamento da esquizofrenia em monoterapia e no tratamento dos episódios maníacos ou com características mistas do TB, quando associada ao lítio ou ao AVP, a dose inicial recomendada de asenapina é de 5 mg, 2 vezes ao dia, podendo ser aumentada para 10 mg, 2 vezes ao dia, de acordo com a resposta e a tolerabilidade do paciente. No tratamento dos episódios maníacos ou mistos do TB, a dose inicial recomendada em monoterapia é de 10 mg, 2 vezes ao dia. A dose pode ser reduzida para 5 mg, 2 vezes ao dia, de acordo com a resposta clínica e a tolerabilidade do paciente.

Na mania bipolar em crianças (entre 10 e 17 anos) em monoterapia, a dose inicial é de 2,5 mg, 2 vezes ao dia; após 3 dias, pode ser aumentada para 5 mg, 2 vezes ao dia; após mais 3 dias, pode ser aumentada para 10 mg, 2 vezes ao dia. Pacientes pediátricos podem ser mais sensíveis à distonia com dosagem inicial se o esquema recomendado para titulação não for seguido.

Devido ao rápido início da ação, pode ser utilizada "quando necessário" como uma dose de rápida ação para agitação ou piora transitória de psicose ou mania em vez de uma injeção.

TEMPO PARA INÍCIO DE AÇÃO

Os sintomas psicóticos podem melhorar dentro de 1 semana, mas poderá demorar várias semanas até que haja efeito completo no comportamento e na cognição. É recomendado esperar pelo menos de 4 a 6 semanas para determinar a eficácia da substância, mas, na prática, alguns pacientes podem precisar de até 16 a 20 semanas para apresentar uma boa resposta, especialmente nos sintomas cognitivos.

VARIAÇÃO USUAL DA DOSE

- Esquizofrenia: 10 a 20 mg/dia.
- TB: 10 a 20 mg/dia.

Obs.: Alguns pacientes podem responder a doses maiores do que 20 mg/dia, mas nenhuma administração deve ser maior do que 10 mg, necessitando-se, assim, dividir a dose total em 3 ou 4 administrações diárias.

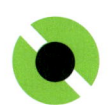

MODO DE SUSPENDER

Deve ser feita redução gradativa da dose, por 2 a 4 semanas, quando possível, sobretudo quando iniciado simultaneamente um novo AP durante troca (i.e., titulação cruzada). A descontinuação rápida pode levar à psicose de rebote e à piora dos sintomas.

CLASSE, MECANISMO DE AÇÃO E FARMACODINÂMICA

A asenapina é um AP de segunda geração com ação antagonista de receptores de dopamina, serotonina e norepinefrina (ARDSN). Bloqueia o receptor dopaminérgico D2, reduzindo sintomas positivos de psicose e estabilizando sintomas afetivos. Bloqueia o receptor serotonérgico 5-HT2A, causando aumento da liberação da dopamina em certas regiões do cérebro e, assim, reduzindo os efeitos colaterais motores, bem como possivelmente melhorando os sintomas cognitivos e afetivos. Além desses, a asenapina apresenta ação antagonista e alta afinidade aos receptores serotonérgicos 5-HT1A, 5-HT1B, 5-HT2B, 5-HT2C, 5-HT5, 5-HT6, 5-HT7; dopaminérgicos D1, D3 e D4; noradrenérgicos α_1 e α_2 e histaminérgico H1. As propriedades antagonistas em 5-HT2C, 5-HT7 e α_2 podem contribuir para as ações antidepressivas.

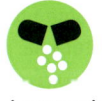

FARMACOCINÉTICA

A asenapina é o único AP disponível para comercialização que é absorvido primariamente na mucosa oral, com picos de concentração plasmática entre 0,5 e 1,5 hora. Embora desenvolvido para administração sublingual, o medicamento é bem absorvido em toda a cavidade oral; todavia, caso o comprimido seja engolido, a biodisponibilidade é reduzida a menos de 2%, em razão do alto metabolismo de primeira passagem. Apresenta biodisponibilidade absoluta, via sublingual, de 35%. Liga-se fortemente (95%) às proteínas plasmáticas, incluindo a albumina e a α_1-glicoproteína ácida, e é extensivamente metabolizada pelo fígado. As principais vias metabólicas são a glicuronidação direta, a oxidação e a desmetilação, mediadas pelo citocromo P450 (principalmente a CYP1A2, com contribuições da 2D6 e 3A4). A asenapina é um fraco inibidor da CYP2D6 e não causou indução das atividades da CYP1A2 ou CYP3A4 em culturas de hepatócitos humanos. A meia-vida da asenapina é de 13 a 39 horas. O estado de equilíbrio é alcançado, em geral, em 3 dias. Aproximadamente 50% do medicamento é excretado por via renal, e 40%, por via fecal.[1]

Dois ECRs demonstraram a eficácia da asenapina no tratamento agudo da esquizofrenia, um com 458 e outro com 182 pacientes randomizados.[2,3] Em ambos, a asenapina foi superior ao placebo no que se refere ao desfecho primário, que era a mudança na pontuação da PANSS em relação ao início do tratamento. Como tratamento de manutenção da esquizofrenia, a eficácia da asenapina foi constatada em um ensaio clínico duplo-cego e controlado por placebo com 26 semanas de duração.[4] Recentemente, o sistema transdérmico de asenapina foi o primeiro adesivo antipsicótico aprovado pela FDA para o tratamento de adultos com esquizofrenia.[5] Em uma análise *post-hoc* do estudo de fase 3 do adesivo, foi também demonstrada eficácia no combate aos sintomas de hostilidade nos pacientes com esquizofrenia.[6]

Na versão mais recente da diretriz da International Society for Bipolar Disorders, a asenapina (em monoterapia ou em combinação com lítio ou AVP) foi classificada como uma estratégia de tratamento de primeira linha para episódios maníacos. Para episódios depressivos, a asenapina em combinação com lítio ou AVP foi classificada como estratégia de terceira linha. Para tratamento de manutenção, ela foi classificada como um medicamento de primeira linha em monoterapia.[7]

No diretriz da International Society for Bipolar Disorders sobre episódios de humor com apresentações mistas, levando em consideração a definição de episódios mistos do DSM-IV, a asenapina foi classificada como uma intervenção de primeira linha. Já levando em consideração a definição de características mistas do DSM-5-TR, a asenapina foi classificada como uma estratégia de segunda linha. É importante ressaltar que nenhum medicamento teve evidência suficiente para ser classificado como de primeira linha quando os critérios do DSM-5-TR eram utilizados para estratificação na diretriz, uma vez que poucos estudos ainda estão disponíveis com essa nova definição de apresentações mistas.[8]

INDICAÇÕES

Evidências CONSISTENTES de eficácia
- Esquizofrenia, tanto na fase aguda como na fase de manutenção (adultos).[2-5]
- Mania aguda/mania mista, monoterapia (para crianças entre 10 e 17 anos e adultos).[7,8]
- Mania aguda/mania mista, adjunta de lítio ou valproato (adultos).[7,8]

Evidências INCOMPLETAS de eficácia
- Outros transtornos psicóticos.
- Manutenção bipolar.[7]
- Depressão bipolar.[7]
- Hostilidade na esquizofrenia.[6]
- Agitação aguda.[9]

CONTRAINDICAÇÕES

Absolutas
- Hipersensibilidade à asenapina ou a quaisquer dos componentes da fórmula.

Relativas
- A dismotilidade do esôfago pode estar associada ao uso de APs. Foram ocasionalmente referidos casos de disfagia associados ao uso de asenapina. Ela deve ser utilizada com cautela em pacientes com risco de pneumonia aspirativa.

REAÇÕES ADVERSAS

Mais comuns: Cefaleia, ganho de peso, hipertrigliceridemia, hipoestesia oral, insônia, sonolência, tontura.

Menos comuns: Acatisia, alargamento de QTc, alteração no paladar, anafilaxia, anemia, angiedema, ansiedade, artralgia, aumento das transaminases, aumento do apetite, bloqueio de ramo temporário, bradicardia, constipação, convulsões, depressão, desconforto abdominal, dislipidemia, dismotilidade do esôfago, dispepsia, distonia, dor de dente, dor nas extremidades, ECEs, edema periférico, fadiga, hiperglicemia, hiperprolactinemia, hipersensibilidade, hipertensão, hipoestesia, hiponatremia, hipotensão, irritabilidade, lesões na mucosa, leucopenia, neutropenia, perturbações da acomodação ocular, salivação, síncope, SNM, taquicardia, trombocitopenia, vômito, xerostomia.

INTOXICAÇÃO

Sintomas

Foram relatados alguns casos de *overdose* durante estudos de desenvolvimento da asenapina. As doses estimadas referidas foram entre 15 e 400 mg. Na maioria dos casos, não ficou claro se a asenapina foi tomada por via sublingual. As reações adversas relacionadas às *overdoses* foram agitação, confusão, acatisia, distonia orofacial, sedação e alterações do ECG. No caso de intoxicação por VO, no lugar da via sublingual, o paciente será relativamente menos exposto à asenapina, pois a biodisponibilidade do medicamento por aquela via é menor que 2%.[10]

Manejo

- Não há antídoto específico para a asenapina.
- Um ECG deve ser obtido, e medidas de suporte geral, como manutenção das vias aéreas, adequada ventilação e oxigenação, devem ser realizadas.
- A hipotensão e o choque hipovolêmico devem ser tratados com fluidos IVs ou agentes simpatomiméticos (epinefrina e dopamina não devem ser utilizadas, uma vez que a estimulação β-adrenérgica pode piorar a hipotensão diante do bloqueio α causado pela asenapina).
- No caso de ECEs graves, medicação anticolinérgica deve ser administrada e estreita supervisão médica e monitoramento devem continuar até que o paciente se recupere.

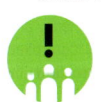

POPULAÇÕES ESPECIAIS

GRAVIDEZ

Não foram conduzidos estudos controlados em gestantes. Há risco de movimentos musculares anormais e sintomas de abstinência em recém-nascidos cujas mães tomaram um AP durante o terceiro trimestre. Os sintomas podem incluir agitação, tônus muscular anormalmente aumentado ou diminuído, tremor, sonolência, dificuldade intensa para respirar e dificuldade de alimentação. Os sintomas psicóticos podem piorar durante a gravidez, com a eventual necessidade de alguma forma de tratamento. A asenapina pode ser preferível a anticonvulsivantes estabilizadores do humor se for necessário tratamento durante a gravidez.

LACTAÇÃO

Não há informações disponíveis sobre o uso de asenapina durante a amamentação. No entanto, um fármaco alternativo pode ser preferido, sobretudo durante a amamentação de um recém-nascido ou prematuro. É desconhecido se a asenapina é secretada no leite materno, mas presume-se que todos os psicotrópicos o sejam. Bebês de mulheres que optam por amamentar enquanto usam asenapina devem ser monitorados para possíveis efeitos adversos.

CRIANÇAS

É aprovada para tratar episódios maníacos e episódios com características mistas de TB tipo I em crianças com mais de 10 anos. Crianças e adolescentes que usam asenapina podem precisar ser monitorados com mais frequência do que adultos.

IDOSOS

Alguns pacientes podem tolerar melhor doses mais baixas. Deve ser usada com cautela pelo risco de hipotensão ortostática, o que pode aumentar o risco de queda. Embora APs atípicos sejam comumente usados para transtornos comportamentais em demência, nenhum agente foi aprovado para tratamento de pacientes idosos com psicose relacionada à demência. Pacientes idosos com psicose relacionada à demência tratados com APs atípicos têm risco aumentado de morte em comparação ao placebo e risco aumentado de eventos cerebrovasculares.

INSUFICIÊNCIA HEPÁTICA

Não é necessário ajuste de dose em pacientes com comprometimento hepático leve (classe A de Child-Pugh) ou moderado (classe B de Child-Pugh). Em pacientes com comprometimento hepático grave (classe C de Child-Pugh), foi observado um aumento de 7 vezes na exposição à asenapina, portanto, seu uso não é recomendado.[11]

INSUFICIÊNCIA RENAL

Não é necessário ajuste de dose em pacientes com comprometimento renal. Não existe experiência na utilização de asenapina em pacientes com comprometimento renal com depuração de creatinina inferior a 15 mL/min.[11]

INSUFICIÊNCIA CARDÍACA

A substância deve ser usada com cautela nessa população em razão do risco de hipotensão ortostática.

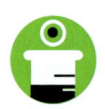

LABORATÓRIO

Exames prévios ao uso

Na avaliação clínica, é importante obter a história pessoal e familiar basal de diabetes, obesidade, dislipidemia, hipertensão e doença cardiovascular.

É necessário pesar todos os pacientes e acompanhar o IMC durante o tratamento, além de obter circunferência da cintura (na altura do umbigo), PA, glicose plasmática em jejum e perfil lipídico (colesterol total, HDL, LDL e triglicerídeos) em jejum.

Se clinicamente indicado, ECG em repouso e concentração de prolactina devem ser solicitados.

Exames de acompanhamento

Deve-se monitorar o IMC e o peso mensalmente por 3 meses, depois trimestralmente.

PA, glicose plasmática em jejum, lipídeos em jejum devem ser reavaliados dentro de 3 meses e, depois, anualmente, porém de modo mais precoce e frequente para pacientes com diabetes ou que ganharam mais de 5% do peso inicial.

Solicitar ECG se clinicamente indicado.

Pacientes com baixa contagem de leucócitos ou história de leucopenia/neutropenia induzida por substância devem ter hemograma completo monitorado frequentemente durante os primeiros meses, e a asenapina deve ser descontinuada ao primeiro sinal de declínio em leucócitos na ausência de outros fatores causadores.

PRECAUÇÕES E DICAS

1. A asenapina pode induzir hipotensão ortostática e síncope, principalmente no início do tratamento. Deve, portanto, ser utilizada com cautela em pacientes idosos e naqueles com doença cardiovascular, cerebrovascular ou situações clínicas associadas à hipotensão. Usar com cautela em pacientes com condições que predispõem à hipotensão (desidratação, calor excessivo).

2. Observar cuidadosamente a possibilidade de ganho de peso. Considerar a troca para outro AP se houver ganho maior que 5% em relação ao peso inicial.

3. Aumento transitório e assintomático das transaminases hepáticas tem sido relatado, principalmente no início do tratamento com asenapina.

4. Em alguns ensaios clínicos, foram ocasionalmente relatados casos de convulsão durante o tratamento com asenapina. Deve-se ter cautela na utilização desse fármaco em pacientes com antecedentes de crises epilépticas ou que tenham situações clínicas associadas a convulsões.

5. A asenapina não parece estar associada a aumentos clinicamente relevantes no intervalo QT. No entanto, deve-se ter precaução quando é prescrita para pacientes com doença cardiovascular conhecida, história familiar de prolongamento do intervalo QT ou durante a utilização concomitante com outros fármacos que possam prolongar o intervalo QT.

6. Tendo em vista um aumento da mortalidade associado ao uso de APs em idosos com psicose relacionada a quadros demenciais, a utilização de asenapina deve ser realizada com cautela nesses casos.

7. Casos de reações de hipersensibilidade grave, como angiedema e anafilaxia, têm sido relatados em pacientes utilizando asenapina.

REFERÊNCIAS

1. Citrome L. Asenapine for schizophrenia and bipolar disorder: a review of the efficacy and safety profile for this newly approved sublingually absorbed second-generation antipsychotic. Int J Clin Pract. 2009;63(12):1762-84. PMID [19840150]
2. Kane JM, Cohen M, Zhao J, Alphs L, Panagides J. Efficacy and safety of asenapine in a placebo- and haloperidol-controlled trial in patients with acute exacerbation of schizophrenia. J Clin Psychopharmacol. 2010;30(2):106-15. PMID [20520283]
3. Potkin SG, Cohen M, Panagides J. Efficacy and tolerability of asenapine in acute schizophrenia: a placebo- and risperidone-controlled trial. J Clin Psychiatry. 2007;68(10):1492-500. PMID [17960962]
4. Kane JM, Mackle M, Snow-Adami L, Zhao J, Szegedi A, Panagides J. A randomized placebo-controlled trial of asenapine for the

prevention of relapse of schizophrenia after long-term treatment. J Clin Psychiatry. 2011;72(3):349-55. PMID [21367356]
5. Suzuki K, Castelli M, Komaroff M, Starling B, Terahara T, Citrome L. Pharmacokinetic profile of the asenapine transdermal system (HP-3070). J Clin Psychopharmacol. 2021;41(3):286-94. PMID: [33734167]
6. Citrome L, Komaroff M, Starling B, Byreddy S, Terahara T, Hasebe M. Efficacy of HP-3070, an asenapine transdermal system, on symptoms of hostility in adults with schizophrenia: a post hoc analysis of a 6-week phase 3 study. J Clin Psychiatry. 2022;83(4):21m14355. PMID [35687858]
7. Yatham LN, Kennedy SH, Parikh SV, Schaffer A, Bond DJ, Frey BN, et al. Canadian Network for Mood and Anxiety Treatments (CANMAT) and International Society for Bipolar Disorders (ISBD) 2018 guidelines for the management of patients with bipolar disorder. Bipolar Disord. 2018;20(2):97-170. PMID [29536616]
8. Yatham LN, Chakrabarty T, Bond DJ, Schaffer A, Beaulieu S, Parikh SV, et al. Canadian Network for Mood and Anxiety Treatments (CANMAT) and International Society for Bipolar Disorders (ISBD) recommendations for the management of patients with bipolar disorder with mixed presentations. Bipolar Disord. 2021;23(8):767-88. PMID [34599629]
9. Pratts M, Citrome L, Grant W, Leso L, Opler LA. A single-dose, randomized, double-blind, placebo-controlled trial of sublingual asenapine for acute agitation. Acta Psychiatr Scand. 2014;130(1):61-8. PMID [24606117]
10. Saphris® (asenapine) cublingual tablets [bula de medicamento] [Internet]. Irvine: Merck Sharp & Dohme B. V; 2017 [capturado em 9 ago. 2022]. Disponível em: https://www.accessdata.fda.gov/drugsatfda_docs/label/2017/022117s020s021lbl.pdf.
11. Peeters P, Bockbrader H, Spaans E, Dogterom P, Lasseter K, Marbury T, et al. Asenapine pharmacokinetics in hepatic and renal impairment. Clin Pharmacokinet. 2011;50(7):471-81. PMID [21651314]

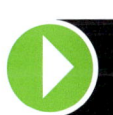

ATOMOXETINA

APRESENTAÇÕES COMERCIAIS

STRATTERA (ELI LILLY)*
- Caixas com 7, 14 ou 30 cápsulas de 10 mg.
- Caixas com 7, 14 ou 30 cápsulas de 18 mg.
- Caixas com 7, 14 ou 30 cápsulas de 25 mg.
- Caixas com 7, 14 ou 30 cápsulas de 40 mg.
- Caixas com 7, 14 ou 30 cápsulas de 60 mg.
- Caixas com 7, 14 ou 30 cápsulas de 100 mg.

*Registro cancelado na Anvisa em 08/2016.

MODO DE USAR

Em crianças e adolescentes com peso inferior a 70 kg, a dose recomendada é de 1,2 mg/kg/dia, que deve ser iniciada com 0,5 mg/kg/dia e aumentada após um mínimo de 3 dias ou conforme a tolerabilidade. Parece não haver benefícios em aumentos superiores a 1,2 mg/kg/dia. A dose diária total em crianças e adolescentes não deve exceder 1,4 mg/kg ou 100 mg, o que for menor.

Em crianças e adolescentes com peso superior a 70 kg e adultos, iniciar com 40 mg/dia, passando para 80 mg/dia após um mínimo de 3 dias. Após 2 a 4 semanas, a dose pode ser aumentada para no máximo 100 mg/dia em pacientes que não obtiverem resposta adequada em doses mais baixas. A dose diária total máxima recomendada em crianças e adolescentes com mais de 70 kg e adultos é de 100 mg.

A atomoxetina deve ser usada em dose única pela manhã ou em 2 doses diárias, pela manhã e no fim da tarde, com ou sem alimentos.

TEMPO PARA INÍCIO DE AÇÃO

Recomenda-se esperar até 8 semanas para avaliar a efetividade do medicamento, embora os primeiros efeitos já possam ser observados na primeira semana de uso.

VARIAÇÃO USUAL DA DOSE

- Crianças: a dose diária recomendada é de cerca de 2 mg/kg/dia (intervalo de 0,4 a 3,2 mg/kg/dia) para o tratamento do TDAH.[1]
- Adultos: estudos naturalísticos estimam que a dose média (desvio-padrão) é de 68,5 (44,9) mg/dia.[2]

Não há evidências de melhora da eficácia da atomoxetina em doses maiores do que o padrão recomendado.

MODO DE SUSPENDER

A atomoxetina não deve ser interrompida subitamente, pois pode produzir sintomas de abstinência indesejados. A dose deverá ser reduzida gradualmente ao longo do tempo.

CLASSE, MECANISMO DE AÇÃO E FARMACODINÂMICA

A atomoxetina é um inibidor seletivo da recaptação de noradrenalina (ISRN) pré-sináptica. Como um inibidor potente e seletivo do transportador de noradrenalina (NET), a atomoxetina aumenta a disponibilidade de noradrenalina no SNC, podendo, assim, melhorar as funções cognitivas normalmente prejudicadas do TDAH. Além disso, a atomoxetina resulta em aumento das concentrações extracelulares de dopamina no córtex pré-frontal, o que pode ser resultado da modulação desse medicamento na recaptação de dopamina sináptica via NET. Esse medicamento tem pouca ou nenhuma afinidade por receptores noradrenérgicos ou por qualquer outro tipo de receptor. A atomoxetina é comercializada como o isômero R (-) da mistura racêmica de isômeros R e S. O isômero R é um inibidor do NET aproximadamente nove vezes mais potente em relação ao isômero S (+).[3,4]

FARMACOCINÉTICA

Após administração oral, a atomoxetina sofre rápida e extensa absorção, que não é afetada pela presença de alimentos. Sua biodisponibilidade varia de 63% (em metabolizadores extensivos ou normais [EM]) a 94% (em metabolizadores lentos [PM]). O pico plasmático é atingido em 1 a 2,5 horas ($T_{máx}$) e o tempo de meia-vida ($t_{1/2}$) varia de 5 a 22 horas em EM e PM, respectivamente. Apresenta um volume de distribuição entre 0,8 e 1 L/kg. Em concentrações terapêuticas, 98% do fármaco liga-se às proteínas plasmáticas, principalmente à albumina. A atomoxetina é metabolizada no fígado majoritariamente por intermédio da isoenzima CYP2D6 em 4-hidroxiatomoxetina (principal metabólito ativo do metabolismo de fase I, mas sem importância clínica). A N-desmetilatomoxetina é um metabólito menor, inativo, cuja formação é mediada pela CYP2C19. Esses metabólitos são glicuronizados e eliminados principalmente na urina (~80%) e, em menores proporções, nas fezes (17%). Menos de 3% deles são eliminados inalterados nas fezes. A atomoxetina não interfere no sistema microssomal hepático. Essa característica proporciona a ela um baixo potencial de interações medicamentosas.[3,5]

Diversos estudos comprovam a eficácia da atomoxetina no tratamento dos sintomas do TDAH tanto em crianças e adolescentes como em adultos. No entanto, 40% das crianças e adolescentes tratados permanecem com sintomatologia significativa, necessitando de atenção clínica adicional.[6] A atomoxetina se mostrou superior ao placebo na redução da gravidade dos sintomas de desatenção, hiperatividade e impulsividade do TDAH em uma metanálise de ECRs duplo-cegos com duração média de 7 semanas. Nas avaliações realizadas por clínicos, o tamanho de efeito para a redução dos sintomas é moderado, com valores expressos como diferenças médias padronizadas de -0,56 (IC 95%: -0,66 a -0,45) em crianças e adolescentes e de -0,45 (-0,58 a -0,32) em adultos.[7]

INDICAÇÕES

Evidências CONSISTENTES de eficácia
▶ TDAH em crianças, adolescentes e adultos.[7]

Evidências INCOMPLETAS de eficácia
▶ Sintomas de TDAH em crianças com TEA.[1]

CONTRAINDICAÇÕES

Absolutas
▶ Sensibilidade ao fármaco ou a quaisquer componentes da fórmula.
▶ Uso concomitante de IMAOs.

Relativas
▶ GAF.
▶ Risco de retenção urinária.
▶ FEO.
▶ Doença cardíaca, AVC, AITs.
▶ HAS não controlada.

REAÇÕES ADVERSAS

Em crianças e adolescentes

Mais comuns: Cefaleia, diminuição do apetite, dispepsia, dor abdominal, fadiga, irritabilidade, náusea, sonolência, tontura, vômito.[8]

Menos comuns: Alterações de humor, astenia, aumento da PA, constipação, convulsões, depressão, despertar precoce, diminuição do crescimento, dispepsia, dor faringolaríngea, insônia, midríase, palpitações, pensamentos suicidas, priapismo, prurido, psicose, reação alérgica, rubor, sedação, taquicardia sinusal, tremores.

Em adultos

Mais comuns: Boca seca, constipação, dificuldade miccional, diminuição do apetite, disfunção erétil, dor abdominal, fadiga, insônia, náusea, tontura.[8]

Menos comuns: AVC, agitação, agressividade, ansiedade, astenia, aumento da FC e da PA, calafrios, calorões, diarreia, doença hepática grave, dor de cabeça, dor nas costas, dor orofaríngea, dor testicular, erupção cutânea, espasmo muscular, flatulência, frieza periférica, hiperidrose, IAM, menstruação irregular, orgasmo anormal, polaciúria, priapismo, prostatite, prurido, psicose, reação alérgica, retenção urinária, rubor, taquicardia, tremor, urgência miccional, urticária.

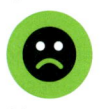

INTOXICAÇÃO

Sintomas

A intoxicação por atomoxetina pode produzir sintomas gastrintestinais, sonolência, tontura, tremor e comportamento anormal. Também já foram relatados hiperatividade, agitação e sintomas relacionados à ativação do sistema nervoso simpático (taquicardia, aumento da PA, midríase, boca seca). Em geral, os eventos apresentam gravidade de leve a moderada. Eventos menos comuns incluem convulsões, prolongamento do intervalo QT e alterações mentais, incluindo desorientação e alucinações. Não há relato de óbitos com dosagens de até 1.400 mg.

Manejo

- Não existem dados sobre o tratamento de *overdose* com atomoxetina até o momento; contudo, aqueles pacientes que a sofrerem devem ter seus sinais vitais monitorados.
- A lavagem gástrica e/ou o uso de carvão ativado podem ser instituídos na tentativa de evitar a absorção do medicamento.
- Como a atomoxetina é significativamente ligada às proteínas, a diálise provavelmente não seria eficaz em casos de *overdose*.

POPULAÇÕES ESPECIAIS

GRAVIDEZ

Poucos estudos avaliaram os efeitos específicos da monoterapia com atomoxetina em desfechos relacionados à gravidez em humanos. Esses estudos não demonstraram associação desse medicamento com desfechos adversos da gravidez, como pré-eclâmpsia, descolamento prematuro da placenta, restrição de crescimento e parto prematuro. Também não existem relatos de anomalias congênitas relacionadas à atomoxetina. Em roedores, altas doses de atomoxetina induziram toxicidade fetal e, com frequência, toxicidade materna. Isso se manifestou pela redução da viabilidade fetal e pós-natal, bem como pela diminuição do crescimento fetal. Devido à escassez de evidências em humanos, o uso de atomoxetina durante a gravidez é desaconselhado. Esse medicamento pertence à categoria C da FDA de risco na gravidez, ou seja, deve ser usado com cuidado se os benefícios da sua utilização superarem os possíveis riscos.[9,10]

LACTAÇÃO

Não se sabe ainda se a atomoxetina é excretada no leite materno em humanos e não há dados sobre os efeitos da exposição à atomoxetina na amamentação. Em modelos animais, a atomoxetina é excretada no leite em baixas doses, sugerindo que provavelmente ela também seja excretada no leite humano. O seu uso durante a lactação deve ser avaliado, considerando a necessidade clínica da mãe e os possíveis riscos dessa exposição para a criança.[9,10]

CRIANÇAS

A atomoxetina deve ser evitada em crianças com menos de 6 anos, uma vez que sua eficácia e segurança ainda não foram estabelecidas nessa faixa etária. A administração é segura em pacientes com idade superior a 6 anos. As taxas de crescimento (peso e altura) devem ser monitoradas. A análise conjunta dos ECRs do uso de atomoxetina em crianças e adolescentes sugere maior ocorrência de ideação suicida em comparação ao uso de placebo (0,4 vs. 0%) nas primeiras semanas de tratamento.

IDOSOS

A segurança, a eficácia e a tolerabilidade ainda não foram estabelecidas para essa população.

INSUFICIÊNCIA HEPÁTICA

A exposição à atomoxetina é aumentada em indivíduos com insuficiência hepática. As doses inicial e alvo de atomoxetina devem ser reduzidas para 50% da dose normal em pacientes com insuficiência hepática moderada e para 25% da dose normal em pacientes com insuficiência hepática grave.

INSUFICIÊNCIA RENAL

A exposição sistêmica à atomoxetina em pacientes com insuficiência renal não difere daquela observada em indivíduos saudáveis quando corrigida para a dose de mg/kg. A dose de atomoxetina em pacientes com insuficiência renal deve seguir o regime de dosagem normal.

INSUFICIÊNCIA CARDÍACA

Devido ao risco de agravar eventos cardiovasculares, o uso de atomoxetina para o tratamento de indivíduos com anormalidades cardíacas clinicamente significativas deve ser avaliado cuidadosamente.

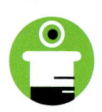

LABORATÓRIO

Exames prévios ao uso

Não são necessários.

Exames de acompanhamento

Testes laboratoriais para determinar as concentrações de enzimas hepáticas devem ser realizados apenas se houver suspeita clínica de disfunção hepática (p. ex., prurido, urina escura, icterícia, sensibilidade no quadrante superior direito ou sintomas inexplicáveis de "gripe"). Isso se deve ao fato de a atomoxetina já ter sido associada a elevações de aminotransferases séricas e à lesão hepática em uma pequena proporção de pacientes.[1]

PRECAUÇÕES E DICAS

1. É preciso ter precaução quando a administração de atomoxetina e a de outros fármacos que inibam a isoenzima CYP2D6, como a fluoxetina, a paroxetina e a quinidina, são concomitantes. Usar com cuidado em pacientes que sejam metabolizadores lentos (7% em brancos e 2% em negros). Nesses casos, ajustes na dose podem ser necessários.
2. Em pacientes com insuficiência hepática, iniciar ou ter como alvo doses 75% menores do que as habituais nos casos graves e 50% menores do que as doses habituais nos casos moderados.
3. A atomoxetina deve ser administrada com cuidado em pacientes que estejam utilizando fármacos que possam causar retenção urinária, como ADTs, ou em homens com prostatismo.
4. Os pacientes que utilizam atomoxetina pela primeira vez devem evitar dirigir ou operar máquinas até terem certeza de que o medicamento não afeta a capacidade de realizar essas atividades.
5. Observar crianças e adolescentes quanto a mudanças incomuns de humor ou comportamento, sobretudo durante os primeiros meses de terapia ou em mudanças de dose, devido ao risco aumentado de desenvolvimento de pensamentos suicidas nessa faixa etária com o uso de atomoxetina. Pesquisar história pregressa ou familiar de bipolaridade e/ou comportamentos suicidas.
6. Atentar para sinais e sintomas de alteração hepática, devido à presença de relatos desse efeito colateral raro, mas grave. A atomoxetina já foi associada ao aumento acentuado das enzimas hepáticas e à icterícia com concentrações de bilirrubina significativamente elevadas, as quais normalizaram após a descontinuação do medicamento. A atomoxetina deve ser descontinuada em pacientes com icterícia ou evidência laboratorial de lesão hepática e não deve ser reiniciada.
7. Eventos adversos cardíacos e vasculares graves, como morte súbita, AVC e IAM, já foram relatados com o uso de atomoxetina. Trata-se de reações raras, mas pacientes com história de anormalidades estruturais, tendência a arritmias, DAC, miocardiopatias e HAS devem ser monitorados cuidadosamente para avaliar a presença de doença cardíaca. Pacientes que desenvolvem sintomas como dor torácica ao esforço, síncope inexplicada ou outros sintomas sugestivos de doença cardíaca durante o tratamento com atomoxetina devem ser submetidos a uma avaliação cardíaca imediata.
8. O uso de atomoxetina deve ser avaliado com cautela em pacientes cujas condições médicas subjacentes podem ser agravadas por aumentos na PA ou na FC, como pacientes com hipertensão, taquicardia ou doença cardiovascular ou cerebrovascular. A FC e a PA devem ser medidas antes do início do tratamento, após aumento de dose e periodicamente durante a terapia para detectar possíveis alterações clinicamente importantes.
9. O crescimento em pacientes pediátricos deve ser monitorado ao longo do tratamento com atomoxetina, pois esse medicamento pode afetar os parâmetros de ganho de peso e altura durante o crescimento.

REFERÊNCIAS

1. Fu D, Wu DD, Guo HL, Hu YH, Xia Y, Ji X, et al. The mechanism, clinical efficacy, safety, and dosage regimen of atomoxetine for ADHD therapy in children: a narrative review. Front Psychiatry. 2022;12:780921. PMID [35222104]
2. Kabul S, Alatorre C, Montejano LB, Farr AM, Clemow DB. Real-world dosing patterns of atomoxetine in adults with attention-deficit/hyperactivity disorder. CNS Neurosci Ther. 2015;21(12):936-42. PMID 26331467
3. Yu G, Li GF, Markowitz JS. Atomoxetine: a review of its pharmacokinetics and pharmacogenomics relative to drug disposition. J Child Adolesc Psychopharmacol. 2016;26(4):314-26. PMID 26859445
4. Cortese S. Pharmacologic treatment of attention deficit-hyperactivity disorder. N Engl J Med. 2020;383(11):1050-6. PMID 32905677
5. Simpson D, Perry CM. Atomoxetine. Pediatric Drugs. 2003;5(6):407-15. PMID [12765489]
6. Schwartz S, Correll CU. Efficacy and safety of atomoxetine in children and adolescents with attention-deficit/hyperactivity disorder: results from a comprehensive meta-analysis and metaregression. J Am Acad Child Adolesc Psychiatry. 2014;53(2):174-87. PMID [24472252]
7. Cortese S, Adamo N, Del Giovane C, Mohr-Jensen C, Hayes AJ, Carucci S, et al. Comparative efficacy and tolerability of medications for attention-deficit hyperactivity disorder in children, adolescents, and adults: a systematic review and network meta-analysis. Lancet Psychiatry. 2018;5(9):727-38. PMID [30097390]
8. Childress AC. A critical appraisal of atomoxetine in the management of ADHD. Ther Clin Risk Manag. 2015;12:27-39. PMID [26730199]
9. Ornoy A. Pharmacological treatment of attention deficit hyperactivity disorder during pregnancy and lactation. Pharm Res. 2018;35(3):46. PMID [29411149]
10. Kittel-Schneider S, Quednow BB, Leutritz AL, McNeill RV, Reif A. Parental ADHD in pregnancy and the postpartum period: a systematic review. Neurosci Biobehav Rev. 2021;124:63-77. PMID [33516734]

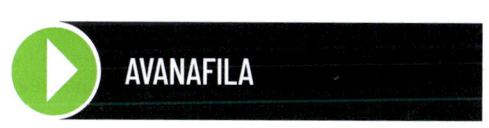

AVANAFILA

APRESENTAÇÕES COMERCIAIS

STENDRA (METUCHEN PHARMS)*
- Caixas com 30 ou 100 comprimidos de 50 mg.
- Caixas com 30 ou 100 comprimidos de 100 mg.
- Caixas com 30 ou 100 comprimidos de 200 mg.

*Medicamento não registrado no Brasil. Consultar possibilidade de importação.

MODO DE USAR

A dose inicial recomendada é de 100 mg. Deve ser administrada por VO, cerca de 30 minutos antes do início da atividade sexual. A alimentação pode influenciar no tempo para início de ação da substância. A frequência máxima de administração recomendada é de 1 vez ao dia. A estimulação sexual é necessária para a resposta ao tratamento.[1-3]

TEMPO PARA INÍCIO DE AÇÃO

Os efeitos da avanafila iniciam cerca de 15 a 30 minutos após a ingestão, quando em jejum, podendo levar até 80 minutos quando administrada junto de refeições ricas em gorduras.[3,4]

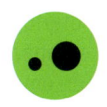

VARIAÇÃO USUAL DA DOSE

A dose mínima de avanafila é 50 mg, devendo ser aumentada até o máximo de 200 mg, conforme a eficácia e a tolerabilidade individual.[1,4]

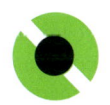

MODO DE SUSPENDER

Os efeitos da avanafila podem durar até 6 horas após a tomada.[1,2]

CLASSE, MECANISMO DE AÇÃO E FARMACODINÂMICA

Aprovada em 2012 pela FDA como forma de tratamento da DE, a avanafila é um inibidor da PDE-5 que demonstrou ser bastante seletivo nessa inibição, indicando que seus efeitos são mais potentes especificamente na enzima PDE-5, podendo se diferenciar dos outros fármacos de seu grupo devido ao início de ação rápido e à maior especificidade para o subtipo 5 da fosfodiesterase (PDE-5). A avanafila mostra-se ainda mais potente para a PDE-5 do que para a PDE-6, enzima do mesmo grupo que age na retina e é responsável pela fototransdução, além de ser também mais eficiente do que a PDE-3, responsável pelo correto funcionamento do coração e pelo comportamento dos vasos sanguíneos.[2,5-7]

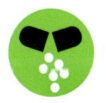

FARMACOCINÉTICA

A avanafila é rapidamente absorvida, com um tempo médio de concentração plasmática máxima ($T_{máx}$) de 30 a 45 minutos em jejum e de 1 hora e 20 minutos quando administrada com refeições ricas em gorduras. Sua meia-vida de eliminação apresenta variações, com média de 1 hora e 20 minutos, e tempo máximo em torno de 5 horas (sildenafila, 3-4 horas; vardenafila, 4-5 horas; tadalafila, 17,5 horas).[1,4] A substância sofre metabolização hepática via citocromo P450 (CYP), prioritariamente a partir da isoenzima microssomal CYP3A4 (com uma contribuição menor da CYP2C9), sendo transformada em pelo menos 11 metabólitos diferentes, excretados sobretudo pelas fezes (cerca de 62% da dose oral administrada) e, em menor quantidade, pela urina (em torno de 21%).[1,8] Estudos clínicos avaliaram os efeitos da avanafila e demonstraram que ela é capaz de gerar ereção suficiente para manter uma relação sexual satisfatória entre 20 e 40 minutos após sua ingestão. Estudos de metanálise e revisões sistemáticas analisaram, ainda, grupos de indivíduos com sintomas diferenciados de DE e de condições de saúde, comprovando sua eficácia para o tratamento de diversos problemas relacionados à atividade sexual. Um dos estudos investigou o princípio da ação da avanafila em doses de 100 e de 200 mg, em termos de proporção por indivíduo no total de tentativas sexuais que resultaram em relações sexuais satisfatórias e completas. Foram avaliados 1.700 voluntários, que utilizaram doses diferenciadas da substância. Os resultados apresentados comprovaram a eficiência da avanafila no período de 30 minutos após a administração da dose, e houve pacientes que conseguiram ereção em 20 minutos após tomarem a avanafila.[2,5-7]

INDICAÇÕES

Evidências CONSISTENTES de eficácia

▶ DE.[2-10]
▶ DE em homens com DM.[3,8]
▶ DE em homens após prostatectomia radical.[3]

CONTRAINDICAÇÕES

▶ A coadministração com nitratos é absolutamente contraindicada, pois os inibidores da PDE-5 podem potencializar seus efeitos hipotensores.
▶ Hipersensibilidade ao fármaco ou a quaisquer componentes da fórmula.
▶ Casos de elevado risco cardiovascular (IAM, AVC, arritmias com risco de vida ou revascularização coronariana no decorrer dos últimos 6 meses).
▶ Hipotensão de repouso (PA < 90/50 mmHg) ou HAS (PA > 170/100 mmHg).
▶ Angina instável, angina relacionada à relação sexual ou com ICC (New York Heart Association classes II, III ou IV).
▶ Insuficiência hepática grave.
▶ Insuficiência renal grave (depuração de creatinina < 30 mL/min).
▶ Doenças hereditárias degenerativas da retina, incluindo retinite pigmentosa.
▶ Neuropatia não arterítica óptica isquêmica anterior.
▶ Uso concomitante com inibidores potentes da isoenzima hepática CYP3A4 (p. ex., cetoconazol, ritonavir, atazanavir, claritromicina, indinavir, itraconazol, nefazodona, nelfinavir, saquinavir e telitromicina), uma vez que esses medicamentos reduzem significativamente o metabolismo e a eliminação da avanafila, levando a concentrações plasmáticas muito altas desse fármaco.

REAÇÕES ADVERSAS

Mais comuns: Cefaleia, congestão nasal, dor lombar, nasofaringite, rubor facial.

Menos comuns: Artralgia, bronquite, constipação, diarreia, dispepsia, hipertensão, infecções do trato respiratório superior, *influenza*, náusea, *rash* cutâneo, sinusite, tontura.

INTOXICAÇÃO

Sintomas

Não há informações sobre os sintomas de intoxicação por avanafila. Espera-se um aumento da intensidade dos efeitos colaterais usuais, como cefaleia, congestão nasal e rubor facial.

Manejo

▶ Em casos de *overdose*, medidas de suporte padrão devem ser adotadas conforme a necessidade.
▶ Não se espera que a diálise renal acelere a depuração, pois a avanafila liga-se fortemente às proteínas plasmáticas e não é significativamente eliminada pela urina.[1,4,8]

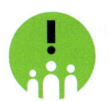

POPULAÇÕES ESPECIAIS

CRIANÇAS
A avanafila não é indicada para uso em pacientes pediátricos. A segurança e a eficácia em pacientes com idade inferior a 18 anos não foram estabelecidas.[1,4]

IDOSOS
Não foram observadas diferenças globais de eficácia e segurança entre indivíduos com mais de 65 anos de idade em relação a indivíduos mais jovens; portanto, nenhum ajuste de dose se justifica com base somente na idade. No entanto, uma maior sensibilidade ao medicamento em alguns indivíduos mais velhos deve ser considerada.[1,4,8]

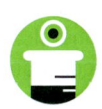

LABORATÓRIO

Exames prévios ao uso e de acompanhamento
Não são necessários.

PRECAUÇÕES E DICAS

1. Antes de o tratamento farmacológico ser considerado, realizar anamnese e exame físico cuidadosos para determinar as possíveis causas da DE (físicas e psicológicas) e, se possível, tratá-las.
2. Utilizar com cautela em pacientes com: a) deformidades anatômicas do pênis (p. ex., angulação excessiva, fibrose cavernosa ou doença de Peyronie) ou que apresentem condições que predisponham ao priapismo (p. ex., anemia falciforme, mieloma múltiplo ou leucemia); b) distúrbios da crase sanguínea ou úlcera péptica ativa — sua administração, nesses casos, deve ser feita somente após cuidadosa avaliação da relação risco-benefício.
3. A dose máxima recomendada em pacientes que fazem uso concomitante de inibidores moderados da isoenzima hepática CYP3A4 (p. ex., fluconazol, eritromicina, diltiazem e verapamil) é de 50 mg. Não usar mais do que 1 vez a cada 24 horas.
4. Uso concomitante com vasodilatadores (α-bloqueadores e outros anti-hipertensivos): iniciar uso de avanafila com a dose mínima preconizada (50 mg), devido ao potencial efeito aditivo de redução da PA, podendo causar hipotensão sintomática (p. ex., vertigem, tontura, desmaio).

REFERÊNCIAS

1. Limin M, Johnsen N, Hellstrom WJ. Avanafil, a new rapid-onset phosphodiesterase 5 inhibitor for the treatment of erectile dysfunction. Expert Opin Investig Drugs. 2010;19(11):1427-37. PMID [20939743]
2. Cui YS, Li N, Zong HT, Yan HL, Zhang Y. Avanafil for male erectile dysfunction: a systematic review and meta-analysis. Asian J Androl. 2014;16(3):472-7. PMID [24589460]
3. Rojo MA, Iribarren IM, Rodriguez JC, Salamanca JI. Avanafil for the treatment of erectile dysfunction. An updated review. Arch Esp Urol. 2014;67(10):839-47. PMID [25582903]
4. Kedia GT, Uckert S, Assadi-Pour F, Kuczyk MA, Albrecht K. Avanafil for the treatment of erectile dysfunction: initial data and clinical key properties. Ther Adv Urol. 2013;5(1):35-41. PMID [23372609]
5. Chen L, Staubli SE, Schneider MP, Kessels AG, Ivic S, Bachmann LM, et al. Phosphodiesterase 5 inhibitors for the treatment of erectile dysfunction: a trade-off network meta-analysis. Eur Urol. 2015;68(4):674-80. PMID [25817916]
6. Goldstein I, Jones LA, Belkoff LH, Karlin GS, Bowden CH, Peterson CA, et al. Avanafil for the treatment of erectile dysfunction: a multicenter, randomized, double-blind study in men with diabetes mellitus. Mayo Clin Proc. 2012;87(9):843-52. PMID [22857780]
7. Wang H, Yuan J, Hu X, Tao K, Liu J, Hu D. The effectiveness and safety of avanafil for erectile dysfunction: a systematic review and meta-analysis. Curr Med Res Opin. 2014;30(8):1565-71. PMID [24701971]
8. Burke RM, Evans JD. Avanafil for treatment of erectile dysfunction: review of its potential. Vasc Health Risk Manag. 2012;8:517-23. PMID [22973106]
9. Zhao C, Kim SW, Yang DY, Kim JJ, Park NC, Lee SW, et al. Efficacy and safety of avanafil for treating erectile dysfunction: results of a multicentre, randomized, double-blind, placebo-controlled trial. BJU Int. 2012;110(11):1801-6. PMID [22448738]
10. Kotera J, Mochida H, Inoue H, Noto T, Fujishige K, Sasaki T, et al. Avanafil, a potent and highly selective phosphodiesterase-5 inhibitor for erectile dysfunction. J Urol. 2012;188(2):668-74. PMID [22704456]

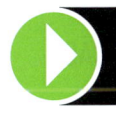

BIPERIDENO

APRESENTAÇÕES COMERCIAIS

AKINETON (BAGÓ)

- Caixas com 20, 40 ou 80 comprimidos de 2 mg.
- Caixas com 15, 30 ou 45 comprimidos de liberação retardada de 4 mg.

BIPERIDENO (UNIÃO QUÍMICA)

- Caixas com 40, 75, 80 ou 200* comprimidos de 2 mg.

CINETOL (CRISTÁLIA)

- Caixas com 80 ou 200* comprimidos de 2 mg.
- Caixas com 25, 36 ou 50 ampolas de 5 mg/mL com 1 mL.

PROPARK (UNIÃO QUÍMICA)

- Caixas com 40, 75, 80 ou 200* comprimidos de 2 mg.

*Embalagem hospitalar.

MODO DE USAR

No parkinsonismo induzido por antipsicóticos, iniciar com 1/2 comprimido de 2 mg, 2 vezes ao dia, podendo-se aumentar diariamente em 2 mg, até um máximo de 16 mg, com distribuição uniforme ao longo do dia.

No caso da apresentação de liberação lenta (*retard*), iniciar com comprimidos de 2 mg, aumentando-se gradativamente até obter resposta; então passar para comprimidos *retard* de 4 mg. A dose média é de 1 a 3 (máximo de 4) comprimidos ao dia.

O medicamento deve ser ingerido preferencialmente durante ou após uma refeição, para minimizar os efeitos adversos gastrintestinais. Evitar o uso de antidiarreicos até 2 horas após a ingestão do fármaco.

No caso de distonias agudas, administrar 1/2 ou 1 ampola de 5 mg, IM ou IV, podendo-se repetir de 30 em 30 minutos até o alívio dos sintomas, com dose máxima de 4 ampolas (20 mg) em 24 horas. Após, pode-se usar um esquema de manutenção VO por algumas semanas.

TEMPO PARA INÍCIO DE AÇÃO

A ação se dá em torno de 1,5 hora após a administração oral. Liberação lenta: o primeiro pico da concentração do medicamento no sangue ocorre em 3,5 horas, e o segundo pico ocorre após 10 a 12 horas. No uso IM, o início de ação foi observado após 30 minutos, e o efeito máximo foi observado após 50 minutos da administração.

VARIAÇÃO USUAL DA DOSE

- Extrapiramidalismo por antipsicóticos: 2 mg/comprimido, 1 a 3 comprimidos ao dia (não ultrapassar 16 mg/dia).
- Distonia aguda: 1 ampola de 5 mg, IM ou IV, a cada 30 minutos (máximo de 20 mg/dia).

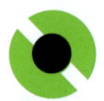

MODO DE SUSPENDER

Como 85 a 90% dos sintomas distônicos agudos ocorrem nos primeiros 4 dias de tratamento, sugere-se que após 10 dias tente-se reduzir os anticolinérgicos de forma gradual, observando-se o surgimento do parkinsonismo. Após algumas semanas de uso, tentar descontinuar o fármaco. Há evidências de benefícios na retirada da medicação, mesmo após seu uso crônico.[1]

CLASSE, MECANISMO DE AÇÃO E FARMACODINÂMICA

O biperideno é um anticolinérgico e antiparkinsoniano potente. Tem ação anticolinérgica preferencial em receptores muscarínicos tipo 1 (M1), o que lhe confere menos efeitos adversos do que o triexifenidil. Devido ao bloqueio colinérgico nos gânglios basais, ele corrige o excesso relativo de acetilcolina (em relação às concentrações de dopamina) no sistema nigro-estriatal causado pelo bloqueio dos receptores desse neurotransmissor pelos antipsicóticos.

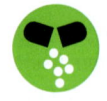

FARMACOCINÉTICA

O biperideno tem metabolização hepática. A meia-vida após a administração oral de dose única de 4 mg é de 11 a 21 horas em jovens saudáveis e de 24 a 37 horas em idosos.

O uso de anticolinérgicos na introdução de antipsicóticos é controverso, visto que há registros de que 30 a 50% dos pacientes que tomam antipsicóticos por período prolongado não necessitam deles. A maior preocupação atualmente diz respeito aos efeitos cognitivos adversos do emprego de biperideno, os quais podem ser evidenciados inclusive no seu uso agudo.[2]

Contudo, devido ao fato de que as reações distônicas agudas são extremamente desagradáveis para os pacientes e podem, inclusive, levar à não adesão ao tratamento com antipsicóticos, é aceito o uso profilático em indivíduos com maior risco de desenvolver extrapiramidalismo, como, por exemplo, pacientes jovens do sexo masculino em uso de antipsicóticos de alta potência.[3,4]

Não há evidência de melhora da acatisia aguda.[5]

INDICAÇÕES

Evidências CONSISTENTES de eficácia

- Reações distônicas agudas.[4]
- Síndromes parkinsonianas.
- Sintomas extrapiramidais provocados por antipsicóticos.[5]

Evidências INCOMPLETAS de eficácia

- Tratamento da dependência por *crack*/cocaína.[6]
- Sialorreia induzida por clozapina.[7]
- Epilepsia pós-traumatismo craniencefálico.[8]

CONTRAINDICAÇÕES

Absolutas

- Estenose ou obstrução intestinal (história de).
- Glaucoma de ângulo fechado.
- Hipersensibilidade ao fármaco.

Relativas

- Doenças prostáticas (com quadro de prostatismo).
- Insuficiência/arritmias cardíacas.
- *Delirium*.
- Megacólon.
- Discinesia tardia (não há evidências consistentes de que piore ou não o quadro).[9]
- Epilepsia.

REAÇÕES ADVERSAS

Mais comuns: Boca seca, constipação, visão borrada.

Menos comuns: Agitação, alucinações, cefaleia, confusão, déficit cognitivo e de memória, *delirium*, disfunção sexual, dor epigástrica, hipotensão postural, náuseas, precipitação de glaucoma, retenção urinária, sedação, taquicardia, tonturas.

INTOXICAÇÃO

Sintomas

Quadro clínico semelhante ao da *overdose* atropínica: midríase, taquicardia sinusal, retenção urinária, boca seca e febre. Pode evoluir para coma, colapso cardiorrespiratório e óbito.

Manejo

- Lavagem gástrica (se o paciente não estiver comatoso e se a ingestão foi recente).
- BZDs são indicados em pequenas doses ou um barbitúrico de ação rápida para casos de excitação do SNC.
- Suporte respiratório ou agentes vasopressores podem ser necessários.
- Observar a temperatura corporal, a necessidade de reposição hídrica e a manutenção do equilíbrio ácido-básico.
- Realizar sondagens urinárias de alívio.
- Pode-se, ainda, usar a fisostigmina (1 a 2 mg, IV, lentamente) para reverter problemas cardiovasculares e efeitos sobre o SNC, bem como a pilocarpina a 0,5% para reverter a midríase.

POPULAÇÕES ESPECIAIS

GRAVIDEZ

Não há estudos que afastem a possibilidade de esse fármaco ser teratogênico; portanto, deve ser evitado durante a gravidez, sobretudo no primeiro trimestre. Após esse período, avaliar a relação risco-benefício do uso. Categoria C da FDA.

LACTAÇÃO

Os anticolinérgicos podem suprimir a lactação. O biperideno é excretado pelo leite materno, atingindo uma concentração similar à do plasma. Não se conhece a natureza e o grau de metabolização no recém-nascido; por conseguinte, deve-se ter cautela ao administrar biperideno a lactantes.

CRIANÇAS

A experiência em crianças é limitada e baseia-se no emprego transitório do fármaco em distonias secundárias a medicamentos (neurolépticos, metoclopramida, metilfenidato e compostos similares).

Usar comprimidos de 2 mg:

- 1 a 5 anos: 1/4 a 1/2 comprimido, 1 a 3 vezes ao dia.
- 6 a 11 anos: 1/2 a 1 comprimido, 1 a 3 vezes ao dia.
- 12 a 16 anos: 1 comprimido, de 2 a 6 vezes ao dia.

IDOSO.

Recomendam-se doses menores em idosos, sobretudo quando debilitados. Cuidar associações com antipsicóticos de baixa potência e ADTs, devido ao risco de intoxicação atropínica.

O uso contínuo pode agravar os déficits de memória. A retirada do biperideno está associada à melhora cognitiva nessa população.

INSUFICIÊNCIA HEPÁTICA

Não se dispõe de dados sobre a farmacocinética entre pacientes com alteração da função hepática. Não há relatos de aumento de enzimas hepáticas ou lesão hepática.

INSUFICIÊNCIA RENAL

Não se dispõe de dados sobre a farmacocinética entre pacientes com alteração da função renal.

INSUFICIÊNCIA CARDÍACA

Contraindicação relativa. Usar a menor dose possível.

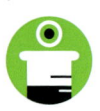

LABORATÓRIO

Exames prévios ao uso

Não há indicação formal.

Exames de acompanhamento

É recomendável a verificação periódica da pressão intraocular (devido à possibilidade de glaucoma), especialmente em idosos.

PRECAUÇÕES E DICAS

1. Só usar o biperideno na prevenção de efeitos parkinsonianos induzidos por antipsicóticos nos grupos de maior risco (homens jovens, em uso de antipsicóticos típicos).
2. Evitar ingerir álcool e tomar cuidado ao operar máquinas perigosas/conduzir veículos durante o tratamento com biperideno.
3. Usar balas ou chicletes dietéticos (para estimular a salivação e evitar a ocorrência de cáries dentárias, doença periodontal e candidíase oral).
4. Existe sempre o risco de abuso com esse fármaco, pois causa euforia e alucinações quando ingerido em altas doses.

REFERÊNCIAS

1. Ogino S, Miyamoto S, Tenjin T, Kitajima R, Ojima K, Miyake N, et al. Effects of discontinuation of long-term biperiden use on cognitive function and quality of life in schizophrenia. Prog Neuropsychopharmacol Biol Psychiatry. 2011;35(1):78-83. PMID [20828595]
2. Borghans L, Sambeth A, Blokland A. Biperiden selectively impairs verbal episodic memory in a dose- and time-dependent manner in healthy subjects. J Clin Psychopharmacol. 2020;40(1):30-7. PMID [31834098]
3. Arana GW, Goff DC, Baldessarini RJ, Keepers GA. Efficacy of anticholinergic prophylaxis for neuroleptic-induced acute dystonia. Am J Psychiatry. 1988;145(8):993-6. PMID [2899403]
4. Stanilla JK, Simpson GM. Drugs to treat extrapyramidal side effects. In: Schatzberg AF, editor. The American Psychiatric Publishing textbook of psychopharmacology. Washington: APP; 2004.
5. Baskak B, Atbasoglu EC, Ozguven HD, Saka MC, Gogus AK. The effectiveness of intramuscular biperiden in acute akathisia: a double-blind, randomized, placebo-controlled study. J Clin Psychopharmacol. 2007;27(3):289-94. PMID [17502777]
6. Dieckmann LH, Ramos AC, Silva EA, Justo LP, Sabioni P, Frade IF, et al. Effects of biperiden on the treatment of cocaine/crack addiction: a randomised, double-blind, placebo-controlled trial. Eur Neuropsychopharmacol. 2014;24(8):1196-202. PMID [24974353]
7. Liang CS, Ho PS, Shen LJ, Lee WK, Yang FW, Chiang KT. Comparison of the efficacy and impact on cognition of glycopyrrolate and biperiden for clozapine-induced sialorrhea in schizophrenic patients: a randomized, double-blind, crossover study. Schizophr Res. 2010;119(1-3):138-44. PMID [20299191]
8. Benassi SK, Alves JGSM, Guidoreni CG, Massant CG, Queiroz CM, Garrido-Sanabria E, et al. Two decades of research towards a potential first anti-epileptic drug. Seizure. 2021;90:99-109. PMID [33714677]
9. Bergman H, Soares-Weiser K. Anticholinergic medication for antipsychotic-induced tardive dyskinesia. Cochrane Database Syst Rev. 2018;1(1):CD000204. PMID [29341071]

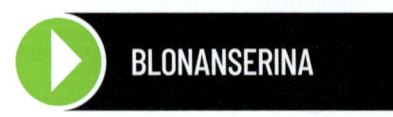

▶ BLONANSERINA

APRESENTAÇÕES COMERCIAIS

BLONITAS (INTAS PHARMACEUTICALS)*

▸ Comprimidos de 8 mg.

*Medicamento não registrado junto à Anvisa e à FDA. Consultar a possibilidade de importação.

MODO DE USAR

A dose inicial é de 8 mg/dia, divididos em 2 doses. A dose de manutenção é de 8 a 16 mg/dia, divididos em 2 doses, e a dose máxima, de 24 mg/dia.

A blonanserina deve ser tomada após uma refeição, pois as concentrações máximas são aumentadas quando o paciente está alimentado; entretanto, como o aumento na exposição sistêmica continua até pelo menos 4 horas após a ingestão alimentar, a blonanserina pode ser tomada antes da hora de dormir.

Sempre iniciar com a dose dividida em 2 tomadas. Após a estabilização, alguns pacientes respondem bem com uma única tomada à noite.[1]

TEMPO PARA INÍCIO DE AÇÃO

Os sintomas psicóticos podem melhorar dentro de 1 semana, mas pode levar várias semanas para se observar efeito completo no comportamento e na cognição.

É recomendado esperar pelo menos de 4 a 6 semanas para determinar a eficácia da substância. Alguns pacientes podem precisar até 16 a 20 semanas para apresentar uma boa resposta, especialmente no comprometimento cognitivo e na funcionalidade.[1]

VARIAÇÃO USUAL DA DOSE

De 8 a 16 mg/dia, no início divididos em 2 doses.

MODO DE SUSPENDER

Retirar gradualmente, sobretudo quando for iniciar simultaneamente um novo antipsicótico, enquanto é feita a troca (ou seja, realizar titulação cruzada).

A descontinuação rápida pode levar à piora dos sintomas.[1]

CLASSE, MECANISMO DE AÇÃO E FARMACODINÂMICA

A blonanserina é um antipsicótico atípico (antipsicótico de segunda geração) aprovado no Japão em janeiro de 2008, na Coreia em 2009 e na China em 2017. Atua como antagonista da serotonina e da dopamina, tendo também um potencial efeito na estabilização do humor.

A blonanserina inibe os receptores de dopamina D2 e D3, bem como o receptor de serotonina 5-HT2A, com alta afinidade, tendo baixa afinidade para receptores de dopamina D1, e nenhuma afinidade por receptores muscarínicos, adrenérgicos e histaminérgicos. O bloqueio dos receptores dopaminérgicos reduz os sintomas positivos de psicose e estabiliza os sintomas afetivos. A ação nos receptores serotonérgicos 2A reduz os efeitos colaterais motores e possivelmente melhora a cognição e os sintomas afetivos.[1-3]

FARMACOCINÉTICA

A blonanserina é bem absorvida por via oral, atingindo o pico plasmático em 90 minutos, com biodisponibilidade de 55%. A ingestão com alimentos prolonga o tempo para o pico plasmático e aumenta em 2,7 vezes a biodisponibilidade.

É metabolizada pela CYP3A4, gerando os metabólitos N-desetilados e hidroxilados, que são ativos, mas em menor grau do que o fármaco original. A estabilização da concentração sérica ocorre após 5 dias do início da medicação.

Tem meia-vida de eliminação de 10 a 16 horas depois de dose única. A excreção ocorre 57% pela urina e 30% pelas fezes.[1,2,4]

INDICAÇÕES

Evidências CONSISTENTES de eficácia

▸ Esquizofrenia.[5]

Evidências INCOMPLETAS de eficácia

▸ Mania aguda/mania mista.
▸ Outros transtornos psicóticos.
▸ Manutenção bipolar.
▸ Depressão bipolar.
▸ Depressão resistente ao tratamento.
▸ Transtornos comportamentais em demência.
▸ Transtornos comportamentais em crianças e adolescentes.
▸ Transtornos associados a problemas com o controle dos impulsos.[1]

CONTRAINDICAÇÕES

Absolutas

▸ Se o paciente estiver em uso de cetoconazol ou adrenalina/epinefrina.

- Alergia comprovada à blonanserina.[1]

Relativas

- Utilizar com cautela em pacientes com condições que predispõem à hipotensão (desidratação, calor excessivo).
- Utilizar com cautela em pacientes com risco de pneumonia por aspiração, pois o uso de antipsicóticos pode estar associado à disfagia.[1]

REAÇÕES ADVERSAS

Mais comuns: Efeitos extrapiramidais (acatisia, bradicinesia, discinesia, rigidez muscular, tremor), hiperprolactinemia, insônia, retenção urinária.[6]

Menos comuns: Ansiedade, aumento de peso, aumento de transaminases, cefaleia, constipação, discinesia tardia, irritabilidade, sialorreia, sonolência, tontura.[1,4,7]

INTOXICAÇÃO

Sintomas e manejo

Não existem informações disponíveis sobre os sintomas de intoxicação por blonanserina e sobre o seu manejo.

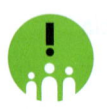

POPULAÇÕES ESPECIAIS

GRAVIDEZ

Não foram conduzidos estudos controlados em gestantes. É preciso avaliar os riscos e benefícios do tratamento.[1]

LACTAÇÃO

É desconhecido se a blonanserina é secretada no leite humano, mas presume-se que todos os antipsicóticos sejam secretados no leite materno. É recomendado descontinuar a substância, a não ser que o benefício potencial para a mãe justifique o risco potencial para a criança. Bebês de mulheres que optam por amamentar sob uso de blonanserina devem ser monitorados para possíveis efeitos adversos.[1]

CRIANÇAS

A segurança e a eficácia não foram estabelecidas nessa população específica. Crianças e adolescentes que usam blonanserina podem precisar ser monitorados com mais frequência do que adultos.[1]

IDOSOS

Alguns pacientes podem tolerar melhor doses mais baixas. Pacientes idosos com psicose relacionada à demência tratados com antipsicóticos atípicos têm risco aumentado de morte em comparação ao placebo e risco aumentado de eventos cerebrovasculares.[1]

INSUFICIÊNCIA HEPÁTICA

É recomendada cautela em pacientes com distúrbios hepáticos, pois a concentração plasmática do medicamento pode ficar aumentada nesses pacientes.[1,4]

INSUFICIÊNCIA RENAL

Não há estudos nessa população específica.[1]

INSUFICIÊNCIA CARDÍACA

Não há estudos nessa população específica.[1]

LABORATÓRIO

Exames prévios ao uso

Pesar e verificar o IMC do paciente.

Avaliar a presença de diabetes, dislipidemia ou HAS.

Exames de acompanhamento

Avaliar IMC mensalmente por 3 meses, depois trimestralmente.

Considerar monitoramento dos triglicerídeos em jejum mensalmente, por vários meses, em pacientes com alto risco de complicações metabólicas e ao iniciar ou trocar antipsicóticos.

Monitorar PA, glicose plasmática em jejum e lipídeos em jejum dentro de 3 meses e depois anualmente, porém de modo mais precoce e frequente para pacientes com diabetes ou que ganharam mais de 5% do peso inicial.

Manter vigilância para o início raro, mas potencialmente fatal, de CAD (início súbito de poliúria, polidipsia, perda de peso, náusea, vômitos, desidratação, respiração rápida, fraqueza e turvação da consciência, até mesmo coma).

Pacientes com baixa contagem de leucócitos ou história de leucopenia/neutropenia induzida por substância devem ter hemograma completo monitorado frequentemente durante os primeiros meses, e a blonanserina deve ser descontinuada ao primeiro sinal de declínio em leucócitos na ausência de outros fatores causadores.[1]

PRECAUÇÕES E DICAS

1. Anticolinérgicos podem reduzir os efeitos colaterais motores, quando presentes.
2. Para manejo de aumento de peso ou síndrome metabólica, podem ser necessários dieta adequada, programas de exercícios e manejo clínico para diabetes e dislipidemia.
3. β-bloqueadores ou BZDs podem reduzir acatisia, quando presente.

REFERÊNCIAS

1. Stahl SM. Fundamentos de psicofarmacologia de Stahl: guia de prescrição. 6. ed. Porto Alegre: Artmed; 2019.
2. Blonanserin (Rx) [Internet]. Bethesda: National Library of Medicine; 2022 [capturado em 13 ago. 2022]. Disponível em: https://pubchem.ncbi.nlm.nih.gov/compound/125564.
3. Kishi T, Matsui Y, Matsuda Y, Katsuki A, Hori H, Yanagimoto H, et al. Efficacy, tolerability, and safety of blonanserin in schizophrenia: an updated and extended systematic review and meta-analysis of randomized controlled trials. Pharmacopsychiatry. 2019;52(02):52-62. PMID [29514360]
4. Deeks ED, Keating GM. Blonanserin: a review of its use in the management of schizophrenia. CNS Drugs. 2010;24(1):65-84. PMID [20030420]
5. Kishi T, Ikuta T, Sakuma K, Okuya M, Iwata N. Efficacy and safety of antipsychotic treatments for schizophrenia: a systematic review and network meta-analysis of randomized trials in Japan. J Psychiatr Res. 2021;138:444-52. PMID [33964682]
6. Inoue Y, Tsuchimori K, Nakamura H. Safety and effectiveness of oral blonanserin for schizophrenia: a review of Japanese post-marketing surveillances. J Pharmacol Sci. 2021;145(1):42-51. PMID [33357778]
7. Yang J, Bahk WM, Cho HS, Jeon YW, Jon DI, Jung HY, et al. Efficacy and tolerability of blonanserin in the patients with schizophrenia: a randomized, double-blind, risperidone-compared trial. Clin Neuropharmacol. 2010;33(4):169-75. PMID [20661022]
8. Anzai T, Takahashi K, Watanabe M. Adverse reaction reports of neuroleptic malignant syndrome induced by atypical antipsychotic agents in the Japanese Adverse Drug Event Report (JADER) database. Psychiatry Clin Neurosci. 2019;73(1):27-33. PMID [30375086]
9. Jeon SM, Park S, Kim D, Kwon JW. Risk of seizures associated with antipsychotic treatment in pediatrics with psychiatric disorders: a nested case-control study in Korea. Eur Child Adolesc Psychiatry. 2021;30(3):391-9. PMID [32266577]

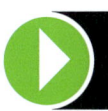

BREXPIPRAZOL

APRESENTAÇÕES COMERCIAIS

REXULTI (LUNDBECK)

- Caixas com 10 ou 30 comprimidos de 0,25 mg.
- Caixas com 10 ou 30 comprimidos de 0,5 mg.
- Caixas com 10 ou 30 comprimidos de 1 mg.
- Caixas com 30 comprimidos de 2 mg.
- Caixas com 30 comprimidos de 3 mg.

MODO DE USAR

O brexpiprazol pode ser administrado com ou sem alimentos.

Como tratamento adjuvante para TDM, a dose recomendada é de 2 mg/dia, tomada 1 vez ao dia, sendo a dose máxima recomendada de 3 mg/dia. É indicado começar o tratamento com 0,5 ou 1 mg, 1 vez ao dia, VO, e a titulação da dose deve ser feita com incrementos semanais de 0,5 ou 1 mg, de acordo com a resposta clínica e a tolerabilidade do paciente.[1]

Na esquizofrenia, a dose recomendada é de 2 a 4 mg/dia, tomada 1 vez ao dia, sendo a dose máxima recomendada de 4 mg/dia. A dose inicial é de 1 mg pelos primeiros 4 dias, com aumento, conforme resposta e tolerabilidade, para 2 mg pelos próximos 3 dias, seguido por aumento para 4 mg, 1 vez ao dia.[1]

TEMPO PARA INÍCIO DE AÇÃO

No TDM, os efeitos iniciais podem ser observados dentro de 1 semana, com melhoras ao longo das próximas 6 a 12 semanas. Na esquizofrenia, os efeitos iniciais podem ser observados dentro de 1 a 2 semanas de tratamento, com melhoras ao longo das próximas 4 a 6 semanas.

VARIAÇÃO USUAL DA DOSE

- Esquizofrenia: de 2 a 4 mg.[1]
- Depressão: de até 2 mg.[1]

MODO DE SUSPENDER

A menos que a interrupção seja devido a efeitos adversos significativos, a redução gradual da dose (ao longo de várias semanas a meses) é aconselhada para detectar o ressurgimento dos sintomas e evitar sintomas de retirada.

CLASSE, MECANISMO DE AÇÃO E FARMACODINÂMICA

O brexpiprazol é um antipsicótico de terceira geração. A terceira geração difere das duas gerações anteriores por serem agonistas parciais D2 que também têm ações nos receptores 5-HT1A e 5-HT2A.[2] O brexpiprazol atua como agonista parcial nos receptores de dopamina D2 e de serotonina 5-HT1A e é um potente antagonista dos receptores serotonérgicos 5-HT2A e dos receptores adrenérgicos $\alpha_1 B$ e $\alpha_2 C$. De forma abrangente, o brexpiprazol exibe atividade antagonista moderada nos receptores dopaminérgicos D3, serotonérgicos 5-HT2B, 5-HT7 e adrenérgicos $\alpha_1 A$, 1D, afinidade moderada nos receptores histaminérgicos H1 e baixa afinidade nos receptores colinérgicos muscarínicos M1.[2]

FARMACOCINÉTICA

Após a administração de dose única de brexpiprazol em comprimido, as concentrações plasmáticas máximas ocorreram dentro de 4 horas, e a biodisponibilidade oral absoluta foi de 95%. As concentrações de estado de equilíbrio do brexpiprazol foram atingidas dentro de 10 a 12 dias após a administração. A depuração oral aparente de um comprimido oral de brexpiprazol após administração 1 vez ao dia é de 19,8 (± 11,4) mL/h/kg, mas após múltiplas administrações, 1 vez ao dia, as meias-vidas de eliminação terminal do brexpiprazol e de seu principal metabólito, DM-3411, foram de 91 e 86 horas, respectivamente. No estado de equilíbrio, o DM-3411 representou 23 a 48% da exposição ao brexpiprazol (AUC) no plasma. Considera-se que o DM-3411 não contribui para os efeitos terapêuticos do brexpiprazol. O brexpiprazol é altamente ligado às proteínas plasmáticas (superior a 99%), em particular à albumina sérica e à glicoproteína α_1-ácida. A excreção se dá pelas fezes (46%, sendo aproximadamente 14% como fármaco inalterado), e pela urina (25%, sendo menos de 1% como fármaco inalterado. O brexpiprazol é metabolizado principalmente pelas enzimas CYP3A4 e CYP2D6.[1]

O brexpiprazol foi aprovado para uso na esquizofrenia, tanto no tratamento agudo quanto no tratamento de longo prazo.[3] Três estudos de 6 semanas, randomizados, duplo-cegos e controlados por placebo demonstraram eficácia nas doses de 2 a 4 mg/dia.[4-6] Os estudos tiveram desenhos semelhantes, compreendendo uma fase de triagem ≤ 14 dias e uma fase de tratamento duplo-cego de 6 semanas. Em dois estudos, pacientes elegíveis foram randomizados para placebo ou brexpiprazol em dose fixa;[5,6] em um deles, os pacientes elegíveis foram randomizados para placebo, dose flexível de brexpiprazol 2 a 4 mg/dia ou dose flexível de quetiapina XR 400 a 800 mg/dia.[4] O uso em tratamento de manutenção foi demonstrado em um estudo randomizado e duplo-cego e em dois estudos abertos, ambos com 52 semanas de duração.[3] O estudo randomizado compreendeu uma fase de conversão e *washout* conforme a necessidade, uma fase de estabilização simples-cega de 12 a 36 semanas, uma fase de manutenção duplo-cega de 52 semanas e uma fase de acompanhamento de segurança. Na fase de estabilização, todos os pacientes receberam brexpiprazol 1 a 4 mg/dia, em uma dose que manteria a estabilidade dos sintomas psicóticos e minimizaria os problemas de tolerabilidade, de acordo com o julgamento do investigador. Os pacientes que preencheram os critérios de estabilização por 12 semanas consecutivas entraram na fase de manutenção e foram randomizados para continuar recebendo brexpiprazol 1 a 4 mg/dia (na dose de estabilização) ou para mudar para placebo. A melhora foi, de modo geral, mantida no grupo brexpiprazol, enquanto no grupo placebo houve uma piora ao longo do tempo.[3]

O brexpiprazol também tem seu uso aprovado para tratamento adjuvante no TDM. Seu benefício foi demonstrado em quatro estudos duplo-cegos, randomizados e de 6 semanas de duração que avaliaram o tratamento adjuvante com brexpiprazol 1 a 3 mg/dia *versus* placebo em pacientes ambulatoriais com TDM e resposta inadequada a ADs (n = 1.853).[7] Uma análise conjunta de dados de seis estudos duplo-cegos, randomizados, de 6 semanas de duração e que avaliaram uso de brexpiprazol adjuvante *versus* placebo em pacientes com TDM e resposta inadequada a AD também encontrou um benefício do uso de brexpiprazol no funcionamento na vida social e na vida familiar, mas não no item trabalho/estudos.[8]

O uso de brexpiprazol até o momento não demonstrou ser eficaz para o tratamento agudo da mania no TB.[9] Dois ensaios clínicos randomizados, duplo-cegos, controlados por placebo, de 3 semanas de duração e com uso de dose flexível (2 a 4 mg/dia) de brexpiprazol não demonstraram benefício em comparação ao placebo, mas uma análise posterior demonstrou que ele foi mais eficaz em pacientes com *insight* parcial ou ausente (predominantemente pacientes europeus) do que em pacientes com excelente *insight* (predominantemente pacientes americanos). Um estudo aberto de 26 semanas acompanhou esses pacientes (n = 381) e demonstrou melhora gradual.

Um ensaio clínico randomizado, duplo-cego e controlado por placebo recrutou 80 indivíduos com transtorno da personalidade *borderline* e os acompanhou por 12 semanas.[10] Os participantes receberam brexpiprazol 2 mg ou placebo. Houve uma interação significativa entre tratamento e tempo, apenas devido à diferenciação especificamente na semana 12. Novos estudos serão necessários para avaliar o benefício do brexpiprazol nesse grupo de pacientes.

INDICAÇÕES

Evidências CONSISTENTES de eficácia

▸ Tratamento da esquizofrenia.
▸ Tratamento adjuvante para TDM.

Evidências INCOMPLETAS de eficácia

▸ Transtorno da personalidade *borderline*.[10]

CONTRAINDICAÇÕES

Absolutas

Hipersensibilidade conhecida ao brexpiprazol ou a qualquer um de seus componentes. As reações podem incluir erupção cutânea, edema facial, urticária e anafilaxia.

Relativas

Gravidez e lactação.

REAÇÕES ADVERSAS

Mais comuns: Acatisia, aumento de peso, dor de cabeça, sonolência, tontura, tremor.

Menos comuns: Alterações metabólicas, ansiedade, aumento da AST, aumento da creatina fosfocinase sérica, aumento da prolactina sérica, aumento do apetite, blefaroespasmo, boca seca, comportamentos compulsivos, comprometimento cognitivo e motor, constipação, convulsões, desregulação da temperatura corporal, diarreia, diminuição do cortisol sérico, discinesia tardia, disfagia, dispepsia, distonia, dor abdominal, dor de dente, espasmos musculares, fadiga, flatulência, hiperidrose, hipersecreção salivar, hipertensão, hipotensão ortostática e síncope, infecção do trato urinário, inquietação, insônia, leucopenia, neutropenia e agranulocitose, mialgia, nasofaringite, náuseas, palpitações, pensamentos e comportamentos suicidas em adolescentes e adultos jovens, quedas, sedação, SNM, sonhos anormais, sudorese noturna, visão turva.

INTOXICAÇÃO

Sintomas

Existem poucos dados sobre intoxicação com o uso de brexpiprazol.[1] Um menino de 16 meses desenvolveu sonolência e ataxia (perda de coordenação) cerca de 18 horas depois de ter tomado 30 mg de brexpiprazol e, nos 2 dias seguintes, ele desenvolveu tremores, espasmos musculares, inquietação e baixo nível de açúcar no sangue; teve melhora completa após 72 horas.

Manejo

▸ Concentrar-se na terapêutica de suporte, mantendo uma via aérea adequada, oxigenação e ventilação e manejo dos sintomas.
▸ A supervisão médica e o monitoramento devem continuar até que o paciente se recupere.
▸ Carvão ativado oral e sorbitol (50 g/240 mL), administrados uma hora após a ingestão de brexpiprazol oral, diminuíram a $C_{máx}$ do brexpiprazol e a AUC em aproximadamente 5 a 23% e 31 a 39%, respectivamente; no entanto, não há informações suficientes disponíveis sobre o potencial terapêutico do carvão ativado no tratamento da intoxicação.

▶ Não há informações sobre o efeito da hemodiálise no tratamento da intoxicação, mas é improvável ser útil, porque o brexpiprazol é altamente ligado às proteínas plasmáticas.[1]

POPULAÇÕES ESPECIAIS

GRAVIDEZ
Não foram realizados estudos adequados e bem controlados em mulheres grávidas para informar os riscos associados ao medicamento. No entanto, recém-nascidos cujas mães são expostas a antipsicóticos durante o terceiro trimestre de gravidez correm risco de sintomas extrapiramidais e/ou de retirada. Em estudos de reprodução em animais, não foi observada teratogenicidade com a administração oral de brexpiprazol a ratas e coelhas grávidas durante a organogênese em doses de até 73 e 146 vezes, respectivamente, da MRHD de 4 mg/dia com base em mg/m². No entanto, quando ratas grávidas receberam brexpiprazol durante o período de organogênese até a lactação, o número de mortes perinatais de filhotes aumentou em 73 vezes a MRHD.[1]

LACTAÇÃO
Não foram realizados estudos de lactação para avaliar a presença de brexpiprazol no leite humano, os efeitos no lactente ou os efeitos do brexpiprazol na produção de leite. O brexpiprazol está presente no leite de ratas. Deve-se avaliar a relação risco-benefício.[1]

CRIANÇAS
A segurança e a eficácia em pacientes pediátricos não foram estabelecidas.[1]

IDOSOS
A farmacocinética da administração de brexpiprazol 1 vez ao dia (até 3 mg/dia por 14 dias) como terapia adjuvante no tratamento de indivíduos idosos com depressão foi comparável àquela observada em adultos, mas, de modo geral, o ajuste de dose deve ser cauteloso e lento, dada a maior frequência de diminuição da função hepática, renal e cardíaca. Pacientes idosos com psicose relacionada à demência tratados com medicamentos antipsicóticos apresentam risco aumentado de morte. Cuidados e orientações em relação ao risco de queda são importantes, visto que o medicamento pode causar sonolência, hipotensão postural, instabilidade motora e sensorial, podendo levar a quedas e, consequentemente, fraturas ou outras lesões.[1]

INSUFICIÊNCIA HEPÁTICA
Em pacientes com insuficiência hepática moderada a grave (escore de Child-Pugh ≥ 7), a dose máxima recomendada é de 2 mg, 1 vez ao dia, para pacientes com depressão, e 3 mg, 1 vez ao dia, para pacientes com esquizofrenia.[1]

INSUFICIÊNCIA RENAL
Em pacientes com insuficiência renal moderada, grave ou terminal (depuração de creatinina < 60 mL/minuto), a dose máxima recomendada é de 2 mg, 1 vez ao dia, para pacientes com depressão, e 3 mg, 1 vez ao dia, para pacientes com esquizofrenia.[1]

INSUFICIÊNCIA CARDÍACA
O brexpiprazol não foi avaliado em pacientes com história recente de infarto do miocárdio ou doença cardiovascular instável. Os sinais vitais ortostáticos devem ser monitorados em pacientes vulneráveis à hipotensão (p. ex., pacientes idosos, pacientes com desidratação, hipovolemia, tratamento concomitante com medicação anti-hipertensiva), pacientes com doença cardiovascular conhecida (história de infarto do miocárdio, doença cardíaca isquêmica, insuficiência cardíaca, ou anormalidades de condução) e pacientes com doença cerebrovascular.[1]

LABORATÓRIO

Exames prévios ao uso

Hemograma completo, glicemia de jejum e perfil lipídico antes ou logo depois do início da medicação são indicados.[1]

Exames de acompanhamento

Monitorar glicemia de jejum, perfil lipídico e peso periodicamente. Em pacientes com leucopenia ou neutropenia preexistentes ou com história de leucopenia ou neutropenia induzida por drogas, realizar um hemograma completo frequentemente durante os primeiros meses de terapia.[1]

PRECAUÇÕES E DICAS

1. O uso simultâneo com medicamentos inibidores fortes de CYP2D6 ou CYP3A4 deve ser fei-

to com cautela. Recomenda-se usar metade da dose usual nesses casos. Em caso de uso com inibidores fortes/moderados de CYP2D6 associados com inibidores fortes/moderados de CYP3A4, deve-se reduzir a dose para 1/4 da dose usual. Exceção ocorre quando o brexipiprazol é administrado junto com ADs inibidores fortes de CYP2D6, como fluoxetina e paroxetina, visto que, nos ensaios clínicos que examinaram o uso adjuvante de brexipiprazol no tratamento do TDM, a dosagem não foi ajustada.
2. Recomenda-se dobrar a dose em 1 a 2 semanas quando o uso for feito com medicamentos indutores fortes de CYP3A4.
3. O uso do medicamento não é aprovado para o tratamento de pacientes com psicose relacionada à demência, devido ao risco aumentado de morte nessa população. Reações adversas cerebrovasculares, incluindo AVC e AIT, foram observadas com uso de APs em pacientes idosos com psicose relacionada à demência.
4. Atentar para possível aumento de pensamentos e comportamentos suicidas, em especial em crianças, adolescentes e adultos jovens.
5. Houve relatos de hiperglicemia em pacientes tratados com brexipiprazol. É importante monitorar a glicemia de jejum antes ou logo depois do início da medicação e monitorar periodicamente durante o tratamento de longo prazo.
6. Jogo patológico e outros comportamentos compulsivos podem aparecer após o uso de brexipiprazol, sendo importante monitorar ativamente esses sintomas, que incluem compulsão por jogos, impulsos sexuais, compras compulsivas, compulsão alimentar.

REFERÊNCIAS

1. Rexulti® (brexipiprazole) [Bula de medicamento] [Internet]. Tokyo: Otsuka Pharmaceutica; 2015 [capturado em 13 ago. 2022]. Disponível em: https://www.accessdata.fda.gov/drugsatfda_docs/label/2018/205422s003lbl.pdf.
2. Edinoff AN, Wu NW, Maxey BS, Ren AL, Leethy KN, Girma B, et al. Brexpiprazole for the treatment of schizophrenia and major depressive disorder: a comprehensive review of pharmacological considerations in clinical practice. Psychopharmacol Bull. 2021;51(2):69-95. PMID [34092824]
3. Marder SR, Meehan SR, Weiss C, Chen D, Hobart M, Hefting N. Effects of brexpiprazole across symptom domains in patients with schizophrenia: post hoc analysis of short- and long-term studies. Schizophr Bull. 2021;2(1):sgab014. PMID [34901863]
4. Marder SR, Hakala MJ, Josiassen MK, Zhang P, Ouyang J, Weiller E, et al. Brexpiprazole in patients with schizophrenia: Overview of short-and long-Term phase 3 controlled studies. Acta Neuropsychiatr. 2017;29(5):278-90. PMID [27846922]
5. Kane JM, Skuban A, Ouyang J, Hobart M, Pfister S, McQuade RD, et al. A multicenter, randomized, double-blind, controlled phase 3 trial of fixed-dose brexpiprazole for the treatment of adults with acute schizophrenia. Schizophr Res. 2015;164(1-3):127-35. PMID [25682550]
6. Correll CU, Skuban A, Ouyang J, Hobart M, Pfister S, McQuade RD, et al. Efficacy and safety of brexpiprazole for the treatment of acute schizophrenia: a 6-week randomized, double-blind, placebo-controlled trial. Am J Psychiatry. 2015;172(9):870-80. PMID [25882325]
7. Thase ME, Zhang P, Weiss C, Meehan SR, Hobart M. Efficacy and safety of brexpiprazole as adjunctive treatment in major depressive disorder: overview of four short-term studies. Expert Opin Pharmacother. 2019;20(15):1907-16. PMID [31290344]
8. Hobart M, Zhang P, Weiss C, Meehan SR, Eriksson H. Adjunctive brexpiprazole and functioning in major depressive disorder: a pooled analysis of six randomized studies using the sheehan disability scale. Int J Neuropsychopharmacol. 2019;22(3):173-9. PMID [30508090]
9. Vieta E, Sachs G, Chang D, Hellsten J, Brewer C, Peters-Strickland T, et al. Two randomized, double-blind, placebo-controlled trials and one open-label, long-term trial of brexpiprazole for the acute treatment of bipolar mania. J Psychopharmacol. 2021;35(8):971-82. PMID [33691517]
10. Grant JE, Valle S, Chesivoir E, Ehsan D, Chamberlain SR. A double-blind placebo-controlled study of brexpiprazole for the treatment of borderline personality disorder. Br J Psychiatry. 2021;220(2):1-6. PMID [35049469]

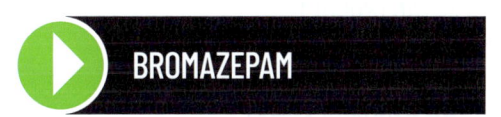

BROMAZEPAM

APRESENTAÇÕES COMERCIAIS

ANSIOLEX (IBFARMA)
- Caixas com 20 comprimidos de 3 mg.
- Caixas com 20 comprimidos de 6 mg.

BROMAZEPAM (BRAINFARMA)
- Caixas com 20, 30, 60*, 80*, 90*, 100*, 150*, 200*, 210*, 300*, 400*, 450*, 500* ou 600* comprimidos de 3 mg.
- Caixas com 20, 30, 60*, 80*, 90*, 100*, 150*, 200*, 210*, 300*, 400*, 450*, 500* ou 600* comprimidos de 6 mg.

BROMAZEPAM (ACHÉ, EMS, GERMED)
- Caixas com 20 ou 30 comprimidos de 3 mg.
- Caixas com 20 ou 30 comprimidos de 6 mg.

BROMAZEPAM (TEUTO)
- Caixas com 20, 30, 60 ou 100* comprimidos de 3 mg.
- Caixas com 20, 30, 60 ou 100* comprimidos de 6 mg.

BROMAZEPAM (MEDLEY, UNIÃO QUÍMICA)
- Caixas com 20, 30, 60 ou 200* comprimidos de 3 mg.
- Caixas com 20, 30, 60 ou 200* comprimidos de 6 mg.

BROMAZEPAM (ACHÉ, EMS, GERMED)
- Caixas com 20 ou 30 cápsulas de ação prolongada de 3 mg.
- Caixas com 20 ou 30 cápsulas de ação prolongada de 6 mg.

FLUXTRAR (DIFFUCAP-CHEMOBRAS)
- Caixas com 20 ou 30 cápsulas de ação prolongada de 3 mg.
- Caixas com 20 ou 30 cápsulas de ação prolongada de 6 mg.

LEXMA (TEUTO)
- Caixas com 20, 30, 60 ou 100* comprimidos de 3 mg.
- Caixas com 20, 30, 60 ou 100* comprimidos de 6 mg.

LEXOTAN (ROCHE)
- Caixas com 30 comprimidos de 3 mg.
- Caixas com 30 comprimidos de 6 mg.

LEZPAN (BRAINFARMA)
- Caixas com 20, 30 ou 500* comprimidos de 3 mg.
- Caixas com 20, 30 ou 500* comprimidos de 6 mg.

SOMALIUM (ACHÉ)
- Caixas com 20 ou 30 comprimidos de 3 mg.
- Caixas com 20 ou 30 comprimidos de 6 mg.
- Frasco de 10 ou 20 mL de solução de 2,5 mg/mL.

SULPAN (SANOFI)
- Caixas com 20 ou 30 cápsulas de bromazepam 1 mg + sulpirida 25 mg.

*Embalagem hospitalar.

MODO DE USAR

O uso de BZDs deve ser muito cuidadoso. Em geral, não devem ser administrados por prazo maior que 4 semanas, e suas indicações são restritas. Entretanto, as maiores vantagens para o seu uso são a eficácia, o rápido início de ação e a baixa toxicidade. O bromazepam deve ser iniciado com doses de 6 a 18 mg/dia, divididas igualmente ao longo do dia. A dosagem deve ser revisada após 1 semana se houver necessidade de tratamento prolongado, ou para verificar se já é possível reduzir a dose.[1]

TEMPO PARA INÍCIO DE AÇÃO

Efeitos podem ser percebidos a partir de 20 minutos da administração.[2]

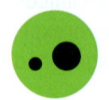

VARIAÇÃO USUAL DA DOSE

Transtornos de ansiedade: de 1,5 a 18 mg/dia, com doses médias de 1,5 a 3 mg, até 3 vezes ao dia.

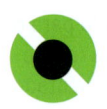

MODO DE SUSPENDER

A retirada deve ser gradual, para evitar a síndrome de abstinência, que costuma ocorrer em uso prolongado e em altas doses. O início dos sintomas de abstinência é variável, durando de poucas horas a 1 semana ou mais. Nos casos menos graves, a sintomatologia da abstinência pode restringir-se a tremor, agitação, insônia, ansiedade, cefaleia e dificuldade para concentrar-se. Entretanto, podem ocorrer outros sintomas de abstinência, como sudorese, espasmos musculares e abdominais, alterações na percepção e, mais raramente, *delirium* e convulsões.[3]

Nos casos mais leves, recomenda-se a retirada da medicação diminuindo 20 a 25% da dose inicial por semana até a retirada completa. Em pacientes com um quadro de dependência mais estabelecido, pode ser necessário realizar esses passos em intervalos maiores, de várias semanas, podendo levar de 8 a 12 semanas; preferencialmente, deve encerrar-se em menos de 6 meses.[3]

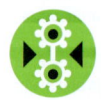

CLASSE, MECANISMO DE AÇÃO E FARMACODINÂMICA

O bromazepam é um BZD. Liga-se a um sítio específico (receptores BZD), modulando a atividade dos receptores GABA-A. Essa ligação altera a conformação desses receptores, aumentando a afinidade do GABA com seus próprios receptores e a frequência da abertura dos canais de cloro (cuja entrada para o neurônio é regulada por tal neurotransmissor), promovendo hiperpolarização da célula. O resultado dessa hiperpolarização é o aumento da ação gabaérgica inibitória do SNC.[3] Após metabolização hepática, o bromazepam é transformado nos metabólitos ativos 3-hidroxi-bromazepam e 2-amino-5-bromo-3-hidroxibenzoilpiridina, que são excretados principalmente sob a forma conjugada, pela urina (70% em 120 horas).

FARMACOCINÉTICA

A meia-vida de eliminação do bromazepam é de 8 a 19 horas (intermediária), podendo ser maior em idosos. Ele tem boa absorção por VO, e seu pico plasmático ocorre de 1 a 2 horas após a ingestão e pode manter-se por até 12 horas. A biodisponibilidade é de 84%. Sua metabolização é hepática, porém não afeta significativamente a isoenzima CYP3A4, podendo ser administrado concomitantemente a medicações que a inibem. Em média, 70% do bromazepam liga-se a proteínas plasmáticas.[1,2,4]

A formulação de liberação lenta apresenta bioequivalência em relação à formulação convencional. A diferença encontra-se na estabilidade das concentrações séricas: com a formulação de liberação controlada, a concentração sérica do fármaco mantém-se elevada durante 24 horas, enquanto a de liberação imediata apresenta queda das concentrações séricas após cerca de 10 horas da ingestão. Além disso, o pico plasmático da formulação de liberação lenta ocorre mais tarde: em torno de 4 a 8 horas após o uso.

A eficácia do bromazepam foi comprovada em vários transtornos e condições (no TAS, foi considerada semelhante à dos ISRSs, com inconvenientes dependência e sedação),[5] no controle de ataques de pânico[6] e no tratamento da ansiedade aguda, no qual revelou-se particularmente eficaz para reduzir as manifestações autonômicas. Também foi comprovada eficácia no tratamento do TAG em doses de 6 a 18 mg/dia.[7] Cabe ressaltar que, de acordo com metanálise recente, o TE dos BZDs em relação aos ISRSs é menor, o que, associado ao perfil mais desfavorável de eventos adversos e ao risco de dependência, sugere que eles não sejam considerados a primeira opção para TAG.[8] Recomendação semelhante é feita também em relação aos outros transtornos de ansiedade.[9]

INDICAÇÕES

Evidências CONSISTENTES de eficácia
- TAG.[7,8]
- TP.[6,9]
- TAS.[5,9]
- Insônia.
- Agitação.[4]

Evidências INCOMPLETAS de eficácia
- Como medicamento pré-anestésico.

CONTRAINDICAÇÕES

Absolutas
- DPOC com insuficiência respiratória incipiente.
- Depressão respiratória.
- Miastenia grave.
- Hipersensibilidade a BZDs.
- Insuficiência hepática grave.
- SAOS

Relativas
- Glaucoma de ângulo fechado.
- Drogadição.
- Primeiro trimestre da gravidez e lactentes.
- Comprometimento hepático.

REAÇÕES ADVERSAS

Mais comuns: Abstinência, ataxia, déficit de atenção e concentração, fadiga, sedação, sonolência.

Menos comuns: Agitação, agressividade, alteração da função hepática, alucinações, amnésia anterógrada, anorgasmia, anovulação, ansiedade de rebote, boca seca, bradicardia, cansaço, cefaleia, cólica abdominal, confusão mental, constipação, convulsões, déficit cognitivo e de memória, dependência química ou psíquica, depressão, desinibição, despersonalização, desrealização, diminuição do apetite e da libido, diplopia, disartria, disforia, distonia, dor nas articulações, fraqueza muscular, ganho de peso, gastrite, gosto metálico, hiperacusia, hipersensibilidade a estímulos, hipotonia, icterícia, ilusões, impotência, inquietude, insônia de rebote, insuficiência cardíaca (incluindo parada cardíaca), irritabilidade, náusea, parestesias, perda do apetite, pesadelos, prurido, psicose, relaxamento muscular, retenção urinária, sudorese, tontura, vertigem, visão borrada, vômito.

INTOXICAÇÃO

Sintomas

Sonolência, confusão mental, diminuição da coordenação e dos reflexos e coma. Os óbitos por ingestão excessiva ocorrem quando associada a outras substâncias depressoras do SNC.

Manejo

▶ O tratamento inclui lavagem gástrica, administração de líquidos e manutenção de vias aéreas permeáveis.

▶ O flumazenil pode ser útil no tratamento e no diagnóstico diferencial das intoxicações por BZDs (ver o medicamento "Flumazenil").

POPULAÇÕES ESPECIAIS

GRAVIDEZ

Embora não tenha sido constatado potencial teratogênico do bromazepam, em caso de necessidade absoluta de uso de BZDs durante a gestação, são recomendados fármacos mais bem estudados, como lorazepam ou clonazepam, com preferência para o primeiro, devido à ausência de metabólitos ativos e ao menor risco de sintomas de retirada.

A concentração desses fármacos no cordão umbilical pode ser maior do que no plasma materno, e, devido à sua lipossolubilidade, eles atravessam rapidamente a barreira placentária. Tanto o feto quanto o recém-nascido são muito menos capazes de metabolizá-los do que um adulto. O uso de BZDs pela mãe no 2º e no 3º trimestres de gestação pode ocasionar sintomas de abstinência neonatais (irritabilidade, tremores, diarreia e vômito), assim como a chamada síndrome do bebê hipotônico, caracterizada por hipotonia, letargia e dificuldade de sucção. Os BZDs também podem deprimir o SNC dos recém-nascidos, em especial os prematuros. Categoria D da FDA.[8]

LACTAÇÃO

Os BZDs são excretados no leite, podendo produzir sonolência, apatia e letargia nos bebês. No entanto, a quantidade secretada é muito pequena, e na maioria dos casos não produzem alterações significativas nos bebês.[10]

CRIANÇAS

Não há estudos extensos sobre a administração de bromazepam em crianças, tornando-o pouco recomendável. Entretanto, relatos sugerem que, em caso de decisão por seu uso, a dose deve ser ajustada de acordo com o peso corporal, com boa tolerância de 0,1 a 0,3 mg/kg. Em geral, as crianças são como os idosos, mais sensíveis aos efeitos colaterais dos BZDs devido à metabolização mais lenta. Pode haver, ainda, excitação paradoxal, especialmente em crianças hipercinéticas.

IDOSOS

O emprego de BZDs em idosos deve ser precedido de uma cuidadosa avaliação da relação risco-benefício. Nesse grupo, alterações metabólicas, como a redução da excreção renal e do metabolismo hepático e a perda de massa muscular associada ao aumento de gordura, geram um incremento das concentrações plasmáticas e da meia-vida de diversos fármacos, incluindo os BZDs. Assim, o efeito do medicamento é potencializado, elevando o risco de sonolência diurna, quedas e déficit cognitivo.[3] Dessa forma, nessa população, sugere-se o uso de doses menores, geralmente 50% das doses normais dos adultos jovens, e, ao longo do tratamento, recomenda-se ajustar a dosagem de acordo com a resposta individual.[8]

Em idosos, é recomendado o uso preferencial de BZDs de metabolização mais rápida (p. ex., alprazolam e lorazepam), mas ainda não há comprovação de que tal estratégia possa reduzir os efeitos potencialmente nocivos desses fármacos. Apesar do uso muito frequente e de longa data, a retirada dos BZDs em idosos é uma intervenção factível e que acarreta benefícios em termos de função cognitiva e na prevenção de quedas, desde que o transtorno psiquiátrico que determinou a introdução do fármaco seja adequadamente averiguado e tratado.[3]

INSUFICIÊNCIA HEPÁTICA

O uso de bromazepam é contraindicado. Alternativas como o lorazepam devem ser preferidas.

INSUFICIÊNCIA RENAL

Não há ajuste de dose sugerido pelo fabricante.[4] Recomenda-se cautela e aumento lento das doses.

INSUFICIÊNCIA CARDÍACA

Não há ajuste de dose sugerido pelo fabricante.[4]

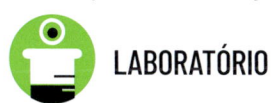

LABORATÓRIO

Exames prévios ao uso

Não são necessários.

Exames de acompanhamento

Não existem evidências de efeitos tóxicos hematológicos ou de alteração das funções hepática e renal; entretanto, no tratamento de longo prazo, recomenda-se controle de hemograma e das provas de função hepática.[8]

PRECAUÇÕES E DICAS

1. Alertar o paciente para que tenha cuidado ao dirigir veículos ou operar máquinas perigosas pelo menos até 6 horas após a ingestão de bromazepam, pois seus reflexos ficam diminuídos.
2. Evitar o uso concomitante de bebidas alcoólicas, pois podem ocorrer hipotensão, diminuição do nível de consciência e redução da frequência respiratória. Também é preciso ter cautela com a associação a outras substâncias que potencializem o efeito sedativo (p. ex., barbitúricos).
3. Alcoolistas, pessoas com TUS e com transtornos da personalidade graves tendem a abusar de BZDs.
4. O uso deve, sempre que possível, ser breve e intermitente, suspendendo-se o medicamento assim que houver alívio dos sintomas, devido ao risco potencial de abuso e dependência.
5. Após o uso crônico e em doses elevadas, retirar lentamente (3 meses), para evitar síndrome de abstinência, rebote e recaída.
6. Em pacientes com comprometimento cerebral, pode ocorrer excitação paradoxal com a administração de alguns BZDs; portanto, deve-se usá-los com cautela.
7. Deve-se ter cuidado ao prescrever o bromazepam a pacientes com insuficiência renal ou hepática graves.

REFERÊNCIAS

1. Charney DS, Mihic SJ, Harris A. Hypnotics and sedatives. In: Brunton LL, Lazo JS, Parker KL, editors. Goodman & Gilman's: the pharmacological basis of therapeutics. 11th ed. New York: McGraw-Hill; 2006.
2. Busto UE, Kaplan HL, Wright CE, Gomez-Mancilla B, Zawertailo L, Greenblatt DJ, et al. A comparative pharmacokinetic and dynamic evaluation of alprazolam sustained-release, bromazepam and lorazepam. J Clin Psychopharmacol. 2000;20(6):628-35. PMID [11106134]
3. Lader M. Benzodiazepines revisited-will we ever learn? Addiction. 2011;106(12):2086-109. PMID [21714826]
4. Bromazepam [Bula de medicamento] [Internet]. Hortolândia: EMS S/A; 2014 [capturado em 13 ago. 2022]. Disponível em: https://www.ems.com.br/arquivos/produtos/bulas/bula_bromazepam_10572_1040.pdf.
5. Versiani M. A review of 19 double-blind placebo-controlled studies in social anxiety disorder (social phobia). World J Biol Psychiatry. 2000;1(1):27-33. PMID [12607230]
6. Beaudry P, Fontaine R, Chouinard G. Bromazepam, another high-potency benzodiazepine, for panic attacks. Am J Psychiatry. 1984;141(3):464-5. PMID [6142658]
7. Fontaine R, Mercier P, Beaudry P, Annable L, Chouinard G. Bromazepam and lorazepam in generalized anxiety: a placebo-controlled study with measurement of drug plasma concentrations. Acta Psychiatr Scand. 1986;74(5):451-8. PMID [2880459]
8. Chen TR, Huang HC, Hsu JH, Ouyang WC, Lin KC. Pharmacological and psychological interventions for generalized anxiety disorder in adults: a network meta-analysis. J Psychiatr Res. 2019;118(155):73-83. PMID [31494377]
9. Baldwin DS, Anderson IM, Nutt DJ, Allgulander C, Bandelow B, Den Boer JA, et al. Evidence-based pharmacological treatment of anxiety disorders, post-traumatic stress disorder and obsessive-compulsive disorder: a revision of the 2005 guidelines from the British Association for Psychopharmacology. J Psychopharmacol. 2014;28(5):403-39. PMID [24713617]
10. Nishimura A, Furugen A, Umazume T, Kitamura S, Soma M, Noshiro K, et al. Benzodiazepine concentrations in the breast milk and plasma of nursing mothers: estimation of relative infant dose. Breastfeed Med. 2021;16(5):424-31. PMID [33449825]

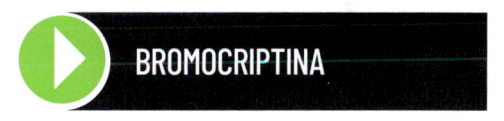

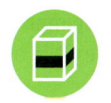

BROMOCRIPTINA

APRESENTAÇÕES COMERCIAIS

PARLODEL (NOVARTIS)
▶ Caixas com 14 ou 28 comprimidos de 2,5 mg.

MODO DE USAR

A bromocriptina deve ser iniciada com baixas doses, aumentadas gradualmente, e ser dividida em várias tomadas. Deve ser administrada, de preferência, com as refeições, de modo a evitar náuseas e vômitos.

Para o tratamento da doença de Parkinson, preconiza-se iniciar com a dose de 1,25 ou 2,5 mg/dia, preferencialmente à noite, aumentando 2,5 mg em dias alternados, dividida em 2 a 3 tomadas. Em doentes com perturbações motoras sujeitos à terapêutica com levodopa, sugere-se a redução da dosagem de levodopa antes do início do tratamento com bromocriptina.

No prolactinoma, inicia-se com 1/2 comprimido, 2 ou 3 vezes ao dia, aumentando gradualmente até a supressão adequada da prolactina plasmática.

Para o tratamento da SNM, pode ser usada uma dose inicial de 5 mg, seguida de 2,5 mg a cada 8 horas, até a resolução dos sintomas.

TEMPO PARA INÍCIO DE AÇÃO

Sete dias após atingir-se a dose-alvo costumam ser suficientes para avaliar o início da resposta da bromocriptina. Na doença de Parkinson, obtém-se uma resposta terapêutica adequada ao fim de 6 a 8 semanas de tratamento.

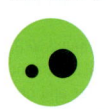

VARIAÇÃO USUAL DA DOSE

- Doença de Parkinson: a posologia habitual, em monoterapia ou em terapia associada, é de 10 a 40 mg.
- Prolactinoma: a resposta costuma se dar com doses de 40 a 80 mg.
- SNM: 10 mg/dia costumam ser suficientes.

MODO DE SUSPENDER

A bromocriptina deve ser retirada gradualmente na suspensão para reduzir o risco de SNM e psicose.

CLASSE, MECANISMO DE AÇÃO E FARMACODINÂMICA

A bromocriptina é um agonista dopaminérgico específico do receptor D2. Age, portanto, aumentando a transmissão dopaminérgica, por exemplo, no estriado, razão pela qual alivia os sintomas da doença de Parkinson. Interage também com receptores serotonérgicos, com propriedades agonistas nos receptores 5-HT1A, 5-HT2A e 5-HT2C. Além disso, a bromocriptina causa inibição na produção da prolactina, no trato tuberoinfundibular, podendo ser útil no tratamento de prolactinomas e na suspensão da amamentação. Na SNM, parece agir sobre o SNC, diminuindo a intensidade de alguns sintomas como a rigidez muscular, que pode ceder em algumas horas (a remissão completa do quadro, entretanto, leva alguns dias).

FARMACOCINÉTICA

A bromocriptina é bem absorvida por VO, sua meia-vida de absorção é de 0,2 a 0,5 hora, e os picos plasmáticos são atingidos entre 1 e 3 horas. A ligação às proteínas plasmáticas é de 96%. A eliminação da bromocriptina é bifásica, com meia-vida terminal ao redor de 20 horas. A excreção é principalmente hepática, sendo apenas 6% excretados pelo rim.[1]

A bromocriptina é utilizada no tratamento da doença de Parkinson, embora sua eficácia ainda seja controversa. Deve ser recomendada como primeira linha de tratamento em monoterapia apenas para pacientes jovens, uma vez que esse grupo apresenta melhor tolerabilidade à bromocriptina e está em maior risco de complicações motoras e discinesias pelo uso da levodopa em relação aos pacientes idosos.[2] Já o uso combinado de bromocriptina e levodopa, na fase inicial da doença, não demonstrou benefícios em comparação à levodopa isolada.[3]

A bromocriptina foi aprovada pela FDA para melhora do controle glicêmico no DM tipo II e foi lançada nos EUA em uma apresentação de comprimido de liberação lenta.[4]

INDICAÇÕES

Evidências CONSISTENTES de eficácia
- DM tipo II.[4]
- Prolactinoma.[5]

Evidências INCOMPLETAS de eficácia
- SNM.
- Doença de Parkinson (em monoterapia nos estágios iniciais[2,3] e associada à levodopa nas fases mais tardias).[6]

Obs.: Na endocrinologia, é usada para controle de estados hiperprolactinêmicos na infertilidade, amenorreia e hipogonadismo masculino. Em obstetrícia, como alternativa para interrupção do aleitamento.

CONTRAINDICAÇÕES

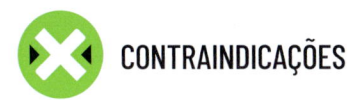

Absolutas
- Reação alérgica ao fármaco.
- Hipertensão não controlada.
- Coronariopatia grave.
- Doença vascular periférica grave.

Relativas
- Psicose.

REAÇÕES ADVERSAS

Mais comuns: Cefaleia, fadiga, hipotensão postural, náusea, vômito.

Menos comuns: Anorexia, ansiedade, boca seca, constipação intestinal, convulsões, depressão, diarreia, dor epigástrica, fibrose das valvas cardíacas, pesadelos, psicose, SNM (na retirada abrupta do fármaco), sonolência diurna incontrolável, tontura.

INTOXICAÇÃO

Sintomas
Podem ocorrer fraqueza, hipotensão, náusea, vômito, diarreia, confusão mental, agitação, alucinação, tontura e perda da consciência.

Manejo
- Indução de vômito, lavagem gástrica ou uso de carvão ativado.
- A hipotensão e o equilíbrio hídrico devem ser controlados.

POPULAÇÕES ESPECIAIS

GRAVIDEZ
Dados de mais de mil gestações nas quais a bromocriptina foi utilizada mostram que a incidência de malformações foi semelhante à da população em geral. Categoria B da FDA.

LACTAÇÃO
A bromocriptina bloqueia a produção de prolactina; assim, seu uso inibe a produção de leite e, consequentemente, a lactação.

CRIANÇAS
A segurança e a eficácia da bromocriptina em doentes pediátricos não foram estabelecidas. Existem apenas dados isolados para a utilização de bromocriptina referindo eficácia e segurança para o uso na acromegalia e em prolactinomas.

IDOSOS
Os idosos podem ser mais suscetíveis a desenvolver quadros de *delirium*, entre outros efeitos colaterais, como hipotensão postural, náuseas e vômito. Nessas situações, iniciar com 1,25 mg/dia, e os ajustes de dose devem ser ainda mais graduais.

INSUFICIÊNCIA HEPÁTICA
Não há orientações específicas quanto ao uso desse medicamento em pacientes com insuficiência hepática. Recomenda-se diminuir a dose e aumentar o intervalo entre elas.

INSUFICIÊNCIA RENAL
Deve-se ter cuidado ao utilizar a bromocriptina em portadores de IR grave.

INSUFICIÊNCIA CARDÍACA
Não há orientações específicas.

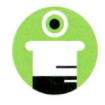

LABORATÓRIO

Exames prévios ao uso
Não são necessários.

Exames de acompanhamento
Pode ocorrer elevação das concentrações sanguíneas da fosfatase alcalina.

PRECAUÇÕES E DICAS

1. A bromocriptina pode desencadear um quadro psicótico, com duração de 2 a 6 semanas após sua suspensão.
2. Por ocasionar hipotensão postural, deve-se ter cuidado com a mudança de decúbito, para prevenir quedas e fraturas (principalmente em idosos).
3. Pode ocasionar náusea, vômito e dor epigástrica e, consequentemente, piorar um quadro de úlcera péptica, levando a sangramento digestivo.

4. Pode causar vasospasmo e predispor ao aparecimento de angina e IAM em pacientes com doença arterial coronariana preexistente.

REFERÊNCIAS

1. Cooper RJ, Bloom EF, Roth HR. The biochemical basis of neuropharmacology. New York: Oxford University Press; 1996.
2. van Hilten J, Ramaker CC, Stowe R, Ives NJ. Bromocriptine versus levodopa in early Parkinson's disease. Cochrane Database Syst Rev. 2007;2007(4):CD002258. PMID [17943771]
3. van Hilten J, Ramaker CC, Stowe R, Ives NJ. Bromocriptine/levodopa combined versus levodopa alone for early Parkinson's disease. Cochrane Database Syst Rev. 2007;2007(4):CD003634. PMID [17943795]
4. Gaziano JM, Cincotta AH, O'Connor CM, Ezrokhi M, Rutty D, Ma ZJ, et al. Randomized clinical trial of quick-release bromocriptine among patients with type 2 diabetes on overall safety and cardiovascular outcomes. Diabetes Care. 2010;33(7):1503-8. PMID [20332352]
5. Wang AT, Mullan RJ, Lane MA, Hazem A, Prasad C, Gathaiya NW, et al. Treatment of hyperprolactinemia: a systematic review and meta-analysis. Cochrane Database Syst Rev. 2011;(12):CD003352. PMID [22161376]
6. Lebrun-Frenay C, Borg M. Choosing the right dopamine agonist for patients with Parkinson's disease. Curr Med Res Opin. 2002;18(4):209-14. PMID [12201621]

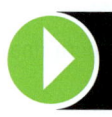

BUPRENORFINA

APRESENTAÇÕES COMERCIAIS

NORPATCH (MUNDIPHARMA)
- Caixas com 2 ou 4 adesivos transdérmicos de 5 mg.
- Caixas com 2 ou 4 adesivos transdérmicos de 10 mg.
- Caixas com 2 ou 4 adesivos transdérmicos de 20 mg.

RESTIVA (MUNDIPHARMA)
- Caixas com 2 ou 4 adesivos transdérmicos de 5 mg.
- Caixas com 2 ou 4 adesivos transdérmicos de 10 mg.
- Caixas com 2 ou 4 adesivos transdérmicos de 20 mg.

TRANSTEC (GRUNENTHAL)
- Caixas com 4, 6, 8, 12, 16, 20, 24 ou 30 adesivos transdérmicos de 20 mg.
- Caixas com 4, 6, 8, 12, 16, 20, 24 ou 30 adesivos transdérmicos de 30 mg.
- Caixas com 4, 6, 8, 12, 16, 20, 24 ou 30 adesivos transdérmicos de 40 mg.

MODO DE USAR

Fora do Brasil, existem diversas apresentações comerciais da buprenorfina, como comprimidos sublinguais (isolado ou em combinação com a naloxona), filme bucal, adesivos transdérmicos e ampolas para uso IV ou IM. No Brasil, apenas os adesivos transdérmicos estão disponíveis, e será descrita a utilização mais detalhada dessa apresentação.

O uso transdérmico de buprenorfina é mais bem tolerado do que o uso sublingual e é efetivo no manejo de dor lombar, osteoartrite e outras formas de dor crônica. De todas as vias de uso, é a que tem menor risco de abuso. É importante ressaltar que os opioides não são a primeira linha de tratamento para dor crônica e só devem ser utilizados quando os benefícios superam os riscos do tratamento.[1]

A buprenorfina transdérmica é uma formulação utilizada principalmente no tratamento de diversos quadros dolorosos com intensidades de moderada a grave e/ou refratários a outros tipos de medicamentos. A formulação transdérmica apresenta a conveniência de ser administrada semanalmente e é útil sobretudo para pacientes com dificuldades de deglutição ou com alterações gastrintestinais. A buprenorfina não é indicada no tratamento da dor aguda.

O adesivo deve ser aplicado na pele intacta, sem pelos ou quase sem pelos (se preciso, os pelos devem ser cortados com tesoura, não depilados). O local pode ser na parte externa superior do braço, na região superior do tórax ou das costas ou no lado do tórax. O local deve ser alternado e repetido em intervalos de pelo menos 3 semanas. A pele deve ser limpa apenas com água e deve estar seca antes da colocação do adesivo. O adesivo deve ser utilizado por 7 dias e aplicado imediatamente após a abertura do sachê. Na aplicação, o adesivo deve ser pressionado firmemente no local com a palma da mão durante cerca de 30 segundos, certificando-se de que o contato é completo, especialmente ao redor das bordas. Se as bordas do adesivo começarem a se soltar, devem ser grudadas com fita adesiva adequada para pele.[2]

TEMPO PARA INÍCIO DE AÇÃO

O estado de equilíbrio para o uso transdérmico de buprenorfina ocorre em 72 horas. A titulação da dose deve ser feita a cada 3 a 7 dias de uso do adesivo de uma determinada dose.

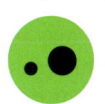

VARIAÇÃO USUAL DA DOSE

A dose inicial é de 5 mg para tratamento da dor crônica refratária a medicamentos não opioides. No início do tratamento, o paciente pode necessitar de outros analgésicos de curta duração até que se obtenha a analgesia adequada com a buprenorfina. A dose deve ser modificada de acordo com a resposta e a tolerabilidade do paciente. É permitida a aplicação de no máximo 2 adesivos transdérmicos em diferentes locais do corpo para se alcançar a dose desejada.[3] A dose máxima recomendada é de adesivos de 20 mg devido ao risco de aumento do intervalo QT com doses maiores.

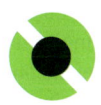

MODO DE SUSPENDER

Após a retirada do adesivo, as concentrações séricas diminuem gradativamente. Antes de inserir outro opioide, deve-se aguardar ao menos 24 horas devido ao risco de intoxicação.

CLASSE, MECANISMO DE AÇÃO E FARMACODINÂMICA

A buprenorfina é um opioide e atua como um agonista parcial do receptor opioide mu (ROM), um antagonista fraco do receptor opioide kappa (ROK) e tem atividade agonista no receptor ORL-1, que auxilia no efeito analgésico e reduz efeitos adversos, como a constipação. Em comparação aos opioides que são fortes agonistas do ROM, produz analgesia com menos risco de efeitos graves como depressão respiratória e dependência. Apesar de ser um agonista parcial, tem alta afinidade pelo ROM, ou seja, é capaz de deslocar outros opioides com menor afinidade (oxicodona, metadona, heroína) sem ativar o receptor na mesma intensidade. Assim, em dependentes de opioides agonistas fortes com baixa afinidade, o início de buprenorfina pode precipitar síndrome de abstinência aguda, devendo ser feito apenas quando o paciente estiver com sintomas leves de abstinência.[2]

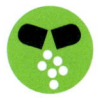

FARMACOCINÉTICA

Há grande variabilidade de absorção de um indivíduo para outro, mas na mesma pessoa a variabilidade é baixa. A buprenorfina tem baixa biodisponibilidade pela VO, alta pelas vias IV e SC, mas menor pelas sublingual e bucal. A meia-vida de eliminação é de 37 horas. A maior parte do fármaco é excretada nas fezes (70%), e o restante, na urina. Sofre metabolização hepática pela CYP, gerando o metabólito ativo norbuprenorfina. A norbuprenorfina não tem efeito analgésico, mas é responsável pelos efeitos de depressão respiratória e constipação associados à buprenorfina.[4] Demonstra baixa cinética de dissociação, que contribui para sua longa duração de ação e pelo uso menos frequente. A buprenorfina é altamente lipofílica e extensamente distribuída, ultrapassando rapidamente a barreira hematencefálica, bem como a placenta e o leite materno. Tem ligação proteica de cerca de 96%, primariamente α e β-globulina.[5]

A buprenorfina é utilizada para tratar o TUO, tanto no tratamento da abstinência quanto no de manutenção. Em uma metanálise para avaliação de retenção no tratamento para dependência de opioides, a buprenorfina foi mais efetiva do que a naltrexona (RC = 1,4 [1,1-1,8]) e o placebo (RC = 2,2 [1,8-2,7]), mas inferior à metadona (RC = 1,2 [1,1-1,4]).[6] O manejo da dependência de opioides com buprenorfina pode ser dividido em três fases: indução, estabilização e manutenção.[5] A indicação principal do adesivo de buprenorfina é para o tratamento da dor crônica. Entretanto, como é a única apresentação disponível no Brasil, em algumas situações se usa no tratamento do TUO, sobretudo quando há intolerância ou contraindicação ao uso da metadona.

No tratamento da dor crônica, a metanálise que avaliou o efeito da buprenorfina mostrou que o efeito é maior nos pacientes sem comorbidade com TUO (redução da dor –2,19 [–2,88; –1,51]) do que nos pacientes com comorbidades e TUO.[7]

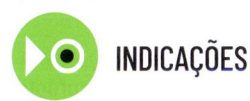

INDICAÇÕES

Evidências CONSISTENTES de eficácia
▶ Tratamento do TUO.[6,8]

▶ Tratamento de dor crônica e aguda.[3,4]

Obs.: O adesivo transdérmico é aprovado apenas para o tratamento da dor crônica (não como primeira opção). As demais indicações se referem às outras apresentações de buprenorfina não disponíveis no Brasil.

CONTRAINDICAÇÕES

- Hipersensibilidade conhecida à buprenorfina.
- Problemas respiratórios graves.
- Uso concomitante de IMAOs.
- Comprometimento hepático grave.
- Íleo paralítico.
- Alcoolismo vigente.

REAÇÕES ADVERSAS

Mais comuns (ao adesivo): Cefaleia, constipação, náusea, prurido (local de aplicação), sonolência, tontura.

Menos comuns: Anorexia, ansiedade, depressão, diarreia, sudorese, tremor.

INTOXICAÇÃO

Sintomas

O risco de *overdose* por buprenorfina é pequeno, mas aumenta quando usada em conjunto com álcool ou outros depressores do SNC. Os sintomas são de depressão do SNC, mas o sintoma principal que requer intervenção é a depressão respiratória, que pode levar à parada respiratória e à morte.

Manejo

- Instituir medidas de suporte geral ao paciente, incluindo monitoramento rigoroso das funções respiratória e cardíaca.
- Em casos graves, pode ser utilizada a naloxona (antagonista opioide).

POPULAÇÕES ESPECIAIS

GRAVIDEZ

O tratamento da dependência de opioides durante a gravidez diminui eventos adversos. A metadona e a buprenorfina são os tratamentos de escolha, mas os riscos e benefícios devem ser avaliados em cada paciente. A buprenorfina gera síndrome de abstinência mais leve no neonato. Os poucos dados disponíveis até o momento sugerem que não há efeitos deletérios do uso de buprenorfina durante a gestação. Categoria C da FDA.[9]

LACTAÇÃO

A buprenorfina é excretada no leite materno e deve ser evitada durante a amamentação, mas as concentrações são baixas. Todavia, em situações especiais, quando os benefícios superam os riscos, ela pode ser utilizada.

CRIANÇAS

A segurança para uso antes dos 18 anos não foi devidamente estabelecida. O uso transdérmico tem sido testado para tratamento de dor decorrente de câncer em crianças, com bons resultados.[10]

IDOSOS

O adesivo transdérmico pode ser utilizado em idosos e não necessita de ajuste de doses.

INSUFICIÊNCIA HEPÁTICA

Como a buprenorfina sofre metabolismo no fígado, os efeitos colaterais podem ser maiores em pacientes com função hepática diminuída ou que estejam tomando medicamentos que inibem a CYP3A4. Evitar o uso de adesivo nessa população e optar por medicações que possam ser mais flexíveis no ajuste de dose.

INSUFICIÊNCIA RENAL

Usar com cuidado, mas não é necessário ajuste de dose em pacientes com diminuição da função renal.

INSUFICIÊNCIA CARDÍACA

Doses altas de buprenorfina podem aumentar o intervalo QT, mas ela é mais segura do que a metadona. Pode causar hipotensão, por isso deve ser usada com cautela em pacientes com doença cardiovascular.

LABORATÓRIO

Exames prévios ao uso

Transaminases hepáticas para ter o basal do paciente antes do início da medicação.

Exames de acompanhamento

Alterações hepáticas podem ocorrer, desde elevação discreta das transaminases até insuficiência. Nos casos mais graves, em geral, há problemas hepáticos prévios, como hepatite B ou C ou uso de outras substâncias hepatotóxicas. Deve-se realizar monitoramento hepático periódico durante o uso de buprenorfina.

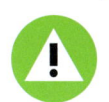

⚠️ PRECAUÇÕES E DICAS

1. Depressão respiratória grave com morte foi relatada com o uso injetável concomitante de BZDs, álcool e opioides.
2. A administração crônica pode induzir dependência do fármaco.
3. Evitar saunas, calor local e exposição ao calor intenso quando em uso do adesivo, pois há aumento da absorção da buprenorfina.
4. Os pacientes devem ser informados sobre a possibilidade de a buprenorfina alterar as habilidades físicas e mentais para a realização de atividades perigosas, como dirigir ou operar máquinas.
5. Assim como outros analgésicos opioides, a buprenorfina pode aumentar a pressão do LCS e deve ser utilizada com cautela em pacientes com traumatismo craniencefálico ou em outras situações em que a pressão intracraniana possa estar aumentada.
6. Usar com cautela em pacientes com doença respiratória, pacientes obesos mórbidos, com história de convulsões e distúrbios de tireoide.

REFERÊNCIAS

1. Dalal S, Chitneni A, Berger AA, Orhurhu V, Dar B, Kramer B, et al. Buprenorphine for chronic pain: a safer alternative to traditional opioids. Health Psychol Res. 2021;9(1):27241. PMID [34746493]
2. Restiva® [Bula de medicamento] [Internet]. São Paulo: Mundipharma Brasil Produtos Médicos e Farmacêuticos; 2021 [capturado em 16 ago 2022]. Disponível em: https://br.mundipharma.com/sites/mundi-pharma-brazil/files/mundipharma/productos/restiva_pi_patient.pdf.
3. Plosker GL, Lyseng-Williamson KA. Buprenorphine 5, 10 and 20 µg/h transdermal patch: a guide to its use in chronic non-malignant pain. CNS Drugs 2012;26(4):367-73. Pmid [22369187]
4. Davis MP, Pasternak G, Behm B. Treating chronic pain: an overview of clinical studies centered on the buprenorphine option. Drugs. 2018;78(12):1211-28. PMID [30051169]
5. Dankiewicz EH, Haddox JD. Clarification on transdermal buprenorphine. J Pain Palliat Care Pharmacother. 2014;28(4):415-6. PMID [26348227]
6. Lim J, Farhat I, Douros A, Panagiotoglou D. Relative effectiveness of medications for opioid-related disorders: a systematic review and network meta-analysis of randomized controlled trials. PLoS One. 2022;17(3):e0266142. PMID [35358261]
7. Lazaridou A, Paschali M, Edwards RR, Gilligan C. Is buprenorphine effective for chronic pain? A systematic review and meta-analysis. Pain Med. 2020;21(12):3691-9. PMID [32330264]
8. Schuckit MA. Treatment of opioid-use disorders. N Engl J Med. 2016;375(4):357-68. PMID [27464203]
9. Substance Abuse and Mental Health Services Administration. Clinical guidance for treating pregnant and parenting women with opioid use disorder and their infants. Rockville: SAMHSA; 2018.
10. Attinà G, Romano A, Triarico S, Mastrangelo S, Maurizi P, Ruggiero A. Transdermal buprenorphine for pain management in children. Drugs Context. 2021;10:2021-6-1. PMID [34567202]

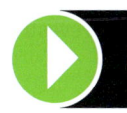

▶ BUPROPIONA

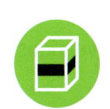

📦 APRESENTAÇÕES COMERCIAIS

ALPES (SUPERA)
▶ Caixas com 12, 30 ou 60 comprimidos revestidos de liberação lenta de 150 mg.

ALPES XL (SUPERA)
▶ Caixas com 7, 30, 60 ou 90 comprimidos revestidos de liberação prolongada de 150 mg.
▶ Caixas com 7, 30, 60 ou 90 comprimidos revestidos de liberação prolongada de 300 mg.

BUENE (CRISTÁLIA)
▶ Caixas com 12, 30 ou 60 comprimidos revestidos de liberação lenta de 150 mg.

BUP (EUROFARMA)
▶ Caixas com 12, 30 ou 60 comprimidos revestidos de liberação lenta de 150 mg.

BUP XL (EUROFARMA)
▶ Caixas com 7, 30, 60 ou 90 comprimidos revestidos de liberação prolongada de 150 mg.
▶ Caixas com 7, 30, 60 ou 90 comprimidos revestidos de liberação prolongada de 300 mg.

BUPIUM (EMS)
▶ Caixas com 10, 12, 15, 30, 60, 100* ou 200* comprimidos revestidos de liberação lenta de 150 mg.

BUPIUM XL (EMS)
▶ Caixas com 10, 20, 30, 60, 90, 100* ou 150* comprimidos revestidos de liberação prolongada de 150 mg.
▶ Caixas com 10, 20, 30, 60, 90, 100* ou 150* comprimidos revestidos de liberação prolongada de 300 mg.

CLORIDRATO DE BUPROPIONA (EMS, GERMED, NOVA QUÍMICA)
▶ Caixas com 10, 12, 15, 30, 60, 100* ou 200* comprimidos revestidos de liberação prolongada de 150 mg.

CLORIDRATO DE BUPROPIONA (EUROFARMA)
▶ Caixas com 12, 30 ou 60 comprimidos revestidos de liberação lenta de 150 mg.

CLORIDRATO DE BUPROPIONA (UNIÃO QUÍMICA)
▶ Caixas com 30 ou 60 comprimidos revestidos de liberação prolongada de 150 mg.

CONTRAVE (MERCK)
▶ Caixas com 120 comprimidos revestidos de liberação prolongada de bupropiona 90 mg + naltrexona 8 mg.

DERADOP (NOVA QUÍMICA)
▶ Caixas com 10, 20, 30, 60, 90, 100* ou 150* comprimidos revestidos de liberação prolongada de 150 mg.
▶ Caixas com 10, 20, 30, 60, 90, 100* ou 150* comprimidos revestidos de liberação prolongada de 300 mg.

EUTYMIA XL (GERMED)
▶ Caixas com 10, 20, 30, 60, 90, 100* ou 150* comprimidos revestidos de liberação prolongada de 150 mg.
▶ Caixas com 10, 20, 30, 60, 90, 100* ou 150* comprimidos revestidos de liberação prolongada de 300 mg.

NORADOP (NOVA QUÍMICA)
▶ Caixas com 10, 12, 15, 30, 60, 100* ou 200* comprimidos revestidos de liberação prolongada de 150 mg.

SETH (UNIÃO QUÍMICA)
▶ Caixas com 30 ou 60 comprimidos revestidos de liberação prolongada de 150 mg.

WELLBUTRIN (GLAXOSMITHKLINE)
▶ Caixas com 7, 30, 60 ou 90 comprimidos revestidos de liberação prolongada de 150 mg.

ZETRON (LIBBS)
▶ Caixas com 10, 30 ou 60 comprimidos revestidos de liberação gradual de 150 mg.
▶ Caixas com 10, 30 ou 60 comprimidos revestidos de liberação prolongada de 300 mg.

ZIETY (PRATI DONADUZZI)
▶ Caixas com 15, 30, 60, 300*, 600* ou 900* comprimidos revestidos de liberação prolongada de 150 mg.

*Embalagem hospitalar.

MODO DE USAR

Os comprimidos de bupropiona de liberação lenta e prolongada (SR e XL) devem ser ingeridos inteiros (não devem ser divididos, esmagados ou mastigados). A bupropiona de liberação prolongada (XL) deve ser administrada pela manhã. Pode ser ingerida com ou sem alimentos.

▶ TDM: a dose inicial de bupropiona XL recomendada é 150 mg, 1 vez ao dia, pela manhã. Após 4 dias nessa dosagem, pode ser aumentada para a dose-alvo de 300 mg, 1 vez ao dia, pela manhã. Se após 4 a 6 semanas não houver resposta significativa, a dose pode ser aumentada até o máximo de 450 mg/dia.

▶ Transtorno depressivo com padrão sazonal: a dose inicial de bupropiona XL recomendada é de 150 mg, 1 vez ao dia. Após 7 dias, a dose pode ser aumentada para a dose-alvo de 300 mg, 1 vez ao dia, pela manhã. Doses acima de 300 mg não foram avaliadas. É sugerido iniciar o uso no outono, antes do surgimento dos sintomas depressivos, e continuar o tratamento até o fim do inverno. No entanto, variações individuais devem ser consideradas.

▶ Adição à nicotina: a dose inicial de bupropiona SR é 150 mg/dia, 1 vez ao dia. Depois de pelo menos 3 dias, aumentar para 150 mg, 2 vezes ao dia (dose máxima: 300 mg/dia). As doses devem ser separadas por pelo menos 8 horas; a última dose deve ser administrada o mais tardar às 18 horas. Iniciar o tratamento 7 a 14 dias antes de parar de fumar. Deve consistir em um tratamento único por 7 a 12 semanas.

▶ TDAH (bupropiona SR ou XL): iniciar com 150 mg, 1 vez ao dia. Após 7 dias, a dose pode ser aumentada para 300 mg (dose máxima: 450 mg/dia). Se utilizar a bupropiona SR, separar as doses em pelo menos 8 horas; a última dose deve ser ingerida o mais tardar às 18 horas.

▶ Obesidade (em associação com naltrexona):

- Semana 1: 8 mg/90 mg pela manhã.
- Semana 2: aumentar para 8 mg/90 mg, 2 vezes ao dia.
- Semana 3: aumentar para 16 mg/180 mg, pela manhã, e 8 mg/90 mg à noite.
- Semana 4: aumentar para 16 mg/180 mg, 2 vezes ao dia (dose máxima recomendada).

Descontinuar se não for atingida perda de no mínimo 5% do peso depois de 12 semanas com 16 mg/180 mg, 2 vezes ao dia. Pode ser ingerida com alimentos, porém deve-se evitar refeições ricas em gordura.

TEMPO PARA INÍCIO DE AÇÃO

O início das ações terapêuticas costuma ocorrer após 2 a 4 semanas.

VARIAÇÃO USUAL DA DOSE

- Bupropiona SR: 200 a 450 mg, em 2 doses.
- Bupropiona XL: 150 a 450 mg, 1 vez ao dia (dose única máxima de 450 mg).
- Hidrobrometo de bupropiona: 174 a 522 mg, 1 vez ao dia (dose única máxima de 522 mg).
- TDM (SR e XL):
  - Bupropiona SR: 200 a 400 mg/dia (em 2 doses). Dose máxima: 400 mg/dia.
  - Bupropiona XL: 150 a 450 mg/dia (1 vez ao dia). Dose máxima: 450 mg/dia.
  - Hidrobrometo de bupropiona, dose inicial de 174 mg, 1 vez ao dia, pela manhã; pode ser aumentada até 522 mg administrados como dose única.
- Transtorno depressivo com padrão sazonal (bupropiona XL): dose-alvo e dose máxima de 300 mg/dia durante 4 a 6 meses por ano.
- Adição à nicotina (bupropiona SR): dose-alvo de 300 mg/dia (150 mg, 2 vezes ao dia).
- TDAH (bupropiona SR e XL): dose-alvo de 300 mg/dia (máximo de 450 mg/dia).
- Transtorno do interesse/excitação sexual feminino: foi efetiva apenas na dose de 300 mg/dia.
- Obesidade: naltrexona 16 mg/bupropiona 180 mg, 2 vezes ao dia.

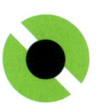

MODO DE SUSPENDER

É prudente suspender gradualmente para evitar efeitos de retirada, mas tolerância, dependência ou reações de retirada não estão bem documentadas.

CLASSE, MECANISMO DE AÇÃO E FARMACODINÂMICA

A bupropiona é um AD pertencente ao grupo das aminocetonas que age como um inibidor não seletivo dos transportadores da dopamina e da noradrenalina, inibindo a recaptação desses neurotransmissores (IRND). Conta com metabólitos ativos, e seu metabólito ativo principal, a hidroxibupropiona, tem meia-vida de 20 a 27 horas. Alguns estudos sugerem uma ação antagonista nos receptores nACh, o que pode colaborar para sua ação no tratamento do tabagismo. Praticamente não tem ação sobre a recaptação da serotonina, apresentando efeitos sobre os sistemas de busca de novidade, gratificação ou prazer, em contrapartida aos ISRSs, que apresentam atuações mais notáveis sobre os comportamentos de inibição mediados pela rafe.[1]

Estudos pré-clínicos e observações empíricas sugerem que sintomas como retardo psicomotor, anedonia, hipersonia, pensamento lento, desatenção, pseudodemência e "fissura" sejam secundários à deficiência de dopamina. Tais sintomas parecem responder ao uso de bupropiona.

A bupropiona não tem efeitos sobre os receptores serotonérgicos, muscarínicos, histaminérgicos e α-adrenérgicos.

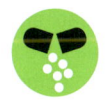

FARMACOCINÉTICA

A bupropiona é uma fenilaminocetona monocíclica, com estrutura semelhante à da anfetamina. É rapidamente absorvida no TGI (1,5 hora), e o pico plasmático da forma IR é atingido em cerca de 3 horas. Assim como esperado, as formulações SR, utilizadas em 2 doses diárias, e XL, em uma dose diária, têm tempos de absorção superiores (3 e 5 horas, respectivamente). Embora os tempos de absorção sejam diferentes, as três formas são consideradas bioequivalentes.[2] A absorção não sofre influência da ingestão de alimentos. Liga-se a proteínas plasmáticas em aproximadamente 85%, e a meia-vida é de 21 horas em média, podendo variar de 8 a 39 horas. Seis horas depois da administração, as concentrações plasmáticas são de apenas 30% da concentração no pico. Sua metabolização é predominantemente hepática, pela isoenzima CYP2B6, e potenciais interações com outros fármacos metabolizados pela isoenzima CYP2B6, como a nortriptilina, devem ser consideradas. Além disso, a bupropiona inibe moderadamente a isoenzima CYP2D6, reduzindo a depuração dos agentes metabolizados por essa enzima. A bupropiona tem metabólitos que parecem ser ativos (com efeitos do tipo anfetamina) e responsáveis por ação clínica; no entanto, a contribuição de cada um na resposta terapêutica ainda não é clara. Como os metabólitos têm meia-vida maior do que a própria bupropiona, após várias doses, a concentração plasmática é maior. Seu perfil de interações com outras substâncias é relativamente favorável.[1,3] A bupropiona atinge o estado de equilíbrio em 5 dias, e seus metabólitos, em 10 dias (em média 8 dias). Apresenta ampla distribuição nos tecidos. A eliminação do fármaco e de seus metabólitos ocorre em 87% pela urina e 10% pelas fezes.

É normalmente bem tolerada, devido ao seu perfil de efeitos colaterais. Raramente produz sedação e costuma causar pouca ou nenhuma disfunção sexual.[3] Concentra-se na saliva, produzindo um pouco de secura na boca. Raramente desencadeia "fissura" por doces, como os ADTs, e ganho de peso. Parece ser mais comum que gere uma leve diminuição do apetite do que o aumento.

A eficácia da bupropiona para depressão em adultos está bem estabelecida[4] em suas três apresentações principais. No entanto, como a bupropiona XL parece ser bioequivalente às apresentações de liberação imediata e SR e permite apenas uma dose diária, otimizando a tolerabilidade e a adesão, tem sido a opção de preferência. O tratamento da depressão por até 1 ano mostrou reduzir a taxa de recaída. Na apresentação XL, demonstrou ser efetiva na prevenção de novos episódios de transtorno depressivo com padrão sazonal.[5]

A bupropiona é um dos ADs recomendados por especialistas para a depressão bipolar.

Além de eficaz no tratamento da depressão, a bupropiona revelou-se mais efetiva do que o placebo para auxiliar na cessação do tabagismo.[6] Recentemente também se mostrou efetiva para o tratamento do tabagismo em pacientes com transtornos do espectro da esquizofrenia.[7]

No tratamento do TDAH, é considerada uma opção de segunda linha, depois do metilfenidato e da lisdexanfetamina,[8] mas pode ser uma opção interessante para pacientes com potencial de abuso de estimulantes e em pacientes que tiverem depressão como comorbidade. Em doses de 300 mg/dia, mostrou-se efetiva para o tratamento do transtorno do interesse/excitação sexual feminino.[9] No entanto, é importante informar que outra metanálise[10] encontrou forte influência do efeito placebo no tratamento desse transtorno, sugerindo cautela para essa indicação. Também na dose de 300 mg/dia, há estudos[11] mostrando eficácia para o tratamento de disfunção sexual induzida por ISRSs.

Há estudos clínicos randomizados demonstrando eficácia da bupropiona na fadiga relacionada ao câncer,[12] e algumas evidências menos robustas para fadiga relacionada a outras doenças clínicas.

Recente metanálise demonstrou que a bupropiona, na combinação com a naltrexona, apresentou maior eficácia na perda de peso em comparação com placebo, e tem evidência de eficácia para tratamento da obesidade.[13] Os estudos também destacam o cuidado necessário com eventos adversos na descontinuação do fármaco. É indicado juntamente com dieta e exercícios físicos.[13]

INDICAÇÕES

Evidências CONSISTENTES de eficácia

- TDM em adultos[4] (bupropiona SR e XL).
- Prevenção de novos episódios de transtorno depressivo com padrão sazonal[5] (bupropiona XL).
- Tabagismo em adultos[6] (bupropiona SR).
- Tabagismo em pacientes com espectro da esquizofrenia.[7]
- TDAH[8] (bupropiona SR e XL).
- Obesidade[13] (em fármaco combinado com naltrexona).

Evidências INCOMPLETAS de eficácia
▶ Transtorno do interesse/excitação sexual feminino.[9]
▶ Paraefeitos sexuais secundários ao uso dos ISRSs.
▶ Episódios depressivos do TB.
▶ Fadiga relacionada ao câncer.[12]
▶ Fadiga devida a EM.
▶ Apatia devida a síndromes cerebrais orgânicas.
▶ Fadiga induzida pelos ISRSs.
▶ Prevenção de recaídas após cessação do tabagismo.
▶ Abstinência de cocaína em dependentes.
▶ Retirada da metanfetamina em dependentes.
▶ Síndrome das pernas inquietas.

CONTRAINDICAÇÕES

▶ Hipersensibilidade ao fármaco ou a qualquer componente de sua formulação.
▶ Bulimia e anorexia, devido ao maior risco de convulsões.
▶ Epilepsia.
▶ Traumatismo craniano.
▶ Pacientes em fase de descontinuação abrupta de álcool ou sedativos (incluindo BZDs).
▶ Administração concomitante de IMAOs (fazer um *washout* de 2 semanas do IMAO).
▶ Tumores cerebrais e outras síndromes cerebrais orgânicas.
▶ Uso concomitante de tioridazina.

REAÇÕES ADVERSAS

Mais comuns: Boca seca, cefaleia, dor de garganta, fadiga, inquietude, insônia, náusea, perda de peso, taquicardia, tremores, vertigem, visão borrada.

Menos comuns: Acatisia, agitação, alopecia, alteração do paladar, alucinações visuais e auditivas, anemia, anorexia, ansiedade, arritmia cardíaca, artralgia, aumento do apetite, aumento dos níveis de prolactina, constipação intestinal, convulsões, delírios, *delirium*, diarreia, discinesia, dispepsia, dor abdominal, dor torácica, edema, enxaqueca, estomatite, euforia, faringite, febre, flatulência, fraqueza, gagueira, ganho de peso, hipertensão, hipomania, hiponatremia, hipotensão, ideação suicida, impotência, infecções da via aérea superior, insônia, irritabilidade, linfadenopatia, mialgia, mioclonia, noctúria, pancitopenia, parestesia, perda de memória, pseudoparkinsonismo, polaciúria, prurido, psicose, *rash* cutâneo, reação alérgica, retenção urinária, rubor, sedação, sialorreia, síncope, SJS, sonolência, sudorese, virada maníaca, visão borrada, vômito, zumbido.

INTOXICAÇÃO

Sintomas

Foram descritas *overdoses* de bupropiona de até 30 g, com relatos de crises convulsivas em cerca de 1/3 dos casos. Como as convulsões podem surgir várias horas após a *overdose*, sugere-se um tempo de observação mínimo de 24 horas. A maioria dos pacientes, entretanto, não teve efeitos clinicamente significativos nem alterações de ECG ou EEG. Embora raros, já existem relatos de óbitos decorrentes de parada cardíaca e *overdose* de bupropiona. Outros sintomas incluem ansiedade, pânico, agitação, confusão, sonolência, taquicardia sinusal, insuficiência respiratória, náusea e vômito, letargia, *delirium* e psicose.

Manejo

▶ Se o indivíduo estiver inconsciente ou letárgico, deve-se realizar lavagem gástrica logo após a ingestão ou usar carvão ativado até 12 horas depois.
▶ Devem ser adotadas também medidas para assegurar a ventilação e a reposição de líquidos.
▶ Realizar EEG e ECG nas primeiras 48 horas.
▶ A diálise parece não oferecer benefícios, pois a difusão da bupropiona dos tecidos para o plasma é muito lenta.

POPULAÇÕES ESPECIAIS

GRAVIDEZ

As decisões de prescrição durante a gravidez e a lactação são individualizadas e envolvem considerações complexas de risco-benefício materno, fetal e infantil.

A bupropiona atravessa a barreira placentária, e o custo-benefício deve ser ponderado, principalmente no primeiro trimestre, período em que foi associado à elevação do risco de defeitos cardiovasculares (embora o risco absoluto tenha sido baixo e um possível fator de confusão com o tipo de indicação não possa ser excluído – uso de nicotina). Com os estudos realizados até o momento, tem risco inconclusivo para defeitos congênitos.[14,15]

Embora sejam necessários mais estudos, a investigação até o momento sugere que a bupropiona pode ser uma opção de tratamento para mulheres grávidas deprimidas que necessitam de farmacoterapia, particularmente quando também estão a tentar reduzir o uso de nicotina durante a gravidez.

LACTAÇÃO

Sabe-se que alguma quantidade do medicamento é encontrada no leite materno, porém há pouca informação sobre o impacto da substância no bebê. O período pós-parto imediato é de alto risco para quadros depressivos, sobretudo em mulheres com história de episódios prévios, e sabe-se que a depressão não tratada na mãe tem impacto importante no desenvolvimento do bebê.

Com as informações até o momento, é sugerido ponderar os benefícios do uso com os riscos de ser descontinuada durante a lactação. Se o bebê ficar irritável ou sedado, pode ser indício de que ou a amamentação ou a substância precisará ser descontinuada.

CRIANÇAS

Nos poucos estudos com bupropiona em crianças, o medicamento foi superior ao placebo no tratamento do TDAH, mas seu TE foi inferior ao do metilfenidato.[8] Até o momento, não demonstrou eficácia em quadros depressivos em crianças.[16]

Os ADs aumentaram o risco de pensamentos e comportamentos suicidas em crianças, adolescentes e jovens adultos (até 24 anos) em ensaios de curta duração. A segurança e a eficácia da bupropiona na população pediátrica não foram estabelecidas. Não é aprovada pela FDA para uso nessa população.

Ao considerar o uso de bupropiona em crianças ou adolescentes, equilibrar os riscos potenciais com a necessidade clínica. Deve ser evitada em pacientes com tiques e transtorno de Tourette, comuns em crianças com TDAH.

IDOSOS

Não foram observadas diferenças globais de segurança ou eficácia entre idosos e indivíduos mais jovens. No entanto, como é mais provável que os pacientes idosos tenham uma função renal diminuída, e como seu metabolismo é mais lento, pode ser necessário considerar o uso de doses mais baixas.

Os efeitos colaterais mais comuns foram insônia, inquietude e agitação, que melhoraram depois de 2 semanas ou com a redução da dose.

ADs demonstraram efeito de redução do risco de suicidalidade em adultos com mais de 65 anos.

INSUFICIÊNCIA HEPÁTICA

A bupropiona é extensivamente metabolizada no fígado para metabólitos ativos, que são ainda mais metabolizados e excretados pelos rins.

Em pacientes com insuficiência hepática moderada a grave, a dose máxima de bupropiona XL é de 150 mg, dia sim, dia não. Em pacientes com insuficiência hepática leve, considerar reduzir a dose e/ou a frequência da dosagem.

INSUFICIÊNCIA RENAL

A bupropiona é extensivamente metabolizada no fígado para metabólitos ativos, que são ainda mais metabolizados e excretados pelos rins. O risco de reações adversas pode ser maior em doentes com função renal prejudicada.

Considerar diminuir a dose e/ou a frequência em pacientes com insuficiência renal. Monitorar de perto as reações adversas que possam indicar exposições elevadas de bupropiona ou de seus metabólitos.

INSUFICIÊNCIA CARDÍACA

As informações disponíveis são limitadas. Usar com cautela.

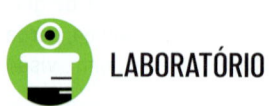

LABORATÓRIO

Exames prévios ao uso e de acompanhamento

Dosar creatinina em indivíduos com risco de alterações renais antes de iniciar o tratamento, e de forma periódica em idosos ou em indivíduos com doença renal. É recomendado também avaliar a pressão arterial basal e periódica durante o tratamento.

O valor clínico da determinação da dosagem plasmática ainda não foi estabelecido. Estudos demonstraram que pode haver uma relação curvilínea de resposta (similar à da nortriptilina). Entretanto, pacientes não responsivos apresentaram altos níveis de seus metabólitos. Pode provocar resultados falso-positivos em testes de urina para anfetaminas. Em um estudo, foi observada uma pequena redução transitória na contagem de leucócitos.

⚠️ PRECAUÇÕES E DICAS

1. Deve-se evitar o uso de bupropiona em pacientes que tenham predisposição a convulsões, tais como aqueles que apresentam anormalidades no EEG, traumatismos craniencefálicos ou síndromes cerebrais orgânicas, epiléticos, alcoolistas após a suspensão do álcool ou após a suspensão de BZDs. Deve-se evitar, ainda, o uso concomitante em relação a outras substâncias que reduzam o limiar convulsivo e a administração de dose única em pacientes predispostos a convulsões.
2. A bupropiona deve ser evitada em pacientes com tumores prolactino-dependentes, uma vez que seus efeitos dopaminérgicos podem causar aumento nos níveis séricos de prolactina.
3. Em idosos, ter cautela com a associação com fluoxetina e paroxetina, que são metabolizadas pela CYP2D6, inibida fracamente pela bupropiona e por seu metabólito ativo, a hidroxibupropiona. A associação com fluoxetina também foi ligada a convulsões e *delirium* em alguns relatos de caso.
4. Hipertensos podem ter seus níveis pressóricos aumentados pela bupropiona.
5. Como ocorre com todos os ADs, deve-se observar atentamente o RS, principalmente no início do tratamento e a cada aumento de dose. Em face do relato de casos fatais com a *overdose*, administrar com cuidado em pacientes suicidas (não prescrever mais do que uma caixa e deixar o medicamento com familiares).
6. Dosagem maior que 450 mg/dia (400 mg/dia para a SR) aumenta o risco de convulsões. Pacientes que não respondem às doses máximas devem descontinuar o uso ou obter os níveis sanguíneos de bupropiona e seu principal metabólito ativo, a hidroxibupropiona.
7. Evitar a administração concomitante com IMAOs (fazer um *washout* de 2 semanas do IMAO).
8. Ter cuidado com o uso em pacientes com DP: quando utilizada em associação a antiparkinsonianos, pode produzir discinesias, alucinações e confusão mental.
9. Quando utilizada para depressão bipolar, costuma ser um agente de potencialização para estabilizadores de humor, lítio e/ou antipsicóticos atípicos.
10. A formulação com sais de hidrobrometo, recentemente aprovada pela FDA, busca facilitar a alta dosagem para pacientes difíceis de tratar, pois permite a administração de doses únicas de comprimidos de até 450 mg equivalentes ao sal de hidrocloreto de bupropiona (comprimido de 522 mg), diferentemente de formulações de liberação controlada de hidrocloreto de bupropiona para as quais a dose maior em um único comprimido é de 300 mg.
11. Como os sais do brometo têm propriedades anticonvulsivantes, os sais de hidrobrometo de bupropiona podem teoricamente reduzir o risco de convulsões, mas isso não foi comprovado.

REFERÊNCIAS

1. Jefferson JW, Pradko JF, Muir KT. Bupropion for major depressive disorder: Pharmacokinetic and formulation considerations. Clin Ther. 2005;27(11):1685-95. PMID [16368442]
2. Findlay JW, van Wyck Fleet J, Smith PG, Butz RF, Hinton ML, Blum MR, et al. Pharmacokinetics of bupropion, a novel antidepressant agent, following oral administration to healthy subjects. Eur J Clin Pharmacol. 1981;21(2):127-35. PMID [6804243]
3. Ascher JA, Cole JO, Colin JN, Feighner JP, Ferris RM, Fibiger HC, et al. Buproprion: a review of its mechanism of antidepressant activity. J Clin Psychiatry. 1995;56(9):395-401. PMID [7665537]
4. Patel K, Allen S, Haque MN, Angelescu I, Baumeister D, Tracy DK. Bupropion: a systematic review and meta-analysis of effectiveness as an antidepressant. Ther Adv Psychopharmacol. 2016;6(2):99-144. PMID [27141292]
5. Gartlehner G, Nussbaumer-Streit B, Gaynes BN, Forneris CA, Morgan LC, Greenblatt A, et al. Second-generation antidepressants for preventing seasonal affective disorder in adults. Cochrane Database Syst Rev. 2019;3(3):CD011268. PMID [30883669]
6. Patnode CD, Henderson JT, Coppola EL, Melnikow J, Durbin S, Thomas RG. Interventions for tobacco cessation in adults, including pregnant persons: updated evidence report and systematic review for the US preventive services task force. JAMA. 2021;325(3):280-98. PMID [33464342]
7. Siskind DJ, Wu BT, Wong TT, Firth J, Kisely S. Pharmacological interventions for smoking cessation among people with schizophrenia spectrum disorders: a systematic review, meta-analysis, and network meta-analysis. Lancet Psychiatry. 2020;7(9):762-74. PMID [32828166]
8. Cortese S, Adamo N, Del Giovane C, Mohr-Jensen C, Hayes AJ, Carucci S. Comparative efficacy and tolerability of medications for attention-deficit hyperactivity disorder in children, adoles-

cents, and adults: a systematic review and network meta-analysis. Lancet Psychiatry. 2018;5(9):727-38. PMID [30097390]
9. Razali NA, Sidi H, Choy CL, Ross NAC, Baharudin A, Das S. The role of bupropion in the treatment of women with sexual desire disorder: a systematic review and meta-analysis. Curr Neuropharmacol. 2022 Feb 22. Epub ahead of print. PMID [35193485]
10. Weinberger JM, Houman J, Caron AT, Patel DN, Baskin AS, Ackerman AL, et al. Female sexual dysfunction and the placebo effect: a meta-analysis. Obstet Gynecol. 2018;132(2):453-8. PMID [29995725]
11. Taylor MJ, Rudkin L, Bullemor-Day P, Lubin J, Chukwujekwu C, Hawton K. Strategies for managing sexual dysfunction induced by antidepressant medication. Cochrane Database Syst Rev. 2013;(5):CD003382. PMID [23728643]
12. Salehifar E, Azimi S, Janbabai G, Zaboli E, Hendouei N, Saghafi F, et al. Efficacy and safety of bupropion in cancer-related fatigue, a randomized double blind placebo controlled clinical trial. BMC Cancer. 2020;20(1):158. PMID [32106832]
13. Shi Q, Wang Y, Hao Q, Vandvik PO, Guyatt G, Li J, et al. Pharmacotherapy for adults with overweight and obesity: a systematic review and network meta-analysis of randomized controlled trials. Lancet. 2022;399(10321):259-69. PMID [34895470]
14. Turner E, Jones M, Vaz LR, Coleman T. Systematic review and meta-analysis to assess the safety of bupropion and varenicline in pregnancy. Nicotine Tob Res. 2019;21(8):1001-10. PMID [29579233]
15. Claire R, Chamberlain C, Davey MA, Cooper SE, Berlin I, Leonardi-Bee J, et al. Pharmacological interventions for promoting smoking cessation during pregnancy. Cochrane Database Syst Rev. 2020;3(3):CD010078. PMID [32129504]
16. Hetrick SE, McKenzie JE, Bailey AP, Sharma V, Moller CI, Badcock PB, et al. New generation antidepressants for depression in children and adolescents: a network meta-analysis. Cochrane Database Syst Rev. 2021;5(5):CD013674. PMID [34029378]

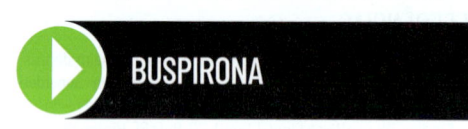

BUSPIRONA

APRESENTAÇÕES COMERCIAIS

ANSITEC (LIBBS)
- Caixas com 8, 20, 60 ou 90 comprimidos de 5 mg.
- Caixas com 20, 60 ou 90 comprimidos de 10 mg.

MODO DE USAR

A dose inicial de buspirona, para o tratamento da ansiedade, é de 15 mg/dia, dividida em 3 tomadas de 5 mg. Duas doses diárias de 7,5 mg parecem ser igualmente efetivas. A dose pode ser ajustada de acordo com o quadro do paciente, adicionando-se 5 mg a cada 2 ou 3 dias. A biodisponibilidade da buspirona é maior quando ingerida com alimentos. Assim, recomenda-se que o paciente tome a medicação sempre da mesma forma, ou seja, sempre com alimentos ou sempre sem, para não haver flutuação da concentração sérica durante o tratamento.

TEMPO PARA INÍCIO DE AÇÃO

O tempo de latência para início do efeito é de 1 a 2 semanas, algumas vezes com melhora significativa somente após 4 a 6 semanas. Pacientes que usaram previamente BZDs respondem pouco à buspirona, talvez por não sentirem de imediato os mesmos efeitos sedativos e relaxantes daqueles.[1]

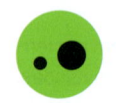

VARIAÇÃO USUAL DA DOSE

Em geral, a dose média no TAG varia entre 30 e 40 mg/dia. A dose máxima é de 60 mg/dia; entretanto, doses de até 90 mg já foram utilizadas. Em princípio, 2 doses diárias de 15 mg têm mesmo efeito no controle dos sintomas de ansiedade que 3 doses diárias de 10 mg.

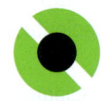

MODO DE SUSPENDER

A retirada da buspirona deve ser gradual.

CLASSE, MECANISMO DE AÇÃO E FARMACODINÂMICA

O mecanismo de ação da buspirona não é bem conhecido e envolve vários neurotransmissores. Embora apresente ação ansiolítica, não atua como os BZDs por meio do complexo GABA-canais de cloro e não apresenta efeitos hipnóticos, anticonvulsivantes e de relaxamento muscular.

A buspirona é o protótipo do ansiolítico agonista parcial 5-HT1A. Tem alta afinidade serotonérgica, pré e pós-sináptica. Nos receptores 5-HT1A pré-sinápticos (autorreceptores), age como se fosse um antagonista: sua ativação pela buspirona inibe a descarga serotonérgica do núcleo dorsal da rafe, diminuindo o *turnover* da serotonina. Nos receptores pós-sinápticos, atua como agonista parcial. Acredita-se que, em razão da demora do início, a ação ansiolítica dos agonistas parciais 5-HT1A deva-se mais a fenômenos de adaptação neuronal do que propriamente à ocupação imediata de receptores, de forma semelhante ao que ocorre com os ADs no tratamento da depressão.

A buspirona tem fraca afinidade pelos receptores D2 e D3. Em estudos com animais, em doses elevadas, aumentou a atividade dopaminérgica na substância negra. Estimula a produção da prolactina, podendo causar irregularidades menstruais e galactorreia. Esse efeito é dose-dependente.

Seu metabólito principal (1PP) atua nos receptores α_2-adrenérgicos, aumentando as concentrações de noradrenalina, razão pela qual não é eficaz no TP ou na síndrome de abstinência de BZDs.[2] Não piora as habilidades motoras após administração aguda ou crônica. Interage pouco com depressores do SNC, como o álcool. Sua interrupção não causa síndrome de abstinência, nem dependência. Sua principal desvantagem em relação aos BZDs é a demora de 2 semanas ou mais para o início de ação.

O uso de buspirona não indica tolerância cruzada com os BZDs e os barbitúricos. Pode, entretanto, ser o fármaco de escolha em pacientes ansiosos com alto potencial de abuso de substâncias e/ou dependentes de álcool e ansiolíticos.

FARMACOCINÉTICA

A buspirona é um ansiolítico do grupo das azapironas com características farmacológicas distintas dos BZDs e de outros agentes ansiolíticos. É um agonista serotonérgico parcial 5-HT1A e um antagonista dopaminérgico D21.[2] É absorvida de forma rápida e integral após administração VO. É extensamente metabolizada no fígado, sobretudo por oxidação, produzindo metabólitos com quase 1/4 da atividade da buspirona. Apenas 4% do medicamento chega inalterado à circulação. Atinge o pico de concentração no sangue em aproximadamente 1,5 hora após a ingestão. A administração concomitante a alimentos retarda a absorção gastrintestinal, aumentando a quantidade de buspirona inalterada na circulação; a eficácia e a ocorrência de efeitos adversos, entretanto, não são afetadas. O equilíbrio plasmático é alcançado em cerca de 2 dias. Apesar de a absorção oral ser de 100%, sua biodisponibilidade é de apenas 4%, devido ao extenso metabolismo de primeira passagem. Mais de 95% do fármaco liga-se a proteínas plasmáticas, em especial à albumina (69%). O volume de distribuição após uma administração IV é de 5,3 L/kg. Sua meia-vida geralmente se situa entre 2 e 3 horas, podendo variar, entretanto, de 1 a 14 horas. Após uma única dose, 29 a 63% são excretados pela urina em 24 horas sob a forma de metabólitos. De 18 a 38% são excretados nas fezes.[2]

A buspirona foi aprovada em 1986 pela FDA como o primeiro medicamento não sedativo especificamente indicado para o tratamento do TAG. Nesse período, foi considerado um fármaco inovador, porque, ao contrário dos medicamentos ansiolíticos existentes, como os BZDs e os barbitúricos, não causava sedação e não tinha risco de dependência, abuso ou síndrome de abstinência. No entanto, a buspirona vem apresentando resultados controversos no tratamento do TAG em diferentes revisões sistemáticas. Em uma delas, as azapironas, incluindo a buspirona, demonstraram ser superiores ao placebo e menos eficazes do que os BZDs no tratamento desse transtorno. Essa mesma revisão foi inconclusiva quanto à comparação das azapironas com ADs, kava-kava ou psicoterapia.[3] Já em outra revisão sistemática, com análise de TE no TAG, a buspirona não diferiu do placebo e teve um TE menor, em ordem decrescente, do que a pregabalina, a hidroxizina, a venlafaxina XR, os BZDs e os ISRSs.[4] De qualquer maneira, a buspirona ainda parece ser uma escolha racional para pacientes que não toleram e/ou têm contraindicações em relação ao uso de BZDs e ADs, situações frequentes em idosos. Um ECR demonstrou a eficácia da buspirona, comparada à sertralina, no tratamento do TAG em idosos.[5]

Foram sugeridas indicações em vários transtornos: depressivo, obsessivo-compulsivo, de pânico e de ansiedade social, em crianças com TDAH, bem como na retirada de BZDs, mas a maioria não foi confirmada em ensaios clínicos.

Estudos isolados constataram eficácia na bulimia nervosa, na ansiedade e nos sintomas negativos da esquizofrenia,[6] na adição ao álcool e na retirada de opioides.[7] Existem evidências de que a buspirona seja efetiva no tratamento de diversas condições, como transtorno disfórico pré-menstrual, ansiedade pós-AVC, adição à cocaína, em associação com a testosterona no transtorno do desejo sexual masculino hipoativo, em associação com a melatonina para o TDM, no bruxismo associado aos ISRSs e nos sintomas comportamentais das demências.[8] A buspirona aumenta a peristalse esofágica e a função do esfíncter esofágico superior em sujeitos saudáveis. Com base nisso, vem sendo estudada para o tratamento da dispepsia funcional, ainda com poucos resultados consistentes.

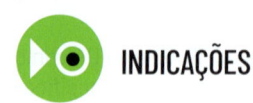

INDICAÇÕES

Evidências CONSISTENTES de eficácia
- Tratamento do TAG.[3,4]

Evidências INCOMPLETAS de eficácia
- Como potencializador de APs no tratamento da ansiedade e de sintomas negativos da esquizofrenia.[6]
- Adição ao álcool e à cocaína.
- Retirada de opioides.[7]
- Bulimia nervosa.
- Transtorno disfórico pré-menstrual.
- Ansiedade pós-AVC.
- Em associação à testosterona no transtorno do desejo sexual hipoativo.
- Em associação à melatonina no TDM.
- Bruxismo associado a ISRSs.
- Nos sintomas comportamentais das demências.[8]
- Dispepsia funcional.

CONTRAINDICAÇÕES

Absolutas
- Hipersensibilidade ao fármaco.
- Uso associado de IMAOs.
- Glaucoma agudo.
- Insuficiência hepática grave.

Relativas
- IR.

REAÇÕES ADVERSAS

Mais comuns: Cefaleia, excitação, insônia, náusea, nervosismo, sudorese, tontura.

Menos comuns: Acatisia, agranulocitose, alergia, amenorreia, anemia, anorexia, anorgasmia, boca seca, cãibra, cefaleia, congestão nasal, constipação intestinal, contraturas musculares, depressão, desconforto gástrico, diarreia, dificuldade para urinar, diminuição ou aumento da libido, discinesia, disfagia, disforia, distonia, dor de garganta, dor no peito, dor nos seios, edema, ER, eosinofilia, fadiga, falta de ar, flatulência, galactorreia, ganho ou perda de peso, ginecomastia, hepatotoxicidade, hiperprolactinemia, hiperventilação, impotência, inquietude, insônia, linfocitopenia, movimentos involuntários, palpitações, parkinsonismo, pesadelos, precipitação de glaucoma, prurido, *rash* cutâneo, rigidez muscular, sedação, taquicardia, tremores, trombocitopenia, virada maníaca, vômito, zumbido.

INTOXICAÇÃO

Sintomas

Náusea, vômito, sonolência, tontura, miose e distúrbios gástricos, parestesias e convulsões. Não foram observados óbitos em humanos por *overdose* acidental ou deliberada, e a dose letal média é estimada em 160 a 550 vezes a dose diária recomendada.

Manejo
- Medidas gerais de suporte, seguidas de lavagem gástrica imediata.

POPULAÇÕES ESPECIAIS

GRAVIDEZ

Não há evidências de teratogenicidade em animais ou humanos. Estudos envolvendo ratos e utilizando doses até 30 vezes maiores do que as máximas usadas em humanos evidenciaram que a dose de 2 mg/kg/dia não demonstrou ocorrência de efeitos teratogênicos.[9] Contudo, não há pesquisas que garantam seu uso seguro na gravidez. Portanto, deve-se avaliar a relação risco-benefício para decidir sobre sua utilização. Categoria B da FDA.

LACTAÇÃO

É excretada no leite de ratas e, possivelmente, no de humanos, devendo, por esse motivo, ser evitada durante o aleitamento materno.

CRIANÇAS

A buspirona demonstrou ser bem tolerada em crianças e em adolescentes em doses de 30 mg ou mais. Em crianças, as concentrações séricas tendem a ser mais elevadas do que em adultos.

Os efeitos colaterais mais comuns são tontura, desconforto gastrintestinal e cefaleia.[10]

IDOSOS

Não há necessidade de ajustar as doses para idosos. A eficácia e a tolerabilidade da buspirona foram avaliadas no tratamento da ansiedade em idosos sob doses que variaram de 15 a 30 mg. O tratamento foi bem tolerado, e mais de 75% dos pacientes não relataram reações adversas.[5]

INSUFICIÊNCIA HEPÁTICA

Administrar com cautela. Contraindicada na insuficiência renal grave.

INSUFICIÊNCIA RENAL

Administrar com cautela, monitorando o paciente, e, se necessário, diminuir a dose.

INSUFICIÊNCIA CARDÍACA

Sem considerações.

LABORATÓRIO

Exames prévios ao uso

Não são necessários.

Exames de acompanhamento

Não são necessários.

As concentrações séricas são proporcionais às doses ingeridas. A buspirona pode (muito raramente) causar elevação da AST e da ALT, eosinofilia, leucopenia e trombocitopenia, bem como hiperprolactinemia, que é um efeito dose-dependente.

PRECAUÇÕES E DICAS

1. Embora aparentemente não comprometa o desempenho motor, é conveniente, em função das diferentes respostas individuais, recomendar ao paciente que tenha cuidado ao dirigir veículos ou operar máquinas perigosas.
2. É importante lembrar que a buspirona pode elevar a PA se utilizada com IMAOs.
3. Ter cuidado com a combinação com ISRSs: podem ocorrer convulsões e síndrome serotonérgica.
4. A FC deve ser avaliada periodicamente em pacientes sob uso desse fármaco.

REFERÊNCIAS

1. Sellers EM, Scneiderman JF, Romach MK, Kaplan HL, Somer GR. Comparative drug effects and abuse liability of lorazepam, buspirone and secobarbital in nondependent subjects. J Clin Psychopharmacol. 1992;12(2):79-85. PMID [1573044]
2. Gelemberg AJ. Buspirone: seven-year update. J Clin Psychiatry. 1994;55(5):222-9. PMID [8071276]
3. Chessick CA, Allen MH, Thase M, Cunha ABCBM, Kapczinski FFK, Lima MSML, et al. Azapirones for generalized anxiety disorder. Cochrane Database Syst Rev. 2006;2006(3):CD006115. PMID [16856115]
4. Hidalgo RB, Tupler LA, Davidson JR. An effect-size analysis of pharmacologic treatments for generalized anxiety disorder. J Psychopharmacol. 2007;21(8):864-72. PMID [17984162]
5. Mokhber N, Azarpazhooh MR, Khajehdaluee M, Velayati A, Hopwood M. Randomized, single-blind, trial of sertraline and buspirone for treatment of elderly patients with generalized anxiety disorder. Psychiatry Clin Neurosci. 2010;64(2):128-33. PMID [20132529]
6. Ghaleiha A, Noorbaa AA, Farnaghi F, Hajiazim M, Akhondzadeh S. A double-blind, randomized, and placebo-controlled trial of buspirone added do risperidone in patients with chronic schizophrenia. J Clin Psychopharmacol. 2010;30(6):678-82. PMID [21105281]
7. Bergeria CL, Tan H, Antoine D, Woorts EM, Huhn AS, Hobelmann JG, et al. A double-blind, randomized, placebo-controlled, pilot clinical trial examining buspirone as an adjunctive medication during buprenorphine-assisted supervised opioid withdrawal. Exp Clin Psychopharmacol. 2022 Mar 10. Online ahead of print. PMID [35266779]
8. Santa Cruz MR, Hidalgo PC, Lee MS, Thomas CW, Holroyd S. Buspirone for the treatment of dementia with behavioral disturbance. Int Psychogeriatr. 2017;29(5):859-62. PMID [28124634]
9. Kai S, Kohmura H, Ishikawa K, Ohta S, Kuroyanagi K, Kawano S, et al. Reproductive and developmental toxicity studies of buspirone hydrochloride (I): oral administration to rats during the period of fetal organogenesis. J Toxicol Sci. 1990;15(Suppl 1):31-60. PMID [2376869]
10. Strawn JR, Geraciotti L, Rajdev N, Clemenza K, Levine A. Pharmacotherapy for generalized anxiety disorder in adult and pediatric patients: an evidence-based treatment review. Expert Opin Pharmacother. 2018;19(10):1057-70. PMID [30056792]

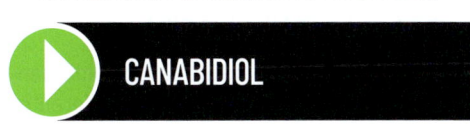

CANABIDIOL

APRESENTAÇÕES COMERCIAIS

MEVATYL (BEAUFOUR)

▶ Embalagem com 3 frascos de 10 mL contendo solução oral de 27 mg/mL de tetraidrocanabinol e 25 mg/mL de canabidiol.

MODO DE USAR

Síndrome de Lennox-Gastaut ou síndrome de Dravet: recomenda-se iniciar com dosagem por VO de 2,5 mg/kg divididos em 2 tomadas (5 mg/

kg/dia). Recomenda-se aumento após 1 semana para 2 tomadas de 5 mg/dia (10 mg/kg/dia); a dose máxima é de 20 mg/kg/dia.

Complexo de esclerose tuberosa: recomenda-se iniciar com dosagem VO de 2,5 mg/kg, divididos em 2 tomadas (5 mg/kg/dia). Recomendam-se aumentos semanais de 2,5 mg/kg, 2 vezes ao dia (5 mg/kg/dia), até a dose máxima de 25 mg/kg/dia.

TEMPO PARA INÍCIO DE AÇÃO

Os dados de resposta positiva ao tratamento das referidas condições clínicas mencionadas variam de 1 a 4 semanas após o início do uso de canabidiol (CBD).

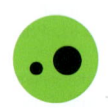

VARIAÇÃO USUAL DA DOSE

Síndrome de Lennox-Gastaut ou síndrome de Dravet: 10 a 20 mg/kg/dia.

MODO DE SUSPENDER

Recomenda-se a retirada da medicação com reduções lentas e graduais das dosagens, tendo em vista o risco de desencadear crises convulsivas e possível estado de mal epilético com retirada abrupta.

CLASSE, MECANISMO DE AÇÃO E FARMACODINÂMICA

O CBD é classificado como um canabinoide, sendo uma das mais de 100 moléculas diferentes extraídas da planta *Cannabis sativa*. Outra molécula conhecida presente nessa planta chama-se delta-9-tetra-hidrocanabidiol (delta-9-THC), muitas vezes abreviada apenas para THC. O CBD, diferentemente do THC, não demonstrou efeitos psicomiméticos e, assim, vem sendo bastante estudado em razão de suas propriedades protetivas anti-inflamatórias, antioxidativas e antinecróticas. Os efeitos da planta *Cannabis sativa* fumada (popularmente conhecida como maconha, *marijuana*, *maryjane*, etc.) e de outros extratos da planta com diversas concentrações de CBD e THC não devem ser comparados indiscriminadamente com os extratos purificados de CBD, tendo em vista as grandes diferenças da composição química e de farmacocinética existentes de um derivado para o outro. Os compostos existentes variam muito, em especial em relação a dois fatores: 1) vias de administração diferentes (via IV, uso em *spray* sobre mucosa oral, cápsulas tomadas VO, comprimidos tomados VO, soluções tomadas VO, uso inalatório via nebulização, uso inalatório por aerossol ou vaporização e, por fim, uso inalatório fumado); e 2) diferentes composições químicas disponíveis (extrato 100% purificado de CBD, extratos de CBD com diferentes percentuais de THC associados). Além disso, ainda existem formulações que contêm CBD e THC em quantidades não tão rigorosamente controladas em produtos de venda sem restrição (no inglês, *over-the-counter*).[1] Essas apresentações têm recebido menor atenção do ponto de vista de estudos clínicos controlados, tornando o conhecimento sobre seu uso mais difícil. O presente capítulo versará apenas sobre os estudos que utilizaram CBD na sua forma purificada e isolada de THC.

Os mecanismos de ação molecular do CBD ainda não foram precisamente determinados, mas seus efeitos têm sido relacionados à inibição da hidroxilase de ácidos graxos, à inibição da recaptação de adenosina, ao agonismo dos canais de potencial transitórios, ao antagonismo do receptor acoplado à proteína G órfã GPR55, à facilitação da neurotransmissão mediada por 5-HT1A e à inibição de citocinas inflamatórias por meio da ação em receptores ativados por proliferadores de peroxissoma tipo gama (PPARγ). Além disso, o CBD demonstrou baixa afinidade pelos receptores canabinoides (CB), mas podendo atuar como um modulador alostérico negativo no receptor CB1.[2]

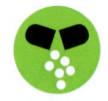

FARMACOCINÉTICA

A partir de estudos com apresentação de canabidiol por VO, o tempo para a máxima concentração plasmática ficou entre 2,5 e 5 horas no estado de equilíbrio. A administração associada a alimentos com alto teor de gordura aumentou a concentração plasmática. O volume de distribuição em voluntários saudáveis foi de 20,963 a 42,849 litros. A ligação proteica do CBD e de seus metabólitos foi de 94% em estudos *in vitro*. Após dose única, sua meia-vida foi de 1 a 1,97 hora (dosagens de 10 a 20 mg), e, com uso oral crônico, a meia-vida aumentou para 2 a 5 dias. O CBD é metabolizado principalmente no fígado, mas também no intestino. Sua excreção ocorre nas fezes, apresentando pequena depuração renal. Revisão sistemática sobre a farmacocinética do CBD em humanos reporta que ainda há escassez de dados e discrepância em alguns achados de farmacocinética e recomenda que estudos adicionais sejam realizados para que as concentrações de biodisponibilidade e meia-vida sejam definidas de forma mais robusta do que os dados apresentados até o momento.[3,4]

Apesar dos inúmeros estudos que vêm sendo conduzidos nos últimos anos, buscando evidenciar outros possíveis usos terapêuticos do CBD, seu emprego é recomendado no tratamento de crises convulsivas associadas a síndrome de Lennox-Gastaut, à síndrome de Dravet e ao complexo de esclerose tuberosa.

INDICAÇÕES

Evidências CONSISTENTES de eficácia
- Tratamento de convulsões associadas à síndrome de Lennox-Gastaut, à síndrome de Dravet e ao complexo de esclerose tuberosa.[5-7]

Obs.: A eficiência do CBD foi testada em vários transtornos, mas os resultados foram negativos para demência,[8] dor crônica,[9,10] dor ginecológica,[11] células cancerígenas,[12] esclerose múltipla,[13,14] esquizofrenia,[15,16] doença de Parkinson,[17] TEPT,[18] transtorno de ansiedade,[19,20] TEA,[21-23] transtornos do movimento,[24] transtornos do sono,[25] transtornos por uso de substâncias[26-28] e transtornos psiquiátricos em geral.[29,30]

CONTRAINDICAÇÕES

Absolutas
É contraindicado em pacientes com história de hipersensibilidade ao CBD.

REAÇÕES ADVERSAS

Mais comuns: Diarreia, diminuição do apetite, fadiga, insônia.

Menos comuns: Elevação das transaminases, pneumonia, sonolência.

INTOXICAÇÃO

Sintomas

Relatos de intoxicação com altas doses por VO de CBD (1,5 a 4,5 g) exerceram pouco efeito de sedação, o que sugere uma margem de segurança ao uso dentro das doses preconizadas. Alguns casos de intoxicação relatados com a ocorrência de depressão do sistema respiratório podem ter sido ocasionados pela associação de CBD com clobazam nesses estudos.

Manejo
- Recomendam-se as medidas de suporte ventilatório nesses quadros de depressão do sistema respiratório.
- Não há antídoto para o CBD.

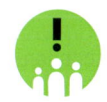

POPULAÇÕES ESPECIAIS

GRAVIDEZ
Não é recomendado durante a gestação, devido ao risco para o feto, com base em estudos em animais.

LACTAÇÃO
Em razão da escassez de dados de ensaios clínicos sobre a presença de CBD ou de seus metabólitos no leite materno, seu uso durante a lactação não é recomendado.

CRIANÇAS
O CBD foi estudado em crianças com 2 anos ou mais em tratamento para convulsões associadas à síndrome de Lennox-Gastaut, à síndrome de Dravet ou ao complexo de esclerose tuberosa e se demonstrou seguro e eficaz nessas amostras. Não foi estabelecida segurança em menores de 1 ano de idade.[31]

IDOSOS
Devido à escassez de dados de ensaios clínicos com pacientes com idade superior a 55 anos, o fabricante recomenda cautela na escolha das doses iniciais, considerando a maior probabilidade de idosos terem quadros associados de IR, insuficiência hepática e/ou cardíaca.

INSUFICIÊNCIA HEPÁTICA
Recomenda-se redução de doses e monitoramento mais intensivo em pacientes com insuficiência hepática.

INSUFICIÊNCIA RENAL

Recomenda-se maior cautela em pacientes com IR, tendo em vista a presente escassez de dados de ensaios clínicos com esse quadro.

INSUFICIÊNCIA CARDÍACA

Recomenda-se maior cautela em pacientes com insuficiência cardíaca, tendo em vista a presente escassez de dados de ensaios clínicos com essa condição.

LABORATÓRIO

Exames prévios ao uso

Antes de iniciar o tratamento, recomenda-se dosar concentrações de transaminases e de bilirrubinas de todos os pacientes.

Exames de acompanhamento

Recomenda-se acompanhamento das concentrações de transaminases.

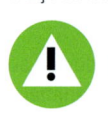

PRECAUÇÕES E DICAS

1. O uso concomitante com valproato e/ou clobazam aumenta o risco de elevação das transaminases; portanto, deve-se monitorar possível lesão hepatocelular (observar início súbito de náuseas e vômitos sem outra causa, dor abdominal no quadrante superior direito, fadiga, anorexia, icterícia, urina escura).
2. Observar as interações medicamentosas que podem se desenvolver a partir da associação de CBD, tendo em vista que muitos dos efeitos colaterais reportados nos ensaios clínicos podem ser decorrentes de interações remédio-remédio e não necessariamente causadas de forma exclusiva pelo CBD, caso estivesse sendo administrado isoladamente.

REFERÊNCIAS

1. White CM. A review of human studies assessing cannabidiol's (CBD) therapeutic actions and potential. J Clin Pharmacol. 2019;59(7):923-34. PMID [30730563]
2. Peng J, Fan M, An C, Ni F, Huang W, Luo J. A narrative review of molecular mechanism and therapeutic effect of cannabidiol (CBD). Basic Clin Pharmacol Toxicol. 2022;130(4):439-56. PMID [35083862]
3. Taylor L, Gidal B, Blakey G, Tayo B, Morrison G. A phase I, randomized, double-blind, placebo-controlled, single ascending dose, multiple dose, and food effect trial of the safety, tolerability and pharmacokinetics of highly purified cannabidiol in healthy subjects. CNS Drugs. 2018;32(11):1053-67. PMID [30374683]
4. Larsen C, Shahinas J. Dosage, efficacy and safety of cannabidiol administration in adults: a systematic review of human trials. J Clin Med Res. 2020;12(3):129-41. PMID [32231748]
5. Lattanzi S, Trinka E, Striano P, Rocchi C, Salvemini S, Silvestrini M, et al. Highly purified cannabidiol for epilepsy treatment: a systematic review of epileptic conditions beyond dravet syndrome and lennox-gastaut syndrome. CNS Drugs. 2021;35(3):265-81. PMID [33754312]
6. Devi N, Madaan P, Ameen R, Sahu JK, Bansal D. Short-term and long-term efficacy and safety of antiseizure medications in Lennox Gastaut syndrome: a network meta-analysis. Seizure. 2022;99:164-75. PMID [35487871]
7. Devinsky O, Thiele EA, Wright S, Checketts D, Morrison G, Dunayevich E, et al. Cannabidiol efficacy independent of clobazam: meta-analysis of four randomized controlled trials. Acta Neurol Scand. 2020;142(6):531-40. PMID [32592183]
8. Kuharic DB, Markovic D, Brkovic T, Kegalj MJ, Rubic Z, Vukasovic AV, et al. Cannabinoids for the treatment of dementia. Cochrane Database Syst Rev. 2021;9(9):CD012820. PMID [34532852]
9. Mücke M, Phillips T, Radbruch L, Petzke F, Häuser W. Cannabis-based medicines for chronic neuropathic pain in adults. Cochrane Database Syst Rev. 2018;3(3):CD012182. PMID [29513392]
10. Villanueva MRB, Joshaghani N, Villa N, Badla O, Goit R, Saddik SE, et al. Efficacy, safety, and regulation of cannabidiol on chronic pain: a systematic review. Cureus. 2022;14(7):e26913. PMID [35860716]
11. Liang AL, Gingher EL, Coleman JS. Medical cannabis for gynecologic pain conditions: a systematic review. Obstet Gynecol. 2022;139(2):287-96. PMID [35104069]
12. Valenti C, Billi M, Pancrazi GL, Calabria E, Armogida NG, Tortora G, et al. Biological effects of cannabidiol on human cancer cells: systematic review of the literature. Pharmacol Res. 2022;181:106267. PMID [35643249]
13. Filippini G, Minozzi S, Borrelli F, Cinquini M, Dwan K. Cannabis and cannabinoids for symptomatic treatment for people with multiple sclerosis. Cochrane Database Syst Rev. 2022;5(5):CD013444. PMID [35510826]
14. Furgiuele A, Cosentino M, Ferrari M, Marino F. Immunomodulatory potential of cannabidiol in multiple sclerosis: a systematic review. J Neuroimmune Pharmacol. 2021;16(2):251-69. PMID [33492630]
15. Kopelli E, Samara M, Siargkas A, Goulas A, Papazisis G, Chourdakis M. The role of cannabidiol oil in schizophrenia treatment. a systematic review and meta-analysis. Psychiatry Res. 2020;291:113246. PMID [32599446]
16. Patel S, Khan S, Saipavankumar M, Hamid P. The association between cannabis use and schizophrenia: causative or curative? A systematic review. Cureus. 2020;12(7):e9309. PMID [32839678]
17. Thanabalasingam SJ, Ranjith B, Jackson R, Wijeratne DT. Cannabis and its derivatives for the use of motor symptoms in Parkinson's disease: a systematic review and meta-analysis. Ther Adv Neurol Disord. 2021;14:17562864211018561. PMID [34104218]
18. Steardo L Jr, Carbone EA, Menculini G, Moretti P, Steardo L, Tortorella A. Endocannabinoid system as therapeutic target of PTSD: a systematic review. Life. 2021;11(3):214. PMID [33803374]
19. Sharpe L, Sinclair J, Kramer A, Manincor M, Sarris J. Cannabis, a cause for anxiety? A critical appraisal of the anxiogenic and anxiolytic properties. J Transl Med. 2020;18(1):374. PMID [33008420]
20. Stanciu CN, Brunette MF, Teja N, Budney AJ. Evidence for use of cannabinoids in mood disorders, anxiety disorders, and PTSD: a systematic review. Psychiatr Serv. 2021;72(4):429-36. PMID [33530732]
21. Colizzi M, Bortoletto R, Costa R, Bhattacharyya S, Balestrieri M. The autism-psychosis continuum conundrum: exploring the role of the endocannabinoid system. Int J Environ Res Public Health. 2022;19(9):5616. PMID [35565034]

22. Fusar-Poli L, Cavone V, Tinacci S, Concas I, Petralia A, Signorelli MS, et al. Cannabinoids for people with ASD: a systematic review of published and ongoing studies. Brain Sci. 2020;10(9):572. PMID [32825313]
23. Silva EAD Junior, Medeiros WMB, Torro N, Sousa JMM, Almeida IBCM, Costa FBD, et al. Cannabis and cannabinoid use in autism spectrum disorder: a systematic review. Trends Psychiatry Psychother. 2022;44:e20200149. PMID [34043900]
24. Oikonomou P, Jost WH. Randomized controlled trials on the use of cannabis-based medicines in movement disorders: a systematic review. J Neural Transm. 2022 Jul 20. Online ahead of print. PMID [35859051]
25. Suraev AS, Marshall NS, Vandrey R, McCartney D, Benson MJ, McGregor IS, et al. Cannabinoid therapies in the management of sleep disorders: a systematic review of preclinical and clinical studies. Sleep Med Rev. 2020;53:101339. PMID [32603954]
26. Paulus V, Billieux J, Benyamina A, Karila L. Cannabidiol in the context of substance use disorder treatment: a systematic review. Addict Behav. 2022;132:107360. PMID [35580370]
27. Vuilleumier C, Scherbaum N, Bonnet U, Roser P. Cannabinoids in the treatment of cannabis use disorder: systematic review of randomized controlled trials. Front Psychiatry. 2022;13:867878. PMID [35815028]
28. Rodrigues LA, Caroba MES, Taba FK, Filev R, Gallassi AD. Evaluation of the potential use of cannabidiol in the treatment of cocaine use disorder: a systematic review. Pharmacol Biochem Behav. 2020;196:172982. PMID [32645315]
29. Sarris J, Sinclair J, Karamacoska D, Davidson M, Firth J. Medicinal cannabis for psychiatric disorders: a clinically-focused systematic review. BMC Psychiatry. 2020;20(1):24. PMID [31948424]
30. 30.Khan R, Naveed S, Mian N, Fida A, Raafey MA, Aedma KK. The therapeutic role of Cannabidiol in mental health: a systematic review. J Cannabis Res. 2020;2(1):2. PMID [33526132]
31. Treves N, Mor N, Allegaert K, Bassalov H, Berkovitch M, Stolar OE, et al. Efficacy and safety of medical cannabinoids in children: a systematic review and meta-analysis. Sci Rep. 2021;11(1):23462. PMID [34873203]

CARBAMAZEPINA

APRESENTAÇÕES COMERCIAIS

CARBAMAZEPINA (ACHÉ)
▸ Caixas com 30 ou 500* comprimidos de 200 mg.

CARBAMAZEPINA (BRAINFARMA)
▸ Caixas com 20, 30 ou 200* comprimidos de 200 mg.

CARBAMAZEPINA (CRISTÁLIA)
▸ Caixas com 20 ou 200* comprimidos de 200 mg.

CARBAMAZEPINA (EMS, FURP, GERMED)
▸ Caixas com 20, 30, 40 ou 60 comprimidos de 200 mg.
▸ Caixas com 20, 30, 40 ou 60 comprimidos de 400 mg.

CARBAMAZEPINA (HIPOLABOR)
▸ Caixas com 20 ou 500* comprimidos de 200 mg.

CARBAMAZEPINA (TEUTO)
▸ Caixas com 20, 30, 60, 100*, 200* ou 500* comprimidos de 200 mg.
▸ Caixas com 20, 30, 60, 100*, 200* ou 500* comprimidos de 400 mg.

CARBAMAZEPINA (UNIÃO QUÍMICA)
▸ Caixas com 20, 30, 60, 100*, 200* ou 500* comprimidos de 200 mg.
▸ Frasco com 100 mL de suspensão oral de 20 mg/mL.

FUNED-CARBAMAZEPINA (FUNDAÇÃO EZEQUIEL DIAS)
▸ Caixas com 200* comprimidos de 200 mg.

TEGRETARD (CRISTÁLIA)
▸ Caixas com 20 ou 200* comprimidos de 200 mg.
▸ Caixas com 20 ou 200* comprimidos de 400 mg.

TEGRETOL (NOVARTIS)
▸ Caixas com 20, 30, 60 ou 200* comprimidos de 200 mg.
▸ Caixas com 20, 30 ou 60 comprimidos de 400 mg.
▸ Frasco com 100 mL de suspensão oral de 20 mg/mL.

TEGRETOL CR (NOVARTIS)
▸ Caixas com 20 ou 60 comprimidos de liberação prolongada de 200 mg.
▸ Caixas com 20 ou 60 comprimidos de liberação prolongada de 400 mg.

TEGREZIN (CAZI)
▸ Caixas com 20, 200* ou 500* comprimidos de 200 mg.

TEUCARBA (TEUTO)
▸ Caixas com 20, 30, 50*, 60, 100*, 200* ou 500* comprimidos de 200 mg.
▸ Caixas com 20, 30, 50*, 60, 100*, 200* ou 500* comprimidos de 400 mg.

UNI-CARBAMAZ (UNIÃO QUÍMICA)
▸ Caixas com 20, 30 ou 200* comprimidos de 200 mg.
▸ Frasco com 100 mL de suspensão oral de 20 mg/mL.

*Embalagem hospitalar.

MODO DE USAR

A dose inicial varia entre 100 e 200 mg, de 1 a 4 vezes ao dia, com aumento progressivo de 200 mg a cada 3 a 5 dias (conforme necessidade clínica e tolerância do paciente) até uma dose máxima habitual de 1.200 mg/dia dividida em 3 a 4 tomadas.

A carbamazepina pode ser administrada em diferentes horários ao longo do dia, durante as refeições. A administração da formulação em suspensão não deve ocorrer simultaneamente a outros medicamentos líquidos (inclusive os APs). A mudança da prescrição de comprimido para suspensão deve ser pela mesma dose/dia, mas dividida em tomadas mais frequentes. Se uma dose não for administrada, e o horário da próxima ingestão estiver próximo, não tomar a dose "esquecida".

TEMPO PARA INÍCIO DE AÇÃO

No tratamento da mania aguda, a carbamazepina apresenta efeito inicial dentro de poucas semanas, podendo levar entre várias semanas até alguns meses para estabilização completa do humor. O efeito como anticonvulsivante é esperado em 2 semanas.

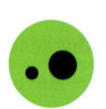

VARIAÇÃO USUAL DA DOSE

▸ Crises convulsivas: as doses finais variam entre 600 e 1.200 mg/dia (divididas em 3 vezes ao dia) após escalonamento gradual.
▸ Nevralgia do trigêmeo: a dose recomendada é de 400 a 1.200 mg/dia, dividida em 2 tomadas.
▸ Mania aguda: as doses variam de 800 a 1.600 mg/dia, em média 1.000 a 1.200 mg/dia, divididas em 3 a 4 tomadas. Essas doses também são utilizadas no tratamento do episódio maníaco com características mistas.

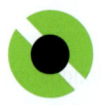

MODO DE SUSPENDER

A redução e a suspensão da carbamazepina devem ocorrer de forma lenta e gradual. A velocidade da redução depende da tolerância do paciente, visando à redução de efeitos de retirada e à diminuição do risco de reincidência do quadro. Para quadros de TB, é importante ressaltar a necessidade do tratamento contínuo. Portanto, em caso de suspensão da medicação, deve-se optar por outro fármaco de manutenção.

Em caso de efeitos colaterais graves ou reação alérgica, a suspensão da medicação deve ocorrer de forma imediata.

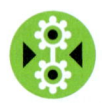

CLASSE, MECANISMO DE AÇÃO E FARMACODINÂMICA

A carbamazepina é um bloqueador dos canais de sódio e cálcio dependentes de voltagem do glutamato, com ação originalmente anticonvulsivante e antineurálgica para dor crônica, mas também apresenta evidência como medicação antimaníaca.

O seu principal mecanismo de ação é o bloqueio dos canais de sódio pré-sinápticos voltagem-dependentes. Acredita-se que esse bloqueio iniba a liberação de glutamato na fenda sináptica e estabilize as membranas neuronais. Essas ações seriam as responsáveis pelos efeitos anticonvulsivante e analgésico (central e periférico), via diminuição dos impulsos neuronais excitatórios espontâneos. Subagudamente, a carbamazepina reduz a metabolização (*turnover*) da dopamina e, em concentrações maiores, inibe a recaptação da noradrenalina e da serotonina, o que poderia explicar suas propriedades antimaníacas.

As ações anticonvulsivantes parecem ser exercidas na amígdala por meio de receptores BZDs do tipo periférico. Esse sistema está relacionado à entrada do cálcio e ao transporte de colesterol na membrana, produzindo aumento na formação de pregnenolona, que posteriormente é transformada em um esteroide neuroativo com ação anticonvulsivante nos receptores BZDs do tipo central.

A carbamazepina atua, ainda, diminuindo o *turnover* do GABA e bloqueando receptores glutamatérgicos do tipo NMDA, além de apresentar uma atividade anticolinérgica moderada. Por fim, com o uso crônico, ela apresentaria algumas ações antidepressivas, com uma série de ações de longo prazo sobre o TRH, a substância P, a somatostatina, os receptores α-adrenérgicos, a adenosina e o *turnover* do IP3.

FARMACOCINÉTICA

Após ingestão oral, sua absorção é lenta e errática. O pico sérico plasmático é atingido entre 4 e 8 horas após a administração na forma de comprimido, e em 2 horas na forma de suspensão oral. Sua ligação com proteínas plasmáticas situa-se em torno de 75 a 80%, mas seu efeito terapêutico está relacionado à porção livre, que varia de 7 a 31%. A biodisponibilidade da formulação de liberação lenta é 15% mais baixa do que a das demais preparações orais. Seu metabolismo é principalmente hepático, por meio do sistema mitocondrial oxidativo CYP3A4, com inúmeros metabólitos. Menos de 3% é excretado de forma inalterada pela urina. A meia-vida está entre 18 e 54 horas (média de 24 horas, antes do processo de autoindução do metabolismo).

A carbamazepina é uma potente indutora de enzimas hepáticas, particularmente CYP3A4, CYP1A2 e CYP2C9, induzindo seu próprio metabolismo, podendo sua meia-vida ser reduzida para 8 horas com o uso crônico – razão pela qual é fundamental controlar suas concentrações séricas nos primeiros meses de uso. A autoindução (taquifilaxia)[1] costuma completar-se em 2 a 4 semanas. Além disso, interfere no metabolismo de muitos medicamentos. É excretada pelo rim (72%) e pelas fezes (28%).

A carbamazepina tem eficácia comprovada por meio de estudos no tratamento de mania aguda, no episódio misto e, com evidências discretamente menores, na fase de manutenção.[1,2] Quando associada a outros estabilizadores do humor (em especial ao lítio), diminui a taxa de recorrência e hospitalizações no tratamento de manutenção do TB.[3] Também, em casos de ciclagem rápida, sua adição ao regime farmacológico promove benefícios profiláticos consideráveis.[2]

Após 5 dias de uma dose estável, deve-se fazer uma dosagem sérica (com intervalo de 12 horas entre a tomada e a coleta sanguínea) e, de acordo com os níveis e com a resposta clínica, seguir aumentando a dosagem, se necessário. Após 2 a 4 semanas de tratamento, a meia-vida é reduzida pela autoindução do metabolismo, sendo recomendável ingerir a dose diária em mais tomadas ao dia (p. ex., 3 a 4 vezes) ou, preferencialmente, aumentar a dosagem.

INDICAÇÕES

Evidências CONSISTENTES de eficácia

▶ Convulsões parciais com sintomatologia complexa.[4]
▶ Convulsões tônico-clônicas generalizadas.[4]
▶ Padrões de convulsão mistos.[4]
▶ Episódio de mania aguda, no TB tipo I.[1,2]
▶ Episódio maníaco com características mistas, no TB tipo I.[3]
▶ Nevralgia do trigêmeo.[5]
▶ Dor secundária a neuropatia diabética.[6]

Evidências INCOMPLETAS de eficácia

▶ Manutenção profilática no TB.[2]
▶ Transtorno esquizoafetivo.[7]
▶ Nevralgia do glossofaríngeo.[5]

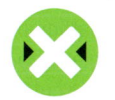

CONTRAINDICAÇÕES

Absolutas

▶ Hipersensibilidade a carbamazepina ou ADTs.
▶ História de depressão da medula óssea.
▶ História de agranulocitose por clozapina.
▶ Uso concomitante ou nos últimos 14 dias de IMAOs.
▶ Uso concomitante de nefazodona, delavirdina ou outros inibidores não nucleosídeos da transcriptase reversa que são substrato de CYP3A4.
▶ Primeiro trimestre de gravidez.

Relativas

▶ Doenças cardiovasculares (em especial, bloqueio atrioventricular).
▶ Doença hepática.
▶ Doenças hematopoiéticas.
▶ História de porfiria com acometimento hepático.
▶ Uso concomitante de itraconazol e voriconazol.
▶ Glaucoma de ângulo fechado.

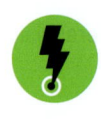

REAÇÕES ADVERSAS

Mais comuns: Ataxia, náuseas, sonolência, tontura, vômitos.

Menos comuns: Adenopatia, agranulocitose, albuminúria, alopecia, alteração da função hepática, alteração do ECG, alucinações visuais, anemia aplásica, aumento do apetite, bradicardia, cefaleia, colangite, confusão, constipação, coronariopatia (agravamento), depressão da medula óssea, dermatite esfoliativa, diarreia, dificuldade de memória, diminuição da densidade óssea, diminuição da libido, diminuição da testosterona, diminuição do sono REM, diplopia, disartria, dor abdominal, dor articular, edema, eosinofilia, eritema multiforme, fadiga, fotossensibilidade cutânea, ganho de peso, gastrite, hepatotoxicidade, hipercolesterolemia, hipertensão (agravamento), hipertrigliceridemia, hiponatremia, hipotireoidismo (diminuição de T3 e T4, mas não do TSH), hirsutismo, icterícia, impotência, insônia, ICC, leucopenia, mialgia, neurite periférica, nistagmo, pancreatite, parestesia, pneumonite, polaciúria, prostatismo, prurido, psicose, púrpura, *rash* cutâneo, retenção urinária, SIADH, SJS, sudorese, tremores finos, trombocitopenia, tromboembolismo, tromboflebite, urticária, xerostomia, zumbido.

INTOXICAÇÃO

Sintomas

Os sintomas manifestam-se entre 1 e 3 horas após a ingestão do medicamento. Os sintomas neuromusculares são os mais proeminentes. Em geral, surgem tonturas, dificuldade respiratória, estupor, arritmias ventriculares, alterações na PA, convulsões, mioclonia, retenção urinária, nistagmo, hiper-reflexia inicial seguida de hiporreflexia, hipotermia, depressão respiratória e coma. Óbitos raros ocorreram mesmo em pessoas que ingeriram 10 a 20 g. O risco maior é em crianças.[8]

Manejo

- Se não houver alteração do sensório, induzir vômito imediatamente.
- Fazer lavagem gástrica e administrar carvão ativado (5 a 100 g a 12,5 g/h), mesmo que a ingestão tenha sido há mais de 4 horas. Se houve consumo associado de álcool, a lavagem gástrica é primordial.
- Monitorar as concentrações séricas do medicamento.
- Manter as vias aéreas permeáveis.
- Se houver hipotensão, elevar as pernas do paciente; se for grave, empregar vasopressores.
- Controlar as convulsões (se ocorrerem).
- Administrar carvão ativado a cada 4 a 6 horas e sorbitol a 70% por sonda nasogástrica para catarse, especialmente se as concentrações séricas estiverem elevadas.
- Se houver coma, utilizar o flumazenil para bloqueio central.
- Fazer hemodiálise ou hemoperfusão em pacientes com condições cardiocirculatórias instáveis ou epilepsia complicada com hipomotilidade intestinal que não tenham respondido à terapia convencional.[8]

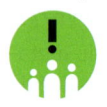

POPULAÇÕES ESPECIAIS

GRAVIDEZ

A carbamazepina está associada ao aumento do risco de defeitos no tubo neural (em especial, espinha bífida) e a outras anomalias congênitas.[9]

O uso em mulheres em idade reprodutiva deve levar em consideração os potenciais riscos ao feto. Em casos de mulheres com história de crises convulsivas, avaliar a relação risco-benefício do tratamento, pois as convulsões também podem causar danos ao feto.

Se a substância for continuada, realizar testes para detecção precoce de defeitos congênitos e iniciar suplementação com folato 1 mg/dia desde o início da gestação para reduzir o risco de defeitos no tubo neural. Nesses casos, é preferível o uso de monoterapia anticonvulsivante, pois o uso de medicações combinadas aumenta mais ainda o risco de efeitos teratogênicos.

No tratamento do TB, preferencialmente a medicação deve ser descontinuada, e outras opções de tratamento devem ser consideradas (principalmente com APs atípicos).

LACTAÇÃO

A carbamazepina é transferida para o leite materno com uma relação de 0,4:0,7 entre a concentração no leite e a concentração no soro materno. A recomendação é de descontinuação do medicamento quando possível, levando em consideração a relação risco-benefício para a mãe e o bebê. Caso o tratamento seja mantido, a evolução do lactente deve ser monitorada (atentar para efeitos hematológicos, sinais de irritabilidade ou sedação). Caso sejam identificadas alterações, a medicação deve ser descontinuada ou a amamentação, suspensa.

CRIANÇAS

O tratamento com carbamazepina é indicado para crianças com diagnóstico de epilepsia em alguns padrões específicos de convulsão.[4] A dose é de 10 a 20 mg/kg, 3 a 4 vezes ao dia. A dose máxima recomendada para crianças varia conforme a idade: 35 mg/kg/dia até 6 anos, 1.000 mg/dia de 6 a 15 anos e 1.200 mg/dia acima de 15 anos. As concentrações terapêuticas são as mesmas utilizadas para adultos.

IDOSOS

Pode ser necessário ajuste de dose para valores mais baixos devido ao metabolismo hepático geralmente diminuído nessa faixa etária, além da maior suscetibilidade a eventos adversos do paciente idoso (principalmente hiponatremia e efeitos cognitivos negativos).

INSUFICIÊNCIA HEPÁTICA

Recomenda-se cautela em pacientes já em uso prévio da medicação. Considerar a redução da dose ou a troca de fármaco, visto que a carbamazepina é metabolizada principalmente no fígado e apresenta risco de descompensação da doença hepática.

INSUFICIÊNCIA RENAL

Não é necessário ajuste de dose inicial. Os ajustes de dose subsequentes devem ser baseados na resposta do paciente, na tolerabilidade e nas concentrações séricas.

INSUFICIÊNCIA CARDÍACA

A medicação deve ser utilizada com cautela, porém sem necessidade de ajuste inicial da dose. Há relatos de aumento de risco de insuficiência cardíaca com o uso de carbamazepina,[10] porém a evidência é insuficiente para contraindicá-la de forma absoluta.

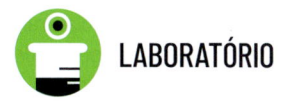

LABORATÓRIO

Exames prévios ao uso

Recomenda-se a realização de hemograma completo com contagem de plaquetas, exames de função hepática e renal e sódio. Quando apropriado, solicitar também β-hCG para mulheres em idade reprodutiva.

Exames de acompanhamento

As concentrações séricas do fármaco, para fins terapêuticos, devem situar-se entre 6 a 8 e 12 μg/mL. Essas concentrações baseiam-se no uso clínico em indivíduos com epilepsia e não se correlacionam à resposta clínica em pacientes com transtornos psiquiátricos.

Hemograma: 1 vez por semana nos primeiros 2 a 3 meses de tratamento e, após, a cada 3 meses durante todo o tratamento, devido ao risco de complicações hematológicas (anemia aplásica, leucopenia, trombocitopenia). A carbamazepina deverá ser interrompida se a contagem de leucócitos estiver abaixo de $3.000/mm^2$ ou menor que 1.000 a 1.500 neutrófilos por mm^2.

Eventualmente, deve-se monitorar albumina, tempo de protrombina, KTTP, bilirrubinas, sódio, AST e ALT (se essas duas enzimas apresentarem concentrações 3 vezes maiores do que o normal, a carbamazepina deverá ser interrompida).

Informações adicionais: a carbamazepina pode aumentar as concentrações séricas de T4 e T3, sem aumento associado do TSH. O medicamento também pode produzir aumento das concentrações séricas de colesterol total, principalmente pelo aumento do colesterol HDL. Tais resultados não costumam ser clinicamente relevantes. A carbamazepina pode interferir no teste de supressão da dexametasona e pode causar resultados falso-positivos em testes de gravidez.

PRECAUÇÕES E DICAS

1. Avisar o paciente sobre os efeitos colaterais iniciais mais comuns, como sonolência, ataxia, náusea, vômito, vertigem e visão borrada. Eles são comuns no início do tratamento, dose-

-dependentes e reversíveis. Os efeitos colaterais gastrintestinais podem diminuir se a ingestão do medicamento for concomitante às refeições.

2. Deve-se atentar a possíveis sinais de intoxicação, que podem levar a uma reação fatal. As reações adversas mais graves ocorrem nos sistemas hematopoiético, hepático e cardiovascular.
3. Realizar os controles laboratoriais recomendados.
4. Deve-se investigar o uso concomitante de outros fármacos e atentar para possíveis interações medicamentosas, uma vez que a carbamazepina é um potente indutor de enzimas hepáticas, interferindo no metabolismo de vários medicamentos.
5. Embora seja rara, pode ocorrer hepatotoxicidade, geralmente reversível. O risco é maior para crianças com menos de 10 anos, em particular na faixa de 0 a 5 anos, que estejam utilizando diversos anticonvulsivantes. Atentar para sintomas como febre, *rash* cutâneo, elevação de transaminases e bilirrubinas, eosinofilia e sensibilidade ou aumento do fígado. O medicamento deve ser descontinuado no primeiro sinal de *rash*, a não ser que esteja comprovadamente não associado ao fármaco.
6. A carbamazepina deve ser guardada em um lugar protegido do calor ou da umidade. Sob umidade, pode perder até 1/3 de sua atividade.
7. Indivíduos de origem asiática apresentam 10 vezes mais risco de desenvolver reação dermatológica — rara, mas grave — com o uso de carbamazepina.
8. Estimular e assegurar o uso de métodos anticoncepcionais nas pacientes em idade fértil (devido ao risco de efeitos teratogênicos). Atentar, porém, à redução de efeito do ACO em razão da interação com a carbamazepina.
9. Orientar o paciente a não mastigar as pílulas de liberação lenta, pois o pico plasmático pode apresentar-se muito alto.
10. A carbamazepina, como outros anticonvulsivantes, pode aumentar o risco de ideação e/ou comportamento suicida. Isso está mais associado ao uso desse medicamento em casos de convulsão/epilepsia do que em transtornos psiquiátricos.

REFERÊNCIAS

1. Post R, Ketter TA, Uhde T, Ballanger JC. Thirty years of clinical experience with carbamazepine in the treatment of bipolar illness: principles and practice. CNS Drugs. 2007;21(1):47-71. PMID [17190529]
2. Yatham LN, Kennedy SH, Parikh SV, Schaffer A, Bond DJ, Frey BN, et al. Canadian Network for Mood and Anxiety Treatments (CANMAT) and International Society for Bipolar Disorders (ISBD) 2018 guidelines for the management of patients with bipolar disorder. Bipolar Disord. 2018;20(2):97-170. PMID [29536616]
3. Ceron-Litvoc D, Soares BG, Geddes J, Litvoc J, Lima MS. Comparison of carbamazepine and lithium in treatment of bipolar disorder: a systematic review of randomized controlled trials. Hum Psychopharmacol Clin Exp. 2009;24(1):19-28. PMID [19053079]
4. Beydoun A, DuPont S, Zhou D, Matta M, Nagire V, Lagae L. Current role of carbamazepine and oxcarbazepine in the management of epilepsy. Seizure. 2020;83:251-63. PMID [33334546]
5. Wiffen PJ, Derry S, Moore RA, McQuay HJ. Carbamazepine for acute and chronic pain in adults. Cochrane Database Syst Rev. 2011;19(1):CD005451. PMID [21249671]
6. Asrar MM, Kumari S, Sekhar BC, Bhansali A, Bansal D. Relative efficacy and safety of pharmacotherapeutic interventions for diabetic peripheral neuropathy: a systematic review and bayesian network meta-analysis. Pain Physician. 2021;24(1):E1-14. PMID [33400429]
7. Muñoz-Negro JE, Cuadrado L, Cervilla JA. Current evidences on psychopharmacology of schizoaffective disorder. Actas Esp Psiquiatr. 2019;47(5):190-201. PMID [33533399]
8. Spiller HA. Management of carbamazepine overdose. Pediatr Emerg Care. 2001;17(6):452-6. PMID [11753195]
9. Veroniki AA, Cogo E, Rios P, Straus SE, Finkelstein Y, Kealey R, et al. Comparative safety of anti-epileptic drugs during pregnancy: a systematic review and network meta-analysis of congenital malformations and prenatal outcomes. BMC Med. 2017;15(1):95. PMID [28472982]
10. Timmings PL. Sudden unexpected death in epilepsy: is carbamazepine implicated? Seizure. 1998;7(4):289-91. PMID [9733403]

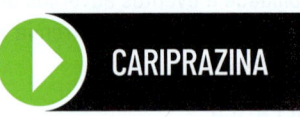

CARIPRAZINA

APRESENTAÇÕES COMERCIAIS

VRAYLAR (ALLERGAN)*
- Cápsulas de 1,5 mg.
- Cápsulas de 3 mg.
- Cápsulas de 4,5 mg.
- Cápsulas de 6 mg.

*Medicamento não registrado no Brasil. Consultar a possibilidade de importação.

MODO DE USAR

No tratamento dos sintomas da esquizofrenia, iniciar com 1,5 mg, 1 vez ao dia. Essa dose pode ser aumentada para 3 mg, 1 vez ao dia, a partir do 2º dia; aumentos em incrementos de 1,5 a 3 mg podem ser realizados até atingir a dose terapêutica (dose recomendada: 1,5 a 6 mg, 1 vez ao dia).

No tratamento dos sintomas do TB tipo I: episódio agudo maníaco ou misto, iniciar com 1,5 mg, 1 vez ao dia, dose que pode ser aumentada para 3 mg, 1 vez ao dia, a partir do 2º dia; aumentos em incrementos de 1,5 a 3 mg podem ser realizados até atingir a dose terapêutica (dose recomendada: 1,5 a 6 mg, 1 vez ao dia). Tratamento de manutenção: 3 a 6 mg por VO, 1 vez ao dia.

No tratamento dos sintomas do TB tipo I: episódio depressivo, iniciar com 1,5 mg, 1 vez ao dia, dose que pode ser aumentada para 3 mg/dia naqueles que tiverem uma resposta parcial com resposta estabilizada por 2 semanas ou mais, dependendo da tolerabilidade. A cariprazina pode ser ingerida com ou sem alimentos.[1]

TEMPO PARA INÍCIO DE AÇÃO

Sintomas psicóticos e maníacos podem melhorar dentro de 1 semana, mas pode demorar várias semanas até que haja efeito completo no comportamento e na cognição.[1] Classicamente é recomendado esperar de 4 a 6 semanas para determinar a eficácia antipsicótica completa da substância, mas, na prática, alguns pacientes podem precisar de até 16 a 20 semanas para apresentar uma boa resposta, especialmente em relação a déficit cognitivo e resultados funcionais.[2]

VARIAÇÃO USUAL DA DOSE

- Esquizofrenia: 1,5 a 6 mg, 1 vez ao dia.
- Episódio de mania: 3 a 6 mg, 1 vez ao dia.
- Depressão bipolar: 1,5 a 3 mg, 1 vez ao dia.

Doses acima de 6 mg não são recomendadas, pois podem aumentar o risco de reações adversas sem adicionar benefício terapêutico.[1]

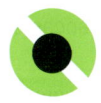

MODO DE SUSPENDER

Por falta de experiência clínica, a titulação descendente pode ser prudente, sobretudo ao iniciar simultaneamente um novo AP durante a troca (ou seja, titulação). No entanto, as longas meias-vidas da cariprazina e de seus dois metabólitos ativos sugerem que pode ser possível suspender a cariprazina abruptamente.[2] A descontinuação rápida poderia teoricamente levar à psicose de rebote e à piora dos sintomas, mas isso é menos provável com a cariprazina devido à sua longa meia-vida.[2]

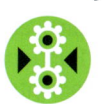

CLASSE, MECANISMO DE AÇÃO E FARMACODINÂMICA

A cariprazina pertence ao grupo dos APs atípicos e é um agonista parcial dos receptores dopaminérgicos D2 e D3 e dos receptores serotonérgicos 5-HT1A. Ela também atua como um antagonista dos receptores 5-HT2B, com afinidade moderada para receptores adrenérgicos, histaminérgicos e colinérgicos.[3] Sua maior afinidade para os receptores D3 é a propriedade que a diferencia de outros APs atípicos e pode explicar seu perfil farmacológico único. Os receptores D3 estão localizados principalmente na área tegmental ventral, na substância negra, no hipotálamo e nas áreas límbicas. Devido ao seu menor potencial para inibir a neurotransmissão dopaminérgica no corpo estriado, a cariprazina pode causar menos ECEs do que outros APs.[3] As ações preferenciais sobre D3 (em relação a D2) representam um novo perfil farmacológico, sobretudo em doses mais baixas; as vantagens clínicas desse perfil ainda precisam ser determinadas, porém modelos animais sugerem que ter como alvo os receptores de D3 pode ser vantajoso para melhora do humor e dos sintomas negativos e para a redução do risco de abuso de substância.

Sua ação como agonista parcial dos receptores 5-HT1A pode contribuir para seus efeitos antidepressivos e, em altas doses, o agonismo parcial de 5-HT1A está hipoteticamente ligado a ECEs reduzidos. Já a relevância clínica do efeito antagonista forte dos receptores de serotonina 5-HT2B permanece obscura.[4] Além disso, tem alta afinidade pelo receptor α-1B, que tem sido associado à redução de ECEs e de acatisia. Devido ao seu antagonismo relativamente fraco nos receptores 5-HT2C e H1, a cariprazina pode estar associada a menor sedação, ganho de peso e anormalidades em comparação a outros APs atípicos. Por ter atividade insignificante em receptores muscarínicos colinérgicos, não causa efeitos colaterais anticolinérgicos.[3]

FARMACOCINÉTICA

A cariprazina é um medicamento de uso oral. É rapidamente absorvida e atinge o pico de concentração dentro de 3 a 5 horas. Tem um grande volume de distribuição e é amplamente distribuída nos tecidos, ligando-se às proteínas plasmáticas (91 a 97%). É metabolizada principalmente pela isoenzima CYP3A4 e, em menor grau, pela CYP2D6 em dois metabólitos ativos principais, a desmetilcariprazina (DCAR) e a didesmetilcariprazina (DDCAR).[3,4] Ambos os metabólitos são farmacologicamente equipotentes à cariprazina e parecem mediar seu efeito terapêutico. O uso concomitante de cariprazina com um inibidor forte da CYP3A4 aumenta as exposições de cariprazina e DDCAR em comparação com o uso de cariprazina isoladamente; nesses casos, uma dose reduzida de cariprazina é recomendada.

As meias-vidas médias de cariprazina e seus metabólitos são de 2 a 4 dias e 1 a 3 semanas, respectivamente.[3] A cariprazina em si é um inibidor fraco de CYP3A4 e CYP2D6 sem efeitos de indução significativos em hepatócitos humanos. Ela e seus metabólitos são minimamente excretados na urina (21%, com 1,2% inalterado), e suas propriedades farmacocinéticas não são alteradas por idade, sexo, raça ou tabagismo.[2]

A cariprazina foi aprovada pela FDA para o tratamento agudo da esquizofrenia e da mania aguda/mania mista no TB em setembro de 2015 e para tratamento de manutenção da esquizofrenia em novembro de 2017. Em maio de 2019, também foi aprovada pela FDA como monoterapia para depressão bipolar e, atualmente, está em avaliação como tratamento adjuvante para TDM.[1,2]

A eficácia, segurança e tolerabilidade da cariprazina foram avaliadas em estudos pré-clínicos, ensaios comparativos e metanálises realizados em pacientes com diagnóstico de esquizofrenia e TB.[5-7] Uma metanálise que avaliou o perfil de especificidade da cariprazina no tratamento da esquizofrenia aguda mostrou sua superioridade em relação ao placebo na mudança da linha de base em todas as escalas relevantes dos ECRs incluídos (PANSS, SQLS e CGI). Além disso, sugeriu que a cariprazina pode ser particularmente indicada quando os sintomas negativos são proeminentes e que altas doses podem trazer benefícios adicionais quando a gravidade inicial é alta, mas demonstrou menores benefícios em pacientes com longa duração da doença.[8]

Em relação ao TB, uma metanálise demonstrou que a cariprazina foi segura e eficaz no tratamento da mania aguda e de episódios mistos associados ao TB. Nos ECRs incluídos no estudo, a cariprazina proporcionou uma redução moderada e significativa dos sintomas maníacos, com remissão e taxas de resposta significativamente maiores para episódios maníacos e mistos em comparação com placebo. Em doses de 1,5 a 3 mg/dia, foi eficaz na depressão bipolar grave, mas os TEs foram menores.[9]

A tolerabilidade em termos de ganho de peso e sedação pode ser melhor para cariprazina do que para aripiprazol ou brexpiprazol, mas a acatisia pode ser comparável ou pior, especialmente em comparação com o brexpiprazol com base em metanálises.[5,7] No entanto, ainda são necessárias avaliações mais aprofundadas dos resultados da experiência clínica e dos ensaios comparativos para obter uma imagem melhor de como a cariprazina se compara a outros agentes.

INDICAÇÕES

Evidências CONSISTENTES de eficácia[7,10]

- Esquizofrenia.
- Episódio maníaco no TB.
- Episódio depressivo no TB.
- Adjuvante no tratamento do TDM.

Evidências INCOMPLETAS de eficácia

- Outros transtornos psicóticos.
- Transtornos comportamentais na demência.
- Transtornos comportamentais em crianças e adolescentes.
- Transtornos associados a problemas com o controle dos impulsos.

CONTRAINDICAÇÕES

Absolutas

- Alergia comprovada à cariprazina.[1]

Relativas[1]

▶ Usar com cautela em pacientes com condições que predispõem a hipotensão (desidratação, calor excessivo).

▶ Disfagia tem sido associada ao uso de APs, e a cariprazina deve ser utilizada com cautela em pacientes com risco de pneumonia por aspiração.

REAÇÕES ADVERSAS

Mais comuns: Acatisia, inquietação, ECEs, sintomas gastrintestinais (náuseas, vômitos, dispepsia), sonolência.

Menos comuns: Cefaleia, convulsões, fadiga, ganho de peso, insônia, SNM (risco muito reduzido em comparação aos APs convencionais), tontura, visão turva.

INTOXICAÇÃO

Sintomas

Uma criança de 3 anos desenvolveu depressão do SNC e trombocitopenia após suspeita de ingestão inadvertida de 15 mg. Uma ingestão inadvertida de *overdose* de 48 mg/dia em um paciente durante os ensaios clínicos pré-comercialização resultou em ortostase e sedação, e o paciente se recuperou totalmente no mesmo dia.[1] Em geral, espera-se que os efeitos de *overdose* sejam uma extensão dos efeitos adversos após a administração terapêutica.

Efeitos adversos no SNC, síncope, ataxia e desempenho psicomotor prejudicado podem ocorrer.

Manejo

▶ Não são conhecidos antídotos específicos para a cariprazina.

▶ Em casos de *overdose*, deve-se fornecer cuidados de suporte, incluindo supervisão médica rigorosa e monitoramento, e considerar a possibilidade do envolvimento de múltiplos medicamentos.

POPULAÇÕES ESPECIAIS

GRAVIDEZ

Não foram conduzidos estudos controlados em gestantes. Com base em dados de animais, a cariprazina pode causar danos ao feto. Em ratos, a administração de cariprazina durante a organogênese causou malformações, menor sobrevivência dos filhotes e atrasos no desenvolvimento em exposições menores do que a exposição humana na dose máxima recomendada para humanos (6 mg/dia); a cariprazina não foi teratogênica em coelhos em doses de até 4,6 vezes a dose humana máxima recomendada.[1]

Há um risco de movimentos musculares anormais e sintomas de retirada em recém-nascidos cujas mães tomaram um AP durante o terceiro trimestre; os sintomas podem incluir agitação, tônus muscular anormalmente aumentado ou diminuído, tremor, sonolência, dificuldade intensa para respirar e dificuldade alimentar.[1]

LACTAÇÃO

Não foram realizados estudos de lactação para avaliar a presença de cariprazina no leite humano, os efeitos no lactente amamentado ou os efeitos na lactogênese. No entanto, em ratos, a medicação estava presente no leite.[1]

Os benefícios do aleitamento materno para o desenvolvimento e para a saúde do lactente devem ser considerados juntamente com a necessidade clínica de cariprazina da mãe para a tomada de decisão em relação ao seu uso. Recomenda-se descontinuar a substância ou usar mamadeira.[2]

Bebês de mulheres que optam por amamentar durante o uso de cariprazina devem ser monitorados para possíveis efeitos adversos.

CRIANÇAS

A segurança e a eficácia da cariprazina não foram estabelecidas na população pediátrica. Crianças e adolescentes que usam cariprazina podem precisar ser monitorados mais frequentemente do que adultos.

IDOSOS

Em geral, pacientes idosos podem tolerar melhor doses mais baixas de APs, refletindo a maior frequência de diminuição da função hepática, renal ou cardíaca, e de doença concomitante ou outra terapia medicamentosa.

Pacientes idosos com psicose relacionada à demência tratados com APs atípicos estão em risco aumentado de morte em comparação a placebo e têm um risco aumentado de eventos cerebrovasculares.

INSUFICIÊNCIA HEPÁTICA

Na insuficiência hepática leve a moderada (escore de Child-Pugh entre 5 e 9), não é necessário ajuste da dose.

Obs.: Não é recomendado o seu uso na insuficiência hepática grave.[1]

INSUFICIÊNCIA RENAL

Na insuficiência leve a moderada (depuração da creatinina < 30 mL/minuto), não é necessário ajuste da dose. Na insuficiência renal grave ou estágio final, a cariprazina não é recomendada.

INSUFICIÊNCIA CARDÍACA

O uso em pacientes com insuficiência cardíaca não foi estudado; portanto, utilizar com cautela. Em uma dose 3 vezes a máxima recomendada, a cariprazina não prolonga o intervalo QTc de forma clinicamente relevante.[2]

LABORATÓRIO

Exames prévios ao uso

Pesar todos os pacientes e acompanhar o IMC durante o tratamento.

Obter a história pessoal basal e familiar de diabetes, obesidade, dislipidemia, hipertensão e doença cardiovascular.

Obter circunferência da cintura (na altura do umbigo), PA, glicose plasmática em jejum e perfil lipídico em jejum.

Determinar se o paciente tem sobrepeso (IMC de 25,0 a 29,9), é obeso (IMC > 30), é pré-diabético (glicose plasmática em jejum de 100 a 125 mg/dL), tem diabetes (glicose plasmática em jejum > 126 mg/dL), hipertensão (PA > 140/90 mmHg) ou dislipidemia (colesterol total, colesterol LDL e triglicerídeos aumentados; colesterol HDL reduzido).

Tratar ou encaminhar esses pacientes para tratamento, incluindo manejo nutricional e do peso, aconselhamento de atividade física, cessação do tabagismo e manejo clínico.[2]

Exames de acompanhamento

Avaliar IMC mensalmente por 3 meses, depois trimestralmente.

Considerar o monitoramento mensal dos triglicerídeos em jejum por vários meses em pacientes com alto risco de complicações metabólicas e ao iniciar ou trocar APs.

Monitorar PA, glicose plasmática em jejum, lipídeos em jejum dentro de 3 meses e depois anualmente, porém de modo mais precoce e frequente para pacientes com diabetes ou que ganharam > 5% do peso inicial.

Tratar ou encaminhar para tratamento e considerar troca por outro AP atípico para pacientes que adquirem sobrepeso ou tornam-se obesos, pré-diabéticos, diabéticos, hipertensos ou dislipidêmicos enquanto recebem um AP atípico.

Mesmo em pacientes sem diabetes conhecido, manter vigilância para o início raro, mas potencialmente fatal, de CAD, que sempre requer tratamento imediato, monitorando o início súbito de poliúria, polidipsia, perda de peso, náusea, vômitos, desidratação, respiração rápida, fraqueza e turvação da consciência, até mesmo coma.

Pacientes com baixa contagem de leucócitos ou com história de leucopenia/neutropenia induzida por substância devem ter hemograma completo monitorado com frequência durante os primeiros meses, e a cariprazina deve ser descontinuada ao primeiro sinal de declínio nos leucócitos na ausência de outros fatores causadores.[2]

PRECAUÇÕES E DICAS

1. A longa meia-vida da cariprazina e de seus metabólitos tem implicações clínicas importantes, com a dose efetiva podendo aumentar por muitas semanas mesmo que a dose diária permaneça constante, pois leva mais tempo para atingir um estado de equilíbrio.[4]
2. É possível que apareçam eventos adversos várias semanas após o início de uso da cariprazina devido ao acúmulo desta e de seus principais metabólitos.
3. Em caso de troca de APs orais para cariprazina, a experiência clínica tem demonstrado que asenapina, quetiapina e olanzapina devem ser reduzidas lentamente por um período de 3 a 4 semanas para permitir que os pacientes se readaptem à retirada do bloqueio dos receptores colinérgicos, histaminérgicos e α_1. A clozapina deve sempre ser reduzida lentamente por um período de 4 semanas ou mais.[2]

4. BZD ou medicação anticolinérgica pode ser administrado durante titulação cruzada para ajudar a aliviar efeitos colaterais como insônia, acatisia e/ou psicose.[2]

REFERÊNCIAS

1. Vraylar® (cariprazine) [Bula de medicamento] [Internet]. Dublin: Forest Laboratories Ireland; 2019 [capturado em 20 ago 2022]. Disponível em: https://www.accessdata.fda.gov/drugsatfda_docs/label/2019/204370s006lbl.pdf#page=39.
2. Stahl SM. Fundamentos de psicofarmacologia de Stahl: guia de prescrição. 6. ed. Porto Alegre: Artmed; 2019.
3. Citrome L. Cariprazine: chemistry, pharmacodynamics, pharmacokinetics, and metabolism, clinical efficacy, safety, and tolerability. Expert Opin Drug Metab Toxicol. 2013;9(2):193-206. PMID [23320989]
4. Laszlovszky I, Barabassy A, Németh G. Cariprazine: a broad-spectrum antipsychotic for the treatment of schizophrenia: pharmacology, efficacy, and safety. Adv Ther. 2021;38(7):3652-73. PMID [34091867]
5. Lao KS, He Y, Wong IC, Besag FM, Chan EW. Tolerability and safety profile of cariprazine in treating psychotic disorders, bipolar disorder and major depressive disorder: a systematic review with meta-analysis of randomized controlled trials. CNS Drugs. 2016;30(11):1043-1054. PMID [27550371]
6. Edinoff A, Ruoff MT, Ghaffar YT, Rezayev A, Jani D, Kaye AM, et al. Cariprazine to treat schizophrenia and bipolar disorder in adults. Psychopharmacol Bull. 2020;50(4):83-117. PMID [33012874]
7. Cooper H, Mishriky R, Reyad AA. Efficacy and safety of cariprazine in acute management of psychiatric disorders: a meta-analysis of randomized controlled trials. Psychiatr Danub. 2020;32(1):36-45. PMID [32303028]
8. Corponi F, Serretti A, Montgomery S, Fabbri C. Cariprazine specificity profile in the treatment of acute schizophrenia: a meta-analysis and meta-regression of randomized-controlled trials. Int Clin Psychopharmacol. 2017;32(6):309-18. PMID [28727644]
9. Pinto JV, Saraf G, Vigo D, Keramatian K, Chakrabarty T, Yatham LN. Cariprazine in the treatment of bipolar disorder: a systematic review and meta-analysis. Bipolar Disord. 2020;22(4):360-71. PMID [31618503]
10. Durgam S, Earley W, Guo H, Li D, Németh G, Laszlovszky I, et al. Efficacy and safety of adjunctive cariprazine in inadequate responders to antidepressants: a randomized, double-blind, placebo-controlled study in adult patients with major depressive disorder. J Clin Psychiatry. 2016;77(3):371-8. PMID [27046309]

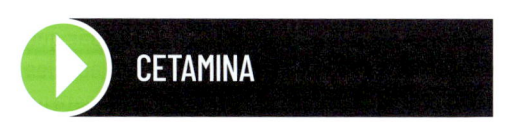

CETAMINA

APRESENTAÇÕES COMERCIAIS

CLORIDRATO DE CETAMINA (INSTITUTO BIOCHIMICO)
▸ Solução injetável em embalagens com 5 frascos-ampola de 10 mL (50 mg/mL).

*Registro caduco/cancelado junto à Anvisa em 11/2020.

MODO DE USAR

A cetamina é indicada como terapêutica *add-on* em pacientes com doenças psiquiátricas resistentes. Costuma ser administrada em ambiente hospitalar sob supervisão de equipe especializada na frequência de 2 vezes por semana, por 4 semanas. Os pacientes precisam ter seus sinais vitais (PA, saturação e FC) monitorados pelo menos no basal, após 30 minutos e 1 hora depois da aplicação. Por via IV, utilizam-se 0,5 mg/kg adicionados a 100 mL de SF de NaCl a 0,9% durante 40 minutos por bomba de infusão. Na ausência de melhora, pode-se progressivamente subir a dosagem até 1 mg/kg. Na apresentação intranasal, administram-se 2 (56 mg) a 3 (84 mg) *sprays* por aplicação.

TEMPO PARA INÍCIO DE AÇÃO

Pelo menos sete metanálises concluíram consistentemente que infusões únicas de cetamina IV têm efeitos antidepressivos rápidos com pico dentro de 24 horas e duração de 3 a 7 dias, compreendendo o nível 1 de evidência de eficácia. A recaída após uma única infusão geralmente ocorre dentro de 10 dias, mas a resposta sustentada pode ser experimentada em alguns pacientes durante semanas.[1]

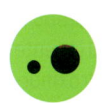

VARIAÇÃO USUAL DA DOSE

A cetamina pode ser administrada por diferentes vias, porém a IV e a intranasal são as de maior evidência de eficácia em psiquiatria. As dosagens das aplicações por via IV e SC seriam similares às da IV. Já na administração por VO, é muito variável (0,5 a 7 mg/kg), dependendo se a apresentação for líquida e do tipo de comprimido ou cápsula.[2]

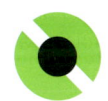

MODO DE SUSPENDER

Se o tratamento após 4 semanas, mesmo com ajuste de doses, não proporcionar melhora, é recomendado que seja suspenso em definitivo. Já os pacientes que obtêm resposta satisfatória podem seguir sendo atendidos em manutenção de maneira mais espaçada, na frequência semanal, quinzenal ou conforme o retorno dos sintomas.[1,2]

CLASSE, MECANISMO DE AÇÃO E FARMACODINÂMICA

A cetamina é um anestésico derivado da fenciclidina, sintetizado pela primeira vez em 1962. Apresenta características interessantes como não ser hipotensor, nem deprimir o centro respiratório.[3] Entretanto, como os pacientes muitas vezes relatavam uma variedade de sintomas incomuns ao se recuperarem da anestesia, incluindo delírios, alucinações, *delirium* e confusão e, às vezes, experiências "fora do corpo" ou de "quase-morte", está restrito para fins específicos (incluindo pediatria e prática veterinária).[4]

A cetamina tem duas formas de apresentação: mistura racêmica de R-cetamina com S-cetamina ou somente S-cetamina (escetamina). O mecanismo antidepressivo da cetamina ainda está em elucidação, mas parece provocar liberação de glutamato e induzir sinaptogênese sustentada em circuitos neurais relacionados à depressão, por aumento de BDNF e de síntese proteica. Uma hipótese principal é que o antagonismo de receptores NMDA nos interneurônios gabaérgicos no córtex pré-frontal leva à desinibição e à iniciação de uma cascata celular e molecular, resultando em efeitos antidepressivos. A cetamina atua também em sistemas dopaminérgicos, serotonérgicos, colinérgicos e nos receptores opioides.[1,2] A cetamina é metabolizada para norcetamina, que é subsequentemente convertida em hidroxinorcetamina e desidroxinorcetamina.[2] Alguns estudos ainda inconclusivos encontraram possíveis efeitos antidepressivos com menos efeitos colaterais para a 2R,6R-hidroxinorcetamina e para a S-norcetamina.[3]

Uma questão interessante é que, apesar de a S-cetamina ser aproximadamente 4 vezes mais potente na inibição dos receptores NMDA do que a R-cetamina, isso não resulta em uma resposta clínica superior.[1] As evidências disponíveis apontam, inclusive, para uma superioridade em eficácia da mistura racêmica em relação à S-cetamina.[2]

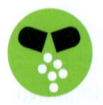

FARMACOCINÉTICA

A biodisponibilidade é de aproximadamente 100% para cetamina IV e de 30 a 50% para escetamina intranasal. A administração IV atinge concentrações plasmáticas máximas dentro de 1 minuto após a infusão, se administrada em bólus; e quando infundida por 40 minutos, sua concentração diminui progressivamente após o final da infusão. A administração IM atinge o pico dentro de 5 a 30 minutos; a sublingual, em 45 minutos; e a oral, em 20 a 120 minutos. A ligação às proteínas plasmáticas é de aproximadamente 10 a 15%, e a meia-vida de eliminação é de cerca de 2 a 4 horas para cetamina racêmica e 5 de horas para escetamina. Estima-se que 0,5 mg/kg de cetamina se aproxime da biodisponibilidade de cerca de 56 mg de escetamina. A cetamina é altamente lipofílica, sendo metabolizada, sobretudo, por meio da CYP3A4 e da CYP2B6 ao seu principal metabólito, a norcetamina. Na sequência, R/S-norcetamina é convertida à hidroxinorcetamina e à desidronorcetamina. A cetamina e seus metabólitos são eliminados predominantemente na urina e na bile. Depois de infusões únicas, as concentrações plasmáticas de cetamina são indetectáveis dentro de 24 horas após a administração, mas concentrações muito baixas de seus metabólitos são encontradas até 3 dias após a administração do fármaco.[1,2]

Metanálises estabeleceram inequivocamente a eficácia rápida e significativa de ambas as formulações (cetamina e escetamina) em adultos com transtorno depressivo resistente.[2] Uma metanálise da eficácia da escetamina intranasal no transtorno depressivo refratário (cinco ensaios, totalizando 774 pacientes), por exemplo, constatou melhora significativa dos sintomas depressivos em 4 horas e em 8 e 28 dias, com NNT de 6 para resposta e 7 para remissão.[5]

Além da eficácia aguda, a escetamina intranasal combinada com um antidepressivo diminuiu o risco de recaída em 51% entre as pessoas que alcançaram remissão e em 70% entre aqueles que foram classificados como tendo resposta no tratamento agudo.[2]

Revisões sistemáticas e metanálises também comprovaram a rápida redução da ideação suicida em pacientes deprimidos. Esse efeito parece durar até 7 dias após a aplicação única ou persistir por até 6 semanas se for utilizado o esquema de aplicações repetidas. Um fato relevante é que esse ganho parece ser independente da melhora dos demais sintomas depressivos.[2]

INDICAÇÕES

Evidências CONSISTENTES de eficácia
- Indução e manutenção anestésica.
- Transtorno depressivo recorrente resistente.
- Transtorno depressivo recorrente com ideação ou comportamento suicida.

Evidências INCOMPLETAS de eficácia
- Episódio depressivo do TB.
- Tratamento agudo e crônico da dor.[6]
- Transtornos de adição.[6]
- TEPT.[7]
- Transtorno de ansiedade social.[7]
- TOC.[2]

CONTRAINDICAÇÕES

Absolutas
- Alergia à cetamina.
- Doença vascular aneurismal ou malformação arteriovenosa.
- História de AVC hemorrágico.
- HAS descontrolada.
- Doença valvar cardíaca grave.
- IAM ou AVC recente.
- Insuficiência cardíaca grave.
- Gravidez e amamentação.

Relativas
- Comorbidade com TUS.
- Presença de sintomas psicóticos.
- Uso em crianças ou idosos.

REAÇÕES ADVERSAS

Mais comuns: Aumento da frequência cardíaca e da pressão arterial, sintomas dissociativos, sonolência.

Menos comuns: Cefaleia, descoordenação motora, dificuldade de concentração, inquietação, náuseas e vômitos, visão borrada, xerostomia.

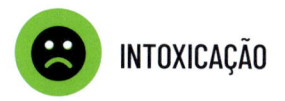

INTOXICAÇÃO

Sintomas

A *overdose* leva a comprometimento da resposta a estímulos externos, ataxia, disartria, hipertonia muscular, nistagmo, hiper-reflexia e movimentos mioclônicos. Também pode haver acidose, hipertermia, taquicardia, hipertensão grave, convulsões, coma e, raramente, morte.

Manejo
- O diagnóstico costuma ser clínico.
- A cetamina não é detectada por triagens de fármacos ou drogas de rotina na urina; pode-se solicitar cromatografia gasosa e espectrometria de massa quando seu uso precisa ser confirmado.
- Os efeitos agudos costumam desaparecer rapidamente, e muitos pacientes recuperam a consciência entre 45 minutos a várias horas após a administração.
- Os pacientes devem ser mantidos em um ambiente calmo e observados atentamente.
- BZDs podem ser usados para manejar agitação e convulsões.
- Raramente é necessário tratamento adicional.[8]

POPULAÇÕES ESPECIAIS

GRAVIDEZ
A cetamina não é recomendada para uso na gravidez.

LACTAÇÃO
A cetamina não é recomendada para uso na lactação.

CRIANÇAS
A evidência para o uso de cetamina em pediatria é limitada ao nível 4 de qualidade (pequenas séries de casos); portanto, não há evidências suficientes para qualquer recomendação nesta faixa etária.[1]

IDOSOS
A evidência da efetividade da cetamina nesta população ainda é inconclusiva.[2]

INSUFICIÊNCIA HEPÁTICA

A cetamina pode ser usada com cautela na insuficiência hepática leve ou moderada, porém não deve ser utilizada em pacientes com insuficiência hepática grave.

INSUFICIÊNCIA RENAL

A cetamina não apresenta contraindicação de uso nesta condição.[9]

INSUFICIÊNCIA CARDÍACA

A cetamina não deve ser utilizada em pacientes com insuficiência cardíaca grave.

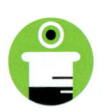

LABORATÓRIO

Exames prévios ao uso

Devem ser solicitados apenas se houver suspeita clínica, como, por exemplo, provas de função hepática, ECG, etc.

Exames de acompanhamento

Não são necessários.

PRECAUÇÕES E DICAS

1. Os pacientes precisam ficar em um ambiente reservado, sob observação e com monitoramento dos sinais vitais por pelo menos 1 hora.
2. É necessário estar em jejum de pelo menos 4 horas.
3. Está contraindicado conduzir veículos no dia após a aplicação.
4. Se o paciente apresentar náusea ou vômito, administrar ondansetrona 4 mg por via sublingual.
5. Se o paciente estiver com PA prévia ≥ 140/90, não realizar a aplicação. Administrar captopril 25 mg por VO e aguardar a normalização.
6. Se durante o procedimento estiver com PA ≥ 160/100, suspender a infusão e administrar captopril 25 mg por VO.
7. Suspender o uso concomitante de BZDs e de fármacos glutamatérgicos.[1]
8. Não há evidência de que a cetamina administrada em doses únicas ou repetidas em ambiente hospitalar aumente o risco de transtornos por uso de substâncias.[2]
9. O uso como antidepressivo também não está associado a alterações cognitivas e urológicas observadas em pacientes adictos ao fármaco.[1,2]
10. A aplicação por via subcutânea, embora não tenha o mesmo nível de evidência que a IV e intranasal, provavelmente apresenta eficácia similar, mas com menos efeitos colaterais e complexidade, além de custo mais acessível.[10]

REFERÊNCIAS

1. Swainson J, McGirr A, Blier P, Brietzke E, Richard-Devantoy S, Ravindran N, et al. The Canadian Network for Mood and Anxiety Treatments (CANMAT) task force recommendations for the use of racemic ketamine in adults with major depressive disorder: recommandations Du Groupe De Travail Du Réseau Canadien Pour Les Traitements De L'humeur Et De L'anxiété (Canmat) concernant l'utilisation de la kétamine racémique chez les adultes souffrant de trouble dépressif majeur. Can J Psychiatry. 2021;66(2):113-25. PMID [33174760]
2. McIntyre R, Rosenblat J, Nemeroff C, Sanacora G, Murrough J, Berk M, et al. Synthesizing the evidence for ketamine and esketamine in treatment-resistant depression: an international expert opinion on the available evidence and implementation. Am J Psychiatry. 2021;178(5):383-99. PMID [33726522]
3. Jelen LA, Stone JM. Ketamine for depression. Int Rev Psychiatry. 2021;33(3):207-28. PMID [33569971]
4. Horowitz M, Moncrieff J. Are we repeating mistakes of the past? A review of the evidence for esketamine. Br J Psychiatry. 2021;219(5):614-7. PMID [32456714]
5. Papakostas G, Salloum N, Hock R, Jha M, Murrough J, Mathew S, et al. Efficacy of esketamine augmentation in major depressive disorder: a meta-analysis. J Clin Psychiatry. 2020;81(4):19r12889. PMID [32459407]
6. Nowacka A, Borczyk M. Ketamine applications beyond anesthesia: a literature review. Eur J Pharmacol. 2019;860:172547. PMID [31348905]
7. Whittaker E, Dadabayev A, Joshi S, Glue P. Systematic review and meta-analysis of randomized controlled trials of ketamine in the treatment of refractory anxiety spectrum disorders. Ther Adv Psychopharmacol. 2021;11:20451253211056743. PMID [34925757]
8. O'Malley G, O'Malley, R. Cetamina e fenciclidina (PCP). Rahway: Manual MSD; 2020 [capturado em 20 ago. 2022]. Disponível em: https://www.msdmanuals.com/pt-br/profissional/t%C3%B3picos-especiais/drogas-recreativas-e-intoxicantes/cetamina-e-fenciclidina-pcp.
9. Davison S. Clinical pharmacology considerations in pain management in patients with advanced kidney failure. Clin J Am Soc Nephrol. 2019;14(6):917-31. PMID [30833302]
10. Cavenaghi VB, Costa LP, Lacerda ALT, Hirata ES, Miguel, EC, Fraguas R. Subcutaneous ketamine in depression: a systematic review. Front Psychiatry. 2021;12:513068. PMID [34122156]

CIPROEPTADINA

APRESENTAÇÕES COMERCIAIS

APETIVAN BC (PHARMASCIENCE)

▶ Frasco com 240 mL de xarope de cloridrato de ciproeptadina, cloridrato de tiamina, nicotinamida, vitamina B2, vitamina C6 e vitamina C.

APETIVITON BC (CIFARMA)
- Frasco com 240 mL de solução oral de cloridrato de ciproeptadina, cloridrato de piridoxina, cloridrato de tiamina, nicotinamida, riboflavina-5-fosfato de sódio e ácido ascórbico.

APEVITIN BC (EMS)
- Frasco com 240 mL de xarope de cloridrato de ciproeptadina, cloridrato de piridoxina, cloridrato de tiamina, nicotinamida, riboflavina-5-fosfato de sódio e ácido ascórbico.

BERITIN BC (VITAMEDIC)
- Frasco com 240 mL de xarope de cloridrato de ciproeptadina, cloridrato de piridoxina, cloridrato de tiamina, nicotinamida, fosfato sódico de riboflavina e ácido ascórbico.

COBAPETIT (CIFARMA)
- Frasco com 100 mL de xarope de cloridrato de ciproeptadina e cobamamida.

COBAVITAL (ABBOTT)
- Caixas com 16 ou 30 comprimidos de cloridrato de ciproeptadina 1 mg e cobamamida 4 mg.

PETIVIT BC (BRASTERAPICA)
- Frasco com 240 mL de xarope de cloridrato de ciproeptadina, cloridrato de piridoxina, cloridrato de tiamina, niacinamida, riboflavina, ácido ascórbico.

MODO DE USAR

Como anti-histamínico, a dose da ciproeptadina é de 4 mg, 3 vezes ao dia para adultos, e de 0,125 mg/kg a cada 8 horas para crianças.[1,2]

A ciproeptadina tem beneficiado alguns pacientes com acatisia em doses de 4 a 20 mg/dia para adultos. Um estudo duplo-cego, que acompanhou um total de 30 pacientes, verificou que, na dose de 16 mg/dia, ela foi tão efetiva quanto propranolol 80 mg/dia na redução dessa condição.[3]

A ciproeptadina tem sido utilizada no tratamento dos sintomas da síndrome serotonérgica, em razão de sua atividade antisserotonérgica. Uma série de casos utilizando de 4 a 8 mg VO encontrou resultados positivos para o alívio dos sintomas.[4]

TEMPO PARA INÍCIO DE AÇÃO

O pico de ação é de 1 hora e mantém-se por 4 a 6 horas.

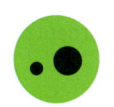

VARIAÇÃO USUAL DA DOSE

Como anti-histamínico, a dose recomendada para adultos é de 12 mg/dia. Já para acatisia, varia de 4 a 20 mg/dia, também para adultos, e no tratamento dos sintomas da síndrome serotonérgica 4 a 8 mg/dia parecem suficientes para o alívio dos sintomas.[4]

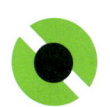

MODO DE SUSPENDER

Não há recomendação específica.

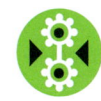

CLASSE, MECANISMO DE AÇÃO E FARMACODINÂMICA

A ciproeptadina age bloqueando os receptores centrais de histamina H1, produzindo sedação. Como os demais medicamentos do grupo, apresenta alguma atividade antimuscarínica e anticolinérgica. As ações anticolinérgica e depressora do SNC são fracas. A ciproeptadina distingue-se de seu grupo por ser um potente antagonista de receptores serotonérgicos 5-HT2A. Pode interferir no hormônio do crescimento, promovendo, muitas vezes, aumento do crescimento em crianças.

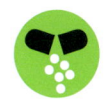

FARMACOCINÉTICA

A ciproeptadina é um anti-histamínico piperidínico, com estrutura semelhante à das fenotiazinas antagonistas H1. A absorção oral é rápida e total. Liga-se a proteínas plasmáticas (96 a 99%) e atravessa a barreira hematencefálica com ação central e periférica. A metabolização é hepática; a excreção, renal (40%).[1,2]

Os anti-histamínicos, como a ciproeptadina, têm sido usados no tratamento de parkinsonismo, acatisia e distonias induzidas por neurolépticos.[3] Esses fármacos têm saído considerados uma alternativa para anticolinérgicos, β-bloqueadores ou BZDs, embora não sejam superiores a eles em termos de eficácia e segurança.

A ciproeptadina também tem se mostrado uma alternativa para controle de sintomas da síndrome serotonérgica,[4] espasticidade em lesões medulares, cefaleias vasculares e enxaquecas. Há evidências de segurança e eficácia para o seu uso como estimulante de apetite em adultos.[5,6]

Há evidência escassa de benefício da ciproeptadina no tratamento do TEA infantil.[7]

INDICAÇÕES

Evidências CONSISTENTES de eficácia
- Alergias da pele, sobretudo aquelas com prurido.
- Urticária do frio.

Evidências INCOMPLETAS de eficácia
- Parkinsonismo, distonia, acatisia (induzidos por neurolépticos).[3]
- Síndrome serotonérgica.[4]
- Espasticidade decorrente de lesões medulares.
- Cefaleias vasculares, enxaquecas.
- Estimulante de apetite em adultos.[5,6]

CONTRAINDICAÇÕES

Absolutas
- GAF.
- Úlcera péptica estenosada e obstrução piloroduodenal.
- Hipertrofia prostática sintomática.

Relativas
- Asma.

REAÇÕES ADVERSAS

Mais comuns: Boca seca, dor epigástrica, sedação, tontura.

Menos comuns: Alteração da coordenação motora, aumento do tempo de resposta dos reflexos, constipação, excitação, ganho de peso, hipotensão postural, retenção urinária, sonolência, taquicardia, visão borrada.

INTOXICAÇÃO

Sintomas
Tontura, boca seca, retenção urinária, taquicardia, hipotensão arterial, arritmias. Pode produzir alucinações, depressão do SNC, convulsões e morte, particularmente em crianças.

Manejo
- Pode-se tentar induzir vômito ou realizar lavagem gástrica seguida de carvão ativado.

POPULAÇÕES ESPECIAIS

GRAVIDEZ
Dois estudos com gestantes não detectaram aumento no risco de anormalidades fetais. Categoria B da FDA.

LACTAÇÃO
É excretada no leite materno; assim, deve ser evitada no período de amamentação.

CRIANÇAS
A segurança, a tolerabilidade e a eficácia vêm sendo demonstradas no uso de ciproeptadina em crianças acima de 2 anos.

IDOSOS
Por sua ação anticolinérgica, deve ser administrada com cautela nesse grupo de pacientes, devido ao risco de causar estados confusionais.

INSUFICIÊNCIA HEPÁTICA
Nenhuma consideração.

INSUFICIÊNCIA RENAL
Nenhuma consideração.

INSUFICIÊNCIA CARDÍACA
Nenhuma consideração.

LABORATÓRIO

Exames prévios ao uso
Não são necessários.

Exames de acompanhamento
Não são necessários. A ciproeptadina parece interferir em testes de gravidez e na glicemia.

PRECAUÇÕES E DICAS

1. Por ser sedativa, os pacientes devem evitar temporariamente dirigir veículos ou operar máquinas.

REFERÊNCIAS

1. Sadock BJ, Sadock VA. Antihistamines. In: Sadock BJ, Sadock VA. Kaplan & Sadock's synopsis of psychiatry: behavioral sci-

ences, clinical psychiatry. 9th ed. Baltimore: Lippincott Williams & Wilkins; 2003.
2. Sanders-Bush E, Mayer SE. 5-hydroxytyptamine (serotonin) receptor agonist and antagonist. In: Hardman JG, Limbird LE, Molinoff PB, Ruddon RW, editors. Goodman & Gilman's: the pharmacological basis of therapeutics. New York: McGraw Hill; 1996.
3. Fischel T, Hermesh H, Aizenberg D, Zemishlani Z, Munitz H, Benjamin Y, et al. Cyproeptadine *versus* propanolol for the treatment of acute neuroleptic-induced akatisia: a comparative double-blind study. J Clin Psychopharmacol. 2001;21(6):612-5. PMID [11763011]
4. Graudins A, Stearman A, Chan B. Treatment of the serotonin syndrome with cyproeptadine. J Emerg Med. 1998;16(4):615-9. PMID [9696181]
5. Harrison ME, Norris ML, Robinson A, Spettigue W, Morrissey M, Isserlin L. Use of cyproheptadine to stimulate appetite and body weight gain: a systematic review. Appetite. 2019;137:62-72. PMID [30825493]
6. Kim SY, Yun JM, Lee JW, Cho YG, Cho KH, Park YG, et al. Efficacy and tolerability of cyproheptadine in poor appetite: a multicenter, randomized, double-blind, placebo-controlled study. Clin Ther. 2021;43(10):1757-72. PMID [34509304]
7. Rossignol DA. Novel and emerging treatments for autism spectrum disorders: a systematic review. Ann Clin Psychiatry. 2009;21(4):213-36. PMID [19917212]

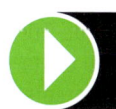

CITALOPRAM

APRESENTAÇÕES COMERCIAIS

ALCYTAM (TORRENT)
▶ Caixas com 14 ou 28 comprimidos de 20 mg.

BROMIDRATO DE CITALOPRAM (AUROBINDO, PHARLAB)
▶ Caixas com 7, 14, 28, 30, 140*, 280* ou 560* comprimidos de 20 mg.

BROMIDRATO DE CITALOPRAM (BIOLAB)
▶ Caixas com 14 ou 28 comprimidos de 20 mg.

BROMIDRATO DE CITALOPRAM (EMS, GERMED, LEGRAND, NOVA QUÍMICA)
▶ Caixas com 14, 28 ou 30 comprimidos de 20 mg.

BROMIDRATO DE CITALOPRAM (EUROFARMA)
▶ Caixas com 7, 14, 28, 30, 60 ou 90 comprimidos de 20 mg.

BROMIDRATO DE CITALOPRAM (SANDOZ)
▶ Caixas com 7, 10, 14, 28, 20, 28, 30 ou 56 comprimidos de 20 mg.

BROMIDRATO DE CITALOPRAM (TEUTO)
▶ Caixas com 14, 15, 28, 30, 70*, 100*, 140*, 200*, 210*, 240* ou 500* comprimidos de 20 mg.

CIPRAMIL (LUNDBECK)
▶ Caixas com 14 ou 28 comprimidos de 20 mg.

CITAFORIN (LEGRAND)
▶ Caixas com 14, 28 ou 30 comprimidos de 20 mg.

CITAGRAM (GERMED)
▶ Caixas com 30 comprimidos de 20 mg.

CITALOPRAM (ACHÉ)
▶ Caixas com 14, 28, 60, 90 ou 120 comprimidos de 20 mg.

CITALOPRAM (BRAINFARMA, ZYDUS)
▶ Caixas com 30, 100*, 200* ou 500* comprimidos de 20 mg.

CITALOPRAM (MEDLEY)
▶ Caixas com 15 ou 30 comprimidos de 20 mg.

CITTÀ (EUROFARMA)
▶ Caixas com 7, 14, 28, 30, 60 ou 90 comprimidos de 20 mg.

HIDROBROMETO DE CITALOPRAM (RANBAXY)
▶ Caixas com 10, 14, 28, 30, 60 ou 500* comprimidos de 20 mg.

MAXAPRAM (ACHÉ)
▶ Caixas com 7, 14, 28, 60, 90 ou 120 comprimidos de 20 mg.

PROCIMAX (LIBBS)
▶ Caixas com 7, 14 ou 28 comprimidos de 20 mg.
▶ Caixas com 7, 14 ou 28 comprimidos de 40 mg.

*Embalagens hospitalar.

MODO DE USAR

A dose inicial é de 20 mg/dia e, dependendo da reposta individual e da gravidade dos sintomas, pode ser aumentada para 60 mg/dia. É administrada em dose única em qualquer horário do dia. Não há interferência da alimentação na absorção do medicamento.

TEMPO PARA INÍCIO DE AÇÃO

O início das ações terapêuticas costuma ocorrer em 2 a 4 semanas. No tratamento do TOC, pode demorar até 3 meses.

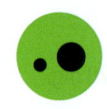

VARIAÇÃO USUAL DA DOSE

Usa-se entre 20 e 60 mg/dia para todas as indicações. No TOC, pode-se usar até 80 mg/dia. No entanto, a FDA recomenda evitar o uso acima de 40 mg/dia em razão do risco potencial de prolongamento do QT cardíaco. A dose máxima para pacientes com insuficiência hepática e pacientes idosos acima de 60 anos é de 20 mg/dia.[1]

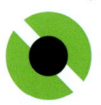

MODO DE SUSPENDER

Após administração prolongada, a interrupção abrupta dos ISRSs pode produzir sintomas de retirada, como tontura, parestesia, tremor, ansiedade, náusea e palpitação. Deve-se reduzir gradualmente a dose ao longo de 2 a 4 semanas. Em pacientes com história prévia de sintomas de retirada ou em uso de altas doses da medicação, é recomendada descontinuação mais lenta (maior que 4 semanas, por exemplo). Em caso de sintomas de retirada, retomar a dose anteriormente prescrita e reiniciar a redução de maneira mais gradual.

CLASSE, MECANISMO DE AÇÃO E FARMACODINÂMICA

O citalopram é um AD do grupo dos ISRSs e compreende uma mistura racêmica de dois enantiômeros, R e S. Seu mecanismo de ação principal é a inibição seletiva e potente da recaptação da serotonina por meio da inibição do SERT.

Algumas evidências farmacológicas sugerem que o enantiômero R pode não inibir o SERT e, ao mesmo tempo, interfere na capacidade do enantiômero S fazê-lo. Isso pode levar à redução da serotonina (5-HT) sináptica e a uma diminuição das ações terapêuticas finais, particularmente em doses baixas. Além disso, o enantiômero R pode estar relacionado a propriedades anti-histamínicas leves.[2]

FARMACOCINÉTICA

É rapidamente absorvido por VO, alcançando $C_{máx}$ em torno de 4 horas. Tem ampla distribuição plasmática, ligando-se em cerca de 80% das proteínas plasmáticas. A metabolização e a excreção ocorrem principalmente por biotransformação hepática por meio das enzimas CYP2C19 e CYP3A4 e inibição pequena da isoenzima CYP2D6, gerando metabólitos que também são ISRSs, embora menos potentes e com meia-vida muito curta. Cerca de 10% do fármaco é excretado inalterado na urina.

A meia-vida é de uma média de 35 horas, o que permite uma única administração diária. Sua farmacocinética é linear nas doses de 20 a 60 mg/dia. Em pacientes acima de 60 anos, ocorre uma redução na depuração que pode chegar a 50%, e sua meia-vida pode aumentar em até 30%. Por sua ação discreta sobre a CYP2D6, mostra pouco potencial de interação com outros fármacos.

Vários estudos demonstraram que o citalopram é eficaz e bem tolerado no tratamento de TDM em adultos.[3,4] Uma metanálise comparou o citalopram com diversos outros ADs de diferentes classes no tratamento da fase aguda do TDM. Essa metanálise evidenciou que o citalopram foi mais eficaz do que paroxetina e reboxetina e mais tolerável do que ADTs, reboxetina e venlafaxina, mas apresentou eficácia menor do que o escitalopram.[5] O citalopram também é utilizado no tratamento de diversos transtornos de ansiedade, como o TP e o TOC.[6,7]

INDICAÇÕES

Evidências CONSISTENTES de eficácia

- TDM.[3-5]
- TP.[7]
- TOC.[7]
- Depressão pós-AVC.[8]
- EP.[9]

Evidências INCOMPLETAS de eficácia

- TAS.[7]
- TEPT.[7]
- TAG.[7]
- Transtorno disfórico pré-menstrual.
- Sintomas emocionais e comportamentais em quadros demenciais.
- Sintomas vasomotores pós-menopausa.

CONTRAINDICAÇÕES

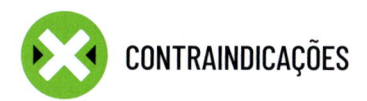

Absolutas

▶ Hipersensibilidade à substância ativa ou a algum componente da fórmula.
▶ Tratamento com IMAOs ou com pimozida concomitantes.

Relativas

▶ Síndrome congênita do QT longo.
▶ Pacientes com bradicardia, hipocalemia, hipomagnesemia, IAM recente ou insuficiência cardíaca descompensada.
▶ Uso associado a outros medicamentos que causem o prolongamento do intervalo QT.

REAÇÕES ADVERSAS

Mais comuns: Diaforese, diarreia, dispepsia, insônia, náuseas, retardo na ejaculação, sonolência, tremor, xerostomia.

Menos comuns: Agitação, ansiedade, dificuldade na ereção, diminuição da libido, dismenorreia, dor abdominal, redução do apetite, vômitos.

INTOXICAÇÃO

Sintomas

Tem o maior potencial para toxicidade em *overdose* quando comparado aos outros ISRSs. Em ingestas menores do que 600 mg, os sintomas tendem a ser leves e incluem náuseas, tontura, taquicardia, tremor e sonolência. Em doses maiores, pode causar sérias toxicidades cardíacas (arritmias) e neurológicas (convulsões). A ingestão de doses tão elevadas quanto 2 g não causou anormalidades cardiovasculares. Há um relato de caso de convulsão e taquicardia supraventricular secundárias à *overdose* de citalopram. A convulsão foi tratada com BZDs.

Há relato de seis suicídios nos quais foi constatada *overdose* de citalopram. As prováveis causas dos óbitos foram arritmias cardíacas com prolongamento do intervalo QT e convulsões. Por isso, deve-se prescrever o citalopram com extrema cautela para pacientes com RS. Houve também óbitos com uso de citalopram quando tomado em dosagem excessiva e associado à moclobemida.

Manejo

▶ Como não existe antídoto específico, o tratamento é sintomático e de suporte.
▶ Quando a ingestão for recente, deve-se realizar lavagem gástrica.
▶ As convulsões podem ser tratadas com diazepam.

POPULAÇÕES ESPECIAIS

GRAVIDEZ

A experiência clínica de uso em gestantes é limitada. Uma metanálise avaliando a exposição ao citalopram no primeiro trimestre de gestação não demonstrou associação significativa dessa medicação com malformações congênitas.[10] Quanto à exposição a ISRSs no terceiro trimestre, alguns estudos encontraram complicações perinatais como baixo peso ao nascer e maior taxa de abortamentos. Entretanto, esses achados apresentam potenciais confundidores e não são suficientes para a recomendação de descontinuação do tratamento antidepressivo, já que outros estudos indicam que a depressão perinatal não tratada pode estar associada a menor adesão ao pré-natal e a piores desfechos para as mães e para os fetos.

LACTAÇÃO

O citalopram e seus metabólitos são secretados no leite materno. A dose relativa do lactente (do inglês *relative infant dose* [RID]) de citalopram está entre 0,2 e 10%. Em geral, a amamentação é aceita quando RID < 10%, mas algumas fontes delimitam o RID em < 5% se os agentes forem psicotrópicos.

Com base em dados disponíveis, crianças expostas ao citalopram pelo leite materno estão mais suscetíveis a uma concentração plasmática elevada se comparadas a crianças expostas a outros ISRSs. Portanto, elas devem ser monitoradas para irritabilidade, mudanças no sono, no padrão de alimentação e no comportamento, além do crescimento e desenvolvimento.[11] Quando o tratamento antidepressivo for iniciado durante a fase de amamentação, é indicado que se dê preferência a outros ADs.

CRIANÇAS

O citalopram foi utilizado em crianças e adolescentes no tratamento da depressão e de transtornos de ansiedade com boa tolerabilidade. Os ADs têm sido associados a um modesto aumento no risco de pensamentos e comportamentos suicidas em crianças e adolescentes. Dessa forma, o uso do citalopram pode ser prescrito nessa faixa etária, mas o médico deve estar ciente dos riscos associados a essa classe de medicamentos, principalmente no início do tratamento.

Deve ser começado em dose baixa e ser aumentado lentamente devido ao potencial de agitação/ativação que pode ocorrer no início da terapia, particularmente em crianças mais novas.

IDOSOS

Vários estudos avaliaram o citalopram no tratamento de diversas condições em idosos e demonstraram boa tolerabilidade. A dose máxima recomendada em pacientes acima de 60 anos é de 20 mg/dia.

INSUFICIÊNCIA HEPÁTICA

A dose máxima é de 20 mg/dia devido à queda na taxa de depuração e ao risco de prolongamento do QT. Recomenda-se iniciar com doses baixas e subir lentamente conforme tolerabilidade.

INSUFICIÊNCIA RENAL

Não há necessidade de ajuste de dose em pacientes com IR leve a moderada. Reduzir as doses em pacientes com IR grave. Em pacientes realizando hemodiálise, é preferível uma escolha de ISRS que tenha baixo potencial de prolongamento do QT.

INSUFICIÊNCIA CARDÍACA

Não foi sistematicamente avaliado em pacientes com insuficiência cardíaca. O monitoramento do ECG é recomendado.

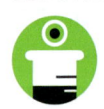

LABORATÓRIO

O monitoramento dos eletrólitos e/ou o ECG são recomendados em pacientes com risco de desenvolver distúrbios hidreletrolíticos, uma vez que hipocalemia (e/ou hipomagnesemia) pode aumentar o risco de prolongamento de QTc.

O monitoramento de ECG é recomendado nos pacientes que têm alguma contraindicação ao uso do citalopram, mas precisam da medicação.

PRECAUÇÕES E DICAS

1. Não se recomenda a associação com IMAOs, e deve-se aguardar o prazo de 14 dias após a retirada de um IMAO para iniciar o citalopram.

2. Crianças, adolescentes e adultos jovens (18 a 24 anos) devem ser monitorados em relação a pioras clínicas, pensamentos suicidas e mudanças não habituais de comportamento, especialmente no início do tratamento.

3. Deve-se monitorar risco de sangramento em pacientes com alguma disfunção plaquetária preexistente ou que usem medicamentos que alteram a função plaquetária.

4. O citalopram pode causar prolongamento (dose-dependente) do intervalo QT, o que aumenta o risco de *torsades de pointes*, uma arritmia potencialmente fatal. Por essa razão, não deve ser utilizado em doses acima de 40 mg/dia.

5. A dose não deve passar de 20 mg/dia nos seguintes pacientes: idosos com mais de 60 anos, portadores de insuficiência hepática, metabolizadores pobres da CYP2C19 com uso concomitante de cimetidina ou outros inibidores potentes da CYP2C19 e em pacientes que usam outros medicamentos que prolongam o intervalo QT.

6. Ficar atento a sintomas de hiponatremia (confusão, letargia, mal-estar, convulsões), particularmente em idosos, devido ao maior risco de causar ou exacerbar SIADH. É sugerido monitorar concentração de sódio ao iniciar ou ajustar a dose da medicação nessa população.

7. Pacientes com TP ou outros transtornos de ansiedade podem ter os sintomas de ansiedade intensificados no início do tratamento. Essa reação paradoxal geralmente desaparece dentro de 2 semanas de uso da medicação.

8. Iniciar tratamento com dose de 10 mg/dia e aumentar lentamente em incrementos de 10 mg nos pacientes sensíveis aos efeitos adversos da medicação.

9. Embora experimentos com animais tenham mostrado que o citalopram não tem potencial epileptogênico, ele deve ser utilizado com cuidado em pacientes com história de convulsões.

10. Deve ser descontinuado em pacientes que apresentarem aumento de intervalo QTc persistente > 500 ms.

11. Em pacientes que apresentarem sintomas que possam indicar a ocorrência de arritmias cardíacas, como tontura, palpitações ou síncopes, devem ser realizadas maiores avaliações, incluindo monitoramento cardíaco.

REFERÊNCIAS

1. U.S. Food & Drug Administration. FDA Drug Safety Communication: Revised recommendations for Celexa (citalopram hydrobromide) related to a potential risk of abnormal heart rhythms with high doses [Internet]. Silver Spring: FDA; 2017 [capturado em 11 dez. 2022]. Disponível em: https://www.fda.gov/drugs/drug-safety-and-availability/fda-drug-safety-communication-revised-recommendations-celexa-citalopram-hydrobromide-related.
2. Stahl SM. Stahl psicofarmacologia: bases neurocientíficas e aplicações práticas. 4. ed. Rio de Janeiro: Guanabara Koogan; 2014.
3. Cipriani A, Furukawa TA, Salanti G, Chaimani A, Atkinson LZ, Ogawa Y, et al. Comparative efficacy and acceptability of 21 antidepressant drugs for the acute treatment of adults with major depressive disorder: a systematic review and network meta-analysis. Lancet. 2018;391(10128):1357-66. PMID [29477251]
4. Darab MG, Hedayati A, Khorasani E, Bayati M, Keshavarz K. Selective serotonin reuptake inhibitors in major depression disorder treatment: an umbrella review on systematic reviews. Int J Psychiatry Clin Pract. 2020 Nov;24(4):357-70. PMID [32667275]
5. Cipriani A, Purgato M, Furukawa TA, Trespidi C, Imperadore G, Signoretti A, et al. Citalopram versus other anti-depressive agents for depression. Cochrane Database Syst Rev. 2012;7(7):CD006534. PMID [22786497]
6. Andrisano C, Chiesa A, Serretti A. Newer antidepressants and panic disorder: a meta-analysis. Int Clin Psychopharmacol. 2013;28(1):33-45. PMID [23111544]
7. Bandelow B, Sher L, Bunevicius R, Hollander E, Kasper S, Zohar J, et al. Guidelines for the pharmacological treatment of anxiety disorders, obsessive-compulsive disorder and posttraumatic stress disorder in primary care. Int J Psychiatry Clin Pract. 2012;16(2):77-84. PMID [22540422]
8. Deng L, Qiu S, Yang Y, Wang L, Li Y, Lin J, et al. Efficacy and tolerability of pharmacotherapy for post-stroke depression: a network meta-analysis. Oncotarget. 2018;9(34):23718-28. PMID [29805769]
9. Liu H, Zhang M, Huang M, Cai H, Zhang Y, Liu G, et al. Comparative efficacy and safety of drug treatment for premature ejaculation: a systemic review and Bayesian network meta-analysis. Andrologia. 2020;52(11):e13806. PMID [32892379]
10. Myles N, Newall H, Ward H, Large M. Systematic meta-analysis of individual selective serotonin reuptake inhibitor medications and congenital malformations. Aust N Z J Psychiatry. 2013;47(11):1002-12. PMID [23761574]
11. Weissman AM, Levy BT, Hartz AJ, Bentler S, Donohue M, Ellingrod VL, et al. Pooled analysis of antidepressant levels in lactating mothers, breast milk, and nursing infants. Am J Psychiatry. 2004;161(6):1066-78. PMID [15169695]

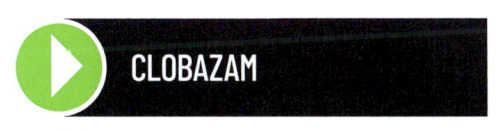

CLOBAZAM

APRESENTAÇÕES COMERCIAIS

FRISIUM (SANOFI MEDLEY)
- Caixas com 10 ou 20 comprimidos de 10 mg.
- Caixas com 10 ou 20 comprimidos de 20 mg.

URBANIL (SANOFI MEDLEY)
- Caixas com 10 ou 20 comprimidos de 10 mg.
- Caixas com 10 ou 20 comprimidos de 20 mg.

MODO DE USAR

Manejo da ansiedade: inicia-se com 5 mg/dia, aumentando-se a dose até 15 a 60 mg/dia. A dose máxima em ambiente hospitalar pode ser de até 120 mg/dia, mas alguns autores sustentam que doses acima de 20 mg não aumentam a eficácia. As doses diárias variam de 30 a 80 mg, equivalendo aproximadamente à metade da dose necessária de diazepam para obter o mesmo efeito.

Epilepsia: as doses utilizadas nos diferentes estudos variam consideravelmente. Em um deles, a dose sugerida foi de 20 a 30 mg, à noite, iniciando-se com 10 mg.[1]

TEMPO PARA INÍCIO DE AÇÃO

30 minutos.

VARIAÇÃO USUAL DA DOSE

5 a 80 mg/dia.

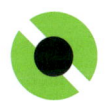

MODO DE SUSPENDER

Reduzir cerca de 10% da dose utilizada a cada 1 a 2 semanas, até a suspensão.

CLASSE, MECANISMO DE AÇÃO E FARMACODINÂMICA

O clobazam potencializa o efeito inibitório do neurotransmissor GABA, modulando a atividade dos receptores GABA-A por meio da ligação com seu sítio específico (receptores BZDs). Tal ligação altera a conformação desses receptores, aumentando a afinidade do GABA a seus próprios receptores e a frequência da abertura dos canais de cloro, cuja entrada no neurônio é regulada, ocasionando a hiperpolarização da célula. O resultado dessa hiperpolarização é um aumento da ação gabaérgica inibitória do SNC. Acreditava-se que o sítio de ligação do receptor BZD fosse uma molécula inteiramente diferente daquela do receptor GABA-A; hoje, considera-se que seja a mesma molécula em um local distinto. Sendo o clobazam um agonista parcial dos receptores GABA-A, o que o diferencia dos 1,4-benzodiazepínicos (agonistas totais), ele tende a provocar menor sedação do que os BZDs tradicionais.

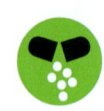

FARMACOCINÉTICA

O clobazam é um 1,5-benzodiazepínico com propriedades ansiolíticas e anticonvulsivantes,[2] com efeitos sedativos, comportamentais e de relaxamento muscular.[3] Após administração oral, ocorre absorção rápida e completa, atingindo o pico de concentração plasmática entre 0,5 e 3 horas.[4] Sua biodisponibilidade é de 87%.[5] A ingestão concomitante de alimentos não influencia a sua absorção. Apresenta taxa de ligação a proteínas plasmáticas de 85%. Sua metabolização é hepática, e seu principal metabólito, o *N*-desmetilclobazam, é farmacologicamente ativo e contribui de forma significativa para os efeitos do clobazam. A excreção renal do medicamento não metabolizado é pouco significativa. Sua meia-vida de eliminação em voluntários sadios é de 18 a 40 horas, enquanto a do *N*-desmetilclobazam é de 36 a 46 horas.[4] As principais enzimas do citocromo P450 envolvidas no metabolismo do clobazam são, em princípio, a CYP3A4 e a CYP2C19 – esta última, a mais envolvida na metabolização do *N*-desmetilclobazam.

Na epilepsia, no tratamento de casos refratários, o clobazam é utilizado geralmente em associação a outros anticonvulsivantes.[5] Uma revisão avaliando a eficácia do clobazam como medicamento associado no tratamento da epilepsia refratária de diversos tipos em adultos e em crianças concluiu que ele pode reduzir a frequência das crises.[3] Apresenta rápido início de ação, boa tolerabilidade[1] e eficácia no tratamento de diversos tipos de epilepsia. Pode ocorrer o desenvolvimento de tolerância, o que limita seu uso, mas alguns pacientes (40 a 50% em um estudo) podem manter a resposta por longos períodos.[5] Convulsões podem surgir se o medicamento for interrompido abruptamente, razão pela qual recomenda-se uma retirada gradual.[1] Em outro estudo, em crianças, o clobazam foi tão eficaz quanto a carbamazepina e a fenitoína para epilepsias parciais, parciais com generalização posterior e em algumas formas tônico-clônicas primárias generalizadas, sem ausência ou mioclonia. Entretanto, houve desenvolvimento de tolerância em 7,5% dos pacientes.[6]

Ensaios clínicos indicam que o clobazam é eficaz no tratamento da ansiedade.[7] Parece ter um efeito ansiolítico um pouco superior ao do diazepam. Um ensaio clínico controlado verificou que a eficácia do clobazam no tratamento agudo (3 semanas) do TAG foi semelhante à do lorazepam. As doses utilizadas foram de 30 mg/dia.[8] Também foi verificada a eficácia do clobazam no tratamento dos sintomas da síndrome de abstinência do alcoolismo na fase aguda.[9] Tais estudos são, entretanto, isolados.

INDICAÇÕES

Evidências CONSISTENTES de eficácia
- Ansiedade aguda.
- Coadjuvante em quadros epiléticos refratários aos fármacos tradicionais.
- Adjuvante no tratamento da síndrome de Lennox-Gastaut (em crianças maiores de 2 anos).[10]

Evidências INCOMPLETAS de eficácia
- No tratamento agudo de TAG.[8]
- Na síndrome de abstinência do álcool.[9]
- Em monoterapia para crises parciais e algumas formas de crises generalizadas na infância.[6]

CONTRAINDICAÇÕES

- Glaucoma de ângulo fechado.
- Adição.
- Insuficiência respiratória ou DPOC.
- Doença hepática ou renal grave.
- Miastenia grave.
- Hipersensibilidade aos BZDs.
- Estados comatosos ou depressão importante do SNC.

REAÇÕES ADVERSAS

Mais comuns: Diminuição da atenção, fadiga, impulsividade, irritabilidade, sedação, sonolência.

Menos comuns: Agitação, agressividade, alteração da função hepática, amnésia anterógrada, anorgasmia, ansiedade de rebote, ataxia, bloqueio da ovulação, boca seca, bradicardia, cefaleia, cólica abdominal, constipação, convulsões, déficit cognitivo, déficit de memória, dependência, depressão, desinibição, despersonalização, desrealização, diminuição da libido, diminuição do apetite, diplopia, disartria, disforia, distonia, dor nas articulações, ganho de peso, gosto metálico, hiperacusia, hipersensibilidade a estímulos, hipotonia, icterícia, impotência, infecção do trato urinário, inquietude, insônia de rebote, náusea, parestesias, perda do apetite, pesadelos, prurido, relaxamento muscular, retenção urinária, salivação excessiva, SJS, sudorese, tontura, tosse, vertigem, visão borrada, vômito.

INTOXICAÇÃO

Sintomas

A intoxicação aguda é rara em relação à frequência do uso, pois os BZDs têm uma margem de segurança relativamente ampla. Os óbitos por ingestão de BZDs isolados são raros, sendo que, na maioria dos casos letais, houve uso associado de outras substâncias, como álcool, ADTs e barbitúricos. Os sintomas incluem sonolência, relaxamento muscular, diminuição dos reflexos e confusão, podendo evoluir para coma.

Manejo

- Monitorar a respiração, o pulso e a PA.
- Adotar medidas de suporte gerais (hidratação parenteral e permeabilidade das vias aéreas).
- Realizar esvaziamento gástrico se a ingestão for recente.

O flumazenil pode ser útil no tratamento e no diagnóstico diferencial das intoxicações. Usa-se 0,3 mg, IV, em 15 segundos, com doses subsequentes de 0,3 mg a cada 60 segundos até o máximo de 2 mg. Caso não ocorra melhora significativa do estado de consciência e da função respiratória após a administração de repetidas doses de flumazenil, deve-se pensar em coma de etiologia não benzodiazepínica. Em tais situações, pode ser útil a solicitação de exame de urina para verificar a presença de outras substâncias.

Obs.: Em pacientes com intoxicação crônica, o uso do flumazenil deve ser lento, pois podem surgir sintomas de abstinência.

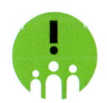

POPULAÇÕES ESPECIAIS

GRAVIDEZ

A segurança do clobazam na gravidez não está estabelecida, devendo-se evitar seu uso especialmente no primeiro trimestre e no fim da gestação. Se for indispensável, avaliar a relação risco-benefício. A ingestão materna continuada e em doses altas de clobazam, no 2º e no 3º trimestres, pode ocasionar sintomas neonatais (irritabilidade, tremores, Apgar mais baixo, diarreia e vômitos).

A concentração de BZDs no cordão umbilical pode ser maior do que no plasma materno, e tanto o feto quanto o recém-nascido são muito menos capazes de metabolizá-los do que uma pessoa adulta. O uso por ocasião do parto pode deprimir o SNC do recém-nascido, sobretudo se prematuro, pois, devido à sua lipossolubilidade, essas substâncias cruzam rapidamente a barreira placentária.

LACTAÇÃO

É excretado no leite, podendo produzir sonolência, hipotonia, apatia e letargia, dificuldade de sucção e síndrome de abstinência nos bebês. Se houver necessidade de uso prolongado de altas doses de BZDs, interromper o aleitamento materno.

CRIANÇAS

O clobazam tem sido utilizado no tratamento de diversas formas de epilepsia em crianças. Um estudo verificou a eficácia tanto em crises parciais como em generalizadas em crianças entre 2 e 16 anos, apresentando resultados semelhantes aos observados com a carbamazepina e a fenitoína, na dose de 0,5 mg/kg de peso. Em crianças menores de 2 anos, sua segurança e eficácia ainda não foram comprovadas.[10] Os eventos adversos mais comuns foram inquietude, agressividade, impulsividade, irritabilidade, ostracismo, depressão e diminuição da atenção. Mesmo depois de 12 meses de uso, não foi detectado prejuízo na *performance* das crianças.[6] Outros estudos confirmaram essa eficácia com doses variando de 0,05 a 3,8 mg/kg/dia.[6]

IDOSOS

A metabolização dos BZDs é de 2 a 5 vezes mais lenta em idosos, e, por isso, os efeitos adversos são, em geral, mais graves. Uma das causas mais comuns de quadros confusionais reversíveis em idosos é o uso excessivo de BZDs, mesmo em pequenas doses.

Quando há comprometimento cerebral, pode facilmente ocorrer uma excitação paradoxal com o uso de BZDs. Nesses casos, recomenda-se o emprego preferencial de BZDs de metabolização mais rápida, como o lorazepam; entretanto, a vantagem dessa recomendação não foi comprovada.

INSUFICIÊNCIA HEPÁTICA
Em indivíduos com insuficiência hepática, recomenda-se uma dose menor, de 10 a 15 mg/dia.

INSUFICIÊNCIA RENAL
Em indivíduos com insuficiência renal, recomenda-se uma dose menor, de 10 a 15 mg/dia.

INSUFICIÊNCIA CARDÍACA
Sua segurança não foi determinada nesse grupo de pacientes.

LABORATÓRIO

Exames prévios ao uso
Não são necessários.

Exames de acompanhamento
Naqueles pacientes em tratamento para síndromes convulsivas, doenças clínicas crônicas e/ou aqueles em uso concomitante de múltiplos medicamentos por muito tempo, é prudente solicitar exames hepáticos e hemograma completo periodicamente.

PRECAUÇÕES E DICAS

1. Aparentemente, o clobazam compromete menos a atenção, a psicomotricidade e, por conseguinte, a habilidade de dirigir automóveis em relação a outros BZDs, como o lorazepam. De qualquer forma, é prudente alertar o paciente para que tenha cuidado ao dirigir veículos ou operar máquinas perigosas, pois seus reflexos podem estar diminuídos.
2. Evitar o uso concomitante de bebidas alcoólicas, pois podem ocorrer hipotensão, diminuição do nível de consciência e redução da frequência respiratória. Também deve-se ter cautela com a associação a outras substâncias que potencializam o efeito sedativo (p. ex., barbitúricos).
3. Pessoas com transtornos por uso de substâncias e com transtornos de personalidade graves tendem a abusar de BZDs. Deve-se evitar prescrevê-los a tais pacientes.
4. Após o uso crônico, retirar lentamente (3 meses), para evitar síndrome de abstinência (ansiedade, insônia, tremor, disforia, convulsões, psicose, alucinações, alterações de comportamento).
5. Assim como em outros BZDs, o uso em portadores de miastenia grave só deve ser feito sob rigorosa vigilância médica.
6. Existem poucos dados sobre o uso de clobazam em pacientes com IR ou insuficiência hepática. Deve-se ter cautela ao prescrevê-lo nessas situações. Em pacientes com insuficiência hepática grave, seu uso é contraindicado.[10]
7. Pode ocorrer piora de sintomas depressivos ou ideação suicida durante o uso de clobazam. Deve-se ter cautela ao prescrevê-lo nessa situação.[10]

REFERÊNCIAS

1. Robertson MM. Current status of the 1,4- and 1,5-benzodiazepines in the treatment of epilepsy: the place of clobazam. Epilepsia. 1986;27 Suppl 1:S27-41. PMID [3527689]
2. Brogden RN, Heel RC, Speight TM, Avery GS. Clobazam: a review of its pharmacological properties and therapeutic use in anxiety. Drugs. 1980;20(3):161-78. PMID [6107238]
3. Michael B, Marson AG. Clobazam as an add-on in the management of refractory epilepsy. Cochrane Database Syst Rev. 2008;16(2):CD004154. PMID [18425899]
4. Patsalos PN. Properties of antiepileptic drugs in the treatment of idiopathic generalized epilepsies. Epilepsia. 2005;46 Suppl 9:140-8. PMID [16302888]
5. Riss J, Cloyd J, Gates J, Collins S. Benzodiazepines in epilepsy: pharmacology and pharmacokinetics. Acta Neurol Scand. 2008;118(2):69-86. PMID [18384456]
6. Clobazam has equivalent efficacy to carbamazepine and phenytoin as monotherapy for childhood epilepsy. Canadian Study Group for Epilepsy. Epilepsia. 1998;39(9):952-9. PMID [9738674]
7. Jacobson AF, Goldstein BJ, Dominguez RA, Steinbook RM. A placebo-controlled, double-blind comparison of clobazam and diazepam in the treatment of anxiety. J Clin Psychiatry. 1983;44(8):296-300. PMID [6135690]
8. Lemoine P, Rouillon F, Pouget D. Efficacy and withdrawal of clobazam, lorazepam and buspirone in the treatment of anxiety disorders. Encephale. 1996;22(6):461-7. PMID [10901839]
9. Mukherjee PK. A comparison of the efficacy and tolerability of clobazam and chlordiazepoxide in the treatment of acute withdrawal from alcohol in patients with primary alcoholism. J Int Med Res. 1983;11(4):205-11. PMID [61377426]
10. Onfi® (clobazam) [Bula de medicamento] [Internet]. Deerfield: Lundbeck Pharmaceuticals; 2011 [capturado em 20 ago 2022]. Disponível em: http://dailymed.nlm.nih.gov/dailymed/lookup.cfm?setid=de03bd69-2dca-459c-93b4-541fd3e9571c.

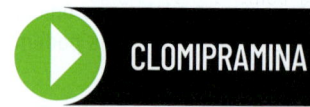

CLOMIPRAMINA

APRESENTAÇÕES COMERCIAIS

ANAFRANIL (NOVARTIS)
▶ Caixas com 20, 30 ou 60 drágeas de 25 mg.

ANAFRANIL SR (NOVARTIS)
▸ Caixas com 20 comprimidos revestidos de liberação lenta de 75 mg.

CLO (EMS)
▸ Caixas com 20 ou 30 comprimidos revestidos de 10 mg.
▸ Caixas com 20 ou 30 comprimidos revestidos de 25 mg.
▸ Caixas com 10 ou 20 comprimidos de liberação prolongada de 75 mg.

CLORIDRATO DE CLOMIPRAMINA (EMS, FURP)
▸ Caixas com 20, 450* ou 500* comprimidos de 25 mg.

CLORIDRATO DE CLOMIPRAMINA (GERMED, LEGRAND)
▸ Caixas com 20 comprimidos de 25 mg.

CLORIDRATO DE CLOMIPRAMINA (SANDOZ)
▸ Caixas com 20, 30 ou 60 drágeas de 25 mg.
▸ Caixas com 20 comprimidos de liberação lenta de 75 mg.

*Embalagem hospitalar.

MODO DE USAR

Como antidepressivo, sugere-se iniciar com 25 mg/dia, aumentando 25 mg a cada 2 ou 3 dias até atingir uma dose entre 100 e 225 mg/dia, de acordo com os efeitos colaterais, o peso e a idade do paciente. A dose diária pode ser administrada em uma única vez, ao fim do dia ou pela manhã (se produzir insônia), ou dividida em 2 ou 3 vezes ao dia junto às refeições, para maior conforto do paciente no que diz respeito aos efeitos colaterais. Após, deve ser mantida por 3 a 5 anos, mesmo depois de aliviados os sintomas.[1,2]

TEMPO PARA INÍCIO DE AÇÃO

Embora os efeitos colaterais possam já ocorrer a partir da primeira ingesta da medicação, a melhora nos sintomas de humor, ansiedade e obsessivo-compulsivos costuma demorar de 1 a 4 semanas para ser evidenciada.[2]

VARIAÇÃO USUAL DA DOSE

▸ Depressão: as doses para o tratamento variam de 75 a 250 mg/dia.

▸ TP: a clomipramina é também eficaz no tratamento do TP. Entretanto, seus efeitos adversos fazem muitos pacientes abandonarem o tratamento, razão pela qual os ISRSs têm sido progressivamente os medicamentos preferidos nesse caso.
  ▸ Deve-se iniciar com 10 mg/dia e aumentar muito lentamente até 75 a 150 mg/dia, para evitar a síndrome da "piora inicial".
  ▸ Em fase de manutenção, muitos pacientes com TP podem ser mantidos com 25 mg/dia ou até menos.[2]
▸ TOC e transtorno dismórfico corporal: as doses utilizadas são, em geral, um pouco maiores do que aquelas empregadas no tratamento da depressão (150 a 200 mg/dia, podendo chegar a 300 mg/dia).
▸ EP: utilizam-se entre 20 e 50 mg/dia, com melhor eficácia para 50 mg/dia.[3]

MODO DE SUSPENDER

Se, por algum motivo, houver necessidade de interrupção abrupta, lembrar que é possível ocorrer a síndrome de retirada (irritabilidade, desconforto gástrico, insônia, ansiedade, inquietação), razão pela qual é prudente a retirada gradual, na ordem de 25 mg a cada dia ou 75 mg/dia se for comprimido de liberação lenta.

CLASSE, MECANISMO DE AÇÃO E FARMACODINÂMICA

A clomipramina é uma amina terciária do grupo dos ADTs, porém o que a destaca entre os demais ADTs é sua potente ação serotonérgica. Tem também afinidade por receptores colinérgicos (ACh), adrenérgicos (α_1), histaminérgicos (H1), serotonérgicos (5-HT2) e dopaminérgicos (DA). O efeito noradrenérgico pode ser devido, pelo menos em parte, à desmetilclomipramina, que inibe de forma significativa a recaptação da noradrenalina e tem meia-vida de eliminação de aproximadamente 96 horas.

A clomipramina promove, ainda, redução na sensibilidade dos receptores α-adrenérgicos. Em razão desse perfil farmacológico, produz efeitos anticolinérgicos intensos (xerostomia, visão borrada, taquicardia sinusal, constipação intestinal, retenção urinária, alterações da memória), anti-histamínicos (sedação, ganho de peso) e de bloqueio α-adrenérgico (hipotensão postural, tonturas, retardo na ejaculação, taquicardia reflexa). Aparentemente, apresenta maior efeito nas funções sexuais (p. ex., inibição da ejaculação), talvez devido à sua importante ação serotonérgica e α-adrenérgica.[1]

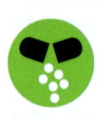

FARMACOCINÉTICA

É bem absorvida por VO e sofre extensa desmetilação durante o metabolismo hepático de primeira passagem para seu principal metabólito, a desmetilclomipramina. Esse processo reduz sua biodisponibilidade para menos de 62%. A clomipramina tem uma farmacocinética de eliminação de primeira ordem, e seu pico de concentração geralmente ocorre entre 2 e 6 horas. Apresenta meia-vida de eliminação de 24 horas, permitindo o uso em dose única diária. No cérebro, a concentração é equivalente a 2% da concentração plasmática. Tem alta ligação proteica (98%) e grande volume de distribuição. Sua excreção ocorre basicamente por via renal (60%) e nas fezes (30%).[1,2]

Esse fármaco demonstrou eficácia no tratamento do TDM,[4] em diversos transtornos de ansiedade, como TP,[5] e principalmente no TOC.[6] É o agente mais serotonérgico entre os ADTs, e sua eficácia no tratamento do TOC foi bem estabelecida mediante várias metanálises e ECRs, sendo claramente superior, por exemplo, a ADs mais noradrenérgicos, como a desipramina. Metanálises que compararam a eficácia no TOC da clomipramina com a dos ISRSs evidenciam uma leve superioridade desse fármaco, o que não se confirma em estudos controlados que comparam um medicamento diretamente com outro. Contudo, em função de um melhor perfil de efeitos adversos, os ISRSs costumam ser a primeira escolha nesse transtorno, e a clomipramina, então, permanece como alternativa para casos mais resistentes.[6]

INDICAÇÕES

Evidências CONSISTENTES de eficácia
- TDM.[1,2,4]
- TP.[1,2,5]
- TOC.[1,2,6]
- EP.[1,3]

Evidências INCOMPLETAS de eficácia
- Transtorno dismórfico corporal.[7]
- TAS.[8]
- Cataplexia.
- Dor crônica.
- Tricotilomania.
- Onicofagia.
- Tartamudez.

CONTRAINDICAÇÕES

Absolutas
- IAM recente (3 a 4 semanas).
- Glaucoma de ângulo fechado.
- Qualquer bloqueio de condução cardíaco.
- Sintomas de retenção urinária.
- Íleo paralítico.
- Feocromocitoma (pode induzir crises hipertensivas).
- Hipersensibilidade ao fármaco.
- Uso concomitante de IMAOs.

Relativas
- ICC.
- Quadros demenciais e de déficit cognitivo.
- História de convulsões.

REAÇÕES ADVERSAS

Mais comuns: Aumento do apetite, constipação, fadiga, ganho de peso, hipotensão postural, retardo na ejaculação, sedação, tontura, visão borrada, xerostomia.

Menos comuns: Acatisia, agranulocitose, alopecia, alteração do paladar, amenorreia, anemia, aumento do apetite, bocejos, calafrios, calorões, cefaleia, ciclagem rápida, confusão, convulsão, coriza, déficit cognitivo, déficit de atenção e de memória, *delirium*, dermatite esfoliativa, desrealização, desregulação da temperatura, diarreia, diminuição da libido, diminuição do limiar convulsivo, distonia, dor nos testículos, ECEs, edema, ejaculação dolorosa, eosinofilia, eritema multiforme, fadiga, febre, fissura por doces, fotossensibilidade cutânea, fraqueza, galactorreia, glaucoma (precipitação do), ginecomastia, hipercinesia, hiperglicemia, hipoglicemia, icterícia, impotência, inquietude, insônia, leucocitose, leucopenia, náusea, obstrução nasal, pesadelos, prostatismo, prurido, *rash* cutâneo, retenção urinária, síndrome noradrenérgica precoce, sonambulismo, sonhos bizarros, sudorese, taquicardia, tiques, tremores finos, vertigem, virada maníaca, vômito, xeroftalmia.

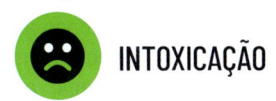

INTOXICAÇÃO

Sintomas

Breve fase de excitação e inquietude, seguida de sonolência, confusão, torpor, ataxia, nistagmo, disartria, midríase, alucinações, *delirium*, contraturas musculares, íleo paralítico, convulsões tônico-clônicas — podendo evoluir rapidamente para o coma, muitas vezes com depressão respiratória —, hipóxia, hiporreflexia, rabdomiólise, hipotermia, hipotensão e arritmias (taquicardia ventricular, FA, bloqueios, extrassístoles).

As doses maiores que 1 g são, em geral, tóxicas, enquanto as maiores que 2 g são potencialmente letais. A toxicidade deriva de efeitos do tipo quinidina.

É particularmente importante a possibilidade de ocorrer a síndrome serotonérgica (no uso associado a outros ISRSs ou IMAOs, ou em pacientes debilitados e com problemas hepáticos), a qual se caracteriza por mioclonia, hiper-reflexia, sudorese, incoordenação motora, agitação, confusão e hipomania.

Manejo

- Interromper o uso da clomipramina e, dependendo da gravidade, internar o paciente em um serviço de emergência. As primeiras 6 horas são as mais críticas. Se não ocorrerem alterações de consciência, alterações no ECG, hipotensão ou convulsões, o paciente pode ser transferido para uma unidade psiquiátrica.
- Evitar o uso de APs (exceto para agitação intensa): eles podem aumentar o estado confusional.
- Induzir o vômito ou fazer lavagem gástrica se a ingestão for recente. Adicionar carvão ativado.
- Monitorar as funções vitais (incluindo ECG), adotando medidas para mantê-las. Completar o exame físico.
- Fazer testes laboratoriais, incluindo dosagem sérica de ADTs. Monitorar os eletrólitos e fazer as correções necessárias.
- Não administrar neostigmina (prostigmina) ou fisostigmina se o paciente estiver em coma, pois podem aumentar o risco de crises convulsivas ou arritmias cardíacas graves. Usar de 1 a 2 mg de neostigmina ou fisostigmina por via IV lentamente, a cada 30 a 60 minutos; ou de 1 a 2 mg, IM, a cada 60 minutos. Não administrar esses medicamentos na presença de coma, pois podem aumentar o risco de crises convulsivas ou arritmias cardíacas graves.
- Se houver hipotensão, o paciente deve permanecer em decúbito, elevando as pernas. Levantar-se lentamente.
- Se houver convulsões, usar diazepam IV.

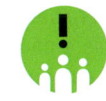

POPULAÇÕES ESPECIAIS

GRAVIDEZ

A clomipramina é um dos ADTs mais pesquisados em trabalhos que investigam efeitos teratogênicos e perinatais e no desenvolvimento neuropsicomotor. Nenhum estudo demonstrou associação significativa entre o uso de clomipramina durante a gravidez e a ocorrência de malformações no recém-nascido. Recomenda-se, porém, sua suspensão 2 semanas antes do parto.[9] O recém-nascido cuja mãe utilizava o fármaco pode apresentar dificuldade de sucção, irritabilidade, sudorese, taquipneia, taquicardia e cianose. Podem ocorrer complicações perinatais, como irritabilidade, convulsões, hipotonia e dificuldades respiratórias.[9] Categoria C da FDA.

LACTAÇÃO

É considerado um fármaco seguro durante a lactação. Contudo, a nortriptilina, a paroxetina e a sertralina são preferíveis.[10]

CRIANÇAS

Os ADTs têm sido utilizados na infância para controle da enurese noturna e do TOC. As crianças são especialmente vulneráveis aos efeitos cardiotóxicos e convulsivantes de quantidades altas de clomipramina. Doses habituais podem ser letais.

O relato de mortes súbitas em crianças que usam ADTs (em especial a desipramina) impõe o máximo de cuidado ao se prescrever o medicamento para essa faixa etária, principalmente devido aos seus efeitos cardíacos.

Por essas razões, é recomendável o monitoramento cardíaco em crianças (até 16 anos) que necessitam usar clomipramina, sobretudo se houver história familiar de cardiopatias e/ou morte súbita.

- Aferir rotineiramente a PA.
- Fazer uma avaliação cardiológica prévia com ECG basal.
- Realizar novo ECG a cada aumento da dose e quando for atingida a dose máxima.

As doses iniciais são de 10 ou 25 mg (em torno de 1 mg/kg) conforme o peso da criança, aumentando-se em 20 ou 30% a cada 4 ou 5 dias; quando forem atingidas doses diárias de 3 mg/kg, as concentrações séricas em estado de equilíbrio (1 semana) devem ser obtidas, e um novo ECG deve ser realizado. Se o paciente tolera bem o medicamento e seus efeitos colaterais e não há indícios de alterações no ECG, novos aumentos de 20 a 30% da dose podem ser instituídos a cada 2 semanas.

As dosagens séricas são importantes, uma vez que parece haver correlação entre as concentrações superiores a 250 μg/mL e a ocorrência das complicações cardíacas, como prolongamento do tempo de condução cardíaca e aumento na PAD (diferentemente do que acontece no adulto, ou seja, a hipotensão postural).

IDOSOS

O uso de clomipramina, em princípio, deve ser evitado em pacientes idosos. Os maiores riscos são hipotensão postural, retenção urinária devida ao aumento da próstata, estados confusionais e *delirium* por ação anticolinérgica, pois os idosos são muito sensíveis aos efeitos colaterais. A clomipramina deve ser evitada sobretudo em pacientes com algum grau de demência (Alzheimer) ou comprometimento cognitivo. Essas condições podem agravar-se ainda mais. Também podem ocorrer aumento da impulsividade e prejuízos de memória. Por esses motivos, a clomipramina não costuma ser o fármaco de primeira escolha para os idosos. Os maiores riscos para reações adversas ocorrem em pacientes debilitados ou com problemas físicos.

Caso seja necessário seu uso, recomenda-se:

- fazer uma cuidadosa avaliação de possíveis problemas cardíacos;
- observar se não surgem problemas como hipotensão postural, taquicardia ou arritmias;
- verificar a FC e o ECG e, eventualmente, obter testes laboratoriais;
- dividir a dose em várias tomadas diárias, caso haja necessidade de altas quantidades;
- ficar atento a interações com outros fármacos;
- se houver necessidade de usar um ADT, preferir a nortriptilina ou um antidepressivo do tipo ISRS;
- recomendar que o paciente tome cuidado ao se levantar da cama, permanecendo alguns segundos sentado, caminhando devagar no início e sentando-se ou deitando-se caso sinta tontura, pois sempre há risco de quedas por hipotensão postural e fraturas;
- ficar atento em relação ao agravamento de déficits cognitivos e à ocorrência de estados confusionais.

INSUFICIÊNCIA HEPÁTICA

A clomipramina é contraindicada na insuficiência hepática.

INSUFICIÊNCIA RENAL

A clomipramina deve ser administrada com cautela em pacientes com função renal comprometida.

INSUFICIÊNCIA CARDÍACA

A clomipramina é contraindicada na insuficiência cardíaca de moderada a grave.

LABORATÓRIO

Exames prévios ao uso

Devido ao risco de prolongamento do intervalo QTc e arritmia, o ECG deve ser solicitado previamente e após se atingir a dosagem terapêutica. O ECG é especialmente importante sempre que houver necessidade de usar altas doses, em idosos, em pessoas com suspeita de doença cardíaca e em crianças. Devido ao risco de efeitos adversos metabólicos, aferir o peso e solicitar glicemia de jejum e perfil lipídico regularmente. Em pacientes com risco de desequilíbrio eletrolítico, monitorar também dosagem de eletrólitos.

Exames de acompanhamento

A concentração plasmática considerada terapêutica está entre 200 e 250 ng/mL, embora efeitos favoráveis ocorram, em geral, com concentrações séricas entre 100 e 250 ng/mL.

As dosagens devem ser feitas de 10 a 14 horas após a última dose. O paciente deve estar em dose estável pelo menos há 5 dias. Concentrações acima de 500 ng/mL representam risco de cardiotoxicidade ou podem revelar um paciente com metabolização lenta.

O monitoramento da concentração plasmática dos ADTs deve ser feito:

- Sempre que a resposta terapêutica não tenha sido adequada.
- Quando há suspeita de que o paciente não esteja tomando o medicamento.
- Em crianças e idosos.
- Em pacientes com doenças físicas.
- Quando ocorrem reações adversas graves e persistentes ou efeitos colaterais indesejáveis (possibilidade de um metabolizador lento).
- Em casos de *overdose*.

⚠ PRECAUÇÕES E DICAS

1. Avisar o paciente que a clomipramina pode causar hipotensão, que é mais grave ao levantar-se pela manhã. Da mesma forma, lembrar que esse medicamento pode reduzir os reflexos e a atenção. Tomar cuidado, portanto, com atividades que exijam reflexos rápidos (operar máquinas, dirigir carro).
2. Esclarecer que, em geral, os efeitos colaterais mais comuns (boca seca, visão borrada, constipação intestinal, hipotensão postural) desaparecem ou diminuem de intensidade após 2 a 4 semanas do início do uso. Orientar o paciente a respeito de como lidar com esses efeitos colaterais.
3. Evitar a exposição demasiada ao sol. Podem ocorrer queimaduras por fotossensibilidade.
4. O uso de clomipramina deve ser evitado em pacientes com RS, que devem ser hospitalizados. Se tratados ambulatoriamente, prescrever a menor quantidade possível do medicamento e solicitar aos familiares que se encarreguem de seu armazenamento e da administração diária.
5. Pacientes em uso de clomipramina devem ser observados, principalmente no início do tratamento, quanto a piora do quadro clínico, comportamento suicida ou outros sintomas psiquiátricos.
6. A clomipramina pode produzir agravamento dos sintomas psicóticos em pacientes com esquizofrenia. Nesse caso, reduzir a dose e acrescentar ou aumentar a dose de um AP.
7. Evitar a utilização de doses elevadas em pacientes com história prévia de convulsões, pois há aumento do risco de convulsões, estimado em 0,48% para dosagens de até 250 mg/dia e de 2,1% para dosagens de 300 mg/dia ou superiores.
8. Começar com 25 mg/dia e utilizar no máximo 75 mg/dia, quando associar com ISRS no TOC resistente ao tratamento.

REFERÊNCIAS

1. Trimble MR. Worldwide use of clomipramine. J Clin Psychiatry. 1990;51 Suppl:51-8. PMID [2199435]
2. McTavish D, Benfield, P. Clomipramine: an overview of its pharmacological properties and a review of its therapeutic use in obsessive compulsive disorder and panic disorder. Drugs.1990;39(1):136-53. PMID [2178909]
3. Wu PC, Hung CS, Kang YN, Wu CC. Tolerability and optimal therapeutic dosage of clomipramine for premature ejaculation: a systematic review and meta-analysis. Sex Med. 2021;9(1):100283 PMID [33291044]
4. Cipriani A, Furukawa T, Salanti G, Chaimani A, Atkincon L, Ogawa Y, et al. Comparative efficacy and acceptability of 21 antidepressant drugs for the acute treatment of adults with major depressive disorder: a systematic review and network meta-analysis. Lancet. 2018;391(10128):1357-66. PMID [29477251]
5. Du Y, Du B, Diao Y, Yin Z, Li J, Shu Y, et al. Comparative efficacy and acceptability of antidepressants and benzodiazepines for the treatment of panic disorder: A systematic review and network meta-analysis. Asian J Psychiatr. 2021;60:102664. PMID [33965693]
6. Del Casale A, Sorice S, Padovano A, Simmaco M, Ferracuti S, Lamis DA, et al. Psychopharmacological treatment of obsessive-compulsive disorder (OCD). Curr Neuropharmacol. 2019;17(8):710-36. PMID [30101713]
7. Ipser JC, Sander C, Stein DJ. Pharmacotherapy and psychotherapy for body dysmorphic disorder. Cochrane Database Syst Rev. 2009;2009(1):CD005332. PMID [19160252]
8. Allsopp LF, Cooper GL, Poole PH. Clomipramine and diazepam in the treatment of agoraphobia and social phobia in general practice. Curr Med Res Opin. 1984;9(1):64-70. PMID [6373161]
9. Altshuler LL, Cohen L, Szuba MP, Burt VK, Gitlin M, Mintz J. Pharmacologic management of psychiatric illness during pregnancy: dilemmas and guidelines. Am J Psychiatry. 1996;15(3):592-606. PMID [8615404]
10. Weissman AM, Levy BT, Hartz AJ, Bentler S, Donohue M, Ellingrad VL, et al. Pooled analysis of antidepressant levels in lactating mothers, breast milk, and nursing infants. Am J Psychiatry. 2004;161(6):1066-78. PMID [15169695]

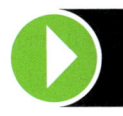

▶ CLONAZEPAM

📦 APRESENTAÇÕES COMERCIAIS

CLONAZEPAM (CRISTÁLIA)

- Caixas com 20 ou 200* comprimidos de 0,5 mg.
- Caixas com 20 ou 200* comprimidos de 2 mg.

- Frasco com 20 mL de solução oral gotas de 2,5 mg/mL.

CLONAZEPAM (EMS, MULTILAB)
- Caixas com 20, 30, 40, 60, 400*, 450* ou 500* comprimidos de 2 mg.
- Frasco com 20 mL de solução oral gotas de 2,5 mg/mL.

CLONAZEPAM (EUROFARMA)
- Caixas com 20 ou 30 comprimidos de 2 mg.

CLONAZEPAM (MEDLEY)
- Caixas com 20, 30 ou 60 comprimidos de 0,5 mg.
- Caixas com 20, 30 ou 60 comprimidos de 2 mg.
- Frasco com 20 mL de solução oral gotas de 2,5 mg/mL.

CLONAZEPAM (PHARLAB)
- Caixas com 20, 30, 60 ou 500* comprimidos de 2 mg.

CLONAZEPAM (PRATI DONADUZZI)
- Frasco com 20 mL de solução oral gotas de 2,5 mg/mL.

CLONAZEPAM (RANBAXY)
- Caixas com 20, 30, 200* ou 500* comprimidos de 0,5 mg.
- Caixas com 20, 30, 60, 200*, 500* ou 1.000* comprimidos de 2 mg.

CLONAZEPAM (ZYDUS)
- Caixa com 30 comprimidos de 2 mg.

CLONETRIL (PRATI DONADUZZI)
- Caixas com 20, 30, 60, 300*, 500*, 600* ou 800* comprimidos de 0,5 mg.
- Caixas com 15, 20, 30, 60, 300*, 500*, 600* ou 800* comprimidos de 2 mg.
- Frasco com 20 mL de solução oral gotas de 2,5 mg/mL.

CLOPAM (CRISTÁLIA)
- Caixas com 20 ou 200* comprimidos de 0,5 mg.
- Caixas com 20 ou 200* comprimidos de 2 mg.
- Frasco com 20 mL de solução oral gotas de 2,5 mg/mL

EPILETIL (TEUTO)
- Frasco com 10 mL de solução oral gotas de 2,5 mg/mL.
- Frasco com 20 mL de solução oral gotas de 2,5 mg/mL.

RIVOTRIL (ROCHE)
- Caixas com 30 comprimidos sublinguais de 0,25 mg.
- Caixas com 20 ou 30 comprimidos de 0,5 mg.
- Caixas com 20 ou 30 comprimidos de 2 mg.
- Frasco com 20 mL de solução oral gotas de 2,5 mg/mL.

UNI-CLONAZEPAX (UNIÃO QUÍMICA)
- Frasco com 20 mL de solução oral gotas de 2,5 mg/mL.

ZAPLAM (CRISTÁLIA)
- Caixas com 20 ou 200* comprimidos de 2 mg.

ZILEPAM (GEOLAB)
- Caixas com 10, 20, 30, 60 ou 480* comprimidos de 0,5 mg.
- Caixas com 10, 20, 30, 60 ou 480* comprimidos de 2 mg.
- Frasco com 20 mL de solução oral gotas de 2,5 mg/mL.

*Embalagem hospitalar.

MODO DE USAR

No tratamento dos ataques do transtorno de pânico, iniciar com 0,25 mg, dividido em 2 doses. Aumentar para 1 mg após 3 dias; prescrever 2 vezes ao dia (ou 1 vez pouco antes de dormir); a dose máxima, em geral, é de 6 mg/dia (dose média: 1 mg/dia).

Em casos de convulsões, iniciar com 1,5 mg divididos em 3 doses; aumentar 0,5 mg a cada 3 dias, até que o efeito desejado tenha sido alcançado. Dividir em 3 doses iguais, ou dar a maior dose antes de dormir; a dose máxima, em geral, é de 20 mg/dia.

TEMPO PARA INÍCIO DE AÇÃO

1 hora.

VARIAÇÃO USUAL DA DOSE

- Pânico: 1 a 6 mg/dia.
- Convulsões: 1,5 a 20 mg/dia.

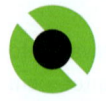

MODO DE SUSPENDER

Reduzir cerca de 10% da dose utilizada a cada 1 a 2 semanas, iniciando-se pela(s) dose(s) diurna(s) e seguindo pela dose noturna. A partir da dose de 1,5 mg/dia (0,5 mg, 3 vezes ao dia), o clonazepam pode ser gradualmente substituído pelo diazepam, aproveitando que este último apresenta uma meia-vida mais longa. Sugere-se, inicialmente, que a dose noturna de clonazepam 0,5 mg seja substituída por 0,25 mg de clonazepam + 5 mg de diazepam (0,5 mg de clonazepam = 10 mg de diazepam). Na semana seguinte, suspende-se a dose noturna de clonazepam e passa-se a administrar apenas a dose total equivalente de diazepam (10 mg/noite), utilizando-a por mais uma semana (juntamente com as doses já utilizadas da manhã e da tarde de clonazepam 0,5 mg). Repete-se o mesmo procedimento até as doses da manhã e da tarde de clonazepam serem substituídas por seus equivalentes de diazepam (as substituições podem ocorrer paralelamente nas tomadas da manhã e tarde), sempre em intervalos de 1 a 2 semanas. Finalmente, procede-se à redução do diazepam (até suspensão).[1]

CLASSE, MECANISMO DE AÇÃO E FARMACODINÂMICA

O clonazepam é um BZD (1,4-benzodiazepina) potente de longa ação e com início de ação intermediário, comumente utilizado para tratar TP, ansiedade grave e convulsões. Tem ação ansiolítica importante.

O clonazepam é um modulador alostérico positivo do neurotransmissor inibitório GABA, modificando a atividade dos receptores GABA-A por meio da sua ligação com seu sítio específico (receptores BZDs). Essa ligação altera a conformação desses receptores, aumentando a afinidade do GABA por seus próprios receptores e a frequência da abertura dos canais de cloro, cuja entrada no neurônio é regulada por esse neurotransmissor, promovendo a hiperpolarização da célula. O resultado dessa hiperpolarização é um aumento da ação gabaérgica inibitória do SNC.

Supõe-se, ainda, que o fármaco atue por intermédio da serotonina, reduzindo sua utilização, regulando para mais os receptores 5-HT1 e 5-HT2 do córtex frontal, ação que o diferenciaria dos demais BZDs e que é relevante para o efeito antipânico.

FARMACOCINÉTICA

O clonazepam é bem-absorvido por VO, e a sua absorção não costuma ser afetada pela ingesta ou não de alimentos. Os picos plasmáticos são atingidos em 1 a 3 horas, e a meia-vida é de 20 a 40 horas. A biodisponibilidade é superior a 80%, ligando-se bem às proteínas plasmáticas (86%). De 50 a 70% dos metabólitos são excretados pela urina, e 10 a 30% pelas fezes. É metabolizado no fígado por nitrorredução e, subsequentemente, por acetilação, sendo seu metabólito considerado um metabólito de meia-vida intermediária.

É considerado um fármaco de primeira linha no tratamento do TP, tanto na fase aguda como na de manutenção.[2] Além de ter início de ação rápido, também atua sobre a ansiedade antecipatória. Parece, ainda, ser útil em associação com ISRSs, especialmente na fase inicial do tratamento, gerando um rápido controle dos sintomas (bloqueio dos ataques de pânico e da ansiedade antecipatória) e reduzindo o efeito ansiogênico causado pelo início do uso de ISRSs e ADTs. Estudos demonstraram que houve aumento na rapidez de resposta com a associação do clonazepam à fluoxetina no TDM e à sertralina no TP. Sugere-se, nessa situação, utilizar doses de 0,5 a 1 mg por um breve período (aproximadamente 3 semanas).[3]

O clonazepam também pode ser eficaz no tratamento do TAS, sendo útil como estratégia de potencialização no transtorno refratário ao tratamento inicial.[4]

Tanto no TP como no TAS utilizam-se doses que variam de 1 a 6 mg/dia. Quantidades iguais ou superiores a 1 mg/dia são efetivas para controlar os ataques de pânico, sendo as doses de 1 a 2 mg/dia as que oferecem a melhor relação entre tolerabilidade e eficácia. A apresentação sublingual de 0,25 mg tem início de ação rápido e pode ser útil durante crises de pânico ou outras crises de ansiedade.

Uma metanálise sugere a eficácia do clonazepam também como antimaníaco,[5] podendo reduzir a necessidade da utilização de neurolépticos associados, especialmente quando a inquietude, a agitação ou a insônia são sintomas agudos graves, que não podem aguardar os efeitos de um estabilizador do humor, em geral mais demorados. Como antimaníaco, a dose média é de 1,5 a 2,0 mg/dia, mas pode chegar a 16 mg/dia, dividida em 2 doses, nos casos de controle mais difícil. Contudo, como os BZDs podem causar dependência, recomenda-se que o clonazepam não seja usado em monoterapia, mas como adjuvante.

INDICAÇÕES

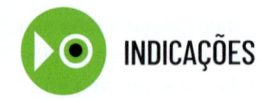

EM TRANSTORNOS PSIQUIÁTRICOS
Evidências CONSISTENTES de eficácia
- TP com ou sem agorafobia.[2]
- TAS.[4]
- Mania aguda.[5]

Evidências INCOMPLETAS de eficácia
- TAG.
- Insônia.
- Agitação em psicoses agudas (como adjuvante da sedação com APs).
- Catatonia.
- Adjuvante aos ADs no tratamento inicial da depressão com sintomas de ansiedade.

EM PROBLEMAS NEUROLÓGICOS
- Ausências típicas e atípicas (síndrome de Lennox-Gastaut).[6]
- Crises mioclônicas.[6]

CONTRAINDICAÇÕES

Absolutas
- Hipersensibilidade aos BZDs.
- Doença hepática grave.
- Glaucoma de ângulo fechado.
- Miastenia grave.

Relativas
- Doença de Alzheimer.
- Esclerose múltipla.

REAÇÕES ADVERSAS

Mais comuns: Ataxia, dificuldade de concentração/memória, fadiga, sedação, sonolência, tontura.

Menos comuns: Abstinência, afonia, agitação, agressividade, alopecia, alteração da função hepática, alterações comportamentais (principalmente em crianças), alucinações, amnésia anterógrada, anorexia, anorgasmia, arritmias, aumento do apetite, bloqueio da ovulação, boca seca, bradicardia, cefaleia, cólica abdominal, coma, constipação, convulsões, déficit cognitivo, déficit de memória, dependência, depressão, depressão respiratória, desinibição, despersonalização, desrealização, diarreia, diminuição da libido, diminuição de células sanguíneas (rara), diminuição do apetite, diplopia, disartria, disdiadococinesia, disforia, dispepsia, distonia, disúria, dor muscular, dor nas articulações, edema na face e no tornozelo, edema periorbital, encoprese, enurese, explosões de raiva, fala arrastada, falta de coordenação motora, fraqueza muscular, ganho de peso, gastrite, gosto metálico, hemiparesia, hepatomegalia, hiperacusia, hipersensibilidade a estímulos, hipotensão postural, hipotonia, hirsutismo, icterícia, impotência, incontinência urinária, inquietude, insônia de rebote, irritabilidade, movimentos coreiformes, movimentos oculares anormais, náusea, nistagmo, palpitações, parestesias, perda de cabelo, perda do apetite, pesadelos, prurido, *rash* cutâneo, relaxamento muscular, retenção urinária, salivação excessiva, sonhos vívidos, sudorese, taquicardia, tosse, tremores, vertigem, visão borrada, vômito.

INTOXICAÇÃO

Sintomas

Como outros BZDs, o clonazepam é relativamente seguro em altas doses (a ingestão de 60 mg em crianças ou 100 mg em adultos não deixou sequelas permanentes). A letalidade da *overdose* aumenta com o uso combinado de outras substâncias inibidoras do SNC, como álcool, barbitúricos e narcóticos. Os sinais de toxicidade incluem sedação, confusão, diminuição da frequência respiratória e perda de coordenação motora.

Manejo
- Realizar lavagem gástrica.
- Instituir as medidas de suporte das funções respiratória e cardiocirculatória.
- No caso de intoxicação grave, utilizar o antagonista específico, flumazenil, na dose de 0,3 mg, IV, em 15 segundos, com doses subsequentes de 0,3 mg a cada 60 segundos até o máximo de 2 mg.
- Em pacientes com uso crônico de BZDs, deve-se ter o cuidado de não precipitar uma síndrome de abstinência.

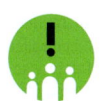

POPULAÇÕES ESPECIAIS

GRAVIDEZ

O uso de BZDs no primeiro trimestre de gestação está associado ao aumento do risco de malformações em recém-nascidos, como fenda palatina e lábio leporino. Todavia, os resultados dos estudos não são consistentes. Embora uma metanálise[7] tenha mostrado que esse risco é pequeno (0,6%), cerca de 10 vezes maior que o risco na população em geral (0,07%), um estudo de 43 casos só evidenciou um caso de retardo de crescimento e malformações nas situações de exposição ao clonazepam em monoterapia durante a gestação.[8]

Em uma série de casos de 38 mulheres que utilizaram clonazepam durante a gravidez, não foram registradas malformação orofacial, apneia ou síndrome de abstinência neonatal (nem desregulação autonômica ou da temperatura por ocasião do nascimento). Apenas um bebê, cuja mãe tomava imipramina associada ao clonazepam, apresentou hipotonia.[8]

Em pacientes epiléticas, recomenda-se suspender o medicamento nos 3 primeiros meses de gravidez caso as crises epiléticas sejam leves e infrequentes e quando não existir a possibilidade de estado de mal epilético.

Como os demais BZDs, o clonazepam pode causar a chamada síndrome do bebê hipotônico, que se caracteriza por letargia, hipotonia, hipotermia e baixa responsividade em bebês cujas mães usaram esse medicamento no último trimestre de gravidez, razão pela qual se recomenda a não utilização também no terceiro trimestre, principalmente no final dele.

LACTAÇÃO

É secretado no leite materno, não sendo recomendado seu uso durante a lactação.[7]

CRIANÇAS

O clonazepam IM, com injeções na dose de 0,02 mg/kg, foi eficaz em reduzir as descargas epileptiformes em crianças com epilepsia,[6] bem como em reduzir a espasticidade em crianças com paralisia cerebral. Nesses estudos, a dose foi de 0,02 mg/kg. Foi utilizado, ainda, para tratar ansiedade de separação em crianças de 13 a 15 anos, na dose diária de aproximadamente 2 mg durante 4 semanas, tendo sido observadas tontura e desinibição em algumas crianças por ocasião da suspensão.[9] Em adolescentes, foram relatados episódios de raiva e desinibição durante o uso de clonazepam.

Devido à possibilidade de ocorrência de efeitos adversos no desenvolvimento físico e mental, é necessário avaliar a relação risco-benefício do uso crônico. Em crianças, a dose inicial não deve ultrapassar 0,01 a 0,03 mg/kg/dia. Podem facilmente ocorrer condições como crises de raiva, dificuldade de concentração, sobretudo na presença de lesão cerebral, deficiência intelectual ou outros problemas psiquiátricos.

IDOSOS

A eliminação plasmática em idosos é mais lenta, o que deve ser considerado ao se estabelecer a posologia do fármaco. Além disso, deve-se adotar a mesma cautela empregada em relação aos outros BZDs quando usados em pacientes dessa faixa etária, ou seja, doses menores e intervalos maiores entre elas.

INSUFICIÊNCIA HEPÁTICA

A dose deve ser reduzida.

INSUFICIÊNCIA RENAL

A dose deve ser reduzida.

INSUFICIÊNCIA CARDÍACA

Os BZDs têm sido utilizados para tratar a ansiedade associada ao IAM. O clonazepam pode ser usado como adjuvante em emergências cardiológicas.

LABORATÓRIO

Exames prévios ao uso

Não são necessários.

Exames de acompanhamento

Naqueles pacientes em tratamento para síndromes convulsivas, doenças clínicas crônicas e/ou aqueles em uso concomitante de múltiplos medicamentos por muito tempo, é prudente solicitar exames hepáticos e hemograma completo periodicamente.

PRECAUÇÕES E DICAS

1. A suspensão abrupta do clonazepam, sobretudo depois do uso prolongado em doses eleva-

das, pode promover síndrome de retirada. Por esse motivo, a interrupção do medicamento deve ser gradual.
2. Durante o uso de clonazepam, evitar atividades que exijam reflexos rápidos – como dirigir carros e operar máquinas perigosas – ou executá-las com mais cuidado, pois esse fármaco pode causar diminuição da atenção e lentificação motora.
3. Suspender o uso ao iniciar ECT.
4. Evitar o uso concomitante de bebidas alcoólicas, pois podem ocorrer hipotensão, diminuição do nível de consciência e redução da frequência respiratória. Também deve-se ter cautela com o uso associado de outras substâncias que potencializam o efeito sedativo (p. ex., barbitúricos).
5. Alertar para dependência química com o uso de longo prazo e especialmente com doses elevadas.
6. Pode ser utilizado com cautela em pacientes com glaucoma de ângulo aberto, desde que estejam recebendo tratamento adequado para o problema ocular.
7. Evitar o uso em pessoas com transtornos por uso de substâncias, devido ao risco de adição.
8. Usar com cautela em pacientes deprimidos, sobretudo naqueles com RS.
9. Evitar em caso de insuficiência respiratória e queda do sensório.
10. Evitar o uso no 1º e 3º trimestres de gestação.
11. Utilizar com cuidado em pacientes com doença respiratória crônica, pois a hipersalivação e a depressão respiratória podem piorar o quadro pulmonar.
12. Os metabólitos do clonazepam são excretados pelos rins. Para evitar seu acúmulo, deve-se ter cautela ao utilizá-lo em pacientes com IR.

REFERÊNCIAS

1. Ashton CH. Benzodiazepines: how they work & how to withdraw [Internet]. Newcastle upon Tyne: benzo.org.uk; 2002 [capturado em 20 ago. 2022]. Disponível em: https://www.benzo.org.uk/manual/bzsched.htm#s1.
2. Rosenbaum JF, Moroz G, Bowden CL. Clonazepam in the treatment of panic disorder with or without agoraphobia: a dose-response study of efficacy, safety, and discontinuance: Clonazepam Panic Disorder Dose-Response Study Group. J Clin Psychopharmacol. 1997;17(5):390-400. PMID [9315990]
3. Goddard AW, Brouette T, Almai A, Jetty P, Woods SW, Charney D. Early coadministration of clonazepam with sertraline for panic disorder. Arch Gen Psychiatry. 2001;58(7):681-6. PMID [11448376]
4. Pollack MH, van Ameringen M, Simon NM, Worthington JW, Hoge EA, Keshaviah A, et al. A double-blind randomized controlled trial of augmentation and switch strategies for refractory social anxiety disorder. Am J Psychiatry. 2014;171(1):44-53. PMID [24399428]
5. Curtin F, Schulz P. Clonazepam and lorazepam in acute mania: a Bayesian meta-analysis. J Aff Disorders. 2004;78(3):201-8. PMID [15013244]
6. Dahlin M, Knutsson E, Amark P, Nergardh A. Reduction of epileptiform activity in response to low-dose clonazepam in children with epilepsy: a randomized double-blind study. Epilepsia. 2000;41(3):308-15. PMID [10714402]
7. Lin AE, Peller AJ, Westgate MN, Houde K, Franz A, Holmes LB. Clonazepam use in pregnancy and the risk of malformations. Birth Defects Res A Clin Mol Teratol. 2004;70(8):534-6. PMID [15329832]
8. Weinstock L, Cohen LS, Bailey JW, Blatman R, Rosenbaum JF. Obstetrical and neonatal outcome following clonazepam use during pregnancy: a case series. Psychother Psychosom. 2001;70(3):158-62. PMID [11340418]
9. Graae F, Milner J, Rizzotto L, Klein RG. Clonazepam in childhood anxiety disorders. J Am Acad Child Adolesc Psychiatry. 1994;33(3):372-6. PMID [8169182]

LEITURA RECOMENDADA

Altshuler LL, Cohen L, Szuba MP, Burt VK, Gitlin M, Mintz J. Pharmacologic management of psychiatric illness during pregnancy: dilemmas and guidelines. Am J Psychiatry. 1996;153(5):592-606. PMID [8615404]

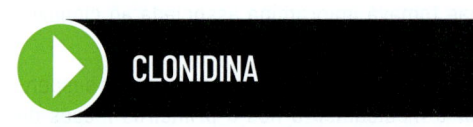

CLONIDINA

APRESENTAÇÕES COMERCIAIS

ATENSINA (BOEHRINGER)
▸ Caixas com 30 comprimidos de 0,1 mg.
▸ Caixas com 30 comprimidos de 0,2 mg.

CLIZE (HALEX)
▸ Caixas com 5, 10, 25, 50 ou 100 ampolas de 1 mL de solução injetável IT/IM/IV/EPI* de 150 µg/mL.

CLONIDIN (CRISTÁLIA)
▸ Caixas com 25, 30 ou 50 ampolas de 1 mL de solução injetável de 150 µg/mL.

CLONIDINA (FRESENIUS)
▸ Caixas com 25 ampolas de 1 mL de solução injetável IT/IM/IV/EPI de 150 µg/mL.

CLONIDINA (HALEX)
▸ Caixas com 5, 10, 25, 50 ou 100 ampolas de 1 mL de solução injetável IT/IM/IV/EPI de 150 µg/mL.

CLONIDINA (INSTITUTO BIOCHIMICO)
▸ Caixas com 25, 30 ou 50 ampolas de 1 mL de solução injetável de 150 µg/mL.

MODO DE USAR

Hipertensão arterial sistêmica: iniciar 0,1 mg, 2 vezes ao dia (liberação imediata), ou 0,17 mg, 1 vez ao dia (ER). Aumentar 0,1 mg por semana até que o efeito desejado seja obtido.

TDAH: iniciar comprimido de liberação prolongada de 0,1 mg na hora de dormir, devido ao potencial sedativo e à redução da PA. Pode-se aumentar 0,1 mg a cada semana até a dose máxima de 0,4 mg/dia, fracionada em até 2 vezes ao dia, mantendo dose maior à noite.

Abstinência a opioides (off-label): 0,1 a 0,3 mg/dia, em 3 tomadas, na fase aguda; após, 0,1 a 0,2 mg/dia, devendo-se ajustar a dose de acordo com a necessidade e a tolerância aos efeitos adversos; suprimir a dose seguinte se a PA for inferior a 90/60 mmHg. No contexto hospitalar, mediante monitoramento de PA e grau de sedação, pode-se administrar dose maior e/ou em intervalos menores (6/6 horas).

Dependência de nicotina (off-label): iniciar comprimidos de 0,1 mg, 2 vezes ao dia, aumentando 0,1 mg/dia a cada 7 dias, conforme necessário. Doses entre 0,2 e 0,4 mg/dia devem ser mantidas por 4 semanas, uma vez que sua aplicação tem como principal alvo os sintomas de abstinência. A formulação transdérmica pode ser aplicada a cada 7 dias, com dose variando entre 0,1 e 0,2 mg/dia.

Transtorno de Tourette e tiques (off-label): iniciar com 0,05 mg/dia à noite, com aumento gradual no decorrer de 2 a 3 semanas, até um total de 0,30 a 0,40 mg/dia, em 3 ou 4 doses diárias.

Sialorreia induzida por clozapina (off-label): iniciar comprimidos com 0,05 mg antes de dormir. Se não houver melhora após 2 semanas, aumentar até 0,1 mg à noite e observar pelo mesmo período. A formulação transdérmica pode ser aplicada 1 vez por semana, na dose de 0,1 a 0,2 mg/dia.

TEMPO PARA INÍCIO DE AÇÃO

O efeito sobre a PA ocorre em 30 a 60 minutos após a primeira dose, com maior redução ocorrendo entre 2 e 4 horas – embora um controle pressórico consistente possa levar várias semanas. Para o TDAH e outros transtornos psiquiátricos, o efeito pode iniciar a partir de 1 a 2 semanas, e os benefícios terapêuticos máximos podem ser vistos em até 10 semanas.

VARIAÇÃO USUAL DA DOSE

- Abstinência a opioides: 0,1 a 0,3 mg/dia, fracionada em 3 vezes ao dia.
- Abstinência de nicotina: 0,2 a 0,4 mg/dia, fracionada em 2 vezes ao dia.
- Hipertensão (liberação imediata): 0,2 a 0,6 mg/dia, fracionada em até 3 vezes ao dia.
- Hipertensão (liberação prolongada): 0,17 a 0,52 mg/dia, em até 2 vezes ao dia.
- Sialorreia por clozapina: 0,05 a 0,1 mg/dia, antes de dormir.
- TDAH (liberação imediata): 0,25 a 0,28 mg/dia, fracionada em até 3 vezes ao dia.
- TDAH (liberação prolongada): 0,1 a 0,4 mg/dia, fracionada em até 2 vezes ao dia.
- Transtorno de Tourette e tiques: 0,30 a 0,40 mg/dia, fracionada em até 3 vezes ao dia.

MODO DE SUSPENDER

Sua retirada deve ser gradual, por 2 a 4 dias, pois reações de descontinuação são muito comuns na suspensão abrupta e podem ser graves. Variam de nervosismo, agitação, dor de cabeça, tremor e elevação rápida da PA (até 60 horas após a última dose) até, mais raramente, encefalopatia hipertensiva, acidente cerebrovascular e morte. Se o paciente faz uso de β-bloqueador, interrompê-lo dias antes do início da retirada da clonidina. Em crianças, reduzir 0,1 mg a cada 3 a 7 dias.

CLASSE, MECANISMO DE AÇÃO E FARMACODINÂMICA

A clonidina é um anti-hipertensivo com ação agonista em receptores de noradrenalina (ARN) do tipo α_2 pré-sinápticos. Seu principal efeito no SNC é reduzir a atividade nos sistemas noradrenérgicos ao ativar neurônios inibitórios dessas vias. A ação nos centros vasomotores do tronco encefálico contribui para o controle da PA ao modular, perifericamente, diferentes pontos do sistema nervoso simpático. Já o efeito ansiolítico parece ser mediado pela inibição de neurônios noradrenérgicos no *locus ceruleus*. Entretanto, parece haver tolerância a tais efeitos, o que não ocorre com as ações anti-hipertensivas. O mecanismo de ação no TDAH é incerto, mas é possível que a estimulação pós-sináptica em receptores agonistas α_2 regule a atividade subcortical do córtex pré-frontal. A clonidina age, ainda, com menor potência, nos sistemas dopaminérgicos, histaminérgicos e colinérgicos.

FARMACOCINÉTICA

A clonidina é quase 100% absorvida após administração por VO e pode ser ingerida com ou sem alimentos. O pico de concentração plasmática é atingido entre 1 e 3 horas (liberação imediata) ou 7 e 8 horas (liberação prolongada, sendo 50% menor). Distribui-se amplamente em todos os tecidos, circulando entre 20 e 40% ligada a proteínas. É altamente lipofílica e atravessa de forma rápida a barreira hematencefálica. É metabolizada pelo fígado (40 a 60%) em metabólitos inativos e excretada pelo rim (40 a 60% inalterada). Sua meia-vida é de 6 a 24 horas em indivíduos saudáveis e de 20 a 40 horas em pacientes com IR. No exterior, utilizam-se adesivos de clonidina, substituídos a cada 5 dias, que proporcionam concentração sérica mais estável e consistente do fármaco, além de maior facilidade de administração.

As principais evidências que respaldam o uso da clonidina em transtornos psiquiátricos como TDAH, transtornos por uso de substâncias, transtornos de tiques e transtorno de Tourette são descritas a seguir.

No TDAH, uma metanálise recente indica que a eficácia do tratamento em monoterapia com clonidina é superior ao placebo em crianças e adolescentes avaliados por clínicos. Não havia dados da avaliação por professores, da tolerabilidade ou do desfecho em adultos, e os autores sugerem cautela na interpretação dos resultados, tendo em vista o intervalo de confiança grande nesses desfechos.[1] Estudos comparando a clonidina de ação prolongada ao placebo concluíram que houve melhora dos sintomas de TDAH e sonolência moderada como efeito adverso comum.[2] Já nos casos de TDAH associado a tiques, a revisão sistemática mais recente aponta para melhora dos sintomas de hiperatividade, desatenção e tiques – mas chama a atenção para a qualidade limitada dos estudos incluídos e para a ocorrência de sedação.[3]

A clonidina também tem sido testada no tratamento de transtorno de Tourette, com uma revisão sistemática sugerindo sua eficácia na condição quando comparada ao placebo e maior tolerabilidade em relação aos APs. Entretanto, destaca a baixa qualidade e o curto tempo de duração dos estudos incluídos.[4] No tratamento de tiques, estudos recentes sugerem, com moderada confiabilidade, superioridade ao placebo na redução da gravidade dos sintomas.[5]

O fármaco tem sido testado no tratamento de dependências de várias substâncias, sendo utilizado, principalmente, no manejo da abstinência de opioides. Apesar da eficácia nessa condição, é considerado uma opção de segunda linha, tendo em vista a disponibilidade de alternativas com melhores perfis de resposta, como a metadona e a buprenorfina.[6]

Na cessação do tabagismo, metanálises têm demonstrado a eficácia da clonidina. No entanto, os resultados advêm de estudos pequenos com intervenções bastante heterogêneas e, em muitos deles, não houve confirmação biológica da cessação do tabagismo. Devido aos efeitos colaterais frequentes, segue como uma opção de segunda linha nessa condição.[7]

Nos últimos anos, a clonidina tem sido testada para diversas outras situações clínicas, utilizada tanto isoladamente como associada a outros medicamentos, com eficácia ainda em investigação para tratamento de TEA, TEPT, episódios maníacos, *delirium*, *flashbacks* em usuários de LSD e envenenamento por organofosforados.

INDICAÇÕES

Evidências CONSISTENTES de eficácia

- Hipertensão arterial sistêmica.
- TDAH (em monoterapia ou em combinação com estimulantes).[1]
- TDAH com tiques comórbidos.[3]
- Transtorno de Tourette e outros transtornos com tiques.[5]
- Transtorno de abstinência de opioides.[6]
- Dependência de nicotina.[7]
- Transtorno de abstinência de álcool (uso associado aos BZDs).
- Manejo de dor perioperatória em adultos e crianças.

- Redução de sintomas vasomotores (climatério e após câncer de mama).

Evidências INCOMPLETAS de eficácia
- Profilaxia e tratamento adjuvante da síndrome de abstinência de opioides neonatal.[8]
- Profilaxia de transtorno de abstinência de álcool.[9]
- Hiperexcitação, insônia, estereotipias e alterações do humor em pacientes com TEA.[10]
- Tratamento adjuvante ao lítio em episódio maníaco.
- Redução de sialorreia secundária à clozapina.
- Hiper-reatividade e automutilações em pacientes *borderline*.
- Espasticidade em crianças.
- Tratamento adjuvante de esquizofrenia refratária à clozapina.
- Síndrome das pernas inquietas.
- Bruxismo durante o sono em adultos.

CONTRAINDICAÇÕES

Absolutas
- Hipersensibilidade à clonidina ou aos componentes de sua formulação (risco de *rash*, urticária e angiedema).

Relativas
- Doença arterial coronariana grave ou IAM recente.
- IRC (a meia-vida da clonidina pode duplicar nessa condição).
- Depressão.
- Gravidez.
- Lactação.

REAÇÕES ADVERSAS

Mais comuns: Boca seca, constipação, hipotensão postural (dose-dependente), sedação (dose-dependente), tontura.

Menos comuns: Abstinência, alopecia, alteração da condução cardíaca, alteração do ECG, angiedema, arritmias, bolhas, bradicardia, calorões, cefaleia, *delirium*, dor epigástrica, edema, febre induzida por fármaco, fraqueza, ganho de peso, hepatotoxicidade, hipernatremia, insônia, letargia, mialgia, náusea, parotidite, pesadelos, prurido, *rash* cutâneo, salivação, sudorese, taquicardia, terror noturno, urticária, xeroftalmia.

INTOXICAÇÃO

Sintomas

Caracteriza-se por hipotensão, bradicardia e bradipneia, arritmia, depressão respiratória, hipertensão transitória, miose e hipotermia. Podem fazer parte do quadro, ainda, alteração no nível de consciência, alucinações, estupor ou coma, convulsões, miose e bloqueio AV. Essa condição se inicia 30 a 60 minutos depois da ingestão dos comprimidos de clonidina. A maior dose ingerida relatada à FDA foi de 100 mg (liberação prolongada) por paciente jovem, que se recuperou após internação em UTI. Também existem relatos de intoxicação em crianças que utilizam a clonidina transdérmica.

Manejo
- Instituir internação hospitalar.
- Suspender o fármaco.
- Realizar as medidas gerais, como suporte ventilatório, e específicas para hipotensão, como infusão IV.
- Nos casos graves, administrar nitroprussiato de sódio.
- Combater a bradicardia com o uso de agentes inotrópicos positivos, como a dobutamina.

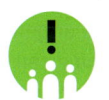

POPULAÇÕES ESPECIAIS

GRAVIDEZ
Seu uso deve ser evitado durante a gestação ou em mulheres que pretendem engravidar, uma vez que não há estudos controlados em gestantes que respaldem a segurança da clonidina e visto que foram observados efeitos adversos em modelo animal.

LACTAÇÃO
É excretada no leite materno (4,1 a 8,4% da dose materna ajustada ao peso do lactente). Se não for possível a substituição por outro agente, monitorar o lactente para efeitos adversos como hipotonia, sedação, sinais de hipotensão ou ingestão inadequada do leite.

CRIANÇAS

A segurança e a eficácia não estão estabelecidas para crianças com menos de 6 anos. A biodisponibilidade da clonidina em crianças é até 55% menor do que em adultos, mas sinais de toxicidade foram relatados com doses tão baixas quanto 0,1 mg/dia. O principal efeito adverso observado foi a sonolência, que diminuiu após a terceira semana de uso. Crianças também são mais propensas à depressão do SNC. Uma vez que doenças gastrintestinais que levam a vômitos são mais frequentes na população pediátrica, atentar para risco de hipertensão de rebote nesse contexto. A formulação injetável pode ser utilizada para manejo da dor refratária em pacientes oncológicos.

IDOSOS

É necessária muita cautela, devido ao risco de bradicardia e hipotensão e sensibilidade aumentada aos efeitos sedativos. Recomenda-se iniciar com doses menores e evitar o uso em pacientes com 65 anos ou mais.

INSUFICIÊNCIA HEPÁTICA

Os fabricantes não orientam ajuste da dose nesse contexto.

INSUFICIÊNCIA RENAL

Ajustar a dose conforme o grau de IR e monitorar bradicardia, sedação e hipotensão (meia-vida aumenta até 41 horas em IRC avançada). Não é necessário suplementar a dose após hemodiálise.

INSUFICIÊNCIA CARDÍACA

Deve-se evitar o uso em pacientes com fração de ejeção reduzida e naqueles com IC de origem isquêmica. O risco de abstinência ou hipertensão de rebote é maior na população com doença cardiovascular. Usar com cautela em pacientes com IAM recente, doença cerebrovascular e distúrbios da condução. Atentar para bradicardia associada ao fármaco.

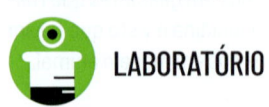

LABORATÓRIO

Exames prévios ao uso

Quando utilizada para tratamento do TDAH, avaliar o risco cardiovascular. Monitorar FC e PA na introdução e na retirada. Conforme o contexto clínico, considerar solicitação de ECG antes de iniciar o uso.

Exames de acompanhamento

Não há dosagem sérica disponível para uso clínico em nosso meio, nem existem dados que sustentem a relação entre as concentrações séricas e a resposta de redução de sintomas psiquiátricos. A clonidina não causa interferência em testes laboratoriais, havendo apenas uma pequena chance de promover uma positivação do teste de Coombs.

PRECAUÇÕES E DICAS

1. A maior precaução em relação a esse fármaco é que ele pode causar elevação dos níveis pressóricos de rebote na suspensão abrupta do tratamento e bradicardia dose-dependente.
2. O risco de sintomas de retirada é maior em pacientes com história de HAS, uso do fármaco por mais de 2 meses, doses superiores a 1,2 mg/dia e naqueles que foram tratados com clonidina para fases de abstinência de opioides e/ou álcool.
3. Considerando que crianças frequentemente apresentam quadros de vômitos, quando doses de clonidina podem ser perdidas, também deve ser dada atenção especial a sintomas de rebote para esse grupo etário.
4. Deve ser usada com cautela em pacientes com quadro depressivo, pois está associada à piora de sintomas de humor.
5. Estudos em modelo animal apontaram para possível efeito adverso na fertilidade masculina e feminina.
6. A formulação transdérmica pode conter materiais condutores (p. ex., alumínio). Remover o adesivo antes de exames de RM.
7. Para transição de via oral para transdérmica, sobrepor as formas farmacêuticas por 1 a 2 dias. Exemplo: dia 1 = aplicação do adesivo semanal + 100% da dose VO; dia 2 = 50% VO; dia 3 = 25% VO; dia 4 = sem suplementação VO.
8. Pacientes com dermatite de contato secundária à formulação transdérmica podem apresentar reações cutâneas graves (*rash* generalizado) se for tentada a substituição por VO.

REFERÊNCIAS

1. Cortese S, Adamo N, Del Giovane C, Mohr-Jensen C, Hayes AJ, Carucci S, et al. Comparative efficacy and tolerability of medications for attention-deficit hyperactivity disorder in children, adolescents, and adults: a systematic review and network meta-analysis. Lancet Psychiatry. 2018;5(9):727-38. PMID [30097390]

2. Jain R, Segal S, Kollins SH, Khayrallah M. Clonidine extended-release tablets for pediatric patients with attention-deficit/hyperactivity disorder. J Am Acad Child Adolesc Psychiatry. 2011;50(2):171-9. PMID [21555501]
3. Osland ST, Steeves TD, Pringsheim T. Pharmacological treatment for attention deficit hyperactivity disorder (ADHD) in children with comorbid tic disorders. Cochrane Database Syst Rev. 2018;6(6):CD007990. PMID [29944175]
4. Besag FM, Vasey MJ, Lao KS, Chowdhury U, Stern JS. Pharmacological treatment for Tourette syndrome in children and adults: what is the quality of the evidence? A systematic review. J Psychopharmacol. 2021;35(9):1037-61. PMID [34286606]
5. Pringsheim T, Holler-Managan Y, Okun MS, Jankovic J, Piacentini J, Cavanna AE, et al. Comprehensive systematic review summary: treatment of tics in people with Tourette syndrome and chronic tic disorders. Neurology. 2019;92(19):907-15. PMID [31061209]
6. Meader N. A comparison of methadone, buprenorphine and alpha(2) adrenergic agonists for opioid detoxification: a mixed treatment comparison meta-analysis. Drug Alcohol Depend. 2010;108(1-2):110-4. PMID [20074867]
7. Vanderkam P, Solinas M, Ingrand I, Doux N, Ebrahimighavam S, Jaafari N, et al. Effectiveness of drugs acting on adrenergic receptors in the treatment for tobacco or alcohol use disorders: systematic review and meta-analysis. Addiction. 2021;116(5):1011-20. PMID [32959918]
8. Streetz VN, Gildon BL, Thompson DF. Role of clonidine in neonatal abstinence syndrome: a systematic review. Ann Pharmacother. 2016;50(4):301-10. PMID [26783353]
9. Ghosh A, Mahintamani T, Choudhury S, Sharma N, Das S. The effectiveness of non-benzodiazepine, non-barbiturate medications for alcohol withdrawal syndrome: a rapid systematic review. Alcohol. 2021;56(5):513-34. PMID [33264386]
10. Banas K, Sawchuk B. Clonidine as a treatment of behavioural disturbances in autism spectrum disorder: a systematic literature review. J Can Acad Child Adolesc Psychiatry. 2020;29(2):110-20. PMID [32405312]

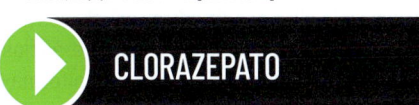

CLORAZEPATO

APRESENTAÇÕES COMERCIAIS

TRANXILENE (SANOFI)*
- Caixas com 4 ou 20 cápsulas de 5 mg.
- Caixas com 4 ou 20 cápsulas de 10 mg.
- Caixas com 4 ou 20 cápsulas de 15 mg.

*Registro caduco/cancelado na Anvisa em 03/2007.

MODO DE USAR

Tomar 1 a 2 cápsulas à noite devido à sedação.

TEMPO PARA INÍCIO DE AÇÃO

Concentrações plasmáticas são alcançadas em aproximadamente 1 hora após a ingestão, enquanto os picos são alcançados somente após 6 horas.

VARIAÇÃO USUAL DA DOSE

- Ansiedade: as doses variam entre 15 e 60 mg/dia.[1] A dose média é de 30 mg/dia.
- Ansiedade prévia à realização de cirurgia: administrar 50 mg à noite e 25 mg pela manhã.[2]
- Abstinência alcoólica:
  - Dia 1: iniciar com 30 mg, seguidos por mais 30 a 60 mg em doses fracionadas (não exceder 90 mg/dia).
  - Dia 2: 45 a 90 mg em doses fracionadas.
  - Dia 3: 22,5 a 45 mg em doses fracionadas.
  - Dia 4: 15 a 30 mg em doses fracionadas.
  - A partir do quinto dia: reduzir gradualmente a dose para 7,5 a 15 mg/dia até a retirada completa, quando a condição do paciente estiver estável.[3]
- Crises parciais complexas: no tratamento adjuvante, iniciar com 7,5 mg, 2 vezes ao dia, em crianças de 9 a 12 anos (não ultrapassar 60 mg/dia), e 7,5 mg, 3 vezes ao dia, em crianças maiores de 12 anos (não ultrapassar 90 mg/dia). Os aumentos de doses podem ser feitos com 7,5 mg a cada semana.

MODO DE SUSPENDER

Suspender gradualmente. A interrupção abrupta aumenta a gravidade dos sintomas.[1]

CLASSE, MECANISMO DE AÇÃO E FARMACODINÂMICA

O clorazepato é um BZD. Ele modula a atividade dos receptores GABA-A pela ligação com seu sítio específico (receptores BZDs). Essa ligação altera a conformação de tais receptores, aumentando a afinidade do GABA e a frequência da abertura dos canais de cloro (cuja entrada no neurônio é regulada por esse neurotransmissor), promovendo a hiperpolarização da célula. O resultado é um aumento da ação gabaérgica, inibitória do SNC.

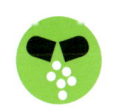

FARMACOCINÉTICA

O clorazepato é rapidamente absorvido por VO, devido à sua lipossolubilidade. É convertido no estômago em seu metabólito ativo *N*-desmetildiazepam (nordiazepam), de meia-vida longa, entre 35 e 200 horas. O volume de distribuição foi de 1,24 L/kg, a meia-vida de eliminação foi de 65 horas e a depuração total foi de 0,24 mL/min/kg. Em média, 97 a 98% do metabólito ativo circula ligado a proteínas plasmáticas. A principal via de excreção é a urinária.[3]

O clorazepato é efetivo no tratamento da ansiedade. Em um estudo, os pacientes foram tratados com doses terapêuticas de clorazepato (15 a 60 mg/dia) ou buspirona (10 a 40 mg/dia) de forma contínua por 6 meses, com eficácia semelhante.[1] O clorazepato tem sido usado também como antiepilético coadjuvante, revelando-se efetivo, bem tolerado e preferido ao fenobarbital pelos pacientes,[4] além de desenvolver tolerância mais tardiamente em relação a outros BZDs.[5] Também é eficaz na prevenção de complicações clínicas na abstinência alcoólica, como DT e convulsões, mas atualmente tem sido preterido em relação a outros BZDs, como lorazepam e diazepam.[6]

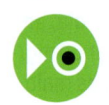

INDICAÇÕES

Evidências CONSISTENTES de eficácia
- Transtorno de ansiedade.[1]
- Tratamento coadjuvante em crises convulsivas parciais.[4,5]
- Alívio sintomático da abstinência alcoólica.[6]

Evidências INCOMPLETAS de eficácia
- Ansiedade pré-cirúrgica.[2]

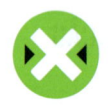

CONTRAINDICAÇÕES

Absolutas
- Alergia ao fármaco.
- Glaucoma de ângulo agudo.

Relativas
- Insuficiência respiratória.
- IR.
- Insuficiência hepática.

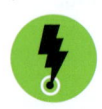

REAÇÕES ADVERSAS

Mais comuns: Amnésia anterógrada, boca seca, cefaleia, confusão mental, reações paradoxais, relaxamento muscular, sedação, tontura, visão borrada.

Menos comuns: Agitação, ataxia, desinibição, diminuição da libido, diplopia, disartria, disforia, ganho de peso, hipotensão, náuseas, parestesias, *rash* cutâneo, sudorese, vertigem.

INTOXICAÇÃO

Sintomas
Sonolência, hipotonia, diminuição dos reflexos e confusão, podendo evoluir para coma.

Manejo
- Monitorar a respiração, o pulso e a PA.
- Realizar medidas de suporte gerais (hidratação parenteral e permeabilidade de vias aéreas).
- Realizar esvaziamento gástrico se o paciente for atendido imediatamente após a ingestão.
- Usar flumazenil conforme indicação.

POPULAÇÕES ESPECIAIS

GRAVIDEZ
O uso de BZDs na gravidez está relacionado à ocorrência de fenda palatina e/ou lábio leporino. Entretanto, as grandes diferenças metodológicas dos estudos iniciais e das amostras envolvidas (incluindo a doença de base) tornam tais referências questionáveis.[7] O risco absoluto dessas malformações devido ao uso de BZDs no primeiro trimestre de gestação é inferior a 1%, de acordo com estudo de metanálise.[7] Seu fabricante, entretanto, recomenda não o utilizar nesse período. O uso crônico pela gestante pode provocar sintomas de abstinência no bebê, depressão neonatal, sucção fraca, perda de peso, hipotonia e sedação. A concentração de BZDs no cordão umbilical pode ser maior do que no plasma materno, e tanto o feto quanto o recém-nascido são menos capazes de metabolizá-los do que um adulto. Categoria D da FDA.

LACTAÇÃO
O clorazepato é excretado no leite materno. Pode produzir sonolência, hipotonia, apatia, letargia, dificuldade de sucção e síndrome de abstinência nos bebês.

CRIANÇAS
Em geral, as crianças são mais sensíveis aos efeitos colaterais do clorazepato, devido à metabolização mais lenta (2 a 5 vezes). Também é

comum a ocorrência de excitação paradoxal, especialmente em crianças hipercinéticas. A segurança e a eficácia não foram estabelecidas em crianças menores de 9 anos de idade.[3]

IDOSOS

Por sua meia-vida longa, com metabólitos ativos que tendem a se acumular, o fármaco persiste 2 vezes mais no idoso do que no jovem. Preconizar o uso das menores doses possíveis nessa população, tanto pela maior frequência de alterações hepáticas e renais quanto pela maior sensibilidade a efeitos colaterais.[3] Atentar para o risco aumentado de quedas e *delirium*.

INSUFICIÊNCIA HEPÁTICA

Contraindicado em casos de insuficiência hepática grave.

INSUFICIÊNCIA RENAL

Contraindicado em casos de IR grave.

INSUFICIÊNCIA CARDÍACA

Contraindicado em casos de insuficiência cardíaca grave.

LABORATÓRIO

Exames prévios ao uso e de acompanhamento

Não são necessários.

PRECAUÇÕES E DICAS

1. Usar pelo menor período de tempo possível.
2. Atentar para quedas.
3. O uso concomitante com álcool e/ou depressores do SNC deve ser evitado.
4. Não dirigir ou operar máquinas.

REFERÊNCIAS

1. Rickels K, Schweizer E, Csanalosi I, Case WG, Chung H. Long-term treatment of anxiety and risk of withdrawal: prospective comparison of clorazepate and buspirone. Arch Gen Psychiatry. 1988;45(5):444-50. PMID [2895993]
2. Kretz FJ, Gonzales I, Peidersky P. Oral premedication with clorazepate dipotassium: comparison with oral premedication with flunitrazepam and intramuscular premedication with promethazine, pethidine and atropine in adults Anaesthesist. 1993;42(1):15-22. PMID [8447567]
3. Clorazepate dipotassium [Bula de medicamento] [Internet]. Carole Park: Alphapharm Pty; 2022 [capturado em 20 ago. 2022] Disponível em: https://dailymed.nlm.nih.gov/dailymed/drugInfo.cfm?setid=919cbd07-f587-4005-acff-26213dd1d1fb.
4. Wilensky AJ, Ojemann LM, Temkin NR, Troupin AS, Dodrill CB. Clorazepate and phenobarbital as antiepileptic drugs: a double-blind study. Neurology. 1981;31(10):1271-6. PMID [6125918]
5. Riss J, Cloyd J, Gates J, Collins S. Benzodiazepines in epilepsy: pharmacology and pharmacokinetics. Acta Neurol Scand. 2008;118(2):69-86. PMID [18384456]
6. Hughes JR. Alcohol withdrawal seizures. Epilepsy Behav. 2009;15(2):92-7. PMID [19249388]
7. Moodley P, Golombok S, Lader M. Effects of clorazepate dipotassium and placebo on psychomotor skills. Percept Mot Skills. 1985;61(3 Pt 2):1121-2. PMID [2869470]

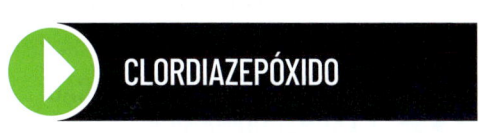

CLORDIAZEPÓXIDO

APRESENTAÇÕES COMERCIAIS

LIMBITROL (BAUSCH LOMB)
- Caixas com 20 cápsulas de 5 mg de clordiazepóxido + 12,5 mg de amitriptilina.

PSICOSEDIN (COSMED)*
- Caixas com 20 comprimidos de 10 mg.
- Caixas com 20 comprimidos de 25 mg.

*Registro caduco/cancelado na Anvisa em 10/2016.

MODO DE USAR

- Ansiedade leve a moderada: 15 a 40 mg/dia, divididos em 3 a 4 doses.
- Ansiedade grave: 60 a 100 mg/dia, divididos em 3 a 4 doses.
- Abstinência ao álcool: para o tratamento da síndrome de abstinência de álcool, é prescrita a dose inicial de até 25 mg, de 2 em 2 horas, se acordado, suspendendo-se as doses nos horários em que o paciente estiver sedado. Após as primeiras 24 horas, nas quais foi definida a dose total recebida em 1 dia, pode-se iniciar a retirada gradual de 10% do total a cada dia até o término do período de desintoxicação, que, em geral, dura em torno de 7 a 10 dias.
- Insônia: 10 a 30 mg à noite.

Obs.: 25 mg de clordiazepóxido equivalem a aproximadamente 10 mg de diazepam.

TEMPO PARA INÍCIO DE AÇÃO

45 minutos.

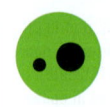

VARIAÇÃO USUAL DA DOSE

15 a 100 mg/dia.

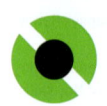

MODO DE SUSPENDER

Reduzir cerca de 10% da dose utilizada a cada 1 a 2 semanas, até a suspensão.

CLASSE, MECANISMO DE AÇÃO E FARMACODINÂMICA

O clordiazepóxido potencializa o efeito inibitório do neurotransmissor GABA, modulando a atividade dos receptores GABA-A por meio da ligação com seu sítio específico (receptores BZDs). Tal ligação altera a conformação desses receptores, aumentando a afinidade do GABA com seus próprios receptores e a frequência da abertura dos canais de cloro, cuja entrada no neurônio é regulada por esse neurotransmissor, ocasionando a hiperpolarização da célula. O resultado dessa hiperpolarização é um aumento da ação gabaérgica inibitória do SNC.

FARMACOCINÉTICA

O clordiazepóxido foi o primeiro derivado BZD disponível para uso clínico, lançado no mercado em 1959. Com o diazepam, foi um dos sedativos mais prescritos em todo o mundo nas décadas de 1960 e 1970. Além de ansiolítico, é anticonvulsivante e relaxante muscular. É rápida e integralmente absorvido por VO. A injeção IM é dolorosa, e a absorção por essa via é lenta e errática. A meia-vida de eliminação em indivíduos sadios, após uma única dose, situa-se entre 5 e 30 horas, entre intermediária e longa. O pico plasmático é atingido em 1 a 5 horas após administração oral. O volume de distribuição varia de 0,25 a 0,50 L/kg. É metabolizado no fígado com vários metabólitos ativos: demoxepam, desmetilclordiazepóxido (que tem meia-vida de eliminação longa, superior a 100 horas), desmetildiazepam e oxazepam. A excreção é de 60% na urina e de 10 a 20% nas fezes. A depuração do clordiazepóxido é reduzida, e a meia-vida é prolongada em idosos, em pacientes com cirrose e naqueles que estejam recebendo concomitantemente terapia com dissulfiram.[1]

Sendo o primeiro BZD sintetizado, durante um bom tempo o clordiazepóxido foi utilizado como ansiolítico. Na atualidade, junto ao diazepam e ao lorazepam (injetável), é um dos fármacos de escolha nos Estados Unidos para o tratamento da síndrome de abstinência de álcool e BZDs e, eventualmente, de opioides.[2,3] O clordiazepóxido é uma das alternativas para o tratamento dessa condição, particularmente em pacientes com história de convulsões, DT ou que possam vir a apresentar algum desses problemas.[4,5]

O clordiazepóxido pode ser empregado, ainda, no tratamento das síndromes de retirada de BZDs em dependentes desses medicamentos. Nesses casos, deve-se substituir o BZD que estava sendo usado (se este for de meia-vida curta) pelo clordiazepóxido, em doses equivalentes, procedendo-se posteriormente à retirada lenta e gradual da mesma forma que a descrita para o álcool. Conforme antes citado, a apresentação comercial que possibilitava esses usos não está mais disponível no Brasil.

No passado, a combinação de clordiazepóxido e amitriptilina foi bastante utilizada no tratamento da depressão. Entretanto, a maioria dos estudos com tal intervenção foi realizada utilizando baixas doses do AD em pacientes com depressão leve ou moderada e não incluiu um grupo com placebo. Além disso, com a combinação, torna-se difícil o uso de doses do AD (amitriptilina) em concentrações terapêuticas recomendadas, e, muitas vezes, a associação de um BZD pode agravar os quadros depressivos.

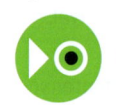

INDICAÇÕES

Evidências CONSISTENTES de eficácia
- Transtorno de abstinência de álcool.[2,6]
- Transtorno de abstinência de BZDs.[6]

Evidências INCOMPLETAS de eficácia
- Sintomas de ansiedade.
- Transtornos de ansiedade.
- Ansiedade pré-operatória.
- Catatonia.

CONTRAINDICAÇÕES

- Adição.

- Doença hepática ou renal grave.
- Estados comatosos ou depressão importante do SNC.
- Glaucoma de ângulo fechado.
- Hipersensibilidade aos BZDs.
- Insuficiência respiratória ou DPOC.
- Miastenia grave.

REAÇÕES ADVERSAS

Mais comuns: Ataxia, diminuição da atenção, fadiga, sedação, sonolência, tontura.

Menos comuns: Agitação, agranulocitose, agressividade, alteração da função hepática, amnésia anterógrada, anorgasmia, ansiedade de rebote, bloqueio da ovulação, boca seca, bradicardia, cólica abdominal, confusão, constipação, convulsões, déficit cognitivo, déficit de memória, dependência, depressão, desinibição, despersonalização, desrealização, diminuição da libido, diminuição do apetite, diplopia, disartria, disforia, distonia, dor nas articulações, ECEs, edema, ganho de peso, gosto metálico, hiperacusia, hipersensibilidade a estímulos, hipotonia, icterícia, impotência, inquietude, insônia de rebote, irregularidade menstrual, irritabilidade, náusea, parestesias, perda do apetite, pesadelos, prurido, *rash* cutâneo, reação paradoxal, relaxamento muscular, retenção urinária, síncope, sudorese, tremores, vertigem, visão borrada, vômito.

INTOXICAÇÃO

Sintomas

A intoxicação aguda é rara em relação à frequência do uso, pois os BZDs têm uma margem de segurança relativamente ampla. Os óbitos por ingestão de BZDs isolados são raros, e, na maioria dos casos letais, houve uso associado de outras substâncias, como álcool, ADTs e barbitúricos. Os sintomas incluem sonolência, relaxamento muscular, diminuição dos reflexos e confusão, podendo evoluir para coma.

Manejo

- Monitorar a respiração, o pulso e a PA.
- Adotar medidas de suporte gerais (hidratação parenteral e permeabilidade das vias aéreas).
- Realizar esvaziamento gástrico se a ingestão for recente.
- Se o paciente estiver em coma, o flumazenil pode ser útil no tratamento e no diagnóstico diferencial das intoxicações.
  - Usa-se 0,3 mg, IV, em 15 segundos, com doses subsequentes de 0,3 mg a cada 60 segundos até o máximo de 2 mg.
  - Caso não ocorra melhora significativa do estado de consciência e da função respiratória após a administração de repetidas doses de flumazenil, deve-se pensar em coma de etiologia não benzodiazepínica. Em tais situações, pode ser útil a solicitação de exame de urina para verificar a presença de outras substâncias.

Obs.: Em pacientes com intoxicação crônica, o uso de flumazenil deve ser lento, pois podem surgir sintomas de abstinência.

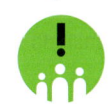

POPULAÇÕES ESPECIAIS

GRAVIDEZ

As informações disponíveis até o momento são insuficientes para determinar se os potenciais benefícios dos BZDs para a mãe superam os riscos para o feto, embora o clordiazepóxido, assim como o diazepam, possa ser considerado um BZD de escolha durante a gravidez.[7] Caso o uso de clordiazepóxido seja necessário, recomenda-se a menor dose efetiva, pelo menor tempo possível, evitando-se utilizar o medicamento durante o primeiro trimestre de gestação, período de maior risco para ocorrência de teratogênese. Altos picos de concentração plasmática também devem ser evitados, dividindo-se a dose diária em 2 ou 3 tomadas.[8]

O clordiazepóxido cruza a barreira placentária. O uso crônico durante a gravidez pode desenvolver síndrome de abstinência no recém-nascido (irritabilidade, tremores, diarreia e vômito).

LACTAÇÃO

O clordiazepóxido é excretado no leite materno, podendo produzir sonolência, apatia e letargia nos bebês. Seu uso durante a amamentação pode causar sedação, dificuldades de sucção e perda de peso. Se houver necessidade de uso prolongado e em altas doses, descontinuar a amamentação.

CRIANÇAS

Se for necessário em crianças, usar em doses menores (5 a 20 mg/dia, divididas em várias tomadas).

IDOSOS

Como apresenta meia-vida longa, o uso nessa faixa etária deve ser evitado. Caso seu uso seja necessário, empregar doses menores, com muita cautela, pois o clordiazepóxido pode produzir sedação diurna, ataxia, confusão e quedas. Sugere-se iniciar com, no máximo, 10 mg/dia, aumentando-se conforme a necessidade e a tolerância.[6]

INSUFICIÊNCIA HEPÁTICA

Em indivíduos com IR, recomenda-se uma dose inicial de 10 a 20 mg/dia em 2 a 4 tomadas e aumento da dose conforme necessário.

INSUFICIÊNCIA RENAL

Em indivíduos com IR, recomenda-se uma dose inicial de 10 a 20 mg/dia em 2 a 4 tomadas e aumento da dose conforme necessário.

INSUFICIÊNCIA CARDÍACA

Os BZDs têm sido utilizados para tratar ansiedade associada ao IAM.

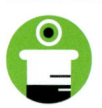

LABORATÓRIO

Exames prévios ao uso

Não são necessários.

Exames de acompanhamento

Naqueles pacientes em tratamento para síndromes convulsivas, doenças clínicas crônicas e/ou aqueles em uso concomitante de múltiplos medicamentos por muito tempo, é prudente solicitar exames hepáticos e hemograma completo periodicamente.

PRECAUÇÕES E DICAS

1. Alertar o paciente para ter cuidado ao dirigir veículos ou operar máquinas perigosas, pois seus reflexos e a atenção ficam diminuídos.
2. Evitar o uso concomitante de bebidas alcoólicas, pois podem ocorrer hipotensão, diminuição da atenção, do nível de consciência, dos reflexos e da frequência respiratória. Também deve-se ter cautela com a associação a outras substâncias que potencializem o efeito sedativo (p. ex., barbitúricos).
3. Alcoolistas, pessoas com TUS e com transtornos da personalidade graves costumam abusar de BZDs. Evitar prescrevê-los a esses pacientes além do período de desintoxicação (alcoolistas).
4. O uso deve ser, sempre que possível, breve e intermitente, suspendendo-se o medicamento assim que houver alívio dos sintomas.
5. Após o uso crônico, retirar lentamente (3 meses), para evitar síndrome de abstinência (semelhante à abstinência que ocorre com o diazepam).
6. Deve-se utilizar com cuidado em pacientes com IR e insuficiência hepática.[6]
7. Há relatos de caso isolados relativos à piora do quadro de porfiria em pacientes que utilizaram clordiazepóxido. Dessa forma, recomenda-se cautela ao prescrever o medicamento a esses pacientes.

REFERÊNCIAS

1. Greenblatt DJ, Shader RI, MacLeod SM, Sellers EM. Clinical pharmacokinetics of chlordiazepoxide. Clin Pharmacokinet. 1978;3(5):381-94. PMID [359214]
2. Radoucothomas S, Garcin F, Guay D, Marquis PA, Chabot F, Huot J, et al. Double blind study on the efficacy and safety of tetrabamate and chlordiazepoxide in the treatment of the acute alcohol withdrawal syndrome. Prog Neuropsychopharmacol Biol Psychiatry. 1989;13(1-2):55-75. PMID [2664886]
3. Drummond DC, Turkington D, Rahman MZ, Mullin PJ, Jackson P. Chlordiazepoxide vs. methadone in opiate withdrawal: a preliminary double blind trial. Drug Alcohol Depend. 1989;23(1):63-71. PMID [2646089]
4. Saitz R, Mayo-Smith MF, Roberts MS, Redmond HA, Bernard DR, Calkins DR. Individualized treatment for alcohol withdrawal: a randomized double-blind controlled trial. JAMA. 1994;272(7):519-23. PMID [8046805]
5. Saitz R, O'Malley SS. Pharmacotherapies for alcohol abuse: withdrawal and treatment. Med Clin North Am. 1997;81(4):881-907. PMID [9222259]
6. Taylor DM, Barnes TRE, Young AH. The Maudsley prescribing guidelines in psychiatry. 14th ed. Hoboken: Wiley; 2021.
7. Bellantuono C, Tofani S, Di Sciascio G, Santone G. Benzodiazepine exposure in pregnancy and risk of major malformations: a critical overview. Gen Hosp Psychiatry. 2013;35(1):3-8. PMID [23044244]
8. Iqbal MM, Sobhan T, Ryals T. Effects of commonly used benzodiazepines on the fetus, the neonate, and the nursing infant. Psychiatr Serv. 2002;53(1):39-49. PMID [11773648]

LEITURA RECOMENDADA

Haefely W. The biological basis of benzodiazepine actions. J Psychoact Live Drugs. 1983;15(1-2):19-39. PMID [6136567].

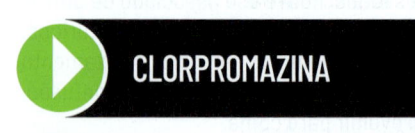

CLORPROMAZINA

APRESENTAÇÕES COMERCIAIS

AMPLICTIL (SANOFI MEDLEY)
- Caixas com 20 comprimidos de 25 mg.
- Caixas com 20 comprimidos de 100 mg.

▶ Frasco com 20 mL de solução oral gotas de 40 mg/mL.

CLORPROMAZ (UNIÃO QUÍMICA)
▶ Caixas com 100 comprimidos de 100 mg.
▶ Caixas com ampolas de 5 mL de solução injetável de 5 mg/mL.

CLORPROMAZINA (CRISTÁLIA)
▶ Caixas com 20 ou 200* comprimidos de 25 mg.
▶ Caixas com 20 ou 200* comprimidos de 100 mg.

CLORPROMAZINA (FRESENIUS)
▶ Caixas com ampolas de 5 mL de solução injetável de 5 mg/mL.

CLORPROMAZINA (HYPOFARMA)
▶ Caixas com ampolas de 5 mL de solução injetável de 5 mg/mL.

LONGACTIL (CRISTÁLIA)
▶ Caixas com 20 ou 200* comprimidos de 25 mg.
▶ Caixas com 20 ou 200* comprimidos de 100 mg.
▶ Frasco com 20 mL de solução oral gotas de 40 mg/mL.
▶ Caixas com ampolas de 5 mL de solução injetável de 5 mg/mL.

*Embalagem hospitalar.

MODO DE USAR

As doses médias para o controle das psicoses variam de 400 a 800 mg/dia.

O aumento da dose deve ser gradual, até o controle da sintomatologia psicótica. A posologia diária pode ser fracionada em 2 ou 3 doses, no início do tratamento, para atenuar os possíveis efeitos colaterais. Após esse período inicial, a meia-vida longa desse fármaco permite o uso de dose única diária, preferencialmente à noite, devido à sedação. Em pacientes com baixo peso ou com doença renal ou hepática, recomenda-se iniciar com doses diárias menores.

A apresentação injetável pode ser usada em situações que demandem manejo agudo dos sintomas. A dose inicial preconizada é de 25 a 100 mg, repetida dentro de 1 a 4 horas, se necessário, até o controle dos sintomas. Em pacientes idosos ou debilitados, doses mais baixas são geralmente suficientes para o controle dos sintomas (1/2 a 1/3 da dose de adultos). A administração por VO deve ser introduzida quando os sintomas estiverem controlados.

Alimentos, café, cigarro e antiácidos interferem na absorção gastrintestinal. Tabagistas apresentam menores concentrações plasmáticas.

TEMPO PARA INÍCIO DE AÇÃO

A clorpromazina é bem absorvida quando administrada tanto por VO quanto por via parenteral. As formas parenterais são absorvidas mais rapidamente, atingindo picos plasmáticos em 30 a 60 minutos. Entre as apresentações de administração oral, as soluções são mais rapidamente absorvidas do que os comprimidos. Os picos plasmáticos ocorrem 1 a 4 horas após a administração oral, ligando-se fortemente a proteínas plasmáticas (95 a 98%).

VARIAÇÃO USUAL DA DOSE

▶ Esquizofrenia: para o tratamento, usa-se de 300 a 600 mg/dia, sendo que doses acima de 600 mg/dia não parecem ser mais efetivas, e aquelas abaixo de 150 mg/dia estão relacionadas a altos índices de recaída.[1]
▶ TB: para o controle do TB usam-se doses semelhantes.

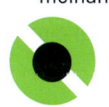

MODO DE SUSPENDER

A suspensão deve ser feita de forma gradual.

CLASSE, MECANISMO DE AÇÃO E FARMACODINÂMICA

A clorpromazina pertence ao grupo das fenotiazinas alifáticas e é considerada um AP típico de baixa potência, necessitando de doses mais altas para o bloqueio D2. Postula-se que a ação terapêutica se deva ao bloqueio dopaminérgico dos sistemas mesolímbico e mesofrontal, embora a clorpromazina exerça forte bloqueio em todos os subtipos de receptores dopaminérgicos (D1, D2, D3 e D4). Os ECEs da clorpromazina devem-se à ação de bloqueio D2 no sistema nigroestriatal e são de menor intensidade quando comparados aos dos APs de alta potência, como o haloperidol.

A clorpromazina age também em outros receptores, como os muscarínicos, histaminérgicos, noradrenérgicos e serotonérgicos. O forte bloqueio nos receptores α_1-adrenérgicos e histaminérgicos é responsável pelos frequentes efeitos colaterais de hipotensão ortostática, taquicardia reflexa, sedação, sonolência e ganho de peso. O bloqueio de receptores colinérgicos (muscarínicos) também é importante, tornando frequentes os efeitos anticolinérgicos durante seu uso.

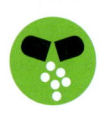

FARMACOCINÉTICA

A clorpromazina distribui-se por todos os tecidos e tem metabolismo hepático complexo (mais de 100 metabólitos, alguns com atividade farmacológica significativa). É metabolizada principalmente pela enzima CYP2D6. Após a metabolização, a clorpromazina e seus metabólitos são excretados na urina e nas fezes. Sua meia-vida é de aproximadamente 24 horas, e o equilíbrio das concentrações plasmáticas é alcançado em 2 a 5 dias de tratamento.

A eficácia da clorpromazina foi comprovada no tratamento dos sintomas psicóticos que ocorrem em diversos transtornos, como esquizofrenia, psicoses breves, mania aguda (com sintomas psicóticos), depressão grave, transtorno esquizoafetivo, transtorno delirante, agitação em pacientes com deficiência intelectual e psicoses na infância.

No tratamento da esquizofrenia, a clorpromazina é uma alternativa de baixo custo e efetiva para o controle de sintomas positivos e a prevenção de recaídas, mas com menor eficácia nos sintomas negativos.[2] A terapia de manutenção reduz acentuadamente os riscos de recaída nos 12 meses seguintes. Em um estudo de revisão, a clorpromazina pareceu não diferir em eficácia quando comparada ao haloperidol; entretanto, causou menos ECEs e mais hipotensão.[3] Em relação à clozapina, não se mostrou superior em termos de rapidez, manutenção da remissão dos sintomas e perfil de efeitos colaterais em pacientes no primeiro episódio da doença.[4] Segundo diretriz recente para o tratamento farmacológico do TB, a clorpromazina foi recomendada como terceira linha para tratamento em monoterapia da mania aguda.[5]

INDICAÇÕES

Evidências CONSISTENTES de eficácia
- Esquizofrenia (episódios agudos e tratamento de manutenção).
- Mania aguda grave com sintomas psicóticos, como coadjuvante dos estabilizadores do humor.
- Depressão psicótica, com ADs.
- Transtorno esquizoafetivo.
- Transtorno delirante.
- Psicoses breves.
- Agitação em pacientes com deficiência intelectual.
- Alívio de soluços intratáveis.
- Controle de náuseas e vômitos.

Evidências INCOMPLETAS de eficácia
- Transtorno da personalidade *borderline* ou esquizotípica (em baixas doses).
- Quadros graves de TOC, como adjuvante.
- Controle de agitação e agressividade graves em crianças.

CONTRAINDICAÇÕES

Absolutas
- Hipersensibilidade a fenotiazínicos.

Relativas
- Antecedentes de discrasias sanguíneas.
- Estados comatosos ou depressão acentuada do SNC.
- Transtornos convulsivos.
- Doença cardiovascular grave.

REAÇÕES ADVERSAS

Mais comuns: Aumento de peso, discinesia tardia, hiperprolactinemia, hipotensão, prolongamento do intervalo QT, sedação, síndrome extrapiramidal, tontura, xerostomia.

Menos comuns: Acatisia, agitação, agranulocitose, alteração da função hepática, amenorreia, constipação, convulsões, crises oculógiras, distonia, retenção urinária, SNM, visão borrada.

INTOXICAÇÃO

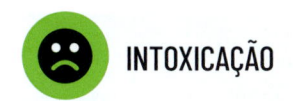

Sintomas

Podem ocorrer depressão do SNC (sonolência e até coma), hipotensão, ECEs, agitação, inquietude, convulsões, febre, xerostomia, íleo paralítico e arritmias cardíacas.

Manejo

O manejo é basicamente de suporte e sintomático:

- Fazer lavagem gástrica (no período inicial).
- Não provocar vômitos (risco de aspiração por distonia cabeça/pescoço).
- Manter as vias aéreas desobstruídas.
- Em caso de ECEs graves, usar antiparkinsonianos (com precaução).

POPULAÇÕES ESPECIAIS

GRAVIDEZ

A exposição pré-natal a fenotiazinas, como a clorpromazina, confere um risco para malformações fetais, embora pequeno (0,4%). Contudo, nenhuma malformação orgânica específica associada ao uso de clorpromazina foi consistentemente identificada. Categoria C da FDA.

LACTAÇÃO

Sabe-se que todos os psicotrópicos são secretados no leite materno, mas os dados sobre as quantidades e os efeitos subsequentes dessa exposição no crescimento e no desenvolvimento infantil são limitados. Assim, aconselha-se que as mães não amamentem se estiverem usando o medicamento; contudo, se o fizerem, que seja mediante supervisão médica.[6]

CRIANÇAS

Os APs são usados para sintomas-alvo, como agitação psicomotora e agressividade, em crianças com transtornos do neurodesenvolvimento. Como as crianças podem ter dificuldade de verbalizar, deve-se estar atento aos efeitos colaterais e adversos. A dose utilizada inicialmente em crianças é de 1 mg/kg/dia, dividida em 2 ou 3 tomadas. A dose total diária não deve passar de 40 mg em crianças menores de 5 anos, ou de 75 mg em crianças maiores. Doses médias variam de 3 a 6 mg/kg/dia. Em razão da sedação e das possíveis alterações cognitivas causadas pelos efeitos anticolinérgicos, a clorpromazina não é o AP preferencial para uso em crianças. Não deve ser usada em crianças menores de 2 anos.

IDOSOS

A clorpromazina deve ser usada com cautela em idosos, devido a seus efeitos anticolinérgicos e hipotensores. Deve ser iniciada com doses baixas, de 10 a 25 mg/dia, e aumentada lentamente, se necessário. Usam-se sempre doses menores (1/2 a 1/3 das doses habituais para adultos jovens) devido ao metabolismo hepático mais lento e à maior sensibilidade aos efeitos anticolinérgicos e antidopaminérgicos. Devido ao aumento da mortalidade em pacientes com quadros demenciais tratados com APs (incluindo a clorpromazina), a FDA não recomenda seu uso em pacientes com psicoses relacionadas a demências.

INSUFICIÊNCIA HEPÁTICA

Usar com cautela em pacientes com disfunção hepática. Pacientes com encefalopatia hepática têm sensibilidade aumentada aos efeitos no SNC da clorpromazina.

INSUFICIÊNCIA RENAL

Usar com cautela em pacientes com IR.

INSUFICIÊNCIA CARDÍACA

A clorpromazina aumenta o intervalo QT. Usar com cautela em pacientes com insuficiência cardíaca.

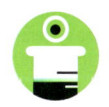

LABORATÓRIO

Exames prévios ao uso e de acompanhamento

Hemograma completo, avaliação de função renal e hepática, ECG.

PRECAUÇÕES E DICAS

1. Usar com cuidado em pacientes com Insuficiência respiratória, a qual pode ser agravada pelo efeito depressor da clorpromazina no SNC.

2. A clorpromazina diminui o reflexo de tosse; portanto, atentar quanto à possibilidade de aspirações.
3. Atentar para sinais de discrasias sanguíneas (agranulocitose e leucopenia), como febre e/ou dor de garganta, solicitando hemograma completo.
4. Em pacientes com epilepsia, pode haver piora das crises convulsivas, pois a clorpromazina interage com anticonvulsivantes.
5. Pacientes com câncer de mama devem evitar o uso de fenotiazinas, uma vez que 1/3 desses tumores é prolactino-dependente.
6. Observar o risco de hipotensão postural, principalmente em idosos.
7. Evitar o uso concomitante de depressores do SNC, como o álcool.
8. Pacientes que dirigem ou operam máquinas devem ser orientados quanto aos efeitos sedativos e à diminuição de reflexos.
9. Caso seja realizada ECT, é aconselhável retirar o fármaco anteriormente.
10. Ficar atento quanto à fotossensibilidade.
11. A clorpromazina líquida não deve ser misturada com café, chá, suco de maçã, refrigerantes do tipo "cola", cerveja sem álcool ou citrato de lítio.
12. Usar com cautela em pacientes com fatores de risco para tromboembolismo.

REFERÊNCIAS

1. Freedman R. Schizophrenia. N Engl J Med. 2003;349(18):1738-49. PMID [14585943]
2. Adams CE, Rathbone J, Thornley B, Clarke M, Borrill J, Wahlbeck K, et al. Chlorpromazine for schizophrenia: a Cochrane systematic review of 50 years of randomised controlled trials. BMC Med. 2005;3:15. PMID [16229742]
3. Leucht C, Kitzmantel M, Chua L, Kane J, Leucht S. Haloperidol versus chlorpromazine for schizophrenia. Cochrane Database Syst Rev. 2008;(1):CD004278. PMID [18254045]
4. Lieberman JA, Phillips M, Gu H, Stroup S, Zhang P, Kong L, et al. Atypical and conventional antipsychotic drugs in treatment-naive first-episode schizophrenia: a 52-week randomized trial of clozapine vs chlorpromazine. Neuropsychopharmacology. 2003;28(5):995-1003. PMID [12700715]
5. Yatham LN, Kennedy SH, Parikh SV, Schaffer A, Bond DJ, Frey BN, et al. Canadian Network for Mood and Anxiety Treatments (CANMAT) and International Society for Bipolar Disorders (ISBD) 2018 guidelines for the management of patients with bipolar disorder. Bipolar Disord. 2018;20(2):97-170. PMID [29536616]
6. Klinger G, Stahl B, Fusar-Poli P, Merlob P. Antipsychotic drugs and breastfeeding. Pediatr Endocrinol Rev. 2013;10(3):308-17. PMID [23724438]

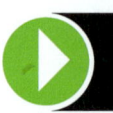

CLOXAZOLAM

APRESENTAÇÕES COMERCIAIS

Nenhuma apresentação deste medicamento encontra-se com registro válido na Anvisa no momento da publicação desta obra.

Em 04 de junho de 2018, o laborátorio Sandoz, até então responsável pela produção e comercialização do medicamento no Brasil, emitiu um comunicado oficializando a descontinuação do medicamento.

MODO DE USAR

Para o manejo da ansiedade, as doses diárias variam de 1 a 12 mg, em média de 4 a 8 mg, podendo-se, se necessário, utilizar até 16 mg/dia (dose única à noite). Costuma-se iniciar com 1 a 6 mg à noite, dependendo da intensidade do quadro, e aumenta-se de forma progressiva a dose quando necessário. Em geral, o uso deve ser breve, em média de 2 a 3 semanas; no máximo, 8 semanas quando a ansiedade está relacionada a estressores.

TEMPO PARA INÍCIO DE AÇÃO

30 minutos.

VARIAÇÃO USUAL DA DOSE

1 a 12 mg/dia.

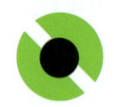

MODO DE SUSPENDER

Reduzir cerca de 10% da dose utilizada a cada 1 a 2 semanas, até a suspensão.

CLASSE, MECANISMO DE AÇÃO E FARMACODINÂMICA

O cloxazolam é um BZD tetracíclico com um anel oxazólico adicional, o que o diferencia dos demais BZDs (tricíclicos). Ele potencializa o efeito inibitório do neurotransmissor GABA, modulando a atividade dos receptores GABA-A por meio de sua ligação com seu sítio específico (receptores BZDs). Essa ligação altera a conformação desses receptores, aumentando a afinidade do GABA com seus próprios receptores e a frequência da abertura dos canais de cloro, cuja entrada no neurônio é regulada por esse neurotransmissor, promovendo a hiperpolarização da célula. O resultado dessa hiperpolarização é um aumento da ação gabaérgica inibitória do SNC.

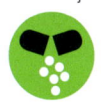

FARMACOCINÉTICA

O cloxazolam é duas vezes mais potente que o diazepam, embora aparentemente apresente uma ação depressora menor sobre o SNC. É lipofílico, e, por isso, sua absorção e seu início de ação são rápidos: o pico de concentração sérica é atingido em 1 hora em adultos (15 a 30 minutos em crianças). Sua meia-vida é longa: 20 a 90 horas (em média, 40 horas), podendo ser administrado em dose única. É metabolizado no fígado, e seus metabólitos também são ativos. Sua excreção é feita principalmente pela bile e pelas fezes. Apenas 18% da dose oral é excretada pela urina. Em geral, atinge-se o equilíbrio das concentrações plasmáticas em 1 a 2 semanas, período após o qual se pode avaliar se a dose deve ser aumentada ou diminuída.[1,2]

A eficácia do cloxazolam tem sido estabelecida no tratamento dos estados ansiosos.[3] Um estudo controlado, de 4 semanas de duração, com mais de 800 pacientes, comparou a eficácia do cloxazolam em relação ao bromazepam na redução dos sintomas de ansiedade. Foram observados um efeito sedativo semelhante entre ambos os fármacos, uma ação superior do cloxazolam nas ansiedades psicológica e somática e na redução de sintomas depressivos e uma atuação menor como relaxante muscular.[4]

Em 3 a 4 dias, em geral, estabelece-se uma tolerância aos efeitos sedativos (sonolência, apatia, fraqueza e fadiga), permanecendo os efeitos ansiolíticos. A retirada deve ser lenta após uso prolongado, para evitar síndrome de abstinência.

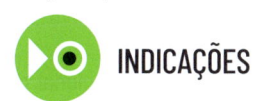

INDICAÇÕES

Evidências CONSISTENTES de eficácia[3,4]

▸ No tratamento de estados de ansiedade.

Evidências INCOMPLETAS de eficácia[5]

▸ No tratamento de transtornos do sono.
▸ Como indutor pré-anestésico.
▸ Adjuvantea no tratamento da epilepsia refratária.

CONTRAINDICAÇÕES

▸ Glaucoma de ângulo fechado.
▸ Adição.
▸ Insuficiência respiratória ou DPOC.
▸ Doença hepática ou renal grave.
▸ Miastenia grave.
▸ Hipersensibilidade aos BZDs.
▸ Estados comatosos ou depressão importante do SNC.

REAÇÕES ADVERSAS

Mais comuns: Cefaleia, diminuição na atenção, fadiga, sedação, sonolência, tontura.

Menos comuns: Abstinência, agitação, agressividade, alteração da função hepática, amnésia anterógrada, anorgasmia, ansiedade de rebote, ataxia, bloqueio da ovulação, boca seca, bradicardia, cólica abdominal, constipação, convulsões, déficit cognitivo, déficit de memória, dependência, depressão, desinibição, despersonalização, desrealização, diminuição da libido, diminuição do apetite, diplopia, disartria, disforia, distonia, dor nas articulações, excitação, ganho de peso, gosto metálico, hiperacusia, hipersensibilidade a estímulos, hipotensão ortostática, hipotonia, hipotonia muscular, icterícia, impotência, inquietude, insônia de rebote, irritabilidade, náusea, parestesias, perda do apetite, pesadelos, prurido, relaxamento muscular, retenção urinária, sudorese, tremores, vertigens, visão borrada, vômito.

INTOXICAÇÃO

Sintomas

A intoxicação aguda é rara em relação à frequência do uso, pois os BZDs têm uma margem de segurança relativamente ampla. Os óbitos por ingestão de BZDs isolados são raros, e, na maioria dos casos letais, houve uso associado de outras substâncias, como álcool, ADTs e barbitúricos. Os sintomas incluem sonolência, relaxamento muscular, diminuição dos reflexos e confusão, podendo evoluir para coma.

Manejo

- Monitorar a respiração, o pulso e a PA.
- Adotar medidas de suporte gerais (hidratação parenteral e permeabilidade das vias aéreas).
- Realizar esvaziamento gástrico se a ingestão for recente.
- O flumazenil pode ser útil no tratamento e no diagnóstico diferencial das intoxicações.
  - Usa-se 0,3 mg, IV, em 15 segundos, com doses subsequentes de 0,3 mg a cada 60 segundos até o máximo de 2 mg.
  - Caso não ocorra melhora significativa do estado de consciência e da função respiratória após a administração de repetidas doses de flumazenil, deve-se pensar em coma de etiologia não benzodiazepínica. Em tais situações, pode ser útil a solicitação de exame de urina para verificar a presença de outras substâncias.

Obs.: Em pacientes com intoxicação crônica, o uso do flumazenil deve ser lento, pois podem surgir sintomas de abstinência.

POPULAÇÕES ESPECIAIS

GRAVIDEZ

Como não há experiências com o uso de cloxazolam durante a gravidez, é recomendável não utilizá-lo durante o período, sobretudo no primeiro trimestre. BZDs utilizados no terceiro trimestre, especialmente próximo ao parto, podem causar depressão respiratória no recém-nascido.

LACTAÇÃO

Seu uso não é recomendado durante a lactação.

CRIANÇAS

A segurança e a eficácia não foram determinadas nesse grupo de pacientes.

IDOSOS

A metabolização dos BZDs é de 2 a 5 vezes mais lenta em idosos, e, por isso, em geral, os efeitos adversos são mais graves (ataxia, tontura e sedação intensa). Uma das causas mais comuns de quadros confusionais reversíveis em idosos é o uso excessivo de BZDs, mesmo em pequenas doses.

Quando há comprometimento cerebral, pode facilmente ocorrer uma excitação paradoxal com o uso de alguns BZDs. Em idosos, é recomendado o uso preferencial de BZDs 3-hidroxi (de metabolização mais rápida, como o lorazepam), mas a vantagem dessa estratégia não foi comprovada.

INSUFICIÊNCIA HEPÁTICA

Sua segurança não foi determinada nesse grupo de pacientes.

INSUFICIÊNCIA RENAL

Sua segurança não foi determinada nesse grupo de pacientes.

INSUFICIÊNCIA CARDÍACA

Sua segurança não foi determinada nesse grupo de pacientes.

LABORATÓRIO

Exames prévios ao uso

Não são necessários.

Exames de acompanhamento

Naqueles pacientes em tratamento para síndromes convulsivas, doenças clínicas crônicas e/ou aqueles em uso concomitante de múltiplos medicamentos por muito tempo, é prudente solicitar exames hepáticos e hemograma completo periodicamente.

PRECAUÇÕES E DICAS

1. Alertar o paciente para que tenha cuidado ao dirigir veículos ou operar máquinas perigosas, pois o cloxazolam compromete tanto a atenção como a velocidade dos reflexos.
2. Deve-se evitar o uso associado de álcool, pois ele potencializa os efeitos sedativos.
3. Indivíduos que apresentam transtornos por abuso do álcool ou de outras substâncias e pessoas com transtornos da personalidade graves costumam abusar dos BZDs. Deve-se evitar prescrevê-los a tais pacientes.
4. Nos quadros agudos de ansiedade situacional, o uso deve ser, sempre que possível, breve e com a menor dose efetiva, suspendendo-se o medicamento assim que houver alívio dos sintomas.

5. Em pacientes com história de epilepsia, a retirada abrupta do cloxazolam pode desencadear convulsões.
6. Na presença de insuficiência cardiorrespiratória, pode ocorrer aumento da depressão respiratória.

REFERÊNCIAS

1. Lavene D, Abriol C, Guerret M, Kiechel JR, Lallemand A, Rulliere R. Pharmacokinetics of cloxazolam in man, after single and multiple oral doses. Therapie. 1980;35(4):533-43. PMID [6110252]
2. Cloxazolam [Bula de medicamento]. São Paulo: Eurofarma; 2013.
3. Piedade RAM, Sougey EB, Almeida FJB, Knijnik L, Camargo IB, Porto JA, et al. Estudo da eficácia do cloxazolam versus placebo na terapia dos estados ansiosos. J Bras Psiquiat. 1987;36(3):189-97.
4. Ansseau M, von Frenckell R. Controlled comparison of two anxiolytic benzodiazepines, cloxazolam and bromazepam. Neuropsychobiology. 1990;24(1):25-9. PMID [1983433]
5. Kimura N, Fujii T, Miyajima T, Kumada T, Mikuni T, Ito M. Initial and long-term effects of cloxazolam with intractable epilepsy. Pediatr Neurol. 2010;43(6):403-6. PMID [21093730]

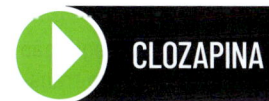

CLOZAPINA

APRESENTAÇÕES COMERCIAIS

CLOZAPINA (CRISTÁLIA, LAFEPE)
- Caixas com 20, 30 ou 200* comprimidos de 25 mg.
- Caixas com 20, 30, 90* ou 450* comprimidos de 100 mg.

LEPONEX (MYLAN)
- Caixas com 20 ou 200* comprimidos de 25 mg.
- Caixas com 20, 30, 90* ou 450* comprimidos de 100 mg.

OKÓTICO (SUPERA)
- Caixas com 20, 30 ou 200* comprimidos de 25 mg.
- Caixas com 20, 30, 90* ou 450* comprimidos de 100 mg.

PINAZAN (CRISTÁLIA)
- Caixas com 20, 30 ou 200* comprimidos de 25 mg.
- Caixas com 20, 30, 90* ou 450* comprimidos de 100 mg.

XYNAZ (ZYDUS)
- Caixas com 20, 30 ou 200* comprimidos de 25 mg.
- Caixas com 20, 30, 90* ou 450* comprimidos de 100 mg.

*Embalagem hospitalar.

MODO DE USAR

A dose inicial é de 1/2 ou 1 comprimido de 25 mg no primeiro dia. Adicionar 25 mg/dia a cada 2 dias, em média, até atingir a dose terapêutica (de 200 a 500 mg, em média 300 mg/dia), fracionada em 2 a 3 administrações diárias, para minimizar a sedação e a hipotensão. Pode-se dividi-la desigualmente, administrando a maior parte à noite; doses inferiores a 400 mg/dia podem ser oferecidas em única tomada.

TEMPO PARA INÍCIO DE AÇÃO

Embora muitas pessoas respondam bem à clozapina logo nas primeiras semanas, vários estudos indicam que, em alguns indivíduos, o controle máximo dos sintomas é obtido somente após 3 meses, no mínimo, e, às vezes, após 2 anos de tratamento (em 15 a 30% dos pacientes). Em geral, recomenda-se uma tentativa de pelo menos 6 a 9 meses de uso.

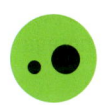

VARIAÇÃO USUAL DA DOSE

Usa-se de 200 a 500 mg, em média 300 mg/dia ,para a maioria das indicações, sendo a dose máxima recomendada de 900 mg/dia.

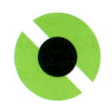

MODO DE SUSPENDER

Se for preciso cessar o tratamento, mas sem indicação de interrupção imediata da medicação (como no caso de miocardiopatia induzida por clozapina), a dose deve ser reduzida gradualmente, pois a retirada abrupta está associada a rebote colinérgico e reagudização precoce do quadro psicótico.

CLASSE, MECANISMO DE AÇÃO E FARMACODINÂMICA

A clozapina é um composto heterocíclico do grupo das dibenzodiazepinas, sendo considerada um APA devido ao seu perfil clínico e neuroquímico. Embora tenha atividade antipsicótica, não produz ECEs significativos em humanos (o que é um efeito direto do bloqueio D2 no sistema nigroestriatal). Tem baixa afinidade pelos receptores D2 (ocupa-os somente entre 40 e 50%), o que resulta em aumento na razão do bloqueio D1/D2. Bloqueia também outros receptores (como D1, D3, D4, colinérgicos e serotonérgicos, em especial 5-HT2A e 5-HT2C), demonstrando um perfil de ação diferente dos demais APs (que bloqueiam principalmente receptores D2).

Níveis elevados de D4 foram encontrados no córtex frontal, na região mesencefálica, na amígdala e no bulbo, em contraposição a níveis muito baixos detectados nos gânglios da base (onde supostamente se originam ECEs), explicando, desse modo, a aparente não ocorrência de discinesia tardia, rigidez muscular e acinesia durante o tratamento com clozapina. A clozapina tem atividade anticolinérgica e antiadrenérgica.

Doses superiores a 450 mg/dia envolvem risco aumentado de reações adversas, particularmente de convulsões, cuja ocorrência é dose-dependente e aumenta 0,7% a cada 100 mg. Poucos pacientes necessitam de doses superiores a 650 mg/dia. Na presença de convulsões, deve-se administrar concomitantemente um anticonvulsivante (de preferência AVP), que pode ser usado de modo profilático quando empregadas doses superiores a 550 mg/dia.

FARMACOCINÉTICA

Apresenta meia-vida de eliminação de 10 a 17 horas, e sua absorção não é afetada pela ingestão de alimentos. O pico plasmático é atingido em 1 a 3 horas, podendo levar mais de 10 dias para alcançar a estabilização da concentração sérica. Existe uma relação linear entre a dose oral de clozapina na faixa de 25 a 800 mg/dia e sua concentração plasmática. Liga-se em 92 a 95% às proteínas plasmáticas. É metabolizada no fígado, provavelmente pela isoenzima CYP1A2, e, em menor grau, pelas isoenzimas 2D6 e 3A4, em norclozapina.

A clozapina vem sendo utilizada principalmente no tratamento da esquizofrenia refratária. Existem inúmeras evidências de sua superioridade em relação a outros APs. Em 2009, uma metanálise da Cochrane, incluindo 3.950 indivíduos, demonstrou superioridade da clozapina em relação aos APTs em quatro aspectos: sintomas da esquizofrenia, ocorrência de recaída, ECEs e grau de satisfação dos pacientes. A maioria dos estudos incluídos envolvia clorpromazina ou haloperidol.[1]

A superioridade da clozapina em relação a outros APSGs foi confirmada por uma metanálise publicada em 2013 que comparou 15 APs no tratamento da esquizofrenia. A clozapina teve melhor desempenho em relação à eficácia, mas não foi melhor em relação a diferentes efeitos colaterais e à descontinuação em comparação às outras substâncias.[2]

Também foi verificada a superioridade da clozapina em relação a outros APs no controle de comportamento agressivo e suicida não apenas na esquizofrenia, mas em outros transtornos com psicose e em outros transtornos psiquiátricos e/ou transtornos orgânicos.[3]

A clozapina tem sido usada para tratar a agitação e sintomas psicóticos em pacientes com transtornos neurocognitivos maiores, especialmente quando decorrentes da DP, em razão de não piorar os distúrbios de movimento.[4] A clozapina é também indicada no manejo da discinesia tardia provocada por outros APs.[5] Com boas evidências de eficácia, estudos recentes mostram que a clozapina é também indicada a pacientes com TB grave refratário a outros medicamentos.[6] Pacientes com tumores produtores de prolactina e que necessitam de APs devem ser medicados com clozapina, uma vez que ela não provoca hiperprolactinemia. Em razão de raramente provocar ECEs, é uma opção para pacientes que apresentam tais efeitos com outros APs.

Seu uso é limitado apenas pelo risco de agranulocitose, um efeito colateral grave, porém raro, demandando, no entanto, realização periódica de exames de rotina. Especialmente nos primeiros 6 meses, o uso de clozapina está associado a risco de leucopenia (3%) e agranulocitose (1%), que eventualmente podem ser fatais. No entanto, em uma metanálise de sete estudos que incluíram mais de 31.000 pacientes que foram tratados com clozapina e acompanhados por até 2 anos, a incidência cumulativa de neutropenia grave após 12 meses de tratamento diminuiu para um nível quase insignificante de 0,3 a 0,4 casos por 100 pessoas-ano de exposição.[7]

INDICAÇÕES

Evidências CONSISTENTES de eficácia
- Esquizofrenia refratária (após o uso de dois outros APs e em doses apropriadas por pelo menos 6 semanas).
- RS persistente em pacientes com esquizofrenia e transtorno esquizoafetivo.
- Discinesia tardia.
- TB: em quadros maníacos agudos graves, como monoterapia, ou como adjuvante aos estabilizadores do humor no tratamento de manutenção de casos refratários.
- Agitação, em pacientes com quadros demenciais ou deficiência intelectual.
- Comportamento agressivo, em pacientes com esquizofrenia, transtorno afetivo bipolar, transtorno da personalidade grave ou transtorno da conduta.

CONTRAINDICAÇÕES

- Neutrófilos < 1.500/mm^3 na população geral e/ou neutrófilos < 1.000/mm em pacientes com neutropenia étnica benigna.
- Epilepsia não controlada.
- Doenças mieloproliferativas ou uso de agentes mielossupressores.
- História de agranulocitose (neutrófilos < 500/mm^3) e miocardite associada ao uso de clozapina.
- Depressão do SNC ou estados comatosos de qualquer natureza.
- Íleo paralítico.
- Intervalo QTc > 500 ms.
- Doenças hepáticas ou cardíacas graves.
- Hipersensibilidade ao medicamento.

REAÇÕES ADVERSAS

Mais comuns: Constipação intestinal, ganho de peso, hipotensão, sialorreia, sonolência, taquicardia, tontura.

Menos comuns: Acatisia, acinesia, agitação, agranulocitose, alteração da função ejaculatória, anemia, angina, anorexia, ansiedade, arritmias, ataxia, bradicardia, cefaleia, colestase, confusão, crises convulsivas (dose-dependentes), depressão, diarreia, discinesia tardia, disfagia, dispneia, dor abdominal, eosinofilia, febre, fraqueza, glaucoma, hepatotoxicidade, hipercolesterolemia, hiperglicemia, hipertensão, hipertrigliceridemia, hipocinesia, hiponatremia, hipotensão, impotência sexual, incontinência e retenção urinárias, inquietação, letargia, leucocitose, leucopenia, miocardite, mioclonia, nefrite intersticial, pancreatite, parkinsonismo, perturbações na fala (por mioclono da laringe), pesadelos, polidipsia, polisserosites, rabdomiólise, *rash* cutâneo, rigidez, síncope, SNM, sintomas obsessivo-compulsivos, sudorese, tremor, trombocitopenia, visão borrada, xerostomia.

INTOXICAÇÃO

Sintomas

O quadro clínico é de alteração da consciência, *delirium*, taquicardia, hipotensão, depressão respiratória, hipersalivação e convulsões. Doses acima de 2.500 mg são letais; há, porém, casos de recuperação em pacientes que ingeriram mais de 4 g.

Manejo
- Manter as vias aéreas permeáveis.
- Iniciar ventilação/oxigenação.
- Preferir carvão ativado com sorbitol a êmese ou lavagem gástrica.
- Fazer monitoramento cardíaco.
- Evitar o uso de adrenalina se ocorrer hipotensão.
- Descartar o uso de outros agentes depressores do SNC.

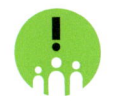

POPULAÇÕES ESPECIAIS

GRAVIDEZ

Não há evidência de teratogênese em animais; entretanto, não existem estudos em gestantes que garantam a segurança do fármaco. Usar na gravidez apenas se os benefícios superarem os riscos. Categoria B da FDA.

LACTAÇÃO

É excretada pelo leite materno, portanto seu uso não é recomendado durante o período de lactação.

CRIANÇAS

Já existe evidência de eficácia e segurança da clozapina em pacientes nessa faixa etária com esquizofrenia, sendo superior a outros APs em casos refratários. Atentar para risco aumentado de neutropenia em comparação à população adulta.

IDOSOS

Pode ser útil em idosos com sintomas psicóticos; entretanto, a experiência é limitada. A dose inicial deve ser de 25 mg/dia, aumentada conforme tolerância e necessidade. Não é recomendável o uso de doses superiores a 450 mg/dia.

INSUFICIÊNCIA HEPÁTICA

Usar com cautela.

INSUFICIÊNCIA RENAL

Usar com cautela.

INSUFICIÊNCIA CARDÍACA

Usar com cautela, principalmente em pacientes utilizando anti-hipertensivo ou antagonista de α_1.

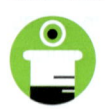

LABORATÓRIO

Exames prévios ao uso

Deve-se realizar controle hematológico com contagem absoluta de neutrófilos e leucócitos, avaliação do IMC, da circunferência abdominal e da PA.

Solicitar exames de glicemia de jejum, perfil lipídico e teste de função hepática.

Realizar ECG.

Para avaliar miocardite, deve-se monitorar troponina I/T e PCR semanalmente durante primeiro mês após início do tratamento.

Exames de acompanhamento

Recomenda-se o monitoramento com hemograma e contagem absoluta de neutrófilos semanalmente durante os primeiros 6 meses de administração de clozapina, quinzenalmente nos 6 meses seguintes e mensalmente após 1 ano, durante o tratamento.

Caso desenvolva-se neutropenia durante o tratamento, a clozapina precisará ser ou monitorada com mais frequência ou interrompida temporariamente ou descontinuada, tendo como parâmetros sua gravidade.

Em caso de queda da contagem de neutrófilos < 1.000/mm^3, deve-se interromper o uso e realizar hemogramas diários até que sejam restabelecidos neutrófilos > 1.000/mm^3. Depois disso, prosseguir 2 a 3 vezes por semana até que se esteja com neutrófilos > 1.500/mm^3, repetindo o exame semanalmente por mais 1 mês.[8]

O monitoramento do perfil metabólico pode ser feito trimestralmente.

A miocardiopatia é uma complicação tardia; portanto, considera-se ECG anualmente.

PRECAUÇÕES E DICAS

1. Realizar controle hematológico periódico em razão do risco de leucopenia e agranulocitose (ver tópico "Laboratório").
2. Em caso de quadros mais graves (neutrófilos < 500/mm^3), recomenda-se interromper o uso e não fazer nova tentativa, exceto em casos nos quais os benefícios superam os riscos. Pode-se usar carbonato de lítio 2 semanas antes da reintrodução da clozapina na tentativa de provocar leucocitose de modo a proteger de nova leucopenia.
3. Qualquer sinal de infecção, como fraqueza, febre, cefaleia, dor de garganta e ulcerações na mucosa oral, deve ser notificado ao médico.
4. A função hepática deve ser periodicamente monitorada, pois a clozapina pode causar hepatotoxicidade, em geral leve e transitória.
5. A ocorrência de febre, taquicardia, dispneia, dor no peito, fadiga e alteração de ECG gera a suspeita de miocardite (complicação rara que em geral ocorre em 6 semanas do início do tratamento). O medicamento deve ser imediatamente suspenso, e o paciente, submetido a avaliação clínico-laboratorial. Se confirmado o diagnóstico, o medicamento não deve ser reintroduzido. Há relato de cardiotoxicidade subclínica em pelo menos 1/3 dos pacientes em uso crônico de clozapina.
6. Alertar para o risco de convulsões, aconselhando os pacientes a não dirigirem com doses superiores a 600 mg.
7. A clozapina deve ser usada com cuidado em pacientes com história de convulsões ou con-

sumo de substâncias que diminuam o limiar convulsivo.
8. Atentar para ganho de peso e risco de desenvolvimento de síndrome metabólica, especialmente em indivíduos predispostos.

REFERÊNCIAS

1. Essali A, Al-Haj Haasan N, Li C, Rathbone J. Clozapine versus typical neuroleptic medication for schizophrenia. Cochrane Database Syst Rev. 2009;2009(1):CD000059. PMID [19160174]
2. Leucht S, Cipriani A, Spineli L, Mavridis D, Orey D, Richter F, et al. Comparative efficacy and tolerability of 15 antipsychotic drugs in schizophrenia: a multiple-treatments meta-analysis. Lancet. 2013;382(9896):951-62. PMID [23810019]
3. Frogley C, Taylor D, Dickens G, Picchioni M. A systematic review of the evidence of clozapine's anti-aggressive effects. Int J Neuropsychopharmacol. 2012;15(9):1351-71. PMID [22339930]
4. Miyasaki JM, Shannon K, Voon V, Ravina B, Kleiner-Fisman G, Anderson K, et al. Practice parameter: evaluation and treatment of depression, psychosis, and dementia in Parkinson disease (an evidence-based review): report of the Quality Standards Subcommittee of the American Academy of Neurology. Neurology. 2006;66(7):996-1002. PMID [16606910]
5. Spivak B, Mester R, Abesgaus J, Wittenberg N, Adlersberg S, Gonen N, et al. Clozapine treatment for neuroleptic-induced tardive dyskinesia, parkinsonism, and chronic akathisia in schizophrenic patients. J Clin Psychiatry. 1997;58(7):318-22. PMID [9269253]
6. Delgado A, Velosa J, Zhang J, Dursun SM, Kapczinski F, Cardoso TA. Clozapine in bipolar disorder: a systematic review and meta-analysis. J Psychiatr Res. 2020;125:21-27. PMID [32182485]
7. Myles N, Myles H, Xia S, Large M, Kisely S, Galletly C, et al. Meta-analysis examining the epidemiology of clozapine-associated neutropenia. Acta Psychiatr Scand. 2018;138(2):101-9. PMID [29786829]
8. Correll CU, Agid O, Crespo-Facorro B, Bartolomeis A, Fagiolini A, Seppälä N, et al. A guideline and checklist for initiating and managing clozapine treatment in patients with treatment-resistant schizophrenia. CNS Drugs. 2022:36(7):659-79. PMID [35759211]

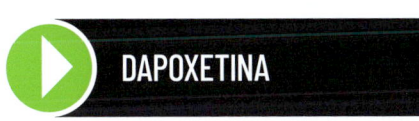

DAPOXETINA

APRESENTAÇÕES COMERCIAIS

PROSOY (FARMOQUÍMICA)
▶ Caixas com 3 ou 6 comprimidos revestidos de 30 mg.

MODO DE USAR

A dapoxetina é usada, quando necessário, no tratamento da ejaculação precoce (EP). O comprimido deve ser ingerido 1 a 3 horas antes da relação sexual. Não sofre alterações no seu metabolismo se ingerida juntamente com alimentos.

TEMPO PARA INÍCIO DE AÇÃO

O pico da concentração plasmática ocorre 1 hora depois da ingestão.

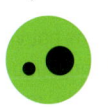

VARIAÇÃO USUAL DA DOSE

A dose varia de 30 a 60 mg ingeridos em dose única antes da relação sexual, 1 vez ao dia. Iniciar com 30 mg e, se o efeito for insuficiente, dobrar a dose para 60 mg.

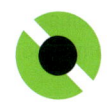

MODO DE SUSPENDER

Para suspender, não é necessário fazer a redução gradual da dose.

CLASSE, MECANISMO DE AÇÃO E FARMACODINÂMICA

A dapoxetina é um ISRS de curta ação, desenvolvido para tratamento da EP. O mecanismo de ação está relacionado à inibição da recaptação da serotonina e à potencialização da atividade serotonérgica neuronal,[1] ativando receptores que aumentam a latência ejaculatória (5-HT2C ou 5-HT1B).

FARMACOCINÉTICA

O pico plasmático da dapoxetina ocorre cerca de 1 a 3 horas depois de sua ingestão, e sua meia-vida é de aproximadamente 1 hora e 25 minutos.[1,2] Esse perfil farmacológico permite seu uso conforme a necessidade. Isoformas do citocromo P450 e flavina monoxigenase 1 são responsáveis pelo seu metabolismo. O óxido-N-dapoxetina é o principal metabólito, mas apresenta pouca atividade. O fármaco não apresenta modificação na farmacocinética depois de várias doses, bem como quando administrado com alimentos (porém a incidência de efeitos colaterais foi menor quando administrado junto de refeição gordurosa).[2]

Ensaios clínicos e metanálises evidenciaram prolongamento da latência ejaculatória intravaginal (tempo desde a penetração até a ejaculação intravaginal) desde a primeira dose.[3-6] Recomenda-se o uso de doses de 30 a 60 mg, 1 a 3 horas antes da relação sexual. É preferível utilizar a dapoxetina somente quando necessário,[7] e refere-se que pode ser utilizada também em regime contínuo, 1 vez ao dia.[8] Em uma metanálise, o efeito do uso continuado foi superior ao do uso sob demanda, podendo ser uma alternativa para casos mais resistentes.[8] Uma vez que em alguns estudos houve aumento da resposta com a dose de 60 mg, sugere-se iniciar com 30 mg e, se bem tolerada, mas caso tenha sido insuficiente, aumentar para 60 mg (dose máxima diária).[6,8] Em geral, a dapoxetina foi bem tolerada e segura, com efeitos adversos leves a moderados.[2,4,8] Pode ser usada em associação com inibidores da PDE-5. A combinação apresentou eficácia superior, porém com maior incidência de efeitos colaterais.[9]

INDICAÇÕES

Evidências CONSISTENTES de eficácia
- Tratamento da EP em homens acima de 18 anos.[3-6,8,10]

CONTRAINDICAÇÕES

- Hipersensibilidade à substância ativa ou a qualquer dos excipientes.
- Cardiopatias graves.
- Comprometimento hepático moderado a grave.
- Comprometimento renal grave.
- Uso concomitante de IMAOs.
- Uso concomitante com inibidores potentes da CYP3A4 (p. ex., cetoconazol, ritonavir).

REAÇÕES ADVERSAS

Mais comuns: Cefaleia, diarreia, náusea, sonolência, tontura, vertigem, vômitos.[4,5,8]

Menos comuns: Agitação, anormalidades visuais, ansiedade, boca seca, bradicardia, congestão nasal, diminuição da libido, dor abdominal, dor nas costas, fadiga, flatulência, hiperidrose, hipertensão, hipotensão ortostática, humor eufórico, insônia, irritabilidade, palpitações, pesadelos, síncope, sonhos vívidos, sudorese, taquicardia, zumbido.[11]

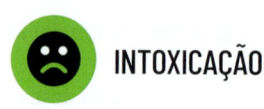

INTOXICAÇÃO

Sintomas
Não foram verificados efeitos tóxicos com uma dose diária de até 240 mg/dia.[2]

Manejo
- Devem ser adotadas medidas-padrão de suporte conforme necessário.

POPULAÇÕES ESPECIAIS

GRAVIDEZ
O uso de dapoxetina não é indicado para mulheres de um modo geral e menos ainda durante a gravidez ou amamentação.[7]

LACTAÇÃO
A dapoxetina não deve ser utilizada por mulheres de um modo geral e menos ainda durante a amamentação.

CRIANÇAS
Não existem estudos em pacientes com idade inferior a 18 anos.[7]

IDOSOS
O uso de dapoxetina é seguro em idosos, desde que sejam respeitadas as contraindicações. Esse grupo de pacientes parece ser mais sensível aos seus efeitos colaterais.[7]

INSUFICIÊNCIA HEPÁTICA
Contraindicada para pacientes com doenças ou problemas hepáticos.

INSUFICIÊNCIA RENAL
Usar com precaução na IR leve ou moderada. Contraindicada na IR grave.

INSUFICIÊNCIA CARDÍACA
Contraindicada em pacientes com doenças ou problemas cardíacos.

LABORATÓRIO

Exames prévios ao uso e de acompanhamento
Não são necessários.

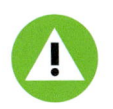

⚠ PRECAUÇÕES E DICAS

1. O paciente deve ser orientado quanto à possibilidade de apresentar hipotensão ortostática e síncope, que normalmente são acompanhadas de sintomas prodrômicos.
2. Deve-se ter cautela ao prescrevê-la para pacientes com IR leve ou moderada.

REFERÊNCIAS

1. Modi NB, Dresser MJ, Simon M, Lin D, Desai D, Gupta S. Single- and multiple-dose pharmacokinetics of dapoxetine hydrochloride, a novel agent for the treatment of premature ejaculation. J Clin Pharmacol. 2006;46(3):301-9. PMID [16490806]
2. Liu J, Li Z, Yan K, Ju G, Qiu W. Pharmacokinetics and safety of dapoxetine hydrochloride in healthy chinese men: impact of dose and high-fat meal. Clin Pharmacol Drug Dev. 2021 Oct;10(10):1216-24. PMID [33528113]
3. Li J, Liu D, Wu J, Fan X, Dong Q. Dapoxetine for the treatment of premature ejaculation: a meta-analysis of randomized controlled trials with trial sequential analysis. Ann Saudi Med. 2018;38(5):366-75. PMID [30284992]
4. Liu H, Zhang M, Huang M, Cai H, Zhang Y, Liu G, et al. Comparative efficacy and safety of drug treatment for premature ejaculation: a systemic review and Bayesian network meta-analysis. Andrologia. 2020;52(11):e13806. PMID [32892379]
5. Qin Z, Wang Y, Zhu J, Zhu K, Li R, Zhang L, et al. Safety and efficacy characteristics of oral drugs in patients with premature ejaculation: a Bayesian network meta-analysis of randomized controlled trials. Int J Impot Res. 2019;31(5):356-68. PMID [31024113]
6. Peng J, Fang D, Li H, Tang Y, Yuan Y, Cui W, et al. Efficacy of dapoxetine treatment in Chinese patients with premature ejaculation and possible factors affecting efficacy in the real-world practice. BMC Urol. 2020;20(1):11. PMID [32013958]
7. European Medicines Agency. Priligy [Internet]. Amsterdam European Medicines Agency; 2021 [capturado em 8 set 2022]. Disponível em: https://www.ema.europa.eu/en/medicines/human/referrals/priligy#all-documents-section.
8. Zhao GJ, Guo Q, Li YF, Zhang YG. Efficacy and safety of dapoxetine for premature ejaculation: an updated systematic review and meta-analysis. Sex Health. 2019;16(4):301-13. PMID [32172793]
9. Rad HM, Moghadam TZ, Hosseinkhani A, Soluki NN, Amani F. Comparison of dapoxetine /tadalafil and paroxetine/tadalafil combination therapies for the treatment of the premature ejaculation: a randomized clinical trial. Urol J. 2021;19(2):138-43. PMID [34773634]
10. Sahan A, Cubuk A, Ozkaptan O, Toprak T, Ozcan T, Ertas K, et al. Comparison of the safety and efficacy of the on-demand use of sertraline, dapoxetine, and daily use of sertraline in the treatment of patients with lifelong premature ejaculation: a prospective randomised study. Andrologia. 2020;52(11):e13854. PMID [33113277]
11. Priligy 60 mg film-coated tablets [Bula de medicamento] [Internet]. Buckinghamshire: A. Menarini Farmacêutica Internazionale SRL; 2021 [capturado em 8 set 2022]. Disponível em: https://www.medicines.org.uk/emc/product/7420/smpc#gref.

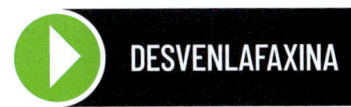

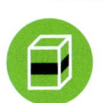

▶ DESVENLAFAXINA

📦 APRESENTAÇÕES COMERCIAIS

ANDES (SUPERA)
- Caixas com 7, 10, 14, 15, 20, 28, 30, 56, 60 ou 90 comprimidos de liberação prolongada de 50 mg.
- Caixas com 7, 10, 14, 15, 20, 28, 30, 56, 60 ou 90 comprimidos de liberação prolongada de 100 mg.

AVIV (COSMED)
- Caixas com 7, 14, 15, 28, 30, 60 ou 90 comprimidos de liberação prolongada de 50 mg.
- Caixas com 7, 14, 15, 28, 30, 60 ou 90 comprimidos de liberação prolongada de 100 mg.

DALILAH (SUN FARMACÊUTICA)
- Caixas com 7, 15 ou 30 comprimidos de liberação prolongada de 50 mg.
- Caixas com 7, 15, 30 ou 60 comprimidos de liberação prolongada de 100 mg.

DELAGRAND (LEGRAND)
- Caixas com 10, 15, 20, 30, 60, 100* ou 200* comprimidos de liberação prolongada de 50 mg.
- Caixas com 10, 15, 20, 30, 60, 100* ou 200* comprimidos de liberação prolongada de 100 mg.

DELLER (ACHÉ)
- Caixas com 7, 15 ou 30 comprimidos de liberação prolongada de 50 mg.
- Caixas com 7, 15, 30 ou 60 comprimidos de liberação prolongada de 100 mg.

DESDUO (TORRENT)
- Caixas com 10, 30 ou 60 comprimidos de liberação prolongada de 50 mg.
- Caixas com 10, 30 ou 60 comprimidos de liberação prolongada de 100 mg.

DESTYC (EPHAR)
- Caixas com 28 comprimidos de liberação prolongada de 50 mg.
- Caixas com 28 comprimidos de liberação prolongada de 100 mg.

DESVE (EUROFARMA)
- Caixas com 7, 10, 14, 15, 20, 28, 30, 56, 60 ou 90 comprimidos de liberação prolongada de 50 mg.

- Caixas com 7, 10, 14, 15, 20, 28, 30, 56, 60 ou 90 comprimidos de liberação prolongada de 100 mg.

DESVENTAG (ACHÉ)
- Caixas com 7, 15 ou 30 comprimidos de liberação prolongada de 50 mg.
- Caixas com 7, 15, 30 ou 60 comprimidos de liberação prolongada de 100 mg.

ELIFORE (PFIZER)
- Caixas com 7, 14, 15, 28 ou 30 comprimidos de liberação prolongada de 50 mg.
- Caixas com 7, 14, 15, 28 ou 30 comprimidos de liberação prolongada de 100 mg.

IMENSE (EMS)
- Caixas com 10, 15, 20, 30, 60, 100* ou 200* comprimidos de liberação prolongada de 50 mg.
- Caixas com 10, 15, 20, 30, 60, 100* ou 200* comprimidos de liberação prolongada de 100 mg.

PRISTIQ (PFIZER)
- Caixas com 7, 14, 15, 28 ou 30 comprimidos de liberação prolongada de 50 mg.
- Caixas com 7, 14, 15, 28 ou 30 comprimidos de liberação prolongada de 100 mg.

RYTMISE (GERMED)
- Caixas com 10, 15, 20, 30, 60, 100* ou 200* comprimidos de liberação prolongada de 50 mg.
- Caixas com 10, 15, 20, 30, 60, 100* ou 200* comprimidos de liberação prolongada de 100 mg.

SUCCINATO DE DESVENLAFAXINA (EMS, GERMED, LEGRAND, NOVA QUÍMICA)
- Caixas com 10, 15, 20, 30, 60, 100* ou 200* comprimidos de liberação prolongada de 50 mg.
- Caixas com 10, 15, 20, 30, 60, 100* ou 200* comprimidos de liberação prolongada de 100 mg.

SUCCINATO DE DESVENLAFAXINA (ACHÉ)
- Caixas com 7, 15 ou 30 comprimidos de liberação prolongada de 50 mg.
- Caixas com 7, 15, 30 ou 60 comprimidos de liberação prolongada de 100 mg.

SUCCINATO DE DESVENLAFAXINA (EUROFARMA)
- Caixas com 7, 10, 14, 15, 20, 28, 30, 56, 60 ou 90 comprimidos de liberação prolongada de 50 mg.
- Caixas com 7, 10, 14, 15, 20, 28, 30, 56, 60 ou 90 comprimidos de liberação prolongada de 100 mg.

*Embalagem hospitalar.

MODO DE USAR

A desvenlafaxina é usada no tratamento do TDM, no qual a dose terapêutica inicial recomendada é de 50 mg/dia, administrada 1 vez ao dia, com ou sem alimentos. A administração com alimento não tem impacto significativo sobre a absorção do fármaco. Doses maiores de 100 mg/dia podem ser necessárias quando a medicação é coadministrada com indutores de CYP3A4.

Em estudos clínicos, foram utilizadas doses de 50 a 400 mg/dia; entretanto, a dose máxima não deve exceder 200 mg/dia.[1] Não houve benefícios adicionais significativos com doses superiores a 100 mg/dia, mas taxas mais elevadas de eventos adversos e de síndrome de descontinuação (no entanto, menores do que com a venlafaxina). Contudo, ressalta-se que, individualmente, a dose de 200 mg/dia pode ser eficaz.[2]

Não é necessária titulação para alcançar efeito terapêutico. Se forem indicados aumentos de dose, eles devem ocorrer gradualmente e a intervalos não inferiores a 7 dias,[3] com base na clínica.

TEMPO PARA INÍCIO DE AÇÃO

O efeito terapêutico não é imediato, com início em 2 a 4 semanas de uso.

VARIAÇÃO USUAL DA DOSE

- TDM em crianças: 10 a 100 mg/dia.[4]
- TDM em adolescentes: 25 a 200 mg/dia.[4]

MODO DE SUSPENDER

Para minimizar os sintomas de descontinuação (alterações sensoriais, ansiedade, cefaleia, despersonalização, diarreia, disestesia, insônia, inapetência, inquietação, irritabilidade, náusea, parestesias, sudorese, tontura e xerostomia),[5] a recomendação é a redução gradual da dose. A síndrome de descontinuação não é perigosa em si, mas é desconfortável ao paciente, e sua ocorrência é menor do que nos usuários de venlafaxina. A redução de 25% da dosagem, a cada semana, é a indicação para evitá-la.

CLASSE, MECANISMO DE AÇÃO E FARMACODINÂMICA

A desvenlafaxina é um IRSN, com fraca afinidade por transportadores dopaminérgicos no córtex pré-frontal.[5]

Em comparação à venlafaxina, a desvenlafaxina apresenta maior potência de bloqueio dos transportadores noradrenérgicos. E, assim como a venlafaxina, ela é, em baixas doses, predominantemente um inibidor de serotonina, associando a inibição da noradrenalina com a elevação das doses. A desvenlafaxina não é um IRSN equilibrado, sendo 10 vezes mais potente na inibição serotonérgica em comparação à noradrenérgica, similar à duloxetina.[6] Entretanto, ela ainda é mais equilibrada do que a venlafaxina (que é 30 vezes mais serotonérgica do que noradrenérgica), com atividade noradrenérgica mais consistente.

Como os demais IRSNs, em dosagens menores, surgem os efeitos colaterais serotonérgicos; e, nas dosagens mais altas, os efeitos colaterais noradrenérgicos. Não tem afinidade significativa *in vitro* com outros receptores, tais como colinérgicos, muscarínicos, histaminérgicos, adrenérgicos e segundos mensageiros.[5] A desvenlafaxina também não tem afinidade significativa com canais iônicos rápidos, incluindo cálcio, cloreto, potássio e sódio, o que a faz ser uma medicação relativamente segura na intoxicação.

FARMACOCINÉTICA

A desvenlafaxina, na formulação oral do *O*-desmetilvenlafaxina, é o principal e primeiro metabólito ativo da venlafaxina.[3] Apresenta biodisponibilidade oral de aproximadamente 80%. O pico de concentração plasmática é em torno de 7,5 horas após a administração oral. A meia-vida de eliminação é de aproximadamente 11 horas. Com a administração 1 vez ao dia, são alcançadas concentrações plasmáticas em estado de equilíbrio em cerca de 4 a 5 dias. A ligação a proteínas plasmáticas é baixa (30%) e independente da concentração do medicamento. A excreção renal é a maior via de eliminação da desvenlafaxina, com 45% de excreção inalterada na urina.

Ela tem baixo potencial para interações medicamentosas,[7] pois é primariamente metabolizada por conjugação e, em menor parte, por metabolismo oxidativo. A CYP3A4 é a isoenzima do citocromo P450 que participa do metabolismo oxidativo da desvenlafaxina. Menos de 5% da desvenlafaxina sofre metabolismo hepático, o que faz dela um dos ADs mais vantajosos em doenças do fígado. A variabilidade do seu metabolismo é menos influenciada pela genética do sujeito, em comparação à venlafaxina. A venlafaxina necessita da enzima CYP2D6 para sua metabolização, a qual não está envolvida na metabolização da desvenlafaxina.[5] A desvenlafaxina não apresenta metabólitos ativos e não há influência da raça no seu metabolismo.

A única aprovação da desvenlafaxina pela FDA é para TDM, em 2008. A dose recomendada é de 50 a 100 mg/dia, com melhoras significativas em relação ao placebo. É eficaz no tratamento agudo e na prevenção de recaídas de novos episódios depressivos. Também é eficaz no tratamento de sintomas vasomotores associados à menopausa, na dosagem de 100 mg/dia. Ela não foi extensivamente comparada com os demais ADs, em termos de eficácia.

Em análises secundárias, com doses mais altas, houve melhora dos sintomas dolorosos associados à depressão unipolar. Em pacientes com dor crônica, em polifarmácia e com insuficiência hepática, a desvenlafaxina pode ser uma boa opção, tanto para a depressão comórbida quanto para o tratamento de dores neuropáticas.[5,8]

O efeito colateral mais comum é a náusea. Em doses terapêuticas, ela não afeta a condução cardíaca (incluindo o intervalo QT),[1] nem altera o limiar convulsivante. Pacientes com resposta positiva inicial apresentam maior chance de remissão na 8ª semana.

INDICAÇÕES

Evidências CONSISTENTES de eficácia
- TDM.
- Sintomas vasomotores (calorões) associados à menopausa.[6,9]

Evidências INCOMPLETAS de eficácia
- Sintomas de ansiedade, somáticos e/ou dolorosos associados ao TDM.[8]
- TDM em mulheres em perimenopausa e pós-menopausa.[9]
- Dor neuropática.[10]

- Fibromialgia.
- TAG.
- Transtorno disfórico pré-menstrual.

CONTRAINDICAÇÕES

Absolutas

- Hipersensibilidade a succinato de desvenlafaxina monoidratado, cloridrato de venlafaxina ou qualquer excipiente da formulação.
- Uso concomitante ou nos últimos 14 dias de IMAOs (deve-se esperar no mínimo 7 dias após a interrupção da desvenlafaxina para iniciar um IMAO).

REAÇÕES ADVERSAS

Mais comuns: Boca seca, constipação, diarreia, fadiga, insônia, náusea, sonolência, sudorese, tontura.

Menos comuns: Alteração de gustação, ansiedade, artralgia, astenia, aumento de colesterol total, frações e triglicerídeos, aumento de transaminases, calafrios, cefaleia, diminuição da libido, diminuição do apetite, diminuição do peso, disfunção erétil, dispepsia, distúrbios visuais, dor abdominal, dor lombar, elevação da PA, erupção cutânea, espasmos musculares, fogacho, hiponatremia, irritabilidade, mialgia, midríase, orgasmo anormal, palpitações, parestesia, retardo da ejaculação, retenção urinária, sonhos anormais, taquicardia, tosse, tremor, vertigem, vômito.

INTOXICAÇÃO

Sintomas

A *overdose* é de baixo risco, quando não houver outras medicações associadas. A maior frequência é de sintomas de depressão do SNC, acidose, convulsão, vômito, hipertensão, bradicardia, taquicardia, alteração do QT, bloqueio de ramo, rabdomiólise e coma.

Manejo

Não há um antídoto específico para a desvenlafaxina. O tratamento envolve medidas gerais, como garantia da permeabilidade das vias aéreas com oxigenação e ventilação adequadas, bem como monitoramento do ritmo cardíaco. Lavagem gástrica com uma sonda orogástrica de grosso calibre com proteção adequada das vias aéreas, se necessária, deve ser realizada logo após a ingestão. Carvão ativado deve ser administrado. A indução de vômito não é recomendada. Devido ao volume moderado de distribuição desse medicamento, é improvável que diurese forçada, diálise, hemoperfusão e exsanguinotransfusão sejam benéficas.

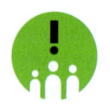

POPULAÇÕES ESPECIAIS

GRAVIDEZ

Não há estudos bem controlados que avaliem o uso de desvenlafaxina durante a gravidez em humanos. Assim, a administração deve ter avaliação clínica criteriosa quanto a prováveis riscos e benefícios. Categoria C da FDA.

LACTAÇÃO

A desvenlafaxina é modestamente excretada no leite humano. Doses séricas nos bebês são 5 a 8% das doses séricas simultâneas maternas. Estudo com 10 lactentes de mães com TDM em uso de desvenlafaxina em doses de 50 a 150 mg/dia verificou que os lactentes apresentavam desenvolvimento neuropsicomotor compatível com a idade e sem efeitos adversos do medicamento. O pico de concentração da desvenlafaxina no leite materno foi 3,3 horas após o uso da medicação. Os riscos e os benefícios devem ser avaliados em cada caso.

CRIANÇAS

A segurança, a eficácia e a tolerabilidade em pacientes com menos de 18 anos estão em consolidação,[4] mas ainda sem indicações aprovadas pela FDA.

IDOSOS

Não há recomendações formais de ajuste de dose com base apenas na idade. Entretanto, deve ser considerada a possível redução da depuração renal, tornando esses indivíduos menos tolerantes à medicação. Há maior risco de SIADH.

INSUFICIÊNCIA HEPÁTICA

Em insuficiência hepática de moderada a grave, a dose poderá ser de até 100 mg/dia. É uma medicação de baixo risco em pacientes alcoolistas ou em uso de medicamentos hepatotóxicos.[8]

INSUFICIÊNCIA RENAL

Não é necessário ajuste de dose em IR discreta. Pacientes com IR moderada devem usar até 50 mg/dia; aqueles com IR grave devem usar em dias alternados a dose de 50 mg/dia.

INSUFICIÊNCIA CARDÍACA

Não há estudos que abordem o uso dessa medicação no contexto de IC. Se houver HAS associada, monitorar a PA.

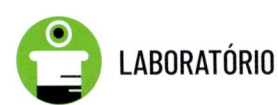

LABORATÓRIO

Exames prévios ao uso

Não são necessários.

Exames de acompanhamento

Aumentos do colesterol total sérico, do colesterol LDL e dos triglicerídeos relacionados à dose de desvenlafaxina foram observados em estudos clínicos. O sódio sérico poderá ser avaliado periodicamente, em especial em idosos.

PRECAUÇÕES E DICAS

1. Todos os pacientes tratados com desvenlafaxina devem ser monitorados e observados quanto ao risco de comportamento suicida.
2. O desenvolvimento de síndrome serotonérgica potencialmente fatal pode ocorrer durante o tratamento com a desvenlafaxina, se em uso concomitante com outros medicamentos serotonérgicos (p. ex., ISRSs, IRSNs, triptanos e opioides serotonérgicos – metadona, fentanil e tramadol) e agentes que prejudicam o metabolismo da serotonina (p. ex., os IMAOs).[7]
3. Midríase foi relatada em associação ao uso de desvenlafaxina. Portanto, pacientes com pressão intraocular aumentada ou aqueles em risco de GAF devem ser monitorados.
4. Aumentos na PA foram observados em alguns pacientes com doses maiores de 100 mg/dia. Tal efeito adverso é menos frequente em comparação à venlafaxina.
5. Como os demais ADs, a desvenlafaxina deve ser usada com cautela em pacientes com história própria ou familiar de mania ou hipomania associadas a TB.
6. Os pacientes devem ser informados sobre o risco de sangramento associado ao uso concomitante de desvenlafaxina e medicamentos que afetam a coagulação (aspirina, antiplaquetários e anticoagulantes). Ela deve ser usada com cautela nesses casos e em pacientes predispostos a sangramento.[7]
7. Orientar o paciente a não mastigar as pílulas de liberação lenta.
8. A maioria dos efeitos colaterais ocorre na 1ª semana de uso, geralmente com resolução espontânea.
9. Por seu baixo potencial de interações medicamentosas, é uma boa alternativa em pacientes com TDM e em uso de múltiplas medicações, incluindo opioides e tamoxifeno.[7,8]

REFERÊNCIAS

1. Carrasco JL, Kornstein SG, McIntyre RS, Fayyad R, Prieto R, Salas M, et al. An integrated analysis of the efficacy and safety of Desvenlafaxine in the treatment of major depressive disorder. Int Clin Psychopharmacol. 2016;31(3):136-46. PMID [26895080]
2. Laoutidis ZG, Kioulos KT. Desvenlafaxine for the acute treatment of depression: a systematic review and meta-analysis. Pharmacopsychiatry. 2015;48(6):187-99. PMID [26205685]
3. Yang LPH, Plosker GL. Desvenlafaxine extended release. CNS Drugs. 2008;22(12):1061-9. PMID [18998743]
4. Atkinson S, Thurman L, Ramaker S, Buckley G, Jones SR, England R, et al. Safety, tolerability, and efficacy of desvenlafaxine in children and adolescents with major depressive disorder: results from two open-label extension trials. CNS Spectr. 2019;24(5):496-506. PMID [30419989]
5. Kornstein SG, McIntyre RS, Thase ME, Boucher M. Desvenlafaxine for the treatment of major depressive disorder. Expert Opinion Pharmacother. 2014;15(10):1449-63. PMID [24914479]
6. Berhan Y, Berhan A. Is desvenlafaxine effective and safe in the treatment of menopausal vasomotor symptoms? A meta-analysis and meta-regression of randomized double-blind controlled studies. Ethiop J Health Sci. 2014;24(3):209-18. PMID [25183927]
7. Low Y, Setia S, Lima G. Drug-drug interactions involving antidepressants: Focus on desvenlafaxine. Neuropsychiatric Dis Treat. 2018;14:567-80. PMID [29497300]
8. Alcántara-Montero A. Desvenlafaxina y dolor neuropático: beneficios clínicos adicionales de un inhibidor de la recaptación de serotonina-noradrenalina de segunda generación. Rev Neurol. 2017;64(5):219-26. PMID [28229443]
9. Kornstein SG, Clayton AH, Bao W, Guico-Pabia CJ. A pooled analysis of the efficacy of desvenlafaxine for the treatment of major depressive disorder in perimenopausal and postmenopausal women. J Womens Health. 2015;24(4):281-90. PMID [25860107]
10. Allen R, Sharma U, Barlas S. Clinical experience with desvenlafaxine in treatment of pain associated with diabetic peripheral neuropathy. J Pain Res. 2014;7:339-51. PMID [25018640]

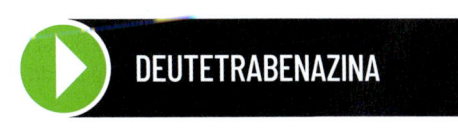

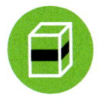

DEUTETRABENAZINA

APRESENTAÇÕES COMERCIAIS

AUSTEDO (TEVA)
LIMBITROL (BAUSCH LOMB)

- Caixas com 60 comprimidos de 6 mg.
- Caixas com 60 comprimidos de 9 mg.
- Caixas com 60 comprimidos de 12 mg.

MODO DE USAR

No tratamento da discinesia tardia (dT), iniciar com 12 mg divididos em 2 doses; aumentar 6 mg/dia a cada semana, sendo 48 mg/dia a dose máxima.

TEMPO PARA INÍCIO DE AÇÃO

Foi verificado que seu efeito se destaca em relação ao do placebo em 2 a 4 semanas.

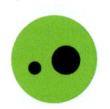

VARIAÇÃO USUAL DA DOSE

- Discinesia tardia: 12 a 48 mg.
- Coreia de Huntington: 6 a 48 mg.

MODO DE SUSPENDER

Não é necessária redução gradual.

CLASSE, MECANISMO DE AÇÃO E FARMACODINÂMICA

A deutetrabenazina é um inibidor do transportador vesicular de monoaminas 2 (VMAT2). O VMAT armazena monoaminas, incluindo dopamina, em vesículas sinápticas. A deutetrabenazina é um inibidor reversível da VMAT, depletando, assim, os estoques de dopamina.

FARMACOCINÉTICA

A deutetrabenazina tem metabolismo hepático, via carbonil redutase, nos metabólitos α e β, que são depois transformados pela CYP2D6 (com menor contribuição de 1A2 e 3A4/5). Seu pico é em 3 a 4 horas; sua biodisponibilidade de 80%; e a meia-vida de 9 a 10 horas. A excreção é predominantemente urinária.

Em ensaio clínico randomizado,[1] duplo-cego, comparado com placebo, com 117 pacientes, multicêntrico, a deutetrabenazina reduziu a dT de maneira significativa. As taxas de efeitos adversos foram baixas. Em outro ECR comparado com placebo,[2] em 75 centros nos Estados Unidos, foram incluídos 298 pacientes, e a deutetrabenazina foi significativamente eficaz em reduzir sintomas de dT nas doses de 24 e 36 mg.

Uma revisão sistemática e metanálise de ECR[3] concluiu que a deutetrabenazina é eficaz no tratamento agudo e de longo prazo da dT (fase aberta do estudo, em até 54 semanas), sem aumento de risco de depressão ou suicídio, na população com discinesia tardia.

Apesar do uso frequente dos inibidores de VMAT nos Estados Unidos, no tratamento de tiques e transtorno de Tourette, e da melhora observada em ensaios abertos, os achados em relação à eficácia nesses transtornos não se confirmaram, até o momento, em ensaios controlados.[4]

INDICAÇÕES

Evidências CONSISTENTES de eficácia
- Discinesia tardia em adultos.
- Coreia de Huntington.

Evidências INCOMPLETAS de eficácia
- Transtorno de tiques e de Tourette.

CONTRAINDICAÇÕES

- Pacientes com Huntington com depressão em recidiva ou em risco de suicídio.
- Insuficiência hepática.
- Uso de IMAO.
- Uso de reserpina ou de outro inibidor de VMAT.
- Alergia à deutetrabenazina.

REAÇÕES ADVERSAS

Mais comuns: Diarreia, fadiga, infecção do trato urinário, insônia, sonolência, xerostomia.

Menos comuns: Acatisia, agitação, ansiedade, constipação, depressão, equimose, ideação suicida, inquietação, nasofaringite.

INTOXICAÇÃO

Sintomas

Experiência limitada.

Os sintomas são distonia, crise oculogírica, vômitos, hipotensão, confusão, diarreia, alucinações, rubor, tremor, sudorese, sedação.

POPULAÇÕES ESPECIAIS

GRAVIDEZ
Não se observaram efeitos adversos em estudos animais.

LACTAÇÃO
Não é conhecida a sua secreção no leite materno.

CRIANÇAS
A segurança e a eficácia não foram estabelecidos para essa faixa etária.

IDOSOS
É recomendável usar doses menores.

INSUFICIÊNCIA HEPÁTICA
É contraindicada nessa condição.

INSUFICIÊNCIA RENAL
Não foi avaliado o uso nessa condição.

INSUFICIÊNCIA CARDÍACA
Pode causar alargamento do intervalo QT. Em pacientes com risco de alargamento do QT, fazer um ECG antes e depois de aumentar a dose para 24 mg.

LABORATÓRIO

Não há necessidade de testagem de CYP2D6. Ver tópico "Insuficiência cardíaca".

PRECAUÇÕES E DICAS

1. Ingerir juntamente com alimentos (aumenta a $C_{máx}$ em 50%).
2. Diferente da tetrabenazina, os estudos de deutetrabenazina não demonstraram aumento de depressão ou suicídio.
3. A segurança do fármaco parece se manter mesmo que o paciente esteja em uso de AP.
4. Ter cautela no uso associado com depressores do SNC.

REFERÊNCIAS
1. Fernandez HH, Factor SA, Hauser RA, Jimenez-Shahed J, Ondo WG, Jarskog LF, et al. Randomized controlled trial of deutetrabenazine for tardive dyskinesia: the ARM-TD study. Neurology 2017;88(21):2003-10. PMID [28446646]
2. Anderson KE, Stamler D, Davis MD, Factor SA, Hauser RA, Isojärvi J, et al. Deutetrabenazina for treatment of involuntary movements in patients with tardive dyskinesia (AIM-TD): a double-blind, randomised, placebo-controlled, phase 3 trial. Lancet Psychiatry. 2017;4(8):595-604. PMID [28668671]
3. Solmi M, Pigato G, Kane JM, Correll CU. Treatment of tardive dyskinesia with VMAT inhibitors: a systematic review and meta-analysis of randomized controlled trials. Drug Des Devel Ther. 2018;12:1215-38. PMID [29795977]
4. Baron MS. Lack of support for the use of VMAT-2 inhibitors for the treatment of tics in Tourette syndrome. JAMA Netw Open. 2021;4(10):e2129704. PMID [34661669]

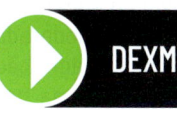

DEXMEDETOMIDINA

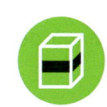

APRESENTAÇÕES COMERCIAIS

BDEXBRAUN (BRAUN)
- Caixas com ampolas de 2 mL de solução injetável de 100 µg/mL.
- Caixas com ampolas de 4 mL de solução injetável de 100 µg/mL.
- Caixas com ampolas de 10 mL de solução injetável de 100 µg/mL.

CLORIDRATO DE DEXMEDETOMIDINA (ACHÉ, ANTIBIÓTICOS DO BRASIL, AUROBINDO, CRISTÁLIA, EUROFARMA, PFIZER, SANVAL, UNIÃO QUÍMICA, VOLPHARMA)
- Caixas com ampolas de 2 mL de solução injetável de 100 µg/mL.

DEFRIK (TEUTO)
- Caixas com ampolas de 2 mL de solução injetável de 100 µg/mL.

DEX (CRISTÁLIA)
- Caixas com ampolas de 2 mL de solução injetável de 100 µg/mL.
- Caixas com bolsas de 100 mL de solução para infusão de 4 µg/mL.

DEXILA (EUROFARMA)
- Caixas com ampolas de 2 mL de solução injetável de 100 µg/mL.

EXTODIN (UNIÃO QUÍMICA)
- Caixas com ampolas de 2 mL de solução injetável de 100 µg/mL.

PRECEDEX (PFIZER)
- Caixas com ampolas de 2 mL de solução injetável de 100 µg/mL.

SIMBILEX (ACHÉ)
- Caixas com ampolas de 2 mL de solução injetável de 100 µg/mL.

SLIPDEX (BRAINFARMA)
▸ Caixas com ampolas de 2 mL de solução injetável de 100 µg/mL.

MODO DE USAR

Para agitação associada à esquizofrenia ou ao TB I ou II, iniciar com 120 ou 180 µg por via sublingual ou bucal, se agitação leve a moderada ou grave, respectivamente. Caso a agitação persista, pode ser utilizada a metade da dosagem inicial (60 ou 90 µg) adicionalmente por 2 vezes, respeitando um intervalo mínimo de 2 horas.[1,2]

Não é recomendado mastigar ou engolir a medicação. Deve-se evitar comer ou beber por pelo menos 15 minutos após a administração sublingual, ou pelo menos uma hora após a administração bucal. Apesar de a apresentação permitir uma autoadministração, recomenda-se administração sob a supervisão de um profissional de saúde que monitore os sinais vitais e o estado de alerta para evitar quedas e síncope.[2]

Avaliar os sinais vitais, incluindo medições em posição ortostática, antes da administração de quaisquer doses subsequentes. Devido ao risco de hipotensão, doses adicionais não são recomendadas em pacientes com PAS inferior a 90 mmHg, PAD inferior a 60 mmHg, FC inferior a 60 bpm ou diminuição postural da PAS ≥ 20 mmHg ou da PAD ≥ 10 mmHg.[2]

TEMPO PARA INÍCIO DE AÇÃO

Os efeitos terapêuticos começam 20 minutos após a administração do fármaco.

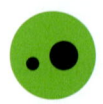

VARIAÇÃO USUAL DA DOSE

A variação da dosagem depende do grau de agitação, da idade e do grau de insuficiência hepática, conforme demonstrado na Tabela 1.

MODO DE SUSPENDER

Fármaco não indicado para uso contínuo. Suspender o uso assim que alcançar o efeito terapêutico ou respeitando os limites de dosagens apresentados na Tabela 1.

CLASSE, MECANISMO DE AÇÃO E FARMACODINÂMICA

A dexmedetomidina é um sedativo com ação agonista do receptor α_2-adrenérgico.[3] É comumente indicada para uso por via IV em pacientes (com e sem ventilação mecânica) durante o tratamento intensivo (na UTI, em salas de cirurgia ou para procedimentos diagnósticos). Acredita-se que o mecanismo de ação da dexmedetomidina no tratamento agudo da agitação associada à esquizofrenia ou ao TB I ou II seja devido à ativação de receptores α_2-adrenérgicos pré-sinápticos. Esses receptores ativados diminuem o disparo e a liberação de noradrenalina nos neurônios do *locus ceruleus*, região que estaria associada a um aumento da atividade simpática central e periférica durante a agitação.[4]

FARMACOCINÉTICA

O tempo médio para a dissolução do filme orodispersível na boca é de cerca de 6 a 8 minutos (via sublingual) e 18 minutos (via bucal), sendo quantificável no plasma geralmente após 5 a 20 minutos. A concentração plasmática máxima média é atingida em cerca de 2 horas. A biodisponibilidade absoluta da dexmedetomidina é de cerca de 72% (via sublingual) e 82% (via bucal). Tem grande afinidade por ligações às proteínas, com fração livre de 6% e com grande volume estável de distribuição. A meia-vida média é de aproximadamente 2,8 horas após a administração sublingual ou bucal.[2] É metabolizada no fígado por conjugação de glicuronídeo e biotransformação no sistema enzimático do citocromo P450, e não há metabólitos ativos ou tóxicos conhecidos. Os metabólitos são eliminados em até 95% na urina e 4% nas fezes.[3]

A dexmedetomidina sublingual foi aprovada pela FDA para o tratamento de agitação associada à esquizofrenia ou ao TB I ou II em abril de 2022. A aprovação foi respaldada por dois estudos de fase 3, duplo-cegos, randomizados e placebo-controlados com grupos paralelos. Um dos estudos avaliou 381 participantes esquizofrênicos, esquizoafetivos ou com transtorno esquizofreniforme.[5,6] O outro estudo avaliou 380 pacientes com TB tipos I e II.[1] Ambos os estudos demonstraram redução significativa da agitação nos pacientes em uso do fármaco comparado ao placebo.

INDICAÇÕES

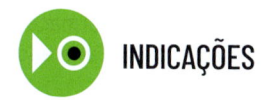

Evidências CONSISTENTES de eficácia
▶ Tratamento agudo da agitação associada ao TB I ou II.[1]
▶ Tratamento agudo da agitação associada à esquizofrenia.[5,6]

CONTRAINDICAÇÕES

Absolutas
▶ Hipersensibilidade à dexmedetomidina ou a algum componente da fórmula.

Relativas
▶ Indivíduos com uso de medicações que podem aumentar o intervalo QT ou com risco aumentado para *torsades de pointes* (ver tópico "Insuficiência cardíaca").
▶ Gestantes e lactantes.
▶ Idosos (ajuste de dose).
▶ Insuficiência hepática (ajuste de dose).

REAÇÕES ADVERSAS

Mais comuns: Boca seca, hipoestesia oral, hipotensão dose-dependente, hipotensão ortostática, parestesia, sonolência, tontura.

Menos comuns: Bradicardia, desconforto abdominal, náusea, prolongamento do intervalo QT.

INTOXICAÇÃO

Sintomas

Não há informações sobre sintomas de *overdose* no uso sublingual. Relatos de *overdose* com o uso IV para sedação incluem bradicardia, hipotensão, bloqueio atrioventricular de primeiro grau e bloqueio cardíaco de segundo grau. Um paciente que recebeu uma dose de carga intravenosa em bólus de dexmedetomidina não diluída (19,4 µg/kg) teve parada cardíaca e foi ressuscitado com sucesso.

Manejo
▶ Não há antídotos específicos conhecidos.
▶ No manejo da *overdose*, o monitoramento cardiovascular deve começar imediatamente e deve incluir monitoramento contínuo de ECG.
▶ Se terapia antiarrítmica for administrada, as medicações disopiramida, procainamida e quinidina devem ser evitadas, pois têm o potencial de efeitos de prolongamento do intervalo QT que podem ser aditivos aos da dexmedetomidina.

TABELA 1 ▶ VARIAÇÃO USUAL DA DOSE PARA AGITAÇÃO ASSOCIADA À ESQUIZOFRENIA OU AO TRANSTORNO BIPOLAR I OU II

PACIENTES	GRAU DE AGITAÇÃO	DOSE INICIAL	2ª/3ª DOSES OPCIONAIS	MÁXIMA QUANTIDADE TOTAL DIÁRIA RECOMENDADA
Adultos	Leve e moderado	120 µg	60 µg	240 µg
	Grave	180 µg	90 µg	360 µg
Insuficiência hepática leve e moderada	Leve e moderado	90 µg	60 µg	210 µg
	Grave	120 µg	60 µg	240 µg
Insuficiência hepática grave	Leve e moderado	60 µg	60 µg	180 µg
	Grave	90 µg	60 µg	210 µg
Idosos (≥ 65 anos)	Leve, moderado e grave	120 µg	60 µg	240 µg

Fonte: Adaptada de Igalmi™ (dexmedetomidina).[2]

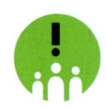

POPULAÇÕES ESPECIAIS

GRAVIDEZ

Não há dados disponíveis sobre o uso de dexmedetomidina sublingual em mulheres grávidas para avaliar o risco associado ao medicamento de defeitos congênitos maiores, aborto espontâneo ou outros efeitos adversos maternos ou fetais. Existem dados disponíveis sobre o uso do fármaco por via IV somente após o primeiro trimestre de gestação, os quais indicam que a dexmedetomidina atravessa a placenta;[7-9] entretanto, os estudos randomizados controlados publicados e relatos de casos não identificaram um risco associado ao fármaco de defeitos congênitos graves ou aborto espontâneo.[2,8] Os estudos não apontaram efeitos adversos nos desfechos maternos ou nos escores de Apgar infantil.[8-10] Em estudos reprodutivos em animais, ocorreu toxicidade fetal na presença de toxicidade materna com administração SC de dexmedetomidina a ratas grávidas durante a organogênese em doses 5 vezes a dose humana máxima recomendada.[2]

LACTAÇÃO

Estudos mostram a presença de dexmedetomidina no leite humano após administração IV, porém não há detecção do fármaco após 24 horas da sua suspensão.[10,11] Não há informações sobre os efeitos da dexmedetomidina na criança amamentada ou na produção de leite. Os benefícios do aleitamento materno para a criança devem ser considerados juntamente com a necessidade clínica do uso da medicação pela mãe e quaisquer potenciais efeitos adversos na criança amamentada. Se houver manutenção da amamentação durante o uso do fármaco, recomenda-se monitorar o lactente para efeitos adversos, atentando-se para a irritabilidade.[2]

CRIANÇAS

A segurança e a eficácia não foram estabelecidas.

IDOSOS

A redução da dose é recomendada em pacientes geriátricos conforme apresentada na Tabela 1 (ver tópico "Variação usual da dose"). Maior incidência de bradicardia e hipotensão foi observada em pacientes geriátricos em comparação a pacientes adultos mais jovens após a administração IV de dexmedetomidina. O perfil farmacocinético da dexmedetomidina IV não foi alterado em pacientes geriátricos.

INSUFICIÊNCIA HEPÁTICA

A depuração da dexmedetomidina é reduzida em pacientes com insuficiência hepática. Assim, uma redução da dose é recomendada de acordo com o grau de insuficiência hepática, conforme apresentado na Tabela 1 (ver tópico "Variação usual da dose").

INSUFICIÊNCIA RENAL

Não é necessário ajuste da dose.

INSUFICIÊNCIA CARDÍACA

A dexmedetomidina pode gerar um prolongamento do intervalo QT concentração-dependente, e seu uso deve ser evitado em pacientes com prolongamento QT conhecido ou em combinação a outros medicamentos conhecidos por prolongar o intervalo QT. Isso inclui alguns antiarrítmicos (p. ex., quinidina, procainamida, amiodarona), certos medicamentos antipsicóticos (p. ex., ziprasidona, clorpromazina, tioridazina) e certos antibióticos (p. ex., gatifloxacina, moxifloxacina). A dexmedetomidina também deve ser evitada em pacientes com história de arritmias cardíacas e outras circunstâncias que possam aumentar o risco de ocorrência de *torsades de pointes* e/ou morte súbita, incluindo bradicardia sintomática, hipocalemia ou hipomagnesemia e presença de prolongamento do intervalo QT congênito. Evitar o uso em pacientes com hipotensão, hipotensão ortostática, bloqueio cardíaco avançado, disfunção ventricular grave ou história de síncope.

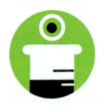

LABORATÓRIO

Exames prévios ao uso

Não são necessários para indivíduos saudáveis. Entretanto, conforme o contexto de risco em relação ao prolongamento do intervalo QT (ver tópico "Insuficiência cardíaca"), considerar ECG antes de iniciar o uso.

Exames de acompanhamento

Conforme o contexto de risco em relação ao prolongamento do intervalo QT (ver tópico "Insuficiência cardíaca"), considerar avaliação com ECG após iniciar o fármaco. Não há relevância clínica na dosagem sérica do fármaco. No momento, não existem dados que sustentem a relação entre as concentrações séricas e a resposta ao tratamento.

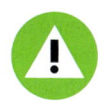

⚠️ PRECAUÇÕES E DICAS

1. Após a administração, os pacientes devem ser adequadamente hidratados e devem se sentar ou deitar até que os sinais vitais estejam dentro da normalidade. Caso o paciente não possa permanecer sentado ou deitado, devem ser tomadas precauções para reduzir o risco de quedas. Certifique-se de que o paciente esteja alerta e não apresenta hipotensão ortostática ou hipotensão sintomática antes de permitir que retome a deambulação.
2. A dexmedetomidina sublingual não foi estudada por mais de 24 horas após a primeira dose. Entretanto, como estudos em roedores e primatas demonstraram que a dexmedetomidina IV exibe ações farmacológicas semelhantes às da clonidina, é possível que a dexmedetomidina possa produzir uma síndrome de abstinência semelhante à clonidina após a interrupção abrupta.

REFERÊNCIAS

1. Preskorn SH, Zeller S, Citrome L, Finman J, Goldberg JF, Fava M, et al. Effect of sublingual dexmedetomidine vs placebo on acute agitation associated with bipolar disorder: a randomized clinical trial. JAMA. 2022;327(8):727-36. PMID [35191924]
2. Igalmi™ (dexmedetomidine) [Bula de medicamento] [Internet]. Floor New Haven: BioXcel Therapeutics; 2022 [capturado em 21 ago 2022]. Disponível em: https://www.accessdata.fda.gov/drugsatfda_docs/label/2022/215390s000lbl.pdf.
3. Weerink MAS, Struys MMRF, Hannivoort LN, Barends CRM, Absalom AR, Colin P. Clinical pharmacokinetics and pharmacodynamics of dexmedetomidine. Clin Pharmacokinet. 2017;56(8):893-913. PMID [28105598]
4. Preskorn SH. How an understanding of the function of the locus coeruleus led to use of dexmedetomidine to treat agitation in bipolar disorder: example of rational development of psychiatric medications. J Psychiatr Pract. 2022;28(3):227-33. PMID [35511098]
5. BioXcel Therapeutics. Dexmedetomidine in the treatment of agitation associated with schizophrenia (SERENITY I) [Internet]. Clinical Trials. 2020 [capturado em 21 ago 2022]. Disponível em: https://clinicaltrials.gov/ct2/show/NCT04268303.
6. Citrome LL, Preskorn SH, Rajachandran L, Risinger R. Dexmedetomidine orally dissolving film for acute agitation associated with schizophrenia or bipolar disorder: SERENITY I and SERENITY II trials. CNS Spectr. 2022;27(2):242.
7. Ala-Kokko TI, Pienimäki P, Lampela E, Hollmén AI, Pelkonen O, Vähäkangas K. Transfer of clonidine and dexmedetomidine across the isolated perfused human placenta. Acta Anaesthesiol Scand. 1997;41(3):313-9. PMID [9062619]
8. Yu M, Han C, Jiang X, Wu X, Yu L, Ding Z. Effect and placental transfer of dexmedetomidine during caesarean section under general anaesthesia. Basic Clin Pharmacol Toxicol. 2015;117(3):204-8. PMID [25652672]
9. Wang C, Liu S, Han C, Yu M, Hu Y, Liu C. Effect and placental transfer of dexmedetomidine during caesarean section under epidural anaesthesia. J Int Med Res. 2017;45(3):964-72. PMID [28449631]
10. Yoshimura M, Kunisawa T, Suno M, Sugawara A, Kurosawa A, Nakanishi R, et al. Intravenous dexmedetomidine for cesarean delivery and its concentration in colostrum. Int J Obstet Anesth. 2017;32:28-32. PMID [28687146]
11. Nakanishi R, Yoshimura M, Suno M, Yamamoto K, Ito H, Uchimine Y, et al. Detection of dexmedetomidine in human breast milk using liquid chromatography-tandem mass spectrometry: application to a study of drug safety in breastfeeding after Cesarean section. J Chromatogr B Analyt Technol Biomed Life Sci. 2017;1040:208-13. PMID [27856195]

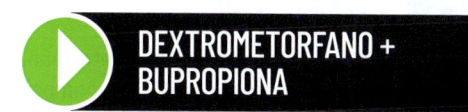

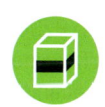

▶ DEXTROMETORFANO + BUPROPIONA

📦 APRESENTAÇÕES COMERCIAIS

AUVELITY (AXSOME)*

▸ Frascos de 30 comprimidos de 45 mg de dextrometorfano + 105 mg de bupropiona.

*Não comercializado no Brasil.

📋 MODO DE USAR

Recomenda-se iniciar com dose de um comprimido de 45 mg de dextrometorfano + 105 mg de bupropiona ao dia, pela manhã, por 3 dias. Após esse período, aumentar para um comprimido, 2 vezes ao dia (com intervalo mínimo de 8 horas). Deve-se evitar a ingestão de mais de 2 comprimidos em 24 horas. Também não se deve ingerir mais de uma dose da medicação no mesmo horário. Os comprimidos de dextrometorfano + bupropiona não devem ser divididos e podem ser administrados com ou sem alimentos.[1]

⏳ TEMPO PARA INÍCIO DE AÇÃO

O efeito antidepressivo pode iniciar em 1 a 2 semanas de tratamento.[2,3]

⚫ VARIAÇÃO USUAL DA DOSE

De 1 a 3 comprimidos de 45 mg de dextrometorfano + 105 mg de bupropiona ao dia.

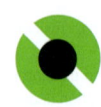

MODO DE SUSPENDER

Em relação à bupropiona, há pouca probabilidade de ocorrência de sintomas de retirada por ela ter mínima atividade serotonérgica;[4] já com o uso de dextrometorfano, pouco se conhece sobre o risco desses sintomas. Em ensaio clínico não foram identificados sintomas de retirada após a descontinuação do fármaco.[2]

CLASSE, MECANISMO DE AÇÃO E FARMACODINÂMICA

O fármaco é uma combinação de dextrometorfano, um antagonista de receptor NMDA não competitivo e agonista do receptor sigma-1, e bupropiona, uma aminocetona e inibidora da CYP2D6. O mecanismo de ação do dextrometorfano no tratamento do TDM não está claro. O mecanismo de ação da bupropiona no TDM também não é totalmente claro, mas pode estar relacionado a mecanismos dopaminérgicos e noradrenérgicos. A bupropiona aumenta a concentração sérica de dextrometorfano pela inibição competitiva da CYP2D6, que participa do metabolismo do dextrometorfano. A bupropiona tem um metabólito ativo, a hidroxibupropiona.[1]

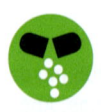

FARMACOCINÉTICA

A bupropiona inibe o metabolismo do dextrometorfano pela CYP2D6. A concentração plasmática estável de dextrometorfano + bupropiona é atingida em 8 dias. A ligação a proteínas plasmáticas do dextrometorfano é de 60 a 70% e a da bupropiona é de 84%. O percentual de ligação da hidroxibupropiona é similar ao da bupropiona. A meia-vida média do dextrometorfano é de 22 horas e a da bupropiona é de 15 horas. A meia-vida do metabólito hidroxibupropiona é de aproximadamente 35 horas.[1]

O dextrometorfano é primariamente metabolizado pela CYP2D6 e transformado em dextrorfano. A bupropiona é metabolizada em três metabólitos: hidroxibupropiona, treo-hidroxibupropiona e eritro-hidroxibupropiona. Estudos *in vitro* sugerem que a CYP2B6 seria a principal isoenzima envolvida na formação de hidroxibupropiona. A potência e a toxicidade dos metabólitos da bupropiona não estão totalmente esclarecidas.[1]

Em relação à bupropiona, 87% da dose administrada são eliminados pelas fezes e 10% pela urina, sendo que apenas 0,5% é excretado de forma inalterada.[1]

A aprovação desse fármaco para o tratamento da depressão foi baseada principalmente em dois ensaios clínicos randomizados recentes. Um deles foi um ensaio clínico de fase 3, multicêntrico e duplo-cego, que randomizou 327 pacientes com um episódio depressivo maior moderado a grave para receber dextrometorfano + bupropiona 2 vezes ao dia ou placebo por um período de 6 semanas. Em comparação ao grupo placebo, o grupo que recebeu a intervenção apresentou uma redução significativamente mais importante de sintomas depressivos avaliados pela escala MADRS a partir da primeira semana de tratamento. A taxa de remissão também foi bem maior no grupo de intervenção, mas a partir da segunda semana.[2]

Um ensaio clínico randomizado de fase 2, multicêntrico e duplo-cego randomizou 97 pacientes, sendo que um grupo recebeu dextrometorfano + bupropiona, 2 vezes ao dia, e outro grupo recebeu bupropiona 210 mg/dia por 6 semanas. O grupo que recebeu a combinação de fármacos teve redução mais significativa de sintomas depressivos na escala MADRS ao longo do tratamento e taxa de remissão significativamente maior a partir da segunda semana de uso.[3]

INDICAÇÕES

Evidências CONSISTENTES de eficácia

▸ TDM.[2,3]

CONTRAINDICAÇÕES

▸ Pacientes com crises convulsivas.
▸ Diagnóstico atual ou prévio de bulimia ou anorexia nervosa.
▸ Abstinência recente de álcool, BZDs, barbitúricos e anticonvulsivantes.
▸ Pacientes em uso ou com suspensão há menos de 14 dias de IMAOs.
▸ Pacientes em uso de linezolida ou azul de metileno IV.
▸ Hipersensibilidade a algum dos componentes da fórmula.[1]

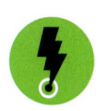

REAÇÕES ADVERSAS

Mais comuns: Cefaleia, diarreia, náusea, sonolência, tontura.
Menos comuns: Artralgia, fadiga, insônia, parestesia, visão borrada.[1]

INTOXICAÇÃO

Sintomas

- Intoxicação por dextrometorfano: náusea, vômito, estupor, coma, depressão respiratória, convulsões, taquicardia e psicose. Também há maior risco de síndrome serotonérgica, ataxia, nistagmo, distonia, visão borrada e mudanças em reflexos musculares.[1]
- Intoxicação por bupropiona: convulsões, alucinações, perda de consciência, alterações de estado mental, taquicardia sinusal, arritmias, clônus, mioclonias e hiper-reflexia.[1]

Manejo

- Realizar tratamento sintomático e medidas de suporte.
- Assegurar via aérea adequada, oxigenação e ventilação.
- Monitorar ritmo cardíaco e sinais vitais.[1]

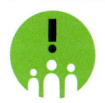

POPULAÇÕES ESPECIAIS

GRAVIDEZ

O uso não é recomendado durante a gestação. Estudos em animais indicam que a associação de dextrometorfano + bupropiona pode causar dano ao feto. Os dados clínicos para avaliar o risco de eventos adversos associados ao fármaco ainda são insuficientes.[1]

LACTAÇÃO

A lactação não é recomendada durante o uso de dextrometorfano + bupropiona até 5 dias após a ingestão da última dose. Há risco potencial de neurotoxicidade.[1]

CRIANÇAS

A segurança e a efetividade não foram avaliadas em crianças.[1]

IDOSOS

Os ensaios clínicos com dextrometorfano + bupropiona não incluíram pacientes com mais de 65 anos para determinar se há diferença na resposta ao tratamento.[1]

INSUFICIÊNCIA HEPÁTICA

Não é recomendado ajuste de dose em pacientes com acometimento hepático leve a moderado (Child-Pugh A e B). O uso não é recomendado em pacientes com insuficiência hepática grave.[1]

INSUFICIÊNCIA RENAL

É recomendado ajuste de dose em pacientes com IR moderada (dextrometorfano 45 mg/bupropiona 105 mg/dia).[5] O uso não é recomendado em pacientes com IR grave.[1]

INSUFICIÊNCIA CARDÍACA

A bupropiona pode causar elevação da PA. Conforme informações do fabricante, não há ensaios clínicos controlados avaliando a segurança da bupropiona em pacientes com doença cardíaca instável.[1]

LABORATÓRIO

Exames prévios ao uso

Função renal e função hepática.[5]

Exames de acompanhamento

Função renal e função hepática, conforme indicação clínica.[5]

PRECAUÇÕES E DICAS

1. Há risco de aumento de pensamentos e comportamentos suicidas, especialmente em crianças, adolescentes e adultos jovens no início do tratamento.
2. É recomendado monitoramento periódico da PA durante o tratamento.
3. O risco de convulsões é dose-dependente. O tratamento deve ser suspenso em caso de crise convulsiva.[1]

REFERÊNCIAS

1. Auvelity (dextromethorphan hydrobromide and bupropion hydrochloride) [Bula de medicamento] [Internet]. New York. Axsome Therapeutics; 2022 [capturado em 12 out 2022]. Disponível em: https://www.axsome.com/auvelity-prescribing-information.pdf.
2. Iosifescu DV, Jones A, O'Gorman C, Streicher C, Feliz S, Fava M, et al. Efficacy and safety of AXS-05 (dextromethorphan-bupropion) in patients with major depressive disorder: a phase 3 randomized clinical trial (GEMINI). J Clin Psychiatry. 2022;83(4):21m14345. PMID [35649167]
3. Tabuteau H, Jones A, Anderson A, Jacobson M, Iosifescu DV. Effect of AXS-05 (dextromethorphan-bupropion) in major depres-

sive disorder: a randomized double-blind controlled trial. Am J Psychiatry. 2022I;179(7):490-9. PMID [35582785]
4. American Psychiatric Association. Practice guideline for the treatment of patients with major depressive disorder. 3rd ed. Washington: APA; 2010.
5. Dextromethorphan and bupropion: Drug information [Internet]. UpToDate. Waltham: UpToDate; 2022 [capturado em 12 out. 2022]. Disponível em: https://www.uptodate.com/contents/dextromethorphan-and-bupropion-drug-information?-source=history_widget#F57172797.

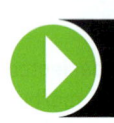

DIAZEPAM

APRESENTAÇÕES COMERCIAIS

COMPAZ (CRISTÁLIA)
- Caixas com 20 ou 200* comprimidos de 5 mg.
- Caixas com 20 ou 200* comprimidos de 10 mg.
- Caixas com ampolas de 2 mL de solução injetável de 5 mg/mL*.

DIAZEPAM (BRAINFARMA)
- Caixas com 20, 30, 60, 80, 90, 100*, 150*, 200*, 210*, 300*, 400*, 450*, 500* ou 600* comprimidos de 5 mg.
- Caixas com 20, 30, 60, 80, 90, 100*, 150*, 200*, 210*, 300*, 400*, 450*, 500* ou 600* comprimidos de 10 mg.

DIAZEPAM (FURP)
- Caixas com 500* comprimidos de 10 mg.

DIAZEPAM (HIPOLABOR, SANTISTA, TEUTO)
- Caixas com ampolas de 2 mL de solução injetável de 5 mg/mL*.

DIAZEPAM (LEGRAND)
- Caixas com 10, 20, 30, 40 ou 60 comprimidos de 5 mg.
- Caixas com 10, 20, 30, 40 ou 60 comprimidos de 10 mg.

DIAZEPAM (PHARLAB)
- Caixas com 20, 30 ou 500* comprimidos de 10 mg.

DIAZEPAM (UNIÃO QUÍMICA)
- Caixas com 20, 30 ou 200* comprimidos de 5 mg.
- Caixas com 20, 30 ou 200* comprimidos de 10 mg.

DIAZEPAM NQ (EMS)
- Caixas com 20, 30 ou 100* comprimidos de 5 mg.
- Caixas com 20 ou 30 comprimidos de 10 mg.

FARMANGUINHOS DIAZEPAM (FUNDAÇÃO OSWALDO CRUZ)
- Caixas com 200* ou 500* comprimidos de 5 mg.
- Caixas com 200* ou 500* comprimidos de 10 mg.

FURP-DIAZEPAM (FURP)
- Caixas com 500* comprimidos de 5 mg.
- Caixas com 500* comprimidos de 10 mg.

RELAPAX (CAZI)
- Caixas com 20, 30 ou 500* comprimidos de 5 mg.
- Caixas com 20, 30 ou 500* comprimidos de 10 mg.

SANTIAZEPAM (SANTISTA)
- Caixas com 30, 200*, 500* ou 1.000* comprimidos de 5 mg.
- Caixas com 30, 200*, 500* ou 1.000* comprimidos de 10 mg.
- Caixas com ampolas de 1 mL de solução injetável de 10 mg/mL*.

UNI-DIAZEPAX (UNIÃO QUÍMICA)
- Caixas com 20 ou 200* comprimidos de 5 mg.
- Caixas com 20 ou 200* comprimidos de 10 mg.
- Caixas com ampolas de 2 mL de solução injetável de 5 mg/mL*.

VALIUM (ROCHE)
- Caixas com 30 comprimidos de 5 mg.
- Caixas com 30 comprimidos de 10 mg.

*Embalagem hospitalar.

MODO DE USAR

- Ansiedade: iniciar com 2,5 a 5 mg, 2 vezes ao dia; aumentar dose em 2,5 a 5 mg/dia a cada 2 a 4 dias, até a dose máxima de 40 mg/dia (dividida em 2 a 4 doses ao dia). Evitar uso por mais de 2 a 4 semanas.
- Síndrome de abstinência a outros BZDs: iniciar com uma dose de até 10 mg a cada 2 horas nas primeiras 24 horas, suspendendo-a nos horários em que o paciente estiver sedado. Com a dose total utilizada no primeiro dia de tratamento já determinada, inicia-se a retirada lenta e gradual, em geral cerca de 10% ao dia,

dependendo da intensidade e da frequência dos sintomas de abstinência.

- Abstinência ao álcool: ver Seção "Diretrizes e algoritmos" deste livro.

TEMPO PARA INÍCIO DE AÇÃO

30 minutos.

VARIAÇÃO USUAL DA DOSE

2 mg, 2 vezes ao dia, a 10 mg, 4 vezes ao dia.

MODO DE SUSPENDER

Reduzir cerca de 10% da dose utilizada a cada 1 a 2 semanas, primeiro reduzindo a dose diurna e, depois, a noturna. A partir da dose diária de 16 mg/dia (8 mg pela manhã + 8 mg à noite), reduzir apenas a dose matinal (em 1 mg a cada 1 a 2 semanas), até a suspensão. Após, fazer o mesmo com a dose noturna, até a suspensão. Devido às formulações limitadas de diazepam disponíveis no mercado brasileiro, pode ficar difícil partir o comprimido em muitos pedaços. Há a alternativa de que o paciente avie, então, a receita em farmácia de manipulação; porém, cabe ficar atento aqui aos riscos associados.

CLASSE, MECANISMO DE AÇÃO E FARMACODINÂMICA

O diazepam é um BZD (1,4-benzodiazepina) com efeito ansiolítico, sedativo, relaxante muscular e anticonvulsivante. Ele potencializa o efeito inibitório do neurotransmissor GABA, modulando a atividade dos receptores GABA-A por meio de sua ligação com sítio específico (receptores BZDs). Essa ligação altera a conformação de tais receptores, aumentando a afinidade do GABA com seus próprios receptores e a frequência da abertura dos canais de cloro, cuja entrada no neurônio é regulada por esse neurotransmissor, promovendo hiperpolarização da célula. O resultado dessa hiperpolarização é um aumento da ação gabaérgica inibitória do SNC. O seu uso continuado está associado ao fenômeno de tolerância farmacológica.

FARMACOCINÉTICA

O diazepam, comercializado a partir de 1963, é o protótipo dos BZDs. É rápida e completamente absorvido pelo TGI, atingindo a concentração plasmática após 30 a 90 minutos (15 a 30 minutos em crianças). É biotransformado por reações oxidativas no fígado e produz, em alguns casos, substâncias farmacologicamente ativas, como nordazepam, temazepam e oxazepam. A sua absorção pode ser retardada e diminuída quando administrado junto a refeições com presença moderada de gorduras (absorção prolongada, em média, de 15 para 45 minutos). Há, também, um aumento no tempo médio para atingir o pico plasmático de 1,25 para 2,5 horas na presença de alimento.

O diazepam é altamente lipossolúvel. Seus metabólitos ligam-se de forma intensa às proteínas plasmáticas (99%). A curva do tempo da concentração plasmática do diazepam é bifásica: uma fase de distribuição inicial rápida e intensa, com meia-vida que pode chegar a 3 horas, e uma fase terminal prolongada (meia-vida de 20 a 80 horas). O diazepam e seus metabólitos são eliminados sobretudo pela urina, predominantemente sob a forma conjugada. Sua meia-vida de eliminação é de 20 a 90 horas.

É utilizado no tratamento da ansiedade em diversos transtornos psiquiátricos e em várias outras condições médicas. Com o uso de longo prazo, podem ocorrer tolerância, dependência e reações de retirada. Esses efeitos indesejáveis podem ser prevenidos, utilizando-se as menores doses efetivas pelo menor tempo (4 semanas), com uma seleção cuidadosa dos pacientes.

A eficácia do diazepam foi comprovada na redução dos ataques do TP, com efetividade semelhante à do alprazolam;[1] no tratamento do TAG, em que apresentou melhores resultados nas primeiras 2 semanas e desfechos semelhantes aos da imipramina e da trazodona após 8 semanas;[2] no tratamento da espasticidade induzida por doenças neurológicas, como o tétano e a EM; e no tratamento do estado de mal epiléptico, em que é uma alternativa em combinação com fenitoína ou midazolam, utilizados injetavelmente.[3] Pode ser usado sob a forma retal (supositórios, se disponíveis) na prevenção ou no tratamento de convulsões que ocorrem nos quadros de abstinência de álcool (situação em que podem ser utilizados também lorazepam ou clordiazepóxido)[4] e na prevenção de mialgias pós-anestésicas decorrentes do uso de succinilcolina. O uso nas crises agudas de ansiedade, quando ela está relacionada a estressores, deve ser breve, em média de 2 a 3 semanas e, no máximo, 8 semanas. Em geral, atinge-se o equilíbrio das concentrações plasmáticas em 1 ou 2 semanas, período após o qual se pode avaliar se a dose deve ser aumentada ou diminuída.

Na síndrome de abstinência de álcool, o diazepam, em conjunto com o clordiazepóxido, é um dos fármacos de escolha, devido à meia-vida longa e à possibilidade de uso IV. Pacientes com sintomas graves, agitação psicomotora, tremores intensos, convulsões e DT podem se beneficiar de seu uso IV.[4] A administração IV deve ser sempre lenta (0,5 a 1 mL/min) e em ambiente hospitalar, pois a aplicação muito rápida pode causar depressão respiratória. Na prática, quando o paciente não estiver internado em UTI, é mais indicado iniciar por VO e considerar o uso IV se os sintomas não melhorarem. Nesses casos, considerar, ainda, a possibilidade de transferência para um ambiente hospitalar ou UTI. O diazepam pode ser usado, também, na síndrome de abstinência de outros BZDs.

Ainda não está suficientemente claro o perfil farmacocinético do diazepam em relação à sua administração IM. Embora existam recomendações para que essa via de administração não seja usada, em razão de sua absorção errática, alguns autores sugerem que a aplicação no músculo deltoide possa ser confiável, evitando-se o glúteo e a coxa.

INDICAÇÕES

Evidências CONSISTENTES de eficácia
- Ansiedade aguda situacional.
- TP.[1]
- TAG.[2]
- Tratamento das complicações da abstinência de álcool.[4]
- Insônia.

Evidências INCOMPLETAS de eficácia
- Catatonia.
- Como coadjuvante no tratamento da discinesia tardia.
- Terror noturno em crianças (baixas doses e por curtos períodos).[5,6]
- Síndrome do intestino irritável (associado ao antiespasmódico brometo de otilônio).

O diazepam é utilizado, ainda, em várias condições médicas, como:
- Espasticidade decorrente de doenças neuromusculares.
- Tratamento e prevenção do estado de mal epilético ou de repetidas convulsões.
- Em procedimentos clínicos, como pré-anestésico.
- Ansiedade situacional presente ou desencadeada por doenças físicas (p. ex., angina de peito).
- Alívio de ansiedade previamente à cardioversão.
- Em procedimentos de endoscopia (5 a 20 mg IM ou IV).
- Tétano.

CONTRAINDICAÇÕES

- Adição.
- Doença hepática ou renal grave.
- Glaucoma de ângulo fechado.
- Hipersensibilidade aos BZDs.
- Insuficiência respiratória ou DPOC.
- Miastenia grave.

REAÇÕES ADVERSAS

Mais comuns: Abstinência, ataxia, dificuldades de concentração, fadiga, perda de memória, sedação, sonolência.

Menos comuns: Agitação, agressividade, alteração da função hepática, amnésia anterógrada, anorgasmia, ansiedade de rebote, apneia, bloqueio da ovulação, boca seca, bradicardia, cefaleia, cólica abdominal, confusão mental, constipação, convulsões, déficit cognitivo, déficit de memória, dependência, depressão, desinibição, despersonalização, desrealização, diminuição da libido, diminuição da velocidade dos reflexos, diminuição do apetite, diplopia, disartria, disforia, distonia, dor nas articulações, flebite, ganho de peso, gosto metálico, hiperacusia, hipersensibilidade a estímulos, hipotensão leve, hipotonia, icterícia, impotência, inquietude, insônia de rebote, irritabilidade, náusea, parestesias, perda do apetite, pesadelos, prurido, quedas (principalmente em idosos), *rash* cutâneo, relaxamento muscular, retenção urinária, sonambulismo, sudorese, tontura, tremores, trombose venosa, vertigem, visão borrada, vômito.

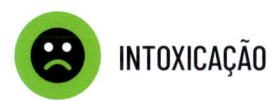

INTOXICAÇÃO

Sintomas

A intoxicação aguda é rara em relação à frequência do uso, pois os BZDs têm uma margem de segurança relativamente ampla. Os óbitos por ingestão de BZDs isolados são raros, e, na maioria dos casos letais, houve uso associado de outras substâncias, como álcool, ADTs e barbitúricos. Os sintomas incluem sonolência, relaxamento muscular, diminuição dos reflexos e confusão, podendo evoluir para coma.

Manejo

- Monitorar a respiração, o pulso e a PA.
- Adotar medidas de suporte gerais (hidratação parenteral e permeabilidade das vias aéreas).
- Realizar esvaziamento gástrico se a ingestão for recente.
- O flumazenil pode ser útil no tratamento e no diagnóstico diferencial das intoxicações.
    - Usa-se 0,3 mg, IV, em 15 segundos, com doses subsequentes de 0,3 mg a cada 60 segundos até o máximo de 2 mg.
    - Caso não ocorra melhora significativa do estado de consciência e da função respiratória após a administração de repetidas doses de flumazenil, deve-se pensar em coma de etiologia não benzodiazepínica. Em tais situações, pode ser útil a solicitação de exame de urina para verificar a presença de outras substâncias.

Obs.: Em pacientes com intoxicação crônica, o uso de flumazenil deve ser lento, pois podem surgir sintomas de abstinência.

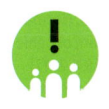

POPULAÇÕES ESPECIAIS

GRAVIDEZ

O uso de BZDs no primeiro trimestre de gestação está associado ao aumento do risco de malformações em recém-nascidos, como fenda palatina e lábio leporino. Um estudo demonstrou que esse risco é pequeno (0,6%), mas 10 vezes maior que o da população em geral (0,07%).[7] A heterogeneidade dos estudos e dos desfechos indica que o tema é, ainda, controverso. Ao avaliar-se o uso de diazepam durante a gravidez, deve ser considerada a relação risco-benefício, especialmente no 1º e no 3º trimestres, compartilhando essa decisão com a paciente. A literatura disponível até o momento sugere que o diazepam, assim como o clordiazepóxido, é seguro durante a gestação, com a recomendação de ser usado pelo menor tempo necessário e na menor dose. Recomenda-se evitar, dentro do possível, seu emprego no 1º e no 3º trimestres. Altos picos de concentração também devem ser evitados, dividindo-se a dose em várias tomadas. BZDs de alta potência e meia-vida menor, como o alprazolam e o lorazepam, são preferíveis, devido à eliminação mais rápida.

A concentração de BZDs no cordão umbilical pode ser maior do que no plasma materno, e tanto o feto quanto o recém-nascido são muito menos capazes de metabolizar tais agentes do que o adulto. O uso por ocasião do parto deprime o SNC do recém-nascido, sobretudo se prematuro, pois, devido à sua lipossolubilidade, os BZDs cruzam rapidamente a barreira placentária, aumentando o risco de depressão respiratória.

A ingestão materna continuada e em doses altas de diazepam no 2º e no 3º trimestres ocasiona sintomas no recém-nascido (irritabilidade, tremores, diminuição do índice de Apgar, diarreia e vômitos).

LACTAÇÃO

Acredita-se que o diazepam seja excretado no leite. A literatura, portanto, contraindica o uso de diazepam durante a lactação. Sua administração nesse período está associada a letargia, sedação e perda de peso. Foram referidos, ainda, apatia, hipotonia, dificuldade de sucção e síndrome de abstinência. Se houver necessidade de uso prolongado de diazepam em altas doses, descontinuar a amamentação.

CRIANÇAS

Em geral, as crianças são como os idosos, mais sensíveis aos efeitos colaterais do diazepam, devido à metabolização mais lenta (2 a 5 vezes). Também é comum a ocorrência de excitação paradoxal, especialmente em crianças hipercinéticas ou com convulsões em estados febris.

O diazepam injetável (0,5 mg/kg) ou retal é uma das alternativas para o tratamento do estado de mal epilético nesse grupo de pacientes.

Em crianças com 6 meses ou mais, iniciar com 1 a 2,5 mg, 3 a 4 vezes ao dia; aumentar a dose gradualmente conforme necessário. O uso parenteral pode ser feito em bebês a partir de 30 dias; o uso retal, em crianças a partir de 2 anos. Os efeitos a longo prazo do diazepam em crianças e adolescentes são ainda desconhecidos.

IDOSOS

A metabolização do diazepam é de 2 a 5 vezes mais lenta em idosos, e, por isso, os efeitos adversos são em geral mais graves. Sabe-se que o envelhecimento leva a um aumento relativo da quantidade de tecido adiposo em relação ao peso corporal total, ocasionando aumento do volume de distribuição sem uma elevação compensatória da depuração, o que resulta no prolongamento da meia-vida de eliminação. Uma das causas mais comuns de quadros confusionais reversíveis em idosos é o uso excessivo de BZDs, mesmo em pequenas doses. Além disso, recentemente, um estudo de caso-controle demonstrou que os BZDs estão associados a um risco aumentado para doença de Alzheimer.[8] Nessa população, é recomendado o uso preferencial de BZDs 3-hidroxi de metabolização mais rápida (p. ex., oxazepam, alprazolam, lorazepam), evitando-se os de longa ação, como clordiazepóxido, diazepam e flurazepam.

Iniciar com 2 a 2,5 mg, 1 a 2 vezes ao dia; aumentar gradualmente conforme necessário.

INSUFICIÊNCIA HEPÁTICA

Iniciar com 2 a 2,5 mg, 1 a 2 vezes ao dia; aumentar gradualmente conforme necessário.

INSUFICIÊNCIA RENAL

Iniciar com 2 a 2,5 mg, 1 a 2 vezes ao dia; aumentar gradualmente conforme necessário.

INSUFICIÊNCIA CARDÍACA

Os BZDs têm sido utilizados para tratar a ansiedade associada ao IAM. O diazepam pode ser usado como adjuvante em emergências cardiológicas.

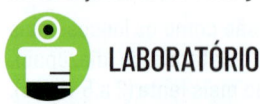

LABORATÓRIO

Exames prévios ao uso
Não são necessários.

Exames de acompanhamento
Naqueles pacientes em tratamento para síndromes convulsivas, doenças clínicas crônicas e/ou aqueles em uso concomitante de múltiplos medicamentos por muito tempo, é prudente solicitar exames hepáticos e hemograma completo periodicamente.

PRECAUÇÕES E DICAS

1. Alertar o paciente para ter cuidado ao dirigir veículos ou operar máquinas perigosas, pois o diazepam compromete tanto a atenção como a velocidade dos reflexos.
2. Deve-se evitar o uso associado de álcool, pois ele potencializa os efeitos sedativos.
3. Indivíduos que apresentam transtornos por abuso do álcool ou de outras substâncias e pessoas com transtornos da personalidade graves costumam abusar dos BZDs. Deve-se evitar prescrevê-los a tais pacientes.
4. Nos quadros agudos de ansiedade situacional, o uso deve ser, sempre que possível, breve e com a menor dose efetiva, suspendendo-se o medicamento assim que houver alívio dos sintomas.
5. Em pacientes com história de epilepsia, a retirada abrupta do diazepam pode desencadear convulsões.
6. O uso IV deve ser feito com cuidado (1 mL ou 5 mg/min), evitando-se veias pequenas. Pode produzir apneia em pacientes que estejam recebendo outros analgésicos e APs. O paciente deve ficar em repouso e em observação pelo menos até 8 horas após a administração parenteral do diazepam.
7. Em horas ou dias após a retirada, pode ocorrer o rebote dos sintomas, e, em semanas ou meses depois, a recaída do quadro de ansiedade.
8. Na presença de insuficiência cardiorrespiratória, pode ocorrer aumento da depressão respiratória.

REFERÊNCIAS

1. Noyes R Jr, Burrows GD, Reich JH, Judd FK, Garvey MJ, Norman TR, et al. Diazepam versus alprazolam for the treatment of panic disorder. J Clin Psychiatry. 1996;57(8):349-55. PMID [8752017]
2. Rickels K, Downing R, Schweizer E, Hassman H. Antidepressants for the treatment of generalized anxiety disorder: a placebo-controlled comparison of imipramine, trazodone, and diazepam. Arch Gen Psychiatry. 1993;50(11):884-95. PMID [8215814]

3. Singhi S, Singhi P, Dass R. Status epilepticus: emergency management. Indian J Pediatr. 2003;70(Suppl 1): S17-22. PMID [12785277]
4. Saitz R, O'Malley SS. Pharmacotherapies for alcohol abuse: withdrawal and treatment. Med Clin North Am. 1997;81(4):881-907. PMID [9222259]
5. Schatezberg AF, Cole JO, DeBattista C. Manual of clinical psychopharmacology. 7th ed. Washington: APP; 2010.
6. McEvoy GK. Benzodiazepines general statement. In: McEvoy GK, editor. AHFS drug information 2004. Bethesda: ASHP; 2004. p. 2372-80.
7. Altshuler LL, Cohen L, Szuba MP, Burt VK, Gitlin M, Mintz J. Pharmacologic management of psychiatric illness during pregnancy: dilemmas and guidelines. Am J Psychiatry. 1996;153(5):592-606. PMID [8615404]
8. Gage SB, Moride Y, Ducruet T, Kurth T, Verdoux H, Tournier M, et al. Benzodiapine use and risk of Alzheimer's disease: case-control study. BMJ. 2014;349:g5202. PMID [25208536]

LEITURAS RECOMENDADAS

Ashton H. Guidelines for the rational use of benzodiazepines: when and what to use. Drugs. 1994;48(1): 25-40. PMID [7525193]

Stahl SM. Stahl's essential psychopharmacology: prescriber's guide. 7th ed. Cambridge: Cambridge University Press; 2021.

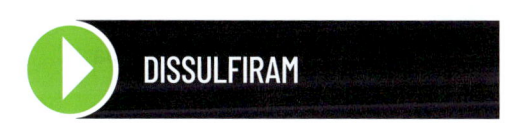

DISSULFIRAM

APRESENTAÇÕES COMERCIAIS

ANTIETANOL (SANOFI-AVENTIS)*
▶ Caixas com 20 comprimidos de 250 mg.

SARCOTON (MEDLEY)**
▶ Pote com 10 g de pó (dissulfiram + metronidazol) com 0,4 g/g.

*Registro caduco/cancelado na Anvisa em 12/2019.
**Registro caduco/cancelado na Anvisa em 08/2016.

MODO DE USAR

O dissulfiram costuma ser administrado pela manhã, mas pode ser tomado à noite caso a sedação que pode provocar seja um problema. A posologia habitual é de 250 a 500 mg/dia nas 2 primeiras semanas, e a administração deve ser iniciada somente 12 horas após a última ingestão de álcool. Na manutenção, as doses podem ser menores, em torno de 125 a 250 mg. A dose diária do medicamento deve ser individualizada, não excedendo 500 mg/dia. O tempo de tratamento é definido pelos padrões de melhora no estado psicossocial do paciente e pela aquisição do autocontrole para o comportamento de beber. De acordo com o caso, o uso de dissulfiram pode estender-se por meses ou anos. O paciente deve estar ciente do uso do dissulfiram e é contraindicado o emprego desse fármaco sem o seu conhecimento. São essenciais a concordância do paciente com o tratamento e a sua adesão.

TEMPO PARA INÍCIO DE AÇÃO

Os efeitos do dissulfiram são imediatos, caso o paciente venha a ingerir álcool depois de ter tomado o medicamento. Os pacientes não devem tomar o medicamento até pelo menos 12 horas após ter ingerido álcool sob pena de apresentarem efeitos colaterais desagradáveis (náuseas, vômitos, sudorese, etc.).

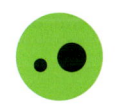

VARIAÇÃO USUAL DA DOSE

Entre 125 e 500 mg/dia.

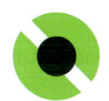

MODO DE SUSPENDER

O uso pode ser interrompido a qualquer momento, pois não forma hábito, nem cria dependência, não havendo necessidade de ser gradual. No entanto, as reações à ingestão de álcool podem seguir ocorrendo até 2 semanas após a interrupção.

CLASSE, MECANISMO DE AÇÃO E FARMACODINÂMICA

O dissulfiram é um dissulfeto (N,N-dietil[(dietilcarbamotioil)disulfanil] carbotioamida. Age no metabolismo hepático do álcool, inativando a enzima acetaldeído-desidrogenase, responsável pela conversão do acetoaldeído em ácido acético, produzindo, assim, um acúmulo dessa substância na corrente sanguínea quando houver ingestão de álcool. O acúmulo de acetoaldeído na corrente sanguínea acarreta a reação aldeídica, ou efeito antabuse, caracterizada pela presença de sintomas como rubor facial, cefaleia, taquipneia, precordialgia, náusea, vômito, sudorese e cansaço, geralmente seguidos de sonolência, visão borrada, vertigem e alteração do nível de consciência. Essa reação pode durar de 30 minutos até algumas horas, dependendo da sensibilidade individual do paciente, e pode ocorrer até mesmo com concentrações abaixo de 50 a 100 µg/mL de alcoolemia. Alguns indivíduos podem apresentar um quadro muito leve, passando até mesmo de forma despercebida, enquanto outros desenvolvem a reação mesmo quando inadvertidamente utilizam medicamentos de venda livre que contenham álcool em sua fórmula, como xaropes para tosse, ou produtos de uso externo, como loção pós-barba à base de álcool. Nos casos mais graves e de forma rara, mais especificamente quando há uma complicação médica não identificada antes, como, por exemplo, cardiopatia, a reação pode evoluir para hipotensão, coma e morte. Outros medicamentos com indicações diversas também desencadeiam a reação aldeídica, ou efeito dissulfiram-*like*, entre eles o metronidazol, a furazolidona, os hipoglicemiantes orais, o hidrato de cloral, o cloranfenicol, a nitrofurantoína, a quinacrina, as sulfonamidas e o tinidazol.

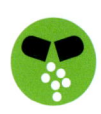

FARMACOCINÉTICA

O dissulfiram é rapidamente absorvido no trato gastrintestinal (70 a 90%), acumulando-se no tecido adiposo, com altas concentrações no fígado, nos rins e nos músculos. A excreção é renal, e 80% são lentamente eliminados durante vários dias (até 7 dias). A meia-vida da substância-mãe é de 60 a 120 horas.

O dissulfiram foi o primeiro medicamento liberado pela FDA para o tratamento da dependência de álcool, e diversos estudos demonstram sua eficácia no tratamento dessa condição.[1-5] O dissulfiram associa reações físicas desagradáveis à ingestão da bebida, as quais funcionam como um "freio externo" ao consumo de álcool. Para ser eficaz, necessita da adesão do paciente ao tratamento. Por isso, é frequentemente utilizado em associação a outras intervenções, como terapias psicossocial, educacional e cognitivo-comportamental e grupos de apoio. A utilização do dissulfiram diluído em bebida alcoólica ou misturado aos alimentos, sem o conhecimento do paciente e com o intuito de tornar o hábito de beber desagradável, é contraindicada.

Alguns estudos demonstraram a eficácia do dissulfiram no abuso/dependência de cocaína associado ou não a dependência de opioides em pacientes em tratamento com metadona, independentemente da comorbidade com alcoolismo. O mecanismo que poderia explicar essa resposta seria o fato de o dissulfiram inibir a dopamina β-hidroxilase, resultando em excesso de dopamina e diminuição da síntese de noradrenalina e, por conseguinte, na diminuição da sensação de prazer e na potencialização dos efeitos desagradáveis produzidos pela droga, como ansiedade e paranoia, acarretando redução do *craving* por cocaína.[6-8] Alguns relatos de caso têm utilizado o dissulfiram em casos de transtorno do jogo.[9] Um estudo recente sugere que o dissulfiram tenha um efeito anti-inflamatório potente e consequentemente uma ação protetora para inflamações. E, de fato, diminuiu a incidência e a gravidade da COVID-19.[10]

INDICAÇÕES

Evidências CONSISTENTES de eficácia
- Alcoolismo.[1-5]

Evidências INCOMPLETAS de eficácia
- Abuso de cocaína.[6-8]

CONTRAINDICAÇÕES

Absolutas
- Alergia ao dissulfiram.
- Intoxicação alcoólica.
- Psicose.
- Hepatopatias graves como cirrose hepática acarretando hipertensão portal.
- Doença cardiovascular.
- Insuficiência renal.
- Epilepsia.
- Uso concomitante de metronidazol, amprenavir, ritonavir ou sertralina.
- Na falta de conhecimento do paciente.

Relativas
- Insuficiência hepática leve.
- Hipotireoidismo.
- Em pacientes com mais de 60 anos.
- Diabetes.
- Cardiopatia leve.

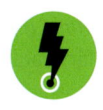

⚡ REAÇÕES ADVERSAS

Mais comuns: Cefaleia, letargia, náusea, precordialgia, rubor facial, sonolência, sudorese, taquipneia, tontura, vômito.

Menos comuns: Alteração das provas de função hepática, cansaço, cefaleia, convulsões, diminuição da libido, gosto metálico, hepatite, hipotireoidismo (no longo prazo), impotência, polineurite (no longo prazo), *rash* cutâneo, tremor, vertigem, visão borrada.

☹ INTOXICAÇÃO

Sintomas

A intoxicação aguda pode ocorrer com a ingestão de 5 g no adulto ou 2 g na criança, e a subaguda, com doses de 1,5 a 3 g/dia por várias semanas. Caracteriza-se por letargia, prejuízo de memória, alteração do comportamento, confusão mental, náusea, vômito, paralisia flácida ascendente e coma. A dose letal em animais de laboratório é de 3 g/kg de peso.

Manejo

▶ O manejo deve ser feito com uso de eméticos, lavagem gástrica e medicamento sintomático.

⚠ POPULAÇÕES ESPECIAIS

GRAVIDEZ

O uso desse medicamento na gravidez deve ser evitado devido ao seu potencial teratogênico. Existem relatos de caso isolados de malformações congênitas, sendo que, em animais, é embriotóxico. Categoria C da FDA.

LACTAÇÃO

A presença de dissulfiram no leite materno é desconhecida. Portanto, deve ser evitado o seu uso por mães que amamentam.

CRIANÇAS

Esse medicamento só é liberado para uso após os 12 anos de idade. Um ECR demonstrou que o dissulfiram foi eficaz e bem tolerado em adolescentes com dependência de álcool.[9]

IDOSOS

Em idosos, pode ocorrer aumento da sedação. Não é recomendado para pacientes com mais de 60 anos.

INSUFICIÊNCIA HEPÁTICA

Não é recomendado para pacientes com insuficiência hepática.

INSUFICIÊNCIA RENAL

Não é recomendado para pacientes com IR.

INSUFICIÊNCIA CARDÍACA

O uso de dissulfiram deve ser evitado em pacientes cardiopatas.

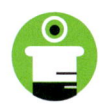

🧪 LABORATÓRIO

Exames prévios ao uso

Testes de função hepática (AST, ALT, GGT, bilirrubinas) e exames da crase sanguínea.

Exames de acompanhamento

Testes de função hepática (AST, ALT, GGT, bilirrubinas) e exames da crase sanguínea, T4 livre e TSH.

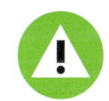

⚠ PRECAUÇÕES E DICAS

1. O paciente deve estar atento para a possibilidade de uso inadvertido de álcool, por exemplo, em alimentos como vinagres, molhos, sobremesas, bombons e outros.
2. Evitar a ingestão de qualquer quantidade de álcool até 14 dias após a última dose de dissulfiram.
3. Em diabéticos, seu uso deve ser parcimonioso, pois pode agravar o risco de doenças vasculares por elevar as concentrações séricas de colesterol e causar neuropatia periférica.
4. Evitar o uso de dissulfiram na presença de insuficiência hepática, devido ao seu potencial de hepatotoxicidade.
5. O uso de dissulfiram por longo prazo pode causar hipotireoidismo. Portanto, deve ser evitado nos portadores dessa condição devido à possibilidade de acentuá-lo.
6. Pacientes com história pregressa de dermatite de contato por borracha devem tomar cuidado em relação à administração de antietanol.

REFERÊNCIAS

1. Fuller RK, Gordis E. Does disulfiram have a role in alcoholism treatment today? Addiction. 2004;99(1):21-4. PMID [14678055]
2. Ehrenreich H, Krampe H. Does disulfiram have a role in alcoholism treatment today? Not to forget about disulfiram's psychological effects. Addiction. 2004;99(1):25-8. PMID [14678057]

3. Suh JJ, Pettinati HM, Kampman KM, O'Brien CP. The status of disulfiram: a half of a century later. J Clin Psychopharmacol. 2006;26(3):290-302. PMID [16702894]
4. Pani PP, Trogu E, Vacca R, Amato L, Vecchi S, Davoli M. Disulfiram for the treatment of cocaine dependence. Cochrane Database Syst Rev. 2010;20(1):CD007024. PMID [20091613]
5. Olive MF. Pharmacotherapies for alcoholism: the old and the new. CNS Neurol Disord Drug Targets. 2010;9(1):2-4. PMID [20232494]
6. George TP, Chawarski MC, Pakes J, Carroll KM, Kosten TR, Schottenfeld RS. Disulfiram versus placebo for cocaine dependence in buprenorphine-maintained subjects: a preliminary trial. Biol Psychiatry. 2000;47(2):1080-6. PMID [10862808]
7. Jofrebonet M, Sindelar JL, Petrakis IL, Nich C, Frankforter T, Rounsaville BJ, et al. Cost effectiveness of disulfiram: treating cocaine use in methadone-maintained patients. J Subst Abuse Treat. 2004;26(3):225-32. PMID [15063917]
8. Carroll KM, Fenton LR, Ball SA, Nich C, Frankforter TL, Shi J, et al. Efficacy of disulfiram and cognitive behavior therapy in cocaine-dependent outpatients: a randomized placebo-controlled trial. Arch Gen Psychiatry. 2004;61(3):264-72. PMID [14993114]
9. Niederhofer H, Staffen W. Comparison of disulfiram and placebo in treatment of alcohol dependence of adolescents. Drug Alcohol Rev. 2003;22(3):295-7. PMID [15385223]
10. Filmore N, Bell S, Shen C, Nguyen V, La J, Dubreuil M, et al. Disulfiram use is associated with lower risk of COVID-19: a retrospective cohort study. PLoS One. 2021;16(10):e0259061. PMID [34710137]

LEITURA RECOMENDADA

Mutschler J, Bühler M, Grosshans M, Diehl A, Mann K, Kiefer F. Disulfiram, an option for the treatment of pathological gambling? Alcohol Alcohol. 2010;45(2):214-6. PMID [20083479]

DONEPEZILA

APRESENTAÇÕES COMERCIAIS

ALOIS DUO (APSEN)
▸ Caixas com 7 ou 30 comprimidos de 10 mg de cloridrato de donepezila + 5 mg de cloridrato de memantina.
▸ Caixas com 7 ou 30 comprimidos de 10 mg de cloridrato de donepezila + 10 mg de cloridrato de memantina.
▸ Caixas com 7 ou 30 comprimidos de 10 mg de cloridrato de donepezila + 15 mg de cloridrato de memantina.
▸ Caixas com 7, 30, 60, 90 ou 120 comprimidos de 10 mg de cloridrato de donepezila + 20 mg de cloridrato de memantina.

DONILA DUO (ACHÉ)
▸ Caixas com 7 ou 30 comprimidos de 10 mg de cloridrato de donepezila + 5 mg de cloridrato de memantina.
▸ Caixas com 7 ou 30 comprimidos de 10 mg de cloridrato de donepezila + 10 mg de cloridrato de memantina.
▸ Caixas com 7 ou 30 comprimidos de 10 mg de cloridrato de donepezila + 15 mg de cloridrato de memantina.
▸ Caixas com 7 ou 30 comprimidos de 10 mg de cloridrato de donepezila + 20 mg de cloridrato de memantina.

MORIALE DUO (EMS)
▸ Caixas com 7 comprimidos de 10 mg de cloridrato de donepezila + 5 mg de cloridrato de memantina.
▸ Caixas com 7 comprimidos de 10 mg de cloridrato de donepezila + 10 mg de cloridrato de memantina.
▸ Caixas com 7 comprimidos de 10 mg de cloridrato de donepezila + 15 mg de cloridrato de memantina.
▸ Caixas com 7, 30, 60 ou 100 comprimidos de 10 mg de cloridrato de donepezila + 20 mg de cloridrato de memantina.

CLORIDRATO DE DONEPEZILA + CLORIDRATO DE MEMANTINA (APSEN)
▸ Caixas com 7 ou 30 comprimidos de 10 mg de cloridrato de donepezila + 5 mg de cloridrato de memantina.
▸ Caixas com 7 ou 30 comprimidos de 10 mg de cloridrato de donepezila + 10 mg de cloridrato de memantina.
▸ Caixas com 7 ou 30 comprimidos de 10 mg de cloridrato de donepezila + 15 mg de cloridrato de memantina.
▸ Caixas com 7, 30, 60, 90 ou 120 comprimidos de 10 mg de cloridrato de donepezila + 20 mg de cloridrato de memantina.

CLORIDRATO DE DONEPEZILA + CLORIDRATO DE MEMANTINA (ACHÉ)
▸ Caixas com 7 ou 30 comprimidos de 10 mg de cloridrato de donepezila + 5 mg de cloridrato de memantina.
▸ Caixas com 7 ou 30 comprimidos de 10 mg de cloridrato de donepezila + 10 mg de cloridrato de memantina.
▸ Caixas com 7 ou 30 comprimidos de 10 mg de cloridrato de donepezila + 15 mg de cloridrato de memantina.

- Caixas com 7 ou 30 comprimidos de 10 mg de cloridrato de donepezila + 20 mg de cloridrato de memantina.

CLORIDRATO DE DONEPEZILA + CLORIDRATO DE MEMANTINA (EMS, MULTILAB)
- Caixas com 7 comprimidos de 10 mg de cloridrato de donepezila + 5 mg de cloridrato de memantina.
- Caixas com 7 comprimidos de 10 mg de cloridrato de donepezila + 10 mg de cloridrato de memantina.
- Caixas com 7 comprimidos de 10 mg de cloridrato de donepezila + 15 mg de cloridrato de memantina.
- Caixas com 7, 30, 60 ou 100 comprimidos de 10 mg de cloridrato de donepezila + 20 mg de cloridrato de memantina.

CLORIDRATO DE DONEPEZILA (ACHÉ)
- Caixas com 7, 15, 30, 60 ou 500* comprimidos de 5 mg.
- Caixas com 15, 30, 60 ou 500* comprimidos de 10 mg.

CLORIDRATO DE DONEPEZILA (AUROBINDO)
- Caixas com 14, 28, 30 ou 60 comprimidos de 5 mg.
- Caixas com 14, 28, 30 ou 60 comprimidos de 10 mg.

CLORIDRATO DE DONEPEZILA (BIOLAB, BRAINFARMA, ZYDUS)
- Caixas com 10 ou 30 comprimidos de 5 mg.
- Caixas com 10 ou 30 comprimidos de 10 mg.

CLORIDRATO DE DONEPEZILA (CIMED)
- Caixas com 10, 14, 28, 30, 60, 200* ou 500* comprimidos de 5 mg.
- Caixas com 10, 14, 28, 30, 60, 200* ou 500* comprimidos de 10 mg.

CLORIDRATO DE DONEPEZILA (CRISTÁLIA)
- Caixas com 10, 28, 30, 200*, 250* ou 500* comprimidos de 5 mg.
- Caixas com 10, 28, 30, 200*, 250* ou 500* comprimidos de 10 mg.

CLORIDRATO DE DONEPEZILA (EMS, NOVA QUÍMICA)
- Caixas com 7, 10, 14, 20, 28, 30, 50, 60, 200*, 250* ou 500* comprimidos de 5 mg.
- Caixas com 7, 10, 14, 20, 28, 30, 50, 60, 200*, 250* ou 500* comprimidos de 10 mg.

CLORIDRATO DE DONEPEZILA (DR. REDDYS, PHARLAB)
- Caixas com 10 ou 30 comprimidos de 5 mg.
- Caixas com 10 ou 30 comprimidos de 10 mg.

CLORIDRATO DE DONEPEZILA (FUNED, FURP)
- Caixas com 28, 30, 200*, 250* ou 500* comprimidos de 5 mg.
- Caixas com 28, 30, 200*, 250* ou 500* comprimidos de 10 mg.

CLORIDRATO DE DONEPEZILA (NOVARTIS, SANDOZ)
- Caixas com 30, 60, 100* ou 200* comprimidos de 5 mg.
- Caixas com 30, 60, 100* ou 200* comprimidos de 10 mg.

CLORIDRATO DE DONEPEZILA (RANBAXY)
- Caixas com 7, 10, 14, 20, 28, 30, 50 ou 60 comprimidos de 5 mg.
- Caixas com 7, 10, 14, 20, 28, 30, 50 ou 60 comprimidos de 10 mg.

CLORIDRATO DE DONEPEZILA (TORRENT)
- Caixas com 10, 30 ou 60 comprimidos de 5 mg.
- Caixas com 10, 30 ou 60 comprimidos de 10 mg.

CLORIDRATO DE DONEPEZILA (UNICHEM)
- Caixas com 28, 30 ou 60 comprimidos de 5 mg.
- Caixas com 28, 30 ou 60 comprimidos de 10 mg.

DANPEZIL (DR. REDDYS)
- Caixas com 10 ou 30 comprimidos de 5 mg.
- Caixas com 10 ou 30 comprimidos de 10 mg.

DON (EUROFARMA)
- Caixas com 10, 28, 30, 200*, 250* ou 500* comprimidos de 5 mg.
- Caixas com 10, 28, 30, 200*, 250* ou 500* comprimidos de 10 mg.

DONEZYD (ZYDUS)
- Caixas com 10, 28, 30, 200*, 250* ou 500* comprimidos de 5 mg.
- Caixas com 10, 28, 30, 200*, 250* ou 500* comprimidos de 10 mg.

DONILA (ACHÉ)
- Caixas com 7, 15, 30 ou 60 comprimidos de 5 mg.

- Caixas com 15, 30 ou 60 comprimidos de 10 mg.

EPÉZ (TORRENT)
- Caixas com 10, 30 ou 60 comprimidos de 5 mg.
- Caixas com 10, 30 ou 60 comprimidos de 10 mg.

ERANZ (PFIZER)
- Caixas com 7 ou 28 comprimidos de 5 mg.
- Caixas com 28 comprimidos de 10 mg.

FUNED-DONEPEZILA (FUNED)
- Caixas com 28, 30, 200*, 250* ou 500* comprimidos de 5 mg.
- Caixas com 28, 30, 200*, 250* ou 500* comprimidos de 10 mg.

FURP-DONEPEZILA (FURP)
- Caixas com 28, 30, 200*, 250* ou 500* comprimidos de 5 mg.
- Caixas com 28, 30, 200*, 250* ou 500* comprimidos de 10 mg.

LABREA (CRISTÁLIA)
- Caixas com 10, 28, 30, 200*, 250* ou 500* comprimidos de 5 mg.
- Caixas com 10, 28, 30, 200*, 250* ou 500* comprimidos de 10 mg.

RECZIL (SUN FARMACÊUTICA)
- Caixas com 10, 30 ou 60 comprimidos de 5 mg.
- Caixas com 7, 10, 14, 20, 28, 30, 50 ou 60 comprimidos de 10 mg.

SENES (SUPERA)
- Caixas com 10, 28, 30, 200*, 250* ou 500* comprimidos de 5 mg.
- Caixas com 10, 28, 30, 200*, 250* ou 500* comprimidos de 10 mg.

ZILEDON (SANDOZ)
- Caixas com 10, 30, 60, 100* ou 200* comprimidos de 5 mg.
- Caixas com 10, 30, 60, 100* ou 200* comprimidos de 10 mg.

ZYMEA (ZYDUS)
- Caixas com 10 ou 30 comprimidos de 5 mg.
- Caixas com 10 ou 30 comprimidos de 10 mg.

*Embalagem hospitalar.

MODO DE USAR

Independente do transtorno a ser tratado, a donepezila deve ser iniciada com 5 mg em dose única, durante 30 dias. A partir desse período, e conforme a resposta clínica observada, pode ser empregada a dose de 10 mg/dia.[1,2]

Para o transtorno neurocognitivo maior devido à doença de Alzheimer classificada como grave, já há, nos Estados Unidos, a comercialização do comprimido de 23 mg, dose sugerida para essa condição, com eficácia ainda em investigação.[3,4] Para atingir essa dose, o paciente deverá usar 10 mg/dia por pelo menos 3 meses, escalonando para 15 mg/dia por 4 semanas, e depois para 23 mg/dia.[4] Nem alimentos, tampouco horário de administração influenciam na velocidade ou na extensão da absorção de donepezila. Contudo, recomenda-se administração à noite, em razão de possível tontura como efeito adverso. No entanto, caso curse com insônia ou sonhos bizarros, pode ser administrada pela manhã.[2]

TEMPO PARA INÍCIO DE AÇÃO

Após a administração de diversas doses, a donepezila acumula-se no plasma, e o estado de equilíbrio é atingido em 15 dias. Os estudos iniciam a aferição da eficácia por volta da 3ª até a 4ª semana de tratamento. Por ser uma medicação que apenas retarda a progressão da doença, o efeito é observado a médio prazo.[2]

VARIAÇÃO USUAL DA DOSE

A dose usual é 5 a 10 mg/dia. Deve-se avaliar a relação custo-benefício, ponderando efeitos colaterais e resposta clínica. A dose máxima testada e aprovada em estudos é de 23 mg/dia.[4]

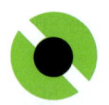

MODO DE SUSPENDER

Pelo fato de poder cursar com *delirium* em uma descontinuação abrupta, a retirada gradual ao longo de um período de 4 semanas é preferível.

CLASSE, MECANISMO DE AÇÃO E FARMACODINÂMICA

A donepezila é um inibidor reversível da enzima acetilcolinesterase, que é responsável pela degradação da ACh no SNC. A inibição dessa enzima aumenta as concentrações plasmáticas de ACh, especialmente no hipocampo e no córtex cerebral.[3]

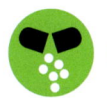

FARMACOCINÉTICA

A donepezila é bem absorvida por VO, alcançando os picos máximos de concentração plasmática 3 a 4 horas após a ingestão, com biodisponibilidade relativa de 100%. Os dados farmacocinéticos são lineares entre 1 e 10 mg administrados 1 vez ao dia. A donepezila liga-se em cerca de 96% às proteínas plasmáticas e tem meia-vida de eliminação de aproximadamente 70 horas, sem relação com a dose, o que permite uma única tomada diária.[2,3]

É metabolizada no fígado pelas isoenzimas CYP2D6 e CYP3A4, sofrendo um processo de glicuronidação e dando lugar a quatro metabólitos principais, dois dos quais sabidamente ativos. A donepezila e seus metabólitos também são excretados na urina. Cerca de 15% é biotransformado no fígado, aproximadamente 57% na urina, e 15% nas fezes.

A donepezila é aprovada pela FDA para o uso em transtorno neurocognitivo maior devido à doença de Alzheimer independente da gravidade. Pode levar a uma melhora de 5 a 10% no desempenho cognitivo desses pacientes e gerar melhora global na sua qualidade de vida e na de seus cuidadores.[2,5]

INDICAÇÕES

Evidências CONSISTENTES de eficácia

- Transtorno neurocognitivo maior (demência) devido à doença de Alzheimer de intensidade leve, moderada ou grave.[2,3,6]
- Transtorno neurocognitivo maior (demência) devido à doença de Parkinson.[7]
- Transtorno neurocognitivo maior (demência) com corpos de Lewy.[8]

Evidências INCOMPLETAS de eficácia

- Transtorno neurocognitivo vascular maior (demência).[9]
- Sintomas comportamentais e psicológicos na doença de Alzheimer.[5]
- Déficits cognitivos decorrentes de lesão traumática cerebral.
- Déficits cognitivos mais leves do que os da doença de Alzheimer.[10]

CONTRAINDICAÇÕES

- Hipersensibilidade conhecida ao fármaco ou aos derivados piperidínicos.

REAÇÕES ADVERSAS

Mais comuns: Anorexia, cãibras, diarreia, dispepsia, dor abdominal, dores musculares, fadiga, insônia, náusea, vômito.

Menos comuns: Alucinações, artrite, bradicardia, cefaleia, equimose, hipertensão, micção frequente, perda de peso, síncope, sonhos bizarros, sonolência, tontura.[2]

INTOXICAÇÃO

Sintomas

Os sinais e os sintomas esperados na *overdose* de donepezila são semelhantes aos da *overdose* de outros colinomiméticos. Esses efeitos geralmente envolvem o SNC, o sistema nervoso parassimpático e a junção neuromuscular. Além da fraqueza muscular ou de fasciculações, podem ocorrer sinais de síndrome colinérgica: náusea grave, vômito, cólicas gastrintestinais, salivação, lacrimejamento, incontinência urinária e fecal, sudorese, bradicardia, hipotensão, colapso e convulsões. O aumento da fraqueza muscular, associado à hipersecreção traqueal e ao broncospasmo, pode comprometer a função respiratória.[3]

Manejo

- Adotar medidas gerais de suporte.
- Nos casos graves, anticolinérgicos como a atropina podem ser empregados como antídoto geral para os colinomiméticos.[2,3]

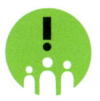

POPULAÇÕES ESPECIAIS

GRAVIDEZ

Não existem estudos com gestantes que apoiem seu uso com segurança nessa população. Categoria C da FDA.

LACTAÇÃO

As mulheres sob uso do medicamento não devem amamentar.

CRIANÇAS

Não há estudos adequados e bem controlados para documentar a segurança e a eficácia da donepezila em qualquer doença que ocorra em crianças.

IDOSOS

O uso é indicado para essa faixa etária.

INSUFICIÊNCIA HEPÁTICA

Em estudo em pacientes com cirrose alcoólica estável, a depuração da donepezila foi diminuída em 20% em relação a indivíduos saudáveis. Em pacientes com insuficiência hepática leve a moderada, o manejo da dose deve ser realizado de acordo com a tolerabilidade. Não há dados para pacientes com insuficiência hepática grave.[2]

INSUFICIÊNCIA RENAL

Em um estudo com 11 pacientes com IR moderada a grave (depuração de creatinina < 18 mL/min/1,73 m[2]), a depuração da donepezila não diferiu de 11 indivíduos saudáveis pareados por idade e sexo.[2,5]

INSUFICIÊNCIA CARDÍACA

Não há evidências de que possa piorar o prognóstico de pacientes com insuficiência cardíaca.[2] Observar distúrbios de condução cardíaca.

LABORATÓRIO

Exames prévios ao uso e de acompanhamento

Recomenda-se realizar um ECG prévio ao uso do fármaco.

Embora existam métodos validados de dosagem da concentração plasmática, sua relevância ainda não está estabelecida para a prática clínica.

Não foram observadas alterações significativas em variáveis laboratoriais hematológicas, renais ou hepáticas.[1,2]

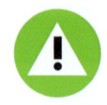

PRECAUÇÕES E DICAS

1. Devido à sua ação farmacológica, os inibidores da colinesterase podem ter efeitos vagotônicos sobre a FC. Deve ser administrada com cautela em pacientes com distúrbios supraventriculares de condução ou que fazem uso concomitante de substâncias que reduzem de forma significativa a FC. Raramente, o uso de donepezila está associado à bradicardia grave e a episódios de síncope.
2. Sua administração requer cautela em pacientes com úlcera péptica ou sangramento gastrintestinal. Não é recomendada a indivíduos com obstrução gastrintestinal ou em recuperação de cirurgia do trato digestório.
3. Deve ser usada com cautela em pacientes com história de convulsões.
4. Deve ser utilizada com cautela em pacientes com história de asma ou DPOC graves, devido à sua ação colinomimética.
5. O uso da donepezila não é recomendado a pacientes com obstrução urinária ou em recuperação de cirurgia de bexiga.
6. Como é um inibidor da acetilcolinesterase, pode exacerbar os efeitos de relaxamento muscular da succinilcolina durante a anestesia.
7. A donepezila pode causar perda de peso, principalmente quando utilizadas doses mais elevadas. Ter cautela ao administrar o medicamento a pacientes com baixo peso.

REFERÊNCIAS

1. Shigeta M, Homma A. Donepezil for Alzheimer's disease: pharmacodynamic, pharmacokinetic, and clinical profiles. CNS Drug Rev. 2001;7(4):353-68. PMID [11830754]
2. Aricept® (donepezil hydr ochloride) [Bula de medicamento] [Internet]. Woodcliff Lake: Eisai Co; 2012 [capturado em 21 ago 2022]. Disponível em https://www.accessdata.fda.gov/drugsatfda_docs/label/2012/020690s035,021720s008,022568s005lbl.pdf.
3. Birks JS, Harvey RJ. Donepezil for dementia due to Alzheimer's disease. Cochrane Database Syst Rev. 2018;6(6):CD001190. PMID [29923184]
4. Hong YJ, Han HJ, Youn YC, Park KW, Yang DW, Kim S, et al. Safety and tolerability of donepezil 23 mg with or without intermediate dose titration in patients with Alzheimer's disease taking donepezil 10 mg: a multicenter, randomized, open-label, parallel-design, three-arm, prospective trial. Alzheimers Res Ther. 2019;11(1):37. PMID [31039806]
5. Chen A, Copeli F, Metzger E, Cloutier A, Osser DN. The psychopharmacology algorithm project at the Harvard South Shore Program: an update on management of behavioral and psychological symptoms in dementia. Psychiatry Res. 2021;295:113641. PMID [33340800]
6. Fan F, Liu H, Shi X, Ai Y, Liu Q, Cheng Y. The efficacy and safety of Alzheimer's disease therapies: an updated umbrella review. J Alzheimers Dis. 2022;85(3):1195-204. PMID [34924395]
7. Rolinski M, Fox C, Maidment I, McShane R. Cholinesterase inhibitors for dementia with Lewy bodies, Parkinson's disease dementia and cognitive impairment in Parkinson's disease. Cochrane Database Syst Rev. 2012;2012(3):CD006504. PMID [22419314]
8. Watts KE, Storr NJ, Barr PG, Rajkumar AP. Systematic review of pharmacological interventions for people with Lewy body dementia. Aging Ment Health. 2022;1-14. PMID [35109724]
9. Chen YD, Zhang J, Wang Y, Yuan JL, Hu WL. Efficacy of cholinesterase inhibitors in vascular dementia: an updated meta-analysis. Eur Neurol. 2016;75(3-4):132-41. PMID [26918649]

10. Zhang X, Lian S, Zhang Y, Zhao Q. Efficacy and safety of donepezil for mild cognitive impairment: A systematic review and meta-analysis. Clin Neurol Neurosurg. 2022;213:107134. PMID [35078087]

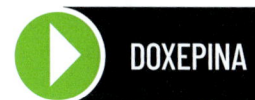

DOXEPINA

APRESENTAÇÕES COMERCIAIS

A doxepina está disponível somente em farmácias de manipulação.

MODO DE USAR

A doxepina deve ser iniciada na dose de 25 mg/dia em casos de depressão leve, ou até 75 mg em casos moderados ou graves, aumentando-se 25 mg a cada 2 dias, ou mais rapidamente, se houver boa tolerância. A dose terapêutica fica, na maioria dos casos, entre 75 e 150 mg/dia, mas pode chegar a 300 mg/dia em casos graves ou resistentes. A dose diária deve ser administrada, preferencialmente, em uma única tomada à noite. No entanto, caso necessário, devido a efeitos colaterais, podem ser administradas 2 doses, evitando doses maiores do que 150 mg por tomada.

A dose recomendada para o tratamento da insônia deve ser a menor possível para que se atinja o resultado esperado quanto à indução e à manutenção do sono. A dose inicial em adultos é de 3 mg, meia hora antes do horário de dormir, podendo chegar a 6 mg. Em idosos, a medicação pode ser iniciada na dose de 1 mg. A faixa terapêutica para o tratamento da insônia se encontra entre 3 e 6 mg. Assim como no caso de outras medicações para insônia, seu uso deve ser parte de uma abordagem mais ampla para as dificuldades relacionadas ao sono e às suas comorbidades e, idealmente, deve durar entre 4 e 8 semanas

TEMPO PARA INÍCIO DE AÇÃO

O tempo para o início da ação da doxepina varia com a indicação. No caso da insônia, o efeito pode ser atingido já no primeiro dia de uso, a partir de sua absorção (com pico sérico ocorrendo em média em 3,5 horas após a ingestão). No tratamento da depressão, os efeitos terapêuticos costumam iniciar entre 2 e 4 semanas de uso.

VARIAÇÃO USUAL DA DOSE

▶ Depressão: as doses recomendadas variam entre 75 e 300 mg/dia.
▶ Insônia: a dose ideal deve ficar, a princípio, entre 3 e 6 mg, garantindo a indução e a manutenção do sono, sem provocar sonolência ao acordar.

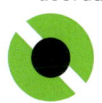

MODO DE SUSPENDER

Deve ser suspensa gradualmente, como no caso dos outros ADs.

CLASSE, MECANISMO DE AÇÃO E FARMACODINÂMICA

A doxepina é uma amina terciária do grupo dos ADTs. Age inibindo a recaptação da noradrenalina e, em menor grau, da serotonina. Atua no sistema muscarínico, ligando-se aos receptores M1 e produzindo seus efeitos anticolinérgicos (possivelmente participante das ações antidepressivas). Age no sistema histaminérgico, por meio de ligação aos receptores H1, além de ligar-se aos receptores serotonérgicos 5-HT1A e 5-HT2. A ligação aos receptores 5-HT2 pode, por hipótese, ter participação no efeito antidepressivo do fármaco. Liga-se, ainda, aos receptores α_1 e α_2-adrenérgicos. Entre os heterocíclicos, é o mais anti-histamínico, o que justifica seu forte efeito sedativo.[1,2]

A doxepina bloqueia os canais de sódio, fato relacionado aos efeitos analgésicos do medicamento, ação que compartilha com os demais ADTs. O bloqueio dos canais de sódio também responde por parte de sua cardiotoxicidade.[1,2]

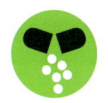

FARMACOCINÉTICA

É rápida e completamente absorvida por VO, com alta taxa de ligação proteica. O pico de concentração é atingido entre 2 e 8 horas após a ingestão. A meia-vida é de aproximadamente 6 a 17 horas, permitindo o uso de dose única diária. O fracionamento, no entanto, pode atenuar os efeitos colaterais. O metabólito ativo da doxepina, a desmetildoxepina, apresenta meia-vida de 51 horas. A doxepina sofre desmetilação (transformação da amina terciária em amina secundária) e hidroxilação (transformação em hidroximetabólitos) no fígado, sendo depois conjugada e excretada pelos rins. As isoenzimas CYP2D6 (hidroxilação) e CYP1A2, 3A4 e 2C19 (desmetilação) são responsáveis pelas duas fases da metabolização da doxepina. O fármaco ainda inibe a CYP2C19, mas o potencial dessa ação para produzir efeitos clínicos importantes é pequeno (p. ex., poderia haver aumento das concentrações séricas da fenitoína). Não inibe significativamente as demais isoenzimas.[1,2]

INDICAÇÕES

Evidências CONSISTENTES de eficácia

- TDM.[3-5]
- Insônia primária.[6,7]
- Como antipruriginoso nas síndromes renais crônicas.

Evidências INCOMPLETAS de eficácia

- Distimia.
- Cessação do tabagismo.
- Dor crônica.
- Úlcera péptica duodenal.
- Síndrome do intestino irritável.

CONTRAINDICAÇÕES

Absolutas

- IAM recente (3 a 4 semanas).
- Prostatismo ou retenção urinária.
- Íleo paralítico.
- Bloqueio de ramo esquerdo.
- Lactação.
- Hipersensibilidade ao medicamento.

Relativas

- Uso concomitante de IMAOs.
- Alterações na condução cardíaca.
- ICC.
- Gravidez.
- Convulsões.
- Glaucoma de ângulo fechado.
- Apneia obstrutiva do sono.
- Doenças da tireoide (hipertireoidismo ou hipotireoidismo, usando T3 ou T4), devido ao aumento do risco de efeitos cardiotóxicos.

REAÇÕES ADVERSAS

Mais comuns: Boca seca, constipação, ER, ganho de peso, hipotensão postural, sedação, sonolência, tontura, visão borrada.

Menos comuns: Acatisia, agranulocitose, alopecia, alteração do paladar, amenorreia, aumento do apetite, calorões, cefaleia, ciclagem rápida, confusão, convulsão, coriza, déficit cognitivo, de atenção e de memória, *delirium*, dermatite esfoliativa, desrealização, desregulação da temperatura, diarreia, diminuição da libido, diminuição do limiar convulsivo, distonia, ECEs, edema, eosinofilia, eritema multiforme, fadiga, fissura por doces, fotossensibilidade cutânea, galactorreia, glaucoma (precipitação do), ginecomastia, hepatite, hipercinesia, hiperglicemia, hipoglicemia, icterícia, impotência, leucocitose, leucopenia, náusea, pesadelos, prostatismo, prurido, *rash* cutâneo, retenção urinária, síndrome noradrenérgica precoce, sonambulismo, sonhos bizarros, sudorese, taquicardia, tiques, tremores finos, vertigem, virada maníaca, vômito, xeroftalmia.

INTOXICAÇÃO

Sintomas

Doses maiores que 1 g são, em geral, tóxicas, e maiores que 2 g são potencialmente letais. A toxicidade sobre o sistema cardiocirculatório é o efeito adverso mais temido na intoxicação por ADTs e deriva dos efeitos do tipo quinidina.

A intoxicação aguda caracteriza-se por breve fase de excitação e inquietude, seguida de sonolência, confusão, torpor, ataxia, nistagmo, disartria, midríase, alucinações, *delirium*, contraturas musculares, íleo paralítico e convulsões tônico-clônicas e pode evoluir rapidamente para o coma, muitas vezes com depressão respiratória, hipóxia, hiporreflexia, hipotermia, hipotensão e arritmias (taquicardia ventricular, FA, bloqueios e extrassístoles), podendo ocorrer óbito.

Manejo

- Dependendo da gravidade do quadro de intoxicação, o paciente deve ser internado em serviço de emergência, com realização de ECG, dosagem da concentração sérica de ADTs, além de medidas de suporte.
- Um intervalo QRS maior que 10 segundos no ECG pode ser a principal indicação de *overdose*.
- Deve ser evitado o uso de APs, pois pode haver piora do estado confusional.
- Em caso de ingestão recente, pode ser feita lavagem gástrica, seguida do uso de carvão ativado.
- A indução de vômito é contraindicada.
- As primeiras 6 horas são as mais críticas; se não ocorrerem alterações de consciência e do ECG, hipotensão ou convulsões, o paciente pode ser transferido para uma unidade psiquiátrica.[8]

POPULAÇÕES ESPECIAIS

GRAVIDEZ

Alguns estudos retrospectivos e relatos de caso associaram o uso de ADTs no primeiro trimestre de gestação ao surgimento de malformações em membros (redução do tamanho). No entanto, estudos em grandes populações e uma metanálise recente concluíram que não há relação significativa entre o uso de ADTs e essas malformações.[9] Não existem estudos que indiquem teratogênese por doxepina, seja em humanos ou em animais, embora não esteja comprovado que ela seja segura na gravidez.

Existem relatos de síndrome de retirada — irritabilidade, convulsões, hipotonia, taquipneia, taquicardia, cianose, dificuldade respiratória e de sucção — em recém-nascidos de mães expostas a ADTs. Não há associação entre o uso dessa classe de medicamentos e o déficit no desenvolvimento neuropsicomotor. Categoria C da FDA.

LACTAÇÃO

Relatos e estudos apontam que a presença de ADTs e/ou seus metabólitos ativos é baixa no leite materno. Alguns estudos, entretanto, demonstram que o metabólito ativo da doxepina apresenta meia-vida longa, podendo ocorrer acúmulo no lactente, provocando sonolência e depressão respiratória. Caso seu uso seja indispensável, suspender o aleitamento.[10]

CRIANÇAS

Não há indicação clara para o uso psiquiátrico de doxepina nessa faixa etária.

IDOSOS

A doxepina deve ser utilizada com cautela em idosos com impulsividade e prejuízo de memória, devido ao risco de *overdose* deliberada ou acidental. Como é um fármaco com ações anticolinérgicas pronunciadas, os maiores riscos são produzir hipotensão postural com risco de quedas, retenção urinária por hipertrofia de próstata e *delirium*, pois os idosos são muito sensíveis aos efeitos colaterais.

INSUFICIÊNCIA HEPÁTICA

Iniciar com uma dose de 25 mg no tratamento depressão, e 1 ou 3 mg no tratamento da insônia.

LABORATÓRIO

Exames prévios ao uso

Não são necessários.

Exames de acompanhamento

Efeitos favoráveis ocorrem, em geral, com concentrações entre 100 e 250 ng/mL de doxepina. A coleta do sangue para dosagem deve ser realizada de 10 a 14 horas após a última dose do dia anterior, antes da primeira dose do dia da coleta. O paciente deve estar em dose estável por 5 dias. Doses acima de 500 ng/mL podem envolver risco de cardiotoxicidade e revelar um paciente com metabolização lenta. A dosagem sérica pode ser feita sempre que a resposta clínica não for a esperada, em razão de reações adversas fora do habitual, em casos de intoxicação, em crianças e em idosos.

PRECAUÇÕES E DICAS

1. Alertar o paciente quanto ao fato de que a doxepina pode causar hipotensão, que é mais grave ao levantar pela manhã. Da mesma forma, lembrar que ela pode reduzir a atenção e os reflexos. Tomar cuidado com atividades que exijam reflexos rápidos (operar máquinas, dirigir carro).
2. Evitar exposição demasiada ao sol. Podem ocorrer reações por fotossensibilidade.
3. Fazer ECG sempre que houver necessidade de usar doses altas em idosos, crianças e pessoas com suspeita de doença cardíaca.

4. Pode agravar os sintomas psicóticos em pessoas com esquizofrenia. Nesse caso, reduzir a dose de doxepina e acrescentar ou aumentar a de um AP.
5. Não há consenso se os ADs devem ser retirados antes do uso de ECT. Entretanto, há preferência por sua retirada prévia, o que pode reduzir eventuais riscos e permitir melhor observação do efeito das duas estratégias.
6. Não há necessidade de suspender a doxepina antes de anestesia.
7. Os ADTs podem estar relacionados a casos graves de hepatite, principalmente a desipramina e a imipramina. Deve-se estar atento a sinais de comprometimento hepático e, no caso de hepatite, retirar o fármaco e não o reintroduzir mais.
8. Em crianças, em adolescentes e em adultos jovens, deve-se monitorar cuidadosamente o risco de comportamento suicida, sobretudo no início do tratamento.
9. É utilizada na forma tópica de creme a 5% em alguns casos de prurido.

REFERÊNCIAS

1. Pinder RM, Brogden RN, Speigt TM, Avery GS. Doxepin up-to-date: a review of its pharmacological properties and efficacy with particular reference to depression. Drugs. 1977;13(3):161-218. PMID [321205]
2. Gillman PK. Tricyclic antidepressant pharmacology and therapeutic drug interactions updated. Br J Pharmacol. 2007;151(6):737-48. PMID [17471183]
3. Marttila M, Jääskeläinen J, Järvi R, Romanov M, Miettinen E, Sorri P, et al. A double-blind study comparing the efficacy and tolerability of mirtazapine and doxepin in patients with major depression. Eur Neuropsychopharmacol. 1995;5(4):441-6. PMID [8998395]
4. Sandor P, Baker B, Irvine J, Dorian P, McKessok D, Mendlowitz S. Effetiveness of fluoxetine and doxepin in treatment of melancholia in depressed patients. Depress Anxiety. 1998;7(2):69-72. PMID [9614594]
5. Dunner DL, Conh JB, Walshe T 3rd, Cohn CK, Feighner JP, Fieve RR, et al. Two combined, multicenter double-blind studies of paroxetine and doxepin in geriatric patients with major depression. J Clin Psychiatry. 1992;53 Suppl:57-60. PMID [1531827]
6. Everitt H, Baldwin DS, Stuart B, Lipinska G, Mayers A, Malizia AL, et al. Antidepressants for insomnia in adults. Cochrane Database Syst Rev. 2018;5(5):CD010753. PMID [29761479]
7. Chiu HY, Lee HC, Liu JW, Hua SJ, Chen PY, Tsai PS, et al. Comparative efficacy and safety of hypnotics for insomnia in older adults: a systematic review and network meta-analysis. Sleep. 2021;44(5):zsaa260. PMID [33249496]
8. Woolf AD, Erdman AR, Nelson LS, Caravati EM, Cobaugh DJ, Booze LL, et al. Tricyclic antidepressant poisoning: an evidence-based consensus guideline for out-of-hospital management. Clin Toxicol. 2007;45(3):203-33. PMID [17453872]
9. Altshuler LL, Cohen L, Szuba MP, Burt VK, Gitlin M, Mintz J. Pharmacologic management of psychiatric illness during pregnancy: dilemmas and guidelines. Am J Psychiatry. 1996;153(5):592-606. PMID [8615404]
10. Wisner KL, Perel JM, Findling RL. Antidepressant treatment during breast-feeding. Am J Psychiatry. 1996;153(9):1132-7. PMID [8780414]

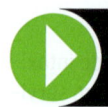

DROPERIDOL

APRESENTAÇÕES COMERCIAIS

DROPERDAL (CRISTÁLIA)
- Caixas com ampolas de 1 mL de solução injetável de 2,5 mg/mL.*
- Caixas com ampolas de 2 mL de solução injetável de 2,5 mg/mL.*
- Caixas com ampolas de 10 mL de solução injetável de 2,5 mg/mL.*

NILPERIDOL (CRISTÁLIA)
- Caixas com ampolas de 2 mL de solução injetável de 0,0785 mg/mL de citrato de fentanila + 2,5 mg/mL de droperidol.*
- Caixas com ampolas de 10 mL de solução injetável de 0,0785 mg/mL de citrato de fentanila + 2,5 mg/mL de droperidol.*

*Embalagem hospitalar.

MODO DE USAR

Uso parenteral (injeção IM ou IV). A apresentação disponível é de 2,5 mg/mL em ampolas de 1 mL. Doses recomendadas são de 2,5 mg a 10 mg, a cada 4 a 6 horas, em caso de uso IM; ou de 5 a 15 mg, a cada 4 a 6 horas, em caso de uso IV.[1] Uma alternativa (testada em estudos recentes) é o uso de dose inicial de 5 mg, com uma dose adicional de 5 mg após 15 minutos em caso de persistência de sintomas de agitação.[2]

TEMPO PARA INÍCIO DE AÇÃO

3 a 10 minutos após aplicação IM.

VARIAÇÃO USUAL DA DOSE

Agitação psicomotora: 2,5 mg a 10 mg.

MODO DE SUSPENDER

Fármaco utilizado em situações emergenciais, não indicado para uso crônico.

CLASSE, MECANISMO DE AÇÃO E FARMACODINÂMICA

É um AP do grupo das butirofenonas. Seu mecanismo de ação principal é o antagonismo dopaminérgico. Apresenta poucos efeitos antimuscarínicos, anti-histaminérgicos e antiadrenérgicos. Comparado ao haloperidol, tem início de ação mais rápido, maior potencial sedativo e menor duração do efeito antipsicótico.[3]

FARMACOCINÉTICA

Tem rápido início de ação e pico em 30 minutos. Seus efeitos terapêuticos mais pronunciados persistem por 2 a 4 horas,[3] embora a hipovigilância possa se manter por até 12 horas. Sua meia-vida é de aproximadamente 2 horas. Tem metabolização hepática e excreção renal.

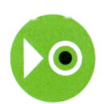

INDICAÇÕES

Evidências CONSISTENTES de eficácia
- Prevenção de náuseas e vômitos pós-operatórios.
- Agitação psicomotora.

Evidências INCOMPLETAS de eficácia
- Sedação pré-anestésica.
- Tratamento agudo da enxaqueca.

CONTRAINDICAÇÕES

Absolutas
- Pacientes com suspeita ou confirmação de prolongamento do intervalo QT.
- Pacientes com hipersensibilidade conhecida ao fármaco.

Relativas
- Presença de fatores de risco para prolongamento do intervalo QT: bradicardia (menos de 50 bpm), doença cardíaca clinicamente significativa, uso de antiarrítmicos, uso de IMAOs, uso concomitante de outros fármacos que prolongam o intervalo QT, desequilíbrio eletrolítico ou uso concomitante de fármacos que podem causar desequilíbrio eletrolítico (como diuréticos).

REAÇÕES ADVERSAS

Mais comuns: Efeitos extrapiramidais, hipotensão, sedação, taquicardia, tontura.

INTOXICAÇÃO

Sintomas

Sedação, agitação, confusão, desorientação, convulsões, rigidez muscular, sialorreia, hipertonia, febre, coma.

Manejo
- Medidas de suporte e combate ao quadro clínico específico: anticolinérgicos; hidratação; respiração assistida; aquecimento do corpo; observação por pelo menos 24 horas.

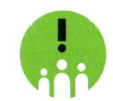

POPULAÇÕES ESPECIAIS

GRAVIDEZ
Em gestantes, o droperidol foi estudado para tratamento de hiperêmese gravídica.[4] Não há relato de teratogênese ou de efeitos adversos para o neonato.

LACTAÇÃO
As butirofenonas são excretadas no leite, e, por isso, recomenda-se evitar a amamentação durante sua administração.

CRIANÇAS
Não foi estabelecida segurança para o uso de droperidol em crianças com menos de 2 anos. Sua administração foi estudada em crianças (de 7 a 15 anos) com agitação grave, com resultados positivos em termos de eficácia e segurança.[5]

IDOSOS
Em estudo recente, o uso em idosos de doses de 5 a 10 mg foi considerado seguro e eficaz.[2]

INSUFICIÊNCIA HEPÁTICA
Utilizar com cautela em função da metabolização hepática do fármaco.

INSUFICIÊNCIA RENAL
Em situações de comprometimento renal, doses menores são recomendadas, pois a maior parte da excreção dos metabólitos do fármaco ocorre pelos rins.

INSUFICIÊNCIA CARDÍACA
Evitar o uso em razão do risco de arritmias.

LABORATÓRIO

Exames prévios ao uso
ECG.

Exames de acompanhamento
Repetir ECG se houver surgimento de sinais e sintomas sugestivos de arritmia cardíaca (como palpitações e síncope).

PRECAUÇÕES E DICAS

1. É um fármaco de uso restrito a situações de emergência, não estando indicado para outras circunstâncias clínicas em psiquiatria.
2. Deve-se evitar o uso associado de álcool ou de outros depressores do SNC, pois ocorre potencialização dos efeitos sedativos.
3. Em pacientes com feocromocitoma, foram observadas hipertensão grave e taquicardia após uso de droperidol.
4. Medidas para tratar hipotensão devem ter disponibilidade imediata durante o uso de droperidol.

REFERÊNCIAS

1. Khokhar MA, Rathbone J. Droperidol for psychosis-induced aggression or agitation. Cochrane Database Syst Rev. 2016;12(12):CD002830. PMID [27976370]
2. Page CB, Parker LE, Rashford SJ, Kulawickrama S, Isoardi KZ, Isbister GK. Prospective study of the safety and effectiveness of droperidol in elderly patients for pre-hospital acute behavioural disturbance. Emerg Med Australas. 2020;32(5):731-6. PMID [32216048]
3. Baldessarini RJ. Chemotherapy in psychiatry: pharmacologic basis of treatments for major mental illness. New York: Springer; 2013.
4. Nageotte MP, Briggs GG, Towers CV, Asrat T. Droperidol and diphenhydramine in the management of hyperemesis gravidarum. Am J Obstet Gynecol. 1996;174(6):1801-6. PMID [8678143]
5. Page CB, Parker LE, Rashford SJ, Isoardi KZ, Isbister GK. A prospective study of the safety and effectiveness of droperidol in children for prehospital acute behavioral disturbance. Prehosp Emerg Care. 2019;23(4):519-26. PMID [30380965]

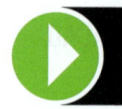

DULOXETINA

APRESENTAÇÕES COMERCIAIS

ABRETIA (FARMOQUÍMICA)
- Caixas com 7, 15, 30 ou 60 cápsulas duras de liberação retardada de 30 mg.
- Caixas com 7, 15, 30 ou 60 cápsulas duras de liberação retardada de 60 mg.

CLORIDRATO DE DULOXETINA (ACHÉ)
- Caixas com 7, 15, 30 ou 60 cápsulas duras de liberação retardada de 30 mg.
- Caixas com 7, 15, 30 ou 60 cápsulas duras de liberação retardada de 60 mg.

CLORIDRATO DE DULOXETINA (BIOLAB)
- Caixas com 7, 14, 28, 30, 56, 90, 140*, 150*, 420* ou 450* cápsulas duras de liberação retardada de 60 mg.

CLORIDRATO DE DULOXETINA (EMS, GERMED, LEGRAND, MULTILAB)
- Caixas com 7, 14, 15, 28, 30, 60 ou 100* cápsulas duras de liberação retardada de 30 mg.
- Caixas com 7, 14, 15, 28, 30, 60 ou 100* cápsulas duras de liberação retardada de 60 mg.

CLORIDRATO DE DULOXETINA (EUROFARMA)
- Caixas com 8, 15, 30 ou 60 cápsulas duras de liberação retardada de 30 mg.
- Caixas com 8, 15, 30 ou 60 cápsulas duras de liberação retardada de 60 mg.

CLORIDRATO DE DULOXETINA (NOVARTIS, SANDOZ)
- Caixas com 10, 30 ou 60 cápsulas duras de liberação retardada de 30 mg.
- Caixas com 10, 30 ou 60 cápsulas duras de liberação retardada de 60 mg.

CLORIDRATO DE DULOXETINA (RANBAXY)
- Caixas com 10, 14, 28, 30, 60 ou 500* cápsulas duras de liberação retardada de 60 mg.

CYMBALTA (LILLY)
- Caixas com 7, 10, 14 ou 28 cápsulas duras de liberação retardada de 30 mg.
- Caixas com 7, 10, 14 ou 28 cápsulas duras de liberação retardada de 60 mg.

CYMBI (EMS)
- Caixas com 7, 14, 15, 28, 30, 60 ou 100* cápsulas duras de liberação retardada de 30 mg.
- Caixas com 7, 14, 15, 28, 30, 60 ou 100* cápsulas duras de liberação retardada de 60 mg.

DEP (EUROFARMA)
- Caixas com 8, 15, 30 ou 60 cápsulas duras de liberação retardada de 30 mg.
- Caixas com 8, 15, 30 ou 60 cápsulas duras de liberação retardada de 60 mg.

DEPRASIL (DR. REDDYS)
- Caixas com 7, 10, 15, 20 ou 30 cápsulas duras de liberação retardada de 30 mg.
- Caixas com 7, 10, 15, 20 ou 30 cápsulas duras de liberação retardada de 60 mg.

DUAL (ACHÉ)
- Caixas com 7, 15, 30 ou 60 cápsulas duras de liberação retardada de 30 mg.
- Caixas com 7, 15, 30 ou 60 cápsulas duras de liberação retardada de 60 mg.

DUATLO (SUPERA)
- Caixas com 8, 15, 30 ou 60 cápsulas duras de liberação retardada de 30 mg.
- Caixas com 8, 15, 30 ou 60 cápsulas duras de liberação retardada de 60 mg.

MEGOC (SANDOZ)
- Caixas com 10, 30 ou 60 cápsulas duras de liberação retardada de 30 mg.
- Caixas com 10, 30 ou 60 cápsulas duras de liberação retardada de 60 mg.

MYDULO (GERMED)
- Caixas com 7, 14, 15, 28, 30, 60 ou 100* cápsulas duras de liberação retardada de 30 mg.
- Caixas com 7, 14, 15, 28, 30, 60 ou 100* cápsulas duras de liberação retardada de 60 mg.

NEULOX (EMS)
- Caixas com 7, 14, 15, 28, 30, 60 ou 100* cápsulas duras de liberação retardada de 30 mg.
- Caixas com 7, 14, 15, 28, 30, 60 ou 100* cápsulas duras de liberação retardada de 60 mg.

SYMPTA (EUROFARMA)
- Caixas com 8, 15, 30 ou 60 cápsulas duras de liberação retardada de 30 mg.
- Caixas com 8, 15, 30 ou 60 cápsulas duras de liberação retardada de 60 mg.

SOZZ (BIOLAB)
- Caixas com 7, 14, 28, 30, 56, 60, 140*, 150*, 420* ou 450* cápsulas duras de liberação retardada de 60 mg.

VELIJA (LIBBS)
- Caixas com 10, 30 ou 60 cápsulas de liberação retardada de 30 mg.
- Caixas com 30 ou 60 cápsulas de liberação retardada de 60 mg.

*Embalagem hospitalar.

MODO DE USAR

Para o tratamento do TDM, as doses variam de 60 a 120 mg/dia; para o tratamento do TAG, as doses usadas são semelhantes e, em geral, são recomendadas doses iniciais de 20 a 30 mg/dia. Após 3 a 4 dias, aumentar para 60 mg/dia. Alguns pacientes apresentam menor ocorrência de náuseas quando utilizam a dose fracionada e, em geral, a duloxetina é mais bem tolerada quando administrada à noite em razão de a sonolência ser um efeito adverso discretamente mais comum do que a insônia.

Além do efeito antidepressivo, a duloxetina apresenta ação analgésica. Em doses de 60 a 120 mg/dia, tem eficácia bem estabelecida para uso na neuropatia diabética. A duloxetina também é utilizada no tratamento da incontinência urinária por esforço, com redução dose-dependente da frequência dos episódios. A dose recomendada é de 20 a 80 mg/dia.

A interrupção abrupta da duloxetina pode ocasionar efeitos de descontinuação semelhantes aos que ocorrem com ISRSs e outros IRSNs. Na maioria dos casos, os efeitos são descritos como leves a moderados. É recomendada redução gradual da dose em um período mínimo de 2 semanas. Deve-se evitar a prescrição para indivíduos com doença hepática; doses superiores a 120 mg/dia podem causar aumento da PA e, portanto, devem ser evitadas.

TEMPO PARA INÍCIO DE AÇÃO

O início da ação terapêutica para sintomas depressivos ou ansiosos não costuma ser imediato, frequentemente ocorrendo entre 2 e 4 semanas após início de uso. Caso a resposta seja parcial após 6 a 8 semanas de uso, é indicado aumento da dose. Pode ocorrer benefício em sintomas vasomotores em mulheres na perimenopausa com ou sem TDM e na dor neuropática em menos de uma semana, embora ocasionalmente ocorra uma resposta tardia após esse período. Pode apresentar benefício no uso a longo prazo, levando a um efeito de prevenção de recaída dos sintomas depressivos, ansiosos e dolorosos.

VARIAÇÃO USUAL DA DOSE

▸ TDM: 60 a 120 mg/dia em 1 a 2 doses diárias.
▸ TAG: 40 a 120 mg/dia em 1 a 2 doses.
▸ Dor neuropática periférica diabética e fibromialgia: de 60 a 120 mg/dia, 1 vez ao dia.
▸ Incontinência urinária por estresse: 20 a 80 mg/dia, 2 vezes ao dia.

MODO DE SUSPENDER

A dose pode ser reduzida em 50% por 7 dias, com uma nova redução de 50% da dose restante a cada 7 dias até a descontinuação. A redução gradual da dose evita sintomas de retirada como náusea, tontura, cefaleia ou irritabilidade. Caso ocorram sintomas significativos, retomar dose anterior e reiniciar o processo de descontinuação de forma mais gradual.

CLASSE, MECANISMO DE AÇÃO E FARMACODINÂMICA

É um AD inibidor da recaptação da serotonina e norepinefrina. Em doses de até 60 mg, a duloxetina tem ação serotonérgica. A partir dessa dose, começa a bloquear a recaptação de noradrenalina, mas é somente com 120 mg/dia que a ação noradrenérgica tem efeito fisiológico claro.[1] Inibe fracamente a recaptação de dopamina e não apresenta afinidade significativa por receptores muscarínicos, histaminérgicos, β-adrenérgicos, dopaminérgicos D2, serotonérgicos e opioides.[2] Potencializa as vias descendentes inibitórias da dor no SNC, responsável por sua ação de inibição da dor. Potencializa também a ação glutamatérgica excitatória na medula, facilitando a contração do esfíncter uretral. Esse é o mecanismo proposto para a ação da duloxetina no tratamento da incontinência urinária de esforço.[1]

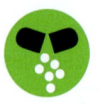

FARMACOCINÉTICA

A duloxetina é rapidamente absorvida, e essa absorção não é modificada com a ingestão de alimentos. Sua meia-vida é de 12 horas. Atinge equilíbrio de concentração plasmática (*steady-state*) após 3 dias de administração diária por VO.[1-3] Apresenta farmacocinética linear, ou seja, sua concentração plasmática aumenta linearmente com a elevação das doses. É metabolizada extensamente pelo fígado e excretada por via renal.[2] É metabolizada pelas CYP1A2 e CYP2D6.[1] Inibe a CYP2D6 de forma potente; portanto, pode interferir no metabolismo de outros fármacos, como a desipramina, aumentando suas concentrações séricas.

A duloxetina é aprovada pela FDA para uso no TDM, no TAG, na neuropatia diabética e na fibromialgia. Sua eficácia no tratamento do TDM é bem estabelecida e comparável à eficácia dos ISRSs, ADTs e outros IRSNs.[4] A eficácia para o TAG também foi bem estabelecida por metanálise recente.[5] Além dos tratamentos citados, a duloxetina também tem evidências de eficácia demonstrada para uso na incontinência urinária por esforço.[6-8]

INDICAÇÕES

Evidências CONSISTENTES de eficácia
▸ TDM.
▸ TAG.
▸ Dor neuropática periférica diabética.
▸ Fibromialgia.
▸ Dor musculoesquelética crônica.
▸ Incontinência urinária por estresse.

Evidências INCOMPLETAS de eficácia
▸ Outros transtornos de ansiedade.

CONTRAINDICAÇÕES

Absolutas
▸ Glaucoma de ângulo fechado não controlado.
▸ Uso substancial de álcool concomitante.
▸ Uso concomitante de IMAO.
▸ Uso concomitante de tioridazina.
▸ Alergia à duloxetina.

Relativas

▶ Uso com cautela em pacientes com história de convulsões.

▶ Uso com cautela em pacientes com história de TB.

▶ Uso com cautela em pacientes com HAS, tendo em vista que pode ocorrer aumento da PA em alguns pacientes.

REAÇÕES ADVERSAS

Mais comuns: Boca seca, cefaleia, fraqueza, náusea, tontura.

Menos comuns: Constipação, diminuição da libido, insônia, sonolência, sudorese.

INTOXICAÇÃO

Sintomas

Sedação, vômitos, tremores, agitação, mioclonia, taquicardia, alteração na PA, diaforese, convulsões, hipertermia, entre outros sintomas de hiper-reatividade muscular, alteração do estado mental e instabilidade autonômica secundários à síndrome serotonérgica.

Manejo

▶ Suspender a duloxetina, monitorar sinais vitais e realizar hidratação vigorosa.

▶ Alguns casos graves podem demandar suporte ventilatório.

▶ BZDs podem ser utilizados em casos de agitação e convulsão, e dantroleno pode ser administrado para bloqueio neuromuscular em casos graves com rabdomiólise e hipertermia grave.

▶ As manifestações clínicas geralmente desaparecem após 24 horas de suspensão da medicação e após o manejo de suporte.

POPULAÇÕES ESPECIAIS

GRAVIDEZ

Não foram conduzidos estudos controlados em gestantes. Em geral não é recomendada para uso durante a gravidez, especialmente durante o primeiro trimestre. Entretanto, poderá ser necessário tratamento contínuo durante a gravidez, e não foi comprovado se é prejudicial para o feto. Deve ser ponderado o risco do tratamento (desenvolvimento fetal do primeiro trimestre, parto do recém-nascido no terceiro trimestre) para a criança em relação ao do não tratamento (recorrência do TDM, saúde materna, vínculo com o bebê) para a mãe e a criança. Para muitas pacientes, isso pode significar a continuidade do tratamento durante a gravidez. Recém-nascidos expostos a ISRSs e IRSNs no fim do terceiro trimestre desenvolveram complicações que requereram hospitalização prolongada, suporte respiratório e alimentação com sonda; os sintomas relatados são compatíveis com um efeito tóxico direto de ISRSs e IRSNs ou, possivelmente, uma síndrome de descontinuação da substância e incluem sofrimento respiratório, hipertonia, agitação, tremor, irritabilidade e choro prolongado.

LACTAÇÃO

Seu uso durante a amamentação não é recomendado, pois não existem estudos que comprovem sua segurança durante a lactação. Alguma quantidade da substância é encontrada no leite materno. Se a criança se tornar irritável ou sedada, poderá ser necessária a descontinuação da amamentação ou da medicação.

CRIANÇAS

O uso de duloxetina não foi ainda estudado em crianças. Monitorar regularmente o paciente nas semanas iniciais, observando, especialmente, a ativação de TB, comumente ainda desconhecido nesta faixa etária, ou ideação suicida. Orientar responsáveis quanto a possíveis sinais de alerta para situações de risco.

IDOSOS

Pacientes nessa faixa etária podem apresentar resposta ao tratamento mesmo em doses mais baixas, e estas tendem a ser mais bem toleradas por eles.

INSUFICIÊNCIA HEPÁTICA

Não deve ser administrada a pacientes com alguma insuficiência hepática. Não é recomendada para uso em pacientes com uso de álcool substancial. Há risco aumentado de elevação das concentrações séricas de transaminases.

INSUFICIÊNCIA RENAL

Geralmente, não é necessário ajuste da dose para insuficiência leve a moderada.

Não é recomendado para uso em pacientes com IR grave ou doença renal em estágio terminal.

INSUFICIÊNCIA CARDÍACA

Pode ser utilizada, mas com cautela. A duloxetina pode elevar a PA.

LABORATÓRIO

Exames prévios ao uso

Aferir e registrar medidas de PA antes de iniciar o tratamento.

Exames de acompanhamento

Aferir regularmente a PA durante o tratamento.

PRECAUÇÕES E DICAS

1. Usar com cautela em pacientes com história de convulsões.
2. A duloxetina pode aumentar a PA; portanto, esta deve ser monitorada durante o tratamento.
3. Doses de duloxetina maiores que 120 mg/dia podem causar hipertensão; portanto, devem ser evitadas. Monitorar a PA antes e durante o tratamento.
4. Usar com cautela em pacientes com TB, a não ser que tratados concomitantemente com agentes estabilizadores do humor.
5. Raros relatos de hepatotoxicidade. A duloxetina deve ser descontinuada em pacientes que desenvolvem icterícia ou outra evidência de disfunção hepática significativa.
6. A duloxetina pode aumentar o risco de sangramentos. Advertir os pacientes quanto ao uso concomitante de AINEs, aspirina e outros medicamentos que possam interferir na coagulação.
7. A duloxetina demonstrou-se eficaz para redução de sintomas físicos dolorosos no TDM.
8. Ter cautela ao adicionar ou trocar por agentes pró-adrenérgicos (p. ex., atomoxetina, reboxetina, outros IRSNs, mirtazapina, nortriptilina, bupropiona).
9. Ter cautela ao adicionar ou trocar por substratos de CYP2D6 (p. ex., atomoxetina, maprotilina, nortriptilina, desipramina).
10. A duloxetina pode ser efetiva para pacientes não respondedores a ISRS.

REFERÊNCIAS

1. Schatzberg AF, Nemeroff CB, editors. American Psychiatric Publishing textbook of psychopharmacology. 5th ed. Washington: APA; 2017.
2. Sharma A, Goldberg MJ, Cerimele BJ. Pharmacokinetics and safety of duloxetine, a dual-serotonin and norepinephrine reuptake inhibitor. J Clin Pharmacol. 2000;40(2):161-7. PMID [10664922]
3. Karpa KD, Cavanaugh JE, Lakoski JM. Duloxetine pharmacology: profile of a dual monoamine modulator. CNS Drug Rev. 2002;8(4):361-76. PMID [12481192]
4. Cipriani A, Furukawa TA, Salanti G, Chaimani A, Atkinson LZ, Ogawa Y, et al. Comparative efficacy and acceptability of 21 antidepressant drugs for the acute treatment of adults with major depressive disorder: a systematic review and network meta-analysis. Lancet. 2018;391(10128):1357-66. PMID [29477251]
5. Gosmann NP, Costa MA, Jaeger MB, Motta LS, Frozi J, Spanemberg L, et al. Selective serotonin reuptake inhibitors, and serotonin and norepinephrine reuptake inhibitors for anxiety, obsessive-compulsive, and stress disorders: a 3-level network meta-analysis. PLoS Med. 2021;18(6):e1003664. PMID [34111122]
6. Li J, Yang L, Pu C, Tang Y, Yun H, Han P. The role of duloxetine in stress urinary incontinence: a systematic review and meta-analysis. Int Urol Nephrol. 2013;45(3):679-86. PMID [23504618]
7. Lian YN, Wang Y, Zhang Y, Yang CX. Duloxetine for pain in fibromyalgia in adults: a systematic review and a meta-analysis. Int J Neurosci. 2020;130(1):71-82. PMID [31487217]
8. Lunn MPT, Hughes RAC, Wiffen PJ. Duloxetine for treating painful neuropathy, chronic pain or fibromyalgia. Cochrane Database Syst Rev. 2014;(1):CD007115. PMID [24385423]

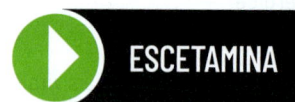

ESCETAMINA

APRESENTAÇÕES COMERCIAIS

KETAMIN (CRISTÁLIA)

▶ Caixas com 1, 12 ou 16 seringas de 1 mL preenchidas com solução injetável de cloridrato de escetamina 50 mg/mL.

▶ Caixas com 1, 12 ou 16 seringas de 2 mL preenchidas com solução injetável de cloridrato de escetamina 50 mg/mL.

▶ Caixas com 1, 3 ou 5 frascos-ampola de 2 mL de solução injetável de cloridrato de escetamina 50 mg/mL + 1, 3 ou 5 seringas para injeção.

▶ Caixas com 1, 25 ou 36 frascos-ampola de 2 mL de solução injetável de cloridrato de escetamina 50 mg/mL.

▶ Caixas com 5, 25 ou 50 frascos-ampola de 10 mL de solução injetável de cloridrato de escetamina 50 mg/mL.

SPRAVATO (JANSSEN-CILAG)

▶ Embalagem com 1, 2 ou 3 frascos de 0,2 mL de solução *spray* nasal de cloridrato de escetamina 140 mg/mL + 1, 2 ou 3 dispositivos inalatórios.

*Embalagem hospitalar.

📋 MODO DE USAR

A escetamina *spray* nasal está aprovada para tratamento do TDM em adultos:

▶ Depressão moderada a grave resistente ao tratamento (sem resposta adequada a pelo menos dois ADs diferentes com dose e duração adequadas para tratar o atual episódio depressivo).

▶ Para rápida redução dos sintomas depressivos em pacientes com comportamento ou ideação suicida aguda.

Em ambos os casos, a escetamina está indicada em tratamento combinado, em conjunto com ADs orais, como ISRSs e ISRSNs.[1]

A escetamina deve ser administrada em um estabelecimento de saúde sob a observação de um profissional da área, e o paciente deve ser monitorado por ao menos 2 horas ou até ser considerado clinicamente estável e pronto para deixar o local. Após a administração, podem ocorrer sonolência, sedação, sintomas dissociativos, distúrbios de percepção, tontura, vertigem e ansiedade. Também são possíveis aumentos transitórios na PA, com pico em cerca de 40 minutos e duração de aproximadamente 1 a 2 horas.

Sendo assim, está recomendada a avaliação da PA antes da administração da escetamina, 40 minutos após e, depois desse período, conforme necessidade clínica. O desempenho cognitivo parece estar prejudicado 40 minutos após a administração da dose, normalizando-se depois de 2 horas, enquanto a sonolência parece normalizar-se após 4 horas.[1]

O paciente deve ser orientado a assoar o nariz antes do uso, reclinar a cabeça levemente para trás, ocluir a narina contralateral e inspirar pelo nariz enquanto pressiona o êmbolo completamente para cima até ele parar. Depois, deve inspirar novamente a fim de manter o medicamento dentro do nariz e limpar algum excesso de líquido com um lenço, sem assoar o nariz.[1]

Considerando que alguns pacientes podem apresentar náusea e vômito após o uso, eles devem ser aconselhados a não comer por ao menos 2 horas e a não beber líquidos por ao menos 30 minutos antes da administração. Pacientes que fazem uso de corticosteroides ou descongestionantes intranasais devem ser aconselhados a não utilizar esses medicamentos dentro de 1 hora antes da administração da escetamina.[1]

⏳ TEMPO PARA INÍCIO DE AÇÃO

Foi observada redução de sintomas de depressão a partir de 2 horas pós-dose, com o efeito antidepressivo completo observado até a quarta semana de tratamento.[2-4]

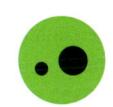

🎯 VARIAÇÃO USUAL DA DOSE

Depressão resistente a tratamento

▶ Indução (semanas 1 a 4): 56 mg, 2 vezes por semana; pode-se aumentar a dose a partir da segunda administração, com base na resposta e na tolerabilidade, até 84 mg, 2 vezes por semana. Após 4 semanas, avaliar a evidência de benefício terapêutico para determinar a necessidade de tratamento continuado.

Obs.: Alguns especialistas questionam a indicação de tratamento continuado.[5,6]

▶ Manutenção: a partir da quinta semana, utilizando a dose previamente estabelecida (56 ou 84 mg), reduzir a frequência de administração para 1 vez por semana. A partir da nona semana, continuar a dose efetiva (56 ou 84 mg), 1 vez por semana, ou reduzir a frequência para a cada 2 semanas.[1,7]

▶ Em caso de perda de sessões de tratamento, não havendo piora dos sintomas, manter o cronograma de doses. Em caso de piora dos sintomas durante a fase de manutenção, considerar retomar o esquema prévio do paciente (p. ex., de a cada 2 semanas para semanal, ou de semanal para 2 vezes por semana).

Rápida redução dos sintomas depressivos em adultos com TDM com comportamento ou ideação suicida aguda

▶ Dose inicial de 84 mg, 2 vezes por semana, durante 4 semanas. Reduzir a dose para 56 mg semanalmente com base na tolerabilidade.

- Em caso de perda de sessões de tratamento, não havendo piora dos sintomas, manter o cronograma de doses.
- Cada dispositivo entrega dois jatos (um para cada narina), totalizando uma dose de 28 mg. Para uma dose de 56 mg, são necessários dois dispositivos; para uma dose de 84 mg, são necessários três dispositivos. Está recomendado um intervalo de 5 minutos entre o uso de cada dispositivo, para permitir adequada absorção do medicamento.[1]

MODO DE SUSPENDER

Não é necessário reduzir a dose gradualmente. Monitorar todos os pacientes para piora clínica da depressão e surgimento de pensamentos e comportamentos suicidas após a suspensão do medicamento.

CLASSE, MECANISMO DE AÇÃO E FARMACODINÂMICA

É um AD antagonista não seletivo dos receptores de glutamato NMDA, derivado da cetamina (S-enantiômero da cetamina racêmica). Os mecanismos por meio dos quais exerce seu efeito antidepressivo ainda estão sendo esclarecidos. Pode ser resultado de um aumento cortical agudo e transitório de glutamato, o qual ativa receptores AMPA, levando a efeitos de sinaptogênese que iniciam de minutos a horas após a administração. Adicionalmente, agiria por meio da ativação de canais de cálcio que provocam a liberação de BDNF e VEGF para induzir novas formações sinápticas, hipoteticamente revertendo a atrofia causada pela depressão.[8] Secundariamente, atua sobre os receptores σ_1, NET, receptor μ-opioide e SERT. Levanta-se a possibilidade de os efeitos antidepressivos também estarem relacionados à ação nos receptores opioides.[9]

FARMACOCINÉTICA

Absorção: é rapidamente absorvida pela mucosa nasal. O tempo para alcançar a concentração plasmática máxima é de 20 a 40 minutos após o último jato nasal. O perfil farmacocinético da escetamina é semelhante após a administração de dose única e de doses repetidas, sem qualquer acúmulo no plasma quando a escetamina é administrada 2 vezes por semana.

Distribuição: liga-se a proteínas plasmáticas em uma taxa em torno de 43 a 45%, independentemente de função hepática ou renal.

Metabolismo: extensivamente metabolizada no fígado. É primariamente metabolizada ao metabólito ativo norescetamina via *N*-desmetilação pela CYP por meio das enzimas CYP2B6 (principal) e CYP3A4 e, em muito menor grau, CYP2C19 e CYP2C9. A norescetamina é subsequentemente metabolizada por meio de vias dependentes da CYP em outros metabólitos, alguns dos quais passam por glicuronidação.

Eliminação: a meia-vida de eliminação da escetamina costuma ser de 7 a 12 horas. A excreção é urinária, com menos de 1% na forma de medicamento inalterado.[1]

INDICAÇÕES

Evidências CONSISTENTES de eficácia
- Depressão unipolar resistente a tratamento.
- Rápida redução dos sintomas depressivos em adultos com TDM com comportamento ou ideação suicida aguda.

Evidências INCOMPLETAS de eficácia
- Prevenção de suicídio, redução de ideação ou comportamento suicida.
- A escetamina injetável está disponível no Brasil por meio de aprovação como anestésico. É usada de forma *off-label* para tratamento de depressão.[10]

CONTRAINDICAÇÕES

Absolutas
- Hipersensibilidade conhecida à escetamina, à cetamina ou a qualquer um dos excipientes.
- Pacientes para os quais um aumento na PA ou na pressão intracraniana representa risco grave:
    - doença vascular aneurismática conhecida (incluindo intracraniana, da aorta torácica ou abdominal, ou de vasos arteriais periféricos);
    - histórico conhecido de hemorragia intracerebral.

Relativas

- AVC isquêmico ou AIT recente (6 meses).
- Doença cardíaca valvar hemodinamicamente significativa, como regurgitação mitral, estenose aórtica ou regurgitação aórtica.
- Evento cardiovascular recente (6 semanas).
- Hipertensão instável ou insatisfatoriamente controlada.
- Hipertireoidismo que não foi suficientemente tratado.
- História de infarto do miocárdio e sintomas cardíacos não controlados clinicamente.
- História de lesão cerebral, encefalopatia hipertensiva, tratamento intratecal com derivações liquóricas ventriculares ou qualquer outra condição associada à pressão intracraniana aumentada.
- Insuficiência cardíaca de classes III a IV (NYHA) de qualquer etiologia.
- Insuficiência pulmonar significativa.
- Pacientes com bradicardias ou taquiarritmias conhecidas não controladas que levam à instabilidade hemodinâmica.
- Presença ou história de mania ou TB.
- Presença ou história de psicose.

REAÇÕES ADVERSAS

Mais comuns: Ansiedade, aumento da PA, cefaleia, disgeusia, dissociação, hipoestesia, náusea, sonolência, tontura, vertigem, vômito.

Menos comuns: Agitação, alucinações, confusão, disartria, euforia, hiperacusia, hiperidrose, irritabilidade, irritação na garganta, letargia, polaciúria, prurido nasal, taquicardia, tremor, visão embaçada, xerostomia, zumbido.

INTOXICAÇÃO

Sintomas

Há uma experiência limitada de estudos clínicos com doses de escetamina em *spray* nasal mais altas do que a dose máxima recomendada de 84 mg. A dose única máxima de escetamina em *spray* nasal testada em voluntários sadios foi de 112 mg, a qual não mostrou nenhuma evidência de toxicidade e/ou resultados clínicos adversos.

No entanto, em comparação à faixa de dose recomendada, foi associada a taxas mais altas de reações adversas, incluindo tontura, hiperidrose, sonolência, hipoestesia, sensação de anormalidade, náusea e vômito.[1]

Manejo

- Suporte clínico e sintomático. Não há nenhum antídoto específico.

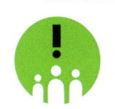

POPULAÇÕES ESPECIAIS

GRAVIDEZ

Não é recomendada durante a gravidez. Estudos em animais mostram evidência de neurotoxicidade no desenvolvimento. Mulheres com potencial reprodutivo devem ser aconselhadas a usar contracepção altamente eficaz durante e até 6 meses após o último tratamento com escetamina.[1]

LACTAÇÃO

Não é recomendada para mulheres que estejam amamentando. Não há dados disponíveis para avaliar os efeitos da escetamina sobre a produção de leite humano, a sua presença no leite humano ou os efeitos sobre o bebê amamentado. É esperado que a escetamina seja excretada no leite humano com base em estudos em animais.

CRIANÇAS

A segurança e a eficácia não foram estabelecidas em pacientes menores de 18 anos.

IDOSOS

Não há evidência de eficácia estabelecida em pacientes com 65 anos de idade ou mais. Não se pode descartar maior sensibilidade a reações adversas ao medicamento em alguns idosos. Alguns pacientes podem tolerar melhor doses mais baixas, portanto deve-se considerar iniciar com doses de 28 mg.

INSUFICIÊNCIA HEPÁTICA

Não é necessário ajustar a dosagem em pacientes com comprometimento hepático leve a moderado (Child-Pugh classes A e B). Não foi estudada e, portanto, não está indicada em pacientes com comprometimento hepático grave (Child-Pugh classe C). Pacientes com comprometimento moderado podem precisar de períodos mais longos de monitoramento para efeitos colaterais após a administração do medicamento.

INSUFICIÊNCIA RENAL

Não há recomendação de ajuste de doses na bula do medicamento. Não há registro de experiência clínica com a escetamina *spray* nasal em pacientes em diálise.

INSUFICIÊNCIA CARDÍACA

Conforme descrito no tópico "Contraindicações relativas".

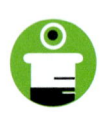

LABORATÓRIO

Exames prévios ao uso
ECG.

Exames de acompanhamento
Não são necessários.

PRECAUÇÕES E DICAS

1. Mesmo que o paciente apresente melhoras com as doses iniciais de escetamina, o seu uso não dispensa a necessidade de hospitalização, caso clinicamente justificada.
2. Monitorar todos os pacientes para piora clínica da depressão e surgimento de pensamentos e comportamentos suicidas, especialmente durante os primeiros meses de tratamento e aos ajustes de doses.
3. Antes da administração, instruir os pacientes a não se envolverem em atividades potencialmente perigosas que requerem estado de alerta mental completo e coordenação motora, como dirigir um veículo motorizado ou operar máquinas, até o dia seguinte após um sono repousante (de boa qualidade).
4. Pessoas com história de abuso ou dependência de medicamentos/drogas podem apresentar maior risco para abuso e uso errôneo. Aconselha-se consideração cuidadosa antes do tratamento de pessoas com história de transtorno por uso de substâncias, incluindo álcool. Recomenda-se monitoramento quanto a sinais de abuso ou dependência.
5. Monitorar para sedação em caso de uso concomitante de outros medicamentos depressivos do SNC.
6. Monitorar sintomas vesicais e urinários durante o tratamento e encaminhar a um especialista conforme necessidade. Casos de cistite intersticial ou ulcerativa foram relatados com o uso prolongado ou abusivo de cetamina. Em ensaios clínicos da escetamina, houve uma taxa aumentada de sintomas urinários baixos (polaciúria, disúria, urgência urinária, noctúria e cistite); porém, não foram observados casos de cistite intersticial em pacientes tratados por até 1 ano.
7. Não acionar o êmbolo antes do uso, para evitar perder doses. O aparelho mostrará dois pontos verdes indicando estar pronto para o uso (obter um aparelho novo se os pontos não estiverem presentes).
8. A notificação de um evento adverso confirmado ou suspeito à Anvisa torna possível identificar novos riscos e atualizar o perfil de segurança do produto. Qualquer cidadão pode realizar a notificação por meio de um sistema eletrônico específico para essa finalidade: o VigiMed.

REFERÊNCIAS

1. Spravato (cloridrato de escetamina): solução spray nasal [Bula de medicamento] [Internet]. São Paulo: Janssen-Cilag Farmacêutica; 2022 [capturado em 15 ago. 2022]. Disponível em: https://consultas.anvisa.gov.br/#/bulario/q/?nomeProduto=SPRAVATO.
2. Daly EJ, Singh JB, Fedgchin M, Cooper K, Lim P, Shelton RC, et al. Efficacy and safety of intranasal esketamine adjunctive to oral antidepressant therapy in treatment-resistant depression: a randomized clinical trial. JAMA Psychiatry. 2018;75(2):139-48. PMID [29282469]
3. Canuso CM, Ionescu DF, Li X, Qiu X, Lane R, Turkoz I, et al. Esketamine nasal spray for the rapid reduction of depressive symptoms in major depressive disorder with acute suicidal ideation or behavior. J Clin Psychopharmacol. 2021;41(5):516-24. PMID [34412104]
4. Fu DJ, Ionescu DF, Li X, Lane R, Lim P, Sanacora G, et al. Esketamine nasal spray for rapid reduction of major depressive disorder symptoms in patients who have active suicidal ideation with intent: double-blind, randomized study (ASPIRE I). J Clin Psychiatry. 2020;81(3):19m13191. PMID [32412700]
5. Schatzberg AF. A word to the wise about intranasal esketamine. Am J Psychiatry. 2019;176(6):422-24. PMID [31109197]
6. Horowitz M, Moncrieff J. Esketamine: uncertain safety and efficacy data in depression. Br J Psychiatry. 2021 Nov;219(5):621-2. PMID [35048830]
7. Wajs E, Aluisio L, Holder R, Daly EJ, Lane R, Lim P, et al. Esketamine nasal spray plus oral antidepressant in patients with treatment-resistant depression: assessment of long-term safety in a phase 3, open-label study (SUSTAIN-2). J Clin Psychiatry. 2020;81(3):19m12891. PMID [32316080]
8. Lener MS, Niciu MJ, Ballard ED, Park M, Park LT, Nugent AC, et al. Glutamate and gamma-aminobutyric acid systems in the pathophysiology of major depression and antidepressant response to ketamine. Biol Psychiatry. 2017;81(10):886-97. PMID [27449797]
9. Stahl SM. Stahl's essential psychopharmacology: neuroscientific basis and practical applications. 5th ed. Cambridge: Cambridge University Press; 2021.
10. Agência Nacional de Vigilância Sanitária. Consultas [Internet]. Brasília: Anvisa; 2022 [capturado em 25 ago 2022]. Disponível em: https://consultas.anvisa.gov.br/#/medicamentos/q/?substancia=25764.

ESCITALOPRAM

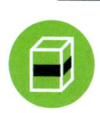

APRESENTAÇÕES COMERCIAIS

DECIPRAX (COSMED)
- Caixas com 7, 15, 30, 60 ou 200* comprimidos de 10 mg.
- Caixas com 7, 15, 30, 60 ou 200* comprimidos de 20 mg.

EFICENTUS (MEDLEY)
- Caixas com 7, 15, 20, 30, 60 ou 500* comprimidos de 10 mg.
- Caixas com 7, 15, 20, 30, 60 ou 500* comprimidos de 15 mg.
- Caixas com 7, 15, 20, 30, 60 ou 500* comprimidos de 20 mg.

ESC (EUROFARMA)
- Caixas com 7, 15, 30, 60 ou 90 comprimidos de 10 mg.
- Caixas com 7, 15, 30 ou 60 comprimidos de 15 mg.
- Caixas com 7, 15, 30, 60 ou 90 comprimidos de 20 mg.
- Frascos de 20 mL de solução oral gotas de 20 mg/mL.

ESC ODT (EUROFARMA)
- Caixas com 10, 30, 60, 90 ou 120 comprimidos orodispersíveis de 5 mg.
- Caixas com 10, 30, 60, 90 ou 120 comprimidos orodispersíveis de 10 mg.
- Caixas com 10, 30 ou 60 comprimidos orodispersíveis de 15 mg.
- Caixas com 10, 30 ou 60 comprimidos orodispersíveis de 20 mg.

ESCENA (CRISTÁLIA)
- Caixas com 7, 15, 20, 30, 60, 200* ou 500* comprimidos de 10 mg.
- Caixas com 7, 15, 20, 30, 60, 200* ou 500* comprimidos de 20 mg.

ESCILEX (EMS)
- Caixas com 7, 15, 20, 30, 60, 100* ou 500* comprimidos de 10 mg.
- Caixas com 7, 15, 20, 30, 60, 100* ou 500* comprimidos de 15 mg.
- Caixas com 7, 15, 20, 30, 60, 100* ou 500* comprimidos de 20 mg.

ESCIP (GEOLAB)
- Caixas com 14, 15, 28, 30, 56, 60, 98*, 150*, 450* ou 490* comprimidos de 10 mg.
- Caixas com 14, 15, 28, 30, 56, 60, 98*, 150*, 450* ou 490* comprimidos de 20 mg.
- Frascos de 15 mL de solução oral gotas de 20 mg/mL.

ESPRAN (TORRENT)
- Caixas com 10, 30 ou 60* comprimidos de 10 mg.

EUDOK (UNIÃO QUÍMICA)
- Caixas com 7, 15, 20, 30, 60, 100* ou 500* comprimidos de 10 mg.
- Caixas com 7, 15, 20, 30, 60, 100* ou 500* comprimidos de 15 mg.
- Caixas com 7, 15, 20, 30, 60, 100* ou 500* comprimidos de 20 mg.

EXODUS (ACHÉ)
- Caixas com 7, 14, 15, 28, 30 ou 60 comprimidos de 10 mg.
- Caixas com 7, 14, 15, 20, 28, 30, 60 ou 500* comprimidos de 15 mg.
- Caixas com 7, 14, 15, 20, 28, 30, 60 ou 500* comprimidos de 20 mg.
- Frascos de 15 mL e 30 mL de solução oral gotas de 20 mg/mL.

FELISSA (SUN FARMACÊUTICA)
- Caixas com 7, 10, 14, 15, 20, 28, 30, 60, 90, 100*, 200* ou 500* comprimidos de 10 mg.
- Caixas com 7, 10, 14, 15, 20, 28, 30, 60, 90, 100*, 200* ou 500* comprimidos de 15 mg.
- Caixas com 7, 10, 14, 15, 20, 28, 30, 60, 90, 100*, 200* ou 500* comprimidos de 20 mg.

FUSOR (ACHÉ)
- Caixas com 7, 14, 15, 28, 30 ou 60 comprimidos de 10 mg.
- Caixas com 7, 14, 15, 20, 28, 30, 60 ou 500* comprimidos de 15 mg.
- Caixas com 7, 14, 15, 20, 28, 30, 60 ou 500* comprimidos de 20 mg.
- Frascos de 15 mL e 30 mL de solução oral gotas de 20 mg/mL.

LESDOT (SANDOZ)
- Caixas com 7, 14, 28, 30, 56 ou 60 comprimidos de 10 mg.

- Caixas com 7, 10, 14, 30 ou 60 comprimidos de 15 mg.
- Caixas com 7, 14, 28, 30, 56 ou 60 comprimidos de 20 mg.

LEXAPRASS (TEUTO)
- Caixas com 7, 10, 14, 15, 28, 30, 56, 60, 70, 210* ou 350* comprimidos de 10 mg.
- Caixas com 7, 10, 14, 15, 28, 30, 56, 60, 70, 210* ou 350* comprimidos de 20 mg.

LEXAPRO (LUNDBECK)
- Caixas com 7, 10, 14, 28, 30 ou 60 comprimidos de 10 mg.
- Caixas com 7, 10, 14, 28 ou 30 comprimidos de 15 mg.
- Caixas com 7, 10, 14, 28 ou 30 comprimidos de 20 mg.
- Frascos de 15 mL e 28 mL de solução oral gotas de 20 mg/mL.

LEXONEO (BRAINFARMA)
- Caixas com 7, 15, 30, 60 ou 200* comprimidos de 10 mg.
- Caixas com 7, 15, 30, 60 ou 200* comprimidos de 20 mg.

MIND (BIOLAB)
- Caixas com 7, 15, 30, 60 ou 90 comprimidos de 10 mg.
- Caixas com 10, 15, 30 ou 60 comprimidos de 15 mg.
- Caixas com 7, 15, 30, 60 ou 90 comprimidos de 20 mg.

OXALATO DE ESCITALOPRAM (ACHÉ)
- Caixas com 7, 14, 15, 20, 28, 30, 60 ou 500* comprimidos de 10 mg.
- Caixas com 7, 14, 15, 20, 28, 30, 60 ou 500* comprimidos de 15 mg.
- Caixas com 7, 14, 15, 20, 28, 30, 60 ou 500* comprimidos de 20 mg.
- Frascos de 15 mL e 30 mL de solução oral gotas de 20 mg/mL.

OXALATO DE ESCITALOPRAM (BRAINFARMA)
- Caixas com 7, 15, 30, 60 ou 200* comprimidos de 10 mg.
- Caixas com 7, 15, 30, 60 ou 200* comprimidos de 20 mg.

OXALATO DE ESCITALOPRAM (CELLERA)
- Caixas com 7, 15, 30, 60 ou 90 comprimidos de 10 mg.
- Caixas com 10, 15, 30 ou 60 comprimidos de 15 mg.
- Caixas com 7, 15, 30, 60 ou 90 comprimidos de 20 mg.

OXALATO DE ESCITALOPRAM (CIMED)
- Caixas com 7, 10, 14, 15, 28, 30, 56, 60, 98*, 150*, 450*, 490* ou 500* comprimidos de 10 mg.
- Caixas com 7, 10, 14, 15, 28, 30, 56, 60, 98*, 150*, 450*, 490* ou 500* comprimidos de 15 mg.
- Caixas com 7, 10, 14, 15, 28, 30, 56, 60, 98*, 150*, 450*, 490* ou 500* comprimidos de 20 mg.

OXALATO DE ESCITALOPRAM (CRISTÁLIA)
- Caixas com 7, 15, 20, 30, 60, 200* ou 500* comprimidos de 10 mg.
- Caixas com 7, 15, 20, 30, 60, 200* ou 500* comprimidos de 20 mg.

OXALATO DE ESCITALOPRAM (EMS, GERMED, LEGRAND, NOVA QUÍMICA)
- Caixas com 7, 15, 20, 30, 60, 100* ou 500* comprimidos de 10 mg.
- Caixas com 7, 15, 20, 30, 60, 100* ou 500* comprimidos de 15 mg.
- Caixas com 7, 15, 20, 30, 60, 100* ou 500* comprimidos de 20 mg.

OXALATO DE ESCITALOPRAM (EUROFARMA)
- Caixas com 7, 15, 30, 60 ou 90 comprimidos de 10 mg.
- Caixas com 7, 15, 30, 60 ou 90 comprimidos de 15 mg.
- Caixas com 7, 15, 30, 60 ou 90 comprimidos de 20 mg.
- Frascos de 15 mL de solução oral gotas de 20 mg/mL.

OXALATO DE ESCITALOPRAM (GEOLAB)
- Frascos de 15 mL de solução oral gotas de 20 mg/mL.

OXALATO DE ESCITALOPRAM (MEDLEY)
- Caixas com 7, 15, 20, 30, 60 ou 500* comprimidos de 10 mg.
- Caixas com 7, 15, 20, 30, 60 ou 500* comprimidos de 15 mg.
- Caixas com 7, 15, 20, 30, 60 ou 500* comprimidos de 20 mg.

OXALATO DE ESCITALOPRAM (NOVARTIS, SANDOZ)
- Caixas com 7, 14, 28, 30, 56 ou 60 comprimidos de 10 mg.

- Caixas com 7, 10 14, 30 ou 60 comprimidos de 15 mg.
- Caixas com 7, 14, 28, 30, 56 ou 60 comprimidos de 20 mg.

OXALATO DE ESCITALOPRAM (PHARLAB)
- Caixas com 7, 14, 15, 20, 28, 30, 60, 100* ou 500* comprimidos de 10 mg.
- Caixas com 7, 14, 15, 20, 28, 30, 60, 100* ou 500* comprimidos de 15 mg.
- Caixas com 7, 14, 15, 20, 28, 30, 60, 100* ou 500* comprimidos de 20 mg.

OXALATO DE ESCITALOPRAM (RANBAXY)
- Caixas com 7, 10, 14, 15, 20, 28, 30, 60, 90, 100*, 200* ou 500* comprimidos de 10 mg.
- Caixas com 7, 10, 14, 15, 20, 28, 30, 60, 90, 100*, 200* ou 500* comprimidos de 15 mg.
- Caixas com 7, 10, 14, 15, 20, 28, 30, 60, 90, 100*, 200* ou 500* comprimidos de 20 mg.

OXALATO DE ESCITALOPRAM (SUN FARMACÊUTICA)
- Caixas com 7, 10, 14, 15, 20, 28, 30, 60, 90, 100*, 200* ou 500* comprimidos de 10 mg.
- Caixas com 7, 10, 14, 15, 20, 28, 30, 60, 90, 100*, 200* ou 500* comprimidos de 15 mg.
- Caixas com 7, 10, 14, 15, 20, 28, 30, 60, 90, 100*, 200* ou 500* comprimidos de 20 mg.

OXALATO DE ESCITALOPRAM (TEUTO)
- Caixas com 7, 10, 14, 15, 28, 30, 56, 60, 70, 200*, 210*, 350* ou 500* comprimidos de 10 mg.
- Caixas com 7, 10, 14, 15, 28, 30, 56, 60, 70, 200*, 210*, 350* ou 500* comprimidos de 20 mg.

OXALATO DE ESCITALOPRAM (TORRENT)
- Caixas com 10, 15 ou 30 comprimidos de 10 mg.

RECONTER (LIBBS)
- Caixas com 10, 30 ou 60 comprimidos de 10 mg.
- Caixas com 10, 30 ou 60 comprimidos de 15 mg.
- Caixas com 30 ou 60 comprimidos de 20 mg.
- Frascos de 15 mL ou 30 mL de solução oral gotas de 20 mg/mL.

SYNTOC (PHARLAB)
- Caixas com 7, 14, 15, 20, 28, 30, 60, 100* ou 500* comprimidos de 10 mg.
- Caixas com 7, 14, 15, 20, 28, 30, 60, 100* ou 500* comprimidos de 15 mg.
- Caixas com 7, 14, 15, 20, 28, 30, 60, 100* ou 500* comprimidos de 20 mg.

UNITRAM (FARMOQUÍMICA)
- Caixas com 7, 14, 15, 28, 30 ou 60 comprimidos de 10 mg.
- Caixas com 7, 14, 15, 20, 28, 30, 60 ou 500* comprimidos de 15 mg.
- Caixas com 7, 14, 15, 20, 28, 30, 60 ou 500* comprimidos de 20 mg.
- Frascos de 15 mL ou 30 mL de solução oral gotas de 20 mg/mL.

*Embalagem hospitalar.

MODO DE USAR

A dose inicial usual é de 10 mg/dia. Dependendo da resposta individual e da gravidade dos sintomas, pode ser aumentada até 40 mg/dia. Pode ser administrado em dose única em qualquer horário do dia. Não há interferência da alimentação na absorção do medicamento.

TEMPO PARA INÍCIO DE AÇÃO

O início das ações terapêuticas pode se dar em 2 a 4 semanas. No TOC, esse período pode ser maior, de até 3 meses.

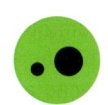

VARIAÇÃO USUAL DA DOSE

Pode variar entre 10 e 40 mg/dia. Para tratamento da depressão, as doses usuais são entre 10 e 20 mg, e no TOC podem ser usadas doses de até 40 mg. A dose máxima para pacientes com insuficiência hepática e pacientes idosos acima de 60 anos é de 10 mg/dia.

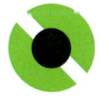

MODO DE SUSPENDER

Após administração prolongada, a interrupção abrupta dos ISRSs pode produzir sintomas de retirada, como tontura, parestesia, tremor, ansiedade, náusea e palpitação.

Reduzir gradualmente a dose ao longo de 2 a 4 semanas. Em pacientes com história prévia de sintomas de retirada ou em uso de altas doses da medicação, é recomendada uma descontinuação mais lenta (maior que 4 semanas, por exemplo).

Em caso de sintomas de retirada, retomar a dose anteriormente prescrita e reiniciar a redução de maneira mais gradual.

CLASSE, MECANISMO DE AÇÃO E FARMACODINÂMICA

O escitalopram é um ISRS constituído apenas do enantiômero S ativo do citalopram racêmico. Não apresenta as propriedades anti-histamínicas presentes no citalopram e não há restrição quanto a doses mais altas para evitar o prolongamento de QT.

Seu mecanismo de ação principal é a inibição seletiva e potente da recaptação da serotonina por meio da inibição do SERT. Além disso, também se liga a um sítio alostérico nesse transportador que potencializa sua ligação ao sítio primário, o que resulta em uma inibição da recaptação de serotonina mais eficaz.

FARMACOCINÉTICA

É rapidamente absorvido por VO, alcançando $C_{máx}$ cerca de 5 horas após a ingestão. A meia-vida de eliminação é de 27 a 32 horas, o que permite a administração em dose única diária.

Os parâmetros farmacocinéticos indicam que uma dose de 10 mg de escitalopram é bioequivalente a 20 mg de citalopram em relação às concentrações plasmáticas. Não há diferença significativa entre esses medicamentos em relação à excreção renal. A maior parte da excreção é hepática. Não tem ações significativas nas enzimas da CYP e tem baixa probabilidade de interações farmacocinéticas clinicamente relevantes.

Estudos demonstraram que o escitalopram é eficaz no tratamento de TDM, TAG, TP, TAS, TOC, EP, sintomas vasomotores da menopausa e tratamento e prevenção de depressão pós-AVC.[1-4] Uma revisão sistemática de metanálises comparou o efeito de seis ADs ISRSs (fluoxetina, citalopram, escitalopram, sertralina, paroxetina e fluvoxamina) no tratamento da fase aguda do TDM em adultos e demonstrou que o escitalopram foi mais efetivo do que os outros ISRSs em termos de maior taxa de resposta, maior taxa de remissão e menor taxa de descontinuação.[1] Outra revisão sistemática e metanálise de rede de 522 ensaios clínicos avaliou a eficácia e a aceitabilidade de 21 ADs no tratamento agudo do TDM, e o escitalopram ficou entre os ADs mais efetivos e mais bem tolerados do estudo.[2]

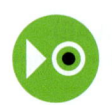

INDICAÇÕES

Evidências CONSISTENTES de eficácia
- TDM (a partir de 12 anos).[1-2]
- TAG.[3]
- TP.[3]
- TAS.[3]
- TOC.[3]
- Depressão pós-AVC.[4]
- EP.
- Sintomas vasomotores pós-menopausa.

Evidências incompletas de eficácia
- TEPT.
- Transtorno disfórico pré-menstrual.
- TAG na infância e na adolescência.
- Transtorno dismórfico corporal.

CONTRAINDICAÇÕES

Absolutas
- Hipersensibilidade à substância ativa ou a algum componente da fórmula.
- Tratamento com IMAOs ou com pimozida concomitantes.

Relativas
- Síndrome congênita do QT longo.
- Uso associado a outros medicamentos que causem o prolongamento do intervalo QT.

REAÇÕES ADVERSAS

Mais comuns: Cefaleia, diaforese, diarreia, diminuição da libido, disfunção na ejaculação/ereção, insônia, náuseas, sonolência, tontura, xerostomia.

Menos comuns: Alterações menstruais, anorgasmia, constipação, diminuição do apetite, dispepsia, fadiga, impotência, letargia, sonhos anormais, vômitos.

INTOXICAÇÃO

Sintomas

A toxicidade do escitalopram consiste primariamente em síndrome serotonérgica e aumento do intervalo QTc. Não foram reportadas toxicidades graves ou fatais nos seus ensaios clínicos de eficácia. Comparado ao citalopram, parece ter maior toxicidade serotonérgica e menor toxicidade cardíaca. Não foram reportadas arritmias graves e *torsades de pointes*.[5] O escitalopram aparenta causar menos convulsões após sobredose do que o citalopram.

Manejo

- Em caso de sobredose, não há antídoto específico.
- Deve-se realizar lavagem gástrica, monitorar sinais vitais e garantir medidas de suporte gerais.

POPULAÇÕES ESPECIAIS

GRAVIDEZ

Apesar de experimentos com animais indicarem que o escitalopram não está associado a malformações congênitas, há carência de estudos em populações clínicas. Uma revisão sugeriu que o escitalopram pode ser considerado uma escolha relativamente segura durante a gestação.[6]

Assim como outros ISRSs, o uso de escitalopram na gestação está associado a complicações perinatais, como baixo peso ao nascer e maior taxa de abortamentos, porém esses achados podem representar potenciais confundidores.

Além disso, é sabido que doenças psiquiátricas não tratadas podem causar má adesão ao pré-natal e, devido a isso, a indicação de uso de ADs na gestação deve ser individualizada e os riscos e benefícios para o feto devem ser avaliados cuidadosamente.

LACTAÇÃO

É excretado no leite materno, e sua taxa de excreção é estimada pela dose relativa do lactente (RID, do inglês *relative infant dose*) de 3 a 6%. Em geral, a amamentação é aceitável quando RID < 10%, mas algumas fontes delimitam o percentual da RID em menos que 5% se os agentes forem psicotrópicos.

Não foram observados efeitos adversos em 16 casos em que o escitalopram foi utilizado durante a lactação.[6] Entretanto, em razão da escassez de estudos, ainda não se pode ter uma conclusão definitiva em relação à segurança do uso de escitalopram por lactantes. A decisão de amamentação deve considerar o risco de exposição e os benefícios da amamentação para o bebê, além dos benefícios do tratamento medicamentoso para a mãe. Bebês expostos à medicação pelo leite materno devem ser monitorados para irritabilidade e mudanças no sono, no padrão de alimentação e no comportamento, além do crescimento e do desenvolvimento.

CRIANÇAS

Em metanálise de rede recente, o escitalopram foi associado a uma pequena redução dos sintomas depressivos em crianças e adolescentes, mas esse achado foi considerado pouco relevante do ponto de vista clínico. Além disso, constatou-se, com um grau de evidência baixo, que o escitalopram diminui minimamente as chances de desfecho de suicídio quando comparado ao grupo placebo.[7]

Outra metanálise de rede não encontrou significância estatística no uso de escitalopram para o tratamento de TDM nessa população,[8] e pelo menos dois estudos demonstraram eficácia no tratamento do TDM em adolescentes, mas não em crianças menores que 12 anos. Em geral foi encontrado um bom grau de tolerabilidade a essa medicação.[8]

Outra metanálise recente, que avaliou a eficácia do tratamento farmacológico e/ou psicológico para TOC, evidenciou que o escitalopram foi significativamente mais efetivo do que clomipramina, fluvoxamina, paroxetina e sertralina.[9] Entretanto, estudos avaliando o escitalopram para o tratamento de outros transtornos em crianças e adolescentes ainda são escassos.

IDOSOS

Os idosos costumam necessitar de doses mais baixas. Sugere-se iniciar com 5 mg/dia e aumentar a dose lentamente. A dose máxima em idosos é de 10 mg/dia.

INSUFICIÊNCIA HEPÁTICA

Usar dose máxima de 10 mg. Recomenda-se iniciar com 5 mg e subir lentamente conforme tolerabilidade em pacientes com insuficiência hepática leve a moderada.

INSUFICIÊNCIA RENAL

Não há necessidade de ajuste de dose em pacientes com IR leve a moderada, mas deve-se reduzir as doses em pacientes com IR grave. Em pacientes realizando hemodiálise, é preferível uma escolha de ISRS que tenha baixo potencial de prolongamento do QT.

INSUFICIÊNCIA CARDÍACA

O medicamento não foi sistematicamente avaliado em pacientes com insuficiência cardíaca. O monitoramento do ECG é recomendado.

LABORATÓRIO

Exames prévios ao uso e de acompanhamento

Não são necessários.

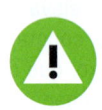

PRECAUÇÕES E DICAS

1. Não é recomendada a associação com IMAOs, e deve-se aguardar o prazo de 14 dias após a retirada de um IMAO para iniciar o escitalopram.
2. Crianças, adolescentes e adultos jovens (18 a 24 anos) devem ser monitorados em relação a pioras clínicas, pensamentos suicidas e mudanças não habituais de comportamento, especialmente no início do tratamento.
3. Monitorar risco de sangramento em pacientes com alguma disfunção plaquetária preexistente ou que usem medicamentos que alteram a função plaquetária.
4. É aconselhado o uso com cautela em pacientes com alto risco de desenvolvimento de *torsades de pointes*.
5. Pacientes com TP ou outros transtornos de ansiedade podem ter os sintomas de ansiedade intensificados no início do tratamento. Essa reação paradoxal geralmente desaparece dentro de 2 semanas de uso da medicação.
6. Iniciar o tratamento com dose de 5 mg/dia e aumentar lentamente em incrementos de 5 mg nos pacientes sensíveis aos efeitos adversos da medicação.
7. O escitalopram não foi avaliado sistematicamente em pacientes com epilepsia e deve ser introduzido com cuidado em pacientes com história de convulsões.
8. Hiponatremia pode ocorrer como resultado do tratamento com ISRSs, principalmente devido a SIADH, e é reversível com a parada da medicação. Pacientes idosos e em uso de medicações diuréticas podem ter um risco maior.

REFERÊNCIAS

1. Darab MG, Hedayati A, Khorasani E, Bayati M, Keshavarz K. Selective serotonin reuptake inhibitors in major depression disorder treatment: an umbrella review on systematic reviews. Int J Psychiatry Clin Pract. 2020;24(4):357-70. PMID [32667275]
2. Cipriani A, Furukawa TA, Salanti G, Chaimani A, Atkinson LZ, Ogawa Y, et al. Comparative efficacy and acceptability of 21 antidepressant drugs for the acute treatment of adults with major depressive disorder: a systematic review and network meta-analysis. Lancet. 2018;391(10128):1357-66. PMID [29477251]
3. Höschl C, Švestka J. Escitalopram for the treatment of major depression and anxiety disorders. Expert Rev Neurother. 2008;8(4):537-52. PMID [18416657]
4. Feng RF, Ma R, Wang P, Ji X, Zhang ZX, Li MM, et al. Efficacy of escitalopram for poststroke depression: a systematic review and meta-analysis. Sci Rep. 2022;12(1):3304. PMID [35228575]
5. van Gorp F, Whyte IM, Isbister GK. Clinical and ECG effects of escitalopram overdose. Ann Emerg Med. 2009;54(3):404-8. PMID [19556032]
6. Bellantuono C, Bozzi F, Orsolini L, Catena-Dell'Osso M. The safety of escitalopram during pregnancy and breastfeeding: a comprehensive review. Human Psychopharmacology. 2012;27(6):534-9. PMID [23044635]
7. Hetrick SE, McKenzie JE, Bailey AP, Sharma V, Moller CI, Badcock PB, et al. New generation antidepressants for depression in children and adolescents: a network meta-analysis. Cochrane Database Syst Rev. 2021;5(5):CD013674. PMID [34029378]
8. Cipriani A, Zhou X, Del Giovane C, Hetrick SE, Qin B, Whittington C, et al. Comparative efficacy and tolerability of antidepressants for major depressive disorder in children and adolescents: a network meta-analysis. Lancet. 2016;388(10047):881-90. PMID [27289172]
9. Tao Y, Li H, Li L, Zhang H, Xu H, Zhang H, et al. Comparing the efficacy of pharmacological and psychological treatment, alone and in combination, in children and adolescents with obsessive-compulsive disorder: a network meta-analysis. J Psychiatr Res. 2022;148:95-102. PMID [35121274]

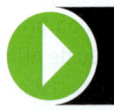

ESTAZOLAM

APRESENTAÇÕES COMERCIAIS

NOCTAL (ABBOTT)
- Caixas com 20, 50, 100* ou 200* comprimidos de 1 mg.
- Caixas com 20, 50, 100* ou 200* comprimidos de 2 mg.

*Embalagem hospitalar.

MODO DE USAR

O estazolam é utilizado basicamente no tratamento da insônia, tendo sido aprovado pela FDA para essa finalidade. Em doses de 1 a 2 mg antes de deitar, melhora de forma considerável a latência, a profundidade e o tempo total do sono em adultos com insônia crônica. Devido à sua meia-vida moderada, pode causar sintomas como sedação e problemas de memória no dia seguinte pela manhã. A dose média diária é de 2 mg/dia, podendo chegar a 4 mg/dia.[1] Fumantes apresentam maior depuração da medicação, necessitando de doses maiores.[2]

TEMPO PARA INÍCIO DE AÇÃO

Em menos de 1 hora.[2]

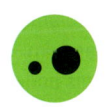

VARIAÇÃO USUAL DA DOSE

Insônia: 1 a 4 mg/dia.

MODO DE SUSPENDER

Em caso de uso prolongado, é necessária retirada gradual para reduzir sintomas de abstinência. Insônia de rebote pode ocorrer nas primeiras 1 a 2 noites após parada. Em caso de dificuldade na retirada, pode ser necessária redução por meses.[2]

CLASSE, MECANISMO DE AÇÃO E FARMACODINÂMICA

O estazolam é um derivado BZD da categoria triazolo, com atividade predominante hipnótico-sedativa. Apresenta, ainda, outras ações comuns aos BZDs: ação ansiolítica, anticonvulsivante e relaxante muscular. O GABA é o principal neurotransmissor inibitório do SNC. O estazolam potencializa o efeito inibitório desse neurotransmissor, modulando a atividade dos receptores GABA-A por meio de sua ligação com seu sítio específico (receptores BZDs). Essa ligação altera a conformação desses receptores, aumentando a afinidade do GABA com seus próprios receptores e a frequência da abertura dos canais de cloro, cuja entrada no neurônio é regulada por esse neurotransmissor, promovendo a hiperpolarização da célula. O resultado dessa hiperpolarização é um aumento da ação gabaérgica inibitória do SNC.

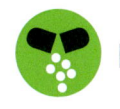

FARMACOCINÉTICA

É absorvido rapidamente pelo duodeno, sendo detectado no sangue 30 minutos após a ingestão. O pico plasmático é atingido entre 1 e 6 horas; a meia-vida de eliminação varia de 8,3 a 31,2 horas, 17 horas em média, e o estado de equilíbrio é alcançado em 3 dias. A cinética de acumulação e de eliminação do estazolam pode ser classificada como intermediária entre os BZDs de curta ação, como o oxazepam, e os de longa ação, como o diazepam. É oxidado no fígado, onde é transformado em pelo menos quatro metabólitos distintos, aparentemente inativos. É altamente lipossolúvel, e 93% de suas moléculas circulam no plasma ligadas a proteínas plasmáticas. O estazolam não estimula nem inibe enzimas hepáticas. Cerca de 80% do fármaco é eliminado pela urina, e o restante, pelas fezes. Menos de 4% do medicamento é eliminado sem alteração.

Estudos de longo prazo indicam que o estazolam (2 mg/dia) permanece efetivo como hipnótico por pelo menos 6 semanas de uso contínuo sem indícios de desenvolver tolerância. É eficaz no tratamento da insônia situacional e melhora a qualidade do sono na depressão ou na ansiedade moderada a grave.[3,4] Em antigo ECR, revelou-se eficaz no tratamento da insônia e nos sintomas de ansiedade em pacientes com TAG.[5]

INDICAÇÕES

Evidências CONSISTENTES de eficácia
- Indicado para curto período de insônia caracterizada por dificuldade de iniciar o sono, despertares noturnos frequentes e/ou despertar precoce no final da manhã.[3,4]

Evidências INCOMPLETAS de eficácia
- Insônia em pacientes com TAG.[5]

CONTRAINDICAÇÕES

- Associação com cetoconazol ou itraconazol.[6]
- Depressão respiratória grave.
- Gravidez.
- Hipersensibilidade ao estazolam ou a outros BZDs.
- Intoxicação alcoólica aguda.

⚡ REAÇÕES ADVERSAS

Mais comuns: Falta de coordenação motora, hipocinesia, sonolência, tontura.

Menos comuns: Agitação, agressividade, amnésia anterógrada, anafilaxia, angiedema, anorgasmia, ansiedade (após algumas semanas de uso), artrite, ataxia, boca seca, cefaleia, cólica abdominal, comportamento anormal, comportamento hostil, constipação, déficit cognitivo, déficit de atenção, depressão, desinibição, despersonalização, desrealização, diminuição da libido, diplopia, disartria, disforia, distonia, dor nas articulações, espasmos musculares, euforia, fadiga, fraqueza muscular, gosto metálico, hiperacusia, hipersensibilidade a estímulos, hipotonia, inquietude, irritabilidade, mialgia, náusea, palpitações, parestesias, perda ou aumento do apetite, pesadelos, reação paradoxal, relaxamento muscular, retenção urinária, risco de queda, sudorese, tontura, vertigem, visão borrada, vômito.

☹ INTOXICAÇÃO

Sintomas

O paciente apresenta sonolência, ataxia, disartria, diminuição dos reflexos, podendo evoluir para coma. Não há registros de óbitos decorrentes do uso de altas doses de estazolam.

Manejo

- Levar imediatamente a um serviço de emergência.
- Monitorar a respiração, o pulso e a PA.
- Adotar medidas de suporte gerais (hidratação parenteral e permeabilidade de vias aéreas).
- Realizar esvaziamento gástrico se a ingestão for recente.
- O flumazenil pode ser útil no tratamento e no diagnóstico diferencial das intoxicações (mais informações no item referente a esse medicamento).

Obs.: Em pacientes com intoxicação crônica, o uso de flumazenil deve ser lento, pois sintomas de abstinência podem surgir.

❗ POPULAÇÕES ESPECIAIS

GRAVIDEZ

BZDs podem causar danos ao feto se administrados nesse período (aumento do risco de malformações congênitas se usados no primeiro trimestre). Não existem estudos com humanos que comprovem a segurança específica do estazolam na gravidez, portanto não é indicado seu uso em mulheres grávidas ou que desejam engravidar.[6] Recém-nascidos de mães que usaram BZDs nas últimas semanas de gestação apresentam risco aumentado de sintomas de depressão do SNC, como letargia e alterações no EEG, além de sintomas de abstinência.

LACTAÇÃO

Estudos com ratos mostraram que o estazolam é excretado no leite, portanto, não deve ser administrado em mulheres que amamentam, pois pode produzir sonolência, apatia, dificuldade de sucção e letargia nos bebês. Não há nenhuma publicação relevante em humanos, portanto não é recomendado o uso durante esse período.[7] Se houver necessidade de uso prolongado e em altas doses desse agente, descontinuar a amamentação.

CRIANÇAS

Em geral, as crianças são, como os idosos, mais sensíveis aos efeitos colaterais dos BZDs. Também é comum a ocorrência de excitação paradoxal, especialmente em crianças hipercinéticas. Devido à falta de experiências clínicas, não é recomendado para uso em menores de 18 anos.[6]

IDOSOS

A metabolização do estazolam é mais lenta em idosos, e, por isso, os efeitos adversos são em geral mais graves (quadros confusionais). Sugere-se iniciar com dose de 0,5 mg e aumentar somente se necessário,[6] o que pode ser feito com cautela até 2 mg/dia. Quando há comprometimento cerebral, pode ocorrer facilmente uma excitação paradoxal com o uso de BZDs. Em idosos, é recomendado o uso preferencial de BZDs 3-hidroxi de metabolização mais rápida (p. ex., oxazepam ou lorazepam).

Uma revisão cita que o uso desse fármaco em idosos aumenta o risco de fratura de fêmur e de quadril, queda e confusão mental, indicando que ele deve ser evitado ao máximo nessa população.[8] Um estudo mostra que o risco de queda com estazolam é maior do que comparado a outros hipnóticos, como zolpidem, flunitrazepam e nitrazepam.[9]

INSUFICIÊNCIA HEPÁTICA

Utilizar com cautela em pacientes com insuficiência hepática. Ajuste de dose pode ser necessário.

INSUFICIÊNCIA RENAL

Utilizar com cautela em pacientes com IR.

INSUFICIÊNCIA CARDÍACA

BZDs parecem ser seguros, sendo utilizados para insônia em pacientes com IAM.[2]

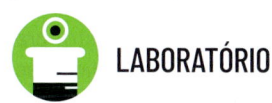

LABORATÓRIO

Exames prévios ao uso

Não são necessários.

Exames de acompanhamento

Não é necessário realizar exames laboratoriais de rotina em pacientes saudáveis que estejam usando o estazolam por curtos períodos; no entanto, sugere-se realização periódica de hemograma, exame de função renal, prova de função hepática e EQU em pacientes em uso prolongado do medicamento.[6]

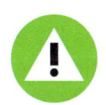

PRECAUÇÕES E DICAS

1. O estazolam tem uma meia-vida intermediária; sintomas residuais podem ser observados ao longo do dia seguinte. Alertar o paciente para que tenha cuidado ao dirigir veículos ou operar máquinas perigosas, pois seus reflexos, bem como a atenção, podem estar diminuídos.
2. Deve-se evitar o uso associado de álcool ou outras substâncias que potencializam os efeitos sedativos (p. ex., barbitúricos).
3. Alcoolistas, pessoas com TUS e com transtornos da personalidade graves apresentam um risco maior de desenvolver transtorno por uso de BZDs. Evitar prescrevê-los a tais pacientes.
4. O uso deve ser, sempre que possível, breve e intermitente, suspendendo-se o medicamento assim que houver alívio dos sintomas. Recomenda-se o uso por, no máximo, 7 a 10 dias.
5. Os riscos de uso por longo prazo, uso recreacional ou efeitos adversos não devem impedir a prescrição de agentes hipnóticos quando indicado.
6. Os portadores de DPOC, sem comprometimento grave na função pulmonar, podem ser tratados com estazolam em uma dose diária de 2 mg. Contudo, deve ser usado com precaução, como todos os outros BZDs.
7. A FDA lançou um aviso importante sobre sérios riscos, inclusive morte, com o uso concomitante de BZDs e opioides; portanto, essa prescrição deve ser extremamente cautelosa.[10]

REFERÊNCIAS

1. Schatzberg ASF, DeBattista C. Hypnotics. In: Schatzberg AF, DeBattista C. Schatzberg's manual of clinical psychopharmacology. 9th ed. Washington: APP; 2019. chap. 7.
2. Stahl SM. Prescriber's guide. 7th ed. Cambridge: Cambridge University Press; 2020.
3. Cohn JB, Wilcox CS, Bremner J, Ettinger M. Hypnotic efficacy of estazolam compared with flurazepam in outpatients with insomnia. J Clin Pharmacol. 1991;31(8):747-50. PMID [1880233]
4. Scharf MB, Roth PB, Dominguez RA, Ware JC. Estazolam and flurazepam: a multicenter, placebo-controlled comparative study in outpatients with insomnia. J Clin Pharmacol. 1990;30(5):461-7. PMID [1971831]
5. Post GL, Patrick RO, Crowder JE, Houston J, Ferguson JM, Bielski RJ, et al. Estazolam treatment of insomnia in generalized anxiety disorder: a placebo-controlled study. J Clin Psychopharmacol. 1991;11(4):249-53. PMID [1918423]
6. Estazolam [Bula de medicamento] [Internet]. Parsippany: Actavis Pharma; 2021 [capturado em 25 ago 2020]. Disponível em: https://dailymed.nlm.nih.gov/dailymed/drugInfo.cfm?setid=a1e3b4bf-22e9-430a-a768-4d86ae886c9e.
7. Estazolam. In: Drugs and lactation database (LactMed) [Internet]. Bethesda: National Library of Medicine; 2018 [capturado em 25 ago. 2022]. Disponível em: https://www.ncbi.nlm.nih.gov/books/NBK501750/.
8. Tariq SH, Pulisetty S. Pharmacotherapy for insomnia. Clin Geriatr Med. 2008;24(1):93-105. PMID [18035234]
9. Obayashi K, Araki T, Nakamura K, Kurabayashi M, Nojima Y, Hara K, et al. Risk of falling and hypnotic drugs: retrospective study of inpatients. Drugs R D. 2013;13(2):159-64. PMID [23760758]
10. U.S. Food and Drug Administration. FDA drug safety communication: FDA warns about serious risks and death when combining opioid pain or cough medicines with benzodiazepines; requires its strongest warning [Internet]. Silver Spring: FDA; 2016 [capturado em 25 ago. 2022]; Disponível em: https://www.fda.gov/drugs/drug-safety-and-availability/fda-drug-safety-communication-fda-warns-about-serious-risks-and-death-when-combining-opioid-pain-or.

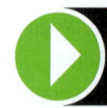

ESZOPICLONA

APRESENTAÇÕES COMERCIAIS

EZONIA (EUROFARMA)
- Caixas com 10, 20, 30 ou 60 comprimidos de 1 mg.
- Caixas com 10, 20, 30 ou 60 comprimidos de 2 mg.
- Caixas com 10, 20, 30 ou 60 comprimidos de 3 mg.

HEZO (SUPERA)
- Caixas com 10, 20, 30 ou 60 comprimidos de 1 mg.
- Caixas com 10, 20, 30 ou 60 comprimidos de 2 mg.
- Caixas com 10, 20, 30 ou 60 comprimidos de 3 mg.

PRYSMA (EUROFARMA)
- Caixas com 10, 20, 30 ou 60 comprimidos de 1 mg.
- Caixas com 10, 20, 30 ou 60 comprimidos de 2 mg.
- Caixas com 10, 20, 30 ou 60 comprimidos de 3 mg.

MODO DE USAR

Começar com a dose de 1 mg antes de deitar, que pode ser aumentada até 3 mg. Usar apenas antes de dormir, pois pode provocar forte sonolência se usada durante o dia. Pode ser usada por longo período, pois, em princípio, não desenvolve tolerância ou dependência.

TEMPO PARA INÍCIO DE AÇÃO

Em geral faz efeito em menos de 1 hora após a ingestão.

VARIAÇÃO USUAL DA DOSE

Entre 1 e 3 mg em dose única, ingerida antes de deitar.

MODO DE SUSPENDER

Retirar de forma gradual, em especial quando foram utilizadas doses maiores e por longos períodos, pois a interrupção abrupta pode provocar sintomas de descontinuação. Pode também haver insônia de rebote depois da interrupção.

CLASSE, MECANISMO DE AÇÃO E FARMACODINÂMICA

A eszopiclona é um hipnótico não BZD, um pirrolopirazínico derivado da classe ciclopirrolona, um *S*-enantiômero da zopiclona, com estrutura química não relacionada a outras medicações com propriedades hipnóticas. O mecanismo exato de ação da eszopiclona ainda não é conhecido, mas acredita-se que resulte da interação com o complexo do receptor GABA em sítios de ligação localizados próximos ou alostericamente associados aos receptores BZDs.

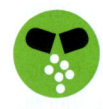

FARMACOCINÉTICA

A eszopiclona é rapidamente absorvida após administração oral.[1] O pico de concentração plasmática é atingido após 1 hora. É um fármaco fracamente ligado a proteínas do plasma (52 a 59%). Após a administração oral, a eszopiclona é extensivamente metabolizada no fígado por oxidação e desmetilação; os metabólitos plasmáticos têm pouca ou nenhuma potência de ligação aos receptores GABA. A eszopiclona é metabolizada pelo fígado em (S)-N-desmetil zopiclona e (S)-zopiclona-N-óxido.[2] Estudos in vitro demonstraram que as enzimas hepáticas CYP3A4 e CYP2E1 estão envolvidas na sua metabolização. A meia-vida de eliminação da eszopiclona é de aproximadamente 6 horas. Menos de 10% da dose oral é encontrada na urina.[1]

A eficácia da eszopiclona está estabelecida na indução e na manutenção do sono em adultos, sendo utilizada no tratamento da insônia.

A dose inicial da eszopiclona deve ser de 1 mg e aumentada conforme indicação clínica, sendo recomendado usar a menor dose efetiva para cada paciente.[3,4] A dose máxima recomendada é de 3 mg para adultos e de 2 mg para indivíduos debilitados e idosos.[4] Deve ser ingerida imediatamente antes de deitar à noite. Tal recomendação, válida tanto para homens quanto para mulheres, deve-se à possibilidade de efeitos residuais na manhã posterior ao uso, os quais comprometem a capacidade de alerta e, assim, aumentam o risco em atividades como dirigir veículos. Não costuma ocorrer tolerância com o uso continuado.[5] O uso de eszopiclona durante ou imediatamente após as refeições pode lentificar sua absorção, reduzindo o efeito na latência do sono.

INDICAÇÕES

Evidências CONSISTENTES de eficácia

▸ Insônia primária (usada como indutor do sono e para manutenção do sono).[2,3,6-10]
▸ Insônia secundária à depressão, ao TAG, à dor nas costas, à doença de Parkinson, à artrite reumatoide e à transição da menopausa.[9]

CONTRAINDICAÇÕES

Absolutas

▸ É contraindicado o uso em pacientes com hipersensibilidade à eszopiclona. Reações de hipersensibilidade incluem anafilaxia e angiedema.

REAÇÕES ADVERSAS

Mais comuns: Boca seca, cefaleia, diarreia, dispepsia, dor no peito, edema periférico, gosto desagradável na boca, infecção do trato respiratório, náusea, sonolência, tontura.

Menos comuns: Acne, agitação, alopecia, alucinações, amenorreia, anemia, ansiedade, asma, ataxia, bronquite, cálculos renais, confusão, conjuntivite, depressão, diminuição da libido, dismenorreia, dispneia, disúria, eczema, epistaxe, ganho ou perda de peso, ginecomastia, hipertonia, incontinência urinária, infecção viral, labilidade emocional, laringite, linfadenopatia, nistagmo, olho seco, parestesia, problemas de memória,[3] *rash* cutâneo, soluço, sudorese, urticária, zumbido.

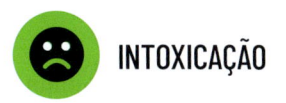

INTOXICAÇÃO

Sintomas

Foi relatado um caso de intoxicação com 36 mg de eszopiclona, no qual houve completa recuperação.[1] Houve relato de desfecho fatal com o uso de eszopiclona apenas quando associada a outras drogas com ação no SNC ou álcool.

Manejo

▸ Em casos de sobredose, pode ser considerada lavagem gástrica imediata.
▸ Recomenda-se monitorar sinais vitais e realizar as medidas sintomáticas e de suporte.[4]

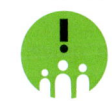

POPULAÇÕES ESPECIAIS

GRAVIDEZ

Não há estudos adequados e controlados de seu uso durante a gestação, sendo, portanto, desaconselhado. Categoria C da FDA.

LACTAÇÃO

Sua excreção no leite não é conhecida, sendo desaconselhada sua utilização durante o período de amamentação. O uso da eszopiclona por mães que amamentavam não foi problema em bebês recém-nascidos até 6 semanas após o nascimento.[11] Não se tem informações sobre o uso em lactantes de bebês depois dessa idade. Caso seja utilizada, monitorar o bebê para ocorrência de sonolência excessiva.

CRIANÇAS

Não é recomendável o uso em crianças, pois a segurança e a eficácia para essa faixa etária ainda não foram estabelecidas.

IDOSOS

A metabolização da eszopiclona está diminuída em idosos, o que resulta em aumento da $C_{máx}$ e da meia-vida, a qual atinge até 9 horas. Ajustes de dose são indicados nessa população, sendo a dose máxima de 2 mg.[2]

INSUFICIÊNCIA HEPÁTICA

Como a eszopiclona é metabolizada pelos citocromos CYP 450 3A3 e 3A4, devem-se usar doses menores do que as usuais em pacientes com insuficiência hepática grave. Na insuficiência hepática leve ou moderada, não é necessário o ajuste de dose.[4]

INSUFICIÊNCIA RENAL
Em geral não é necessário o ajuste da dose.

INSUFICIÊNCIA CARDÍACA
Em geral não é necessário o ajuste da dose.

LABORATÓRIO

Exames prévios ao uso e de acompanhamento

A dosagem laboratorial não é usada rotineiramente.

PRECAUÇÕES E DICAS

1. Em pacientes com doença hepática grave, ou quando administrada concomitantemente com fármaco inibidor da CYP3A4, a dose total não deve exceder 2 mg.
2. Quando associada a outro depressor do SNC, pode ser necessário ajuste de dose, devido ao possível efeito sinérgico.
3. O uso associado a bebidas alcoólicas pode causar piora significativa do desempenho psicomotor.[1]
4. Não causou depressão respiratória em voluntários saudáveis na dose de 7 mg, mas deve ser utilizada com cautela em pacientes com comprometimento da função respiratória.

REFERÊNCIAS

1. Brielmaier BD. Eszopiclone (lunesta): a new nonbenzodiazepine hypnotic agent. Proc. 2006;19(1):54-9. PMID [16424933]
2. Monti JM, Pandi-Perumal SR. Eszopiclone: its use in the treatment of insomnia. Neuropsychiatr Dis Treat. 2007;3(4):441-53. PMID [19300573]
3. U. S. Food & Drug Administration. FDA drug safety communication: FDA warns of next-day impairment with sleep aid lunesta (eszopiclone) and lowers recommended dose [Internet]. Silver Spring: FDA; 2014 [capturado em 25 ago. 2022]. Disponível em: http://www.fda.gov/Drugs/DrugSafety/ucm397260.htm.
4. Lunesta® (eszopiclone) [Bula de medicamento] [Internet]. Marlborough: Sunovion Pharmaceuticals; 2014 [capturado em 25 ago. 2022]. Disponível em: http://www.accessdata.fda.gov/drugsatfda_docs/label/2014/021476s030lbl.pdf.
5. Roth T, Walsh JK, Krystal A, Wessel T, Roehrs TA. An evaluation of the efficacy and safety of eszopiclone over 12 months in patients with chronic primary insomnia. Sleep Med. 2005;6(6):487-95. PMID [16230048]
6. Walsh JK, Krystal AD, Amato DA, Rubens R, Caron J, Wessel TC, et al. Nightly treatment of primary insomnia with eszopiclone for six months: effect on sleep, quality of life, and work limitations. Sleep. 2007;30(8):959-68. PMID [17702264]
7. Krystal AD, Walsh JK, Laska E, Caron J, Amato DA, Wessel TC, et al. Sustained efficacy of eszopiclone over 6 months of nightly treatment: results of a randomized, double-blind, placebo-controlled study in adults with chronic insomnia. Sleep. 2003;26(7):793-9. PMID [14655910]
8. Scharf M, Erman M, Rosenberg R, Seiden D, McCall WV, Amato D, et al. A 2-week efficacy and safety study of eszopiclone in elderly patients with primary insomnia. Sleep. 2005;28(6):720-7. PMID [16477959]
9. Rösner S, Englbrecht C, Wehrle R, Hajak G, Soyka M. Eszopiclone for insomnia. Cochrane Database Syst Rev. 2018;10(10):CD010703. PMID [30303519]
10. Liang L, Huang Y, Xu R, Wei Y, Xiao L, Wang G. Eszopiclone for the treatment of primary insomnia: a systematic review and meta-analysis of double-blind, randomized, placebo-controlled trials. Sleep Med. 2019;62:6-13. PMID [31518944]
11. Eszopiclone. In: Drugs and lactation database (LactMed) [Internet]. Bethesda: National Library of Medicine; 2021 [capturado em 25 ago. 2022]. Disponível em: https://www.ncbi.nlm.nih.gov/books/NBK501218/.

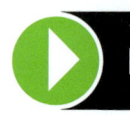

FENELZINA

APRESENTAÇÕES COMERCIAIS

NARDIL (PARKE-DAVIS)*
▸ Caixas com 100 comprimidos de 15 mg.

*Medicamento não registrado no Brasil. Consultar a possibilidade de importação.

MODO DE USAR

Iniciar com 15 mg, 1 vez ao dia, e aumentar para 30 mg após 3 dias de uso. Conforme tolerabilidade e resposta, a dose pode ser aumentada em incrementos de 15 mg, com intervalos de pelo menos 3 dias entre eles, até atingir uma dose máxima de 60 mg/dia. Doses maiores que 90 mg foram estudadas, mas devem ter seu uso restrito e ser divididas em mais de uma tomada diária. Não são descritas alterações de absorção quando a fenelzina é administrada junto à alimentação, mas uma série de restrições dietéticas é recomendada em relação a alimentos que contêm tiramina (ver tópico "Precauções e dicas").

TEMPO PARA INÍCIO DE AÇÃO

Efeitos iniciais são esperados dentro de 1 a 2 semanas, e melhora sintomática pode ser observada ao longo das 4 a 6 semanas subsequentes.

VARIAÇÃO USUAL DA DOSE

Dose-alvo de 45 a 75 mg/dia.

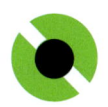

MODO DE SUSPENDER

Para reduzir efeitos de retirada e observar evolução sintomática, deve-se diminuir a dose progressivamente e realizar a retirada do fármaco ao longo de 2 a 4 semanas. Em caso de história de sintomas de retirada ou uso de altas doses, um intervalo maior de tempo pode ser necessário.

CLASSE, MECANISMO DE AÇÃO E FARMACODINÂMICA

A fenelzina é um antidepressivo da classe dos IMAOs classificado como hidrazínico, não seletivo e não reversível. Seu mecanismo de ação baseia-se no aumento da disponibilidade de adrenalina, noradrenalina, dopamina e serotonina por meio da inibição irreversível das enzimas MAO-A e MAO-B, responsáveis pela depleção dessas aminas. A fenelzina também produz um metabólito não IMAO, que inibe a enzima degradadora do GABA, elevando, assim, suas concentrações. O aumento da concentração cerebral do GABA pode conferir um efeito ansiolítico. O bloqueio da MAO atinge o máximo dentro de 5 a 10 dias e persiste por cerca de 3 semanas após a retirada (até que novas enzimas sejam sintetizadas).

O risco de crises hipertensivas está relacionado à inibição da MAO-A, que é responsável pela metabolização da tiramina, uma amina vasoativa encontrada em diversos alimentos. A inibição da MAO-A impede a metabolização da tiramina, que, em excesso na corrente sanguínea, aumenta as concentrações de noradrenalina, o que pode causar um rápido aumento da PA, com risco de dano a órgãos-alvo, infarto, aneurisma e morte. Alimentos e medicamentos contendo tiramina devem ser evitados e estão descritos no tópico "Precauções e dicas".

Devido à inibição irreversível da MAO, pode ocorrer síndrome serotonérgica, sobretudo quando a fenelzina é usada concomitantemente a fármacos que atuam na serotonina. Restrições podem ser consultadas no tópico "Precauções e dicas".

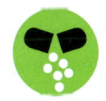

FARMACOCINÉTICA

A fenelzina é rapidamente absorvida por VO, atingindo picos plasmáticos cerca de 2 horas após a ingestão. Sua meia-vida no plasma é de cerca de 2 a 3 horas, mas nos tecidos é consideravelmente mais alta. Sua farmacocinética não é linear, pois, ao mesmo tempo que bloqueia, é metabolizada pela MAO. É biotransformada por acetilação, no fígado, e eliminada rapidamente. Outra possível rota de metabolização da fenelzina é a N-metilação. Os dois principais metabólitos são o ácido fenilacético e o ácido p-hidroxifenilacético. Inibe fracamente a CYP2C19 e CYP3A4 *in vitro*.

A fenelzina é eficaz no tratamento do TDM, sendo opção útil no tratamento da depressão refratária.[1,2] No entanto, o risco de crises hipertensivas e de síndrome serotonérgica, com suas consequentes restrições dietéticas e de uso concomitante com outros fármacos, fez os IMAOs não configurarem tratamento de primeira escolha, constando como terceira linha nas diretrizes clínicas do tratamento da depressão.[3] Contudo, nos últimos anos, a literatura apresenta tendência a diminuir a gravidade das restrições impostas ao uso de IMAOs, pois os alimentos já não contêm tanta tiramina quanto no passado, tendo também sido reconsiderada a quantidade de tiramina necessária para desencadear uma crise hipertensiva.[4,5]

INDICAÇÕES

Evidências CONSISTENTES de eficácia
- TDM,[1] sobretudo resistente.[2]
- TAS.[6-8]

CONTRAINDICAÇÕES

Absolutas
- Alimentos ou bebidas com alto teor de tiramina (ver tópico "Precauções e dicas").
- Discrasias sanguíneas.
- Doença cardiovascular (incluindo HAS) ou cerebrovascular.
- Doença hepática.
- Doença renal.
- Feocromocitoma ou outros paragangliomas produtores de catecolaminas.
- História de cefaleia frequente.
- ICC.
- Tireotoxicose.

- Uso concomitante de estimulantes, simpatomiméticos, fármacos inibidores da recaptação ou precursores da serotonina (ver tópico "Precauções e dicas").

REAÇÕES ADVERSAS

Mais comuns: Boca seca, cefaleia, constipação, disfunção sexual, fadiga, ganho de peso, hipotensão postural, sedação, síndrome da fadiga ao entardecer, tontura.

Menos comuns: Cãibras, constipação, convulsão, crises hipertensivas, deficiência de vitamina B6, hepatotoxicidade, hipernatremia, nistagmo, parestesias, precipitação do glaucoma, *rash* cutâneo, retenção urinária, sonhos bizarros, sudorese, virada maníaca, visão borrada.

INTOXICAÇÃO

Sintomas

A *overdose* é potencialmente fatal, com relatos descrevendo óbitos em doses de 375 a 1.500 mg. Os sintomas da intoxicação são resultado do excesso de catecolaminas, como irritabilidade, ansiedade, hipertensão, taquicardia, tremores, rigidez muscular, convulsões e hipertermia. Em casos mais graves, pode ocorrer depressão respiratória e do SNC. Na intoxicação por ingestão intencional, os sintomas normalmente ocorrem dentro das primeiras 24 horas. Já na interação com alimentos ricos em tiramina, os sintomas costumam ocorrer em até 90 minutos após a ingestão.

Manejo
- O manejo deve ser realizado em ambiente hospitalar.
- Manter controle de temperatura, PA, respiração e balanço hidreletrolítico. Considerar inativação de conteúdo gástrico.
- Em caso de intoxicação intencional, a ingestão de outras substâncias é comum e deve ser investigada.

POPULAÇÕES ESPECIAIS

GRAVIDEZ

Estudos relataram maior incidência de malformações em fetos expostos a IMAOs. Assim, a fenelzina deve ser evitada na gestação.

LACTAÇÃO

Embora em pequenas doses, é excretada no leite materno e não é o AD de escolha durante a amamentação. Diante do risco potencial de efeitos adversos graves no lactente, deve-se decidir entre manter a amamentação ou continuar a medicação.

CRIANÇAS

Seu uso não é bem estabelecido e não deve ser indicado.

IDOSOS

Pode ser usada em depressões refratárias. No entanto, a dose deve ser reduzida a um terço ou à metade da indicada para adultos jovens e só pode ser usada em idosos que tenham capacidade de seguir as orientações médicas ou que recebam supervisão contínua. Atentar para o risco de quedas.

INSUFICIÊNCIA HEPÁTICA

Uso contraindicado nesta população.

INSUFICIÊNCIA RENAL

Comprometimento leve a moderado: de acordo com instruções do fabricante, não são necessários ajustes.

Comprometimento grave: o uso é contraindicado.

INSUFICIÊNCIA CARDÍACA

Uso contraindicado em ICC.

LABORATÓRIO

Exames prévios ao uso

Glicose, função renal e função hepática.

Exames de acompanhamento

Glicose, função renal e função hepática. Os IMAOs podem causar falsa elevação nos testes de função tireoidiana e aumento das metanefrinas urinárias.

PRECAUÇÕES E DICAS

1. Pelo risco de crise hipertensiva, os seguintes alimentos considerados ricos em tiamina devem ser evitados durante o tratamento e 2 semanas após a descontinuação da fenelzina: chope, queijos envelhecidos ou maturados (*brie*, gorgonzola, *cheddar*, feta, gouda, provolone e outros), carnes e peixes envelheci-

dos ou curados (*bacon*, mortadela, pastrame, salame, salsichas, *pepperoni*), alimentos que possam estar estragados ou fora do prazo de validade (sobretudo carnes, frutas, laticínios e vegetais), casca de banana, suplementos que contenham tiramina, levedura nutricional ou extrato de levedura, produtos fermentados (chucrute, *kimchi*, *kefir*, *kombucha*), *shoyo*, tofu e condimentos de grãos de soja.[4,9]

2. Os seguintes alimentos devem ser consumidos com moderação: cerveja comum engarrafada ou enlatada, derivados frescos do leite (queijo *cottage*, *cream cheese*, requeijão, ricota, iogurte, sorvete), queijos processados (fatiados), carne ou peixe frescos e processados devidamente armazenados (incluindo presunto cozido, salsicha industrial e peixe defumado), leite de soja, fermento químico e biológico.[4,9]

3. Drogas que devem ser evitadas durante o tratamento e 2 semanas após a descontinuação da fenelzina, devido ao risco de crise hipertensiva ou ao risco de síndrome serotonérgica: anfetaminas (incluindo lisdexanfetamina, *ecstasy* e MDMA), cocaína, simpatomiméticos (incluindo fenilefrina, efedrina, isoproterenol, epinefrina, fenilpropanolamina), alguns opioides (meperidina, tramadol, metadona), anticonvulsivantes, agentes serotonérgicos (incluindo escitalopram, fluoxetina, fluvoxamina, sertralina, paroxetina, venlafaxina, desvenlafaxina, duloxetina, levomilnacipram, amitriptilina, mirtazapina, trazodona, vilazodona, vortioxetina, ondansetron, ciclobenzaprina, buspirona), estimulantes (incluindo metilfenidato, anfetaminas, cafeína, cocaína, *crack*, bupropiona, sibutramina), triptofano e levodopa.[10]

4. Pode ocorrer síndrome serotonérgica quando IMAOs irreversíveis são associados a simpatomiméticos e outros agentes serotonérgicos. Antes de iniciar fenelzina, agentes como ISRSs e ADTs devem ser suspensos por um período de aproximadamente 5 meias-vidas, o que em geral se traduz em 1 semana, com exceção da fluoxetina, que deve ser suspensa pelo menos 5 semanas antes. Estudos mais recentes não proíbem a combinação de fenelzina com outros fármacos antidepressivos (com exceção de clomipramina e imipramina), desde que haja monitoramento adequado.[5] Antibióticos em geral, morfina, codeína, AINEs, laxativos e anestésicos locais sem epinefrina podem ser usados com cautela.

5. A crise hipertensiva induzida por excesso de catecolaminas é um evento adverso raro do uso de IMAOs. Sinais de alerta são o rápido e progressivo aumento da PA, com sudorese, taquicardia, tremores e cefaleia súbita. Os sinais e sintomas começam entre 30 minutos e 1 hora após a ingestão de alimentos que contêm tiramina em grandes quantidades. Caso ocorra cefaleia súbita após ingestão de algum dos alimentos contraindicados, o paciente deve procurar um serviço de emergência para diagnóstico e manejo de eventual crise hipertensiva.

6. O paciente deve ter um aparelho para monitorar a pressão ou ter acesso fácil a um local para medi-la. Recomenda-se verificar a pressão especialmente em caso de cefaleia, ingestão de alimentos que podem conter tiramina ou em caso de mudança no padrão alimentar habitual.[9]

7. Os fabricantes sugerem suspensão dos IMAOs antes da administração de anestesia geral e ECT, embora alguns estudos questionem o risco cardiovascular associado.[5]

8. IMAOs podem precipitar episódios de hipoglicemia em diabéticos tratados com insulina ou com agentes hipoglicemiantes orais. O medicamento deve ser utilizado com cautela, e a glicemia deve ser monitorada.

REFERÊNCIAS

1. Suchting R, Tirumalajaru V, Gareeb R, Bockmann T, Dios C, Aickareth J, et al. Revisiting monoamine oxidase inhibitors for the treatment of depressive disorders: a systematic review and network meta-analysis. J Affect Disord. 2021;282:1153-60. PMID [33601690]
2. McGrath PJ, Stewart JW, Nunes EV, Ocepek-Welikson K, Rabkin JG, Quitkin FM, et al. A double-blind crossover trial of imipramine and phenelzine for outpatients with treatment-refractory depression. Am J Psychiatry. 1993;150(1):118-23. PMID [8417553]
3. Kennedy SH, Lam RW, McIntyre RS, Tourjman SV, Bhat V, Blier P, et al. Canadian Network for Mood and Anxiety Treatments (CANMAT) 2016 clinical guidelines for the management of adults with major depressive disorder: section 3: pharmacological treatments. Can J Psychiatry. 2016;61(9):540-60. PMID [27486148]
4. Flockhart DA. Dietary restrictions and drug interactions with monoamine oxidase inhibitors: an update. J Clin Psychiatry. 2012;73(Suppl 1):17-24. PMID [22951238]
5. Gillman K. Much ado about nothing: monoamine oxidase inhibitors, drug interactions, and dietary tyramine. CNS Spectr. 2017;22(5):385-7. PMID [28148312]
6. Blanco C, Heimberg RG, Schneier FR, Fresco DM, Chen H, Turk CL, et al. A placebo-controlled trial of phenelzine, cognitive behavioral group therapy, and their combination for social anxiety disorder. Arch Gen Psychiatry. 2010;67(3):286-95. PMID [20194829]
7. Canton J, Scott KM, Glue P. Optimal treatment of social phobia: systematic review and meta-analysis. Neuropsychiatr Dis Treat. 2012;8:203-15. PMID [22665997]

8. Williams T, Hattingh CJ, Kariuki CM, Tromp SA, van Balkom AJ, Ipser JC, et al. Pharmacotherapy for social anxiety disorder (SAnD). Cochrane Database Syst Rev. 2017;10(10):CD001206. PMID [29048739]
9. Goldberg JF, Thase ME. Monoamine oxidase inhibitors revisited: what you should know. J Clin Psychiatry. 2013;74(2):189-91. PMID [23473352]
10. Finberg JPM, Rabey JM. Inhibitors of MAO-A and MAO-B in psychiatry and neurology. Front Pharmacol. 2016;7:340. PMID [27803666]

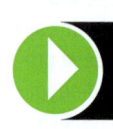

FLIBANSERINA

APRESENTAÇÕES COMERCIAIS

ADDYI (SPROUT PHARMS)*
- Caixas com 4 comprimidos de 100 mg.

*Princípio ativo com registro válido no Brasil, porém sem nenhum nome comercial registrado (22/08/22). Consultar a possibilidade de importação.

MODO DE USAR

É recomendado o uso de dose única diária de 100 mg na hora de deitar, uma vez que a administração da medicação durante as horas de vigília aumenta o risco de hipotensão, síncope, ferimento acidental e depressão do SNC (ver tópico "Precauções e dicas"). Caso a dose diária não seja administrada, deve-se pular a dose perdida e retornar à dose usual no próximo dia.[1]

TEMPO PARA INÍCIO DE AÇÃO

O período para início de ação da medicação parece variar entre 4 e 8 semanas.

Foi demonstrado nos estudos que há diferença estatisticamente significativa entre os grupos da flibanserina e do placebo nos desfechos avaliados a partir da quarta semana.[2]

MODO DE SUSPENDER

É recomendada a avaliação da resposta terapêutica da medicação após 8 semanas e, caso haja uma resposta inadequada, sua descontinuação.[1]

Não há recomendações formais sobre a maneira de realizar a suspensão.

CLASSE, MECANISMO DE AÇÃO E FARMACODINÂMICA

A flibanserina é um agente serotonérgico multifunção, sendo um agonista do receptor de serotonina 5-HT1A e antagonista do receptor de serotonina 5-HT2A, apresentando também atividade antagonista moderada nos receptores 5-HT2B, 5-HT2C e receptores dopaminérgicos D4.[3,4]

O mecanismo de ação no tratamento de mulheres pré-menopausa com TDSH é desconhecido. É hipotetizado que seja relacionado ao estímulo em receptores pós-sinápticos 5-HT1A e ao bloqueio de receptores 5-HT2A no córtex pré-frontal, o que causaria liberação de dopamina e norepinefrina e redução de serotonina nos circuitos frontoestriatais e nas projeções neuronais envolvendo ínsula, amígdala, hipotálamo e corpo estriado ventral. Essas vias, por sua vez, estariam supostamente relacionadas à regulação do sistema de recompensas em mulheres pré-menopausa com redução de desejo e interesse sexual.[3]

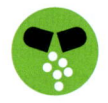

FARMACOCINÉTICA

A flibanserina apresenta biodisponibilidade por VO de 33%, sendo metabolizada primariamente pela CYP3A4 e, em menor grau, pela CYP2C19, em metabólitos inativos (6,21-di-hidroxi-flibanserina-6,21-dissulfato e 6-hidroxi-flibanserina-6-sulfato). Apresenta pico de concentração plasmática em cerca de 0,75 hora após ingestão, podendo variar de 0,75 a 4 horas, e ligação a proteínas plasmáticas de cerca de 98%, primariamente à albumina. Sua meia-vida terminal em pacientes saudáveis é de 11 horas, podendo estender-se até 26 horas em pacientes com insuficiência hepática leve. É excretada pelas vias intestinal (51%) e renal (44%).[1]

Os dados de eficácia para a medicação foram reunidos de três estudos de 24 semanas, randomizados, controlados por placebo, multicêntricos de mulheres na pré-menopausa com TDSH, denominados VIOLET, DAISY e BEGONIA. Os desfechos avaliados foram a mudança no número de eventos sexuais satisfatórios (SSEs), no escore dos domínios de desejo sexual do índice de função sexual feminina (FSFI) e do escore de angústia relacionada ao desejo sexual (FSDS-R). Uma análise conjunta dos três ensaios principais demonstrou que a flibanserina foi bem tolerada, melhorou o desejo sexual e reduziu o desconforto sexual associado ao TDSH em mulheres na pré-menopausa. Além disso, essas melhorias foram, em geral, consistentes em vários subgrupos com base em características demográficas e basais, embora a população original dos estudos seja limitada a mulheres heterossexuais em relações monogâmicas de pelo menos 1 ano de duração.[2,5,6]

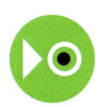

INDICAÇÕES

Evidências CONSISTENTES de eficácia
- TDSH generalizado e adquirido em mulheres na pré-menopausa.[2,5,6]

CONTRAINDICAÇÕES

- Hipersensibilidade (anafilaxia, angiedema, prurido, urticária) à flibanserina ou a qualquer componente da formulação.
- Insuficiência hepática.
- Uso concomitante com álcool.
- Uso concomitante com inibidores moderados ou fortes da CYP3A4.

REAÇÕES ADVERSAS

Mais comuns: Fadig, insônia, náusea, sonolência, tontura.

Menos comuns: Ansiedade, apendicite, constipação, dor abdominal, *rash* cutâneo, sedação, vertigem, xerostomia.

INTOXICAÇÃO

Sintomas
A sobredose de flibanserina pode causar aumento na incidência ou na gravidade de qualquer uma das reações adversas relatadas.

Manejo
- Em caso de sobredose, o tratamento deve abordar os sintomas e as medidas de suporte, conforme necessário.
- Não há antídoto específico conhecido para a flibanserina.[1]

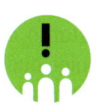

POPULAÇÕES ESPECIAIS

GRAVIDEZ
Não foram conduzidos estudos controlados com gestantes, porém foram observados efeitos adversos em estudos de reprodução animal, não podendo descartar-se potencial para dano fetal. A informação de desfechos em exposição não intencionais durante a gravidez é limitada.[1]

LACTAÇÃO
É desconhecido se ocorre secreção de flibanserina no leite humano. Pelo risco potencial de reações adversas no lactente, incluindo sedação, a amamentação não é recomendada pelo fabricante.[1]

CRIANÇAS
Não é indicado uso em população pediátrica.

IDOSOS
Não é indicado uso em pacientes geriátricos, posto que a segurança e a eficácia não foram estabelecidas nessa população.

INSUFICIÊNCIA HEPÁTICA
O uso é contraindicado. A administração nessa população aumenta a concentração da medicação, o que pode causar hipotensão grave e síncope.

INSUFICIÊNCIA RENAL
O fabricante não menciona necessidade de ajuste de dose, portanto ela é improvável, uma vez que ocorre aumento mínimo da exposição à medicação em pacientes com insuficiência renal moderada a grave.[1]

INSUFICIÊNCIA CARDÍACA
O uso em pacientes com insuficiência cardíaca não foi estudado.

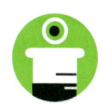

LABORATÓRIO

Não é necessária a realização de exames laboratoriais prévios e/ou de acompanhamento em indivíduos saudáveis.

PRECAUÇÕES E DICAS

1. A flibanserina é um fármaco aprovado para tratamento de TDSH generalizado e adquirido em

mulheres pré-menopausa. Esse transtorno é caracterizado por desejo sexual diminuído que causa sofrimento e/ou dificuldades interpessoais e não é secundário a uma condição médica ou psiquiátrica coexistente, a problemas no relacionamento atual ou a efeitos de medicamentos ou drogas.

2. Ressalta-se que o transtorno estudado é generalizado — ou seja, não limitado a um único tipo de estímulo, situação ou parceiro —, e adquirido — isto é, que se desenvolveu após um período de funcionamento sexual normal.

3. A flibanserina não é indicada para tratamento de TDSH em mulheres pós-menopausa ou em homens ou para melhora de desempenho sexual.[5,6]

4. O uso de álcool concomitante ao uso de flibanserina aumenta o risco de hipotensão grave e síncope. É contraindicado o uso de álcool em pacientes que usam a medicação, sendo importante a avaliação da probabilidade de a paciente se manter abstinente de álcool. Caso seja feito uso, deve-se aconselhar a paciente a esperar 2 horas ou mais após consumo de 1 ou 2 doses-padrão de álcool (14 g de álcool puro), não devendo ingerir a dose caso tenha consumido 3 ou mais doses-padrão de álcool naquela noite.[1]

5. A flibanserina não deve ser utilizada concomitantemente a inibidores moderados ou fortes de CYP3A4. Caso seja necessário o uso, a flibanserina deve ser descontinuada pelo menos 2 dias antes do início do inibidor moderado ou forte de CYP3A4. Abre-se uma exceção caso o benefício do início do inibidor de CYP3A4 em menos de 2 dias da descontinuação da flibanserina supere o risco de hipotensão e síncope relacionado ao uso concomitante das medicações, devendo-se, nesse caso, realizar a monitoração do paciente para sinais desses efeitos adversos. Na situação inversa, deve-se descontinuar o inibidor moderado ou forte da CYP3A4 por 2 semanas antes do início da flibanserina.[1]

6. Existe um risco de hipotensão e síncope com uso da medicação, bem como de depressão do SNC. Recomenda-se, por esses motivos, ingerir a medicação ao deitar. Deve-se advertir os pacientes a esperar 6 horas ou mais antes da realização de tarefas que exijam estado mental de alerta (p. ex., dirigir ou operar máquinas).

7. O risco desses efeitos aumenta quando a medicação é administrada durante as horas de vigília; quando é administrada dose maior do que a recomendada; e em pacientes com insuficiência hepática ou uso concomitante de álcool, outros agentes depressores do SNC ou medicações que aumentem a concentração da flibanserina (p. ex., inibidores da CYP3A4).[1]

REFERÊNCIAS

1. Addyi (flibanserin) [Bula de medicamento] [Internet]. Raleigh: Sprout Pharmaceuticals; 2015 [capturado em 25 ago. 2022]. Disponível em: https://www.accessdata.fda.gov/drugsatfda_docs/label/2015/022526lbl.pdf.
2. Simon JA, Thorp J, Millheiser L. Flibanserin for premenopausal hypoactive sexual desire disorder: pooled analysis of clinical trials. J Womens Health. 2019;28(6):769-77. PMID [30707049]
3. Stahl SM. Mechanism of action of flibanserin, a multifunctional serotonin agonist and antagonist (MSAA), in hypoactive sexual desire disorder. CNS Spectr. 2015;20(1):1-6. PMID [25659981]
4. Barros JC, Cotrim BA. Desenvolvimento e sínteses da flibanserina (Addyi®): o Viagra® feminino. Rev Virtual Quím. 2016;8(3):981-91.
5. DeRogatis LR, Komer L, Katz M, Moreau M, Kimura T, Garcia M Jr, et al. Treatment of hypoactive sexual desire disorder in premenopausal women: efficacy of flibanserin in the VIOLET study. J Sex Med. 2012;9(4):1074-85. PMID [22248038]
6. Thorp J, Simon J, Dattani D, Taylor L, Kimura T, Garcia M Jr, et al. Treatment of hypoactive sexual desire disorder in premenopausal women: efficacy of flibanserin in the DAISY study. J Sex Med. 2012;9(3):793-804. PMID [22239862]

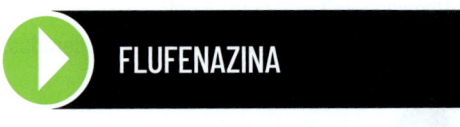

FLUFENAZINA

APRESENTAÇÕES COMERCIAIS

FLUFENAN (CRISTÁLIA)
▸ Caixas com 10, 20 ou 200 comprimidos de 5 mg.

FLUFENAN DEPOT (CRISTÁLIA)
▸ Caixas com 5, 25 ou 50 ampolas de 1 mL de enantato de flufenazina 25 mg/mL.

MODO DE USAR

A dose média inicial da formulação oral durante o episódio psicótico é de 2,5 a 10 mg/dia, dividindo-se as doses ao longo do dia. Deve-se aumentar de acordo com a resposta clínica e a tolerabilidade do paciente, podendo chegar a 20 mg/dia. A dose de manutenção deve ser a menor possível, geralmente em torno de 5 mg/dia, em dose única ou dividida.

Para a maioria dos pacientes que utilizam a forma de depósito da flufenazina, pode-se iniciar o tratamento com 1/2 ou 1 ampola a cada 15 dias.

De modo geral, recomenda-se iniciar o tratamento com a apresentação oral antes de passar para as formas de depósito. Apesar de não haver fórmula padronizada para conversão, sugere-se que 10 mg de flufenazina VO sejam equivalentes a 12,5 mg do fármaco em depósito a cada 3 semanas.

TEMPO PARA INÍCIO DE AÇÃO

O início da ação antipsicótica costuma ocorrer gradualmente ao longo de algumas semanas e varia entre os pacientes. O efeito antipsicótico da formulação oral é alcançado aproximadamente em 4 a 7 dias. Já a formulação *depot* tem início de ação entre 24 e 72 horas, e os efeitos antipsicóticos tornam-se significativos entre 48 e 96 horas.[1]

VARIAÇÃO USUAL DA DOSE

Ver tópico "Modo de usar".

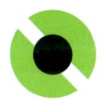

MODO DE SUSPENDER

Geralmente, recomenda-se a suspensão da flufenazina de forma lenta e gradual. A descontinuação abrupta da formulação oral pode levar à psicose de rebote e ao agravamento dos sintomas psicóticos. Se medicações antiparkinsonianas estiverem sendo utilizadas, devem ser mantidas por algumas semanas após a descontinuação do uso de flufenazina.[1]

CLASSE, MECANISMO DE AÇÃO E FARMACODINÂMICA

É um AP de alta potência, pertencente ao grupo das fenotiazinas piperazinas, que bloqueia principalmente os receptores dopaminérgicos D2. Além disso, bloqueia os receptores D3 em grande intensidade, os D1 e D4 em menor grau, e os receptores α_1, 5-HT2 e H1. A flufenazina tem forte ação extrapiramidal e fraca ação antiemética, anticolinérgica, hipotensiva e sedativa.

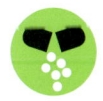

FARMACOCINÉTICA

A flufenazina é um AP potente pertencente ao grupo das fenotiazinas. É bem absorvida quando administrada pelas vias oral e parenteral. A meia-vida da formulação oral é aproximadamente de 15 horas, levando de 2 a 5 dias para atingir o equilíbrio plasmático. Liga-se intensamente às proteínas plasmáticas. É metabolizada no fígado e excretada pelo rim e nas fezes.[1] A forma *depot* (de depósito) é absorvida continuamente entre o intervalo durante as injeções, possui meia-vida de cerca de 7 a 9 dias e leva de 3 a 6 meses para atingir um equilíbrio plasmático, sendo detectada no sangue vários meses depois de interrompida sua administração.[1]

A flufenazina tem sido utilizada no tratamento dos sintomas psicóticos associados a vários transtornos psiquiátricos. Diversos ensaios clínicos e metanálises comprovam a eficácia da flufenazina, tanto na sua formulação oral quanto na sua formulação de depósito, no tratamento agudo e crônico da esquizofrenia.[2-6] A formulação de depósito é de especial interesse para uso de longo prazo como tratamento de manutenção em pacientes que tenham problemas de adesão terapêutica, como aqueles com esquizofrenia. A flufenazina, porém, parece estar mais associada a ECEs quando comparada aos APs de primeira geração de baixa potência e aos APAs, o que pode prejudicar a adesão ao tratamento.[4,5] Uma metanálise que buscou avaliar a prevenção de recaídas entre pacientes com esquizofrenia sugere que tanto a flufenazina quanto o haloperidol de depósito sejam os APs que mais reduzem os riscos de recaída em comparação ao placebo.[2]

INDICAÇÕES

Evidências CONSISTENTES de eficácia
- Esquizofrenia (crises agudas e manutenção).[1-6]

Evidências INCOMPLETAS de eficácia
- Esquizofrenia refratária.[7]
- Episódio maníaco com sintomas psicóticos, como adjuvante ao estabilizador do humor.
- Psicose induzida por substâncias.
- Episódios psicóticos em geral.
- Transtornos de tique.

CONTRAINDICAÇÕES

- Alergia ao fármaco ou aos seus componentes.
- Bexiga neurogênica (retenção urinária).

- Câncer de mama (aumenta as concentrações de prolactina).
- Discrasias sanguíneas.
- Disfunção hepática ou renal grave.
- DP (aumenta os ECEs).
- DPOC grave e asma.
- Gravidez e amamentação.
- Lesões cerebrais subcorticais estabelecidas.
- Síndrome de Sjögren (xeroftalmia, xerostomia e artrite).
- Transtornos convulsivos (diminui o limiar convulsivo).

REAÇÕES ADVERSAS

Mais comuns: Acatisia, distonia, ECEs, galactorreia, parkinsonismo, rigidez muscular, sedação, tremores finos.

Menos comuns: Agranulocitose, alteração da função hepática, alteração do ECG, amenorreia, boca seca, constipação, convulsão, crises oculogíricas, desregulação da temperatura, discinesia tardia, disfunção sexual, distonia, ER, fotossensibilidade cutânea, galactorreia, ganho de peso, hipotensão postural, icterícia, leucopenia, priapismo, redução do limiar convulsivo, retenção urinária, SNM, sudorese, taquicardia, tontura, visão borrada.

INTOXICAÇÃO

Sintomas

Ocorrem sintomas de depressão do SNC, como sedação, agitação, confusão e desorientação, convulsões, febre e coma, além de hipertonia e rigidez muscular.

Manejo

- O manejo deve ser de suporte básico, sintomático e de manutenção dos sinais vitais.

POPULAÇÕES ESPECIAIS

GRAVIDEZ

A segurança da flufenazina durante a gravidez ainda não foi estabelecida. Não se recomenda o uso de flufenazina durante a gravidez, principalmente durante o primeiro trimestre. Deve ser utilizada na gravidez apenas se o benefício potencial à paciente ultrapassar o risco potencial para o feto. Os recém-nascidos que foram expostos a fármacos antipsicóticos durante o terceiro trimestre da gravidez têm risco de desenvolverem sintomas extrapiramidais e/ou de abstinência após o nascimento. Houve relatos de agitação, hipertonia, hipotonia, tremor, sonolência, distúrbio respiratório e distúrbio alimentar nesses neonatos.[1]

LACTAÇÃO

A flufenazina é excretada no leite materno. Não deve ser usada durante a lactação em razão do risco aumentado de provocar sonolência, discinesia tardia e distonias no lactente.[1]

CRIANÇAS

A segurança e a eficácia da flufenazina não foram devidamente estabelecidas nessa faixa etária. Formulações injetáveis de decanoato e enantato são contraindicadas em crianças menores de 12 anos.[1]

IDOSOS

Idosos têm metabolismo hepático mais lento e são mais sensíveis ao antagonismo da dopamina e aos efeitos anticolinérgicos. A titulação da dose deve ser mais lenta nessa faixa etária e deve ser iniciada com doses mínimas (1 a 2,5 mg/dia). Pacientes idosos com psicose relacionada a quadros demenciais tratados com APs apresentam risco aumentando de morte e de eventos cerebrovasculares.

Em idosos, deve-se ter atenção para a possibilidade de hipotensão ortostática e para o risco de quedas.

INSUFICIÊNCIA HEPÁTICA

Utilizar com cautela. A titulação da dose deve ser mais lenta.

INSUFICIÊNCIA RENAL

Utilizar com cautela. A titulação da dose deve ser mais lenta. A função renal dos pacientes em terapia prolongada deve ser controlada, e, se o nitrogênio ureico (BUN) tornar-se anormal, o tratamento deve ser suspenso. Pacientes que podem desenvolver retenção urinária devem ser cuidadosamente acompanhados.

INSUFICIÊNCIA CARDÍACA

Prolongamento do intervalo QT, achatamento e inversão da onda T, aparência de onda T bífida ou onda U foram observados em alguns pacientes sob tratamento com fenotiazinas. Essas alterações parecem ser reversíveis e relacionadas com uma perturbação na repolarização. Recomenda-se cautela na administração de fenotiazinas em pacientes com doença cardíaca. Atentar para a ocorrência de hipotensão ortostática.

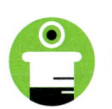

LABORATÓRIO

Exames prévios ao uso

Recomenda-se realizar inicialmente e monitorar periodicamente PA, peso/IMC, hemograma completo, função hepática e renal. Recomenda-se avaliação inicial e monitoração do perfil lipídico mensalmente por vários meses em pacientes com risco de complicações metabólicas ao iniciar a flufenazina.

Exames de acompanhamento

Os pacientes com baixa contagem preexistente de leucócitos ou história de leucopenia/neutropenia induzida por fármacos devem ter a sua contagem sanguínea completa monitorada frequentemente durante os primeiros meses de terapêutica e devem descontinuar a flufenazina no primeiro sinal de um declínio da contagem de leucócitos na ausência de outros fatores causais.

Ao administrar um medicamento a um paciente que ganhou mais de 5% do peso inicial, considerar avaliar a presença de pré-diabetes, diabetes ou dislipidemia, ou considerar mudar para um AP diferente.

PRECAUÇÕES E DICAS

1. Se surgirem sinais de SNM, o tratamento deve ser imediatamente descontinuado.
2. Usar com cautela em pacientes com abstinência alcoólica ou transtornos convulsivos devido à possível diminuição do limiar convulsivo.
3. Evitar exposição indevida à luz solar.
4. Usar com cautela em pacientes com doenças respiratórias.
5. Evitar exposição ao calor extremo.
6. O efeito antiemético da flufenazina pode mascarar sintomas de outras doenças ou sinais de toxicidade de sobredose.
7. Não usar epinefrina em caso de sobredose, pois a interação com alguns agentes pressores pode diminuir a PA.
8. Utilizar flufenazina com cautela se houver doença de Parkinson ou demência de corpos de Lewy.
9. Não utilizar se houver alergia comprovada à flufenazina ou em caso de sensibilidade conhecida a qualquer fenotiazina.
10. A possibilidade de lesão hepática, retinopatia pigmentar, depósitos lenticulares e corneais e desenvolvimento de discinesia tardia deve ser lembrada quando os pacientes estão em terapia prolongada.

REFERÊNCIAS

1. Stahl SM. Prescriber's guide: Stahl's essential psychopharmacology. 6th ed. Cambridge: Cambridge University Press; 2017.
2. Leucht S, Tardy M, Komossa K, Heres S, Kissling W, Salanti G, et al. Antipsychotic drugs versus placebo for relapse prevention in schizophrenia: a systematic review and meta-analysis. Lancet. 2012;379(9831):2063-71. PMID [22560607]
3. Matar HE, Almerie MQ, Sampson SJ. Fluphenazine (oral) versus placebo for schizophrenia. Cochrane Database Syst Rev. 2018;2018(6):CD006352. PMID [29893410]
4. Tardy M, Huhn M, Engel RR, Leucht S. Fluphenazine versus low-potency first-generation antipsychotic drugs for schizophrenia. Cochrane Database Syst Rev. 2014;(8):CD009230. PMID [25087165]
5. Sampford JR, Sampson S, Li BG, Zhao S, Xia J, Furtado VA. Fluphenazine (oral) versus atypical antipsychotics for schizophrenia. Cochrane Syst Rev. 2016;7(7):CD010832. PMID [27370402]
6. Maayan N, Quraishi SN, David A, Jayaswal A, Eisenbruch M, Rathbone J, et al. Fluphenazine decanoate (depot) and enanthate for schizophrenia. Cochrane Database Syst Rev. 2015;(2):CD000307. PMID [25654768]
7. Conley RR, Kelly DL, Nelson MW, Richardson CM, Feldman S, Benham R, et al. Risperidone, quetiapine, and fluphenazine in the treatment of patients with therapy-refractory schizophrenia. Clinical Neuropharmacol. 2005;28(4):163-8. PMID [16062094]

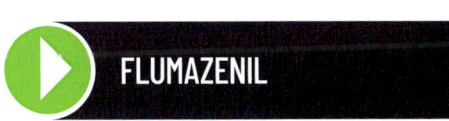

FLUMAZENIL

APRESENTAÇÕES COMERCIAIS

FLUMAZENIL (FRESENIUS)
▶ Caixas com 5 ou 50 ampolas de 5 mL de 0,1 mg/mL.

FLUMAZENIL (HIPOLABOR)
▶ Caixas com 5 ou 100 ampolas de 5 mL de 0,1 mg/mL.

FLUMAZENIL (INSTITUTO BIOCHIMICO)
▸ Caixas com 5, 10 ou 25 ampolas de 5 mL de 0,1 mg/mL.

FLUMAZENIL (TEUTO)
▸ Caixas com 3, 5, 6, 10, 25, 50, 60, 100 ou 120 ampolas de 5 mL de 0,1 mg/mL.

FLUMAZENIL (UNIÃO QUÍMICA)
▸ Caixas com 5 ou 50 ampolas de 5 mL de 0,1 mg/mL.

FLUMAZIL (CRISTÁLIA)
▸ Caixas com 5 ou 10 ampolas de 5 mL de 0,1 mg/mL.

FLUNEXIL (INSTITUTO BIOCHIMICO)
▸ Caixas com 5 ou 10 ampolas de 5 mL de 0,1 mg/mL.

LANEXAT (ASPEN)
▸ Caixas com 5 ampolas de 5 mL de 0,1 mg/mL.

LENAZEN (TEUTO)
▸ Caixas com 3, 5, 6, 10, 25, 50, 60, 100 ou 120 ampolas de 5 mL de 0,1 mg/mL.

MODO DE USAR

O flumazenil deve ser administrado exclusivamente por via IV por anestesiologista ou médico experiente, podendo ser aplicado por infusão IV, diluído em solução de glicose a 5%, Ringer lactato ou de cloreto de sódio a 0,9%, com outros procedimentos de reanimação. É, portanto, um medicamento de uso restrito ao ambiente hospitalar. Se for aspirado para a seringa ou misturado com qualquer uma das soluções citadas, deve ser descartado em 24 horas. A dose deve ser titulada para a obtenção do efeito desejado.

A administração de alimentos durante uma infusão IV de flumazenil resultou em aumento de 50% da depuração, principalmente devido à elevação do fluxo sanguíneo hepático que acompanha a refeição.

Os efeitos hipnótico, sedativo e de inibição psicomotora dos BZDs podem reaparecer em poucas horas após administração inicial, dependendo da meia-vida dos BZDs utilizados e da relação existente entre as doses de agonista e antagonista ingeridas. Em BZDs de ação prolongada, poderão ser necessárias novas doses de flumazenil. É bem tolerado mesmo em doses elevadas.

A administração de flumazenil em pacientes tratados durante várias semanas com BZDs deve ser lenta, pois podem surgir sintomas de retirada. Na UTI, não foram observados sintomas de retirada quando o flumazenil foi administrado lentamente em pacientes tratados durante várias semanas com elevadas doses de BZDs. Se surgirem sintomas inesperados, deve-se administrar cuidadosamente diazepam ou midazolam de acordo com a resposta do paciente.

TEMPO PARA INÍCIO DE AÇÃO

Os efeitos hipnótico, sedativo e de inibição psicomotora dos BZDs são rapidamente neutralizados após administração IV (1 a 2 minutos) de flumazenil. O pico de efeito ocorre em 6 a 10 minutos.

VARIAÇÃO USUAL DA DOSE

Em anestesiologia, para a reversão de sedação consciente e anestesia geral, a dose inicial recomendada é de 0,2 mg, administrada por via IV em 15 segundos. Se o grau desejado de consciência não é obtido em 60 segundos, outra dose (0,1 mg) pode ser aplicada. Doses subsequentes (0,1 mg) podem ser repetidas em intervalos de 60 segundos, se necessário, até a quantidade total de 1 mg. A dose habitual é de 0,3 a 0,6 mg, mas a necessidade individual pode variar, dependendo da dose e da duração dos efeitos do BZD administrado e das características do paciente.[1]

Em caso de suspeita de intoxicação por BZDs, a dose inicial deve ser de 0,2 mg por via IV em 30 segundos. Se o nível de consciência desejado não for obtido, mais 0,3 mg pode ser administrado. Depois desse manejo inicial, caso não tenha sido revertida a sedação, mais 0,5 mg a cada 1 minuto pode ser aplicado até o máximo de 3 mg (dose habitual de 1 a 3 mg). Pacientes com resposta parcial a esse manejo podem receber doses fracionadas até completar 5 mg. A velocidade de infusão deve ser ajustada individualmente até o nível de despertar desejado. A infusão desse fármaco pode diminuir significativamente a necessidade de intubação e subsequente internação em UTI.[2] Caso uma melhora significativa no estado de consciência e na função respiratória não seja obtida após repetidas doses de flumazenil, deve-se pensar em uma etiologia não benzodiazepínica.[3,4]

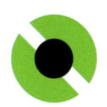

MODO DE SUSPENDER

Por não ser um tratamento contínuo, suspender assim que o efeito desejado ocorrer.

CLASSE, MECANISMO DE AÇÃO E FARMACODINÂMICA

O flumazenil, uma imidazobenzodiazepina, é um antagonista específico dos receptores BZDs, inibindo os efeitos desse grupo de substâncias. O flumazenil é um antagonista BZD que bloqueia especificamente, por inibição competitiva, os efeitos centrais das substâncias que agem nos receptores BZDs.[3] O flumazenil em experimentação com animais não influenciou os efeitos de substâncias que não apresentam afinidades pelos receptores BZDs, como barbitúricos, etanol, meprobamato, gabamiméticos e agonistas de receptores de adenosina. Entretanto, é relatado bloqueio nos efeitos de agonistas não BZDs dos receptores BZDs, como os fármacos Z (p. ex. zolpidem e zolpiclona).[5] O ácido carboxílico é seu principal metabólito no plasma (forma livre) e na urina (forma livre e seu glicuronato). Esse metabólito não apresenta atividade agonista nem antagonista de BZDs nos testes farmacológicos.

FARMACOCINÉTICA

O flumazenil é extensivamente metabolizado no fígado. Sua eliminação ocorre 99% por via extrarrenal. Praticamente não há excreção de flumazenil inalterado na urina, sugerindo degradação completa do fármaco. Sua eliminação marcada por radioatividade é praticamente total em 72 horas, com 90 a 95% da radioatividade aparecendo na urina e 5 a 10% nas fezes. A eliminação é rápida, como mostra sua baixa meia-vida, de 40 a 80 minutos.

Sua farmacocinética é dose-dependente até 100 mg. O flumazenil apresenta taxa de ligação às proteínas plasmáticas de 50%. Cerca de 2/3 ligam-se à albumina.

INDICAÇÕES

Evidências CONSISTENTES de eficácia

Antagonista dos BZDs, nas seguintes situações:

- Sobredose acidental ou induzida por BZD (tentativa de suicídio);[2-4]
- Encerramento de anestesia geral induzida e mantida por BZDs;[1]
- Em procedimentos diagnósticos ou terapêuticos de curta duração;[1]
- Reversão de sedação induzida por BZD em crianças; para definir, em casos de inconsciência por causa desconhecida, se o fármaco envolvido é um BZD.[3,4]

Evidências INCOMPLETAS de eficácia

- Tratamento para retirada do uso crônico de BZDs.[6,7]

CONTRAINDICAÇÕES

- Hipersensibilidade ao flumazenil.
- Indivíduos com sinais de intoxicação por ADTs.
- Pacientes que receberam BZDs para controle de condições potencialmente fatais (p. ex., controle de pressão intracraniana ou estado epiléptico).

REAÇÕES ADVERSAS

Mais comuns: Agitação, dispneia, dor no local da injeção, hiperventilação, náusea, sintomas de abstinência aos BZDs, tontura, vasodilatação cutânea, visão borrada, vômito.

Menos comuns: Ataques de pânico,[6] boca seca, bradicardia, cefaleia, confusão, convulsões, fadiga, labilidade emocional, taquicardia, tremor.

INTOXICAÇÃO

Não foram observados sintomas de sobredose mesmo quando o flumazenil foi administrado em doses de até 100 mg.

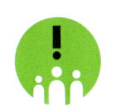

POPULAÇÕES ESPECIAIS

GRAVIDEZ

Embora estudos com animais tratados com altas doses de flumazenil não tenham revelado evidência de mutagenicidade, teratogenicidade ou prejuízo da fertilidade, deve-se observar o princípio médico de não administrar medicamentos nos primeiros meses de gravidez, sobretudo aqueles cuja segurança nessa situação não esteja bem estabelecida, exceto quando absolutamente necessário, e pelo menor prazo e na menor dose efetiva.[8]

LACTAÇÃO

A administração de flumazenil em situações de emergência não está contraindicada durante a lactação.

CRIANÇAS

A meia-vida de eliminação em crianças acima de 1 ano é mais invariável do que em adultos, em média 40 minutos, geralmente entre 20 e 75 minutos. A depuração e o volume de distribuição, normatizados por peso corporal, são os mesmos que os de adultos.

Para reverter a sedação consciente induzida por BZDs em crianças acima de 1 ano de idade, a dose inicial recomendada é de 0,01 mg/kg (até 0,2 mg) com administração IV em 15 segundos. Se o grau de consciência desejado não for obtido após 45 segundos, nova dose de 0,01 mg/kg (até 0,2 mg) pode ser administrada e repetida em intervalos de 60 segundos (até, no máximo, 4 vezes mais) ou até a dose total máxima de 0,05 mg/kg ou 1 mg, aquela que for menor. A dose deve ser ajustada individualmente de acordo com a resposta do paciente.

IDOSOS

A farmacocinética do flumazenil não é significativamente afetada nos idosos.

INSUFICIÊNCIA HEPÁTICA

Deve-se usar com cuidado em pacientes com insuficiência hepática. A depuração pode estar reduzida em 40 a 60% do valor normal em pacientes com insuficiência moderada e 25% em pacientes com insuficiência grave, o que pode resultar em aumento no tempo de meia-vida.

INSUFICIÊNCIA RENAL

Não há necessidade de ajuste de dose.

INSUFICIÊNCIA CARDÍACA

Não há necessidade de ajuste de dose.

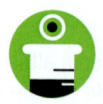

LABORATÓRIO

Não é necessária a realização de exames laboratoriais prévios e/ou de acompanhamento em indivíduos saudáveis.

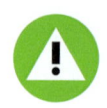

PRECAUÇÕES E DICAS

1. Cuidados especiais são necessários quando o flumazenil é utilizado em casos de intoxicações mistas, uma vez que os efeitos tóxicos (como convulsões ou arritmias cardíacas) das substâncias associadas na sobredose (especialmente ADTs) podem surgir com a reversão dos efeitos do BZD.
2. O uso de flumazenil não é recomendado em pacientes epilépticos que venham recebendo BZD por período prolongado. A supressão abrupta das ações protetoras de um agonista BZD pode levar a quadros de convulsão nesses indivíduos.
3. Pacientes que receberam flumazenil para reversão dos efeitos de BZDs devem ser monitorados em relação a sedação, depressão respiratória ou outro efeito residual do BZD, por um período apropriado, dependendo da dose e da duração desses efeitos.
4. Quando o flumazenil for usado com bloqueadores neuromusculares, não deve ser injetado até que os efeitos dos bloqueadores estejam completamente revertidos.
5. O flumazenil deve ser aplicado com precaução em pacientes com traumatismo craniano sob uso de BZDs, pois pode desencadear convulsões ou alterar o fluxo sanguíneo cerebral.
6. Injeções rápidas de flumazenil devem ser evitadas em pacientes expostos a altas doses e/ou por longos períodos aos BZDs, até 7 dias antes do seu uso, pois pode ocorrer síndrome da retirada, incluindo agitação, ansiedade, labilidade emocional, leve confusão e distorções sensoriais.
7. Deve ser utilizado com cautela em pacientes alcoolistas.
8. O flumazenil deve ser usado com cuidado nas seguintes situações: reversão da sedação consciente em crianças menores de 1 ano; tratamento de sobredose de BZDs em crianças; e ressuscitação em recém-nascidos de mães que usaram BZDs por ocasião do parto.
9. Após administração IV de flumazenil, os pacientes, ainda que se tornem despertos e conscientes, devem ser alertados para que não dirijam nem manuseiem máquinas perigosas durante as primeiras 24 horas, pois os efeitos dos BZDs podem reaparecer.

REFERÊNCIAS

1. Short TG, Young Y. Toxicity of intravenous anaesthetics. Best Pract Res Clin Anaesthesiol. 2003;17(1):77-89. PMID [12751550]
2. Razavizadeh AS, Zamani N, Ziaeefar P, Ebrahimi S, Hassanian-Moghaddam H. Protective effect of flumazenil infusion in severe acute benzodiazepine toxicity: a pilot randomized trial. Eur J Clin Pharmacol. 2021;77(4):547-54. PMID [33125517]
3. Rhoney DH, Murry KR. National survey of the use of sedating drugs, neuromuscular blocking agents, and reversal agents in the intensive care unit. J Intensive Care Med. 2003;18(3):139-45. PMID [14984632]
4. Maxa JL, Ogu CC, Adeeko MA, Swaner TG. Continuous-infusion flumazenil in the management of chlordiazepoxide toxicity. Pharmacotherapy. 2003;23(11):1513-6. PMID [14620397]
5. Gunja N. The clinical and forensic toxicology of Z-drugs. J Med Toxicol. 2013;9(2):155-62. PMID [23404347]
6. Quaglio G, Pattaro C, Gerra G, Mathewson S, Verbanck P, Des Jarlais DC, et al. High dose benzodiazepine dependence: description of 29 patients treated with flumazenil infusion and stabilised with clonazepam. Psychiatry Research. 2012;198(3):457-62. PMID [22424905]
7. Gallo AT, Hulse G. Pharmacological uses of flumazenil in benzodiazepine use disorders: a systematic review of limited data. J Psychopharmacol. 2021;35(3):211-20. PMID [33426982]
8. Lanexat® [Bula de medicamento] [Internet]. Serra: Aspen Pharma Indústria Farmacêutica; 2021 [capturado em 13 set 2022]. Disponível em: https://consultas.anvisa.gov.br/#/bulario/q/?numeroRegistro=137640161.

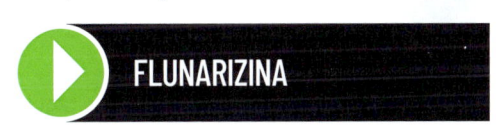

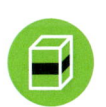

FLUNARIZINA

APRESENTAÇÕES COMERCIAIS

DICLORIDRATO DE FLUNARIZINA (BRAINFARMA)
▸ Caixas com 20, 30, 50, 60, 200* ou 500* comprimidos de 10 mg.

DICLORIDRATO DE FLUNARIZINA (VITAMEDIC)
▸ Caixas com 10, 30, 50 ou 480* comprimidos de 10 mg.

FLUNARIN (ACHÉ)
▸ Caixas com 10, 20, 30 ou 60 cápsulas duras de liberação prolongada de 10 mg.

VERTIGIUM (BRAINFARMA)
▸ Caixas com 30, 50, 60, 200* ou 500* comprimidos de 10 mg.

VERTIX (ACHÉ)
▸ Caixas com 20 ou 50 comprimidos de 10 mg.
▸ Frascos com 15 mL ou 30 mL de solução oral gotas de 5 mg/mL.

VERTIZAN (VITAMEDIC)
▸ Caixas com 10, 30, 50 ou 480* comprimidos de 10 mg.

VERTIZINE D (ACHÉ)
▸ Caixas com 20 comprimidos de dicloridrato de flunarizina 10 mg + mesilato de diidroergocristina 3 mg.

*Embalagem hospitalar.

MODO DE USAR

▸ Enxaqueca e vertigem: A dose habitual é de 10 mg/dia para o tratamento dessas condições.
▸ Epilepsia, esquizofrenia e hemiplegia alternante da infância: As doses propostas são 40, 30 e 5 a 20 mg/dia, respectivamente.

TEMPO PARA INÍCIO DE AÇÃO

1 mês para cefaleia; 3 semanas para esquizofrenia.

VARIAÇÃO USUAL DA DOSE

10 a 40 mg/dia.

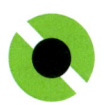

MODO DE SUSPENDER

Como a flunarizina tem meia-vida longa, pode ser descontinuada abruptamente.

CLASSE, MECANISMO DE AÇÃO E FARMACODINÂMICA

A flunarizina é uma piperazina inibidora dos canais de cálcio (dos tipos T, L e N) e bloqueadora dos canais de sódio da membrana plasmática, além de bloqueadora dos receptores D2 de dopamina. Produz aumento das ações mediadas pela adenosina (importante neuromodulador), com efeito neuroprotetor em modelos de isquemia cerebral, lesões nervosas, privação de NGF e implante neuronal.

FARMACOCINÉTICA

Em indivíduos saudáveis, o pico de concentração plasmática ocorre entre 2 e 4 horas após a ingestão. Com administração repetida de 10 mg/dia, as concentrações plasmáticas aumentam gradualmente, atingindo estado de equilíbrio após 5 a 6 semanas de uso. A flunarizina liga-se fortemente às proteínas plasmáticas (cerca de 90%). Uma quantidade muito pequena é excretada inalterada pela urina. A excreção é principalmente biliar, responsável por 40 a 80% da eliminação. Sua meia-vida está entre 2 e 7 semanas. A distribuição ocorre em todos os tecidos, mas, no SNC, a concentração é menor do que nos demais tecidos. Muitos casos de parkinsonismo induzido por flunarizina foram descritos especialmente em mulheres idosas em uso prolongado, devido à meia-vida longa do medicamento e à diminuição fisiológica do tônus dopaminérgico basal.[1]

A flunarizina é um medicamento que vem sendo utilizado há décadas, principalmente no tratamento da vertigem, dos déficits cognitivos relacionados a distúrbios cerebrovasculares e na profilaxia da enxaqueca.[2] Em psiquiatria, o fármaco foi avaliado por meio de um ECR duplo-cego, com dose flexível e duração de 12 semanas no tratamento da esquizofrenia. Nesse estudo, 70 pacientes ambulatoriais foram alocados para tratamento com flunarizina (dose de ataque de 40 mg/dia, por 1 semana, seguida de dose de 20 mg/dia, que poderia ser aumentada ou diminuída em 10 mg a cada avaliação) ou haloperidol (dose de 5 mg/dia, que poderia ser aumentada ou diminuída em 2,5 mg a cada avaliação). Os pacientes de ambos os grupos apresentaram melhora significativa dos sintomas positivos, negativos e gerais da esquizofrenia, e os efeitos colaterais no grupo da flunarizina foram mínimos.[3]

INDICAÇÕES

Evidências CONSISTENTES de eficácia
- Vertigem.[4]
- Profilaxia da enxaqueca.[5]
- Cefaleia em salvas.[6]
- Hemiplegia alternante da infância.[7]
- Ataxia cerebelar.

Evidências INCOMPLETAS de eficácia
- Epilepsia.[8]
- Déficits cognitivos relacionados a distúrbios cerebrovasculares.[9]
- Esquizofrenia.[3]

CONTRAINDICAÇÕES

- Amamentação.
- Fase aguda de um AVC.
- Hipersensibilidade à flunarizina ou à cinarizina.
- Pacientes com cardiopatias descompensadas, doenças infecciosas, ECEs e depressão grave.

REAÇÕES ADVERSAS

A flunarizina é geralmente bem tolerada.

Mais comuns: Cefaleia, ganho de peso, sonolência.

Menos comuns: Acatisia, astenia, boca seca, depressão, diplopia, discinesia tardia, epigastralgia, eritema multiforme, hiperprolactinemia, hipertrofia gengival, insônia, irritabilidade, náusea, parkinsonismo, porfiria, sintomas depressivos, tromboflebite, visão borrada.

INTOXICAÇÃO

Sintomas

Os sintomas incluem sedação, agitação e taquicardia.

Manejo
- A realização de lavagem gástrica e o uso de carvão ativado podem ser úteis. Pacientes com intoxicação por flunarizina devem ser hospitalizados e monitorados.

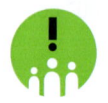

POPULAÇÕES ESPECIAIS

GRAVIDEZ
Não há evidência suficiente de segurança no uso de flunarizina durante a gestação. Como é excretada no leite materno, seu uso deve ser evitado na amamentação.

LACTAÇÃO
É excretado no leite materno, e não são conhecidos os efeitos sobre o bebê.

CRIANÇAS
A flunarizina tem sido utilizada em condições como enxaqueca e hemiplegia alternante da infância; no entanto, uma metanálise recente questiona a eficácia do fármaco nessas situações.[10]

IDOSOS

A ocorrência de parkinsonismo é maior em idosos sob uso prolongado de flunarizina.

INSUFICIÊNCIA HEPÁTICA

Considerar ajuste de dosagem.

INSUFICIÊNCIA RENAL

Considerar ajuste de dosagem.

INSUFICIÊNCIA CARDÍACA

O uso concomitante com amiodarona pode causar bloqueio atrioventricular. O uso concomitante de flunarizina e β-bloqueadores pode causar hipotensão, bradicardia e alterações condutivas atrioventriculares.

LABORATÓRIO

De maneira geral, não interfere nos testes laboratoriais. Pode aumentar a concentração de prolactina.

PRECAUÇÕES E DICAS

1. Não é indicada para o tratamento agudo da enxaqueca.
2. No tratamento da vertigem, manter o tratamento somente durante o período agudo do quadro para, assim, evitar adaptação cerebral à perda vestibular.
3. Monitorar, durante o uso da medicação em intervalos regulares, o aparecimento ou agravamento de sintomas extrapiramidais, depressivos e/ou fadiga.
4. Na profilaxia da enxaqueca, deve-se sempre associar o tratamento medicamentoso com orientações sobre mudanças no estilo de vida.

REFERÊNCIAS

1. Chouza C, Scaramelli A, Caamaño JL, Medina O, Aljanati R, Romero S. Parkinsonism, tardive dyskinesia, akathisia and depression induced by flunarizine. Lancet. 1986;1(8493):1303-4. PMID [2872433]
2. Todd PA, Benfild P. Flunarizine: a reapraisal of its pharmacological properties and therapeutic use in neurological disorders. Drugs. 1989;38(4):481-99. PMID [2684591]
3. Bisol LW, Brunstein MG, Ottoni GL, Ramos FL, Borba DL, Daltio CS, et al. Is flunarizine a long-acting oral atypical antipsychotic? A randomized clinical trial versus haloperidol for the treatment of schizophrenia. J Clin Psychiatry. 2008;69(10):1572-9. PMID [19192440]
4. Schmidt R, Oestreich W. Flunarizine in the treatment of vestibular vertigo: experimental and clinical data. J Cardiovasc Pharmacol. 1991;18(Suppl 8):S27-30. PMID [1726733]
5. Leone M, Grazzi L, La Mantia L, Bussone G. Flunarizine in migraine: a minireview. Headache. 1991;31(6):388-91. PMID [1889980]
6. Astarloa R, Gila L, Gobernado JM. Cluster headache and intercalated seizures in a young man: therapeuic effectiveness of flunarizine. Headache. 1989;29(6):377-8. PMID [2759846]
7. Neville BG, Ninan M. The treatment and management of alternanting hemiplegia of childhood. Dev Med Child Neurol. 2007;49(10):777-80. PMID [17880649]
8. Pledger GW, Sackerllares JC, Treiman DM, Pellock JM, Wright FS, Mikati M, et al. Flunarizine for treatment of partial seizures: results of a concentration-controlled trial. Neurology. 1994;44(10):1830-6. PMID [7936231]
9. Agnoli A, Manna V, Martucci N, Fiovaranti, M. Ferromilone F, Cananzi A, et al. Randomized double-blind study of flunarizine versus placebo in patients with chronic cerebrovascular disorders. Int J Clin Pharmacological Res. 1988;8(3):189-97. PMID [3042644]
10. El-Chammas K, Keyes J, Thompson N, Vijayakumar J, Becher D, Jackson JL. Pharmacologic treatment of pediatric headaches: a meta-analysis. JAMA Pediatr. 2013;167(3):250-8. PMID [23358935]

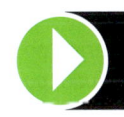

FLUNITRAZEPAM

APRESENTAÇÕES COMERCIAIS

ROHYDORM (EMS SIGMA PHARMA)
- Caixas com 20 ou 30 comprimidos de 1 mg.
- Caixas com 20 ou 30 comprimidos de 2 mg.

ROHYPNOL (FARMOQUÍMICA)
- Caixas com 20 ou 30 comprimidos de 1 mg.

MODO DE USAR

No tratamento da insônia, usar uma dose inicial de 0,5 a 1 mg/dia na hora de dormir. O melhor uso no curto prazo é por menos de 10 dias consecutivos, ou por menos da metade das noites por 1 mês. O uso prolongado pode levar ao desenvolvimento de tolerância. "Dar férias" para o medicamento pode restabelecer sua eficácia.

TEMPO PARA INÍCIO DE AÇÃO

Entre 20 e 30 minutos após ingestão.

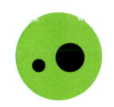

VARIAÇÃO USUAL DA DOSE

Usar a dose mais baixa possível e avaliar regularmente a necessidade de tratamento continuado. Usar de 0,5 a 1 mg antes de deitar. Quando a insônia é grave, pode ser usado de 1 a 2 mg/dia.

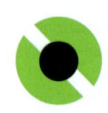

MODO DE SUSPENDER

Ao prescrever BZDs para insônia, reduzir em 25% da dose original a cada 1 a 2 semanas até atingir a dose mais baixa disponível e, em seguida, interromper.[1]

Para a interrupção do tratamento após uso prolongado, é recomendada a redução gradativa da dose para evitar sintomas de abstinência, que se caracterizam por cefaleia, dores musculares, ansiedade, inquietação, confusão mental, irritabilidade, sensibilidade aumentada a luz, sons ou contato físico, parestesias, alucinações e crises convulsivas.

CLASSE, MECANISMO DE AÇÃO E FARMACODINÂMICA

É um BZD (hipnótico), modulador alostérico positivo de GABA (MAP-GABA). O flunitrazepam potencializa o efeito inibitório do GABA, modulando a atividade no complexo receptor GABA-A-benzodiazepina por meio de sua ligação com seu sítio específico.[2] Essa ligação aumenta a frequência da abertura dos canais de cloro, cuja entrada no neurônio é regulada por tal neurotransmissor, promovendo a hiperpolarização da célula, o que resulta no aumento da ação gabaérgica inibitória do SNC. Pode ocorrer perda da ação hipnótica após o uso repetido por algumas semanas.

FARMACOCINÉTICA

O flunitrazepam tem efeito ansiolítico, anticonvulsivante, miorrelaxante e hipnótico. É 10 vezes mais potente do que o diazepam. É absorvido completamente quando ingerido por VO, e sua concentração plasmática máxima é atingida entre 1 e 4 horas. Tem início de ação rápido, com a sedação ocorrendo entre 20 e 30 minutos após a ingestão. Liga-se às proteínas plasmáticas em 80%. O flunitrazepam é quase totalmente biotransformado antes de sua eliminação. A CYP3A4 é a principal enzima do citocromo P450 relacionada à 3-hidroxilação e à N-desmetilação[3] do flunitrazepam, mas a CYP2C9 e a CYP2C19[4] também catalisam sua N-desmetilação. Em humanos, os principais metabólitos do flunitrazepam são o N-desmetilflunitrazepam, no plasma, e o 3-hidroxiflunitrazepam e o 7-aminoflunitrazepam, na urina. Os efeitos clínicos devem-se, sobretudo, ao composto original: o flunitrazepam.

No entanto, o *N*-desmetilflunitrazepam também é metabolicamente ativo nos seres humanos. O flunitrazepam tem meia-vida de eliminação de aproximadamente 25 horas, mas seu efeito clínico tem duração de cerca de 8 horas.[2] O flunitrazepam produz comprometimento da psicomotricidade por pelo menos 12 horas após sua ingestão.

O flunitrazepam é utilizado no tratamento da insônia,[2,5] com eficácia semelhante à da zopiclona e à do triazolam. Diminui o tempo para o início do sono, aumenta o tempo total de sono e reduz o número de despertares durante a noite.[6] Também é descrito o uso como sedativo, ou hipnótico, na noite que precede uma cirurgia,[2,7] ou mesmo horas antes.[7]

INDICAÇÕES

Evidências CONSISTENTES de eficácia
- Insônia.[2-6]
- Sedação pré-cirúrgica.[7]

Evidências INCOMPLETAS de eficácia
- Controle do comportamento agressivo em psicóticos.[8,9]

CONTRAINDICAÇÕES

- Apneia do sono.
- Hipersensibilidade a BZD ou a qualquer componente da fórmula.[5]
- Insuficiência hepática grave.
- Insuficiência respiratória grave.
- IR grave.
- Miastenia grave.

REAÇÕES ADVERSAS

Mais comuns: Cansaço, cefaleia, confusão mental, diminuição da atenção, diplopia, embotamento emocional, fraqueza, incoordenação motora, sedação, sonolência diurna.

Menos comuns: Agitação, agressividade, alteração da função hepática, alucinações, amnésia anterógrada, angiedema, ansiedade de rebote, boca seca, bradicardia, cólica abdominal, constipação, déficit cognitivo, déficit de memória, delírios, dependência, depressão, depressão respiratória, desinibição, diminuição da libido, disforia, exantema, gosto metálico, hiperacusia, hipersensibilidade a estímulos, hipotensão, hipotonia, icterícia, impotência, inquietude, insônia de rebote, insuficiência cardíaca, irritabilidade, náuseas, parada cardíaca, pesadelos, prurido, psicose, *rash* cutâneo, relaxamento muscular, rubor, tontura, vertigem, vômito.

INTOXICAÇÃO

Sintomas

Sonolência, relaxamento muscular, ataxia, nistagmo, diminuição dos reflexos e confusão mental; pode evoluir para arreflexia, depressão cardiorrespiratória e coma.

Manejo
- Monitorar os sinais vitais.
- Adotar medidas de suporte gerais (hidratação parenteral e permeabilidade de vias aéreas).
- Esvaziamento gástrico pode ser útil, se a ingestão foi recente.
- O uso de flumazenil pode auxiliar no tratamento e no diagnóstico diferencial das intoxicações.
  - Usa-se 0,3 mg, IV, em 15 segundos, com doses subsequentes de 0,3 mg a cada 60 segundos, até o máximo de 2 mg.
  - Caso não ocorra melhora significativa do estado de consciência e da função respiratória, deve-se pensar em coma de etiologia não benzodiazepínica. Nesses casos, pode ser útil a realização de exame de urina para detecção de outras substâncias.
  - Em pacientes com intoxicação crônica, o uso de flumazenil deve ser lento, pois podem surgir sintomas de abstinência.[10]

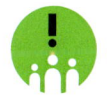

POPULAÇÕES ESPECIAIS

GRAVIDEZ

A relação risco-benefício do uso de BZDs durante a gravidez deve sempre ser levada em conta. Supõe-se que todos os BZDs atravessam a placenta. O uso de BZDs na gravidez foi inicialmente relacionado à ocorrência de fenda palatina e/ou lábio leporino em recém-nascidos. No entanto, diferenças metodológicas e de características das amostras possibilitaram o questionamento de tais achados, sendo que a maioria dos estudos com humanos não indica aumento dessas anomalias com o uso de diazepam. Não existem informações específicas para o risco do uso de flunitrazepam.[11]

A concentração de BZDs no cordão umbilical pode ser maior do que no plasma materno, e tanto o feto quanto o recém-nascido são muito menos capazes de metabolizá-los do que uma pessoa adulta. O uso por ocasião do parto deprime o SNC do recém-nascido, sobretudo se prematuro, pois, devido à lipossolubilidade dessa classe de medicamentos, eles cruzam rapidamente a barreira placentária.

O uso contínuo, em altas doses e por período prolongado do diazepam, em especial no terceiro trimestre de gravidez, e consequentemente do flunitrazepam, pode ocasionar o acúmulo no recém-nascido, sendo descritas duas síndromes: a do bebê hipotônico e a de abstinência.

Recomenda-se que se instrua às pacientes a descontinuação do uso ainda antes da gestação.

LACTAÇÃO

É excretado no leite materno e, devido à sua longa meia-vida de cerca de 20 horas, pode acumular-se no soro de lactentes com doses repetidas. Outros agentes são preferidos, especialmente durante a amamentação de um recém-nascido ou prematuro.[12] Após uma única dose de flunitrazepam, para sedação antes de um procedimento, em geral não há necessidade de esperar para retomar a amamentação. No entanto, com um recém-nascido ou prematuro, uma abordagem cautelosa seria esperar um período de 6 a 8 horas antes de retomar a amamentação.

CRIANÇAS

A segurança e a eficácia não foram estabelecidas para essa faixa etária.

Em geral, as crianças são sensíveis aos efeitos colaterais dos BZDs. Pode ocorrer agitação paradoxal, especialmente em crianças hipercinéticas.

IDOSOS

A metabolização dos BZDs é mais lenta nessa faixa etária. Os idosos apresentam maior risco de reações adversas, como comprometimento do desempenho motor e da memória, confusão mental, ataxia, sedação diurna e queda. Uma das causas mais comuns de quadros confusionais reversíveis nos idosos é o uso excessivo de BZDs, mesmo em pequenas doses.

Reações paradoxais são mais comuns nessa população, principalmente se houver comprometimento cerebral associado.

INSUFICIÊNCIA HEPÁTICA
Pacientes com alteração de função hepática devem receber dose reduzida.[5]

INSUFICIÊNCIA RENAL
Pacientes com função renal comprometida devem receber uma dose mais baixa, individualmente ajustada.[5]

INSUFICIÊNCIA CARDÍACA
Estudos demonstram que a administração oral crônica de 1 mg de flunitrazepam como agente hipnótico causa queda noturna significativa na PA e aumento transitório de rebote tanto da PA quanto da FC ao acordar pela manhã; portanto, sua utilização deve ser realizada com cuidado.[13]

LABORATÓRIO
A dosagem laboratorial não é utilizada rotineiramente.

PRECAUÇÕES E DICAS

1. Recomendar ao paciente cuidado ao dirigir veículos ou operar máquinas. Estudos comprovam que há diminuição do desempenho psicomotor na manhã seguinte à ingestão noturna de flunitrazepam: os reflexos ficam diminuídos, além de ocorrer sonolência diurna.[14]
2. Evitar o uso concomitante de bebidas alcoólicas, assim como de outras substâncias que potencializem o efeito sedativo (p. ex., barbitúricos).
3. Alcoolistas, usuários de drogas e portadores de transtornos da personalidade graves tendem a abusar de BZDs; evitar prescrevê-los a esses indivíduos.
4. O flunitrazepam pode causar dependência física e psicológica. Um estudo observacional desenvolvido na Noruega examinou o risco para uso excessivo de BZDs e efeito dos fatores de risco. Foi observado que se o primeiro BZD prescrito for nitrazepam/flunitrazepam, ou oxazepam, o risco para aumentos de dose é maior do que se iniciado o tratamento com diazepam,[14] e que o risco para aumento de dose eleva-se com o maior tempo de uso do fármaco. Isso reforça a importância de se ter, desde o início do tratamento, um planejamento para a posterior interrupção do uso.
5. O uso deve ser, sempre que possível, breve e intermitente, interrompendo-se o medicamento assim que houver alívio dos sintomas. Evitar o uso crônico do flunitrazepam.
6. Reações paradoxais incluindo inquietação, agitação, irritabilidade, agressividade, delírios, raiva, pesadelos, alucinações e comportamentos inapropriados são mais comuns com o flunitrazepam do que com outros BZDs.
7. Pacientes com problemas hereditários raros de intolerância à galactose, deficiência de lactase ou má absorção glicose-galactose não devem receber esse medicamento.
8. O flunitrazepam passou a ser usado por abusadores sexuais ao ser colocado nas bebidas alcoólicas das mulheres para induzi-las a manterem relações sexuais. Para evitar esse tipo de abuso, o fabricante modificou a formulação do produto, que agora possui um corante azul, que aparecerá quando for adicionado a um líquido, deixando clara a adulteração.

REFERÊNCIAS

1. Bélanger L, Belleville G, Morin C. Management of hypnotic discontinuation in chronic insomnia. Sleep MedClin. 2009;4(4):583-92. PMID [20607118]
2. Mendelson W. Hypnotic medications: mechanisms of action and pharmacologic effects. In: Kryger MH, Roth T, Dement WC, editors. Principles and practice of sleep medicine. 5th ed. Philadelphia: Elsevier; 2011. p. 483-91.
3. Mizuno K, Katoh M, Okumurav H, Nakagawa N, Negishi T, Hashizume T, et al. Metabolic activation of benzodiazepines by CYP3A4. Drug Metab Dispos. 2009;37(2):345-51. PMID [19005028]
4. Gafni I, Busto UE, Tyndale RF, Kaplan HL, Sellers EM. The role of cytochrome P450 2C19 activity in flunitrazepam metabolism in vivo. J Clin Psychopharmacol. 2003;23(2):169-75. PMID [12640218]
5. Rohypnol® (Flunitrazepam) [Bula de medicamento] [Internet]. Rio de Janeiro: Produtos Roche Químicos e Farmacêuticos; 2014. [capturado em 27 ago 2022]. Disponível em: https://io.convertiez.com.br/m/drogal/uploads/bulas/7896226502434/rohypnol-b1_5488ab3a4661623f65cb2d00.pdf.
6. Hajak G, Clarenbach P, Fischer W, Haase W, Ruther E. Zopiclone improves sleep quality and daytime well-being in insomniac patients: comparison with triazolam, flunitrazepam and placebo. Int Clin Psychopharmacol. 1994;9(4):251-61. PMID [7868847]
7. Wickstrom E, Allgulander C. Comparison of quazepam, flunitrazepam and placebo as single-dose hypnotics before surgery. Eur J Clin Pharmacol. 1983;24(1):67-9. PMID [6131825]
8. Dorevitch A, Katz N, Zemishlany Z, Aizenberg D, Weizman A. Intramuscular flunitrazepam versus intramuscular haloperidol in

the emergency treatment of aggressive psychotic behavior. Am J Psychiatry. 1999;156(1):142-4. PMID [9892313]
9. Hatta K, Nakamura M, Yoshida K, Hamakawa H, Wakejima T, Nishimua T, et al. A prospective naturalistic study of intravenous medication in behavioural emergencies: haloperidol versus funitrazepam. Psychiatry Res. 2010;178(1):182-5. PMID [20452043]
10. Flumazenil® Injection [Bula de medicamento] [Internet]. Buffalo Grove: Akorn-Stride; 2008 [capturado em 4 set. 2022]. Disponível em: https://dailymed.nlm.nih.gov/dailymed/drugInfo.cfm?setid=11882e93-aa62-4d24-895c-6f01d97fc730.
11. Altshuler LL, Cohen L, Szuba MP, Burt VK, Gitlin M, Mintz J. Pharmacologic management of psychiatric illness during pregnancy: dilemmas and guidelines. Am J Psychiatry. 1996;153(5):592-606. PMID [8615404]
12. Bascoul C, Franchitto L, Parant O, Raynaud JP. Psychotropic drugs during pregnancy and lactation: development practice. Presse Med. 2015;44(3):271-83. PMID [25595818]
13. Bosone D, Fogari R, Zoppi A, D'Angelo A, Ghiotto N, Perini G, et al. Effect of flunitrazepam as an oral hypnotic on 24-hour blood pressure in healthy volunteers. Eur J Clin Pharmacol. 2018;74(8):995-1000. PMID [29713800]
14. Gustavsen I, Bramness JG, Skurtveit S, Engeland A, Neutel I, Morland J, et al. Road traffic risk related to prescriptions of the hypnotics zopiclone, zolpidem, flunitrazepam and nitrazepam. Sleep Med. 2008;9(8):818-22. PMID [18226959]

LEITURAS RECOMENDADAS

Busardò FP, Varì MR, di Trana A, Malaca S, Carlier J, di Luca NM. Drug-facilitated sexual assaults (DFSA): a serious underestimated issue. Eur Rev Med Pharmacol Sci. 2019;23(24):10577-87. PMID [31858579]

Gustavsen I, Bramness JG, Skurtveit S, Engeland A, Neutel I, Morland J, et al. Road traffic risk related to prescriptions of the hypnotics zopiclone, zolpidem, flunitrazepam and nitrazepam. Sleep Med. 2008;9(8):818-22. PMID[18226959]

Tvete IF, Bjørner T, Aursnes IA, Skomedal T. A 3-yearsurvey quantifying the risk of dose escalation of benzodiazepines and congeners to identify risk factors to aid doctors to more rationale prescribing. BMJ Open. 2013;3(10):e003296. PMID [24097305]

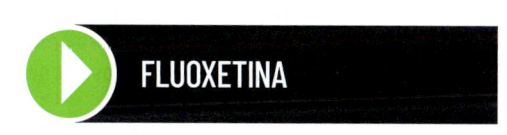

FLUOXETINA

APRESENTAÇÕES COMERCIAIS

CLORIDRATO DE FLUOXETINA (ACCORD)
▶ Caixas com 14, 28 ou 100* comprimidos de 20 mg.

CLORIDRATO DE FLUOXETINA (ACHÉ)
▶ Caixas com 30 ou 500* cápsulas de 20 mg.

CLORIDRATO DE FLUOXETINA (AUROBINDO)
▶ Caixas com 7, 14, 30 ou 70* cápsulas de 20 mg.

CLORIDRATO DE FLUOXETINA (CIMED)
▶ Caixas com 7, 14, 28, 70* ou 500* cápsulas de 20 mg.

CLORIDRATO DE FLUOXETINA (EMS)
▶ Caixas com 7, 10, 14, 20, 21, 28, 30 ou 60 cápsulas de 10 mg.
▶ Caixas com 7, 10, 14, 20, 28, 30 ou 70 cápsulas de 20 mg.

CLORIDRATO DE FLUOXETINA (EUROFARMA)
▶ Caixas com 14, 28, 30, 60 ou 90 cápsulas de 10 mg.
▶ Caixas com 7, 14, 28, 30, 60 ou 90 cápsulas de 20 mg.

CLORIDRATO DE FLUOXETINA (FURP, LEGRAND)
▶ Caixas com 7, 10, 14, 20, 21, 28, 30, 60 ou 70* cápsulas de 20 mg.

CLORIDRATO DE FLUOXETINA (FURP, GERMED)
▶ Caixas com 7, 10, 14, 20, 21, 28, 30 ou 60 cápsulas de 10 mg.
▶ Caixas com 7, 10, 14, 20, 21, 28, 30, 60 ou 70* cápsulas de 20 mg.

CLORIDRATO DE FLUOXETINA (GERMED, LEGRAND)
▶ Caixas com 7, 10, 14, 20, 21, 28, 30, 60, 450* ou 500* comprimidos de 20 mg.

CLORIDRATO DE FLUOXETINA (HIPOLABOR, VITAMEDIC)
▶ Caixas com 7, 14, 28, 30, 60, 70* ou 500* cápsulas de 20 mg.

CLORIDRATO DE FLUOXETINA (GLOBO, MEDQUÍMICA, PHARLAB)
▶ Caixas com 28, 30, 60 ou 300* cápsulas de 20 mg.

CLORIDRATO DE FLUOXETINA (MEDLEY)
▶ Caixas com 14, 28, 30 ou 70* cápsulas de 20 mg.
▶ Frascos com 10 mL ou 20 mL de solução oral gotas de 20 mg/mL.

CLORIDRATO DE FLUOXETINA (NOVARTIS, SANDOZ)
▶ Caixas com 7, 10, 14, 20, 28, 30 ou 70* cápsulas de 20 mg.

CLORIDRATO DE FLUOXETINA (PHARMASCIENCE)
▶ Caixas com 28, 30, 60 ou 90* cápsulas de 20 mg.

CLORIDRATO DE FLUOXETINA (PRATI DONADUZZI)
- Caixas com 10, 14, 20, 28, 30, 60, 300* ou 600* comprimidos de 20 mg.

CLORIDRATO DE FLUOXETINA (RANBAXY)
- Caixas com 7, 10, 14, 28, 30, 70*, 100* ou 500* cápsulas de 20 mg.

CLORIDRATO DE FLUOXETINA (TEUTO)
- Caixas com 14, 28, 30, 56, 60, 70* ou 100* cápsulas de 20 mg.
- Frascos com 10 mL ou 20 mL de solução oral gotas de 20 mg/mL.

CLORIDRATO DE FLUOXETINA (UNIÃO QUÍMICA)
- Caixas com 7, 14, 28, 30, 60 ou 90 cápsulas de 20 mg.

CLORIDRATO DE FLUOXETINA (ZYDUS)
- Caixas com 30, 100*, 200* ou 500* cápsulas de 20 mg.

DAFORIN (EMS)
- Caixas com 10, 20, 30 ou 60 cápsulas de 10 mg.
- Caixas com 10, 20, 30 ou 60 cápsulas de 20 mg.
- Frasco com 20 mL de solução oral gotas de 20 mg/mL.

FLUOXETIN (CRISTÁLIA)
- Caixas com 28, 30 ou 500* cápsulas de 20 mg.

FLUXENE (EUROFARMA)
- Caixas com 14, 28, 30, 60 ou 90 cápsulas de 10 mg.
- Caixas com 7, 14, 28, 30, 60 ou 90 cápsulas de 20 mg.

LUZATI (PRATI DONADUZZI)
- Caixas com 10, 14, 20, 28, 30, 60, 300* ou 600* comprimidos de 20 mg.

PROZAC (ELI LILLY)
- Caixas com 7, 14, 15, 28, 30, 60 ou 90 cápsulas de 20 mg.

PROZEN (TEUTO)
- Caixas com 14, 28, 30, 56, 60, 70* ou 100* cápsulas de 20 mg.
- Frascos com 10 mL ou 20 mL de solução oral gotas de 20 mg/mL.

VEROTINA (LIBBS)
- Caixas com 14 ou 28 comprimidos de 20 mg.

ZYFLOXIN (ZYDUS)
- Caixas com 30 cápsulas de 20 mg.

*Embalagem hospitalar.

MODO DE USAR

As doses habituais no tratamento do TDM variam de 20 a 80 mg/dia. Recomenda-se iniciar com 20 mg/dia. As formulações para liberação lenta entérica, com a administração de uma cápsula semanal de 90 mg, em princípio, produzem menos efeitos colaterais digestivos e podem ser úteis para uso prolongado nos tratamentos de manutenção, embora a adesão deva ser cuidadosamente monitorada. Para utilização dessa apresentação, interrompe-se a fluoxetina de liberação curta e inicia-se a fórmula de liberação lenta dentro de 7 dias, idealmente no 3º dia. No tratamento dos transtornos de ansiedade, recomenda-se iniciar com 5 mg/dia, para prevenir o aparecimento da inquietude e da ansiedade, comuns no início do uso, com lento aumento até 20 mg/dia. No tratamento do TOC e da bulimia nervosa, com frequência utilizam-se dosagens mais altas de até 60 a 80 mg/dia. Doses acima de 80 mg/dia não foram sistematicamente avaliadas. Deve-se utilizar doses menores em indivíduos com doença hepática, naqueles com algum grau de insuficiência renal ou em idosos. No caso de dose única, administrar durante ou logo após as refeições, para evitar irritação gástrica. A administração matinal é preferida para evitar insônia, embora eventualmente possa promover sonolência. Nesses casos, pode ser utilizada à noite.

TEMPO PARA INÍCIO DE AÇÃO

No tratamento da depressão, a ação terapêutica não costuma ser imediata, frequentemente ocorrendo entre 2 e 4 semanas após início de uso. Em caso de resposta parcial após 6 a 8 semanas de uso, é indicado aumento da dose. No TOC, o início da ação pode demorar de 8 a 12 semanas. Se depois desse período a resposta ainda for insatisfatória, aumentar para as doses máximas ou para a maior dose tolerada pelo paciente. Alguns pacientes, em especial os que apresentam transtornos de ansiedade, podem experimentar aumento da ansiedade, da energia, inquietude ou ativação logo após o início do tratamento, razão para se começar com doses baixas nesses pacientes.

VARIAÇÃO USUAL DA DOSE

- TDM e TOC: 20 a 80 mg/dia.
- Transtornos de ansiedade e TEPT: 20 a 60 mg/dia.
- Bulimia nervosa: 60 a 80 mg/dia.

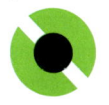

MODO DE SUSPENDER

Raramente é necessário reduzir a dose de forma gradual, já que a própria fluoxetina reduz lentamente sua concentração após a descontinuação devido à sua meia-vida longa e de seus metabólitos ativos. Não costumam ocorrer sintomas de retirada; caso ocorram, retomar a dose anterior e reiniciar o processo de descontinuação de forma mais gradual.

CLASSE, MECANISMO DE AÇÃO E FARMACODINÂMICA

É um antidepressivo inibidor seletivo da recaptação da serotonina. A fluoxetina inibe seletivamente a recaptação pré-sináptica de serotonina, facilitando a neurotransmissão serotonérgica. Diferentemente dos ADTs, apresenta efeitos mínimos na recaptação de noradrenalina e dopamina. Não tem afinidade com receptores muscarínicos, histaminérgicos H1 e α_1-adrenérgicos, que estão relacionados aos efeitos anticolinérgicos, sedativos e cardiovasculares desses medicamentos. Não tem ação sobre a MAO. Parece causar algum bloqueio dopaminérgico e de dessensibilização dos receptores 5-HT1 e 5-HT2. Tanto a fluoxetina como a norfluoxetina exercem ações semelhantes. Por seus efeitos serotonérgicos, causa diminuição do apetite e do sono, além de disfunções sexuais. A fluoxetina altera o padrão de sono, levando ao aumento da fase 1 e da latência para o período REM e à diminuição do tempo total de sono REM.

FARMACOCINÉTICA

A fluoxetina é rapidamente absorvida no trato gastrintestinal, apresentando concentração plasmática máxima entre 6 e 8 horas após a administração. Os alimentos parecem não afetar a sua biodisponibilidade sistêmica, mas podem retardar sua absorção. É metabolizada no fígado, sendo a norfluoxetina seu metabólito mais ativo. A excreção é principalmente por via urinária. O início da ação antidepressiva ocorre entre a 1ª e 3ª semana de tratamento, sendo que o efeito ótimo requer 4 semanas ou mais de uso. Apresenta alta taxa de ligação às proteínas e tem um grande volume de distribuição. A meia-vida de eliminação é de 2 a 3 dias, enquanto a de seu metabólito norfluoxetina varia entre 7 e 9 dias. A meia-vida prolongada assegura que, quando o tratamento é interrompido, o princípio ativo persista no organismo por semanas. Isso deve ser levado em consideração quando houver necessidade de interrupção do tratamento ou quando forem prescritos medicamentos que possam interagir com a fluoxetina e a norfluoxetina.

A eficácia e a tolerabilidade da fluoxetina no tratamento do TDM foram avaliadas em diversos ensaios clínicos, tendo sua eficácia bem estabelecida nessa condição.[1] Em um estudo recente, mostrou-se tão efetiva quanto a maioria dos demais ADs, embora tenha se demonstrado menos efetiva do que a amitriptilina, a paroxetina, o escitalopram e a venlafaxina.[1] Diversos estudos também têm demonstrado a eficácia da associação da fluoxetina com a olanzapina no tratamento da depressão bipolar e do TDM.[2]

Outros transtornos nos quais a fluoxetina também se mostrou eficaz incluem principalmente o TOC,[3] o TP,[3] o TAS,[3] o TEPT,[3] a bulimia nervosa,[4] o transtorno disfórico pré-menstrual[5] e o transtorno depressivo persistente.[6] A fluoxetina também é amplamente utilizada em diversas outras condições psiquiátricas.

INDICAÇÕES

Evidências CONSISTENTES de eficácia
- TDM.
- TOC.
- TP.
- Depressão bipolar.
- Transtorno disfórico pré-menstrual.
- Bulimia nervosa.

- TAS.
- TEPT.

Evidências INCOMPLETAS de eficácia
- TAG.
- Transtorno explosivo intermitente.

CONTRAINDICAÇÕES

Absolutas
- Alergia à fluoxetina.
- Uso concomitante de IMAO.
- Uso concomitante de pimozida.
- Uso concomitante de tamoxifeno.
- Uso concomitante de tioridazina.

Relativas
- Uso com cautela em pacientes com história de convulsões.
- Uso com cautela em pacientes com história de transtorno bipolar.

REAÇÕES ADVERSAS

Mais comuns: Boca seca, cefaleia, fraqueza, insônia, náusea, nervosismo, problemas sexuais, sudorese.

Menos comuns: Agitação, anorgasmia, constipação, diarreia, dificuldade para ejacular, diminuição da libido, impotência sexual, tremor.

INTOXICAÇÃO

Sintomas

Sedação, vômitos, tremores, agitação, mioclonia, taquicardia, alteração na PA, diaforese, convulsões, hipertermia, entre outros sintomas de hiper-reatividade muscular, alteração do estado mental e instabilidade autonômica secundários à síndrome serotonérgica.

Manejo
- Suspender a fluoxetina, monitorar sinais vitais e realizar hidratação vigorosa. Alguns casos graves podem demandar suporte ventilatório. BZDs podem ser utilizados em casos de agitação e convulsão, e dantroleno pode ser administrado para bloqueio neuromuscular em casos graves com rabdomiólise e hipertermia grave.
- As manifestações clínicas geralmente desaparecem após 24 horas de suspensão da medicação e após o manejo de suporte.

POPULAÇÕES ESPECIAIS

GRAVIDEZ

Durante a gravidez, a melhor alternativa é não utilizar nenhum ISRS, especialmente no primeiro trimestre. No entanto, quando os sintomas depressivos, de ansiedade e obsessivo-compulsivos são graves, deve-se ponderar o risco-benefício do tratamento (desenvolvimento fetal do primeiro trimestre, parto do recém-nascido no terceiro trimestre) em relação ao do não tratamento (sintomas depressivos ou obsessivo-compulsivos graves, recorrência do TDM ou recaída do TOC) para a mãe e a criança. A fluoxetina já foi utilizada por um número significativo de grávidas mesmo no primeiro trimestre e não foi comprovado efeito teratogênico. Sabe-se, no entanto, que a exposição a ISRSs no início da gravidez pode estar associada a risco aumentado de defeitos cardíacos septais (o risco absoluto é pequeno). O uso de ISRSs no fim da gravidez pode estar associado a risco aumentado de hipertensão gestacional e pré-eclâmpsia. O uso de fluoxetina deve ser evitado próximo ao período do parto, pois pode provocar mais sangramento na mãe por ocasião do parto, irritabilidade transitória, sedação ou cólicas no recém-nascido, em razão de sua meia-vida longa.

LACTAÇÃO

A fluoxetina é secretada no leite materno, podendo provocar irritabilidade, cólicas, sedação, dificuldades para sugar o peito, choro incontrolável e insônia. Existem ADs que não são secretados no leite e que podem ser uma opção mais razoável, para se poder manter o aleitamento natural e não ter que suspendê-lo em razão dos efeitos colaterais indesejáveis da fluoxetina sobre o bebê.

CRIANÇAS

É aprovada pela FDA para TOC e TDM em crianças. Adolescentes frequentemente precisam doses equivalentes a de pacientes adultos, mas crianças necessitam de doses reduzidas. Crianças que tomam fluoxetina podem ter crescimento mais lento, embora os efeitos de longo prazo ainda sejam desconhecidos. Monitorar regularmente o paciente nas semanas iniciais, observando, sobretudo, a ativação de transtorno bipolar, comumente ainda desconhecido nessa faixa etária, ou ideação suicida. Orientar responsáveis quanto a possíveis sinais de alerta para situações de risco.

IDOSOS

Em idosos, o metabolismo da fluoxetina é menor, e suas concentrações séricas tendem a ser mais elevadas. Por esse motivo, nessa faixa etária, pode se ter uma resposta terapêutica mesmo usando doses mais baixas, como, por exemplo, 10 mg/dia. O risco de SIADH é maior em idosos, sendo recomendado o controle das concentrações séricas de sódio.

Nessa faixa etária, é muito comum o uso concomitante de diversos medicamentos, razão pela qual deve-se ter cuidado com as possíveis interações, pois a fluoxetina inibe acentuadamente várias famílias de citocromos. Nesses casos, é preferível utilizar um ISRS com perfil de interações mais favorável. Os idosos têm, ainda, maior perda de neurônios dopaminérgicos, sendo particularmente sensíveis às interações da fluoxetina com lítio e neurolépticos (tremores, efeitos ECEs).

INSUFICIÊNCIA HEPÁTICA

Reduzir a frequência de uso ou dose administrada (possivelmente pela metade).

INSUFICIÊNCIA RENAL

Não é necessário o ajuste de dose. Não é removida do sangue pela hemodiálise.

INSUFICIÊNCIA CARDÍACA

Estudos preliminares sugerem que a fluoxetina é segura em pacientes com insuficiência cardíaca. O tratamento do TDM com ISRSs em pacientes com angina aguda ou depois de infarto do miocárdio pode reduzir eventos cardíacos e melhorar a sobrevida e o humor.[7]

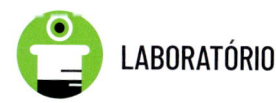

LABORATÓRIO

Não é necessária a realização de exames laboratoriais prévios e/ou de acompanhamento em indivíduos saudáveis.

PRECAUÇÕES E DICAS

1. Usar com cautela em pacientes com história de convulsões.
2. Usar com cautela em pacientes com transtorno bipolar, a não ser que tratados concomitantemente com agentes estabilizadores do humor, pois se houver uma virada maníaca é mais difícil a retirada do fármaco em razão da meia-vida longa e do metabólito ativo de ainda mais longa duração.
3. Adicionar ou iniciar outros ADs com cautela por até 5 semanas após a descontinuação de fluoxetina. Pode causar embotamento afetivo e cognitivo.
4. Os efeitos adversos autonômicos, gastrintestinais e sexuais parecem predominar na fluoxetina.
5. Para disfunção sexual, pode ser acrescentada bupropiona, sildenafila, vardenafila ou tadalafila, ou ser realizada troca para um AD não ISRS.
6. Os ISRSs podem ser úteis para fogachos em mulheres na perimenopausa.
7. O TDM de algumas mulheres na pós-menopausa responderá melhor à fluoxetina potencializada por estrogênio do que à fluoxetina isoladamente.

REFERÊNCIAS

1. Cipriani A, Furukawa TA, Salanti G, Chaimani A, Atkinson LZ, Ogawa Y, et al. Comparative efficacy and acceptability of 21 antidepressant drugs for the acute treatment of adults with major depressive disorder: a systematic review and network meta-analysis. Lancet. 2018;391(10128):1357-66. PMID [29477251]
2. Bahji A, Ermacora D, Stephenson C, Hawken ER, Vazquez G. Comparative efficacy and tolerability of pharmacological treatments for the treatment of acute bipolar depression: a systematic review and network meta-analysis. J Affect Disord. 2020;269:154-84. PMID [32339131]
3. Ousmanni NP, Costa MA, Jaeger MB, Motta LS, Frozi J, Spanemberg L, et al. Selective serotonin reuptake inhibitors, and serotonin and norepinephrine reuptake inhibitors for anxiety, obsessive-compulsive, and stress disorders: a 3-level network meta-analysis. PLoS Med. 2021;18(6):e1003664. PMID [34111122]
4. Bacaltchuk J, Hay P. Antidepressants versus placebo for people with bulimia nervosa. Cochrane Database Syst Rev. 2003;(4):CD003391. PMID [14583971]
5. Marjoribanks J, Brown J, O'Brien PMS, Wyatt K. Selective serotonin reuptake inhibitors for premenstrual syndrome. Cochrane Database Syst Rev. 2013;2013(6):CD001396. PMID [23744611]
6. Kriston L, von Wolff A, Westphal A, Hölzel LP, Härter M. Efficacy and acceptability of acute treatments for persistent depressive disorder: a network meta-analysis. Depress Anxiety. 2014;31(8):621-30. PMID [24448972]
7. Pizzi C, Rutjes AW, Costa GM, Fontana F, Mezzetti A, Manzoli L. Meta-analysis of selective serotonin reuptake inhibitors in patients with depression and coronary heart disease. Am J Cardiol. 2011;107(7):972-9. PMID [21256471]

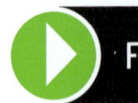

FLURAZEPAM

APRESENTAÇÕES COMERCIAIS

DALMADORM (VALEANT)
- Caixas com 20 ou 30 comprimidos de 30 mg.

MODO DE USAR

Na insônia (inicial, intermediária ou tardia), iniciar com 15 mg e se necessário subir para 30 mg (adultos) na hora de dormir.[1,2]

TEMPO PARA INÍCIO DE AÇÃO

Entre 15 e 45 minutos após a ingestão.

VARIAÇÃO USUAL DA DOSE

Usar a dose efetiva mais baixa possível e avaliar regularmente a necessidade de tratamento continuado. Usar de 15 a 30 mg/dia na hora de dormir, por 7 a 10 dias, e, se possível, suspender depois.[3]

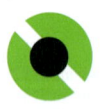

MODO DE SUSPENDER

Ao prescrever BZDs para insônia, reduzir em 25% da dose original a cada 1 a 2 semanas até atingir a dose mais baixa disponível e, em seguida, interromper (o flurazepam pode ser reduzido em incrementos de 15 mg).[4] A retirada deve ser feita de forma gradual, para evitar sinais e sintomas de abstinência. Os mais comuns são tremor, agitação, insônia, ansiedade, cefaleia e dificuldade para concentrar-se. Entretanto, em casos mais graves, podem ocorrer sudorese, fotofobia, hiperacusia, alucinações, insônia acentuada, espasmos musculares, alterações na percepção e, mais raramente, *delirium* e convulsões.

CLASSE, MECANISMO DE AÇÃO E FARMACODINÂMICA

É um BZD hipnótico, modulador alostérico positivo de GABA (MAP-GABA). O flurazepam potencializa o efeito inibitório do GABA, modulando a atividade no complexo receptor GABA-A-benzodiazepina por meio de sua ligação com seu sítio específico. Essa ligação altera a conformação de tais receptores, aumentando a afinidade do GABA com seus próprios receptores e a frequência da abertura dos canais de cloro, cuja entrada no neurônio é regulada por esse neurotransmissor, promovendo a hiperpolarização da célula; como resultado, há aumento da ação gabaérgica inibitória do SNC.

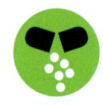

FARMACOCINÉTICA

O flurazepam é rapidamente absorvido no trato gastrintestinal, apresentando alta taxa de ligação proteica (97%). O início da ação ocorre entre 15 e 45 minutos após a ingestão, e a eficácia máxima como hipnótico é atingida depois de 2 a 3 dias. É metabolizado no fígado. Destacam-se dois metabólitos ativos: o hidroetilflurazepam, de meia-vida curta, e o *N*-desalquilflurazepam, com meia-vida entre 45 e 160 horas. A meia-vida do flurazepam é de 50 a 80 horas.[5] Após a administração contínua diária de 7 a 10 dias, obtém-se um platô 5 vezes superior ao da concentração obtida após 24 horas de uma administração isolada. Em razão da meia-vida de eliminação relativamente longa do *N*-desalquilflurazepam, o flurazepam está associado à ocorrência de efeitos residuais no dia seguinte.[5,6]

Estudos comprovam a eficácia do flurazepam no tratamento da insônia em dose única de 15 a 30 mg, com efetividade semelhante à do estazolam.[1,2] O efeito terapêutico do flurazepam pode ser observado tanto na insônia inicial quanto na intermediária ou na do fim da noite.[7]

INDICAÇÕES

Evidências CONSISTENTES de eficácia
- Insônia.[1,2]

CONTRAINDICAÇÕES

- Glaucoma de ângulo fechado.
- Hipersensibilidade aos BZDs.
- Insuficiência respiratória ou DPOC.
- IR ou insuficiência hepática grave.
- Miastenia grave.
- Síndrome da apneia do sono.

REAÇÕES ADVERSAS

Mais comuns: Ataxia, cefaleia, comprometimento de memória, déficit de atenção, disartria, hipocinesia, sonolência diurna, tontura.[1,2]

Menos comuns: Agitação, agressividade, alterações cutâneas, alterações da função hepática, amnésia anterógrada, cólica abdominal, coma, confusão mental, constipação, dependência, diarreia, diminuição da libido, diplopia, dor no peito, fraqueza, impotência, inquietude, irritabilidade, letargia, náusea, palpitações, prurido, reação paradoxal, reações cutâneas, relaxamento muscular, sedação excessiva, vertigens, visão borrada, vômito.[1,2]

INTOXICAÇÃO

Sintomas
Ataxia, letargia, sonolência, diminuição dos reflexos e confusão, podendo evoluir para coma.

Manejo
- Monitorar os sinais vitais.
- Adotar medidas de suporte gerais (hidratação parenteral e permeabilidade de vias aéreas).
- Esvaziamento gástrico pode ser útil, se a ingestão foi recente.
- O uso de flumazenil pode auxiliar no tratamento e no diagnóstico diferencial das intoxicações.
  - Usa-se 0,3 mg, IV, em 15 segundos, com doses subsequentes de 0,3 mg a cada 60 segundos, até o máximo de 2 mg.
  - Caso não ocorra melhora significativa do estado de consciência e da função respiratória, deve-se pensar em coma de etiologia não benzodiazepínica. Nesses casos, pode ser útil a realização de exame de urina para detecção de outras substâncias.
  - Em pacientes com intoxicação crônica, o uso de flumazenil deve ser lento, pois podem surgir sintomas de abstinência.[7]

POPULAÇÕES ESPECIAIS

GRAVIDEZ
A relação risco-benefício do uso de BZDs durante a gravidez deve sempre ser levada em conta. Supõe-se que todos os BZDs atravessam a placenta. O uso de BZDs na gravidez foi inicialmente relacionado à ocorrência de fenda palatina e/ou lábio leporino em recém-nascidos. No entanto, diferenças metodológicas e de características das amostras possibilitaram o questionamento de tais achados,[6] sendo que a maioria dos estudos com humanos não indica aumento dessas anomalias com o uso de diazepam. Não existem informações específicas para o risco do uso de flurazepam.[8]

A concentração de BZDs no cordão umbilical pode ser maior do que no plasma materno, e tanto o feto quanto o recém-nascido são muito menos capazes de metabolizá-los do que uma pessoa adulta. O uso por ocasião do parto deprime o SNC do recém-nascido, sobretudo se prematuro, pois, devido à lipossolubilidade dessa classe de medicamentos, eles cruzam rapidamente a barreira placentária.

O uso contínuo, em altas doses e por período prolongado do diazepam, em especial no terceiro trimestre de gravidez, e consequentemente do flurazepam, pode ocasionar o acúmulo no recém-nascido, sendo descritas duas síndromes: a do bebê hipotônico e a de abstinência.

Recomenda-se que se instrua às pacientes a descontinuação do uso ainda antes da gestação.

LACTAÇÃO
Há poucas informações disponíveis sobre a excreção de flurazepam no leite materno. Um caso de sedação infantil foi relatado em uma mulher tomando flurazepam juntamente com outros medicamentos sedativos durante a amamentação.[9]

Devido à longa duração de ação do flurazepam, é preferível um hipnótico alternativo, especialmente durante a amamentação de um recém-nascido ou prematuro.

CRIANÇAS
Não é recomendável para crianças menores de 15 anos, pois a segurança e a eficácia para essa faixa etária ainda não foram estabelecidas.[7]

IDOSOS
A meia-vida de eliminação do desalquilflurazepam é maior em idosos. Essa população apresenta maior risco de reações adversas, como comprometimento do desempenho motor e da memória, confusão mental, ataxia, sedação diurna e queda.[6] Recomenda-se cautela no uso nessa população e que a dose se limite a 15 mg.[7]

Reações paradoxais, como inquietude, agitação, irritabilidade, agressividade, delírios, pesadelos, alucinações, psicoses e comportamento inapropriado, podem ocorrer com o uso de BZDs, sendo mais frequentes em idosos. Caso isso aconteça, o tratamento deve ser descontinuado.

Pacientes idosos podem ter um risco aumentado de morte com o uso de BZDs. O risco foi mais alto nos primeiros 4 meses de uso em pacientes idosos com demência.[10,11]

INSUFICIÊNCIA HEPÁTICA
Não há ajustes de dosagem previstos na bula do fabricante. Usar com cuidado.

INSUFICIÊNCIA RENAL
Não há ajustes de dosagem previstos na bula do fabricante. Usar com cuidado.

INSUFICIÊNCIA CARDÍACA
Não há ajustes de dosagem previstos na bula do fabricante. Usar com cuidado.

LABORATÓRIO
A dosagem laboratorial não é utilizada rotineiramente.

PRECAUÇÕES E DICAS

1. Alertar o paciente para que tenha cuidado ao dirigir veículos ou operar máquinas perigosas; diversos estudos verificaram comprometimento da psicomotricidade no dia posterior ao uso noturno de flurazepam.[6]
2. Evitar o uso concomitante de bebidas alcoólicas. Ter cautela também com a associação a outras substâncias que potencializem o efeito sedativo (p. ex., barbitúricos).
3. Alcoolistas, dependentes químicos e pessoas com transtornos da personalidade graves tendem a abusar de BZDs. Evitar prescrevê-los a esses pacientes.
4. O uso deve ser com a menor dose efetiva possível, por um período breve.
5. Após o uso crônico, retirar lentamente, para evitar síndrome de abstinência.
6. Administrar com cuidado a pacientes com alteração hepática ou renal ou diminuição da função pulmonar.
7. A ocorrência de comportamentos complexos, como dirigir dormindo (assim como preparar e ingerir alimentos ou fazer telefonemas sem estar completamente desperto), tem sido descrita em pacientes em uso de hipnóticos sedativos. Esses pacientes geralmente não se recordam do evento. Devido ao risco associado, recomenda-se descontinuar o uso do fármaco.[7]

REFERÊNCIAS

1. Scharf MB, Roth PB, Dominguez RA, Ware JC. Estazolam and flurazepam: a multicenter, placebo-controlled comparative study in outpatients with insomnia. J Clin Pharmacol. 1990;30(5):461-7. PMID [1971831]
2. Cohn JB, Wilcox CS, Bremner J, Ettinger M. Hypnotic efficacy of estazolam compared with flurazepam in outpatients with insomnia. J Clin Pharmacol. 1991;31(8):747-50. PMID [1880233]
3. Stahl SM. Fundamentos de psicofarmacologia de Stahl: guia de prescrição. 6. ed Porto Alegre: Artmed; 2019.
4. Bélanger L, Belleville G, Morin C. Management of hypnotic discontinuation in chronic insomnia. Sleep MedClin. 2009;4(4):583-92. PMID [20607118]
5. Greenblatt DJ, Harmatz JS, Engelhardt N, Shader RI. Pharmacokinetic determinants of dynamic differences among three benzodiazepine hypnotics: flurazepam, temazepam, and triazolam. Arch Gen Psychiatry. 1989;46(4):326-32. PMID [2564763]
6. Boyle J, Wolford D, Gargano C, McCrea J, Cummings C, Cerchio K, et al. Next-day residual effects of gaboxadol and flurazepam administered at bedtime: a randomized double-blind study in healthy elderly subjects. Hum Psychopharmacol Clin Exp. 2009;24(2):61-71. PMID [18985628]
7. Flurazepam® hydrochloride capsule [Bula de medicamento] [Internet]. Morgantown: Mylan Pharmaceuticals; 2021 [capturado em 4 set. 2022]. Disponível em: https://dailymed.nlm.nih.gov/dailymed/drugInfo.cfm?setid=2f2db2f5-49d3-4d47-a08a-628df49d2120.
8. Altshuler LL, Cohen L, Szuba MP, Burt VK, Gitlin M, Mintz J. Pharmacologic management of psychiatric illness during pregnancy: dilemmas and guidelines. Am J Psychiatry. 1996;153(5):592-606. PMID [8615404]
9. Kelly LE, Poon S, Madadi P, Koren G. Neonatal benzodiazepines exposure during breastfeeding. J Pediatr. 2012;161(3):448-51. PMID [22504099]
10. Jennum P, Baandrup L, Ibsen R, Kjellberg J. Increased all-cause mortality with use of psychotropic medication in dementia patients and controls: a population-based register study. Eur Neuropsychopharmacol. 2015;25(11):1906-13. PMID [26342397]
11. Saarelainen L, Tolppanen AM, Koponen M, Tanskanen A, Tiihonen J, Hartikainen S, et al. Risk of death associated with new benzodiazepine use amongpersons with Alzheimer disease: a matched cohort study. Int J Geriatr Psychiatry. 2018;33(4):583-90. PMID [29143367]

FLUVOXAMINA

APRESENTAÇÕES COMERCIAIS

LUVOX (ABBOTT)
▶ Caixas com 8, 15 ou 30 comprimidos de 50 mg.

- Caixas com 7, 15, 30, 60 ou 90 comprimidos de 100 mg.

REVOC (ABBOTT)
- Caixas com 8, 15 ou 30 comprimidos de 50 mg.
- Caixas com 7, 15, 30, 60 ou 90 comprimidos de 100 mg.

MODO DE USAR

- TDM: As doses habituais da fluvoxamina no tratamento do TDM variam de 100 a 300 mg/dia. Recomenda-se iniciar com 50 mg/dia.
- Transtornos de ansiedade e TOC: Recomenda-se iniciar com 25 mg/dia, para prevenir o aparecimento de inquietude e ansiedade, comuns no início do uso, e para melhor tolerância aos efeitos colaterais. Posteriormente, aumenta-se para 50 mg/dia ou mais. Doses acima de 100 mg devem ser divididas em 2 tomadas diárias. Se não puderem ser iguais, a dose maior deve ser tomada à noite. Deve-se utilizar doses menores em indivíduos com doença hepática, naqueles com algum grau de insuficiência renal e em idosos. A administração noturna é preferida para evitar sedação excessiva, embora eventualmente possa promover insônia. Nesses casos, pode ser utilizada pela manhã.

TEMPO PARA INÍCIO DE AÇÃO

O início da ação terapêutica não costuma ser imediato, frequentemente ocorrendo entre 2 e 4 semanas após o começo do uso. Alguns pacientes podem experimentar alívio da insônia e ansiedade logo após o início do tratamento. Em caso de resposta parcial após 6 a 8 semanas de uso, é indicado aumento da dose. Pode apresentar benefício no uso a longo prazo, gerando um efeito de prevenção de recaída dos sintomas-alvo.

VARIAÇÃO USUAL DA DOSE

- TDM: 100 a 300 mg/dia.
- Transtornos de ansiedade: 100 a 300 mg/dia.
- TOC: 100 a 300 mg/dia.

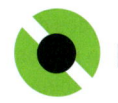

MODO DE SUSPENDER

A suspensão abrupta pode causar uma síndrome de retirada: tonturas, náuseas, cefaleia, fadiga, mialgia, vertigem, vômito. Por isso, a retirada deve ser gradual. A dose pode ser reduzida em 50% por 7 dias, com uma nova redução de 50% por 7 dias até a descontinuação. Caso ocorram sintomas significativos de retirada, retomar a dose anterior e reiniciar o processo de descontinuação de forma mais gradual.

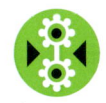

CLASSE, MECANISMO DE AÇÃO E FARMACODINÂMICA

É um antidepressivo inibidor seletivo da recaptação da serotonina. A fluvoxamina é um éter arakilcetona, não relacionado quimicamente à estrutura química dos demais ADs. Sua ação principal é de ISRS, não exercendo efeitos significativos em receptores histaminérgicos, α ou β-adrenérgicos, muscarínicos e dopaminérgicos. Não tem efeito clínico substancial sobre o sistema cardiovascular, além de hipotensão, taquicardia ou palpitações (geralmente de grau leve), sendo, em princípio, um fármaco seguro para uso em pacientes com problemas cardiovasculares.

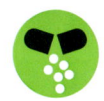

FARMACOCINÉTICA

Apresenta absorção VO igual ou superior a 94%, a qual é afetada pela ingestão de alimentos, e a concentração plasmática máxima é alcançada em 2 a 8 horas após uma dose única, atingindo concentrações de 31 a 87 mg/L. A meia-vida situa-se entre 17 e 22 horas, e o estado de equilíbrio das concentrações plasmáticas é alcançado em cerca de 10 dias. Apresenta taxa de ligação às proteínas plasmáticas de aproximadamente 77%, ligando-se, sobretudo, à albumina. Sua biodisponibilidade absoluta é de 50%. É bastante lipofílica, tendo um volume de distribuição de 25 L/kg. É metabolizada no fígado e eliminada na urina.[1,2] Em pacientes com doença hepática, observou-se redução de 30% na eliminação do fármaco, a qual, por sua vez, não é afetada por doença renal.[1,2]

A eficácia e a tolerabilidade da fluvoxamina no tratamento do TDM foram avaliadas em diversos ensaios clínicos, tendo sua eficácia bem estabelecida nessa condição.[3] Em um estudo recente, mostrou-se tão efetiva quanto a maioria dos demais ADs, embora tenha se demonstrado menos efetiva do que o escitalopram e a mirtazapina.[3] A fluvoxamina também teve sua eficácia demonstrada por metanálises avaliando seu efeito no TOC, no TAG, no TP e no TAS.[4] Apresentou eficácia também nos transtornos de ansiedade da infância e na adolescência[5] e foi o primeiro ISRS a ser aprovado para o TOC em crianças e adolescentes.

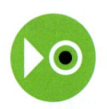

INDICAÇÕES

Evidências CONSISTENTES de eficácia
- TDM.
- TOC.
- TAS.
- TAG.
- TP.

Evidências INCOMPLETAS de eficácia
- TEPT.
- Depressão bipolar.

CONTRAINDICAÇÕES

Absolutas
- Alergia à fluvoxamina.
- Uso concomitante de alosetrona.
- Uso concomitante de IMAO.
- Uso concomitante de pimozida.
- Uso concomitante de ramelteona.
- Uso concomitante de tioridazina.
- Uso concomitante de tizanidina.

Relativas
- Uso com cautela em pacientes com história de convulsões.
- Uso com cautela em pacientes com história de transtorno bipolar.

REAÇÕES ADVERSAS

Mais comuns: Cefaleia, fraqueza, insônia, náusea, sonolência.

Menos comuns: Agitação, boca seca, constipação, diarreia, tontura.

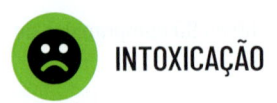

INTOXICAÇÃO

Sintomas

Sedação, vômitos, tremores, agitação, mioclonia, taquicardia, alteração na pressão arterial, diaforese, convulsões, hipertermia, entre outros sintomas de hiper-reatividade muscular, alteração do estado mental e instabilidade autonômica secundários à síndrome serotonérgica.

Manejo
- Suspender a fluvoxamina, monitorar sinais vitais e realizar hidratação vigorosa.
- Alguns casos graves podem demandar suporte ventilatório.
- BZDs podem ser utilizados em casos de agitação e convulsão, e dantroleno pode ser administrado para bloqueio neuromuscular em casos graves com rabdomiólise e hipertermia grave.
- As manifestações clínicas geralmente desaparecem após 24 horas de suspensão da medicação e após o manejo de suporte.

POPULAÇÕES ESPECIAIS

GRAVIDEZ

Não foram conduzidos estudos controlados em gestantes. Em geral, a fluvoxamina não é recomendada para uso durante a gravidez, sobretudo durante o primeiro trimestre. Entretanto, poderá ser necessário tratamento contínuo durante a gravidez, e não foi comprovado se é prejudicial para o feto. No parto, pode haver mais sangramento na mãe e irritabilidade transitória ou sedação no recém-nascido.

A exposição a ISRSs no início da gravidez pode estar associada a risco aumentado de defeitos cardíacos septais (o risco absoluto é pequeno). A exposição a ISRSs no fim da gravidez pode estar associada a risco aumentado de hipertensão gestacional e pré-eclâmpsia. Recém-nascidos expostos a ISRSs e IRSNs no fim do terceiro trimestre desenvolveram complicações que exigiram hospitalização prolongada, suporte respiratório e alimentação com sonda. Os sintomas relatados nesses casos são compatíveis com um efeito tóxico direto de ISRSs e IRSNs ou, possivelmente, uma síndrome de descontinuação da substância, e incluem sofrimento respiratório, hipertonia, agitação, tremor, irritabilidade e choro prolongado. Deve ser ponderado o risco do tratamento (desenvolvimento fetal do primeiro trimestre, parto do recém-nascido no terceiro trimestre) para a criança em relação ao do não tratamento (recorrência do TDM, saúde materna, vínculo com o bebê) para a mãe e a criança.

LACTAÇÃO

Alguma quantidade da substância é encontrada no leite materno; uma quantidade mínima pode estar presente em bebês em aleitamento cujas mães estejam fazendo uso de fluvoxamina. Se a criança se tornar irritável ou sedada, poderá ser necessária a descontinuação da amamentação ou da medicação. Devem ser ponderados os benefícios da amamentação em relação aos riscos e benefícios do tratamento com AD *versus* não tratamento para o bebê e a mãe.

CRIANÇAS

Aprovada pela FDA para TOC. Adolescentes com frequência precisam doses equivalentes a de pacientes adultos, mas crianças necessitam de doses reduzidas. Doses acima de 50 mg/dia devem ser divididas em 2 tomadas, sendo a maior dose administrada no turno da noite; dose máxima de 200 mg/dia. Monitorar regularmente o paciente nas semanas iniciais, observando, em especial, a ativação de transtorno bipolar, comumente ainda desconhecido nesta faixa etária, ou ideação suicida. Orientar responsáveis quanto a possíveis sinais de alerta para situações de risco. Ponderar com cuidado os prejuízos e benefícios potencialmente associados ao tratamento farmacológico com fluvoxamina nesta faixa etária.

IDOSOS

Pacientes nesta faixa etária podem apresentar resposta ao tratamento mesmo em doses mais baixas. Doses baixas tendem a ser mais bem toleradas nesta população. O risco de SIADH é maior em idosos.

INSUFICIÊNCIA HEPÁTICA

Reduzir a frequência de uso ou a dose administrada (possivelmente pela metade).

INSUFICIÊNCIA RENAL

Considerar redução da dose inicial.

INSUFICIÊNCIA CARDÍACA

Estudos preliminares sugerem que a fluvoxamina é segura em pacientes com insuficiência cardíaca. O tratamento do TDM com ISRSs em pacientes com angina aguda ou depois de infarto do miocárdio pode reduzir eventos cardíacos e melhorar a sobrevida e o humor.[6]

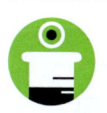

LABORATÓRIO

Não é necessária a realização de exames laboratoriais prévios e/ou de acompanhamento em indivíduos saudáveis.

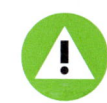

PRECAUÇÕES E DICAS

1. Usar com cautela em pacientes com história de convulsões.
2. Usar com cautela em pacientes com transtorno bipolar, a não ser que tratados concomitantemente com agentes estabilizadores do humor.
3. Adicionar ou iniciar outros ADs com cautela por até 2 semanas após a descontinuação de fluvoxamina.
4. Pode causar fotossensibilidade.
5. Os efeitos adversos relacionados ao sono (sedação excessiva ou insônia) e gastrintestinais parecem predominar na fluvoxamina.
6. Parece ser preferível em relação aos outros ISRSs quanto a efeitos adversos sexuais.
7. Pode ser útil no manejo de sintomas obsessivo-compulsivos na esquizofrenia quando combinada com APs.
8. Para TOC resistente ao tratamento, considerar a combinação cautelosa com clomipramina.
9. Os ISRSs podem ser úteis para fogachos em mulheres na perimenopausa.

REFERÊNCIAS

1. van Harten J. Overview of the pharmacokinetics of fluvoxamine. Clin Pharmacokinet. 1995;29(Suppl 1):1-9. PMID [8846617]
2. Hrdina PD. Pharmacology of serotonin uptake inhibitors: focus on fluvoxamine. J Psychiatry Neurosci. 1991;16(2 Suppl 1):10-8. PMID [1931931]
3. Cipriani A, Furukawa TA, Salanti G, Chaimani A, Atkinson LZ, Ogawa Y, et al. Comparative efficacy and acceptability of 21 antidepressant drugs for the acute treatment of adults with major depressive disorder: a systematic review and network meta-analysis. Lancet. 2018;391(10128):1357-66. PMID [29477251]
4. Gosmann NP, Costa MA, Jaeger MB, Motta LS, Frozi J, Spanemberg L, et al. Selective serotonin reuptake inhibitors, and se-

rotonin and norepinephrine reuptake inhibitors for anxiety, obsessive-compulsive, and stress disorders: a 3-level network meta-analysis. PLoS Med. 2021;18(6):e1003664. PMID [34111122]
5. Fluvoxamine for the treatment of anxiety disorders in children and adolescents. The Research Unit on Pediatric Psychopharmacology Anxiety Study Group. N Engl J Med. 2001;344(17):1279-85. PMID [11323729]
6. Harris J, Heil JS. Managing depression in patients with advanced heart failure awaiting transplantation. Am J Health Syst Pharm. 2013;70(10):867-73. PMID [23640347].

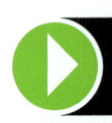

GABAPENTINA

APRESENTAÇÕES COMERCIAIS

EMPAK (BIOLAB)
- Caixas com 6, 10 ou 30 cápsulas de 300 mg.
- Caixas com 6, 10 ou 30 cápsulas de 400 mg.

GABANEURIN (EMS)
- Caixas com 10, 20, 30, 40, 60, 300*, 450* ou 500* cápsulas de 300 mg.
- Caixas com 10, 20, 30, 40, 60, 300*, 450* ou 500* cápsulas de 400 mg.
- Caixas com 6, 9, 18, 27, 30, 54 ou 100* comprimidos de 600 mg.

GABAPENTINA (ACHÉ)
- Caixas com 30 ou 500* cápsulas de 300 mg.

GABAPENTINA (AUROBINDO, CIMED, MEDLEY, PHARLAB)
- Caixas com 10 ou 30 cápsulas de 300 mg.
- Caixas com 10 ou 30 cápsulas de 400 mg.

GABAPENTINA (BIOLAB)
- Caixas com 6, 10 ou 30 cápsulas de 300 mg.
- Caixas com 6, 10 ou 30 cápsulas de 400 mg.

GABAPENTINA (EMS, FURP, GERMED)
- Caixas com 10, 20, 30, 40, 60, 300*, 450* ou 500* cápsulas de 300 mg.
- Caixas com 10, 20, 30, 40, 60, 300*, 450* ou 500* cápsulas de 400 mg.

GABAPENTINA (EMS, GERMED)
- Caixas com 6, 9, 18, 27, 30, 54 ou 100* comprimidos de 600 mg.

GABAPENTINA (GERMED)
- Caixas com 10, 20, 30, 40 ou 60 cápsulas de 300 mg.
- Caixas com 10, 20, 30, 40 ou 60 cápsulas de 400 mg.

GABAPENTINA (LEGRAND)
- Caixas com 10, 20, 30, 40 ou 60 cápsulas de 300 mg.

GABAPENTINA (PRATI DONADUZZI)
- Caixas com 15, 30, 60, 100*, 300* ou 600* cápsulas de 300 mg.
- Caixas com 15, 30, 60, 100*, 300* ou 600* cápsulas de 400 mg.

GABAPENTINA (RANBAXY)
- Caixas com 10, 30, 50, 70, 200* ou 500* cápsulas de 300 mg.
- Caixas com 10, 30, 50, 70, 200* ou 500* cápsulas de 400 mg.

GABAPENTINA (SANDOZ)
- Caixas com 15 ou 30 cápsulas de 300 mg.

GABAPENTINA (TEUTO)
- Caixas com 10, 30, 50, 200* ou 500* cápsulas de 300 mg.
- Caixas com 10, 30, 50, 200* ou 500* cápsulas de 400 mg.

GAMIBETAL (BIOLAB)
- Caixas com 6, 10 ou 30 cápsulas de 300 mg.
- Caixas com 6, 10 ou 30 cápsulas de 400 mg.

GAPEM (PRATI DONADUZZI)
- Caixas com 15, 30, 60, 100*, 300* ou 600* cápsulas de 300 mg.
- Caixas com 15, 30, 60, 100*, 300* ou 600* cápsulas de 400 mg.

NEUROCONTROL (TEUTO)
- Caixas com 10, 30, 50, 200* ou 500* cápsulas de 300 mg.
- Caixas com 10, 30, 50, 200* ou 500* cápsulas de 400 mg.

NEURONTIN (UPJOHN)
- Caixas com 10, 20 ou 30 cápsulas de 300 mg.
- Caixas com 10, 20 ou 30 cápsulas de 400 mg.
- Caixas com 6, 9, 18, 20, 27, 30 ou 100* comprimidos de 600 mg.

PROGABA (SANDOZ)
- Caixas com 15 ou 30 cápsulas de 300 mg.

*Embalagem hospitalar.

MODO DE USAR

A gabapentina é indicada para o tratamento da epilepsia em adultos e em crianças acima de

3 anos.[1,2] Na epilepsia, inicia-se com 300 mg/dia, à noite, no 1º dia; 300 mg em 2 tomadas no 2º dia; e 300 mg, 3 vezes ao dia, no 3º dia. A dose média efetiva varia de 900 a 1.800 mg/dia, com dosagem máxima de 3.600 mg/dia. Recomendam-se 3 tomadas ao dia, igualmente divididas, com intervalo não superior a 12 horas. A gabapentina não se mostrou eficaz em crises de ausência.

A gabapentina é considerada um anticonvulsivante de "segunda linha", com resultados inferiores aos de outros medicamentos da mesma classe no tratamento da epilepsia; contudo, é um dos anticonvulsivantes mais utilizados no tratamento das dores neuropáticas.[3] Para tal finalidade, a dose de manutenção inicial é de 900 mg/dia, fracionada em 3 doses de 300 mg e aumentada conforme a resposta clínica, por 3 a 8 semanas. A gabapentina pode ser iniciada da mesma forma que no tratamento para epilepsia. A dose que costuma ser eficaz no tratamento da dor neuropática situa-se entre 1.800 e 3.600 mg/dia. Ela apresenta um aumento das ondas delta, características do sono profundo. Esse mecanismo pode estar associado, quanto à sua utilidade, à fibromialgia e à abstinência de álcool.

TEMPO PARA INÍCIO DE AÇÃO

▶ Reduz as convulsões em 2 semanas.

TABELA 1 ▶ REDUÇÃO DA DOSE DA GABAPENTINA

Liberação imediata

Eliminação de creatinina (mL/min)	Dosagem
30-59	400-1.400 mg/dia em 2 doses.
16-29	200-700 mg/dia em 1 dose.
< 16	100-300 mg/dia em 1 dose.
< 16 em hemodiálise	Podem ser necessárias doses complementares depois da diálise.

Liberação prolongada para síndrome das pernas inquietas

Eliminação de creatinina (mL/min)	Dosagem
30-59	Inicial 300 mg/dia; aumentar para 600 mg/dia se necessário.
15-29	300 mg/dia.
< 15	300 mg em dias alternados.
< 15 em hemodiálise	Não recomendado.

Liberação prolongada para neuralgia pós-herpética

Eliminação de creatinina (mL/min)	Dosagem
30-59	Inicial de 300 mg pela manhã; no 4º dia, aumentar para 300 mg, 2 vezes ao dia; aumentar para 600 mg, 2 vezes ao dia, se necessário.
15-29	Inicial de 300 mg pela manhã no 1º e 3º dias; no 4º dia, aumentar para 300 mg pela manhã; aumentar para 300 mg, 2 vezes ao dia, se necessário.
< 15	300 mg em dias alternados pela manhã; aumentar para 300 mg/dia pela manhã se necessário.
< 15 em hemodiálise	300 mg depois da diálise; aumentar para 600 mg depois da diálise se necessário.

- Reduz a neuralgia em 2 semanas.
- Se não estiver reduzindo a dor dentro de 6 a 8 semanas, poderá ser necessário aumento da dosagem ou poderá simplesmente não funcionar.
- Pode reduzir a ansiedade em uma variedade de transtornos dentro de algumas semanas.

VARIAÇÃO USUAL DA DOSE

900 a 1.800 mg/dia, divididos em 3 doses (liberação imediata).

MODO DE SUSPENDER

Reduzir a dose gradualmente por, no mínimo, 1 semana.

Pacientes com epilepsia podem convulsionar durante a retirada, especialmente se esta for abrupta.

CLASSE, MECANISMO DE AÇÃO E FARMACODINÂMICA

Trata-se de um anticonvulsivante bloqueador dos canais de cálcio dependentes de voltagem do glutamato. O principal mecanismo de ação desse fármaco é a interação com a subunidade α_2-delta dos canais de cálcio voltagem-dependentes pré-sinápticos, diminuindo a entrada de cálcio no espaço intracelular. Essa atividade está relacionada às propriedades analgésicas e anticonvulsivantes, reduzindo a hiperexcitabilidade neuronal. A gabapentina também diminui a dor inflamatória periférica, inibindo a liberação de neuropeptídeos (p. ex., a substância P e o peptídeo relacionado ao gene da calcitonina).

A gabapentina é uma molécula estruturalmente análoga ao GABA (acrescida de um anel ciclo-hexano lipofílico), mas não é convertida em GABA, nem considerada um agente gabaérgico, tampouco é um agonista desse neurotransmissor. Não afeta seu transporte ou metabolismo e não se liga aos receptores GABA-A ou GABA-C, mas provavelmente interage com receptores GABA-B. A gabapentina aumenta a síntese e a liberação do GABA na fenda sináptica, bem como inibe seu catabolismo. Além disso, é um antagonista do receptor não NMDA, diminuindo a síntese e aumentando o metabolismo do glutamato, ativando uma enzima que converte glutamato em GABA. Ela não interfere significativamente nos canais de sódio, como a fenitoína e a carbamazepina.

Há indícios de que a gabapentina não reduza a dor aguda da lesão, mas a hipersensibilidade dolorosa anormal induzida por sucessivas reações inflamatórias, diminuindo o mecanismo de sensibilização central.[1,2]

FARMACOCINÉTICA

Aprovada em 1993 para epilepsia e em 2002 para neuralgia pós-herpética (NPH), a gabapentina é um anticonvulsivante de segunda geração projetado para ser um agonista GABA ativo no SNC, com alta lipossolubilidade, a fim de facilitar a travessia pela barreira hematencefálica (uma vez que o GABA não realiza tal travessia).[1,2] Após a ingestão, a absorção ocorre em 2 a 3 horas, por um sistema de transporte ativo. Não há metabólito ativo, e a gabapentina não é metabolizada por via hepática. A excreção é exclusivamente por via renal, sob forma inalterada. Além disso, ela não se liga a proteínas plasmáticas, e sua meia-vida de eliminação é de 5 a 9 horas, independentemente da dose. A alimentação, incluindo dietas ricas em gorduras, não tem efeito significativo sobre a farmacocinética da gabapentina, que pode ser ingerida com ou sem alimentos. Contudo, sua absorção é saturável, ou seja, independentemente da dose administrada, há uma dose máxima absorvida, via transporte ativo.

Estudos iniciais, principalmente relatos de caso e ensaios abertos, demonstravam a eficácia da gabapentina associada a um estabilizador do humor no tratamento de episódios depressivos, mistos e maníacos do TB. No entanto, ECRs posteriores não confirmaram tais achados, e as principais diretrizes de TB não recomendam o seu uso nessa doença.[4,5]

INDICAÇÕES

Evidências CONSISTENTES de eficácia
- Convulsões parciais com ou sem generalização secundária (adjunto).[2,6]
- Síndrome das pernas inquietas (liberação prolongada).
- NPH.[7]
- Dor neuropática (em especial neuropatia diabética).[3]

Evidências INCOMPLETAS de eficácia

- TP.[8]
- TAS.[9]
- Transtorno por uso ou abstinência de álcool.[10]
- Transtorno por uso de *Cannabis*.
- Ansiedade pré-operatória.[5]
- Síndrome das pernas inquietas.
- Tremor essencial.
- Profilaxia da enxaqueca.
- Fibromialgia.[3,11]

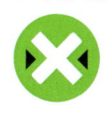

CONTRAINDICAÇÕES

Absolutas

- Hipersensibilidade à gabapentina.

REAÇÕES ADVERSAS

Mais comuns: Ataxia, confusão, edema periférico, fadiga, náusea, sonolência, tontura.

Menos comuns: Acne, agressividade, alopecia, alteração da função hepática, alteração da glicemia, alucinações, ambliopia, amnésia, angiedema, angina, anorexia, artralgia, cefaleia, constipação, coreoatetose, diplopia, dispepsia, distonia, dor abdominal, edema facial, eritema multiforme, esquecimento, faringite, febre, flatulência, gengivite, hematúria, hepatite, hipertensão, hipomania, hiponatremia, hipotensão, icterícia, inapetência, incontinência urinária, insônia, leucopenia, mialgia, nistagmo, palpitações, pancreatite, parestesia, pericardite, pneumonia, púrpura, *rash* cutâneo, SSJ, tosse, tremor, trombocitopenia, urticária, vertigem, vômito, xerostomia.

INTOXICAÇÃO

Sintomas

Os sintomas de sobredose incluem tontura, diplopia, fala empastada, sonolência, letargia e diarreia leve. Em casos de ingestão de até 49.000 mg, não foram observadas toxicidades agudas com risco de óbito.

Manejo

- Sugerem-se cuidados de suporte e monitoramento cardíaco.

- Em pacientes com IR grave, pode ser efetuada hemodiálise.

POPULAÇÕES ESPECIAIS

GRAVIDEZ

Não existem estudos sobre o uso de gabapentina durante a gestação em humanos. Estudos com animais sugerem potencial de toxicidade sobre o feto, como atraso na ossificação e hidronefrose. A falta de eficácia convincente para o tratamento de TB ou psicose sugere que a relação risco-benefício favorece a descontinuação da gabapentina durante a gravidez para essas indicações. Categoria C da FDA.

LACTAÇÃO

É secretada no leite materno, podendo haver exposição ao lactente de até 1 mg/kg/dia. Nesse período, o medicamento deve ser usado somente se os benefícios superarem os riscos. Se o bebê se tornar irritável ou sedado, poderá ser necessário descontinuar ou a amamentação ou a substância.

CRIANÇAS

Na epilepsia, a segurança e a eficácia da monoterapia de gabapentina não foram estabelecidas em menores de 12 anos. Como terapia adjuvante em epilepsia, pode ser utilizada em crianças com mais de 3 anos. Naquelas entre 3 e 12 anos, inicia-se com 10 a 15 mg/kg/dia. A dose efetiva em crianças de 3 a 4 anos é de 40 mg/kg/dia e, em crianças com mais de 5 anos, 25 a 35 mg/kg/dia. Em todas as etapas e faixas etárias, a dosagem diária é administrada em 3 tomadas. Em maiores de 12 anos, as dosagens são iguais às dos adultos.

Na dor neuropática, há alguns relatos de caso de crianças e adolescentes com resultados positivos; no entanto, mais estudos são necessários para o estabelecimento da segurança e da eficácia nessa faixa etária. Na retirada do medicamento administrado a crianças (de 3 a 12 anos), podem surgir labilidade emocional, agressividade, dificuldade de concentração e hipercinesia.

IDOSOS

Recomenda-se evitar anticonvulsivantes de excreção renal exclusiva a idosos com função renal comprometida. Na ausência de tal condição, as doses são as mesmas administradas a adultos, tanto para epilepsia quanto para dor. Alguns pacientes, entretanto, podem tolerar melhor doses mais baixas. Pacientes idosos podem ser mais suscetíveis a efeitos adversos, incluindo edema periférico e ataxia.

INSUFICIÊNCIA HEPÁTICA

Não há dados disponíveis, mas não é metabolizada pelo fígado, e a experiência clínica sugere dosagem normal.

INSUFICIÊNCIA RENAL

A gabapentina é excretada por via renal, portanto poderá ser preciso reduzir a dose, conforme apresentado na Tabela 1.

Pode ser removida por diálise; pacientes que recebem hemodiálise podem precisar de doses suplementares de gabapentina. O uso em IR não foi estudado em pacientes com menos de 12 anos.

INSUFICIÊNCIA CARDÍACA

Sem recomendações específicas.

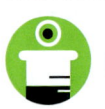

LABORATÓRIO

Não é necessário dosar as concentrações séricas da gabapentina, nem monitorar rotineiramente por meio de exames hematológicos ou eletrólitos.

PRECAUÇÕES E DICAS

1. Efeitos como sonolência, tontura, ataxia e fadiga são, em geral, de intensidade leve a moderada e resolvem-se em cerca de 2 semanas. Raramente levam à suspensão do tratamento. Se houver persistência de sonolência/sedação, evitar realizar atividades que exijam reflexos rápidos (p. ex., manuseio de máquinas perigosas, condução de carro, etc.).
2. Se o paciente esquecer de tomar a dose no horário estabelecido, ele deve tomá-la logo que perceber tal situação. Se estiver perto do horário da próxima administração, deve pular a dose esquecida. Não tomar dose dupla.
3. Não tem eficácia para o TB, portanto o seu uso *off-label* nessa condição não é justificado.
4. Não há evidências de que crises de rebote ocorram com a interrupção do uso de gabapentina. Entretanto, recomenda-se a suspensão gradual em um período mínimo de 1 semana, visto que a suspensão abrupta de anticonvulsivantes em pacientes epiléticos pode precipitar estado de mal epilético.
5. Em pacientes em uso concomitante de morfina, as doses séricas de gabapentina podem aumentar, ocasionando sinais de depressão do SNC (p. ex., sonolência). Um dos medicamentos deve ter sua dose reduzida.
6. Evitar ingerir antiácidos 2 horas antes ou depois da ingestão de gabapentina, pois eles dificultam a absorção do medicamento.
7. Quando associada a outro anticonvulsivante, pode indicar resultado falso-positivo na concentração de proteína urinária em testes rápidos.
8. O efeito de depressores do SNC (p. ex., álcool) pode ser potencializado.
9. Alertar os pacientes e seus cuidadores sobre a possibilidade de ativação de ideação suicida e aconselhá-los a relatar esses efeitos colaterais imediatamente.

REFERÊNCIAS

1. Sills GJ. The mechanisms of action of gabapentin and pregabalin. Curr Opin Pharmacol. 2006;6(1):108-13. PMID [16376147]
2. Cheng JK, Chiou LC. Mechanisms of the antinociceptive action of gabapentin. J Pharmacol Sci. 2006;100(5):471-86. PMID [16474201]
3. Moore RA, Wiffen PJ, Derry S, McQuay HJ. Gabapentin for chronic neuropathic pain and fibromyalgia in adults. Cochrane Database Syst Rev. 2011;(3):CD007938. PMID [21412914]
4. Yatham LN, Kennedy SH, Parikh SV, Schaffer A, Bond DJ, Frey BN, et al. Canadian Network for Mood and Anxiety Treatments (CANMAT) and International Society for Bipolar Disorders (ISBD) 2018 guidelines for the management of patients with bipolar disorder. Bipolar Disord. 2018;20(2):97-170. PMID [29536616]
5. Hong JSW, Atkinson LZ, Al-Juffali N, Awad A, Geddes JR, Tunbridge EM, et al. Gabapentin and pregabalin in bipolar disorder, anxiety states, and insomnia: systematic review, meta-analysis, and rationale. Mol Psychiatry. 2022;27(3):1339-49. PMID [34819636]
6. Al-Bachari S, Pulman J, Hutton JL, Marson AG. Gabapentin add-on for drug-resistant partial epilepsy. Cochrane Database Syst Rev. 2013;(7):CD001415. PMID [23888424]
7. Edelsberg JS, Lord C, Oster G. Systematic review and meta-analysis of efficacy, safety, and tolerability data from randomized controlled trials of drugs used to treat postherpetic neuralgia. Ann Pharmacother. 2011;45(12):1483-90. PMID [22085778]
8. Pande AC, Pollack MH, Crockatt J, Greiner M, Chouinard G, Lydiard RB, et al. Placebo-controlled study of gabapentin treatment of panic disorder. J Clin Psychopharmacol. 2000;20(4):467-71. PMID [10917408]
9. Pande AC, Davidson JR, Jefferson JW, Janney CA, Katzelnick DJ, Weisler RH, et al. Treatment of social phobia with gabapentin: a placebo-controlled study. J Clin Psychopharmacol. 1999;19(4):341-8. PMID [10440462]
10. Furieri FA, Nakamura-Palacios EM. Gabapentin reduces alcohol comsuption and craving: a randomized, double-blind, place-

bo-controlled trial. J Clin Psychiatry. 2007;68(11):1691-700. PMID [18052562]
11. Üçeyler N, Sommer C, Walitt B, Häuser W. Anticonvulsants for fibromyalgia. Cochrane Database Syst Rev. 2013;(10):CD010782. PMID [24129853]

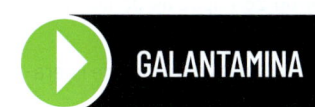

GALANTAMINA

APRESENTAÇÕES COMERCIAIS

ALZYNAMIN (BERGAMO)
- Caixas com 7 ou 28 cápsulas de liberação prolongada de 8 mg.
- Caixas com 28, 56 ou 84 cápsulas de liberação prolongada de 16 mg.
- Caixas com 28, 56 ou 84 cápsulas de liberação prolongada de 24 mg.

BROMIDRATO DE GALANTAMINA (ACHÉ)
- Caixas com 7, 14, 28, 30, 56 ou 84 cápsulas de liberação prolongada de 8 mg.
- Caixas com 7, 14, 28, 30, 56 ou 84 cápsulas de liberação prolongada de 16 mg.
- Caixas com 7, 14, 28, 30, 56 ou 84 cápsulas de liberação prolongada de 24 mg.

BROMIDRATO DE GALANTAMINA (BERGAMO)
- Caixas com 7 ou 28 cápsulas de liberação prolongada de 8 mg.
- Caixas com 28, 56 ou 84 cápsulas de liberação prolongada de 16 mg.
- Caixas com 28, 56 ou 84 cápsulas de liberação prolongada de 24 mg.

BROMIDRATO DE GALANTAMINA (BIOLAB)
- Caixas com 10, 15, 20, 30, 60, 90, 100*, 120, 150*, 200* ou 500* cápsulas de liberação prolongada de 8 mg.
- Caixas com 10, 15, 20, 30, 60, 90, 100*, 120, 150*, 200* ou 500* cápsulas de liberação prolongada de 16 mg.
- Caixas com 10, 15, 20, 30, 60, 90, 100*, 120, 150*, 200* ou 500* cápsulas de liberação prolongada de 24 mg.

BROMIDRATO DE GALANTAMINA (EMS, FURP, GERMED, NOVA QUÍMICA)
- Caixas com 7, 14, 28, 56, 100* ou 200* cápsulas de liberação prolongada de 8 mg.
- Caixas com 7, 14, 28, 56, 100* ou 200* cápsulas de liberação prolongada de 16 mg.
- Caixas com 7, 14, 28, 56, 100* ou 200* cápsulas de liberação prolongada de 24 mg.

BROMIDRATO DE GALANTAMINA (LIBBS)
- Caixas com 7, 10, 30 ou 60 cápsulas de liberação prolongada de 8 mg.
- Caixas com 30 ou 60 cápsulas de liberação prolongada de 16 mg.
- Caixas com 30 ou 60 cápsulas de liberação prolongada de 24 mg.

BROMIDRATO DE GALANTAMINA (PRATI-DONADUZZI)
- Caixas com 7, 30, 280*, 300* ou 500* cápsulas de liberação prolongada de 8 mg.
- Caixas com 30, 60, 280*, 300* ou 500* cápsulas de liberação prolongada de 16 mg.
- Caixas com 30, 60, 280*, 300* ou 500* cápsulas de liberação prolongada de 24 mg.

CLOMETINE (BIOLAB)
- Caixas com 10, 15, 20, 30, 60, 90, 100*, 120, 150*, 200* ou 500* cápsulas de liberação prolongada de 8 mg.
- Caixas com 10, 15, 20, 30, 60, 90, 100*, 120, 150*, 200* ou 500* cápsulas de liberação prolongada de 16 mg.
- Caixas com 10, 15, 20, 30, 60, 90, 100*, 120, 150*, 200* ou 500* cápsulas de liberação prolongada de 24 mg.

COGIT (BIOLAB)
- Caixas com 10, 15, 20, 30, 60, 90, 100*, 120, 150*, 200* ou 500* cápsulas de liberação prolongada de 8 mg.
- Caixas com 10, 15, 20, 30, 60, 90, 100*, 120, 150*, 200* ou 500* cápsulas de liberação prolongada de 16 mg.
- Caixas com 10, 15, 20, 30, 60, 90, 100*, 120, 150*, 200* ou 500* cápsulas de liberação prolongada de 24 mg.

COGLIV (LIBBS)
- Caixas com 7, 10, 30 ou 60 cápsulas de liberação prolongada de 8 mg.
- Caixas com 30 ou 60 cápsulas de liberação prolongada de 16 mg.
- Caixas com 30 ou 60 cápsulas de liberação prolongada de 24 mg.

GALAMER (SUN FARMACÊUTICA)
- Caixas com 7, 10, 14, 28 ou 30 cápsulas de liberação prolongada de 8 mg.

- Caixas com 7, 10, 28, 30, 56 ou 84 cápsulas de liberação prolongada de 16 mg.
- Caixas com 7, 10, 28, 30, 56 ou 84 cápsulas de liberação prolongada de 24 mg.

GALMIN (NOVA QUÍMICA)
- Caixas com 7, 14, 28, 56, 100* ou 200* cápsulas de liberação prolongada de 8 mg.
- Caixas com 7, 14, 28, 56, 100* ou 200* cápsulas de liberação prolongada de 16 mg.
- Caixas com 7, 14, 28, 56, 100* ou 200* cápsulas de liberação prolongada de 24 mg.

GALZET (LEGRAND)
- Caixas com 7, 14, 28, 56, 100* ou 200* cápsulas de liberação prolongada de 8 mg.
- Caixas com 7, 14, 28, 56, 100* ou 200* cápsulas de liberação prolongada de 16 mg.
- Caixas com 7, 14, 28, 56, 100* ou 200* cápsulas de liberação prolongada de 24 mg.

GAUDY (EMS)
- Caixas com 7, 14, 28, 56, 100* ou 200* cápsulas de liberação prolongada de 8 mg.
- Caixas com 7, 14, 28, 56, 100* ou 200* cápsulas de liberação prolongada de 16 mg.
- Caixas com 7, 14, 28, 56, 100* ou 200* cápsulas de liberação prolongada de 24 mg.

HIDROBROMETO DE GALANTAMINA (RANBAXY)
- Caixas com 7, 10, 14, 28 ou 30 cápsulas de liberação prolongada de 8 mg.
- Caixas com 7, 10, 28, 30, 56 ou 84 cápsulas de liberação prolongada de 16 mg.
- Caixas com 7, 10, 28, 30, 56 ou 84 cápsulas de liberação prolongada de 24 mg.

REFIRMYM (ASPEN)
- Caixas com 10, 20 ou 30 cápsulas de liberação prolongada de 8 mg.
- Caixas com 10, 20 ou 30 cápsulas de liberação prolongada de 16 mg.
- Caixas com 10, 20 ou 30 cápsulas de liberação prolongada de 24 mg.

REGRESSA (ACHÉ)
- Caixas com 7, 14, 28, 30, 56 ou 84 cápsulas de liberação prolongada de 8 mg.
- Caixas com 7, 14, 28, 30, 56 ou 84 cápsulas de liberação prolongada de 16 mg.
- Caixas com 7, 14, 28, 30, 56 ou 84 cápsulas de liberação prolongada de 24 mg.

REMINYL (JANSSEN-CILAG)
- Caixas com 7, 14 ou 28 cápsulas de liberação prolongada de 8 mg.
- Caixas com 14, 28, 56 ou 84 cápsulas de liberação prolongada de 16 mg.
- Caixas com 28, 56 ou 84 cápsulas de liberação prolongada de 24 mg.

*Embalagem hospitalar.

MODO DE USAR

A galantamina é indicada para uso no TNCM devido às doenças de Alzheimer, vascular, com corpos de Lewy e de Parkinson.[1]

- Liberação imediata: iniciar com 4 mg, de 12/12 horas, e aguardar 4 semanas; caso tolerado, aumentar para 8 mg, de 12/12 horas, e aguardar 4 semanas; caso tolerado, aumentar para 12 mg, de 12/12 horas. O medicamento é mais bem tolerado quando ingerido com alimentos em razão da diminuição na velocidade de absorção, sem interferir na absorção total, então recomenda-se a administração com o café da manhã e no jantar.
- Liberação prolongada: iniciar com 8 mg/dia e aguardar 4 semanas; caso tolerado, aumentar para 16 mg e aguardar 4 semanas; caso tolerado, aumentar para 24 mg.

TEMPO PARA INÍCIO DE AÇÃO

A melhora clínica leva algumas semanas para atingir seu pico máximo, podendo demorar até 6 semanas.

VARIAÇÃO USUAL DA DOSE

No tratamento do TNCM devido às doenças de Alzheimer, vascular, com corpos de Lewy e de Parkinson, a dose usual é entre 16 e 24 mg/dia, devendo ser avaliado o custo-benefício entre efeitos colaterais e resposta clínica. Doses superiores, até 32 mg/dia,[2] foram testadas em ensaios clínicos randomizados com demonstração de eficácia; no entanto, a dose máxima recomendada pelo fabricante é de 24 mg.

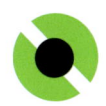

MODO DE SUSPENDER

Não foram demonstrados sintomas de retirada com a suspensão abrupta da medicação. Caso surjam efeitos colaterais intoleráveis, recomenda-se retornar à dose máxima tolerada. Caso haja interrupção do tratamento por 3 dias ou mais, reiniciar com a dose mínima (8 mg/dia) até retornar à dose utilizada.[1]

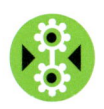

CLASSE, MECANISMO DE AÇÃO E FARMACODINÂMICA

A galantamina é um inibidor seletivo, competitivo e reversível da acetilcolinesterase. Além disso, aumenta a ação intrínseca da ACh sobre os receptores nicotínicos, provavelmente por meio de ligação a um sítio alostérico do receptor.

FARMACOCINÉTICA

A galantamina é rapidamente absorvida pelo trato gastrintestinal após administração oral, com concentração plasmática máxima atingida entre 1 e 1,5 hora após a ingesta. Sua biodisponibilidade oral absoluta é elevada (88,5%), e, embora a ingestão concomitante com alimentos diminua sua velocidade de absorção, a quantidade absorvida não é afetada. A meia-vida da forma de liberação imediata é de aproximadamente 7 horas, permitindo sua administração 2 vezes ao dia. A forma de liberação prolongada tem meia-vida maior, podendo ser usada 1 vez ao dia. O estado de equilíbrio é alcançado em 2 dias. Tem baixa taxa de ligação a proteínas plasmáticas (17,7%). Sua metabolização é hepática, ocorrendo por meio de desmetilação, oxidação e glicuronidação, pelas enzimas CYP2D6 e CYP3A4. A excreção é principalmente renal.

Há consistente evidência da eficácia da galantamina para controle dos sintomas do TNCM (demência) devido à doença de Alzheimer leve e moderada, avaliada em metanálise da Cochrane. Apesar do pequeno tamanho do efeito (melhora média de 2,7 pontos na escala ADAS-Cog, de 70 pontos),[3] o resultado foi replicado em metanálises subsequentes.[2,4,5] Um ensaio clínico avaliou a eficácia do fármaco em pacientes com TNCM devido à doença de Alzheimer grave, com resultados positivos,[6] mas esse achado não foi posteriormente replicado.

Metanálises avaliaram o uso de galantamina para TNCM devido à doença vascular e tiveram resultados positivos, mas também com tamanho de efeito pequeno.[7] Nesses casos, os consensos sugerem a possibilidade de teste terapêutico com inibidores da colinesterase e monitoramento de benefícios e efeitos adversos.

Embora haja evidências para o uso de inibidores de colinesterase para TNCM devido à doença com corpos de Lewy, a galantamina foi pouco estudada para essa condição; portanto, seu uso deve ser restrito a pacientes que não toleraram o uso de donepezila ou rivastigmina previamente.[8] Não há evidências para o uso em declínio cognitivo leve.[9]

INDICAÇÕES

Evidências CONSISTENTES de eficácia
▸ TNCM devido à doença de Alzheimer leve a moderada.[2-5]

Evidências INCOMPLETAS de eficácia
▸ TNCM devido à doença de Alzheimer grave.[6]
▸ TNCM devido à doença vascular.[7]
▸ TNCM devido à DP.
▸ TNCM devido à doença com corpos de Lewy.[8]
▸ Sintomas cognitivos em transtorno por uso de cocaína.

CONTRAINDICAÇÕES

▸ Hipersensibilidade ao hidrobrometo de galantamina ou a qualquer componente da fórmula.
▸ IR e insuficiência hepática graves.

REAÇÕES ADVERSAS

Mais comuns: Anorexia, cefaleia, depressão, diarreia, dor abdominal, náuseas, perda de peso, tontura, vômitos.

Menos comuns: Bloqueio atrioventricular, bradicardia, dispepsia, fadiga, hipotensão, quedas, síncope, tremor.

INTOXICAÇÃO

Sintomas
Os sinais e os sintomas esperados para uma sobredose significativa de galantamina são semelhantes

aos de sobredose de outros colinomiméticos. Esses efeitos geralmente envolvem o SNC, o sistema nervoso parassimpático e a junção neuromuscular. Além da fraqueza ou das fasciculações musculares, podem ocorrer sinais de uma crise colinérgica: náusea grave, vômito, cólicas gastrintestinais, salivação, lacrimejamento, incontinência urinária e fecal, sudorese, bradicardia, hipotensão, colapso e convulsões. O aumento da fraqueza muscular associado a hipersecreções traqueais e broncospasmo pode comprometer as vias aéreas.

Manejo

- No tratamento, devem-se utilizar medidas gerais de suporte.
- Nos casos graves, anticolinérgicos, como a atropina, podem ser utilizados como antídoto geral para os colinomiméticos.

POPULAÇÕES ESPECIAIS

GRAVIDEZ

O uso de galantamina em gestantes não foi estudado, portanto não deve ser utilizada nessa situação. Categoria B da FDA.

LACTAÇÃO

As mulheres que usam galantamina não devem amamentar.

CRIANÇAS

Não deve ser utilizada nessa população.

IDOSOS

Seu uso é indicado para essa faixa etária; no entanto, os dados para pacientes acima de 85 anos de idade são limitados.

INSUFICIÊNCIA HEPÁTICA

- Leve (Child-Pugh A): não é necessário ajuste.
- Moderada (Child-Pugh B): utilizar dose máxima de 16 mg/dia.
- Grave (Child-Pugh C): o uso não é recomendado.

INSUFICIÊNCIA RENAL

- Leve: não é necessário ajuste.
- Moderada (depuração de creatinina 9 a 59 mL/min): utilizar dose máxima de 16 mg/dia.
- Grave (depuração de creatinina < 9 mL/min): o uso não é recomendado.

INSUFICIÊNCIA CARDÍACA

Não há evidências de que possa piorar o prognóstico de pacientes com insuficiência cardíaca.

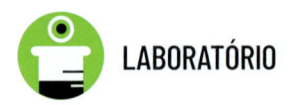

LABORATÓRIO

Exames prévios ao uso

Recomenda-se realizar um ECG prévio ao uso do fármaco.

Exames de acompanhamento

Não são necessários para indivíduos saudáveis.

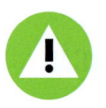

PRECAUÇÕES E DICAS

1. Assim como outros fármacos para TNCM, o monitoramento do benefício clínico em relação aos efeitos colaterais deve ser realizado periodicamente, visto que o tamanho de efeito esperado é pequeno e que os efeitos adversos não são desprezíveis.
2. Deve-se ter cautela em pacientes com baixo peso, pois podem ser mais sensíveis a efeitos colaterais como vômitos, diarreia e anorexia.
3. É necessária cautela ao administrar galantamina a pacientes com doença do nodo sinusal, distúrbios de condução, úlcera gastrintestinal, com história ou portadores de doenças respiratórias graves, obstrução urinária e com predisposição a convulsões.
4. A galantamina provavelmente exacerba o relaxamento muscular produzido por substâncias do tipo succinilcolina durante a anestesia.
5. Devido à sua farmacologia, a galantamina pode apresentar efeitos vagotônicos sobre a FC. É possível a ocorrência de uma interação farmacodinâmica com medicamentos que reduzam significativamente a FC, como a digoxina e os β-bloqueadores.

REFERÊNCIAS

1. Razadyne® ER [Bula de medicamento] [Internet]. Titusville: Janssen Pharmaceuticals, 2013 [capturado em 4 set 2022]. Disponível em: https://www.accessdata.fda.gov/drugsatfda_docs/label/2017/021169Orig1s032,021224Orig1s030,-021615Orig1s023lbl.pdf.
2. Tan CC, Yu JT, Wang HF, Tan MS, Meng XF, Wang C, et al. Efficacy and safety of donepezil, galantamine, rivastigmine, and memantine for the treatment of Alzheimer's disease: a systematic review and meta-analysis. J Alzheimers Dis. 2014;41(2):615-31. PMID [24662102]
3. Loy C, Schneider L. Galantamine for Alzheimer's disease and mild cognitive impairment. Cochrane Database Syst Rev. 2006;2006(1):CD001747. PMID [16437436]
4. Jiang D, Yang X, Li M, Wang Y, Wang Y. Efficacy and safety of galantamine treatment for patients with Alzheimer's disease: a meta-analysis of randomized controlled trials. J Neural Transm. 2015;122(8):1157-66. PMID [25547862]

5. Dou KX, Tan MS, Tan CC, Cao XP, Hou XH, Guo QH, et al. Comparative safety and effectiveness of cholinesterase inhibitors and memantine for Alzheimer's disease: a network meta-analysis of 41 randomized controlled trials. Alzheimers Res Ther. 2018;10(1):126. PMID [30591071]
6. Burns A, Bernabei R, Bullock R, Cruz Jentoft AJ, Frolich L, Hock C, et al. Safety and efficacy of galantamine (Reminyl) in severe Alzheimer's disease (the SERAD study): a randomised, placebo-controlled, double-blind trial. Lancet Neurol. 2009;8(1):39-47. PMID [19042161]
7. Chen YD, Zhang J, Wang Y, Yuan JL, Hu WL. Efficacy of cholinesterase inhibitors in vascular dementia: an updated meta-analysis. Eur Neurol. 2016;75(3-4):132-41. PMID [26918649]
8. Stinton C, McKeith I, Taylor JP, Lafortune L, Mioshi E, Mak E, et al. Pharmacological management of Lewy body dementia: a systematic review and meta-analysis. Am J Psychiatry. 2015;172(8):731-42. PMID [26085043]
9. Matsunaga S, Fujishiro H, Takechi H. Efficacy and safety of cholinesterase inhibitors for mild cognitive impairment: a systematic review and meta-analysis. J Alzheimers Dis. 2019;71(2):513-523. PMID [31424411]

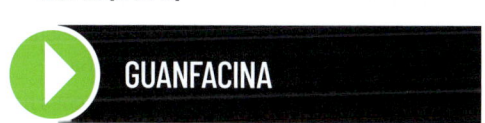

GUANFACINA

APRESENTAÇÕES COMERCIAIS

INTUNIV (TAKEDA)*
- Caixas com comprimidos de liberação prolongada de 1, 2, 3 ou 4 mg.

* Princípio ativo registrado no Brasil, porém sem opção comercial disponível (01/09/2022). Medicamento registrado na FDA. Consultar a possibilidade de importação.

MODO DE USAR

A guanfacina é um anti-hipertensivo que, na apresentação de liberação prolongada, é usado para tratamento dos sintomas do TDAH em crianças e adolescentes. Deve ser tomada por VO, 1 vez ao dia, pela manhã ou à noite, aproximadamente na mesma hora, todos os dias. Não houve diferenças de eficácia e tolerabilidade em razão do horário de administração da guanfacina em crianças com TDAH. Deve-se começar com a dose de 1 mg/dia e aumentar não mais do que 1 mg/semana até a dose máxima de 4 mg/dia, de acordo com a resposta clínica e a tolerabilidade, em monoterapia ou como coadjuvante no tratamento com psicoestimulantes. Doses acima de 4 mg/dia não foram sistematicamente estudadas em ensaios clínicos controlados.[1] Deve-se evitar o uso junto com refeições ricas em gorduras devido ao aumento da exposição ao fármaco.

TEMPO PARA INÍCIO DE AÇÃO

É possível perceber benefícios a partir da 2ª semana de tratamento.

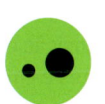

VARIAÇÃO USUAL DA DOSE

Melhora clinicamente relevante foi observada com doses na faixa de 0,05 a 0,08 mg/kg, 1 vez ao dia, em monoterapia e como adjuvante. A eficácia parece aumentar com o aumento da dose ajustada ao peso (mg/kg). Se bem toleradas, doses de até 0,12 mg/kg, 1 vez ao dia, podem proporcionar benefícios adicionais.

MODO DE SUSPENDER

Existem relatos de elevações transitórias da PA de "rebote" após a descontinuação abrupta da guanfacina. Para minimizar esse efeito, a dose deve ser reduzida em decréscimos de não mais que 1 mg a cada 3 a 7 dias.

CLASSE, MECANISMO DE AÇÃO E FARMACODINÂMICA

A guanfacina é um agente anti-hipertensivo. Trata-se de um agonista seletivo do receptor α_2A-adrenérgico de ação central (afinidade de 15 a 20 vezes maior para esse receptor do que para os subtipos α_2C ou α_2B). A guanfacina reduz os impulsos nervosos simpáticos do centro vasomotor para o coração e os vasos sanguíneos por meio do estímulo dos receptores α_2A-adrenérgicos centrais. Isso resulta em diminuição da resistência vascular periférica e redução da FC. A guanfacina não é um estimulante do SNC, e seu mecanismo de ação no TDAH não é conhecido.[1]

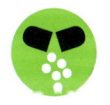

FARMACOCINÉTICA

A apresentação de liberação prolongada é utilizada no tratamento do TDAH. A guanfacina de liberação prolongada é prontamente absorvida, e cerca de 70% liga-se a proteínas plasmáticas, independentemente da concentração do fármaco. O tempo para alcançar a concentração plasmática máxima é de cerca de 5 horas em crianças e adolescentes após administração oral.[2]

A concentração plasmática máxima é 60% menor, e a biodisponibilidade é 43% menor para a guanfacina de liberação prolongada (meia-vida de 18 horas) em comparação à de liberação imediata, e ambas são proporcionais à dose. Sua exposição é maior em crianças do que em adolescentes e em adultos, o que é provavelmente atribuível ao menor peso corporal de crianças. Por apresentarem diferentes características farmacocinéticas, as apresentações de liberação imediata e controlada não devem ser substituídas na proporção de um miligrama por miligrama. Deve-se descontinuar o medicamento e reiniciar a titulação conforme descrito anteriormente. A farmacocinética é afetada pela ingestão de alimentos ricos em gordura. A concentração plasmática máxima é aumentada em 75%, e a biodisponibilidade em 40% em comparação à administração em jejum. Estudos *in vitro* demonstram que a guanfacina é metabolizada principalmente pela CYP3A4. A guanfacina é um substrato da CYP3A4/5, e sua exposição é afetada por indutores ou inibidores da CYP3A4/5. O fármaco não inibe as atividades das principais isoenzimas do citocromo P450 (CYP1A2, CYP2C8, CYP2C9, CYP2C19, CYP2D6 ou CYP3A4/5).[3,4]

Diversos estudos demonstraram a eficácia da guanfacina de liberação prolongada em reduzir sintomas de desatenção, hiperatividade e impulsividade no tratamento do TDAH, assim como em melhorar a impressão clínica global e em escalas de avaliação medida por pais e professores. O fármaco demonstrou efetividade e segurança quando utilizado sozinho ou em coadministração com outros fármacos para TDAH.[5-9]

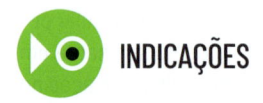

INDICAÇÕES

Evidências CONSISTENTES de eficácia
▶ TDAH em crianças e adolescentes.[5-9]

Evidências INCOMPLETAS de eficácia
▶ Abstinência de opiáceos.
▶ Diminuição do estresse e da ansiedade vinculados à fissura por nicotina e cocaína.
▶ TDAH em adultos.
▶ Tratamento da hiperatividade em pacientes com TEA.

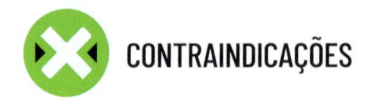

CONTRAINDICAÇÕES

Absolutas
▶ Hipersensibilidade à guanfacina.

Relativas
▶ História de hipotensão, bloqueio cardíaco, bradicardia, DCV, síncope ou desidratação.
▶ Uso de anti-hipertensivos ou fármacos que prolonguem o intervalo QT.

REAÇÕES ADVERSAS

Mais comuns: Cefaleia, diarreia, diminuição de apetite, dor abdominal, fadiga, hipotensão, insônia, letargia, náusea, sedação, sonolência, tontura.

Menos comuns: Agitação, alopecia, alterações no paladar, alucinações, ansiedade, arritmia sinusal, artralgia, asma, astenia, aumento da frequência urinária, aumento de peso, aumento de transaminases, bloqueio AV, boca seca, bradicardia, cãibras, confusão mental, constipação, convulsão, depressão, dermatites, desconforto estomacal, dispepsia, dispneia, dor precordial, edema, enurese, hipertensão, irritabilidade, labilidade afetiva, mal-estar, mialgia, palidez, palpitação, parestesias, pesadelos, prurido, *rash* cutâneo, síncope, taquicardia, tremor, vertigem, visão turva, vômito.

INTOXICAÇÃO

Sintomas
Relatos de intoxicação de guanfacina indicam que hipotensão, sonolência, letargia e bradicardia podem ocorrer. Inicialmente, pode-se desenvolver hipertensão, seguida por hipotensão. Miose pode ser observada ao exame. Não há relatos de sobredoses fatais por guanfacina na literatura.

Manejo
▶ O tratamento da intoxicação deve incluir monitoramento de sinais vitais e tratamento de hipertensão inicial, caso ocorra; assim como de hipotensão, bradicardia, letargia e depressão respiratória.
▶ Pacientes que desenvolvem letargia devem ser observados por até 24 horas para o desenvolvimento de toxicidade mais grave, incluindo

coma, bradicardia e hipotensão, devido à possibilidade de hipotensão de início tardio.[10]

POPULAÇÕES ESPECIAIS

GRAVIDEZ
Não existem estudos adequados e bem controlados de guanfacina em gestantes. Apesar de o fármaco atravessar a placenta em estudos com animais, nenhum dano fetal foi observado em ratas e coelhas que receberam 4 e 3 vezes a dose humana máxima recomendada. Doses mais elevadas (13 vezes a máxima dose humana recomendada) foram associadas à redução da sobrevivência fetal e à toxicidade materna. Como os estudos com animais nem sempre são preditivos da resposta humana, esse medicamento deve ser usado durante a gravidez apenas se claramente necessário. Categoria B da FDA.

LACTAÇÃO
A guanfacina é excretada no leite de ratas, mas não se sabe se acontece o mesmo no leite humano. Deve-se ter cuidado quando o fármaco for administrado a mulheres que estejam amamentando, e os bebês em amamentação devem ser observados em relação à sedação e à letargia.

CRIANÇAS
Em ratos, a guanfacina provocou atraso na maturação sexual em doses acima das recomendadas para uso em humanos. A segurança e a eficácia da guanfacina em pacientes pediátricos com menos de 6 anos não foram estabelecidas. O fármaco é aprovado pela FDA em sua apresentação de liberação prolongada para uso em crianças e adolescentes entre 6 e 18 anos com TDAH.

IDOSOS
A segurança e a eficácia da guanfacina em pacientes geriátricos não foram estabelecidas.

INSUFICIÊNCIA HEPÁTICA
O impacto da insuficiência hepática no uso de guanfacina em crianças não foi avaliado. Em adultos, a guanfacina é depurada pelo fígado e pelo rim, e aproximadamente 50% da depuração da guanfacina é hepática. Pode ser necessário ajustar a dose em pacientes com insuficiência hepática grave.

INSUFICIÊNCIA RENAL
O impacto da insuficiência renal no uso de guanfacina em crianças não foi avaliado. Em adultos com função renal comprometida, a excreção urinária e a depuração renal da guanfacina diminuíram à medida que a função renal diminuiu. Pode ser necessário ajustar a dose em pacientes com insuficiência renal grave.

INSUFICIÊNCIA CARDÍACA
O uso das doses de 4 e 8 mg de guanfacina de liberação imediata causou redução na FC de -13 bpm e -22 bpm, respectivamente, em adultos saudáveis. A guanfacina não parece prolongar o intervalo QTc de forma clinicamente relevante. A ação simpatolítica da guanfacina pode piorar a disfunção do nodo sinusal e o bloqueio atrioventricular (AV), especialmente em pacientes em uso de outras substâncias simpatolíticas.

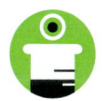

LABORATÓRIO

Não é necessária a realização de exames laboratoriais prévios e/ou de acompanhamento em indivíduos saudáveis. No entanto, a pressão arterial deve ser monitorada durante todo o tratamento.

PRECAUÇÕES E DICAS

1. Medir a FC e a PA antes do início do tratamento, após aumentos de doses e periodicamente durante o tratamento.
2. É necessária precaução em relação a pacientes com história de hipotensão, bloqueio cardíaco, bradicardia, DCV, síncope ou desidratação, assim como em pacientes que utilizam anti-hipertensivos.
3. Aconselhar os pacientes a evitar desidratação ou superaquecimento, os quais podem aumentar os riscos de hipotensão e síncope.
4. Devido ao risco de sedação, orientar sobre os riscos de dirigir ou operar máquinas sob o uso do medicamento, assim como sobre o risco de uso concomitante com álcool.
5. Caso o paciente esqueça de tomar 2 ou mais doses consecutivas, o reinício do medicamento deve ser gradual, de acordo com a tolerabilidade.

REFERÊNCIAS

1. Intuniv® (guanfacine) [Bula de medicamento] [Internet]. Lexington: Takeda Pharmaceuticals; 2020 [capturado em 18 março 2022]. Disponível em: http://pi.shirecontent.com/PI/PDFs/Intuniv_USA_ENG.pdf.
2. Carchman SH, Crowe JT Jr, Wright GJ. The bioavailability and pharmacokinetics of guanfacine after oral and intravenous administration to healthy volunteers. J Clin Pharmacol. 1987;27(10):762-7. PMID [3323255]
3. Swearingen D, Pennick M, Shojaei A, Lyne A, Fiske K. A phase I, randomized, open-label, crossover study of the single-dose pharmacokinetic properties of guanfacine extended-release 1-, 2-, and 4-mg tablets in healthy adults. Clin Ther. 2007;29(4):617-25. PMID [17617285]
4. Boellner SW, Pennick M, Fiske K, Lyne A, Shojaei A. Pharmacokinetics of a guanfacine extended-release formulation in children and adolescents with attention-deficit-hyperactivity disorder. Pharmacotherapy. 2007;27(9):1253-62. PMID [17723079]
5. Biederman J, Melmed RD, Patel A, McBurnett K, Konow J, Lyne A, et al. A randomized, double-blind, placebo-controlled study of guanfacine extended release in children and adolescents with attention-deficit/hyperactivity disorder. Pediatrics. 2008;121(1):e73-84. PMID [18166547]
6. Sallee FR, McGough J, Wigal T, Donahue J, Lyne A, Biederman J, et al. Guanfacine extended release in children and adolescents with attention-deficit/hyperactivity disorder: a placebo-controlled trial. J Am Acad Child Adolesc Psychiatry. 2009;48(2):155-65. PMID [19106767]
7. Faraone SV, Glatt SJ. Effects of extended-release guanfacine on ADHD symptoms and sedation-related adverse events in children with ADHD. J Atten Disord. 2010;13(5):532-8. PMID [19395648]
8. Sallee FR, Lyne A, Wigal T, McGough JJ. Long-term safety and efficacy of guanfacine extended release in children and adolescents with attention-deficit/hyperactivity disorder. J Child Adolesc Psychopharmacol. 2009;19(3):215-26. PMID [19519256]
9. Hirota T, Schwartz S, Correll CU. Alpha-2 agonists for attention-deficit/hyperactivity disorder in youth: a systematic review and meta-analysis of monotherapy and add-on trials to stimulant therapy. J Am Acad Child Adolesc Psychiatry. 2014;53(2):153-73. PMID [24472251]
10. Minns AB, Clark RF, Schneir A. Guanfacine overdose resulting in initial hypertension and subsequent delayed, persistent orthostatic hypotension. Clin Toxicol. 2010;48(2):146-8. PMID [20136479]

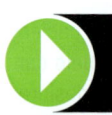

HALOPERIDOL

APRESENTAÇÕES COMERCIAIS

DECAN HALOPER (UNIÃO QUÍMICA)
- Caixas com 3 ampolas de 1 mL de decanoato de haloperidol 50 mg/mL.

FURP-HALOPERIDOL (FURP)
- Caixas com 500* comprimidos de 5 mg.

HALDOL (JANSSEN-CILAG)
- Caixas com 3 ampolas de 1 mL de decanoato de haloperidol 50 mg/mL.
- Caixas com 20 comprimidos de 1 mg.
- Caixas com 20 comprimidos de 5 mg.
- Frasco com 30 mL de solução oral gotas de haloperidol 2 mg/mL.

HALDOL DECANOATO (JANSSEN-CILAG)
- Caixas com 3 ou 5 ampolas de 1 mL de decanoato de haloperidol 50 mg/mL.

HALO (CRISTÁLIA)
- Caixas com 25* ou 36* ampolas de 1 mL de haloperidol 5 mg/mL.
- Caixas com 20 ou 200* comprimidos de 1 mg.
- Caixas com 20 ou 200* comprimidos de 5 mg.
- Frasco com 10 mL ou 20 mL de solução oral gotas de haloperidol 2 mg/mL.

HALO DECANOATO (CRISTÁLIA)
- Caixas com 3, 15*, 25* ou 36* ampolas de 1 mL de decanoato de haloperidol 50 mg/mL.

HALOPER (TEUTO)
- Caixas com 25* ampolas de 1 mL de haloperidol 5 mg/mL.

HALOPERIDOL (FRESENIUS)
- Caixas com 5 ou 25* ampolas de 1 mL de haloperidol 5 mg/mL.

HALOPERIDOL (PRATI-DONADUZZI)
- Frasco com 20 mL* ou 30 mL de solução oral gotas de haloperidol 2 mg/mL.

HALOPERIDOL (UNIÃO QUÍMICA)
- Frasco com 20 mL de solução oral gotas de haloperidol 2 mg/mL.

HALOPERIDOL (TEUTO)
- Caixas com 5, 25*, 50* ou 60* ampolas de 1 mL de haloperidol 5 mg/mL.

UNI HALOPER (UNIÃO QUÍMICA)
- Caixas com 25* ou 50* ampolas de 1 mL de haloperidol 5 mg/mL.
- Caixas com 20, 30 ou 200* comprimidos de 5 mg.

*Embalagem hospitalar.

MODO DE USAR

A dose e a duração do tratamento com haloperidol devem ser ajustadas de acordo com a gravidade e a apresentação clínica do paciente.

A dose inicial costuma variar entre 1 e 15 mg/dia.[1] Pode-se iniciar com 0,5 a 2 mg, 2 a 3 vezes ao dia, com aumento progressivo de acordo com a tolerância do paciente e sua resposta terapêutica.

O haloperidol pode ser empregado em esquema de tranquilização rápida no contexto de emergência,[1-3] na apresentação de solução injetável, com indicativos de benefícios na sua associação à prometazina.[3] Inicia-se com 2 a 5 mg (IM) de haloperidol, com possibilidade de repetição da dose em intervalos de 60 minutos.[1] Assim que possível, o tratamento deve ser alterado para medicação VO.

A administração *depot* pode ser utilizada em pacientes com esquizofrenia crônica na fase de manutenção de tratamento. O haloperidol decanoato pode ser iniciado em dose mais alta (20 vezes a dose oral) no 1º mês, dividida em 2 injeções quinzenais (IM).[1] Outro modo de usar a forma decanoato é iniciar com doses menores e fazer suplementação oral nas primeiras semanas de transição entre a medicação oral e a de depósito. A dose de manutenção pode ser ajustada posteriormente para 10 a 15 vezes a dose oral/mês, conforme resposta e tolerância.[4] O haloperidol decanoato tem meia-vida longa que permite a aplicação da injeção a cada 4 semanas.[1,2,4]

As doses recomendadas em crianças costumam ser entre 0,05 e 0,15 mg/kg/dia para transtornos psicóticos e de 0,05 a 0,075 mg/kg/dia para transtornos não psicóticos, com dose inicial de 0,5 mg/dia.[1]

TEMPO PARA INÍCIO DE AÇÃO

Na administração VO, pode ser observada redução de sintomas psicóticos em 1 semana, mas pode demorar várias semanas até a remissão.

Os efeitos da tranquilização com solução injetável de liberação imediata via IM podem ocorrer rapidamente.

VARIAÇÃO USUAL DA DOSE

- 1 a 40 mg/dia,[1] a depender do contexto clínico, da eficácia e da tolerância (observa-se que doses altas causam mais efeitos adversos e a eficácia não é significativamente maior).
- Doses de manutenção em adultos costumam variar entre 1 e 15 mg/dia, VO.[5]
- Esquizofrenia: 10 a 15 mg/dia na fase aguda; a dosagem pode ser dividida em 2 ou 3 tomadas diárias. Na manutenção, deve-se utilizar a menor dose eficaz.
- Transtorno de Tourette: 0,5 a 3 mg/dia.[2]
- *Delirium*: 0,5 mg, 2 vezes ao dia[2] (doses adicionais se necessário a cada 4 horas, conforme tolerância).
- Agitação: injeção de liberação imediata de 2 a 5 mg cada dose.[1,2]
- Haloperidol decanoato: dose mensal equivalente a 10 a 20 vezes a dose diária prévia de AP oral[1,2,4] (comumente de 50 a 200 mg/mês).

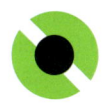

MODO DE SUSPENDER

Deve ser realizada redução lenta da formulação oral durante 6 a 8 semanas, pois a descontinuação rápida pode levar a sintomas psicóticos de rebote. Se o paciente estiver em uso de medicamento antiparkinsoniano, este deve ser descontinuado após algumas semanas da retirada do haloperidol.[1]

CLASSE, MECANISMO DE AÇÃO E FARMACODINÂMICA

O haloperidol é um AP típico (de primeira geração) do grupo das butirofenonas. Trata-se de um antagonista da dopamina, principalmente de receptores do tipo D2,[6] reduzindo sintomas psicóticos positivos. O bloqueio de receptores dopaminérgicos na via nigroestriatal melhora tiques e outros sintomas em transtorno de Tourette. O bloqueio junto aos gânglios basais causa efeitos colaterais extrapiramidais (pelo desequilíbrio dopaminérgico-colinérgico). A ação antagonista no trato tuberoinfundibular do hipotálamo pode elevar as concentrações de prolactina.

O haloperidol tem menor afinidade com receptores 5-HT2A, D1 e D3. Atua mais raramente como antagonista dos receptores muscarínico-colinérgicos, o que pode ocasionar sintomas como constipação e boca seca. Bloqueia, ainda, os receptores α_1-adrenérgicos e os histaminérgicos do tipo H1, mas também com menor afinidade. Por fim, exerce algum bloqueio dos canais de cálcio, o que pode explicar os efeitos cardíacos (raros com haloperidol).

FARMACOCINÉTICA

Após administração oral, a meia-vida é de 12 a 38 horas, e o platô de concentração plasmática é atingido em torno de 3 a 5 dias. Os picos de concentração plasmática ocorrem entre 1 e 4 horas após a ingestão VO e 30 minutos depois da administração IM. O haloperidol decanoato tem pico de concentração plasmática de 3 a 9 dias após a aplicação, e sua meia-vida é de aproximadamente 3 semanas.[1,4] A estabilização de sua concentração plasmática leva em torno de 4 a 5 meias-vidas, ou seja, cerca de 3 meses.[7]

Mais de 90% do haloperidol liga-se às proteínas plasmáticas, e sua metabolização é feita por enzimas hepáticas do citocromo P450 (principalmente CYP2D6 e CYP3A4).[4] Cerca de 60% são excretados nas fezes, e 40% na urina. Aproximadamente 1% do haloperidol ingerido é eliminado de forma inalterada na urina.

A eficácia do haloperidol está bem estabelecida no tratamento agudo dos sintomas da esquizofrenia, assim como na terapia de manutenção desse transtorno. Há também evidências consistentes sobre a eficácia do haloperidol no transtorno esquizoafetivo e no TB, em especial nas fases maníacas. Atualmente o haloperidol é considerado pelo CANMAT terceira linha de tratamento na mania, associado a lítio ou divalproato de sódio/AVP.[5]

O haloperidol é usado também nos sintomas de agitação dos transtornos neurocognitivos e transtornos mentais devido a outras condições médicas, geralmente em doses não superiores a 3 mg/dia. Além disso, é utilizado no transtorno de Tourette[1,2,8] e em crianças com transtornos psicóticos e/ou alterações graves de comportamento[5] (geralmente não como primeira opção). Em razão do seu perfil de efeitos colaterais,[9] em comparação aos APs atípicos, o haloperidol tem sido considerado medicamento de segunda ou terceira linha em alguns contextos clínicos.

Aproximadamente 2 mg de haloperidol VO equivalem a 100 mg de clorpromazina.[2]

INDICAÇÕES

Evidências CONSISTENTES de eficácia

- Esquizofrenia e manifestações de outros transtornos psicóticos.[1,6]
- Tiques e emissões vocais no transtorno de Tourette.[1,2,8]
- Tratamento de segunda linha de alterações de comportamento graves em crianças com hiperexcitabilidade combativa e explosiva.[1,6]
- Tratamento de curto prazo de segunda linha em crianças hiperativas.[1,5]
- Manifestações de outros transtornos psicóticos.[1,2]
- Transtorno bipolar (especialmente em episódios maníacos, como terapia adjuvante com estabilizador do humor).[1,5]
- Transtornos comportamentais em transtornos neurocognitivos (com cautela).
- Agitação em pacientes com *delirium*.

Evidências INCOMPLETAS de eficácia

- Transtornos da personalidade, para os sintomas de impulsividade ou agitação.

CONTRAINDICAÇÕES

- Alergia ao fármaco.
- Depressão grave do SNC.
- Doença de Parkinson.
- Paralisia supranuclear progressiva.
- Transtorno neurocognitivo maior por doença com corpos de Lewy.

REAÇÕES ADVERSAS

Mais comuns: Acatisia, distonias, hipercinesia, hipertonia, parkinsonismo, sonolência, tremor.

Menos comuns: Agitação, alterações no ECG, amenorreia, anorgasmia, boca seca, bradicinesia, cefaleia, constipação, convulsão, crises oculógiras, depressão, diminuição da libido, discinesia tardia, disfunção erétil, distúrbios visuais, ER, fotossensibilidade cutânea, galactorreia, ganho de peso, ginecomastia, hepatotoxicidade, hipercinesia, hiperprolactinemia, hipersecreção salivar, hipertensão, hipoglicemia, hiponatremia, hipotensão ortostática, inquietação, insônia, leucopenia, náusea, prolongamento do intervalo QTc, priapismo, *rash* cutâneo, retenção urinária, sedação, SIADH, SNM, taquicardia, tontura, torcicolo, vômito.

INTOXICAÇÃO

Sintomas

Pode ocorrer parkinsonismo, hipotensão e sedação. Raramente ocorrem arritmias cardíacas e bloqueio AV. Pode haver, ainda, diminuição dos níveis de consciência, com depressão respiratória e choque em casos extremos.

Manejo

Não existe antídoto para o tratamento da sobredose com haloperidol, e a conduta é principalmente de suporte.

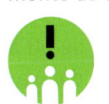

POPULAÇÕES ESPECIAIS

GRAVIDEZ

O haloperidol deve ser usado na gravidez apenas quando claramente necessário. Foi evidenciado risco de efeitos teratogênicos em estudos com animais, mas não foram estabelecidas associações definitivas de risco entre o uso de haloperidol na gestação e anormalidades congênitas em humanos. Neonatos de mulheres que utilizaram haloperidol no fim da gestação podem apresentar ECEs.

LACTAÇÃO

O haloperidol é excretado no leite materno, de modo que os benefícios e os riscos da amamentação devem ser avaliados. Há relatos de ECEs em lactentes de mulheres tratadas com haloperidol. Caso utilizado, o lactente deve ser monitorado em relação à sonolência e ao desenvolvimento neuropsicomotor, sobretudo se houver utilização concomitante de outro AP pela genitora.[7]

CRIANÇAS

O haloperidol é geralmente considerado segunda ou terceira linha em crianças e adolescentes, após APs atípicos. Há maior risco de efeitos adversos nessa população. Quando criteriosamente indicado, deve ser realizado ajuste cuidadoso, conforme resposta e tolerância.

IDOSOS

Essa população é mais sensível ao antagonismo da dopamina, aos efeitos anticolinérgicos e aos ECEs. Deve-se começar com doses mínimas e esperar mais tempo do que o habitual para aumentá-las, além de administrar quantidades menores. Idosos com transtornos neurocognitivos têm maior risco de morte em uso de haloperidol em comparação ao placebo, além de elevação de risco de eventos cerebrovasculares.

INSUFICIÊNCIA HEPÁTICA

Usar com cautela. Aumento de enzimas hepáticas pode ocorrer, geralmente de modo leve e transitório.[6]

INSUFICIÊNCIA RENAL

Evitar apresentação de depósito em pacientes com comprometimento renal.

INSUFICIÊNCIA CARDÍACA

Usar com cautela. Possível risco de prolongamento de QT ou *torsades de pointes* em doses elevadas.

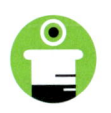

LABORATÓRIO

Exames prévios ao uso

Avaliação de peso, IMC e PA. Hemograma, glicose, lipidograma, eletrólitos, prolactina, funções tireoidiana, hepática e renal. A dosagem rotineira de prolactina é de benefício questionável na prática clínica.[1]

Realizar ECG em pacientes idosos, com história pessoal ou familiar de prolongamento de QTc e risco cardiovascular aumentado.[1,2]

Exames de acompanhamento

Monitorar peso, IMC, PA e taxas laboratoriais.

Realizar ECG em pacientes idosos com história pessoal ou familiar de prolongamento de QTc e risco cardiovascular aumentado.[1,2]

Pacientes com baixa contagem de leucócitos ou história de leucopenia/neutropenia induzida por substância devem ter hemograma monitorado frequentemente nos primeiros meses (interromper a medicação caso haja contagem de neutrófilos abaixo de 1.000/mm^3 sem outro fator desencadeante).

PRECAUÇÕES E DICAS

1. É um medicamento de baixo custo, que continua a ser amplamente utilizado no manejo de psicose aguda e agitação no contexto de emergência hospitalar.
2. É menos sedativo do que outros APs convencionais.
3. Doses mais altas podem induzir ou piorar sintomas negativos de esquizofrenia.
4. Os efeitos colaterais extrapiramidais costumam ser dose-dependentes.
5. Alguns efeitos colaterais do uso prolongado podem ser irreversíveis (p. ex., discinesia tardia).

6. Caso se desenvolva SNM, o tratamento deve ser imediatamente interrompido.
7. Usar com cautela em pacientes com história de convulsões.
8. Usar com cautela em pacientes com distúrbios respiratórios.
9. Na administração da forma *depot* IM, não aplicar mais de 3 mL no mesmo local (pode ser necessário dividir as injeções em doses quinzenais em pacientes que requerem doses mais altas).

REFERÊNCIAS

1. Stahl SM. Stahl's essential psychopharmacology prescriber's guide. 7th ed. Cambridge: Cambridge University; 2021.
2. Schatzberg AF, DeBattista C. Schatzberg's manual of clinical psychopharmacology. 9th ed. Washington: APA; 2019.
3. Huf G, Alexander J, Gandhi P, Allen MH. Haloperidol plus promethazine for psychosis-induced aggression. Cochrane Database Syst Rev. 2016;11(11):CD005146. PMID [27885664]
4. Correll CU, Kim E, Sliwa JK, Hamm W, Gopal S, Mathews M, et al. Pharmacokinetic characteristics of long-acting injectable antipsychotics for schizophrenia: an overview. CNS Drugs. 2021;35(1):39-59. PMID [33507525]
5. Yatham LN, Kennedy SH, Parikh SV, Schaffer A, Bond DJ, Frey BN, et al. Canadian Network for Mood and Anxiety Treatments (CANMAT) and International Society for Bipolar Disorders (ISBD) 2018 guidelines for the management of patients with bipolar disorder. Bipolar Disord. 2018;20(2):97-170. PMID [29536616]
6. Haloperidol. In: LiverTox: clinical and research information on drug-induced liver injury. Bethesda: National Institute of Diabetes and Digestive and Kidney Diseases; 2012.
7. Haloperidol. In: Drugs and Lactation Database (LactMed). Bethesda: National Library of Medicine; 2006.
8. Pringsheim T, Holler-Managan Y, Okun MS, Jankovic J, Piacentini J, Cavanna AE, et al. Comprehensive systematic review summary: treatment of tics in people with Tourette syndrome and chronic tic disorders. Neurology. 2019;92(19):907-15. PMID [31061209]
9. Huhn M, Nikolakopoulou A, Schneider-Thoma J, Krause M, Samara M, Peter N, et al. Comparative efficacy and tolerability of 32 oral antipsychotics for the acute treatment of adults with multi-episode schizophrenia: a systematic review and network meta-analysis. Lancet. 2019;394(10202):939-51. PMID [31303314]

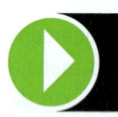

HIDRATO DE CLORAL

APRESENTAÇÕES COMERCIAIS

HIDRATO DE CLORAL
▶ Xarope 10 ou 20% obtido em farmácias de manipulação.

Obs.: Na prescrição, deve ser especificada a concentração desejada, se 10 ou 20% (as mais habituais).

MODO DE USAR

A dose usual do hidrato de cloral, objetivando efeito ansiolítico, é de 250 mg, VO, 3 vezes ao dia. Como hipnótico e sedativo, as doses variam entre 500 e 1.500 mg. Para fins de sedação em procedimentos não dolorosos, utilizar de 50 a 75 mg/kg/dose, 30 a 60 minutos antes do exame.[1-4]

TEMPO PARA INÍCIO DE AÇÃO

Cerca de 30 a 60 minutos após administração por VO.[1,2]

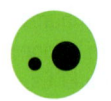

VARIAÇÃO USUAL DA DOSE

Em adultos, a dose comumente utilizada é de 750 mg/dia, divididos em 3 tomadas. Recomenda-se não exceder 2 g em 24 horas. A dose máxima aceita é de 120 mg/kg, ou seja, 1 g para crianças de 1 a 12 meses, e 2 g para crianças de 1 a 12 anos.[2,4]

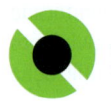

MODO DE SUSPENDER

Reduzir gradualmente a dose total ao longo de 2 seman11as, caso o paciente mantenha altas doses por períodos prolongados; a descontinuação abrupta pode resultar em *delirium*.[1,4]

CLASSE, MECANISMO DE AÇÃO E FARMACODINÂMICA

O hidrato de cloral é um agente hipnótico e sedativo, utilizado com frequência em procedimentos diagnósticos e terapêuticos não dolorosos, sobretudo na população pediátrica, devido a seu mínimo efeito no sistema respiratório. O efeito farmacológico deve-se ao tricloroetanol, o qual supostamente exerce sua ação em canais de receptor do GABA, além de potencializar a transmissão gabaérgica.[1,5,6]

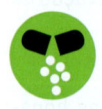

FARMACOCINÉTICA

O hidrato de cloral é absorvido com rapidez após a 1administração por VO, sendo reduzido a tricloroetanol, com seu efeito manifestando-se entre 30 e 60 minutos. Sua metabolização ocorre no fígado pela enzima álcool desidrogenase, apresentando retardo no seu início de ação quando ingerido junto às refeições. O tricloroetanol tem meia-vida que varia de 4 a 8 horas; é metabolizado no fígado por conjugação com o ácido glicurônico, formando o ácido uroclorálico, e sendo excretado pela urina e pela bile.[6,7] Historicamente utilizado como agente ansiolítico, hipnótico e no tratamento da SAA, poucos foram os estudos controlados por placebo relacionados à sua introdução na intervenção dessas situações. Estudos duplo-cegos em relação a BZDs identificaram que o hidrato de cloral se mostrou efetivo no manejo de curto prazo da insônia. No entanto, os indivíduos tornavam-se tolerantes ao seu efeito após 2 semanas de uso. Sendo assim, devido à maior segurança, os BZDs substituíram o hidrato de cloral no manejo da SAA. Atualmente, não é indicado seu emprego para a insônia em adultos ou crianças, devido ao seu baixo índice terapêutico, bem como à extensa disponibilidade de outros medicamentos mais seguros.[1] Por vezes, é considerado o uso em idosos com agitação noturna associada à insônia;[8] no entanto, os efeitos adversos relacionados ao fármaco devem ser cuidadosamente avaliados. O hidrato de cloral é um sedativo moderado que, quando administrado por VO nas doses de 50 a 75 mg/kg, provoca indução do sono na maioria das crianças na ausência de complicações hemodinâmicas ou respiratórias.[2] Estudo demonstrou que a sedação com hidrato de cloral (dose média de 50 mg/kg), na realização de imagens de RM, apresenta baixo risco de efeitos adversos significativos em recém-nascidos. Como agente hipnótico e sedativo em procedimentos de diagnóstico, como EEG, TC e RM, a dose preconizada para neonatos é de 25 mg/kg para sedação antes do procedimento. Já em crianças, pode variar de 25 a 75 mg/kg/dose, 30 a 60 minutos antes do exame.[1-3] Revisão sistemática recente mostrou que, além do fenobarbital IV, do tiopental sódico retal e da musicoterapia, o hidrato de cloral oral é tão ou mais eficaz como agente sedativo quando comparado a outros agentes sedativos para crianças submetidas a procedimentos neurodiagnósticos não invasivos.[8]

INDICAÇÕES

Evidências CONSISTENTES de eficácia
- Agente sedativo em procedimentos de diagnóstico.[1-10]

CONTRAINDICAÇÕES

Absolutas
- Hipersensibilidade ao fármaco.
- Insuficiência hepática moderada a grave.
- IR moderada a grave.
- Miocardiopatia grave.

Relativas
- Cardiopatia.
- Colite.
- Doença pulmonar, asma.
- Esofagite.
- Úlcera gástrica ou duodenal.

REAÇÕES ADVERSAS

Mais comuns: Diarreia, dor epigástrica, fadiga, náusea, sedação, tontura, vômito.

Menos comuns: Alucinação, ataxia, bradicardia, confusão, erupções cutâneas, excitação paradoxal, gastrite, lesão hepática, lesão renal, pesadelos.

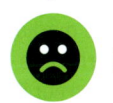

INTOXICAÇÃO

Sintomas
Há um relato de caso de morte de uma criança submetida à sedação para realização de procedimento no qual o hidrato de cloral foi utilizado com anestésicos.[9] O quadro de intoxicação caracteriza-se por depressão respiratória, pupilas puntiformes e perda de reflexo tendíneo profundo. O acúmulo de tricloroetanol pode causar depressão intensa do SNC e parada respiratória.

Manejo
- Medidas de suporte cardiorrespiratório.
- Hemodiálise ou hemoperfusão são descritas como estratégias que propiciam a depuração do tricloroetanol.[4]

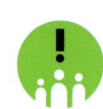

POPULAÇÕES ESPECIAIS

GRAVIDEZ
Não existem estudos suficientes para uma conclusão adequada sobre o efeito do hidrato de cloral no feto. Categoria C da FDA.

LACTAÇÃO
Ante o uso de medicamento durante a lactação, deve sempre ser avaliada a real necessidade da administração do fármaco, assim como sua segurança e o potencial efeito no lactente. A metodologia utilizada para quantificar a presença do medicamento no leite continua sendo aprimorada; logo, é recomendada informação atualizada sobre o efeito do fármaco antes de sua prescrição. O hidrato de cloral é identificado no leite. Embora seja possível a sedação do bebê, o pico de concentração é menor do que poderia ser esperado para ser clinicamente relevante. A American Academy of Pediatrics classifica o hidrato de cloral como compatível com o aleitamento materno.[10]

CRIANÇAS
Tem sido utilizado em crianças, apesar de essa questão seguir controversa.[7] Há um relato de morte súbita associada ao uso de altas doses de hidrato de cloral, possivelmente decorrente da depressão do SNC devido à concentração elevada de tricloroetanol no sangue.[9] Um estudo avaliou 26 crianças (de até 44 semanas pós-concepção) nascidas pré-termo quanto ao efeito do hidrato de cloral (administrado por VO na dose de 30 mg/kg) em relação à sedação e a eventos cardiorrespiratórios. Foram observados efeito de sedação por 12 horas após a administração do hidrato de cloral e aumento considerável de eventos de bradicardia; neonatos que apresentaram bradicardia grave (< 60/min) exibiam menor idade gestacional, sem diferença na idade pós-concepção no momento de inclusão no estudo. Os autores sugeriram que o uso de hidrato de cloral deve ser reavaliado, e, caso seja considerado necessário, é imprescindível monitoramento cardiorrespiratório adequado nas primeiras 24 horas após a administração.[5]

IDOSOS
Em idosos, deve ser considerado o uso de doses menores, devido aos aspectos relacionados ao metabolismo e à maior vulnerabilidade desses indivíduos à toxicidade do hidrato de cloral.

INSUFICIÊNCIA HEPÁTICA
Contraindicado o uso em casos de insuficiência hepática moderada a grave.

INSUFICIÊNCIA RENAL
Contraindicado o uso em casos de IR moderada a grave.

INSUFICIÊNCIA CARDÍACA
Usar com cautela.

LABORATÓRIO

O hidrato de cloral pode gerar resultado falso-positivo em teste de fentolamina e nas dosagens de glicose urinária. Pode interferir, ainda, nas dosagens de catecolaminas urinárias e 17-hidroxicorticosteroides.[4]

PRECAUÇÕES E DICAS

1. Envolve risco de abuso, principalmente em pessoas com história de abuso de álcool ou outras substâncias. Os indivíduos podem desenvolver tolerância e dependência.
2. A interrupção abrupta, sobretudo em adictos, pode causar síndrome de abstinência, manifestada por instabilidade autonômica, convulsões e *delirium*.
3. Deve-se evitar o uso associado de álcool, pois ele potencializa os efeitos sedativos.
4. Recomendar ao paciente cuidado ao dirigir veículos ou operar máquinas.
5. É necessária cautela quando administrado a indivíduos com doença pulmonar ou asma.
6. O hidrato de cloral reduz a contratilidade cardíaca, portanto, deve ser evitado em pacientes com doença cardíaca.
7. Recomenda-se evitar o uso de hidrato de cloral em pacientes com esofagite, gastrite, úlcera gástrica ou duodenal e colite.
8. Pode precipitar ataques de porfiria.[4]

REFERÊNCIAS
1. Buysse DJ, Schweitzer PK, Moul DE. Clinical pharmacology of other drugs used as hypnotics. In: Kryger MH, Roth T, Dement WC, editors. Principles and practice of sleep medicine. 4th ed. Philadelphia: Elsevier; 2005.
2. Litman RS, Soin K, Salam A. Chloral hydrate sedation in term and preterm infants: an analysis of efficacy and complications. Anesth Analg. 2010;110(3):739-46. PMID [20032023]

3. Finnemore A, Toulmin H, Merchant N, Arichi T, Tusor N, Cox D, et al. Chloral hydrate sedation for magnetic resonance imaging in newborn infants. Paediatr Anaesth. 2014;24(2):190-5. PMID [24387147]
4. Labbate LA, Arana GW, Ballenger JC. Chloral hydrate. In: Sadock BJ, Sadock VA, editors. Kaplan & Sadock's: comprehensive textbook of psychiatry. 7th ed. Philadelphia: Lippincott Williams & Wilkins; 2000. p. 2343-6.
5. Allegart K, Daniels H, Naulers G, Tibboel D, Devlieger H. Pharmacodynamics of chloral hydrate in former preterm infants. Eur J Pediatr. 2005;164(7):403-7. PMID [15798911]
6. Henderson GN, Yan Z, James MO, Davydova N, Stacpoole PW. Kinetics and metabolism of chloral hydrate in children identification of dichloroacetate as a metabolite. Biochem Biophys Res Commun. 1997;235(3):695-8. PMID [9207222]
7. Merdink JL, Robinson LM, Stevens DK, Hu M, Parker JC, Bull RJ. Kinetics of chloral hydrate and its metabolites in male human volunteers. Toxicology. 2008;245(1-2):130-40. PMID [18243465]
8. Fong CY, Lim WK, Li L, Lai NM. Chloral hydrate as a sedating agent for neurodiagnostic procedures in children. Cochrane Database Syst Rev. 2021;8(8):CD011786. PMID [34397100]
9. Engelhart DA, Lavins ES, Hazenstab CB, Sutheimer CA. Unusual death attributed to the combined effects of chloral hydrate, lidocaine and nitrous oxide. J Anal Toxicol. 1998;22(3):246-7. PMID [9602943]
10. American Academy of Pediatrics Committee on Drugs. The transfer of drugs and other chemicals into human milk. Pediatrics. 2001;108(3):776-89. PMID [11533352]

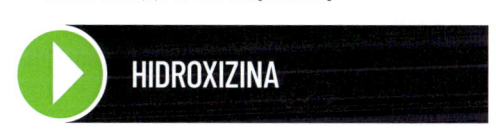

HIDROXIZINA

APRESENTAÇÕES COMERCIAIS

CLORIDRATO DE HIDROXIZINA (BRAINFARMA, EUROFARMA, GEOLAB)
▸ Frascos com 100 mL ou 120 mL de solução oral de 2 mg/mL.

CLORIDRATO DE HIDROXIZINA (EMS, GERMED, LEGRAND)
▸ Frascos com 100 mL, 120 mL ou 150 mL de solução oral de 2 mg/mL.

CLORIDRATO DE HIDROXIZINA (EMS, GERMED, LEGRAND, MULTILAB)
▸ Caixas com 12, 20 ou 30 comprimidos de 25 mg.

CLORIDRATO DE HIDROXIZINA (GLOBO, MEDQUÍMICA, NATIVA, PHARLAB)
▸ Frascos com 100 mL de solução oral de 2 mg/mL.

DRICS (COSMED)
▸ Frascos com 100 mL ou 120 mL de solução oral de 2 mg/mL.

DROTIZIN (GEOLAB)
▸ Frascos com 100 mL ou 120 mL de solução oral de 2 mg/mL.

DROXY (GERMED)
▸ Caixas com 12, 20 ou 30 comprimidos de 25 mg.

HIDROALERG (EMS)
▸ Frascos com 100 mL, 120 mL ou 150 mL de solução oral de 2 mg/mL.

HIXILERG (EMS)
▸ Frascos com 100 mL, 120 mL ou 150 mL de solução oral de 2 mg/mL.

HIXIZINE (THERASKIN)
▸ Frascos com 60 mL ou 120 mL de solução oral de 2 mg/mL.
▸ Caixas com 10 ou 30 comprimidos de 25 mg.

HOXIDRIN (GLOBO)
▸ Frascos com 100 mL de solução oral de 2 mg/mL.

PERGO (EUROFARMA)
▸ Frascos com 100 mL ou 120 mL de solução oral de 2 mg/mL.

PRURI-GRAN (LEGRAND)
▸ Frascos com 100 mL, 120 mL ou 150 mL de solução oral de 2 mg/mL.

MODO DE USAR

Os principais estudos da hidroxizina no TAG utilizaram apenas 50 mg/dia, porém há fontes sugerindo que se possa usar de 50 a 100 mg,[1] até de 6 em 6 horas, se preciso, na ansiedade em adultos, sendo que a dose não deve ultrapassar 400 mg/dia. Na prática, em nível ambulatorial, é mais comum que seja usado somente 1 vez, à noite, devido ao efeito sedativo.

Como antipruriginoso, em adultos, podem ser utilizados de 10 a 25 mg, até 3 a 4 vezes ao dia.

TEMPO PARA INÍCIO DE AÇÃO

15 a 30 minutos como sedativo; dias a semanas para efeito ansiolítico.

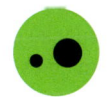

VARIAÇÃO USUAL DA DOSE

▸ TAG e outros casos de ansiedade: 25 a 400 mg.
▸ Como sedativo: 50 a 100 mg.
▸ Prurido: 10 a 100 mg.

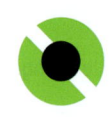

MODO DE SUSPENDER

A suspensão gradual não costuma ser necessária.

CLASSE, MECANISMO DE AÇÃO E FARMACODINÂMICA

Anti-histamínico. Antagonista (bloqueador) dos receptores H1 de histamina.

Tem menor afinidade do que outros anti-histamínicos de primeira geração pelos receptores muscarínicos, serotonérgicos (5-HT2) e α_1-adrenérgicos.

FARMACOCINÉTICA

Rapidamente absorvido no trato gastrintestinal, com início de ação em 15 a 30 minutos, atingindo o pico de concentração plasmática em torno de 2 horas após a administração oral. Metabolismo hepático, indefinido por qual isoenzima do citocromo P450. Apresenta um metabólito ativo, a cetirizina. Sua meia-vida de eliminação, em adultos, é ao redor de 20 horas, sendo menor em crianças. Sua biodisponibilidade não está determinada.

ECRs duplos-cegos, utilizando a dose de 50 mg/dia, demonstraram que, quando comparada ao placebo, apresenta segurança e eficácia no tratamento do TAG. Nesses estudos, com 4 ou 12 semanas de duração, os pacientes foram avaliados após a interrupção do tratamento, e não foram observados ansiedade de rebote ou sintomas de abstinência,[2-4] concluindo-se que a hidroxizina pode ser uma alternativa útil ao uso de BZDs no tratamento de longo prazo, ou intermitente, do TAG. Uma metanálise[5] que reuniu cinco estudos com 884 pacientes com TAG demonstrou que esse é um medicamento com boa tolerabilidade e mais eficaz do que o placebo. Além disso, demonstrou eficácia e tolerabilidade comparáveis a outros ansiolíticos, como BZDs e buspirona, mas apresentando taxas mais elevadas de sedação e sonolência. Em razão do pequeno número de estudos e de possíveis limitações metodológicas, a conclusão dessa metanálise foi a de que a hidroxizina não é recomendável como tratamento de primeira linha no TAG.[5]

INDICAÇÕES

Evidências CONSISTENTES de eficácia
- Prurido causado por urticária, dermatoses ou mediado por histamina.

Evidências INCOMPLETAS de eficácia
- TAG.[2-5]
- Doenças orgânicas com sintomas ansiosos.
- Sedação em procedimentos cirúrgicos ou odontológicos, em adultos e crianças.
- Náuseas e vômitos.
- Insônia.

CONTRAINDICAÇÕES

- Arritmia, bradicardia, prolongamento do QT, alteração hidreletrolítica que predisponha ao prolongamento QT (hipocalemia, hipomagnesemia).
- Asmáticos com história de reação a anti-histamínico.
- GAF.
- Hipersensibilidade à hidroxizina, cetirizina ou levocetirizina.
- Obstrução urinária ou intestinal.
- Porfiria.
- Uso concomitante com outras substâncias que prolonguem o intervalo QT.

REAÇÕES ADVERSAS

Mais comuns: Boca seca, cefaleia, fadiga, sedação, sonolência.

Menos comuns: Agitação, alucinações, confusão, convulsões, depressão respiratória, desorientação, discinesia, febre, hipersensibilidade, insônia, mal-estar, náusea, obstipação, parestesia, perturbações da acomodação ocular, prurido, *rash* cutâneo, retenção urinária, taquicardia, tremores, urticária, vertigens, visão turva, vômito, zumbido.

INTOXICAÇÃO

Sintomas

A manifestação mais comum é a sedação excessiva. Nas intoxicações graves, contudo, os sintomas observados estão associados principalmente ao efeito anticolinérgico excessivo, à depressão do SNC ou à estimulação paradoxal do SNC. Incluem vômito, taquicardia, febre, pupilas dilatadas, retenção urinária, tremores, confusão ou alucinações. Podem seguir diminuição do nível de consciência, depressão respiratória, convulsões, hipotensão ou arritmia, evoluindo até coma profundo e colapso cardiorrespiratório.

Manejo
- Medidas de suporte gerais. Pode ser utilizada lavagem gástrica.
- A ocorrência de hipotensão é pouco provável, mas, caso surja, pode ser controlada com líquidos IV e vasopressores, com exceção da adrenalina, que pode ter sua ação vasopressora prejudicada pela hidroxizina.
- Não há antídoto específico, e existem dúvidas quanto à utilidade da hemodiálise.

POPULAÇÕES ESPECIAIS

GRAVIDEZ
É aprovada, como terapia adjunta, para controle de êmese pré e pós-parto e da ansiedade. No entanto, está contraindicada no primeiro trimestre da gestação.

LACTAÇÃO
Não se sabe se é secretada no leite materno. É recomendada suspensão do fármaco.

CRIANÇAS
Dose de 2 mg/kg/dia em menores de 6 anos; e de 25 a 50 mg até de 6 em 6 horas em crianças de 6 a 12 anos.

IDOSOS
Podem responder a doses menores. Evitar em pacientes com demência.

INSUFICIÊNCIA HEPÁTICA
Não há ajuste de dose na maioria dos casos; em cirrose biliar primária, usar a cada 24 horas.

INSUFICIÊNCIA RENAL
Algumas fontes referem não ser necessário ajuste, outras sugerem usar 50% da dose se a depuração da creatinina estiver entre 10 e 50, e usar 25% da dose se a depuração da creatinina for menor que 10.[6]

INSUFICIÊNCIA CARDÍACA
Não deve ser usada em pacientes com arritmia, bradicardia, prolongamento do QT, ou história familiar de morte súbita (ver tópico "Contraindicações").

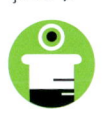

LABORATÓRIO

Não é necessária a realização de exames laboratoriais prévios e/ou de acompanhamento em indivíduos saudáveis.

PRECAUÇÕES E DICAS

1. Evitar dirigir veículos ou operar máquinas perigosas, em razão do efeito sedativo do fármaco, e consumir álcool, devido à potencialização da sedação.

REFERÊNCIAS
1. Garakani A, Murrough JW, Freire RC, Thom RP, Larkin K, Buono FD, et al. Pharmacotherapy of Anxiety disorders: current and emerging treatment options. Front Psychiatry. 2020;11:595584. PMID [33424664]
2. Darcis T, Ferreri M, Natens J, Burtin B, Deram P. A multicentre double-blind placebo-controled study investigating the anxiolytic of hydroxyzine in patients with generalized anxiety. Hum Psychopharmacol. 1995;10(3):181-7.
3. Lader M, Scotto JC. A multicentre double-blind comparison of hydroxyzine, buspirone and placebo in patients with generalized anxiety disorder. Psychopharmacology. 1998;139(4):402-6. PMID [9809861]
4. Llorca PM, Spadone C, Sol O, Danniau A, Bougerol T, Corruble E, et al. Efficacy and safety of hydroxyzine in the treatment of generalized anxiety disorder: a 3-month double-blind study. J Clin Psychiatry. 2002;63(11):1020-7. PMID [12444816]
5. Guaiana G, Barbui C, Cipriani A. Hydroxyzine for generalized anxiety disorder. Cochrane Database Syst Rev. 2010;(12):CD:006815. PMID [21154375]
6. Hydroxyzine: drug information [Internet]. UpToDate. Waltham: UpToDate; 2022 [capturado em 7 set. 2022]. Disponível em: https://www.uptodate.com/contents/hydroxyzine-drug-information?search=hidroxizina&source=panel_search_result&selectedTitle=1~80&usage_type=panel&kp_tab=drug_general&display_rank=1.

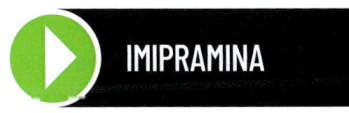

IMIPRAMINA

APRESENTAÇÕES COMERCIAIS

IMIPRA (CRISTÁLIA)
- Caixas com 20 ou 200* comprimidos de 25 mg.

TOFRANIL (CRISTÁLIA)
- Caixas com 20 ou 30 comprimidos de 10 mg.
- Caixas com 20 ou 30 comprimidos de 25 mg.

*Embalagem hospitalar.

MODO DE USAR

Há variação nas estratégias de início de tratamento e de manutenção de dose.[1] O cloridrato de imipramina pode ser iniciado no transtorno depressivo com 25 mg/dia, aumentando-se 25 mg a cada 2 ou 3 dias, ou mais rapidamente, se houver boa tolerabilidade, até atingir entre 100 e 200 mg/dia, sendo a dose máxima 300 mg/dia.

Pode-se também iniciar a imipramina com doses mais altas, utilizando 75 mg/dia na 1ª semana, com aumento progressivo para 150 mg na 2ª semana, 225 mg na 3ª e 300 mg na 4ª semana, conforme gravidade e tolerabilidade.[1]

Em geral, podem ser utilizados modelos semelhantes de progressão de dose para tratamento da dor crônica e do TP;[1] no entanto, pacientes com TP podem iniciar com dose de 10 mg/dia, e pacientes com dor crônica podem ser beneficiados com doses de manutenção menores.[2] Em idosos, indica-se dose inicial de 10 mg/dia, com progressão gradual da posologia até 50 mg/dia, considerando criteriosamente incrementos de dose.

Se os efeitos colaterais forem intensos, a dose pode ser fracionada. Nos casos de dose única, o horário preferencial é à noite, em razão das propriedades sedativas. Posologias mais altas podem ser divididas em 2 a 3 tomadas diárias, mantendo a maior dose no período noturno. O pamoato de imipramina pode ser utilizado por adultos com doses diárias a partir de 75 mg/dia. A ingestão concomitante de alimentos não afeta sua absorção e biodisponibilidade.[2]

TEMPO PARA INÍCIO DE AÇÃO

Pode ocorrer efeito rápido na insônia e na ansiedade. São necessárias de 2 a 4 semanas para se observar algum efeito antidepressivo terapêutico, ou até 2 meses para remissão.

VARIAÇÃO USUAL DA DOSE

- Adultos: 50 a 200 mg/dia.
- Dose máxima diária em adultos: 300 mg/dia e em geral não se ultrapassa 100 mg/dia em idosos.
- Dor crônica: a posologia de manutenção de 25 a 75 mg/dia pode ser suficiente.
- Crianças: entre 1,5 e 2,5 mg/kg/dia (dose máxima de 5 mg/kg/dia).
- Enurese: 25 a 75 mg/dia.[3]

MODO DE SUSPENDER

A interrupção abrupta da imipramina deve ser evitada, sendo realizada gradualmente para evitar efeito de retirada. Muitos pacientes toleram redução de 50% da dose por 3 dias, seguida por outra redução de 50% por 3 dias e então descontinuação. Na ocorrência de sintomas de retirada, a dose deve ser aumentada para seu controle e posteriormente reiniciada a descontinuação, de modo mais lento.[2]

Embora rara, pode ocorrer síndrome de retirada caso o medicamento seja interrompido abruptamente, com cefaleia, coriza, desconforto gastrintestinal (náusea e vômito), tontura, dores musculares e mal-estar geral, que podem durar vários dias.

CLASSE, MECANISMO DE AÇÃO E FARMACODINÂMICA

A imipramina foi o primeiro medicamento da classe dos ADTs a ser desenvolvido. É inibidora da recaptação da noradrenalina e da serotonina.[4] Tem afinidade por receptores colinérgicos (ACh), adrenérgicos (α_1), histaminérgicos (H1) e 5-HT2. Promove, ainda, redução na sensibilidade dos receptores α-adrenérgicos. Por esses motivos, tem ação anticolinérgica intensa e ações bloqueadora α-adrenérgica e anti-histamínica moderadas. Apresenta um metabólito ativo, a desipramina.

FARMACOCINÉTICA

A imipramina é bem absorvida por VO, com alta taxa de ligação a proteínas plasmáticas da imipramina (60 a 96%) e da desipramina (73 a 92%). É metabolizada no fígado, pela CYP2D6 e CYP1A2. A meia-vida de eliminação da imipramina do organismo é de aproximadamente 19 horas. Cerca de 80% do fármaco é excretado na urina e 20% nas fezes, principalmente na forma de metabólitos inativos. A meia-vida longa permite o uso de dose única diária, mas doses maiores podem ser fracionadas em 2 ou 3 tomadas.

Como os tricíclicos são metabolizados via CYP2D6, pacientes com variação genética com redução de CYP2D6 podem não tolerar doses usuais,[1] com necessidade de redução da posologia de imipramina ou troca para AD não metabolizado por CYP2D6. A avaliação genética talvez seja necessária para detecção dessa variante em populações vulneráveis (crianças, idosos, cardiopatas e pacientes com polifarmácia).[2]

A imipramina tem demonstrado eficácia principalmente no tratamento do TDM e em diversos transtornos de ansiedade, como o TP e o TAG. Outras indicações incluem o transtorno depressivo persistente, a enurese noturna, o TDAH e quadros dolorosos. Pode auxiliar também na redução de sintomas no TEPT,[5] mas há diversos fármacos com maior eficácia comprovada. Há ampla variação de posologia, que deve ser individualmente determinada.

INDICAÇÕES

Evidências CONSISTENTES de eficácia
- TDM.
- TP.
- TAG
- Transtorno depressivo persistente.
- Enurese noturna em crianças maiores de 6 anos.

Evidências INCOMPLETAS de eficácia
- TDAH em crianças.
- TEPT.
- Dor neuropática/dor crônica.
- SCI.

CONTRAINDICAÇÕES

Absolutas
- Bloqueio de ramo.
- Hipersensibilidade ao fármaco.
- IAM recente.

Relativas
- GAF.
- Hipertireoidismo.
- História de convulsões.
- ICC.
- Íleo paralítico.
- Outras alterações na condução cardíaca.
- Prostatismo ou retenção urinária.
- Uso concomitante de IMAOs.

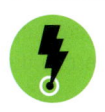

REAÇÕES ADVERSAS

Mais comuns: Boca seca, cefaleia, constipação intestinal, hiperidrose, hipotensão ortostática, rubores, sonolência, taquicardia, tontura, visão turva.

Menos comuns: Agitação, agranulocitose, alopecia, alteração do apetite, alteração do paladar, alucinações, anormalidades no ECG, ansiedade, arritmias, aumento de peso, confusão, convulsão, delírio, *delirium*, dermatite alérgica, desorientação, desregulação da temperatura, diminuição da libido, disfunção sexual, distonia, distúrbios da micção, distúrbios do sono, ECEs, edema (local ou generalizado), eosinofilia, epigastralgia, estomatite, fadiga, fotossensibilidade cutânea, galactorreia, ginecomastia, glaucoma (precipitação do), hipercinesia, hiperglicemia, hiperpigmentação da pele, hipertensão, hipoglicemia, hipomania/mania, icterícia, íleo paralítico, inquietação, leucopenia, náusea, palpitações, parestesia, pesadelos, prolongamento do intervalo QTc, prostatismo, prurido, *rash* cutâneo, retenção urinária, sedação, teste de função hepática anormal, tremor, urticária, vômito, xeroftalmia.

INTOXICAÇÃO

Sintomas
Doses acima das terapêuticas podem ser consideradas tóxicas (especialmente em metabolizadores lentos por redução de CYP2D6), e doses acima de 2,5 mg são comumente fatais. A intoxicação aguda caracteriza-se por breve fase de excitação, alucinações, hipersensibilidade a sons e inquietude, sonolência, confusão, torpor, ataxia, nistagmo, disartria, midríase, *delirium*, contraturas musculares, íleo paralítico e convulsões tônico-clônicas, podendo evoluir rapidamente para coma não reativo, muitas vezes com

depressão respiratória, hiporreflexia, hipotermia, hipotensão e arritmias.

Manejo

▸ Requer internação em serviço de emergência de hospital geral com realização de ECG e exames laboratoriais, além de medidas de suporte.

▸ Pacientes com suspeita de sobredose de imipramina devem submeter-se a lavagem gástrica, seguida por carvão ativado em caso de ingestão recente para reduzir a absorção do fármaco.

▸ A hemodiálise não é efetiva.

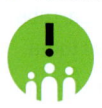

POPULAÇÕES ESPECIAIS

GRAVIDEZ

A imipramina atravessa a barreira placentária. Alguns estudos retrospectivos e relatos de caso associaram o uso de ADTs no primeiro trimestre de gestação com o surgimento de malformações em membros (redução do tamanho), mas o potencial teratogênico dos ADTs não foi confirmado em dados mais recentes da literatura.

Existem relatos de síndrome de abstinência, com irritabilidade, convulsões, hipotonia, taquipneia, taquicardia, hiperidrose, dificuldade respiratória, constipação intestinal e retenção urinária em recém-nascidos de mães expostas a ADTs.[2] A imipramina deve ser utilizada somente quando não houver alternativa disponível e os benefícios excederem os riscos.

LACTAÇÃO

Relatos e estudos apontam a presença de baixas doses de imipramina e seu metabólito no leite materno, de modo que não é esperado que ocorram efeitos adversos em lactentes.[6]

CRIANÇAS

Existem algumas precauções que devem ser tomadas nessa faixa etária, e dados da literatura apresentam resultados conflitantes. As crianças são especialmente vulneráveis aos efeitos cardiotóxicos e convulsivantes de altas doses de imipramina. Doses habituais podem ser letais (há relato de morte súbita), sendo recomendável realizar monitoramento cardíaco cuidadoso em crianças, sobretudo se houver história familiar de cardiopatias e/ou morte súbita (medidas de PA e realização de ECG basal; tomar essas medidas também no aumento de dose).

Apesar da indicação para enurese noturna, o uso de imipramina não é sugerido como primeira linha de tratamento em função do perfil de efeitos adversos, devendo ser considerado em crianças (acima de 6 anos de idade) apenas quando não houver resposta a outros tratamentos.

Uma revisão recente sobre uso de ADs em crianças e adolescentes[7] não identificou resposta efetiva com a imipramina em relação ao placebo e demonstrou menor tolerabilidade no tratamento do TDM. O mesmo estudo também não encontrou resposta clínica no tratamento da enurese.

IDOSOS

Os maiores riscos são os efeitos anticolinérgicos, cardiovasculares, hipotensores e sedativos,[2] pois os idosos podem ser muito sensíveis a eles. Uma metanálise recente sobre a eficácia e a tolerabilidade de intervenções em pacientes idosos com TDM identificou que a imipramina foi associada a resposta, mas com efeitos anticolinérgicos, tontura, hiperidrose e alterações da micção significativas em relação ao placebo.[8]

A imipramina não costuma ser o fármaco de primeira escolha no tratamento de idosos. Os maiores riscos para reações adversas ocorrem principalmente em pacientes debilitados e com problemas físicos.

INSUFICIÊNCIA HEPÁTICA

Usar com cautela; pode ser necessária redução de dose.[1] Pode haver elevação de transaminases com o uso de imipramina, leve e autolimitada, em geral sem exigência de interrupção do tratamento.[3]

INSUFICIÊNCIA RENAL

Usar com cautela; pode ser necessária redução de dose.

INSUFICIÊNCIA CARDÍACA

A relação risco-benefício não costuma justificar o uso de ADTs em pacientes com insuficiência cardíaca e outras cardiopatias.

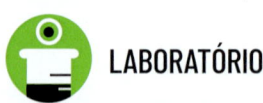

LABORATÓRIO

Exames prévios ao uso

ECG (especialmente em pacientes acima de 50 anos e com maior vulnerabilidade a efeitos adversos), avaliação de sobrepeso e obesidade e avaliação metabólica.

Exames de acompanhamento

Monitorar peso e IMC. Proceder avaliação metabólica. Realizar ECG em pacientes com maior risco cardiovascular.

Avaliar potássio e magnésio séricos em pacientes em risco de distúrbios hidreletrolíticos.

Considerar dosagem sérica da medicação em crianças, idosos, pacientes com efeitos adversos graves e em casos de intoxicação.

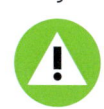

PRECAUÇÕES E DICAS

1. Os ADTs geralmente não são mais considerados primeira linha no tratamento da depressão devido ao perfil de reações adversas.
2. Em geral, os efeitos colaterais mais comuns (boca seca, visão borrada, constipação intestinal e hipotensão) desaparecem ou diminuem de intensidade depois de 2 a 4 semanas do início do uso.
3. Se houver ansiedade, insônia, agitação e acatisia, considerar possibilidade de reações maníacas ou hipomaníacas, suspender o medicamento e iniciar um estabilizador do humor (e/ou AP, caso necessário).
4. A imipramina pode agravar sintomas psicóticos em pacientes com esquizofrenia. Nesse caso, reduzir a dose e acrescentar ou aumentar a dose de um AP.
5. Alertar o paciente para o fato de que a imipramina pode causar hipotensão ortostática.
6. Evitar a exposição demasiada ao sol, pois podem ocorrer reações de fotossensibilidade.
7. Usar com muita cautela em pacientes com história de convulsão, retenção urinária, GAF e hipertireoidismo.
8. Monitorar pacientes a respeito de ativação de ideação suicida, especialmente crianças e adolescentes.

REFERÊNCIAS

1. Schatzborg AF, DeBattista C. Schatzberg's manual of clinical psychopharmacology. 9th ed. Washington: APA; 2019.
2. Stahl SM. Stahl's essential psychopharmacology prescriber's guide. 7th ed. Cambridge: Cambridge University; 2021.
3. Imipramine. In: LiverTox: clinical and research information on drug-induced liver injury. Bethesda: National Institute of Diabetes and Digestive and Kidney Diseases; 2012.
4. Calvi A, Fischetti I, Verzicco I, Murri MB, Zanetidou S, Volpi R, et al. Antidepressant drugs effects on blood pressure. Front Cardiovasc Med. 2021;8:704281. PMID [34414219]
5. Yan JZ, Liu JL, Li XZ, Zhang ZX, Liu RB, Zhang C, et al. Effectiveness, acceptability and safety of pharmaceutical management for combat-related PTSD in adults based on systematic review of twenty-two randomized controlled trials. Front Pharmacol. 2022;12:805354. PMID [35115944]
6. Imipramine. In: Drugs and lactation database (LactMed). Bethesda: National Library of Medicine; 2006.
7. Boaden K, Tomlinson A, Cortese S, Cipriani A. Antidepressants in children and adolescents: meta-review of efficacy, tolerability and suicidality in acute treatment. Front Psychiatry. 2020;11:717. PMID [32982805]
8. Krause M, Gutsmiedl K, Bighelli I, Schneider-Thoma J, Chaimani A, Leucht S. Efficacy and tolerability of pharmacological and non-pharmacological interventions in older patients with major depressive disorder: a systematic review, pairwise and network meta-analysis. Eur Neuropsychopharmacol. 2019;29(9):1003-22. PMID [31327506]

LEITURA RECOMENDADA

Boontaveeyuwat E, Steyn M, Rickaby W, Mcfadden JP, Sarkany RPE, Fityan A. Tricyclic antidepressant-induced photosensitivity: a case report and systematic review. Photodermatol Photoimmunol Photomod. 2022;38(2):112-22. PMID [34358364]

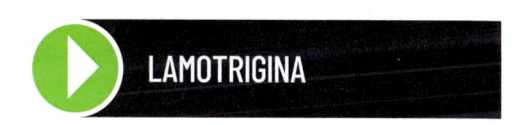

LAMOTRIGINA

APRESENTAÇÕES COMERCIAIS

EPYL (PRATI DONADUZZI)
- Caixas com 30, 60, 90, 300*, 600* ou 900* comprimidos de 25 mg.
- Caixas com 30, 60, 90, 300*, 600* ou 900* comprimidos de 50 mg.
- Caixas com 30, 60, 90, 300*, 600* ou 900* comprimidos de 100 mg.

EXAFOB (GEOLAB)
- Caixas com 15 ou 30 comprimidos de 25 mg.
- Caixas com 15 ou 30 comprimidos de 50 mg.
- Caixas com 15 ou 30 comprimidos de 100 mg.

FORLUT (BIOLAB)
- Caixas com 15 ou 30 comprimidos de 25 mg.
- Caixas com 30 comprimidos de 50 mg.
- Caixas com 15 ou 30 comprimidos de 100 mg.

LAMEZ (ACCORD)
- Caixas com 30 ou 1.000* comprimidos de 25 mg.
- Caixas com 30 ou 1.000* comprimidos de 50 mg.
- Caixas com 30 ou 1.000* comprimidos de 100 mg.

LAMICTAL (GLAXOSMITHKLINE)
- Caixas com 30 comprimidos dispersíveis de 5 mg.
- Caixas com 30 comprimidos dispersíveis de 25 mg.
- Caixas com 30 comprimidos dispersíveis de 50 mg.
- Caixas com 30 comprimidos dispersíveis de 100 mg.

LAMITOR CD (TORRENT)
- Caixas com 7, 14, 30 ou 60 comprimidos dispersíveis de 25 mg.
- Caixas com 7, 14, 30 ou 60 comprimidos dispersíveis de 50 mg.
- Caixas com 7, 14, 30 ou 60 comprimidos dispersíveis de 100 mg.

LAMOSYN (SUN FARMACÊUTICA)
- Caixas com 10, 30, 60 ou 500* comprimidos de 25 mg.
- Caixas com 10, 30, 60 ou 500* comprimidos de 50 mg.
- Caixas com 10, 30, 60 ou 500* comprimidos de 100 mg.

LAMOSYN CD (SUN FARMACÊUTICA)
- Caixas com 7, 10, 15, 30 ou 60 comprimidos para suspensão de 25 mg.
- Caixas com 7, 10, 15, 30 ou 60 comprimidos para suspensão de 50 mg.
- Caixas com 7, 10, 15, 30 ou 60 comprimidos para suspensão de 100 mg.

LAMOTRIGINA (ALTHAIA)
- Caixas com 15, 30, 60 ou 90* comprimidos de 25 mg.
- Caixas com 15, 30, 60 ou 90* comprimidos de 50 mg.
- Caixas com 15, 30, 60 ou 90* comprimidos de 100 mg.

LAMOTRIGINA (BIOLAB)
- Caixas com 15 ou 30 comprimidos de 25 mg.
- Caixas com 30 comprimidos de 50 mg.
- Caixas com 15 ou 30 comprimidos de 100 mg.

LAMOTRIGINA (CIMED, RANBAXY)
- Caixas com 10, 30, 60 ou 500* comprimidos de 25 mg.
- Caixas com 10, 30, 60 ou 500* comprimidos de 50 mg.
- Caixas com 10, 30, 60 ou 500* comprimidos de 100 mg.

LAMOTRIGINA (EUROFARMA)
- Caixas com 15, 30 ou 60 comprimidos de 25 mg.
- Caixas com 15, 30 ou 60 comprimidos de 50 mg.
- Caixas com 15, 30 ou 60 comprimidos de 100 mg.

LAMOTRIGINA (GEOLAB, MEDLEY)
- Caixas com 15 ou 30 comprimidos de 25 mg.
- Caixas com 15 ou 30 comprimidos de 50 mg.
- Caixas com 15 ou 30 comprimidos de 100 mg.

LAMOTRIGINA (PRATI DONADUZZI)
- Caixas com 30, 60, 90, 300*, 600* ou 900* comprimidos de 25 mg.
- Caixas com 30, 60, 90, 300*, 600* ou 900* comprimidos de 50 mg.
- Caixas com 30, 60, 90, 300*, 600* ou 900* comprimidos de 100 mg.

LAMOTRIGINA (SUN FARMACÊUTICA)
- Caixas com 7, 10, 15, 30 ou 60 comprimidos para suspensão de 25 mg.
- Caixas com 7, 10, 15, 30 ou 60 comprimidos para suspensão de 50 mg.
- Caixas com 7, 10, 15, 30 ou 60 comprimidos para suspensão de 100 mg.

LAMOTRIGINA (TEUTO)
- Caixas com 20, 30, 60, 90, 200* ou 500* comprimidos de 100 mg.

LAMOTRIGINA (TORRENT)
- Caixas com 7, 14, 30 ou 60 comprimidos dispersíveis de 25 mg.
- Caixas com 7, 14, 30 ou 60 comprimidos dispersíveis de 50 mg.
- Caixas com 7, 14, 30 ou 60 comprimidos dispersíveis de 100 mg.

LAMOTRIGINA (TORRENT, UNICHEM, VITAMEDIC, ZYDUS)
- Caixas com 30 comprimidos de 25 mg.
- Caixas com 30 comprimidos de 50 mg.
- Caixas com 30 comprimidos de 100 mg.

LÉPTICO (EUROFARMA)
- Caixas com 15, 30 ou 60 comprimidos de 25 mg.
- Caixas com 15, 30 ou 60 comprimidos de 50 mg.
- Caixas com 15, 30 ou 60 comprimidos de 100 mg.

NEPIL (ZYDUS)
- Caixas com 30 comprimidos de 25 mg.
- Caixas com 30 comprimidos de 50 mg.
- Caixas com 30 comprimidos de 100 mg.

NEURAL (CRISTÁLIA)
- Caixas com 10, 30 ou 200* comprimidos de 25 mg.
- Caixas com 30 ou 200* comprimidos de 50 mg.
- Caixas com 30 ou 200* comprimidos de 100 mg.

NOCON (SUPERA)
- Caixas com 10, 30 ou 200* comprimidos de 25 mg.
- Caixas com 30 ou 200* comprimidos de 50 mg.
- Caixas com 30 ou 200* comprimidos de 100 mg.

*Embalagem hospitalar.

MODO DE USAR

A fim de minimizar o risco de *rash* cutâneo, a lamotrigina deve ser introduzida gradualmente. Deve-se iniciar com 25 mg/dia, por 2 semanas, e depois aumentar para 50 mg/dia pelas próximas 2 semanas. A partir da 5ª semana, é atingida a dose de 100 mg/dia, e a partir daí a dose pode ser aumentada no máximo de 50 a 100 mg/semana até a resposta terapêutica. Pode ser administrada em dose única.

A associação com AVP dobra as concentrações séricas da lamotrigina.[1] Nesses casos, a titulação deve ser mais lenta: a dose inicial é de 25 mg a cada 2 dias ou de 12,5 mg/dia por 2 semanas. Depois, aumenta-se para 25 mg/dia por 2 semanas. Na 5ª semana, 50 mg a cada 2 dias, e, a partir da 6ª semana, subir para 50 mg/dia. A partir daí, a dose pode ser aumentada para o máximo de 50 mg/semana até o controle dos sintomas.

A absorção não é afetada pela ingestão de alimentos e não apresenta metabolismo de primeira passagem.

TEMPO PARA INÍCIO DE AÇÃO

O pico de concentração plasmática se dá entre 1 e 5 horas.

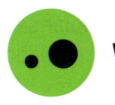

VARIAÇÃO USUAL DA DOSE

Para o tratamento da depressão bipolar, a dose mínima é de 200 mg.[2]

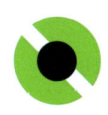

MODO DE SUSPENDER

Sua retirada deve ser gradual, para evitar a ocorrência de convulsões. Em caso de reação cutânea grave, a lamotrigina deve ser suspensa imediatamente.

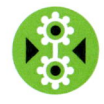

CLASSE, MECANISMO DE AÇÃO E FARMACODINÂMICA

A lamotrigina é um anticonvulsivante feniltriazina. Atua sobre os canais de sódio sensíveis à diferença de potencial para estabilizar as membranas neuronais. Assim, fica evidente sua ação antiglutamatérgica e, portanto, neuroprotetora. Além da ação no glutamato, a lamotrigina também parece modular a recaptação de serotonina e bloquear a recaptação das monoaminas, incluindo a dopamina.[1]

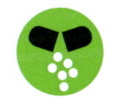

FARMACOCINÉTICA

A lamotrigina é bem absorvida por VO, apresentando biodisponibilidade de cerca de 100%. O volume de distribuição é de 1,25 e 1,47 L/kg, e a ligação a proteínas plasmáticas é de aproximadamente 55%. Tem meia-vida entre 24 e 35 horas (média de 29 horas). A farmacocinética é de primeira ordem e pode ser alterada por indução enzimática e substâncias inibitórias. Sua excreção é via renal.

A lamotrigina é indicada para tratamento de manutenção e nos episódios depressivos agudos do TB em adultos, mesmo em monoterapia.[2] Em pacientes usando lítio, mas com resposta insuficiente, associar lamotrigina pode ser uma boa opção.[2] Respondedores à lamotrigina geralmente têm o polo depressivo predominante, assim como ansiedade associada.[3]

Seu uso não está recomendado em monoterapia nos episódios de mania aguda[2] ou quando o manejo rápido é necessário.[2,4] Nos casos de ciclagem rápida, seus resultados são insatisfatórios.[2,4] Um estudo sugere que os benefícios clínicos da lamotrigina na depressão bipolar são principalmente sobre a cognição e a lentidão psicomotora.[1]

INDICAÇÕES

Evidências CONSISTENTES de eficácia
- Crises convulsivas parciais.
- Crises convulsivas tônico-clônicas generalizadas.
- Crises convulsivas generalizadas da síndrome de Lennox-Gastaut.
- Tratamento da depressão bipolar.[2]

Evidências INCOMPLETAS de eficácia
- Tratamento de pacientes bipolares cicladores rápidos.[2,4]
- Tratamento de pacientes *borderline*.[5]
- Tratamento de neuralgia do trigêmeo.[6]

CONTRAINDICAÇÕES

Absolutas
- Hipersensibilidade à lamotrigina. Na ocorrência de *rash* cutâneo, a lamotrigina deve ser suspensa imediatamente.

Relativas
- Comprometimento hepático.

REAÇÕES ADVERSAS

Mais comuns: Cefaleia, distúrbio gastrintestinal, fadiga, insônia, irritabilidade, nistagmo, *rash* cutâneo, sonolência, tontura, tremor.

Menos comuns: Angiedema, ataxia, diplopia, disfunção sexual, falta de firmeza dos movimentos, risco de suicídio, SSJ (0,1%) — especialmente se associada ao valproato,[7] visão turva.

INTOXICAÇÃO

Sintomas

Pacientes com concentrações séricas muito altas de lamotrigina (3 a 15 mg/mL) relataram sedação, ataxia, diplopia, náusea e vômito. A sobredose pode ser grave e tem sido associada à ingestão de 5 g ou mais de lamotrigina; seus sintomas incluem *delirium*, edema periorbital, eritema generalizado, hepatite e IR.

Manejo
- No caso de *overdose*, o paciente deve ser hospitalizado para receber tratamento de suporte apropriado.
- Se indicada, a lavagem gástrica deve ser realizada.

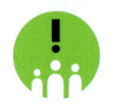

POPULAÇÕES ESPECIAIS

GRAVIDEZ

A depuração renal da lamotrigina aumenta 50% durante a gestação e retorna aos níveis basais após o parto; portanto, durante a gravidez, suas doses devem ser ajustadas (elevação da dose no período da gestação). Como a lamotrigina é um fraco inibidor da di-hidrofolato-redutase, há risco teórico de malformações fetais em humanos quando a mãe é tratada com um inibidor de folato durante a gravidez, mas os resultados ainda são controversos. Há estudos que indicaram um potencial risco dose-dependente. A menos que o risco para o desenvolvimento fetal se justifique, a lamotrigina não está indicada durante a gravidez.

Em um estudo que acompanhou bebês expostos à lamotrigina em monoterapia e em associação a outros fármacos, 1,8% do primeiro grupo apresentou malformações, e esse risco subiu para 10% na associação com valproato.[8] É importante ressaltar que o ácido fólico pode reduzir a eficácia da lamotrigina, mas seus efeitos antiteratogênicos podem superar esta potencial perda de eficácia.[9] Preocupações têm surgido quanto à associação entre altas concentrações de folato materno e risco para espectro autista.[10] Categoria C da FDA.

LACTAÇÃO

A lamotrigina é encontrada no leite materno em concentrações menores do que no plasma materno, e os efeitos adversos no lactente incluem apneia, tontura e dificuldade de sucção.

CRIANÇAS

Crianças pequenas (até 5 anos) eliminam a lamotrigina mais rapidamente do que as maiores (5 a 10 anos). Crianças são mais propensas à indução enzimática do que adultos. Quanto ao TB, há poucos dados sobre prevenção de recaídas em amostras pediátricas.[1] De acordo com a FDA, a segurança e a eficácia em pacientes com idade inferior a 18 anos com TB ainda não foram estabelecidas.

IDOSOS

Até o momento, não existem sugestões de que a resposta nesse grupo seja diferente da observada em pacientes mais jovens. Recomenda-se monitoramento hepático.

INSUFICIÊNCIA HEPÁTICA

Recomenda-se cautela no uso de lamotrigina. Em pacientes com insuficiência hepática moderada a grave sem ascite, a dose inicial, o escalonamento e a dose de manutenção devem ser reduzidos em 25%. Já em pacientes com insuficiência hepática moderada a grave com ascite, as doses devem ser reduzidas em 50%.

INSUFICIÊNCIA RENAL

Usar com cautela. Doses menores de manutenção podem ser eficazes em pacientes com IR significativa.

INSUFICIÊNCIA CARDÍACA

Usar com cautela. Sem recomendações específicas.

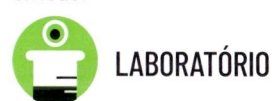

LABORATÓRIO

Exames prévios ao uso

Hemograma e exames de função renal e hepática.

Exames de acompanhamento

Hemograma e exames de função renal e hepática.

PRECAUÇÕES E DICAS

1. Segundo a FDA, exceder a dose inicial recomendada e a velocidade de seu ajuste, além da coadministração com valproato, são fatores que, de forma independente, podem aumentar a incidência de *rash* cutâneo.
2. Sua administração, especialmente combinada ao AVP, pode causar necrólise epidérmica tóxica.
3. A ocorrência de SSJ não é uma contraindicação rígida para a reintrodução da lamotrigina. Para reduzir a recorrência da SSJ em uma reexposição, é preciso considerar o momento da reintrodução e a gravidade das erupções cutâneas iniciais.[10]
4. Em tratamentos prolongados, pode haver interferência no metabolismo do folato.
5. Sua suspensão abrupta pode causar convulsões. Portanto, suspender gradualmente em 2 semanas.
6. Recomenda-se monitoramento hepático. Existe relato de insuficiência hepática aguda (icterícia, aumento das enzimas hepáticas e coagulopatia) em crianças tratadas com lamotrigina.
7. ACOs com estrogênio diminuem a concentração sérica da lamotrigina. A dose da lamotrigina deve ser ajustada em pacientes que pretendem iniciar ou interromper o uso de ACO; em geral é preciso duplicar a dose para pacientes em uso de ACO.[11]
8. Há relatos de aumento de ideação e comportamento suicidas relacionados à lamotrigina, especialmente no início do tratamento.[12]
9. Há relatos de meningite asséptica em adultos e crianças que utilizaram lamotrigina.
10. Também foram descritos casos de discrasias sanguíneas com o uso de lamotrigina.

REFERÊNCIAS

1. Mitchell PB, Hadzi-Pavlovic D, Evoniuk G, Calabrese JR, Bowden CL. A factor analytic study in bipolar depression, and response to lamotrigine. CNS Spectr. 2013;18(4):214-24. PMID [23702258]
2. Yatham LN, Kennedy SH, Parikh SV, Schaffer A, Bond DJ, Frey BN, et al. Canadian Network for Mood and Anxiety Treatments (CANMAT) and International Society for Bipolar Disorders (ISBD) 2018 guidelines for the management of patients with bipolar disorder. Bipolar Disord. 2018;20(2):97-170. PMID [29536616]
3. Passmore MJ, Garnham J, Duffy A, MacDougall M, Munro A, Slaney C, et al. Phenotypic spectra of bipolar disorder in responders to lithium versus lamotrigine. Bipolar Disord. 2003;5(2):110-4. PMID [12680900]
4. Besag FMC, Vasey MJ, Sharma AN, Lam ICH. Efficacy and safety of lamotrigine in the treatment of bipolar disorder across the lifespan: a systematic review. Ther Adv Psychopharmacol. 2021;11:20451253211046. PMID [34646439]
5. Pahwa M, Nuñez NA, Joseph B, Sochadri B, Cerberi DJ, Frye MA, et al. Efficacy and tolerability of lamotrigine in borderline personality disorder: a systematic review and meta-analysis. Psychopharmacol Bull. 2020;50(4):118-36. PMID [33012875]
6. Shaikh S, Yaacob HB, Rahman RBA. Lamotrigine for trigeminal neuralgia: efficacy and safety in comparison with carbamazepine. J Chin Med Assoc. 2011;74(6):243-9. PMID [21621166]
7. Aiken CB, Orr C. Rechallenge with Lamotrigine after a rash: a prospective case series and review of the literature. Psychiatry. 2010;7(5):27-32. PMID [20532155]
8. Tennis P, Eldridge RR. Preliminary results on pregnancy outcomes in women using lamotrigine. Epilepsia. 2002;43(10):1161-7. PMID [12366730]
9. Geddes JR, Gardiner A, Rendell J, Voysey M, Tunbridge E, Hinds C, et al. Comparative evaluation of quetiapine plus lamotrigine combination versus quetiapine monotherapy (and folic acid versus placebo) in bipolar depression (CEQUEL): a 2 × 2 factorial randomised trial. Lancet Psychiatry. 2016;3(1):31-9. PMID [26687300]

10. Raghavan R, Riley AW, Volk H, Caruso D, Hironaka L, Sices L, et al. Maternal multivitamin intake, plasma folate and vitamin B 12 levels and autism spectrum disorder risk in offspring. Paediatr Perinat Epidemiol. 2018;32(1):100-11. PMID [28984369]
11. Edinoff AN, Nguyen LH, Fitz-Gerald MJ, Crane E, Lewis K, Pierre SS, et al. Lamotrigine and Stevens-Johnson syndrome prevention. Psychopharmacol Bull. 2021;51(2):96-114. PMID [34092825]
12. Patorno E, Bohn RL, Wahl PM, Avorn J, Patrick AR, Liu J, et al. Anticonvulsant medications and the risk of suicide, attempted suicide, or violent death. JAMA. 2010;303(14):1401-9. PMID [20388896]

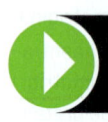

LEVETIRACETAM

APRESENTAÇÕES COMERCIAIS

ANTARA (EUROFARMA)
- Caixas com 30 ou 60 comprimidos de 250 mg.
- Caixas com 30 ou 60 comprimidos de 500 mg.

ELIZIP (ZODIAC)
- Caixas com 14, 30 ou 60 comprimidos de 250 mg.
- Caixas com 14, 30 ou 60 comprimidos de 500 mg.

ETIRA (ACHÉ)
- Caixas com 15, 30, 60 ou 90 comprimidos de 500 mg.
- Caixas com 15, 30, 60 ou 90 comprimidos de 1.000 mg.
- Frascos de 100 mL de solução oral de 100 mg/mL.

ILUDRAL (ZODIAC)
- Caixas com 14, 30 ou 60 comprimidos de 250 mg.
- Caixas com 10, 30, 60 ou 90 comprimidos de 500 mg.
- Caixas com 14, 30 ou 60 comprimidos de 750 mg.

KEPPRA (UCB BIOPHARMA)
- Caixas com 30 ou 60 comprimidos de 250 mg.
- Caixas com 30 ou 60 comprimidos de 500 mg.
- Caixas com 30 ou 60 comprimidos de 750 mg.
- Caixas com 30 ou 60 comprimidos de 1.000 mg.
- Frascos de 150 mL de solução oral de 100 mg/mL.

KEPPRA XR (UCB BIOPHARMA)
- Caixas com 60 comprimidos de liberação prolongada de 500 mg.
- Caixas com 60 comprimidos de liberação prolongada de 750 mg.

LEVETIRACETAM (ACHÉ)
- Frascos de 100 mL de solução oral de 100 mg/mL.

LEVETIRACETAM (AUROBINDO, BRAINFARMA)
- Caixas com 30, 60 ou 100* comprimidos de 250 mg.
- Caixas com 30, 60 ou 100* comprimidos de 750 mg.

LEVETIRACETAM (EUROFARMA)
- Caixas com 30 ou 60 comprimidos de 250 mg.
- Caixas com 30 ou 60 comprimidos de 750 mg.

LEVETIRACETAM (TORRENT)
- Caixas com 10, 30 ou 60 comprimidos de 250 mg.
- Caixas com 30 ou 60 comprimidos de 750 mg.

LEVETIRACETAM (ZODIAC)
- Caixas com 14, 30 ou 60 comprimidos de 250 mg.
- Caixas com 10, 30, 60 ou 90 comprimidos de 500 mg.
- Caixas com 14, 30 ou 60 comprimidos de 750 mg.

SPARK (EUROFARMA)
- Caixas com 30 ou 60 comprimidos de 250 mg.
- Caixas com 30 ou 60 comprimidos de 750 mg.

TAM (SUPERA)
- Caixas com 30 ou 60 comprimidos de 250 mg.
- Caixas com 30 ou 60 comprimidos de 750 mg.

VEPPI (TORRENT)
- Caixas com 10, 30 ou 60 comprimidos de 250 mg.
- Caixas com 30 ou 60 comprimidos de 750 mg.

*Embalagem hospitalar.

MODO DE USAR

A dose inicial recomendada é de 250 a 500 mg a cada 12 horas, com incrementos a cada 2 semanas de 1.000 mg/dia, não ultrapassando os 3.000 mg/dia divididos em 2 doses diárias. Em caso de sedação, concentrar a maior parte da dose à noite. Na formulação de liberação prolongada, usar

1 vez ao dia. A extensão de absorção é independente da dose e não é alterada pela alimentação.

TEMPO PARA INÍCIO DE AÇÃO

É esperado que reduza convulsões em 2 semanas de tratamento. Em relação a outras indicações (p. ex., TB), caso tenha resposta, é esperada em 2 semanas após início da dose terapêutica.

VARIAÇÃO USUAL DA DOSE

▶ Alguns pacientes podem tolerar e responder a doses maiores do que 3.000 mg/dia.
▶ A dose para a fase maníaca ainda não é bem estipulada, variando muito nos estudos — de 250 mg a 5.000 mg/dia.[1]

MODO DE SUSPENDER

A descontinuação do levetiracetam deve ser feita de forma lenta e gradual (máxima redução de 500 mg, 2 vezes ao dia, a cada 2 a 4 semanas). Sintomas de abstinência são incomuns, porém existe risco de convulsão e piora do TB, principalmente em retirada abrupta.

CLASSE, MECANISMO DE AÇÃO E FARMACODINÂMICA

O mecanismo de ação pelo qual o levetiracetam exerce sua função ainda não é bem conhecido. As hipóteses sugerem que ele atue nos mecanismos de inibição dos canais de cálcio voltagem-dependentes, na facilitação da transmissão inibitória gabaérgica (o que poderia explicar seu efeito sobre o humor) e/ou na ligação a proteínas sinápticas (2A) que modulam a liberação de neurotransmissores.

FARMACOCINÉTICA

O levetiracetam é rapidamente absorvido após administração por VO. Sua biodisponibilidade absoluta é próxima de 100%. Os picos das concentrações plasmáticas são atingidos 1,3 hora após a administração oral para a apresentação de liberação imediata e 4 horas para liberação prolongada. O estado de equilíbrio é atingido 2 dias após um esquema de administração 2 vezes ao dia. Tendo em vista que o levetiracetam quase não se liga a proteínas plasmáticas (10%), e que sua principal rota metabólica não depende do citocromo P450, além de não inibir ou induzir enzimas hepáticas, esse fármaco não causa interações medicamentosas clinicamente relevantes. A meia-vida plasmática é de 6 a 8 horas e não se altera com a dose, a via de administração ou a administração repetida. A principal via de excreção é a urinária, sendo responsável por 95% da dose.

Tem indicação como terapia adjuvante no tratamento de crises parciais, com ou sem generalização secundária, em adultos, adolescentes, crianças, no tratamento da epilepsia mioclônica juvenil e na epilepsia idiopática generalizada em adultos e em adolescentes com mais de 12 anos.[2]

Relatos de caso e ensaios abertos demonstraram a eficácia do levetiracetam em uma série de transtornos psiquiátricos, como TAS, TP, abstinência e dependência de álcool, sintomas comportamentais relacionados ao TEA, TEPT, transtorno de Tourette, discinesia tardia, entre outros.[2] Contudo, muitas vezes esses achados não foram confirmados em ECRs. Uma revisão com metanálise encontrou evidências de benefício significativo para profilaxia de enxaqueca.[3] Entretanto, revisão da Cochrane aponta ausência de benefício do levetiracetam para tratamento de dor neuropática.[4]

Há evidências preliminares da eficácia desse fármaco em monoterapia ou, principalmente, como adjuvante no tratamento das diferentes fases do TB. Recentes ECRs corroboraram esses achados, mostrando superioridade ao placebo no tratamento adjunto com quetiapina[5] e lítio[1] para mania. Um ECR sobre o tratamento da depressão bipolar não demonstrou diferenças significativas do tratamento adjunto com levetiracetam comparado ao tratamento adjunto com placebo.[6] Mais estudos ainda são necessários para evidenciar sua utilização no tratamento do TB.

INDICAÇÕES

Evidências CONSISTENTES de eficácia

▶ Tratamento adjunto nas crises epiléticas parciais, com ou sem generalização secundária, em pacientes a partir de 4 anos de idade.

▶ Tratamento adjunto nas crises mioclônicas em pacientes a partir de 12 anos de idade com epilepsia mioclônica juvenil.

- Tratamento adjunto nas crises generalizadas tônico-clônicas primárias em pacientes com epilepsia idiopática generalizada, a partir dos 6 anos de idade.

Evidências INCOMPLETAS de eficácia
- TB em episódio maníaco.[1,5]
- Profilaxia de enxaqueca.[3]

CONTRAINDICAÇÕES

- Hipersensibilidade ao fármaco.

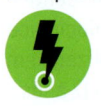

REAÇÕES ADVERSAS

Mais comuns: Astenia, ataxia, cefaleia, infecção, nasofaringite, sonolência, tontura.

Menos comuns: Agitação, agressividade, alopecia, anedonia, anemia, aumento pressórico, diarreia, diminuição da libido, diplopia, dor abdominal, erupções cutâneas, fadiga muscular, irritabilidade, labilidade emocional, leucopenia, náusea, pancreatite aguda, parestesias, psicose, tosse, trombocitopenia, vertigem, vômito.

INTOXICAÇÃO

Sintomas

Sintomas observados em casos de sobredose com levetiracetam foram sonolência, agitação, agressividade, alterações no nível de consciência, depressão respiratória e coma. Alguns relatos de caso apontam apenas sintomas leves, mesmo com doses muito acima do indicado.

Manejo
- O tratamento inicial recomendado inclui esvaziamento do estômago por lavagem gástrica ou indução de vômito.
- Não existe antídoto específico para o levetiracetam.
- O tratamento inclui medidas de suporte, e poderá ser necessária a realização de hemodiálise.

POPULAÇÕES ESPECIAIS

GRAVIDEZ
Alterações de desenvolvimento foram observadas em estudos com animais. Um estudo mostra relativa segurança no uso em gestantes, com baixos índices de malformações.[7]

Uma revisão corrobora os achados desse estudo, apontando o levetiracetam como um dos antiepilépticos com menor risco de malformação.[8]

A concentração plasmática tende a diminuir na gestação, podendo requerer aumento de dose.

LACTAÇÃO
A lactação não é recomendada, devido à passagem do fármaco para o leite materno.

CRIANÇAS
O levetiracetam como terapia adjuvante no tratamento da epilepsia é indicado a crianças e adolescentes.

A segurança e a eficácia do levetiracetam em lactentes com epilepsia com menos de 1 ano não foram extensamente investigadas. O perfil de eventos adversos é similar nos vários grupos etários, mas alterações comportamentais foram mais comuns em crianças, bem como aumento de pressão arterial.

Doses maiores podem ser necessárias nessa população.

IDOSOS
Em pacientes idosos, a meia-vida de eliminação aumenta; assim, pode ser necessário ajuste na dose.

INSUFICIÊNCIA HEPÁTICA
Não requer ajuste de dose na insuficiência hepática.

INSUFICIÊNCIA RENAL
- A depuração corporal total desse fármaco é reduzida em pacientes com IR, e as doses devem ser modificadas de acordo com a creatinina sérica.
- Em IR com TFG > 60, usar doses entre 500 e 1.500 mg, 2 vezes ao dia.
- Em IR estágio 3 (TFG entre 30 e 59 mL/min), entre 250 e 750 mg, 2 vezes ao dia.
- Em IR estágio 4 (TFG entre 15 e 29 mL/min), entre 250 e 500 mg, 2 vezes ao dia.
- Pacientes em diálise requerem doses entre 500 e 1.000 mg, 1 vez ao dia, com incremento de 250 a 500 mg após diálise.[9]

INSUFICIÊNCIA CARDÍACA
Sem recomendações específicas.

LABORATÓRIO

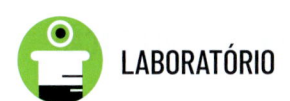

Não é necessária a realização de exames laboratoriais prévios e/ou de acompanhamento em indivíduos saudáveis.

PRECAUÇÕES E DICAS

1. Relatos de comportamento e ideação suicidas foram observados em pacientes utilizando antiepiléticos em várias indicações. Dessa forma, ideação ou comportamento suicida devem ser adequadamente monitorados durante o tratamento com levetiracetam.
2. Sintomas comportamentais, como agitação, irritabilidade, agressividade, ansiedade e depressão, podem ser observados com essa medicação.
3. Reações dermatológicas graves foram relatadas, inclusive SSJ.

REFERÊNCIAS
1. Keshavarzi A, Sharifi A, Jahangard L, Soltanian A, Brühl AB, Ahmadpanah M, et al. Levetiracetam as an adjunctive treatment for mania: a double-blind, randomized, placebo-controlled trial. Neuropsychobiology. 2022;81(3):192-203. PMID [34979513]
2. Farooq MU, Bhatt A, Majid A, Gupta R, Khasnis A, Kassab MY. Levetiracetam for managing neurologic and psychiatric disorders. Am J Health Syst Pharm. 2009;66(6):541-61. PMID [19265183]
3. Yen PH, Kuan YC, Tam KW, Chung CC, Hong CT, Huang YH. Efficacy of levetiracetam for migraine prophylaxis: a systematic review and meta-analysis. J Formos Med Assoc. 2021;120(1 Pt 3):755-64. PMID [32861551]
4. Wiffen PJ, Derry S, Moore RA, Lunn MP. Levetiracetam for neuropathic pain in adults. Cochrane Database Syst Rev. 2014;2014(7):CD010943. PMID [25000215]
5. Zarezadeh F, Arbabi M, Shamabadi A, Naderi S, Hasanzadeh A, Ostadpour M, et al. Levetiracetam adjunct to quetiapine for the acute manic phase of bipolar disorder: a randomized, double-blind and placebo-controlled clinical trial of efficacy, safety and tolerability. Int Clin Psychopharmacol. 2022;37(2):46-53. PMID [34864756]
6. Saricicek A, Maloney K, Muralidharan A, Ruf B, Blumberg HP, Sanacora G, et al. Levetiracetam in the management of bipolar depression: a randomized, double-blind, placebo-controlled trial. J Clin Psychiatry. 2011;72(6):744-50. PMID [21034692]
7. Mawhinney E, Craig J, Morrow J, Russell A, Smithson WH, Parsons L, et al. Levetiracetam in pregnancy: results from the UK and Ireland epilepsy and pregnancy registers. Neurology. 2013;80(4):400-5. PMID [23303847]
8. Tomson T, Battino D, Perucca E. Teratogenicity of antiepileptic drugs. Curr Opin Neurol. 2019;32(2):246-252. PMID [30664067]
9. Bansal AD, Hill CE, Berns JS. Use of antiepileptic drugs in patients with chronic kidney disease and end stage renal disease. Semin Dial. 2015;28(4):404-12. PMID [25929593]

LEVOMEPROMAZINA

APRESENTAÇÕES COMERCIAIS

LEVOMEPROMAZINA (HIPOLABOR)
- Caixas com 20 ou 500* comprimidos de 100 mg.

LEVOZINE (CRISTÁLIA)
- Caixas com 20 ou 200* comprimidos de 25 mg.
- Caixas com 20 ou 200* comprimidos de 100 mg.
- Caixas com 25* ou 50* ampolas de 5 mL de solução injetável de 5 mg/mL.
- Frascos de 20 mL de solução oral gotas de 40 mg/mL.

NEOZINE (SANOFY MEDLEY)
- Caixas com 20 comprimidos de 25 mg.
- Caixas com 20 comprimidos de 100 mg.
- Frascos de 20 mL de solução oral gotas de 40 mg/mL.

*Embalagem hospitalar.

MODO DE USAR

A dose deve ser ajustada individualmente para cada paciente.

Na crise aguda, utiliza-se de 400 a 600 mg/dia. Entretanto, doses elevadas, como 800 a 1.000 mg, eventualmente são necessárias e podem ser bem toleradas. Em crianças e em idosos, deve-se iniciar com doses mínimas, devido ao metabolismo mais lento nessas faixas etárias. Para idosos, usar 1/2 a 1/3 das doses para adultos hígidos (100 a 200 mg/dia), devido ao risco significativo de hipotensão.

Iniciar com 25 a 50 mg divididos em 2 a 4 administrações nas primeiras 24 horas; nos dias subsequentes, aumentar de maneira progressiva até atingir, se necessário, a dose de 300 a 500 mg/dia, para depois reduzir gradualmente até a dose diária útil de 150 a 250 mg/dia ou menor. Em razão do seu forte efeito sedativo e de sonolência, é recomendável ingerir a maior parte da dose diária ao final da tarde ou à noite, após o jantar. Sempre que possível, administrar depois das refeições. No início do tratamento, o paciente que receber uma dose inicial elevada deverá permanecer deitado por pelo menos 1 hora após a administração de cada dose, devido à possibilidade de hipotensão postural e tonturas, evitando levantar bruscamente. A levomepromazina em gotas pode ser diluída em água e não deve ser administrada diretamente sobre a língua. Cada 1 mL = 40 gotas (1 gota = 1 mg de levomepromazina).

Como adjuvante na terapia da dor em pacientes terminais, administrar 50 mg, 2 a 5 vezes ao dia; aumentar progressivamente a dose, se necessário, até 300 ou 500 mg; em seguida reduzir gradualmente até uma dose de 50 a 75 mg/dia.

Caso o paciente esqueça de ingerir uma dose, deve ingeri-la assim que possível. No entanto, se estiver próximo do horário da dose seguinte, esperar por esse horário, respeitando sempre o intervalo determinado pela posologia. Nunca devem ser administradas 2 doses ao mesmo tempo.

TEMPO PARA INÍCIO DE AÇÃO

A levomepromazina é bem absorvida tanto por VO quanto por via parenteral. Entre as formas VO, as líquidas são mais rapidamente absorvidas do que as sólidas. Concentrações plasmáticas máximas são atingidas, em média, de 1 a 3 horas após uma administração oral, e de 30 a 90 minutos após administração IM. O efeito sedativo e analgésico máximo é atingido após 20 a 40 minutos (IM). A distribuição cerebral é mais lenta do que a plasmática; consequentemente, o efeito terapêutico pode demorar várias semanas ou até meses para ser obtido (6 semanas a 6 meses).

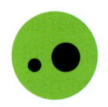

VARIAÇÃO USUAL DA DOSE

As doses necessárias de levomepromazina vão depender muito do quadro clínico do paciente e do objetivo a ser atingido com a medicação. Sugere-se sempre iniciar com doses baixas (25 a 50 mg divididos em 2 a 4 administrações nas primeiras 24 horas) e ir aumentando lentamente a dosagem conforme necessidade/tolerância. Doses bastante elevadas, como 800 a 1.000 mg, podem ser necessárias em quadros agudos, podendo ser bem toleradas. A dose usual de manutenção é de cerca de 150 a 250 mg/dia.

CLASSE, MECANISMO DE AÇÃO E FARMACODINÂMICA

A levomepromazina é um derivado alifático do grupo das fenotiazinas. Bloqueia os receptores dopaminérgicos, que se localizam principalmente nos sistemas mesolímbico e mesofrontal, ação que é responsável pelos efeitos antipsicóticos. Os efeitos extrapiramidais devem-se à ação no sistema nigroestriatal, e alguns efeitos endócrinos, como o aumento da produção da prolactina, devem-se à ação no trato hipotalâmico-hipofisário. Age também em outros receptores, como os muscarínicos, histaminérgicos, noradrenérgicos e serotonérgicos. Apresenta intensa ação sedativa e hipotensora, moderado efeito anticolinérgico e fraca ação extrapiramidal e antiemética.[1]

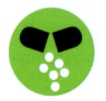

FARMACOCINÉTICA

A levomepromazina leva de 4 a 5 dias para atingir o estado de equilíbrio plasmático. A biodisponibilidade é de 50%. A meia-vida da levomepromazina é variável de indivíduo para indivíduo (15 a 80 horas), e seus metabólitos são derivados sulfóxidos e um derivado dimetil ativo. A eliminação se dá pela urina e pelas fezes. Tem alta ligação proteica (90%), sofre metabolização hepática e apresenta excreção biliar e renal.[2-4]

Em um estudo naturalístico, a levomepromazina sob forma de injeção IM mostrou-se eficaz na abordagem de pacientes agitados.[5] Em um recente estudo de acompanhamento de pacientes por 5 anos, quando comparados APs de primeira e de segunda geração, a levomepromazina esteve mais associada a aumento do risco de mortalidade, especialmente mortalidade cardiovascular.[6]

A levomepromazina tem sido utilizada no tratamento dos sintomas psicóticos de diversos transtornos, como esquizofrenia, psicoses breves, mania aguda grave, transtorno esquizoafetivo, transtorno delirante, depressão grave com sintomas psicóticos e na agitação em pacientes com deficiência intelectual.

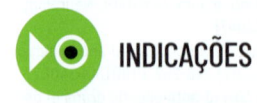

INDICAÇÕES

Evidências CONSISTENTES de eficácia

▸ Esquizofrenia (episódios agudos e tratamento de manutenção).[3]

- Mania aguda com sintomas psicóticos, como adjuvante aos estabilizadores do humor.
- Depressão psicótica, associada a ADs.
- Transtorno esquizoafetivo.
- Transtorno delirante.
- Psicoses breves.

Evidências INCOMPLETAS de eficácia
- Transtornos neurocognitivos.
- Psicose induzida por substâncias.
- Agitação psicomotora na esquizofrenia, associada ao haloperidol.
- Sintomas ansiosos.

Uso não psiquiátrico
- Em anestesia geral (potencializa os efeitos anestésicos) e no aumento da sedação e da analgesia.
- Para alívio da dor pós-IAM.
- Como terapia adjuvante da dor em pacientes terminais.[7]

CONTRAINDICAÇÕES
- Antecedentes de discrasias sanguíneas.
- Associada ao álcool.
- Constipação crônica.
- Doença cardiovascular grave.
- Doença de Parkinson.
- Doenças hepáticas.
- Epilepsia.
- Estados comatosos ou depressão acentuada do SNC.
- Glaucoma.
- Gravidez e amamentação.
- Hipersensibilidade ao fármaco.
- Hipertrofia de próstata.
- Hipotireoidismo.
- Miastenia grave.
- Pacientes idosos.

REAÇÕES ADVERSAS

Mais comuns: Aumento do apetite, boca seca, constipação intestinal, fotossensibilidade cutânea, hipotensão postural, salivação, sedação, taquicardia, tontura.[8]

Menos comuns: Abstinência, acatisia, agitação, agranulocitose, alteração na condução cardíaca, alteração na função hepática, alteração no ECG, amenorreia, anemia aplásica, anemia hemolítica, anorexia, anorgasmia, ataxia, convulsão, coriza, crises oculogíricas, *delirium*, depósitos granulares na córnea, depressão, dermatite esfoliativa, descoloração da pele, desregulação da temperatura, diminuição da libido, discinesia tardia, distonia, ejaculação retrógrada, eosinofilia, excitação, febre, galactorreia, ganho de peso, ginecomastia, glaucoma (precipitação do), hiperglicemia, hiperprolactinemia, hiponatremia, hiporreflexia, icterícia, íleo paralítico, impotência, inquietude, insônia, insuficiência cardíaca, leucocitose, leucopenia, parkinsonismo, pesadelos, petéquias, priapismo, prolongamento do intervalo QTc, *rash* cutâneo, redução do limiar convulsivo, retinopatia pigmentar, rigidez muscular, síndrome extrapiramidal, síndrome neuroléptica maligna, SIADH, sonhos bizarros, sono agitado, torcicolo, tremores finos, trombocitopenia, tromboembolismo, urticária, visão borrada.

INTOXICAÇÃO

Sintomas
Podem ocorrer depressão do SNC (sonolência e até coma), hipotensão, ECEs, agitação, inquietude, convulsões, febre, boca seca, íleo paralítico e arritmias cardíacas.

Manejo
- O tratamento é basicamente de suporte e sintomático.
- Medidas a serem adotadas:
  - Fazer lavagem gástrica (no período inicial).
  - Não provocar vômitos (risco de aspiração).
  - Manter vias aéreas permeáveis.
  - Em caso de ECEs graves, administrar antiparkinsonianos (com precaução).

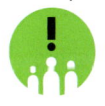

POPULAÇÕES ESPECIAIS

GRAVIDEZ
Em razão do aumento da prolactina, a levomepromazina pode estar associada à redução da fertilidade em mulheres. Seu uso deve ser evitado durante o primeiro trimestre da gravidez. Avaliar

os riscos do medicamento para o feto *versus* o perigo de uma mãe ativamente psicótica, uma vez que a contraindicação não é absoluta.[9] É recomendável suspender o seu uso próximo ao parto, pois pode causar distúrbios respiratórios, obstrução intestinal ou dificuldade de eliminar o mecônio e distúrbios neurológicos como sintomas extrapiramidais (tremor, hipertonia, sonolência e agitação) no recém-nascido. Categoria C da FDA.

LACTAÇÃO
Como a levomepromazina é secretada no leite materno, e os efeitos sobre o desenvolvimento da criança são desconhecidos, é recomendado suspender a amamentação.[10]

CRIANÇAS
Em função da sedação e das possíveis alterações cognitivas causadas pelos efeitos anticolinérgicos, a levomepromazina não costuma ser usada em crianças. Usar apenas em situações excepcionais em crianças com menos de 6 anos e evitar completamente o uso em crianças menores de 2 anos.

IDOSOS
Deve ser usada com cautela em idosos, em doses menores, devido à hipotensão postural, a tonturas (quedas) e à ocorrência de efeitos anticolinérgicos. Recomenda-se a realização de um ECG antes do início do uso e o monitoramento frequente da PA. Utilizada com frequência no tratamento da agitação e da agressividade nesse grupo de pacientes, mas em doses muito baixas (5 mg) e ajustadas para cada indivíduo.

INSUFICIÊNCIA HEPÁTICA
Recomenda-se monitorização cautelosa em função do risco de aumento da concentração sérica do fármaco.

INSUFICIÊNCIA RENAL
Recomenda-se monitorização cautelosa em função do risco de aumento da concentração sérica do fármaco.

INSUFICIÊNCIA CARDÍACA
Não há dados suficientes na literatura sobre o uso de levomepromazina nesta população.

LABORATÓRIO
Pode ocasionar resultados falso-positivos para testes de gravidez.

Interfere nos exames de dosagem da bilirrubina urinária (falso-positivo) e na secreção de ACTH (diminuição).

No ECG, pode aumentar o intervalo QT, deprimir o segmento ST e promover alterações na condução AV.

PRECAUÇÕES E DICAS

1. Antes do início do uso, sugere-se a realização de hemograma completo, provas de função hepática e ECG em homens acima de 30 e em mulheres acima de 40 anos.
2. Em pacientes com epilepsia, há maior risco de agravamento das crises convulsivas.
3. Pacientes com câncer de mama devem evitar as fenotiazinas, uma vez que 1/3 desses tumores é prolactino-dependente, e o uso desses agentes pode promover aumento nas concentrações de prolactina.
4. Atentar para o risco de hipotensão postural, principalmente em idosos.
5. Evitar o uso concomitante de depressores do SNC, como o álcool.
6. Pacientes que dirigem ou operam máquinas devem ser orientados quanto aos efeitos sedativos e à diminuição de reflexos; administrar o medicamento preferencialmente à noite.
7. Caso seja realizada ECT, é aconselhável retirar o fármaco anteriormente; entretanto, em pacientes muito agitados, ele pode ser mantido.
8. É preciso ter cautela quanto à exposição ao sol, devido ao risco de fotossensibilidade.
9. Ingerir o medicamento após as refeições, para evitar picos séricos elevados (hipotensão).
10. Não deve ser usada em pacientes com risco para AVCs e tromboembolismo.

REFERÊNCIAS
1. Stahl SM. Essential psychopharmacology: neuroscientific basis and practical applications. 2nd ed. Cambridge: Cambridge University; 2000.
2. Sivaraman P, Rattehalli RD, Jayaram MB. Levomepromazine for schizophrenia. Cochrane Database Syst Rev. 2010;2010(10):CD007779. PMID [20927765]
3. Kornhuber J, Weigmann H, Röhrich J, Wiltfang J, Bleich S, Meineke I, et al. Region specific distribution of levomepromazine in the human brain. J Neural Transm. 2006;113(3):387-97. PMID [15997416]
4. Schatzberg AF, Cole JO, DeBattista C. Manual of clinical psychopharmacology. 3rd ed. Washington: APP; 1997.
5. Suzuki H, Gen K, Takahashi Y. A naturalistic comparison study of the efficacy and safety of intramuscular olanzapine, intramus-

cular haloperidol, and intramuscular levomepromazine in acute agitated patients with schizophrenia. Hum Psychopharmacol. 2014;29(1):83-8. PMID [24424709]
6. Kiviniemi M, Suvisaari J, Koivumaa-Honkanen H, Hakkinen U, Isohanni M, Hakko H. Antipsychotics and mortality in first-onset schizophrenia: prospective Finnish register study with 5-year follow-up. Schizophr Res. 2013;150(1):274-80. PMID [23953217]
7. Oliver DJ. The use of methotrimeprazine in terminal care. Br J Clin Pract. 1985;39(9):339-40. PMID [4063129]
8. Lehman AF, Lieberman JA, Dixon LB, McGlashan TH, Miller AL, Perkins DO, et al. Practice guideline for the treatment of patients with schizophrenia, second edition. Am J Psychiatry. 2004;161(2 Suppl):1-56. PMID [15000267]
9. Gentile S. Antipsychotic therapy during early and late pregnancy: a systematic review. Schizophr Bull. 2010;36(3):518-44. PMID [18787227]
10. Llewellyn A, Stowe ZN. Psychotropic medications in lactation. J Clin Psychiatry. 1998;59(Suppl 2):41-52. PMID [9559759]

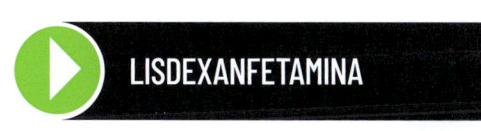

LISDEXANFETAMINA

APRESENTAÇÕES COMERCIAIS

JUNEVE (TAKEDA)
- Caixas com 28 cápsulas de 30 mg.
- Caixas com 28 cápsulas de 50 mg.
- Caixas com 28 cápsulas de 70 mg.

VENVANSE (TAKEDA)
- Caixas com 28 cápsulas de 30 mg.
- Caixas com 28 cápsulas de 50 mg.
- Caixas com 28 cápsulas de 70 mg.

MODO DE USAR

Recomenda-se iniciar com 30 mg/dia, realizando aumentos graduais de 10 a 20 mg por semana até a dose mais efetiva (máxima recomendada de 70 mg/dia).

TEMPO PARA INÍCIO DE AÇÃO

Efeitos positivos podem ocorrer já com a primeira dose, e efeitos positivos mais amplos, em geral, são atingidos em algumas semanas de tratamento contínuo.

VARIAÇÃO USUAL DA DOSE

- TDAH: 30 a 70 mg/dia.
- Transtorno de compulsão alimentar: 50 a 70 mg/dia.

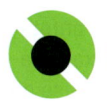

MODO DE SUSPENDER

Recomenda-se a diminuição gradual da dose até sua suspensão completa, a fim de evitar sintomas de retirada ou retorno dos sintomas que vinham sendo tratados.

CLASSE, MECANISMO DE AÇÃO E FARMACODINÂMICA

A lisdexanfetamina (L-lisina-D-anfetamina), ou dimesilato de lisdexanfetamina, é um pró-fármaco terapeuticamente inativo e pertencente às classes das fenetilaminas e anfetaminas. Foi desenvolvida com o objetivo de ser um estimulante de ação prolongada com menor potencial de abuso. Após a ingestão, a parte farmacologicamente ativa da molécula, a D-anfetamina, é liberada de forma gradual por meio de hidrólise. A lisdexanfetamina é o pró-fármaco da dextroanfetamina. Assim, seu efeito terapêutico ocorre pela ação da dextroanfetamina, uma amina simpatomimética com atividade estimulante. Seu mecanismo de ação ocorre pelo bloqueio da recaptação de noradrenalina e dopamina no neurônio pré-sináptico, aumentando a liberação dessas monoaminas na fenda sináptica. A molécula de lisdexanfetamina não se liga aos receptores responsáveis por esse mecanismo.

FARMACOCINÉTICA

É rapidamente absorvida por VO e apresenta seu pico de ação em torno de 1 a 3,5 horas. 2 tomadas A lisdexanfetamina é convertida em dextroanfetamina (D-anfetamina) e L-lisina após a primeira passagem intestinal e o metabolismo hepático. É metabolizada de lisdexanfetamina para dextroanfetamina e L-lisina primariamente no sangue devido à ação hidrolítica das células sanguíneas. A lisdexanfetamina não é metabolizada pelo citocromo P450. Sua excreção se dá predominantemente através da urina. Seu efeito terapêutico tem duração média de 12 horas, com alguns casos persistindo por 14 horas.

A lisdexanfetamina está aprovada para o tratamento de TDAH em crianças, adolescentes e adultos[1] e para transtorno de compulsão alimentar.[2]

Em um estudo com adultos em abuso de anfetaminas, doses de 50 a 100 mg VO de lisdexanfetamina demonstraram menor chance de abuso do que a de 40 mg de D-anfetamina. O mecanismo farmacocinético, por meio de hidrólise com taxa constante de liberação da molécula ativa, faz o potencial para abuso ser menor do que a administração direta da molécula ativa.[3] A necessidade de ser ingerida por VO, passando pelo trato gastrintestinal, faz o efeito ser mais prolongado e impede que a ação estimulante, típica das anfetaminas, seja conseguida por outras vias, como a IV. A administração IV de lisdexanfetamina gerou efeitos similares ao placebo, sendo, assim, completamente ineficaz para abuso.[4]

INDICAÇÕES

Evidências CONSISTENTES de eficácia
- TDAH em crianças, adolescentes e adultos.[1]
- Transtorno de compulsão alimentar (em adultos de 18 a 55 anos).[2]

Evidências INCOMPLETAS de eficácia
- Tratamento adjuvante para depressão maior refratária.[5]

CONTRAINDICAÇÕES

Absolutas
- Administração concomitante com IMAO ou até 14 dias após a cessação do uso.
- Angiedema.
- Doença cardiovascular sintomática (miocardiopatias, arritmia grave ou doença coronariana, anomalias cardíacas estruturais).
- Estados de agitação.
- Glaucoma.
- Hipersensibilidade a anfetaminas ou a outro componente da fórmula.
- Hipertensão arterial de moderada a grave.
- Hipertireoidismo.
- História de abuso de substâncias.
- SSJ.
- Urticária.

Relativas
- História prévia de quadros psicóticos.
- História prévia ou atual de tiques e transtorno de Tourette.
- História prévia ou sinais de vasculopatia (síndrome de Raynaud).

REAÇÕES ADVERSAS

Mais comuns: Ansiedade, boca seca, cefaleia, diminuição de apetite, diminuição de peso, dor abdominal, insônia, irritabilidade.

Menos comuns: Aumento da FC, aumento da PA, convulsão, diarreia, hiperidrose, labilidade emocional, náusea, tiques, tonturas, tremor.

INTOXICAÇÃO

Sintomas

Os efeitos podem variar de um indivíduo para outro, e sintomas de toxicidade podem ocorrer de forma idiossincrásica com baixas doses. Os sintomas que evidenciam intoxicação incluem inquietude, tremores, hiper-reflexia, taquipneia, confusão, alucinações, estado de pânico, hipertermia e rabdomiólise. Também podem ocorrer, posteriormente, fadiga e depressão. Os efeitos cardíacos são arritmias, hipertensão ou hipotensão arterial e colapso circulatório. Sintomas gastrintestinais envolvem náusea, vômito, diarreia e cólicas abdominais. Uma intoxicação fatal geralmente é precedida de convulsões e coma.

Manejo
- O manejo é sintomático e pode incluir lavagem gástrica, administração de carvão ativado e de agente catártico e sedação.
- Não há dados para recomendar hemodiálise.
- A acidificação da urina aumenta a excreção urinária do fármaco, mas acredita-se que possa aumentar o risco de IR se houver presença de mioglobinúria.
- Administra-se fentolamina em caso de hipertensão arterial complicando a intoxicação.
- A clorpromazina pode antagonizar os efeitos centrais do estimulante.
- Considerar o mecanismo de liberação prolongada do medicamento no caso de intoxicação.

POPULAÇÕES ESPECIAIS

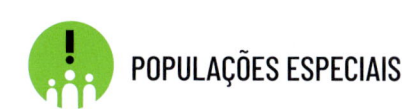

GRAVIDEZ
O uso durante a gravidez não é indicado. Filhos de mães dependentes de anfetaminas apresentam risco aumentado de parto prematuro e baixo peso ao nascer. Além disso, esses RNs podem exibir sintomas de retirada, com disforia, agitação e lassitude. As anfetaminas somente devem ser usadas durante a gravidez se os benefícios justificarem o potencial risco para o feto. Categoria C da FDA.

LACTAÇÃO
Mães sob uso do medicamento não devem amamentar, pois há passagem para o leite materno. Os riscos para o bebê incluem reações adversas cardíacas, aumento da PA, taquicardia, supressão do crescimento e vasculopatia periférica.

CRIANÇAS
O medicamento foi estudado e pode ser utilizado em crianças maiores de 6 anos; já para menores dessa idade, não há estudos. Por esse motivo, a segurança e a eficácia da lisdexanfetamina não estão estabelecidas na população pré-escolar.

IDOSOS
Os dados farmacocinéticos e de segurança sobre a lisdexanfetamina em idosos são limitados. Um estudo avaliou adultos saudáveis (n = 47), estratificados por idade e gênero (55 a 64, 65 a 74 e ≥ 75 anos), que receberam doses únicas de lisdexanfetamina 50 mg ou placebo. Constatou-se que a eliminação renal de D-anfetamina diminuiu com a idade e não foi relacionada à função renal do indivíduo, conforme medição feita por meio da depuração da creatinina. Não foram verificadas tendências de alteração na FC ou na PA de acordo com a idade. Concluiu-se que o perfil de segurança era consistente com estudos anteriores em adultos jovens.[6]

INSUFICIÊNCIA HEPÁTICA
Recomenda-se cautela durante o uso em pacientes com insuficiência hepática.

INSUFICIÊNCIA RENAL
Na presença de IR, as doses devem ser menores. A lisdexanfetamina e a D-anfetamina não são dialisáveis.

INSUFICIÊNCIA CARDÍACA
Recomenda-se cautela no uso em pacientes com insuficiência cardíaca, particularmente naqueles que tiveram infarto do miocárdio recentemente ou outras condições cardiológicas que podem ser ainda mais prejudicadas pela possibilidade de aumento da PA.

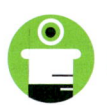

LABORATÓRIO

Exames prévios ao uso
Exames laboratoriais prévios ao início do tratamento com lisdexanfetamina geralmente não são necessários, a menos que haja outra condição médica associada que necessite de avaliação concomitante.

Exames de acompanhamento
Exames laboratoriais específicos durante o tratamento em geral não são necessários devido ao uso da medicação exclusivamente, mas deve ser realizado o monitoramento da PA e FC durante todo o tratamento e, em crianças e adolescentes, deve ser realizado o monitoramento do crescimento corporal.

PRECAUÇÕES E DICAS

1. Realizar avaliação clínica de possíveis comorbidades cardiológicas e história familiar de morte súbita por causas cardíacas ou inexplicadas, devido à possibilidade de aumentar a PA durante o tratamento.
2. Anfetaminas podem causar aumento significativo das concentrações de corticosteroides séricos. Esse aumento é maior durante a noite.
3. Anfetaminas podem interferir nas determinações das concentrações de esteroides urinários.
4. Monitorar PA e pulso durante o tratamento.
5. Como pode diminuir o limiar convulsivo, utilizar com cautela em pacientes com história de convulsões.
6. Monitorar exacerbação ou ocorrência de tiques.
7. Monitorar altura e peso, uma vez que há relatos de possível supressão do crescimento durante tratamento prolongado com anfetaminas.
8. Apesar do peculiar mecanismo farmacocinético voltado à diminuição do potencial de abuso,

monitorar o uso em pacientes com história prévia de abuso de anfetaminas.

REFERÊNCIAS

1. Cortese S, Adamo N, Del Giovane C, Mohr-Jensen C, Hayes AJ, Carucci S, et al. Comparative efficacy and tolerability of medications for attention-deficit hyperactivity disorder in children, adolescents, and adults: a systematic review and network meta-analysis. Lancet Psychiatry. 2018;5(9):727-38. PMID [30097390]
2. Schneider E, Higgs S, Dourish CT. Lisdexamfetamine and binge-eating disorder: a systematic review and meta-analysis of the preclinical and clinical data with a focus on mechanism of drug action in treating the disorder. Eur Neuropsychopharmacol. 2021;53:49-78. PMID [34461386]
3. Soutullo C, Banaschewski T, Lecendreux M, Johnson M, Zuddas A, Anderson C, et al. A post hoc comparison of the effects of lisdexamfetamine dimesylate and osmotic-release oral system methylphenidate on symptoms of attention-deficit hyperactivity disorder in children and adolescents. CNS Drugs. 2013;27(9):743-51. PMID [23801529]
4. Jasinski DR, Krishnan S. Human pharmacology of intravenous lisdexamfetamine dimesylate: abuse liability in adult stimulant abusers. J Psychopharmacol. 2009;23(4):410-8. PMID [18635707]
5. Nuñez NA, Joseph B, Pahwa M, Kumar R, Resendez MG, Prokop LJ, et al. Augmentation strategies for treatment resistant major depression: a systematic review and network meta-analysis. J Affect Disord. 2022;302:385-400. PMID [34986373]
6. Ermer J, Haffey MB, Richards C, Lasseter K, Adeyi B, Corcoran M, et al. Double-blind, placebo-controlled, two-period, crossover trial to examine the pharmacokinetics of lisdexamfetamine dimesylate in healthy older adults. Neuropsychiatr Dis Treat. 2013;9:219-29. PMID [23431065]

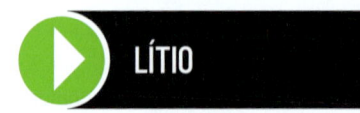

LÍTIO

APRESENTAÇÕES COMERCIAIS

BILYT (BIOLAB)
▶ Caixas com 10, 50, 60, 90, 200*, 500* ou 600* comprimidos de 300 mg.

BIPOLIT (HIPOLABOR)
▶ Caixas com 25, 50, 60 ou 500* comprimidos de 300 mg.

CARBOLITIUM (EUROFARMA)
▶ Caixas com 10, 25, 50, 60, 90 ou 120 comprimidos de 300 mg.

CARBOLITIUM CR (EUROFARMA)
▶ Caixas com 10, 15, 30, 60 ou 90 comprimidos de liberação prolongada de 450 mg.

CARBONATO DE LÍTIO (BIOLAB)
▶ Caixas com 10, 50, 60, 90, 200*, 500* ou 600* comprimidos de 300 mg.

CARBONATO DE LÍTIO (CRISTÁLIA, HIPOLABOR)
▶ Caixas com 25, 50, 60 ou 500* comprimidos de 300 mg.

CARBONATO DE LÍTIO (EUROFARMA)
▶ Caixas com 15, 25, 30, 50, 60, 90 ou 120 comprimidos de 300 mg.
▶ Caixas com 10, 15, 30, 60 ou 90 comprimidos de liberação prolongada de 450 mg.

CARLIT (SUPERA)
▶ Caixas com 10, 25, 50, 60, 90 ou 120 comprimidos de 300 mg.
▶ Caixas com 10, 15, 30, 60 ou 90 comprimidos de liberação prolongada de 450 mg.

LITERATA (CRISTÁLIA)
▶ Caixas com 25, 50, 60, 200* ou 500* comprimidos de 300 mg.

*Embalagem hospitalar.

MODO DE USAR

Para a maioria dos adultos sadios, é possível iniciar com 300 mg no primeiro dia, passando para 600 mg no segundo, 900 mg no terceiro e aumentar conforme as concentrações séricas. A variação das doses é controlada de acordo com a litemia (ver tópico "Variação usual da dose").

Após iniciado, é essencial o controle da concentração sérica do lítio, devido aos riscos associados à sua estreita janela terapêutica. Inicialmente, as litemias devem ser mais frequentes, até o ajuste da dose. As concentrações séricas devem ser verificadas no mínimo 5 dias após a obtenção de uma dose mínima pretendida.

O sangue deve ser coletado 12 horas (± 2 horas) após a última tomada, e não é necessário jejum se a litemia for o único exame solicitado. No TB, concentrações séricas consideradas adequadas para a fase aguda de mania estão entre 0,8 e 1,2 mEq/L, e para a fase de manutenção, entre 0,6 e 1,0 mEq/L. Essa última concentração também é a pretendida quando o lítio é usado como potencializador de um regime terapêutico antidepressivo já em uso. Concentrações séricas entre 0,8 e 1 mEq/L são mais eficazes na profilaxia de novos episódios de humor na fase de manutenção, embora com maior incidência de efeitos adversos. Deve-se ter em mente que a dose mínima efetiva para evitar recaída é variável entre os indivíduos, e, em muitos casos, na profilaxia, a dose sérica do lítio pode ser mantida entre 0,6 e 0,8 mEq/L, em vez da dose de 0,8 a 1 mEq/L.

O lítio pode ser tomado em dose única diária, preferencialmente à noite, após o jantar. No caso de efeitos colaterais no trato gastrintestinal, essa dose pode ser dividida em 2 ou 3 vezes ao dia.

TEMPO PARA INÍCIO DE AÇÃO

Entre 1 e 3 semanas.

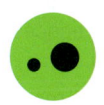

VARIAÇÃO USUAL DA DOSE

A variação da dose deve ser calculada de acordo com a concentração sérica do lítio e de acordo com o estado de humor do paciente.

- Mania: 0,8 a 1,2 mEq/L.
- Depressão: 0,6 a 1,0 mEq/L.
- Manutenção: 0,6 a 1,0 mEq/L.

MODO DE SUSPENDER

Quando houver necessidade de retirada do lítio, é essencial que ela ocorra de forma gradual. Sugere-se a retirada de não mais que 25% da dose em uso por mês ou, de forma menos conservadora, em 15 a 30 dias, uma vez que alguns estudos indicam que a descontinuação abrupta (de 1 a 14 dias) pode aumentar o risco de recaídas.[1]

CLASSE, MECANISMO DE AÇÃO E FARMACODINÂMICA

O lítio é um estabilizador de humor. Há inúmeras hipóteses bioquímicas sobre a ação do lítio no SNC, embora nenhuma delas tenha sido efetivamente comprovada como a responsável por seus efeitos clínicos. Provavelmente, o lítio apresenta diversas ações neuronais em muitos níveis da chamada cascata de eventos que ocorrem na transmissão de sinais. Sabe-se que o lítio interfere no metabolismo do segundo mensageiro IP3, responsável pela liberação do cálcio de seus depósitos intracelulares. É possível que ele iniba enzimas que permitem sua reciclagem. Com a inibição de enzimas na via de formação do IP3 (p. ex., inositol-monofosfatase), há aumento na formação da rota complementar do DAG, que atua em um dos sítios da PKC. A PKC, então, vai fosforilar várias proteínas responsáveis por diversas funções. Parece que, com o uso crônico do lítio, ocorreria uma *downregulation* da PKC, ocasionando alterações na transcrição gênica. Isso explicaria a ação profilática do uso continuado do lítio no TB.

Há outras hipóteses, ainda, para as ações como estabilizador do humor, a saber: atuaria como íon de substituição (por sua similaridade com outros elementos, como sódio, potássio, cálcio e magnésio), alterando as concentrações de neurotransmissores (aumentaria as concentrações de serotonina e diminuiria as de noradrenalina). Alteraria, ainda, as concentrações de dopamina, GABA e ACh. Inibiria as enzimas adenilciclase e inositol-1-fosfatase, promovendo, por consequência, redução da neurotransmissão noradrenérgica.

FARMACOCINÉTICA

O lítio é rápida e completamente absorvido por VO (biodisponibilidade entre 80 e 100%), atingindo picos séricos entre 1 e 2 horas nas preparações habituais e entre 4 e 5 horas naquelas de liberação lenta e controlada. É excretado quase totalmente pelos rins, embora pequenas quantidades sejam expelidas pelas fezes e pelo suor. A meia-vida de eliminação é de 18 a 24 horas. Em idosos, sua meia-vida pode ser prolongada pela diminuição da filtração glomerular. O tempo de uso pode aumentar a meia-vida: de 1,3 dia, naqueles iniciando tratamento, até 2,4 dias, nos que estão em tratamento há mais de 1 ano. A obesidade pode diminuir a meia-vida, aumentando a depuração em até 50%. A entrada e a saída do lítio no SNC são lentas; talvez esse seja o motivo pelo qual algumas sobredoses agudas sejam relativamente bem toleradas, e as intoxicações crônicas persistam mesmo após a diminuição substancial das concentrações séricas.[2]

O lítio tem indicação em todas as fases do tratamento do TB, dos episódios de mania aguda e depressivos agudos, além de apresentar eficácia profilática comprovada na fase de manutenção.[3] Também é eficaz na redução do RS nos pacientes com transtornos de humor e como potencializador da ação de ADs.[4,5]

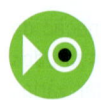

INDICAÇÕES

Evidências CONSISTENTES de eficácia
- Episódios maníacos do TB.[3]
- Tratamento de manutenção no TB.[3]
- Depressão bipolar.[3]
- Potencializador de ADs nos transtornos depressivos.[5]
- Redução de RS em pacientes com transtorno de humor.[4]
- Redução do risco de demência em pacientes com TB.[6]

Evidências INCOMPLETAS de eficácia
- Transtorno ciclotímico.
- Transtorno esquizoafetivo.
- Neutropenia.

CONTRAINDICAÇÕES

Absolutas
- Alergia ao lítio.
- Arritmias ventriculares graves.
- Bradicardia sinusal.
- ICC.
- IR grave.

Relativas
- Desidratação grave.
- Gravidez.
- Hipotireoidismo (se sob controle, pode-se usar o lítio).

REAÇÕES ADVERSAS

Mais comuns: Acne, boca seca, diminuição da memória, edema, fezes amolecidas, gosto metálico, náusea, polidipsia, poliúria, tremores finos.

Menos comuns: Alopecia, alteração do ECG, anorexia, arritmia, ataxia, aumento da pressão intracraniana, bócio, cáries, cefaleia, comprometimento cognitivo leve, convulsão, DI, diarreia, disfunção sexual, distonia, erupções acneiformes, erupções maculopapulares, fadiga, fraqueza muscular, ganho de peso, glomerulopatia, hepatotoxicidade, hiperbilirrubinemia, hipercalcemia, hiperparatireoidismo, hipotensão, hipotireoidismo, inversão da onda T, leucocitose, nefrite intersticial, poliartrite, psoríase (exacerbação), queda de cabelo, *rash* cutâneo, tontura, visão borrada, vômito.

INTOXICAÇÃO

Sintomas

Os sintomas iniciais da intoxicação por lítio incluem náuseas e vômitos frequentes, dor abdominal, boca seca, ataxia, diarreia profusa, tremor grosseiro, letargia ou excitação, disartria, vertigem, alteração do nível de consciência, arritmias cardíacas, fasciculações musculares, hiporreflexia, *delirium*, nistagmo, convulsões, oligúria e anúria. O quadro pode evoluir para coma e óbito. As manifestações mais precoces são disartria, ataxia e tremor grosseiro.

Os fatores de risco incluem dose superior à recomendada, comprometimento renal, dieta pobre em sódio, interações medicamentosas (p. ex., diuréticos tiazídicos) e desidratação. Idosos são mais vulneráveis ao aumento das concentrações séricas de lítio.

Manejo
- O paciente e seus familiares devem ser instruídos sobre os sinais de intoxicação.
- Caso ocorra ingestão excessiva, contatar imediatamente um médico ou buscar um serviço de emergência.
- O lítio deve ser suspenso, e o paciente deve ingerir líquidos em abundância, se possível.
- Realizar avaliação clínica e laboratorial completas (anamnese, exame físico, litemia, eletrólitos, ECG, etc.).
- Controlar os sinais vitais, hidratar e, se necessário, adotar medidas de suporte cardíaco e respiratório.
- Se o lítio permanecer acima de 4 mEq/L em 6 horas após a ingestão, e os sinais de intoxicação persistirem, deve-se realizar hemodiálise e repeti-la a cada 6 a 10 horas, até que o lítio não esteja mais em concentrações tóxicas ou até que os sinais de intoxicação desapareçam.

POPULAÇÕES ESPECIAIS

GRAVIDEZ

Classicamente, alguns estudos evidenciaram que a exposição ao lítio no primeiro trimestre de gestação aumenta 10 a 20 vezes o risco de desenvolvimento da malformação de Ebstein (hipoplasia do ventrículo direito e implantação baixa da valva tricúspide). O risco dessa malformação na população em geral é de 1/20.000. Portanto, embora aumente significativamente o RR, o uso de lítio na gestação não exacerba o risco absoluto de malformações congênitas de modo substancial. Uma metanálise que avaliou o perfil de toxicidade do lítio não demonstrou aumento no risco de malformações fetais associado ao uso desse medicamento durante a gestação e concluiu, assim, que os possíveis efeitos teratogênicos associados ao seu uso seriam incertos. Os autores desse estudo concluíram que as evidências que vinculam o lítio a efeitos teratogênicos são muito fracas e recomendam uma avaliação com os pacientes da relação custo-benefício da utilização desse medicamento durante a gestação.[7]

Um estudo observacional prospectivo que comparou três grupos (gestantes em uso de lítio, gestantes com TB sem uso de lítio e gestantes sem uso de medicamentos considerados teratogênicos) concluiu que o uso de lítio no primeiro trimestre de gestação aumenta o risco de anomalias cardiovasculares; no entanto, algumas dessas malformações resolvem-se espontaneamente. No mesmo estudo, o lítio demonstrou aumentar a chance de abortos.[8]

Um estudo recente que contou com mais de 1.300.000 grávidas demonstrou que o lítio estava associado a malformações cardíacas, incluindo anomalia de Ebstein, apenas quando utilizado no primeiro trimestre em doses maiores que 900 mg/dia. A taxa de malformações cardíacas foi menor do que havia sido previamente postulado em outros estudos, sendo de 2,41% no grupo de mães expostas ao lítio, 1,39% no grupo de mães expostas à lamotrigina e de 1,15% no grupo de mães não expostas nem ao lítio nem à lamotrigina.[9]

Se o lítio for utilizado na gestação, exames de ultrassonografia e ecocardiografia fetal devem ser realizados periodicamente. Recomenda-se o monitoramento frequente das concentrações séricas de lítio, uma vez que sua depuração aumenta na gestação, retornando às concentrações normais depois do parto. Após o parto, a concentração intravascular reduz rapidamente, e a diminuição de sua dosagem no pré-parto é recomendada para minimizar o risco de toxicidade.

Fetos expostos ao lítio no terceiro trimestre de gestação podem desenvolver síndrome do bebê hipotônico, com cianose e hipotonia, conforme relatos de alguns estudos. Há também descrições de toxicidade neonatal: distúrbios do ritmo cardíaco, dificuldade respiratória, cianose, DI nefrogênico, disfunção da tireoide, hipoglicemia, hipotonia, letargia, hiperbilirrubinemia e bebês grandes para a idade gestacional. Portanto, recém-nascidos expostos *in utero* ao lítio devem ser cuidadosamente monitorados para sintomas de toxicidade.[10,11]

Estudos que investigaram os efeitos no desenvolvimento neuropsicomotor de crianças expostas *in utero* ao lítio não verificaram ações deletérias desse fármaco.[10,11]

LACTAÇÃO

O lítio é excretado no leite materno, sendo encontrado em concentrações de 33 a 50% das concentrações plasmáticas. Deve ser ingerido por uma mulher que esteja amamentando somente após avaliação criteriosa dos riscos potenciais e benefícios. Sinais de toxicidade no lactente incluem letargia, cianose, reflexos anormais e hepatomegalia. Embora muitos consensos desencorajem o uso de lítio durante a amamentação, um estudo que avaliou 10 lactentes de mães que usavam lítio não demonstrou evidências de alterações físicas ou comportamentais nos lactentes.

CRIANÇAS

Embora o uso do lítio em crianças não esteja tão bem estabelecido como em adultos, ele é aprovado pela FDA para o tratamento de mania em jovens de 12 a 17 anos. As doses iniciais sugeridas são de 50 a 100 mg de carbonato de lítio ao dia para crianças de 5 a 8 anos e de até 900 mg/dia para crianças com 12 anos, ou 30 mg/kg/dia. As dosagens séricas devem ser as mesmas dos adultos, lembrando que o estado de equilíbrio é atingido em 5 dias e que a depuração renal nessa população é maior do que em adultos.

Os efeitos colaterais nessa faixa etária são mais intensos e incluem ganho de peso, diminuição da atividade psicomotora, sedação, irritabilidade, tremores, tontura, ataxia, confusão, dor abdominal, náusea, vômito, diarreia, tremores e poliúria, ocorrendo com mais frequência nas primeiras semanas de tratamento. No início, é necessário realizar dosagens do lítio mais frequentemente.

A segurança e a eficácia não foram estabelecidas em crianças com menos de 12 anos.

IDOSOS

O lítio é um medicamento seguro e eficaz em idosos. Contudo, seu uso nessa população é complicado por fatores como doenças clínicas, medicamentos concomitantes, dietas especiais, diminuição da TFG e sensibilidade aumentada aos efeitos colaterais, podendo, ainda, com mais facilidade, ocorrer intoxicações, mesmo com concentrações séricas consideradas terapêuticas.

Em idosos, a dose inicial deve ser de 150 mg/dia, e o aumento deve ser instituído de forma lenta e sob monitoramento com litemias seriadas. Recomenda-se o uso de doses menores do que as habituais e a realização de litemias com mais frequência. É provável que pacientes idosos necessitem de doses mais baixas para atingir concentrações séricas terapêuticas. Lembrar também que o tempo para alcançar um estado de equilíbrio das concentrações plasmáticas é maior.

Quando o tratamento é interrompido, o desaparecimento dos efeitos colaterais ou de toxicidade também é mais longo. Entretanto, com monitoramento cuidadoso e uso apropriado, o lítio mostra-se seguro e efetivo em idosos.

INSUFICIÊNCIA HEPÁTICA

O lítio não altera a função hepática.

INSUFICIÊNCIA RENAL

Não é recomendado para uso em pacientes com IR grave. Alguns especialistas não recomendam modificação da dosagem para TFG > 50 mL/min.

INSUFICIÊNCIA CARDÍACA

Não é recomendado para uso em pacientes com insuficiência cardíaca grave.

O lítio pode causar alterações reversíveis nas ondas T, bradicardia sinusal, síndrome da doença sinusal ou bloqueio cardíaco.

LABORATÓRIO

Exames prévios ao uso

A avaliação laboratorial inicial inclui hemograma, TSH, creatinina e eletrólitos (cálcio, sódio e potássio). O ECG deve ser solicitado em pessoas com mais de 40 anos ou com possibilidade de apresentar cardiopatias. Deve ser feito o teste de gravidez (β-hCG) em todas as mulheres em idade fértil.

Exames de acompanhamento

Repetir os testes da função renal, TSH, sódio, potássio e cálcio a cada 6 meses. Quando a hipercalcemia é identificada e confirmada em pelo menos uma concentração sérica repetida de cálcio, a possibilidade de hiperparatireoidismo deve ser investigada com a solicitação de um nível de hormônio da paratireoide. A litemia deve ser solicitada a cada 6 meses durante o curso do tratamento. Ter cautela especial em pacientes que apresentem febre alta ou doenças que podem provocar desidratação, situações nas quais a litemia pode estar muito alterada.

PRECAUÇÕES E DICAS

1. O paciente deve ingerir água em abundância (no mínimo 1 L ao dia) e evitar café, chás, erva-mate e bebidas alcoólicas, pois aumentam a diurese.

2. O uso concomitante de dieta hipossódica, anti-inflamatórios, diuréticos, IECAs e antagonistas da angiotensina II pode aumentar as concentrações sanguíneas de lítio e o risco de intoxicação. Os pacientes devem ser cuidadosamente informados quanto a essas possíveis interações.

3. Efeitos colaterais mais graves (sonolência, diarreia intensa, vômito, tremores grosseiros, tontura e disartria) são sinais de possível intoxicação. O paciente deve interromper imediatamente o medicamento e procurar um serviço de emergência.

4. Intensificar os cuidados com a higiene bucal e dentária, pois o lítio eleva o risco de aparecimento de cáries.

5. O lítio não interfere em nenhum teste laboratorial, mas induz modificações que incluem aumento na contagem de leucócitos, redução do T4 sérico e aumento do cálcio sérico. O sangue coletado em um tubo que contém heparina pode produzir concentrações falsamente elevadas de lítio.

6. O lítio é considerado o padrão-ouro no tratamento de manutenção do TB em algumas *guidelines*, uma vez que é o único estabilizador de humor que reduz o RS e protege contra quadros demenciais no TB.

7. Pode ser melhor para mania eufórica; pacientes com tipos de TB de ciclagem rápida e estado misto geralmente não respondem tão bem com lítio.
8. Parece ser mais efetivo no tratamento de episódios maníacos do que no de episódios depressivos no TB (trata melhor de cima do que de baixo).
9. Também pode ser mais efetivo na prevenção de recaídas maníacas do que na prevenção de episódios depressivos (estabiliza melhor de cima do que de baixo).
10. Uma recente metanálise com nove estudos demonstrou que o ganho de peso com lítio não foi significativo quando comparado ao placebo. Já quando comparado a outros medicamentos, o ganho de peso foi menor.[12]

REFERÊNCIAS

1. Baldessarini RJ, Tondo L, Viguera AC. Discontinuing lithium maintenance treatment in bipolar disorders: risks and implications. Bipolar Disord. 1999;1(1):17-24. PMID [11256650]
2. Grandjean EM, Aubry JM. Lithium: updated human knowledge using an evidence-based approach: part II: clinical pharmacology and therapeutic monitoring. CNS Drugs. 2009;23(4):331-49. PMID [19374461]
3. Yatham LN, Kennedy SH, Parikh SV, Schaffer A, Bond DJ, Frey BN, et al. Canadian Network for Mood and Anxiety Treatments (CANMAT) and International Society for Bipolar Disorders (ISBD) 2018 guidelines for the management of patients with bipolar disorder. Bipolar Disord. 2018;20(2):97-170. PMID [29536616]
4. Cipriani A, Hawton K, Stockton S, Geddes JR. Lithium in the prevention of suicide in mood disorders: updated systematic review and meta-analysis. BMJ. 2013;346:f3646. PMID [23814104]
5. Crossley NA, Bauer M. Acceleration and augmentation of antidepressants with lithium for depressive disorders: two meta-analyses of randomized, placebo-controlled trials. J Clin Psychiatry. 2007;68(6):935-40. PMID [17592920]
6. Velosa J, Delgado A, Finger E, Berk M, Kapczinski F, Cardoso TA. Risk of dementia in bipolar disorder and the interplay of lithium: a systematic review and meta-analyses. Acta Psychiatr Scand. 2020;141(6):510-21. PMID [31954065]
7. McKnight RF, Adida M, Budge K, Stockton S, Goodwin GM, Geddes JR. Lithium toxicity profile: a systematic review and meta-analysis. Lancet. 2012;379(9817):721-8. PMID [22265699]
8. Diav-Citrin O, Shechtman S, Tahover E, Finkel-Pekarsky V, Arnon J, Kennedy D, et al. Pregnancy outcome following in utero exposure to lithium: a prospective, comparative, observational study. Am J Psychiatry. 2014;171(7):785-94. PMID [24781368]
9. Patorno E, Huybrechts KF, Bateman BT, Cohen JM, Desai RJ, Mogun H, et al. Lithium use in pregnancy and the risk of cardiac malformations. N Engl J Med. 2017;376(23):2245-54. PMID [28591541]
10. Betcher HK, Wisner KL. Psychotropic treatment during pregnancy: research synthesis and clinical care principles. J Womens Health. 2020;29(3):310-8. PMID [31800350]
11. Grover S, Avasthi A. Mood stabilizers in pregnancy and lactation. Indian J Psychiatry. 2015;57(Suppl 2):S308-23. PMID [26330649]
12. Gomes-da-Costa S, Marx W, Corponi F, Anmella G, Murru A, Pons-Cabrera MT, et al. Lithium therapy and weight change in people with bipolar disorder: a systematic review and meta-analysis. Neurosci Biobehav Rev. 2022;134:104266. PMID [34265322]

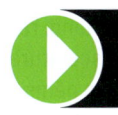

LODENAFILA

APRESENTAÇÕES COMERCIAIS

HELLEVA (CRISTÁLIA)
▶ Caixas com 1, 2, 4, 10, 20 ou 30 comprimidos de 80 mg.

MODO DE USAR

Deve ser administrado por VO cerca de 1 hora antes da relação sexual. Recomenda-se um intervalo mínimo de 24 horas entre doses. Pode ser tomado em jejum ou com alimentos.[1]

TEMPO PARA INÍCIO DE AÇÃO

Possui o tempo médio estimado para início da ação de 40 minutos.[2]

VARIAÇÃO USUAL DA DOSE

No tratamento da DE, a dose comumente é de 80 mg.[1]

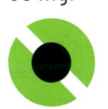

MODO DE SUSPENDER

Não há necessidade de cuidados especiais, pois não se trata de medicamento de uso contínuo.[2]

CLASSE, MECANISMO DE AÇÃO E FARMACODINÂMICA

É um inibidor seletivo da PDE-5, desenvolvido no Brasil para o tratamento da DE. Sua molécula é composta por um dímero que atua como pró-fármaco, que, ao ser hidrolisado por enzimas plasmáticas e hepáticas, libera no organismo o metabólito ativo lodenafila.[3]

O estímulo sexual promove a liberação local de óxido nítrico, principal promotor do relaxamento da musculatura lisa peniana por meio da ativação de mecanismos intracelulares. Dentre eles, a concentração intracelular GMPc é o principal determinante. A lodenafila atua inibindo a PDE-5, que é a principal enzima responsável pela degradação de GMPc no corpo cavernoso humano, resultando em maior relaxamento da musculatura lisa, aumento do influxo de sangue para o pênis e facilitação da ereção.[1] Esse mecanismo de ação faz o fármaco ser eficaz apenas se houver estímulo sexual (de forma tátil e/ou psíquica), sem persistência após.

FARMACOCINÉTICA

Apresenta propriedades farmacocinéticas lineares nas doses de 40, 80 e 160 mg, indicando resposta dose-dependente. Atinge sua concentração máxima 1 hora após a ingestão. Apresenta meia-vida de aproximadamente 4 a 5 horas.[1]

Foi recentemente introduzida para o tratamento da DE, com evidência ainda escassa. Estudos *in vitro* sugeriram ser eficaz em relaxar o corpo cavernoso humano.[3] Desde então, foram realizados um ensaio de fase II, que provou ser bem tolerada com efeitos colaterais leves e autolimitados;[4] e um ensaio clínico de fase III,[5] no qual os resultados primários demonstraram melhora em termos de rigidez e duração da ereção em comparação ao placebo e sugeriram que o tratamento também melhora aspectos relacionados à satisfação sexual em geral. Não houve, contudo, alteração do desejo sexual. Além dos estudos iniciais, há um ECR, duplo-cego, controlado por placebo, em pacientes com esquizofrenia e DE, que não apresentou eficácia superior ao placebo nas queixas sexuais avaliadas.[6]

A evidência mais recente em inibidores de PDE-5, uma metanálise em rede recente (em 2021),[7] que avaliou eficácia e segurança dessa classe, definiu que o uso de lodenafila ainda é dificilmente justificado, dada a falta de evidência expressiva até o momento.

INDICAÇÕES

Evidências INCOMPLETAS de eficácia
- DE.[5]

CONTRAINDICAÇÕES

- Coadministração com nitratos, pois podem potencializar seus efeitos hipotensivos.
- Hipersensibilidade a quaisquer inibidores da PDE-5 ou a quaisquer componentes da fórmula.
- Pacientes com retinite pigmentosa.
- Pacientes menores de 18 anos e mulheres.
- Pacientes para os quais a atividade sexual esteja contraindicada.
- Pacientes sob outro tipo de tratamento para DE.

REAÇÕES ADVERSAS

Mais comuns: Cefaleia, rinite, rubor, tontura.

Menos comuns: Agitação, boca seca, cãibra, dispepsia, dispneia, distúrbio visual, dor articular, dor lombar, dor no peito, dor ocular, fadiga, gastrenterite, hiperemia de conjuntiva, lacrimejamento, náusea, sensação de calor, sintomas urinários.

INTOXICAÇÃO

Sintomas

Ensaios iniciais com voluntários sadios demonstraram segurança com doses únicas de até 160 mg, com reações adversas semelhantes às da dose usual.[1]

Manejo
- Em casos de sobredose, medidas de suporte gerais devem ser adotadas conforme a necessidade.

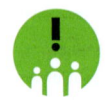

POPULAÇÕES ESPECIAIS

IDOSOS

Nos estudos clínicos iniciais, não houve alteração substancial no perfil de tolerabilidade nos pacientes entre 65 e 85 anos em relação a pacientes mais jovens. Atentar para o perfil de interações com outros fármacos em uso e comorbidades existentes.[1]

INSUFICIÊNCIA HEPÁTICA, RENAL E CARDÍACA

Fármacos inibidores da PDE-5 estão associados a uma variedade de efeitos cardiovasculares, principalmente pelo efeito vasodilatador e por sua interação com nitratos.[8] Não há ajustes de dose fornecidos na bula do medicamento para essas populações (ainda não foram estudadas).

LABORATÓRIO

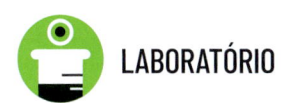

Sugere-se testes de função hepática, ECG, exame físico geral e avaliação do estado cardiovascular basal antes de iniciar o tratamento.

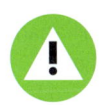

PRECAUÇÕES E DICAS

1. Antes de o tratamento farmacológico ser considerado, realizar anamnese e exame físico cuidadosos para determinar as possíveis causas da DE (físicas e/ou psicológicas) e, se possível, tratá-las.[8]
2. Considerar o perfil cardiovascular dos pacientes, uma vez que a atividade sexual aumenta o trabalho cardíaco e o carbonato de lodenafila tem potencial vasodilatador. Eventos cardiovasculares significativos, incluindo hemorragia cerebrovascular, IAM, morte súbita de origem cardiovascular, AIT e arritmia ventricular, foram descritos em relação a outros inibidores da PDE-5.[8]
3. O álcool aumenta significativamente a sua biodisponibilidade.[9]
4. Deve-se ter cautela no uso em pacientes com predisposição ao priapismo (portadores de anemia falciforme, mieloma múltiplo ou leucemia).[1]
5. Pacientes em uso de α-bloqueadores, quando em dose estável, devem iniciar o tratamento com lodenafila em doses mais baixas, pois sua associação pode aumentar a ocorrência de hipotensão ortostática.[1]

REFERÊNCIAS

1. Helleva® (carbonato de lodenafila): modelo de bula para profissional de saúde [bula de medicamento] [Internet]. Itapira: Cristália Produtos Químicos Farmacêuticos; 2022 [capturado em 9 set 2022]. Disponível em: https://www.cristalia.com.br/arquivos_medicamentos/106/Bula_Helleva_PS_R_0366_03.pdf.
2. Helleva® (carbonato de lodenafila): modelo de bula para o paciente [bula de medicamento] [Internet]. Itapira: Cristália Produtos Químicos Farmacêuticos; 2022 [capturado em 9 set 2022]. Disponível em: https://www.cristalia.com.br/arquivos_medicamentos/106/Bula_Helleva_Pac_R_0366_03.pdf.
3. Toque HA, Teixeira CE, Lorenzetti R, Okuyama CE, Antunes E, De Nucci G. Pharmacological characterization of a novel phosphodiesterase type 5 (PDE5) inhibitor lodenafil carbonate on human and rabbit corpus cavernosum. Eur J Pharmacol. 2008;591(1-3):189-95. PMID [18593576]
4. Glina S, Toscano I, Gomatzky C, Góes PM, Nardozza Júnior A, Claro JFA, et al. Efficacy and tolerability of lodenafil carbonate for oral therapy in erectile dysfunction: a phase II clinical trial. J Sex Med. 2009;6(2):553-70. PMID [19040623]
5. Glina S, Fonseca GN, Bertero EB, Damião R, Rocha LC, Jardim CR, et al. Efficacy and tolerability of lodenafil carbonate for oral therapy of erectile dysfunction: a phase III clinical trial. J Sex Med. 2010;7(5):1928-36. PMID [20214718]
6. Nunes LV, Lacaz FS, Bressan RA, Nunes SOVA, Mari JJ. Adjunctive treatment with lodenafil carbonate for erectile dysfunction in outpatients with schizophrenia and spectrum: a randomized, double-blind, crossover, placebo-controlled trial. J Sex Med. 2013;10(4):1136-45. PMID [23350632]
7. Madeira CR, Tonin FS, Fachi MM, Borba HH, Ferreira VL, Leonart LP, et al. Efficacy and safety of oral phosphodiesterase 5 inhibitors for erectile dysfunction: a network meta-analysis and multicriteria decision analysis. World J Urol. 2021;39(3):953-62. PMID [32388784]
8. Khera M. Treatment of male sexual dysfunction [Internet]. UpToDate. Waltham: UpToDate; 2022. [capturado em 8 abril 2020]. Disponível em: https://www.uptodate.com/contents/treatment-of-male-sexual-dysfunction?search=treatment-of-male-sexual-dysfunction.&source=search_result&selectedTitle=1~150&usage_type=default&display_rank=1.
9. Silva AC, Toffoletto O, Lucio LAG, Santos PF, Afiune JB, Massud Filho J, et al. Cardiovascular repercussion of lodenafil carbonate, a new PDE5 inhibitor, with and without alcohol consumption. Arq Bras Cardiol. 2010;94(2):150-6. PMID [20428608]

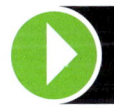

LORAZEPAM

APRESENTAÇÕES COMERCIAIS

ANSIRAX (TEUTO)
▸ Caixas com 20 comprimidos de 2 mg.

LORAX (PFIZER)
▸ Caixas com 20 ou 30 comprimidos de 1 mg.
▸ Caixas com 20 ou 30 comprimidos de 2 mg.

LORAZEPAM (EMS)
▸ Caixas com 20, 30 ou 500* comprimidos de 2 mg.

LORAZEPAM (GERMED)
▸ Caixas com 20 ou 30 comprimidos de 1 mg.
▸ Caixas com 20 ou 30 comprimidos de 2 mg.

LORAZEPAM (LEGRAND, NOVA QUÍMICA)
▸ Caixas com 10, 20, 30, 40 ou 60 comprimidos de 2 mg.

LORAZEPAM (TEUTO)
▸ Caixas com 20, 30, 50, 60 ou 100* comprimidos de 2 mg.

*Embalagem hospitalar.

MODO DE USAR

▸ Insônia: 1 a 4 mg/dia, à noite, antes de deitar.

- Ansiedade: 2 a 3 mg/dia, divididos em 2 ou 3 doses.
- Idosos ou debilitados: 1 a 2 mg/dia (doses fracionadas).
- Como pré-anestésico: 2 a 4 mg na noite anterior ou 1 a 2 horas antes do procedimento cirúrgico.

TEMPO PARA INÍCIO DE AÇÃO

É bem absorvido por VO, atingindo o pico de concentração plasmática em 2 horas. Entretanto, é menos lipossolúvel se comparado a outros BZDs, e, por esse motivo, sua absorção e seu início de ação são um pouco mais lentos. O uso sublingual proporciona um início de ação mais rápido, ao redor de 15 minutos, e um pico sérico também mais rápido, em torno de 35 minutos, mantendo, entretanto, o mesmo tempo de ação.

VARIAÇÃO USUAL DA DOSE

A dose inicial como ansiolítico pode ser de 2 a 3 mg/dia, e a dose máxima é de 10 mg/dia.

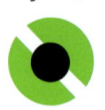

MODO DE SUSPENDER

A retirada do medicamento deve ser lenta e gradual (3 meses), para evitar sintomas de abstinência, como cefaleia, ansiedade, insônia, confusão mental, irritabilidade, sudorese, tremores e, em pessoas com fatores de risco (história prévia ou uso de medicação que reduza o limiar convulsivo), crises convulsivas.

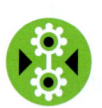

CLASSE, MECANISMO DE AÇÃO E FARMACODINÂMICA

O lorazepam é um BZD que tem efeito sedativo potente, o qual tende a diminuir com o uso contínuo. Potencializa a ação do GABA, que é o principal neurotransmissor inibitório do SNC, modulando a atividade dos receptores GABA-A por meio de sua ligação com seu sítio específico (receptores BZDs). Acreditava-se que o sítio de ligação do receptor BZD fosse uma molécula inteiramente diversa daquela do receptor GABA-A, mas hoje se considera que seja a mesma molécula, porém em um local diferente.

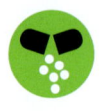

FARMACOCINÉTICA

É metabolizado pelo fígado, exclusivamente por glicuronidação, não produzindo metabólitos ativos. Esse tipo de metabolização não diminui com a idade, o que o torna o BZD fármaco de escolha para uso em idosos. Sua meia-vida é de 12 a 16 horas.

Diversos estudos comprovam a eficácia do lorazepam tanto no tratamento da ansiedade aguda situacional como no dos sintomas dos transtornos de ansiedade. No tratamento agudo do TP, o uso de 7 mg/dia de lorazepam foi tão eficaz quanto 3 mg/dia de alprazolam. Quando utilizado no tratamento do TAG, apesar de apresentar eficácia em reduzir os sintomas de ansiedade semelhante à buspirona, à pregabalina e ao silexan, apresenta problemas de efetividade, devido aos seus efeitos adversos.[1]

Uma metanálise de 2020 que comparou medicações para TAG concluiu que o lorazepam não foi superior ao placebo ou a outras medicações em taxas de remissão. Outras desvantagens constatadas foram: não apresentar efeito antidepressivo (visto que as comorbidades são frequentes no TAG), estar associado a maior risco de dependência e a menor tolerabilidade.[2] Outra metanálise recente, que avaliou o uso de BZDs em adultos com transtornos de ansiedade, indicou uma resposta precoce na trajetória do transtorno, maior com doses baixas de medicação e com BZDs menos lipofílicos.[3] Na prática, os BZDs acabam sendo utilizados pelo clínico no início do tratamento, até os ADs fazerem efeito, e depois são retirados gradualmente.[3]

O lorazepam foi efetivo no tratamento da síndrome de abstinência alcoólica, tanto quando usado em dose fixa com redução gradual, como quando em regime guiado pela intensidade dos sintomas. Neste último, as doses utilizadas foram mais baixas e o período de tempo de uso foi menor.[4]

Apesar de ser frequentemente utilizado como medicamento pré-anestésico, estudos clínicos randomizados indicaram que seu uso não melhorou a qualidade da recuperação, podendo, inclusive, aumentar o tempo de extubação, de melhora da agitação e de recuperação cognitiva no pós-operatório.[5,6]

É considerado efetivo no tratamento do estado de mal epilético.[7]

Há estudos com alívio de sintomas na catatonia e como terapia adjuvante em quadros de mania.[8]

Foi demonstrada a eficácia do lorazepam no manejo de APM aguda, sozinho ou em combinação com APs (mais eficaz), porém a apresentação injetável não está disponível no Brasil.

INDICAÇÕES

Evidências CONSISTENTES de eficácia
- Ansiedade aguda/TP.[3]
- Tratamento agudo do TAG.[1,2]
- Ansiedade associada à depressão, como terapia adjuvante.
- Estado de mal epiléptico em adultos e crianças.[7,9]
- Coadjuvante no tratamento agudo de episódios maníacos.
- Transtorno de abstinência de álcool.[4]

Evidências INCOMPLETAS de eficácia
- Sedação pré-anestésica.[5,6]
- Catatonia.[8]

CONTRAINDICAÇÕES

Absolutas
- Hipersensibilidade ao fármaco.
- Histórico de reações anafiláticas (angiedema) por BZDs.

Relativas
- Dependência química.
- Doença de Alzheimer.
- EM.
- Miastenia grave.
- Insuficiência respiratória.
- Insuficiência hepática (entre os BZDs, o lorazepam é um dos mais seguros nos casos de insuficiência hepática, por apresentar menos efeitos hepatotóxicos).

REAÇÕES ADVERSAS

Mais comuns: Fadiga, fraqueza, sedação, sonolência, tontura.

Menos comuns: Abstinência, agitação, agranulocitose, agressividade, alteração da função hepática, amnésia anterógrada, anorgasmia, ansiedade de rebote, ataxia, boca seca, bradicardia, cefaleia, confusão, constipação, convulsões, déficit cognitivo, déficit de concentração, dependência, depressão, desinibição, desorientação, diminuição da libido, diplopia, disartria, distonia, ganho de peso, gosto metálico, hiponatremia, hipotermia, hipotonia, icterícia, ideação suicida (agravamento), impotência, inquietude, insônia de rebote, irritabilidade, náusea, pancitopenia, perda do apetite, pesadelos, prurido, reação paradoxal (mais comum em idosos e crianças), reações alérgicas na pele, relaxamento muscular, sintomas extrapiramidais, trombocitopenia, trombose venosa, vertigem, visão borrada.

INTOXICAÇÃO

Sintomas
A intoxicação aguda é rara em relação à frequência do uso, pois os BZDs têm uma margem de segurança relativamente ampla. Os óbitos por ingestão de BZDs, na maioria dos casos, são decorrentes de uso associado à ingestão de outras substâncias, como álcool, ADTs e barbitúricos. Os sintomas incluem sonolência, diminuição dos reflexos e confusão, podendo evoluir até o coma.

Manejo
- Realizar esvaziamento gástrico em caso de ingestão recente.
- Monitorar a respiração, o pulso e a PA. Aplicar medidas de suporte gerais (hidratação parenteral e permeabilidade de vias aéreas).
- O flumazenil pode ser útil no tratamento e no diagnóstico diferencial das intoxicações. São usados 0,3 mg, IV, em 15 segundos, com doses subsequentes de 0,3 mg a cada 60 segundos até o máximo de 2 mg.
- Caso não ocorra melhora significativa do estado de consciência e da função respiratória após doses repetidas de flumazenil, deve-se pensar em coma de etiologia não benzodiazepínica.

Obs.: Em pacientes que utilizam o lorazepam por longo tempo e em doses elevadas, o uso do flumazenil deve ser lento, pois podem ocorrer sintomas de abstinência.

POPULAÇÕES ESPECIAIS

GRAVIDEZ

Estudos populacionais associam o uso de lorazepam no primeiro trimestre da gestação a um aumento pequeno de malformações, mais especificamente estenose de valva pulmonar. O uso do medicamento não é recomendado, principalmente no terceiro trimestre de gestação. Se o uso for imperativo, deve-se prescrever a menor dose, pelo menor período de tempo possível. A dose diária deve ser fracionada em 2 a 3 tomadas, para evitar picos séricos elevados.[9]

Alguns estudos associam o uso do lorazepam a complicações perinatais, como síndrome de retirada, síndrome do bebê hipotônico e depressão respiratória, em recém-nascidos de mães expostas a altas doses desse fármaco durante ou pouco antes do parto, principalmente por uso IV ou se o bebê nasceu pré-termo. Podem ocorrer, ainda, sintomas de abstinência, no período pós-natal, em recém-nascidos de mães que ingeriram lorazepam por várias semanas antes do parto (irritabilidade, tremores, diarreia e vômito). Categoria D da FDA.[10-12]

LACTAÇÃO

O lorazepam é excretado em baixas doses no leite humano. Devido à curta meia-vida do lorazepam, seu uso é mais indicado do que o de outros BZDs, mas com cautela, para evitar sintomas como diminuição da sucção do leite pelo neonato e dependência. Se for necessária sua administração, fracionar em várias doses para evitar pico plasmático elevado.

CRIANÇAS

Em crianças, o lorazepam tem sido utilizado eventualmente com o objetivo de diminuir a ansiedade perioperatória (0,025 a 0,05 mg/kg, na noite anterior à cirurgia), ou em casos de catatonia. Uma revisão apoia o uso de lorazepam IV no controle de convulsões e no estado de mal epiléptico.[9] Essa apresentação, entretanto, não se encontra disponível no mercado brasileiro. Um estudo com lorazepam sublingual em convulsões prolongadas demonstrou menor eficácia do que diazepam via retal. Em princípio, o uso regular não é recomendado para crianças com menos de 12 anos, pois a segurança e a eficácia para o emprego prolongado nesses indivíduos ainda não foram estabelecidas.[13]

IDOSOS

São necessárias doses menores e monitoramento cuidadoso, mas é um dos BZDs de escolha para essa faixa etária, pois a sua metabolização não reduz significativamente com a idade. Estudos com voluntários idosos mostraram que 1 e 2 mg de lorazepam podem causar tontura e afetam a memória e a atenção. Nunca iniciar com doses maiores que 2 mg/dia. Atentar para aumento no risco de quedas e fraturas nessa população.[14-16]

INSUFICIÊNCIA HEPÁTICA

Não é necessário o ajuste de dose em alteração leve ou moderada da função hepática. Reduzir a dose em insuficiência hepática grave. Nessa população, doses baixas podem ser suficientes para obter-se boa resposta clínica. Não foi associado a elevações de aminotransferases ou à lesão hepática.

INSUFICIÊNCIA RENAL

Não é necessário o ajuste de dose.

INSUFICIÊNCIA CARDÍACA

Um ensaio clínico randomizado e controlado por placebo indicou que o uso de lorazepam prévio a uma cirurgia de revascularização cardíaca foi protetor para alterações de ECG (diminuiu a dispersão do QT e da onda P). Não há estudos específicos em pacientes com insuficiência cardíaca. Usar com cautela.[17]

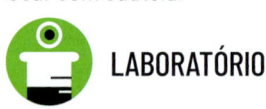

LABORATÓRIO

Exames prévios ao uso

Não há indicação formal.

Exames de acompanhamento

Não há dosagem de concentrações séricas disponível para uso clínico. Em pacientes que estejam fazendo uso por longo prazo do medicamento, recomenda-se acompanhamento laboratorial periódico com hemograma e provas de função hepática.

⚠ PRECAUÇÕES E DICAS

1. Ter cuidado ao dirigir veículos ou operar máquinas perigosas, pois os reflexos ficam diminuídos com o uso de lorazepam. Também podem ocorrer alterações no desempenho cognitivo durante o uso, como diminuição da atenção e dificuldades de concentração.
2. Evitar o uso concomitante de bebidas alcoólicas, pois podem ocorrer hipotensão, diminuição do nível de consciência e redução da frequência respiratória. Ter cautela também com a associação a outras substâncias que potencializem o efeito sedativo (p. ex., opioides e barbitúricos).
3. Alcoolistas, dependentes químicos e pessoas com transtornos de personalidade graves costumam abusar de BZDs. Evitar prescrevê-los a tais pacientes.
4. O risco de dependência aumenta com doses mais altas e com a utilização por períodos mais prolongados. O uso deve ser, sempre que possível, breve e intermitente, suspendendo-se o medicamento assim que houver alívio dos sintomas.
5. Utilizar com cautela em pacientes com alteração da função pulmonar (p. ex., DPOC ou SAOS).
6. O uso de lorazepam pode agravar sintomas depressivos preexistentes ou colaborar para o início de um quadro de depressão, inclusive causando agravamento de ideações suicidas. Recomenda-se, portanto, administrar esse medicamento a pacientes deprimidos somente quando associado a um tratamento antidepressivo adequado.

REFERÊNCIAS

1. Lydiard RB, Rickels K, Herman B, Feltner DE. Comparative efficacy of pregabalin and benzodiazepines in treating the psychic and somatic symptoms of generalized anxiety disorder. Int J Neuropsychopharmacol. 2010;13(2):229-41. PMID [19737439]
2. Kong W, Deng H, Wan J, Zhou Y, Zhou Y, Song B, et al. Comparative remission rates and tolerability of drugs for generalised anxiety disorder: a systematic review and network meta-analysis of double-blind randomized controlled trials. Front Pharmacol. 2020;11:580858. PMID [33343351]
3. Stimpfl JN, Mills JA, Strawn JR. Pharmacologic predictors of benzodiazepine response trajectory in anxiety disorders: a Bayesian hierarchical modeling meta-analysis. CNS Spectr. 2021:1-8. PMID [34593077]
4. Sachdeva A, Chandra M, Deshpande SN. A comparative study of fixed tapering dose regimen versus symptom-triggered regimen of lorazepam for alcohol detoxification. Alcohol Alcohol. 2014;49(3):287-91. PMID [24407777]
5. Maurice-Szamburski A, Auquier P, Viarreoreal V, Cuvillon P, Carles M, Ripart J, et al. Effect of sedative premedication on patient experience after general anesthesia: a randomized clinical trial. JAMA. 2015;313(9):916-25. PMID [25734733]
6. Mijderwijk H, van Beek S, Klimek M, Duivenvoorden HJ, Grüne F, Stolker RJ. Lorazepam does not improve the quality of recovery in day-case surgery patients: a randomised placebo-controlled clinical trial. Eur J Anaesthesiol. 2013;30(12):743-51. PMID [23635914]
7. Misra UK, Kalita J. A comparison of four antiepileptic drugs in status epilepticus: experience from India. Int J Neurosci. 2016;126(11):1013-9. PMID [26456955]
8. Pelzer AC, van der Heijden FM, den Boer E. Systematic review of catatonia treatment. Neuropsychiatr Dis Treat. 2018;14:317-26. PMID [29398916]
9. Zhao ZY, Wang HY, Wen B, Yang ZB, Feng K, Fan JC. A Comparison of midazolam, lorazepam, and diazepam for the treatment of status epilepticus in children: a network meta-analysis. J Child Neurol. 2016;31(9):1093-107. PMID [27021145]
10. Whitelaw AG, Cummings AJ, McFadyen IR. Effect of maternal lorazepam on the neonate. Br Med J. 1981;282(6270):1106-8. PMID [6113019]
11. Houghton DJ. Use of lorazepam as a premedicant for caesarean section. An evaluation of its effects on the mother and the neonate. Br J Anaesth. 1983;55(8):767-71. PMID [6136289]
12. Sexson WR, Thigpen J, Stajich GV. Stereotypic movements after lorazepam administration in premature neonates: a series and review of the literature. J Perinatol. 1995;15(2):146-51. PMID [7595775]
13. Malu CK, Kahamba DM, Walker TD, Mukampunga C, Musalu EM, Kokolomani J, et al. Efficacy of sublingual lorazepam versus intrarectal diazepam for prolonged convulsions in Sub-Saharan Africa. J Child Neurol. 2014;29(7):895-902. PMID [23904337]
14. Pomara N, Facelle TM, Roth AE, Willoughby LM, Greenblatt DJ, Sidtis JJ. Dose-dependent retrograde facilitation of verbal memory in healthy elderly after acute oral lorazepam administration. Psychopharmacology. 2006;185(4):487-94. PMID [16525857]
15. Loring DW, Marino SE, Parfitt D, Finney GR, Meador KJ. Acute lorazepam effects on neurocognitive performance. Epilepsy Behav. 2012;25(3):329-33. PMID [23103305]
16. Pomara N, Lee SH, Bruno D, Silber T, Greenblatt DJ, Petkova E, et al. Adverse performance effects of acute lorazepam administration in elderly long-term users: pharmacokinetic and clinical predictors. Prog Neuropsychopharmacol Biol Psychiatry. 2015;56:129-35. PMID [25195839]
17. Demirhan A, Velioglu Y, Yoldas H, Karagoz I, Cosgun M, Caliskan D, et al. An easy and reliable way to prevent electrocardiographic deteriorations of patients undergoing off-pump coronary artery bypass surgery: preoperative anxiolytic treatment. Braz J Cardiovasc Surg. 2019;34(3):311-7. PMID [31310470]

LEITURA RECOMENDADA

Tinker SC, Reefhuis J, Bitsko RH, Gilboa SM, Mitchell AA, Tran EL, et al. Use of benzodiazepine medications during pregnancy and potential risk for birth defects, National Birth Defects Prevention Study, 1997-2011. Birth Defects Res. 2019;111(10):613-20. PMID [30891943]

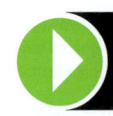

LUMATEPERONA

APRESENTAÇÕES COMERCIAIS

CAPLYTA (INTRA-CELLULAR)*

▶ Caixas com cápsulas de 10,5 mg, 21 mg e 42 mg.

*Medicamento não registrado no Brasil. Consultar a possibilidade de importação.

MODO DE USAR

Para esquizofrenia e depressão bipolar, só há uma formulação aprovada para uso. A dose é de 42 mg, 1 vez ao dia, preferencialmente à noite devido ao risco de sedação.

O fabricante orienta uso com alimentação, por ter sido a forma administrada nos ensaios clínicos e pelo perfil farmacológico; entretanto, há um aumento de apenas cerca de 9% da absorção.

TEMPO PARA INÍCIO DE AÇÃO

É rapidamente absorvida, com pico de concentração em cerca de uma hora.[1] Estudos mostraram melhora de sintomas em aproximadamente uma semana, mas mantém-se a recomendação de aguardar 4 a 6 semanas;[2] alguns pacientes podem levar até 16 a 20 semanas para ter resultados positivos.

VARIAÇÃO USUAL DA DOSE

Por enquanto, só há uma dose aprovada para uso: 42 mg. Foram feitos estudos com 28 mg[2] e 120 mg,[3] porém não houve diferença estatisticamente significativa quando comparada ao placebo. Novos estudos ainda buscam definir melhor a janela terapêutica.

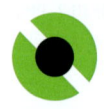

MODO DE SUSPENDER

Como a lumateperona está disponível apenas em cápsulas de 42 mg, a redução gradual não é possível, tornando a suspensão abrupta a única maneira de cessar o uso.

CLASSE, MECANISMO DE AÇÃO E FARMACODINÂMICA

A lumateperona é um AP atípico que atua como potente agonista 5-HT2A. Também tem ação como agonista pré-sináptico e antagonista pós-sináptico de D2, além de modular indiretamente a neurotransmissão glutamatérgica, aumentando a fosforilação de receptores NMDA do tipo GluN2B e aumentando a fosforilação da glicogênio sintetase cinase 3β (GSK-3β) em sistemas de dopamina mesolímbico/mesocortical, mecanismo que tem como objetivo atuar também em sintomas negativos e cognitivos.[4,5] Tem interação mínima com receptores fora do alvo, o que potencialmente reduz efeitos adversos.[4]

FARMACOCINÉTICA

A lumateperona é um fármaco muito lipofílico que é predominantemente absorvido no intestino delgado e tem boa absorção pela barreira hematencefálica. A maior concentração plasmática é alcançada após 3 a 4 horas da administração oral. A meia-vida relatada é entre 13 e 18 horas.[1] Com o uso diário, o estado de equilíbrio é alcançado em cerca de 5 dias. É metabolizada por múltiplas enzimas incluindo CYP3A4 e CYP1A2 em dois metabólitos: carbonil N-desmetilato ativo e álcool N-desmetilado. Cerca de 58% é excretada na urina e 29% nas fezes.[4]

O primeiro ensaio clínico realizado para tratamento de pacientes esquizofrênicos em fase aguda utilizou doses de 60 mg e 120 mg, comparando com placebo e risperidona (4 μg). Os grupos de risperidona e lumateperona 60 mg demonstraram melhora; o grupo que utilizou 120 mg não demonstrou diferença em relação ao placebo, embora ambas as doses tenham sido bem toleradas.[3] Outro ensaio clínico de fase III foi realizado para esquizofrenia com as doses de 28 mg e 42 mg, sendo que a primeira apresentação não mostrou diferença estatística em relação ao placebo, ao passo que a dose de 42 mg se mostrou superior.[2] Para depressão bipolar (tipo I e II), apenas um ensaio clínico foi conduzido até o momento, com a dose de 42 mg, e o fármaco se mostrou superior ao placebo.[6] Os ECRs conduzidos até o momento foram feitos em pacientes que apresentavam sintomas agudos. A administração dessa dosagem se mostrou segura e eficaz em todos os ensaios clínicos realizados. Não houve registros de alterações clinicamente significativas, nem alterações em sinais vitais; em valores laboratoriais, não foi observado aumento da prolactina. Não houve relatos de efeitos motores, extrapiramidais e acatisia, apesar de o fabricante ressaltar seu possível risco.

Estão sendo conduzidos estudos para uso em sintomas comportamentais relacionados à doença de Alzheimer, transtornos do sono e TDMs.[4] No momento, o fabricante reforça que o uso de APs atípicos em idosos com demência aumenta a mortalidade e o risco de AVC, por efeito de classe. Um estudo de fase III para agitação na doença de Alzheimer foi descontinuado pela percepção de que não atingiria o objetivo, e não por questões de segurança.

INDICAÇÕES

Evidências CONSISTENTES de eficácia
- Esquizofrenia.
- Depressão bipolar.

Evidências INCOMPLETAS de eficácia
- Depressão unipolar resistente, como adjuvante.
- Manutenção bipolar.
- Mania/episódio misto.
- Outros transtornos psicóticos.

CONTRAINDICAÇÕES

Absolutas
- Hipersensibilidade a qualquer composto da fórmula.

Relativas
- Pacientes com insuficiência hepática moderada/grave.
- Pacientes com risco de convulsão.
- Pacientes que possam ter mais sensibilidade ao efeito anticolinérgico, como redução da motilidade gastrintestinal, retenção urinária, HPB, xerostomia e problemas visuais.

REAÇÕES ADVERSAS

Mais comuns: Boca seca, fadiga, náusea, sonolência/sedação.[1,7]

Menos comuns: Discinesia tardia, dislipidemia, extrapiramidalismo, hiperglicemia, hipotensão ortostática, leucopenia, neutropenia, SNM.

Obs.: O fabricante alerta para o risco de AVC e aumento da mortalidade em idosos com demência e psicose, apesar de não haver relato nos ECRs.

INTOXICAÇÃO

Experiência extremamente limitada. O fabricante indica acompanhamento médico.

POPULAÇÕES ESPECIAIS

GRAVIDEZ
Não há estudos em humanos, mas estudos em ratos não demonstraram malformações. Há risco de movimentos musculares anormais em recém-nascidos de mães que usaram lumateperona no terceiro trimestre.

LACTAÇÃO
Desconhece-se a secreção de lumateperona no leite humano, mas supõe-se que todos os psicotrópicos sejam secretados. Recomenda-se não usar durante a lactação pela falta de estudos. Caso seja utilizada durante a amamentação, recomenda-se o monitoramento de possíveis efeitos adversos no lactente.

CRIANÇAS
Não há estudos que tenham estabelecido segurança e eficácia do fármaco nessa população.

IDOSOS
Estudos não incluíram pacientes com mais de 65 anos. Há a ressalva de que APs aumentam a mortalidade em pacientes idosos com psicose relacionada à demência.

INSUFICIÊNCIA HEPÁTICA
Para pacientes com dano leve (Child-Pugh A), não é necessário ajuste de dose. A pacientes com dano moderado a grave (Child-Pugh B ou C), o uso não é recomendado, por aumento da exposição à lumateperona.

INSUFICIÊNCIA RENAL

Não há necessidade de ajuste de dose.

INSUFICIÊNCIA CARDÍACA

Não há estudos que tenham analisado a ação do fármaco em pacientes com insuficiência cardíaca. Recomenda-se atenção pelo risco de hipotensão postural, principalmente em pacientes com uso concomitante de antagonistas α_1.

LABORATÓRIO

Exames prévios ao uso

Extrapola-se a recomendação de outros antipsicóticos atípicos, sugerindo-se avaliação de IMC, peso e circunferência abdominal; medida de PA; avaliação de perfil lipídico, hemograma e glicemia.

Exames de acompanhamento

Hemograma mensal nos primeiros 3 meses; após a cada 3 meses.

Perfil lipídico e glicemia em 3 meses; após anualmente.

PRECAUÇÕES E DICAS

1. O grande diferencial desse fármaco parece estar na ação glutamatérgica e serotonérgica com potencial de melhora em sintomas negativos e cognitivos.[8]
2. Os estudos conduzidos até o momento encontraram um perfil metabólico favorável da lumateperona.

REFERÊNCIAS

1. Davis RE, Correll CU. ITI-007 in the treatment of schizophrenia: from novel pharmacology to clinical outcomes. Expert Rev Neurother. 2016;16(6):601-14. PMID [27042868]
2. Correll CU, Davis RE, Weingart M, Saillard J, O'Gorman C, Kane JM, et al. Efficacy and safety of lumateperone for treatment of schizophrenia: a randomized clinical trial. JAMA Psychiatry. 2020;77(4):349-58. PMID [31913424]
3. Lieberman JA, Davis RE, Correll CU, Goff DC, Kane JM, Tamminga CA, et al. ITI-007 for the treatment of schizophrenia: a 4-week randomized, double-blind, con- trolled trial. Biol Psychiatry. 2016;79(12):952-61. PMID [26444072]
4. Mazza M, Marano G, Traversi G, Sani G, Janiri L. Evidence on the new drug lumateperone (ITI-007) for psychiatric and neurological disorders. CNS Neurol Disord Drug Targets. 2020;19(4):243-7. PMID [32479249]
5. Snyder GL, Vanover KE, Zhu H, Miller DB, O'Callaghan JP, Tomesch J, et al. Functional profile of a novel modulator of serotonin, dopamine, and glutamate neuro- transmission. Psychopharmacology. 2015;232(3):605-21. PMID [25120104]
6. Calabrese JR, Durgam S, Satlin A, Vanover KE, Davis RE, Chen R, et al. Efficacy and safety of lumateperone for major depressive episodes associated with bipolar I or bipolar II disorder: a phase 3 randomized placebo-controlled trial. Am J Psychiatry. 2021;178(12):1098-106. PMID [34551584]
7. Vanover KE, Davis RE, Zhou Y, Ye W, Brašić JR, Gapasin L, et al. Dopamine D2 receptor occupancy of lumateperone (ITI-007): a positron emission tomography study in patients with schizophrenia. Neuropsychopharmacology. 2019;44(3):598-605. PMCID [PMC6333832]
8. Kumar B, Kuhad A, Kuhad A. Lumateperone: a new treatment approach for neuropsychiatric disorders. Drugs Today. 2018;54(12):713-9. PMID [30596390]

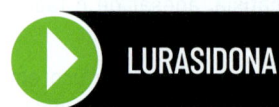

LURASIDONA

APRESENTAÇÕES COMERCIAIS

LATUDA (DAIICHI SANKYO)
- Caixas com 7, 14, 30 ou 60 comprimidos de 20 mg.
- Caixas com 7, 14, 30 ou 60 comprimidos de 40 mg.
- Caixas com 7, 14, 30 ou 60 comprimidos de 80 mg.

LUTAB (DAIICHI SANKYO)
- Caixas com 7, 14, 30 ou 60 comprimidos de 20 mg.
- Caixas com 7, 14, 30 ou 60 comprimidos de 40 mg.
- Caixas com 7, 14, 30 ou 60 comprimidos de 80 mg.

MODO DE USAR

- Esquizofrenia: Iniciar com 40 mg, 1 vez ao dia, de preferência na hora de dormir, para reduzir efeitos colaterais como sedação diurna, acatisia e efeitos extrapiramidais. Ingerir de preferência juntamente com alimentos, o que favorece a absorção. A dose inicial pode ser aumentada em 40 mg a cada 3 dias, se for preciso. Se o medicamento for bem tolerado, pode-se elevar até a dose máxima de 160 mg/dia. A dose usual nessa indicação é de 40 a 80 mg/dia.
- Depressão unipolar com especificador misto e depressão bipolar: A dose é em geral mais baixa do que para a esquizofrenia. Iniciar com 20 mg/dia, sendo a dose mais comum nessa indicação a de 40 mg/dia, e a máxima, 120 mg/dia. Alguns pacientes podem responder a apenas 20 mg. Algumas fontes sugerem não haver diferença de eficácia entre as doses de 20 a 60 mg e 60

a 120 mg. Ela foi aprovada para o tratamento da depressão bipolar tanto em monoterapia quanto em associação com lítio ou com divalproato.

TEMPO PARA INÍCIO DE AÇÃO

Classicamente, recomenda-se aguardar de 4 a 6 semanas para avaliação da resposta; porém, um início de resposta nas duas primeiras semanas é um bom preditor de resposta robusta algumas semanas depois.

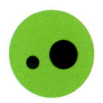

VARIAÇÃO USUAL DA DOSE

- Esquizofrenia: 40 a 160 mg.
- Depressão bipolar: 20 a 120 mg.

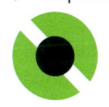

MODO DE SUSPENDER

Recomenda-se a suspensão gradual, para evitar rebote da psicose. Se for trocada para outro AP, pode ser retirada ao longo de 1 semana, enquanto se inicia a nova medicação.

CLASSE, MECANISMO DE AÇÃO E FARMACODINÂMICA

Antagonista de dopamina e serotonina; AP atípico (ou de segunda geração), potencial estabilizador do humor.

O bloqueio de receptores D2 reduz sintomas positivos; o bloqueio 5-HT2A aumenta a liberação de dopamina em algumas regiões, como mesocortical e nigroestriatal, contribuindo, respectivamente, para melhora de sintomas afetivo-cognitivos e evitando efeitos motores.

Bloqueadora 5-HT7 e agonista parcial 5-HT1A, ações que podem estar relacionadas à melhora de humor e cognição.

A lurasidona não tem afinidade apreciável pelos receptores 5-HT2C e H1 (o que explica sua baixa tendência a causar ganho de peso) e pelos colinérgicos M1 (assim, tendo pouca chance de causar constipação, retenção urinária ou disfunção cognitiva). Tem afinidade mínima pelos receptores α_1, o que explica sua baixa propensão a causar hipotensão ortostática.

A lurasidona não produziu, nos estudos existentes, aumento significativo da prolactina sérica, o que pode se explicar por não haver bloqueio significativo dos receptores D2 na via tuberoinfundibular.

Pouco potente em bloquear os receptores da dopamina D1, muscarínicos M1 e histamínicos H1, teoricamente sugerindo menor propensão a induzir déficits cognitivos, ganho de peso ou sedação do que outros agentes que apresentam essas propriedades.

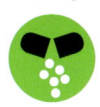

FARMACOCINÉTICA

A absorção da lurasidona é aumentada se for ingerida com uma refeição de pelo menos 350 calorias, levando a uma biodisponibilidade 2 vezes maior do que em jejum. A meia-vida é de 18 a 31 horas, com pico sérico entre 1 e 3 horas após a ingestão. Seu metabolismo é hepático e se dá pelo citocromo P450, isoenzima 3A4 (CYP3A4). A lurasidona não parece ter potencial inibitório relevante sobre as enzimas do citocromo P450. A excreção ocorre pelas fezes (80%) e pela urina (9%). A ligação proteica da lurasidona é de cerca de 99%.

Nos estudos iniciais, a dose que mostrou maior benefício no tratamento da esquizofrenia em relação ao placebo foi a de 80 mg/dia, mas em estudos subsequentes foi comprovado benefício com doses de 40 a 160 mg/dia.[1] Estudos mais longos, de até 12 meses, também confirmaram eficácia na esquizofrenia;[2] em um deles, pacientes com esquizofrenia crônica agudizada obtiveram taxas de remissão maiores com lurasidona do que com quetiapina.[2] Foi também comparada com olanzapina, em um estudo no qual ambos os fármacos foram superiores ao placebo, e com ziprasidona,[3] em que não houve diferença estatisticamente significativa em termos de eficácia entre os dois fármacos.

No tratamento da depressão bipolar, a eficácia foi comprovada tanto em monoterapia[4] quanto associada a divalproato ou a lítio.[5]

No tratamento da depressão unipolar com especificador misto, bem como do TB em episódio depressivo com especificador misto,[6] é recomendada como um dos tratamentos com maior evidência de eficácia.[7]

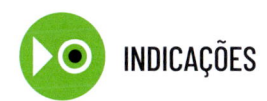

INDICAÇÕES

Evidências CONSISTENTES de eficácia
- Esquizofrenia (a partir de 13 anos).

- Depressão bipolar.

Evidências INCOMPLETAS de eficácia
- Depressão unipolar com especificador misto.
- Depressão bipolar com especificador misto.
- Manutenção no TB.
- Transtornos comportamentais em demência e em crianças.
- Transtornos associados a controle de impulsos.

CONTRAINDICAÇÕES

- Hipersensibilidade à lurasidona ou a algum componente da fórmula.
- Pacientes em uso de potentes indutores da CYP3A4 (p. ex., rifampicina).
- Pacientes em uso de potentes inibidores da CYP3A4 (p. ex., cetoconazol).

REAÇÕES ADVERSAS

Mais comuns: Acatisia, ansiedade, diarreia, náusea, sonolência.

Menos comuns: Agitação, agranulocitose, amenorreia, anemia, angiedema, angina, ataques de pânico, aumento da temperatura corporal, AVC, bloqueio AV, bradicardia, comprometimento cognitivo, convulsão, diminuição da libido, diminuição do apetite, disartria, discinesia tardia, disfagia, dislipidemia, dispepsia, distonia, disúria, dor abdominal, efeitos extrapiramidais, galactorreia, ganho de peso, gastrite, habilidade motora comprometida, hiperglicemia e diabetes, hiperprolactinemia, hipertensão, hipotensão ortostática, ideação suicida, insônia, IR, leucopenia, lombalgia, mastalgia, morte súbita, neutropenia, prurido, rabdomiólise, *rash*, sialorreia, síncope, SNM, sonhos vívidos, suicídio, taquicardia, tontura, transtornos do sono, vertigem, visão borrada.

INTOXICAÇÃO

Sintomas

Dados limitados. Há relato de um paciente que ingeriu aproximadamente 560 mg de lurasidona e não apresentou grandes complicações.

Manejo
- Em casos de sobredose, sugerem-se monitoramento eletrocardiográfico contínuo e controle da PA.
- Deve-se considerar lavagem gástrica e carvão ativado se a ingestão for recente e ficar atento para a possibilidade de convulsões e reações distônicas.

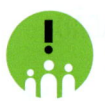

POPULAÇÕES ESPECIAIS

GRAVIDEZ
Não há estudos em gestantes; estudos com animais não mostram efeitos adversos.

LACTAÇÃO
Não se sabe se é excretada no leite materno.

CRIANÇAS
Segurança não estabelecida.

IDOSOS
Em geral não é necessário ajuste de doses, mas alguns pacientes podem tolerar somente doses menores, especialmente os mais debilitados ou com comorbidades. O uso de APAs em quadros de psicose relacionada ao transtorno neurocognitivo maior foi associado ao aumento da mortalidade nesse grupo de pacientes.

INSUFICIÊNCIA HEPÁTICA
Moderada: dose de, no máximo, 80 mg.

Grave: no máximo 40 mg.

INSUFICIÊNCIA RENAL
Moderada e grave: no máximo 80 mg.

INSUFICIÊNCIA CARDÍACA
Há baixo risco de hipotensão ortostática. Em estudos, parece não haver alargamento do QTc.[8]

LABORATÓRIO

Exames prévios ao uso

Peso, IMC, perfil lipídico, glicose em jejum, PA (na prática, nem sempre é factível avaliar todos os itens antes de iniciar o tratamento).

Exames de acompanhamento

Os mesmos do início, regularmente.

PRECAUÇÕES E DICAS

1. Evitar o uso concomitante com depressores do SNC, como o álcool.

2. Evitar dirigir e operar máquinas, na medida do possível, devido ao risco de sedação e comprometimento da motricidade.
3. Atentar para possível aumento de pensamentos e comportamentos suicidas, em especial em crianças, adolescentes e adultos entre 18 e 24 anos.
4. Causou ganho de peso de 1/2 a 1 kg nos estudos de curto prazo, porém mostrou perda semelhante nos estudos de longo prazo.
5. Estudos demonstram em geral ser neutra no perfil lipídico e nos níveis de glicose.[9]
6. Acatisia e sonolência são os efeitos colaterais mais comuns.

REFERÊNCIAS

1. Meltzer HY, Cucchiaro J, Silva R, Ogasa M, Phillips D, Xu J, et al. Lurasidone in the treatment of schizophrenia: a randomized, double-blind, placebo- and olanzapine-controlled study. Am J Psychiatry. 2011;168(9):957-67. PMID [21676992]
2. Loebel A, Cucchiaro J, Xu J, Sarma K, Pikalov A, Kane JM. Effectiveness of lurasidone vs. quetiapine XR for relapse prevention in a 12-month, double-blind, noninferiority study. Schizophr Res. 2013;147(1):95-102. PMID [23583011]
3. Potkin SG, Ogasa M, Cucchiaro J, Loebel A. Double-blind comparison of the safety and efficacy of lurasidone and ziprasidone in clinically stable outpatients with schizophrenia or schizoaffective disorder. Schizophr Res. 2011;132(2-3):101-7. PMID [21889878]
4. Loebel A, Cucchiaro J, Silva R, Kroger H, Sarma K, Xu J, et al. Lurasidone as adjunctive therapy with lithium or valproate for the treatment of bipolar I depression: a randomized, double-blind, placebo-controlled study. Am J Psychiatry. 2014;171(2):169-77. PMID [24170221]
5. Loebel A, Cucchiaro J, Silva R, Kroger H, Hsu J, Sarma K, et al. Lurasidone monotherapy in the treatment of bipolar 1 depression: a randomized, double-blind, placebo-controlled study. Am J Psychiatry. 2014;171(2):160-8. PMID [24170180]
6. Stahl SM, Morissette DA, Faedda G, Fava M, Goldberg JF, Keck PE, et al. Guidelines for the recognition and management of mixed depression. CNS Spectrums. 2017;22(2):203-19. PMID [28421980]
7. Yatham LN, Chakrabarty T, Bond DJ, Schaffer A, Beaulieu S, Parikh SV, et al. Canadian Network for mood and anxiety treatments (CANMAT) and international Society for bipolar disorders (ISBD) recommendations for the management of patients with bipolar disorder with mixed presentations. Bipolar Disord. 2021;23(8):767-88. PMID [34599629]
8. Huhn M, Nikolakopoulou A, Schneider-Thoma J, Krause M, Samara M, Peter N, et al. Comparative efficacy and tolerability of 32 oral antipsychotics for the acute treatment of adults with multi-episode schizophrenia: a systematic review and network meta-analysis. Lancet. 2019;394(10202):939-51. PMID [31303314]
9. Pillinger T, McCutcheon RA, Vano L, Mizuno Y, Arumuham A, Hindley G, et al. Comparative effects of 18 antipsychotics on metabolic function in patients with schizophrenia, predictors of metabolic dysregulation, and association with psychopathology: a systematic review and network meta-analysis. Lancet Psychiatry. 2020;7(1):64-77. PMID [31860457]

MELATONINA

APRESENTAÇÕES COMERCIAIS

MELATONINA (CATARINENSE, CIMED, EQUALIV, MANTECORP)
- Comprimidos mastigáveis de 0,21 mg.
- Comprimidos sublinguais de 0,21 mg.
- Solução oral gotas de 0,21 mg/gota.

MODO DE USAR

- Insônia: Para o tratamento de curto prazo de insônia primária em pacientes com idade igual ou superior a 55 anos, a dose recomendada de melatonina de liberação prolongada é de 1 comprimido de 2 mg, VO, 1 a 2 horas antes de dormir e após a refeição, devendo ser mantida por até 13 semanas.[1-3]
- *Jet lag*: A melatonina também é usada no tratamento do *jet lag* em doses de 0,5 a 5 mg, especialmente quando foram cruzados cinco ou mais fusos horários. Quanto mais fusos horários forem atravessados, maior a chance de ser efetiva. Nesse caso, a ingestão do medicamento deve ocorrer próximo ao horário em que se deseja dormir no destino (22h00 a 00h00).[4]

TEMPO PARA INÍCIO DE AÇÃO

Espera-se o início do efeito 1 a 2 horas após a ingestão do comprimido.

VARIAÇÃO USUAL DA DOSE

É esperada resposta com doses entre 0,5 e 5 mg/dia.

MODO DE SUSPENDER

A suspensão do tratamento com melatonina não parece causar sintomas de retirada ou insônia de rebote.

CLASSE, MECANISMO DE AÇÃO E FARMACODINÂMICA

A melatonina é um hormônio produzido naturalmente à noite pela glândula pineal. Trata-se de um agente sedativo-hipnótico, agonista do receptor da melatonina.

Acredita-se que a atividade da melatonina nos receptores MT1, MT2 e MT3 contribua para suas propriedades promotoras do sono, uma vez que esses receptores (sobretudo MT1 e MT2) estão envolvidos na regulação dos ritmos circadianos e na regulação do sono.

Devido ao seu papel na regulação do sono e do ritmo circadiano e à diminuição, em função da idade, de sua produção endógena, a melatonina pode melhorar de maneira eficaz a qualidade do sono, sobretudo em pacientes com mais de 55 anos que sofram de insônia primária.[1-3]

FARMACOCINÉTICA

Fisiologicamente, a secreção de melatonina aumenta pouco depois de começar a anoitecer, atinge seu pico entre as 2 e as 4 horas da manhã e diminui durante a segunda metade da noite. A meia-vida de eliminação extremamente curta (de 0,5 a 0,8 hora) favoreceu o desenvolvimento de formulações de liberação prolongada, cuja meia-vida é de 3,5 a 4 horas. A absorção de melatonina de liberação prolongada ingerida por VO é total em adultos, e sua biodisponibilidade é de cerca de 15%. Apresenta metabolismo de primeira passagem estimado de 85% e farmacocinética linear nas dosagens de 2 a 8 mg. O pico de concentração plasmática máxima ocorre após 45 minutos se tomada em jejum. No caso da administração após a ingestão de alimentos, a taxa de absorção é reduzida, e o pico de concentração máxima ocorre em 3 horas. A ligação da melatonina às proteínas plasmáticas *in vitro* é de 60%. Liga-se principalmente à albumina, à α_1-glicoproteína ácida e ao HDL. Dados experimentais sugerem que as isoenzimas CYP1A1, CYP1A2 e, possivelmente, CYP2C19 do sistema do citocromo P450 estão envolvidas no metabolismo da melatonina. Seu principal metabólito é a 6-sulfatoxi-melatonina (6-S-MT), que é inativo, e sua biotransformação ocorre no fígado. A eliminação dos metabólitos se dá por excreção renal, 89% sob a forma de conjugados sulfatados e glicuronídeos de 6-hidroximelatonina, e 2% são excretados sob a forma de melatonina (substância ativa inalterada). A excreção dos metabólitos ocorre dentro de 12 horas após a ingestão. A concentração plasmática máxima é de 3 a 4 vezes superior em mulheres quando comparada à concentração em homens. Entre diferentes membros do mesmo sexo, observou-se uma variabilidade de 5 vezes na concentração máxima. No entanto, não foram detectadas diferenças farmacodinâmicas entre homens e mulheres apesar das diferenças nas concentrações sanguíneas.[1]

Foram observados benefícios nos pacientes tratados com melatonina em comparação aos que receberam placebo com relação à latência do sono (conforme medida por meios objetivos e subjetivos), à qualidade subjetiva do sono e ao funcionamento durante o dia (sono reparador), sem afetar a vigilância diurna. Não foi observada modificação no padrão de sono, nem efeito na duração do sono REM.[2,3]

INDICAÇÕES

Evidências CONSISTENTES de eficácia

- Insônia primária em pacientes com idade igual ou superior a 55 anos.[2,3]
- *Jet lag*.[4]

Evidências INCOMPLETAS de eficácia

- Melhora do padrão do sono e do comportamento diurno em crianças com transtornos do neurodesenvolvimento.[5,6]
- Insônia inicial em crianças e adolescentes.[7]
- Delirium em pacientes idosos.[8]
- Fibromialgia.[9]
- Câncer.[10]
- Enxaqueca.

CONTRAINDICAÇÕES

Absolutas

- Hipersensibilidade à melatonina ou a um dos excipientes.

Relativas

- Insuficiência renal ou hepática.

REAÇÕES ADVERSAS

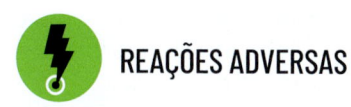

Mais comuns: Artralgia, cefaleia, dores nas costas, fadiga, nasofaringite, sonolência.

Menos comuns: Aftas orais, agitação psicomotora, alteração no ciclo sono-vigília, alterações laboratoriais (hipertrigliceridemia, hipocalcemia, hiponatremia, leucopenia, provas de função hepática alteradas, trombocitopenia), ansiedade, astenia, boca seca, depressão, dermatite, dor abdominal, enxaqueca, ganho de peso, HAS, insônia, irritabilidade, letargia, náusea, nervosismo, pesadelos, prurido, ressaca, sonhos bizarros, sudorese noturna, tontura.

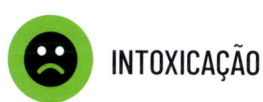

INTOXICAÇÃO

Sintomas

É esperado que ocorra certa sonolência em caso de sobredose. A melatonina foi administrada em doses diárias de 5 mg em ensaios clínicos durante 12 meses, sem alterar significativamente a natureza das reações adversas. A administração de doses diárias de até 300 mg tem sido referida na literatura, sem causar reações adversas clinicamente significativas.

Manejo

▶ Não é necessário tratamento específico.

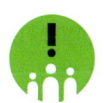

POPULAÇÕES ESPECIAIS

GRAVIDEZ

Não existem dados clínicos sobre gestações expostas à melatonina. Os estudos com animais não indicam efeito danoso direto ou indireto no que diz respeito à gravidez, ao desenvolvimento embrionário/fetal, ao parto ou ao desenvolvimento pós-natal. A administração oral de melatonina a ratas e coelhas grávidas não provocou efeitos adversos na prole. Foi detectado um pequeno efeito no crescimento pós-natal e na viabilidade em ratos apenas com doses muito elevadas, equivalentes a aproximadamente 2.000 mg/dia para seres humanos. Tendo em vista a falta de dados clínicos, não é recomendada a utilização em gestantes e em mulheres que pretendem engravidar.

LACTAÇÃO

A melatonina endógena é excretada no leite materno humano. Dessa forma, espera-se que a melatonina exógena também seja secretada no leite humano. Existem dados em modelos animais, incluindo roedores, ovinos, bovinos e primatas, que indicam a transferência materna de melatonina para o feto através da placenta ou pelo leite. Assim, o aleitamento não é recomendado a mulheres que estejam em tratamento com melatonina.

CRIANÇAS

Não existem dados disponíveis suficientes sobre a segurança e a eficácia da melatonina em indivíduos de 0 a 18 anos de idade.

IDOSOS

A absorção de melatonina por VO é total nos adultos e poderá diminuir até 50% nos idosos. O metabolismo da melatonina diminui com a idade.

INSUFICIÊNCIA HEPÁTICA

Pacientes com insuficiência hepática apresentam concentrações séricas acentuadamente elevadas de melatonina durante as horas do dia com luz, devido à depuração reduzida do fármaco nesses indivíduos. Por esse motivo, não é recomendada a utilização de melatonina a pacientes com insuficiência hepática.

INSUFICIÊNCIA RENAL

O efeito da IR na farmacocinética da melatonina não foi estudado. Deve-se ter cautela na administração do fármaco a esses pacientes.

INSUFICIÊNCIA CARDÍACA

Há relatos raros de *angina pectoris* e palpitação e relatos incomuns de hipertensão com o uso de melatonina.[11] Existem múltiplos mecanismos de efeito da melatonina no sistema cardiovascular.[12] Apesar da necessidade de administração cuidadosa, a insuficiência cardíaca não consta como contraindicação ao uso de melatonina.[11]

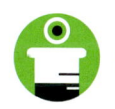

LABORATÓRIO

Não é necessária a realização de exames laboratoriais prévios e/ou de acompanhamento em indivíduos saudáveis.

⚠ PRECAUÇÕES E DICAS

1. A melatonina pode provocar sonolência, e seus efeitos sobre a capacidade de conduzir e utilizar máquinas são moderados. Assim, o medicamento deverá ser utilizado com precaução caso esse efeito possa colocar em risco a segurança.
2. Não existem dados clínicos sobre a utilização de melatonina em indivíduos com doenças autoimunes. Por esse motivo, não se recomenda a utilização do fármaco a esses indivíduos.
3. O comprimido do medicamento pode conter lactose. Pacientes com problemas hereditários raros de intolerância à galactose, deficiência de lactase ou má absorção de glicose-galactose não devem usar a medicação.

REFERÊNCIAS

1. Circadin (melatonin) [bula de medicamento] [Internet]. Marburg: Temmler Pharma GmbH & Co; 2021 [capturado em 9 set 2022]. Disponível em: https://www.ema.europa.eu/documents/product-information/circadin-epar-product-information_en.pdf.
2. Ferracioli-Oda E, Qawasmi A, Bloch MH. Meta-analysis: melatonin for the treatment of primary sleep disorders. PLoS One. 2013;17;8(5):e63773. PMID [23691095]
3. Buscemi N, Vandermeer B, Hooton N, Pandya R, Tjosvold L, Hartling L, et al. The efficacy and safety of exogenous melatonin for primary sleep disorders: a meta-analysis. J Gen Intern Med. 2005;20(12):1151-8. PMID [16423108]
4. Chan V, Wang L, Allman-Farinelli M. Efficacy of functional foods, beverages, and supplements claiming to alleviate air travel symptoms: systematic review and meta-analysis. Nutrients. 2021;13(3):961. doi: 10.3390/nu13030961. PMID: [33809656]
5. Rossignol DA, Frye RE. Melatonin in autism spectrum disorders: a systematic review and meta-analysis. Dev Med Child Neurol. 2011;53(9):783-92. PMID [21518346]
6. Appleton RE, Jones AP, Gamble C, Williamson PR, Wiggs L, Montgomery P, et al. The use of melatonin in children with neurodevelopmental disorders and impaired sleep: a randomized, double-blind, placebo-controlled, parallel study (MENDS). Health Technol Assess. 2012;16(40):i-239. PMID [23098680]
7. Wei S, Smits MG, Tang X, Kuang L, Meng H, Ni S, et al. Efficacy and safety of melatonin for sleep onset insomnia in children and adolescents: a meta-analysis of randomized controlled trials. Sleep Med. 2020;68:1-8. PMID [31982807]
8. Campbell AM, Axon DR, Martin JR, Slack MK, Mollon L, Lee JK. Melatonin for the prevention of postoperative delirium in older adults: a systematic review and meta-analysis. BMC Geriatr. 2019;19(1):272. PMID [31619178]
9. Hussain SA, Al-Khalifa II, Jasim NA, Gorial FI. Adjuvant use of melatonin for treatment of fibromyalgia. J Pineal Res. 2011;50(3):267-71. PMID [21158908]
10. Lim S, Park S, Koyanagi A, Yang JW, Jacob L, Yon DK, et al. Effects of exogenous melatonin supplementation on health outcomes: an umbrella review of meta-analyses based on randomized controlled trials. Pharmacol Res. 2022;176:106052. PMID [34999224]
11. European Medicines Agency. Melatonin [Internet]. Amsterdam: EMA; 2012 [capturado em 30 ago 2020]. Disponível em: https://www.ema.europa.eu/en/documents/product-information/circadin-epar-product-information_en.pdf.
12. Cipolla-Neto J, Amaral FG. Melatonin as a hormone: new physiological and clinical insights. Endocr Rev. 2018;39(6):990-1028.

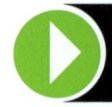

▶ MEMANTINA

🗔 APRESENTAÇÕES COMERCIAIS

ALOIS (APSEN)
- Caixas com 7, 15, 30, 50, 60 ou 120 comprimidos de 10 mg.
- Caixas com 10, 30 ou 60 comprimidos de 20 mg.
- Frascos de 15 mL, 30 mL ou 50 mL de solução oral de cloridrato de memantina 10 mg/mL.

ALOIS DUO (APSEN)
- Caixas com 7 ou 30 comprimidos de cloridrato de donepezila 10 mg + cloridrato de memantina 5 mg.
- Caixas com 7 ou 30 comprimidos de cloridrato de donepezila 10 mg + cloridrato de memantina 10 mg.
- Caixas com 7 ou 30 comprimidos de cloridrato de donepezila 10 mg + cloridrato de memantina 15 mg.
- Caixas com 7, 30, 60 ou 90 comprimidos de cloridrato de donepezila 10 mg + cloridrato de memantina 20 mg.

ALZ (CRISTÁLIA)
- Caixas com 7, 14, 15, 28, 30, 60 ou 100* comprimidos de 10 mg.

CLORIDRATO DE DONEPEZILA + CLORIDRATO DE MEMANTINA (ACHÉ)
- Caixas com 7 ou 30 comprimidos de cloridrato de donepezila 10 mg + cloridrato de memantina 5 mg.
- Caixas com 7 ou 30 comprimidos de cloridrato de donepezila 10 mg + cloridrato de memantina 10 mg.
- Caixas com 7 ou 30 comprimidos de cloridrato de donepezila 10 mg + cloridrato de memantina 15 mg.
- Caixas com 7 ou 30 comprimidos de cloridrato de donepezila 10 mg + cloridrato de memantina 20 mg.

CLORIDRATO DE DONEPEZILA + CLORIDRATO DE MEMANTINA (APSEN)
- Caixas com 7 ou 30 comprimidos de cloridrato de donepezila 10 mg + cloridrato de memantina 5 mg.

- Caixas com 7 ou 30 comprimidos de cloridrato de donepezila 10 mg + cloridrato de memantina 10 mg.
- Caixas com 7 ou 30 comprimidos de cloridrato de donepezila 10 mg + cloridrato de memantina 15 mg.
- Caixas com 7, 30, 60, 90 ou 120 comprimidos de cloridrato de donepezila 10 mg + cloridrato de memantina 20 mg.

CLORIDRATO DE DONEPEZILA + CLORIDRATO DE MEMANTINA (BRAINFARMA)
- Caixas com 7 ou 30 comprimidos de cloridrato de donepezila 10 mg + cloridrato de memantina 10 mg.
- Caixas com 7 ou 30 comprimidos de cloridrato de donepezila 10 mg + cloridrato de memantina 20 mg.

CLORIDRATO DE DONEPEZILA + CLORIDRATO DE MEMANTINA (EMS, MULTILAB)
- Caixas com 7 comprimidos de cloridrato de donepezila 10 mg + cloridrato de memantina 5 mg.
- Caixas com 7 comprimidos de cloridrato de donepezila 10 mg + cloridrato de memantina 10 mg.
- Caixas com 7 comprimidos de cloridrato de donepezila 10 mg + cloridrato de memantina 15 mg.
- Caixas com 7, 30, 60 ou 100 comprimidos de cloridrato de donepezila 10 mg + cloridrato de memantina 20 mg.

CLORIDRATO DE MEMANTINA (ACHÉ)
- Caixas com 7, 15, 30, 60, 90 ou 120 comprimidos de 10 mg.

CLORIDRATO DE MEMANTINA (APSEN)
- Caixas com 7, 15, 30, 50, 60 ou 120 comprimidos de 10 mg.
- Caixas com 10, 30 ou 60 comprimidos de 20 mg.

CLORIDRATO DE MEMANTINA (BIOLAB, EUROFARMA)
- Caixas com 7, 14, 15, 28, 30, 60 ou 100 comprimidos de 10 mg.

CLORIDRATO DE MEMANTINA (BRAINFARMA, MEDLEY, UNICHEM)
- Caixas com 30 ou 60 comprimidos de 10 mg.

CLORIDRATO DE MEMANTINA (EMS, GERMED, MULTILAB)
- Caixas com 10, 30, 60, 90 ou 120 comprimidos de 10 mg.
- Caixas com 15, 30 ou 60 comprimidos de 20 mg.

CLORIDRATO DE MEMANTINA (NOVARTIS, SANDOZ)
- Caixas com 30, 50 ou 60 comprimidos de 10 mg.

CLORIDRATO DE MEMANTINA (PRATI DONADUZZI)
- Caixas com 10, 30, 60, 90, 100, 120, 200*, 300* ou 500* comprimidos de 10 mg.

CLORIDRATO DE MEMANTINA (TEUTO)
- Caixas com 14, 15, 28, 30, 56, 60, 200* ou 500* comprimidos de 10 mg.

CLORIDRATO DE MEMANTINA (TORRENT)
- Caixas com 10, 30, 60 ou 120 comprimidos de 10 mg.
- Caixas com 10, 30 ou 60 comprimidos de 20 mg.

COGUN (COSMED)
- Caixas com 7 ou 30 comprimidos de cloridrato de donepezila 10 mg + cloridrato de memantina 10 mg.
- Caixas com 7 ou 30 comprimidos de cloridrato de donepezila 10 mg + cloridrato de memantina 20 mg.

DESIRÉE (FARMOQUÍMICA)
- Caixas com 7, 15, 30, 60, 90 ou 120 comprimidos de 10 mg.

DONILA DUO (ACHÉ)
- Caixas com 7 ou 30 comprimidos de cloridrato de donepezila 10 mg + cloridrato de memantina 5 mg.
- Caixas com 7 ou 30 comprimidos de cloridrato de donepezila 10 mg + cloridrato de memantina 10 mg.
- Caixas com 7 ou 30 comprimidos de cloridrato de donepezila 10 mg + cloridrato de memantina 15 mg.
- Caixas com 7 ou 30 comprimidos de cloridrato de donepezila 10 mg + cloridrato de memantina 20 mg.

EBIX (LUNDBECK)
- Caixas com 7, 14, 28 ou 56 comprimidos de 10 mg.
- Caixas com 10, 30 ou 60 comprimidos de 20 mg.

HEIMER (EUROFARMA)
- Caixas com 7, 14, 15, 28, 30, 60 ou 100* comprimidos de 10 mg.

KAMPPI (BIOLAB)
- Caixas com 7, 14, 15, 28, 30, 60 ou 100* comprimidos de 10 mg.

MAIZHER (PRATI DONADUZZI)
- Caixas com 10, 30, 60, 90, 100*, 120, 200*, 300* ou 500* comprimidos de 10 mg.

MEALZ (TORRENT)
- Caixas com 10, 30, 60 ou 120 comprimidos de 10 mg.
- Caixas com 10, 30 ou 60 comprimidos de 20 mg.

MEMORALL (TEUTO)
- Caixas com 14, 15, 28, 30, 56, 60, 200* ou 500* comprimidos de 10 mg.

MORIALE DUO (EMS)
- Caixas com 7 comprimidos de cloridrato de donepezila 10 mg + cloridrato de memantina 5 mg.
- Caixas com 7 comprimidos de cloridrato de donepezila 10 mg + cloridrato de memantina 10 mg.
- Caixas com 7 comprimidos de cloridrato de donepezila 10 mg + cloridrato de memantina 15 mg.
- Caixas com 7, 30, 60 ou 100 comprimidos de cloridrato de donepezila 10 mg + cloridrato de memantina 20 mg.

MORIALE ODT (EMS)
- Caixas com 7, 15, 30, 60, 90 ou 120 comprimidos orodispersíveis de 5 mg.
- Caixas com 7, 15, 30, 60, 90 ou 120 comprimidos orodispersíveis de 10 mg.
- Caixas com 7, 15, 30, 60, 90 ou 120 comprimidos orodispersíveis de 15 mg.
- Caixas com 7, 15, 30, 60, 90 ou 120 comprimidos orodispersíveis de 20 mg.

TEBBE (SANOFI MEDLEY)
- Caixas com 30 ou 60 comprimidos de 10 mg.

VIE (ACHÉ)
- Caixas com 7, 15, 30, 60, 90 ou 120 comprimidos de 10 mg.

ZIDER (LIBBS)
- Caixas com 15, 30, 60 ou 120 comprimidos de 10 mg.
- Frascos de 15 mL ou 30 mL de solução oral de cloridrato de memantina 20 mg/mL.

*Embalagem hospitalar.

MODO DE USAR

A dose inicial é de 5 mg/dia, VO (meio cp), durante a primeira semana, 10 mg/dia na segunda semana (1 cp/dia); 15 mg/dia na terceira semana (1,5 cp de 10 mg) e até a dose efetiva e de manutenção de 20 mg/dia (2 cp de 10 mg ou 1 cp de 20 mg). Usa-se em dose única diária, no mesmo horário, escolhendo-se o que for mais conveniente para o paciente ingerir. Os comprimidos podem ser ingeridos com ou sem alimentos, preferencialmente sem ser mastigados. Os comprimidos de 10 mg podem ser partidos.[1-3]

TEMPO PARA INÍCIO DE AÇÃO

A dose efetiva da memantina é de 20 mg/dia, e sua efetividade deve ser reavaliada a cada 3 meses.

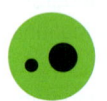

VARIAÇÃO USUAL DA DOSE

Em geral, inicia-se com 5 mg/dia, podendo-se chegar a 20 mg/dia.

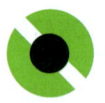

MODO DE SUSPENDER

Não há recomendação específica para o modo de suspensão, nem descrição de sintomas de abstinência com retirada abrupta, mas recomenda-se a suspensão gradual. Em situações de interrupção da medicação por muitos dias não motivada por efeitos colaterais ou demência avançada e com indicação de restituição, deve-se seguir as orientações de início do tratamento.

CLASSE, MECANISMO DE AÇÃO E FARMACODINÂMICA

É um antagonista não competitivo dos receptores NMDA. Seu efeito se deve ao antagonismo não competitivo de baixa a moderada afinidade, voltagem-dependente aos receptores NMDA, ligando-se principalmente àqueles que regulam os canais de cálcio. Com isso, bloqueia os efeitos de concentrações elevadas de glutamato que podem levar à disfunção neuronal.

FARMACOCINÉTICA

A memantina é completamente absorvida após a administração VO, não sendo afetada por alimentos. O tempo para atingir a concentração plasmática máxima é de 3 a 8 horas. A ligação às proteínas plasmáticas é de 45%. Não inibe nem induz os sistemas enzimáticos CYP e, portanto, tem pouca propensão a causar interações medicamentosas.

A eliminação da memantina e de seus metabólitos ocorre predominantemente por via renal. A meia-vida de eliminação é de 60 a 100 horas.[1-3]

Há consistente evidência do uso da memantina para sintomas cognitivos e comportamentais do TNCM (demência) devido à doença de Alzheimer moderado a grave, apesar do pequeno benefício clínico,[4,5] sendo o efeito sobre sintomas comportamentais da doença de Alzheimer maior no uso concomitante com inibidores da colinesterase.[5] A persistência dos efeitos além de 6 meses não foi comprovada, e não há evidência de efeito para casos avançados de demência nem para casos leves de demência devido à doença de Alzheimer.[5]

Evidências menos consistentes, com efeito clínico muito pequeno, foram demonstradas pela memantina em sintomas cognitivos e comportamentais de TNCM (demência) vascular[5] e em TNCM (demência) com corpos de Lewy.[6]

INDICAÇÕES

Evidências CONSISTENTES de eficácia
▸ TNCM (demência) devido à doença de Alzheimer de intensidade moderada a grave.[5]

Evidências INCOMPLETAS de eficácia
▸ TNCM (demência) com corpos de Lewy.[6]
▸ TNCM (demência) devido à doença vascular.[5]
▸ Adjuvante aos APs na esquizofrenia.[7]
▸ Adjuvante aos ADs no TOC.[8]

CONTRAINDICAÇÕES

Absolutas
▸ Pacientes com conhecida hipersensibilidade à memantina ou a outros componentes da formulação.

REAÇÕES ADVERSAS

Mais comuns: Cefaleia, diarreia, hipotensão, tontura.

Menos comuns: Agressividade, alucinações, ansiedade, cistite, constipação, dispneia, dor abdominal, dor lombar, ganho de peso, hipertensão, incontinência urinária, SSJ, sonolência, testes de função hepática elevados, tosse, vômito.

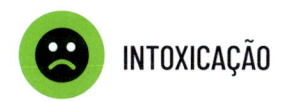

INTOXICAÇÃO

Sintomas
Cansaço, fraqueza, diarreia, vômitos, tontura, alucinações, torpor, sonolência, vertigens, agitação, agressão e coma, dependendo da dose ingerida. A ingestão de 2 g resultou em coma, mas não foi fatal.[1-3]

Manejo
▸ Medidas de suporte, tratamento sintomático.
▸ Sem antídoto específico.
▸ A eliminação pode ser potencializada com a acidificação da urina.

POPULAÇÕES ESPECIAIS

GRAVIDEZ
Nenhum dado clínico sobre exposição à memantina na gravidez está disponível. O risco potencial para humanos é desconhecido. Categoria B da FDA.[1-3]

LACTAÇÃO
Não se sabe se a memantina é excretada no leite materno, mas, considerando a lipofilia da substância, essa possibilidade existe.[1-3]

CRIANÇAS
A segurança foi relatada em uma revisão sistemática em crianças com autismo.[9]

IDOSOS
O medicamento é, em geral, utilizado por essa população. As doses e os efeitos adversos relatados anteriormente foram descritos para essa faixa etária.

INSUFICIÊNCIA HEPÁTICA
Não é necessário ajuste de dose em insuficiência hepática leve ou moderada, mas deve ser administrada com cautela em insuficiência hepática grave.

INSUFICIÊNCIA RENAL
Em pacientes com função renal ligeiramente comprometida, não é necessária a redução da dose. Em pacientes com prejuízo de moderado a grave da função renal, recomenda-se a redução da dose para 10 mg/dia. A portadores de IR grave, não se recomenda o uso do fármaco.

INSUFICIÊNCIA CARDÍACA

Não há relato de necessidade de ajuste de dose ou contraindicação absoluta para pacientes com insuficiência cardíaca.[10]

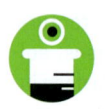

LABORATÓRIO

Exames prévios ao uso

Recomenda-se dosagem sérica de creatinina antes do início do tratamento.

Exames de acompanhamento

Não são necessários.

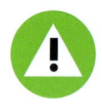

PRECAUÇÕES E DICAS

1. Recomenda-se cautela no uso em pessoas com epilepsia.[1-3]
2. O uso concomitante de antagonistas NMDA que agem no mesmo receptor que a memantina, como a amantadina, a cetamina e o dextrometorfano, deve ser evitado.[1-3]
3. Os pacientes devem ser monitorados se o pH da urina estiver ou se tornar alcalino, visto que a eliminação renal pode ser reduzida, aumentando a concentração sérica do fármaco. Isso pode ocorrer em pacientes que mudam drasticamente a dieta ou usam grandes quantidades de tampões gástricos alcalinizantes ou, ainda, na acidose tubular renal ou em infecções graves do sistema urinário por bactérias do gênero *Proteus*.[1-3]
4. Os comprimidos contêm lactose.[1-3]
5. Pacientes com IAM recente, ICC descompensada e hipertensão descontrolada devem ser monitorados, uma vez que foram excluídos da maioria dos estudos com memantina.[1-3]

REFERÊNCIAS

1. Agência Nacional de Vigilância Sanitária. Cloridrato de memantina [Internet]. Brasília: Anvisa; 2022 [capturado em 10 set. 2022]. Disponível em: https://consultas.anvisa.gov.br/#/bulario/q/?nomeProduto=Cloridrato%20de%20memantina.
2. Ebix™ [Bula de medicamento] [Internet]. Rio de Janeiro: Lundbeck Brasil; 2021 [capturado em 10 set 2022]. Disponível em: https://consultas.anvisa.gov.br/#/bulario/q/?nomeProduto=Ebix.
3. Namenda XR® [Bula de medicamento] [Internet]. New York: Forest Pharmaceuticals; 2003 [capturado em 10 set 2022]. Disponível em: https://www.accessdata.fda.gov/drugsatfda_docs/label/2010/022525s000lbl.pdf.
4. Huang YY, Teng T, Shen XN, Chen SD, Wang RZ, Zhang RQ, et al. Pharmacological treatments for psychotic symptoms in dementia: a systematic review with pairwise and network meta-analysis. Ageing Res Rev. 2022;75:101568. PMID [35051646]
5. McShane R, Westby MJ, Roberts E, Minakaran N, Schneider L, Farrimond LE, et al. Memantine for dementia. Cochrane Database Syst Rev. 2019;3(3):CD003154. PMID [30891742]
6. Watts KE, Storr NJ, Barr PG, Rajkumar AP. Systematic review of pharmacological interventions for people with Lewy body dementia. Aging Ment Health. 2022:1-14. PMID [35109724]
7. Zheng W, Zhu XM, Zhang QE, Cai DB, Yang XH, Zhou YL, et al. Adjunctive memantine for major mental disorders: a systematic review and meta-analysis of randomized double-blind controlled trials. Schizophr Res. 2019;209:12-21. PMID [31164254]
8. Modarresi A, Chaibakhsh S, Koulaeinejad N, Koupaei SR. A systematic review and meta-analysis: memantine augmentation in moderate to severe obsessive-compulsive disorder. Psychiatry Res. 2019;282:112602. PMID [31630042]
9. Elnaiem W, Benmelouka AY, Elgendy AMN, Abdelgalil MS, Alsaman MZB, Mogheeth A, et al. Evaluation of memantine's efficacy and safety in the treatment of children with autism spectrum disorder: a systematic review and meta-analysis. Hum Psychopharmacol. 2022;37(5):e2841. PMID [35315131]
10. Howes LG. Cardiovascular effects of drugs used to treat Alzheimer's disease. Drug Saf. 2014;37(6):391-5. PMID [24777654]

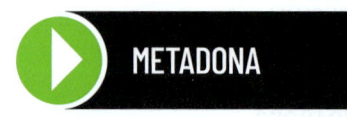

METADONA

APRESENTAÇÕES COMERCIAIS

MYTEDOM (CRISTÁLIA)

- Caixas com 20 ou 60 comprimidos de 5 mg.
- Caixas com 20 ou 60 comprimidos de 10 mg.
- Caixas com 5, 10, 25 ou 36 ampolas de 1 mL de solução injetável de 10 mg/mL.

MODO DE USAR

A metadona é utilizada principalmente no tratamento de dor oncológica, de dor não oncológica, no tratamento da dependência de opioides para desintoxicação e na terapia de manutenção.[1-4] Evidências inconclusivas sugerem que a metadona é benéfica para a dor neuropática crônica.[5] No entanto, deve ser considerada como uma opção para pacientes com dor descontrolada que não respondem bem a outros opioides, têm alergia ao fenantreno (p. ex., morfina), IR significativa e alta tolerância a opioides.

A metadona é um analgésico potente para o alívio da dor, e sua dose deve ser ajustada de acordo com a gravidade do quadro e a resposta do paciente. Pode ser necessário exceder a dose habitual recomendada nos casos de dor aguda intensa ou em pacientes com tolerância aos seus efeitos.

É rapidamente absorvida por VO, alcançando concentrações plasmáticas em 30 minutos, e o pico, em 4 horas.[2] A metadona tem alta variabilidade entre os pacientes na absorção, metabolismo e potência analgésica relativa, e a exposição se acumula com doses repetidas, resultando em aumento da potência da metadona. Está disponível como suspensão líquida (5 mg/mL) e comprimido oral (5 mg, 10 mg).

No tratamento da dor, pode ser usada para controlar a dor moderada a grave. Pode ser administrada nas doses de 2,5 a 10 mg, a cada 3 a 4 horas. Para uso crônico, a dose e o intervalo das administrações devem ser ajustados de acordo com a resposta do paciente.[1]

Para o tratamento de transtorno por uso de opioides, uma das principais vantagens da metadona é que ela alivia a fissura por narcótico, que é a principal razão para recaída. Na síndrome de abstinência de opioides, a metadona é um fármaco de escolha para substituição, devido à meia-vida longa e à facilidade de uso (apresentações oral e injetável), o que permite uma desintoxicação tranquila e segura.[6,7]

Nos programas de reabilitação para pacientes dependentes de opioides, a metadona age como um substituto para a droga de abuso (p. ex., heroína, oxicodona), enquanto o paciente recebe também intervenções psicossociais associadas, com algumas vantagens, como a redução do uso de opioides ilícitos, da criminalidade, da morbidade e da mortalidade relacionadas à dependência de droga injetável, inclusive infecção por HIV, etc.[3] No transtorno de abstinência de opioides, a dose de metadona varia de acordo com a intensidade dos sintomas de privação (diarreia, coriza, lacrimejamento e dores musculares).[4]

TEMPO PARA INÍCIO DE AÇÃO

Quando administrada por VO, tem absorção rápida e quase completa. Pode ser detectada no plasma após 30 minutos. O tempo para atingir o pico de concentração plasmática é de 2,5 horas para solução oral e 3 horas para comprimido. A biodisponibilidade é alta, variando de 67 a 95%.[2] O tempo para início da analgesia após administração de um único bólus IV é de aproximadamente 10 a 20 minutos e a duração é de 4 a 8 horas, que é inferior ao tempo de eliminação e aumenta o risco de acúmulo após doses repetidas.[2]

VARIAÇÃO USUAL DA DOSE

▶ Transtorno por uso de opioides: Pacientes que têm baixa tolerância podem iniciar com dose entre 2,5 e 10 mg. Para pacientes sem sinais de sedação ou intoxicação, mas com sintomas de abstinência, a dose inicial máxima é de 30 mg. Independentemente da dose inicial, observar os pacientes quanto à sedação excessiva e sintomas de abstinência por 2 a 4 horas após a dose inicial. A dose diária total no primeiro dia não deve exceder 40 mg.[6] A completa desintoxicação pode durar de 7 a 14 dias.[4] Nesse tipo de tratamento, as doses do medicamento são supervisionadas pela equipe técnica para evitar o abuso, a comercialização e o uso ilícito. No tratamento de manutenção, é recomendado titular cuidadosamente para uma dosagem que previna os sintomas de abstinência de opioides por 24 horas e evitar fissura.[6] Após a estabilização inicial da retirada, a dose diária usual de metadona varia de 60 a 120 mg. Alguns pacientes podem responder a doses mais baixas; outros podem precisar de doses mais altas. Um esquema preconizado é o de iniciar com 30 mg/dia, VO, com possibilidade de uma dose extra de 10 mg se ocorrerem sintomas de privação. Na continuação do tratamento, aumenta-se 10 mg a cada 2 ou 3 dias até se alcançar a dose ótima para a manutenção.

▶ Dor oncológica: Recomenda-se que o início do uso de metadona em pacientes não tratados com opioides seja com doses baixas e que não exceda 7,5 mg/dia (2,5 mg a cada 8 horas). O escalonamento da dose não deve ser antes de 5 a 7 dias e não mais de 5 mg/dia.[4,8]

MODO DE SUSPENDER

Para suspender a metadona quando no tratamento de longo prazo do transtorno por uso de opioides, a recomendação é reduzir gradualmente em 5 a 10% a cada 1 a 2 semanas. Se o paciente apresentar sintomas de abstinência, retomar a dose para o nível anterior e depois reduzir a dose mais lentamente, aumentando o intervalo dos ajustes.

Em alguns casos, os pacientes que experimentam fissura em doses baixas (20 a 40 mg) podem optar por mudar para buprenorfina ou naltrexona para tratamento de manutenção.[6]

CLASSE, MECANISMO DE AÇÃO E FARMACODINÂMICA

A metadona é um agonista opioide sintético, de tempo de meia-vida longo, estruturalmente pertencente à classe das difenilpropilaminas. Exerce seus efeitos analgésicos em grande parte por meio da ação como agonista no receptor μ-opioide e no Δ-opioide e em menor grau pela ligação antagônica no receptor NMDA. Também pode ter um efeito antidepressivo ao prevenir a recaptação de serotonina e noradrenalina.[1,3] Seu emprego para o tratamento da dor deve-se ao fato de ser um agonista opioide com grande potencial analgésico, equivalente ao da morfina. É utilizada em casos refratários aos analgésicos não opioides.[5,6]

FARMACOCINÉTICA

É um agonista opioide de tempo de meia-vida longa — em torno de 24 horas e com grande variabilidade entre indivíduos (8 a 90 horas), sendo muito superior à dos demais opioides utilizados na terapia da dor, tais como morfina ($t_{1/2}$ = 2 a 4 horas), hidromorfona ($t_{1/2}$ = 2 a 3 horas) ou fentanil ($t_{1/2}$ = 4 horas).[2] A taxa de ligação às proteínas plasmáticas é de 85%, e a biodisponibilidade oral é de 90%. É metabolizada no fígado pelas enzimas do citocromo P450 (CYP2B6, CYP2C19, CYP2D6 e CYP3A4), podendo resultar em aumento da concentração da metadona no plasma, o que possivelmente causa depressão respiratória. Além da metadona, a CYP2B6 também é responsável pelo metabolismo de outros fármacos, como bupropiona, efavirenz e clopidogrel, o que implica risco na interação entre eles.[2] A excreção ocorre por via renal e biliar, sendo alguma quantidade eliminada sem metabolização. Do ponto de vista clínico, essas propriedades farmacocinéticas fazem com que ocorra acúmulo de metadona nos tecidos após administração de repetidas doses, aumentando o risco de sobredose.[2]

INDICAÇÕES

Evidências CONSISTENTES de eficácia

- Tratamento da desintoxicação/síndrome de abstinência no transtorno por uso de opioides.
- Programa de tratamento de pacientes com transtorno por uso de heroína (terapia de manutenção com metadona).
- Hiperalgesia induzida por opioides.
- Tratamento de dor oncológica.
- Tratamento de dor crônica.

Evidências INCOMPLETAS de eficácia

- Pacientes pediátricos críticos em UTI — síndrome de abstinência e cuidados de conforto no final da vida.

CONTRAINDICAÇÕES

- Asma brônquica aguda ou grave.
- Hipersensibilidade ao medicamento.
- Insuficiência respiratória grave.
- Suspeita ou confirmação de íleo paralítico.

REAÇÕES ADVERSAS

Mais comuns: *Delirium*, dependência, depressão respiratória, desorientação, hipotensão postural, náusea, sedação, sudorese, tontura.

Menos comuns: Agitação, anorexia, boca seca, bradicardia, cefaleia, constipação, desmaio, diminuição da libido, disforia, distúrbios visuais, edema, erupção cutânea, euforia, fraqueza, impotência, insônia, palpitação, prurido, retenção urinária, rubor facial, síncope, trombocitopenia, urticária.

INTOXICAÇÃO

Sintomas

Miose, depressão respiratória, coma e relaxamento muscular, podendo progredir para hipotensão, apneia, bradicardia e óbito.

Manejo

- O tratamento é feito com um antagonista opioide, a naloxona, que, por apresentar meia-vida menor do que a da metadona, deve ser administrada em doses repetidas ou até mesmo em infusão IV contínua.
- É importante manter as vias aéreas permeáveis.
- Oxigênio, líquidos IV, vasopressores e outras medidas de suporte devem ser utilizados conforme a necessidade.

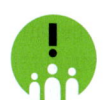

POPULAÇÕES ESPECIAIS

GRAVIDEZ
A metadona associada a serviços psicossociais e ao monitoramento obstétrico regular é considerada o cuidado padrão para o tratamento da dependência de opioides durante a gravidez.[6,7]

A meia-vida da metadona cai substancialmente durante a gravidez, de uma média de 22 a 24 horas em mulheres não grávidas para 8,1 horas em mulheres grávidas, devido a alterações na farmacocinética relacionadas à gestação. Com o avanço da idade gestacional, as concentrações plasmáticas de metadona diminuem progressivamente, e a depuração aumenta. Doses aumentadas e/ou fracionadas podem ser necessárias à medida que a gravidez progride. A dosagem de duas vezes ao dia é mais eficaz e tem menos efeitos colaterais do que a dosagem única.[7]

Não há riscos teratogênicos conhecidos. Sua administração, entretanto, está associada à síndrome de abstinência neonatal, caracterizada por tremor, choro alto, hipertonia, dificuldades de sono e alimentação, bocejos, escoriações na pele e, em casos mais graves, convulsões e até morte.[9,10] O uso de metadona durante a gravidez deve ser na menor dose eficaz, e não deve ser tentada sua descontinuação durante esse período.

LACTAÇÃO
A administração de metadona para pacientes que estão amamentando é considerada segura, sendo indicada para tratar o transtorno por uso de opioides. As concentrações de metadona no leite materno são baixas e permanecem estáveis ao longo do tempo. Em estudos recentes, concluiu-se que o aleitamento é compatível com o uso de metadona pela mãe, independentemente da dose utilizada.[7]

CRIANÇAS
A segurança e a eficácia da metadona não foram adequadamente avaliadas em pacientes com menos de 18 anos. A ingestão acidental por uma criança pode causar depressão respiratória e morte. Ela tem sido utilizada na prevenção de abstinência de opioides em crianças (que receberam morfina) internadas em UTIs e em recém-nascidos com síndrome de abstinência aos opioides.[9,10]

IDOSOS
Deve ser usada com cautela em idosos, especialmente os debilitados. Em geral, a dose inicial deve ser mais baixa, tendo em vista o declínio de função cardíaca, hepática ou renal frequentemente observado nessa população.[6]

INSUFICIÊNCIA HEPÁTICA
Para pacientes com insuficiência hepática, considerar o uso de uma dose inicial mais baixa e um intervalo de tempo prolongado antes do aumento da dose.

INSUFICIÊNCIA RENAL
Apenas 20% da dose é eliminada inalterada pelos rins e não há metabólitos ativos. A metadona, quando administrada adequadamente, também pode ser um fármaco particularmente útil em pacientes com doença renal.

INSUFICIÊNCIA CARDÍACA
Pacientes com doença cardíaca estrutural (defeitos cardíacos congênitos, história de endocardite ou insuficiência cardíaca) podem receber metadona, mas deve-se proceder com cautela e monitorar.[3]

Em geral, a metadona deve ser evitada em indivíduos com apneia central ou obstrutiva do sono, principalmente se tiverem insuficiência cardíaca, dado o alto risco de hipóxia noturna e morte súbita secundárias a arritmias não relacionadas ao prolongamento do QTc.

LABORATÓRIO

Em casos raros, a suspensão da metadona pode ocasionar trombocitopenia reversível. Pode causar também hipocalemia e hipomagnesemia.

A metadona pode estar associada ao prolongamento do intervalo QTc e causar arritmias, portanto é indicado solicitar ECG para pacientes com história de síncope, arritmia, doenças estruturais cardíacas, prolongamento do QTc, história familiar de prolongamento do QTc e em administração de outras medicações que prolongam o QTc. Não iniciar metadona em pacientes com intervalo QT maior que 500 milissegundos, sem antes avaliar a relação risco-benefício. Se iniciada, monitorar em 30 dias com ECG.[2,3,7,8]

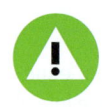

⚠ PRECAUÇÕES E DICAS

1. A metadona expõe os pacientes ao risco de dependência, abuso e uso indevido. Portanto, avalie o risco de cada paciente antes de prescrevê-la. Cuidado especial em pacientes com dor crônica e alto risco para dependência, que precisam fazer uso prolongado desse medicamento.
2. Deve ser usada com cuidado em pacientes que estejam utilizando substâncias depressoras do SNC (incluindo álcool), devido ao risco de depressão respiratória.
3. Utilizar com restrição em portadores de DPOC, devido ao risco de depressão respiratória.
4. Deve-se ter cuidado especial em pacientes com lesão craniana associada ao aumento da pressão intracraniana, pois a metadona pode agravar esses quadros, mascarando o curso da doença.
5. Em caso de uso prolongado de metadona, fazer a retirada lenta e gradual, para minimizar o risco de síndrome de abstinência. A interrupção abrupta da metadona desencadeia sintomas de abstinência em 3 a 4 dias, os quais costumam atingir um pico de intensidade em 6 dias. Incluem fraqueza, ansiedade, insônia, anorexia, mal-estar epigástrico, cefaleia, sudorese e ondas de frio e calor. É possível também a ocorrência de uma síndrome de abstinência atenuada, caracterizada por inquietação e insônia.
6. A metadona, por ser um medicamento depressor do SNC, pode prejudicar o desempenho motor e psíquico, acarretando prejuízo em tarefas como dirigir veículos e operar máquinas.
7. Devido à sua longa duração, a metadona não é recomendada para analgesia obstétrica, pois aumenta o risco de depressão respiratória neonatal.
8. Tendo em vista que a metadona pode prolongar o intervalo QT corrigido e levar a arritmias cardíacas como *torsades de pointes*, recomenda-se que todos os pacientes realizem um ECG antes do início do tratamento, após 30 dias e anualmente.
9. No caso de uso de substâncias em um paciente com câncer avançado, o comanejo com um especialista em dependência deve ser considerado para uma abordagem adequada.
10. Pacientes com câncer com disfunção hepática concomitante, doença cardíaca estrutural (defeitos cardíacos congênitos, história de endocardite ou insuficiência cardíaca), anormalidades eletrolíticas ou síndromes respiratórias com transtornos do sono podem receber metadona, mas deve-se proceder com cautela.

REFERÊNCIAS

1. Hanna V, Senderovich H. Methadone in pain management: a systematic review. J Pain. 2021;22(3):233-45. PMID [32599153]
2. Barbosa Neto JO, Garcia MA, Garcia JBS. Revisitando a metadona: farmacocinética, farmacodinâmica e uso clínico. Rev Dor. 2015;16(1):60-6.
3. Heung Y, Reddy A. How to use methadone in an era of an opioid epidemic. Curr Treat Options Oncol. 2020;21(4):30. PMID [32193644]
4. Nicholson AB, Watson GR, Derry S, Wiffen PJ. Methadone for cancer pain. Cochrane Database Syst Rev. 2017;2017(2):CD003971 PMID [28177515]
5. McNicol ED, Ferguson MC, Schumann R. Methadone for neuropathic pain in adults. Cochrane Database Syst Rev. 2017;5(5):CD012499. PMID [28514508]
6. Substance Abuse and Mental Health Services Administration. TIP 63: medications for opioid use disorder. Rockville: SAMHSA's; 2020 [capturado em 10 set 2022]. Disponível em: https://store.samhsa.gov/product/TIP-63-Medications-for-Opioid-Use-Disorder-Full-Document/PEP21-02-01-002.
7. The ASAM national practice guideline for the treatment of opioid use disorder: 2020 focused update. J Addict Med. 2020;14(2S Suppl 1):1-91. PMID [32511106]
8. Chou R, Cruciani RA, Fiellin DA, Compton P, Farrar JT, Haigney MC, et al. Methadone safety: a clinical practice guideline from the American Pain Society and College on Problems of Drug Dependence, in collaboration with the Heart Rhythm Society. J Pain. 2014;15(4):321-37. PMID [24685458]
9. Disher T, Gullickson C, Singh B, Cameron C, Boulos L, Beaubien L, et al. Pharmacological treatments for neonatal abstinence syndrome: a systematic review and network meta-analysis. JAMA Pediatr. 2019;173(3):234-43. PMID [30667476]
10. Davis JM, Shenberger J, Terrin N, Breeze JL, Hudak M, Wachman EM, et al. Comparison of safety and efficacy of methadone vs morphine for treatment of neonatal abstinence syndrome: a randomized clinical trial. JAMA Pediatr. 2018;172(8):741-8. PMID [29913015]

▶ METILFENIDATO

APRESENTAÇÕES COMERCIAIS

ATTENZE (EUROFARMA)
▸ Caixas com 20, 30 ou 60 comprimidos de 10 mg.

CLORIDRATO DE METILFENIDATO (ALTHAIA)
▸ Caixas com 20, 30, 60 ou 90 comprimidos de 10 mg.

CLORIDRATO DE METILFENIDATO (EMS, LEGRAND, MULTILAB)
- Caixas com 10, 20, 30, 60, 90 ou 100 comprimidos de 10 mg.

CLORIDRATO DE METILFENIDATO (EUROFARMA)
- Caixas com 20, 30 ou 60 comprimidos de 10 mg.

CLORIDRATO DE METILFENIDATO (TEVA)
- Caixas com 30 comprimidos de liberação prolongada de 18 mg.
- Caixas com 30 comprimidos de liberação prolongada de 36 mg.
- Caixas com 30 comprimidos de liberação prolongada de 54 mg.

CONCERTA (JANSSEN-CILAG)
- Caixas com 28 ou 30 comprimidos de liberação prolongada de 18 mg.
- Caixas com 28 ou 30 comprimidos de liberação prolongada de 36 mg.
- Caixas com 28 ou 30 comprimidos de liberação prolongada de 54 mg.

FOQ XR (COSMED)
- Caixas com 30 comprimidos de liberação prolongada de 18 mg.
- Caixas com 30 comprimidos de liberação prolongada de 36 mg.
- Caixas com 30 comprimidos de liberação prolongada de 54 mg.

MEDATO (EUROFARMA)
- Caixas com 20, 30 ou 60 comprimidos de 10 mg.

RAGIONE (TEVA)
- Caixas com 30 comprimidos de liberação prolongada de 18 mg.
- Caixas com 30 comprimidos de liberação prolongada de 36 mg.
- Caixas com 30 comprimidos de liberação prolongada de 54 mg.

RITALINA (NOVARTIS)
- Caixas com 20, 30 ou 60 comprimidos de 10 mg.

RITALINA LA (NOVARTIS)
- Caixas com 30 cápsulas com microgrânulos de liberação modificada de 20 mg.
- Caixas com 30 cápsulas com microgrânulos de liberação modificada de 30 mg.
- Caixas com 30 cápsulas com microgrânulos de liberação modificada de 40 mg.

TEDEAGA (LEGRAND)
- Caixas com 10, 20, 30, 60, 90 ou 100 comprimidos de 10 mg.

MODO DE USAR

Para o tratamento dos sintomas de TDAH e narcolepsia, a dose inicial recomendada é de 5 mg, 2 a 3 vezes ao dia, com aumento gradual de 5 a 10 mg por semana por 4 a 6 semanas, até que seja atingido o máximo de benefícios do tratamento com o menor risco de eventos adversos.[1] A dose diária definida (DDD) recomendada para o tratamento dos sintomas do TDAH pela OMS é de 30 mg/dia para adultos. A dose diária máxima recomendada é de 60 mg para narcolepsia ou TDAH em crianças e de 100 mg para o TDAH em adultos.[1] O metilfenidato tem efeito dose-dependente, mas quantidades mais altas estão associadas, em geral, a pior perfil de efeitos colaterais e maior risco de interrupção do tratamento. O medicamento deve ser descontinuado se não houver resposta após 1 mês de uso.[1]

Para as preparações de liberação imediata, os comprimidos podem ser administrados 2 a 3 vezes ao dia, com ou sem alimentos. Recomenda-se administrar a última dose até as 18 horas, para evitar insônia; entretanto, na ausência desse sintoma colateral, o uso do medicamento deve ser feito conforme a necessidade do paciente.

As preparações de ação prolongada são geralmente administradas 1 vez ao dia, pela manhã, com ou sem alimentos. Os comprimidos de Concerta® devem ser ingeridos inteiros, com a ajuda de líquidos, e não devem ser mastigados, divididos ou amassados. Os comprimidos de Concerta® permitem uma única dose diária, pois sua liberação se dá em duas fases: uma inicial, de liberação imediata a partir do revestimento externo do comprimido (cerca de 22% do medicamento), seguida pela liberação osmoticamente controlada a partir do núcleo do comprimido, com liberação lenta durante 12 horas.

As cápsulas de Ritalina® LA podem ser engolidas inteiras. Se o paciente não conseguir, as cápsulas podem ser administradas, desde que imediatamente, após espalhar o seu conteúdo sobre uma pequena quantidade de alimentos leves (como suco de maçã ou iogurte). Os alimentos não devem estar quentes, pois isso pode afetar as propriedades de liberação controlada do medicamento. Uma cápsula de Ritalina® LA permite uma liberação inicial de 50% da substância ativa (formulada como grânulos de liberação imediata com início rápido de ação) e uma segunda fase de liberação do restante da substância ativa em aproximadamente 4 horas após a administração. Essa formulação permite que a Ritalina® LA possa ser administrada em uma única dose diária, sendo comparável aos comprimidos de Ritalina® de liberação imediata com administração 2 vezes ao dia.

Em crianças, recomenda-se administrar as doses antes dos períodos mais críticos em relação às dificuldades de atenção ou hiperatividade, como, por exemplo, antes de ir à escola.

TEMPO PARA INÍCIO DE AÇÃO

O efeito clínico é percebido de 15 a 30 minutos após a ingestão, com pico de efeito máximo em torno de 2 horas após a administração da dose. A duração total do efeito é de aproximadamente 4 horas.

VARIAÇÃO USUAL DA DOSE

As doses administradas variam de acordo com as necessidades e respostas clínicas dos pacientes.

- Tratamento dos sintomas do TDAH: As dosagens costumam ser entre 0,4 e 1,3 mg/kg/dia (dose média de 0,7 mg/kg/dia). Em geral, doses diárias de 20 a 60 mg são adequadas.
- Tratamento da narcolepsia: A dose média diária é de 20 a 30 mg, administrada em 2 a 3 doses. No entanto, alguns pacientes podem necessitar de doses mais altas, de 40 a 60 mg diários, ou mais baixas, de 10 a 15 mg diários.

MODO DE SUSPENDER

A dose deverá ser diminuída gradualmente, e o paciente monitorado com cuidado durante esse período.

CLASSE, MECANISMO DE AÇÃO E FARMACODINÂMICA

O metilfenidato é um estimulante do SNC, derivado da piperidina e estruturalmente similar à anfetamina. A atividade farmacológica do metilfenidato resulta principalmente do bloqueio dos transportadores de dopamina e noradrenalina (DAT e NET, respectivamente), inibindo, assim, a recaptação desses neurotransmissores para os neurônios pré-sinápticos. Esse processo leva ao aumento da concentração de dopamina e noradrenalina na fenda sináptica, amplificando a neurotransmissão. Além disso, o metilfenidato parece induzir uma redistribuição de VMAT-2, uma proteína essencial para o transporte de dopamina do citoplasma ao interior de vesículas sinápticas responsáveis pelo armazenamento e pela liberação de neurotransmissores. Dessa forma, o metilfenidato também altera a transmissão dopaminérgica por um mecanismo independente de DAT. Também há evidências demonstrando que o metilfenidato interage com os receptores adrenérgicos.[2]

FARMACOCINÉTICA

As formulações de metilfenidato atualmente disponíveis incluem uma mistura racêmica (1:1) de d-treo-MPH (d-MPH) e l-treo-MPH (l-MPH); deles, o d-MPH é o enantiômero mais ativo farmacologicamente. A absorção de metilfenidato por VO é rápida e praticamente total, sendo alterada, em sua velocidade, pela ingestão de alimentos, mas não em relação à quantidade absorvida. Sua eficácia não é alterada pela alimentação. O tempo para atingir a concentração plasmática máxima ($T_{máx}$) é de 1 a 3 horas, embora haja considerável variabilidade interindividual. Devido ao seu baixo percentual de ligação a proteínas plasmáticas (em torno de 15%) e à sua alta lipossolubilidade, o metilfenidato é rapidamente distribuído, com os dois enantiômeros exibindo diferentes distribuições teciduais. O volume de distribuição do d-MPH é de 2,65 L/kg, e o do l-MPH é de 1,80 L/kg. O d-MPH cruza rapidamente a barreira hematencefálica, enquanto o l-MPH não atinge o SNC. O metilfenidato sofre o processo de hidrólise estereosseletiva pela carboxil-esterase (CES1A1) sobretudo no fígado e no trato gastrintestinal. A maior extensão do metabolismo ocorre em nível extracelular, sendo a principal via metabólica a desesterificação (70%), que forma o seu principal metabólito, o ácido ritalínico, o qual é farmacologicamente inativo. O metilfenidato tem meia-vida ($t_{1/2}$) de cerca de 2,5 horas em crianças e 3,5 horas em adultos, e sua biodisponibilidade varia de 11 a 53% em crianças. Em 48 a 96 horas, aproximadamente 97% do fármaco é excretado pela urina, enquanto pequenas quantidades são excretadas pelas fezes.[3]

O metilfenidato é superior ao placebo na redução da gravidade dos sintomas de desatenção, hiperatividade e impulsividade do TDAH, com tamanho de efeito moderado tanto em crianças e adolescentes quanto em adultos. A longo prazo, a continuidade do tratamento é associada a um benefício contínuo em relação aos sintomas de TDAH, em comparação à descontinuação ou a uma mudança para placebo. No entanto, os tamanhos de efeito para o benefício a longo prazo são menores do que os relatados em estudos de curto prazo de tratamento com metilfenidato.[4]

INDICAÇÕES

Evidências CONSISTENTES de eficácia
- TDAH em crianças, adolescentes e adultos.[1,4]
- Sonolência excessiva diurna na narcolepsia.[5]

Evidências INCOMPLETAS de eficácia
- Depressão em idosos (monoterapia ou como adjuvante ao tratamento).[6]
- Depressão refratária (como adjuvante ao tratamento).[7]
- Depressão em pacientes com TB (como adjuvante ao tratamento).[8]
- Fadiga relacionada a câncer.[9]
- Sintomatologia da demência de Alzheimer.[10]

CONTRAINDICAÇÕES

Absolutas
- Agitação.
- Angina de peito.
- Arritmia cardíaca grave.
- Glaucoma.
- Hipersensibilidade ao fármaco.
- Hipertensão grave.
- IAM recente.
- Uso concomitante de IMAO (ou antes de 14 dias da retirada).

Relativas
- Discinesias, tiques, transtorno de Tourette.
- Epilepsia.
- Estados de ansiedade e tensão.
- FEO.
- Hipertireoidismo.
- Mania.
- Psicose.

REAÇÕES ADVERSAS

Mais comuns: Boca seca, cefaleia, diminuição do apetite, insônia, irritabilidade, labilidade do humor, náusea, perda de peso, taquicardia, tontura.

Menos comuns: Abstinência, AVC, alopecia, alucinações, anemia, angina, anorexia, ansiedade, arritmia, arterite cerebral, artralgia, aumento das transaminases, bruxismo, cãibras, comportamento obsessivo-compulsivo, constipação, convulsões, coreoatetose, *delirium*, dependência, depressão, dermatite esfoliativa, diarreia, diminuição da libido, discinesia, DE, dismenorreia, dispepsia, dispneia, distúrbio de acomodação visual, dor abdominal, dor torácica, eritema multiforme, estado confusional, euforia, fadiga (na retirada), faringite, febre, fenômeno de Raynaud, hiperatividade, hiperidrose, hipertensão arterial, hipertermia, hipervigilância, inquietude, letargia, leucopenia, mania, palpitações, pancitopenia, parestesias, pesadelos, priapismo (raro), prurido, *rash* cutâneo, retardo do crescimento, rinite, SNM (muito rara), sonolência (na retirada), psicose, tiques, tremores, trombocitopenia, urticária, vasculite necrosante, visão borrada, vômito, xeroftalmia.

INTOXICAÇÃO

Sintomas
A intoxicação se caracteriza por um quadro de hiperatividade simpática (hipertensão, midríase, tremores, taquicardia e hipertermia), podendo ser acompanhada, ainda, por psicose ou *delirium* com irritabilidade, ideias delirantes paranoides e comportamento violento. Podem ocorrer, raramente, convulsões do tipo grande mal. A maioria dos casos de sobredose é de gravidade moderada, mas casos de morte já foram registrados.

Manejo
- Manejo de suporte com foco na interrupção da síndrome simpatomimética.
- BZDs são o tratamento de primeira linha. Pode-se utilizar diazepam VO ou IV, dependendo do caso. Sugere-se começar com pequenas doses e aumentar de acordo com a necessidade.

- Em caso de agitação não responsiva aos BZDs e de *delirium*, pode-se administrar APs sedativos, pois são, ao mesmo tempo, bloqueadores α-adrenérgicos e dopaminérgicos. Ao usar essas substâncias, deve-se ter atenção ao risco de diminuir o limiar convulsivo e de precipitar arritmias cardíacas.
- β-bloqueadores (propranolol) têm sido utilizados; no entanto, devido à estimulação α-adrenérgica sem efeito oposto periférico, podem ocorrer vasoconstrição e hipertensão grave. Caso não haja melhora com BZDs e APs, sugere-se utilizar dexmedetomidina ou propofol.
- Tratar a hipertermia com resfriamento (banhos frios).
- Adotar medidas gerais, como controle dos sinais vitais, e de proteção ao paciente.

POPULAÇÕES ESPECIAIS

GRAVIDEZ

O metilfenidato é lipofílico e atravessa a barreira placentária. Existem informações controversas quanto ao seu risco potencial de causar efeitos prejudiciais. No entanto, a maioria dos estudos não demonstra associação do uso de metilfenidato durante a gravidez a um risco elevado de malformações congênitas. O tratamento com metilfenidato durante a gravidez pode estar associado a um pequeno aumento no risco de pré-eclâmpsia e, especificamente na segunda metade da gravidez, também a parto prematuro. Ainda que alguns estudos tenham sugerido um risco de malformações cardiovasculares, de distúrbios relacionados ao SNC do bebê e de defeitos congênitos específicos (como gastrosquise, onfalocele e deficiência de membro transverso) devido ao tratamento com metilfenidato, esses riscos são baixos. De qualquer forma, mulheres grávidas não devem utilizar esse medicamento sem orientação médica. Sua utilização na gravidez deve ser avaliada em cada caso e depende da gravidade do TDAH e do efeito que a interrupção do tratamento causará no funcionamento diário das mulheres afetadas. Mulheres em idade fértil devem ser avisadas sobre esse risco. Este medicamento pertence à categoria C da FDA de risco na gravidez, ou seja, deve ser usado com cuidado se os benefícios da sua utilização superarem os possíveis riscos.[11]

LACTAÇÃO

A proporção de metilfenidato secretada no leite materno é baixa, variando de 0,16 a 0,7% da dose materna ajustada ao peso, o que sugere baixa exposição ao bebê, não sendo detectado em geral na corrente sanguínea da criança. Entretanto, as poucas informações sobre os riscos para o bebê são oriundas de estudos com relatos de caso ou série de casos com pequeno tamanho amostral. Devido à fragilidade desses estudos, sugere-se uma avaliação clínica cuidadosa do risco-benefício para o uso durante o período da amamentação. Usar o metilfenidato no momento da amamentação ou durante as refeições da mãe resulta em menor exposição para o bebê.[11]

CRIANÇAS

Há evidências limitadas para o uso de medicamentos para tratar crianças menores de 6 anos, e o uso nessa faixa etária é controverso, sendo recomendado, no TDAH, por exemplo, somente após a falha de estratégias de intervenção psicossocial.

A altura e o peso devem ser monitorados a cada 6 meses em crianças, pois o metilfenidato pode causar atraso temporário no crescimento durante seu uso. Caso sejam observadas alterações com o tratamento, períodos sem o uso do medicamento, como em feriados e fins de semana, podem ser considerados.

IDOSOS

É um fármaco bem tolerado no tratamento de idosos. A maioria dos efeitos colaterais é leve e remite com a descontinuação do tratamento. As doses devem ser menores do que as habituais.

INSUFICIÊNCIA HEPÁTICA

Não foram realizados estudos em pacientes com insuficiência hepática. No entanto, existem alguns relatos de funcionamento hepático anormal, incluindo elevação das transaminases e lesão hepática, com o uso de metilfenidato. Ainda assim, é esperado que a insuficiência hepática tenha efeito mínimo sobre a farmacocinética do metilfenidato, uma vez que ele é metabolizado principalmente em ácido ritalínico por esterases hidrolíticas não microssomais que são amplamente distribuídas por todo o corpo.

INSUFICIÊNCIA RENAL

Não foram realizados estudos em pacientes com IR. Entretanto, dados de eliminação de pacientes com função renal normal sugerem que a IR teria um efeito mínimo na farmacocinética do metilfenidato. A excreção renal do metilfenidato inalterado é menor que 1%, e esta dificilmente seria diminuída na presença de redução da função renal. A excreção renal do ácido ritalínico pode ser reduzida; entretanto, esse metabólito, que é o principal produto do metabolismo do metilfenidato, apresenta pouca ou nenhuma atividade farmacológica.

INSUFICIÊNCIA CARDÍACA

Uma avaliação cardiológica cuidadosa deve ser realizada para avaliar a segurança do uso desse medicamento em pacientes com insuficiência cardíaca, devido ao risco de agravamento de eventos cardiovasculares.

LABORATÓRIO

Exames prévios ao uso
Não são necessários.

Exames de acompanhamento
Existem alguns relatos de elevações de aminotransferases séricas relacionadas ao metilfenidato. Assim, durante o uso prolongado desse medicamento, pode ser recomendado realizar periodicamente provas de função hepática e hemograma completo com contagem diferencial de leucócitos e de plaquetas.

PRECAUÇÕES E DICAS

1. O metilfenidato deve ser usado com cuidado em abusadores de substâncias e dependentes químicos. Formulações de longa ação são as mais adequadas nesses casos.
2. Pode agravar quadros psicóticos, glaucoma, hipertensão, hipertireoidismo, distúrbios cardiovasculares, transtornos de ansiedade, transtornos convulsivos (efeito raro), tiques e discinesias. Avaliar o paciente previamente para verificar se não é portador de alguma dessas condições.
3. Antes de iniciar o uso de metilfenidato, deve ser feita uma investigação sobre história de cardiopatias, síncope ou dispneia infundada durante exercícios físicos e outros sintomas cardiovasculares. Deve ser realizado ECG se o paciente tiver história pessoal ou familiar de cardiopatias ou apresentar exame físico alterado. É sugerida avaliação com cardiologista se for necessário o uso de metilfenidato em pacientes com miocardiopatia, arritmias graves ou outras cardiopatias significativas.
4. Verificar a FC e a PA antes de iniciar o metilfenidato e a cada 3 meses durante o tratamento.
5. Relatos de morte súbita em pacientes sob uso de estimulantes para o tratamento do TDAH geraram considerável preocupação em relação aos efeitos cardiovasculares desses medicamentos. Em 2006, a FDA determinou o acréscimo de um alerta aos rótulos dos estimulantes indicando que seu uso estava contraindicado em crianças com alterações cardíacas estruturais graves, miocardiopatias e arritmias cardíacas devido ao potencial risco de vulnerabilidade adicional à ação simpatomimética exercida por esses medicamentos. Antes do início do tratamento com metilfenidato, recomenda-se uma avaliação clínica com medida de PA e FC, ausculta cardíaca, além de realização de anamnese e verificação de história familiar quanto a eventos cardiovasculares. A presença de alterações indica a necessidade de uma avaliação complementar com cardiologista. A solicitação de um ECG em pacientes saudáveis e assintomáticos tem custo-efetividade questionável. Grandes estudos populacionais publicados recentemente, agregando dados de mais de 1 milhão de crianças e adolescentes e mais de 150 mil adultos com TDAH, não encontraram nenhuma evidência de associação entre risco cardiovascular e uso de estimulantes.[12]
6. O tratamento de pacientes com TDAH em comorbidade com TB requer cuidado especial devido ao risco de indução de episódios mistos/maníacos pelo metilfenidato nesses pacientes.
7. Deve-se monitorar o aparecimento ou agravamento de comportamento agressivo ou hostil durante o tratamento. Esses comportamentos são observados com frequência em crianças e adolescentes com TDAH.
8. Deve-se monitorar o crescimento (peso e altura) em pacientes pediátricos tratados com metilfenidato. O tratamento pode precisar ser interrompido se houver mudança em relação ao crescimento esperado para a idade.

REFERÊNCIAS

1. National Institute for Health and Care Excellence. Attention deficit hyperactivity disorder: diagnosis and management [Internet]. London: NICE; 2018 [capturado em 10 set 2022]. Disponível em: www.nice.org.uk/guidance/ng87.

2. Faraone SV. The pharmacology of amphetamine and methylphenidate: relevance to the neurobiology of attention-deficit/hyperactivity disorder and other psychiatric comorbidities. Neurosci Biobehav Rev. 2018;87:255-70. PMID [29428394]
3. Childress AC, Komolova M, Sallee FR. An update on the pharmacokinetic considerations in the treatment of ADHD with long-acting methylphenidate and amphetamine formulations. Expert Opin Drug Metab Toxicol. 2019;15(11):937-74. PMID [31581854]
4. Cortese S. Pharmacologic treatment of attention deficit-hyperactivity disorder. N Engl J Med. 2020;383(11):1050-6. PMID [32905677]
5. Thorpy MJ, Bogan RK. Update on the pharmacologic management of narcolepsy: mechanisms of action and clinical implications. Sleep Med. 2020;68:97-109. PMID [32032921]
6. Smith KR, Kahlon CH, Brown JN, Britt RB. Methylphenidate use in geriatric depression: a systematic review. Int J Geriatr Psychiatry. 2021;36(9):1304-12. PMID [33829530]
7. Parker G, Brotchie H. Do the old psychostimulant drugs have a role in managing treatment-resistant depression? Acta Psychiatr Scand. 2010;121(4):308-14. PMID [19594481]
8. Szmulewicz AG, Angriman F, Samamé C, Ferraris A, Vigo D, Strejilevich SA. Dopaminergic agents in the treatment of bipolar depression: a systematic review and meta-analysis. Acta Psychiatr Scand. 2017;135(6):527-38. PMID [28256707]
9. Bellini S, Arrigoni C, Sanctis R, Arcidiacono MA, Dellafiore F, Caruso R. A systematic review of systematic reviews and pooled meta-analysis on pharmacological interventions to improve cancer-related fatigue. Crit Rev Oncol Hematol. 2021;166:103373. PMID [34051301]
10. Kishi T, Sakuma K, Iwata N. Efficacy and safety of psychostimulants for alzheimer's disease: a systematic review and meta-analysis. Pharmacopsychiatry. 2020;53(3):109-14. PMID [32000270]
11. Kittel-Schneider S, Quednow BB, Leutritz AL, McNeill RV, Reif A. Parental ADHD in pregnancy and the postpartum period: a systematic review. Neurosci Biobehav Rev. 2021;124:63-77. PMID [33516734]
12. Habel LA, Cooper WO, Sox CM, Chan KA, Fireman BH, Arbogast PG, et al. ADHD medications and risk of serious cardiovascular events in young and middle-aged adults. JAMA. 2011;306(24):2673-83. PMID [22161946]

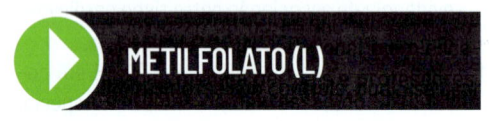

METILFOLATO (L)

APRESENTAÇÕES COMERCIAIS

METILFOLATO (BIOGENS, EQUALIV)
▶ Caixas com 30 ou 60 cápsulas.

OFOLATO (HYPERA)
▶ Caixas com 30 ou 90 comprimidos de 82,5 mg.

MODO DE USAR

O L-metilfolato pode ser administrado com ou sem alimentos. A dose inicial é de 7,5 a 15 mg/dia (as evidências mais consistentes consideram dose mínima necessária de 15 mg/dia). Doses acima de 15 mg/dia devem ser divididas.

TEMPO PARA INÍCIO DE AÇÃO

O início da ação terapêutica na depressão não é imediato e pode frequentemente levar de 2 a 4 semanas.

VARIAÇÃO USUAL DA DOSE

Usa-se de 7,5 a 15 mg/dia.

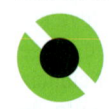

MODO DE SUSPENDER

Não há necessidade de suspensão gradual da dose.

CLASSE, MECANISMO DE AÇÃO E FARMACODINÂMICA

O folato é uma vitamina B (B9) que participa de etapas do ciclo de 1 carbono, uma via bioquímica que leva à metilação de compostos em diversos órgãos, incluindo o SNC. Entre as diversas reações metabólicas importantes nas quais o folato tem papel crucial, destaca-se a produção de inúmeras coenzimas envolvidas em processos que vão desde a síntese de purinas, de pirimidinas e de nucleoproteínas até a manutenção da eritropoiese.[1,2]

O L-metilfolato pertence à classe dos alimentos médicos e é um modulador de trimonoamina. É um derivado do folato e representa sua forma biologicamente ativa, sendo também o único metabólito do folato capaz de atravessar a barreira hematencefálica. O L-metilfolato funciona diretamente como um doador de metila e modulador da síntese de monoamina, ou seja, auxilia na formação do cofator enzimático tetra-hidrobiopterina (BH4). A BH4 ativa as enzimas triptofano hidroxilase e tirosina hidroxilase. A ativação da triptofano hidroxilase inicia uma cascata que leva à síntese de serotonina, enquanto a tirosina hidroxilase leva à síntese de dopamina e noradrenalina.[2,3]

Além disso, o L-metilfolato fornece um grupo metil à molécula de homocisteína e catalisa esse aminoácido no aminoácido metionina. A homocisteína é um aminoácido tóxico, particularmente prejudicial às células endoteliais. Pelo processo inflamatório que gera, está associada a uma gama de problemas de saúde.[4,5] Cabe ressaltar, ainda, que o L-metilfolato é um doador de metila para metilação do DNA, portanto, um regulador epigenético.[1,3]

Outras formas de folato são o ácido fólico e o ácido folínico. A conversão do ácido fólico em uma molécula biodisponível e capaz de atuar no SNC, o L-metilfolato, é uma etapa do ciclo de 1 carbono indispensável para a adequada atuação do folato no organismo. A enzima metiltetra-hidrofolato redutase (MTHFR) atua como cofator desse processo. Defeitos ou mutações do gene que codifica a MTHFR podem, assim, interferir na disponibilidade da forma bioativa de folato. A mutação MTHFR C667T é apontada por alguns estudos como possível fator envolvido na fisiopatologia da esquizofrenia. Há, ainda, estudos explorando a relação do polimorfismo MTHFR C667T com a demência.[4] Outro ponto de estudo sobre o polimorfismo MTHFR C667T diz respeito ao acúmulo de homocisteína (hiper-homocisteinemia) secundário à queda da produção de L-metilfolato. Nessa condição, há interferência direta na síntese dos neurotransmissores, além de desarranjos causados por efeitos neurotóxicos diretos da homocisteína sobre neurônios dopaminérgicos. Sugere-se, assim, que tanto o metabolismo do folato como o polimorfismo genético MTHFR C667T estejam intimamente relacionados ao desenvolvimento do TDM e à resposta ao tratamento com ADs.[5]

Em resumo, diversos processos metabólicos importantes são regulados pelo folato por meio do ciclo do carbono, como a síntese dos neurotransmissores noradrenalina, dopamina e serotonina, a catálise de homocisteína e a regulação epigenética. Tais aspectos têm sido amplamente estudados e relacionados à etiologia e ao tratamento de transtornos mentais.[5,6]

FARMACOCINÉTICA

O L-metilfolato apresenta melhor biodisponibilidade do que o ácido fólico, em torno de 7 vezes mais. Cerca de 7,5 mg do enantiômero l ativo de metilfolato equivale a aproximadamente 52 mg de folato (a variação típica da dose de folato é 100 μg a 1,0 mg).[7,8]

Apresenta, ainda, uma boa absorção diante das alterações do pH gastrintestinal e tem a vantagem de apresentar melhor perfil de interações medicamentosas. Outro aspecto farmacocinético de relevância clínica é que sua biodisponibilidade não é alterada por defeitos metabólicos, como o polimorfismo enzimático da MTHFR.[2]

Por conta do crucial papel desempenhado pelo folato no SNC, propõe-se que os indivíduos com concentrações reduzidas dessa substância ou com polimorfismos genéticos possam ter taxas mais altas de depressão e respostas mais fracas ao tratamento com ADs.[5,9]

A eficácia do L-metilfolato como adjuvante para o tratamento do TDM foi analisada em dois ensaios clínicos duplo-cegos, randomizados e controlados por placebo, que, juntos, somam o maior número avaliado de pacientes tratados com qualquer forma de folato já estudada para TDM. Sua eficácia estatisticamente significativa foi superior ao grupo placebo. Metanálises atualizadas também evidenciaram eficácia como tratamento adjunto a outros ADs, especificamente ISRS (sem estudos como tratamento adjunto a ADTs).[4,9]

No entanto, apesar de evidências consistentes de sua eficácia, não encontramos, atualmente, recomendações a respeito do L-metilfolato na maioria das diretrizes de tratamento do TDM (Canadian Network for Mood and Anxiety Treatments, American Psychiatric Association, National Institute for Health and Care Excellence e World Federation of Societies of Biological Psychiatry). Apenas a British Association for Psychopharmacology recomenda que o L-metilfolato não deve ser prescrito como monoterapia em pacientes com TDM, mas deve-se considerar como adjuvante de um ISRS para o tratamento do TDM, na dose de 15 mg.[9]

Estudos atuais adentram cada vez mais no assunto e destacam descobertas notáveis da contribuição do folato no tratamento do TDM, além de abordarem perfis de candidatos com mais chances de obter melhores resultados com o tratamento adjunto de L-metilfolato. Entre os fatores abordados estão baixas concentrações de folato, mutações em genes que codificam enzimas envolvidas no metabolismo do folato, IMC maior que 30 kg/m^2 e marcadores inflamatórios (IL-8, IL-12, TNF-α, hsCRP ou leptina e proteína C-reativa).[5,10]

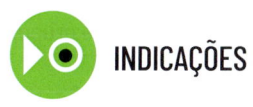

INDICAÇÕES

Evidências CONSISTENTES de eficácia

▸ Concentrações de folato abaixo do ideal em pacientes deprimidos (adjunto de AD).

- Hiper-homocisteinemia em pacientes com esquizofrenia (adjunto de AP).

Evidências INCOMPLETAS de eficácia
- Aumento da resposta antidepressiva no início do tratamento.
- Sintomas cognitivos ou de humor em pacientes com deficiência de MTHFR.

CONTRAINDICAÇÕES

Absolutas
- Hipersensibilidade a folato ou ácido fólico.

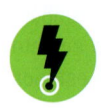

REAÇÕES ADVERSAS

O L-metilfolato não costuma causar reações adversas.

INTOXICAÇÃO

Não existe, até o momento, conhecimento de uma dose tóxica de L-metilfolato. É, em geral, considerado seguro. Foram estudadas doses de até 90 mg/dia de metilfolato (45 mg de L-metilfolato) sem quaisquer efeitos adversos.

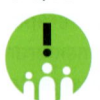

POPULAÇÕES ESPECIAIS

GRAVIDEZ
Não há estudos sobre o L-metilfolato durante a gestação.

Por ser comum a prescrição de ácido fólico durante a gestação, é importante saber quais as medicações em uso ou suplementos vitamínicos que o contenham.

LACTAÇÃO
Há presença de alguma concentração da substância no leite materno.

CRIANÇAS
Usar com cautela. Não existem estudos que estabeleçam a segurança e a eficácia neste grupo.

IDOSOS
Não é necessário ajuste de dose.

INSUFICIÊNCIA HEPÁTICA
Não é necessário ajuste de dose.

INSUFICIÊNCIA RENAL
Não é necessário ajuste de dose.

INSUFICIÊNCIA CARDÍACA
Não é necessário ajuste de dose.

LABORATÓRIO

Exames prévios ao uso

Dosagem sérica de folato para investigar concentrações de ingestão recente; concentrações de hemácias ou LCS para investigar folato de longo prazo.

Dosagem das concentrações de homocisteína (concentrações elevadas de homocisteína podem ser mais sensíveis para evidenciar deficiência de folato quando comparadas à sensibilidade das próprias concentrações de folato).

Genotipagem para identificar paciente com deficiência de folato via alelos de MTHFR ou alelos de MTHFD1A pode ser considerada.

Exames de acompanhamento

Não há necessidade de exames para acompanhamento.

PRECAUÇÕES E DICAS

1. Pacientes com polimorfismo genético podem se beneficiar com L-metilfolato na redução dos sintomas depressivos, já que, entre as formas de folato, é a única que não precisa do MTHFR para atravessar a barreira hematencefálica.
2. O L-metilfolato como tratamento adjunto apresenta as vantagens de ser seguro, com pouco ou nenhum efeito adverso, e pode ser considerado mais barato e acessível quando comparado à potencialização realizada com um segundo AD ou com um AP atípico.
3. Tanto o ácido fólico quanto a vitamina B12 podem estar envolvidos na anemia perniciosa; dessa forma, o ácido fólico pode mascarar a deficiência de B12 e a anemia progredir. No entanto, com L-metilfolato isso parece ser menos provável e relevante.
4. Seu uso deve ser cauteloso em pacientes com TB. Alguns estudos mostram alguma chance de virada, apesar de não haver dados consistentes.

5. Estudos atuais comparando perfis de candidatos com probabilidade de obter melhores respostas incluem pacientes com obesidade, aqueles com baixas doses de folato sérico e os com polimorfismos genéticos.[10]

REFERÊNCIAS

1. Nelson JC. The evolving story of folate in depression and the therapeutic potential of l-methylfolate. Am J Psychiatry. 2012;169(12):1223-5. PMID [23212050]
2. Silva ML, Pelizzari JV, Linartevichi VF. Folato e seu papel na depressão. FJH. 2019;1(2):201-9.
3. Fava M, Mischoulon D. Folate in depression: efficacy, safety, differences in formulations, and clinical issues. J Clin Psychiatry. 2009;70(Suppl 5):12-7. PMID [19909688]
4. Martone G. Enhancement of recovery from mental illness with l-methylfolate supplementation. Perspect Psychiatr Care. 2018;54(2):331-4. PMID [28597528]
5. Jain R, Manning S, Cutler AJ. Good, better, best: clinical scenarios for the use of L-methylfolate in patients with MDD. CNS Spectr. 2020;25(6):750-64. PMID [31833826]
6. Subramaniapillai M, Carmona NE, Rong C, McIntyre RS. Inflammation: opportunities for treatment stratification among individuals diagnosed with mood disorders. Dialogues Clin Neurosci. 2017;19(1):27-36. PMID [28566945]
7. Bottiglieri T. Homocysteine and folate metabolism in depression. Prog Neuropsychopharmacol Biol Psychiatry. 2005;29(7):1103-12. PMID [16109454]
8. Miller AL. The methylation, neurotransmitter, and antioxidant connections between folate and depression. Altern Med Rev. 2008;13(3):216-26. PMID [18950248]
9. Maruf AA, Poweleit EA, Brown LC, Strawn JR, Bousman CA. Systematic review and meta-analysis of L-methylfolate augmentation in depressive disorders. Pharmacopsychiatry. 2022;55(3):139-47. PMID [34794190]
10. Macaluso M. L-methylfolate in antidepressant non-responders: the impact of body weight and inflammation. Front Psychiatry. 2022;13:840116. PMID [35370812]

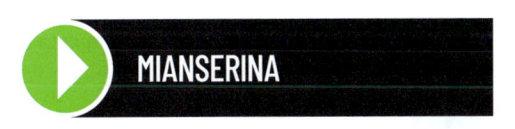

MIANSERINA

APRESENTAÇÕES COMERCIAIS

TOLVON (MERCK SHARP)*
- Caixas com 20 comprimidos de 30 mg.
- Caixas com 10 ou 20 comprimidos de 60 mg.

*Registro caduco/cancelado na Anvisa.

MODO DE USAR

No tratamento da depressão, a mianserina deve ser iniciada com 30 mg/dia, com aumentos graduais a cada 3 dias. Pode ser administrada em doses divididas ou, preferencialmente, como dose única à noite, tendo em vista seu efeito sedativo.

Para tratamento de acatisia induzida por AP, deve-se usar em dose única à noite.

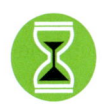

TEMPO PARA INÍCIO DE AÇÃO

O efeito sedativo e a redução da acatisia iniciam logo após a primeira administração.

O efeito antidepressivo leva em média 4 semanas para ser observado.

VARIAÇÃO USUAL DA DOSE

- TDM: 30 a 60 mg/dia, podendo chegar a 90 mg/dia.
- Acatisia: 15 mg/dia.

MODO DE SUSPENDER

Não há relatos consistentes de efeitos de retirada, mas é prudente reduzir a dose gradualmente até suspender.

CLASSE, MECANISMO DE AÇÃO E FARMACODINÂMICA

A mianserina é um AD tetracíclico. Praticamente não tem efeito sobre a recaptação de aminas biogênicas, nem atividade simpatomimética.

Sua ação principal é a ativação do sistema noradrenérgico, pela inibição cortical dos autorreceptores α_2-adrenérgicos (inibidores da liberação da noradrenalina). A ação nesses receptores também aumenta a atividade serotonérgica ao antagonizar a ação inibitória da noradrenalina sobre a liberação da serotonina. No córtex pré-frontal, o bloqueio dos receptores α_2-adrenérgicos aumenta o efluxo de dopamina, podendo reduzir os sintomas negativos da esquizofrenia.

Além do efeito sobre os autorreceptores α_2-adrenérgicos, a mianserina age sobre outras classes de receptores:

- Receptores serotonérgicos: Antagoniza os receptores 5-HT2A, 5-HT2C e 5-HT3, contribuindo para um efeito ansiolítico.
- Receptores histaminérgicos: Antagoniza os receptores H1 centrais, exercendo atividade sedativa e aumento do apetite. É um antagonista fraco dos receptores H1 periféricos.

FARMACOCINÉTICA

A mianserina é bem absorvida por VO e sofre metabolização no fígado. É excretada pela urina e pelas fezes. Sua meia-vida é de 12 a 29 horas. Em razão de seu perfil de efeitos colaterais, é mais segura do que os ADTs em sobredose.

Tem eficácia semelhante à dos ADTs no tratamento da depressão. Apresenta, entretanto, menos efeitos sobre o sistema cardiocirculatório, é praticamente livre de efeitos anticolinérgicos e é um dos ADs que menos reduz o limiar convulsivo, além de ter ação sedativa.

A eficácia da mianserina no tratamento da depressão foi comprovada em vários estudos clínicos em relação ao placebo e aos ADTs.[1-3] Em depressões resistentes ao fármaco inicial, a combinação destes com a mianserina aumenta as taxas de resposta.[4] Ensaios clínicos pequenos e uma metanálise desses estudos demonstraram a eficácia da mianserina como terapia adjuvante aos APs na esquizofrenia, com efeito principalmente sobre os sintomas negativos.[5] Alguns estudos também demonstraram a eficácia da mianserina em baixas doses no tratamento da acatisia induzida por APs.[6]

INDICAÇÕES

Evidências CONSISTENTES de eficácia
- Monoterapia para TDM.[1-3]
- TDM com resposta parcial ou ausente ao tratamento inicial (em uso combinado).[4]

Evidências INCOMPLETAS de eficácia
- Sintomas negativos da esquizofrenia.[5]
- Acatisia induzida por APs.[6]
- Disfunção sexual associada a ISRSs.[7]
- Associada a APs no tratamento da esquizofrenia resistente.[8]
- Alucinações visuais e delírios leves na doença de Parkinson.[9]

CONTRAINDICAÇÕES

Absolutas
- Uso concomitante de IMAO.

Relativas
- Diabetes melito.
- Hipertrofia prostática.
- Síndrome metabólica.

REAÇÕES ADVERSAS

Mais comuns: Boca seca, fadiga, sedação, sonolência, tontura.

Menos comuns: Aumento de peso, constipação, *delirium*, edema, erupção cutânea, ginecomastia, granulocitopenia, hepatotoxicidade, hiperglicemia, hipotensão postural, icterícia, redução do limiar convulsivo, tremores, virada maníaca, visão borrada.

INTOXICAÇÃO

Sintomas

O efeito mais comum é a sedação prolongada. Menos frequentemente, podem ocorrer arritmias cardíacas, convulsões, hipotensão grave e depressão respiratória.

Manejo
- Não há antídoto específico.
- É realizada lavagem gástrica em caso de ingestão recente.
- Também são instituídos terapia sintomática e suporte das funções vitais.

POPULAÇÕES ESPECIAIS

GRAVIDEZ

Estudos em animais não encontraram associação da mianserina com malformações. Os dados sobre o potencial teratogênico em humanos são insuficientes. Recomenda-se evitar o uso durante a gravidez, principalmente no primeiro trimestre.[10]

LACTAÇÃO

Tem baixa secreção no leite, porém os dados sobre efeitos adversos no lactente são insuficientes.

CRIANÇAS

A segurança e a eficácia não foram estabelecidas em crianças ou adolescentes deprimidos.

IDOSOS

A mianserina tem sido utilizada em idosos, devido à sua boa tolerabilidade e à baixa incidência de efeitos anticolinérgicos. Deve-se iniciar com doses que não excedam 30 mg/dia e aumentar lentamente. Devido à baixa cardiotoxicidade, tem sido empregada em pacientes com doença cardíaca isquêmica e não é contraindicada a idosos com graus leves de insuficiência cardíaca. Parece, contudo, que esse grupo etário estaria vulnerável a um efeito colateral raro, mas potencialmente letal, que ocorre com o uso desse fármaco: a agranulocitose. É recomendável, portanto, controle hematológico nesses indivíduos.

INSUFICIÊNCIA HEPÁTICA

Não é necessário ajuste de dose.

INSUFICIÊNCIA RENAL

Não é necessário ajuste de dose.

INSUFICIÊNCIA CARDÍACA

- Usar com cautela.
- Recomenda-se um ECG basal.

LABORATÓRIO

Exames prévios ao uso

Hemograma em pacientes com discrasias sanguíneas, leucopenia ou granulocitopenia.

Por estar associada a ganho de peso, sugere-se avaliar glicemia e perfil lipídico basais, principalmente em pacientes com risco para síndrome metabólica.

ECG em pacientes com mais de 50 anos.

Exames de acompanhamento

Repetir os exames prévios ao uso com intervalos de 6 a 12 meses.

PRECAUÇÕES E DICAS

1. A mianserina parece causar maior incidência de supressão da medula óssea do que os outros ADs. Embora esse fato não esteja bem estabelecido, recomendam-se hemogramas de controle se houver febre e outros sinais de infecção. Esse efeito colateral surge, em geral, depois de 4 a 6 semanas de tratamento, e a descontinuação do medicamento reverte o quadro.
2. Por causar sedação, pode haver diminuição dos reflexos nos primeiros dias de tratamento. O paciente deve ser orientado a não dirigir ou operar máquinas perigosas.
3. O tratamento deve ser suspenso na presença de icterícia ou convulsões.
4. Evitar a ingestão de bebidas alcoólicas durante o tratamento, visto que esse fármaco potencializa a ação depressiva do álcool no SNC.

REFERÊNCIAS

1. Pichot P, Dreyfus JF, Pull C. A double-blind multicentre trial comparing mianserin with imipramine. Br J Clin Pharmacol. 1978;5(Suppl 1):87S-90S. PMID [341950]
2. Carman JS, Ahdieh H, Wyatt-Knowles E, Warga E, Panagides J. A controlled study of mianserin in moderately to severely depressed outpatients. Psychopharmacol Bull. 1991;27(2):135-9. PMID [1924659]
3. Pinder RM, Blum A, Stulemeijer SM, Barres M, Molczadzki M, Rigaud A, et al. A double-blind multicentre trial comparing the efficacy and side-effects of mianserin and chlorimipramine in depressed in- and outpatients. Int Pharmacopsychiatry. 1980;15(4):218-27. PMID [7021447]
4. Davies P, Ijaz S, Williams CJ, Kessler D, Lewis G, Wiles N. Pharmacological interventions for treatment-resistant depression in adults. Cochrane Database Syst Rev. 2019;12(12):CD010557. PMID [31846068]
5. Kishi T, Iwata N. Meta-analysis of noradrenergic and specific serotonergic antidepressant use in schizophrenia. Int J Neuropsychopharmacol. 2014;17(2):343-54. PMID [23823741]
6. Poyurovsky M, Weizman A. Treatment of antipsychotic-induced akathisia: role of serotonin 5-HT2a receptor antagonists. Drugs. 2020;80(9):871-82. PMID [32385739]
7. Aizenberg D, Gur S, Zemishlany Z, Granek M, Jeczmien P, Weizman A. Mianserin, a 5-HT2a/2c and alpha 2 antagonist, in the treatment of sexual dysfunction induced by serotonin reuptake inhibitors. Clin Neuropharmacol. 1997;20(3):210-4. PMID [9197943]
8. Shiloh R, Zemishlany Z, Aizenberg D, Valevski A, Bodinger L, Munitz H, et al. Mianserin or placebo as adjuncts to typical antipsychotics in resistant schizophrenia. Int Clin Psychopharmacol. 2002;17(2):59-64. PMID [11890187]
9. Fujimoto K. Management of non-motor complications in Parkinson's disease. J Neurol. 2009;256(Suppl 3):299-305. PMID [19711120]
10. Electronic Medicines Compendium. Mianserin 10 mg film-coated tablets [Internet]. Hertfordshire: EMC; 2017 [capturado em 20 set 2022]. Disponível em: https://www.medicines.org.uk/emc/product/8476

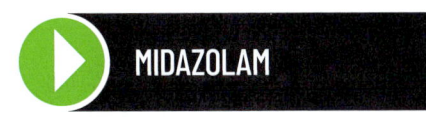

MIDAZOLAM

APRESENTAÇÕES COMERCIAIS

CLORIDRATO DE MIDAZOLAM (FRESENIUS, TEUTO)

- Caixas com 5, 25, 50 ou 100 ampolas de 5 mL de solução injetável de 1 mg/mL.

- Caixas com 5, 25, 50 ou 100 ampolas de 3 mL de solução injetável de 5 mg/mL.
- Caixas com 5, 25, 50 ou 100 ampolas de 10 mL de solução injetável de 5 mg/mL.

CLORIDRATO DE MIDAZOLAM (HIPOLABOR)
- Caixas com 5, 50 ou 100 ampolas de 5 mL de solução injetável de 1 mg/mL.
- Caixas com 5, 50 ou 100 ampolas de 3 mL de solução injetável de 5 mg/mL.
- Caixas com 5, 50 ou 100 ampolas de 10 mL de solução injetável de 5 mg/mL.

CLORIDRATO DE MIDAZOLAM (MEDLEY)
- Caixas com 10, 20, 30, 60 ou 90 comprimidos de 15 mg.

CLORIDRATO DE MIDAZOLAM (UNIÃO QUÍMICA)
- Caixas com 5 ou 50 ampolas de 3 mL de solução injetável de 5 mg/mL.

DORMIRE (CRISTÁLIA)
- Caixas com 5, 10 ou 50 ampolas de 5 mL de solução injetável de 1 mg/mL.
- Caixas com 5, 10 ou 50 ampolas de 3 mL de solução injetável de 5 mg/mL.
- Caixas com 5, 10 ou 50 ampolas de 10 mL de solução injetável de 5 mg/mL.
- Caixas com 12 frascos de 10 mL de solução oral de 2 mg/mL.
- Frascos de 120 mL de solução oral de 2 mg/mL.

DORMIUM (UNIÃO QUÍMICA)
- Caixas com 5 ou 50 ampolas de 5 mL de solução injetável de 1 mg/mL.
- Caixas com 5 ou 50 ampolas de 3 mL de solução injetável de 5 mg/mL.
- Caixas com 5 ou 50 ampolas de 10 mL de solução injetável de 5 mg/mL.

DORMONID (FARMOQUÍMICA)
- Caixas com 20 ou 30 comprimidos de 7,5 mg.
- Caixas com 20 ou 30 comprimidos de 15 mg.
- Caixas com 5 ampolas de 5 mL de solução injetável de 1 mg/mL.
- Caixas com 5 ampolas de 3 mL de solução injetável de 5 mg/mL.
- Caixas com 5 ou 50 ampolas de 10 mL de solução injetável de 5 mg/mL.

PRONTOMID (BRAUN)
- Caixas com 1 ou 10 frascos de 50 mL de solução para infusão de 1 mg/mL.
- Caixas com 1 ou 10 frascos de 100 mL de solução para infusão de 1 mg/mL.

TELOZAM (TEUTO)
- Caixas com 5, 25, 50 ou 100 ampolas de 5 mL de solução injetável de 1 mg/mL.
- Caixas com 5, 25, 50 ou 100 ampolas de 3 mL de solução injetável de 5 mg/mL.
- Caixas com 5, 25, 50 ou 100 ampolas de 10 mL de solução injetável de 5 mg/mL.

MODO DE USAR

É usado como indutor do sono na dose oral habitual para adultos, de 1/2 ou 1 comprimido de 15 mg ao deitar. Na sedação adjunta à anestesia, usa-se 1 comprimido de 15 mg, 30 a 60 minutos antes do procedimento. Como pré-medicação em procedimentos diagnósticos e cirúrgicos, é administrado IV, com a dose inicial de 2,5 mg, 5 a 10 minutos antes do início do procedimento. Administrar por 2 minutos e monitorar o paciente pelos próximos 2 minutos ou mais para determinar o efeito. Doses adicionais de 1 mg podem ser administradas quando necessário.

TEMPO PARA INÍCIO DE AÇÃO

- Injeção intravenosa:[1] início em 3 a 5 minutos.
- Injeção intramuscular:[1] início em 15 minutos, pico em 30 a 60 minutos.
- Uso oral:[1] 15 a 20 minutos.

VARIAÇÃO USUAL DA DOSE

- Uso oral: 1 a 2 comprimido de 15 mg.
- Intravenoso (adultos):[2] 1 a 2,5 mg.
- Líquido (até 16 anos):[2] 0,25 a 1,0 mg/kg.

MODO DE SUSPENDER

Na retirada abrupta, em pessoas que estavam utilizando o midazolam de forma crônica, podem ocorrer sintomas de abstinência com duração de poucas horas a 1 semana. Caracterizam-se por tremores, agitação, insônia, ansiedade, cefaleia, dificuldade de concentração e, mais raramente, sudorese, espasmos musculares e abdominais, alterações da sensopercepção, *delirium* e convulsões.

Ao prescrever BZDs para insônia, reduzir em 25% da dose original a cada 1 a 2 semanas até atingir a dose mais baixa disponível e, em seguida, interromper.[3]

CLASSE, MECANISMO DE AÇÃO E FARMACODINÂMICA

O midazolam é um BZD hipnótico, um modulador alostérico positivo de GABA (MAP-GABA). Ele potencializa o efeito inibitório do GABA, modulando a atividade dos receptores GABA-A por meio de sua ligação com seu sítio específico. Essa ligação altera a conformação desses receptores, aumentando a afinidade do GABA com seus próprios receptores e a frequência da abertura dos canais de cloro, cuja entrada no neurônio é regulada por esse neurotransmissor, promovendo a hiperpolarização da célula. O resultado dessa hiperpolarização é um aumento da ação gabaérgica inibitória do SNC. O midazolam é um derivado BZD com potente ação hipnótica de curta duração. Tem, ainda, ação ansiolítica e miorrelaxante.

FARMACOCINÉTICA

O midazolam é um derivado 1,4-benzodiazepínico. De acordo com o pH (pH menor que 4), o fármaco pode produzir um sal altamente hidrossolúvel. Nessa situação, o nitrogênio básico na posição 2 do anel proporciona a formação de sais hidrossolúveis com os ácidos, o que possibilita seu uso como solução injetável.[1] Pode, ainda, existir sob a forma de um anel BZD fechado lipofílico quando o pH é maior que 4. Quando ingerido por VO, induz o sono em poucos minutos (15 a 20 minutos). Após a administração IM ou VO do fármaco, a absorção é muito rápida, sendo também rapidamente excretado. A meia-vida está entre 90 e 150 minutos. Após a administração IM, sua biodisponibilidade é superior a 90%, e, após a administração VO, devido à eliminação pré-sistêmica, a biodisponibilidade é de 30 a 50%. A biotransformação do midazolam é mediada predominantemente pela CYP3A4.[1] Cerca de 60 a 70% da dose são eliminados por via renal, e 2 a 10% são excretados nas fezes (caso administrado por VO). Aproximadamente 94 a 97% circulam ligados a proteínas plasmáticas, sobretudo à albumina, tanto em adultos quanto em crianças maiores de 1 ano.[4] Existe boa correlação entre as concentrações séricas e os efeitos clínicos, indicando uma resposta rápida e breve.[1] A intensidade e a duração da amnésia pós-administração IV parecem ser dose-dependentes.[1]

A eficácia do midazolam como hipnótico está bem estabelecida, sendo utilizado tanto na insônia primária como na secundária. É utilizado no manejo da insônia (situações de dificuldade para adormecer, ou administrado no meio da noite para os que têm dificuldades com o sono na segunda metade da noite). O uso também tem sido proposto no tratamento da eclâmpsia.[5] É um sedativo efetivo usado em UTIs[4,5] e rotineiramente em procedimentos médicos, como ventilação mecânica, endoscopias,[6,7] pequenas cirurgias[4] e em cirurgias odontológicas. Em cirurgias maiores, o midazolam é uma alternativa para a indução da anestesia.[4] A capacidade do midazolam de reduzir ansiedade e promover amnésia (anterógrada) foi demonstrada com a utilização de diferentes doses e vias de administração.[1] A intensidade e a duração da amnésia pós-administração IV parecem ser dose-dependentes.[1] No tratamento de convulsões tônico-clônicas, quando o acesso venoso não for possível, um ensaio com midazolam bucal pode ser útil.[8] No tratamento do estado de mal epiléptico, o midazolam pode ser administrado por vias IV, IM, oral ou nasal.[9] No controle do estado de mal epiléptico refratário em crianças, uma metanálise verificou eficácia semelhante à de fármacos como tiopental, pentobarbital ou isoflurano e superior à do diazepam.[10] O midazolam tem sido usado para tratar ou tratar profilaticamente fenômenos psiquiátricos associados ao uso de cetamina.[11]

INDICAÇÕES

Evidências CONSISTENTES de eficácia

- Sedação (adjunto para anestesia).[4]
- Sedação em pacientes pediátricos.
- Ansiolítico pré-operatório.[4]
- Amnésia induzida por substância.
- Insônia primária e secundária.[1]
- Agitação aguda.[6]
- Controle do estado de mal epiléptico.[8,10]
- Sedação prolongada em UTI.[5]

Evidências INCOMPLETAS de eficácia

▶ Sintomas psicomiméticos relacionados ao uso de cetamina.[11]
▶ Sedação de pacientes com eclâmpsia em UTI.[5]

CONTRAINDICAÇÕES

▶ GAF.
▶ Hipersensibilidade a BZDs.
▶ Insuficiência hepática grave.
▶ Insuficiência respiratória grave.
▶ Miastenia grave.

REAÇÕES ADVERSAS

Mais comuns: Amnésia anterógrada, ataxia, cefaleia, confusão, déficit de memória, diminuição da atenção, disartria, insônia de rebote, relaxamento muscular, sonolência diurna, tontura, vertigem.

Menos comuns: Dependência, depressão e parada respiratória (uso IV), inquietude, irritabilidade, náusea, reação paradoxal, relaxamento muscular, sonambulismo, vômito.

INTOXICAÇÃO

Sintomas
Rebaixamento do nível de consciência, depressão respiratória, tontura, confusão, sonolência, agitação, fala arrastada, hipotonia, fraqueza, coma.

Manejo

▶ Monitorar os sinais vitais.
▶ Adotar medidas de suporte gerais (hidratação parenteral e permeabilidade de vias aéreas).
▶ O esvaziamento gástrico pode ser útil, se a ingestão foi recente.
▶ O uso de flumazenil pode auxiliar no tratamento e no diagnóstico diferencial das intoxicações.
  ▶ Usa-se 0,3 mg, IV, em 15 segundos, com doses subsequentes de 0,3 mg a cada 60 segundos, até o máximo de 2 mg.
  ▶ Caso não ocorra melhora significativa do estado de consciência e da função respiratória, deve-se pensar em coma de etiologia não benzodiazepínica. Nesses casos, pode ser útil a realização de exame de urina para detecção de outras substâncias.
▶ Em pacientes com intoxicação crônica, o uso do flumazenil deve ser lento, pois podem surgir sintomas de abstinência.[5]

POPULAÇÕES ESPECIAIS

GRAVIDEZ
O midazolam não deve ser usado no primeiro trimestre da gravidez. Seu emprego tem sido proposto no manejo da eclâmpsia em UTIs[5] e na prevenção de náuseas e vômitos em pacientes submetidas a cesariana nas quais foi realizada anestesia espinal (raquianestesia ou epidural). Categoria D da FDA.

LACTAÇÃO
Dados de estudos relatam que o midazolam é secretado no leite humano em baixas concentrações e não se espera que cause efeitos adversos na maioria dos bebês durante a amamentação. A relação entre as concentrações séricas e as concentraçoes no leite foi de 0,15 em 6 pares analisados.[12] Um sistema de pontuação de segurança considera o midazolam aceitável para o uso durante a amamentação.[13]

Dois painéis de especialistas defendem esperar pelo menos 4 horas após uma única dose IV de midazolam (p. ex., para endoscopia) antes de retomar a amamentação.[14,15] Com um recém-nascido ou bebê prematuro, uma abordagem cautelosa seria esperar um período de 6 a 8 horas antes de retomar a amamentação. É necessária precaução, durante a amamentação, quanto ao uso de BZDs.

CRIANÇAS
Eventos adversos cardiorrespiratórios graves com risco de morte, incluindo depressão respiratória, parada respiratória e/ou parada cardíaca, são mais prováveis em crianças.

É importante considerar as características farmacocinéticas do medicamento nessa faixa etária e o fato de que o midazolam produz amnésia anterógrada.[1] A segurança e a eficácia ainda não foram estabelecidas para crianças menores de 6 meses. Em recém-nascidos saudáveis, a meia-vida e a depuração são 3,3 vezes mais longas e 3,7 vezes mais curtas, respectivamente, do que em adultos devido aos baixos níveis de CYP3A4 e CYP3A5.[16]

IDOSOS

Embora rara, a ocorrência de eventos adversos cardiorrespiratórios graves com risco de morte é mais provável em adultos acima de 60 anos. Reações paradoxais, como agitação, movimentos involuntários (incluindo movimentos tônico-clônicos e tremor muscular), hiperatividade, hostilidade, agressividade e excitação paradoxal, foram descritas particularmente entre os idosos.

Em indivíduos com idade superior a 60 anos, a dose de midazolam deve ser diminuída, e as funções vitais, monitoradas. A meia-vida de eliminação do midazolam administrado por via parenteral injetável pode ser prolongada acima de 4 vezes nessa população.

O midazolam foi utilizado em procedimentos de endoscopia digestiva, na dose de 30 mg/kg, IV, em 60 pacientes idosos com média de idade de 84 anos. O tempo de duração da sedação foi de aproximadamente 1,5 hora. A sedação foi bem tolerada. Como efeito colateral, foi observada amnésia circunstancial na maioria dos pacientes que receberam o medicamento.[17]

INSUFICIÊNCIA HEPÁTICA

Nos pacientes com essa condição, a meia-vida de eliminação é mais longa, e a eliminação é reduzida. Usar com cuidado.[18]

INSUFICIÊNCIA RENAL

Nos pacientes com essa condição, a meia-vida de eliminação é mais longa, e a eliminação é reduzida. Usar com cuidado.[19]

INSUFICIÊNCIA CARDÍACA

Nos pacientes com insuficiência cardíaca, a meia-vida de eliminação é mais longa, e a eliminação é reduzida. Usar com cuidado.

LABORATÓRIO

A dosagem laboratorial não é utilizada rotineiramente.

Exames de acompanhamento

Em pacientes que estejam fazendo uso do medicamento por longo prazo, recomenda-se acompanhamento laboratorial periódico com hemograma e provas de função hepática.

PRECAUÇÕES E DICAS

1. O uso prolongado e em altas doses produz dependência. São particularmente sensíveis alcoolistas, dependentes químicos ou pessoas com transtornos da personalidade graves.
2. Alertar o paciente para que tenha cuidado ao dirigir veículos ou operar máquinas, pois seus reflexos ficam diminuídos por pelo menos 12 horas depois da administração.
3. Após a administração parenteral de midazolam, o paciente não deve ser liberado do hospital antes de 3 horas e deve ser sempre acompanhado por um responsável.
4. Recomenda-se cuidado ao administrar midazolam por via parenteral a idosos e/ou pacientes com insuficiência circulatória, respiratória e renal. Nessas situações, as doses devem ser diminuídas e individualizadas, devendo-se monitorar as funções vitais devido ao maior risco de depressão respiratória. A meia-vida também pode ser mais longa em pacientes obesos.
5. O uso IV, particularmente em idosos, pode ocasionar depressão e parada respiratória. Nesses pacientes, é importante administrar lentamente o fármaco, tendo ao alcance recursos para reanimação.
6. Individualizar a dose de pacientes com insuficiência circulatória, respiratória e renal.
7. Evitar o uso concomitante de bebidas alcoólicas. Ter cautela também com a associação a outras substâncias que potencializem o efeito sedativo (p. ex., barbitúricos).
8. Embora não tenham sido estudados sistematicamente, os BZDs foram utilizados de modo efetivo para tratar catatonia e são o tratamento inicial recomendado.

REFERÊNCIAS

1. Olkkola KT, Ahonen J. Midazolam and other benzodiazepines. Handb Exp Pharmacol. 2008;(182):335-60. PMID [18175099]
2. Stahl SM. Fundamentos de psicofarmacologia de Stahl: guia de prescrição. 6. ed. Porto Alegre: Artmed; 2019.
3. Bélanger L, Belleville G, Morin C. Management of hypnotic discontinuation in chronic insomnia. Sleep Med Clin. 2009;4(4):583-92. PMID [20607118]
4. Midazolam [Bula de medicamento] [Internet]. Schaumburg: Sagent Pharmaceuticals; 2016 [capturado em 10 set 2022]. Disponível em: http://dailymed.nlm.nih.gov/dailymed/lookup.cfm?setid=e26611dd-1830-40af-9139-7cdb07f5a426#nlm34067-9.

5. Esmaoglu A, Ulgey A, Akin A, Boyaci A. Comparison between dexmedetomidine and midazolam for sedation of eclâmpsia patients in the intensive care unit. J Crit Care. 2009;24:(4)551-5. PMID [19327948]
6. Zeller SL, Rhoades RW. Systematic reviews of assessment measures and pharmacologic treatments for agitation. Clin Ther. 2010;32(3):403-25. PMID [20399981]
7. McQuaid KR, Laine L. A systematic review and meta-analysis of randomized, controlled trials of moderate sedation for routine endoscopic procedures. Gastrointest Endosc. 2008;67(6):910-23. PMID [1844038]
8. Appleton R, Macleod S, Martland T. Drug management for acute tonic-clonic convulsions including convulsive status epilepticus in children. Cochrane Database Syst Rev. 2008;16(3):CD001905. PMID [18646081]
9. Riss J, Cloyd J, Gates J, Collins S. Benzodiazepines in epilepsy: pharmacology and pharmacokinetics. Acta Neurol Scand. 2008;118(2):69-86. PMID [18384456]
10. Gilbert DL, Gartside PS, Glauser TA. Efficacy and mortality in treatment of refractory generalized convulsive status epilepticus in children: a meta-analysis. J Child Neurol. 1999;14(9):602-9. PMID [10488906]
11. Prommer EE. Ketamine for pain: an update ofuses in palliative care. J Palliat Med. 2012;15(4):474-83. PMID [22500483]
12. Matheson I, Lunde PK, Bredesen JE. Midazolam and nitrazepam in the maternity ward: milk concentrations and clinical effects. Br J Clin Pharmacol. 1990;30(6):787-93. PMID [2288825]
13. Uguz F. A new safety scoring system for the use of psychotropic drugs during lactation. Am J Ther. 2021;28(1):e118-26. PMID [30601177]
14. Shergill AK, Ben-Menachem T, Chandrasekhara V, Chathadi K, Decker GA, Evans JA, et al. Guidelines for endoscopy in pregnant and lactating women. Gastrointest Endosc. 2012;76(1):18-24. PMID [22579258]
15. Vargo JJ, DeLegge MH, Feld AD, Gerstenberger PD, Kwo PY, Lightdale JR, et al. Multisociety sedation curriculum for gastrintestinal endoscopy. Gastroenterology. 2012;143(1):e18-41. PMID [22624720]
16. Pacifici GM. Clinical pharmacology of midazolam in neonates and children: effect of disease: a review. Int J Pediatr. 2014;2014:309342. PMID [24696691]
17. Christe C, Janssens JP, Armenian B, Herrmann F, Vogt N. Midazolam sedation for upper gastrintestinal endoscopy in older persons: a randomized, double-blind, placebo-controlled study. J Am Geriatr Soc. 2000;48(11):1398-403. PMID [11083314]
18. MacGilchrist AJ, Birnie GG, Cook A, G Scobie, T Murray, G Watkinson, et al. Pharmacokinetics and pharmacodynamics of intravenous midazolam in patients with severe alcoholic cirrhosis. Gut. 1986;27(2):190-5. PMID [2936661]
19. Bauer TM, Ritz R, Haberthür C, Ha HR, Hunkeler W, Sleight AJ, et al. Prolonged sedation due to accumulation of conjugated metabolites of midazolam. Lancet. 1995;346(8968):145-7. PMID [7603229]

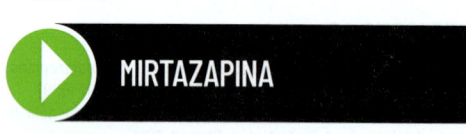

MIRTAZAPINA

APRESENTAÇÕES COMERCIAIS

MENELAT (TORRENT)
- Caixas com 10, 30 ou 60 comprimidos de 30 mg.
- Caixas com 10, 30 ou 60 comprimidos de 45 mg.

MENELAT ODT (TORRENT)
- Caixas com 6, 10 ou 30 comprimidos orodispersíveis de 15 mg.
- Caixas com 6, 10 ou 30 comprimidos orodispersíveis de 30 mg.
- Caixas com 6, 10 ou 30 comprimidos orodispersíveis de 45 mg.

MIRTAZAPINA (AUROBINDO)
- Caixas com 10, 14, 28, 30, 70*, 140*, 210* ou 280* comprimidos de 30 mg.
- Caixas com 10, 14, 28, 70*, 140*, 210* ou 280* comprimidos de 45 mg.
- Caixas com 6, 10 ou 30 comprimidos orodispersíveis de 15 mg.
- Caixas com 6, 10 ou 30 comprimidos orodispersíveis de 30 mg.
- Caixas com 6, 10 ou 30 comprimidos orodispersíveis de 45 mg.

MIRTAZAPINA (BRAINFARMA, CIMED, MEDLEY, PHARLAB, TORRENT)
- Caixas com 6, 10 ou 30 comprimidos orodispersíveis de 15 mg.
- Caixas com 6, 10 ou 30 comprimidos orodispersíveis de 30 mg.
- Caixas com 6, 10 ou 30 comprimidos orodispersíveis de 45 mg.

MIRTAZAPINA (EMS, GERMED, LEGRAND, NOVA QUÍMICA)
- Caixas com 30 comprimidos orodispersíveis de 15 mg.
- Caixas com 30 comprimidos orodispersíveis de 30 mg.
- Caixas com 30 comprimidos orodispersíveis de 45 mg.

MIRTAZAPINA (NOVARTIS, SANDOZ)
- Caixas com 7, 14, 21, 28 ou 60 comprimidos de 30 mg.
- Caixas com 7, 14, 21, 28 ou 60 comprimidos de 45 mg.
- Caixas com 7, 14, 15, 28, 30, 56 ou 60 comprimidos orodispersíveis de 15 mg.
- Caixas com 7, 14, 15, 28, 30, 56 ou 60 comprimidos orodispersíveis de 30 mg.
- Caixas com 7, 14, 15, 28, 30, 56 ou 60 comprimidos orodispersíveis de 45 mg.

MIRTAZAPINA (PRATI DONADUZZI)
- Caixas com 10, 15, 30, 100*, 300* ou 500* comprimidos de 30 mg.
- Caixas com 10, 15, 30, 100*, 300* ou 500* comprimidos de 45 mg.

MIRTAZAPINA (TEUTO)
- Caixas com 10, 14, 28, 30, 70*, 140*, 210* ou 280* comprimidos de 30 mg.
- Caixas com 10, 14, 28, 70*, 140*, 210* ou 280* comprimidos de 45 mg.

RAZAPINA (SANDOZ)
- Caixas com 7, 14, 21, 28, 70*, 140*, 210* ou 280* comprimidos de 30 mg.
- Caixas com 7, 14, 21, 28, 70*, 140*, 210* ou 280* comprimidos de 45 mg.
- Caixas com 7, 14, 15, 28, 30, 56 ou 60 comprimidos orodispersíveis de 15 mg.
- Caixas com 7, 14, 15, 28, 30, 56 ou 60 comprimidos orodispersíveis de 30 mg.
- Caixas com 7, 14, 15, 28, 30, 56 ou 60 comprimidos orodispersíveis de 45 mg.

REMERON (ORGANON)
- Caixas com 6 ou 30 comprimidos orodispersíveis de 15 mg.
- Caixas com 6 ou 30 comprimidos orodispersíveis de 30 mg.
- Caixas com 30 comprimidos orodispersíveis de 45 mg.

ZAPSY (PRATI DONADUZZI)
- Caixas com 10, 15, 30, 100*, 300* ou 500* comprimidos de 30 mg.
- Caixas com 10, 15, 30, 100*, 300* ou 500* comprimidos de 45 mg.

*Embalagem hospitalar.

MODO DE USAR

A mirtazapina é uma medicação utilizada por VO, tanto em comprimidos revestidos quanto orodispersíveis. Em geral, a medicação é utilizada 1 vez ao dia, à noite, mas é possível utilizá-la 2 vezes ao dia, sendo preferível manter doses mais elevadas no turno da noite, em razão de seus efeitos sedativos. Pode ser consumida junto às refeições ou não, já que não há relatos de interação com os alimentos. A dose inicial é de 15 mg e aumenta-se paulatinamente conforme tolerância do paciente até a dose de manutenção, que, geralmente, varia entre 30 e 45 mg/dia.

Este medicamento não deve ser partido, aberto ou mastigado.

TEMPO PARA INÍCIO DE AÇÃO

A mirtazapina tem início de ação, em geral, em 1 a 2 semanas do início do tratamento. Espera-se uma resposta positiva dentro de 2 a 4 semanas. Quando a resposta é insuficiente, a dose pode ser aumentada até a máxima, em torno de 45 mg. Se não houver resposta dentro das 2 a 4 semanas seguintes ao aumento, sugere-se revisar a indicação ou trocar o tratamento.

VARIAÇÃO USUAL DA DOSE

Em geral, utiliza-se a dose de 15 mg para início do tratamento, que pode ser aumentada até 45 mg, em média, para tratamento de manutenção. Não há estudos que demonstrem benefício em aumentos de dose acima de 45 mg, mas a medicação é segura em até 60 mg/dia. Em doses baixas, os efeitos sedativos tendem a ser maiores, pois não são antagonizados pelas ações noradrenérgicas, que se manifestam de forma mais intensa com o uso de doses maiores. Dessa forma, quando o efeito sedativo não é o pretendido, pode-se iniciar já com 30 mg/noite.[1]

As doses deste medicamento precisam ser ajustadas em pacientes com dano hepático ou renal, nos quais sua depuração pode ser reduzida.

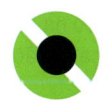

MODO DE SUSPENDER

A descontinuação deve ser lenta devido ao risco de síndrome de retirada: tontura, sonhos anormais, confusão, distúrbios sensoriais, ansiedade, fadiga, náusea, cefaleia, mal-estar. Esses sintomas costumam ocorrer quando a retirada é abrupta, principalmente após utilização prolongada.

CLASSE, MECANISMO DE AÇÃO E FARMACODINÂMICA

A mirtazapina foi o primeiro antidepressivo NaSSA lançado. Trata-se de um AD de ação dupla, ou seja, noradrenérgica e serotonérgica.

Apresenta um perfil farmacológico *sui generis*, bastante distinto dos demais ADs: é antagonista dos autorreceptores α_2-noradrenérgicos pré-sinápticos e dos α_2-heterorreceptores serotonérgicos responsáveis pela regulação da liberação de noradrenalina e 5-HT na fenda sináptica. O bloqueio desses receptores diminui a inibição da liberação de tais neurotransmissores. Como consequência, aumenta a liberação de noradrenalina e 5-HT na fenda sináptica, promovendo aumento simultâneo da transmissão serotonérgica e noradrenérgica.

A mirtazapina também bloqueia os receptores 5-HT2 pós-sinápticos, produzindo menos efeitos colaterais sexuais e menos insônia, e os 5-HT3, causando menos efeitos gastrintestinais, como náuseas e vômitos. O bloqueio desses receptores está associado, ainda, ao aumento do sono profundo e à atividade ansiolítica. Em razão de tal bloqueio seletivo, é estimulada apenas a transmissão serotonérgica via 5-HT1A (agonista 5-HT1A), razão pela qual a mirtazapina é considerada um fármaco serotonérgico específico (além de noradrenérgico). Fora esses efeitos, a mirtazapina é um potente antagonista de receptores H1, o que explica seu efeito de sonolência. A ação sedativa e, consequentemente, a sedação diurna parecem ser maiores em doses baixas. Acredita-se que tais efeitos sejam, em parte, neutralizados por sua ação noradrenérgica nas doses terapêuticas habituais. Apresenta pequena afinidade por receptores D1 e D2, moderada afinidade por receptores muscarínicos e colinérgicos, mas não desencadeia os efeitos cardiocirculatórios típicos dos ADTs. A mirtazapina não interfere na PA e não altera o ritmo cardíaco, sendo uma opção para a depressão pós-IAM.

A mirtazapina apresenta, ainda, ação antagonista de receptores α_1-adrenérgicos periféricos, muito menor do que no SNC, podendo interferir nos músculos do trígono e no esfíncter vesical e raramente ocasionar incontinência urinária noturna. Parece, ainda, inibir a secreção de cortisol, sem interferir na secreção de prolactina e de hormônio do crescimento. Em razão de aumentar as concentrações de noradrenalina e serotonina por vias distintas, a combinação de mirtazapina com ADs duais, como a venlafaxina, é muito usada na prática clínica.

FARMACOCINÉTICA

A mirtazapina é um tetracíclico do grupo das piperazinoazepinas com uma estrutura química semelhante à da mianserina. É rapidamente absorvida no trato gastrintestinal após a administração oral, atingindo as concentrações séricas máximas em até 2 horas. A presença de alimento no estômago não interfere em sua absorção. A meia-vida é de 20 a 40 horas (média de 21,5 horas), e o estado de equilíbrio é alcançado em 4 a 6 dias. Circula no sangue ligada às proteínas plasmáticas, em 85%, de forma não específica e reversível. A biodisponibilidade absoluta é de aproximadamente 50%. Idosos e mulheres tendem a apresentar concentrações séricas mais elevadas do que homens adultos e adultos jovens.

O metabolismo da mirtazapina é hepático e linear em diferentes doses: de 15 a 80 mg. As isoenzimas relacionadas ao seu metabolismo são P450 1A2, 2C19, 2D6 e 3A4, com inibição mínima destas, razão pela qual tem um perfil favorável de interações com outros fármacos. A carbamazepina causa considerável diminuição de sua concentração sérica (60%). Seu principal metabólito, a desmetilmirtazapina, é até 3 a 4 vezes menos ativo do que o composto principal.

A excreção da mirtazapina ocorre por meio da urina e das fezes. Praticamente 100% do medicamento é eliminado em 4 dias: 85% pela urina e 15% pelas fezes. A insuficiência renal moderada e a insuficiência hepática podem reduzir em até 30% a depuração da mirtazapina; a insuficiência renal grave pode reduzi-la em até 50%.

A eficácia da mirtazapina foi verificada no tratamento do TDM, tanto na fase aguda como na de manutenção. Na terceira fase do ensaio STAR*D, exibiu eficácia semelhante à da nortriptilina em pacientes para os quais duas tentativas com ISRS haviam falhado. Na etapa seguinte do estudo, a combinação de mirtazapina e venlafaxina produziu as mesmas proporções de remissão que o uso de tranilcipromina, sendo, contudo, mais bem tolerada que esta.[2] Uma metanálise publicada em 2011, que comparou a mirtazapina aos outros ADs, mostrou que ela tem início de ação mais rápido (possivelmente pelo efeito sedativo, que é imediato), causa mais ganho de peso e sonolência e menos náusea e disfunção sexual.[3] Pode ser uma alternativa para pacientes que apresentaram paraefeitos sexuais com ISRSs, embora não tenha se mostrado efetiva na reversão desse efeito quando o uso é concomitante.[4] Tem perfil favorável para uso em pacientes com anorexia, insônia e náusea (frequentemente pacientes oncológicos).

INDICAÇÕES

Evidências CONSISTENTES de eficácia
- Tratamento agudo e de manutenção do TDM (adulto e idoso).[2,3]

Evidências INCOMPLETAS de eficácia
- Transtorno depressivo persistente (distimia).
- Transtorno depressivo com sintomas de ansiedade.
- Transtorno depressivo com disfunção sexual.[5]
- Transtorno depressivo com insônia.
- Transtorno depressivo e de ansiedade em pacientes com transtorno alimentar e/ou inapetência.
- TEPT.
- TAG e ansiedade social.
- Adjuvante de APs em pacientes com esquizofrenia.[5]
- Fibromialgia.[6]
- TP.[7]
- Insônia, náusea e sintomas depressivos em pacientes com câncer e doenças paliativas.[8]
- Prurido refratário.
- Hiperêmese gravídica.
- Cefaleia tensional.
- Acatisia e demais ECEs induzidos pelo uso de APs.

CONTRAINDICAÇÕES

- Hipersensibilidade ao medicamento.
- Uso concomitante ou em menos de 14 dias de intervalo do uso de IMAO.

REAÇÕES ADVERSAS

Mais comuns: Aumento de apetite, boca seca, constipação, ganho de peso (menos comum em idosos), sedação excessiva, sonolência, tontura.

Menos comuns: Agitação, agranulocitose (rara), alteração na PA, alucinações, anemia aplásica, artralgias, astenia, aumento da libido, aumento das concentrações de colesterol e triglicerídeos, aumento das transaminases, confusão mental, convulsões (raras), dificuldades de acomodação visual, diminuição de peso, diminuição do apetite, disfunção ejaculatória, dispepsia, distonia, edema, exantema, fadiga, hiponatremia, hipotensão ortostática, impotência, inquietação, incontinência urinária, mialgia, náuseas, neutropenia, palpitação, pesadelos e sonhos anormais, retardo ejaculatório, salivação excessiva, síndrome das pernas inquietas, SSJ (rara), sonambulismo, sudorese, taquicardia, tremores, trombocitopenia, vertigem, virada maníaca.

INTOXICAÇÃO

Sintomas

Uma revisão de mais de 100 casos de sobredose de mirtazapina (dose média de 450 mg) revelou redução do nível de consciência e taquicardia, sem complicações adicionais. Outros relatos de caso também indicam um perfil relativamente seguro do medicamento.[9]

Manejo

- O quadro de intoxicação tende a ser benigno, não sendo recomendada intervenção específica nesses casos.
- Deve-se monitorar sinais vitais e ritmo cardíaco.

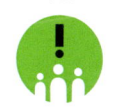

POPULAÇÕES ESPECIAIS

GRAVIDEZ

Existem poucos estudos sobre a segurança da mirtazapina na gestação. Em um estudo que reuniu 104 gestações expostas ao uso do medicamento, foram registrados 77 nativivos, um natimorto, 20 abortos espontâneos, seis abortos terapêuticos e duas malformações maiores.[10] A segurança de seu uso em gestantes não está estabelecida. Se o tratamento para TDM for iniciado durante a gestação, recomenda-se o uso de outro fármaco. Nos casos em que a paciente já estava em uso, é necessário avaliar riscos e benefícios para mãe e bebê.[10]

LACTAÇÃO

A mirtazapina e seus metabólitos ativos podem ser detectados no leite materno, mas não há relatos de eventos adversos importantes nos casos observados em uso dessa medicação. Apesar disso, em razão da falta de estudos mais robustos, recomenda-se o uso de outros ADs mais seguros nesse período.

CRIANÇAS

A eficácia e a segurança de seu uso em crianças não estão estabelecidas.

IDOSOS

As concentrações plasmáticas da mirtazapina tendem a ser mais elevadas em idosos. Alguns efeitos colaterais ocorrem com maior incidência nessa faixa etária, como constipação intestinal, boca seca e tontura. Entretanto, em razão de seu baixo potencial de interações medicamentosas e do perfil de efeitos colaterais, pode ser considerada uma opção interessante em idosos.

INSUFICIÊNCIA HEPÁTICA

Deve ser utilizada com cautela, reduzindo a dose inicial em 50% e não ultrapassando o máximo de 30 mg, preferencialmente.

INSUFICIÊNCIA RENAL

Sugere-se iniciar com doses menores, como 7,5 mg, pela redução na depuração. Nos pacientes em terapia de substituição renal, a medicação não costuma ser ajustada, pois ela liga-se fortemente às proteínas, não sendo dialisada.

INSUFICIÊNCIA CARDÍACA

Não há necessidade de ajustes.

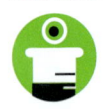

LABORATÓRIO

A mirtazapina pode promover aumento de AST, ALT, GGT, colesterol e triglicerídeos. Recomenda-se dosagem no início do tratamento e acompanhamento periódico subsequente. Pode ocorrer, ainda, depressão de medula óssea, geralmente reversível após a interrupção do uso.

PRECAUÇÕES E DICAS

1. Recomenda-se cautela ao dirigir ou operar máquinas ou no uso concomitante com outras substâncias sedativas.
2. Administrar com cuidado em pacientes com insuficiência renal ou hepática.
3. Apresentações orodispersíveis podem conter aspartame: ter cautela em pacientes fenilcetonúricos.
4. A descontinuação deve ser lenta devido ao risco de síndrome de retirada: tontura, sonhos anormais, confusão, distúrbios sensoriais, ansiedade, fadiga.
5. Monitorar piora em relação a pensamentos e comportamentos suicidas, principalmente em pacientes com menos de 25 anos.
6. É interessante considerar a mirtazapina como uma opção para pacientes em cuidados paliativos que necessitem de tratamento para depressão, principalmente quando associada à náusea, prurido, insônia e inapetência.[8]
7. Um estudo de revisão de ensaios clínicos randomizados que comparou mirtazapina com outros ADs mostrou relevância estatística e provavelmente clínica significativas de que a mirtazapina tem um início de ação mais rápido na fase aguda da depressão do que os ISRSs. Também não demonstrou diferença em relação ao número de suspensões do tratamento por efeitos adversos. A mirtazapina mostrou melhor perfil em relação a efeitos sexuais e gastrintestinais, porém pior em relação a ganho de peso e sedação. Além disso, por ter apresentação orodispersível, é boa opção para pacientes com dificuldade de deglutir.[3]

REFERÊNCIAS

1. Furukawa TA, Cipriani A, Cowen PJ, Leucht S, Egger M, Salanti G. Optimal dose of selective serotonin reuptake inhibitors, venlafaxine, and mirtazapine in major depression: a systematic review and dose-response meta-analysis. Lancet Psychiatry. 2019;6(7):601-9. PMID [31178367]
2. Fava M, Rush AJ, Wisniewski SR, Nierenberg AA, Alpert JE, McGrath PJ, et al. A comparison of mirtazapine and nortriptyline following two consecutive failed medication treatments for depressed outpatients: a STAR*D report. Am J Psychiatry. 2006;163(7):1161-72. PMID [16816220]
3. Watanabe N, Omori IM, Nakagawa A, Cipriani A, Barbui C, Churchill R, et al. Mirtazapine versus other antidepressive agents for depression. Cochrane Database Syst Rev. 2011;(12):CD006528. PMID [22161405]
4. Michelson D, Kociban K, Tamura R, Morrison MF. Mirtazapine, yohimbine or olanzapine augmentation therapy for serotonin reuptake-associated female sexual dysfunction: a randomized, placebo controlled trial. J Psychiatr Res. 2002;36(3):147-52. PMID [11886692]
5. Terevnikov V, Stenberg JH, Tiihonen J, Chukhin E, Joffe M, Burkin M, et al. Relationships between pharmacotherapy-induced metabolic changes and improved psychopathology in schizophrenia: data from a mirtazapine and first-generation antipsychotics combination trial. Int J Neuropsychopharmacol. 2013;16(7):1661-6. PMID [23217660]

6. Yeephu S, Suthisisang C, Suttiruksa S, Prateepavanich P, Limampai P, Russell IJ. Efficacy and safety of mirtazapine in fibromyalgia syndrome patients: a randomized placebo-controlled pilot study. Ann Pharmacother. 2013;47(7-8):921-32. PMID [23737510]
7. Andrisano C, Chiesa A, Serretti A. Newer antidepressants and panic disorder: a meta-analysis. Int Clin Psychopharmacol. 2013;28(1):33-45. PMID [23111544]
8. Khoo SY, Quinlan N. Mirtazapine: a drug with many palliative uses #314. J Palliat Med. 2016;19(10):1116-7. PMID [27258192]
9. Waring WS, Good AM, Bateman DM. Lack of significant toxicity after mirtazapine overdose: a five-year review of cases admitted to a regional toxicology unit. Clin Toxicol. 2007;45(1):45-50. PMID [17357381]
10. Djulus J, Koren G, Einarson TR, Wilton L, Shakir S, Diav-Citrin O, et al. Exposure to mirtazapine during pregnancy: a prospective, comparative study of birth outcomes. J. Clin Psychiatry. 2006;67(8):1280-4. PMID [16965209]

LEITURA RECOMENDADA

Kessler D, Burns A, Tallon D, Lewis G, MacNeill S, Round J, et al. Combining mirtazapine with SSRIs or SNRIs for treatment-resistant depression: the MIR RCT. Health Technol Assess. 2018;22(63):1-136. PMID [30468145]

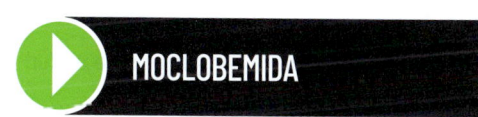

MOCLOBEMIDA

APRESENTAÇÕES COMERCIAIS

AURORIX (ROCHE)*
- Caixas com 30 comprimidos de 100 mg.
- Caixas com 30 comprimidos de 150 mg.
- Caixas com 30 comprimidos de 300 mg.

*Registro caduco/cancelado na Anvisa em 10/2019.

MODO DE USAR

No tratamento da depressão, a dose inicial é de 300 mg/dia em tomada única ou dividida. Após a primeira semana, conforme resposta e tolerabilidade, pode ser aumentada em intervalos de 1 semana até uma dose de 600 mg. Doses maiores que 600 mg/dia (até 900 mg/dia) devem ser usadas somente em casos excepcionais. O medicamento deve ser ingerido após as refeições, para evitar quaisquer interações com a tiramina, que, no período pós-prandial, já terá ocupado seus sítios de ligação com a MAO e estará em processo de metabolização.

TEMPO PARA INÍCIO DE AÇÃO

Efeitos iniciais podem ser esperados dentro de 1 a 2 semanas do início do tratamento, e melhora sintomática ainda pode ser observada dentro das 4 a 6 primeiras semanas de uso.

VARIAÇÃO USUAL DA DOSE

A dose ideal para 75% dos pacientes é de 450 a 600 mg/dia.

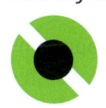

MODO DE SUSPENDER

Recomenda-se a retirada gradual do medicamento ao longo de 2 a 4 semanas para evitar sintomas de retirada.

CLASSE, MECANISMO DE AÇÃO E FARMACODINÂMICA

A moclobemida é um AD da classe dos IMAOs. Atua produzindo inibição reversível e seletiva da MAO-A, aumentando principalmente os níveis de serotonina, mas também de noradrenalina e dopamina. Diferencia-se de IMAOs tradicionais por não afetar a MAO-B, deixando-a livre para metabolizar a tiramina ingerida, reduzindo, assim, o risco de crises hipertensivas. Em altas doses, a moclobemida pode perder a seletividade, inibindo também a MAO-B.

Como acontece com outros IMAOs, existe risco de síndrome serotonérgica e crise hipertensiva quando administrada junto a outras medicações que atuam na serotonina ou sejam simpatomiméticas (ver tópico "Precauções e dicas").

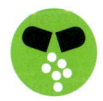

FARMACOCINÉTICA

Administrada por VO, é rapidamente absorvida, atingindo o pico de concentração plasmática em menos de 1 hora. Sua ligação com proteínas plasmáticas é baixa, ao redor de 50%, apresentando meia-vida de 2 a 4 horas, sendo quase totalmente metabolizada no fígado pelas enzimas CYP2C19 e CYP2D6. Como a enzima CYP2C19 é envolvida em seu metabolismo, medicamentos que a inibem, como o omeprazol, podem elevar seus níveis séricos. A moclobemida também é descrita como uma inibidora da CYP2C19, CYP2D6 e CYP1A2. A eliminação é fundamentalmente urinária (95%). O equilíbrio dos níveis séricos é atingido após 1 semana de uso.[1]

Ensaios clínicos e metanálises evidenciam que a moclobemida apresenta eficácia superior ao placebo e comparável à dos ISRSs e à dos ADTs no tratamento do TDM tanto em adultos quanto em idosos.[2-5] Apresenta eficácia também no tratamento do transtorno depressivo persistente, no TP e no TAS.[1,6-8] Uma metanálise em rede questiona sua eficácia para transtornos de ansiedade.[9]

A moclobemida é bem tolerada, não apresentando efeitos colaterais anticolinérgicos, hipotensão postural ou ganho de peso, efeitos geralmente associados ao uso de ADs e IMAOs irreversíveis. Além disso, tem risco reduzido de desencadear crise hipertensiva na presença de tiramina contida nos alimentos em comparação aos IMAOs irreversíveis.

INDICAÇÕES

Evidências CONSISTENTES de eficácia
- TDM.[1,6]
- Transtorno depressivo persistente.[1,6]

Evidências INCOMPLETAS de eficácia
- TP.[1,7]
- TAS.[1,8]

CONTRAINDICAÇÕES

Absolutas
- Estados confusionais agudos.
- Hipersensibilidade conhecida ao fármaco ou a componentes da fórmula.
- Uso concomitante de fármacos simpatomiméticos ou serotonérgicos.

Relativas
- Feocromocitoma.
- Insuficiência hepática.
- Insuficiência renal.
- Tireotoxicose.

REAÇÕES ADVERSAS

Mais comuns: Agitação, boca seca, cefaleia, desconforto gástrico, disfunção sexual, hipotensão postural, insônia, náusea, taquicardia, tremores.

Menos comuns: Confusão, constipação, diarreia, edema, eritema, fadiga, irritabilidade, palpitação, prurido, *rash* cutâneo, rubor, sonolência, sudorese, vertigem, virada maníaca.

INTOXICAÇÃO

Sintomas

É um fármaco relativamente seguro e não costuma ser fatal em *overdose*, sendo menos tóxico que ADTs e IMAOs irreversíveis. Em relatos de tentativas de suicídio utilizando até 20 g do medicamento, não foram descritos óbitos ou sinais de danos cardíacos ou hepáticos. Os sintomas observados foram agitação, agressividade, alterações do comportamento e alterações gastrintestinais. Há relato de aumento nos intervalos QT e QTc.

Manejo
- O medicamento deve ser suspenso e as funções vitais monitoradas.
- O carvão ativado é efetivo, ao contrário da lavagem gástrica, mas deve ser administrado imediatamente após a ingestão do fármaco, antes que a desintegração das cápsulas tenha ocorrido.

POPULAÇÕES ESPECIAIS

GRAVIDEZ
A segurança em gestantes não foi estabelecida. Portanto, seu uso não é recomendado nessa população.

LACTAÇÃO
Uma pequena quantidade desse medicamento passa para o leite materno (0,06% da dose). A amamentação não é recomendada em geral, mas o risco-benefício deve ser avaliado.

CRIANÇAS
Não há experiências com o uso de moclobemida em crianças e, portanto, não deve ser indicada.

IDOSOS
Não há necessidade de ajuste da dose nessa faixa etária. Sua eficácia foi comprovada no tratamento de idosos com depressão, sendo desprovida de cardiotoxicidade e apresentando efeitos anticolinérgicos mínimos.

INSUFICIÊNCIA HEPÁTICA

▸ Comprometimento leve a moderado: não é necessário ajuste de dose.
▸ Comprometimento grave: diminuir dose em 30 a 50%.
▸ Em pacientes com cirrose, o pico da concentração plasmática e a meia-vida aumentam em até 3 vezes, com redução de até 4 vezes da depuração da substância.

INSUFICIÊNCIA RENAL

Usar com cautela. Dados sugerem que não é necessário ajuste de dose.

INSUFICIÊNCIA CARDÍACA

Ao contrário de outros IMAOs, não é contraindicada em ICC.

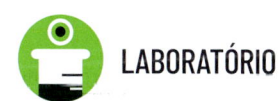

LABORATÓRIO

Exames prévios ao uso

Provas de função hepática.

Exames de acompanhamento

Provas de função hepática.

PRECAUÇÕES E DICAS

1. A restrição de tiramina não parece ser necessária. Todavia, recomenda-se que a moclobemida seja administrada imediatamente após as refeições, de modo a ser absorvida após a tiramina ter entrado em processo de metabolização.
2. Devem ser monitorados sintomas como taquicardia, bradicardia, palpitação, cefaleia e alteração de PA.
3. Evitar a administração concomitante de outras medicações serotonérgicas (como ADs), simpatomiméticas e estimulantes (como anfetaminas, bupropiona, cocaína, efedrina, metilfenidato, MDMA, fenilefrina, pseudoefedrina). Em cirurgias, a anestesia não deve conter petidina ou aminas simpatomiméticas.

REFERÊNCIAS

1. Bonnet U. Moclobemide: therapeutic use and clinical studies. CNS Drug Rev. 2003;9(1):97-140. PMID [12595913]
2. Angst J, Amrein R, Stabl M. Moclobemide and tricyclic antidepressants in severe depression: meta-analysis and prospective studies. J Clin Psychopharmacol. 1995;15(4 Suppl 2):16S-23S. PMID [7593725]
3. Lotufo-Neto F, Trivedi M, Thase ME. Meta-analysis of the reversible inhibitors of monoamine oxidase type A moclobemide and brofaromine for the treatment of depression. Neuropsychopharmacology. 1999;20(3):226-47. PMID [10063483]
4. Papakostas GI, Fava M. A metaanalysis of clinical trials comparing moclobemide with selective serotonin reuptake inhibitors for the treatment of major depressive disorder. Can J Psychiatry. 2006;51(12):783-90. PMID [17168253]
5. Amrein R, Stabl M, Henauer S, Affolter E, Jonkanski I. Efficacy and tolerability of moclobemide in comparison with placebo, tricyclic antidepressants, and selective serotonin reuptake inhibitors in elderly depressed patients: a clinical overview. Can J Psychiatry. 1997;42(10):1043-50. PMID [9469236]
6. Versiani M. Pharmacotherapy of dysthymic and chronic depressive disorders: overview with focus on moclobemide. J Affect Disord. 1998;51(3):323-32. PMID [10333986]
7. Tiller JW, Bouwer C, Behnke K. Moclobemide for anxiety disorders: a focus on moclobemide for panic disorder. Int Clin Psychopharmacol. 1997;12(Suppl 6):S27-30. PMID [9466172]
8. Stein DJ, Cameron A, Amrein R, Montgomery SA; Moclobemide Social Phobia Clinical Study Group. Moclobemide is effective and well tolerated in the long-term pharmacotherapy of social anxiety disorder with or without comorbid anxiety disorder. Int Clin Psychopharmacol. 2002;17(4):161-70. PMID [12131599]
9. Bandelow B, Reitt M, Röver C, Michaelis S, Görlich Y, Wedekind D. Efficacy of treatments for anxiety disorders: a meta-analysis. Int Clin Psychopharmacol. 2015;30(4):183-92. PMID [25932596]

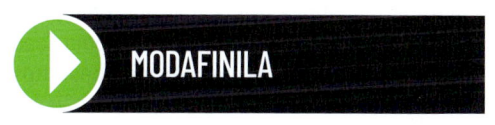

MODAFINILA

APRESENTAÇÕES COMERCIAIS

STAVIGILE (LIBBS)
▸ Caixas com 10 ou 30 comprimidos de 100 mg.
▸ Caixas com 10 ou 30 comprimidos de 200 mg.

MODO DE USAR

A modafinila deve ser utilizada pela manhã em dose única. O uso em 2 doses diárias pode ser considerado. No caso de indivíduos com mudanças frequentes de turno de trabalho, a dose de 200 mg deve ser administrada 1 hora antes do início do turno de trabalho.

TEMPO PARA INÍCIO DE AÇÃO

A modafinila começa a agir 1 a 2 horas após a ingestão (1 hora a mais, se utilizada com alimentos).

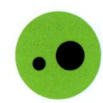

VARIAÇÃO USUAL DA DOSE

A dose habitual é de 200 mg/dia, porém pode ser utilizada nas doses de 100 a 400 mg/dia, apesar de não haver evidências suficientes de que a dose de 400 mg apresente benefícios adicionais no controle dos sintomas.

CLASSE, MECANISMO DE AÇÃO E FARMACODINÂMICA

A modafinila é uma substância do grupo dos promotores de vigília, derivada do adrafinil. Também é denominada estimulante não anfetamínico ou atípico.

As ações da modafinila no organismo não estão completamente esclarecidas. Ela inibe de forma fraca a recaptação de dopamina. Tal inibição, apesar de ser pouco intensa, parece ser necessária para que a modafinila exerça seus efeitos.

Outros mecanismos propostos são uma ação histamínica, provavelmente secundária a outros efeitos da modafinila, e uma ação por redução da inibição induzida pelo GABA (portanto, uma ação ativadora). Todos esses mecanismos descritos estão relacionados ao sistema de regulação sono-vigília, no qual as hipocretinas estão envolvidas, parecendo estar indiretamente implicadas nos efeitos do medicamento.

Essas particularidades dos mecanismos de ação da modafinila fazem com que não esteja relacionada entre os demais estimulantes, os quais induzem a liberação de catecolaminas na fenda sináptica, além de bloquearem a recaptação desses neurotransmissores. Tais diferenças a fazem apresentar algumas vantagens, como baixo potencial de abuso e de dependência, além de efeitos comportamentais mais modulados, sem promover euforia.[1,2]

FARMACOCINÉTICA

A modafinila é um composto racêmico que se liga às proteínas plasmáticas em uma taxa de 60%. Sua meia-vida é de 11 a 14 horas. Suas concentrações se estabilizam no sangue em 3 a 4 dias e alcançam o pico 2 horas depois da administração VO (1 hora a mais, se utilizada com alimentos). Seu metabolismo ocorre predominantemente pela isoenzima CYP3A4. Noventa por cento do medicamento é metabolizado no fígado, e os 10% restantes são excretados inalterados na urina.

Parece ter a capacidade de induzir a CYP3A4 *in vitro*, especialmente no trato gastrintestinal, o que poderia interferir na metabolização de alguns fármacos. Há a hipótese de que seja uma interação fraca que, no entanto, pode tornar-se clinicamente significativa em determinadas circunstâncias. É também um inibidor da CYP 2C19.[1]

INDICAÇÕES

Evidências CONSISTENTES de eficácia
- Narcolepsia (não tem efeito sobre a cataplexia).[2]
- Transtorno do sono-vigília do ritmo circadiano tipo trabalho em turnos.
- Sonolência residual em pacientes com apneia do sono tratados com CPAP.[3,4]
- TDAH em crianças e adolescentes (apresenta segurança questionável).[5,6]

Evidências INCOMPLETAS de eficácia
- Adjuvante no tratamento de sintomas negativos da esquizofrenia.
- Adjuvante no tratamento da depressão unipolar e da depressão bipolar.[7]
- Fadiga em pacientes com DP, ELA, EM, câncer, trauma craniencefálico e HIV/aids.
- Transtornos do controle de impulsos (jogo) e por uso de substâncias (cocaína e metanfetamina).

CONTRAINDICAÇÕES

Absolutas
- Doenças cardíacas: IAM, arritmias, prolapso da valva mitral, angina e hipertrofia ventricular.
- Hipersensibilidade à modafinila.

Relativas
- Doenças cardíacas: IAM, arritmias, prolapso da valva mitral, angina e hipertrofia ventricular.
- Hipersensibilidade à modafinila.

REAÇÕES ADVERSAS

Mais comuns: Ansiedade, cefaleia, diarreia, náusea, perda do apetite.

Menos comuns: Agranulocitose, angiedema, aumento da FC, depressão, dor nas costas, hipertensão arterial, mania, psicose, *rash* cutâneo, SSJ.

INTOXICAÇÃO

Sintomas
É relativamente segura em altas doses. Dois pacientes que usaram 4.000 e 4.500 mg tiveram insônia, agitação e elevação pequena de FC e PA; esses sintomas desapareceram em 24 horas. Deve-se acompanhar com cuidado as alterações hemodinâmicas.

Manejo
▸ Deve-se acompanhar com cuidado as alterações hemodinâmicas.

POPULAÇÕES ESPECIAIS

GRAVIDEZ
Não deve ser usada em gestantes, pois não existem estudos de segurança. Categoria C da FDA.

LACTAÇÃO
Não deve ser usada durante a amamentação, pois não existem estudos de segurança.

CRIANÇAS
O fabricante refere não existirem dados de segurança em pacientes com menos de 16 anos. Existe o risco de *rash* cutâneo grave.

IDOSOS
A segurança e a eficácia em idosos não foram completamente estabelecidas. Considerar o uso de doses menores nessa população.

INSUFICIÊNCIA HEPÁTICA
Utilizar doses menores do que as habituais.

INSUFICIÊNCIA RENAL
Utilizar doses menores do que as habituais.

INSUFICIÊNCIA CARDÍACA
▸ Usar com cautela.

▸ Não é recomendada para uso em pacientes com história de hipertrofia ventricular esquerda, alterações isquêmicas no ECG, dor torácica, arritmias ou infarto do miocárdio recente.[8]

LABORATÓRIO

Não é necessária a realização de exames laboratoriais prévios e/ou de acompanhamento em indivíduos saudáveis.

PRECAUÇÕES E DICAS

1. A modafinila interage com anticoncepcionais hormonais (orais, *depot* e implantes), ocasionando perda do efeito contraceptivo.
2. Casos raros de *rash* grave foram relatados, principalmente em crianças e adolescentes. Deve-se avisar o paciente para observar lesões de pele e mucosas, bem como febre. Interromper o uso e entrar em contato com o médico ou procurar serviço de emergência.
3. Não é possível obter os efeitos da modafinila fumando ou injetando a substância. Entretanto, ela pode ser moída em um pó fino e inalada.
4. Deve-se monitorar o surgimento de pensamentos suicidas em indivíduos sob uso da modafinila.

REFERÊNCIAS

1. Ballas CA, Evans DL, Dinges DF. Psychostimulants and wakefulness-promoting agents. In: Schatzberg AF, Nemeroff CB, editors. Textbook of psychopharmacology. 4th ed. Arlington: APP; 2009. cap. 43.
2. Broughton RJ, Fleming JA, George CF, Hill JD, Kryger MH, Moldofsky H, et al. Randomized, double-blind, placebo-controlled trial of modafinil in the treatment of excessive daytime sleepiness in narcolepsy. Neurology. 1997;49(2):444-51. PMID [9270575]
3. Weaver TE, Chasens ER, Arora S. Modafinil improves functional outcomes in patients with residual excessive sleepiness associated with CPAP treatment. J Clin Sleep Med. 2009;5(6):499-505. PMID [20465014]
4. Czeisler CA, Walsh JK, Roth T, Hughes RJ, Wright KP, Kingsbury L, et al. Modafinil for excessive sleepiness associated with shift-work sleep disorder. N Engl J Med. 2005;353(5):476-86. PMID [16079371]
5. Kahbazi M, Ghoreishi A, Rahiminejad F, Mihammaouki MR, Kamalipou A, et al. A randomized, double-blind and placebo-controlled trial of modafinil in children and adolescents with attention deficit and hyperactivity disorder. Psychiatry Res. 2009;168(3):234-7. PMID [19439364]
6. Cortese S, Adamo N, Del Giovane C, Mohr-Jensen C, Hayes AJ, Carucci S, et al. Comparative efficacy and tolerability of medications for attention-deficit hyperactivity disorder in children, adolescents, and adults: a systematic review and network meta-analysis. Lancet Psychiatry. 2018;5(9):727-38. PMID [30097390]

7. Goss AJ, Kaser M, Costafreda SG, Sahakian BJ, Fu CH. Modafinil augmentation therapy in unipolar and bipolar depression: a systematic review and meta-analysis of randomized controlled trials. J Clin Psychiatry. 2013;74(11):1101-7. PMID [24330897]
8. Stahl SM. Fundamentos de psicofarmacologia de Stahl: guia de prescrição. 6.ed. Porto Alegre: Artmed, 2019.

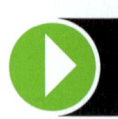

N-ACETILCISTEÍNA

APRESENTAÇÕES COMERCIAIS

ACETILCISTEÍNA (UNIÃO QUÍMICA)
- Caixas com 5 ampolas de 3 mL de solução injetável de 100 mg/mL.

ACETILCISTEÍNA (BLAU)
- Caixas com 5 ou 100* ampolas de 3 mL de solução injetável de 100 mg/mL.

BROMUC (BLAU)
- Caixas com 5 ou 100* ampolas de 3 mL de solução injetável de 100 mg/mL.

ACETILCISTEÍNA (ACHÉ)
- Frascos com 120 mL de xarope de 20 mg/mL.
- Frascos com 120 mL de xarope de 40 mg/mL.

ACETILCISTEÍNA (BRAINFARMA)
- Caixas com 16 ou 50* envelopes de acetilcisteína granulado de 100 mg.
- Caixas com 16 ou 50* envelopes de acetilcisteína granulado de 200 mg.
- Caixas com 16 ou 50* envelopes de acetilcisteína granulado de 600 mg.

ACETILCISTEÍNA (CIFARMA)
- Frascos com 120 mL de xarope de 20 mg/mL.
- Frascos com 120 mL de xarope de 40 mg/mL.
- Caixas com 10, 16, 50* ou 200* envelopes de acetilcisteína granulado de 600 mg.

ACETILCISTEÍNA (EMS, GERMED, LEGRAND)
- Frascos com 100 mL, 120 mL ou 150 mL de xarope de 20 mg/mL.
- Frascos com 60 mL, 100 mL, 150 mL ou 200 mL de xarope de 40 mg/mL.
- Caixas com 4, 10 ou 16 envelopes de acetilcisteína granulado de 200 mg.
- Caixas com 4, 10 ou 16 envelopes de acetilcisteína granulado de 600 mg.

ACETILCISTEÍNA (EUROFARMA)
- Frascos com 100 mL, 120 mL ou 150 mL de xarope de 20 mg/mL.
- Frascos com 100 mL ou 120 mL de xarope de 40 mg/mL.
- Caixas com 16, 30* ou 50* envelopes de acetilcisteína granulado de 100 mg.
- Caixas com 16, 30* ou 50* envelopes de acetilcisteína granulado de 200 mg.
- Caixas com 16, 30* ou 50* envelopes de acetilcisteína granulado de 600 mg.

ACETILCISTEÍNA (GEOLAB)
- Frascos com 100 mL ou 120 mL de xarope de 20 mg/mL.
- Frascos com 100 mL ou 120 mL de xarope de 40 mg/mL.
- Caixas com 10, 16, 50*, 60*, 200* ou 500* envelopes de acetilcisteína granulado de 600 mg.

ACETILCISTEÍNA (PRATI DONADUZZI)
- Frascos com 80 mL, 100 mL ou 150 mL de xarope de 20 mg/mL.
- Frascos com 100 mL, 120 mL ou 150 mL de xarope de 40 mg/mL.
- Caixas com 16, 200* ou 1.000* envelopes de acetilcisteína granulado de 100 mg.
- Caixas com 16, 200* ou 1.000* envelopes de acetilcisteína granulado de 200 mg.
- Caixas com 16, 200* ou 1.000* envelopes de acetilcisteína granulado de 600 mg.

ACETILCISTEÍNA (TEUTO)
- Frascos com 100 mL ou 120 mL de xarope de 20 mg/mL.
- Frascos com 100 mL ou 120 mL de xarope de 40 mg/mL.

ACETILCISTEÍNA (UNIÃO QUÍMICA)
- Frascos com 100 mL, 120 mL ou 150 mL de xarope de 20 mg/mL.
- Caixas com 5 ampolas de 3 mL de solução injetável de 100 mg/mL.

AIRES (EUROFARMA)
- Frascos com 100 mL ou 120 mL de xarope de 20 mg/mL.
- Frascos com 100 mL ou 120 mL de xarope de 40 mg/mL.
- Caixas com 16, 30* ou 50* envelopes de acetilcisteína granulado de 100 mg.

- Caixas com 16, 30* ou 50* envelopes de acetilcisteína granulado de 200 mg.
- Caixas com 16, 30* ou 50* envelopes de acetilcisteína granulado de 600 mg.

CETILPLEX (BRAINFARMA)
- Caixas com 16 e 50* envelopes de acetilcisteína granulado de 600 mg.

CISTEIL (GEOLAB)
- Frascos com 100 mL ou 120 mL de xarope de 20 mg/mL.
- Frascos com 100 mL ou 120 mL de xarope de 40 mg/mL.
- Caixas com 10, 16, 50*, 60*, 200* ou 500* envelopes de acetilcisteína granulado de 100 mg.
- Caixas com 10, 16, 50*, 60*, 200* ou 500* envelopes de acetilcisteína granulado de 200 mg.
- Caixas com 10, 16, 50*, 60*, 200* ou 500* envelopes de acetilcisteína granulado de 600 mg

FLUCISTEIN (UNIÃO QUÍMICA)
- Caixas com 5 ampolas de 3 mL de solução injetável de 100 mg/mL.
- Frascos com 100 mL ou 150 mL de xarope de 20 mg/mL.
- Caixas com 15 envelopes de acetilcisteína granulado de 200 mg.

FLUICS (GLENMARK)
- Frascos com 100 mL ou 150 mL de xarope de 20 mg/mL.
- Caixas com 4 ou 16 envelopes de acetilcisteína granulado de 100 mg.
- Caixas com 4 ou 16 envelopes de acetilcisteína granulado de 200 mg.
- Caixas com 4 ou 16 envelopes de acetilcisteína granulado de 600 mg.

FLUIMUCIL (ZAMBON)
- Caixas com 5 ampolas de 3 mL de solução injetável de 100 mg/mL.
- Frascos com 12 mL ou 20 mL de solução nasal de 11,50 mg/mL.
- Frascos com 30 mL, 50 mL, 60 mL, 75 mL, 100 mL, 120 mL ou 150 mL de xarope de 20 mg/mL.
- Frascos com 75 mL, 100 mL, 120 mL, 150 mL ou 200 mL de xarope de 40 mg/mL.
- Caixas com 6, 10, 30, 60*, 200* ou 1.000* envelopes de acetilcisteína granulado de 600 mg.
- Caixas com 10, 16, 30, 60*, 200* ou 1.000* comprimidos efervescentes de 200 mg.
- Caixas com 4, 6, 10, 16, 30, 60*, 200* ou 1.000* comprimidos efervescentes de 600 mg.

FLUITEÍNA (EMS)
- Frascos com 100 mL, 120 mL ou 150 mL de xarope de 20 mg/mL.
- Frascos com 60 mL, 100 mL, 120 mL, 150 mL ou 200 mL de xarope de 40 mg/mL.
- Caixas com 4 ou 16 envelopes de acetilcisteína granulado de 100 mg.
- Caixas com 4, 10 ou 16 envelopes de acetilcisteína granulado de 200 mg.
- Caixas com 4, 10 ou 16 envelopes de acetilcisteína granulado de 600 mg.

NAC (EMS)
- Frascos com 100 mL, 120 mL ou 150 mL de xarope de 20 mg/mL.
- Frascos com 60 mL, 100 mL, 120 mL, 150 mL ou 200 mL de xarope de 40 mg/mL.
- Caixas com 4, 10 ou 16 envelopes de acetilcisteína granulado de 200 mg.
- Caixas com 4, 10 ou 16 envelopes de acetilcisteína granulado de 600 mg.

NACFLU (ZAMBON)
- Caixas com 5 ampolas de 3 mL de solução injetável de 100 mg/mL.
- Frascos com 12 mL ou 20 mL de solução nasal de 11,50 mg/mL.
- Frascos com 30 mL, 50 mL, 60 mL, 75 mL, 100 mL, 120 mL ou 150 mL de xarope de 20 mg/mL.
- Frascos com 75 mL, 100 mL, 120 mL, 150 mL ou 200 mL de xarope de 40 mg/mL.
- Caixas com 6, 10, 30, 60*, 200* ou 1.000* envelopes de acetilcisteína granulado de 600 mg.
- Caixas com 10, 16, 30, 60*, 200* ou 1.000* comprimidos efervescentes de 200 mg.
- Caixas com 4, 6, 10, 16, 30, 60*, 200* ou 1.000* comprimidos efervescentes de 600 mg.

PULMONARE (CIFARMA)
- Frascos com 120 mL de xarope de 20 mg/mL.
- Frascos com 120 mL de xarope de 40 mg/mL.
- Caixas com 10, 16, 50* ou 200* envelopes de acetilcisteína granulado de 600 mg.

PULNAR (ACHÉ)
- Frascos com 120 mL de xarope de 20 mg/mL.

- Frascos com 120 mL de xarope de 40 mg/mL.

PULNEUMUCIL (TEUTO)
- Frascos com 100 mL ou 120 mL de xarope de 20 mg/mL.
- Frascos com 100 mL ou 120 mL de xarope de 40 mg/mL.

*Embalagem hospitalar.

MODO DE USAR

As doses de N-acetilcisteína utilizadas em psiquiatria são bastante variadas (de 1.200 até 6.000 mg/dia), em monoterapia ou como adjuvante a outros tratamentos, dependendo do estudo.

TEMPO PARA INÍCIO DE AÇÃO

Seu pico plasmático ocorre em 2 a 3 horas.

VARIAÇÃO USUAL DA DOSE

Nos TUSs (metanfetamina, *Cannabis*, cocaína e tabaco), foi utilizada em doses entre 1.200 e 3.600 mg/dia, demonstrando redução de sintomas de fissura. Nas *grooming disorders* (tricotilomania, transtorno de escoriação e o ato de roer unhas), mostrou redução de sintomas em doses até 3.000 mg/dia. Na esquizofrenia, mostrou benefício com doses entre 2.000 e 6.000 mg/dia, em associação com um AP. Demonstrou redução da irritabilidade e hiperatividade em crianças com TEA nas doses de até 2.700 mg/dia em associação a outros psicofármacos. No transtorno do jogo, são usadas doses de 1.800 mg/dia. Começar com a dose menor e ir aumentando gradualmente. No TOC, é usada como terapia adjuvante em pacientes refratários em doses de até 2.400 mg/dia.

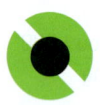

MODO DE SUSPENDER

Não é necessário reduzir a dose gradualmente para suspender.

CLASSE, MECANISMO DE AÇÃO E FARMACODINÂMICA

A ação antioxidante da N-acetilcisteína dá-se por ser um precursor da glutationa (o componente cisteína da N-acetilcisteína combina-se à glicina e ao glutamato), o principal antioxidante endógeno. É um expectorante mucolítico. O estresse oxidativo (promovendo neurotoxicidade e consequente morte celular) tem sido relacionado à esquizofrenia, ao TB, ao transtorno depressivo e aos transtornos de ansiedade. Sua ação na regulação do sistema glutamatérgico ocorre também pela ação da cisteína, que no meio extracelular é trocada por glutamato intracelular. Essa manutenção das concentrações de glutamato na fenda sináptica (em especial na área do *nucleus accumbens*) resultaria no efeito sobre comportamentos compulsivo-impulsivos relacionados ao sistema de recompensa.[1,2] É possível que a ação terapêutica da N-acetilcisteína não seja por uma atividade doença-específica, mas por atuação em circuitos patológicos compartilhados por diferentes transtornos ou sintomas psiquiátricos.[3] Sua ação em cascatas inflamatórias sistêmicas também deve ser considerada. A N-acetilcisteína é capaz de reduzir as interleucinas e o fator de necrose tumoral, o que também pode apresentar efeitos em transtornos psiquiátricos.

FARMACOCINÉTICA

A N-acetilcisteína tem sido utilizada tradicionalmente na medicina como agente mucolítico em doenças pulmonares, para intoxicação por paracetamol e em nefropatias por radiocontraste. Seu uso em psiquiatria é relativamente novo; houve, inicialmente, um entusiasmo diante de suas possibilidades terapêuticas em diversos transtornos psiquiátricos, mas, devido aos resultados divergentes sobre sua eficácia, ainda há necessidade de dados mais consistentes para seu uso clínico. Os estudos existentes são, em sua maioria, pequenos, heterogêneos e de duração limitada. No entanto, o potencial teórico de seu mecanismo de ação e o fato de ser um fármaco seguro em termos de efeitos colaterais a mantêm como uma possibilidade terapêutica e como um medicamento a ser mais bem investigado. Dentre as indicações citadas, há estudos com dados mais consistentes para esquizofrenia, TUS e TEA em crianças, sendo os dados para as *grooming disorders* menos robustos.[1-3]

A N-acetilcisteína possivelmente atua nas vias do estresse oxidativo causado pelas doenças psiquiátricas e em vias do sistema de recompensa.

A ação terapêutica ocorreria por sua atividade antioxidante e sua atuação reguladora do sistema glutamatérgico. É comercializada na forma de xarope, líquido para nebulização, ampolas para aplicação IV ou granulado para utilização VO, dependendo da finalidade de seu uso. O pico plasmático, quando utilizada por VO, ocorre em torno de 2 a 3 horas, e sua meia-vida de eliminação é em torno de 5 a 6 horas em adultos; cerca de 30% da sua depuração é realizada por via urinária.[1]

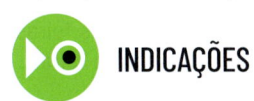

INDICAÇÕES

Evidências CONSISTENTES de eficácia
- Quadros pulmonares com aumento de secreção, como agente mucolítico.
- Intoxicação por paracetamol.

Evidências INCOMPLETAS de eficácia
- Esquizofrenia.[4,5]
- *Grooming disorders* (tricotilomania, transtorno de escoriação e roer unhas).[6]
- TUSs.[7]
- TOC.
- Crianças com TEA.[8]

CONTRAINDICAÇÕES

- Hipersensibilidade à acetilcisteína ou aos demais componentes de suas formulações.
- Asma aguda.
- Úlcera gastroduodenal.
- Crianças menores de 2 anos.

REAÇÕES ADVERSAS

Mais comuns: Diarreia, irritação gastrintestinal, náusea, vômito.

Menos comuns: Aperto no peito, broncospasmo, estomatite, febre, hemoptise, irritação traqueobrônquica, *rash* cutâneo, rinorreia, tontura, urticária.

INTOXICAÇÃO

Em casos de *overdose*, pode haver intensificação de efeitos adversos, principalmente no trato gastrintestinal.

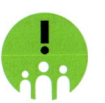

POPULAÇÕES ESPECIAIS

GRAVIDEZ
Categoria B da FDA.

LACTAÇÃO
Não é recomendado o uso de N-acetilcisteína durante a amamentação, por não haver dados consistentes sobre sua segurança.

CRIANÇAS
A N-acetilcisteína parece ser um medicamento seguro nesse grupo etário (na indicação como mucolítico), com formulações infantis específicas. Não utilizar em crianças menores de 2 anos.

IDOSOS
Recomenda-se redução da dose inicial, com aumento gradativo conforme tolerância.

PRECAUÇÕES E DICAS

1. Apresentações efervescentes contêm fenilalanina, portanto não devem ser utilizadas por pacientes com fenilcetonúria.
2. As formulações granuladas contêm açúcar, devendo ser utilizadas com cautela por diabéticos.
3. Apesar de o tratamento com N-acetilcisteína estar contraindicado a pacientes com asma aguda, ela pode ser prescrita a pacientes com asma controlada, recomendando-se, no entanto, monitoramento cuidadoso. Em casos de broncospasmo, o tratamento deve ser imediatamente suspenso.

REFERÊNCIAS

1. Sansone RA, Sansone LA. Getting a knack for NAC: N-Acetyl-Cysteine. Innov Clin Neurosci. 2011;8(1):10-4. PMID [21311702]
2. Berk M, Malhi GS, Gray LJ, Dean OM. The promise of N-acetylcysteine in neuropsychiatry. Trends Pharmacol Sci. 2013;34(3):167-77. PMID [23369637]
3. Hardan AY, Fung LK, Libove RA, Obukhanych TV, Nair S, Herzenberg LA, et al. A randomized controlled pilot trial of oral N-Acetylcysteine in children with autism. Biol Psychiatr. 2012;71(11):956-61. PMID [22342106]
4. Çakici N, van Beveren NJM, Judge-Hundal G, Koola MM, Sommer IEC. An update on the efficacy of anti-inflammatory agents for patients with schizophrenia: a meta-analysis. Psychol Med. 2019;49(14):2307-19. PMID [31439071]
5. Zheng W, Zhang QE, Cai DB, Yang XH, Qiu Y, Ungvari GS, et al. N-acetylcysteine for major mental disorders: a systematic review and meta-analysis of randomized controlled trials. Acta Psychiatr Scand. 2018;137(5):391-400. PMID [29457216]
6. Braun TL, Patel V, DeBord LC, Rosen T. A review of N-acetylcysteine in the treatment of grooming disorders. Int J Dermatol. 2019;58(4):502-10. PMID [30667049]

7. Duailibi MS, Cordeiro Q, Brietzke E, Ribeiro M, LaRowe S, Berk M, et al. N-acetylcysteine in the treatment of craving in substance use disorders: systematic review and meta-analysis. Am J Addict. 2017;26(7):660-6. PMID [28898494]
8. Lee TM, Lee KM, Lee CY, Lee HC, Tam KW, Loh EW. Effectiveness of N-acetylcysteine in autism spectrum disorders: a meta-analysis of randomized controlled trials. Aust N Z J Psychiatry. 2021;55(2):196-206. PMID [32900213]

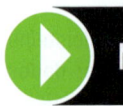

NALTREXONA

APRESENTAÇÕES COMERCIAIS

CONTRAVE (MERCK)
- Caixas com 120 comprimidos de cloridrato de bupropiona 90 mg + cloridrato de naltrexona 8 mg.

REVIA (CRISTÁLIA)
- Caixas com 30 ou 50 comprimidos de 50 mg.

UNINALTREX (UNIÃO QUÍMICA)
- Caixas com 20, 30, 40 ou 50 comprimidos de 50 mg.

MODO DE USAR

Doses diárias podem variar entre 50 e 150 mg/dia. A administração da naltrexona durante ou após as refeições não altera sua absorção, porém pode reduzir efeitos adversos gastrintestinais. Quando utilizada para tratamento de dependência de opioides, é necessário que o paciente esteja abstinente dessas substâncias por pelo menos 7 a 10 dias, para evitar sintomas de abstinência agudos. Antes de iniciar a naltrexona nesses casos, é possível fazer o teste da naloxona, que consiste na administração IV de 0,2 mg de naloxona, seguida da observação clínica durante 30 segundos, monitorando o surgimento de sintomas de abstinência. Na ausência desses sintomas, administrar mais 0,6 mg e observar durante 20 minutos. Caso o paciente apresente algum sintoma de abstinência nesse período, é recomendado um novo teste após 24 horas antes de iniciar o uso de naltrexona. Na ausência de quaisquer sintomas de abstinência durante o teste, é possível iniciar de imediato a medicação.[1]

TEMPO PARA INÍCIO DE AÇÃO

Efeitos iniciais podem ser observados após alguns dias. Efeitos máximos surgem após algumas semanas.

VARIAÇÃO USUAL DA DOSE

- Dependência de álcool:
  - VO: 50 mg/dia ou 100 mg às segundas-feiras e quartas-feiras e 150 mg às sextas-feiras.
  - Via IM: 380 mg a cada 4 semanas.
- Dependência de opioides:
  - VO: 25 mg no primeiro dia, com aumento para 50 mg a partir do segundo dia.

MODO DE SUSPENDER

Não é necessário reduzir a dose gradualmente.

CLASSE, MECANISMO DE AÇÃO E FARMACODINÂMICA

A naltrexona é um antagonista do receptor opioide mu, que atua bloqueando sua ligação aos opioides endógenos. Ela também atua como antagonista fraco dos receptores opioides κ e Δ. Seu metabólito ativo, 6-β-naltrexol, apresenta as mesmas propriedades.[1] Dessa forma, a naltrexona inibe os efeitos prazerosos e reforçadores relacionados à ingestão de álcool e outras substâncias, tornando o consumo menos atrativo. A longo prazo, a naltrexona auxilia na manutenção da abstinência de álcool, além de reduzir a quantidade total de álcool ingerido por dia, impedindo que lapsos se transformem em recaídas. Esse medicamento necessita de adesão e uso contínuo para atingir a eficácia esperada.

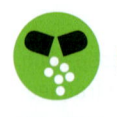

FARMACOCINÉTICA

A naltrexona é rapidamente absorvida após dose única oral de 50 mg, com taxa de absorção em torno de 96%. Cerca de 21% do medicamento circula ligado às proteínas plasmáticas. A metabolização hepática ocorre principalmente por redução e glicuronidação, alcançando o pico plasmático em 1 hora. A meia-vida de eliminação é de 13 horas para a administração oral, e de 5 a 10 dias para a administração injetável. A excreção é predominantemente renal.

A naltrexona foi sintetizada em 1963, com a finalidade de tratar transtornos por uso de opioides, sendo aprovada pela FDA para essa indicação em 1984, e em 1994 para o tratamento de transtornos por uso de álcool. Foi o primeiro medicamento aprovado para essa condição desde a introdução do dissulfiram. Para o tratamento de transtorno por uso de álcool, tanto a versão oral quanto a injetável da naltrexona apresentam eficácia para manutenção de abstinência. Uma metanálise recente também indica eficácia da naltrexona para a redução da quantidade de álcool ingerido em pacientes que não mantiveram abstinência.[2] Em casos de baixa adesão ao uso contínuo, a naltrexona oral também pode ser utilizada no esquema "se necessário", sendo administrada antes do início do consumo de álcool, para reduzir as quantidades totais ingeridas no dia.

A naltrexona também é eficaz na terapia de manutenção para dependentes de opioides após a desintoxicação.[3] Em usuários de heroína, a naltrexona deve ser iniciada 7 dias após a desintoxicação. Para os usuários de metadona e outros opioides de longa ação, somente deve ser administrada após 10 a 14 dias de desintoxicação. Evidências de ensaios clínicos apontam para uma superioridade da formulação injetável mensal para esses pacientes, com maiores taxas de adesão ao tratamento após 6 meses de uso.[4]

A combinação de naltrexona e bupropiona foi aprovada em 2014 pela FDA para redução de peso em pacientes com obesidade/sobrepeso. Essa associação tem sua eficácia comprovada por metanálises, apontando para redução de até mais de 10% do peso corporal em pacientes obesos ou com sobrepeso, quando comparada com mudanças de estilo de vida sem intervenções farmacológicas.[5] Entretanto, essa combinação de fármacos também apresenta mais efeitos colaterais, principalmente gastrintestinais, e taxas mais altas de abandono do tratamento em comparação a outras medicações eficazes e com os grupos-controle.

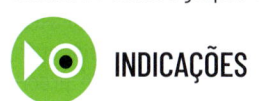

INDICAÇÕES

Evidências CONSISTENTES de eficácia
- Transtorno por uso de álcool.[2]
- Dependência de opioides.[3]
- Associada à bupropiona para perda de peso em pacientes com sobrepeso ou obesidade.[5]

Evidências INCOMPLETAS de eficácia
- Associada à terapia de exposição no tratamento de TEPT e alcoolismo comórbidos.[6]
- Associada à bupropiona no tratamento do tabagismo.[7]
- Cleptomania.[8]
- Fibromialgia.[9]
- Jogo patológico.[10]
- Prurido secundário à colestase.[1]

CONTRAINDICAÇÕES

Absolutas
- Insuficiência hepática ou hepatite aguda.
- Período de abstinência aguda de opioides.
- Reação alérgica.
- Uso concomitante de opioides.

Relativas
- Cirrose hepática.

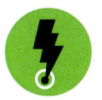

REAÇÕES ADVERSAS

Mais comuns: Ansiedade, cefaleia, insônia, náusea, síndrome de abstinência de opioides (em dependentes ativos), tontura, vômito.

Menos comuns: Anorexia, artralgia, cãibra, depressão, dor abdominal, dores musculares, ER, exantema cutâneo, fadiga, ideação suicida, insuficiência hepática, perda de cabelo, perda de peso, trombocitopenia.

INTOXICAÇÃO

Sintomas
A observação de humanos que ingeriram doses acima de 800 mg/dia por 1 semana não revelou alterações significativas.

Manejo
- Em caso de sobredose, não há antídoto específico.

▶ É recomendado o manejo sintomático de alterações apresentadas, além de monitoramento clínico e laboratorial.

POPULAÇÕES ESPECIAIS

GRAVIDEZ
Não há estudos em humanos comprovando a segurança da naltrexona na gestação. Dessa forma, a medicação é contraindicada, sobretudo no primeiro trimestre. Em gestantes em tratamento para dependência de álcool, recomenda-se tentar primeiro estratégias não farmacológicas, como a terapia comportamental.

LACTAÇÃO
A naltrexona pode ser encontrada no leite materno em baixas doses. Portanto, é recomendado evitar a amamentação durante seu uso ou suspender o tratamento durante esse período.

CRIANÇAS
A segurança e a eficácia ainda não foram estabelecidas.

IDOSOS
A segurança e a eficácia ainda não foram estabelecidas. Doses baixas podem ser mais bem toleradas.

INSUFICIÊNCIA HEPÁTICA
Em casos de disfunção hepática leve, não é necessário o ajuste de dose. O uso de naltrexona não foi estudado em casos de hepatopatia grave. Entretanto, é contraindicado em casos de insuficiência hepática aguda, em razão do potencial de lesão hepatocelular. Em casos crônicos de cirrose, recomenda-se cautela, considerando a metabolização mais lenta da substância.

INSUFICIÊNCIA RENAL
Em casos de disfunção hepática leve, não é necessário o ajuste de dose. O uso de naltrexona não foi estudado em casos de nefropatia grave. Recomenda-se cautela no uso, considerando a excreção predominantemente renal da substância e seu metabólito ativo.

INSUFICIÊNCIA CARDÍACA
A segurança e a eficácia ainda não foram estabelecidas.

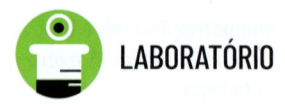

LABORATÓRIO

Exames prévios ao uso
Recomenda-se o rastreamento de opioides na urina e/ou teste da naloxona para confirmar que o paciente não está em uso atual ou recente de opioides. Também é recomendada a dosagem de enzimas de função hepática.

Exames de acompanhamento
Recomenda-se o monitoramento periódico de enzimas hepáticas ao longo do tratamento com naloxona.

PRECAUÇÕES E DICAS

1. Como pode causar fadiga, é necessária a restrição de atividades que exijam reflexos intactos, como, por exemplo, operar máquinas perigosas.
2. Sintomas depressivos, ideação suicida e tentativa de suicídio são eventos raros que podem ocorrer após a introdução de naltrexona. Dessa forma, é importante avaliar a presença ou ausência desses sintomas antes e durante o tratamento com o medicamento.
3. Em caso de indicação de procedimento cirúrgico, recomenda-se a suspensão da naltrexona administrada por VO pelo menos 3 dias antes da cirurgia, e da versão IM pelo menos 30 dias antes.
4. A naltrexona tem o potencial de causar lesão hepática quando administrada em doses excessivas. É contraindicada a pacientes com hepatite aguda ou deficiência hepática, e seu uso em pacientes com doença hepática ativa deve ser cuidadosamente considerado, tendo em vista seus efeitos hepatotóxicos. A naltrexona não parece ser hepatotóxica nas doses geralmente recomendadas. Aconselha-se monitorar a função hepática antes e durante o tratamento. Em caso de elevação de transaminases maior que 3 a 5 vezes o limite superior de normalidade, recomenda-se a suspensão da medicação.
5. A naltrexona, quando utilizada para tratar a dependência de opioides, deve ser iniciada após a desintoxicação completa, pois pode precipitar síndrome de abstinência, devido ao seu

efeito antagonista. Pode ser realizado o teste da naloxona para confirmar a desintoxicação completa antes de iniciar o uso de naltrexona.

6. Sugere-se monitorar sintomas de dispneia e hipóxia após a introdução de naltrexona, considerando relatos de casos raros de pneumonia eosinofílica.

REFERÊNCIAS

1. Singh D, Saadabadi A. Naltrexone. In: StatPearls [Internet]. Treasure Island: StatPearls Publishing; 2022 [capturado em 19 set 2022]. Disponível em: https://pubmed.ncbi.nlm.nih.gov/30521232/.
2. Bahji A, Bach P, Danilewitz M, Crockford D, Devoe DJ, El-Guebaly N, et al. Pharmacotherapies for adults with alcohol use disorders: a systematic review and network meta-analysis. J Addict Med. 2022 Jun 2. Online ahead of print. PMID [35653782]
3. Lim J, Farhat I, Douros A, Panagiotoglou D. Relative effectiveness of medications for opioid-related disorders: a systematic review and network meta-analysis of randomized controlled trials. PLoS One. 2022;17(3):e0266142. PMID [35358261]
4. Sullivan MA, Bisaga A, Pavlicova M, Carpenter KM, Choi CJ, Mishlen K, et al. A randomized trial comparing extended-release injectable suspension and oral naltrexone, both combined with behavioral therapy, for the treatment of opioid use disorder. Am J Psychiatry. 2019;176(2):129-37. PMID [30336703]
5. Shi Q, Wang Y, Hao Q, Vandvik PO, Guyatt G, Li J, et al. Pharmacotherapy for adults with overweight and obesity: a systematic review and network meta-analysis of randomised controlled trials. Lancet. 2022;399(10321):259-69. PMID [34895470]
6. Foa EB, Yusko DA, McLean CP, Suvak MK, Bux DA, Oslin D, et al. Concurrent naltrexone and prolonged exposure therapy for patients with comorbid alcohol dependence and PTSD: a randomized clinical trial. JAMA. 2013;310(5):488-95. PMID [23925619]
7. Mooney M, Schmitz J, Allen S, Grabowski J, Pentel P, Oliver A, et al. Bupropion and naltrexone for smoking cessation: a double-blind randomized placebo-controlled clinical trial: Bupropion and Naltrexone. Clin Pharmacol Ther. 2016;100(4):344-52. PMID [27213949]
8. Grant JE, Kim SW, Odlaug BL. A double-blind, placebo-controlled study of the opiate antagonist, naltrexone, in the treatment of kleptomania. Biol Psychiatry. 2009;65(7):600-6. PMID [19217077]
9. Younger J, Noor N, McCue R, Mackey S. Low-dose naltrexone for the treatment of fibromyalgia: findings of a small, randomized, double-blind, placebo-controlled, counterbalanced, crossover trial assessing daily pain levels. Arthritis Rheum. 2013;65(2):529-38. PMID [23359310]
10. Bartley CA, Bloch MH. Meta-analysis: pharmacological treatment of pathological gambling. Expert Rev Neurother. 2013;13(8):887-94. PMID [23952195]

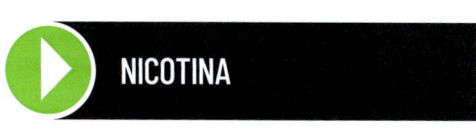

NICOTINA

APRESENTAÇÕES COMERCIAIS

NICORETTE (JANSSEN-CILAG)
- Caixas com 2, 4, 6, 8, 10, 12, 15, 30, 45 ou 60 gomas de mascar de 2 mg.
- Caixas com 2, 4, 6, 8, 10, 12, 15, 30, 45 ou 60 gomas de mascar de 4 mg.

NICOTINELL (NOVARTIS)
- Caixas com 7, 14, 21, 28, 70*, 100* ou 105* adesivos transdérmicos de 7 mg.
- Caixas com 7, 14, 21, 28, 70*, 100* ou 105* adesivos transdérmicos de 14 mg.
- Caixas com 7, 14, 21, 28, 70*, 100* ou 105* adesivos transdérmicos de 21 mg.

NIQUITIN (MAPPEL)
- Caixas com 4, 6, 12 ou 36 pastilhas gomosas de 2 mg.
- Caixas com 4, 6, 12, 24, 36 ou 72 pastilhas gomosas de 2 mg.
- Caixas com 7, 14, 21, 28, 70*, 100* ou 105* adesivos transdérmicos de 7 mg.
- Caixas com 7, 14, 21, 28, 70*, 100* ou 105* adesivos transdérmicos de 14 mg.
- Caixas com 7, 14, 21, 28, 70*, 100* ou 105* adesivos transdérmicos de 21 mg.

MODO DE USAR

Os medicamentos de nicotina (gomas, pastilhas, adesivos, *spray* nasal e inalador oral) têm como objetivo melhorar os sintomas de abstinência e a intensidade da fissura após a cessação do tabagismo.[1,2] Os produtos para TRN são comercializados em diferentes apresentações e dosagens. No Brasil, ela está disponível em forma de adesivo transdérmico (liberação lenta), goma de mascar e pastilha (liberação rápida).[3] O inalador e o *spray* nasal, não disponíveis em nosso país, são de liberação rápida.[1,2,4]

O adesivo faz uma liberação lenta e contínua de nicotina. Deve ser trocado diariamente, de preferência sempre na mesma hora, e aplicado na região do tronco ou dos braços, fazendo-se um rodízio do local da aplicação a cada 24 horas; não se deve aplicar um novo adesivo no mesmo local da pele por, pelo menos, 1 semana.[1] A região da pele deve estar protegida da exposição solar direta e não ter muitos pelos. Os adesivos poderão ser removidos antes de dormir, caso dificultem o sono, e um novo adesivo deverá ser aplicado ao acordar.[4] Um mesmo adesivo não deve ser deixado na pele por mais de 24 horas, devido à redução da concentração de nicotina após esse tempo.

A dose de nicotina via goma de mascar é individualizada de acordo com o número de cigarros fumados ao dia. Recomenda-se a ingestão de um gole de água antes de mascar a goma para a regularização do pH bucal e a retirada de resíduos alimentares que possam interferir na absorção de nicotina. Ela pode ser mastigada toda vez que houver desejo de fumar, ou de hora em hora, durante o dia. Cada goma deve ser mastigada intermitentemente até o aparecimento de um forte sabor ou de uma leve sensação de formigamento na mucosa oral. Nesse momento, deve-se parar a mastigação, colocar a goma entre a bochecha e a gengiva até que o forte sabor ou o formigamento tenha desaparecido e, então, reiniciar o processo de mastigação. Em 30 minutos de mastigação, toda a nicotina é liberada, e a goma deve ser descartada.[1,4]

A cessação do tabagismo é recomendada ao iniciar a TRN devido ao risco de sobredose de nicotina. Caso surjam sinais de efeitos adversos ou tóxicos (náuseas, salivação, palidez, dor abdominal, sudorese, cefaleia, tontura, tremores, etc.), a dose deve ser reduzida ou suspensa. A intoxicação nicotínica, embora rara em adultos, pode ocorrer quando os indivíduos que usam o adesivo continuam fumando.

Os cigarros eletrônicos com nicotina foram originalmente projetados para cessação do tabagismo. Há um número limitado, mas crescente de evidências de que eles podem ajudar algumas pessoas. No entanto, existem preocupações sobre os danos de seu uso, particularmente os efeitos incertos a longo prazo e as interações de e-líquido aquecido. Outra preocupação pertinente é se os cigarros eletrônicos podem trazer ex-fumantes de volta ao consumo e se indivíduos jovens podem começar a fumar cigarros de tabaco devido à sua exposição a cigarros eletrônicos.[5]

TEMPO PARA INÍCIO DE AÇÃO

O pico de absorção da goma de mascar é atingido aos 30 minutos de mastigação. O adesivo faz uma liberação continuada de nicotina e deve ser trocado a cada 40 horas.

VARIAÇÃO USUAL DA DOSE

Segundo o PCDT Tabagismo - 2020, o tratamento farmacológico para cessação do tabagismo pode ser com a combinação de TRN e bupropiona ou TRN isolada. Quanto à TRN, podem ser combinados métodos de liberação rápida (goma) e de liberação lenta (adesivo transdérmico).[3] As doses usuais do adesivo são de 14 a 21 mg/dia e da goma de 8 a 12 gomas/dia.

Para pacientes com uso de até 5 cigarros/dia não é indicado o uso de adesivo. No entanto, se necessário, iniciar com goma ou pastilha, e não ultrapassar 5 gomas/pastilhas de 2 mg ou 3 gomas/pastilhas de 4 mg.[3]

A dose de nicotina via adesivo transdérmico deve ser prescrita de acordo com o consumo médio de cigarros/dia, considerando-se 1 mg para cada cigarro fumado, podendo ser aumentada a critério médico. Para pacientes que fazem uso de mais de 10 cigarros ao dia, orienta-se iniciar com adesivo de 21 mg/dia, durante 4 a 6 semanas, reduzindo para 14 mg/dia por 2 semanas e após para 7 mg/dia por mais 2 semanas.[1,4] Aos pacientes com consumo menor do que 10 cigarros/dia, inicia-se com 14 mg/dia durante 6 semanas e, após, passa-se para 7 mg/dia por 2 semanas.[1,4] A redução da dose deve ser realizada em intervalo de 4 a 6 semanas, e o período total de uso deve ser de 6 a 14 semanas.

A dose de nicotina via goma de mascar deve ser prescrita de acordo com o tempo até o primeiro cigarro ao acordar. Em pacientes que costumam fumar seu primeiro cigarro até 30 minutos após acordar, utilizar goma de 4 mg e administrar conforme sua necessidade, não ultrapassando 24 doses ao dia. Aos pacientes que demoram mais de 30 minutos para consumo de seu primeiro cigarro, orienta-se utilizar goma de 2 mg, administrar conforme sua necessidade, não ultrapassando 24 doses ao dia. Variação típica: 8 a 12 gomas/dia.

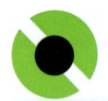

MODO DE SUSPENDER

O tempo médio de uso da TRN costuma variar entre 8 e 12 semanas e pode ser prolongado por até 1 ano. Ao longo do tratamento, recomenda-se a diminuição gradual das dosagens de nicotina até a suspensão total da terapia de reposição.[1-4,6] O tratamento prevê diminuição gradativa do número de gomas e pode se estender por até 3 meses. Quando o consumo diário chegar a 1 ou 2 gomas, ele pode ser interrompido.

CLASSE, MECANISMO DE AÇÃO E FARMACODINÂMICA

A nicotina, um alcaloide natural, se liga aos receptores nicotínico-colinérgicos, atuando sobre a acetilcolina, encontrados em todo o SNC, nos gânglios autonômicos e na medula suprarrenal. Quando utilizada em produtos associados ao tabaco, demonstrou causar dependência e síndrome de abstinência relacionadas aos sintomas de retirada do tabaco. Em baixas doses, predominam os efeitos estimulantes, enquanto em altas doses predominam os efeitos de recompensa.

A nicotina via transdérmica é apresentada sob a forma de adesivo a ser colocado diretamente na pele, para pronta absorção. Em indivíduos saudáveis, o perfil de absorção é caracterizado por um retardo inicial de 1 a 2 horas, seguido de um aumento progressivo até atingir seu pico 8 a 10 horas após a colocação do adesivo. Cerca de 10% da quantidade total de nicotina só serão liberados da pele para a circulação sistêmica após a remoção do adesivo.

A nicotina administrada por VO - gomas e pastilhas - impede metabolismo de primeira passagem por meio da absorção na mucosa da boca. O pico de absorção VO é atingido aos 30 minutos de mastigação. As concentrações séricas de nicotina alcançadas dessa forma são consideravelmente inferiores àquelas obtidas ao fumar cigarro.

Há evidências de que todas as formas licenciadas de TRN (goma de mascar, adesivo transdérmico, spray nasal, inalador e comprimidos/pastilhas sublinguais) aumentam as chances de parar de fumar.[2] Em suas diferentes apresentações, a TRN está associada a um aumento de 50 a 70% nas taxas de cessação do tabagismo em relação ao placebo.[2] Por meio de adesivos, combinada com outras formas de liberação de nicotina (p. ex., goma ou pastilha), a TRN pode ser útil a pacientes que não obtiveram abstinência com uma única forma de liberação.[1-3] Quando se associa a TRN a outros recursos terapêuticos (aconselhamento ou outra medicação), a efetividade do tratamento pode aumentar.[2-4]

Em geral, recomenda-se a utilização da TRN quando há alta dependência da substância, como, por exemplo, quando o teste de Fagerström apresenta escore acima de 5 ou quando há história de síndrome de abstinência após períodos sem a substância. As doses são dependentes do número de cigarros fumados por dia ou no tempo até o primeiro cigarro ao acordar.[4]

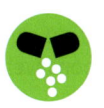

FARMACOCINÉTICA

A nicotina é amina terciária que pode existir em uma forma carregada (ionizada) ou não carregada (não ionizada), dependendo do pH. A forma não ionizada (também conhecida como base livre) da nicotina passa facilmente pelas membranas, como a mucosa bucal, de modo que o pH do tabaco sem fumaça influencia a taxa e a extensão da absorção sistêmica da nicotina. Quanto mais alcalino, mais rapidamente a nicotina é absorvida do tabaco sem fumaça.

O pico de concentração plasmática de nicotina durante o tabagismo é de 10 a 50 ng/mL, com cerca de 5% ligado a proteínas. O tempo para o pico da concentração sérica é de 2 a 8 horas via transdérmica e de aproximadamente 20 minutos via intranasal, inalação e oral. Cerca de 80 a 90% da nicotina são metabolizados pelo fígado, pulmão e rins, via enzima CYP2A6. Variantes genéticas associadas a uma taxa lenta do metabolismo de nicotina são mais comuns em pessoas de origem asiática e descendência africana. Influências ambientais sobre metabolismo da nicotina incluem estrogênio: as mulheres na pré-menopausa metabolizam a nicotina mais rápido do que os homens; as mulheres tomando estrogênio metabolizam a nicotina mais rapidamente do que as mulheres que não; as mulheres grávidas metabolizam a nicotina mais rapidamente do que todas.

Os principais metabólitos são a cotinina e a trans-3-hidroxicotinina. A cotinina tem meia-vida de 15 a 20 horas e é utilizada como biomarcador de exposição à nicotina. A nicotina e a cotinina são encontradas no leite materno com concentrações semelhantes às do plasma.

INDICAÇÕES

▸ Tratamento da dependência de nicotina.[1-4,6]

CONTRAINDICAÇÕES

▸ *Angina pectoris* instável ou progressiva.
▸ Arritmias cardíacas graves.

- AVC recente.
- Pós-IAM imediato.

Nesses casos, deve-se levar em conta a relação risco-benefício da TRN. A decisão deve ser tomada em conjunto com o clínico responsável pelo paciente.

REAÇÕES ADVERSAS

Mais comuns: Alteração do sono (insônia e sonhos vívidos), cefaleia, diarreia, dor abdominal, náusea, reações cutâneas como bolhas, eritema, prurido, *rash* e sensação de queimação no local de aplicação do adesivo, vômito.

Menos comuns: Dor epigástrica, dor na articulação temporomandibular, parestesias periorais.

INTOXICAÇÃO

Sintomas

Alteração visual e auditiva, cefaleia intensa, confusão mental, diarreia, dor abdominal, náusea, palpitação, salivação, sudorese, tremores e tontura. Em casos extremos, podem ocorrer insuficiência respiratória e cardíaca e convulsões.

Manejo

- Nos casos de *overdose*, a conduta é retirar imediatamente o adesivo, lavar a pele do local com água (não usar sabão) e secar.
- Outras medidas, como respiração artificial e tratamento da hipotensão, devem ser tomadas quando necessário.
- A retirada do adesivo não interrompe a absorção de nicotina na pele por um provável efeito *depot*; por isso, é necessário observar o paciente por algumas horas.

POPULAÇÕES ESPECIAIS

GRAVIDEZ

Sabe-se que a nicotina atravessa a placenta, e a exposição à nicotina durante a gestação está associada a uma variedade de complicações, tanto para a gestante quanto para o feto – como aborto mento precoce, baixo peso ao nascer, nascimento prematuro, descolamento de placenta, fendas orofaciais, aumento da mortalidade perinatal e síndrome da morte súbita infantil.[7] Os efeitos adversos em crianças expostas à nicotina no útero incluem asma, fraturas ósseas, obesidade infantil, cólica infantil e infecções respiratórias.[7] Devido a alterações fisiológicas induzidas pela gravidez, algumas propriedades farmacocinéticas da nicotina podem ser alteradas. A depuração da nicotina (por tabagismo ou uso de TRN) aumenta durante a gravidez.

A TRN é a intervenção farmacológica mais estudada em pacientes grávidas. No entanto, sua eficácia e a segurança durante a gestação ainda não foram devidamente estabelecidas, e ainda não existem recomendações definitivas sobre essa questão.[7] Embora o uso de TRN diminua a exposição materna e fetal aos produtos químicos tóxicos adicionais encontrados nos cigarros, estudos em pacientes grávidas têm resultados inconsistentes ou inconclusivos, com alguns mostrando eventos adversos ou falta de eficácia.[7,8] Assim, seu emprego está indicado quando o aconselhamento estruturado foi insuficiente e os riscos de continuar fumando forem maiores do que o risco do tratamento (categoria D da FDA). Se usada, a TRN durante a gravidez deve ser feita sob supervisão médica rigorosa em pacientes com uma clara decisão de parar de fumar.[7] O benefício da cessação do tabagismo para pacientes grávidas está bem documentado, e intervenções comportamentais são eficazes e recomendadas.[6]

LACTAÇÃO

A nicotina e a cotinina estão presentes no leite materno. O uso de produtos de ação curta (goma, pastilhas) é preferido, porém deve-se evitar o uso de TRN de ação curta imediatamente antes da amamentação, bem como evitar o uso de adesivo durante a lactação.

CRIANÇAS

O uso desse medicamento é contraindicado a menores de 12 anos.

IDOSOS

Em idosos hígidos, não há restrição para o uso de adesivo de nicotina como adjuvante do tratamento do tabagismo.

INSUFICIÊNCIA HEPÁTICA

A depuração da nicotina está diminuída em pacientes com insuficiência hepática moderada a grave. Orienta-se a monitorar os efeitos adversos e considerar a redução da dose.

INSUFICIÊNCIA RENAL

A depuração da nicotina está diminuída em paciente com IR moderada a grave. Orienta-se a monitorar os efeitos adversos e considerar a redução da dose.

INSUFICIÊNCIA CARDÍACA

Os riscos associados à TRN em pacientes com doença cardíaca foram motivo de preocupação no passado. Fumantes e ex-fumantes apresentam risco aumentado de IAM e outros eventos coronarianos. A nicotina pode aumentar a FC e a PA. E a reposição de nicotina fornecida por qualquer mecanismo, incluindo goma, pastilhas, *spray* nasal e adesivos transdérmicos, tem efeitos qualitativamente comparáveis ao tabagismo no que diz respeito ao aumento do trabalho do miocárdio. O risco *versus* o benefício para uso deve ser avaliado nos pacientes com doença cardiovascular. No geral, as evidências sugerem que os riscos da medicação com nicotina em pacientes com doença cardiovascular, se houver, são muito menores do que os do tabagismo, e os benefícios da medicação com nicotina superam em muito os riscos de continuar fumando nesses pacientes.

Aconselha-se descontinuar se ocorrer palpitação ou arritmia. Evitar o uso durante o período pós-infarto do miocárdio imediato, em pacientes com arritmias graves ou com angina grave ou agravada. A TRN é segura para uso em pacientes com doença cardiovascular estável conhecida.

LABORATÓRIO

Não há dados quanto à interferência desse medicamento em exames laboratoriais.

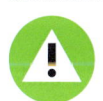

PRECAUÇÕES E DICAS

1. Pacientes sob uso de adesivo de nicotina que não pararam de fumar ou estão utilizando outra forma de nicotina concomitante, como a goma, por exemplo, devem ficar atentos para os sintomas de *overdose*.
2. Deve ser utilizado com cautela em pacientes com DCVs graves, distúrbios vasculares periféricos, HAS e úlceras gástricas ou duodenais.
3. A nicotina pode estimular a liberação de adrenalina. Portanto, a TRN deve ser usada com cautela em portadores de DM, hipertireoidismo e FEO.
4. Deve-se monitorar o desenvolvimento de transferência da dependência do tabaco para a TRN, a qual, ainda assim, seria menos prejudicial ao paciente do que a própria dependência do tabagismo.
5. Pacientes com doenças dermatológicas crônicas generalizadas, como psoríase, dermatite crônica ou urticária, não devem usar adesivos transdérmicos de nicotina.
6. As pastilhas não contêm açúcar, mas contêm aspartame, que pode ser metabolizado em fenilalanina, portanto devem ser utilizadas com cautela por pacientes com fenilcetonúria.

REFERÊNCIAS

1. Prochaska JJ, Benowitz NL. Current advances in research in treatment and recovery: nicotine addiction. Sci Adv. 2019;5(10):eaay9763. PMID [31663029]
2. Hartmann-Boyce J, Chepkin SC, Ye W, Bullen C, Lancaster T. Nicotine replacement therapy *versus* control for smoking cessation. Cochrane Database Syst Rev. 2018;5(5):CD000146. PMID [29852054]
3. Selby P, Zawertailo L. Tobacco addiction. N Engl J Med. 2022;387(4):345-54. PMID [35939580]
4. Barua RS, Rigotti NA, Benowitz NL, Cummings KM, Jazayeri MA, Morris PB, et al. 2018 ACC expert consensus decision pathway on tobacco cessation treatment: a report of the American College of Cardiology Task Force on Clinical Expert Consensus Documents. J Am Coll Cardiol. 2018;72(25):3332-65. PMID [30527452]
5. Drope J, Schluger NW, editors. The tobacco atlas. 6th ed. Atlanta: The American Cancer Society; 2018.
6. Brasil. Ministério da Saúde. Portaria Conjunta nº 10, de 16 de abril de 2020. Aprova o protocolo clínico e diretrizes terapêuticas do tabagismo. Brasília: MS; 2020.
7. Claire R, Chamberlain C, Davey MA, Cooper SE, Berlin I, Leonardi-Bee J, et al. Pharmacological interventions for promoting smoking cessation during pregnancy. Cochrane Database Syst Rev. 2020;3(3):CD010078. PMID [32129504]
8. Tobacco and nicotine cessation during pregnancy: ACOG Committee Opinion, number 807. Obstet Gynecol. 2020;135(5):e221-9. PMID [32332417]

LEITURA RECOMENDADA

Hartmann-Boyce J, McRobbie H, Lindson N, Bullen C, Begh R, Theodoulou A, et al. Electronic cigarettes for smoking cessation. Cochrane Database Syst Rev. 2021;4(4):CD010216. PMID [34519354]

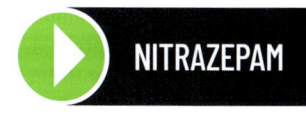

NITRAZEPAM

APRESENTAÇÕES COMERCIAIS

NITRAPAN (CRISTÁLIA)
▸ Caixas com 20 ou 200 comprimidos de 5 mg.

NITRAZEPAM (FURP, GERMED)
▸ Caixas com 10, 20, 30, 40, 60, 450* ou 500* comprimidos de 5 mg.

SONEBON (EMS)
- Caixas com 20 comprimidos de 5 mg.

*Embalagem hospitalar.

MODO DE USAR

A dose inicial, como hipnótico, é de 5 mg ao deitar, podendo ser aumentada para 10 mg. Determina um tempo total de sono entre 6 e 8 horas e proporciona adormecimento rápido (entre 15 e 30 minutos).

TEMPO PARA INÍCIO DE AÇÃO

Entre 15 e 30 minutos.

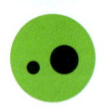

VARIAÇÃO USUAL DA DOSE

De 5 a 10 mg (para um tempo total de sono de 6 a 8 horas).

MODO DE SUSPENDER

A interrupção abrupta do uso do medicamento pode precipitar síndrome de abstinência, principalmente após tratamento prolongado e, sobretudo, em doses elevadas. Os sintomas podem incluir desde irritabilidade, ansiedade, mialgia, tremores, insônia de rebote e vômito até convulsões ou estados de mal convulsivo.[1] Para evitar esse fenômeno, deve-se reduzir progressivamente a dose. Sugere-se, portanto, uma redução de 5 a 10% da última dosagem a cada 2 a 4 semanas, até a suspensão.

CLASSE, MECANISMO DE AÇÃO E FARMACODINÂMICA

O nitrazepam é um derivado BZD com ação hipnótica intensa e meia-vida prolongada. Ele potencializa o efeito inibitório do neurotransmissor GABA, modulando a atividade dos receptores GABA-A por meio de sua ligação com o sítio específico (receptores BZDs). Tal ligação altera a conformação desses receptores, aumentando a afinidade do GABA com seus próprios receptores e a frequência da abertura dos canais de cloro, cuja entrada no neurônio é regulada por esse neurotransmissor, promovendo a hiperpolarização da célula. O resultado dessa hiperpolarização é um aumento da ação gabaérgica inibitória do SNC.

FARMACOCINÉTICA

O nitrazepam é bem absorvido por VO e, em geral, apresenta boa tolerância gástrica. É metabolizado pelo fígado, e sua meia-vida varia de 17 a 28 horas. Cerca de 30% são excretados inalterados na urina.[1] Sua concentração plasmática aumenta gradualmente, atingindo o estado de equilíbrio entre 4 e 7 dias após o início do uso, e está associada a efeitos sedativos residuais. Aparentemente, não existem diferenças inter-raciais em relação aos parâmetros farmacocinéticos, como a velocidade de metabolização, com respeito a idade, peso ou altura.[2,3]

O nitrazepam apresenta propriedades sedativas, hipnóticas, ansiolíticas, miorrelaxantes e anticonvulsivantes. Como hipnótico, apresentou eficácia semelhante à da zopiclona no tratamento da insônia.[4] Na dosagem de 5 mg, tem potencial hipnogênico semelhante a 100 mg de fenobarbital ou 10 mg de diazepam. Também foi efetivo em reduzir a ansiedade pré-operatória, possibilitando a utilização de doses menores de anestésico.[5]

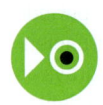

INDICAÇÕES

Evidências CONSISTENTES de eficácia
- Insônia.[4]
- Sedação pré-cirúrgica.[5]

CONTRAINDICAÇÕES

Absolutas
- Hipersensibilidade ao nitrazepam ou a qualquer outro componente da fórmula.

Relativas
- Apneia do sono.
- Comprometimento da função hepática.
- Dificuldade de deglutição em crianças (agravamento da deglutição).
- Drogadição.
- GAF.
- Insuficiência respiratória ou DPOC.
- Miastenia grave.

REAÇÕES ADVERSAS

Mais comuns: Ataxia, déficit de atenção, disartria, fadiga, relaxamento muscular, sedação, sonolência.

Menos comuns: Agitação, agressividade, alteração da função hepática, alteração da libido, alteração da libido, alucinações, amnésia anterógrada, ansiedade de rebote, aumento da secreção brônquica, boca seca, bradicardia, cefaleia, cólica abdominal, constipação, déficit de memória, dependência, desinibição, diarreia, diminuição do apetite, diplopia, disforia, distonia, dor nas articulações, erupção cutânea, espasmos musculares, euforia, hipotonia, ilusão, impotência, incontinência urinária, inquietude, insônia de rebote, irritabilidade, náusea, palpitação, parestesias, perda do apetite, pesadelos, prurido, psicose, raiva, retenção urinária, síndrome de confusão onírica, sudorese, taquicardia, tontura, tremor, vertigem, visão borrada, vômitos.

INTOXICAÇÃO

Sintomas

O nitrazepam deve ser utilizado com cuidado em pacientes com risco de broncospasmo. Um relato de caso descreve a situação de um paciente com epilepsia mioclônica resistente que apresentou grave disfagia cricofaríngea, peristaltismo esofágico anormal e broncospasmo durante o uso de nitrazepam. Tais manifestações cessaram com a retirada do medicamento.[6]

Entre os potenciais sintomas de intoxicação, destacam-se ataxia, disartria, sonolência, confusão, diminuição dos reflexos, tontura, redução dos batimentos cardíacos, fraqueza grave e coma.

Manejo

- Monitorar a respiração, o pulso e a PA.
- Adotar medidas de suporte gerais (hidratação parenteral e permeabilidade de vias aéreas).
- O esvaziamento gástrico pode ser útil se a ingestão for recente.
- O flumazenil pode ser útil no tratamento e no diagnóstico diferencial das intoxicações.
  - Aplica-se 0,3 mg, IV, em 15 segundos, com doses subsequentes de 0,3 mg a cada 60 segundos até o máximo de 2 mg.
- Caso não ocorra melhora significativa do estado de consciência e da função respiratória após doses repetidas do medicamento, pensar em coma de etiologia não benzodiazepínica. Nesses casos, solicitar exame de urina para detectar outras substâncias.
- Em pacientes tratados cronicamente com BZDs, o uso do flumazenil deve ser lento, pois podem surgir sintomas de abstinência.

POPULAÇÕES ESPECIAIS

GRAVIDEZ

Não foi confirmada associação entre o uso de nitrazepam no primeiro trimestre de gestação e teratogenia.[7] Ressalta-se que sempre deve ser ponderada a relação risco-benefício do uso de BZDs nessas condições. Se possível, evitar a utilização do medicamento no 1º e no 3º trimestres da gravidez.

A administração de BZDs de longa ação durante a gestação pode causar intoxicação no recém-nascido com variável intensidade e duração. Há, também, a possibilidade de ocorrência de sintomas relacionados à síndrome de abstinência (hiperexcitabilidade, tremor, vômito, diarreia). É desaconselhado o uso de doses elevadas de BZDs no trimestre final da gravidez em razão do potencial risco de hipotonia, hipotermia e complicações respiratórias no recém-nascido (síndrome do bebê hipotônico).[1] A concentração de BZDs no cordão umbilical pode ser maior do que no plasma materno, e tanto o feto quanto o recém-nascido são menos capazes de metabolizá-los do que o adulto.

LACTAÇÃO

Um estudo verificou a concentração de nitrazepam no leite materno em mães que, à noite, haviam ingerido 5 mg do medicamento na enfermaria durante 5 dias após o parto e observou que as concentrações séricas variaram de 1 a 1,5 mg/mL. As concentrações no leite variaram de 30 mmol/L, no primeiro dia, até 48 mmol/L, no quinto dia. A relação entre a concentração de nitrazepam no plasma e a concentração no leite, 7 horas após a ingestão, foi de 0,27; os autores concluíram que o nitrazepam é seguro para uso durante os primeiros dias após o parto quando utilizado por um curto período.[8] Outros pesquisadores desaconselham o uso de nitrazepam pelas mães durante o período de amamentação.

CRIANÇAS

A eficácia e a segurança do nitrazepam em crianças não estão estabelecidas.

IDOSOS

Estudos demonstraram a eficácia do nitrazepam em idosos. Em um ensaio clínico, o nitrazepam mostrou-se efetivo e bem tolerado no tratamento de pacientes geriátricos durante 14 noites sob doses de 5 mg/dia. A insônia, entretanto, voltou quando o tratamento foi interrompido.[9]

Outro estudo verificou que os idosos são mais sensíveis ao nitrazepam do que os pacientes jovens, apresentando sonolência até 36 horas após a ingestão, embora não tenha detectado diferenças em relação a concentrações plasmáticas e à meia-vida.[10] Como regra, deve-se usar o nitrazepam em doses menores (2,5 a 5,0 mg/dia) e com cautela, pois pode produzir ataxia, tontura e sedação excessiva. É preferível empregar hipnóticos de meia-vida mais curta.

Reações paradoxais como inquietude, agitação, irritabilidade, agressividade, ilusão, raiva, pesadelos, alucinações, psicoses e comportamento inapropriado podem ocorrer com o uso de BZDs. Nessas situações, descontinuar o uso do medicamento. Esses efeitos são mais prováveis em idosos.

INSUFICIÊNCIA HEPÁTICA

A posologia deve ser adaptada para pacientes com função hepática comprometida.

INSUFICIÊNCIA RENAL

A posologia deve ser adaptada para pacientes com função renal comprometida.

INSUFICIÊNCIA CARDÍACA

Não parece ser necessária a adaptação na posologia em casos de insuficiência cardíaca.

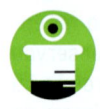

LABORATÓRIO

Não é necessária a realização de exames laboratoriais prévios e/ou acompanhamento em indivíduos saudáveis.

PRECAUÇÕES E DICAS

1. Alertar o paciente para que tenha cuidado ao dirigir veículos ou operar máquinas, pois seus reflexos ficam diminuídos com o nitrazepam.
2. Evitar o uso em idosos, pois há comprometimento do desempenho cognitivo/motor durante o dia.
3. Evitar o uso concomitante de bebidas alcoólicas, pois podem ocorrer hipotensão, diminuição do nível de consciência e redução da frequência respiratória. Ter cautela também com a associação a outras substâncias que potencializem o efeito sedativo (p. ex., barbitúricos).
4. Alcoolistas, usuários de drogas e pessoas com transtornos da personalidade graves costumam abusar dos BZDs. Evitar prescrevê-los a tais pacientes.
5. Sempre que possível, o período de uso deve ser breve, suspendendo-se o medicamento assim que houver alívio de sintomas.

REFERÊNCIAS

1. Sonebon® Nitrazepam [Bula de medicamento] [Internet]. Hortolândia: Nova Química Farmacêutica; 2022 [capturado em 19 set 2022]. Disponível em: https://buladeremedio.net/ems_sigma_pharma_ltda/1/sonebon/profissional.
2. Muraoka M, Tada K, Nogami Y, Ishikawa K, Nagoya T. Residual effects of repeated administration of triazolam and nitrazepam in healthy volunteers. Neuropsychobiology. 1992;25(3):134-9. PMID [1407479]
3. Van Gerven JM, Uchida E, Uchida N, Pieters MS, Meinders AJ, Schoemaker RC, et al. Pharmacodynamics and pharmacokinetics of a single oral dose of nitrazepam in healthy volunteers: an interethnic comparative study between Japanese and European volunteers. J Clin Pharmacol. 1998;38(12):1129-36. PMID [11301565]
4. Dündar Y, Dodd S, Strobl J, Boland A, Dickon R, Wally T. Comparative efficacy of newer hypnotic drugs for the short-term management of insomnia: a systematic review and meta-analysis. Hum Psychopharmacol Clin Exp. 2004;19(5):305-22. PMID [15252823]
5. Pakkanen A, Kanto J, Kangas L, Mansikka M. Comparative study of the clinical effects of tofizopam, nitrazepam and placebo as oral premedication. Br J Anaesth. 1980;52(10):1009-12. PMID [7002178]
6. Lim HC, Nigro MA, Beierwaltes P, Tolia V, Wishnow R. Nitrazepam-induced cricopharyngeal dysphagia, abnormal esophageal peristalsis and associated bronchospasm: probable cause of nitrazepam-related sudden death. Brain Dev. 1992;14(5):309-14. PMID [1456385]
7. Serreau R. Drugs during preeclampsia: fetal risks and pharmacology. Ann Fr Anesth Reanim. 2010;29(4):37-46. PMID [20347563]
8. Matheson I, Lunde PK, Bredesen JE. Midazolam and nitrazepam in the maternity ward: milk concentrations and clinical effects. Br J Clin Pharmacol. 1990;30(6):787-93. PMID [2288825]
9. Viukari M, Jaatinen P, Kylmamaa T. Flunitrazepam and nitrazepam as hypnotics in psychogeriatric inpatients. Clin Ther. 1983;5(6):662-70. PMID [6627292]
10. Castleden CM, George CF, Marcer D, Hallet C. Increased sensivity to nitrazepam in old age. Br Med J. 1977;1(6052):10-2. PMID [318894]

NORTRIPTILINA

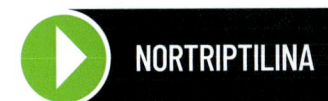

APRESENTAÇÕES COMERCIAIS

CLORIDRATO DE NORTRIPTILINA (CELLERA)
- Caixas com 20, 30 ou 60 cápsulas de 10 mg.
- Caixas com 20, 30 ou 60 cápsulas de 25 mg.
- Caixas com 20, 30 ou 60 cápsulas de 50 mg.
- Caixas com 20, 30 ou 60 cápsulas de 75 mg.

CLORIDRATO DE NORTRIPTILINA (EUROFARMA)
- Caixas com 20 ou 30 cápsulas de 25 mg.

CLORIDRATO DE NORTRIPTILINA (HIPOLABOR)
- Caixas com 20, 30 ou 500* cápsulas de 75 mg.

CLORIDRATO DE NORTRIPTILINA (RANBAXY)
- Caixas com 20, 30, 200*, 500* ou 1.000* cápsulas de 25 mg.
- Caixas com 20, 30, 200*, 500* ou 1.000* cápsulas de 50 mg.
- Caixas com 20, 30 ou 200* cápsulas de 75 mg.

PAMELOR (CELLERA)
- Caixas com 20, 30 ou 60 cápsulas de 10 mg.
- Caixas com 20, 30 ou 60 cápsulas de 25 mg.
- Caixas com 20, 30 ou 60 cápsulas de 50 mg.
- Caixas com 20, 30 ou 60 cápsulas de 75 mg.

*Embalagem hospitalar.

MODO DE USAR

As doses variam entre 50 e 150 mg em razão do peso, da idade e das condições clínicas do paciente. Pode ser administrada em dose única diária, pois sua meia-vida é longa, e sua absorção, a partir do estômago, lenta (de 4 a 9 horas).[1] É usada normalmente à noite devido às suas propriedades sedativas. Alimentos não interferem em sua absorção.

O tratamento para depressão com nortriptilina deve ser iniciado com 10 ou 25 mg e aumentado gradualmente (25 mg a cada 2 dias ou com intervalo maior em idosos) até ser atingida a dose terapêutica. O ajuste posológico deve ser determinado pela resposta clínica, que pode ocorrer em até 6 semanas, e pelo aparecimento de qualquer evidência de intolerância aos efeitos adversos. Doses baixas (de 30 a 50 mg/dia) são recomendáveis para idosos e adolescentes.

No tratamento da cessação do hábito de fumar, 2 a 4 semanas antes de parar, a nortriptilina deve ser iniciada com 25 mg/dia à noite até ser atingida a dose de 75 a 100 mg/dia ou a máxima quantidade tolerada.

TEMPO PARA INÍCIO DE AÇÃO

O tempo para início da ação depende do transtorno e do objetivo.

Pode ter efeitos imediatos no auxílio ao tratamento da insônia e da ansiedade; no entanto, para TDM, os efeitos costumam ocorrer após 2 a 4 semanas.

VARIAÇÃO USUAL DA DOSE

As doses variam entre 10 e 150 mg em razão do peso, da idade e das condições clínicas do paciente.

TDM: 75 a 150 mg/dia.

Cessação do tabagismo: 75 a 100 mg/dia.

Dor crônica: 50 a 150 mg/dia.

Enurese noturna: 10 a 35 mg/dia (dependendo da idade da criança).

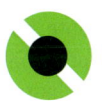

MODO DE SUSPENDER

A suspensão deve ser gradual para evitar efeitos de retirada. Um esquema que costuma ser bastante tolerado é a redução de 50% da dose por 3 dias, seguida de outra redução de 50% e, após mais 3 dias, descontinuação.

CLASSE, MECANISMO DE AÇÃO E FARMACODINÂMICA

A nortriptilina é uma amina secundária do grupo dos ADTs. É um metabólito ativo da amitriptilina que, após sofrer desmetilação, se transforma em um composto com características distintas, com predomínio de inibição noradrenérgica. A concentração sérica associada à melhor resposta terapêutica fica na faixa entre 50 e 150 ng/mL (com uma "janela terapêutica" bem definida).

A nortriptilina bloqueia predominantemente a recaptação da noradrenalina nos neurônios pré-sinápticos, aumentando, assim, as concentrações desse neurotransmissor na fenda. Sua administração crônica produz alterações complexas na sensibilidade e no número de sítios receptores, tanto pré como pós-sinápticos (downregulation). A nortriptilina tem ação predominantemente noradrenérgica, atuando de maneira menos intensa nos receptores α_1, H1, 5-HT2 e colinérgicos muscarínicos. Como os demais ADTs, também bloqueia os canais de sódio voltagem-dependentes. Como a dopamina é inativada pela recaptação de noradrenalina no córtex frontal, que carece de transportadores de dopamina, a nortriptilina pode aumentar a neurotransmissão dopaminérgica nessa parte do cérebro.

Apresenta um perfil mais tolerável de efeitos colaterais, com menos ganho de peso e menos efeitos sobre o sistema cardiocirculatório do que os demais ADTs.[1]

FARMACOCINÉTICA

A nortriptilina é bem absorvida por VO e apresenta alta taxa de ligação às proteínas plasmáticas. É metabolizada no fígado principalmente pela CYP2D6, mas também pela CYP3A4 e pela CYP2C19. A meia-vida é de 12 a 56 horas em jovens e adultos, podendo chegar a 90 horas em idosos. Sua excreção ocorre basicamente por via renal (a 10-hidroxinortriptilina é seu principal metabólito). Como a depuração renal dos hidroximetabólitos tende a diminuir com a idade, as concentrações de hidroxinortriptilina podem estar substancialmente elevadas em idosos.[1]

A nortriptilina é indicada principalmente no tratamento do TDM, tanto em adultos[1,2] quanto em idosos,[3] e na cessação do tabagismo.[4] Alguns estudos sugerem que ela seria mais eficaz, quando comparada a ISRSs, no tratamento do TDM[5] e que teria benefício também em depressões refratárias.[6] Além disso, em um estudo recente, a nortriptilina aumentou a eficácia da ECT e reduziu os efeitos colaterais cognitivos desse procedimento, endossando o uso combinado.[7]

INDICAÇÕES

Evidências CONSISTENTES de eficácia
- TDM em adultos.[1,2,5,6]
- TDM em idosos.[3]
- Depressão pós-AVC.[8]
- Cessação do tabagismo.[4]

Evidências INCOMPLETAS de eficácia
- Depressão resistente.[6]
- Combinada à ECT no tratamento da depressão.[7]
- Depressão em pacientes com doença de Parkinson.[9]
- Dor neuropática.
- Dor crônica.
- TDAH em crianças, adolescentes e adultos.
- Enurese noturna em crianças.
- Profilaxia de cefaleias (enxaqueca e tensional).

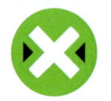

CONTRAINDICAÇÕES

Absolutas
- Bloqueio de ramo.
- Hipersensibilidade ao fármaco.
- IAM recente.
- Síndrome de Brugada.

Relativas
- Convulsões (o risco é dose-dependente).
- GAF.
- Hiperplasia da próstata.
- ICC.
- Íleo paralítico.
- Metabolizadores lentos da CYP2D6.
- Outras alterações na condução cardíaca.
- Uso concomitante de fármacos capazes de prolongar o intervalo QT.
- Uso concomitante de IMAOs.

REAÇÕES ADVERSAS

Mais comuns: Boca seca, constipação intestinal, ganho de peso, sonolência, sudorese, tontura ortostática, tremores, visão borrada.

Menos comuns: Acatisia, agitação, agranulocitose, alopecia, alteração do paladar, alucinações, amenorreia, anorexia, ansiedade, arritmias, ataxia, aumento das transaminases, aumento do apetite, calorões, cefaleia, ciclagem rápida, cólicas abdominais, confusão, convulsão, coriza, déficit cognitivo de atenção e de memória, *delirium*, dermatite esfoliativa, desorientação, desrealização, desregulação da temperatura, diaforese, diarreia, dificuldades de micção, diminuição da libido, disfunção sexual, distonia, edema, eosinofilia, epigastralgia, eritema multiforme, fadiga, fissura por doces, fotossensibilidade cutânea, fraqueza, galactorreia, ginecomastia, glaucoma (precipitação), hipercinesia, hiperglicemia, hipertensão, hipoglicemia, hipotensão, icterícia, íleo paralítico, impotência, inquietude, insônia, leucocitose, leucopenia, midríase, náusea, neuropatia periférica, palpitação, parestesias, perda de peso, pesadelos, petéquias, poliúria, prurido, psicose (exacerbação), púrpura, *rash* cutâneo, redução do limiar convulsivo, retenção urinária, SIADH, síndrome noradrenérgica precoce, sintomas de retirada, sonambulismo, sonhos bizarros, taquicardia, tiques, trombocitopenia, urticária, vertigem, virada maníaca, vômito, xeroftalmia, zumbidos.

INTOXICAÇÃO

Sintomas

A dose tóxica é, em média, 10 vezes superior à dose terapêutica. A ingestão de 300 mg por idosos é tóxica, sendo potencialmente letal acima de 2 g.

Na ocorrência de *overdose*, são afetados o SNC, o sistema nervoso parassimpático e o cardiovascular. Os efeitos anticolinérgicos geralmente surgem de 1,5 a 4 horas após a ingestão e incluem midríase, tontura, visão turva, hiperpirexia, boca seca, diminuição da motilidade intestinal, retenção urinária, palpitação e taquicardia.

A toxicidade ao SNC é caracterizada por alucinações visuais, letargia, confusão mental, agitação, inquietude, hiper-reflexia, rigidez muscular e, em quadros graves, delírios, coma, movimentos atetoides ou coreicos ou convulsões generalizadas seguidas por depressão respiratória. Edema pulmonar e pneumonia aspirativa podem surgir em decorrência de depressão do SNC.

A toxicidade cardiovascular manifesta-se por arritmias ventriculares, podendo levar à parada cardíaca. Os achados do ECG incluem aumento do intervalo QT, aumento da amplitude do intervalo QRS, depressão do segmento ST e ondas T anormais. Pode ocorrer hipotensão causada por vasodilatação (bloqueio central ou periférico). Um intervalo QRS maior que 100 m/s pode predizer convulsões, arritmias ventriculares e morte.

Manejo

▶ Internar o paciente em um serviço de emergência. As primeiras 6 horas são as mais críticas. Se não ocorrerem alterações de consciência e do ECG, hipotensão ou convulsões, ele pode ser transferido para uma unidade psiquiátrica.

▶ Interromper o uso do AD.

▶ Evitar o uso concomitante de APs (exceto para reações maníacas ou agitação grave). Eles podem aumentar o estado de confusão.

▶ Embora sem comprovação científica de eficácia, costumam ser adotadas medidas para diminuição de absorção, como estimulação do vômito (em pacientes alertas) ou lavagem gástrica, as quais podem ser feitas até 14 horas após a ingestão, devido à diminuição da motilidade gastrintestinal.

▶ Medidas a adotar:

  ▶ Induzir o vômito ou realizar lavagem gástrica e administração de carvão ativado.
  ▶ Monitorar as funções vitais (incluindo ECG), instituindo medidas para mantê-las, sem deixar de completar o exame físico.
  ▶ Realizar exames laboratoriais, incluindo dosagem sérica de ADTs, observar os níveis dos eletrólitos e instituir as correções, se necessário.
  ▶ Neostigmina: contraindicada em caso de coma (seu uso é controverso, pois pode aumentar o risco de crises convulsivas ou arritmias cardíacas graves); usar de 1 a 2 mg, IV, lentamente, a cada 30 a 60 minutos, ou de 1 a 2 mg, IM, a cada 60 minutos.
  ▶ Em caso de hipotensão, manter o paciente em decúbito, elevando suas pernas e orientando-o a levantar-se lentamente.
  ▶ Usar diazepam IV em caso de convulsões.
  ▶ Instituir medidas de suporte ventilatório, hidratação, etc.

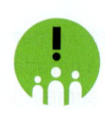

POPULAÇÕES ESPECIAIS

GRAVIDEZ

Alguns estudos retrospectivos e relatos de caso associaram o uso de ADTs no primeiro trimestre de gestação ao surgimento de malformações em membros (redução do tamanho). No entanto, estudos posteriores com metodologias mais robustas concluíram que não existe associação significativa entre o uso de ADTs e a ocorrência de malformações no recém-nascido.[10]

Existem relatos de síndrome de retirada, com sintomas de irritabilidade, convulsões, hipotonia, hiperidrose, constipação intestinal, retenção urinária e taquicardia, taquipneia, cianose e dificuldade respiratória em recém-nascidos de mães expostas a ADTs. Por essa razão, deve-se interromper o uso desses medicamentos antes do parto (2 semanas).

Há grandes flutuações nas concentrações séricas de nortriptilina durante a gestação, principalmente no 3º trimestre, e também no pós-parto (em consequência de alterações na farmacocinética desse período até a 6ª ou a 8ª semana). É recomendável fazer uma dosagem sérica durante a gestação e por volta da 6ª semana pós-parto. Não existem relatos de associação entre o uso de ADTs e o déficit no desenvolvimento neuropsicomotor.[10] Pelo fato de provocar menos efeitos anticolinérgicos e hipotensivos, a nortriptilina é um dos ADTs de primeira escolha durante a gestação. Pesar o risco-benefício durante a gravidez, especialmente no 3º trimestre.

As decisões de prescrição durante a gravidez e lactação são individualizadas e envolvem considerações complexas de risco-benefício materno, fetal e infantil.

LACTAÇÃO

Relatos e estudos mostram que a presença da nortriptilina é baixa no leite materno. Não foram relatados efeitos secundários imediatos, e uma quantidade limitada de acompanhamento não encontrou efeitos adversos no crescimento e no desenvolvimento da criança. Embora seja um dos ADs sugeridos para esse período, são indicadas cautela e ponderação dos riscos e benefícios.[11]

CRIANÇAS

A nortriptilina não é aprovada pela FDA para uso em crianças e parece não ter efeito em crianças pré-púberes com depressão. Tem sido utilizada na infância para controle de enurese noturna e TDAH. Contudo, algumas precauções devem ser tomadas nessa faixa etária. Para mais informações sobre o uso de ADTs em crianças, ver o medicamento "Imipramina".

IDOSOS

É o ADT preferido no tratamento de idosos por ter efeito anticolinérgico menor do que o de outros agentes dessa classe, causando menos hipotensão postural. No entanto, a introdução deve ser com doses menores (10 a 25 mg/dia), e o aumento mais gradual. Além disso, em idosos, as doses máximas são menores. Em pacientes com impulsividade e prejuízo de memória, utilizar a nortriptilina com cautela, devido ao risco de *overdose* deliberada ou acidental. A ingestão de 300 mg por idosos costuma já ser tóxica.

INSUFICIÊNCIA HEPÁTICA

Usar com cautela. Pode ser necessário monitorar as concentrações plasmáticas, bem como utilizar uma dose mais baixa, com titulação mais lenta.

INSUFICIÊNCIA RENAL

Usar com cautela. Poderá ser preciso reduzir dose e monitorar as concentrações plasmáticas.

INSUFICIÊNCIA CARDÍACA

ADTs podem causar arritmias, prolongamento do tempo de condução, hipotensão ortostática, taquicardia sinusal e insuficiência cardíaca, principalmente no coração doente.

A relação risco-benefício parece não justificar o uso de ADTs em insuficiência cardíaca. Deve ser evitado em insuficiência cardíaca descompensada.

LABORATÓRIO

Exames prévios ao uso

ECG basal é recomendado para pacientes acima dos 50 anos, com história pessoal ou familiar de doença cardiovascular, ou em uso de medicamentos que possam prolongar o intervalo QT.

Como a nortriptilina está associada ao aumento de peso, é sugerido pesar os pacientes antes de iniciar o tratamento para melhor acompanhamento dessa situação.

Monitorar o peso e o IMC durante o tratamento. Se houver ganho de peso acima de 5%, avaliar pré-diabetes/diabetes e dislipidemia e considerar a troca de AD.

Se o paciente estiver em sobrepeso ou for obeso, antes de iniciar, avaliar risco para diabetes (glicemia em jejum) ou dislipidemia (colesterol total e frações, triglicerídeos). Em caso de doença, tratar ou encaminhar para tratamento.

Pacientes com risco de distúrbios eletrolíticos devem ter medidas de potássio e magnésio séricos basais e periódicas.

Exames de acompanhamento

A nortriptilina é um dos poucos ADTs nos quais a monitoração das concentrações séricas está bem estabelecida. A concentração plasmática terapêutica deve situar-se entre 50 e 150 ng/mL O monitoramento deve ser feito nos seguintes pacientes:

▶ Aqueles que não respondem às doses habituais do AD.
▶ Pacientes de alto risco que, em função da idade ou de outras doenças, são mais bem tratados com a menor dose eficaz possível.
▶ Indivíduos com suspeita de não adesão ao tratamento.

Doses acima de 500 ng/mL são potencialmente letais e podem identificar pacientes com metabolização lenta. A dosagem sérica deve ser feita 12 horas após a última ingestão do medicamento.

Outros exames já foram descritos no tópico anterior.

⚠ PRECAUÇÕES E DICAS

1. Esse medicamento não deve ser usado em doses acima de 150 mg, pois pode ultrapassar a janela terapêutica e, portanto, perder seu efeito.
2. Usar com cautela em pacientes cardíacos e com hipertrofia prostática, glaucoma e propensão à constipação intestinal.
3. Usar com cautela em diabéticos, pois pode alterar o controle glicêmico.
4. Usar com cautela em pacientes com prejuízo hepático e renal. O ajuste de dose pode ser necessário.
5. Evitar a exposição demasiada ao sol. Podem ocorrer reações de fotossensibilidade.
6. Realizar ECG sempre que houver necessidade de usar altas doses em idosos, pessoas com suspeita de doença cardíaca e crianças.
7. Como ocorre com todos os ADs, deve-se observar atentamente o RS, principalmente no início do tratamento e a cada aumento de dose. Pacientes com RS devem ser hospitalizados. Se tratados ambulatorialmente, prescrever a menor quantidade do fármaco possível, deixando-os sob os cuidados de familiares.
8. Se houver reações maníacas ou hipomaníacas, suspender o medicamento e iniciar um estabilizador do humor (e AP, caso necessário).
9. A nortriptilina pode agravar os sintomas psicóticos em pacientes com esquizofrenia. Nesse caso, reduzir a dose e acrescentar ou aumentar a dose de um AP.
10. Aproximadamente 5 a 10% dos indivíduos brancos são metabolizadores lentos da nortriptilina, o que resulta em concentrações plasmáticas maiores do que o esperado.
11. Não há necessidade de suspender a nortriptilina antes de anestesia.
12. Alertar o paciente de que o início dos efeitos terapêuticos pode demorar até 6 semanas. Evitar suspender ou substituir precocemente o medicamento.
13. Tendo em vista que pacientes em uso de ADs podem experimentar piora dos sintomas e/ou surgimento de pensamentos e comportamentos suicidas, deve-se monitorar tais situações em pacientes em uso de nortriptilina, principalmente no início do tratamento.

REFERÊNCIAS

1. Nelson JC. Tricyclic and tetracyclic drugs. In: Sadock BJ, Sadock VA, editors. Comprehensive textbook of psychiatry. Philadelphia: Lippincott Williams & Wilkins; 2000.
2. Uher R, Dernovsek MZ, Morz O, Hauser J, Souery D, Zobel A, et al. Melancholic, atypical and anxious depression subtypes and outcome of treatment with escitalopram and nortriptyline. J Affect Disord. 2011;132(12):112-20. PMID [21929846]
3. Tedeschini E, Levkovitz Y, Iovieno N, Ameral VE, Nelson JC, Papakostas GI. Efficacy of antidepressants for late-life depression: a meta-analysis and meta-regression of placebo-controlled randomized trials. J Clin Psychiatry. 2011;72(12):1660-8. PMID [22244025]
4. Howes S, Hartmann-Boyce J, Livingstone-Banks J, Hong B, Lindson N. Antidepressants for smoking cessation. Cochrane Database Syst Rev. 2020;4(4):CD000031. PMID [32319681]
5. Akhondzadeh S, Faraji H, Sadeghi M, Afkham K, Fakhrzadeh H, Kamalipour A. Double-blind comparison of fluoxetine and nor-

triptyline in the treatment of moderate to severe major depression. J Clin Pharm Ther. 2003;28(5):379-84. PMID [14632962]
6. Nuñez NA, Joseph B, Pahwa M, Kumar R, Resendez MG, Prokop LJ, et al. Augmentation strategies for treatment resistant major depression: A systematic review and network meta-analysis. J Affect Disord. 2022;302:385-400. PMID [34986373]
7. Sackeim HA, Dillingham EM, Prudic J, Cooper T, McCall WV, Rosenquist P, et al. Effect of concomitant pharmacotherapy on electroconvulsive therapy outcomes: short-term efficacy and adverse effects. Arch Gen Psychiatry. 2009;66(7):729-37. PMID [19581564]
8. Sun Y, Liang Y, Jiao Y, Lin J, Qu H, Xu J, et al. Comparative efficacy and acceptability of antidepressant treatment in poststroke depression: a multiple-treatments meta-analysis. BMJ Open. 2017;7(8):e016499. PMID [28775189]
9. Barone P. Treatment of depressive symptoms in Parkinson's disease. Eur J Neurol. 2011;18(Suppl 1):11-5. PMID [21255198]
10. Altshuler LL, Cohen L, Szuba MP, Burt VK, Gitlin M, Mintz J. Pharmacologic management of psychiatric illness during pregnancy: dilemmas and guidelines. Am J Psychiatry. 1996;153(5):592-606. PMID [8615404]
11. Weissman AM, Levy BT, Hartz AJ, Bentler S, Donohue M, Ellingrod VL, et al. Pooled analysis of antidepressant levels in lactating mothers, breast milk, and nursing infants. Am J Psychiatry. 2004;161(6):1066-78. PMID [15169695]

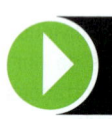

OLANZAPINA

APRESENTAÇÕES COMERCIAIS

AXONIUM (ACHÉ)
- Caixas com 7, 15, 30 ou 60 comprimidos de 2,5 mg.
- Caixas com 7, 14, 15, 28, 30 ou 60 comprimidos de 5 mg.
- Caixas com 7, 14, 15, 28, 30 ou 60 comprimidos de 10 mg.

CRISAPINA (CRISTÁLIA)
- Caixas com 14, 28, 30 ou 200* comprimidos de 2,5 mg.
- Caixas com 14, 28, 30 ou 200* comprimidos de 5 mg.
- Caixas com 7, 14, 28, 30 ou 200* comprimidos de 10 mg.

LYZAPIL (GEOLAB)
- Caixas com 14, 15, 28, 30, 56, 60, 90*, 98*, 450* ou 490* comprimidos de 2,5 mg.
- Caixas com 14, 15, 28, 30, 56, 60, 90*, 98*, 450* ou 490* comprimidos de 5 mg.
- Caixas com 14, 15, 28, 30, 56, 60, 90*, 98*, 450* ou 490* comprimidos de 10 mg.

OLANEXYN (ACHÉ)
- Caixas com 7, 15, 30 ou 60 comprimidos de 2,5 mg.
- Caixas com 7, 15, 28, 30 ou 60 comprimidos de 5 mg.
- Caixas com 7, 15, 28, 30 ou 60 comprimidos de 10 mg.

OLANZAPINA (ACHÉ)
- Caixas com 7, 15, 30, 60 ou 500* comprimidos de 2,5 mg.
- Caixas com 7, 15, 30, 60 ou 500* comprimidos de 5 mg.
- Caixas com 7, 15, 30, 60 ou 500* comprimidos de 10 mg.

OLANZAPINA (AUROBINDO)
- Caixas com 7, 15, 30, 60 ou 500* comprimidos de 2,5 mg.
- Caixas com 7, 15, 30, 60 ou 500* comprimidos de 5 mg.
- Caixas com 7, 15, 30, 60 ou 500* comprimidos de 10 mg.

OLANZAPINA (BIOLAB)
- Caixas com 7, 15, 30, 60 ou 100* comprimidos de 2,5 mg.
- Caixas com 7, 15, 30, 60 ou 100* comprimidos de 5 mg.
- Caixas com 7, 15, 30, 60 ou 100* comprimidos de 10 mg.

OLANZAPINA (BRAINFARMA)
- Caixas com 7, 14, 28, 30, 56, 60 ou 500* comprimidos de 2,5 mg.
- Caixas com 7, 14, 28, 30, 56, 60 ou 500* comprimidos de 5 mg.
- Caixas com 7, 14, 28, 30, 56, 60 ou 500* comprimidos de 10 mg.

OLANZAPINA (CELLERA, EUROFARMA)
- Caixas com 7, 15, 30 ou 60 comprimidos de 2,5 mg.
- Caixas com 7, 15, 30 ou 60 comprimidos de 5 mg.
- Caixas com 7, 15, 30 ou 60 comprimidos de 10 mg.

OLANZAPINA (CRISTÁLIA)
- Caixas com 14, 28, 30 ou 200* comprimidos de 2,5 mg.

- Caixas com 14, 28, 30 ou 200* comprimidos de 5 mg.
- Caixas com 7, 14, 28, 30 ou 200* comprimidos de 10 mg.

OLANZAPINA (EMS, FURP, GERMED, NOVA QUÍMICA)
- Caixas com 7, 14, 28, 56, 60, 450* ou 500* comprimidos de 2,5 mg.
- Caixas com 7, 14, 28, 56, 60, 450* ou 500* comprimidos de 5 mg.
- Caixas com 7, 14, 28, 56, 60, 450* ou 500* comprimidos de 10 mg.

OLANZAPINA (GEOLAB)
- Caixas com 14, 15, 28, 30, 56, 60, 90*, 98*, 450* ou 490* comprimidos de 2,5 mg.
- Caixas com 14, 15, 28, 30, 56, 60, 90*, 98*, 450* ou 490* comprimidos de 5 mg.
- Caixas com 14, 15, 28, 30, 56, 60, 90*, 98*, 450* ou 490* comprimidos de 10 mg.

OLANZAPINA (LAFEPE)
- Caixas com 14, 28, 30 ou 200* comprimidos de 2,5 mg.
- Caixas com 14, 28, 30 ou 200* comprimidos de 5 mg.
- Caixas com 7, 14, 28, 30 ou 200* comprimidos de 10 mg.

OLANZAPINA (PHARLAB, UFRGN)
- Caixas com 7, 14, 28, 56, 60 ou 500* comprimidos de 2,5 mg.
- Caixas com 7, 14, 28, 56, 60 ou 500* comprimidos de 5 mg.
- Caixas com 7, 14, 28, 56, 60 ou 500* comprimidos de 10 mg.

OLANZAPINA (PRATI DONADUZZI)
- Caixas com 10, 14, 15, 28, 30, 60, 70, 90*, 100*, 140*, 200*, 300* ou 500* comprimidos de 2,5 mg.
- Caixas com 10, 14, 15, 28, 30, 60, 70, 90*, 100*, 140*, 280*, 300* ou 500* comprimidos de 5 mg.
- Caixas com 10, 14, 15, 28, 30, 60, 70, 90*, 100*, 140*, 280*, 300* ou 500* comprimidos de 10 mg.

OLANZAPINA (TEUTO)
- Caixas com 7, 14, 28, 56, 60, 450* ou 500* comprimidos de 2,5 mg.
- Caixas com 7, 14, 28, 56, 60, 450* ou 500* comprimidos de 5 mg.
- Caixas com 7, 14, 28, 56, 60, 450* ou 500* comprimidos de 10 mg.

OLANZAPINA (ZYDUS)
- Caixas com 30 comprimidos de 2,5 mg.
- Caixas com 30 comprimidos de 5 mg.
- Caixas com 30 comprimidos de 10 mg.

OLANZYS (BIOLAB)
- Caixas com 7, 15, 30, 60 ou 100* comprimidos de 2,5 mg.
- Caixas com 7, 15, 30, 60 ou 100* comprimidos de 5 mg.
- Caixas com 7, 15, 30, 60 ou 100* comprimidos de 10 mg.

ONAZ (PRATI DONADUZZI)
- Caixas com 10, 14, 15, 28, 30, 60, 70*, 90*, 100*, 140*, 280*, 300* ou 500* comprimidos de 2,5 mg.
- Caixas com 10, 14, 15, 28, 30, 60, 70*, 90*, 100*, 140*, 280*, 300* ou 500* comprimidos de 5 mg.
- Caixas com 10, 14, 15, 28, 30, 60, 70*, 90*, 100*, 140*, 200*, 300* ou 500* comprimidos de 10 mg.

ZAP (EUROFARMA)
- Caixas com 7, 15, 30 ou 60 comprimidos de 2,5 mg.
- Caixas com 7, 15, 30 ou 60 comprimidos de 5 mg.
- Caixas com 7, 15, 30 ou 60 comprimidos de 10 mg.

ZESTEN (FARMOQUÍMICA)
- Caixas com 7, 15, 30, 60 ou 100* comprimidos de 2,5 mg.
- Caixas com 7, 15, 30, 60 ou 100* comprimidos de 5 mg.
- Caixas com 7, 15, 30, 60 ou 100* comprimidos de 10 mg.

ZOPIX (EMS)
- Caixas com 7, 14, 28, 30, 56, 60, 450* ou 500* comprimidos de 2,5 mq.
- Caixas com 7, 14, 28, 30, 56, 60, 450* ou 500* comprimidos de 5 mg.
- Caixas com 7, 14, 28, 30, 56, 60, 450* ou 500* comprimidos de 10 mg.

ZYPREXA (ELI LILLY)
- Caixas com 7, 14, 28 ou 30 comprimidos de 2,5 mg.
- Caixas com 7, 14, 28, 30 ou 56 comprimidos de 5 mg.
- Caixas com 7, 14, 28, 30 ou 56 comprimidos de 10 mg.

*Embalagem hospitalar.

MODO DE USAR

Para o tratamento da esquizofrenia, são consideradas efetivas doses entre 5 e 20 mg/dia, VO, em administração única. Uma dose inicial entre 5 e 10 mg é bem tolerada pela maioria dos adultos. A dose inicial recomendada é então ajustada, conforme necessário. A dose máxima recomendada pelo fabricante é de 20 mg/dia; entretanto, a impressão de muitos clínicos é a de que doses entre 15 e 25 mg/dia, e por vezes mais, são mais eficazes no tratamento da esquizofrenia. Estudos longitudinais indicam que doses entre 10 e 20 mg/dia são suficientes no tratamento da fase de manutenção da esquizofrenia.

Pacientes maníacos ou em estados mistos podem iniciar com doses entre 10 e 15 mg/dia, que podem ser aumentadas para 20 a 25 mg/dia; doses semelhantes podem ser usadas quando a olanzapina for associada ao lítio ou ao valproato. Pacientes com TB, uma vez estáveis, podem ser mantidos com doses entre 2,5 e 10 mg/dia. Pacientes debilitados ou vulneráveis à hipotensão devem iniciar com doses de 5 mg/dia ou menos; e doses entre 5 e 10 mg/dia podem ser efetivas para indivíduos nessas condições.

Em casos de agitação psicomotora associada à esquizofrenia ou a TB, doses de olanzapina IM entre 2,5 e 10 mg mostraram-se efetivas em reduzir a agitação. Na maioria dos casos, 10 mg, IM, é uma dose inicial apropriada. Doses de 10 mg podem ser repetidas de 2 em 2 horas se o paciente permanecer agitado, não excedendo a quantidade total diária de 30 mg.

A ingestão de alimentos não interfere na absorção da olanzapina. Em geral, é prescrita à noite em razão da sedação associada ao seu uso.

TEMPO PARA INÍCIO DE AÇÃO

Sintomas psicóticos e maníacos podem melhorar dentro de 1 semana, mas pode levar várias semanas para ocorrer efeito completo no comportamento, na cognição e na estabilização afetiva. Classicamente, é recomendado esperar pelo menos 4 a 6 semanas para determinar a eficácia da substância, mas, na prática, alguns pacientes requerem até 16 a 20 semanas para apresentar uma boa resposta, especialmente nos sintomas cognitivos.

A formulação IM pode reduzir a agitação em 15 a 30 minutos.

VARIAÇÃO USUAL DA DOSE

- 5 a 20 mg/dia (VO ou IM).
- Combinação olanzapina-fluoxetina: Olanzapina 6 a 12 mg/fluoxetina 25 a 50 mg.
- Pamoato de olanzapina (formulação de depósito): 150 a 300 mg por 2 semanas ou 300 a 405 mg por 4 semanas.

MODO DE SUSPENDER

Deve ser suspensa de maneira gradual, uma vez que a descontinuação oral rápida pode levar à psicose de rebote e à piora dos sintomas.

CLASSE, MECANISMO DE AÇÃO E FARMACODINÂMICA

A olanzapina é um AP pertencente à classe dos tienobenzodiazepínicos. Tem ação bloqueadora dopaminérgica não seletiva (em termos de subtipos de receptores), bloqueando os receptores D1 a D4, sendo bem menos potente que o haloperidol em bloquear receptores D2. Parece ter seletividade para bloqueio de receptores dopaminérgicos situados na região mesolímbica. O bloqueio serotonérgico (sobretudo 5-HT2) é maior do que o dopaminérgico. Além disso, bloqueia também receptores colinérgicos, α_1-adrenérgicos e histaminérgicos. Pode apresentar, ainda, um mecanismo de ação sobre receptores glutamatérgicos. O bloqueio de receptores colinérgicos é de potência moderada, sendo menor ainda sobre os receptores α_1-adrenérgicos.

FARMACOCINÉTICA

A olanzapina é bem absorvida por VO, atingindo pico de concentração plasmática entre 4 e 6 horas. Tem meia-vida média de 33 horas, podendo variar de 21 a 54 horas, dependendo de fatores como tabagismo, sexo e idade. Sua meia-vida permite que seja tomada apenas 1 vez ao dia. Atinge estado de equilíbrio plasmático em 7 dias. A formulação para uso IM atinge pico de concentração plasmática dentro de 15 a 45 minutos. Tem metabolismo hepático (primariamente pelo sistema do citocromo P450, isoenzima 1A2), e seus metabólitos são pouco ativos. Liga-se intensamente às proteínas plasmáticas, distribuindo-se de forma ampla por todos os tecidos, sendo excretada por via renal.[1]

É eficaz no tratamento da esquizofrenia e do transtorno esquizoafetivo, tanto na fase aguda quanto na de manutenção.[2] No TB, a olanzapina é eficaz tanto no tratamento agudo dos episódios de humor como na fase de manutenção. Em razão de seus efeitos colaterais no metabolismo do paciente, entretanto, esse medicamento não é uma opção de primeira linha. É uma opção de segunda linha para o episódio maníaco (tanto em monoterapia como em combinação com um estabilizador de humor), para o episódio depressivo (em combinação com fluoxetina) e para o tratamento de manutenção.[3] Na recente *guideline* da International Society for Bipolar Disorders sobre episódios de humor com apresentações mistas, a olanzapina (em monoterapia ou em combinação) foi também considerada uma opção eficaz de segunda linha.[4]

No tratamento da agitação psicomotora, a formulação IM da olanzapina é considerada uma estratégia de primeira linha.

INDICAÇÕES

Evidências CONSISTENTES de eficácia

- Esquizofrenia, nas fases aguda e de manutenção em adultos e em adolescentes maiores de 13 anos.
- Agitação aguda associada à esquizofrenia (IM).
- Mania aguda/mania com características mistas (monoterapia e em combinação com lítio ou valproato) (a partir dos 13 anos).
- Manutenção bipolar.
- Agitação aguda associada à mania (IM).
- Depressão bipolar (em combinação com fluoxetina) em crianças, adolescentes e adultos.
- Depressão resistente ao tratamento (em combinação com fluoxetina).
- Outros transtornos psicóticos, incluindo o transtorno esquizoafetivo.
- Tratamento de manutenção do TB.

Evidências INCOMPLETAS de eficácia

- Transtorno da personalidade *borderline*.[5,6]
- *Delirium*.[7]
- Anorexia nervosa.[8]
- TEPT (em monoterapia ou em associação com ISRS).[9]
- TP.[10]
- Transtornos comportamentais em transtornos neurocognitivos maiores.

CONTRAINDICAÇÕES

Absolutas

- Hipersensibilidade à olanzapina ou a qualquer componente da fórmula.

Relativas

- DM e risco de desenvolver essa doença.
- Doenças isquêmicas cardiovasculares e cerebrovasculares.
- Em razão de seus efeitos anticolinérgicos moderados, deve-se ter cautela ao prescrever a olanzapina a pacientes com hipertrofia prostática ou íleo paralítico.
- GAF.
- Obesidade (contraindicação relativa no tratamento de manutenção).
- Quadros demenciais.

REAÇÕES ADVERSAS

Mais comuns: Aumento de peso (especialmente nas fases iniciais de tratamento e com doses maiores), aumento transitório assintomático das transaminases, sedação, sonolência.

Menos comuns: Acatisia, arritmias cardíacas, discinesia tardia, discrasias sanguíneas (leucopenia, neutropenia e agranulocitose), disfunção sexual, dislipidemia (aumento do triglicerídeos, colesterol total e LDL), dismotilidade esofágica e risco de aspiração, efeitos anticolinérgicos moderados (constipação, boca seca, visão borrada, retenção urinária), ECEs (infrequentemente), eventos cerebrovasculares (AVCs, AITs), exacerbação ou indução de sintomas obsessivo-compulsivos na esquizofrenia, hiperglicemia (em alguns casos extrema, podendo levar a cetoacidose, coma hiperosmolar ou morte), hiperprolactinemia, hipotensão postural, hipotermia, indução de síndrome maníaca, mioclonia, reação a substâncias com eosinofilia (DRESS), SNM, tontura, tremores (raros em doses mais altas).

INTOXICAÇÃO

Sintomas

Nos poucos casos descritos de sobredose, os desfechos e sintomas observados foram variados. Em um paciente que ingeriu 300 mg, os sintomas descritos foram sonolência e fala desordenada; em outro, que ingeriu 560 mg, observou-se DI responsivo a desmopressina. Também há um registro de óbito associado ao uso de 450 mg de olanzapina e de um caso de sobrevivência após a ingestão de 2 g do fármaco.

Manejo

- Não há antídoto específico para a olanzapina. Medidas de suporte geral, como manutenção das vias aéreas, adequada ventilação e oxigenação, devem ser instituídas.
- O monitoramento cardíaco contínua deve iniciar imediatamente para detectar possíveis arritmias.
- A lavagem gástrica e a administração de carvão ativado devem ser consideradas.
- A hipotensão e o choque hipovolêmico devem ser tratados com fluidos IVs ou agentes simpatomiméticos (adrenalina e dopamina não devem ser utilizadas, uma vez que a estimulação β-adrenérgica pode piorar a hipotensão diante do bloqueio α causado pela olanzapina).
- Estreita supervisão médica e monitoramento devem continuar até que o paciente se recupere.

POPULAÇÕES ESPECIAIS

GRAVIDEZ

A frequência de alterações fetais em gestações de pacientes expostas à olanzapina não difere das taxas relatadas na população em geral. Não existe, entretanto, nenhum estudo controlado do uso de olanzapina em gestantes. Efeitos não teratogênicos associados ao uso de APs durante a gestação levaram a FDA a incluir um alerta para o uso durante o terceiro trimestre, uma vez que esteve associado a ECEs e a efeitos de abstinência. Há relatos de caso que indicam maior risco de diabetes gestacional em gestantes tratadas com olanzapina.

A olanzapina pode ser preferível a anticonvulsivantes estabilizadores do humor, caso seja necessário tratamento durante a gravidez.

LACTAÇÃO

A olanzapina é excretada no leite materno, mas a concentração parece ser baixa (aproximadamente 2% da dose materna). De um total de 102 bebês cujas mães usaram a olanzapina durante o aleitamento, 3,9% apresentaram sonolência, 2% irritabilidade, 2% tremores e 2% insônia. A maioria (82,3%), no entanto, não apresentou efeitos adversos. Na prática, recomenda-se que bebês que estejam sendo amamentados, e cujas mães estejam usando olanzapina, sejam monitorados cuidadosamente. A decisão de usar ou não esse fármaco em tal fase deve ser tomada após a consideração da relação risco-benefício. Não existem evidências definitivas quanto à segurança de seu uso na lactação.

CRIANÇAS

É aprovada para uso em esquizofrenia e episódios maníacos/mistos para crianças a partir dos 13 anos. A olanzapina pode causar em crianças e adolescentes ganho de peso, aumento de enzimas hepáticas, dislipidemia, hiperprolactinemia e hiperglicemia. A orientação para o tratamento de esquizofrenia nessa faixa etária é iniciar com 2,5 mg/dia, aumentando a dose até 20 mg/dia, conforme a tolerância. A faixa terapêutica situa-se entre 0,12 e 0,29 mg/kg/dia. Crianças e adolescentes que fazem uso de olanzapina podem precisar ser monitorados com mais frequência do que adultos. A formulação IM não foi estudada em pacientes com menos de 18 anos e não é recomendada para uso nessa população.

IDOSOS

Em princípio, as dosagens são as mesmas que para adultos. Entretanto, recomenda-se iniciar com doses mais baixas (entre 2,5 e 5 mg/dia) e ir aumentando conforme clinicamente indicado e tolerado, monitorando com cuidado a possibilidade de hipotensão ortostática. Embora APs atípicos sejam comumente utilizados para transtornos comportamentais na demência, nenhum agente foi aprovado para pacientes idosos com psicose relacionada à demência. Pacientes idosos com psicose relacionada à demência tratados com APs atípicos têm risco aumentado de morte em comparação ao placebo, além de risco aumentado de eventos cerebrovasculares.

INSUFICIÊNCIA HEPÁTICA

Pacientes com doença hepática devem fazer testes da função hepática algumas vezes por ano. Na insuficiência hepática, poderá ser preciso reduzir a dose. Para insuficiência hepática moderada a grave, a dose oral inicial é de 5 mg; aumentar com cautela. Para formulação IM, considerar a redução da dose inicial (5 mg).

INSUFICIÊNCIA RENAL

Não é necessário ajustar a dose para a formulação oral, nem remover a olanzapina em caso de hemodiálise. No uso de formulação IM, considerar redução da dose inicial (5 mg).

INSUFICIÊNCIA CARDÍACA

A olanzapina deve ser utilizada com cautela em pacientes com insuficiência cardíaca devido ao risco de hipotensão ortostática.

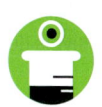

LABORATÓRIO

Exames prévios ao uso

- Antes de iniciar o uso de olanzapina, é preciso pesar todos os pacientes e acompanhar o IMC durante o tratamento além de obter circunferência da cintura (na altura do umbigo), medida de PA, glicose plasmática em jejum, hemoglobina glicada e perfil lipídico em jejum.
- Obter a história pessoal e familiar basal de diabetes, obesidade, dislipidemia, hipertensão e doença cardiovascular.
- Realizar ECG.

Exames de acompanhamento

- IMC e peso mensalmente por 3 meses, depois trimestralmente. Avaliação de PA, glicose plasmática em jejum, lipídeos em jejum dentro de 3 meses e depois anualmente, porém de modo mais precoce e frequente para pacientes com diabetes ou que ganharam > 5% do peso inicial.
- Realizar ECG se clinicamente indicado.

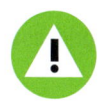

PRECAUÇÕES E DICAS

1. Tratar ou encaminhar para tratamento e considerar troca por outro AP atípico para pacientes que adquirem sobrepeso ou tornam-se obesos, pré-diabéticos, diabéticos, hipertensos ou dislipidêmicos durante o uso de AP atípico como a olanzapina.
2. Mesmo em pacientes sem diabetes conhecido, manter vigilância para o início raro, mas potencialmente fatal, de cetoacidose diabética, que sempre requer tratamento imediato, monitorando o início súbito de poliúria, polidipsia, perda de peso, náusea, vômitos, desidratação, respiração rápida, fraqueza e turvação da consciência, até mesmo coma.
3. Pacientes com baixa contagem de leucócitos ou história de leucopenia/neutropenia induzida por substância devem ter hemograma completo monitorado frequentemente durante os primeiros meses, e a olanzapina deve ser descontinuada ao primeiro sinal de declínio em leucócitos na ausência de outros fatores causativos.
4. A olanzapina está associada a uma condição cutânea rara, mas grave, conhecida como reação a substâncias com eosinofilia (DRESS). A DRESS pode começar como uma erupção, mas progredir para outras partes do corpo, potencialmente incluindo sintomas como febre, linfonodomegalia, edema facial, rosto inchado, inflamação dos órgãos e um aumento de leucócitos conhecido como eosinofilia. Em alguns casos, a DRESS pode levar à morte. Os clínicos que prescrevem olanzapina devem informar os pacientes sobre o risco de DRESS; indivíduos que desenvolvem febre com erupção e linfonodomegalia ou edema facial devem buscar cuidados médicos. Os pacientes são aconselhados a não interromper sua medicação sem consultar seu médico prescritor.
5. Usar com cautela em pacientes com condições que predispõem à hipotensão (desidratação, calor excessivo).
6. Pacientes que recebem a formulação IM de olanzapina devem ser observados atentamente para hipotensão.

REFERÊNCIAS

1. Callaghan JT, Bergstrom RF, Ptak LR, Beasley CM. Olanzapine. Pharmacokinetic and pharmacodynamic profile. Clin Pharmacokinet. 1999;37(3):177-93. PMID [10511917]
2. Schneider-Thoma J, Chalkou K, Dörries C, Bighelli I, Ceraso A, Huhn M, et al. Comparative efficacy and tolerability of 32 oral and long-acting injectable antipsychotics for the maintenance treatment of adults with schizophrenia: a systematic review and network meta-analysis. Lancet. 2022;399(10327):824-36. PMID [35219395]
3. Yatham LN, Kennedy SH, Parikh SV, Schaffer A, Bond DJ, Frey BN, et al. Canadian Network for Mood and Anxiety Treatments (CANMAT) and International Society for Bipolar Disorders (ISBD) 2018 guidelines for the management of patients with bipolar disorder. Bipolar Disord. 2018;20(2):97-170. PMID [29536616]
4. Yatham LN, Chakrabarty T, Bond DJ, Schaffer A, Beaulieu S, Parikh SV, et al. Canadian Network for Mood and Anxiety Treatments (CANMAT) and International Society for Bipolar Disorders (ISBD) recommendations for the management of patients with

bipolar disorder with mixed presentations. Bipolar Disord. 2021;23(8):767-88. PMID [34599629]
5. Zanarini MC, Schulz SC, Detke HC, Tanaka Y, Zhao F, Lin D, et al. A dose comparison of olanzapine for the treatment of borderline personality disorder: a 12-week randomized, double-blind, placebo-controlled study. J Clin Psychiatry. 2011;72(10):1353-62. PMID [21535995]
6. Bozzatello P, Rocca P, Uscinska M, Bellino S. Efficacy and tolerability of asenapine compared with olanzapine in borderline personality disorder: an open-label randomized controlled trial. CNS Drugs. 2017;31(9):809-19. PMID [28741044]
7. Wu YC, Tseng PT, Tu YK, Hsu CY, Liang CS, Yeh TC, et al. Association of delirium response and safety of pharmacological interventions for the management and prevention of delirium: a network meta-analysis. JAMA Psychiatry. 2019;76(5):526-35. PMID [30810723]
8. Attia E, Steinglass JE, Walsh BT, Wang Y, Wu P, Schreyer C, et al. Olanzapine *versus* placebo in adult outpatients with anorexia nervosa: a randomized clinical trial. Am J Psychiatry. 2019;176(6):449-56. PMID [30654643]
9. Carey P, Suliman S, Ganesan K, Seedat S, Stein DJ. Olanzapine monotherapy in posttraumatic stress disorder: efficacy in a randomized, double-blind, placebo-controlled study. Hum Psychopharmacol. 2012;27(4):386-91. PMID [22730105]
10. Hollifield M, Thompson PM, Ruiz JE, Uhlenhuth EH. Potential effectiveness and safety of olanzapine in refractory panic disorder. Depress Anxiety. 2005;21(1):33-2. PMID [15786486]

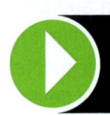

ONDANSETRONA

APRESENTAÇÕES COMERCIAIS

ANSENTRON (ACHÉ)
- Caixas com 1, 3, 6 ou 100* ampolas de 2 mL de ondansetrona 2 mg/mL.
- Caixas com 1, 3, 6 ou 100* ampolas de 4 mL de ondansetrona 2 mg/mL.

BIENN DIRECT (CELLERA)
- Caixas com 4, 8, 10, 30 ou 100* comprimidos orodispersíveis de 4 mg.
- Caixas com 4, 8, 10, 30 ou 100* comprimidos orodispersíveis de 8 mg.

CLORIDRATO DE ONDANSETRONA (ALTHAIA, BIOLAB, BRAINFARMA, EMS, GERMED)
- Caixas com 4, 8, 10, 30, 60*, 100*, 120*, 240* ou 480* comprimidos orodispersíveis de 4 mg.
- Caixas com 4, 8, 10, 30, 60*, 100*, 120*, 240* ou 480* comprimidos orodispersíveis de 8 mg.

CLORIDRATO DE ONDANSETRONA (BLAU)
- Caixas com 1, 20* ou 100* ampolas de 2 mL de ondansetrona 2 mg/mL.
- Caixas com 1, 20* ou 100* ampolas de 4 mL de ondansetrona 2 mg/mL.
- Caixas com 10, 100* ou 500* comprimidos de 4 mg.
- Caixas com 10, 100* ou 500* comprimidos de 8 mg.

CLORIDRATO DE ONDANSETRONA (FRESENIUS)
- Caixas com 1, 5, 20*, 50* ou 100* ampolas de 2 mL de ondansetrona 2 mg/mL.

CLORIDRATO DE ONDANSETRONA (HIPOLABOR)
- Caixas com 100* ampolas de 2 mL de ondansetrona 2 mg/mL.
- Caixas com 100* ampolas de 4 mL de ondansetrona 2 mg/mL.

CLORIDRATO DE ONDANSETRONA (MEDLEY)
- Caixas com 10 comprimidos orodispersíveis de 4 mg.
- Caixas com 10 comprimidos orodispersíveis de 8 mg.

CLORIDRATO DE ONDANSETRONA (PHARLAB)
- Caixas com 10 ou 30 comprimidos orodispersíveis de 4 mg.
- Caixas com 10 ou 30 comprimidos orodispersíveis de 8 mg.

CLORIDRATO DE ONDANSETRONA (UNIÃO QUÍMICA)
- Caixas com 1, 5, 50* ou 100* ampolas de 2 mL de ondansetrona 2 mg/mL.

ENAVO ODT (EMS)
- Caixas com 4, 10, 20, 40, 60, 100*, 240* ou 480* comprimidos orodispersíveis de 4 mg.
- Caixas com 4, 10, 20, 40, 60, 100*, 240* ou 480* comprimidos orodispersíveis de 8 mg.

JOFIX (ARESE)
- Caixas com 4, 8, 10, 30 ou 100* comprimidos orodispersíveis de 4 mg.
- Caixas com 4, 8, 10, 30 ou 100* comprimidos orodispersíveis de 8 mg.

LISTO (BIOLAB)
- Caixas com 4, 8, 10, 30, 60, 100*, 120*, 240* ou 480* comprimidos orodispersíveis de 4 mg.
- Caixas com 4, 8, 10, 30, 60, 100*, 120*, 240* ou 480* comprimidos orodispersíveis de 8 mg.

NAUDAN ODT (EMS)
- Caixas com 4, 10, 20, 40, 60, 100*, 240* ou 480* comprimidos orodispersíveis de 4 mg.

- Caixas com 4, 10, 20, 40, 60, 100*, 240* ou 480* comprimidos orodispersíveis de 8 mg.

NAUSEDRON (CRISTÁLIA)
- Caixas com 8 comprimidos de 8 mg.
- Caixas com 1, 25*, 36* ou 50* ampolas de 2 mL de ondansetrona 2 mg/mL.
- Caixas com 1, 10* ou 50* ampolas de 4 mL de ondansetrona 2 mg/mL.

NAUTEX (ACHÉ)
- Caixas com 10 comprimidos de 8 mg.
- Caixas com 1, 25*, 36* ou 50* ampolas de 2 mL de ondansetrona 2 mg/mL.
- Caixas com 1, 10* ou 50* ampolas de 4 mL de ondansetrona 2 mg/mL.

ONDAVON (BRAINFARMA)
- Caixas com 4, 8, 10, 30, 60, 100*, 120*, 240* ou 480* comprimidos orodispersíveis de 4 mg.
- Caixas com 4, 8, 10, 30, 60, 100*, 120*, 240* ou 480* comprimidos orodispersíveis de 8 mg.

ONDESET INJ (UNIÃO QUÍMICA)
- Caixas com 1, 5, 50* ou 100* ampolas de 2 mL de ondansetrona 2 mg/mL.

ONTRAX (BLAU)
- Caixas com 10, 100* ou 500* comprimidos de 4 mg.
- Caixas com 10, 100* ou 500* comprimidos de 8 mg.
- Caixas com 1, 20* ou 100* ampolas de 2 mL de ondansetrona 2 mg/mL.
- Caixas com 1, 10* ou 100* ampolas de 4 mL de ondansetrona 2 mg/mL.

VOLIG (LEGRAND)
- Caixas com 4, 10, 20, 40, 60, 100*, 240* ou 480* comprimidos orodispersíveis de 4 mg.
- Caixas com 4, 10, 20, 40, 60, 100*, 240* ou 480* comprimidos orodispersíveis de 8 mg.

VONAU (BIOLAB)
- Caixas com 4, 8, 10, 30 ou 100* comprimidos orodispersíveis de 4 mg.
- Caixas com 4, 8, 10, 30 ou 100* comprimidos orodispersíveis de 8 mg.

ZOFRAN (NOVARTIS)
- Caixas com 5 ampolas de 2 mL de ondansetrona 2 mg/mL.
- Caixas com 5 ampolas de 4 mL de ondansetrona 2 mg/mL.

*Embalagem hospitalar.

MODO DE USAR

A ondansetrona é um potente antiemético que atua como antagonista seletivo do receptor serotonérgico 5-HT3.[1] Essa classe de fármacos tem perfil de eficácia e segurança favorável para tratamento ou prevenção de náusea e vômito em indivíduos. É indicada para prevenção de náusea e vômito associados à quimioterapia, radioterapia e pós-operatório.[2,3] A ondansetrona pode ser administrada por VO ou IV, em dose de 4 a 8 mg, a cada 8 horas, conforme a necessidade.

O uso de ondansetrona na gravidez é controverso. Náuseas e vômitos da gravidez e hiperêmese gravídica são usos off-label comuns de ondansetrona. Existem recomendações de que, em gestações com menos de 10 semanas, uma combinação de dois agentes orais deve ser tentada previamente; caso não se tenha sucesso, iniciar ondansetrona oral. O American College of Obstetricians and Gynecologists recomenda individualizar a sua prescrição, ponderando os riscos e benefícios durante a gravidez, discutir os dados disponíveis com as pacientes e analisar os riscos potenciais do tratamento de náuseas e vômitos em pacientes com menos de 10 semanas de gestação.[4]

A ondansetrona tem sido estudada no tratamento do alcoolismo. No entanto, existem poucos dados para apoiar seu uso, e, devido ao suporte empírico limitado no tratamento do transtorno por uso de álcool, não podemos recomendá-lo como agente de primeira ou segunda linha até que estudos adicionais apoiem sua eficácia.[5]

Algumas evidências apontam para um maior benefício nos pacientes com alcoolismo de início precoce (antes dos 25 anos), nos quais houve redução do consumo do álcool e aumento da abstinência, e em indivíduos com história familiar de transtorno por uso de álcool.[5,6]

TEMPO PARA INÍCIO DE AÇÃO

O início de ação se dá em aproximadamente 30 minutos, com pico de ação em 2 horas.

VARIAÇÃO USUAL DA DOSE

No tratamento de náusea e vômito na gestação, podem ser administrados 4 mg, de 8 em 8 horas, VO ou IV, se a paciente não tiver hipovolemia. Em casos de pacientes com hipovolemia, administrar 8 mg durante 15 minutos, a cada 12 horas.[4] Assim que a paciente estiver estabilizada, a medicação deve ser descontinuada.

Na prevenção de náusea e vômito induzidos por quimioterapia, radioterapia ou pós-operatório, as doses variam entre 16 e 24 mg/dia. No caso da radioterapia, recomenda-se dose de 8 mg, 3 vezes ao dia. Quanto à prevenção da náusea pós-operatória, a dose recomendada é de 4 mg, IV, antes do término da cirurgia.[2,3]

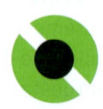

MODO DE SUSPENDER

Não é necessário fazer redução gradual da dose.

CLASSE, MECANISMO DE AÇÃO E FARMACODINÂMICA

A ondansetrona é um antagonista seletivo do receptor 5-HT3. Os receptores de serotonina 5-HT3 estão presentes tanto perifericamente, nos terminais do nervo vago, quanto centralmente, na área de gatilho quimiorreceptora da área póstrema do bulbo raquidiano. Essas ações resultam na diminuição da serotonina circulante na área de gatilho, reduzindo os sintomas de náuseas e vômitos nos pacientes afetados. A quimioterapia parece estar associada à liberação de serotonina das células enterocromafins do intestino delgado. Assim, a serotonina pode estimular os aferentes vagais por meio dos receptores 5-HT3 e iniciar o reflexo do vômito.[1]

FARMACOCINÉTICA

É absorvida pelo trato gastrintestinal e tem biodisponibilidade de aproximadamente 50 a 70% após a administração VO. A biodisponibilidade é levemente aumentada pela presença de alimentos, mas não é afetada por antiácidos. A meia-vida é de cerca de 3,5 a 5,5 horas.[1] Em adultos saudáveis, é de 3 a 6 horas, mas esses valores podem variar: em indivíduos com insuficiência hepática leve a moderada, é de 12 horas; e naqueles com insuficiência hepática grave, 20 horas.

A ondansetrona é depurada predominantemente por metabolismo hepático, por meio de vários processos enzimáticos. É substrato de enzimas do sistema citocromo P450, tais como CYP1A2, CYP2D6 e, em especial, CYP3A4. A ligação às proteínas plasmáticas é de cerca de 70%. É excretada pelos rins (40 a 60% como metabólito) e pelas fezes.[1]

INDICAÇÕES

Evidências CONSISTENTES de eficácia
- Prevenção de náusea e vômito associados à quimioterapia ou radioterapia para o câncer.[2]
- Prevenção de náusea e vômito pós-operatórios.[3]

Evidências INCOMPLETAS de eficácia
- Tratamento da dependência do álcool.[5,6]
- Hiperêmese gravídica.

CONTRAINDICAÇÕES

- Hipersensibilidade à substância.

REAÇÕES ADVERSAS

Mais comuns: Cefaleia, constipação, diarreia, dor abdominal, fadiga, tontura.

Menos comuns: Alterações transitórias de ECG (prolongamento do intervalo QTc e bradicardia), anafilaxia, angiedema, broncospasmo, elevação das transaminases hepáticas, hipotensão, *rash* cutâneo, sintomas extrapiramidais, urticária.

INTOXICAÇÃO

Sintomas

Não há antídoto específico para a intoxicação por ondansetrona.

Manejo
- Deve-se fazer terapia de suporte adequada.
- Algumas situações relatadas com o uso inadvertido de doses excessivas de ondansetro-

na foram amaurose transitória, hipotensão e episódio vasovagal com bloqueio cardíaco de segundo grau transitório.

POPULAÇÕES ESPECIAIS

GRAVIDEZ
A ondansetrona pode ser considerada para o tratamento de náuseas e vômitos graves ou refratários da gravidez, quando os agentes preferidos falharam. Até que informações adicionais relacionadas à segurança fetal estejam disponíveis, as diretrizes atuais indicam que o uso antes de 10 semanas de gestação seja individualizado. Os dados disponíveis sugerem que o uso de ondansetrona no início da gravidez não está associado a um alto risco de malformações congênitas, mas pode existir um pequeno aumento absoluto no risco de malformações cardiovasculares (especialmente defeitos do septo) e fenda palatina.[4]

LACTAÇÃO
Não se sabe se a ondansetrona é excretada no leite materno humano. Assim, a decisão de amamentar durante a terapia deve considerar o risco de exposição infantil, os benefícios da amamentação para o bebê e os benefícios do tratamento para o paciente.

CRIANÇAS
A ondansetrona tem indicação para prevenção de náusea e vômito induzidos pela quimioterapia e no pós-operatório.[3] No tratamento de vômitos e gastrenterite aguda, a ondansetrona mostrou efeito sobre cessação do vômito, prevenção de hospitalização e necessidade de reidratação IV.[7]

IDOSOS
Não houve diferença na segurança ou na eficácia em pacientes acima de 65 anos nos ensaios clínicos realizados com a ondansetrona. Maior sensibilidade em indivíduos mais idosos não pode ser excluída. Não é necessário ajuste de dose em pacientes acima de 65 anos, porém doses IV únicas maiores que 16 mg não são mais recomendadas devido ao potencial de prolongamento do intervalo QT.[8] Em pacientes com mais de 75 anos, as recomendações canadenses impõem restrições adicionais para limitar as doses IV iniciais a ≤ 8 mg devido ao risco de prolongamento do intervalo QT.

INSUFICIÊNCIA HEPÁTICA
A ondansetrona é depurada predominantemente por metabolismo hepático; assim, em pacientes com grave comprometimento hepático (escore Child-Pugh ≥ 10), a depuração é reduzida em 2 a 3 vezes, e a meia-vida aumenta de forma expressiva. Em indivíduos com insuficiência hepática leve a moderada, o tempo de meia-vida é de 12 horas; naqueles com insuficiência hepática grave, é de 20 horas. Nesses pacientes, a dose máxima diária não deve exceder 8 mg.

INSUFICIÊNCIA RENAL
Não há necessidade de ajuste ou redução de dose em pacientes com comprometimento renal, uma vez que a contribuição renal para a depuração da ondansetrona é pequena (5%).[1]

INSUFICIÊNCIA CARDÍACA
A ondansetrona pode causar prolongamento do intervalo QT, particularmente em pacientes com fatores de risco subjacentes para arritmia, como a insuficiência cardíaca. Recomenda-se realizar monitoramento com ECG e evitar altas doses nesses pacientes.

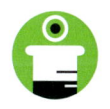

LABORATÓRIO

A ondansetrona pode causar elevação das transaminases hepáticas e prolongamento do intervalo QT, particularmente em pacientes com fatores de risco subjacentes para arritmia (história pessoal ou familiar de síndrome do QT longo, hipocalemia ou hipomagnesemia, insuficiência cardíaca, administração concomitante de medicamentos que levam ao prolongamento do intervalo QT e uso de doses múltiplas ou ondansetrona IV). O monitoramento eletrocardiográfico e eletrolítico é recomendado nesses pacientes.

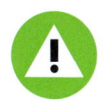

PRECAUÇÕES E DICAS

1. O uso de doses mais altas por via IV pode estar associado a possível aumento do risco do prolongamento do intervalo QT no ECG, o qual pode predispor a uma arritmia grave conhecida como *torsades de pointes*.
2. Pacientes com fenilcetonúria devem ser avisados de que os comprimidos de desintegração oral da ondansetrona contêm fenilalanina.

3. Reações de hipersensibilidade à ondansetrona foram relatadas em pacientes que apresentaram hipersensibilidade a outros antagonistas seletivos do 5-HT3.
4. A síndrome serotonérgica foi relatada com antagonistas do receptor 5-HT3, predominantemente quando usados em combinação com outros agentes serotonérgicos.

REFERÊNCIAS

1. Christofaki M, Papaioannou A. Ondansetron: a review of pharmacokinetics and clinical experience in postoperative nausea and vomiting. Expert Opin Drug Metab Toxicol. 2014;10(3):437-44. PMID [24471415]
2. Weibel S, Rücker G, Eberhart LH, Pace NL, Hartl HM, Jordan OL, et al. Drugs for preventing postoperative nausea and vomiting in adults after general anaesthesia: a network meta-analysis. Cochrane Database Syst Rev. 2020;10(10):CD012859. PMID [33075160]
3. Hesketh PJ, Kris MG, Basch E, Bohlke K, Barbour SY, Clark-Snow RA, et al. Antiemetics: ASCO guideline update. J Clin Oncol. 2020 Aug;38(24):2782-97. PMID [32658626]
4. Committee on Practice Bulletins-Obstetrics. ACOG practice bulletin no. 189: nausea and vomiting of pregnancy. Obstet Gynecol. 2018;131(1):e15-30. PMID [29266076]
5. Winslow BT, Onysko M, Hebert M. Medications for alcohol use disorder. Am Fam Physician. 2016;93(6):457-65. PMID [26977830]
6. Johnson BA, Roache JD, Javors MA, DiClemente CC, Cloninger CR, Prihoda TJ, et al. Ondansetron for reduction of drinking among biologically predisposed alcoholic patients: a randomized controlled trial. JAMA. 2000;284(8):963-71. PMID [10944641]
7. Niño-Serna LF, Acosta-Reyes J, Veroniki AA, Florez ID. Antiemetics in children with acute gastroenteritis: a meta-analysis. Pediatrics. 2020;145(4):e20193260. PMID [32132152]
8. U. S. Food and Drud Administration. FDA drug safety communication: new information regarding QT prolongation with ondansetron (Zofran). Silver Spring: FDA; 2011.

OXAZEPAM

APRESENTAÇÕES COMERCIAIS

OXAZEPAM (ACTAVIS, EPIC, UNITED RES)*

- Cápsulas de 10 mg.
- Cápsulas de 15 mg.
- Cápsulas de 30 mg.

*Medicamento não registrado no Brasil. Consultar a possibilidade de importação.

MODO DE USAR

A dose inicial pode ser de 30 a 60 mg/dia, sendo a dose máxima 120 mg/dia. Deve ser utilizado em doses fracionadas, em geral 3 ou 4 vezes ao dia. Não há interferência dos alimentos na absorção. Deve-se utilizar sempre a menor dose possível, principalmente nas populações de risco para sedação excessiva, como idosos e pacientes com alterações renais.[1]

TEMPO PARA INÍCIO DE AÇÃO

O efeito ansiolítico e hipnótico agudo pode acontecer entre 30 e 60 minutos a partir da ingestão VO, porém o efeito ansiolítico completo pode demorar de 2 a 4 semanas a partir do início do uso diário da medicação.

VARIAÇÃO USUAL DA DOSE

- Ansiedade:[2]
  - Em adultos com ansiedade leve a moderada, utiliza-se de 10 a 15 mg, a cada 6 a 8 horas, não excedendo 120 mg/dia.
  - Em adultos com ansiedade grave ou agitação, utiliza-se de 15 a 30 mg, a cada 6 a 8 horas.
  - Para crianças de 6 a 12 anos, não existem diretrizes claras, mas pode ser utilizada a dose de 1 mg/kg/dia, dividida em 3 vezes ao dia.
  - Em pacientes idosos, utiliza-se de 10 a 15 mg, de 3 a 4 vezes ao dia, não excedendo 60 mg/dia.
- Abstinência de álcool:[2]
  - Em adultos, utiliza-se dose de 15 mg, de 3 a 4 vezes ao dia.

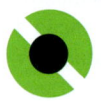

MODO DE SUSPENDER

Não há diretrizes específicas para suspensão do oxazepam, mas recomenda-se a retirada lenta de aproximadamente 15 mg a cada 3 dias. Em casos de uso mais prolongado, pode ser necessária a retirada ainda mais lenta a partir da dose de 45 mg/dia, reduzindo-se 10 mg a cada semana.

CLASSE, MECANISMO DE AÇÃO E FARMACODINÂMICA

O oxazepam é um derivado BZD de meia-vida curta a intermediária. O GABA é o principal neurotransmissor inibitório do SNC. O oxazepam potencializa o efeito inibitório desse neurotransmissor, modulando a atividade dos receptores GABA-A por meio de sua ligação com seu sítio específico (receptores BZDs). Essa ligação altera a conformação desses receptores, aumentando a afinidade do GABA com seus próprios receptores e a frequência da abertura dos canais de cloro, cuja entrada no neurônio é regulada por esse neurotransmissor, promovendo a hiperpolarização da célula. O resultado de tal hiperpolarização é um aumento da ação gabaérgica inibitória do SNC.

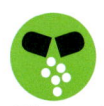

FARMACOCINÉTICA

Atinge o pico de concentração sérica em 2 a 4 horas, sendo que sua meia-vida de eliminação é de 5 a 20 horas, apresentando alta taxa de ligação às proteínas plasmáticas (97%). É menos lipossolúvel; por consequência, sua distribuição e seu início de ação são um pouco mais lentos em comparação aos do diazepam. É metabolizado pelo fígado, exclusivamente por glicuronidação, e seu único metabólito é eliminado pelos rins. Esse tipo de metabolização pode estar diminuído em pacientes com cirrose hepática, hipertireoidismo e talvez naqueles muito idosos, ou seja, com mais de 80 anos.[3,4]

INDICAÇÕES

Evidências CONSISTENTES de eficácia
- Ansiedade aguda.[5,6]
- Abstinência de álcool.[7]

Evidências INCOMPLETAS de eficácia
- TAG.[8]
- Ansiedade associada à depressão.[9]
- Pré-cirurgia.[10]
- Insônia de manutenção.[1]

CONTRAINDICAÇÕES

Absolutas
- GAF.
- Hipersensibilidade prévia ao oxazepam.

Relativas
- EM.
- GAF tratado.
- Indivíduos com fatores de risco para abuso de substâncias.
- Insuficiências renal, respiratória e hepática graves.
- Miastenia grave.
- Psicose.

REAÇÕES ADVERSAS

Mais comuns: Abstinência, ataxia, cefaleia, déficit de atenção, fadiga, sedação, sonolência, tontura.

Menos comuns: Agitação, agressividade, alteração da função hepática, alteração de memória, amnésia anterógrada, anorgasmia, ansiedade de rebote, ataxia, bloqueio da ovulação, boca seca, bradicardia, cólica abdominal, constipação, convulsões, déficit cognitivo, déficit de memória, dependência, depressão, desinibição, despersonalização, desrealização, diminuição da libido, diminuição do apetite, diplopia, disartria, disforia, distonia, dor nas articulações, edema, fala arrastada, ganho de peso, gosto metálico, hiperacusia, hipersensibilidade a estímulos, hipotonia, icterícia, impotência, inquietude, insônia de rebote, irritabilidade, letargia, leucopenia (rara), náusea, nervosismo, parestesias, perda do apetite, pesadelos, prurido, *rash* cutâneo, reação paradoxal, relaxamento muscular, retenção urinária, síncope, sudorese, tontura, tremores, vertigem, visão borrada, vômito.

INTOXICAÇÃO

Sintomas

A intoxicação aguda é rara em relação à frequência do uso, pois os BZDs têm margem de segurança relativamente ampla. Os óbitos por ingestão de BZDs isoladamente são raros; na maioria dos casos, houve uso associado de outras substâncias, como álcool, ADTs e barbitúricos.

Os sintomas incluem sonolência, relaxamento muscular, ataxia, nistagmo, diminuição dos reflexos e confusão, podendo evoluir até o coma.

Manejo
- Monitorar a respiração, o pulso e a PA.
- Adotar medidas de suporte gerais (hidratação parenteral e permeabilidade de vias aéreas).
- Se a ingestão for recente, realizar esvaziamento gástrico.
- O flumazenil pode ser útil no tratamento e no diagnóstico diferencial das intoxicações.

- Usa-se 0,3 mg, IV, em 15 segundos, com doses subsequentes de 0,3 mg a cada 60 segundos até o máximo de 2 mg.
- Em pacientes tratados cronicamente com BZDs, o uso do flumazenil deve ser lento, pois podem surgir sintomas de abstinência.
- Caso não ocorra melhora significativa do estado de consciência e da função respiratória após doses repetidas de flumazenil, pensar em etiologia não benzodiazepínica. Nesses casos, a solicitação de exame de urina é útil para detecção de outras substâncias.

POPULAÇÕES ESPECIAIS

GRAVIDEZ

Estudos iniciais sugeriram relação entre a ocorrência de fenda palatina e/ou lábio leporino em recém-nascidos e o uso de BZDs na gravidez, mas as grandes diferenças metodológicas e de amostra desses estudos (incluindo a doença de base) tornam tais referências questionáveis. O risco absoluto dessas malformações em decorrência do uso de BZDs no primeiro trimestre de gestação é inferior a 1%.[9] Deve ser levada em conta a relação risco-benefício do uso de BZDs nessas condições.

A concentração de BZDs no cordão umbilical pode ser maior do que no plasma materno, e tanto o feto quanto o recém-nascido são muito menos capazes de metabolizá-los do que o adulto. O uso por ocasião do parto deprime o SNC do recém-nascido, sobretudo se prematuro, pois, devido à lipossolubilidade do fármaco, ele cruza rapidamente a barreira placentária. O uso nesse período pode causar a chamada síndrome do bebê hipotônico, que se caracteriza por letargia, hipotonia, hipotermia e baixa responsividade do bebê ao nascer. Categoria D da FDA.[9]

LACTAÇÃO

Os BZDs são excretados no leite, podendo produzir sonolência, apatia e letargia nos bebês. Se houver necessidade de uso prolongado de oxazepam em altas doses, descontinuar o aleitamento materno.

CRIANÇAS

Não deve ser usado em crianças com menos de 6 anos; já a dose ideal para crianças entre 6 e 12 anos ainda não foi estabelecida.

IDOSOS

O uso de BZDs deve ser evitado em idosos; no entanto, quando necessário, o oxazepam é um dos BZDs mais recomendados para essa faixa etária.

INSUFICIÊNCIA HEPÁTICA, RENAL E CARDÍACA

Não há diretrizes específicas para redução de doses em casos de insuficiência hepática e/ou renal, mas recomenda-se o monitoramento cuidadoso desses pacientes.[9]

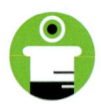

LABORATÓRIO

Exames prévios ao uso

Não são necessários.

Exames de acompanhamento

No tratamento de longo prazo, recomenda-se controle de hemograma e das provas de função hepática.[9]

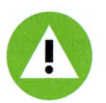

PRECAUÇÕES E DICAS

1. Alertar o paciente para que tenha cuidado ao dirigir veículos ou operar máquinas perigosas pelo menos até 6 horas após a ingestão de oxazepam, pois seus reflexos ficam diminuídos.
2. Evitar o uso concomitante de bebidas alcoólicas, pois podem ocorrer hipotensão, diminuição do nível de consciência e redução da frequência respiratória. Ter cautela também com a associação a outras substâncias que potencializam o efeito sedativo (p. ex., barbitúricos).
3. Se o paciente já apresentou reações paradoxais aos BZDs, esse medicamento não deve ser usado.
4. Evitar o uso caso o paciente apresente história de drogadição ou transtorno da personalidade, devido ao potencial de abuso e dependência.
5. Não usar esse medicamento se o paciente for portador de doença de Alzheimer, EM ou outra doença cerebral.
6. Se o fármaco for usado regularmente por 3 semanas ou mais, não deve ser interrompido de forma abrupta. Reduzir a dose gradualmente.

REFERÊNCIAS

1. Lader MH. The clinical pharmacology of oxazepam. Acta Psychiatr Scand Supp. 1978;(274):89-93. PMID [367058]
2. Singh R, Abdijadid S. Oxazepam. In: StatPearls [Internet]. Treasure Island: StatPearls Publishing; 2022 [capturado em 19 set

2022]. Disponível em: https://www.ncbi.nlm.nih.gov/books/NBK544349/.
3. Sonne J. Factors and conditions affecting the glucuronidation of oxazepam. Pharmacol Toxicol. 1993;73(Suppl 1):1-23. PMID [8415417]
4. Garattini S. Biochemical and pharmacological properties of oxazepam. Acta Psychiatr Scand Suppl. 1978;(274):9-18. PMID [367059]
5. Gotestam KG, Oppoyen F, Berntzen D. Treatment of insomnia with two benzodiazepines: a double-blind crossover study. Eur J Clin Pharmacol. 1991;41(2):137-40. PMID [1743245]
6. Rimon R, Kultalahti ER, Kalli A, Koskinen T, Lepola U, Naarala M, et al. Alprazolam and oxazepam in the treatment of anxious out-patients with depressive symptoms: a double-blind multicenter study. Pharmacopsychiatry. 1991;24(3):81-4. PMID [1891485]
7. Bahji A, Bach P, Danilewitz M, Crockford D, El-Guebaly N, Devoe DJ, et al. Comparative efficacy and safety of pharmacotherapies for alcohol withdrawal: a systematic review and network meta-analysis. Addiction. 2022;117(10):2591-601. PMID [35194860]
8. Strand M, Hetta J, Rosen A, Sorensen S, Malmstrom R, Fabian C, et al. A double-blind, controlled trial in primary care patients with generalized anxiety: a comparison between buspirone and oxazepam. J Clin Psychiatry. 1990;51 Suppl:40-5. PMID [2211567]
9. Taylor DM, Barnes TRE, Young AH. The Maudsley prescribing guidelines in psychiatry. 14th ed. Hoboken: Wiley-Blackwell; 2021.
10. Kroll W, Wisiak UV, List WF. Preoperative subjective anxiety: double blind study using oxazepam. Anaesthesist. 1988;37(12):752-7. PMID [3064647]

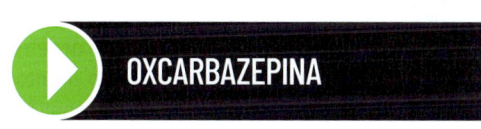

OXCARBAZEPINA

APRESENTAÇÕES COMERCIAIS

OLEPTAL (TORRENT)
- Caixas com 7, 10, 30, 60 ou 90 comprimidos de 300 mg.
- Caixas com 10, 30, 60 ou 90 comprimidos de 600 mg.

OXCARD (UNIÃO QUÍMICA)
- Caixas com 10, 20, 30 ou 60 comprimidos de 300 mg.
- Caixas com 10, 20, 30 ou 60 comprimidos de 600 mg.
- Frasco com 100 mL de suspensão oral de 60 mg/ml

OXCARBAZEPINA (MEDLEY)
- Caixas com 10, 20, 30 ou 60 comprimidos de 300 mg.
- Caixas com 10, 20, 30 ou 60 comprimidos de 600 mg.

OXCARBAZEPINA (RANBAXY)
- Caixas com 10, 20, 30, 60, 200* ou 500* comprimidos de 300 mg.
- Caixas com 10, 20, 30, 60, 200* ou 500* comprimidos de 600 mg.

OXCARBAZEPINA (TORRENT)
- Caixas com 7, 10, 30, 60 ou 90 comprimidos de 300 mg.
- Caixas com 10, 30, 60 ou 90 comprimidos de 600 mg.

OXCARBAZEPINA (UNIÃO QUÍMICA)
- Caixas com 10, 20, 30 ou 60 comprimidos de 300 mg.
- Caixas com 10, 20, 30 ou 60 comprimidos de 600 mg.
- Frasco com 100 mL de suspensão oral de 60 mg/mL.

TRILEPTAL (NOVARTIS)
- Caixas com 10, 20, 30 ou 60 comprimidos de 300 mg.
- Caixas com 10, 20, 30 ou 60 comprimidos de 600 mg.
- Frasco com 100 mL ou 250 mL de suspensão oral de 60 mg/mL.

MODO DE USAR

Para o tratamento em monoterapia da epilepsia focal em adultos, inicia-se com a dose de 600 mg/dia (300 mg, 2 vezes ao dia), aumentando-se 300 mg a cada 3 dias até doses diárias máximas entre 1.200 e 2.400 mg. Na introdução da oxcarbazepina como tratamento adjuvante a outras medicações antiepiléticas em adultos, pode-se iniciar com a dose de 600 mg/dia (300 mg, 2 vezes ao dia) e realizar aumento máximo de 600 mg/dia por semana até a dose-alvo de 1.200 mg/dia.[1] Nos estudos clínicos, doses de 2.400 mg/dia foram pouco toleradas pelos participantes em tratamento adjuvante a outras medicações devido aos efeitos adversos relacionados ao SNC; assim, recomenda-se que a concentração sérica dos demais antiepilóticos seja medida, pois pode haver alteração durante o ajuste de dose da oxcarbazepina, especialmente ao ultrapassar os 1.200 mg/dia.[1]

Para crianças e adolescentes de 4 a 16 anos, a monoterapia para epilepsia focal é iniciada com 8 a 10 mg/kg/dia, em 2 tomadas diárias, e a dose deve ser aumentada em 5 mg/kg/dia a cada 3 dias.[1] As doses diárias máximas variam de 600 a 2.100 mg, a depender da idade e da massa corporal. Na população pediátrica de 4 a 16 anos, a introdução da oxcarbazepina como medicação adjuvante a outras medicações antiepiléticas é feita na dose de 8 a 10 mg/kg/dia, sem exceder 600 mg/dia, em 2 tomadas diárias. A dose-alvo deve ser alcançada em 2 semanas, a depender da massa corporal do paciente (900 mg/dia para pacientes entre 20 e 29 kg; 1.200 mg/dia para pacientes de 29,1 a 39 kg; e 1.800 mg para pacientes com mais de 39 kg).[1]

Em crianças de 2 a 4 anos, o tratamento adjuvante é iniciado com doses entre 8 e 10 mg/kg/dia, sem exceder 600 mg/dia (em 2 tomadas diárias). Crianças com menos de 20 kg podem começar com 16 a 20 mg/kg/dia, sem exceder 60 mg/kg/dia (em 2 tomadas diárias). A dose máxima de manutenção nessa faixa etária é de 60 mg/kg/dia, mas nos estudos clínicos a metade dos participantes chegou à dose de 55 mg/kg/dia.[1]

As evidências para o uso de oxcarbazepina em outras condições de saúde são mais limitadas, e as doses usuais são aquelas testadas nos principais ensaios clínicos existentes. Dessa forma, as doses comumente utilizadas em adultos com neuralgia do trigêmeo, dor por neuropatia diabética e TB variam de 300 a 2.400 mg/dia. Para essas condições de saúde, sugere-se introduzir a medicação de forma gradual, como a que se realiza na epilepsia focal em adultos, com a dose inicial de 300 a 600 mg/dia (em 2 tomadas ao dia), com aumentos graduais máximos de 600 mg/dia por semana até a dose-alvo.

A oxcarbazepina pode ser tomada junto às refeições, pois a alimentação parece não ter efeito em sua absorção.[1] A formulação em suspensão oral deve ser bem agitada antes da administração e, após a dosagem, pode-se acrescentar um pouco de água no momento da ingestão.

TEMPO PARA INÍCIO DE AÇÃO

A oxcarbazepina pode demorar 2 ou mais semanas para exercer efeitos terapêuticos.

VARIAÇÃO USUAL DA DOSE

- Epilepsia focal em adultos: 1.200 a 2.400 mg/dia.
- Epilepsia focal em crianças de 2 a 4 anos: 16 a 60 mg/kg/dia.
- Epilepsia focal em crianças e adolescentes de 4 a 16 anos: 600 a 2.100 mg/dia (a depender da massa corporal do paciente).
- TB em adultos: 600 a 2.400 mg/dia.
- Dor associada à neuropatia diabética em adultos: 600 a 2.400 mg/dia.
- Neuralgia do trigêmeo em adultos: 300 a 1.800 mg/dia.

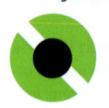

MODO DE SUSPENDER

A suspensão da medicação após uso crônico deve ser realizada de forma lenta e gradual, em um processo que pode demorar de 1 a 6 meses, a depender de cada paciente. As exceções são os casos de emergências médicas que requeiram a retirada mais abrupta (p. ex., intoxicação exógena, SSJ, etc.)

CLASSE, MECANISMO DE AÇÃO E FARMACODINÂMICA

A oxcarbazepina é um anticonvulsivante desenvolvido a partir da carbamazepina com intuito de reduzir tanto sua própria indução metabólica quanto as possibilidades de interações medicamentosas com outros fármacos.[2] As ações anticonvulsivantes da oxcarbazepina são majoritariamente exercidas pela sua forma farmacologicamente ativa, o 10-mono-hidroxi derivado (MHD), também chamada de licarbazepina, cuja ação principal se dá pelo bloqueio dos canais de sódio voltagem-dependentes.[2] Essa ação resulta na estabilização das membranas hiperexcitadas dos neurônios, na diminuição dos disparos neuronais repetidos e na diminuição da propagação dos impulsos sinápticos.[1] Além disso, a oxcarbazepina parece também diminuir o influxo intracelular de cálcio, reduzir a liberação de glutamato e diminuir a concentração sérica de tiroxina.[2]

Tanto a oxcarbazepina quanto seu metabólito ativo MHD apresentam propriedades antiepiléticas em diferentes modelos animais, como os de crises focais e tônico-clônicas, sem mostrar, aparentemente, desenvolvimento de tolerância à substância.[1]

FARMACOCINÉTICA

Após a administração oral, a oxcarbazepina é absorvida e então reduzida no fígado ao seu metabólito ativo MHD, cuja meia-vida é de aproximadamente 9 horas. A alimentação não interfere na absorção da oxcarbazepina, portanto ela pode ser tomada ou não junto às refeições. Em jejum, o pico de concentração plasmática ocorre entre 4,5 e 6 horas, e o estado de equilíbrio ocorre em torno de 2 a 3 dias de uso regular.[1] Embora a oxcarbazepina não pareça induzir o sistema P450 na mesma proporção que a carbamazepina, ela e o MHD inibem a subfamília CYP2C19; assim, algumas medicações metabolizadas por esse citocromo, como o fenobarbital e a fenitoína, podem requerer ajuste de dose. Por outro lado, a oxcarbazepina e seu metabólito farmacologicamente ativo induzem as enzimas CYP3A4 e CYP3A5, responsáveis pelo metabolismo de antagonistas de di-hidropiridina cálcica, dos ACOs e de alguns medicamentos antiepiléticos, como a carbamazepina, resultando em redução da concentração plasmática desses fármacos e, potencialmente, de seu efeito terapêutico.[1]

A oxcarbazepina, na forma de seus metabólitos, é excretada majoritariamente por via renal, sendo que em torno de 80% da dose absorvida é excretada na forma de MHD glicuronado.[2]

A eficácia da oxcarbazepina para o tratamento de epilepsia focal é comprovada por diversos ensaios clínicos randomizados e controlados. Ela é aprovada pela FDA para o tratamento dessa condição de saúde em crianças, adultos e adolescentes, tanto em monoterapia quanto associada a outras medicações.[1,3,4] Em crianças de 2 a 4 anos, a aprovação é apenas para tratamento adjuvante. Não há dados de segurança para uso em crianças menores de 2 anos de idade.[1]

Uma revisão sistemática fez um levantamento dos ensaios clínicos que testaram a oxcarbazepina para o tratamento agudo do TB e demonstrou que, de modo geral, as evidências são poucas e de baixa qualidade metodológica para indicá-la tanto nos episódios depressivos quanto nos maníacos.[5] Dessa forma, a monoterapia com oxcarbazepina não está indicada para o TB. Por outro lado, seu uso na forma adjuvante ao lítio ou ao ácido valproico é considerado um tratamento de terceira linha no tratamento dos episódios maníacos em adultos, podendo, então, entrar no rol de opções terapêuticas para esse fim.[6,7] A oxcarbazepina não é recomendada para o tratamento dos episódios agudos (maníacos ou depressivos) associados ao TB em crianças e adolescentes, pois um grande ensaio clínico randomizado demonstrou sua ineficácia.[7,8]

Recentemente, uma revisão sistemática com metanálises de rede que comparou o potencial de diversos esquemas terapêuticos na fase de manutenção do TB demonstrou que a combinação de lítio com oxcarbazepina parece ser uma opção para a prevenção de episódios agudos de forma geral, especialmente para aqueles do polo maníaco (incluídos episódios maníacos, mistos e hipomaníacos).[9] Apesar de ser um achado recente e interessante, ainda requer replicação e não consta como uma indicação formal nos principais protocolos assistenciais.[7]

A oxcarbazepina parece ter algum efeito para o controle da dor associada à neuropatia diabética em adultos, mas as evidências são poucas e de qualidade metodológica limitada.[10] É considerada uma medicação de primeira escolha para o tratamento da neuralgia do trigêmeo, a despeito da limitada evidência.[11,12]

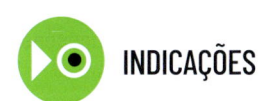

INDICAÇÕES

Evidências CONSISTENTES de eficácia

- Epilepsia focal em adultos (monoterapia ou terapia adjuvante).
- Epilepsia focal em crianças e adolescentes de 4 a 16 anos (monoterapia).
- Epilepsia focal em crianças e adolescentes de 2 a 16 anos (terapia adjuvante).
- Epilepsia com crises tônico-clônicas generalizadas (primárias ou secundárias).

Evidências INCOMPLETAS de eficácia

- Mania aguda no TB em adultos (tratamento adjuvante ao lítio ou ao ácido valproico, considerado tratamento de terceira linha).
- Tratamento de manutenção do TB (tratamento adjuvante ao lítio).
- Dor associada à neuropatia diabética em adultos.
- Neuralgia do trigêmeo em adultos.

CONTRAINDICAÇÕES

Absolutas

- Hipersensibilidade conhecida à oxcarbazepina ou aos seus metabólitos.
- Pacientes que estejam em uso de IMAO.

Relativas

- Hipersensibilidade conhecida à carbamazepina (em torno de 25 a 30% dos casos também terão hipersensibilidade à oxcarbazepina).
- Mulheres gestantes ou lactantes.
- Pacientes com insuficiência hepática grave (o ajuste de dose não está bem estabelecido).
- Pacientes com IR (requerem o ajuste de dose).
- Pacientes que tenham história conhecida de alergia a compostos tricíclicos.
- Pessoas com HLA B*1502 ou com HLA-A*3101 pelo risco de desenvolver SSJ e outras reações cutâneas graves.

REAÇÕES ADVERSAS

Mais comuns: Ataxia e anormalidades de marcha, cefaleia, dores abdominais e dispepsia, diplopia e anormalidades na visão, fadiga, náuseas e vômitos, sonolência, tontura, tremores.

Menos comuns: Alterações de fala ou linguagem, confusão mental, elevação de transaminases, exantema, hiponatremia, ideação suicida, nistagmo, reação à droga com eosinofilia e sintomas sistêmicos (DRESS), redução na concentração, SSJ, vertigem.

INTOXICAÇÃO

Sintomas

Os principais sintomas associados à sobredose de oxcarbazepina são sonolência, tontura, náusea, vômito, hipercinesia, hiponatremia, ataxia e nistagmo. Em termos laboratoriais, a hiponatremia pode ocorrer durante o uso de oxcarbazepina, mas em geral é assintomática. Casos de hiponatremia sintomática e de SIADH também já foram reportados, sobretudo quando há associação com outras medicações que potencialmente causam a redução sérica de sódio.

A oxcarbazepina não é associada com frequência a discrasias sanguíneas; contudo, trombocitopenia pode ser um achado no hemograma. Elevação de enzimas hepáticas pode ocorrer, assim como redução da T4 sem alterações em T3 ou em TSH. Outras alterações laboratoriais que podem ser encontradas são hipocalemia, hipocalcemia, hipoglicemia e hiperglicemia.

Manejo

- Não há antídoto específico.
- O tratamento da intoxicação deve ser de suporte e com foco na redução dos sintomas.
- Devem ser consideradas a remoção do medicamento por lavagem gástrica e/ou a inativação pela administração de carvão ativado, em caso de ingestão recente e se indicadas clinicamente.
- A dosagem sérica da oxcarbazepina de rotina não tem relevância clínica, mas pode ser realizada quando há suspeita de intoxicação pela medicação.

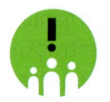

POPULAÇÕES ESPECIAIS

GRAVIDEZ

Não existem estudos clínicos adequados e bem controlados que tenham testado a oxcarbazepina em mulheres gestantes. A oxcarbazepina é estruturalmente semelhante à carbamazepina, substância considerada teratogênica em humanos. O uso de oxcarbazepina não é aconselhado durante a gravidez, devendo ser utilizada apenas quando os potenciais benefícios forem maiores do que os potenciais riscos ao feto.

LACTAÇÃO

A oxcarbazepina e seu metabólito ativo são excretados no leite materno, e os efeitos no recém-nascido são indeterminados. Assim, seu uso deve ser evitado durante a amamentação.

CRIANÇAS

É indicada como monoterapia ou como adjuvante no tratamento de crises focais em crianças e adolescentes. Proporcionalmente, crianças com mais de 8 anos apresentam maior depuração da medicação do que adultos. Crianças apresentam maior risco de desenvolver desequilíbrio eletrolítico (hiponatremia e hipocloremia), portanto devem ser cuidadosamente monitoradas.

IDOSOS

Em voluntários idosos, as concentrações plasmáticas máximas encontradas nos estudos foram em torno de 30 a 60% maiores do que aquelas dos voluntários jovens, o que se deveu, provavelmente, às reduções da depuração renal associadas à idade. Assim, o ajuste de doses nas populações idosas requer mais cuidado; além disso, sugere-se reduzir a dose se houver história de comorbidade com IR. Atentar para o maior risco de hiponatremia. Idosos têm maiores chances de estarem em polifarmácia e são mais suscetíveis aos efeitos adversos das medicações.

INSUFICIÊNCIA HEPÁTICA

Prejuízos hepáticos leves a moderados parecem não afetar a farmacocinética da oxcarbazepina ou do MHD, não sendo indicados, portanto, ajustes de doses nos pacientes com essa condição. Contudo, esses dados não são claros nos pacientes com insuficiência hepática grave, recomendando-se, portanto, maior cautela ao se cogitar utilizar a medicação nessa população.

INSUFICIÊNCIA RENAL

A oxcarbazepina é excretada por via renal, e há uma relação linear entre a depuração de creatinina e a depuração de MHD. Em pacientes com IR, a meia-vida da medicação pode ser prolongada por 19 horas ou mais, recomendando-se, assim, o ajuste de dose nesse grupo. Atentar para o risco de hiponatremia.

INSUFICIÊNCIA CARDÍACA

O ajuste de dose não é recomendado. Todavia, deve-se prestar atenção ao uso concomitante de outras medicações que possam potencialmente causar hiponatremia e/ou SIADH.

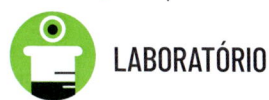

LABORATÓRIO

Exames prévios

Não são necessários de rotina.

Exames de acompanhamento

A dosagem sérica da oxcarbazepina de rotina não apresenta relevância clínica e não está indicada. Contudo, ela pode ser solicitada em situações especiais nas quais haja indicação clínica para tal (p. ex., intoxicação, gestação, IR, etc.).

Hemograma: a oxcarbazepina está associada a trombocitopenia, mas não a outras discrasias sanguíneas, e não requer monitoramento hematológico de rotina durante seu uso.

Enzimas hepáticas: o uso da oxcarbazepina está associado à elevação de GGT e das transaminases, exames que podem ser solicitados conforme indicação clínica (p. ex., intoxicação, sintomas gastrintestinais, história de insuficiência hepática, etc.).

Eletrólitos: a hiponatremia assintomática pode ocorrer durante o uso da oxcarbazepina, mas casos de hiponatremia sintomática ou clinicamente significativa (Na^+ < 125 mmol/L), bem como de SIADH, também têm sido reportados durante o seu uso. Assim, a medida laboratorial de sódio é sugerida durante a manutenção do tratamento, em particular naqueles pacientes que tenham sintomas sugestivos de hiponatremia ou que estejam em uso de outras medicações associadas à redução das concentrações séricas de sódio.

⚠ PRECAUÇÕES E DICAS

1. No início do tratamento, pode ocorrer hiponatremia, que é dose-dependente e, em geral, assintomática. Quando sintomática, comumente inicia-se com tontura e fraqueza. Atentar a pacientes que usem outras medicações sabidamente associadas à hiponatremia ou à SIADH. Deve-se dar especial atenção àqueles pacientes que fazem restrição dietética de sódio ou que usem diuréticos, sobretudo pessoas com cardiopatias e nefropatias.
2. Ajustar a dose em pacientes que tenham IR. Naqueles com IR grave (TFG < 30 mL/min), faz-se necessária redução para a metade da dose habitual.
3. A oxcarbazepina pode reduzir o efeito dos ACOs.
4. A oxcarbazepina pode alterar a concentração sérica de outras medicações antiepiléticas.
5. A oxcarbazepina apresenta pouca interação medicamentosa com ADs e APs.
6. Não se deve utilizar a oxcarbazepina em concomitância com IMAOs.
7. Se o paciente apresentar reação cutânea, como exantema, a oxcarbazepina deve ser descontinuada, pois há o risco de desenvolvimento de reações cutâneas graves, como SSJ ou necrólise epidérmica tóxica. Essas reações são incomuns, e a mediana do aparecimento dos sintomas é aos 19 dias após o início do medicamento.

8. Atentar ao uso concomitante de outras substâncias depressoras do SNC (p. ex., álcool, sedativos, outros antiepiléticos, etc.)
9. O grupo das medicações antiepiléticas é associado a risco aumentado de ideação suicida e comportamento suicida. Portanto, deve-se monitorar esses sintomas em pacientes que estejam em uso de oxcarbazepina, especialmente nos quem têm na história pregressa comportamentos suicidas ou outros fatores de risco para suicídio.

REFERÊNCIAS

1. Trileptal® [Bula de medicamento] [Internet]. New Jersey: Novartis Pharmaceuticals; 2018 [capturado em 20 set 2022]. Disponível em: https://www.accessdata.fda.gov/drugsatfda_docs/label/2019/021014s043lbl.pdf.
2. Schatzberg AF, Nemeroff CB, editors. The American Psychiatric Association Publishing textbook of psychopharmacology. Washington: APA; 2017.
3. Nevitt SJ, Smith CT, Marson AG. Oxcarbazepine versus phenytoin monotherapy for epilepsy: an individual participant data review. Cochrane Database Syst Rev. 2018;10(10):CD003615. PMID [30350354]
4. Nevitt SJ, Sudell M, Cividini S, Marson AG, Smith CT. Antiepileptic drug monotherapy for epilepsy: a network meta-analysis of individual participant data. Cochrane Database Syst Rev. 2022;4(4):CD011412. PMID [35363878]
5. Vasudev A, Macritchie K, Vasudev K, Watson S, Geddes J, Young AH. Oxcarbazepine for acute affective episodes in bipolar disorder. Cochrane Database Syst Rev. 2011;(12):CD004857. PMID [22161387].
6. Juruena MF, Ottoni GL, Machado-Vieira R, Carneiro RM, Weingarthner N, Marquardt AR, et al. Bipolar I and II disorder residual symptoms: oxcarbazepine and carbamazepine as add-on treatment to lithium in a double-blind, randomized trial. Prog Neuropsychopharmacol Biol Psychiatry. 2009;33(1):94-9. PMID [19007842]
7. Yatham LN, Kennedy SH, Parikh SV, Schaffer A, Bond DJ, Frey BN, et al. Canadian Network for Mood and Anxiety Treatments (CANMAT) and International Society for Bipolar Disorders (ISBD) 2018 guidelines for the management of patients with bipolar disorder. Bipolar Disord. 2018;20(2):97-170. PMID [29536616]
8. Wagner KD, Kowatch RA, Emslie GJ, Findling RL, Wilens TE, McCague K, et al. A double-blind, randomized, placebo-controlled trial of oxcarbazepine in the treatment of bipolar disorder in children and adolescents. Am J Psychiatry. 2006;163(7):1179-86. PMID [16816222]
9. Kishi T, Ikuta T, Matsuda Y, Sakuma K, Okuya M, Mishima K, et al. Mood stabilizers and/or antipsychotics for bipolar disorder in the maintenance phase: a systematic review and network meta-analysis of randomized controlled trials. Mol Psychiatry. 2021;26(8):4146-57. PMID [33177610]
10. Zhou M, Chen N, He L, Yang M, Zhu C, Wu F. Oxcarbazepine for neuropathic pain. Cochrane Database Syst Rev. 2013;(3):CD007963. PMID [23543558]
11. Bendtsen L, Zakrzewska JM, Abbott J, Braschinsky M, di Stefano G, Donnet A, et al. European Academy of Neurology guideline on trigeminal neuralgia. Eur J Neurol. 2019;26(6):831-49. PMID [30860237]
12. di Stefano G, de Stefano G, Leone C, di Lionardo A, di Pietro G, Sgro E, et al. Real-world effectiveness and tolerability of carbamazepine and oxcarbazepine in 354 patients with trigeminal neuralgia. Eur J Pain. 2021;25(5):1064-71. PMID [33428801]

PALIPERIDONA

APRESENTAÇÕES COMERCIAIS

INVEGA (JANSSEN-CILAG)
- Caixas com 7, 14 ou 28 comprimidos de liberação prolongada de 3 mg.
- Caixas com 7, 14 ou 28 comprimidos de liberação prolongada de 6 mg.
- Caixas com 7, 14 ou 28 comprimidos de liberação prolongada de 9 mg.

INVEGA SUSTENNA (JANSSEN-CILAG)
- Caixas com 1, 2 ou 3 seringas preenchidas com 0,25 mL de suspensão injetável de liberação prolongada de 100 mg/mL.
- Caixas com 1, 2 ou 3 seringas preenchidas com 0,5 mL de suspensão injetável de liberação prolongada de 100 mg/mL.
- Caixas com 1, 2 ou 3 seringas preenchidas com 0,75 mL de suspensão injetável de liberação prolongada de 100 mg/mL.
- Caixas com 1, 2 ou 3 seringas preenchidas com 1 mL de suspensão injetável de liberação prolongada de 100 mg/mL.
- Caixas com 1, 2 ou 3 seringas preenchidas com 1,5 mL de suspensão injetável de liberação prolongada de 100 mg/mL.
- Caixas com 1 seringa preenchida com 0,875 mL de suspensão injetável de liberação prolongada de 200 mg/mL.
- Caixas com 1 seringa preenchida com 1,315 mL de suspensão injetável de liberação prolongada de 200 mg/mL.
- Caixas com 1 seringa preenchida com 1,75 mL de suspensão injetável de liberação prolongada de 200 mg/mL.
- Caixas com 1 seringa preenchida com 2,625 mL de suspensão injetável de liberação prolongada de 200 mg/mL.
- Caixas com 1 seringa preenchida com 3,5 mL de suspensão injetável de liberação prolongada de 200 mg/mL.
- Caixas com 1 seringa preenchida com 5 mL de suspensão injetável de liberação prolongada de 200 mg/mL.

com receptores colinérgicos, muscarínicos, β_1 e β_2-adrenérgicos, o que pode trazer como consequência menor sedação, menor alteração do perfil lipídico e menor ganho de peso. A paliperidona apresenta, ainda, afinidade pelos receptores 5-HT1D, 5-HT2B, 5-HT7 e D3.[2]

FARMACOCINÉTICA

A paliperidona (9-hidroxi-risperidona) pertence ao grupo dos benzisoxazoles. É o primeiro metabólito ativo da risperidona. A apresentação oral possui biodisponibilidade de 28%, sendo absorvida via pressão osmótica. Por consequência, a liberação é lenta, sendo observada pouca flutuação das concentrações séricas. A absorção total leva cerca de 24 horas, e são necessários de 4 a 5 dias para atingir o estado de equilíbrio plasmático. Na forma injetável, estão disponíveis as formulações PP1M, aplicada 1 vez ao mês, e PP3M, aplicada 1 vez a cada 3 meses. O palmitato de paliperidona é uma formulação esterificada de paliperidona quase insolúvel em água; portanto, dissolve-se lentamente na injeção IM local (deltoide ou glúteo) e é rapidamente hidrolisado para liberar paliperidona.[3,4] A vantagem da PP1M e da PP3M é a duração de ação e o fato de poderem ser armazenadas em temperatura ambiente.

Cerca de 59% da paliperidona é secretada inalterada por via urinária; consequentemente, é preciso ter cautela na administração a pacientes com doença renal. A carbamazepina, indutora da gpP renal, altera a depuração renal da paliperidona, diminuindo sua concentração sérica. Cerca de 32% do medicamento é convertido em metabólitos pelas isoenzimas do citocromo P450, no fígado. Contudo, não são esperadas alterações farmacocinéticas clinicamente relevantes com outros fármacos, uma vez que a paliperidona não inibe de forma substancial essas isoenzimas.[1]

A paliperidona oral é indicada para tratamento da esquizofrenia tanto em adolescentes quanto em adultos e para tratamento do transtorno esquizoafetivo em adultos. A última revisão do CANMAT incluiu a paliperidona oral em monoterapia como tratamento de primeira linha para episódios maníacos e de segunda linha para tratamento de manutenção.[5]

O primeiro ensaio clínico randomizado, controlado por placebo, que avaliou a eficácia da PP3M mostrou a superioridade dessa formulação em comparação a placebo na prevenção de recaídas de pacientes com esquizofrenia, previamente estabilizados com PP1M.[4] Posteriormente, um ensaio clínico de não inferioridade confirmou efeitos similares das formulações PPM3 ou PPM1 como terapia de manutenção, com sucesso de 91% e 90% dos casos, respectivamente, em 48 semanas.[3] Análises *post hoc* também evidenciaram os benefícios da PP3M a pacientes com esquizofrenia em estágio inicial, ou seja, com menos de 5 anos de doença.[8] Por fim, demonstrou-se que 50% dos pacientes tratados com PP1M, PP3M e paliperidona oral de liberação controlada permaneceram estáveis por 13, 6 e 2 meses, respectivamente.[9]

INDICAÇÕES

Evidências CONSISTENTES de eficácia
Oral:
- Esquizofrenia para pacientes adultos ≥ 12 anos.
- Transtorno esquizoafetivo.
- TB como terapia coadjuvante para adultos maiores de 18 anos.

Parenteral:
- Esquizofrenia e transtorno esquizoafetivo (monoterapia).

Evidências INCOMPLETAS de eficácia
- Transtorno da personalidade *borderline*.
- Sintomas de irritabilidade no TEA.
- Tratamento adjunto no transtorno de sintomas somáticos.
- Associada aos ISRSs no tratamento do TOC refratário.
- TB: terapia de manutenção.

CONTRAINDICAÇÕES

Absolutas
- Hipersensibilidade à paliperidona ou à risperidona.

Relativas
- Não documentadas.

MODO DE USAR

Para pacientes adultos, a dosagem inicial por VO recomendada é de 6 mg/dia, em dose única pela manhã. Já para adolescentes, a dose recomendada é de 3 mg/dia, não sendo necessária sua titulação. O medicamento pode ser ingerido com ou sem alimentos, mas alguns estudos demonstram que a biodisponibilidade aumenta com a ingestão. O comprimido deve ser engolido inteiro, não devendo ser mastigado ou quebrado.[1]

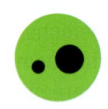

VARIAÇÃO USUAL DA DOSE

Em pacientes adultos com esquizofrenia ou transtorno esquizoafetivo, as doses por VO podem variar de 1,5 a 9 mg. A dose inicial de 6 mg/dia pode ser titulada em incrementos de 3 mg/dia, em intervalos ≥ 5 dias, não devendo exceder 12 mg/dia. Quantidades maiores que 6 mg (9 a 12 mg) podem elevar a eficácia, porém com mais efeitos colaterais. Em crianças com mais de 12 anos, a dose recomendada é de 3 mg/dia, não devendo exceder 6 mg/dia.[1,2]

No caso de uso IM, a formulação palmitato de paliperidona mensal (PP1M) é recomendada apenas àqueles pacientes que já fizeram uso de paliperidona oral nos quais se pôde comprovar tolerabilidade a essa substância. A dose inicial recomendada é de 150 mg, seguida de uma dose de 100 mg após 7 dias da primeira dose. Ambas as doses devem ser aplicadas no músculo deltoide. Após as duas aplicações iniciais, a dose mensal recomendada é de 75 mg, podendo variar entre 25 e 150 mg, dependendo da tolerância e da eficácia do medicamento. A aplicação das doses mensais pode ser tanto no deltoide quanto nos glúteos e deve sempre ser feita por profissional habilitado.[2]

Já a formulação palmitato de paliperidona trimestral (PP3M) deve ser administrada sempre após tratamento inicial com PP1M, nos seguintes esquemas terapêuticos:

- Dose de 175 mg PP3M deve ser usada para transição de PP1M 50 mg.
- Dose de 263 mg PP3M deve ser usada para transição de PP1M 75 mg.
- Dose de 350 mg ou 525 mg deve ser usada para transição de PP1M 100 mg.
- Assim como na aplicação de PP1M, as doses mensais de PP3M podem ser feitas tanto no deltoide quanto nos glúteos e sempre por profissional habilitado.[3]

Considerando que 80% dos pacientes com esquizofrenia não aderem completamente aos regimes terapêuticos, fato que está diretamente relacionado a maior número de hospitalizações e à piora dos sintomas psicóticos, com consequente sofrimento dos pacientes e familiares, as formulações injetáveis de longa duração apresentam vantagens em relação às formulações orais, já que estas podem ser administradas 1 vez ao mês (PP1M) ou a cada 3 meses (PP3M).[3,4]

Em pacientes adultos com TB (mania), utilizar doses ≥ 6 mg, VO.[5]

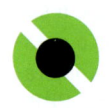

MODO DE SUSPENDER

Em geral, deve-se evitar a descontinuação abrupta da paliperidona oral, fazendo-a de forma gradual, no período de 2 a 4 semanas, com reduções lineares até a dose terapêutica mínima ou a metade da menor dose terapêutica antes da completa retirada.

CLASSE, MECANISMO DE AÇÃO E FARMACODINÂMICA

Assim como a risperidona, a paliperidona é um APA com afinidade pelos receptores serotonérgicos 5-HT e dopaminérgicos D3; entretanto, a força da ligação (bloqueio) a receptores 5-HT2 e D2 é menor do que a da risperidona. Um estudo com pacientes com esquizofrenia demonstrou que, após 2 a 6 semanas de uso de 3 mg de paliperidona, ocorreu o bloqueio de 58% de receptores D2 da via estriatal, 77% com o uso de 9 mg e 80% com o uso de 15 mg. Como resultado, a dosagem de 6 mg foi considerada efetiva no tratamento da esquizofrenia, uma vez que, para a redução de sintomas psicóticos, é necessário o bloqueio de, no mínimo, 65% dos receptores D2.[1,6-8]

Comparada à risperidona, a paliperidona mostrou menor afinidade com receptores α_1 e α_2-adrenérgicos in vitro, o que deve causar menor quantidade de sintomas ortostáticos. Em comparação a outros APSGs, a paliperidona apresentou in vitro menor afinidade com receptores histaminérgicos (H1) e não exibiu afinidade

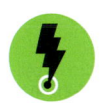

REAÇÕES ADVERSAS

Mais comuns
- **Oral:** Acatisia, alterações metabólicas, cefaleia, distonia, efeitos extrapiramidais, parkinsonismo, sonolência, taquicardia, tontura, vômitos.
- **Injetável:** Infecções do trato respiratório superior, reações no local da injeção.

Menos comuns
- **Oral:** Agitação, amenorreia, astenia, bloqueio AV, boca seca, bradicardia, distúrbios gastrintestinais, dor abdominal, ECG anormal, fadiga, hipersecreção salivar, hipotensão ortostática.
- **Injetável:** Acatisia, aumento de peso, cefaleia, distonia, efeitos extrapiramidais, infecções do trato respiratório superior, infecções do trato urinário, tremor.

INTOXICAÇÃO

Sintomas

Sintomas de intoxicação por paliperidona incluem ECEs, sonolência, sedação, taquicardia, hipotensão e prolongamento do intervalo QT. Em caso de neutropenia grave, descontinuar o tratamento.

Manejo

Não existe antídoto específico para a paliperidona. O tratamento da intoxicação deve ocorrer por meio de medidas de suporte:

- Manutenção de vias aéreas permeáveis.
- Monitoramento cardíaco para avaliar possíveis arritmias (cuidar com a administração de antiarrítmicos, devido ao risco de prolongamento do intervalo QT).
- Emprego de líquidos e/ou agentes simpatomiméticos na presença de choque ou hipotensão.
- Administração de anticolinérgicos na presença de ECEs.

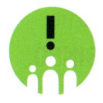

POPULAÇÕES ESPECIAIS

GRAVIDEZ

Recém-nascidos expostos aos APs durante o terceiro trimestre de gravidez apresentam risco de sintomas extrapiramidais e/ou de abstinência após o parto, embora dados disponíveis de gestantes expostas à paliperidona não tenham estabelecido um risco associado ao medicamento para defeitos congênitos graves, aborto espontâneo ou resultados maternos ou fetais adversos. Categoria C da FDA.

LACTAÇÃO

A paliperidona atravessa o leite materno. Sedação, déficit de crescimento, nervosismo e sintomas extrapiramidais (tremores e movimentos musculares anormais) foram relatados em bebês cujas mães recebiam tratamento com risperidona. A decisão de usar paliperidona deve considerar os potenciais riscos e benefícios para o recém-nascido. Recomenda-se monitorar os bebês expostos ao tratamento através do leite materno.

CRIANÇAS

A paliperidona é uma substância aprovada para pacientes com esquizofrenia na adolescência.

IDOSOS

Em pacientes com função renal normal, estudos demonstraram que não é necessário ajuste de dosagem. No entanto, recomenda-se monitoramento da função renal e da pressão ortostática. O risco de convulsão em pacientes idosos aumenta quando em uso de paliperidona. Ela não está aprovada para o tratamento de pacientes com psicose relacionada à demência.

INSUFICIÊNCIA HEPÁTICA

Em pacientes com doença hepática leve a moderada (Child-Pugh A e B), não é necessário o ajuste de dose. Em pacientes com doença hepática grave, deve-se ter cautela.[2,5]

INSUFICIÊNCIA RENAL

Em pacientes com depuração de creatinina menor que 80 mL/min, é necessário redução na dose de tratamento (máximo 6 mg/dia) tanto na apresentação oral quanto na IM.

INSUFICIÊNCIA CARDÍACA

Poucos estudos demonstraram alterações do metabolismo glicêmico ou lipídico com o uso da paliperidona. Em diversos estudos, ela não provocou aumento do intervalo QT quando comparada ao placebo. Uma análise, entretanto, demonstrou correlação positiva entre dosagem sérica de paliperidona e intervalo QT. É necessário cautela no uso combinado com outros medicamentos ou em condições clínicas que possam prolongar o intervalo QT.[10]

LABORATÓRIO

Não existem dosagens laboratoriais que possam ser feitas para verificar as concentrações séricas da paliperidona.

Além disso, não é necessária a realização de exames laboratoriais prévios e/ou de acompanhamento em indivíduos saudáveis.

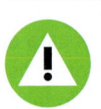

PRECAUÇÕES E DICAS

1. Como todos os APs, a paliperidona pode causar SNM.
2. Como pode induzir hipotensão ortostática, deve ser usada com cautela em pacientes com história de DCV, doença vascular cerebral ou condições que predisponham à hipotensão.
3. O comprimido da atual apresentação (Invega) não se deforma no trato gastrintestinal, portanto não deve ser administrado a pacientes com estreitamento gastrintestinal grave ou com dificuldades para deglutir o medicamento.
4. O uso associado de paliperidona e risperidona não é recomendado, devido ao risco de exposição adicional à paliperidona.
5. A carbamazepina aumenta a excreção renal da paliperidona. O uso concomitante pode necessitar de aumento da dose de paliperidona.
6. A paliperidona não é aprovada para uso em psicose associada a quadros demenciais (transtornos neurocognitivos).
7. A paliperidona deve ser evitada em pacientes em uso de substâncias que aumentam o intervalo QT.
8. Alterações metabólicas são comuns em pacientes que fazem uso de APAs. Os pacientes que utilizam paliperidona devem ser monitorados.
9. Embora incomuns, eventos como leucopenia, neutropenia e agranulocitose podem ocorrer em pacientes que utilizam paliperidona.
10. Evitar o uso de álcool durante o tratamento com paliperidona.

REFERÊNCIAS

1. Leon J, Wynn G, Sandson NB. The pharmacokinetics of paliperidone versus risperidone. Psychosomatics. 2010;51(1):80-8. PMID [20118446]
2. Nussbaum AM, Stroup TS. Paliperidone palmitate for schizophrenia. Cochrane Database Syst Rev. 2012;(6):CD008296. PMID [22696377]
3. Savitz AJ, Xu H, Gopal S, Nuamah I, Ravenstijn P, Janik A, et al. Efficacy and safety of paliperidone palmitate 3-month formulation for patients with schizophrenia: a randomized, multicenter, double-blind, noninferiority study. Int J Neuropsychopharmacol. 2016;19(7):pyw018. PMID [26902950]
4. Berwaerts J, Liu Y, Gopal S, Nuamah I, Xu H, Savitz A, et al. Efficacy and safety of the 3-month formulation of paliperidone palmitate vs placebo for relapse prevention of schizophrenia: a randomized clinical trial. JAMA Psychiatry. 2015;72(8):830-9. PMID [25820612]
5. Yatham LN, Kennedy SH, Parikh SV, Schaffer A, Bond DJ, Frey BN, et al. Canadian Network for Mood and Anxiety Treatments (CANMAT) and International Society for Bipolar Disorders (ISBD) 2018 guidelines for the management of patients with bipolar disorder. Bipolar Disord. 2018;20(2):97-170. PMID [29536616]
6. Marino J, Caballero J. Paliperidone extended-release for the treatment of schizophrenia. Pharmacotherapy 2008;28(10):1283-98. PMID [18823223]
7. Miyamoto S, Duncan GE, Marx CE, Lieberman JA. Treatments for schizophrenia: a critical review of pharmacology and mechanisms of action of antipsychotic drugs. Mol Psychiatry. 2005;10(1):79-104. PMID [15289815]
8. Lynum KSB, Turkoz I, Kim E. Paliperidone palmitate once-every-3-months in adults with early illness schizophrenia. Early Interv Psychiatry. 2019;13(3):667-72. PMID [29968279]
9. Weiden PJ, Kim E, Bermak J, Turkoz I, Gopal S, Berwaerts J. Does half-life matter after antipsychotic discontinuation? A relapse comparison in schizophrenia with 3 different formulations of paliperidone. J Clin Psychiatry. 2017;78(7):e813-20. PMID [28640988]
10. Suzuki Y, Fukui N, Watanabe J, Ono S, Sugai T, Tsuneyama N, et al. QT prolongation of the antipsychotic risperidone is predominantly related to its 9-hydroxy metabolite paliperidone. Hum Psychopharmacol. 2012;27(1):39-42. PMID [22144033]

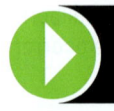

PAROXETINA

APRESENTAÇÕES COMERCIAIS

AROPAX (GLAXOSMITHKLINE)
▶ Caixas com 30 comprimidos de 20 mg.

CEBRILIN (LIBBS)
▶ Caixas com 10 ou 30 comprimidos de 10 mg.
▶ Caixas com 10 ou 30 comprimidos de 20 mg.
▶ Caixas com 10 ou 30 comprimidos de 30 mg.

CLORIDRATO DE PAROXETINA (AUROBINDO, CIMED, PHARLAB, SANDOZ)
▶ Caixas com 10, 20 ou 30 comprimidos de 20 mg.

CLORIDRATO DE PAROXETINA (CRISTÁLIA)
▶ Caixas com 10, 20, 30 ou 200* comprimidos de 20 mg.

CLORIDRATO DE PAROXETINA (EMS, GERMED, LEGRAND)
- Caixas com 10, 20, 30, 60 ou 100* comprimidos de 20 mg.

CLORIDRATO DE PAROXETINA (EUROFARMA, TEUTO)
- Caixas com 20 ou 30 comprimidos de 20 mg.

CLORIDRATO DE PAROXETINA (GEOLAB)
- Caixas com 10, 20 ou 30 comprimidos de 10 mg.
- Caixas com 10, 20 ou 30 comprimidos de 20 mg.
- Caixas com 10, 20 ou 30 comprimidos de 30 mg.

CLORIDRATO DE PAROXETINA (MULTILAB)
- Caixas com 10, 20, 30, 60 ou 100* comprimidos de 20 mg.

CLORIDRATO DE PAROXETINA (PRATI DONADUZZI)
- Caixas com 20, 30, 300* ou 500* comprimidos de 20 mg.

CLORIDRATO DE PAROXETINA (RANBAXY)
- Caixas com 10, 20, 30 ou 60 comprimidos de 20 mg.

MORATUS (SANOFI-MEDLEY)
- Caixas com 15, 20, 30 ou 60 comprimidos de 20 mg.

PAROX (TEUTO)
- Caixas com 20 ou 30 comprimidos de 20 mg.

PAXIL CR (GLAXOSMITHKLINE)
- Caixas com 10 ou 30 comprimidos de liberação modificada de 12,5 mg.
- Caixas com 10 ou 30 comprimidos de liberação modificada de 25 mg.

PONDERA (EUROFARMA)
- Caixas com 10, 20 ou 30 comprimidos de 10 mg.
- Caixas com 10, 20 ou 30 comprimidos de 15 mg.
- Caixas com 10, 20 ou 30 comprimidos de 20 mg.
- Caixas com 10, 20 ou 30 comprimidos de 25 mg.
- Caixas com 10, 20 ou 30 comprimidos de 30 mg.
- Caixas com 10, 20 ou 30 comprimidos de 40 mg.

ROXETIN (CRISTÁLIA)
- Caixas com 10, 20, 30 ou 200* comprimidos de 20 mg.

SINCRO (EUROFARMA)
- Caixas com 10, 20 ou 30 comprimidos de 10 mg.
- Caixas com 10, 20 ou 30 comprimidos de 15 mg.
- Caixas com 10, 20 ou 30 comprimidos de 20 mg.
- Caixas com 10, 20 ou 30 comprimidos de 25 mg.
- Caixas com 10, 20 ou 30 comprimidos de 30 mg.
- Caixas com 10, 20 ou 30 comprimidos de 40 mg.

ZYPAROX (ZYDUS)
- Caixas com 30, 100*, 200* ou 500* comprimidos de 20 mg.

*Embalagem hospitalar.

MODO DE USAR

A dose recomendada para a maioria das indicações é de 20 mg/dia. Em alguns pacientes, pode ser necessário aumentar a dose, o que deve ser feito gradativamente, em aumentos de 10 mg até a dose máxima de 60 mg, de acordo com a resposta do paciente. Indivíduos com TOC podem necessitar de doses maiores. A dosagem recomendada para sintomas vasomotores durante a transição da menopausa é de 7,5 mg, 1 vez ao dia. Como é comum que produza sonolência durante o dia, sobretudo nas primeiras semanas de tratamento, é recomendável administrá-la à noite, em dose única. Se, entretanto, produzir insônia, administrá-la pela manhã. Os antiácidos e os alimentos aparentemente não interferem em sua absorção.

TEMPO PARA INÍCIO DE AÇÃO

O início da ação terapêutica não é imediato e pode levar de 2 a 4 semanas. Alguns pacientes podem sentir melhora na insônia e na ansiedade em tempo menor.

VARIAÇÃO USUAL DA DOSE

Usa-se de 20 a 60 mg/dia para a maioria das indicações.

Para sintomas vasomotores, usa-se 7,5 mg/noite.

MODO DE SUSPENDER

A suspensão, se necessária, deve ser gradual, para evitar que ocorram sintomas de retirada (tontura, náusea, vômito, intolerância à luz, fadiga, letargia, mialgia, perturbações do sono, alterações sensoriais, inquietude), reduzindo-se de 10 a 20 mg a cada 5 ou 7 dias.

CLASSE, MECANISMO DE AÇÃO E FARMACODINÂMICA

A paroxetina é um derivado da fenilpiperidina, com estrutura química distinta dos outros ADs. Assim como os outros ISRSs, causa elevação de concentração extracelular de 5-HT nas sinapses serotonérgicas, mediada pela inibição de seu transportador. Inicialmente, há diminuição da neurotransmissão de serotonina, em razão da ativação da alça de *feedback* negativo que decorre da ligação da serotonina, transitoriamente aumentada, ao seu autorreceptor 5-HT1A. Na sequência, os receptores 5-HT1A são dessensibilizados, e com isso ocorre o pretendido aumento da neurotransmissão serotonérgica. Além disso, quando comparada aos demais ISRSs, tem elevada ação noradrenérgica, sobretudo em doses altas. Não tem afinidade a receptores dopaminérgicos, adrenérgicos e histaminérgicos, sendo considerada um fármaco "limpo". Tem alguma afinidade a receptores muscarínicos, o que justifica seus leves efeitos anticolinérgicos.

A paroxetina é mais eficaz do que o placebo e tão eficaz quanto os ADTs e os demais ISRSs no tratamento da fase aguda do TDM, tanto em pacientes internados como naqueles ambulatoriais, e na prevenção de recaídas e recorrências. Vários estudos demonstraram a eficácia da paroxetina no tratamento do TP, do TAS, do TAG, do TOC, do TEPT e do transtorno disfórico pré-menstrual.

FARMACOCINÉTICA

É completamente absorvida após administração VO. É lipofílica, ligando-se fortemente às proteínas plasmáticas (95%). É metabolizada no fígado, gerando metabólitos que aparentemente não são ativos, os quais são excretados na urina. Tem meia-vida de cerca de 21 horas (9 a 28 horas), atingindo o pico de concentração plasmática entre 3 e 8 horas após a dose oral. Esse valor é aumentado em razão de idade, IR de moderada a grave (depuração de creatinina inferior a 30 mL/min) e cirrose hepática. A formulação de liberação controlada da paroxetina permite que a dissolução do comprimido se faça de forma gradativa, ao longo do intestino delgado, reduzindo a velocidade de absorção e os picos plasmáticos do medicamento — ao mesmo tempo em que proporciona menor estimulação dos receptores 5-HT3. Com isso, melhora a tolerabilidade, diminui os eventos adversos e possivelmente aumenta a adesão ao tratamento. Não há relação entre a dose ingerida e as concentrações plasmáticas. É um potente inibidor da CYP2D6, embora em grau menor que a fluoxetina e em grau menor ou semelhante à sertralina. Como consequência, inibe seu próprio metabolismo, que, por esse motivo, não é linear, apresentando concentrações plasmáticas desproporcionalmente elevadas em doses mais altas. O estado de equilíbrio plasmático é atingido entre 5 e 14 dias após o início do uso. A metabolização é hepática, e seus metabólitos são praticamente inativos. Em relação à excreção, 62% ocorre por via renal, e o restante, pelas fezes. Em idosos, as concentrações séricas sofrem o dobro de elevação, e em pacientes com a depuração de creatinina abaixo de 30 mL/min, até 4 vezes mais em comparação a indivíduos saudáveis após uma dose única de 20 a 40 mg.

Entre os ISRSs, a paroxetina é o que apresenta o maior número de relatos de associação a sintomas de retirada. A não ingestão de duas doses seguidas é suficiente para produzir sintomas de retirada. Ademais, deve-se ter cautela na descontinuação da medicação (ver tópico "Modo de suspender").

INDICAÇÕES

Evidências CONSISTENTES de eficácia

- TDM.[1]
- TOC.
- TP.[2]
- TAG.
- TAS.
- TEPT.[3]
- Transtorno disfórico pré-menstrual, uso contínuo ou na fase lútea.[4]
- Sintomas vasomotores associados à menopausa.[5]

CONTRAINDICAÇÕES

- Hipersensibilidade ao fármaco ou a qualquer componente da fórmula.
- Uso concomitantemente a IMAOs ou no intervalo de até 2 semanas após o término do tratamento com agentes dessa classe.

▶ Simultaneamente à tioridazina ou à pimozida, pois a paroxetina pode elevar as concentrações plasmáticas dessas substâncias.

⚡ REAÇÕES ADVERSAS

Mais comuns: Anorgasmia, astenia, boca seca, cefaleia, constipação, diarreia, diminuição do desejo sexual, retardo ejaculatório, sonolência, tontura, tremor.

Menos comuns: Acatisia, agitação, angiedema, ansiedade, aumento ou diminuição do apetite, constipação intestinal, dispepsia, distonia, dor abdominal, dor torácica, febre, flatulência, ganho de peso, GAF, hiponatremia, hipotensão postural, insônia, mialgia, mioclonia, palpitação, parestesias, parkinsonismo, *rash* cutâneo, sonolência, visão borrada.

😞 INTOXICAÇÃO

Sintomas

Uma ampla margem de segurança é evidente a partir dos dados disponíveis. Casos de sobredose foram relatados em pacientes que administraram até 2.000 mg de paroxetina isoladamente ou em combinação a outras substâncias, incluindo álcool. As experiências de sobredose com paroxetina demonstraram, além dos sintomas observados em reações adversas, os seguintes quadros: vômito, febre, alterações na PA, contrações musculares involuntárias, ansiedade e taquicardia. Coma ou alterações no ECG foram ocasionalmente relatados e, raras vezes, com evolução fatal, sobretudo quando a paroxetina foi administrada em associação a outros agentes psicotrópicos, com ou sem álcool. Não se conhece um antídoto específico.

Manejo

▶ O tratamento deve consistir em medidas gerais empregadas nos casos de sobredose com qualquer AD.
▶ A rápida administração de carvão ativado pode retardar a absorção de paroxetina.

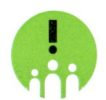

❗ POPULAÇÕES ESPECIAIS

GRAVIDEZ

Estudos epidemiológicos com gestantes que utilizaram ADs durante o primeiro trimestre da gravidez evidenciaram aumento no risco de malformações congênitas, principalmente malformações cardiovasculares, associadas ao uso da paroxetina. No entanto, um estudo de coorte recente com 949.504 gestantes não observou aumento significativo no risco de malformações cardíacas em recém-nascidos de mães que utilizaram ADs no primeiro trimestre comparados a recém-nascidos de mães que não utilizaram ADs. Nesse estudo, o uso da paroxetina no primeiro trimestre de gestação não esteve associado à obstrução do fluxo ventricular direito.[6] O uso no terceiro trimestre está associado a complicações no recém-nascido e pode levar à necessidade de medidas de suporte à vida. Uma metanálise recente mostrou que a exposição a ISRSs no terceiro trimestre dobra a incidência de HPPN.[7] Categoria D da FDA.

LACTAÇÃO

Uma pequena quantidade de paroxetina é excretada no leite materno. Em estudos, as concentrações séricas em crianças amamentadas foram indetectáveis (< 2 ng/mL) ou muito baixas (< 4 ng/mL). Não foram observados sinais de efeito do medicamento nessas crianças. Entre os ISRSs, a paroxetina é uma das melhores escolhas para ser utilizada durante a lactação. Contudo, somente deve ser usada nesse período quando os benefícios esperados para a mãe justifiquem os potenciais riscos à criança.

CRIANÇAS

O tratamento com ADs é associado ao aumento do risco de pensamentos e comportamentos suicidas em crianças e adolescentes com TDM ou outras psicopatologias. Em estudos clínicos com crianças e adolescentes em uso de paroxetina, eventos adversos relacionados à possibilidade de suicídio (pensamento suicida ou tentativas de suicídio) e hostilidade (predominantemente agressão, comportamento de oposição desafiante ou raiva) foram observados com mais frequência em pacientes tratados com paroxetina do que naqueles que receberam placebo.

IDOSOS

Em idosos, ocorre aumento da concentração plasmática da paroxetina. A posologia deve, portanto, ser iniciada com 10 mg/dia, ou a critério do médico. Conforme a resposta terapêutica, a dose pode ser aumentada, acrescentando-se de 5 a 10 mg/dia, semanalmente, até a dose diária máxima de 40 mg.

INSUFICIÊNCIA HEPÁTICA

Não é necessário ajuste de dose.

INSUFICIÊNCIA RENAL

Não é necessário ajuste de dose.

INSUFICIÊNCIA CARDÍACA

Não é necessário ajuste de dose.

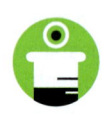

LABORATÓRIO

Não é necessária a realização de exames laboratoriais prévios e/ou de acompanhamento em indivíduos saudáveis.

PRECAUÇÕES E DICAS

1. Ter cautela em relação a pacientes com insuficiência hepática e não exceder 40 mg/dia no caso de IR grave.
2. Todos os pacientes devem ser monitorados quanto à piora do quadro (incluindo o desenvolvimento de novos sintomas) e ao RS durante o tratamento, especialmente no início ou a qualquer momento em que haja alteração na dose, seja aumento ou redução.
3. Como todo AD, a paroxetina deve ser usada com cautela em pacientes com história de mania.
4. Em geral, a incidência de convulsões é < 0,1% em pacientes tratados com paroxetina. Em qualquer paciente que apresente convulsão, o fármaco deve ser descontinuado.
5. Assim como ocorre com outros ISRSs, a paroxetina pode causar midríase e deve ser usada com cautela em pacientes com GAF agudo.
6. Sangramento na pele e nas membranas mucosas (incluindo hemorragia gastrintestinal) tem sido relatado após tratamento com paroxetina. Portanto, o fármaco deve ser usado com cautela em pacientes predispostos a condições hemorrágicas ou sob tratamento concomitante com agentes que aumentem o risco de sangramento.

REFERÊNCIAS

1. Claghorn JL, Kiev A, Rickels K, Smith WT, Dunbar GC. Paroxetine versus placebo: a double-blind comparison in depressed patients. J Clin Psychiatry. 1992;53(12):434-8. PMID [1487471]
2. Lecrubier Y, Judge R. Long-term evaluation of paroxetine, clomipramine and placebo in panic disorder: collaborative paroxetine panic study investigators. Acta Psychiatr Scand. 1997;95(2):153-60. PMID [9065681]
3. Watts BV, Schnurr PP, Mayo L, Young-Xu Y, Weeks WB, Friedman MJ. Meta-analysis of the efficacy of treatments for posttraumatic stress disorder. J Clin Psychiatry. 2013;74(6):e541-50. PMID [23842024]
4. Marjoribanks J, Brown J, O'Brien PMS, Wyatt K. Selective serotonin reuptake inhibitors for premenstrual syndrome. Cochrane Database Syst Rev. 2013;2013(6):CD001396. PMID [23744611]
5. David PS, Smith TL, Nordhues HC, Kling JM. A clinical review on paroxetine and emerging therapies for the treatment of vasomotor symptoms. Int J Womens Health. 2022;14:353-61. PMID [35300283]
6. Huybrechts KF, Palmsten K, Avorn J, Cohen LS, Holmes LB, Franklin JM, et al. Antidepressant use in pregnancy and the risk of cardiac defects. N Engl J Med. 2014;370(25):2397-407. PMID [24941178]
7. Grigoriadis S, Vonderporten EH, Mamisashvili L, Tomlinson G, Dennis CL, Koren G, et al. Prenatal exposure to antidepressants and persistent pulmonary hypertension of the newborn: systematic review and meta-analysis. BMJ. 2014;348:f6932. PMID [24429387]

LEITURAS RECOMENDADAS

Arafa M, Shamloul R. A randomized study examining the effect of 3 SSRI on premature ejaculation using a validated questionnaire. Ther Clin Risk Manag. 2007;3(4):527-31. PMID [18472973]

Simon JA, Portman DJ, Kaunitz AM, Mekonnen H, Kazempour K, Bhaskar S, et al. Low-dose paroxetine 7.5 mg for menopausal vasomotor symptoms: two randomized controlled trials. Menopause. 2013;20(10):1027-35. PMID [24045678]

Zohar J, Judge R. Paroxetine versus clomipramine in the treatment of obsessive-compulsive disorder: OCD paroxetine study investigators. Br J Psychiatry J Ment Sci. 1996;169(4):468-74. PMID [8894198]

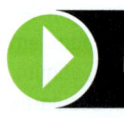

PERICIAZINA

APRESENTAÇÕES COMERCIAIS

NEULEPTIL (SANOFI MEDLEY)
- Caixas com 20 comprimidos de 10 mg.
- Frascos com 20 mL de solução oral gotas de 10 mg/mL.
- Frascos com 20 mL de solução oral gotas de 40 mg/mL.

MODO DE USAR

A dose inicial costuma ser de 15 mg/dia e pode ser dividida em 2 tomadas, sendo a maior dose administrada à noite, devido ao seu forte poder sedativo. A dose pode ser aumentada em 5 mg a cada 3 a 5 dias, conforme a tolerabilidade do paciente, até 75 mg/dia. As formas líquidas podem ser diluídas em água, suco ou leite.[1]

TEMPO PARA INÍCIO DE AÇÃO

O efeito sedativo agudo pode acontecer entre 2 e 4 horas a partir da ingestão oral, porém o efeito antipsicótico pode demorar de 2 a 4 semanas a partir do início do uso diário da medicação.

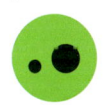

VARIAÇÃO USUAL DA DOSE

As doses iniciais utilizadas no tratamento de sintomas psicóticos variam de 15 a 30 mg/dia. Quando os sintomas psicóticos são graves, podem ser administradas doses acima de 75 mg, recomendando-se não ultrapassar os 300 mg/dia.[2]

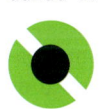

MODO DE SUSPENDER

Não há diretrizes específicas para a suspensão dos APs. Estudos recentes sugerem que a suspensão por meio de um modelo hiperbólico (redução de doses progressivamente menores ao longo de intervalos progressivamente maiores de meses e anos) estaria associada a menor risco de retirada e de sintomas de abstinência comparando-se com o modelo linear (redução com doses e intervalos fixos).[3,4]

CLASSE, MECANISMO DE AÇÃO E FARMACODINÂMICA

A periciazina é um AP típico do grupo das fenotiazinas e atua bloqueando os receptores dopaminérgicos como primeiro mecanismo de ação. Atua também como antagonista dos receptores α_1-adrenérgicos, colinérgicos, histaminérgicos e serotonérgicos. Postula-se que sua ação terapêutica se deva principalmente ao bloqueio dos receptores dopaminérgicos D2.[5]

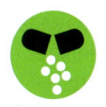

FARMACOCINÉTICA

É bem absorvida por VO, atingindo o pico plasmático dentro de 1 a 4 horas após sua administração. Sua disponibilidade sistêmica é baixa, em razão de sofrer intenso metabolismo de primeira passagem pelas enzimas do citocromo P450.

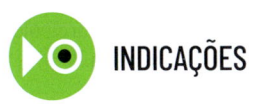

INDICAÇÕES

Evidências CONSISTENTES de eficácia
- Esquizofrenia (episódio agudo e manutenção).[6]

Evidências INCOMPLETAS de eficácia
- Transtorno esquizoafetivo.[7,8]
- Transtorno delirante.[5]
- Quadros de ansiedade grave ou agitação psicomotora.

CONTRAINDICAÇÕES

Absolutas
- Hipersensibilidade ao fármaco.

Relativas
- Antecedentes de discrasias sanguíneas.
- Doença cardiovascular grave.
- Estados comatosos ou depressão acentuada do SNC.
- Transtornos convulsivos sem controle de crises.

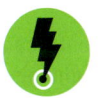

REAÇÕES ADVERSAS

Mais comuns: Aumento do apetite, boca seca, constipação, hipotensão postural, sedação, taquicardia, tontura, tremores finos.

Menos comuns: Abstinência, acatisia, agitação, agranulocitose, alteração da condução cardíaca, alteração da função hepática, alteração da percepção visual (relatada mesmo em pacientes não previamente psicóticos), alteração no ECG, amenorreia, anemia aplásica, anemia hemolítica, anorgasmia, ataxia, convulsão, coriza, crises oculogíricas, *delirium*, depósitos granulares na córnea, depressão, dermatite esfoliativa, descoloração da pele, desregulação da temperatura, diminuição da libido, discinesia tardia, distonia, ECEs, ER, eosinofilia, excitação, febre, fotossensibilidade cutânea, galactorreia, ganho de peso, ginecomastia, glaucoma (precipitação do), hiperglicemia, hiperprolactinemia, hiporreflexia, icterícia, íleo paralítico, impotência, inquietude, insônia, insuficiência cardíaca, leucocitose, leucopenia, parkinsonismo, pesadelos, petéquias, priapismo, *rash* cutâneo, redução do limiar convulsivo, rigidez muscular, salivação, SNM, sono agitado, torcicolo, trombocitopenia, urticária, visão borrada.[1,5]

INTOXICAÇÃO

Sintomas
Podem ocorrer sintomas de depressão do SNC: sonolência, hipotensão, perda do equilíbrio postural, ECEs, íleo paralítico, hipotensão, confusão, desorientação, convulsões, febre e coma.[1,5]

Manejo
▸ Caso o paciente seja atendido rapidamente, pode ser tentada a lavagem gástrica e deve ser administrado carvão ativado.

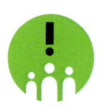

POPULAÇÕES ESPECIAIS

GRAVIDEZ
Preferencialmente, o uso de qualquer medicamento durante o primeiro trimestre da gravidez deve ser evitado, mas é necessário considerar os riscos do fármaco para o feto *versus* o perigo de uma mãe ativamente psicótica.

LACTAÇÃO
Um único estudo demostrou baixa concentração de periciazina no leite materno após a administração de propericiazina.[9] É aconselhável o uso de outros agentes devido à escassez de dados na literatura.

CRIANÇAS
Os APs são usados para sintomas-alvo, como agitação psicomotora, agressividade, tiques, movimentos estereotipados, delírios e alucinações. Como as crianças podem ter dificuldades de verbalizar, é necessário estar mais atento aos efeitos colaterais e adversos. Seu uso em comprimidos não está aprovado para crianças.[10]

IDOSOS
Os APs devem ser iniciados com doses baixas, de 5 a 10 mg/dia, e aumentados lentamente, se necessário. Sempre usar doses menores (1/2 a 1/3 daquelas habituais para adultos jovens), em razão do metabolismo hepático mais lento e da maior sensibilidade aos efeitos anticolinérgicos e antidopaminérgicos. A escolha do AP mais apropriado deve ser feita pelo perfil de efeitos colaterais. A periciazina deve ser administrada com cautela, devido aos seus efeitos hipotensores e cardiotóxicos.[1,5]

INSUFICIÊNCIA HEPÁTICA E RENAL
Não há diretrizes específicas para redução de doses em casos de insuficiência hepática e/ou renal, mas recomenda-se monitoramento cuidadoso desses pacientes.

INSUFICIÊNCIA CARDÍACA
É recomendado o monitoramento com ECG devido ao risco de prolongamento do intervalo QT e de arritmias graves e potencialmente fatais.

LABORATÓRIO

Interfere nos exames imunológicos para gravidez (falso-positivo ou negativo), bilirrubina urinária (falso-positivo) e secreção do ACTH (reduzido). A concentração sérica terapêutica não está estabelecida.

Exames prévios ao uso
Realizar hemograma durante o uso do medicamento, pois a periciazina aumenta o risco de agranulocitose e leucopenia.

Exames de acompanhamento
Realizar ECG quando forem utilizadas doses elevadas ou na presença de alterações cardíacas.

PRECAUÇÕES E DICAS

1. Em pacientes com epilepsia, há risco de agravamento das crises convulsivas.
2. Pacientes com câncer de mama devem evitar o uso de fenotiazínicos, uma vez que um terço desses tumores é prolactino-dependente; o uso desses medicamentos pode promover aumento nas concentrações de prolactina e agravamento do tumor.
3. Estar atento quanto ao risco de hipotensão postural, principalmente em idosos.
4. Evitar o uso concomitante de depressores do SNC, como o álcool.
5. Pacientes que dirigem ou operam máquinas devem ser orientados quanto aos efeitos sedativos e à diminuição de reflexos. Administrar o medicamento preferencialmente à noite.
6. Ao realizar ECT, é aconselhável retirar previamente o fármaco. Entretanto, em pacientes muito agitados, ele pode ser mantido.
7. Cuidar com a exposição ao sol, devido ao risco de fotossensibilidade.

8. Ingerir o medicamento após as refeições, para evitar picos séricos elevados (hipotensão).

REFERÊNCIAS

1. Marder SR, Van Kammen DP. Dopamine receptor antagonists (typical antypsychotics) In: Sadock BJ, Sadock VA, Sussman N, editors. Kaplan & Sadock's comprehensive textbook of psychiatry. 8th ed. Philadelphia: Lippincott Williams & Wilkins; 2005. v. 2.
2. Taylor DM, Barnes TRE, Young AH. The Maudsley prescribing guidelines in psychiatry. 14th ed. Hoboken: Wiley-Blackwell; 2021.
3. Horowitz MA, Jauhar S, Natesan S, Murray RM, Taylor D. A method for tapering antipsychotic treatment that may minimize the risk of relapse. Schizophr Bull. 2021;47(4):1116-29. PMID [33754644]
4. Costardi CG, Gadelha A, Bressan RA. Individualizing tapering antipsychotic schemes considering D2 blockade dynamics. J Psychopharmacol. 2021;35(9):1161-2. PMID [34313143]
5. Baldessarini RJ, Tarazi FI. Pharmacotherapy of psychosis and mania. In: Brunton LB, editor. Goodman & Gilman's: the pharmachological basis of therapeutics. 11th ed. New York: McGraw-Hill; 2005.
6. Matar HE, Almerie MQ, Makhoul S, Xia J, Humphreys P. Pericyazine for schizophrenia. Cochrane Database Syst Rev. 2014;(5):CD007479. PMID [24825770]
7. Hales RE, Yudofsky SC, Gabbard GO. The American Psychiatric Publishing textbook of psychiatry. 5th ed. Arlington: APP; 2008.
8. Licht RW. Drug treatment of mania: a critical review. Acta Psychiatr Scand. 1998;97(6):387-97. PMID [9669508]
9. Saito J, Tachibana Y, Wada YS, Yakuwa N, Kawasaki H, Suzuki T, et al. Transfer of brotizolam, periciazine, and sulpiride in cord blood and breast milk, and alprazolam in breast milk: a case report. J Pharm Health Care Sci. 2022;8(1):10. PMID [35361275]
10. Virani AS, Bezchlibnyk-Butler RZ, Jeffries JS, editors. Clinical handbook of psychotropic drugs. 18th ed. Toronto: Hogrefe Publishing; 2009.

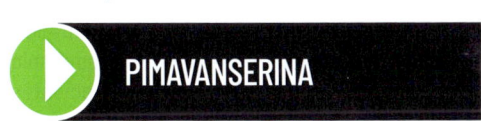

PIMAVANSERINA

APRESENTAÇÕES COMERCIAIS

NUPLAZID (ACADIA PHARMS)*

- Caixas com comprimidos de 10 mg.
- Caixas com comprimidos de 17 mg.
- Caixas com cápsulas de 34 mg.

*Medicamento não registrado no Brasil. Consultar a possibilidade de importação.

MODO DE USAR

A dose recomendada da pimavanserina é de 34 mg, 1 vez ao dia, por VO. Está disponível apenas como uma formulação de liberação imediata. Não é necessário fazer titulação de dose, e não há interferência dos alimentos na absorção do fármaco.

TEMPO PARA INÍCIO DE AÇÃO

De acordo com ensaios clínicos, a melhora dos sintomas ocorre dentro de 4 semanas.[1]

VARIAÇÃO USUAL DA DOSE

É indicada para o tratamento de alucinações e delírios associados à doença de Parkinson na dose de 34 mg, 1 vez ao dia.[1] Variações da dosagem podem ser necessárias se for utilizada concomitantemente a outras medicações (ver tópico "Precauções e dicas").

MODO DE SUSPENDER

Diminuir gradualmente para evitar sintomas de abstinência, psicose de rebote e piora dos sintomas. Entretanto, a meia-vida longa do fármaco sugere que uma interrupção abrupta não causaria esses prejuízos.[2]

CLASSE, MECANISMO DE AÇÃO E FARMACODINÂMICA

A pimavanserina é um AP atípico. A medicação exerce atividade de agonista inverso e antagonista da serotonina, com alta afinidade para os receptores 5-HT2A e baixa afinidade para os receptores 5-HT2C e sigma 1. Não possui afinidade para receptores dopaminérgicos, adrenérgicos, histaminérgicos ou muscarínicos.[3] Este é o primeiro AP sem atividade bloqueadora de receptores de dopamina D2. Assim, trata os sintomas psicóticos sem os sintomas motores do parkinsonismo, efeito adverso comumente observado com outros APs.[4]

FARMACOCINÉTICA

O fármaco é absorvido no trato gastrintestinal e se liga fortemente às proteínas plasmáticas (cerca de 95%), o que parece ocorrer independente da dose e não muda significativamente ao longo do tempo. A pimavanserina e seu principal metabólito ativo N-desmetilado, AC-279, demonstraram um tempo de 6 horas (intervalo de 4 a 24 horas) para atingir a concentração plasmática máxima, o que, geralmente, não é afetado pela dose. A meia-vida plasmática média é de aproximadamente 57 horas para a pimavanserina e 200 horas para o metabólito ativo (AC-279). O volume de distribuição aparente médio é de 2.173 L. A metabolização é realizada no fígado predominantemente pelo citocromo P450 (CYP3A4 e CYP3A5) e, em menor grau, por CYP2J2, CYP2D6 e outras CYP e por enzimas monoxigenase contendo flavina (FMO). Não causa clinicamente inibição ou indução de CYP3A4.[3]

Cerca de 0,55% e 1,53% da pimavanserina são eliminados inalterados na urina e nas fezes, respectivamente, após 10 dias, após a ingestão de uma dose de 34 mg; pimavanserina e AC-279 foram detectados na urina em menos de 1% da dose administrada.[4] A farmacocinética é proporcional à dose após doses orais únicas de 17 a 255 mg (0,5 a 7,5 vezes a dose recomendada) e produz resultados semelhantes em pacientes com doença de Parkinson e indivíduos saudáveis.[3] A farmacocinética da pimavanserina não é afetada por idade, sexo, etnia ou peso. Entretanto, durante os estudos de interação medicamentosa com um forte inibidor da CYP3A4 (p. ex., cetoconazol), a concentração plasmática máxima e a área sob a curva da pimavanserina aumentaram 1,5 vezes e 3 vezes, respectivamente.[3]

Em 2016, a pimavanserina foi aprovada pela FDA para o tratamento de alucinações e delírios associados à doença de Parkinson. A eficácia foi demonstrada em um ensaio clínico de fase III, randomizado, placebo-controlado e com grupos paralelos por 6 semanas. O estudo randomizou 199 pacientes com psicose (alucinações e/ou delírios) da doença de Parkinson para receber pimavanserina na dose de 34 mg por dia ou placebo. Em comparação ao placebo, o grupo que recebeu pimavanserina mostrou uma melhora significativa da pontuação de uma escala adaptada à doença de Parkinson para avaliação de sintomas positivos (SAPS-PD). A pimavanserina foi bem tolerada sem preocupações significativas de segurança ou piora da função motora.[1] Além disso, esses achados foram ratificados por uma recente metanálise que incluiu dados de 680 pacientes (263 placebo, 417 pimavanserina) por meio de quatro ensaios clínicos randomizados (incluindo o citado anteriormente) comparando pimavanserina a um placebo. O tratamento com pimavanserina foi associado a uma redução significativa nos escores da escala SAPS-PD em relação ao placebo.[5]

A medicação tem sido testada para tratamento de outras condições, como a psicose relacionada à demência, a esquizofrenia e o TDM. Um recente estudo de descontinuação de fase 3, duplo-cego, randomizado e placebo-controlado avaliou a eficácia do fármaco em 217 pacientes (112 placebo, 107 pimavanserina) com psicose relacionada à demência (Alzheimer, Parkinson, corpos de Lewy, frontotemporal ou vascular). O estudo foi interrompido precocemente por eficácia. Os pacientes com psicose relacionada à demência que responderam à pimavanserina tiveram um risco menor de recaída com a continuação do medicamento do que com a descontinuação.[6] A FDA recentemente concluiu que as evidências são insuficientes para apoiar a aprovação para esse propósito nesse momento, alegando falta de benefícios significativos em algumas formas de demência e um pequeno número de pacientes com subtipos menos comuns.

A eficácia da pimavanserina para sintomas negativos da esquizofrenia foi avaliada em um estudo de fase 2, de 26 semanas, duplo-cego, randomizado e placebo-controlado de pimavanserina em 400 pacientes (201 placebo, 199 pimavanserina) com esquizofrenia em atendimento ambulatorial estáveis com predomínio de sintomas negativos. Apesar de os pacientes com pimavanserina terem uma melhor resposta em relação ao placebo, o tamanho do efeito foi pequeno, sendo necessários mais estudos para clarificar a indicação clínica para esse propósito.[7] Outro estudo de fase 3, duplo-cego, randomizado e placebo-controlado não mostrou resultado significativo na melhora global (sintomas positivos e negativos) dos sintomas em um tratamento para pacientes com esquizofrenia em que a pimavanserina foi acrescentada aos APs. Entretanto, os autores apontaram uma tendência de melhor resposta para os sintomas negativos e sugeriram mais estudos com esse propósito.[8]

Em um ensaio clínico de fase 2, duplo-cego, randomizado e placebo-controlado, a pimavanserina apresentou eficácia robusta como um tratamento adjuvante a outros ADs – ISRS ou IRSN – no tratamento de TDM.[9] Estudos de fase 3 são necessários para que haja uma evidência consistente para essa indicação.

INDICAÇÕES

Evidências CONSISTENTES de eficácia
- Alucinações e delírios associados à doença de Parkinson.

Evidências INCOMPLETAS de eficácia
- Psicose associada a demências.
- Sintomas negativos da esquizofrenia.
- TDM.

CONTRAINDICAÇÕES

Absolutas
- Hipersensibilidade à pimavanserina ou a algum componente da fórmula.

Relativas
- Gestantes e lactantes.
- Indivíduos em uso de medicações que podem aumentar o intervalo QT ou com risco aumentado para *torsades de pointes* (ver tópico "Insuficiência cardíaca").
- IR grave e insuficiência hepática.

REAÇÕES ADVERSAS

Mais comuns: Alucinação, cefaleia, constipação intestinal, edema periférico, estado confusional, náusea.[1,3,6,9]

Menos comuns: Alteração da marcha, fadiga, infecção do trato urinário, prolongamento do intervalo QTc.[1,3,6,9]

INTOXICAÇÃO

Sintomas

Não há informações acerca de sintomas de sobredose. Em estudos com indivíduos saudáveis, foram observados náuseas e vômitos dose-dependentes.[3]

Manejo
- Não há antídotos específicos conhecidos.
- No manejo da sobredose, o monitoramento cardiovascular deve começar imediatamente e deve incluir monitoramento contínuo de ECG para detectar possíveis arritmias.
- Se a terapia antiarrítmica for administrada, disopiramida, procainamida e quinidina não devem ser usadas, pois têm o potencial de efeitos de prolongamento do intervalo QT que podem ser aditivos aos da pimavanserina.
- É importante considerar a longa meia-vida plasmática da pimavanserina (cerca de 57 horas) e a possibilidade de envolvimento de múltiplas substâncias.[3]

POPULAÇÕES ESPECIAIS

GRAVIDEZ

Não há dados sobre o uso de pimavanserina em grávidas que permitam avaliar o risco associado ao medicamento de malformações congênitas maiores ou de aborto espontâneo. Em estudos de reprodução animal, nenhum efeito adverso no desenvolvimento foi observado quando a pimavanserina foi administrada oralmente a ratos ou coelhos durante o período de organogênese em doses até 10 ou 12 vezes a dose humana máxima recomendada (34 mg/dia), respectivamente. A administração de pimavanserina a ratas durante a gravidez e a lactação resultou em toxicidade materna, além de menor sobrevida e peso corporal dos filhotes em doses que são 2 vezes a dose humana máxima recomendada.[3]

LACTAÇÃO

Não há informações sobre a possível presença de pimavanserina no leite humano, os efeitos no lactente ou os efeitos na produção de leite. Em razão da falta de informações até o momento, recomenda-se descontinuar a substância ou interromper o aleitamento materno, a não ser que o benefício potencial para a mãe justifique o risco potencial para a criança. Lactentes de mulheres que tenham optado por amamentar durante o uso de pimavanserina devem ser monitorados para possíveis efeitos adversos.[2]

CRIANÇAS

A segurança e a eficácia não foram estabelecidas.

IDOSOS

Não é necessário ajuste de dose. O uso de pimavanserina em idosos com doença de Parkinson pode estar associado a risco aumentado de hospitalização e morte.[10] Pacientes idosos com psicose relacionada à demência tratados com medicamentos antipsicóticos apresentam risco aumentado de morte.[3]

INSUFICIÊNCIA HEPÁTICA

Não é recomendada em pacientes com insuficiência hepática. Não foi estudada para essa população.[3]

INSUFICIÊNCIA RENAL

Não é necessário ajuste da dose em pacientes com IR leve a moderada. Não foi estudada e não é recomendada em pacientes com IR grave (depuração da creatinina < 30 mL/min).[3]

INSUFICIÊNCIA CARDÍACA

A pimavanserina prolonga o intervalo QT, e seu uso deve ser evitado em pacientes com prolongamento do intervalo QT conhecido ou em combinação a outros medicamentos conhecidos por prolongarem o intervalo QT. Isso inclui alguns antiarrítmicos (p. ex., quinidina, procainamida, amiodarona), certos APs (p. ex., ziprasidona, clorpromazina, tioridazina) e determinados antibióticos (p. ex., gatifloxacina, moxifloxacina). A pimavanserina também deve ser evitada em pacientes com história de arritmias cardíacas e outras circunstâncias que possam aumentar o risco de ocorrência de *torsades de pointes* e/ou morte súbita, incluindo bradicardia sintomática, hipocalemia ou hipomagnesemia e presença de prolongamento do intervalo QT congênito.[4]

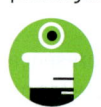

LABORATÓRIO

Exames prévios ao uso

Não são necessários para indivíduos saudáveis. Entretanto, conforme o contexto de risco em relação ao prolongamento do intervalo QT (ver tópico "Insuficiência cardíaca"), considerar ECG antes de iniciar o uso.

Exames de acompanhamento

Conforme o contexto de risco em relação ao prolongamento do intervalo QT (ver tópico "Insuficiência cardíaca"), considerar avaliação com ECG após iniciar o fármaco. Não há relevância clínica na dosagem sérica do fármaco. No momento, não existem dados que sustentem a relação entre as concentrações séricas e a resposta ao tratamento.

PRECAUÇÕES E DICAS

1. Não é necessário ajuste da dose de carbidopa/levodopa.[3]
2. A dose recomendada do fármaco quando administrado com inibidores fortes de CYP3A4 (p. ex., cetoconazol) é de 17 mg.[3]
3. Se administrado com indutores fortes de CYP3A4, monitorar os pacientes quanto à eficácia; pode ser necessário aumento na dosagem.[3]

REFERÊNCIAS

1. Cummings J, Isaacson S, Mills R, Williams H, Chi-Burris K, Corbett A, et al. Pimavanserin for patients with Parkinson's disease psychosis: a randomised, placebo-controlled phase 3 trial. Lancet. 2014;383(9916):533-40. PMID [24183563]
2. Stahl SM. Fundamentos de psicofarmacologia de Stahl: guia de prescrição. 6. ed. Porto Alegre: Artmed; 2019.
3. Nuplazid™ Pimavanserin [Bula de medicamento] [Internet]. San Diego: ACADIA Pharmaceuticals; 2018 [capturado em 20 set 2022]. Disponível em: https://www.accessdata.fda.gov/drugsatfda_docs/label/2016/207318lbl.pdf.
4. Cruz MP. Pimavanserin (Nuplazid): a treatment for hallucinations and delusions associated with Parkinson's disease. P T. 2017;42(6):368-71. PMID [28579723]
5. Mansuri Z, Reddy A, Vadukapuram R, Trivedi C, Amara A. Pimavanserin in the treatment of parkinson's disease psychosis: meta-analysis and meta-regression of randomized clinical trials. Innov Clin Neurosci. 2022;19(1-3):46-51. PMID [35382074]
6. Tariot PN, Cummings JL, Soto-Martin ME, Ballard C, Erten-Lyons D, Sultzer DL, et al. Trial of pimavanserin in dementia-related psychosis. N Engl J Med. 2021;385(4):309-19. PMID [34289275]
7. Bugarski-Kirola D, Arango C, Fava M, Nasrallah H, Liu IY, Abbs B, et al. Pimavanserin for negative symptoms of schizophrenia: results from the ADVANCE phase 2 randomised, placebo-controlled trial in North America and Europe. Lancet Psychiatry. 2022;9(1):46-58. PMID [34861170]
8. Bugarski-Kirola D, Bitter I, Liu IY, Abbs B, Stankovic S. ENHANCE: phase 3, randomized, double-blind, placebo-controlled study of adjunctive pimavanserin for schizophrenia in patients with an inadequate response to antipsychotic treatment. Schizophr Bull Open. 2022;3(1):sgac006.
9. Fava M, Dirks B, Freeman MP, Papakostas GI, Shelton RC, Thase ME, et al. A phase 2, randomized, double-blind, placebo-controlled study of adjunctive pimavanserin in patients with major depressive disorder and an inadequate response to therapy (CLARITY). J Clin Psychiatry. 2019;80(6):19m12928. PMID [31556975]
10. Hwang YJ, Alexander GC, An H, Moore TJ, Mehta HB. Risk of hospitalization and death associated with pimavanserin use in older adults with Parkinson disease. Neurology. 2021;97(13):e1266-75. PMID [34389652]

PIMOZIDA

APRESENTAÇÕES COMERCIAIS

ORAP (JANSSEN-CILAG)*

- Caixas com 20 comprimidos de 1 mg.
- Caixas com 20 comprimidos de 4 mg.

*Registro cancelado na Anvisa em 08/2021. Porém, na lista CMED de 08/2022, consta o ORAP 4 mg.

MODO DE USAR

Iniciar a pimozida na dose diária de 1 a 2 mg, pela manhã, para todos os pacientes. Em pacientes com transtorno de Tourette, deverá ser realizado um aumento progressivo da dose, a cada 2 dias, até o máximo de 10 mg. Já para pacientes com esquizofrenia crônica ou outros transtornos psicóticos, a dose recomendada é de 2 a 4 mg, pela manhã, 1 vez ao dia, com aumentos semanais de 2 a 4 mg, até que se obtenha um efeito terapêutico satisfatório ou que apareçam reações adversas evidentes.[1-4]

TEMPO PARA INÍCIO DE AÇÃO

Os sintomas psicóticos podem melhorar dentro de 1 semana, bem como levar várias semanas até seu efeito se manifestar por completo no comportamento. O alívio dos tiques costuma ocorrer mais rapidamente em comparação às ações antipsicóticas.[1,2]

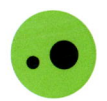

VARIAÇÃO USUAL DA DOSE

A dose média de manutenção situa-se em torno de 6 mg/dia, variando entre 2 e 12 mg/dia. A dose máxima permitida é de 20 mg.[1-5]

MODO DE SUSPENDER

A suspensão da pimozida deve ser realizada de forma lenta (no mínimo em 6 a 8 semanas), sobretudo ao iniciar simultaneamente um novo AP durante a troca, em titulação cruzada. A descontinuação rápida pode levar à psicose de rebote e à piora dos sintomas. Em caso de uso concomitante com agentes antiparkinsonianos, estes devem ser mantidos por mais algumas semanas após a descontinuação da pimozida.[1-5]

CLASSE, MECANISMO DE AÇÃO E FARMACODINÂMICA

A pimozida é um AP típico, pertencente à classe das difenilbutilpiperidinas (com estrutura similar à das butirofenonas). Age bloqueando principalmente os receptores dopaminérgicos pós-sinápticos, com algum efeito nos autorreceptores pré-sinápticos, o que explicaria seu potencial efeito sobre os sintomas negativos. É um antagonista dos receptores D2 (com alta afinidade 5-HT7). É também um antagonista D3 e D4. Apresenta ação noradrenérgica apenas em doses elevadas. Bloqueia também, em grau menor, os receptores colinérgicos, histaminérgicos e 5-HT2. Produz pouco ou nenhum bloqueio α-adrenérgico, causando pouca sedação e hipotensão. Interage ainda com receptores opioides, atuando de forma mista (agonista/antagonista).[1,2]

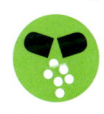

FARMACOCINÉTICA

O tempo para início de ação da pimozida é lento, com baixos níveis de eliminação. Sua meia-vida é longa (de 50 a 200 horas), o que possibilita a administração diária em dose única ou até mesmo em dias alternados. Sua efetividade foi observada em ingestão de 4 vezes por semana e no tratamento de manutenção com uma única tomada semanal. É um fármaco muito lipossolúvel; por essa razão, distribui-se amplamente nos tecidos. A liberação lenta dos depósitos teciduais retarda sua eliminação, que é feita pela metabolização hepática e pela excreção renal de seus metabólitos. Apresenta 99% de ligação a proteínas plasmáticas e atinge o pico plasmático entre 6 e 8 horas após a ingestão. Tem efeito de primeira passagem significativo.[1-7] Estão principalmente envolvidos no metabolismo da pimozida a CYP3A e a CYP3A2. A pimozida pode, ainda, inibir o metabolismo de medicamentos que sejam substratos da CYP2D6.[5-7] Atualmente, recomenda-se que a genotipagem da CYP2D6 seja útil para adultos recebendo mais de 4 mg/dia ou crianças usando mais que 0,05 mg/kg/dia, pois metabolizadores lentos costumam demorar até 2 semanas para atingir o estado de equilíbrio.[7] Em revisão da Cochrane, evidenciou-se que a pimozida é tão eficaz quanto outros APs no tratamento da esquizofrenia.[1] Contudo, a despeito de informações anteriores, segue não havendo dados para afirmar sua eficácia no tratamento do transtorno delirante.[1,2] Ademais, a alegação de que a pimozida seja útil para o tratamento de sintomas negativos não se mantém, devido à ausência de comprovações.[1] Há, ainda, evidências consistentes de eficácia no tratamento do transtorno de Tourette e de tiques.[3,4]

INDICAÇÕES

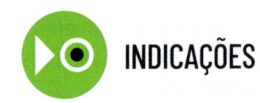

Evidências CONSISTENTES de eficácia
- Transtorno de Tourette.[3,4]
- Esquizofrenia: fases aguda e de manutenção.[1,2]

Evidências INCOMPLETAS de eficácia
- Transtornos de tique.[4]
- Transtornos delirantes.[1,2]
- Delírios secundários à parasitose.[8]
- Síndromes dolorosas (dor pós-herpética e neuralgia do trigêmeo).[9]

CONTRAINDICAÇÕES

Absolutas
- Hipersensibilidade ao fármaco ou a qualquer outro componente da fórmula.
- História de arritmias cardíacas ou *torsades de pointes*.
- Quadros de depressão do SNC e estados comatosos.
- Síndrome congênita do intervalo QT longo, ou com história familiar desta.
- Uso concomitante de ISRS, como sertralina, paroxetina, citalopram e escitalopram (risco de aumento das concentrações séricas e aumento do intervalo QT).
- Uso concomitante de substâncias inibidoras da CYP3A4 (p. ex., nefazodona, macrolídeos, inibidores da protease do HIV) e da CYP2D6 (p. ex., quinidina), por risco de aumento das concentrações séricas e de aumento do intervalo QT.

Relativas
- Bradicardia clinicamente significativa.
- Doença de Parkinson.
- Hipocalemia e hipomagnesemia.
- Prolongamento do intervalo QT adquirido.

REAÇÕES ADVERSAS

Mais comuns: Acatisia, boca seca, constipação, ECEs, sedação, sonolência.

Menos comuns: Agitação, alteração da condução cardíaca, alteração da função hepática, alteração no ECG (prolongamento do intervalo QT), amenorreia, anorgasmia, arritmias, aumento do apetite, bradicardia, congestão nasal, constipação, convulsão, crises oculogíricas, diarreia, diminuição da libido, diminuição do limiar convulsivo, discinesia tardia, distonia, ER, febre, fotossensibilidade, fraqueza, galactorreia, ginecomastia, hipercinesia, hiporreflexia, hipotensão ortostática, icterícia, impotência, insônia, irregularidades menstruais, náusea, parkinsonismo, priapismo, *rash* cutâneo, retenção urinária, rigidez muscular, SNM, sudorese, visão borrada, vômito.

INTOXICAÇÃO

Sintomas

Em doses elevadas, podem ocorrer agravamento de ECEs, hipersalivação, sudorese, rigidez, distonias e arritmias cardíacas.

Manejo
- Em caso de intoxicação, o tratamento deve ser sintomático, uma vez que não há um antídoto específico.

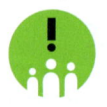

POPULAÇÕES ESPECIAIS

GRAVIDEZ

A pimozida parece não ser teratogênica, mas deve-se considerar a relação risco-benefício. Não há dados suficientes para concluir que ela é um medicamento seguro na gestação. Nessa situação, é preferível usar os APs mais estudados e potentes, como o haloperidol. Categoria C da FDA.[1,2]

LACTAÇÃO

Não há informações se a pimozida é secretada no leite materno. Sendo assim, é recomendado optar pela descontinuação da medicação ou pela interrupção da amamentação.

CRIANÇAS

A eficácia e a segurança foram estabelecidas para pacientes com mais de 12 anos. Há estudos com pacientes a partir dos 2 anos de idade, porém recomenda-se cautela ao administrar o fármaco. A meia-vida é de 24 a 192 horas. Doses menores (± 2 mg) devem ser utilizadas em crianças com transtorno de Tourette. A dose diária não deve exceder 0,3 mg/kg de peso, devido ao potencial risco de cardiotoxicidade.[1,2]

IDOSOS

Administrar com cautela principalmente em portadores de cardiopatia, devido ao risco de alterações na condução cardíaca.[8,10] A dose inicial recomendada é de 1 mg/dia.

INSUFICIÊNCIA HEPÁTICA

Usar com cautela.

INSUFICIÊNCIA RENAL

Usar com cautela.

INSUFICIÊNCIA CARDÍACA

Evitar a pimozida em pacientes com insuficiência cardíaca descompensada, em quadro recente de IAM e com histórico conhecido de prolongamento do intervalo QT. A pimozida produz um efeito de prolongamento do intervalo QT, o qual é dose-dependente e pode ser potencializado pela existência de bradicardia, hipocalemia, síndrome congênita do intervalo QT longo ou QT longo adquirido, os quais devem ser avaliados antes da administração de pimozida. Usar com cautela se for concomitante a um medicamento que pode causar bradicardia prolongada, hipocalemia, retardamento da condução intracardíaca ou prolongamento do intervalo QT.[1,2]

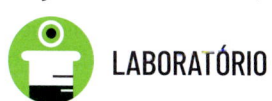

LABORATÓRIO

Exames prévios ao uso

ECG basal e concentrações séricas de potássio devem ser realizados. Pesar e determinar IMC inicial: em caso de sobrepeso ou obesidade, considerar investigar concentrações séricas de glicose e perfil lipídico. Verificar a PA em idosos.[1,2]

Exames de acompanhamento

Fazer avaliação periódica com ECG e concentrações séricas de potássio, especialmente durante a dose de titulação. Concentrações séricas de magnésio também devem ser monitoradas durante o tratamento, bem como peso e IMC. Em idosos, monitorar a PA nas primeiras semanas de tratamento.[1,2]

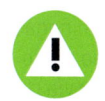

PRECAUÇÕES E DICAS

1. Realizar ECG prévio em pacientes com cardiopatia ou risco de arritmia.
2. Evitar o uso em pacientes com quaisquer doenças cardíacas, bem como o aumento das doses muito rapidamente.
3. Evitar o uso associado de álcool e outros depressores do SNC. Na troca de um neuroléptico mais sedativo pela pimozida, pode ocorrer agitação.
4. Evitar o uso em pacientes com doenças hepáticas.
5. Nas mulheres em idade fértil, avaliar a possibilidade de gravidez antes de prescrever o medicamento.
6. Evitar a prescrição simultânea de outros fármacos que aumentem o intervalo QT (p. ex., APs, antiarrítmicos).
7. Evitar uso em pacientes com DP, devido a uma maior sensibilidade a efeitos adversos.
8. Fazer monitoramento cardíaco com doses superiores a 12 mg/dia. Descontinuar o tratamento se o intervalo QT ou o QTc excederem 500 milissegundos.

REFERÊNCIAS

1. Mothi M, Sampson S. Pimozide for schizophrenia or related psychoses. Cochrane Database Syst Rev. 2013;(11):CD001949. PMID [24194433]
2. Rathbone J, McMonagle T. Pimozide for schizophrenia or related psychoses. Cochrane Database Syst Rev. 2007;(3):CD001949. PMID [17636692]
3. Pringsheim T, Marras C. Pimozide for tics in Tourette's syndrome. Cochrane Database Syst Rev. 2009;2009(2):CD006996. PMID [19370666]
4. Roessner V, Schoenefeld K, Buse J, Bender S, Ehrlich S, Münchau A. Pharmacological treatment of tic disorders and Tourette syndrome. Neuropharmacology. 2013;68:143-9. PMID [22728760]
5. Desta Z, Kerbusch T, Soukhova N, Richard E, Ko JW, Flockhart DA. Identification and characterization of human cytochrome P450 isoforms interacting with pimozide. J Pharmacol Exp Ther. 1998;285(2):428-37. PMID [9580580]
6. Opler LA, Feinberg SS. The role of pimozide in clinical psychiatry: a review. J Clin Psychiatry. 1991;52(5):221-33. PMID [2033030]
7. Rogers HL, Bhattaram A, Zineh I, Gobburu J, Mathis M, Laughren TP, et al. CYP2D6 genotype information to guide pimozide treatment in adult and pediatric patients: basis for the U.S. Food and Drug Administration's new dosing recommendations. J Clin Psychiatry. 2012;73(9):1187-90. PMID [23059146]
8. Wenning MT, Davy LE, Catalano G, Catalano MC. Atypical antipsychotics in the treatment of delusional parasitosis. Ann Clin Psychiatry. 2003;15(3-4):233-9. PMID [14971869]
9. Zhang J, Yang M, Zhou M, He L, Chen N, Zakrzewska JM. Non-antiepileptic drugs for trigeminal neuralgia. Cochrane Database Syst Rev. 2013;(12):CD004029. PMID [24297506]
10. Glassman AH, Bigger JT Jr. Antipsychotic drugs: prolonged QTc interval, torsade de pointes, and sudden death. Am J Psychiatry. 2001;158(11):1774-82. PMID [11691681]

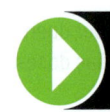

PINDOLOL

APRESENTAÇÕES COMERCIAIS

VISKALDIX (NOVARTIS)*
▸ Caixas com 20 comprimidos de pindolol 10 mg + clopamida 5 mg.

VISKEN (NOVARTIS)*
▸ Caixas com 20 comprimidos de 5 mg.
▸ Caixas com 20 comprimidos de 10 mg.

*Registro cancelado na Anvisa em 03/2019.

MODO DE USAR

A dose a ser administrada é de 2,5 mg, 3 vezes ao dia. Caso não haja resposta em pacientes de peso corporal elevado, quando não houver diminuição da PA ou do pulso, as doses podem ser aumentadas. Em idosos e indivíduos com PA e pulso baixos, recomendam-se doses menores, ou seja, 2,5 mg, 2 vezes ao dia.

TEMPO PARA INÍCIO DE AÇÃO

Seu efeito clínico como potencializador no tratamento da depressão é mais evidente após 4 semanas de uso.[1] Um ensaio com 20 pacientes sugeriu que a adição do pindolol à ECT aumentou o efeito em alguns pacientes deprimidos a partir da sexta sessão.[2]

VARIAÇÃO USUAL DA DOSE

Ensaios clínicos avaliando o efeito do pindolol na aceleração e na potencialização dos efeitos dos ADs no tratamento da depressão costumam utilizar 7,5 mg/dia.[1] O pindolol também pode ser usado em doses baixas de 7,5 mg/dia para potencializar a paroxetina na EP[3] ou a amitriptilina na dor hemifacial de origem tensional.[4]

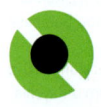

MODO DE SUSPENDER

Na retirada abrupta do medicamento, reações adversas são raras e em menor intensidade do que as que ocorrem com o metoprolol. É recomendado, por prudência, que a retirada do fármaco seja gradativa, reduzindo primeiro para 2 tomadas diárias de 2,5 mg, por 1 ou 2 semanas, e depois para dose única diária de 2,5 mg, pelo mesmo período, para então suspender o uso.

CLASSE, MECANISMO DE AÇÃO E FARMACODINÂMICA

O pindolol é um antagonista não seletivo de receptores noradrenérgicos, com atividade simpatomimética intrínseca e pouca ou nenhuma ação de estabilizador de membrana. Além disso, atua como antagonista seletivo dos receptores 5-HT1A e 5-HT1B. Estudos eletrofisiológicos e experimentos de microdiálise sugeriram que o pindolol acelera o efeito dos ISRSs devido ao bloqueio do mecanismo de *feedback* negativo nos receptores somatodendríticos 5-HT1A. Resultados de estudos com animais indicam que a adição de pindolol bloqueia o decréscimo da atividade serotonérgica neuronal causada pelos ISRSs, podendo intensificar a ação desses medicamentos.[5]

A interação farmacocinética que envolve a CYP é considerada um mecanismo adicional na justificativa da redução do período de latência, resultante da associação de ISRSs e pindolol; enquanto ocorrer a inibição da CYP por ISRSs, o pindolol permanecerá por mais tempo na forma original, ampliando sua atuação nos autorreceptores 5-HT1A. Então, o antagonismo destes com a administração concomitante de ISRSs promove aumento imediato e sustentado na concentração extracelular de 5-HT no córtex e no hipocampo de ratos.

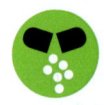

FARMACOCINÉTICA

O pindolol é um β-bloqueador que é rápida e quase completamente absorvido por VO (mais de 95%). Apresenta alta biodisponibilidade (87%), e seu pico sérico é atingido em 1 hora após a administração oral, não sendo afetado pela ingestão concomitante de alimentos. Liga-se a proteínas plasmáticas em 40%. A meia-vida de eliminação é de 3 a 4 horas, sendo que 30 a 40% são excretados inalterados na urina, e 60 a 70% por via renal e hepática, como metabólitos inativos.

O pindolol tem sido utilizado no tratamento da depressão, em alguns casos, como potencializador de resposta ao tratamento, quando associado ao esquema medicamentoso ou de ECT.[1,2]

O acréscimo do pindolol à paroxetina em 14 pacientes com ansiedade social generalizada não foi mais eficaz do que o acréscimo de placebo. Embora tenha sido mais eficaz do que o acréscimo de placebo em um estudo com um pequeno número de pacientes com TOC refratário, esses resultados não têm sido replicados.[6]

Os β-bloqueadores são os medicamentos com melhor nível de evidência para o controle da agitação e/ou da agressividade em pacientes com traumatismo craniencefálico.[7] O pindolol tem a vantagem de não causar sedação e de não perder seu efeito com o passar do tempo. Também parece agir no controle dos episódios de agressividade em pacientes com esquizofrenia.[8]

A associação de pindolol em dose única de 7,5 mg à paroxetina no tratamento da ejaculação precoce em homens que não haviam respondido ao tratamento com paroxetina isolada foi eficaz, embora também tenha aumentado os efeitos colaterais.[3]

A associação do pindolol a baixas doses de amitriptilina (10 mg) mostrou-se superior ao placebo e à mesma dose de amitriptilina em uso isolado no controle da dor facial tipo CTT.[4]

INDICAÇÕES

Evidências INCOMPLETAS de eficácia

- Aceleração e potencialização dos efeitos dos ADs no tratamento da depressão.[1]
- Aceleração e potencialização dos efeitos da ECT.[2]
- Potencialização dos ISRSs em pacientes com TOC refratário.[6]
- Comportamentos impulsivos e agressivos em indivíduos com doenças cerebrais.[7]
- Agressividade em pacientes com esquizofrenia.[8]
- Potencialização da paroxetina em pacientes com EP.[3]
- Potencialização da amitriptilina na dor hemifacial de origem tensional.[4]

Obs.: O pindolol é utilizado em cardiologia no tratamento de hipertensão arterial, *angina pectoris* (prevenção de crises), taquicardia sinusal e atrial, taquicardia paroxística e taquicardia em pacientes com *flutter* atrial ou fibrilação, extrassístoles supraventriculares e síndrome cardíaca hipercinética.

CONTRAINDICAÇÕES

Absolutas

- Asma brônquica.
- Bloqueio AV de 2° ou 3° grau.
- Bradicardia acentuada.
- *Cor pulmonale*.
- Insuficiência cardíaca refratária a digitálicos.

REAÇÕES ADVERSAS

Mais comuns: Cãibras musculares, cefaleias, fadiga, hipotensão, náusea, tontura.

Menos comuns: Alucinações, depressão, perturbação do sono, reações cutâneas, tremor.

INTOXICAÇÃO

Sintomas

Bradicardia, cãibras musculares e hipotensão.

Manejo

Normalmente, a dose excessiva de pindolol não requer tratamento especial. Quando necessário, as medidas a serem adotadas são:

- Monitoramento contínuo.
- Administração de 0,5 a 1 mg (ou mais) de sulfato de atropina via IV; alternativamente, cloridrato de isoprenalina por injeção IV lenta, iniciando com 5 mg/minuto até obter o efeito desejado.
- Em casos refratários, uso de cloridrato de glucagon, de 8 a 10 mg por administração parenteral; a injeção pode ser repetida e, se necessário, seguida por uma infusão IV de 1 a 3 mg/hora.

POPULAÇÕES ESPECIAIS

GRAVIDEZ

É eficaz e bem tolerado na hipertensão durante a gestação; entretanto, ainda que raramente, ocorreram bradicardia ou hipoglicemia em recém-nascidos de mães que utilizaram o medicamento. Categoria B da FDA.

LACTAÇÃO
Passa em pequenas quantidades para o leite materno. Como tem meia-vida curta e apenas moderada excreção renal, não é esperado que cause nenhum efeito adverso em lactentes, especialmente naqueles acima de 2 meses de vida.

CRIANÇAS
Foi testado em um estudo para o tratamento do TDAH e apresentou menor eficácia do que o metilfenidato e mais efeitos colaterais, como parestesias, pesadelos e alucinações. As doses utilizadas são de 40 mg/dia.[9]

IDOSOS
Em idosos, recomenda-se o uso de doses menores de pindolol.

INSUFICIÊNCIA HEPÁTICA
Em casos de comprometimento grave da função hepática, a redução da dose pode ser necessária.

INSUFICIÊNCIA RENAL
Casos de comprometimento leve apresentam poucos efeitos na depuração do pindolol, porém grave perda da função renal pode ocasionar aumentos substanciais das suas concentrações séricas.

INSUFICIÊNCIA CARDÍACA
Pacientes com insuficiência cardíaca devem ser adequadamente digitalizados antes do tratamento com pindolol.

LABORATÓRIO
Não é necessária a realização de exames laboratoriais prévios e/ou de acompanhamento em indivíduos saudáveis.

PRECAUÇÕES E DICAS

1. Monitorar cuidadosamente a função cardiovascular durante anestesia geral em pacientes tratados com β-bloqueadores.
2. Não interromper o uso de β-bloqueadores em portadores de FEO que forem utilizar pindolol.
3. É necessário cautela ao administrar pindolol a pacientes que recebem tratamento antidiabético, pois podem ocorrer hipoglicemia durante jejum prolongado e mascaramento de alguns de seus sintomas (taquicardia, tremor). Os pacientes podem ser treinados a reconhecer a sudorese como principal sintoma de hipoglicemia durante tratamento com β-bloqueador.
4. Os pacientes devem ter cuidado na condução de veículos ou na operação de máquinas, pois podem surgir tontura ou fadiga durante o início do tratamento.
5. Estar atento à possibilidade de desenvolvimento de quadro de hipomania na combinação de pindolol e um ISRS.

REFERÊNCIAS
1. Portella MJ, Diego-Adeliño J, Ballesteros J, Puigdemont D, Oller S, Santos B, et al. Can we really accelerate and enhance the selective serotonin reuptake inhibitor antidepressant effect? A randomized clinical trial and a meta-analysis of pindolol in nonresistant depression. J Clin Psychiatry. 2011;72(7):962-9. PMID [21034693]
2. Shiah IS, Yatham LN, Srisurapanont M, Lam RW, Tam EM, Zis AP. Does the addition of pindolol accelerate the response to electroconvulsive therapy in patients with major depression? A double-blind, placebo-controlled pilot study. J Clin Psychopharmacol. 2000;20(3):373-8. PMID [10831027]
3. Safarinejad MR. Once-daily high-dose pindolol for paroxetine-refractory premature ejaculation: a double-blind, placebo-controlled and randomized study. J Clin Psychopharmacol. 2008;28(1):39-44. PMID [18204339]
4. Agius AM, Jones NS, Muscat R. A randomized controlled trial comparing the efficacy of low-dose amitriptyline, amitriptyline with pindolol and surrogate placebo in the treatment of chronic tension-type facial pain. Rhinology. 2013;51(2):143-53. PMID [23671895]
5. Romero L, Bel N, Artigas F, Montigny C, Blier P. Effect os pindolol on the function of pre- and postsynaptic 5-HT1A receptors: in vivo microdialysis and electrophysiological studies in the rat brain. Neuropsychopharmacology. 1996;15(4):349-60. PMID [8887989]
6. Dannon PN, Sasson Y, Hirschmann S, Iancu I, Grunhaus LJ, Zohar J. Pindolol augmentation in treatment-resistant obsessive compulsive disorder: a double-blind placebo controlled trial. Eur Neuropsychopharmacol. 2000;10(3):165-9. PMID [10793318]
7. Fleminger S, Greenwood RJ, Oliver DL. Pharmacological management for agitation and aggression in people with acquired brain injury. Cochrane Database Syst Rev. 2006;(4):CD003299. PMID [17054165]
8. Caspi N, Modai I, Barak P, Waisbourd A, Zbarsky H, Hirschmann S, et al. Pindolol augmentation in aggressive schizophrenic patients: a double-blind crossover randomized study. Int Clin Psychopharmacol. 2001;16(2):111-5. PMID [11236069]
9. Buitelaar JK, van der Gaag RJ, Swaab-Barneveld H, Kuiper M. Pindolol and methylphenidate in children with attention-deficit hyperactivity disorder: clinical efficacy and side-effects. J Child Psychol Psychiatry. 1996;37(5):587-95. PMID [8807439]

minérgicos, como náusea, vômito, hipercinesia, alucinações, agitação e hipotensão.

Manejo
- Não há antídoto para a sobredose de um agonista da dopamina.
- O tratamento pode requerer medidas de suporte geral, incluindo lavagem gástrica, reposição IV e monitoramento eletrocardiográfico.
- Não foi demonstrado que a hemodiálise seja útil nesses casos.

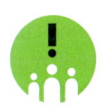

POPULAÇÕES ESPECIAIS

GRAVIDEZ
São pouco conhecidos os efeitos do pramipexol na gravidez em humanos, devendo, portanto, ser evitado nesse período. Categoria C da FDA.

LACTAÇÃO
Inibe a secreção da prolactina, podendo ocorrer inibição da lactação. São pouco conhecidos os efeitos no lactente, devendo ser evitado durante a lactação.

CRIANÇAS
A segurança e a eficácia do pramipexol não foram estabelecidas em crianças e em adolescentes até 18 anos.

IDOSOS
Em geral, é bem tolerado em idosos. Entretanto, pacientes com mais de 80 anos podem estar mais sujeitos a um efeito adverso raro, que é o desenvolvimento de insuficiência cardíaca.[7]

INSUFICIÊNCIA HEPÁTICA
Não é necessário ajustar a dose, pois o metabolismo hepático do fármaco é mínimo.

INSUFICIÊNCIA RENAL
Reduzir a dose pela metade se a depuração de creatinina estiver entre 30 e 50 mL/minuto e para um terço se a depuração de creatinina estiver entre 15 e 29 mL/minuto.

INSUFICIÊNCIA CARDÍACA
Foi identificada uma possível associação entre o uso de pramipexol e o desenvolvimento de insuficiência cardíaca. O risco é maior em pacientes mais velhos, com história de doença cardíaca e em uso mais prolongado da medicação.[8]

LABORATÓRIO

Não são necessários exames de rotina. Foi observada diminuição dose-dependente da concentração sérica de prolactina em humanos.

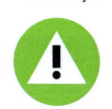

PRECAUÇÕES E DICAS

1. Medicamentos que inibem a secreção ativa dos túbulos renais de fármacos de pH básico ou substâncias que sejam eliminadas por meio da secreção ativa dos túbulos renais podem interagir com o pramipexol, resultando na redução da depuração de um dos medicamentos ou de ambos.[1]
2. Usar o pramipexol com cautela em pacientes com doença cardiovascular grave. Recomenda-se monitorar a PA, especialmente no início do tratamento, devido ao risco de hipotensão postural.
3. Os pacientes devem ser advertidos de que alucinações (principalmente visuais) podem ocorrer ao longo do tratamento.
4. Atentar para pacientes tratados com pramipexol, sobretudo em altas doses, em razão da possível ocorrência de sinais de jogo patológico, libido aumentada e hipersexualidade, em geral reversíveis com a redução da dose ou a descontinuação do tratamento.

REFERÊNCIAS
1. Kvernmo T, Härtter S, Burger E. A review of the receptor-binding and pharmacokinetic properties of dopamine agonists. Clin Ther. 2006;28(8):1065-78.
2. Fox SH, Katzenschlager R, Lim SY, Ravina B, Seppi K, Coelho M, et al. The movement disorder society evidence-based medicine review update: treatments for the motor symptoms of Parkinson's disease. Mov Disord. 2011;26(Suppl 3):S2-41.
3. Seppi K, Weintraub D, Coelho M, Perez-Lloret S, Fox SH, Katzenschlager R, et al. The movement disorder society evidence-based medicine review update: treatments for the non-motor symptoms of Parkinson's disease. Mov Disord. 2011;26(Suppl 3):S42-80. PMID [22021174]
4. Zhang W, Wang Y, Cong SY, Não JF, Feng J, Bi GR. Efficacy and tolerability of pramipexole for the treatment of primary restless leg syndrome: a meta-analysis of randomized placebo-controlled trials. Neuropsychiatr Dis Treat. 2013;9:1035-43. PMID [23950645]
5. Garcia-Borreguero D, Kohnen R, Silber MH, Winkelman JW, Earley CJ, Högl B, et al. The long-term treatment of restless legs syndrome/Willis-Ekbom disease: evidence-based guidelines and clinical consensus best practice guidance: a report from the International Restless Legs Syndrome Study Group. Sleep Med. 2013;14(7):675-84.
6. Tundo A, Filippis R, Crescenzo F. Pramipexole in the treatment of unipolar and bipolar depression: a systematic review and

meta-analysis. Acta Psychiatr Scand. 2019;140(2):116-25. PMID [31111467]
7. Mokhles MM, Trifirò G, Dieleman JP, Haag MD, van Soest EM, Verhamme KMC, et al. The risk of new onset heart failure associated with dopamine agonist use in Parkinson's disease. Pharmacol Res. 2012;65(3):358-64. PMID [22123498]
8. Hsieh PH, Hsiao FY. Risk of heart failure associated with dopamine agonists: a nested case-control study. Drugs Aging. 2013;30(9):739-45. PMID [23881697]

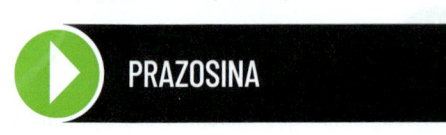

PRAZOSINA

APRESENTAÇÕES COMERCIAIS

MINIPRESS (PFIZER)*

- Caixas com 15 cápsulas de liberação retardada de 1 mg.
- Caixas com 15 cápsulas de liberação retardada de 2 mg.
- Caixas com 15 cápsulas de liberação retardada de 4 mg.

*Medicamento com registro cancelado/caduco na Anvisa, porém consta na lista da CMED 08/2022.

MODO DE USAR

Para o tratamento de pesadelos e problemas de sono no TEPT, a prazosina é uma indicação *off-label*. Nesses casos, deve-se iniciar com 1 mg/noite, com titulação gradual da dose a cada 3 dias (1 mg a cada 3 dias) de acordo com a resposta e a tolerância ao medicamento. A dose usual dessa indicação varia entre 3 e 15 mg/noite, e mulheres geralmente necessitam de doses menores em comparação aos homens.[1]

Para tratamento do fenômeno de Raynaud, a prazosina também é uma indicação *off-label*. Pode-se iniciar com 0,5 a 1 mg/noite ou 0,5 mg, 2 vezes ao dia, com titulação gradual da dose até 12 mg/dia em duas tomadas.[1]

Para tratamento de hipertensão arterial, pode-se iniciar com 1 mg, de 2 a 3 vezes ao dia, com titulação gradual até 20 mg/dia.[1]

As cápsulas de prazosina podem ser ingeridas com ou sem refeições, visto que a absorção do medicamento não sofre influência da alimentação. Entretanto, deve-se evitar uso concomitante com bebidas alcoólicas.[1,2]

TEMPO PARA INÍCIO DE AÇÃO

O efeito anti-hipertensivo inicia dentro de 2 horas após a ingestão do medicamento. Já para o tratamento de pesadelos e perturbações de sono no TEPT, o efeito pode demorar de alguns dias até 2 semanas.[1,2]

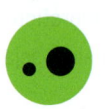

VARIAÇÃO USUAL DA DOSE

Para o tratamento de pesadelos e problemas de sono no TEPT, a dose usual varia entre 3 e 15 mg/noite, e mulheres geralmente necessitam de doses menores.[1]

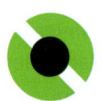

MODO DE SUSPENDER

O medicamento deve ser reduzido de forma gradual.[2]

CLASSE, MECANISMO DE AÇÃO E FARMACODINÂMICA

A prazosina é um bloqueador α_1-adrenérgico.[1] Seu mecanismo de ação se relaciona com a inibição competitiva pós-sináptica de receptores α_1-adrenérgicos, efeito associado à vasodilatação de vasos sanguíneos (veias e arteríolas) e à redução da resistência vascular periférica e da PA.[1]

Já os efeitos em pacientes com TEPT se relacionam com a inibição da estimulação adrenérgica no SNC, comumente encontrada em estados de hiperativação e hiperexcitação, com a posterior melhora dos pesadelos e da insônia.[3,4]

FARMACOCINÉTICA

Após a ingestão da cápsula por VO, a prazosina atinge um pico plasmático em cerca de 3 horas, com início da ação anti-hipertensiva dentro de 2 horas da ingestão do medicamento. A prazosina é um medicamento altamente ligado a proteínas plasmáticas, com volume de distribuição de 0,5 L/kg, e que tem meia-vida plasmática de cerca de 10,8 horas. O metabolismo da prazosina é predominantemente hepático, por conjugação e desmetilação, e a principal forma de excreção é pela bile e pelas fezes. Cerca de 6 a

10% do medicamento é excretado pela urina.[1,2] A prazosina é considerada suficientemente lipofílica para cruzar a barreira hematencefálica e desempenhar suas ações terapêuticas no SNC, por meio da antagonização dos receptores α_1-adrenérgicos.[4]

De acordo com uma revisão sistemática recente,[5] sete ensaios clínicos randomizados avaliaram o uso de prazosina para o tratamento de pacientes com TEPT. Desses estudos, cinco apontaram para uma melhora clínica significativa, principalmente de pesadelos e problemas de sono.[5] Uma metanálise de intervenções farmacológicas para TEPT também encontrou resultados clinicamente significativos, ainda que pequenos, de prazosina como terapia adjuvante para pacientes com TEPT.[6]

INDICAÇÕES

Evidências CONSISTENTES de eficácia

- Hipertensão (aprovada pela FDA): não é recomendada como tratamento de primeira linha, mas pode ser usada como terapia adjuvante para casos de hipertensão resistente ao tratamento.[1,2]
- Tratamento de pesadelos e problemas de sono no TEPT.[1,7]
- Fenômeno de Raynaud.[1]

Evidências INCOMPLETAS de eficácia

- Relatos de caso sugerem benefício com o uso de prazosina para tratamento de sonhos e pesadelos relacionados a drogas de abuso ("*drug dreams*") em pacientes com transtorno por uso de substâncias.[8,9]

CONTRAINDICAÇÕES

Absolutas

- Indivíduos com hipersensibilidade à prazosina, a quinazolinas ou a qualquer componente da fórmula do medicamento.[1,2]

Relativas

- Em pacientes com insuficiência cardíaca, o uso de prazosina pode exacerbar os sintomas e piorar a função miocárdica.[1]
- A prazosina pode piorar quadros de narcolepsia.[1]

REAÇÕES ADVERSAS

Mais comuns: Alterações urinárias, alterações visuais, cefaleia, congestão nasal, constipação, diarreia, dispneia, edema, epistaxe, fadiga, fraqueza, hipotensão ortostática, inquietação, náusea/vômitos, palpitações, *rash* cutâneo, síncope, sonolência, tontura, vertigem. Essas reações adversas foram reportadas na frequência de 1 a 10% dos usuários do medicamento.[1]

Menos comuns: Alopecia, alterações na função hepática, alucinações, angina, artralgia, bradicardia, cataplexia, catarata, diaforese, disfunções sexuais, dor abdominal, dor ocular, febre, ginecomastia, incontinência urinária, infarto do miocárdio, insônia, leucopenia, líquen plano, pancreatite, parestesias, priapismo, prurido, reações de hipersensibilidade, rubor, taquicardia, *tinnitus*, vasculite. Esses efeitos foram reportados em menos de 1% dos usuários do medicamento.[1]

INTOXICAÇÃO

Sintomas

Há descrição de um caso de ingestão acidental de ao menos 50 mg de prazosina por uma criança de 2 anos. Entre os sintomas relatados, estavam sonolência significativa e redução dos reflexos. Não foi reportada, nesse caso, hipotensão significativa, e a criança apresentou plena recuperação com manejo de suporte.[2]

Manejo

- Em casos de intoxicação por prazosina, deve-se avaliar a PA, e, se houver hipotensão, inicialmente deve-se fazer o suporte cardiovascular adequado.
- Nesses casos, indica-se manter o paciente em posição supina e fazer reposição de volume.
- Se essas medidas não funcionarem, pode-se fazer uso de vasopressores.
- É indicado também avaliar a função renal nesses pacientes e implementar medidas de suporte renal, caso necessário. Entretanto, é importante ressaltar que não é possível dialisar a prazosina devido à sua alta ligação com proteínas plasmáticas.[2]

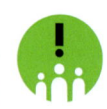

POPULAÇÕES ESPECIAIS

GRAVIDEZ
A prazosina é um medicamento que cruza a barreira placentária, e a sua farmacocinética é alterada durante a gestação. Até o momento não foram reportadas anomalias fetais ou outros eventos adversos significativos no uso de prazosina na gestação. Entretanto, existem poucos dados sobre seu uso nessa população. Desse modo, recomenda-se o uso de prazosina na gestação apenas em contextos em que o benefício se mostra superior ao potencial risco.[1,2]

LACTAÇÃO
A prazosina é excretada em pequenas quantidades no leite materno. Desse modo, deve-se ter cautela ao prescrever o medicamento durante a lactação.[1,2]

CRIANÇAS
A segurança do uso em crianças ainda não foi estabelecida. Desse modo, não é um medicamento recomendado para essa população.[2]

IDOSOS
A prazosina não deve ser usada em pacientes idosos devido ao risco mais pronunciado de hipotensão ortostática.[1]

INSUFICIÊNCIA HEPÁTICA
Apesar de o fabricante não sugerir qualquer tipo de ajuste de dose, é recomendado iniciar com baixas doses e fazer a titulação gradual de forma cuidadosa.[1,2]

INSUFICIÊNCIA RENAL
Apesar de o fabricante não sugerir qualquer tipo de ajuste de dose, é recomendado iniciar com baixas doses e fazer a titulação gradual de forma cuidadosa.[1,2]

INSUFICIÊNCIA CARDÍACA
Em pacientes com insuficiência cardíaca, o uso de prazosina pode exacerbar os sintomas e piorar a função miocárdica.[1]

LABORATÓRIO

Exames prévios ao uso
Não há recomendação de exames laboratoriais específicos prévios à introdução do medicamento, mas é recomendado avaliar a PA.[1,2]

Exames de acompanhamento
Não há recomendação de exames laboratoriais de acompanhamento. Contudo, deve-se monitorar a PA periodicamente, com mensuração do paciente em pé, sentado e em posição supina.[1,2]

Existem dados acerca do aumento de metabólitos da noradrenalina e adrenalina na urina em pacientes em uso de prazosina. Tal alteração pode gerar resultados falso-positivos em exames de rastreio para feocromocitoma. Desse modo, em pacientes com concentrações urinárias aumentadas de ácido vanilmandélico e em uso de prazosina, recomenda-se a descontinuação do medicamento antes de nova testagem laboratorial após um mês.[2]

PRECAUÇÕES E DICAS

1. É recomendado descontinuar a prazosina em casos de angina.[1]
2. Os pacientes devem ser alertados para terem cuidado ao dirigir ou operar máquinas, devido à tontura e à sonolência, bem como ao prejuízo no desempenho de algumas tarefas motoras e mentais. Sugere-se um tempo mínimo de 24 horas antes de dirigir ou operar máquinas após introdução ou aumento da dose de prazosina.[1,2]
3. Alguns casos de priapismo com uso de prazosina foram reportados. Desse modo, recomenda-se ao paciente procurar auxílio médico urgente se tiver ereções com duração de 4 horas ou mais.[1]
4. Existe o risco de hipotensão ortostática e síncope em pacientes em uso de prazosina. Essas reações adversas são mais comuns entre 30 e 90 minutos da ingestão da primeira dose do dia. Esse tipo de sintoma também pode ser mais comum em momentos de aumento de dose, uso de álcool, realização de exercícios físicos, permanência muito tempo em pé, calor excessivo e uso concomitante de outro medicamento anti-hipertensivo (β-bloqueadores e vasodilatadores principalmente) ou de inibidor da PDE-5. Taquicardia súbita e significativa é um dos sintomas que precedem a síncope em muitos desses casos. Recomenda-se ao paciente levantar de forma devagar quando em uso de prazosina.[1,2]
5. Foram reportados casos de síndrome da íris flácida intraoperatória em pacientes que faziam uso de bloqueadores α_1-adrenérgicos e

foram submetidos à cirurgia para catarata. Nesses casos, pode ser necessário usar técnicas operatórias específicas, devido à aparente ausência de benefício com a descontinuação da medicação nos desfechos em questão.[1,2]

REFERÊNCIAS

1. Prazosin: drug information [Internet]. UpToDate. Waltham: UpToDate; 2022 [capturado em 22 set. 2022]. Disponível em: https://www.uptodate.com/contents/prazosin-drug-information?search=prazosin-drug-inf&source=search_result&selectedTitle=1~71&usage_type=default&display_rank=1.
2. Minipress® capsules (prazosin hydrochloride) for oral use [Bula de medicamento] [Internet]. New York: Pfizer; 2015 [acesso em 2022 oct 21]. Disponível em: https://www.accessdata.fda.gov/drugsatfda_docs/label/2015/017442%20s043lbl.pdf.
3. Ronzoni G, Del Arco A, Mora F, Segovia G. Enhanced noradrenergic activity in the amygdala contributes to hyperarousal in an animal model of PTSD. Psychoneuroendocrinology. 2016;70:1-9. PMID [27131036]
4. Hudson SM, Whiteside TE, Lorenz RA, Wargo KA. Prazosin for the treatment of nightmares related to posttraumatic stress disorder: a review of the literature. Prim Care Companion CNS Disord. 2012;14(2):PCC.11r01222. PMID [22943034]
5. Paiva HS, Zotarelli Filho IJ, Cais CFS. Using prazosin to treat posttraumatic stress disorder and associations: a systematic review. Psychiatry Investig. 2021;18(5):365-72. PMID [33979949]
6. Hoskins MD, Bridges J, Sinnerton R, Nakamura A, Underwood JFG, Slater A, et al. Pharmacological therapy for post-traumatic stress disorder: a systematic review and meta-analysis of monotherapy, augmentation and head-to-head approaches. Eur J Psychotraumatol. 2021;12(1):1802920. PMID [34992738]
7. Martin A, Naunton M, Kosari S, Peterson G, Thomas J, Christenson JK. Treatment guidelines for PTSD: a systematic review. J Clin Med Res. 2021;10(18):4175. PMID [34575284]
8. Aggarwal A, Lindegaard V. The use of prazosin in treatment of drug dreams in adolescents with substance use disorder: two case reports. Psychopharmacol Bull. 2020;50(4):29-31. PMID [33012871]
9. Gopalakrishna G, Popoola O, Campbell A, Nemetalla MA. Two case reports on use of prazosin for drug dreams. J Addict Med. 2016;10(2):131-3. PMID [26900667]

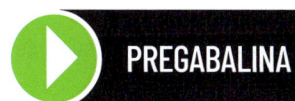

PREGABALINA

APRESENTAÇÕES COMERCIAIS

ALOND (UPJOHN)
- Caixas com 10, 14, 20, 28 ou 30 cápsulas de 25 mg.
- Caixas com 10, 14, 20, 28 ou 30 cápsulas de 75 mg.
- Caixas com 10, 14, 20, 28 ou 30 cápsulas de 150 mg.

ÁPICE (SUPERA)
- Caixas com 7, 10, 15, 20, 30 ou 60 cápsulas de 75 mg.
- Caixas com 7, 10, 15, 20, 30 ou 60 cápsulas de 150 mg.

DOLADOR (BIOLAB)
- Caixas com 7, 14, 28, 30, 56, 60, 210*, 420* ou 500* cápsulas de 75 mg.
- Caixas com 7, 14, 28, 30, 56, 60, 210*, 420* ou 500* cápsulas de 150 mg.

DORENE (ACHÉ)
- Caixas com 15, 20, 30 ou 500* cápsulas de 75 mg
- Caixas com 15, 20, 30 ou 500* cápsulas de 150 mg.

DORENE LÍQUIDO (ACHÉ)
- Frascos de 18 mL, 60 mL ou 90 mL de solução oral de 25 mg/mL.

DORENE TABS (ACHÉ)
- Caixas com 7, 10, 14, 15, 20, 28, 30 ou 500* comprimidos de 75 mg.
- Caixas com 7, 10, 14, 15, 20, 28, 30 ou 500* comprimidos de 150 mg.

GABALGIN (NOVA QUÍMICA)
- Caixas com 10, 14, 20, 28, 30, 56, 120* ou 240* cápsulas de 75 mg.
- Caixas com 10, 14, 20, 28, 30, 56, 120* ou 240* cápsulas de 150 mg.

GLYA (CRISTÁLIA)
- Caixas com 10, 14, 20, 28 ou 30 cápsulas de 75 mg.
- Caixas com 10, 14, 20, 28 ou 30 cápsulas de 150 mg.

INSIT (APSEN)
- Caixas com 7, 14, 15, 28, 30 ou 60 cápsulas de 25 mg.
- Caixas com 7, 14, 15, 28, 30 ou 60 cápsulas de 50 mg.
- Caixas com 7, 14, 15, 28, 30 ou 60 cápsulas de 75 mg.
- Caixas com 7, 14, 15, 28, 30 ou 60 cápsulas de 150 mg.
- Caixas com 15 ou 30 cápsulas de 300 mg.

KONDUZ (EMS)
- Caixas com 7, 14 ou 28 cápsulas de 35 mg.

PREGABALINA

- Caixas com 10, 14, 20, 28, 30, 56, 120* ou 240* cápsulas de 75 mg.
- Caixas com 10, 14, 20, 28, 30, 56, 120* ou 240* cápsulas de 150 mg.

LIMIAR (EUROFARMA)

- Caixas com 7, 10, 15, 20, 30 ou 60 cápsulas de 75 mg.
- Caixas com 7, 10, 15, 20, 30 ou 60 cápsulas de 150 mg.

LYCERAH (ASPEN)

- Caixas com 10, 20 ou 30 cápsulas de 75 mg.
- Caixas com 10, 20 ou 30 cápsulas de 150 mg.

LYRICA (UPJOHN)

- Caixas com 10, 14, 20, 28 ou 30 cápsulas de 25 mg.
- Caixas com 10, 14, 20, 28 ou 30 cápsulas de 75 mg.
- Caixas com 10, 14, 20, 28 ou 30 cápsulas de 150 mg.

LYSUGI (DR. REDDYS)

- Caixas com 7, 14, 20, 28, 30 ou 56 cápsulas de 75 mg.
- Caixas com 7, 14, 20, 28, 30 ou 56 cápsulas de 150 mg.

MOBALE (EUROFARMA)

- Caixas com 7, 10, 15, 20, 30 ou 60 cápsulas de 75 mg.
- Caixas com 7, 10, 15, 20, 30 ou 60 cápsulas de 150 mg.

NEUGABA (SUN FARMACÊUTICA)

- Caixas com 7, 14, 28, 30, 56, 60, 280* ou 300* cápsulas de 75 mg.
- Caixas com 7, 14, 28, 30, 56, 60, 280* ou 300* cápsulas de 150 mg.

PREBICTAL (ZODIAC)

- Caixas com 14, 28 ou 30 cápsulas de 50 mg.
- Caixas com 14, 28 ou 30 cápsulas de 75 mg.
- Caixas com 14, 28 ou 30 cápsulas de 100 mg.
- Caixas com 14, 28 ou 30 cápsulas de 150 mg.

PREFISS (FARMOQUÍMICA)

- Caixas com 15, 20, 30 ou 500* cápsulas de 75 mg.
- Caixas com 15, 20, 30 ou 500* cápsulas de 150 mg.

PREGALPHA (TORRENT)

- Caixas com 10 ou 30 cápsulas de 75 mg.
- Caixas com 10 ou 30 cápsulas de 150 mg.

PRELAVID (COSMED)

- Caixas com 6, 10, 15, 20, 30, 60 ou 90 cápsulas de 75 mg.
- Caixas com 6, 10, 15, 20, 30, 60 ou 90 cápsulas de 150 mg.

PRENEURIN (MERCK)

- Caixas com 30 cápsulas de 75 mg.
- Caixas com 30 cápsulas de 150 mg.

PROLEPTOL (SANOFI MEDLEY)

- Caixas com 15, 20, 30, 60, 90, 180* ou 360* cápsulas de 75 mg.
- Caixas com 15, 20, 30, 60, 90, 180* ou 360* cápsulas de 150 mg.

TAGDOR (BIOLAB)

- Caixas com 7, 14, 28, 30, 56, 60, 210*, 420* ou 500* cápsulas de 75 mg.
- Caixas com 7, 14, 28, 30, 56, 60, 210*, 420* ou 500* cápsulas de 150 mg.

ZEROPIN (ABBOT)

- Caixas com 7, 14, 20, 28, 30 ou 56 cápsulas de 75 mg.
- Caixas com 7, 14, 20, 28, 30 ou 56 cápsulas de 150 mg.

PREGABALINA (ACHÉ)

- Caixas com 15, 20, 30 ou 500* cápsulas de 75 mg.

PREGABALINA (ALTHAIA, BRAINFARMA)

- Caixas com 6, 10, 15, 20, 30, 60 ou 90 cápsulas de 75 mg.
- Caixas com 6, 10, 15, 20, 30, 60 ou 90 cápsulas de 150 mg.

PREGABALINA (APSEN)

- Caixas com 14, 15, 28 ou 30 cápsulas de 50 mg.
- Caixas com 14, 15, 28 ou 30 cápsulas de 75 mg.
- Caixas com 14, 15, 28 ou 30 cápsulas de 150 mg.

PREGABALINA (AUROBINDO)

- Caixas com 14, 28, 30, 210* ou 420* cápsulas de 75 mg.
- Caixas com 14, 28, 30, 210* ou 420* cápsulas de 150 mg.

PREGABALINA (BIOLAB)

- Caixas com 7, 14, 28, 30, 56, 60, 210*, 420* ou 500* cápsulas de 75 mg.
- Caixas com 7, 14, 28, 30, 56, 60, 210*, 420* ou 500* cápsulas de 150 mg.

PREGABALINA (CIMED, DR. REDDYS, PHARLAB)

- Caixas com 7, 14, 20, 28, 30 ou 56 cápsulas de 75 mg.
- Caixas com 7, 14, 20, 28, 30 ou 56 cápsulas de 150 mg.

PREGABALINA (CRISTÁLIA)

- Caixas com 10, 14, 20, 28 ou 30 cápsulas de 75 mg.
- Caixas com 10, 14, 20, 28 ou 30 cápsulas de 150 mg.

PREGABALINA (EMS, GERMED, LEGRAND, NOVA QUÍMICA)

- Caixas com 10, 14, 20, 28, 30, 56 , 120* ou 240* cápsulas de 75 mg.
- Caixas com 10, 14, 20, 28, 30, 56 , 120* ou 240* cápsulas de 150 mg.

PREGABALINA (EUROFARMA)

- Caixas com 7, 10, 15, 20, 30 ou 60 cápsulas de 75 mg.
- Caixas com 7, 10, 15, 20, 30 ou 60 cápsulas de 150 mg.

PREGABALINA (MEDLEY)

- Caixas com 15, 20, 30, 60 ,90, 180* ou 360* cápsulas de 75 mg.
- Caixas com 15, 20, 30, 60 ,90, 180* ou 360* cápsulas de 150 mg.

PREGABALINA (MEDQUÍMICA, MERCK)

- Caixas com 30 cápsulas de 75 mg.
- Caixas com 30 cápsulas de 150 mg.

PREGABALINA (RANBAXY)

- Caixas com 7, 14, 28, 30, 56, 60, 280* ou 300* cápsulas de 75 mg.
- Caixas com 7, 14, 28, 30, 56, 60, 280* ou 300* cápsulas de 150 mg.

PREGABALINA (TEUTO)

- Caixas com 10, 14, 20, 28, 30, 210* ou 420* cápsulas de 75 mg.
- Caixas com 10, 14, 20, 28, 30, 210* ou 420 * cápsulas de 150 mg.

PREGABALINA (TORRENT)

- Caixas com 10 ou 30 cápsulas de 75 mg.
- Caixas com 10 ou 30 cápsulas de 150 mg.

*Embalagem hospitalar.

MODO DE USAR

A pregabalina é utilizada principalmente para o tratamento da dor neuropática, da epilepsia, da fibromialgia e do TAG.[1-4]

No tratamento da dor neuropática (aprovada em 2004 pela FDA), incluindo a neuropatia diabética e a neuralgia pós-herpética, a dose inicial recomendada é de 75 mg, 2 vezes ao dia (150 mg/dia), com ou sem alimentos. Em estudos clínicos, a eficácia foi demonstrada com doses entre 150 e 600 mg/dia, com respostas mais robustas em doses maiores. Para a maioria dos pacientes, 150 mg, 2 vezes ao dia, é a dose ideal. Em geral, a resposta poderá ser observada após 1 semana de uso. De acordo com a resposta e a tolerabilidade do paciente, a dose poderá ser aumentada para 300 mg, 2 vezes ao dia. Se o controle da dor não for obtido entre 2 e 4 semanas com essa dose, deve-se aumentar até uma dose máxima de 300 mg, 2 vezes ao dia.

Na epilepsia e no TAG, a dosagem inicial e os aumentos são os mesmos recomendados para o tratamento das neuropatias. A eficácia da pregabalina na epilepsia já pode ser perceptível na primeira semana de tratamento. No TAG, a dose eficaz é de 300 a 600 mg/dia, e seu efeito recai tanto nos sintomas somáticos quanto nos sintomas psíquicos. Os pacientes com predomínio de sintomas somáticos parecem responder melhor a dosagens mais altas do que os com predomínio de sintomas psíquicos. No tratamento do TAS, as doses efetivas são altas, entre 450 e 600 mg/dia.

A pregabalina foi o primeiro medicamento aprovado para tratamento da fibromialgia pela FDA (2007). Nessa situação, a faixa terapêutica recomendada é de 300 a 450 mg/dia. A dose inicial e os aumentos são os mesmos já comentados. Na dose de 450 mg/dia, é recomendada a divisão em 2 tomadas de 225 mg. Doses de 600 mg/dia não mostraram benefícios adicionais na fibromialgia. Na fibromialgia, a melhora do sono é significativa, possivelmente pela ampliação das ondas lentas delta.

TEMPO PARA INÍCIO DE AÇÃO

O início da resposta para dor neuropática, epilepsia e ansiedade pode se dar já na primeira semana de tratamento.[1,3]

Se não houver resposta entre 6 e 8 semanas, mesmo com aumentos adequados de dose, a pregabalina provavelmente não trará benefícios clínicos ao paciente.[2]

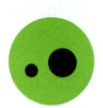

VARIAÇÃO USUAL DA DOSE

- TAG: 300 a 600 mg/dia.
- TAS: 450 a 600 mg/dia.
- Dor neuropática: 150 a 600 mg/dia.
- Fibromialgia: 300 a 450 mg/dia.

MODO DE SUSPENDER

Se for descontinuada, recomenda-se que seja de forma gradual, durante pelo menos 1 semana, para minimizar o aparecimento de convulsões ou o aparecimento de outros sintomas de retirada, como agitação, confusão, *delirium*, alucinações, insônia, cefaleia, náuseas, diarreia, alterações de humor ou sudorese.[3]

CLASSE, MECANISMO DE AÇÃO E FARMACODINÂMICA

Assim como sua predecessora (gabapentina), a pregabalina é uma molécula estruturalmente análoga ao GABA, mas sem relação funcional com ele. Ela não é convertida metabolicamente em GABA; não é considerada um medicamento gabaérgico; não é um agonista do GABA; não afeta a assimilação ou a degradação do GABA; e não interage com receptores BZDs, GABA-A, GABA-B ou GABA-C.[5] Diferentemente de outros anticonvulsivantes que inibem a recaptação do GABA (p. ex., a tiagabina) ou modulam a atividade enzimática que produz o GABA (p. ex., a vigabatrina), a pregabalina não apresenta tais ações. Ainda como a gabapentina, mas com uma afinidade pelo menos 3 vezes maior, a pregabalina liga-se fortemente à subunidade proteica α_2-delta dos canais de cálcio voltagem-dependentes pré-sinápticos do SNC, que está relacionada às propriedades antinociceptivas, reduzindo a hiperexcitabilidade neuronal e, consequentemente, o processo de sensibilização central. Esse processo tem um efeito inibitório no canal, limitando a entrada de cálcio na célula, o que reduz a liberação de diversos neurotransmissores excitatórios (glutamato, noradrenalina e substância P). As propriedades anticonvulsivantes e ansiolíticas também estão associadas à ligação com a subunidade α_2-delta. Em contraposição a condições fisiológicas, tal subunidade apresenta maior expressão em situações de dor crônica. Esses canais de cálcio não são os mesmos da musculatura lisa vascular. Mediante esse efeito na α_2-delta, ela parece prevenir a estabilização de sinapses glutamatérgicas, que ocorrem em resposta à ativação dos astrócitos após um dano neuronal ou a uma ativação neuronal sustentada.

Ela não se liga a nenhum receptor dopaminérgico, serotonérgico ou glutamatérgico. A pregabalina também não apresenta afinidade por sítios de receptores, nem altera respostas associadas à ação de vários fármacos comumente utilizados no tratamento de crises epiléticas ou dor, como os receptores opioides, os canais de sódio ou a atividade das enzimas cicloxigenases. Ela apresenta uma atividade maior no neocórtex, no hipocampo, na amígdala, no cerebelo e no corno dorsal da medula espinal. O mecanismo de ação do efeito ansiolítico da pregabalina é diferente daquele dos demais fármacos ansiolíticos, mas ela também tem efeito inibitório na amígdala e na ínsula anterior durante o processamento das emoções.

Devido aos efeitos analgésicos e ansiolíticos, é considerada um fármaco com efeitos multidimensionais. A redução na intensidade da dor não foi explicada por melhora no humor e/ou na ansiedade.

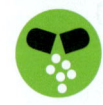

FARMACOCINÉTICA

Patenteada em 1999 e lançada no mercado farmacêutico em 2004, a pregabalina é um anticonvulsivante de terceira geração e um modulador da dor. Foi o primeiro medicamento da classe dos anticonvulsivantes concebido, desenvolvido e, desde o início, comercializado para o tratamento da dor, primordialmente a dor neuropática.[1-3] O objetivo foi desenvolver um medicamento que mantivesse a atividade biológica da gabapentina, mas com um perfil farmacocinético mais aprimorado. Na prática, ela tem se mostrado mais potente do que a gabapentina.[5]

Em jejum, é rapidamente absorvida, atingindo o pico de concentração plasmática entre 0,7 e 1,5 hora. Sua biodisponibilidade oral é de 90%, independentemente da dose total diária ou da frequência das tomadas, podendo ser administrada ou não com alimentos, atravessando rapidamente a barreira hematencefálica.[2,3] Não é metabolizada por via hepática, ou seja, praticamente não induz, nem inibe as enzimas hepáticas responsáveis pelo metabolismo dos fármacos, tampouco é afetada por polimorfismos genéticos dessas enzimas. Além disso, não se liga a proteínas plasmáticas, praticamente não sendo metabolizada no organismo humano. Apresenta farmacocinética linear (diferentemente da gabapentina), predizendo uma dose-resposta mais confiável. A meia-vida de eliminação é de 6,3 horas. É excretada inalterada e exclusivamente por via renal. A depuração plasmática é diretamente proporcional à da creatinina. Não interage com antiácidos.

INDICAÇÕES

Evidências CONSISTENTES de eficácia

- Adjuvante no tratamento da epilepsia com crises convulsivas parciais em maiores de 4 anos.[1-4]
- Fibromialgia.[1-4,6,7]
- Dor neuropática diabética.[1-4,7]
- Neuralgia pós-herpética.[1-4,7]
- Dor pós-trauma raquimedular.[1-4,7]
- TAG.[4,8]

Evidências INCOMPLETAS de eficácia

- TAS.[4]
- Outras neuropatias crônicas (lesões de plexos, neoplasia, radiculopatias, devida ao HIV, devida à quimioterapia, alcoólica).[7]
- Neuralgia do trigêmeo.[7]
- Prurido crônico.[3]
- Tosse crônica refratária.[3]
- Adjuvante no tratamento do TOC refratário.[9]
- Síndrome de retirada de álcool, BZDs, opioides, canabinoides, nicotina.[10]
- Transtorno por uso de álcool.
- Síndrome das pernas inquietas.[3]
- Sintomas vasomotores na pós-menopausa.[3]

CONTRAINDICAÇÕES

Absolutas

- Hipersensibilidade à pregabalina ou à gabapentina.

Relativas

- Deficiência da lactase de Lapp.
- Intolerância hereditária à galactose.
- Má absorção de glicose-galactose.
- Insuficiência renal grave.

REAÇÕES ADVERSAS

Mais comuns: Cefaleia, desatenção, edema periférico, fadiga, ganho de peso, perda de campo visual, sonolência, tontura, visão borrada, xerostomia.

Menos comuns: Alteração da acuidade visual, alteração da função hepática, alucinações, amenorreia, amnésia, angiedema, ansiedade, artralgia, astenia, ataque de pânico, ataxia, bloqueio AV de primeiro grau, bradicardia, ceratite, confusão, constipação, desorientação, diarreia, diminuição da libido, diminuição do apetite, diplopia, disartria, disfunção erétil, dispepsia, dispneia, disúria, dor abdominal, dor no peito, dor ocular, equimose, euforia, febre, flatulência, hipersensibilidade (reação alérgica), hipoglicemia, hipomania, hipo/hipertensão, impotência, incoordenação motora, inquietação, insônia, ICC, irritabilidade, lesões acidentais, letargia, leucopenia, mialgia, mioclonias, nasofaringite, náusea, neutropenia, nistagmo, otite média, parestesia, polaciúria, prolongamento do intervalo PR no ECG, prurido, *rash*, retenção urinária, sialorreia, sinusite, sonhos bizarros, sudorese em mãos e pés, taquicardia, tosse, tremor, trombocitopenia, vertigem, vômito.

INTOXICAÇÃO

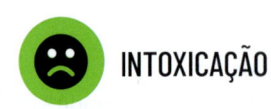

Sintomas

Os sintomas de *overdose* incluem transtornos afetivos, sonolência, confusão, fotossensibilidade, depressão, agitação e inquietação. Não há antídoto específico para a pregabalina, e a pessoa deve ser encaminhada para um serviço de emergência. Em casos de *overdoses* de até 8.000 mg, nenhuma reação adversa inesperada foi notificada.

Manejo

- Se a consciência estiver prejudicada, o estabelecimento da via aérea deve ser a prioridade.
- Estabelecer acesso venoso e realizar monitoramento cardíaco.
- Todos os pacientes com suspeita de *overdose* devem ser submetidos à lavagem gástrica e/ou à indução de vômito.
- Completar o exame físico.
- Se necessário, a hemodiálise pode ser empregada, especialmente em pacientes com IR. Ela remove de modo eficaz a pregabalina do plasma (redução de 50 a 60% após 4 horas de hemodiálise).

POPULAÇÕES ESPECIAIS

GRAVIDEZ

Não há estudos controlados sobre o uso da pregabalina durante a gestação em humanos. Em estudos com animais, houve efeitos negativos no feto. A pregabalina deve ser usada nesse período somente se os benefícios superarem os riscos.

LACTAÇÃO

Não se sabe se a pregabalina é excretada no leite materno de humanos. O efeito em lactentes é desconhecido. A amamentação não é recomendada durante o tratamento com o fármaco. Se a pregabalina for necessária durante esse período, a amamentação deve ser suspensa.

CRIANÇAS

A pregabalina é recomendada para crianças acima de 4 anos de idade no tratamento de epilepsia com crises parciais.[1,3]

IDOSOS

Recomenda-se evitar anticonvulsivantes de excreção renal exclusiva em idosos com função renal significativamente comprometida. Se não houver tal comprometimento, as doses são as mesmas que as de adultos jovens, tanto para epilepsia quanto para dor e TAG. Se ocorrerem sonolência e/ou tontura substanciais, atentar para o risco de acidentes por quedas.

INSUFICIÊNCIA HEPÁTICA

Não há estudos específicos com pacientes com insuficiência hepática. Em princípio, não é necessário realizar ajustes na dosagem.

INSUFICIÊNCIA RENAL

Em pacientes com nefropatias ou submetidos à hemodiálise, a dose deve ser ajustada. Nesses indivíduos, a administração deve ser realizada em 3 tomadas diárias. Se o paciente estiver sob hemodiálise, após o procedimento, recomenda-se uma dose adicional a cada 4 horas de diálise, que vai depender da quantidade total diária. E, em portadores de nefropatias sem diálise, a dosagem é reduzida em 50% para cada redução de 50% da depuração de creatinina.

INSUFICIÊNCIA CARDÍACA

Sem recomendações específicas.[2]

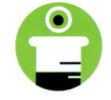

LABORATÓRIO

Exames prévios ao uso

Exames de função renal podem ser úteis para excluir doença renal, pois neste caso há necessidade de ajuste de dosagem.

Exames de acompanhamento

Em indivíduos saudáveis, não são necessários. Há alguns relatos de aumento de amilase e de CKs.

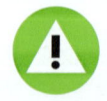

PRECAUÇÕES E DICAS

1. Não há tempo definido para duração do tratamento. Recomenda-se ajustar o tratamento até que todos os sintomas tenham remitido ou que a melhora seja estável e seguir tratando por tempo indeterminado enquanto os benefícios superarem os riscos.

2. A pregabalina pode ser tomada até 3 vezes ao dia, porém a maioria dos pacientes necessita somente 2 vezes ao dia. Para melhorar a sedação, pode-se administrar a maior parte da dose à noite.
3. Os efeitos colaterais da pregabalina costumam ser de intensidade leve a moderada, dose-dependentes e, em geral, transitórios (primeiras semanas).[5] Os mais frequentes são aqueles relacionados ao SNC. Se houver persistência de sonolência/sedação, evitar realizar atividades que exijam reflexos rápidos (como operar máquinas perigosas, dirigir automóveis, etc.).
4. Se surgirem sintomas de angiedema (como inchaço na face, na língua, nos lábios e/ou na garganta), suspender imediatamente o medicamento. Atentar para pacientes com história anterior de angiedema e/ou em uso concomitante de fármacos com maior risco de desenvolver essa condição (p. ex., IECAs).
5. A pregabalina apresenta baixo risco de interações medicamentosas, uma vez que é excretada praticamente inalterada na urina.
6. O efeito depressor no SNC (em especial sedação) de substâncias como etanol, barbitúricos, BZDs e analgésicos narcóticos pode ser sobreposto às ações da pregabalina, mas não há interação farmacocinética entre essas substâncias.
7. Se o paciente esquecer de ingerir o medicamento no horário estabelecido, ingerir logo que perceber tal situação. Se estiver perto do horário da próxima administração, pular a dose esquecida. Não tomar dose dupla.
8. Em diabéticos, se houver aumento de peso com o uso do medicamento, poderá ser necessário realizar ajustes na dose dos hipoglicemiantes. A pregabalina não apresenta efeito na hemoglobina glicosilada.
9. É um medicamento classificado como *"schedule V controlled substance"*, ou seja, apresenta potencial de abuso de nível modesto (classificação referente ao menor potencial de abuso em fármacos de uso médico). Possivelmente, isso é devido ao efeito (colateral) de euforia — o qual pode ocorrer em até 4% dos pacientes sob uso de pregabalina — sendo dose-dependente e com alguma semelhança às ações do diazepam (30 mg seriam equivalentes a 450 mg de pregabalina).[5] Cabe salientar que esses "efeitos psicológicos positivos" costumam ser limitados e não permanecem durante o tratamento de médio ou longo prazo. Não se sabe se o medicamento ativa algum receptor no SNC associado a outras substâncias de abuso. Há possibilidade de a pregabalina promover alguma dependência física. Atentar para comportamentos (escalonamento da dose, tolerância, etc.) e/ou declarações do paciente que sejam sugestivos de abuso e investigar história atual e passada de TUSs.[1-3]
10. Visão borrada transitória e outras alterações na acuidade visual foram relatadas. A descontinuação da pregabalina pode resultar na resolução ou melhora desses sintomas.
11. Substâncias antiepiléticas têm sido associadas ao aumento do risco de comportamento/pensamentos suicidas. Pacientes em uso de pregabalina devem ser monitorados quanto ao início e/ou piora de sintomas depressivos, comportamento/ideação suicidas e/ou mudanças não habituais no humor ou no comportamento.

REFERÊNCIAS

1. Lyrica® (pregabalin) [Bula de medicamento] [Internet]. New York: Pfizer; 2018 [capturado em 23 set 2022]. Disponível em: https://www.accessdata.fda.gov/drugsatfda_docs/label/2018/021446s035,022488s013lbl.pdf.
2. Stahl SM. Fundamentos de psicofarmacologia de Stahl: guia de prescrição. 6. ed. Porto Alegre: Artmed; 2019.
3. Pregabalin: drug information [Internet]. UpToDate. Waltham: UpToDate; 2022 [capturado em 22 set. 2022]. Disponível em: https://www.uptodate.com/contents/pregabalin-drug-information?search=pregabalina&source=panel_search_result&selectedTitle=1~146&usage_type=panel&kp_tab=drug_general&display_rank=1.
4. Garakani A, Murrough JW, Freire RC, Thom RP, Larkin K, Buono FD, et al. Pharmacotherapy of anxiety disorders: current and emerging treatment options. Front Psychiatry. 2020;11:595584. PMID [33424664]
5. Taylor CP. Mechanisms of analgesia by gabapentin and pregabalin: calcium channel alpha2-delta [Cavalpha2-delta] ligands. Pain. 2009;142(1-2):13-6. PMID [19128880]
6. Wiffen PJ, Derry S, Moore RA, Aldington D, Cole P, Rice AS, et al. Antiepileptic drugs for neuropathic pain and fibromyalgia: an overview of Cochrane reviews. Cochrane Database Syst Rev. 2013;2013(11):CD010567. PMID [24217986]
7. Tzadok R, Ablin JN. Current and emerging pharmacotherapy for fibromyalgia. Pain Res Manag. 2020;2020:6541798. PMID [32104521]
8. Generoso MB, Trevizol AP, Kasper S, Cho HJ, Cordeiro Q, Shiozawa P. Pregabalin for generalized anxiety disorder: an updated systematic review and meta-analysis. Int Clin Psychopharmacol. 2017;32(1):49-55. PMID [27643884]
9. Mowla A, Ghaedsharaf M. Pregabalin augmentation for resistant obsessive-compulsive disorder: a double-blind placebo-controlled clinical trial. CNS Spectr. 2020;25(4):552-6. PMID [31648655]
10. Freynhagen R, Backonja M, Schug S, Lyndon G, Parsons B, Watt S, et al. Pregabalin for the treatment of drug and alcohol withdrawal symptoms: a comprehensive review. CNS Drugs. 2016;30(12):1191-200. PMID [27848217]

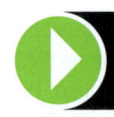

PROMETAZINA

APRESENTAÇÕES COMERCIAIS

CLORIDRATO DE PROMETAZINA (TEUTO)
- Caixas com 20, 100*, 200* ou 500* comprimidos de 25 mg.

FENERGAN (SANOFI MEDLEY)
- Caixas com 20 comprimidos de 25 mg.
- Caixas com 25* ampolas de 2 mL de solução injetável 25 mg/mL.

PAMERGAN (CRISTÁLIA)
- Caixas com 20 ou 200* comprimidos de 25 mg.
- Caixas com 25*, 36* ou 50* ampolas de 2 mL de solução injetável 25 mg/mL.

PROFERGAN (TEUTO)
- Caixas com 20, 100*, 200* ou 500* comprimidos de 25 mg.

PROMETAZOL (HIPOLABOR)
- Caixas com 10, 20 ou 500* comprimidos de 25 mg.
- Caixas com 25*, 50* ou 100* ampolas de 2 mL de solução injetável 25 mg/mL.

*Embalagem hospitalar.

MODO DE USAR

No controle de agitação psicomotora, usar de 25 a 50 mg, IM, associados a haloperidol IM (5 a 10 mg).[1] Com o objetivo de sedação, usar de 25 a 50 mg, VO, antes de dormir. No controle de reações alérgicas, usar 25 mg, VO, 1 a 4 vezes ao dia, antes das refeições ou antes de dormir. Para prevenção de cinetose, usar de 12,5 a 25 mg, VO, 30 a 60 minutos antes da viagem, podendo ser repetido em 8 a 12 horas se necessário.

TEMPO PARA INÍCIO DE AÇÃO

Cerca de 20 minutos após administração IM e de 30 a 60 minutos após administração VO.

VARIAÇÃO USUAL DA DOSE

- Agitação psicomotora: 25 a 50 mg, IM, conforme a gravidade clínica.
- Sedação: 25 a 50 mg, VO, conforme a necessidade e a associação com outros fármacos.
- Reações alérgicas: 25 mg, VO, é a dose média para adultos. Na cinetose, a dose média para adultos é de 12,5 a 25 mg, VO.

MODO DE SUSPENDER

Em geral não é necessário realizar retirada gradual.

CLASSE, MECANISMO DE AÇÃO E FARMACODINÂMICA

A prometazina é um derivado fenotiazínico, porém sem ação antipsicótica, sendo classificado como um anti-histamínico de primeira geração e antiemético. É forte antagonista de receptores histaminérgicos (H1), antagonista moderado de receptores anticolinérgicos (mACh) e fraco antagonista para receptores 5-HT2A, 5-HT2C, D2 e α-adrenérgicos. Como anti-histamínico, atua como antagonista, mas não bloqueia a liberação de histamina.

FARMACOCINÉTICA

A prometazina é rapidamente absorvida por VO, com pico de concentração plasmática em 1,5 a 3 horas. Após primeira passagem, a biodisponibilidade é reduzida a 25%. Liga-se fortemente às proteínas plasmáticas (93%), sobretudo à albumina. É metabolizada predominantemente pela sulfoxidação e também por desmetilação e por hidroxilação mediada em especial pela CYP2D6. A meia-vida é de 10 a 19 horas; sua excreção é renal e biliar; e ela atravessa as barreiras hematencefálica e placentária.

INDICAÇÕES

Evidências CONSISTENTES de eficácia
- Agitação psicomotora: potencialização de efeitos sedativos dos APs.
- Reações alérgicas.

- Náusea e vômitos.
- Cinetose.
- Sedação (pré e pós-cirúrgica).

Evidências INCOMPLETAS de eficácia
- Hiperêmese gravídica.

CONTRAINDICAÇÕES

Absolutas
- Asma.
- Crianças menores de 2 anos de idade.
- Hipersensibilidade ao fármaco ou a outros derivados de fenotiazínicos.
- História de agranulocitose devida a outras fenotiazinas.
- Insuficiência renal ou hepática grave.
- Portadores de discrasias sanguíneas.

Relativas
- Indivíduos com transtorno que envolve convulsões.

REAÇÕES ADVERSAS

Mais comuns: Boca seca, desorientação, sedação, tontura, visão borrada.

Menos comuns: Agranulocitose, aumento de peso, hipotensão, hipo/hipertermia, SNM.

INTOXICAÇÃO

Sintomas

As características principais da intoxicação por prometazina são depressão do SNC, taquicardia, depressão respiratória e *delirium*. Pode ocorrer agitação, principalmente em pacientes geriátricos. Sinais de ativação atropínica, como boca seca e midríase, vermelhidão e sintomas gastrintestinais também podem estar presentes.

Manejo
- Manejo de sintomas e suporte.
- A lavagem gástrica deve ser feita o mais precocemente possível.
- Em casos graves de depressão do SNC, faz-se necessário o monitoramento dos sinais vitais.
- A naloxona reverte apenas alguns dos efeitos depressivos.

- Hipotensão grave em geral responde à administração de noradrenalina ou fenilefrina.
- A adrenalina não deve ser utilizada, uma vez que seu uso em pacientes com bloqueio adrenérgico parcial pode baixar ainda mais a PA.[2]

POPULAÇÕES ESPECIAIS

GRAVIDEZ

Efeitos teratogênicos não foram demonstrados em estudos com ratos. Estudos retrospectivos com seres humanos sugerem que não há aumento no risco de malformações congênitas. Em recém-nascidos de mães que utilizaram doses elevadas de anti-histamínicos, foram descritos sintomas digestivos ligados às propriedades atropínicas das fenotiazinas, como distensão abdominal, íleo paralítico, atraso na eliminação de mecônio, taquicardia e dificuldades para se alimentar. A utilização por longo prazo da prometazina no fim da gestação também tem sido associada à sonolência ou à hiperexcitabilidade no recém-nascido. O uso durante o parto demonstrou ser prejudicial para a agregação plaquetária. Assim, a prometazina só deve ser utilizada durante a gestação após cuidadosa avaliação do risco-benefício. Categoria C da FDA.

LACTAÇÃO

A excreção no leite materno ainda não é confirmada. Considerando o conhecimento de que inúmeros fármacos são excretados no leite materno, não é recomendado o uso de prometazina durante a lactação.

CRIANÇAS

Não deve ser utilizada em crianças menores de 2 anos de idade devido ao risco de depressão respiratória fatal. Em crianças maiores de 2 anos, pode ser administrada; contudo, há maior chance de reação paradoxal de excitação. Há relatos de reações graves nessa população que incluem depressão respiratória, apneia, distonias, reações alérgicas, convulsões e, mais raramente, SNM.[3]

IDOSOS

Deve ser usada com cautela, especialmente se estiver em combinação a outros agentes com potencial anticolinérgico, como APs de baixa potência e ADTs, pois pode desencadear quadros de confusão mental e desorientação, além de maior sensibilidade à sedação e à hipotensão ortostática.

INSUFICIÊNCIA HEPÁTICA
Extensamente metabolizada no fígado, deve ser usada com cautela em portadores de insuficiência hepática, monitorando para a possibilidade de encefalopatia hepática e piora da função hepática.

INSUFICIÊNCIA RENAL
É contraindicada em portadores de IR grave.

INSUFICIÊNCIA CARDÍACA
É necessário ter cautela no uso em indivíduos com insuficiência cardíaca, devido aos possíveis efeitos de prolongamento do intervalo QT, efeitos taquicardizantes e hipotensores.

LABORATÓRIO
A prometazina parece interferir em testes de gravidez baseados em reações imunológicas de hCG e anti-hCG (resultando em falso-positivos e falso-negativos), de glicemia (elevando a concentração de glicose) e de rastreamento em amostras de urina para substâncias de abuso, como anfetamina e metanfetamina.[4]

PRECAUÇÕES E DICAS
1. É contraindicado o uso da prometazina por via intra-arterial ou via SC devido ao risco de necrose tecidual grave, gangrena ou outro dano tecidual.
2. Por ser sedativa, alertar os pacientes a evitar temporariamente dirigir veículos ou operar máquinas que exijam reflexos rápidos.
3. O uso concomitante de álcool deve ser evitado, pois a associação aumenta os efeitos sedativos.
4. Devido aos efeitos fotossensibilizantes das fenotiazinas, evitar a exposição à luz solar ou à luz artificial durante o tratamento.
5. É necessário cautela no uso em indivíduos com constipação crônica, devido ao risco de agravamento da condição, podendo chegar a íleo paralítico.
6. Como outras substâncias sedativas ou depressoras do SNC, deve ser utilizada com cautela em pacientes com história de apneia noturna.

REFERÊNCIAS
1. Bak M, Weltens I, Bervoets C, Fruyt J, Samochowiec J, Fiorillo A, et al. The pharmacological management of agitated and aggressive behaviour: a systematic review and meta-analysis. Eur Psychiatry. 2019;57:78-100. PMID [30721802]
2. Page CB, Duffull SB, Whyte IM, Isbister GK. Promethazine overdose: clinical effects, predicting delirium and the effect of charcoal. QJM. 2009;102(2):123-31. PMID [19042969]
3. Starke PR, Weaver J, Chowdhury BA. Boxed warning added to promethazine labeling for pediatric use. N Engl J Med. 2005;352(25):2653. PMID [15972879]
4. Brahm NC, Yeager LL, Fox MD, Farmer KC, Palmer TA. Commonly prescribed medications and potential false-positive urine drug screens. Am J Health Syst Pharm. 2010;67(16):1344-50. PMID [20689123]

LEITURAS RECOMENDADAS
Muir-Cochrane E, Oster C, Gerace A, Dawson S, Damarell R, Grimmer K. The effectiveness of chemical restraint in managing acute agitation and aggression: a systematic review of randomized controlled trials. Int J Ment Health Nurs. 2020;29(2):110-26. PMID [31498960]

Satterthwaite TD, Wolf DH, Rosenheck RA, Gur RE, Caroff SN. A meta-analysis of the risk of acute extrapyramidal symptoms with intramuscular antipsychotics for the treatment of agitation. J Clin Psychiatry. 2008;69(12):1869-79. PMID [19192477]

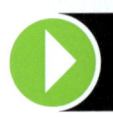

PROPRANOLOL

APRESENTAÇÕES COMERCIAIS

AMPRAX (VITAMEDIC)
- Caixas com 30, 40 ou 500* comprimidos de 40 mg.
- Caixas com 30, 500* ou 750* comprimidos de 80 mg.

CLORIDRATO DE PROPRANOLOL (BRAINFARMA)
- Caixas com 40 ou 450* comprimidos de 40 mg.

CLORIDRATO DE PROPRANOLOL (CIMED)
- Caixas com 20, 28, 30, 40, 60, 500* ou 1.000* comprimidos de 40 mg.
- Caixas com 20, 28, 30, 40, 60, 500* ou 1.000* comprimidos de 80 mg.

CLORIDRATO DE PROPRANOLOL (EMS)
- Caixas com 30, 60 ou 450* comprimidos de 10 mg.
- Caixas com 30, 60 ou 450* comprimidos de 40 mg.
- Caixas com 30, 60 ou 450* comprimidos de 80 mg.

CLORIDRATO DE PROPRANOLOL (MEDLEY)
- Caixas com 30 comprimidos de 10 mg.
- Caixas com 30 ou 90 comprimidos de 40 mg.

CLORIDRATO DE PROPRANOLOL (MEDQUÍMICA)
- Caixas com 30, 40, 400*, 500* ou 1.000* comprimidos de 40 mg.

CLORIDRATO DE PROPRANOLOL (PHARLAB)
- Caixas com 30 ou 500* comprimidos de 40 mg.

CLORIDRATO DE PROPRANOLOL (PRATI DONADUZZI)
- Caixas com 20, 200* ou 600* comprimidos de 10 mg.
- Caixas com 20, 30, 200*, 270* ou 600* comprimidos de 40 mg.

CLORIDRATO DE PROPRANOLOL (TEUTO)
- Caixas com 20, 30, 40, 100*, 300* ou 500* comprimidos de 40 mg.
- Caixas com 20, 30, 100*, 300* ou 500* comprimidos de 80 mg.

CLORIDRATO DE PROPRANOLOL (UNIÃO QUÍMICA)
- Caixas com 20, 30, 40, 200* ou 500* comprimidos de 40 mg.

FURP - PROPRANOLOL (FURP)
- Caixas com 500* comprimidos de 40 mg.

IQUEGO - PROPRANOLOL (IQUEGO)
- Caixas com 500* comprimidos de 40 mg.

POLOL (GEOLAB)
- Caixas com 20, 30, 40 ou 600* comprimidos de 40 mg.

PRANOLOL (CAZI)
- Caixas com 50 ou 500* comprimidos de 10 mg.
- Caixas com 50 comprimidos de 40 mg.
- Caixas com 20 ou 500* comprimidos de 80 mg.

PRESSOFLUX (MEDQUÍMICA)
- Caixas com 30, 40, 400*, 500* ou 1.000* comprimidos de 40 mg.

PROPALOL (GLOBO)
- Caixas com 30, 40, 400*, 500* ou 1.000* comprimidos de 40 mg.

PROPRAMED (CIMED)
- Caixas com 20, 28, 30, 40, 60, 500* ou 1.000* comprimidos de 40 mg.
- Caixas com 20, 28, 30, 40, 60, 500* ou 1.000* comprimidos de 80 mg.

PROPRANOLOL (EMS)
- Caixas com 30, 60 ou 450* comprimidos de 10 mg.
- Caixas com 30, 60 ou 450* comprimidos de 40 mg.
- Caixas com 30, 60 ou 450* comprimidos de 80 mg.

PROPRANOLOM (LABORATÓRIOS OSÓRIO DE MORAES)
- Caixas com 30, 40 ou 6.000* comprimidos de 40 mg.

SANPRONOL (HIPOLABOR)
- Caixas com 40 ou 500* comprimidos de 40 mg.

*Embalagem hospitalar.

MODO DE USAR

O propranolol deve sempre ser iniciado em doses pequenas, como 10 a 20 mg, 2 vezes ao dia, aumentadas gradualmente até que os efeitos benéficos tenham sido alcançados. Os parâmetros que podem ser usados são a PA (mínima de 90/60) e a FC (mínima de 60 bpm). Devido à sua meia-vida curta, sempre deve ser usado em várias doses diárias.

TEMPO PARA INÍCIO DE AÇÃO

Alcança seu efeito máximo em 1 hora para os estados ansiosos ou para tremores.

VARIAÇÃO USUAL DA DOSE

- Estados ansiosos que se manifestam em situações de exposição pública (TAS): são indicados em torno de 10 a 40 mg em dose única, 20 a 30 minutos antes da situação ansiogênica.
- Tremor produzido pelo lítio: a dose recomendada varia de 20 a 160 mg/dia, divididos em 2 ou 3 tomadas diárias. Para agressividade em pacientes com síndrome cerebral orgânica, a dose sugerida varia de 40 a 520 mg/dia, divididos em 2 a 4 vezes ao dia.

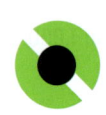

MODO DE SUSPENDER

Embora aparentemente não ocorram outros sintomas de retirada, existe o risco de hipertensão de rebote, razão pela qual a retirada desse fármaco deve ser gradual, sobretudo quando foram utilizadas doses elevadas por tempo prolongado.

CLASSE, MECANISMO DE AÇÃO E FARMACODINÂMICA

O propranolol é um β-bloqueador não seletivo, com ação tanto central como periférica. Bloqueia tanto os receptores $β_1$ quanto os $β_2$-adrenérgicos.

FARMACOCINÉTICA

O propranolol é, entre os β-bloqueadores, o mais lipofílico, portanto, o mais potente em nível central e com ação periférica concomitante. A absorção oral é quase total, e suas excreção e metabolização são hepáticas. Apresenta meia-vida de 3 a 6 horas.

Os β-bloqueadores, como o propranolol, têm uso limitado em psiquiatria. Têm sido utilizados com a finalidade de reduzir os sintomas somáticos (particularmente os autonômicos, como taquicardia e palpitações) em situações de ansiedade e estresse, incluindo a ansiedade de desempenho em situações de exposição social, os sintomas autonômicos após exposição traumática e a síndrome de abstinência. Também são utilizados no controle de efeitos colaterais de medicamentos, como tremores, acatisia e comportamento agressivo.[1]

O propranolol revelou-se ineficaz em controlar os ataques de pânico em vários estudos, embora eventualmente tenha produzido algum alívio para determinados pacientes com sintomas somáticos residuais, como palpitação e taquicardia, quando combinado a outros agentes antipânico.

Foi empregado também para combater os sintomas autonômicos que ocorrem em síndromes de abstinência. Um estudo verificou que ele pode reduzir os sintomas autonômicos que ocorrem no início da síndrome de abstinência de cocaína e melhorar a resposta ao tratamento especialmente em pacientes que apresentam sintomas graves de abstinência na retirada da droga.[2]

Os estudos em relação ao uso do propranolol para controle da acatisia induzida pelos neurolépticos são insuficientes para recomendá-lo para esse fim.[3]

Tem sido adotado para reduzir o tremor induzido por substâncias, como os neurolépticos, os ISRSs e o lítio. Esse efeito, entretanto, não tem sido estudado de forma sistemática. Um estudo controlado encontrou resultados negativos no tratamento do tremor induzido por neurolépticos.[4]

Por fim, o propranolol pode ser útil no controle de comportamento agressivo em alguns pacientes hospitalizados cronicamente,[5] e os β-bloqueadores são os medicamentos com melhor nível de evidência para o controle da agitação e/ou agressividade em pacientes com traumatismo craniencefálico. O propranolol tem efeito na agitação e na agressividade imediatas após o trauma e em longo prazo.[6] Também tem sido relatada melhora no controle da agressividade de adultos com TEA.[7]

INDICAÇÕES

Evidências CONSISTENTES de eficácia

- Agitação e/ou agressividade pós-traumatismo craniencefálico.[6]
- Sintomas autonômicos em situações de ansiedade ou estresse.[1]
- Sintomas autonômicos em situações de exposição social (ansiedade de desempenho).[1]

Evidências INCOMPLETAS de eficácia

- Sintomas autonômicos em síndromes de abstinência na retirada de drogas ou álcool.[2]
- Controle da agressividade em pacientes hospitalizados.[5]
- Tremores induzidos por medicamentos, como lítio, neurolépticos e ISRSs.
- Acatisia induzida por neurolépticos.
- Agressividade em adultos com TEA.[7]

Obs.: Na clínica médica, o propranolol é utilizado como anti-hipertensivo, antiarrítmico e na profilaxia da enxaqueca; e, em pediatria, para tratamento de hemangioma.

CONTRAINDICAÇÕES

Absolutas
- Asma brônquica ou broncospasmo.
- Bloqueio AV a partir do 2º grau.
- Bradicardia sinusal.
- Choque cardiogênico.
- DPOC.

Relativas
- DM dependente de insulina.
- Fenômeno de Raynaud.
- Insuficiência cardíaca.
- Psoríase.

REAÇÕES ADVERSAS

Mais comuns: Bradicardia, broncospasmo, fadiga, fraqueza, hipotensão, sonolência.

Menos comuns: Alteração do ECG, asma, constipação, *delirium*, depressão, diarreia, diminuição da libido, disforia, doença de Peyronie, dor abdominal, fenômeno de Raynaud, hipoglicemia, impotência, insônia, náusea, pesadelos, psicose, redução na circulação periférica (frio nos pés e nas mãos), síndrome de retirada, tontura.

INTOXICAÇÃO

Pode ocorrer intoxicação em doses acima de 160 mg em adultos e de 4 mg/kg em crianças.

Sintomas
Hipotensão, bradicardia, broncospasmo, insuficiência cardíaca, náusea, vômito, cólicas abdominais, depressão, fadiga, desorientação, alucinações.

Manejo
- Monitorar os sinais vitais. Se o quadro for grave, o paciente deve ser levado para uma UTI.
- Se a ingestão for recente, realizar lavagem gástrica e utilizar carvão ativado e laxantes.
- Prevenir o choque. Se houver risco, empregar plasma ou substitutos.
- Se houver bradicardia, utilizar atropina de 1 a 2 mg, IV.
- Realizar infusão IV de glucagon (de 1 a 10 mg/hora).
- Em caso de hipotensão e insuficiência cardíaca, utilizar dobutamina (de 2,5 a 10 mg/min, IV).

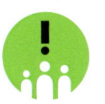

POPULAÇÕES ESPECIAIS

GRAVIDEZ
As características farmacocinéticas do propranolol, como meia-vida de eliminação, depuração, volume aparente de distribuição por kg de peso e biodisponibilidade, em princípio não se alteram durante a gravidez.[8] O propranolol é embriotóxico em animais em doses 10 vezes maiores do que as máximas recomendadas para o uso em humanos. Entretanto, uma revisão considerou o propranolol o fármaco mais seguro para prevenção de enxaqueca durante esse período.[9] Como ainda existem poucos estudos controlados utilizando o propranolol em larga escala em gestantes, sempre que possível, seu uso deve ser evitado, sobretudo no primeiro trimestre. Categoria C da FDA.

LACTAÇÃO
O propranolol e seus metabólitos são excretados no leite materno. A dose máxima ingerida pelo bebê foi calculada como sendo de 7 mg de propranolol por 100 g de leite materno, ou aproximadamente 0,1% da dose materna. Deve ser usado com cuidado em mulheres que estão amamentando.

CRIANÇAS
O propranolol passou a ser bastante estudado em crianças para o tratamento de hemangiomas e vem demonstrando boa tolerabilidade e segurança.

IDOSOS
Recomenda-se redução de dose a 1/4 do que é prescrito para adultos, o que parece produzir picos séricos similares nessas duas populações.[10]

INSUFICIÊNCIA HEPÁTICA
Pacientes portadores de cirrose parecem ter a meia-vida aumentada de 4 para 11 horas.

INSUFICIÊNCIA RENAL
Pacientes com IR crônica parecem fazer um pico sérico plasmático do propranolol 2 a 3 vezes maior do que indivíduos saudáveis. A depuração plasmática do propranolol também parece estar reduzida em pacientes com doença renal crônica e não demonstrou ser uma substância significativamente dialisável.

INSUFICIÊNCIA CARDÍACA

O propranolol pode precipitar piora da insuficiência cardíaca em pacientes com essa condição.

LABORATÓRIO

Exames prévios ao uso
Não são necessários.

Exames de acompanhamento
O propranolol pode alterar testes de função da tireoide, aumentando T4 e T3 reversa, além de diminuir T3. Em pacientes com hipertensão, o uso do propranolol tem sido associado a aumento da concentração de potássio, das transaminases séricas e da fosfatase alcalina.

PRECAUÇÕES E DICAS

1. Suspender o medicamento caso esteja induzindo depressão.
2. Avaliar a relação risco-benefício de seu uso em pacientes que tenham problemas físicos, como insuficiência cardíaca, depressão, asma brônquica ou problemas circulatórios periféricos.
3. A retirada deve ser gradual, para que não ocorra rebote dos sintomas para os quais o propranolol estava sendo utilizado. Exacerbações de quadros de angina também foram relatadas em casos de retirada abrupta do fármaco.

REFERÊNCIAS

1. Lader M. Beta-adrenoceptor antagonists in neuropsychiatry: an update. J Clin Psychiatry. 1988;49(6):213-23. PMID [2897959]
2. Kampman KM, Volpicelli JR, Mulvaney F, Alterman AI, Cornish J, Gariti P, et al. Effectiveness of propranolol for cocaine dependence treatment may depend on cocaine withdrawal symptom severity. Drug Alcohol Depend. 2001;63(1):69-78. PMID [11297832]
3. Lima AR, Bacalcthuk J, Barnes TR, Soares-Weiser K. Central action beta-blockers versus placebo for neuroleptic-induced acute akathisia. Cochrane Database Syst Rev. 2004;2004(4):CD001946. PMID [15495022]
4. Metzer WS, Paige SR, Newton JE. Inefficacy of propranolol in attenuation of drug-induced parkinsonian tremor. Mov Disord. 1993;8(1):43-6. PMID [8093548]
5. Silver JM, Yudofsky SC, Slater JA, Gold RK, Stryer BL, Williams DT, et al. Propranolol treatment of chronically hospitalized aggressive patients. Neuropsychiatry Clin Neurosci. 1999;11(3):328-35. PMID [10440008]
6. Fleminger S, Greenwood RJ, Oliver DL. Pharmacological management for agitation and aggression in people with acquired brain injury. Cochrane Database Syst Rev. 2006;(4):CD003299. PMID [17054165]
7. Im DS. Treatment of aggression in adults with autism spectrum disorder: a review. Harv Rev Psychiatry. 2021;29(1):35-80. PMID [33417235]
8. Smith MT, Livingstone I, Eadie MJ, Hooper WD, Triggs EJ. Chronic propranolol administration during pregnancy. Maternal pharmacokinetics. Eur J Clin Pharmacol. 1983;25(4):481-90. PMID [6653642]
9. Pfaffenrath V, Rehm M. Migraine in pregnancy: what are the safest treatment options? Drug Saf. 1998;19(5):383-8. PMID [9825951]
10. Eugene AR, Nicholson WT. The brain and propranolol pharmacokinetics in the elderly. Brain. 2015;6(1-4):5-14. PMID [26609425]

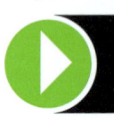

QUETIAPINA

APRESENTAÇÕES COMERCIAIS

ATIP (SUPERA)
- Caixas com 14, 28, 30 ou 200* comprimidos de 25 mg.
- Caixas com 14, 28, 30 ou 200* comprimidos de 100 mg.
- Caixas com 14, 28, 30 ou 200* comprimidos de 200 mg.
- Caixas com 14, 28, 30 ou 200* comprimidos de 300 mg.

ATIP XR (SUPERA)
- Caixas com 10, 30 ou 60 comprimidos de liberação prolongada de 50 mg.
- Caixas com 10, 30 ou 60 comprimidos de liberação prolongada de 200 mg.
- Caixas com 10, 30 ou 60 comprimidos de liberação prolongada de 300 mg.

HEMIFUMARATO DE QUETIAPINA (ACHÉ)
- Caixas com 15, 30, 60 ou 500* comprimidos de 25 mg.
- Caixas com 15, 30, 60 ou 500* comprimidos de 100 mg.
- Caixas com 15, 30, 60 ou 500* comprimidos de 200 mg.

HEMIFUMARATO DE QUETIAPINA (AUROBINDO)
- Caixas com 14, 28, 30, 60, 100* ou 500* comprimidos de 25 mg.
- Caixas com 14, 28, 30, 60, 100* ou 500* comprimidos de 200 mg.

HEMIFUMARATO DE QUETIAPINA (CRISTÁLIA)
- Caixas com 14, 28, 30 ou 200* comprimidos de 25 mg.

- Caixas com 14, 28, 30 ou 200* comprimidos de 100 mg.
- Caixas com 14, 28, 30 ou 200* comprimidos de 200 mg.
- Caixas com 14, 28, 30 ou 200* comprimidos de 300 mg.

HEMIFUMARATO DE QUETIAPINA (TEUTO)
- Caixas com 14, 15, 28, 30, 60, 84*, 140*, 150*, 280* ou 300* comprimidos de 25 mg.
- Caixas com 10, 14, 15, 28, 30, 60, 84*, 140*, 150*, 280* ou 300* comprimidos de 100 mg.
- Caixas com 10, 14, 15, 28, 30, 60, 84*, 140*, 150*, 280* ou 300* comprimidos de 200 mg.

HEMIFUMARATO DE QUETIAPINA (EUROFARMA)
- Caixas com 10, 30 ou 60 comprimidos de liberação prolongada de 50 mg.
- Caixas com 10, 30 ou 60 comprimidos de liberação prolongada de 200 mg.
- Caixas com 10, 30 ou 60 comprimidos de liberação prolongada de 300 mg.

HEMIFUMARATO DE QUETIAPINA (LAFEPE)
- Caixas com 14, 28, 30 ou 200* comprimidos de 25 mg.
- Caixas com 14, 28, 30 ou 200* comprimidos de 100 mg.
- Caixas com 14, 28, 30 ou 200* comprimidos de 200 mg.
- Caixas com 14, 28, 30 ou 200* comprimidos de 300 mg.

HEMIFUMARATO DE QUETIAPINA (SANDOZ)
- Caixas com 14, 28, 30 ou 100* comprimidos de 25 mg.
- Caixas com 14, 28, 30 ou 100* comprimidos de 100 mg.
- Caixas com 14, 28, 30 ou 100* comprimidos de 200 mg.

HEMIFUMARATO DE QUETIAPINA (ZYDUS)
- Caixas com 10, 15, 20 ou 30 comprimidos de 25 mg.
- Caixas com 10, 15, 20 ou 30 comprimidos de 100 mg.

KITAPEN (BIOLAB)
- Caixas com 7, 15, 30, 60 ou 100* comprimidos de 25 mg.
- Caixas com 7, 15, 30, 60 ou 100* comprimidos de 100 mg.
- Caixas com 7, 15, 30, 60 ou 100* comprimidos de 200 mg.
- Caixas com 7, 15, 30, 60 ou 100* comprimidos de 300 mg.

MENSYVA (ACHÉ)
- Caixas com 15, 30 ou 60 comprimidos de 25 mg.
- Caixas com 15, 30 ou 60 comprimidos de 100 mg.
- Caixas com 15, 30 ou 60 comprimidos de 200 mg.

NEOTIAPIM (SANDOZ)
- Caixas com 14, 28, 30, 60 ou 100* comprimidos de 25 mg.
- Caixas com 14, 28, 30, 60 ou 100* comprimidos de 100 mg.
- Caixas com 14, 28, 30, 60 ou 100* comprimidos de 200 mg.

QUEPSIA LP (EUROFARMA)
- Caixas com 10, 30 ou 60 comprimidos de liberação prolongada de 50 mg.
- Caixas com 10, 30 ou 60 comprimidos de liberação prolongada de 200 mg.
- Caixas com 10, 30 ou 60 comprimidos de liberação prolongada de 300 mg.

QUEROPAX (EMS)
- Caixas com 10, 14, 28, 30, 60, 450* ou 500* comprimidos de 25 mg.
- Caixas com 10, 14, 28, 30, 60, 450* ou 500* comprimidos de 100 mg.
- Caixas com 10, 14, 28, 30, 60, 450* ou 500* comprimidos de 200 mg.
- Caixas com 10, 14, 28, 30, 60, 450* ou 500* comprimidos de 300 mg.

QUET (EUROFARMA)
- Caixas com 14, 15, 28, 30, 100* ou 500* comprimidos de 25 mg.
- Caixas com 14, 15, 28, 30, 100* ou 500* comprimidos de 100 mg.
- Caixas com 14, 15, 28, 30, 100* ou 500* comprimidos de 200 mg.

QUET XR (EUROFARMA)
- Caixas com 10, 30 ou 60 comprimidos de liberação prolongada de 50 mg.
- Caixas com 10, 30 ou 60 comprimidos de liberação prolongada de 200 mg.
- Caixas com 10, 30 ou 60 comprimidos de liberação prolongada de 300 mg.

QUETIBUX (GEOLAB)
- Caixas com 14, 15, 28, 30, 100* ou 500* comprimidos de 25 mg.
- Caixas com 14, 15, 28, 30, 100* ou 500* comprimidos de 100 mg.
- Caixas com 14, 15, 28, 30, 100* ou 500* comprimidos de 200 mg.

QUETIFREN (TEUTO)
- Caixas com 14, 15, 28, 30, 60, 84*, 140*, 150*, 280* ou 300* comprimidos de 25 mg.
- Caixas com 10, 14, 15, 28, 30, 60, 84*, 140*, 150*, 280* ou 300* comprimidos de 100 mg.
- Caixas com 10, 14, 15, 28, 30, 60, 84*, 140*, 150*, 280* ou 300* comprimidos de 200 mg.

QUETIPIN (CRISTÁLIA)
- Caixas com 14, 28, 30 ou 200* comprimidos de 25 mg.
- Caixas com 14, 28, 30 ou 200* comprimidos de 100 mg.
- Caixas com 14, 28, 30 ou 200* comprimidos de 200 mg.
- Caixas com 14, 28, 30 ou 200* comprimidos de 300 mg.

*Embalagem hospitalar.

MODO DE USAR

- Esquizofrenia: recomenda-se iniciar com 25 mg/dia, 2 vezes ao dia, e aumentar de 25 a 50 mg em 2 tomadas ao dia, a cada dia, até que seja atingida dose efetiva ou dose máxima aprovada de 800 mg/dia.
- Mania aguda: recomenda-se iniciar com 100 mg/dia, divididos em 2 tomadas no primeiro dia de tratamento, e seguir aumentando 100 mg/dia até atingir 400 mg/dia. Em seguida, pode-se aumentar a dose até 800 mg/dia, não realizando aumentos superiores a 200 mg/dia.
- Depressão bipolar: recomenda-se uso em uma tomada por dia, titulando até atingir 300 mg/noite até o quarto dia de início do tratamento.

TEMPO PARA INÍCIO DE AÇÃO

A quetiapina pode efetivamente diminuir sintomas de psicose e mania em 1 semana, mas recomenda-se aguardar 6 semanas para verificar a eficácia inicial. O aparecimento de efeitos positivos sobre sintomas negativos e sintomas cognitivos pode ocorrer em até 16 a 20 semanas de uso.

VARIAÇÃO USUAL DA DOSE

- Esquizofrenia: 400 a 800 mg/dia.
- Transtorno bipolar – mania: 400 a 800 mg/dia.
- Transtorno bipolar – depressão: 300 mg/dia.

MODO DE SUSPENDER

Recomenda-se a retirada gradual da medicação a fim de evitar reaparecimento de sintomas psicóticos, maníacos ou depressivos (conforme a indicação do tratamento).

CLASSE, MECANISMO DE AÇÃO E FARMACODINÂMICA

A quetiapina é um derivado da dibenzotiazepina com propriedades antipsicóticas e classificado como AP atípico de segunda geração. É um AP de alta afinidade com os receptores 5-HT2A e afinidade relativamente menor com os receptores D2 e D1 se comparado aos agentes antipsicóticos-padrão, e também apresenta alta afinidade com os receptores D4. O bloqueio dos receptores D2, além de ser menor do que o produzido por outros APs, tem meia-vida de ocupação de 10 horas. Já o bloqueio de receptores 5-HT2A, verificado no córtex frontal, tem meia-vida de ocupação do receptor mais prolongada, de 27 horas. Além disso, apresenta afinidade baixa com receptores histaminérgicos e α_1-adrenérgicos (o que pode explicar efeitos de sonolência e hipotensão, respectivamente) e afinidade mais baixa com receptores α_2-adrenérgicos e receptores de serotonina 5-HT1A. Não apresenta afinidade significativa com receptores muscarínicos colinérgicos ou BZDs. A quetiapina apresenta seletividade pelo sistema mesolímbico, com baixa incidência de ECEs e distonia aguda, não elevando as concentrações de prolactina no plasma.

FARMACOCINÉTICA

Após a administração oral, ocorre absorção rápida e completa, atingindo o pico de concentração sérica entre 1,2 e 1,8 hora, chegando à estabilidade em aproximadamente 48 horas após o início do tratamento. A biodisponibilidade não é afetada de forma significativa pela ingestão de alimentos, ligando-se a proteínas plasmáticas em 83%. É metabolizada no fígado pela CYP3A4. Aparentemente, seus metabólitos não são ativos, embora sejam fracos inibidores das CYP 1A2, 2C9, 2C19, 2D6 e 3A4. Sua meia-vida de eliminação é de cerca de 6 a 7 horas. Menos de 1% da dose administrada VO é excretada de forma inalterada na urina. A excreção ocorre pelas vias renal (73%) e fecal (21%).

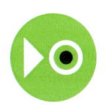

INDICAÇÕES

Evidências CONSISTENTES de eficácia

- Esquizofrenia em adultos e adolescentes (> 13 anos).
- Esquizofrenia como tratamento de manutenção.
- Mania aguda em adultos (monoterapia ou em associação com lítio ou valproato).
- Mania aguda em crianças e adolescentes (> 10 anos) (monoterapia ou em associação com lítio ou valproato).
- TB como tratamento de manutenção (monoterapia ou em associação com lítio ou valproato).
- TB – episódio depressivo (monoterapia).[1,2]
- Transtorno depressivo (associado a ADs).[3]

Evidências incompletas de eficácia

- TAG grave refratário.[4,5]
- TEPT.[6]
- TB – episódio misto.
- TOC (associado a ADs).[7,8]
- Outros transtornos psicóticos.
- Alterações comportamentais em crianças e adolescentes.[9]
- Psicose associada ao tratamento com levodopa para doença de Parkinson.
- Alterações comportamentais em demências.
- Alterações comportamentais na doença de Parkinson e na demência por corpos de Lewy.

CONTRAINDICAÇÕES

Absolutas

- Hipersensibilidade ao medicamento.

REAÇÕES ADVERSAS

Mais comuns: Boca seca, constipação, dispepsia, dor abdominal, fraqueza, hipotensão postural, lentidão, sonolência, tontura, triglicerídeos elevados.

Menos comuns: Aumento do apetite, catarata, discinesia tardia, hiperglicemia, hipotireoidismo, leucopenia, neutropenia e agranulocitose, prolongamento do intervalo QT, retenção urinária, sintomas obsessivo-compulsivos.

INTOXICAÇÃO

Sintomas

A intoxicação por quetiapina apresenta-se com sedação, sonolência, hipotensão e taquicardia. Há relato de caso de intoxicação com 30 g de quetiapina que não resultou em óbito. Contudo, há relato de morte após a ingesta de 13,6 g.

Manejo

- No caso de intoxicação, recomenda-se manter a via aérea desobstruída, garantir a ventilação e a oxigenação e, a seguir, recorrer à lavagem gástrica juntamente com uso de carvão ativado.
- Pode-se considerar, também, o uso de laxativos.
- Não existe antídoto específico.
- Em casos de intoxicação grave, nos quais o paciente tenha ingerido concomitantemente outros fármacos, devem ser instituídos cuidados intensivos, monitoramento e medidas de suporte ventilatório e cardiocirculatório.
- Devido à possibilidade de convulsão ou distonia da cabeça e pescoço, o risco de aspiração após vômito induzido aumenta e deve ser monitorado.
- O uso de adrenalina ou dopamina deve ser evitado, pois a estimulação β pode piorar a hipotensão associada ao bloqueio α induzido pela quetiapina.

POPULAÇÕES ESPECIAIS

GRAVIDEZ

Com base em dados de estudos em animais, devido à escassez de dados em humanos, não é recomendada na gestação pelo potencial de dano ao feto. Categoria C da FDA.

LACTAÇÃO

Apesar dos estudos já realizados, ainda não há confirmação da segurança de seu uso durante a lactação. Considerar suspensão do aleitamento materno caso o risco de a mãe ficar sem a medicação seja superior ao de o bebê não ser amamentado. Do contrário, recomenda-se não utilizar quetiapina e optar por outro fármaco.

CRIANÇAS

Aprovado para esquizofrenia (> 13 anos) e mania (> 10 anos). Geralmente seguro para tratamento de alterações comportamentais de crianças e adolescentes (uso *off-label*). Monitorar a possibilidade de elevação da PA (não observada em adultos).

IDOSOS

Recomenda-se iniciar em doses mais baixas, realizar titulação de dosagens mais lentamente e fazer monitoramento cuidadoso de possíveis efeitos colaterais no início do tratamento.

INSUFICIÊNCIA HEPÁTICA

Recomenda-se iniciar tratamento com doses menores e realizar titulação de dose mais lentamente.

INSUFICIÊNCIA RENAL

Nenhum ajuste de dosagens é necessário.

INSUFICIÊNCIA CARDÍACA

Recomenda-se o uso com cautela devido ao risco de hipotensão postural e atentar para o uso concomitante de antagonista α_1 ou medicamentos anti-hipertensivos (ver Seção "Interações medicamentosas").

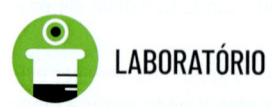

LABORATÓRIO

Exames prévios ao uso

Realizar investigação laboratorial do perfil lipídico e glicêmico antes de iniciar a medicação, a fim de determinar se há quadro de dislipidemia, diabetes ou síndrome metabólica.

Exames de acompanhamento

Manter monitoramento laboratorial dos triglicerídeos em jejum mensalmente em paciente com alto risco para complicações metabólicas. Realizar hemograma completo periodicamente para monitorar a possibilidade de diminuição da contagem de células brancas.

PRECAUÇÕES E DICAS

1. O emprego de quetiapina pode alterar o exame de urina, mostrando resultado falso-positivo para a presença de metadona.

REFERÊNCIAS

1. Ogasawara M, Takeshima M, Esaki Y, Kaneko Y, Utsumi T, Aoki Y, et al. Comparison of the efficacy and safety of quetiapine and lithium for bipolar depression: a systematic review and meta-analysis of randomized controlled trials. Neuropsychopharmacol Rep. 2022. PMID [35858678]
2. Kadakia A, Dembek C, Heller V, Singh R, Uyei J, Hagi K, et al. Efficacy and tolerability of atypical antipsychotics for acute bipolar depression: a network meta-analysis. BMC Psychiatry. 2021;21(1):249. PMID [33975574]
3. Kishimoto T, Hagi K, Kurokawa S, Kane JM, Correll CU. Efficacy and safety/tolerability of antipsychotics in the treatment of adult patients with major depressive disorder: a systematic review and meta-analysis. Psychol Med. 2022:1-19. PMID [35510505]
4. Slee A, Nazareth I, Bondaronek P, Liu Y, Cheng Z, Freemantle N. Pharmacological treatments for generalised anxiety disorder: a systematic review and network meta-analysis. Lancet. 2019;393(10173):768-77. PMID [30712879]
5. Kong W, Deng H, Wan J, Zhou Y, Zhou Y, Song B, et al. Comparative remission rates and tolerability of drugs for generalised anxiety disorder: a systematic review and network meta-analysis of double-blind randomized controlled trials. Front Pharmacol. 2020;11:580858. PMID [33343351]
6. Costa GM, Zanatta FB, Ziegelmann PK, Barros AJS, Mello CF. Pharmacological treatments for adults with post-traumatic stress disorder: a network meta-analysis of comparative efficacy and acceptability. J Psychiatr Res. 2020;130:412-20. PMID [32891916]
7. Albert U, Marazziti D, Di Salvo G, Solia F, Rosso G, Maina G. A systematic review of evidence-based treatment strategies for obsessive- compulsive disorder resistant to first-line pharmacotherapy. Curr Med Chem. 2018;25(41):5647-61. PMID [29278206]
8. Talaei A, Hosseini FF, Aghili Z, Akhondzadeh S, Asadpour E, Mehramiz NJ, et al. A comparative, single-blind, randomized study on quetiapine and aripiperazole augmentation in treatment of selective serotonin reuptake inhibitor refractory obsessive-compulsive disorder. Can J Physiol Pharmacol. 2020;98(4):236-42. PMID [32228235]
9. Loy JH, Merry SN, Hetrick SE, Stasiak K. Atypical antipsychotics for disruptive behaviour disorders in children and youths. Cochrane Database Syst Rev. 2017;8(8):CD008559. PMID [28791693]

RAMELTEONA

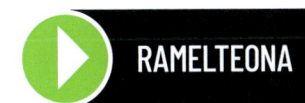

APRESENTAÇÕES COMERCIAIS

RAHIME (APSEN)
▶ Caixas com 5, 7, 10, 20 ou 30 comprimidos de 8 mg.

RAMELTEONA (APSEN)
▶ Caixas com 5, 7, 10, 20 ou 30 comprimidos de 8 mg.

ROZEREM (TAKEDA)
▶ Caixas com 10, 20 ou 30 comprimidos de 8 mg.

MODO DE USAR

A ramelteona é um medicamento usado para tratamento da insônia primária ou da insônia associada ao trabalho em turnos, ao *jet lag* ou a distúrbios do ritmo circadiano. Recomenda-se a utilização de 8 mg de ramelteona 30 minutos antes de deitar. Os alimentos podem retardar a absorção e, por consequência, o início de ação do medicamento. Evitar o uso imediatamente após uma refeição com alto teor de gordura, pois isso pode retardar o início de ação ou diminuir sua eficácia.[1]

TEMPO PARA INÍCIO DE AÇÃO

A ação inicia em geral em menos de 1 hora.

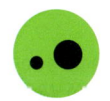

VARIAÇÃO USUAL DA DOSE

Costuma-se utilizar 8 mg na hora de dormir. Aparentemente, doses de 4 a 64 mg podem ter efeitos no sono e efeitos colaterais similares. Caso a dose de 8 mg não funcione, sugere-se que seja experimentada uma dose maior.

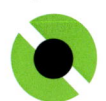

MODO DE SUSPENDER

Não há evidências de insônia de rebote na primeira noite após a interrupção, portanto não há necessidade de reduzir gradualmente a dose.

CLASSE, MECANISMO DE AÇÃO E FARMACODINÂMICA

A ramelteona é um agonista dos receptores da melatonina com ação seletiva em MT1 e MT2. Esses receptores são localizados no núcleo supraquiasmático e têm sido relacionados à regulação do sono e do ciclo sono-vigília. Como não há ação sobre os receptores BZDs, a ramelteona não é associada com potencial de abuso, insônia de rebote, alterações cognitivas, déficit motor ou exacerbação de problemas como DPOC. A eficácia, a segurança e a dose-resposta a curto prazo da ramelteona foram avaliadas em ensaios clínicos e agrupadas em uma metanálise com mais de 5 mil pacientes, que observou que a ramelteona na dose de 8 mg à noite propiciou melhora em alguns parâmetros do sono (p. ex., redução da latência para o início do sono e tempo total de sono). No entanto, o efeito não é considerado clinicamente relevante.[2] Em uma metanálise de intervenções para tratamento de insônia em pacientes com doença de Alzheimer, não foram verificadas evidências de aumento de tempo de sono.[3] Por outro lado, no uso a longo prazo, alguns estudos evidenciaram persistência de benefício subjetivo por pelo menos 6 meses[4] e em indivíduos mais velhos.[5,6] Não apresentou efeitos residuais ou outros efeitos colaterais consideráveis no dia seguinte.[7]

A ramelteona também vem sendo estudada em associação a estabilizadores do humor no TB para o tratamento da insônia e a prevenção de recaídas de mania/hipomania, episódio misto e episódio depressivo, embora as vantagens dessa associação não estejam bem estabelecidas. Uma revisão sistemática/metanálise que incluiu 746 pacientes com o uso de ramelteona não evidenciou diferenças significativas em relação ao placebo em taxas de recaída, insônia e permanência no estudo.[8] Por fim, aventa-se também um possível benefício em sintomas depressivos e em sintomas de mania (com a ressalva de que as populações e os estudos analisados são heterogêneos).[9]

Além disso, o papel da ramelteona na prevenção e no tratamento de *delirium* ainda não está bem estabelecido, pois há resultados conflitantes. Por outro lado, evidenciou-se menor incidência de desenvolvimento do quadro em algumas metanálises recentes.[10-12] Ainda, houve superioridade na prevenção e no tratamento de *delirium* com a associação da ramelteona com antagonistas das orexinas (p. ex., suvorexant).[13]

Outra possibilidade em estudo de uso da ramelteona é no tratamento de síndrome metabólica induzida por APs (com pouca evidência de eficácia) em medidas como PA, concentrações de colesterol, triglicerídeos e glicose.[14]

FARMACOCINÉTICA

A ramelteona é absorvida rapidamente após a administração oral, atinge pico de concentração plasmática em 45 minutos (variando de 30 a 90 minutos) e apresenta meia-vida de 1,2 hora. É primeiramente metabolizada por oxidação, sendo transformada em derivados carbonil e hidroxil, e, depois, por glicuronidação.[1] É metabolizada no fígado principalmente via citocromo P450 (CYP) 1A2.[1] A meia-vida média de eliminação da substância-mãe é de 1 a 2,6 horas, e a do metabólito principal é de 2 a 5 horas. A maior parte do medicamento é excretada pela urina. Existe uma variação muito grande na biodisponibilidade oral e na absorção de um indivíduo para outro, podendo ser necessária uma variação muito grande na dose necessária para ser efetiva.

INDICAÇÕES

Evidências CONSISTENTES de eficácia
- Insônia inicial.[2,6]

Evidências INCOMPLETAS de eficácia
- Prevenção de *delirium*.[10-12]
- Tratamento adjuvante no TB.[8,9]
- Tratamento de síndrome metabólica induzida por APs.[14]
- Insônia associada ao trabalho em turnos.
- Tratamento do *jet lag*.

CONTRAINDICAÇÕES

Absolutas
- Em associação com fluvoxamina.
- Hipersensibilidade ao fármaco.
- Insuficiência hepática grave.[1,15]

Relativas
- Apneia do sono grave.
- Insuficiência hepática moderada.

REAÇÕES ADVERSAS

Mais comuns: Cefaleia, fadiga, náusea, sonolência, tontura.

Menos comuns: Anafilaxia, angiedema, boca seca, dispepsia, dor abdominal, dor faringolaríngea, exacerbação da insônia, sonhos vívidos.[5]

INTOXICAÇÃO

O uso de doses de até 20 vezes a recomendada (160 mg) não gerou comprometimento motor ou cognitivo.[1] Não há relatos de sobredose.

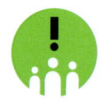

POPULAÇÕES ESPECIAIS

GRAVIDEZ
Não houve relatos de aumento de malformações, abortos ou outros desfechos materno-fetais após o lançamento da medicação no mercado.[15] Os possíveis efeitos sobre o feto são desconhecidos.

LACTAÇÃO
Não há dados disponíveis sobre o impacto dessa medicação na lactação. O fabricante relata a possibilidade de sonolência no bebê caso a medicação seja utilizada durante o aleitamento.

CRIANÇAS
A segurança não está estabelecida.

IDOSOS
Estudos não apontam diferenças de eficácia e segurança no uso da ramelteona em idosos ou adultos mais jovens.[1,15] Em geral, esse medicamento não é tão associado a quadros confusionais e alterações de memória quanto os BZDs, além de não causar tanta hipotensão ortostática quanto a trazodona, mostrando-se uma boa opção para uso nessa faixa etária. A depuração da ramelteona pode estar reduzida nessa população.

INSUFICIÊNCIA HEPÁTICA
Usar com cautela em pacientes com insuficiência hepática moderada. Não é recomendado para uso em pacientes com insuficiência hepática grave.

INSUFICIÊNCIA RENAL

Em geral não é necessário ajuste da dose.

INSUFICIÊNCIA CARDÍACA

Em geral não é necessário ajuste da dose.

LABORATÓRIO

Foram observados aumento das concentrações de prolactina e redução das concentrações de testosterona com o uso da ramelteona, podendo causar alterações no sistema reprodutivo.[15]

PRECAUÇÕES E DICAS

1. Como os receptores MT1 e MT2 não estão localizados unicamente no núcleo supraquiasmático e também não regulam apenas o ritmo circadiano, efeitos adicionais via esses receptores podem ser esperados, como no controle vasomotor cerebral, na imunomodulação e no sistema hormonal.[1]
2. Recomenda-se evitar o uso de agentes melatonérgicos em indivíduos com doença autoimune.[14]
3. É necessário cuidado ao associar a ramelteona a fármacos inibidores da CYP.[1] A ramelteona não deve ser usada em associação com a fluvoxamina.
4. Recomenda-se evitar a ingestão concomitante de álcool.[1,14]
5. É desaconselhado o uso de agonistas melatonérgicos em indivíduos com doença de Parkinson.
6. A insônia pode ser a manifestação de uma doença clínica ou psiquiátrica subjacente, o que deve ser avaliado antes do início do tratamento. É importante ficar especialmente atento a insônias que persistam por mais de 7 a 10 dias após o início do tratamento.
7. Apesar de raros, existem relatos de caso relacionando o uso de ramelteona à ocorrência de comportamentos e atividades atípicos durante o sono, tais como dirigir e alimentar-se.[14]
8. Pacientes que dirigem ou operam máquinas perigosas devem ser alertados sobre a sonolência produzida pelo medicamento.[14]
9. Pacientes que desenvolveram angioedema não devem utilizar novamente o fármaco.[15]

REFERÊNCIAS

1. Simpson D, Curran MP. Ramelteon: a review of its use in insomnia. Drugs. 2008;68(13):1901-19. PMID [18729542]
2. Low TL, Choo FN, Tan SM. The efficacy of melatonin and melatonin agonists in insomnia: an umbrella review. J Psychiatr Res. 2020;121:10-23. PMID [31715492]
3. McCleery J, Sharpley AL. Pharmacotherapies for sleep disturbances in dementia. Cochrane Database Syst Rev. 2020;11(11):CD009178. PMID [33189083]
4. Mayer G, Wang-Weigand S, Roth-Schechter B, Lehmann R, Staner C, Partinen M. Efficacy and safety of 6-month nightly ramelteon administration in adults with chronic primary insomnia. Sleep. 2009;32(3):351-60. PMID [19294955]
5. Richardson GS, Zammit G, Wang-Weigand S, Zhang J. Safety and subjective sleep effects of ramelteon administration in adults and older adults with chronic primary insomnia: a 1-year, open-label study. J Clin Psychiatry. 2009;70(4):467-76. PMID [19284927]
6. Sys J, van Cleynenbreugel S, Deschodt M, van der Linden L, Tournoy J. Efficacy and safety of non-benzodiazepine and non-Z-drug hypnotic medication for insomnia in older people: a systematic literature review. Eur J Clin Pharmacol. 2020;76(3):363-81. PMID [31838549]
7. Liu J, Wang LN. Ramelteon in the treatment of chronic insomnia: systematic review and meta-analysis. Int J Clin Pract. 2012;66(9):867-73. PMID [22897464]
8. Kishi T, Nomura I, Sakuma K, Kitajima T, Mishima K, Iwata N. Melatonin receptor agonists-ramelteon and melatonin-for bipolar disorder: a systematic review and meta-analysis of double-blind, randomized, placebo-controlled trials. Neuropsychiatr Dis Treat. 2019;15:1479-86. PMID [31239683]
9. McGowan NM, Kim DS, Andres Crespo M, Bisdounis L, Kyle SD, Saunders KEA. Hypnotic and melatonin/melatonin-receptor agonist treatment in bipolar disorder: a systematic review and meta-analysis. CNS Drugs. 2022;36(4):345-63. PMID [35305257]
10. Maneeton B, Kongsaengdao S, Maneeton N, Likhitsathian S, Woottiluk P, Kawilapat S, et al. Melatonin receptor agonists for the prevention of delirium: an updated systematic review and meta-analysis of randomized controlled trials. Curr Neuropharmacol. 2022;20(10):1956-68. PMID [35524672]
11. Kim MS, Rhim HC, Park A, Kim H, Han KM, Patkar AA, et al. Comparative efficacy and acceptability of pharmacological interventions for the treatment and prevention of delirium: A systematic review and network meta-analysis. J Psychiatr Res. 2020;125:164-76. PMID [32302794]
12. Wu YC, Tseng PT, Tu YK, Hsu CY, Liang CS, Yeh TC, et al. Association of delirium response and safety of pharmacological interventions for the management and prevention of delirium: a network meta-analysis. JAMA Psychiatry. 2019;76(5):526-35. PMID [30810723]
13. Tian Y, Qin Z, Han Y. Suvorexant with or without ramelteon to prevent delirium: a systematic review and meta-analysis. Psychogeriatrics. 2022;22(2):259-68. PMID [34881812]
14. Miola A, Fornaro M, Sambataro F, Solmi M. Melatonin and melatonin-agonists for metabolic syndrome components in patients treated with antipsychotics: a systematic review and meta-analysis. Hum Psychopharmacol. 2022;37(2):e2821. PMID [34687076]
15. Rozerem (ramelteon) [Bula de remédio] [Internet]. Lexington: Takeda Pharmaceuticals America; 2021 [acesso em 25 set 2022]. Disponível em: https://dailymed.nlm.nih.gov/dailymed/drugInfo.cfm?setid=9de82310-70e8-47b9-b1fc-6c6848b99455.

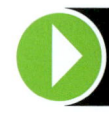

RILUZOL

APRESENTAÇÕES COMERCIAIS

LFM-RILUZOL (LFM)
- Caixas com 56 ou 500* comprimidos de 50 mg.

RILUZOL (CRISTÁLIA, LFM)
- Caixas com 56 ou 500* comprimidos de 50 mg.

RILUZOL (EMS, FURP)
- Caixas com 60, 300*, 450* ou 500* comprimidos de 50 mg.

RILUZOL (PRATI DONADUZZI)
- Caixas com 30, 60, 90*, 100*, 120*, 150*, 180*, 220*, 300* ou 500* comprimidos de 50 mg.

RILUZOL (SUN FARMACÊUTICA)
- Caixas com 28, 30, 56 ou 60 comprimidos de 50 mg.

TEKZOR (GERMED)
- Caixas com 60 comprimidos de 50 mg.

ZOLCRIS (CRISTÁLIA)
- Caixas com 56 ou 500* comprimidos de 50 mg.

*Embalagem hospitalar.

MODO DE USAR

A dose do riluzol para ELA é de 100 mg/dia, divididos em 2 tomadas. Deve ser administrado pelo menos 1 hora antes ou 2 horas após as refeições, para evitar a diminuição de sua biodisponibilidade, associada à ingestão de alimentos. Ainda não está definida a dose ótima, uma vez que alguns efeitos adversos gastrintestinais e hepatotóxicos são dose-dependentes. Por outro lado, a dose usada nos estudos iniciais para tratamento de transtornos mentais é maior do que para ELA.[1]

TEMPO PARA INÍCIO DE AÇÃO

Após ingerido, o pico de concentração do riluzol ocorre em torno de 90 minutos.

VARIAÇÃO USUAL DA DOSE

No tratamento dos transtornos mentais, as doses médias variaram entre 100 e 200 mg/dia (doses não aprovadas/experimentais). Parece não haver benefício com doses maiores, embora elas possam aumentar os efeitos colaterais.

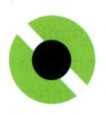

MODO DE SUSPENDER

Em caso de manifestações prejudiciais, pode-se suspender o medicamento imediatamente.

CLASSE, MECANISMO DE AÇÃO E FARMACODINÂMICA

O riluzol, ou 2-amino-6-trifluorometoxibenzotiazol, é um fármaco modulador glutamatérgico com atividade neuroprotetora e de reforço na plasticidade neuronal, podendo atuar de forma significativa no tratamento de transtornos mentais.[2,3] Ele também pode estimular fatores neurotróficos, como o BDNF, incentivando o crescimento celular e potencializando outros ADs.

O riluzol foi inicialmente desenvolvido como anticonvulsivante, embora nunca tenha sido liberado pela FDA para esse uso. Em razão de sua atividade neuroprotetora, contudo, ele tem sido investigado para uma série de outras doenças. Uma hipótese contemporânea postula que prejuízos na resiliência e na plasticidade celular podem ocorrer em pacientes com quadros graves e recorrentes de transtornos do humor (uni e bipolar). Esses prejuízos podem ocasionar atrofia neuronal em circuitos importantes que mediam atividades prazerosas, emoções, comportamento motor, cognição, etc. Muitos mecanismos podem resultar em prejuízo da resiliência e da neuroplasticidade celular, entre eles estresse, aumento do cortisol, redução de fatores neurotróficos e excesso de glutamato, o principal neurotransmissor excitatório do cérebro. Um recente foco de investigação recai sobre moduladores glutamatérgicos e suas propriedades neuroprotetoras.[3] Assim, transtornos do humor graves estão cada vez mais sendo vistos como perturbações das sinapses e dos circuitos, em vez de simples consequências de alterações de neurotransmissão.

O riluzol é, atualmente, o único medicamento aprovado para o tratamento da ELA,[1] aumentando a sobrevida (em poucos meses) e o tempo que o paciente passa sem traqueostomia.[1] Suas propriedades de modulação glutamatérgica, antiepilética e neuroprotetora o tornam um candidato promissor para o tratamento de transtornos de ansiedade e do humor.[4] Estudos abertos e ensaios clínicos randomizados duplo-cegos têm demonstrado benefícios do uso do riluzol no TAG,[4] em quadros resistentes de depressão,[5] no TOC,[6,7] na depressão bipolar,[8] em alguns transtornos do espectro obsessivo-compulsivo, na esquizofrenia[9] e na irritabilidade em crianças com TEA.[10] Na maioria das vezes, no entanto, o uso foi como adjuvante, associado a outros medicamentos. Por esses motivos, os resultados do riluzol no tratamento de transtornos psiquiátricos ainda são muito preliminares, exigindo prudência na interpretação dos achados.

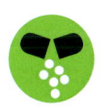

FARMACOCINÉTICA

Após a ingestão do riluzol, o pico de concentração ocorre em torno de 90 minutos, sendo a $C_{máx}$ de 214 ng/mL após uma dose oral única de 50 mq. Sua biodisponibilidade é em torno de 60% (30 a 100%), e sua ligação a proteínas plasmáticas é de 97,5%. O riluzol é extensamente metabolizado no fígado por glicuronidação e hidroxilação pela isoenzima CYP1A2, resultando em metabólitos inativos. Cerca de 85 a 90% de uma dose oral única de 50 mg são eliminados pela urina nas primeiras 24 horas. Quase todos os seus metabólitos são excretados pela urina, sendo menos de 10% eliminados pelas fezes. Sua meia-vida é de 12 a 14 horas.[1]

INDICAÇÕES

Evidências CONSISTENTES de eficácia
- ELA.[1]

Evidências INCOMPLETAS de eficácia
- Tratamento do TAG.[4]
- Adjuvante no tratamento da depressão resistente.[8]
- Adjuvante no tratamento de TOC grave em crianças e adultos.[6,7]
- Adjuvante no tratamento da depressão bipolar.[8]
- Adjuvante no tratamento de transtornos do espectro obsessivo-compulsivo.
- Adjuvante no tratamento de esquizofrenia.[9]
- Adjuvante no tratamento de TEA.[10]
- Adjuvante no tratamento de lesões traumáticas de medula espinal.

CONTRAINDICAÇÕES

- Hipersensibilidade ao fármaco.
- Portadores de hepatopatias ou pacientes que apresentam valores iniciais de transaminases maiores que 3 vezes o limite superior da normalidade.
- Gestantes e lactantes.

REAÇÕES ADVERSAS

Mais comuns: Diminuição da função pulmonar, fraqueza, náusea, provas de função hepática aumentadas.

Menos comuns: Agitação, alopecia, anemia, anorexia, artralgia, cefaleia, convulsão, depressão, dermatite esfoliativa, diarreia, dispepsia, dor abdominal, dor nas costas, eczema, edema, estomatite, hipertensão, hipotensão postural, insônia, mal-estar, neutropenia, pancreatite, parestesia oral, prurido, reações anafiláticas, rinite, sonolência, taquicardia, tontura, tosse, tremor, vômito.

INTOXICAÇÃO

Sintomas
Observam-se, em casos isolados, sintomas neurológicos e psiquiátricos, encefalopatia tóxica aguda com letargia, coma e meta-hemoglobinemia.

Manejo
- Não existem antídotos ou tratamentos específicos até o momento.
- Deve ser oferecido tratamento de suporte direcionado ao controle dos sintomas.
- A meta-hemoglobinemia grave pode ser rapidamente reversível após tratamento com azul de metileno.

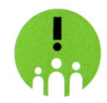

POPULAÇÕES ESPECIAIS

GRAVIDEZ
Estudos com ratos e coelhos com doses tóxicas resultaram em embriotoxicidade, diminuição da

fertilidade e viabilidade fetal. O medicamento é encontrado no leite de ratas. Deve ser evitado durante a gravidez. Categoria C da FDA.[11,12]

LACTAÇÃO
O 14C-riluzol foi detectado no leite de ratas lactantes. Não se sabe se ele é excretado no leite humano, não devendo, portanto, ser utilizado em mulheres durante a lactação.

CRIANÇAS
A segurança e a eficácia do riluzol nos processos neurodegenerativos que ocorrem em crianças ou adolescentes ainda não foram devidamente estudadas. Um ensaio clínico com crianças com TOC refratário descreveu como efeitos colaterais aumento de transaminases e pancreatite.[7] Portanto, é necessário ter cautela.

IDOSOS
Os parâmetros farmacocinéticos do riluzol após administração de doses múltiplas (4,5 dias de tratamento com 50 mg de riluzol, 2 vezes ao dia) não são afetados em idosos (> 70 anos). Contudo, recomenda-se prudência em razão da diminuição do metabolismo devido à idade.

INSUFICIÊNCIA HEPÁTICA
O riluzol pode causar elevações das transaminases. Concentrações séricas de ALT superiores a 3 vezes o limite superior do normal são observadas em 10 a 15% dos pacientes. Por essa razão, recomenda-se o monitoramento rigoroso das enzimas hepáticas em pessoas que farão uso de riluzol, e o tratamento é contraindicado em indivíduos com transaminases elevadas antes do início do tratamento.

INSUFICIÊNCIA RENAL
Pode ser necessário ajuste de dose.

INSUFICIÊNCIA CARDÍACA
Não há relatos de toxicidade cardíaca.

LABORATÓRIO

Ainda não foram determinadas concentrações séricas terapêuticas.

Monitorar as transaminases ao longo do tratamento.

PRECAUÇÕES E DICAS

1. Fármacos que induzem a CYP1A2 (como a nicotina, a rifampicina, o omeprazol e os carboidratos) podem aumentar a taxa de eliminação do riluzol.
2. Evitar o consumo de álcool, devido ao potencial aumento da depressão do SNC.
3. Deve ser usado com cautela em pacientes com alteração da função hepática, que deve ser monitorada. Sugerem-se avaliações das transaminases antes do tratamento, mensais nos 3 primeiros meses e trimestrais no seguimento.
4. Deve ser usado com cautela em pacientes com diminuição da função renal.
5. Orientar os pacientes sobre o risco de dirigir ou operar máquinas devido à sedação, sonolência e tontura.
6. Os pacientes devem ser orientados a comunicar qualquer estado febril a seu médico. O relato de estado febril deve levar o médico imediatamente a verificar a contagem leucocitária e a interromper o riluzol em caso de neutropenia.

REFERÊNCIAS

1. Miller RG, Mitchell JD, Moore DH. Riluzole for amyotrophic lateral sclerosis (ALS)/motor neuron disease (MND). Cochrane Database Syst Rev. 2012;2012(3):CD001447. PMID [22419278]
2. Pittenger C, Coric V, Banasr M, Bloch M, Krystal JH, Sanacora G. Riluzole in the treatment of mood and anxiety disorders. CNS Drugs. 2008;22(9):761-86. PMID [18698875]
3. Boer JN, Vingerhoets C, Hirdes M, McAlonan GM, Amelsvoort TV, Zinkstok JR. Efficacy and tolerability of riluzole in psychiatric disorders: A systematic review and preliminary meta-analysis. Psychiatry Res. 2019;278:294-302. PMID [31254879]
4. Spangler PT, West JC, Dempsey CL, Possemato K, Bartolanzo D, Aliaga P, et al. Randomized controlled trial of riluzole augmentation for posttraumatic stress disorder: efficacy of a glutamatergic modulator for antidepressant-resistant symptoms. J Clin Psychiatry. 2020;81(6):20m13233. PMID [33113596]
5. Yao R, Wang H, Yuan M, Wang G, Wu C. Efficacy and safety of riluzole for depressive disorder: a systematic review and meta-analysis of randomized placebo-controlled trials. Psychiatry Res. 2020;284:112750. PMID [31958711]
6. Coric V, Taskiran S, Pittenger C, Wasylink S, Mathalon DH, Valentine G, et al. Riluzole augmentation in treatment-resistant obsessive-compulsive disorder: an open-label trial. Biol Psychiatry. 2005;58(5):424-28. PMID [15993857]
7. Grant P, Lougee L, Hirschtritt M, Swedo SE. An open label trial of riluzole, a glutamate antagonist, in children with treatment-resistant obsessive-compulsive disorder. J Child Adolesc Psychopharmacol. 2007;17(6):761-7. PMID [18315448]
8. Zarate CA Jr, Quiroz JA, Singh JB, Denicoff KD, Jesus G, Luckenbaugh DA, et al. An open-label trial of the glutamate-modulating agent riluzole in combination with lithium for the treatment of bipolar depression. Biol Psychiatry. 2005;57(4):430-2. PMID [15705360]

9. Farokhnia M, Sabzabadi M, Pourmahmoud H, Khodaie-Ardakani MR, Hosseini SM, Yekehtaz H, et al. A double-blind, placebo controlled, randomized trial of riluzole as an adjunct to risperidone for treatment of negative symptoms in patients with chronic schizophrenia. Psychopharmacology. 2014;231(3):533-42. PMID [24013610]
10. Ghaleiha A, Mohammadi E, Mohammadi MR, Farokhnia M, Modabbernia A, Yekehtaz H, et al. Riluzole as an adjunctive therapy to risperidone for the treatment of irritability in children with autistic disorder: a double-blind, placebo-controlled, randomized trial. Paediatr Drugs. 2013;15(6):505-14. PMID [23821414]
11. Riluzole. In: Drugs and Lactation Database (LactMed) [Internet]. Bethesda: National Library of Medicine; 2006 [capturado em 5 out. 2022]. Disponível em: https://www.ncbi.nlm.nih.gov/books/NBK500946/.
12. Pathiraja PDM, Ranaraja SK. A successful pregnancy with amyotrophic lateral sclerosis. Case Rep Obstet Gynecol. 2020;2020:1247178. PMID [32190393]

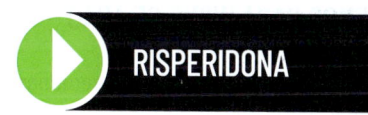

RISPERIDONA

APRESENTAÇÕES COMERCIAIS

PERLID (PRATI DONADUZZI)
- Caixas com 10, 20, 30, 60, 300* ou 500* comprimidos de 1 mg.
- Caixas com 10, 20, 30, 60, 300* ou 500* comprimidos de 2 mg.
- Caixas com 10, 20, 30, 60, 300* ou 500* comprimidos de 3 mg.
- Frascos de 30 mL de solução oral de 1 mg/mL.

RISPALUM (SANDOZ)
- Caixas com 10, 20, 30, 60 ou 200* comprimidos de 1 mg.
- Caixas com 10, 20, 30, 60 ou 200* comprimidos de 2 mg.
- Caixas com 10, 20, 30, 60 ou 200* comprimidos de 3 mg.

RISPERAC (ACCORD)
- Caixas com 10, 20, 30 ou 60 comprimidos de 1 mg.
- Caixas com 10, 20, 30 ou 60 comprimidos de 2 mg.
- Caixas com 10, 20, 30 ou 60 comprimidos de 3 mg.

RISPERDAL (JANSSEN-CILAG)
- Caixas com 10 comprimidos de 0,5 mg.
- Caixas com 20 comprimidos de 1 mg.
- Caixas com 20 comprimidos de 2 mg.
- Caixas com 20 comprimidos de 3 mg.
- Frascos de 30 mL ou 100 mL de solução oral de 1 mg/mL.
- Frascos-ampola com pó injetável de 25 mg + solução diluente de 2 mL.
- Frascos-ampola com pó injetável de 37,5 mg + solução diluente de 2 mL.
- Frascos-ampola com pó injetável de 50 mg + solução diluente de 2 mL.

RISPERIDON (CRISTÁLIA)
- Caixas com 6, 20, 30, 60 ou 200* comprimidos de 1 mg.
- Caixas com 20, 30, 60 ou 200* comprimidos de 2 mg.
- Caixas com 20, 30, 60 ou 200* comprimidos de 3 mg.
- Frascos de 30 mL ou 60 mL de solução oral de 1 mg/mL.

RISPERIDONA (ACCORD, EUROFARMA, GEOLAB, SANDOZ, TEUTO)
- Caixas com 10, 20, 30 ou 60 comprimidos de 1 mg.
- Caixas com 10, 20, 30 ou 60 comprimidos de 2 mg.
- Caixas com 10, 20, 30 ou 60 comprimidos de 3 mg.

RISPERIDONA (ACHÉ)
- Caixas com 10, 20, 30, 60 ou 500* comprimidos de 1 mg.
- Caixas com 10, 20, 30, 60 ou 500* comprimidos de 2 mg.
- Caixas com 10, 20, 30, 60 ou 500* comprimidos de 3 mg.

RISPERIDONA (BIOLAB)
- Caixas com 10, 20, 30, 60 ou 200* comprimidos de 1 mg.
- Caixas com 10, 20, 30, 60 ou 200* comprimidos de 2 mg.
- Caixas com 10, 20, 30, 60 ou 200* comprimidos de 3 mg.

RISPERIDONA (EMS, GERMED)
- Frascos de 30 mL, 50 mL ou 100 mL de solução oral de 1 mg/mL.

RISPERIDONA (MERCK)
- Caixas com 20, 30 ou 60 comprimidos de 1 mg.
- Caixas com 20, 30 ou 60 comprimidos de 2 mg.
- Caixas com 20, 30 ou 60 comprimidos de 3 mg.

RISPXAN (GLOBO)
- Caixas com 10, 20, 30 ou 60 comprimidos de 1 mg.
- Caixas com 10, 20, 30 ou 60 comprimidos de 2 mg.
- Caixas com 10, 20, 30 ou 60 comprimidos de 3 mg.

RISS (EUROFARMA)
- Caixas com 10, 20, 30 ou 60 comprimidos de 1 mg.
- Caixas com 10, 20, 30 ou 60 comprimidos de 2 mg.
- Caixas com 10, 20, 30 ou 60 comprimidos de 3 mg.

VIVERDAL (UNIÃO QUÍMICA)
- Caixas com 6, 20, 30 ou 60 comprimidos de 1 mg.
- Caixas com 20, 30 ou 60 comprimidos de 2 mg.
- Caixas com 20, 30 ou 60 comprimidos de 3 mg.

ZARGUS (ACHÉ)
- Caixas com 6, 7, 20 ou 30 comprimidos de 1 mg.
- Caixas com 7, 20, 30 ou 60 comprimidos de 2 mg.
- Caixas com 7, 20, 30 ou 60 comprimidos de 3 mg.

*Embalagem hospitalar.

MODO DE USAR

Oral: Em razão do efeito de sedação, prefere-se o uso à noite. No início do tratamento, pode-se considerar fracionar a dose em 2 tomadas diárias. Pode ser ingerido com ou sem alimentos. Em geral, pode-se iniciar com 2 mg/dia para tratamento de esquizofrenia e mania em adultos e 0,5 mg/dia em idosos. A dose pode ser aumentada em 1 mg a cada 2 dias.

- Episódios psicóticos agudos: 2 a 8 mg/dia.
- Mania aguda: as doses médias são de 2 a 6 mg/dia.
- Tratamento de manutenção na esquizofrenia e no transtorno esquizoafetivo: são usadas doses médias de 2 a 6 mg/dia.
- Tratamento da agressividade no TEA: 1 a 6 mg/dia.
- Adjuvante no tratamento do TOC, associada aos ISRSs: as doses usuais são de 0,5 a 2 mg/dia.

Obs.: Doses acima de 10 mg não melhoram a eficácia. Lembrar que doses mais elevadas estão associadas a ECEs.

Intramuscular: A risperidona pode ser usada na forma injetável de liberação prolongada. Iniciar com 25 mg, a cada 2 semanas, aplicadas por via IM no glúteo ou deltoide. As doses médias vão de 25 a 50 mg, IM, a cada 2 semanas. O AP oral deve ser mantido por 3 semanas do início do tratamento parenteral. Uma concentração sérica estável é alcançada após 4 doses e é mantida por 4 a 6 semanas após a última injeção.

TEMPO PARA INÍCIO DE AÇÃO

Deve-se aguardar pelo menos 4 a 6 semanas para determinar a eficácia do fármaco, mas em alguns casos é necessário aguardar de 16 a 20 semanas para observar resposta.

VARIAÇÃO USUAL DA DOSE

Na psicose aguda e no TB, as doses comumente prescritas vão de 2 a 8 mg/dia. Doses usuais de manutenção em adultos variam entre 2 e 6 mg/dia. A dose máxima testada em ensaio clínico é de 16 mg.

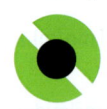

MODO DE SUSPENDER

Em caso de efeitos adversos significativos, pode ser descontinuada abruptamente.

Em situações de troca por outro AP, a estratégia sugerida é reduzir a dose de risperidona lentamente enquanto se ajusta a dose do novo fármaco: por exemplo, retirando 20 a 25% da dose original a cada 2 semanas até que a troca esteja completa.

Quando a suspensão é motivada pela retirada da medicação, uma redução ainda mais gradual – de 2 a 3 meses – deve ser realizada, a fim de monitorar o possível retorno de algum sintoma.

A apresentação injetável de liberação prolongada não demanda retirada gradual.

CLASSE, MECANISMO DE AÇÃO E FARMACODINÂMICA

A risperidona é um AP de segunda geração. Age por meio do antagonismo à dopamina e à serotonina. Tem como metabólito ativo a 9-OH--risperidona. A risperidona tem alta afinidade com receptores 5-HT2A. Bloqueia também os receptores dopaminérgicos D2 em menor grau do que o haloperidol e em maior grau do que a clozapina. O bloqueio dos receptores D2 ocorre preferencialmente na via mesolímbica. A risperidona bloqueia, ainda, outros receptores dopaminérgicos (D1 > D4 > D3), α_1 e α_2-adrenérgicos e os histaminérgicos H1. Devido aos bloqueios histaminérgico e adrenérgico, produz sedação e hipotensão. Apresenta pouco ou nenhum efeito sobre receptores colinérgicos.

FARMACOCINÉTICA

É rapidamente absorvida quando administrada por VO, atingindo pico plasmático 1 hora após a ingestão. É extensamente metabolizada no fígado (CYP2D6) e excretada na maior parte por via renal. A biodisponibilidade é de 100%, e sua ligação a proteínas plasmáticas é de 90%. A apresentação oral atinge o equilíbrio plasmático entre 1 e 7 dias, tendo meia-vida de eliminação de 3 a 24 horas (a da 9-OH-risperidona é de 20 a 23 horas). A apresentação injetável tem liberação prolongada com meia-vida de 3 a 6 dias e meia-vida de eliminação de 7 a 8 semanas. Essa formulação evita o metabolismo de primeira passagem e mantém mais estável a concentração plasmática do medicamento.

O tradicional estudo CATIE demonstrou a eficácia da risperidona no tratamento da esquizofrenia e do transtorno esquizoafetivo.[1] Mais recentemente, metanálises em rede confirmaram sua eficácia tanto no tratamento agudo[2] quanto no de continuação.[3] Uma grande metanálise confirmou a eficácia da risperidona no tratamento da mania aguda.[4] No tratamento de manutenção no TB, a risperidona de liberação prolongada demonstrou eficácia na prevenção de novos episódios ainda que em monoterapia, e a risperidona VO foi eficaz em combinação a outros fármacos.[5]

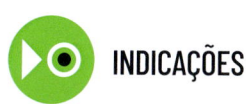

INDICAÇÕES

Evidências CONSISTENTES de eficácia
- Esquizofrenia e transtorno esquizoafetivo.[1-3]
- Mania aguda.[4]
- Tratamento de manutenção do TB.[5]
- Agressividade e irritabilidade no TEA.[6]
- Adjuvante no episódio depressivo maior refratário.[7]

Evidências INCOMPLETAS de eficácia
- Mania na infância.[8,9]
- Adjuvante aos ISRSs no tratamento do TOC.

CONTRAINDICAÇÕES

Absolutas
- Hipersensibilidade ao fármaco.

Relativas
- Gestação.
- Insuficiência renal ou hepática grave.
- Lactação.

REAÇÕES ADVERSAS

Mais comuns: Acatisia, constipação, ganho de peso, hiperprolactinemia, incontinência urinária (em crianças), sonolência, tremores.

Menos comuns: Amenorreia, discinesia tardia, disfunção sexual, galactorreia, hipotensão ortostática, indução ou exacerbação de sintomas obsessivo-compulsivos em pacientes com esquizofrenia, *rash* cutâneo, taquicardia.

INTOXICAÇÃO

Sintomas

Uma revisão sistemática encontrou quatro casos de morte atribuídos à risperidona. Em todos os casos, foi relatada ingestão concomitante de outros fármacos. A toxicidade cardíaca é pouco provável, mesmo em altas doses.[10] Em geral, a intoxicação se apresenta com sedação, letargia, miose, hipotensão ortostática, irregularidades do ritmo cardíaco e/ou sintomas extrapiramidais.

Manejo
- Realizar manejo hospitalar. Controlar temperatura, PA, respiração, equilíbrio hidreletrolítico e fazer monitoramento cardíaco.
- Em caso de intoxicação intencional, rastrear a presença de álcool, acetaminofeno, salicilatos e outros psicofármacos.

- Para remoção do conteúdo gástrico, é preferível o uso de carvão ativado, na dose de 1 g/kg.
- Hidratar com solução isotônica para evitar hipotensão.
- Convulsões devem ser tratadas com BZDs.[11]

POPULAÇÕES ESPECIAIS

GRAVIDEZ

O uso rotineiro da risperidona na gravidez não é recomendado, pois os dados de segurança nessa situação são limitados. É preferível usar medicamentos mais conhecidos, como o haloperidol. Entretanto, a decisão deve ser tomada individualmente, considerando riscos e benefícios da manutenção ou suspensão do fármaco.

LACTAÇÃO

O uso rotineiro da risperidona durante a amamentação não é recomendado. Entretanto, a decisão de manter a lactação durante o tratamento ou o tratamento durante a lactação deve considerar riscos e benefícios. Ao optar por manter a lactação e o fármaco, deve-se monitorar o recém-nascido semanalmente durante o primeiro mês de exposição quanto a mudanças de apetite, insônia, irritabilidade ou letargia.[12]

CRIANÇAS

Crianças e adolescentes são mais suscetíveis a efeitos extrapiramidais, sedação e aumento de peso. O uso está recomendado a partir dos 5 anos de idade, e as doses variam conforme o peso:

- < 20 kg: iniciar com 0,25 mg/dia; aumentos de 0,25 mg a cada 4 dias; doses médias de 1,5 mg/dia.
- > 20 kg: iniciar com 0,5 mg/dia; aumentos de 0,5 mg a cada 4 dias; doses médias de 2,5 mg/dia até 45 kg e 3,5 mg para > 45 kg.

IDOSOS

Recomenda-se iniciar com doses mais baixas (0,5 mg/dia), aumentar mais vagarosamente (semanalmente) e usar doses-alvo menores. O monitoramento da função renal e da pressão ortostática deve ser mais frequente.

INSUFICIÊNCIA HEPÁTICA

A fração livre média da risperidona no plasma pode aumentar em 35% em pessoas com insuficiência hepática.

Oral:
- Leve/moderada (Child A e B): não necessita de ajuste.
- Grave (Child C): iniciar com 0,5 mg, 2 vezes ao dia; aumentos graduais de 0,5 mg a cada semana.

Injetável:

Iniciar com fármaco por VO (0,5 mg, 2 vezes ao dia por 1 semana, e aumentos de 1 mg a cada semana). Se o fármaco for tolerado, iniciar com 12,5 a 25 mg, IM, a cada 2 semanas; continuar a administração oral por 3 semanas.

INSUFICIÊNCIA RENAL

Oral:
- TFG > 60 mL/min: não necessita de ajuste de dose.
- TFG entre 30 e 60 mL/min: usar 50 a 75% da dose usual; aumentos de dose mais graduais (0,5 mg por semana).
- TFG entre 10 e 30 mL/min: usar 50% da dose usual; aumentos de dose mais graduais (0,5 mg por semana).
- TFG < 10 mL/min: considerar não prescrever; se necessário, usar 25% da dose usual (0,5 mg por semana).

Injetável:
- TFG entre 10 e 60 mL/min: iniciar com 12,5 a 25 mg, a cada 2 semanas; aumentos de 12,5 em intervalos de pelo menos 4 semanas.
- TFG < 10 mL/min: evitar; se necessário, iniciar com 12,5 a 25 mg, a cada 2 semanas; aumentos de 12,5 em intervalos de pelo menos 4 semanas.

INSUFICIÊNCIA CARDÍACA

Uso com cautela em pacientes com insuficiência cardíaca grave.

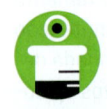

LABORATÓRIO

Exames prévios ao uso

Peso, circunferência abdominal, PA, glicemia e perfil lipídico.

Exames de acompanhamento

Peso, circunferência abdominal, PA, glicemia e perfil lipídico 12 semanas após o início do tratamento, a cada aumento de dose e após anualmente. O monitoramento deve ser mais intenso em diabéticos ou pacientes com ganho de peso maior que 5%.

A prolactina só deve ser dosada na presença de sintomas sugestivos de hiperprolactinemia.

⚠ PRECAUÇÕES E DICAS

1. A risperidona é um fármaco em geral bem tolerado. Seu uso está relacionado a moderado ganho de peso — maior em relação ao haloperidol e menor em relação à olanzapina. Quando comparada à olanzapina, está mais associada à ocorrência de acatisia. Entre os APs, é o mais associado a aumento nas concentrações de prolactina.[2]
2. A preparação injetável de longa ação deve ser mantida sob refrigeração entre 2 e 8 °C e protegida da luz. Deve ser aplicada por via IM no glúteo ou deltoide.
3. A risperidona de longa ação não deve ser iniciada se o paciente não tolerar pelo menos 2 mg/dia VO.
4. O uso de APs, incluindo a risperidona, aumenta o risco de morte em pacientes idosos com transtornos neurocognitivos maiores.[13] Evitar o uso nessa população.

REFERÊNCIAS

1. Stroup TS, Lieberman JA, McEvoy JP, Davis SM, Swartz MS, Keefe RS, et al. Results of phase 3 of the CATIE schizophrenia trial. Schizophr Res. 2009;107(1):1-12. PMID [19027269]
2. Huhn M, Nikolakopoulou A, Schneider-Thoma J, Krause M, Samara M, Peter N, et al. Comparative efficacy and tolerability of 32 oral antipsychotics for the acute treatment of adults with multi-episode schizophrenia: a systematic review and network meta-analysis. Lancet. 2019;394(10202):939-51. PMID [31303314]
3. Schneider-Thoma J, Chalkou K, Dörries C, Bighelli I, Ceraso A, Huhn M, et al. Comparative efficacy and tolerability of 32 oral and long-acting injectable antipsychotics for the maintenance treatment of adults with schizophrenia: a systematic review and network meta-analysis. Lancet. 2022;399(10327):824-36. PMID [35219395]
4. Kishi T, Ikuta T, Matsuda Y, Sakuma K, Okuya M, Nomura I, et al. Pharmacological treatment for bipolar mania: a systematic review and network meta-analysis of double-blind randomized controlled trials. Mol Psychiatry. 2022;27(2):1136-44. PMID [34642461]
5. Nestsiarovich A, Gaudiot CES, Baldessarini RJ, Vieta E, Zhu Y, Tohen M. Preventing new episodes of bipolar disorder in adults: Systematic review and meta-analysis of randomized controlled trials. Eur Neuropsychopharmacol. 2022;54:75-89. PMID [34489127]
6. Salazar de Pablo G, Jordá CP, Vaquerizo-Serrano J, Moreno C, Cabras A, Arango C, et al. Systematic review and meta-analysis: efficacy of pharmacological interventions for irritability and emotional dysregulation in autism spectrum disorder and predictors of response. J Am Acad Child Adolesc Psychiatry. 2022;S0890-8567(22)00198-8. PMID [35470032]
7. Nuñez NA, Joseph B, Pahwa M, Kumar R, Resendez MG, Prokop LJ, et al. Augmentation strategies for treatment resistant major depression: a systematic review and network meta-analysis. J Affect Disord. 2022;302:385-400. PMID [34986373]
8. Kowatch RA, Scheffer RE, Monroe E, Delgado S, Altaye M, Lagory D. Placebo-controlled trial of valproic acid versus risperidone in children 3-7 years of age with bipolar I disorder. J Child Adolesc Psychopharmacol. 2015;25(4):306-13. PMID [22419278]
9. Pavuluri MN, Henry DB, Findling RL, Parnes S, Carbray JA, Mohammed T, et al. Double-blind randomized trial of risperidone versus divalproex in pediatric bipolar disorder. Bipolar Disord. 2010;12(6):593-605. PMID [20868458]
10. Tan HH, Hoppe J, Heard K. A systematic review of cardiovascular effects after atypical antipsychotic medication overdose. Am J Emerg Med. 2009;27(5):607-16. PMID [19497468]
11. Risperidone [Internet]. Dynamed. Columbia: Dynamed; 2022 [capturado em 26 set. 2022]. Disponível em: https://www.dynamed.com/drug-monograph/risperidone.
12. Uguz F. Second-generation antipsychotics during the lactation period: a comparative systematic review on infant safety. J Clin Psychopharmacol. 2016;36(3):244-52. PMID [27028982]
13. Maust DT, Kim HM, Seyfried LS, Chiang C, Kavanagh J, Schneider LS, et al. Antipsychotics, other psychotropics, and the risk of death in patients with dementia: number needed to harm. JAMA Psychiatry. 2015;72(5):438-45. PMID [25786075]

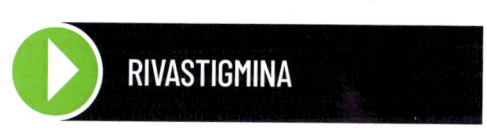

▶ RIVASTIGMINA

🗔 APRESENTAÇÕES COMERCIAIS

COGNIVA (CRISTÁLIA)
- Caixas com 14, 28, 200* ou 500* cápsulas de 1,5 mg.
- Caixas com 28, 200* ou 500* cápsulas de 3 mg.
- Caixas com 28, 200* ou 500* cápsulas de 4,5 mg.
- Caixas com 28, 200* ou 500* cápsulas de 6 mg.
- Frasco de 50 mL ou 120 mL de solução oral de 2 mg/mL.

EXCELON (UNITED MEDICAL)
- Caixas com 14 ou 28 cápsulas de 1,5 mg.
- Caixas com 28 ou 56 cápsulas de 3 mg.
- Caixas com 28 cápsulas de 4,5 mg.
- Caixas com 28 cápsulas de 6 mg.
- Frasco de 120 mL de solução oral de 2 mg/mL.

EXCELON PATCH (UNITED MEDICAL)
- Caixas com 3, 7, 15, 30 ou 60 adesivos de 9 mg.
- Caixas com 7, 15, 30 ou 60 adesivos de 18 mg.
- Caixas com 7, 15, 30 ou 60 adesivos de 27 mg.

HEMITARTARATO DE RIVASTIGMINA (ACHÉ)
- Caixas com 15, 30, 60 ou 500* cápsulas de 1,5 mg.
- Caixas com 15, 30, 60 ou 500* cápsulas de 3 mg.
- Caixas com 15, 30, 60 ou 500* cápsulas de 4,5 mg.
- Caixas com 15, 30, 60 ou 500* cápsulas de 6 mg.

HEMITARTARATO DE RIVASTIGMINA (BERGAMO)
- Frasco de 50 mL ou 120 mL de solução oral de 2 mg/mL.

HEMITARTARATO DE RIVASTIGMINA (CIMED)
- Caixas com 14, 28, 30, 60, 80, 90 ou 120 cápsulas de 1,5 mg.

HEMITARTARATO DE RIVASTIGMINA (CRISTÁLIA)
- Caixas com 14, 28, 200* ou 500* cápsulas de 1,5 mg.
- Caixas com 28, 200* ou 500* cápsulas de 3 mg.
- Caixas com 28, 200* ou 500* cápsulas de 4,5 mg.
- Caixas com 28, 200* ou 500* cápsulas de 6 mg.
- Frasco de 50 mL ou 120 mL de solução oral de 2 mg/mL.

HEMITARTARATO DE RIVASTIGMINA (EMS, LABORVIDA)
- Caixas com 14, 15, 20, 28, 30, 56, 80 ou 90 cápsulas de 1,5 mg.
- Caixas com 14, 15, 20, 28, 30, 56, 80 ou 90 cápsulas de 3 mg.
- Caixas com 14, 15, 20, 28, 30, 56, 80 ou 90 cápsulas de 4,5 mg.
- Caixas com 14, 15, 20, 28, 30, 56, 80 ou 90 cápsulas de 6 mg.

HEMITARTARATO DE RIVASTIGMINA (INSTITUTO VITAL BRAZIL)
- Caixas com 30, 60 ou 600* cápsulas de 1,5 mg.
- Caixas com 30, 60 ou 600* cápsulas de 3 mg.
- Caixas com 30, 60 ou 600* cápsulas de 4,5 mg.
- Caixas com 30, 60 ou 600* cápsulas de 6 mg.

HEMITARTARATO DE RIVASTIGMINA (RANBAXY)
- Caixas com 14, 28, 30 ou 56 cápsulas de 1,5 mg.
- Caixas com 14, 28, 30 ou 56 cápsulas de 3 mg.
- Caixas com 14, 28, 30 ou 56 cápsulas de 4,5 mg.
- Caixas com 14, 28, 30 ou 56 cápsulas de 6 mg.

HIDROGENOTARTARATO DE RIVASTIGMINA (GEOLAB)
- Caixas com 14, 28, 56, 90*, 450* ou 490* cápsulas de 1,5 mg.
- Caixas com 14, 28, 56, 90*, 450* ou 490* cápsulas de 3 mg.
- Frasco com 120 mL de solução oral de 2 mg/mL.

REC (SUPERA)
- Caixas com 14, 28, 200* ou 500* cápsulas de 1,5 mg.
- Caixas com 28, 200* ou 500* cápsulas de 3 mg.
- Caixas com 28, 200* ou 500* cápsulas de 4,5 mg.
- Caixas com 28, 200* ou 500* cápsulas de 6 mg.
- Frasco de 50 mL ou 120 mL de solução oral de 2 mg/mL.

RIVASTELON (GEOLAB)
- Caixas com 14, 28, 56, 90*, 450* ou 490* cápsulas de 1,5 mg.
- Caixas com 14, 28, 56, 90*, 450* ou 490* cápsulas de 3 mg.
- Frasco de 120 mL de solução oral de 2 mg/mL.

RIVASTIGMINA PATCH (ACHÉ)
- Caixas com 3, 7, 15 ou 30 adesivos de 9 mg.
- Caixas com 7, 15 ou 30 adesivos de 18 mg.
- Caixas com 7, 15 ou 30 adesivos de 27 mg.

VASTIGMAREC (EMS)
- Caixas com 14, 15, 20, 28, 30, 56, 80 ou 90 cápsulas de 1,5 mg.
- Caixas com 14, 15, 20, 28, 30, 56, 80 ou 90 cápsulas de 3 mg.
- Caixas com 14, 15, 20, 28, 30, 56, 80 ou 90 cápsulas de 4,5 mg.
- Caixas com 14, 15, 20, 28, 30, 56, 80 ou 90 cápsulas de 6 mg.

VIVENCIA PATCH (ACHÉ)
- Caixas com 3, 7, 15 ou 30 adesivos de 9 mg.
- Caixas com 7, 15 ou 30 adesivos de 18 mg.
- Caixas com 7, 15 ou 30 adesivos de 27 mg.

VIVENCIA (ACHÉ)
- Caixas com 15, 30, 60 ou 500* cápsulas de 1,5 mg.
- Caixas com 15, 30, 60 ou 500* cápsulas de 3 mg.

- Caixas com 15, 30, 60 ou 500* cápsulas de 4,5 mg.
- Caixas com 15, 30, 60 ou 500* cápsulas de 6 mg.

*Embalagem hospitalar.

MODO DE USAR

Via oral: A administração VO deve ser iniciada com 1 cápsula de 1,5 mg, 2 vezes ao dia, pela manhã e à noite, com as refeições. Se essa dose for bem tolerada durante 2 semanas, deve ser aumentada para 3 mg, 2 vezes ao dia. Havendo necessidade de uma dose maior, aumentar conforme a tolerância do paciente, após 2 semanas, para 4,5 ou 6 mg, 2 vezes ao dia.[1,2]

Adesivo transdérmico: O adesivo transdérmico de rivastigmina deve ser aplicado, preferencialmente, no dorso, 1 vez ao dia, no mesmo horário. Pode ser usado no braço ou no tórax alternativamente. Recomenda-se rodízio no local da aplicação, para evitar reações cutâneas. Não usar no mesmo local por pelo menos 14 dias. Inicia-se com o adesivo menor (9,5 mg), 1 vez ao dia. Após no mínimo 4 semanas de tratamento, se a dose prévia tiver sido bem tolerada, aumentar a dose para 18 mg. Aumento subsequente para dose de 27 mg pode ser considerado, de acordo com a tolerabilidade, após 4 semanas. Em pacientes que estejam usando doses orais iguais a ou menores que 6 mg/dia e nos quais se deseja usar a forma transdérmica, inicia-se com o adesivo com menor dosagem. Recomenda-se aplicar o adesivo no dia seguinte à ingestão da última dose VO.[2]

TEMPO PARA INÍCIO DE AÇÃO

Os resultados dos estudos indicam que o início da atividade ocorre geralmente na 12ª semana, e ela é mantida até o final de 6 meses de tratamento.

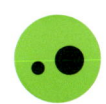

VARIAÇÃO USUAL DA DOSE

Na demência tipo Alzheimer, a dose VO varia de 6 a 12 mg/dia. Já na demência associada à doença de Parkinson, a dose diária varia de 3 a 12 mg. Em se tratando do adesivo transdérmico, a dose terapêutica é de 9,5 mg/dia em ambas as demências. Doses maiores não demonstraram benefício adicional apreciável, além de aumentar significativamente a incidência de eventos adversos.[1]

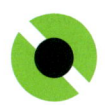

MODO DE SUSPENDER

Não há recomendação específica para o modo de suspensão, nem descrição de sintomas de abstinência com retirada abrupta, mas recomenda-se a suspensão gradual. Em situações de interrupção da medicação por muitos dias não motivada por efeitos colaterais ou demência avançada e com indicação de restituição, deve-se seguir as orientações de início do tratamento.

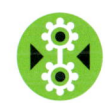

CLASSE, MECANISMO DE AÇÃO E FARMACODINÂMICA

A rivastigmina é um inibidor tipo carbamato da colinesterase cerebral, principalmente do tipo G1, que inibe não apenas a acetilcolinesterase, como também a butirilcolinesterase. Inibe a hidrólise da ACh, facilitando a neurotransmissão colinérgica pela diminuição da degradação da ACh liberada pelos neurônios colinérgicos.[2]

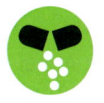

FARMACOCINÉTICA

A rivastigmina é absorvida de forma rápida e atinge o pico plasmático em cerca de 1 hora. A biodisponibilidade após dose única de 3 mg é de 36%. A administração do medicamento com alimentos atrasa a absorção em 90 minutos. Cerca de 40% do fármaco liga-se às proteínas plasmáticas. Atravessa rapidamente a barreira hematencefálica, apresentando volume de distribuição entre 1,8 e 2,7 L/kg. Sofre metabolização por hidrólise no fígado pela ação da colinesterase, que a hidrolisa, e sua meia-vida é de aproximadamente 1 hora. A principal via de excreção de seus metabólitos é a renal (superior a 90%), ocorrendo em 24 horas, sendo que 1% deles é excretado nas fezes.

Como a rivastigmina é enzimaticamente inativa, não depende do metabolismo hepático para sua metabolização, não induzindo ou inibindo o sistema microssomal hepático. Essa característica proporciona ao fármaco baixo potencial de interações medicamentosas.

Há consistente evidência do uso da rivastigmina para sintomas cognitivos e comportamentais do

TNCM (demência) devido à doença de Alzheimer leve a moderado, apesar do pequeno benefício clínico.[2] Na doença de Alzheimer grave, há algum benefício descrito, com evidências bem menos consistentes.[3]

Apesar de poucas metanálises sugerirem que a rivastigmina pode melhorar a cognição e o funcionamento de pacientes com TNCM provavelmente devido à doença de Parkinson, assim como reduzir o risco de quedas, ela recebe indicação em bula pela FDA para essa condição.[4] No TNCM com corpos de Lewy, existem evidências incompletas sobre o benefício do uso da rivastigmina.[5]

Não há evidências para o uso em TNCM devido à doença vascular[6] e em declínio cognitivo leve.[7]

INDICAÇÕES

Evidências CONSISTENTES de eficácia

▶ TNCM (demência) devido à doença de Alzheimer de intensidade leve a moderada.[2]
▶ TNCM provavelmente devido à doença de Parkinson.[4]

Evidências INCOMPLETAS de eficácia

▶ TNCM (demência) devido à doença de Alzheimer de intensidade grave.[3]
▶ TNCM (demência) com corpos de Lewy.[5]
▶ Prejuízo cognitivo secundário a traumatismo craniano.[8]

CONTRAINDICAÇÕES

Absolutas

▶ Pacientes com conhecida hipersensibilidade à rivastigmina, a outros derivados carbamatos ou a outros componentes da fórmula.
▶ Pacientes com história prévia de reações no local de aplicação sugestivas de dermatite alérgica de contato com rivastigmina (substância ativa) no adesivo.

REAÇÕES ADVERSAS

Mais comuns: Cefaleia, eritema e prurido com os adesivos, náuseas, perda de apetite, tontura, vômito.[2]

Menos comuns: Agitação, *angina pectoris*, astenia, bloqueio AV, bradicardia, confusão, convulsões, depressão, depressão respiratória, diarreia, distonia, distúrbios do sono REM, dores abdominais, erupções cutâneas, exacerbação de tremores, hiponatremia, hipotensão, insônia, mania, obstrução urinária, perda de peso, síncope, sonolência, tremores, úlcera gástrica e intestinal.

INTOXICAÇÃO

Sintomas

São semelhantes aos das sobredoses de outros colinomiméticos. Esses efeitos geralmente envolvem o SNC, o sistema nervoso parassimpático e a junção neuromuscular. Além da fraqueza ou das fasciculações musculares, podem ocorrer sinais de uma crise colinérgica: náusea grave, vômito, cólicas gastrintestinais, salivação, lacrimejamento, incontinência urinária e fecal, sudorese, bradicardia, hipotensão, colapso e convulsões. O aumento da fraqueza muscular, associado a hipersecreções traqueais e broncospasmo, pode comprometer as vias aéreas. Foram descritas sobredoses e intoxicação com o adesivo transdérmico.

Manejo

▶ Devem ser utilizadas medidas gerais de suporte.
▶ Nos casos graves, anticolinérgicos, como a atropina, podem ser utilizados como antídoto geral para os colinomiméticos.

POPULAÇÕES ESPECIAIS

GRAVIDEZ

A rivastigmina não foi estudada em gestantes e, portanto, deve ser evitada nessa população. Categoria B da FDA.

LACTAÇÃO

Não se sabe ainda se a rivastigmina é excretada no leite materno, não devendo ser utilizada por lactantes.

CRIANÇAS

O uso do medicamento deve ser evitado em crianças.

IDOSOS

O medicamento em geral é utilizado por essa população. As doses e os efeitos adversos relatados anteriormente foram descritos para essa faixa etária.

INSUFICIÊNCIA HEPÁTICA

Pacientes com insuficiência hepática clinicamente significativa podem apresentar mais reações adversas dose-dependentes. Pacientes com insuficiência hepática grave não foram estudados; portanto, cuidado especial deve ser tomado na titulação desses pacientes.

INSUFICIÊNCIA RENAL

Não é necessário ajuste de dose em pacientes com disfunção renal.

INSUFICIÊNCIA CARDÍACA

Não há recomendações específicas.

LABORATÓRIO

Exames prévios ao uso

Com base no perfil de efeitos adversos, recomenda-se fazer um ECG prévio ao uso do fármaco. Embora existam métodos validados de dosagem das concentrações plasmáticas, essa dosagem não tem uso clínico ainda bem estabelecido.

Exames de acompanhamento

Não são necessários.

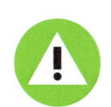

PRECAUÇÕES E DICAS

É necessário precaução ao administrar o medicamento:

1. Em pacientes com úlcera péptica.
2. Em indivíduos que façam uso de agentes com potencial de retenção urinária, como ADTs, ou em homens com aumento da próstata.
3. Em pacientes com risco de convulsões.
4. Em pacientes com alterações da condução cardíaca.
5. Em indivíduos que utilizam relaxantes musculares.
6. Em indivíduos que fazem uso concomitante de outros fármacos com ação colinérgica.
7. Para reduzir a possibilidade de dermatite de contato com o adesivo transdérmico, alternar os locais de aplicação, evitar o uso de sabonetes esfoliantes nessas áreas, não usar os adesivos em áreas com irritação prévia e ter cuidado ao removê-los.

REFERÊNCIAS

1. Exelon® [Bula de medicamento] [Internet]. Basel: Novartis Pharma AG; 2014 [capturado em 27 set. 2022]. Disponível em: https://www.novartis.com/sg-en/sites/novartis_sg/files/EXELON%20CAP%20PI%20Mar2016.SIN_.pdf.
2. Birks J, Grimley Evans J. Rivastigmine for Alzheimer's disease. Cochrane Database Syst Rev. 2015;(4):CD001191. PMID [25858345]
3. Effects of rivastigmine patch on activities of daily living and cognition in patients with severe dementia of the Alzheimer's type (ACTION) (Study Protocol CENA713DUS44, NCT00948766) and a 24 week open-label extension to study CENA713DUS44 [Internet]. Bethesda: NIH; 2013 [capturado em 27 set. 2022]. Disponível em: https://clinicaltrials.gov/ct2/show/NCT00948766.
4. Rolinski M, Fox C, Maidment I, McShane R. Cholinesterase inhibitors for dementia with Lewy bodies, Parkinson's disease dementia and cognitive impairment in Parkinson's disease. Cochrane Database Syst Rev. 2012;2012(3):CD006504. PMID [22419314]
5. Watts KE, Storr NJ, Barr PG, Rajkumar AP. Systematic review of pharmacological interventions for people with Lewy body dementia. Aging Ment Health. 2022;1-14. PMID [35109724]
6. Chen YD, Zhang J, Wang Y, Yuan JL, Hu WL. Efficacy of cholinesterase inhibitors in vascular dementia: an updated meta-analysis. Eur Neurol. 2016;75(3-4):132-41. PMID [26918649]
7. Matsunaga S, Fujishiro H, Takechi H. Efficacy and safety of cholinesterase inhibitors for mild cognitive impairment: a systematic review and meta-analysis. J Alzheimers Dis. 2019;71(2):513-23. PMID [31424411]
8. Silver JM, Koumaras B, Chen M, Mirski D, Reyes P, Warden D, et al. Effects of rivastigmine on cognitive function in patients with traumatic brain injury. Neurology. 2006;67(5):748-55. PMID [16966534]

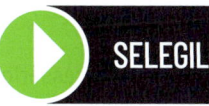

SELEGILINA

APRESENTAÇÕES COMERCIAIS

JUMEXIL (CHIESI)
▶ Caixas com 10, 20, 30 ou 50 comprimidos de 5 mg.

MODO DE USAR

A selegilina geralmente é usada em dose única de 10 mg/dia ou em 2 administrações na DP (em monoterapia ou associada à levodopa). Como pode produzir insônia, convém administrá-la pela manhã.[1,2]

Uma apresentação transdérmica da selegilina (não disponível no Brasil) foi aprovada pela FDA para o tratamento do TDM. Utiliza-se um adesivo de 6 mg/24 horas, podendo-se aumentar 3 mg/24 horas a cada 2 semanas, até a dose máxima de 12 mg/24 horas.

TEMPO PARA INÍCIO DE AÇÃO

Na administração transdérmica, utilizada no tratamento do TDM, o início da ação terapêutica pode se dar em 2 a 4 semanas ou mais. Quando usada por VO no tratamento da DP, pode aumentar as ações da levodopa após algumas semanas de uso.[2]

O efeito da selegilina no retardo da perda funcional da DP e na doença de Alzheimer ainda está em investigação e poderia ser observado em muitos meses ou mais de um ano.[2]

VARIAÇÃO USUAL DA DOSE

- Depressão (transdérmica): 6 mg/24 horas a 12 mg/24 horas.
- Depressão (oral): 30 a 60 mg/dia.
- Doença de Parkinson/doença de Alzheimer: 5 a 10 mg/dia.[2]

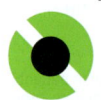

MODO DE SUSPENDER

Na apresentação transdérmica, a mão se recupera em 2 a 3 semanas depois que o adesivo é removido.

Na apresentação oral, em geral não é necessário reduzir de modo gradual, já que a substância é eliminada lentamente por 2 a 3 semanas.[2]

CLASSE, MECANISMO DE AÇÃO E FARMACODINÂMICA

A selegilina é um inibidor seletivo e irreversível da MAO-B, que predomina no estriado e que é responsável pela maior parte do processo oxidativo da dopamina nesse local. Ela também atua como inibidor da recaptação de dopamina.[1]

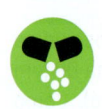

FARMACOCINÉTICA

A selegilina, em doses de até 20 mg, é um bloqueador seletivo da MAO-B e, em doses maiores, pode bloquear também a MAO-A. É bem absorvida por VO, sendo rapidamente metabolizada no fígado pelo sistema microssomal do citocromo P450 em desmetilselegilina (metabólito principal), levoanfetamina e levometanfetamina. A desmetilselegilina também tem ação inibidora da MAO-B. O pico de concentração plasmática ocorre cerca de 1 hora após a ingestão. A meia-vida de eliminação média da selegilina oral é de 10 horas. Em razão do bloqueio da MAO, pode induzir crises hipertensivas em associação ao aumento das concentrações de tiramina contida em alimentos.[1,2]

A duração da ação clínica pode ser de até 2 semanas devido à inibição enzimática irreversível.

Na apresentação transdérmica, há exposição mais alta à selegilina e exposição mais baixa a metabólitos em comparação com a VO, já que o metabolismo de primeira passagem não é extenso. A meia-vida da selegilina transdérmica é de 18 a 25 horas. A cada 24 horas, são liberados 25 a 30% do conteúdo da substância de cada adesivo.[2]

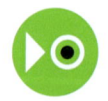

INDICAÇÕES

Evidências CONSISTENTES de eficácia
- TDM (apresentação transdérmica).[3]
- Doença de Parkinson (adjuvante, oral).[4]

Evidências INCOMPLETAS de eficácia
- Doença de Parkinson, monoterapia.[5]
- TDAH em crianças, adolescentes[6] e adultos.[7]
- Potencialização de APs no tratamento de sintomas negativos da esquizofrenia.[8]
- Transtorno depressivo resistente ao tratamento.[9]
- Doença de Alzheimer.[10]

CONTRAINDICAÇÕES

- Hipersensibilidade ao fármaco.
- Uso concomitante de outro IMAO, opioide, inibidor da recaptação de serotonina, simpatomimético.
- Uso concomitante de ciclobenzaprina, propoxifeno, diuréticos, dextrometorfano, erva-de-são-joão.
- Movimentos involuntários anormais na fase *"on"*.
- Psicose grave.

- Demência grave.
- Úlcera péptica ativa.
- Outras doenças extrapiramidais (tremor essencial, discinesia tardia, coreia de Huntington).
- Feocromocitoma.
- Gravidez e amamentação.

REAÇÕES ADVERSAS

Mais comuns: Cefaleia, insônia, náusea, tontura. Na apresentação transdérmica, até 24% dos pacientes apresentam reações cutâneas no local de aplicação.

Menos comuns: Em **monoterapia**, arritmias, crise hipertensiva (em doses maiores que 20 mg/dia, em associação a substâncias contendo tiramina); no **uso associado à levodopa**, alterações motoras (em pacientes com DP grave), confusão mental, síndrome serotonérgica (quando associada a ISRSs).

INTOXICAÇÃO

Sintomas

O quadro é semelhante ao de intoxicação por IMAOs não seletivos, como a tranilcipromina. Já foram relatados casos de pessoas expostas a 600 mg de selegilina, e o quadro foi de agitação psicomotora e depressão. Também pode haver sintomas de tontura, ataxia, insônia, irritabilidade, cefaleia, efeitos cardiovasculares e confusão mental.[2]

Manejo
- Deve-se providenciar hospitalização e monitoramento dos parâmetros hemodinâmicos por pelo menos 48 horas.
- Se a ingestão for recente, deve-se induzir vômito, realizar lavagem gástrica e monitorar os sinais vitais.
- A administração de diazepam pode ser necessária. Evitar a administração de derivados fenotiazínicos.

POPULAÇÕES ESPECIAIS

GRAVIDEZ
A selegilina deve ser evitada na gestação, principalmente no primeiro trimestre, devido à escassez de estudos controlados nessa população.

LACTAÇÃO
O uso não é recomendado, devido à escassez de estudos controlados nessa população.

CRIANÇAS
Não foram estabelecidas posologia e indicações para indivíduos com menos de 18 anos.[2]

IDOSOS
A dose recomendada para pessoas acima dos 65 anos é de 20 mg/dia, VO, e 6 mg via transdérmica. Os aumentos devem ser feitos com cautela.[2]

O risco maior nessa faixa etária é o de hipotensão ortostática grave, sendo mais comum quando usada na DP associada à levodopa.

INSUFICIÊNCIA HEPÁTICA
Não é necessário ajuste de dose na administração transdérmica na insuficiência hepática leve a moderada. Na formulação oral, o uso deve ser feito com cautela.

INSUFICIÊNCIA RENAL
Não é necessário ajuste de dose na administração transdérmica. A administração oral deve ser usada com cautela.

INSUFICIÊNCIA CARDÍACA
Pode ser necessária dosagem mais baixa do que a usual. Deve-se observar o risco de hipotensão ortostática.[2]

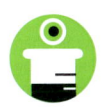

LABORATÓRIO

Exames prévios ao uso

Como IMAOs não seletivos estão frequentemente associados a ganho de peso, recomenda-se dosagem de glicemia de jejum, colesterol total, LDL, HDL e triglicerídeos, assim como peso e IMC.[2]

Exames de acompanhamento

Monitorar peso, IMC e PA.[2]

É recomendado controle periódico da função hepática.

PRECAUÇÕES E DICAS

1. A selegilina é usada no tratamento da DP, e, como em 50% desses pacientes ocorrem quadros depressivos em que se faz necessário associar terapia antidepressiva, é preciso evitar

o uso de ISRSs devido ao risco de síndrome serotonérgica. Da mesma forma, ter cautela na associação com ADTs e trazodona.

2. Lembrar que, em doses acima de 10 mg de selegilina, a inibição da MAO pode não ser mais seletiva para MAO-B, devendo-se, então, evitar o uso concomitante de alimentos ou substâncias contendo tiramina (para mais informações, ver os medicamentos "Tranilcipromina" e "Fenelzina").

REFERÊNCIAS

1. Mahmood I. Clinical pharmacokinetics and pharmacodynamics of selegiline: an update. Clin Pharmacokinet. 1997;33(2):91-102. PMID [9260033]
2. Stahl SM. Fundamentos de psicofarmacologia de Stahl: guia de prescrição. 6. ed. Porto Alegre: Artmed; 2019.
3. Robinson DS, Gilmor ML, Yang Y, Moonsammy G, Azzaro AJ, Oren DA, et al. Treatment effects of selegiline transdermal system on symptoms of major depressive disorder: a meta-analysis of short-term, placebo-controlled, efficacy trials. Psychopharmacol Bull. 2007;40(3):15-28. PMID [18007565]
4. Binde CD, Tvete IF, Gåsemyr J, Natvig B, Klemp M. A multiple treatment comparison meta-analysis of monoamine oxidase type B inhibitors for Parkinson's disease: comparative effectiveness of MAO-B inhibitors. Br J Clin Pharmacol. 2018;84(9):1917-27. PMID [29847694]
5. Mizuno Y, Hattori N, Kondo T, Nomoto M, Origasa H, Takahashi R, et al. A randomized double-blind placebo-controlled phase III trial of selegiline monotherapy for early Parkinson disease. Clin Neuropharmacol. 2017;40(5):201-7. PMID [28857772]
6. Akhondzadeh S, Tavakolian R, Davari-Ashtiani R, Arabgol F, Amini H. Selegiline in the treatment of attention deficit hyperactivity disorder in children: a double blind and randomized trial. Prog Neuropsychopharmacol Biol Psychiatry. 2003;27(5):841-5. PMID [12921918]
7. Ernst M. Selegiline in ADHD adults: plasma monoamines and monoamine metabolites. Neuropsychopharmacology. 1997;16(4):276-84. PMID [9094145]
8. Amiri A, Noorbala AA, Nejatisafa AA, Ghoreishi A, Derakhshan MK, Khodaie-Ardakani MR, et al. Efficacy of selegiline add on therapy to risperidone in the treatment of the negative symptoms of schizophrenia: a double-blind randomized placebo-controlled study. Hum Psychopharmacol. 2008;23(2):79-86. PMID [17972359]
9. Sunderland T. High-dose selegiline in treatment-resistant older depressive patients. Arch Gen Psychiatry. 1994;51(8):607-15. PMID [7519005]
10. Filip V, Kolibás E. Selegiline in the treatment of Alzheimer's disease: a long-term randomized placebo-controlled trial: Czech and Slovak Senile Dementia of Alzheimer Type Study Group. J Psychiatry Neurosci. 1999;24(3):234-43. PMID [10354658]

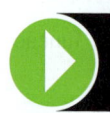

SERTRALINA

APRESENTAÇÕES COMERCIAIS

ASSERT (EUROFARMA)
▸ Caixas com 7, 10, 14, 20, 28 ou 30 comprimidos de 25 mg.
▸ Caixas com 10, 20, 28, 30 ou 60 comprimidos de 50 mg.
▸ Caixas com 7, 10, 14, 20 ou 30 comprimidos de 100 mg.

CLORIDRATO DE SERTRALINA (ACHÉ)
▸ Caixas com 7, 14, 15, 20, 21, 28 ou 30 comprimidos de 50 mg.
▸ Caixas com 7, 14, 15, 20, 28 ou 30 comprimidos de 100 mg.

CLORIDRATO DE SERTRALINA (AUROBINDO, PHARLAB, TEUTO)
▸ Caixas com 28, 30, 140*, 280* ou 560* comprimidos de 50 mg.

CLORIDRATO DE SERTRALINA (BRAINFARMA)
▸ Caixas com 10, 14, 20, 30, 40, 60, 90 ou 500* comprimidos de 50 mg.

CLORIDRATO DE SERTRALINA (CIMED, GEOLAB)
▸ Caixas com 7, 10, 14, 20, 28, 30, 60, 100*, 210*, 490* ou 500* comprimidos de 50 mg.
▸ Caixas com 7, 10, 14, 20, 28, 30, 60, 100*, 210*, 490* ou 500* comprimidos de 100 mg.

CLORIDRATO DE SERTRALINA (EMS, FURP, GERMED, LEGRAND, MULTILAB)
▸ Caixas com 10, 14, 20, 28, 30, 40, 60, 450* ou 500* comprimidos de 50 mg.
▸ Caixas com 10, 14, 20, 28, 30, 40, 60 ou 500* comprimidos de 100 mg.

CLORIDRATO DE SERTRALINA (EUROFARMA)
▸ Caixas com 7, 10, 14, 20, 28 ou 30 comprimidos de 25 mg.
▸ Caixas com 10, 20, 28, 30 ou 60 comprimidos de 50 mg.
▸ Caixas com 7, 10, 14, 20 ou 30 comprimidos de 100 mg.

CLORIDRATO DE SERTRALINA (GLOBO)
▸ Caixas com 30 comprimidos de 50 mg.
▸ Caixas com 30 comprimidos de 100 mg.

CLORIDRATO DE SERTRALINA (MEDLEY)
▸ Caixas com 14, 20, 30, 60 ou 100* comprimidos de 50 mg.

CLORIDRATO DE SERTRALINA (PRATI DONADUZZI)
▸ Caixas com 15, 30, 60, 100*, 300*, 500*, 600*, 900* ou 960* comprimidos de 50 mg.

- Caixas com 15, 30, 60, 100*, 300*, 500*, 600*, 900* ou 960* comprimidos de 100 mg.

CLORIDRATO DE SERTRALINA (RANBAXY)
- Caixas com 5, 10, 20, 28, 30, 500* ou 1.000* comprimidos de 50 mg.

CLORIDRATO DE SERTRALINA (SANOFI-MEDLEY)
- Caixas com 10, 14, 20, 28, 30, 60 ou 90 comprimidos de 50 mg.

CLORIDRATO DE SERTRALINA (TORRENT)
- Caixas com 10, 20, 30, 60 ou 200* comprimidos de 50 mg.
- Caixas com 10, 14, 20, 30 ou 60 comprimidos de 100 mg.

CLORIDRATO DE SERTRALINA (UCI)
- Caixas com 28, 30, 140*, 150*, 280* ou 300* comprimidos de 50 mg.

CLORIDRATO DE SERTRALINA (ZYDUS)
- Caixas com 30, 100*, 200* ou 500* comprimidos de 50 mg.
- Caixas com 30 comprimidos de 100 mg.

DIELOFT (SANOFI-MEDLEY)
- Caixas com 14, 15, 20, 30, 60 ou 100* comprimidos de 50 mg.

RALZIN (PRATI DONADUZZI)
- Caixas com 10, 15, 30, 60, 100*, 300*, 500*, 600*, 900* ou 960* comprimidos de 50 mg.
- Caixas com 15, 30, 60, 100*, 300* ou 500* comprimidos de 100 mg.

RECAPSER (UCI)
- Caixas com 28, 30, 140*, 150*, 280* ou 300* comprimidos de 50 mg.

SERENATA (TORRENT)
- Caixas com 10, 20, 30, 60 ou 200* comprimidos de 50 mg.
- Caixas com 10, 14, 20, 30, 60 ou 200* comprimidos de 100 mg.

TOLREST (ACHÉ)
- Caixas com 7, 14, 15, 21, 28 ou 30 comprimidos de 25 mg.
- Caixas com 7, 14, 15, 20, 21, 28 ou 30 comprimidos de 50 mg.
- Caixas com 15, 20, 21 ou 30 comprimidos de 75 mg.
- Caixas com 7, 14, 15, 20, 28 ou 30 comprimidos de 100 mg.

TRASOLIN (GEOLAB)
- Caixas com 7, 10, 14, 20, 28, 30, 60, 100*, 210*, 490* ou 500* comprimidos de 50 mg.
- Caixas com 7, 10, 14, 20, 28, 30, 60, 100*, 210*, 490* ou 500* comprimidos de 100 mg.

ZOLOFT (MYLAN)
- Caixas com 10, 14, 20, 28 ou 30 comprimidos de 50 mg.
- Caixas com 10, 14 ou 30 comprimidos de 100 mg.

ZYSERTIN (ZYDUS)
- Caixas com 30 comprimidos de 50 mg.

*Embalagem hospitalar.

MODO DE USAR

Deve-se iniciar com uma dose menor, de 25 a 50 mg/dia, para gradualmente atingir a dose terapêutica de 50 a 100 mg/dia. A dose máxima é de 200 mg/dia. No TOC refratário, eventualmente usam-se de 250 a 400 mg/dia. É uma medicação utilizada por VO, em geral pela manhã, podendo ser administrada à noite após o jantar em pacientes com efeito de sonolência, em uma única tomada. Caso provoque náuseas, ingerir imediatamente após uma refeição.

TEMPO PARA INÍCIO DE AÇÃO

A sertralina é lentamente absorvida pelo trato gastrintestinal e atinge o pico plasmático em 4 a 8 horas após a ingestão; quando acompanhada de alimentos, essa média reduz para 5,5 horas, pois eles aceleram sua absorção. Se a apresentação for de comprimidos revestidos, a interação com os alimentos tende a ser insignificante. A meia-vida da medicação é de 26 a 32 horas, e seu equilíbrio plasmático é atingido em cerca de 7 dias do início do uso, sendo esse o momento em que começa a sua ação terapêutica. A concentração plasmática máxima pode ser significativamente reduzida por cirurgia que envolva *bypass* gástrico.

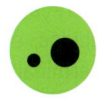

VARIAÇÃO USUAL DA DOSE

Inicia-se com 25 ou 50 mg, em dose única diária; a maioria dos estudos utiliza doses entre 50 e 200 mg/dia. Pode ser administrada tanto de dia quanto à noite, conforme melhor adaptação do paciente. Se provocar náuseas, recomenda-se administrá-la com as refeições.

- TDM: a dose terapêutica habitual é de 50 a 100 mg/dia, e a maioria dos pacientes responde com 100 mg/dia.
- TOC: as doses habituais são maiores, entre 150 e 200 mg/dia.
- TOC refratário: excepcionalmente utilizam-se doses entre 250 e 400 mg/dia.

MODO DE SUSPENDER

A suspensão, se necessária, deve ser gradual, para evitar que ocorram sintomas de retirada (tontura, náusea, vômito, intolerância à luz, fadiga, letargia, mialgia, perturbações do sono, alterações sensoriais, inquietude), reduzindo-se 50 mg a cada 5 a 7 dias.

CLASSE, MECANISMO DE AÇÃO E FARMACODINÂMICA

A sertralina é um AD do grupo dos ISRSs, introduzida para tratamento da depressão no início da década de 1990, mas que hoje sabemos ter evidência de eficácia para o tratamento de outros transtornos psiquiátricos, como TOC, TP, TAS, TAG, TEPT e transtorno disfórico pré-menstrual. A eficácia da sertralina foi revisada por uma metanálise de 2018, sendo confirmada para o tratamento da depressão, com perfil favorável de tolerabilidade em comparação a outros ADs.[1]

Da mesma forma que os outros ISRSs, a sertralina age inibindo a recaptação da serotonina mediante bloqueio de seu transportador. Tal ação ocorre tanto no axônio terminal pré-sináptico quanto na área somatodendrítica, ou seja, junto ao corpo celular. A serotonina agudamente liberada liga-se aos autorreceptores 5-HT1A, que, uma vez acionados, provocam, de início, diminuição da liberação da serotonina. Com o tempo, os autorreceptores 5-HT1A são dessensibilizados e sofrem *down-regulation*. A partir de então, a sertralina não mais inibe sua própria liberação, os neurônios serotonérgicos são desinibidos, e há liberação de serotonina pelo axônio terminal. Essa dessensibilização dos autorreceptores coincide com o início da ação da substância e leva à tolerância aos efeitos colaterais. O aumento agudo inicial de serotonina provavelmente é suficiente para provocar efeitos colaterais, mas insuficiente para provocar efeitos terapêuticos. A sertralina, diferentemente de outros ISRSs, faz inibição discreta da recaptação da dopamina. Apesar de modesto, esse efeito parece ser clinicamente significativo.

A sertralina tem baixa incidência de efeitos anticolinérgicos, sedativos ou cardiovasculares, por sua baixa afinidade a receptores adrenérgicos, colinérgicos, histaminérgicos ou diazepínicos.

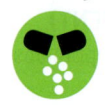

FARMACOCINÉTICA

A sertralina é uma naftalenamina, uma substância com estrutura química completamente diferente da dos demais ADs. É 98% ligada a proteínas plasmáticas; entretanto, como a ligação é fraca, não causa deslocamento significativo de outras substâncias ligadas. Seu metabólito ativo, a desmetilsertralina, tem perfil inibidor semelhante, embora mais leve, ao seu composto original. A farmacocinética da sertralina é linear nas doses de 50 a 200 mg diários.

As enzimas envolvidas na metabolização da sertralina não são completamente conhecidas, sendo que a CYP2C9 é responsável por 23% de sua metabolização, seguido pela CYP3A4 (15%), CYP2C19 (15%), CYP2D6 (5%) e CYP2B6 (2%). Como muitas isoenzimas estão envolvidas em seu metabolismo, o uso concomitante de alguma substância que iniba alguma enzima da CYP específica tem pouco impacto no processo. Inibe fracamente CYP2D6, CY1A2 e CYP2C9/10. Tem efeito modesto sobre o sistema CYP3A3/4, inicialmente provocando inibição e posteriormente indução.[2] Pacientes com insuficiência hepática leve têm aumento de 3 vezes na meia-vida da substância, que aumenta ainda mais em casos mais graves. Menos de 0,2% é excretado inalterado na urina, enquanto 50% são encontrados nas fezes. Apesar de a insuficiência renal não influenciar o metabolismo da sertralina, pacientes em hemodiálise não toleram doses superiores a 25 mg/dia sem apresentar toxicidade.

INDICAÇÕES

Evidências CONSISTENTES de eficácia

- TDM.[3]
- TOC.

- TEPT.[4]
- TP.
- TAG.
- TAS.
- Transtorno disfórico pré-menstrual.
- Transtorno depressivo persistente (distimia).

Evidências INCOMPLETAS de eficácia

- Transtornos alimentares: transtorno de compulsão alimentar e bulimia nervosa.
- Dependência de álcool (associada à naltrexona em pacientes com sintomas depressivos).[5]
- Sintomas climatéricos.[6]
- Transtorno por uso de cocaína (tempo mais longo para recaída em pacientes com sintomas depressivos).[7]
- Depressão pós-parto.[8,9]

CONTRAINDICAÇÕES

- Hipersensibilidade ao fármaco.
- Uso concomitante de IMAOs.
- Uso concomitante de pimozida e tioridazina.

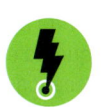

REAÇÕES ADVERSAS

Mais comuns: Boca seca, cefaleia, diarreia, disfunção sexual, insônia, náusea, sonolência, tontura.

Menos comuns: Agitação, alopecia, alteração da função hepática, alteração do apetite, alteração do peso, anorgasmia, astenia, bocejos, cólicas abdominais, dor epigástrica, ECEs, fadiga, flatulência, hiponatremia, indução de gagueira, palpitações, parestesias, perda de cabelo, plaquetopenia, *rash* cutâneo, redução de tempo de sangramento, retenção/hesitação urinária, sedação, SIADH, sudorese, tremores, vertigem, visão turva, zumbido.

INTOXICAÇÃO

Sintomas

A sertralina tem ampla margem de segurança, sendo relatados casos de sobredose por ingestão de até 13,5 g. Há descrição de morte com sertralina, principalmente em sobredoses associadas a outros fármacos ou a álcool. Portanto, qualquer sobredose deve ser tratada rigorosamente. Os sintomas incluem efeitos adversos mediados pela serotonina, como sonolência, distúrbios gastrintestinais (como náusea e vômito), taquicardia, tremor, agitação e tontura. O coma foi reportado com menor frequência.

Manejo

- Não existem antídotos específicos para a sertralina; o tratamento de suporte é o mais adequado em casos de sobredose.
- O carvão ativado pode ser utilizado como agente catártico e pode ser tão ou mais eficaz que a lavagem gástrica.
- A indução de vômitos não é recomendada.
- O monitoramento cardíaco e dos sinais vitais é recomendado, bem como o controle dos sintomas e medidas gerais de suporte.
- Devido ao amplo volume de distribuição da sertralina, diurese forçada, diálise, hemoperfusão e transfusões de sangue provavelmente não fornecerão benefícios.

POPULAÇÕES ESPECIAIS

GRAVIDEZ

A sertralina cruza a barreira placentária. Alguns estudos demonstraram risco de teratogênese, principalmente de defeitos cardíacos e malformações de septo cardíaco.[10] O uso no terceiro trimestre está associado a complicações não teratogênicas no recém-nascido (cianose, apneia, convulsões, dificuldades respiratórias, vômitos, entre outras), que podem necessitar de medidas de suporte. Os sintomas podem decorrer tanto de toxicidade como de abstinência da substância. Também há relatos de hipertensão pulmonar persistente em recém-nascidos expostos a ISRSs, incluindo a sertralina.[11] Categoria C da FDA: deve ser utilizada se os benefícios superarem os riscos.

LACTAÇÃO

A sertralina e seu metabólito principal, a desmetilsertralina, são excretados no leite materno, sendo a concentração maior no leite do fim da mamada, e o pico máximo de excreção ocorre 7 a 8 horas após a ingestão. A dose ingerida pelo bebê corresponde a aproximadamente 0,5% da dose de sertralina ingerida pela mãe. É um dos ADs mais seguros para a amamentação.[12]

CRIANÇAS

A sertralina tem sido utilizada em crianças e adolescentes no tratamento de depressão, TOC, TAS, entre outros transtornos psiquiátricos, apesar de a evidência ser inconsistente em relação à eficácia para sintomas depressivos.[13] Essa medicação foi aprovada pela FDA para o tratamento do TOC em pacientes acima de 6 anos.

A dose inicial entre 6 e 12 anos é de 25 mg, 1 vez ao dia, e, entre 13 e 17 anos, pode ser de 50 mg/dia. A dose pode ser aumentada em um intervalo de pelo menos 1 semana para 100 mg/dia (máximo de 200 mg/dia). Apresenta boa tolerabilidade em doses que variam de 50 a 200 mg/dia.

IDOSOS

É um fármaco bastante seguro em idosos, pois não apresenta efeitos sobre o sistema cardiovascular, podendo, inclusive, ter ação protetora. Além disso, inibe pouco a CYP2D6, apresentando, por esse motivo, um perfil favorável de interações medicamentosas. Parece ser efetivo mesmo em doses baixas. Produz sedação discreta ou prejuízo cognitivo e tem ação anticolinérgica fraca. Sua meia-vida em idosos é bem maior do que em pacientes jovens.

INSUFICIÊNCIA HEPÁTICA

A sertralina é extensamente metabolizada pelo fígado. Um estudo farmacocinético de dose múltipla em indivíduos com cirrose estável de grau leve demonstrou uma meia-vida de eliminação prolongada e $C_{máx}$ e área sob a curva (AUC) aproximadamente 3 vezes maiores em comparação a indivíduos sadios. Não foram observadas diferenças significativas na ligação às proteínas plasmáticas entre os dois grupos. O uso de sertralina em pacientes com doença hepática deve ser feito com cuidado; uma dose menor ou menos frequente deve ser considerada.

INSUFICIÊNCIA RENAL

A sertralina é extensamente metabolizada. A excreção do fármaco inalterado na urina é uma via de eliminação pouco significativa. Em estudos de pacientes com insuficiência renal de grau leve a moderado (depuração de creatinina de 30 a 60 mL/min) ou IR de grau moderado a grave (depuração de creatinina de 10 a 29 mL/min), os parâmetros farmacocinéticos de dose múltipla (AUC 0-24 ou $C_{máx}$) não foram significativamente diferentes quando comparados aos controles. As meias-vidas foram similares e não houve diferenças na ligação às proteínas plasmáticas em todos os grupos estudados. Esse estudo indica que, de acordo com a baixa excreção renal da sertralina, as doses de sertralina não precisam ser ajustadas com base no grau de insuficiência renal.[14-17]

A sertralina é extensamente metabolizada. A excreção do fármaco inalterado na urina é uma via de eliminação pouco significativa. De acordo com a baixa excreção renal da sertralina, as doses de sertralina não precisam ser ajustadas com base no grau de IR.

INSUFICIÊNCIA CARDÍACA

Não há relatos quanto à necessidade de ajustes nessa população.

LABORATÓRIO

Exames prévios ao uso

Não há diretrizes que determinem monitoramento laboratorial, porém extrapola-se a necessidade de acordo com os principais efeitos adversos. Dessa forma, sugere-se dosar marcadores de função hepática, como as transglutaminases, bem como o sódio sérico, devido ao risco de hiponatremia, hemograma, plaquetas e coagulograma, pela possibilidade de desencadear plaquetopenia e sangramentos.

Exames de acompanhamento

Faz-se importante monitorar função hepática, natremia, hemograma, plaquetas e coagulograma.

Sugere-se, ainda, que seja monitorado o peso do paciente antes e durante o tratamento.

PRECAUÇÕES E DICAS

1. A sertralina é, de fato, uma medicação com perfil favorável de interações medicamentosas, porém seu uso não deve ser visto como isento de cuidados.
2. A concentração sérica da substância aumenta em pacientes com insuficiência hepática, em razão da redução de seu metabolismo, sendo necessário ajuste de dose. Embora a IR não altere o metabolismo da sertralina, pacientes em diálise podem apresentar toxicidade com doses baixas.
3. É considerada um dos ADs de escolha para pacientes com epilepsia, embora deva-se atentar

para o risco de redução do limiar convulsivo, especialmente em doses altas.
4. Não deve ser usada em combinação com um IMAO. Observar a necessidade de *washout* de 14 dias antes da introdução dessa classe de medicamentos.
5. Monitorar piora em relação a pensamentos e comportamentos suicidas, sobretudo em pacientes com menos de 25 anos.
6. Atentar para aumento de risco de sangramento, especialmente em pacientes em uso de medicações anticoagulantes ou portadores de doenças que aumentem esse risco.
7. Atentar para risco de SIADH, especialmente em pacientes com mais de 70 anos.

REFERÊNCIAS

1. Cipriani A, Furukawa TA, Salanti G, Chaimani A, Atkinson LZ, Ogawa Y, et al. Comparative efficacy and acceptability of 21 antidepressant drugs for the acute treatment of adults with major depressive disorder: a systematic review and network meta-analysis. Lancet. 2018;391(10128):1357-66. PMID [29477251]
2. Saiz-Rodríguez M, Belmonte C, Román M, Ochoa D, Koller D, Talegón M, et al. Effect of polymorphisms on the pharmacokinetics, pharmacodynamics and safety of sertraline in healthy volunteers. Basic Clin Pharmacol Toxicol. 2018;122(5):501-11. PMID [29136336]
3. Lewis G, Duffy L, Ades A, Amos R, Araya R, Brabyn S, et al. The clinical effectiveness of sertraline in primary care and the role of depression severity and duration (PANDA): a pragmatic, double-blind, placebo-controlled randomised trial. Lancet Psychiatry. 2019;6(11):903-14. PMID [31543474]
4. Rauch SAM, Kim HM, Powell C, Tuerk PW, Simon NM, Acierno R, et al. Efficacy of prolonged exposure therapy, sertraline hydrochloride, and their combination among combat veterans with posttraumatic stress disorder: a randomized clinical trial. JAMA Psychiatry. 2019;76(2):117-26. PMID [30516797]
5. Kranzler HR, Armeli S, Tennen H, Covault J, Feinn R, Arias AJ, et al. A double-blind, randomized trial of sertraline for alcohol dependence: moderation by age of onset [corrected] and 5-hydroxytryptamine transporter-linked promoter region genotype. J Clin Psychopharmacol. 2011;31(1):22-30. PMID [21192139]
6. Aedo S, Cavada G, Campodonico I, Porcile A, Irribarra C. Sertraline improves the somatic and psychological symptoms of the climacteric syndrome. Climacteric J Int Menopause Soc. 2011;14(5):590-5. PMID [21861771]
7. Oliveto A, Poling J, Mancino MJ, Williams DK, Thostenson J, Pruzinsky R, et al. Sertraline delays relapse in recently abstinent cocaine-dependent patients with depressive symptoms. Addict Abingdon Engl. 2012;107(1):131-41. PMID [21707811]
8. O'Hara MW, Pearlstein T, Stuart S, Long JD, Mills JA, Zlotnick C. A placebo controlled treatment trial of sertraline and interpersonal psychotherapy for postpartum depression. J Affect Disord. 2019;245:524-32. PMID [30447565]
9. Milgrom J, Gemmill AW, Ericksen J, Burrows G, Buist A, Reece J. Treatment of postnatal depression with cognitive behavioural therapy, sertraline and combination therapy: a randomised controlled trial. Aust N Z J Psychiatry. 2015;49(3):236-45. PMID [25586754]
10. Grigoriadis S, Vonderporten EH, Mamisashvili L, Tomlinson G, Dennis CL, Koren G, et al. Prenatal exposure to antidepressants and persistent pulmonary hypertension of the newborn: systematic review and meta-analysis. BMJ. 2014;348:f6932. PMID [24429387]
11. Shen ZQ, Gao SY, Li SX, Zhang TN, Liu CX, Lv HC, et al. Sertraline use in the first trimester and risk of congenital anomalies: a systemic review and meta-analysis of cohort studies. Br J Clin Pharmacol. 2017;83(4):909-22. PMID [27770542]
12. Pinheiro E, Bogen DL, Hoxha D, Ciolino JD, Wisner KL. Sertraline and breastfeeding: review and meta-analysis. Arch Womens Ment Health. 2015;18(2):139-46. PMID [25589155]
13. Zhou X, Teng T, Zhang Y, Del Giovane C, Furukawa TA, Weisz JR, et al. Comparative efficacy and acceptability of antidepressants, psychotherapies, and their combination for acute treatment of children and adolescents with depressive disorder: a systematic review and network meta-analysis. Lancet Psychiatry. 2020;7(7):581-601. PMID [32563306]
14. Kubanek A, Paul P, Przybylak M, Kanclerz K, Rojek JJ, Renke M, et al. Use of sertraline in hemodialysis patients. Medicina. 2021;57(9):949. PMID [34577872]
15. Friedli K, Guirguis A, Almond M, Day C, Chilcot J, Da Silva-Gane M, et al. Sertraline versus placebo in patients with major depressive disorder undergoing hemodialysis: a randomized, controlled feasibility trial. Clin J Am Soc Nephrol. 2017;12(2):280-6. PMID [28126706]
16. Hedayati SS, Gregg LP, Carmody T, Jain N, Toups M, Rush AJ, et al. Effect of sertraline on depressive symptoms in patients with chronic kidney disease without dialysis dependence: the CAST randomized clinical trial. JAMA. 2017;318(19):1876-90. PMID [29101402]
17. Damba JJ, Bodenstein K, Lavin P, Drury J, Sekhon H, Renoux C, et al. Psychotropic drugs and adverse kidney effects: a systematic review of the past decade of research. CNS Drugs. 2022;36(10):1049-77. PMID [36161425]

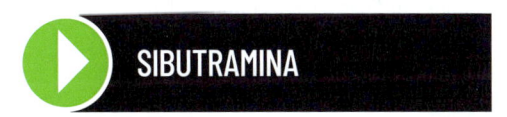

▶ SIBUTRAMINA

📦 APRESENTAÇÕES COMERCIAIS

BIOMAG (ACHÉ)
▸ Caixas com 30 ou 60 cápsulas de 10 mg.
▸ Caixas com 30 ou 60 cápsulas de 15 mg.

CLORIDRATO DE SIBUTRAMINA (ACHÉ, TORRENT)
▸ Caixas com 30 cápsulas de 10 mg.
▸ Caixas com 30 cápsulas de 15 mg.

CLORIDRATO DE SIBUTRAMINA (EMS, EUROFARMA, GERMED, LEGRAND, MULTILAB)
▸ Caixas com 30 ou 60 cápsulas de 10 mg.
▸ Caixas com 30 ou 60 cápsulas de 15 mg.

CLORIDRATO DE SIBUTRAMINA (TEUTO)
▸ Caixas com 30 ou 60 cápsulas de 15 mg.

GRECE (SUPERA)
▸ Caixas com 30 ou 60 cápsulas de 10 mg.
▸ Caixas com 30 ou 60 cápsulas de 15 mg.

NOLIPO (TEUTO)
▶ Caixas com 30 ou 60 cápsulas de 15 mg.

SACIETTE (GLENMARK)
▶ Caixas com 30 ou 60 cápsulas de 10 mg.
▶ Caixas com 30 ou 60 cápsulas de 15 mg.

SIBUS (EUROFARMA)
▶ Caixas com 30 ou 60 cápsulas de 10 mg.
▶ Caixas com 30 ou 60 cápsulas de 15 mg.

SIGRAN (GERMED)
▶ Caixas com 30 ou 60 cápsulas de 10 mg.
▶ Caixas com 30 ou 60 cápsulas de 15 mg.

SLENFIG (TORRENT)
▶ Caixas com 30 cápsulas de 10 mg.
▶ Caixas com 30 cápsulas de 15 mg.

VAZY (EMS)
▶ Caixas com 30 ou 60 cápsulas de 10 mg.
▶ Caixas com 30 ou 60 cápsulas de 15 mg.

Obs.: A sibutramina foi retirada voluntariamente do mercado norte-americano por seu fabricante em outubro de 2010, após a publicação de dados de seguimento pós-venda que avaliaram a segurança cardiovascular desse medicamento (estudo Sibutramine Cardiovascular Outcomes Trial [SCOUT]).[1]

MODO DE USAR

A administração deve ser iniciada com 10 mg/dia, pela manhã, durante ou após a alimentação. A dose pode ser aumentada até 15 mg/dia, dependendo da tolerabilidade. O tratamento deve ser descontinuado em pacientes cuja perda de peso se estabilize em menos de 5% do peso inicial, ou cuja perda de peso após 3 meses do início da terapia seja menor do que 5% do peso inicial. Deve ser administrada somente por períodos de até 2 anos.[2]

TEMPO PARA INÍCIO DE AÇÃO

Espera-se uma perda de pelo menos 2 kg em 4 semanas após o início do uso de sibutramina. Do contrário, o médico deve considerar a reavaliação do tratamento.[2]

VARIAÇÃO USUAL DA DOSE

As doses de sibutramina em geral utilizadas variam entre 10 e 15 mg, 1 vez ao dia. A dose máxima recomendada é de 15 mg/dia.[2]

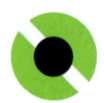

MODO DE SUSPENDER

Não há necessidade de retirada gradual.

CLASSE, MECANISMO DE AÇÃO E FARMACODINÂMICA

A sibutramina é uma amina terciária e um potente IRSN que exerce suas ações farmacológicas predominantemente por meio de dois metabólitos aminos, o secundário (M1) e o primário (M2), que são inibidores da recaptação de noradrenalina, serotonina (5-hidroxitriptamina, 5-HT) e dopamina (3 vezes menos afinidade). O perfil de ligação a receptores mostra que a sibutramina e seus metabólitos, M1 e M2, não apresentam afinidade com um grande número de receptores de neurotransmissores, incluindo os serotonérgicos (5-HT1, 5-HT1A, 5-HT1B, 5-HT2A, 5-HT2C), adrenérgicos, dopaminérgicos (D1 e D2), muscarínicos, histaminérgicos (H1), BZDs e glutamatérgicos (NMDA). Esses compostos também não manifestam atividade inibitória sobre a MAO *in vitro* e *in vivo*.[2-4] A diminuição da ingestão de alimentos decorre do aumento da função serotonérgica e noradrenérgica centrais da sibutramina, bem como da elevação da taxa metabólica devido à exacerbação da função da noradrenalina periférica.[2-4] Em modelos animais, a sibutramina reduz o ganho de peso corporal por dupla ação: diminui a ingestão calórica pelo aumento das respostas à saciedade pós-ingestão e aumenta o gasto de energia pela elevação da taxa metabólica.[2-4]

FARMACOCINÉTICA

A sibutramina foi desenvolvida originalmente como AD, mas com propriedades na indução de perda de peso, em razão de sua ação central de produzir a sensação de saciedade. Após a administração oral, é bem absorvida. As concentrações plasmáticas máximas são obtidas 1,2 hora após uma dose única oral de 20 mg. A meia-vida do composto principal é de 1,1 hora. Os metabólitos farmacologicamente ativos M1 e M2 atingem a concentração máxima em 3 horas, com meias-vidas de eliminação de 14 e 16 horas, respectivamente. As concentrações plasmáticas aumentam proporcionalmente de acordo com a dose ingerida, tendo sido demonstrada cinética linear nas doses entre 10 e 30 mg, sem nenhuma alteração dose-dependente na meia-vida de eliminação. Sob doses repetidas, as concentrações no estado de equilíbrio dos metabólitos M1 e M2 são alcançadas dentro de 4 dias. Em indivíduos obesos, a farmacocinética da sibutramina e de seus metabólitos é similar àquela em indivíduos com peso normal. O perfil farmacocinético observado em idosos foi similar ao visto em pessoas mais jovens. O índice de ligação às proteínas plasmáticas da sibutramina e de seus metabólitos M1 e M2 é de 97 e 94%, respectivamente. O metabolismo hepático é a principal via de eliminação da sibutramina e de seus metabólitos ativos M1 e M2, sobretudo pela CYP3A4. Outros metabólitos (inativos) M5 e M6 são excretados sobretudo na urina, com proporção urina:fezes de 10:1.[2-4] A sibutramina é utilizada no tratamento da obesidade (IMC ≥ 30), assim como em pacientes com IMC ≥ 27 kg/m², na presença de fatores de risco (p. ex., diabetes, dislipidemia e hipertensão controlada),[1,4,5] mostrando eficácia modesta em reduzir o peso em longo prazo: a redução média foi de 4,45 kg ou 15% em comparação a pacientes que usaram placebo.[6-8] Além de auxiliar na redução do peso corporal, a sibutramina diminuiu a circunferência da cintura, reduziu as concentrações séricas dos triglicerídeos e do ácido úrico e aumentou as concentrações do colesterol HDL.[6,8] Entretanto, em um estudo conduzido após a aprovação do produto (SCOUT), foram avaliados 10.744 pacientes, com sobrepeso ou obesos (com 55 anos de idade ou mais e alto risco de eventos cardiovasculares), evidenciando-se aumento de 16% no risco de IAM não fatal, AVC não fatal, parada cardíaca ou morte cardiovascular em pacientes que receberam sibutramina comparados a indivíduos tratados com placebo (taxa de risco de 1,162 [IC 95% 1,029, 1,311]; p = 0,015).[1] Já em outro estudo conduzido pelo mesmo grupo, os dados publicados sugerem que o tratamento continuado com sibutramina (de 6 a 12 meses) possa reduzir eventos cardíacos primários, desde que os indivíduos alcancem perda de peso suficiente.[9] Alguns estudos verificaram, ainda, que a manutenção dos efeitos de longo prazo permanece especialmente quando, além do medicamento, o paciente modifica seus hábitos alimentares.[2,6] Em princípio, os pacientes que podem obter ganhos com um tratamento antiobesidade com a sibutramina são aqueles com IMC > 30 que apresentam comorbidades relacionadas à obesidade, como hipertensão, diabetes, dislipidemia, AOS e síndrome metabólica.[6-8] Revisão sistemática de artigos selecionados sobre medicamentos antiobesidade, publicados entre 2014 e 2019, mostrou que a média de perda de peso com a sibutramina foi de 4,48 (± 1,89) kg, associada a uma taxa geral de sucesso do tratamento de 78,68 (± 13,15) no período médio de 12 meses.[10]

INDICAÇÕES

Evidências CONSISTENTES de eficácia
▶ Tratamento da obesidade, incluindo a perda de peso e sua manutenção, devendo ser utilizada em conjunto com dieta de calorias reduzidas.[1,2,5-10]

Evidências INCOMPLETAS de eficácia
▶ Tratamento da obesidade com IMC ≥ 27 kg/m² na presença de fatores de risco (p. ex., diabetes, dislipidemia, hipertensão controlada).[1,2,5]
▶ Redução do ganho de peso induzido por APs na esquizofrenia.

CONTRAINDICAÇÕES

Absolutas
▶ Gravidez e lactação.
▶ Hipersensibilidade conhecida ao cloridrato monoidratado de sibutramina ou a qualquer outro componente da fórmula.
▶ Hipertensão inadequadamente controlada (> 145/90 mmHg).
▶ História de doença arterial coronariana (i.e., angina, história de IAM), ICC, taquicardia, doença arterial obstrutiva periférica, arritmia ou doença cerebrovascular (i.e., AVC ou AIT).
▶ História prévia ou atual de transtornos alimentares (anorexia nervosa e bulimia nervosa).
▶ Idade acima de 65 anos.
▶ Uso concomitante de IMAOs.
▶ Uso de outros medicamentos de ação central para a redução de peso (anfetaminas).

Relativas
▶ História de DM tipo 2 com pelo menos outro fator de risco (i.e., hipertensão controlada por medicação, dislipidemia, hábito atual de taba-

gismo, nefropatia diabética com evidência de microalbuminúria).
- IMC < 30 kg/m².

REAÇÕES ADVERSAS

Mais comuns: Anorexia, ansiedade, aumento da PA, boca seca, cefaleia, insônia, palpitações, taquicardia.

Menos comuns: Alteração no paladar, alteração reversível das provas de função hepática, alteração transitória da memória recente, aumento do apetite, constipação, convulsões, depressão, dismenorreia, ejaculação anormal, equimoses, FA, flatulência, hiperprolactinemia, indução de quadros maníacos, náusea, parestesias, prurido, psicose, reação alérgica, síndrome serotonérgica, sudorese, tontura, trombocitopenia, urticária, vasodilatação (ondas de calor), vertigem, visão turva, vômito.

INTOXICAÇÃO

A experiência de sobredose com sibutramina é muito limitada.

Manejo
- Não há uma terapia específica recomendada, nem um antídoto em particular.
- O manejo deve consistir em medidas gerais para o controle da sobredose.
- Devem ser realizadas medidas gerais de suporte e monitoramentos respiratório, cardíaco e dos sinais vitais.
- A administração precoce de carvão ativado pode retardar a absorção da sibutramina; a lavagem gástrica pode ser útil se for feita logo após a ingestão.
- A estimulação excessiva do SNC ou as convulsões podem requerer tratamento com anticonvulsivantes.
- O uso cauteloso de β-bloqueadores pode ser útil para controlar a PA elevada ou a taquicardia.[2]

POPULAÇÕES ESPECIAIS

GRAVIDEZ
Em uma série de 22 casos de mulheres que utilizaram involuntariamente a sibutramina durante a gravidez, não foi verificada a ocorrência de anormalidades congênitas.[9] Por ser ainda pequeno o número de casos relatados com essa exposição, a segurança do fármaco nesse período não está estabelecida. Categoria C da FDA.[2]

LACTAÇÃO
Não se sabe se a sibutramina é excretada no leite materno. Na ausência de tal dado, o uso desse produto deve ser evitado em lactantes.

CRIANÇAS
A segurança e a eficácia da sibutramina não foram bem estabelecidas em pacientes pediátricos menores de 16 anos.

IDOSOS
As concentrações plasmáticas de M1 e M2 foram semelhantes em idosos (idades de 61 a 77 anos) e indivíduos mais jovens (idades de 19 a 30 anos) após doses únicas orais de 15 mg de sibutramina. De modo geral, a escolha da dose para idosos deve ser cautelosa, devido à redução das funções hepática, renal e/ou cardíaca, à presença de outras doenças e ao uso concomitante de outros medicamentos. A sibutramina é contraindicada a pacientes com idade acima de 65 anos.[2]

INSUFICIÊNCIA HEPÁTICA
Não deve ser utilizada em pacientes com insuficiência hepática grave.

INSUFICIÊNCIA RENAL
Não deve ser utilizada em pacientes com IR grave, incluindo o estágio final da doença, e que realizam diálise.

INSUFICIÊNCIA CARDÍACA
Contraindica-se o uso em pacientes com história de doença arterial coronariana (i.e., angina, história de IAM), ICC, taquicardia, doença arterial obstrutiva periférica, arritmia ou doença cerebrovascular (i.e., AVC ou AIT) e em pacientes com hipertensão inadequadamente controlada (> 145/90 mmHg).[2]

LABORATÓRIO

Exames prévios ao uso
Sugere-se avaliar provas de função hepática (AST, ALT, GGT, fosfatase alcalina e bilirrubinas) previa-

mente ao uso de sibutramina, devido à ocorrência de evento adverso em 1,6% dos pacientes, em comparação a 0,8% daqueles tratados com placebo.

Exames de acompanhamento

Monitorar periodicamente provas de função hepática, sobretudo em pacientes com história de hepatite ou cirrose.[2]

⚠ PRECAUÇÕES E DICAS

1. Determinados agentes redutores de peso de ação central que causam a liberação de serotonina nas terminações nervosas foram associados a hipertensão pulmonar. Nos estudos realizados antes da comercialização da sibutramina, não foram relatados casos de hipertensão pulmonar. No entanto, considerando a baixa incidência dessa doença na população em geral, não se sabe se o produto pode causar tal condição.
2. A sibutramina não deve ser usada com IMAOs. Deve haver pelo menos 2 semanas de intervalo após a interrupção de medicamentos desse tipo antes do início do tratamento com sibutramina. O tratamento com IMAOs não deve ser iniciado dentro das 2 primeiras semanas depois da interrupção da farmacoterapia com sibutramina.
3. Ocorrem aumentos médios de aproximadamente 1 a 3 mmHg na PAS e na PAD durante o tratamento com sibutramina, 5 a 20 mg/dia, em comparação ao placebo. Sugere-se o monitoramento da PA e da FC durante o tratamento com sibutramina. Deve ser administrada com cautela e sob supervisão a pacientes com hipertensão preexistente. Seu uso é contraindicado a portadores de hipertensão não controlada.
4. Mulheres com potencial de engravidar devem empregar medidas de contracepção durante o tratamento.
5. Apesar de terem sido relatados somente três casos de convulsões em 3.244 indivíduos que receberam sibutramina, ela deve ser usada com cuidado em pacientes com história de epilepsia ou convulsão, devendo ser descontinuada em qualquer pessoa que tenha apresentado convulsões durante o tratamento.
6. A sibutramina pode causar midríase, devendo ser utilizada com cautela em pacientes com GAF.[2]

REFERÊNCIAS

1. James WP, Caterson ID, Coutinho W, Finer N, van Gaal LF, Maggioni AP, et al. Effect of sibutramine on cardiovascular outcomes in overweight and obese subjects. N Engl J Med. 2010;363(10):905-17. PMID [20818901]
2. Meridia® sibutramine hydrochloride capsules [Bula de medicamento] [Internet]. Chicago: Abbott; 2009 [capturado em 27 set. 2022]. Disponível em: https://www.accessdata.fda.gov/drugsatfda_docs/label/2009/020632s032lbl.pdf.
3. Stock MJ. Sibutramine: a review of the pharmacology of a novel anti-obesity agent. Int J Obes Relat Metab Disord. 1997;21(Suppl 1):S25-9. PMID [9130038]
4. Finer N. Sibutramine: its mode of action and efficacy. Int J Obes Relat Metab Disord. 2002;26(Suppl 4):S29-33. PMID [12457297]
5. Caterson ID, Finer N, Coutinho W, van Gaal LF, Maggioni AP, Torp-Pedersen C, et al. Maintained intentional weight loss reduces cardiovascular outcomes: results from the Sibutramine Cardiovascular OUTcomes (SCOUT) trial. Diabetes Obes Metab. 2012;14(6):523-30. PMID [22192338]
6. James WP, Astrup A, Finer N, Hilsted J, Kopelman P, Rössner S, et al. Effect of sibutramine on weight maintenance after weight loss: a randomized trial. Lancet. 2000;356(9248):2119-25. PMID [11191537]
7. Padwal R, Li S, Lau D. Long-term pharmacotherapy for obesity and overweight. Cochrane Database Syst Rev. 2004;2003(4):CD004094. PMID [15266516]
8. Pagotto U, Vanuzzo D, Vicennati V, Pasquali R. Pharmacological therapy of obesity. G Ital Cardiol. 2008;9(4 Suppl 1):83S-93S. PMID [18773755]
9. De Santis M, Straface G, Cavaliere AF, Carducci B, Caruso A. Early first-trimester sibutramine exposure: pregnancy outcome and neonatal follow-up. Drug Saf. 2006;29(3):255-9. PMID [16524324]
10. Ramirez AVG, Ribas Filho D, Zotarelli Filho IJ. Meta-analysis and approach of the real impact of anorexigenic drugs in the obesity in humans: the last five years of the randomized studies. Curr Diabetes Rev. 2020;16(7):750-8. PMID [31729302]

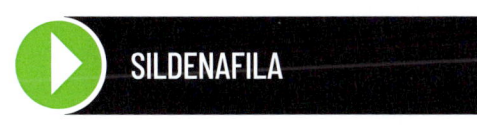

▶ SILDENAFILA

📦 APRESENTAÇÕES COMERCIAIS

AH-ZUL (LEGRAND)
▶ Caixas com 1, 2, 4 ou 8 comprimidos de 25 mg.
▶ Caixas com 1, 2, 4, 8 ou 12 comprimidos de 50 mg.
▶ Caixas com 1, 2, 4 ou 8 comprimidos de 100 mg.

CITRATO DE SILDENAFILA (ACHÉ)
▶ Caixas com 1, 2, 4 ou 8 comprimidos de 25 mg.
▶ Caixas com 1, 2, 4 ou 8 comprimidos de 50 mg.
▶ Caixas com 1, 2, 4 ou 8 comprimidos de 100 mg.

CITRATO DE SILDENAFILA (AUROBINDO)
▶ Caixas com 1, 2, 4, 8, 10 ou 12 comprimidos de 25 mg.
▶ Caixas com 1, 2, 4, 8, 10 ou 12 comprimidos de 50 mg.

- Caixas com 1, 2, 4, 8, 10 ou 12 comprimidos de 100 mg.

CITRATO DE SILDENAFILA (BRAINFARMA)
- Caixas com 1, 2, 4, 8, 12, 14 ou 40 comprimidos de 50 mg.
- Caixas com 1, 2, 4, 8, 12, 14 ou 40 comprimidos de 100 mg.

CITRATO DE SILDENAFILA (CIMED)
- Caixas com 1, 2 ou 4 comprimidos de 25 mg.
- Caixas com 1, 2 ou 4 comprimidos de 50 mg.

CITRATO DE SILDENAFILA (EMS, GERMED, LEGRAND, LFM)
- Caixas com 15, 30, 60, 90, 200*, 450* ou 500* comprimidos de 20 mg.
- Caixas com 1, 2, 4 ou 8 comprimidos de 25 mg.
- Caixas com 1, 2, 4, 8 ou 12 comprimidos de 50 mg.
- Caixas com 1, 2, 4 ou 8 comprimidos de 100 mg.

CITRATO DE SILDENAFILA (EUROFARMA, TEUTO)
- Caixas com 1, 2, 4, 8 ou 12 comprimidos de 50 mg.

CITRATO DE SILDENAFILA (FURP, NOVA QUÍMICA)
- Caixas com 15, 30, 60, 90, 200*, 450* ou 500* comprimidos de 20 mg.

CITRATO DE SILDENAFILA (GEOLAB)
- Caixas com 1, 2, 4, 8, 100* ou 500* comprimidos de 25 mg.
- Caixas com 1, 2, 4, 8, 100* ou 500* comprimidos de 50 mg.
- Caixas com 1, 2, 4 ou 8 comprimidos de 100 mg.

CITRATO DE SILDENAFILA (PRATI DONADUZZI)
- Caixas com 1, 2, 4, 8, 12, 50*, 60*, 100*, 200* ou 300* comprimidos de 25 mg.
- Caixas com 1, 2, 4, 8, 12, 50*, 60*, 100*, 200* ou 300* comprimidos de 50 mg.
- Caixas com 1, 2, 4, 8, 12, 50*, 60*, 100*, 200* ou 300* comprimidos de 100 mg.

CITRATO DE SILDENAFILA (RANBAXY)
- Caixas com 1, 2, 4, 8, 12 ou 16 comprimidos de 50 mg.

CITRATO DE SILDENAFILA (ZYDUS)
- Caixas com 4 comprimidos de 25 mg.
- Caixas com 2 ou 4 comprimidos de 50 mg.
- Caixas com 4 comprimidos de 100 mg.

DEJAVÚ (EUROFARMA)
- Caixas com 1, 2, 4, 8 ou 12 comprimidos de 50 mg.

DENAVAS (EUROFARMA)
- Caixas com 15, 30, 60, 90, 200*, 450* ou 500* comprimidos de 20 mg.

DIRECTUS (PRATI DONADUZZI)
- Caixas com 1, 2, 4, 8, 12, 50*, 60*, 100*, 200* ou 300* comprimidos de 25 mg.
- Caixas com 1, 2, 4, 8, 12, 50*, 60*, 100*, 200* ou 300* comprimidos de 50 mg.
- Caixas com 1, 2, 4, 8, 12, 50*, 60*, 100*, 200* ou 300* comprimidos de 100 mg.

HAZEX (CIMED)
- Caixas com 1, 2 ou 4 comprimidos de 25 mg.
- Caixas com 1, 2 ou 4 comprimidos de 50 mg.

PRILO (ACHÉ)
- Caixas com 1, 2, 4 ou 8 comprimidos de 25 mg.
- Caixas com 1, 2, 4 ou 8 comprimidos de 50 mg.
- Caixas com 1, 2, 4 ou 8 comprimidos de 100 mg.

REDATIN (EMS)
- Caixas com 15, 30, 60, 90, 200*, 450* ou 500* comprimidos de 20 mg.

REVATIO (MYLAN)
- Caixas com 15, 30, 60 ou 90 comprimidos de 20 mg.

SOLLEVARE (EMS)
- Caixas com 1, 2, 4 ou 8 comprimidos de 25 mg.
- Caixas com 1, 2, 4, 8 ou 12 comprimidos de 50 mg.
- Caixas com 1, 2, 4 ou 8 comprimidos de 100 mg.

VASIFIL (NOVA QUÍMICA)
- Caixas com 1, 2, 4 ou 8 comprimidos de 25 mg.
- Caixas com 1, 2, 4, 8 ou 12 comprimidos de 50 mg.
- Caixas com 1, 2, 4 ou 8 comprimidos de 100 mg.

VIAGRA (MYLAN)
- Caixas com 1, 2, 4 ou 8 comprimidos de 25 mg.
- Caixas com 1, 2, 4, 8 ou 12 comprimidos de 50 mg.
- Caixas com 1, 2, 4 ou 8 comprimidos de 100 mg.

VIASIL (TEUTO)
- Caixas com 1, 2, 4, 8 ou 12 comprimidos de 50 mg.

VIDENFIL (SANDOZ)
- Caixas com 1, 2, 4, 8, 12, 40* ou 60* comprimidos de 50 mg.

VIRINEO (NEO QUÍMICA)
- Caixas com 1, 2, 4, 8, 12, 14 ou 40 comprimidos de 50 mg.
- Caixas com 1, 2, 4, 8, 12, 14 ou 40 comprimidos de 100 mg.

*Embalagem hospitalar.

MODO DE USAR

- DE: Na maioria dos casos, a dose recomendada é de 50 mg, administrada quando necessário, cerca de 1 hora antes da relação sexual. Seu início de ação pode, contudo, ocorrer em menos de 30 minutos após a administração do medicamento. De acordo com a eficácia e a tolerabilidade, as doses mínima e máxima recomendadas são de 25 e 100 mg, respectivamente. A frequência máxima sugerida é de 1 vez ao dia, independentemente da dose utilizada.[1] A resposta na ereção costuma melhorar com o aumento da dose e da concentração plasmática da sildenafila.[1]

  Usuários de ritonavir devem fazer uso de dose única máxima de 25 mg em um período de 48 horas.

- HAP: A dose usual para tratamento da HAP é de 5 a 20 mg, 3 vezes ao dia, com intervalo de 4 a 6 horas entre as doses.

TEMPO PARA INÍCIO DE AÇÃO

Deve ser usado cerca de 1 hora antes da relação sexual. Seu início de ação pode, contudo, ocorrer em menos de 30 minutos após a administração do medicamento.

VARIAÇÃO USUAL DA DOSE

- DE: 25 a 100 mg, 1 vez ao dia.
- HAP: 5 a 20 mg, 3 vezes ao dia.

CLASSE, MECANISMO DE AÇÃO E FARMACODINÂMICA

O processo fisiológico da ereção envolve o sistema nervoso parassimpático, que, em consequência da estimulação sexual, provoca a liberação de óxido nítrico, um agente vasodilatador, no corpo cavernoso do pênis. O óxido nítrico liga-se a receptores da enzima guanilato ciclase, o que, por sua vez, provoca aumento nas concentrações de GMPc, responsável pelo relaxamento da musculatura lisa arterial.

A sildenafila restaura a capacidade de obtenção e manutenção da ereção peniana, em homens com DE, pelo aumento do fluxo sanguíneo no pênis durante e imediatamente após a estimulação sexual. Ela é uma inibidora seletiva da PDE-5, uma enzima responsável pela degradação do GMPc. A inibição resulta em aumento nas concentrações de GMPc, redução do cálcio intracelular, maior relaxamento da parede das artérias, aumento do fluxo sanguíneo e ereção. Os efeitos da sildenafila só se manifestam se houver estimulação sexual e não persistem se ela cessar.

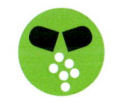

FARMACOCINÉTICA

A sildenafila é rapidamente absorvida após a administração oral. A média da biodisponibilidade oral é de 41%, sendo sua concentração plasmática máxima atingida entre 30 e 120 minutos (média de 60 minutos) após ingestão em jejum. Quando administrada com refeição rica em gorduras, observa-se redução em sua taxa de absorção. A sildenafila e seu principal metabólito apresentam ligação plasmática de aproximadamente 96%, sendo sua concentração proteica independente da concentração total do fármaco. A sildenafila sofre metabolização hepática, sobretudo pelas isoenzimas microssomais CYP3A4 (via principal) e CYP2C9 (via secundária). É excretada sob a forma de metabólitos, predominantemente nas fezes (em torno de 80% da dose administrada) e, em menor quantidade, na urina.[1]

INDICAÇÕES

Evidências CONSISTENTES de eficácia

- DE.[1,2]
- HAP (OMS grupo I) para melhorar a capacidade para exercício físico[3,4] e retardar a deterioração clínica.[3]
- Tratamento de mulheres com endométrio fino, para aumento das taxas de gestação nessa população.[5]
- DE em pacientes com DM.[6]

CONTRAINDICAÇÕES

Absolutas
- Em pacientes sob outro tipo de tratamento para DE.
- Hipersensibilidade ao fármaco ou a quaisquer componentes da fórmula.
- Pacientes para os quais a atividade sexual está contraindicada.
- A coadministração com nitratos é absolutamente contraindicada, pois os inibidores da PDE-5 podem potencializar seus efeitos hipotensivos.

Relativas
- História de neuropatia óptica isquêmica não arterítica ou retinite pigmentosa hereditária.

REAÇÕES ADVERSAS

Mais comuns: Alterações visuais (leves e transitórias), cefaleia, congestão nasal, dispepsia, rubor facial.

Menos comuns: Coriorretinopatia serosa central, crises álgicas em pacientes com anemia falciforme, diarreia, fotossensibilidade, infecções do trato urinário, náusea, perda auditiva neurossensorial, priapismo, *rash* cutâneo, tontura, visão turva, vômitos.

INTOXICAÇÃO

Sintomas
Efeitos adversos similares aos observados mais comumente com o uso da sildenafila.

Manejo
- Em casos de sobredose, medidas de suporte gerais devem ser adotadas conforme a necessidade.
- Em voluntários saudáveis, doses de até 800 mg resultaram em efeitos adversos similares aos observados mais comumente com o uso da sildenafila.
- A diálise renal, em princípio, não acelera a depuração da sildenafila, uma vez que ela apresenta eliminação renal desprezível.

POPULAÇÕES ESPECIAIS

GRAVIDEZ
Dados limitados de estudos randomizados controlados, estudos de casos controlados e séries de casos não relatam uma associação clara com sildenafila e defeitos congênitos maiores, aborto espontâneo ou desfechos maternos ou fetais adversos quando a sildenafila é usada durante a gravidez; há riscos para a mãe e o feto em casos de HAP não tratada.[7]

LACTAÇÃO
Dados limitados descrevem a presença de sildenafila e seu metabólito ativo no leite humano; há informações insuficientes sobre os efeitos da sildenafila no lactente e não há informações sobre os efeitos na produção de leite. Dados clínicos limitados durante a lactação impedem uma determinação clara do risco do medicamento para uma criança durante a lactação.[7]

CRIANÇAS
Uso não recomendado. A segurança do uso em crianças ainda está sendo estabelecida.

IDOSOS
Devido à diminuição da depuração da sildenafila, a concentração plasmática livre em idosos encontra-se aproximadamente 40% superior à que se verifica em pacientes jovens; portanto, o medicamento deve ser iniciado com doses mais baixas (25 mg).

INSUFICIÊNCIA HEPÁTICA
Iniciar com doses reduzidas (25 mg) em pacientes com cirrose hepática.

INSUFICIÊNCIA RENAL
Iniciar com doses reduzidas (25 mg) em pacientes com IR grave (depuração de creatinina inferior a 30 mL/min), uma vez que há redução da depuração da sildenafila nesses casos, com aumento de 100% em sua concentração plasmática livre.

INSUFICIÊNCIA CARDÍACA
Utilizar com cautela.

LABORATÓRIO

Não há recomendação de exames prévios ou de acompanhamento específicos.

⚠️ PRECAUÇÕES E DICAS

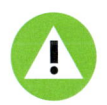

1. Antes de o tratamento farmacológico ser considerado, realizar anamnese e exame físico cuidadosos para determinar as possíveis causas da DE (físicas, psicológicas) e, se possível, tratá-las.
2. Evitar o uso de sildenafila se a atividade sexual é desaconselhada devido às condições cardiovasculares.
3. Utilizar com cautela em pacientes com:
   a. Deformidade anatômica peniana (i.e., angulação excessiva, fibrose cavernosa ou doença de Peyronie) ou que apresentem condições que predisponham ao priapismo (como anemia falciforme, mieloma múltiplo ou leucemia).
   b. Distúrbios da crase sanguínea ou úlcera péptica ativa, devendo sua administração ser feita somente após cuidadosa avaliação da relação risco-benefício.
   c. Doença cardíaca, AVC, HAS ou hipotensão e angina instável. É necessário aguardar pelo menos 6 meses após esses episódios para iniciar esse medicamento.
4. Usar com cautela em coadministração com α-bloqueadores e anti-hipertensivos, devido ao risco de hipotensão.
5. Procurar atendimento médico imediato se ocorrerem diminuição súbita ou perda de visão ou audição.
6. Procurar atendimento médico de emergência se a ereção durar mais de 4 horas. Ter cautela no uso em pacientes predispostos a priapismo.

REFERÊNCIAS

1. Viagra® citrato de sildenafila [Bula de medicamento] [Internet]. Itapevi: Pfizer; 2020 [capturado em 27 set. 2022]. Disponível em: https://www.bifarma.com.br/manual/viagra-50mg-com-8-comprimidos-revestidos-pfizer-manual.pdf.
2. Tsertsvadze A, Fink HA, Yazdi F, MacDonald R, Bella AJ, Ansari MT, et al. Oral phosphodiesterase-5 inhibitors and hormonal treatments for erectile dysfunction: a systematic review and meta-analysis. Ann Intern Med. 2009;151(9):650-61. PMID [19884626]
3. PrREVATIO® [Bula de medicamento] [Internet]. Quebec: Pfizer; 2021 [capturado em 27 set. 2022]. Disponível em: https://www.pfizer.ca/sites/default/files/202112/Revatio_PM_EN_237407_L3_2021.11.18.pdf.
4. Shi Q, Wang Z, Yang N, Ma Y, Chen Y, Wei H, et al. Sildenafil for adult Asian patients with pulmonary arterial hypertension: a systematic review and meta-analysis. Ann Palliat Med. 2022;11(1):339-51. PMID [35144425]
5. Li X, Luan T, Zhao C, Zhang M, Dong L, Su Y, et al. Effect of sildenafil citrate on treatment of infertility in women with a thin endometrium: a systematic review and meta-analysis. J Int Med Res. 2020;48(11):300060520969584. PMID [33176524]
6. Shah PC, Trivedi NA. A meta-analysis on efficacy and tolerability of sildenafil for erectile dysfunction in patients with diabetes mellitus. Indian J Sex Transm Dis AIDS. 2018;39(1):1-6. PMID [30187018]
7. Sildenafil (Rx) [Internet]. Medscape. Waltham: Medscape; 2022 [capturado em 29 set. 2022]. Disponível em: https://reference.medscape.com/drug/revatio-viagra-sildenafil-342834#6.

LEITURAS RECOMENDADAS

Revatio® (sildenafil) tablets [Bula de medicamento] [Internet]. New York: Pfizer; 2014 [capturado em 27 set. 2022]. Disponível em: https://www.accessdata.fda.gov/drugsatfda_docs/label/2014/021845s012s013,022473s005s006,203109s003s004lbl.pdf.

Viagra® (sildenafil citrate) tablets [Bula de medicamento] [Internet]. New York: Pfizer; 2014 [capturado em 27 set. 2022]. Disponível em: https://www.accessdata.fda.gov/drugsatfda_docs/label/2014/20895s039s042lbl.pdf.

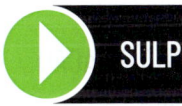

▶ SULPIRIDA

📦 APRESENTAÇÕES COMERCIAIS

EQUILID (SANOFI MEDLEY)

▸ Caixas com 20 ou 30 cápsulas de 50 mg.
▸ Caixas com 20 ou 30 comprimidos de 200 mg.

SULPAN (SANOFI MEDLEY)

▸ Caixas com 20 ou 30 cápsulas de sulpirida 25 mg + bromazepam 1 mg.

📋 MODO DE USAR

Tomada diária fracionada em 2 doses, iniciando com 400 mg/dia para quadros psicóticos. Para transtornos depressivos, doses menores, a partir de 50 mg/dia, são mais indicadas.

⏳ TEMPO PARA INÍCIO DE AÇÃO

Cerca de 2 a 3 semanas para melhora do quadro clínico indicado, ainda que alguns efeitos esperados possam ocorrer logo após o início do tratamento.

VARIAÇÃO USUAL DA DOSE

As doses necessárias para combater sintomas psicóticos produtivos variam de 400 a 1.200 mg, administradas em 2 tomadas diárias. Em doses menores, entre 50 e 150 mg, tem sido usada no tratamento de sintomas negativos da esquizofrenia[1] e como adjuvante em transtornos depressivos.[2]

MODO DE SUSPENDER

A suspensão deve ser baseada no julgamento clínico do profissional acerca do controle do quadro psiquiátrico. Na ocorrência de efeitos colaterais intoleráveis ou na ausência de resposta, a troca de AP é preferível à suspensão do medicamento no tratamento de doenças psiquiátricas crônicas. Se ainda assim se optar pela retirada, deve ser feita de forma gradual ao longo de semanas a meses, a não ser que seja devido a efeitos colaterais significativos.

CLASSE, MECANISMO DE AÇÃO E FARMACODINÂMICA

A sulpirida é um AP derivado do grupo das benzamidas. É considerada um APA devido ao seu baixo índice de ECEs, possivelmente em razão da pouca afinidade por receptores D2 no sistema nigroestriatal. Apresenta um mecanismo de ação dose-dependente, pois, em doses altas, tem ação neuroléptica e, em doses baixas, efeito desinibitório. Esse mecanismo deve-se, provavelmente, ao bloqueio preferencial de receptores D2 pré-sinápticos, resultando em ação dopaminérgica (o bloqueio pré-sináptico aumenta o *turnover* dopaminérgico). Com doses maiores, bloqueia os receptores pós-sinápticos, sendo muito mais potente no bloqueio de receptores D2 e D3 do que dos receptores D4 e D1. Tem baixa afinidade com receptores α-adrenérgicos, 5-HT2 e muscarínicos, causando pouca sedação e hipotensão. Seus efeitos de bloqueio dopaminérgico no sistema tuberoinfundibular promovem aumento na prolactina e, consequentemente, galactorreia.[3,4]

FARMACOCINÉTICA

A absorção da sulpirida ocorre em 4 a 5 horas. Sua biodisponibilidade é de 25 a 35%, com variações individuais significativas.[5] Apresenta perfil de absorção de duplo-pico, sugerindo taxas de absorção diferentes ao longo do trato gastrintestinal.[6] Suas concentrações plasmáticas são proporcionais às doses administradas, ocorrendo baixa difusão para o SNC. A taxa de ligação proteica é de aproximadamente 40%, e sua meia-vida plasmática, de 7 horas. A eliminação da sulpirida ocorre sobretudo por via renal, sendo excretada inalterada na urina (92%). Cruza a barreira hematencefálica com dificuldade e, por ser hidrofílica, tem baixa penetração no SNC.[5]

Existem evidências de eficácia da sulpirida no tratamento dos sintomas da esquizofrenia, sendo um medicamento de escolha principalmente naqueles pacientes que apresentam sintomas negativos predominantes, sintomas depressivos e que exibem muitos ECEs com outros APs.[3,7]

Foi eficaz, ainda, associada a estabilizadores do humor em episódio de mania grave, com sintomas psicóticos, e no tratamento de pacientes com esquizofrenia refratária associada à clozapina.[4]

INDICAÇÕES

Evidências CONSISTENTES de eficácia

- Esquizofrenia.[3,7]

Evidências INCOMPLETAS de eficácia

- Sintomas depressivos na esquizofrenia.[7]
- Episódio de mania grave, com sintomas psicóticos, associada a estabilizadores do humor.[4]
- Esquizofrenia refratária, como adjuvante.[1]
- Episódios depressivos, como adjuvante.[2]
- Associada ao lítio, no tratamento da depressão bipolar.[8]
- Transtorno de sintomas somáticos e transtornos relacionados.[9]
- Transtorno de Tourette.[10]
- Síndromes vertiginosas (a dose pode variar entre 150 e 300 mg/dia).
- Como antiemético.
- Na amamentação, para induzir e manter a produção de leite.

CONTRAINDICAÇÕES

Absolutas

- Feocromocitoma: sua ação estimulante dopaminérgica pode desencadear crises hipertensivas em pacientes com FEO ainda latente e em hipertensos.

Relativas

- Em pacientes muito agitados, em razão da ação estimulante dopaminérgica.
- Em pacientes com miastenia grave.
- Hipertensos graves: sua ação estimulante dopaminérgica pode desencadear crises hipertensivas.
- Insuficiência renal.

REAÇÕES ADVERSAS

Mais comuns: Boca seca, constipação, hiperprolactinemia, sedação e galactorreia.

Menos comuns: Abstinência, acatisia, agitação, alteração da função hepática, alteração no ECG, amenorreia, amnésia, anorexia, ansiedade, ataxia, aumento do apetite, cáries, congestão nasal, convulsão, crises oculógiras, déficit cognitivo, *delirium*, dependência, depressão da medula óssea, discinesia tardia, distonia tardia, ECEs, ER, excitação, fadiga, ganho de peso, glaucoma (precipitação do), hiperglicemia, hipertensão arterial, hiporreflexia, hipotensão postural, icterícia, impotência, inquietude, leucocitose, leucopenia, pseudoparkinsonismo, *rash* cutâneo, redução do limiar convulsivante, relaxamento muscular, retenção urinária, rigidez muscular, salivação, SNM, sonolência, taquicardia, tontura, torcicolo, tremores finos, urticária, vertigem, visão turva, xeroftalmia.

INTOXICAÇÃO

Sintomas

É caracterizada por excitação do SNC com agitação, *delirium* e ECEs graves, como tremores, rigidez muscular e catatonia. Podem ocorrer arritmias cardíacas e bloquejo AV, mais comuns com outros APs. A diminuição dos níveis de consciência e a depressão do sistema nervoso podem estar presentes. Há registro de *overdose* com até 16 g, sem ocorrência de óbito.

Manejo

- Consiste em monitoramento apropriado, diurese osmótica alcalina e uso de antiparkinsonianos.

POPULAÇÕES ESPECIAIS

GRAVIDEZ

Estudos de teratogenia não mostraram toxicidade fetal da sulpirida, e não há registro de malformação em consequência de seu uso durante a gravidez. Entretanto, sua segurança durante esse período não foi devidamente estabelecida. Como regra, sempre que possível, evitar o uso desse medicamento no 1º e no 3º trimestres, preferindo agentes mais conhecidos e utilizados na gravidez.[10,11]

LACTAÇÃO

A sulpirida é detectada no leite humano. No entanto, não foram relatados efeitos adversos no bebê.

CRIANÇAS

Estudos demonstraram que pode ser usada em crianças e adolescentes.[10,11]

IDOSOS

Pode ser usada nessa faixa etária, mas alguns pacientes toleram melhor doses mais baixas.

INSUFICIÊNCIA HEPÁTICA

Não há dados que contraindiquem a prescrição ou indiquem necessidade de ajuste de dose nesta população.

INSUFICIÊNCIA RENAL

Não há dados que contraindiquem a prescrição ou indiquem necessidade de ajuste de dose nesta população.

INSUFICIÊNCIA CARDÍACA

Risco de hipotensão, alteração de condução cardíaca. Usar com cautela nesta população.

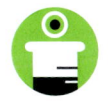

LABORATÓRIO

Exames prévios ao uso

Conforme indicação clínica.

Exames de acompanhamento

Conforme indicação clínica: hemograma, glicemia, lipidograma, prolactina.

PRECAUÇÕES E DICAS

1. Evitar uso na menopausa, devido ao aumento dos níveis de prolactina.

2. Evitar uso em pacientes com epilepsia, uma vez que pode diminuir o limiar convulsivo.
3. Evitar uso em pacientes com DP.
4. Evitar uso em hipertensos graves: sua ação estimulante dopaminérgica pode desencadear crises hipertensivas.
5. Evitar uso em pacientes com disfunção hipofisária, pois pode causar hiperprolactinemia.
6. Evitar uso em pacientes com neoplasias mamárias prolactino-dependentes.
7. Associada ao álcool, pode causar aumento de sedação.
8. O uso de APs em idosos com demência aumenta o risco de morte em comparação ao placebo.
9. A sulpirida deve ser evitada em pacientes que usam substâncias que aumentam o intervalo QT.
10. Como outros APs, a sulpirida pode causar SNM.

REFERÊNCIAS

1. Wang J, Omori IM, Fenton M, Soares B. Sulpiride augmentation for schizophrenia. Schizophr Bull. 2010;36(2):229-30. PMID [20061345]
2. Ruther E, Degner D, Munzel U, Brunner E, Lenhard G, Biehl J, et al. Antidepressant action of sulpiride: results of a placebo-controlled double-blind trial. Pharmacopsychiatry. 1999;32(4):127-35. PMID [10505482]
3. Lai ECC, Chang CH, Yang YHK, Lin SJ, Lin CY. Effectiveness of sulpiride in adult patients with schizophrenia. Schizophr Bull. 2013;39(3):673-83. PMID [22315480]
4. Licht RW. Drug treatment of mania: a critical review. Acta Psychiatr Scand. 1998;97(6):387-97. PMID [9669508]
5. Mucci A, Nolfe G, Maj M. Levosulpiride: a review of its clinical use in psychiatry. Pharmacol Res. 1995;31(2):95-101. PMID [7596960]
6. Helmy S. Therapeutic drug monitoring and pharmacokinetic compartmental analysis of sulpiride double-peak absorption profile after oral administration to human volunteers. Biopharm Drug Dispos. 2013;34(5):288-301. PMID [23585286]
7. Huhn M, Nikolakopoulou A, Schneider-Thoma J, Krause M, Samara M, Peter N, et al. Comparative efficacy and tolerability of 32 oral antipsychotics for the acute treatment of adults with multi-episode schizophrenia: a systematic review and network meta-analysis. Focus. 2020;18(4):443-55. PMID [33343258]
8. Bocchetta A, Bernardi F, Burrai C, Pedditzi M, Del Zompo M. A double-blind study of L-sulpiride versus amitriptyline in lithium-maintained bipolar depressives. Acta Psychiatr Scand. 1993;88(6):434-9. PMID [8310852]
9. Rouillon F, Rahola G, van Moffaert M, Lopes RG, Dunia I, Soma-D Study Team. Sulpiride in the treatment of somatoform disorders: results of a European observational study to characterize the responder profile. J Int Med Res. 2001;29(4):304-13. PMID [11675904]
10. Ho CS, Chen HJ, Chiu NC, Shen EY, Lue HC. Short-term sulpiride treatment of children and adolescents with Tourette syndrome or chronic tic disorder. J Formos Med Assoc. 2009;108(10):788-93. PMID [19864199]
11. Shin YJ, Choi JS, Ahn HK, Ryu HM, Kim MY, Han JY. Pregnancy outcomes in women reporting ingestion of levosulpiride in early pregnancy. J Obstet Gynaecol. 2017;37(8):992-5. PMID [28631490]

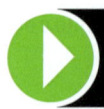

SUVOREXANTO

APRESENTAÇÕES COMERCIAIS

BELSOMRA (MERCK)*
- Caixas com comprimidos de 5 mg.
- Caixas com comprimidos de 10 mg.
- Caixas com comprimidos de 15 mg.
- Caixas com comprimidos de 20 mg.

*Medicamento não registrado no Brasil. Consultar a possibilidade de importação.

MODO DE USAR

A dose média do suvorexanto recomendada é de 10 mg/dia. Deve ser ingerido em torno de 30 minutos antes de ir para a cama e com uma margem de, no mínimo, 7 horas até o horário planejado para acordar. O início de efeito do suvorexanto pode ser retardado se ele for administrado com ou logo após uma refeição.

TEMPO PARA INÍCIO DE AÇÃO

A farmacocinética do suvorexanto sofre alteração na presença de alimentos, principalmente aqueles com alto teor de gordura. Em jejum, o pico de concentração sérica ocorre em cerca de 2 horas após a ingestão (variando entre 0,5 e 6 horas). A ingestão com refeição gordurosa não afeta a $C_{máx}$ do fármaco, mas pode atrasar seu pico de concentração em até 1,5 hora, postergando seu efeito clínico.[1,2]

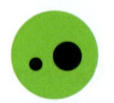

VARIAÇÃO USUAL DA DOSE

Caso a dose de 10 mg seja bem tolerada, mas não efetiva, pode-se aumentar até o máximo de 20 mg/dia. Não deve ser utilizado mais de 1 vez por noite.

MODO DE SUSPENDER

Não há evidências de dependência física após uso prolongado ou de sintomas de abstinência após descontinuação abrupta nos ensaios clínicos realizados até o momento.

CLASSE, MECANISMO DE AÇÃO E FARMACODINÂMICA

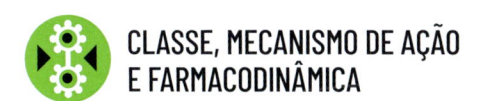

O suvorexanto é um antagonista dos receptores da orexina e é o primeiro medicamento dessa classe aprovado para uso clínico no tratamento da insônia. O suvorexanto atua por meio de um antagonismo aos receptores de orexina. O sistema orexininérgico desempenha um papel importante na regulação do ciclo de sono-vigília. A redução na ação da orexina, por meio do bloqueio da ligação dos neuropeptídeos orexina A e orexina B aos receptores OX1R e OX2R, parece estar associada a um efeito promotor do sono.[1,2] O receptor OX1R é seletivo para a orexina A, e o receptor OX2R, para orexinas A e B. Os neurônios que contêm orexina estão localizados exclusivamente no hipotálamo dorsal e lateral e na área perifornicial. O antagonismo dos receptores de orexina pode também desencadear efeitos adversos importantes, como sintomas de narcolepsia/cataplexia.[1,2]

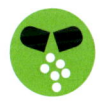

FARMACOCINÉTICA

O tempo de meia-vida situa-se em torno de 12 horas. Tem biodisponibilidade absoluta média de 82%. O suvorexanto circula extensamente ligado às proteínas plasmáticas (> 99%) e sofre metabolismo hepático, sobretudo pela CYP3A, com menor contribuição da CYP2C19. Cerca de 66% são eliminados nas fezes, e 23%, na urina.[1,2]

O suvorexanto foi aprovado pela FDA em agosto de 2014 para o tratamento da insônia.[1,2] Ensaios clínicos e metanálises[3-5] evidenciam suas eficácia e tolerabilidade no tratamento da insônia caracterizada por dificuldades tanto com o início quanto com a manutenção do sono. Nesses estudos, os pacientes que utilizaram o medicamento tiveram início mais rápido do sono e menos despertares noturnos do que os pacientes que utilizaram placebo. Ainda não foram realizados estudos comparando o suvorexanto com outros medicamentos para insônia. Mais recentemente, a FDA aprovou o suvorexanto para o tratamento da insônia em pacientes com doença de Alzheimer com intensidade de leve a moderada. Um ensaio clínico randomizado, duplo-cego, controlado por placebo, com 285 pacientes com doença de Alzheimer com intensidade de leve a moderada, entre 50 e 90 anos, evidenciou que os pacientes tratados com suvorexanto demonstraram melhoras significativas, medidas por meio da polissonografia, no tempo total de sono e no tempo total desperto após o início do sono em relação aos pacientes que utilizaram placebo.[6]

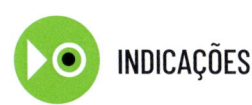

INDICAÇÕES

Evidências CONSISTENTES de eficácia
- Insônia.[1-5,7]
- Insônia em pacientes com doença de Alzheimer de intensidade leve a moderada.[6]

Evidências INCOMPLETAS de eficácia
- Prevenção do *delirium* em pacientes hospitalizados.[8,9]

CONTRAINDICAÇÕES

- Pacientes com narcolepsia.

REAÇÕES ADVERSAS

Mais comuns: Cefaleia, fraqueza muscular, sedação, sonolência.

Menos comuns: Alucinações hipnagógicas/hipnopômpicas, boca seca, diarreia, infecção do trato respiratório superior, paralisia do sono, piora da depressão/ideação suicida, sintomas cataplexia-*like*, sonhos anormais, tosse.

INTOXICAÇÃO

Sintomas

Há evidências clínicas muito limitadas quanto à ocorrência e ao manejo de episódios de intoxicação com o suvorexanto. Em estudos clínicos iniciais que utilizaram doses de até 240 mg, administradas pela manhã a indivíduos saudáveis, observou-se aumento dose-dependente na frequência e na duração da sonolência.

Manejo
- O manejo deve incluir monitoramento e medidas de suporte gerais, como garantia de permeabilidade das vias aéreas e hidratação parenteral, se necessário.
- Se possível, deve ser realizada lavagem gástrica.

▶ A função da hemodiálise não está bem estabelecida no manejo da intoxicação com suvorexanto. Entretanto, como é um medicamento altamente ligado a proteínas, não se espera que a hemodiálise contribua significativamente para sua eliminação.

POPULAÇÕES ESPECIAIS

GRAVIDEZ
Não há estudos adequados sobre o uso do suvorexanto na gestação. Categoria C da FDA.

LACTAÇÃO
Não há estudos adequados sobre o uso do suvorexanto na lactação.

CRIANÇAS
A eficácia e a segurança do suvorexanto não foram estabelecidas nessa faixa etária. Em adolescentes, um ensaio clínico aberto demonstrou que o suvorexanto foi eficaz e bem tolerado nessa faixa etária.[10]

IDOSOS
Parece não haver diferenças clínicas significativas de eficácia e tolerabilidade do uso de suvorexanto entre idosos e pacientes mais novos.

INSUFICIÊNCIA HEPÁTICA
Não é necessário ajuste de dose em pacientes com insuficiência hepática de leve a moderada. Em pacientes com insuficiência hepática grave, o uso do suvorexanto não é recomendado.

INSUFICIÊNCIA RENAL
Não é necessário ajuste de dose em pacientes com IR.

INSUFICIÊNCIA CARDÍACA
Não há estudos com suvorexanto em pacientes com IC.

LABORATÓRIO

Não há informações sobre possíveis interferências em exames laboratoriais. Sua dosagem não é utilizada rotineiramente. Não são necessários exames específicos prévios ou durante o acompanhamento do tratamento com o suvorexanto.

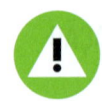

PRECAUÇÕES E DICAS

1. Deve-se ter cautela quanto ao risco de sonolência diurna. Pacientes que dirigem ou operam máquinas perigosas devem ser alertados sobre a possível sonolência produzida pelo suvorexanto, principalmente quando utilizado em doses maiores. Em alguns pacientes, a sonolência pode persistir por vários dias após a descontinuação do medicamento.

2. A administração concomitante com outros depressores do SNC (p. ex., BZDs, álcool, ADTs, opioides) aumenta o risco de depressão do SNC. O consumo de bebidas alcoólicas não é recomendado. Pode ser necessário ajuste das doses quando o suvorexanto for administrado com outros fármacos depressores do SNC.

3. Uma variedade de alterações cognitivas e comportamentais durante o sono, como amnésia, ansiedade, alucinações e outros sintomas neuropsiquiátricos, tem sido relatada com o uso de medicamentos hipnóticos como o suvorexanto. Comportamentos mais complexos, como dirigir, cozinhar, telefonar, associados à amnésia, também têm sido descritos. O uso concomitante de álcool ou outros depressores do SNC parece aumentar a ocorrência desses comportamentos.

4. Pode ocorrer ideação suicida ou piora dos sintomas depressivos; o risco relacionado é dose-dependente. Os pacientes devem ser monitorados adequadamente e observados de forma atenta quanto à piora clínica e ao RS.

5. Deve-se ter cautela com pacientes com insuficiência respiratória. O suvorexanto não foi estudado em pacientes com AOS grave ou com DPOC grave.

6. Os pacientes devem ser instruídos quanto à possível ocorrência dose-dependente de paralisia do sono, alucinações hipnagógicas/hipnopômpicas e sintomas relacionados à catalepsia.

REFERÊNCIAS

1. Yang LP. Suvorexant: first global approval. Drugs. 2014;74(5):1817-22. PMID [25227290]
2. Bennett T, Bray D, Neville MW. Suvorexant, a dual orexin antagonist for the management of insomnia. P T. 2014;39(4):264-6. PMID [24757363]
3. Herring WJ, Snyder E, Budd K, Hutzelmann J, Snavely D, Liu K, et al. Orexin receptor antagonism for treatment of insom-

nia: a randomized clinical trial of suvorexant. Neurology. 2012;79(23):2265-74. PMID [23197752]
4. Citrome L. Suvorexant for insomnia: a systematic review of the efficacy and safety profile for this newly approved hypnotic: what is the number needed to treat, number needed to harm and likelihood to be helped or harmed? Int J Clin Pract. 2014;68(12):1429-41. PMID [25231363]
5. Kuriyama A, Tabata H. Suvorexant for the treatment of primary insomnia: a systematic review and meta-analysis. Sleep Med Rev. 2017;35:1-7. PMID [28365447]
6. Herring JW, Ceesay P, Snyder E, Bliwise D, Budd K, Hutzelmann J, et al. Polysomnographic assessment of suvorexant in patients with probable Alzheimer's disease dementia and insomnia: a randomized trial. Alzheimers Dement. 2020;16(3):541-51. PMID [31944580]
7. Michelson D, Snyder E, Paradis E, Chengan-Liu M, Snavely DB, Hutzelmann J, et al. Safety and efficacy of suvorexant during 1-year treatment of insomnia with subsequent abrupt treatment discontinuation: a phase 3 randomised, double-blind, placebo-controlled trial. Lancet Neurol. 2014;13(5):461-71. PMID [24680372]
8. Hatta K, Kishi Y, Wada K, Takeuchi T, Shigeo I, Kurata A, et al. Preventive effects of suvorexant on delirium: a randomized placebo-controlled trial. J Clin Psychiatry. 2017;78(8):e970-9. PMID [28767209]
9. Adams AD, Pepin MJ, Brown JN. The role of suvorexant in the prevention of delirium during acute hospitalization: a systematic review. J Crit Care. 2020;59:1-5. PMID [32480359]
10. Kawabe K, Horiuchi F, Ochi M, Nishimoto K, Ueno S, Oka Y. Suvorexant for the treatment of insomnia in adolescents. J Child Adolesc Psychopharmacol. 2017;27(9):792-5. PMID [28520464]

TADALAFILA

APRESENTAÇÕES COMERCIAIS

CIALIS (ELI LILLY)
- Caixas com 7, 12, 14, 15, 28 ou 30 comprimidos de 5 mg.
- Caixas com 1, 2, 4 ou 8 comprimidos de 20 mg.

DALI (SUPERA)
- Caixas com 7, 14, 15, 28, 30, 60 ou 90 comprimidos de 5 mg.
- Caixas com 1, 2, 4, 8 ou 12 comprimidos de 20 mg.

H-FOR (EMS)
- Caixas com 10, 15, 20, 30, 60 ou 90 comprimidos de 5 mg.
- Caixas com 1, 2, 4, 8, 12 ou 90 comprimidos de 20 mg.

HISLAFI (NOVAQUÍMICA)
- Caixas com 10, 15, 20, 30, 60 ou 90 comprimidos de 5 mg.
- Caixas com 1, 2, 4, 8, 12 ou 90 comprimidos de 20 mg.

LYNC (BALDACCI)
- Caixas com 7, 14, 15, 28 ou 30 comprimidos de 5 mg.
- Caixas com 1, 2, 4, 8 ou 12 comprimidos de 20 mg.

TADA (EUROFARMA)
- Caixas com 7, 14, 15, 28, 30, 60 ou 90 comprimidos de 5 mg.
- Caixas com 1, 2, 4, 8 ou 12 comprimidos de 20 mg.

TADALAFILA (BRAINFARMA)
- Caixas com 28 ou 30 comprimidos de 5 mg.
- Caixas com 1, 2, 4, 8 ou 12 comprimidos de 20 mg.

TADALAFILA (EMS, GERMED, LEGRAND, NOVA QUÍMICA)
- Caixas com 10, 15, 20, 30, 60 ou 90 comprimidos de 5 mg.
- Caixas com 1, 2, 4, 8, 12 ou 90 comprimidos de 20 mg.

TADALAFILA (EUROFARMA, GEOLAB)
- Caixas com 7, 14, 15, 28, 30, 60 ou 90 comprimidos de 5 mg.
- Caixas com 1, 2, 4, 8 ou 12 comprimidos de 20 mg.

TADALAFILA (1FARMA, CIMED)
- Caixas com 7, 14, 15, 28, 30, 60, 120*, 150*, 420*, 480*, 490* ou 500* com comprimidos de 5 mg.
- Caixas com 1, 2, 4, 8 ou 12 comprimidos de 20 mg.

TADALAFILA (PRATI DONADUZZI)
- Caixas com 1, 2, 4, 8, 12, 60*, 90*, 120*, 150*, 200*, 300* ou 500* comprimidos de 20 mg.

TADALAFILA (ACCORD, MEDLEY, RANBAXY)
- Caixas com 7, 14, 15, 28 ou 30 comprimidos de 5 mg.
- Caixas com 1, 2, 4, 8 ou 12 comprimidos de 20 mg.

TADALAFILA (ACHÉ)
- Caixas com 10, 30, 60 ou 90 comprimidos de 5 mg.
- Caixas com 1, 2, 4, 8 ou 12 comprimidos de 20 mg.

TADALAFILA (SANDOZ, TEUTO, UNICHEM)
- Caixas com 1, 2, 4, 8 ou 12 comprimidos de 20 mg.

TADALAFILA (PHARLAB)
- Caixas com 30 comprimidos de 5 mg.
- Caixas com 1, 2 ou 4 comprimidos de 20 mg.

TADALAFILA
- Caixas com comprimidos de 5 mg.
- Caixas com comprimidos de 20 mg

VORALLIS (LEGRAND)
- Caixas com 10, 15, 20, 30, 60 ou 90 comprimidos de 5 mg.
- Caixas com 1, 2, 4, 8, 12 ou 90 comprimidos de 20 mg.

ZYAD (ACHÉ)
- Caixas com 10, 30, 60 ou 90 comprimidos de 5 mg.
- Caixas com 1, 2, 4, 8 ou 12 comprimidos de 20 mg.

*Embalagem hospitalar.

MODO DE USAR

- DE: Pode ser usada conforme necessidade ou de forma contínua. A dose inicial recomendada para o uso sob demanda é de 10 mg, 1 vez ao dia (podendo ser ajustada para 5 ou 20 mg), com a ação surgindo em 30 minutos e permanecendo por até 36 horas. Não deve ser administrada mais de 1 vez ao dia. Para o uso continuado, a dose varia entre 2,5 e 5 mg, todos os dias no mesmo horário.
- HPB: 5 mg, 1 vez ao dia.
- HAP: 40 mg, 1 vez ao dia.

O fármaco pode ser usado independentemente da ingestão de alimentos. Como ocorre com todos os inibidores da PDE-5, a estimulação tátil e/ou psicológica é necessária para que o medicamento seja eficaz.[1,2]

TEMPO PARA INÍCIO DE AÇÃO

A tadalafila é rapidamente absorvida após administração oral, atingindo a concentração plasmática máxima em média 2 horas após a ingestão.

VARIAÇÃO USUAL DA DOSE

- DE: 2,5 a 10 mg/dia.
- HPB: 5 mg/dia.
- HAP: 20 a 40 mg/dia.

CLASSE, MECANISMO DE AÇÃO E FARMACODINÂMICA

O processo fisiológico da ereção envolve o sistema nervoso parassimpático, que, em consequência da estimulação sexual, provoca a liberação, no corpo cavernoso do pênis, de óxido nítrico, um agente vasodilatador. O óxido nítrico liga-se a receptores da enzima guanilato ciclase, o que, por sua vez, provoca aumento nas concentrações de GMPc, responsável pelo relaxamento da musculatura lisa arterial.

A tadalafila restaura a capacidade de obtenção e manutenção da ereção peniana em homens com DE pelo aumento do fluxo sanguíneo no pênis durante e imediatamente após a estimulação sexual. Ela inibe de forma seletiva a PDE-5, uma enzima responsável pela degradação do GMPc. A inibição resulta em aumento nas concentrações de GMPc, redução do cálcio intracelular, maior relaxamento da parede das artérias, aumento do fluxo sanguíneo e ereção. Os efeitos da tadalafila só se manifestam se houver estimulação sexual e não persistem se ela cessar.

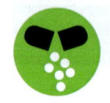

FARMACOCINÉTICA

A tadalafila é rapidamente absorvida após administração oral, atingindo a concentração plasmática máxima em média 2 horas após a ingestão. É amplamente distribuída para os tecidos, com 94% do fármaco plasmático ligado a proteínas em concentrações terapêuticas. Tem meia-vida de 17,5 horas e é excretada na maior parte sob a forma de metabólitos inativos, sobretudo nas fezes (em torno de 61% da dose) e, em menor quantidade, na urina.[1-3] É predominantemente metabolizada pela isoenzima CYP3A4 do citocromo P450. A farmacocinética da tadalafila em indivíduos saudáveis é linear em relação ao tempo e à dose. Com a dose variando entre 5 e 20 mg, a exposição aumenta de forma proporcional em relação à quantidade, sendo sua concentração plasmática de equilíbrio obtida após 5 dias de doses diárias.[1]

INDICAÇÕES

Evidências CONSISTENTES de eficácia
- DE.[3,4]

- Sintomas do trato urinário inferior devidos à hiperplasia prostática.[4,5]
- HAP (grupo I da OMS) para melhora da capacidade para exercício físico.[6]

CONTRAINDICAÇÕES

Absolutas
- Existência de outro tipo de tratamento para DE.
- Hipersensibilidade ao fármaco ou a quaisquer componentes da fórmula.
- Uso concomitante de estimuladores da guanilato ciclase.
- Uso de nitratos, pois os inibidores da PDE-5 podem potencializar seus efeitos hipotensivos.

Relativas
- História de neuropatia óptica isquêmica não arterítica ou retinite pigmentosa hereditária.

REAÇÕES ADVERSAS

Mais comuns: Cefaleia, dispepsia, mialgia, rubor facial.

Menos comuns: Congestão nasal, coriorretinopatia serosa central, dor lombar, náusea, tontura, vômito.

INTOXICAÇÃO

Em caso de sobredose, medidas de suporte gerais devem ser adotadas conforme a necessidade. Doses únicas de até 500 mg foram administradas a indivíduos sadios, e doses múltiplas diárias de até 100 mg/dia, a pacientes. Os eventos adversos foram similares àqueles observados em quantidades menores.

POPULAÇÕES ESPECIAIS

GRAVIDEZ
Dados limitados de séries de casos com uso em mulheres grávidas não identificaram risco associado ao medicamento de defeitos congênitos maiores, aborto espontâneo ou resultados maternos ou fetais adversos. Há riscos para a mãe e o feto em casos de HAP não tratada.

LACTAÇÃO
Não há dados sobre a presença do fármaco e/ou seus metabólitos no leite humano, sobre efeitos na criança amamentada ou na produção de leite. O fármaco e/ou seus metabólitos estão presentes no leite de ratas lactantes em concentrações aproximadamente 2,4 vezes as encontradas no plasma; quando um medicamento está presente no leite animal, é provável que esteja presente no leite humano.

CRIANÇAS
Segurança e eficácia não estabelecidas.

IDOSOS
Apesar de apresentarem menor depuração, não há necessidade de ajuste de dose.[1,4]

INSUFICIÊNCIA HEPÁTICA
A exposição à tadalafila em indivíduos com insuficiência hepática de leve a moderada (Child-Pugh classes A e B) não deve ultrapassar 10 mg/dia. Seu uso não é recomendado a pacientes classe C.[1]

INSUFICIÊNCIA RENAL
Em indivíduos com depuração de creatinina entre 30 e 50 mL/min, deve-se administrar dose inicial de 2,5 a 5 mg/dia. Em indivíduos com depuração renal menor que 30 mL/min, o uso diário não é recomendado, sendo necessário espaçamento de doses (a cada 72 horas).

INSUFICIÊNCIA CARDÍACA/CONDIÇÕES CARDIOVASCULARES
Não é recomendado nos seguintes grupos de pacientes:
- Indivíduos que tiveram infarto do miocárdio nos últimos 90 dias.
- Indivíduos com angina instável ou angina ocorrendo durante a relação sexual.
- Indivíduos com insuficiência cardíaca classe 2 ou superior da New York Heart Association nos últimos 6 meses.
- Indivíduos com arritmias não controladas, hipotensão (< 90/50 mmHg) ou hipertensão não controlada.
- Indivíduos que tiveram AVC nos últimos 6 meses.

LABORATÓRIO

Não há recomendação de exames prévios ou de acompanhamento específicos.

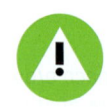

⚠️ PRECAUÇÕES E DICAS

1. Antes de o tratamento farmacológico ser considerado, realizar anamnese e exame físico cuidadosos para determinar as possíveis causas da DE (físicas, psicológicas) e, se possível, tratá-las.
2. Considerar o perfil cardiovascular dos pacientes, uma vez que há certo grau de risco cardíaco associado à atividade sexual.
3. Utilizar com cautela em pacientes com deformidade anatômica peniana (i.e., angulação excessiva, fibrose cavernosa ou doença de Peyronie) ou que apresentem condições que predisponham ao priapismo (p. ex., anemia falciforme, mieloma múltiplo ou leucemia).
4. O uso da tadalafila associado a α-bloqueadores, anti-hipertensivos e álcool pode aumentar o risco de hipotensão.
5. Procurar atendimento médico imediato se ocorrer diminuição súbita ou perda de visão ou audição.
6. Procurar atendimento médico de emergência se a ereção durar mais de 4 horas. Ter cautela no uso em pacientes predispostos a priapismo.

REFERÊNCIAS

1. Cialis® tadalafila [Internet]. São Paulo: Eli Lilly do Brasil; c2014 [capturado em 2 out. 2022]. Disponível em: https://www.saude-direta.com.br/catinc/drugs/bulas/cialis.pdf.
2. Patterson B, Bedding A, Jewell H. The effect of intrinsic and extrinsic factors on the pharmacokinetic properties of tadalafil (IC351). Int J Impot Res. 2001;13(Suppl 4):A120.
3. Ma J, Liu Z, Wu J, Zhou Z, Zhang X, Cui Y, et al. Role of application of tadalafil 5 mg once-daily (≥6 months) in men with erectile dysfunction from six randomized controlled trials. Transl Androl Urol. 2020;9(3):1405-14. PMID [32676425]
4. Wang Y, Bao Y, Liu J, Duan L, Cui Y. Tadalafil 5 mg once daily improves lower urinary tract symptoms and erectile dysfunction: a systematic review and meta-analysis. Low Urin Tract Symptoms. 2018;10(1):84-92. PMID [29341503]
5. Cui J, Cao D, Bai Y, Wang J, Yin S, Wei W, et al. Efficacy and safety of 12-week monotherapy with once daily 5 mg tadalafil for lower urinary tract symptoms of benign prostatic hyperplasia: evidence-based analysis. Front Med. 2021;8:744012. PMID [34712682;
6. Udeoji DU, Schwarz ER. Tadalafil as monotherapy and in combination regimens for the treatment of pulmonary arterial hypertension. Ther Adv Respir Dis. 2013;7(1):39-49. PMID [23129569]

LEITURAS RECOMENDADAS

Adcirca (tadalafila) tablets [Bula de medicamento] [Internet]. Indianapolis: Eli Lilly; 2009 [capturado em 2 out 2022]. Disponível em: https://www.accessdata.fda.gov/drugsatfda_docs/label/2009/022332lbl.pdf.

Cialis (tadalafila) tablets [Bula de medicamento] [Internet]. Indianapolis: Eli Lilly; 2003 [capturado em 2 out 2022]. Disponível em: https://www.accessdata.fda.gov/drugsatfda_docs/label/2013/021368s022lbl.pdf.

Tsertsvadze A, Fink HA, Yazdi F, MacDonald R, Bella AJ, Ansari MT, et al. Oral phosphodiesterase-5 inhibitors and hormonal treatments for erectile dysfunction: a systematic review and meta-analysis. Ann Intern Med. 2009;151(9):650-61. PMID [19884626]

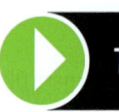

▶ TIAGABINA

📦 APRESENTAÇÕES COMERCIAIS

GABITRIL (CEPHALON)*
- Comprimidos de 2 mg.
- Comprimidos de 4 mg.
- Comprimidos de 12 mg.
- Comprimidos de 16 mg.

*Medicamento não registrado no Brasil. Consultar a possibilidade de importação.

📄 MODO DE USAR

A tiagabina costuma ser usada como adjuvante a outros anticonvulsivantes, que costumam ser indutores enzimáticos (carbamazepina, fenobarbital, fenitoína, entre outros). Nessas condições, a dose inicial deve ser ajustada conforme o uso ou não desses medicamentos. Para epilepsia, em pacientes em uso de outros anticonvulsivantes indutores enzimáticos, iniciar com 4 mg/noite, com aumento semanal de 4 a 8 mg até resposta clínica ou dose máxima de 56 mg/dia, dividida em 2 a 4 tomadas. A concentração plasmática estimada em pacientes sem uso concomitante de indutores enzimáticos é 2 vezes maior, e por esse motivo a dose final necessária possivelmente será a metade. Como adjuvante no tratamento da epilepsia, a dose habitual de manutenção é de 32 a 56 mg/dia.

A tiagabina vem sendo testada em outros transtornos além da epilepsia. Em relação à dependência de álcool, um estudo aberto realizado em 2009[1] comparou tiagabina associada ao tratamento-padrão (que incluía uso de BZDs e TCC) *versus* tratamento-padrão isolado. A dose usada foi de 15 a 20 mg/dia. No tratamento da dependência de cocaína, a dose avaliada em um ensaio clínico foi de 25 mg/dia.[2] Já em um estudo para tratamento de TAS, a dose utilizada foi de até 16 mg.[3] Doses para tratamento adjuvante de dor crônica e transtornos de ansiedade não estão bem estabelecidas, mas se recomenda iniciar com 2 mg, à noite, com aumentos de 2 mg até 8 a 12 mg/dia.[4]

A absorção gastrintestinal é reduzida pela ingestão concomitante de alimento, o que também diminui as concentrações plasmáticas de pico. Portanto, para melhor tolerabilidade e ação clínica consistente, os pacientes devem ser orientados a ingerir o fármaco com alimento.

TEMPO PARA INÍCIO DE AÇÃO

Na epilepsia, o tempo para redução das convulsões é de 2 semanas. Nos transtornos de ansiedade e na dor crônica, os efeitos também podem ser observados em 2 semanas.[4]

VARIAÇÃO USUAL DA DOSE

Tratamento adjuvante da epilepsia: 32 a 56 mg/dia, divididos em 2 a 4 doses.

Tratamento adjuvante de dor crônica e transtornos de ansiedade: 2 a 12 mg/dia.[4]

MODO DE SUSPENDER

A dose deve ser reduzida gradualmente, pois pacientes com epilepsia podem ter convulsão durante a retirada, sobretudo se for abrupta.[4]

CLASSE, MECANISMO DE AÇÃO E FARMACODINÂMICA

A tiagabina é um anticonvulsivante cujo mecanismo de ação não está totalmente esclarecido. Experimentos *in vitro* sugerem haver aumento da atividade gabaérgica pela inibição da recaptação pré-sináptica do GABA, aumentando a disponibilidade do neurotransmissor para o neurônio pós-sináptico. Sugerem também que o medicamento não interfere na recaptação de dopamina, noradrenalina, serotonina e glutamato.[5]

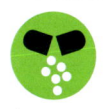

FARMACOCINÉTICA

A tiagabina tem meia-vida de 2 a 5 horas quando administrada com indutores enzimáticos e de 7 a 9 horas quando administrada sem indutores enzimáticos. A absorção é rápida, com pico plasmático ocorrendo em 45 minutos em pacientes em jejum, e prolongada pela presença de alimentos. Liga-se em 96% às proteínas plasmáticas, sobretudo à albumina e à α_1-glicoproteína ácida. A metabolização é hepática, principalmente pela CYP3A4. É bem-absorvida por VO, com disponibilidade de 90%. É excretada primariamente como metabólitos pelas fezes (63%) e pela urina (25%). Apenas 2% são excretados inalterados. Atinge concentração sérica estável em 2 dias. A relação entre concentração sérica e resposta clínica não está bem estabelecida. Em ensaios clínicos, as concentrações plasmáticas atingidas com doses de 30 a 56 mg/dia variaram de < 1 a 234 ng/mL. As concentrações em estado de equilíbrio tendem a ser mais baixas à noite do que pela manhã.[4]

INDICAÇÕES

Evidências CONSISTENTES de eficácia
- Convulsões parciais (tratamento adjuvante para adultos e crianças a partir dos 12 anos).[6-8]

Evidências INCOMPLETAS de eficácia
- Transtorno por uso de álcool (tratamento adjuvante em fase de desintoxicação).[1]
- Transtorno por uso de cocaína.[2,9]
- Transtornos de ansiedade.[3,10]
- Dor crônica.[11]

CONTRAINDICAÇÕES

Hipersensibilidade ao fármaco ou a algum componente de sua formulação.

REAÇÕES ADVERSAS

Mais comuns: Diminuição da concentração, fraqueza, nervosismo, sonolência, tontura.

Menos comuns: Agitação, alterações visuais, alucinações, ataxia, confusão mental.

INTOXICAÇÃO

Sintomas

Pode haver sonolência, agitação, alteração do nível de consciência, hostilidade, depressão, fraqueza, mioclonias, depressão respiratória, crise convulsiva e estado epilético. Não foram relatados casos fatais com doses de até 720 mg.

Manejo

- Não há antídoto específico.
- Realizar indução de vômito ou lavagem gástrica quando indicado.
- Instituir medidas de suporte intensivo.
- A diálise não é útil, em função da metabolização predominantemente hepática.

POPULAÇÕES ESPECIAIS

GRAVIDEZ

Não há estudos controlados em gestantes, e estudos em animais foram positivos para teratogênese.

LACTAÇÃO

Não é recomendada na lactação.

CRIANÇAS

A segurança e a eficácia não foram estabelecidas em crianças com menos de 12 anos.

IDOSOS

A farmacocinética é similar em adultos e idosos saudáveis. Alguns pacientes podem tolerar melhor doses mais baixas.[4]

INSUFICIÊNCIA HEPÁTICA

A eliminação é reduzida e pode necessitar de dose mais baixa.[4]

INSUFICIÊNCIA RENAL

Não é recomendado ajuste de dose.[4]

INSUFICIÊNCIA CARDÍACA

Não é recomendado ajuste de dose.[4]

LABORATÓRIO

Exames prévios ao uso

Recomenda-se monitoramento laboratorial da função hepática.

Exames de acompanhamento

Recomenda-se monitoramento laboratorial da função hepática.

Podem ser consideradas verificações oftalmológicas em tratamentos de longa duração.[4]

PRECAUÇÕES E DICAS

1. Pode causar depressão do SNC. Comunicar aos pacientes sobre esse risco.
2. Pode causar SSJ, e casos fatais foram relatados. Descontinuar o medicamento na presença de sinais de hipersensibilidade.
3. Foi reportada ideação suicida no uso de vários anticonvulsivantes.
4. O uso em condições não bem estabelecidas, em pacientes sem epilepsia, provocou crises convulsivas e estado epilético em alguns indivíduos. Nesse caso, descontinuar a tiagabina e investigar outras causas de crise convulsiva. Também deve-se ter cautela ao prescrever o medicamento a pacientes com história de estado de mal epiléptico ou de alterações no EEG.
5. Estimula o sono delta de ondas lentas, o que pode ser útil em síndromes de dor neuropática crônica.[4]

REFERÊNCIAS

1. Paparrigopoulos T, Tzavellas E, Karaiskos D, Malitas P, Liappas I. An open pilot study of tiagabine in alcohol dependence: tolerability and clinical effects. J Psychopharmacol. 2010;24(9):1375-80. PMID [19346278]
2. González G, Desai R, Sofuoglu M, Poling J, Oliveto A, Gonsai K, et al. Clinical efficacy of gabapentin versus tiagabine for reducing cocaine use among cocaine dependent methadone-treated patients. Drug Alcohol Depend. 2007;87(1):1-9. PMID [16930857]
3. Dunlop BW, Papp L, Garlow SJ, Weiss PS, Knight BT, Ninan PT. Tiagabine for social anxiety disorder. Hum Psychopharmacol. 2007;22(4):241-4. PMID [17476705]
4. Stahl SM. Fundamentos de psicofarmacologia de Stahl: guia de prescrição. 6. ed. Porto Alegre: Artmed; 2019.
5. Tiagabine: drug information [Internet]. UpToDate. Waltham: UpToDate; 2022 [vapturado em 6 out. 2022]. Disponível em: https://www.uptodate.com/contents/tiagabine-drug-information?search=tiagabine&source=panel_search_result&selectedTitle=1~26&usage_type=panel&kp_tab=drug_general&display_rank=1.
6. Uthman BM, Rowan AJ, Ahmann PA, Leppik IE, Schachter SC, Sommerville KW, et al. Tiagabine for complex partial seizures: a randomized, add-on, dose-response trial. Arch Neurol. 1998;55(1):56-62. PMID [9443711]
7. Slater J, Chung S, Huynh L, Duh MS, Gorin B, McMicken C, et al. Efficacy of antiepileptic drugs in the adjunctive treatment of refractory partial-onset seizures: Meta-analysis of pivotal trials. Epilepsy Res. 2018;143:120-9. PMID [29784458]
8. Pulman J, Hutton JL, Marson AG. Tiagabine add-on for drug-resistant partial epilepsy. Cochrane Database Syst Rev. 2014;2014(2):CD001908. PMID [24500879]
9. Winhusen TM, Somoza EC, Harrer JM, Mezinskis JP, Montgomery MA, Goldsmith RJ, et al. A placebo-controlled screening trial of tiagabine, sertraline and donepezil as cocaine dependence treatments. Addiction. 2005;100(Suppl 1):68-77. PMID [15730351]
10. Schwartz TL, Azhar N, Husain J, Nihalani N, Simionescu M, Coovert D, et al. An open-label study of tiagabine as augmenta-

tion therapy for anxiety. Ann Clin Psychiatry. 2005;17(3):167-72. PMID [16433059]
11. Todorov AA, Kolchev CB, Todorov AB. Tiagabine and gabapentin for the management of chronic pain. Clin J Pain. 2005;21(4):358-61. PMID [15951655]

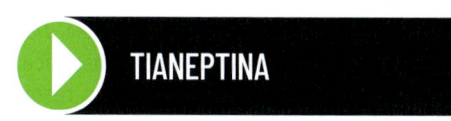

TIANEPTINA

APRESENTAÇÕES COMERCIAIS

STABLON (SERVIER)
▸ Caixas com 30 ou 60 drágeas de 12,5 mg.

MODO DE USAR

A dose recomendada é de 12,5 mg, 3 vezes ao dia, antes das principais refeições. Pode ser iniciada já na dose ideal. Em idosos e nos casos de IR e cirrose grave, é sugerida a dose de 12,5 mg, 2 vezes ao dia. Frequentemente, necessita de 2 a 4 semanas para o início da ação. Se após 6 semanas houver resposta parcial, sugere-se aumento da dose. Após remissão dos sintomas, sugere-se continuar o tratamento de manutenção por 1 ano para aqueles pacientes que tiveram o primeiro episódio de depressão. Para aqueles que tiveram dois ou mais episódios, poderá ser necessário tratamento contínuo.

TEMPO PARA INÍCIO DE AÇÃO

O início da ação terapêutica costuma ocorrer entre 2 e 4 semanas. Em idosos, podem ser necessárias 6 semanas para ação terapêutica.

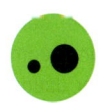

VARIAÇÃO USUAL DA DOSE

A dose pode variar entre 25 e 50 mg/dia.

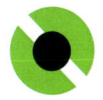

MODO DE SUSPENDER

Muitos pacientes toleram redução de 50% da dose por 3 dias, depois outra redução de 50% por 3 dias, e então descontinuação. Caso surjam sintomas de retirada durante a descontinuação, retomar a dose anterior para interromper os sintomas e depois reiniciar a retirada mais lentamente.

CLASSE, MECANISMO DE AÇÃO E FARMACODINÂMICA

A tianeptina é uma molécula derivada dos ADTs. É um modulador glutamatérgico, talvez por meio da potencialização da função dos receptores de AMPA. A tianeptina, ao contrário dos outros ADs, aumenta a recaptação de serotonina nos terminais nervosos serotonérgicos presentes no córtex, no hipocampo e no sistema límbico. É isenta de efeitos anticolinérgicos, não produz alterações significativas no ECG e na PA, não induz modificações de peso, não causa perturbações no ciclo sono-vigília e tem baixa propensão para abuso ou dependência. Tem efeito ansiolítico sem causar sedação e, consequentemente, sem afetar a memória, a atenção ou outras funções cognitivas. Alguns estudos têm demonstrado que a tianeptina potencializa a plasticidade e a sobrevivência neuronal e previne a toxicidade por glutamato e a atrofia celular cerebral induzida pelo estresse.[1] Suspeita-se que tenha ação agonista nos receptores opiáceos μ, o que justificaria seu potencial para abuso.

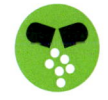

FARMACOCINÉTICA

É bem absorvida por VO, atingindo o pico de concentração plasmática em torno de 1 hora após a ingestão. Sua biodisponibilidade é de 99%, e não sofre metabolismo hepático de primeira passagem. Liga-se intensamente às proteínas plasmáticas (95%). É oxidada no fígado (CYP2A3, e não CYP2D6 ou CYP1A1), sendo menos de 3% excretados na urina de forma inalterada, e 66% sob a forma de metabólitos. Sua farmacocinética é pouco afetada pelo álcool, pela cirrose hepática e pela idade, embora os metabólitos sejam mais elevados no sangue de idosos do que no de indivíduos jovens. Sua meia-vida é de 6,3 ± 2,5 horas, aumentando em situações de IR e em idosos. Nessas situações, a dose diária deve ser ajustada.[1]

A tianeptina é um AD eficaz no tratamento do TDM tanto em curto quanto em longo prazo.[1] Em estudos com duração de 4 a 24 semanas, a tianeptina foi comparada a outros ADs, como amitriptilina, imipramina, mianserina, paroxetina e fluoxetina, demonstrando eficácia equivalente.[1] Um ECR controlado por placebo com duração de 8 semanas também demonstrou a eficácia da tianeptina no tratamento da depressão em idosos.[2] Um recente

ECR de manutenção de 24 semanas em pacientes com TB demonstrou que a tianeptina como tratamento adjuvante não foi superior ao placebo para prevenir recaídas. O grupo que utilizou tianeptina, entretanto, apresentou melhor desempenho em testes de memória de trabalho e atenção, sugerindo um efeito pró-cognitivo desse medicamento.[3]

INDICAÇÕES

Evidências CONSISTENTES de eficácia
- TDM com ou sem sintomas de ansiedade.[1,2]
- Distimia.[1,2]
- TDM no idoso.[1,2]

Evidências INCOMPLETAS de eficácia
- TDM em pacientes com dependência de álcool em abstinência.[4]
- TEPT.[5]
- TDM associada à DE.[6]
- TDM na DP.[7]
- Tratamento da irritabilidade em crianças com TEA.[8]
- TDAH.[9]
- Síndrome do colón irritável.[10]
- Melhora da memória de trabalho e atenção em pacientes com TB durante o tratamento de manutenção.[3]

Esse medicamento não tem uso aprovado pela FDA para nenhuma doença.

CONTRAINDICAÇÕES

Absolutas
- Hipersensibilidade à tianeptina ou a qualquer componente da fórmula.
- Pacientes em uso de IMAO.

Relativas
- Mulheres grávidas.
- Mulheres amamentando.

REAÇÕES ADVERSAS

Mais comuns: Anorexia, ansiedade, astenia, boca seca, cefaleia, constipação, dificuldade de concentração, dor abdominal, hipotensão postural, insônia, náusea, perda de memória, pesadelos, sonolência, tontura, vertigem.

Menos comuns: Abstinência, agitação, alergia, alteração do paladar, calorões, dor epigástrica, dor lombar, dor precordial, extrassístoles, flatulência, ganho de peso, insuficiência hepática, irritabilidade, mialgia, palpitação, prurido, taquicardia, tremores, visão turva, vômito.

INTOXICAÇÃO

Sintomas

Existem poucos relatos de caso de *overdoses* com tianeptina. Há um caso de suicídio de um paciente com *overdose* de tianeptina associada ao uso de álcool. O seguimento de 380 pacientes com TDM por até 1 ano verificou que 7 deles que tentaram suicídio com esse medicamento tiveram boa recuperação, mesmo tendo ingerido outras substâncias simultaneamente. Outros 14 pacientes que ingeriram doses elevadas (10 a 60 comprimidos com ou sem álcool ou outros agentes psicotrópicos) também tiveram um curso favorável, recuperando-se sem complicações graves.

Manejo
- O tratamento do quadro de intoxicação consiste em lavagem gástrica, controle dos sinais vitais e medidas de suporte.

POPULAÇÕES ESPECIAIS

GRAVIDEZ

Em estudos com animais, não houve evidência de efeitos sobre as funções reprodutivas, com passagem transplacentária pequena e sem acúmulo fetal. Como não há experiência com a tianeptina em gestantes, não deve ser usada nessas populações.[11]

Um relato de caso da literatura científica apresentou uma gestante que fazia uso abusivo do medicamento, utilizando mais de 650 mg de tianeptina diariamente. O recém-nascido apresentou síndrome da abstinência neonatal semelhante à do uso de opioides.[11]

Como não há estudos bem conduzidos com a tianeptina em gestantes, não deve ser usada nessa população.

LACTAÇÃO

Alguma quantidade da substância é encontrada no leite materno.

Não é recomendado o uso durante a gravidez. O período pós-parto imediato, entretanto, é uma época de alto risco de depressão, especialmente em mulheres que tiveram episódios depressivos prévios, portanto poderá ser necessário reintroduzir a substância logo após o nascimento para prevenir recorrência.

Devem ser ponderados os benefícios da amamentação com os riscos e benefícios de tratamento com AD *versus* não tratamento para o bebê e a mãe. Para muitas pacientes, isso pode significar a continuidade do tratamento durante a amamentação.

CRIANÇAS

Há escassez de estudos sobre a tianeptina em crianças. Em um ensaio clínico com 12 crianças com TEA, a tianeptina foi bem tolerada e apresentou eficácia no tratamento da irritabilidade.[8] Usar com cautela, observando surgimento de ideação suicida ou virada maníaca e informar os pais ou responsáveis sobre esse risco para que possam ajudar no cuidado.

IDOSOS

É efetiva e bem tolerada em idosos, pois tem efeitos anticolinérgicos muito discretos e praticamente nenhuma ação sobre o aparelho cardiocirculatório. A dose deve ser reduzida para 25 mg/dia. Houve redução no risco de suicídio com ADs em comparação ao placebo em adultos com mais de 65 anos.

INSUFICIÊNCIA HEPÁTICA

Em pacientes com cirrose grave (classe C, Child-Pugh), a dose deve ser restringida a 25 mg/dia.

INSUFICIÊNCIA RENAL

A dose deve ser reduzida para 25 mg/dia na IR grave.

INSUFICIÊNCIA CARDÍACA

É recomendado ECG basal previamente ao início do uso da medicação para avaliar intervalo QT. Avaliar o risco em relação ao benefício caso o intervalo esteja alargado.

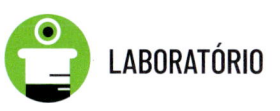

LABORATÓRIO

Exames prévios ao uso

Pacientes com mais de 50 anos e aqueles pacientes com insuficiência cardíaca devem realizar ECG basal.

Exames de acompanhamento

Nenhum recomendado para indivíduos saudáveis.

PRECAUÇÕES E DICAS

1. Como ocorre com os outros ADs, recomenda-se o monitoramento dos pacientes em relação ao RS, especialmente no início do tratamento.
2. Trata-se de um medicamento com potencial de abuso e dependência com efeitos euforizantes similares ao de opioides. Usar com cuidado em pacientes com história de dependência de substâncias.
3. É necessário um período mínimo de 2 semanas entre o fim do tratamento com um IMAO e o início do tratamento com tianeptina. Já a substituição da tianeptina por um IMAO pode ocorrer após um intervalo livre de 24 horas sem uso de tianeptina.
4. Em caso de anestesia geral, é conveniente advertir o anestesiologista e suspender o tratamento de 24 a 48 horas antes do procedimento cirúrgico.

REFERÊNCIAS

1. Kasper S, McEwen BS. Neurobiological and clinical effects of the antidepressant tianeptine. CNS Drugs. 2008;22(1):15-26. PMID [18072812]
2. Emsley R, Ahokas A, Suarez A, Marinescu D, Dóci I, Lehtmets A, et al. Efficacy of tianeptine 25-50 mg in elderly patients with recurrent major depressive disorder: an 8-week placebo- and escitalopram-controlled study. J Clin Psychiatry. 2018;79(4):17m11741. PMID [29995359]
3. Kauer-Sant'Anna M, Frey BN, Fijtman A, Loredo-Souza AC, Dargél AA, Pfaffenseller B, et al. Adjunctive tianeptine treatment for bipolar disorder: a 24-week randomized, placebo-controlled, maintenance trial. J Psychopharmacol. 2019;33(4):502-10. PMID [30835152]
4. Malka R, Lôo H, Souche A, Marey C, Kamoun A. Long-term administration of tianeptine in depressed patients after alcool withdrawal. Br J Psych. 1992;160(15):66-71. PMID [1389025]
5. Onder E, Tural U, Aker T. A comparative study of fluoxetine, moclobemide, and tianeptine in the treatment of posttraumatic stress disorder following an earthquake. Eur Psychiatry. 2006;21(3):174-9. PMID [15964747]
6. El-Shafey H, Atteya A, El-Magd SA, Hassanein A, Fathy A, Shamloul R. Tianeptine can be effective in men with depression and erectile dysfunction. J Sex Med. 2006;3(5):910-7. PMID [16942535]

7. Levin OS. Coaxil (tianeptine) in the treatment of depression in Parkinson's disease. Neurosci Behav Physiol. 2007;37(4):419-24. PMID [17457538]
8. Niederhofer H, Staffen W, Mair A. Tianeptine: a novel strategy of psychopharmacological treatment of children with autistic disorder. Hum Psychopharmcol. 2003;18(5):389-93. PMID [12858327]
9. Niederhofer H. Tianeptine as a slightly effective therapeutic option for attention-deficit hyperactivity disorder. Neuropsychobiology. 2004;49(3):130-3. PMID [15034228]
10. Sohn W, Lee OY, Kwon JG, Park KS, Lim YJ, Kim TH, et al. Tianeptine vs amitriptyline for the treatment of irritable bowel syndrome with diarrhea: a multicenter, open-label, non-inferiority, randomized controlled study. Neurogastroenterol Motil. 2012;24(9):860-7. PMID [22679908]
11. Bence C, Bonord A, Rebillard C, Vaast P, Alexandre C, Jardri R, et al. Neonatal abstinence syndrome following tianeptine dependence during pregnancy. Pediatrics. 2016;137(1):e20151414. PMID [26659818]

TIORIDAZINA

APRESENTAÇÕES COMERCIAIS

MELLERIL (BL INDÚSTRIA ÓTICA)
- Caixas com 20 comprimidos de 10 mg.
- Caixas com 20 comprimidos de 25 mg.
- Caixas com 20 drágeas de 50 mg.
- Caixas com 20 ou 100* drágeas de 100 mg.
- Caixas com 20 ou 100 comprimidos de desintegração lenta de 200 mg.

UNITIDAZIN (UNIÃO QUÍMICA)
- Caixas com 20 comprimidos de 50 mg.
- Caixas com 20 ou 100* comprimidos de 100 mg.

*Embalagem hospitalar.

MODO DE USAR

A dose deve ser ajustada individualmente para o controle sintomático. Uma dose de 100 mg de tioridazina é equivalente à mesma dose de clorpromazina.[1]

A dose média no episódio agudo varia de 200 a 600 mg, sendo estipulada uma dose máxima de 800 mg/dia devido ao risco de retinopatia pigmentar com quantidades maiores. A introdução do medicamento deve ser feita por meio de aumentos graduais, podendo ser fracionada em 2 a 4 tomadas diárias.

TEMPO PARA INÍCIO DE AÇÃO

Dentro de 1 semana, sintomas psicóticos podem diminuir. No entanto, o efeito completo demora algumas semanas até ser atingido.[2]

VARIAÇÃO USUAL DA DOSE

Esquizofrenia: 200 a 800 mg.

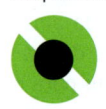

MODO DE SUSPENDER

Reduzir lentamente ao longo de 6 a 8 semanas.

CLASSE, MECANISMO DE AÇÃO E FARMACODINÂMICA

A tioridazina é um derivado piperidínico do grupo das fenotiazinas.[1] Atua por meio de efeito antagonista dopaminérgico em receptores D2 na via mesolímbica, reduzindo os sintomas positivos da esquizofrenia.[3,4] O fármaco também tem atividade sobre receptores muscarínicos, α-adrenérgicos e histamínicos (o que explica efeitos adversos como boca seca, constipação, hipotensão postural e sedação).

FARMACOCINÉTICA

É metabolizada no fígado (citocromo P450 2D6), dando origem a dois metabólitos: a mesoridazina e a sulforidazina. O início do efeito ocorre entre 30 e 60 minutos após a ingestão. A concentração plasmática máxima é atingida em 2 a 4 horas, e sua meia-vida é de 21 a 24 horas.[1] Sua excreção se dá em maior parte pela urina. Uma pequena quantidade é excretada nas fezes.

INDICAÇÕES

Evidências CONSISTENTES de eficácia
- Esquizofrenia refratária a outros APs.

Evidências INCOMPLETAS de eficácia
- Agitação psicomotora em demências.
- Psicoses na infância.

CONTRAINDICAÇÕES

- Hipersensibilidade ao fármaco.
- Antecedentes de discrasias sanguíneas.
- Coma ou depressão acentuada do SNC.
- Doença cardíaca grave (insuficiência cardíaca, IAM recente).
- Prolongamento do intervalo QT ou outras arritmias.

REAÇÕES ADVERSAS

Mais comuns: Aumento do apetite, constipação, hipotensão postural, sedação, tontura e tremores finos.

Menos comuns: Acatisia, agitação, agranulocitose, alteração na condução cardíaca, alteração na função hepática, alteração no ECG (aumento do intervalo QT, depressão do segmento ST e alterações na condução AV), arritmias, ataxia, boca seca, congestão nasal, convulsão, crises oculogíricas, déficit cognitivo, *delirium*, dermatite esfoliativa, diminuição da libido, disartria, discinesia tardia, distonia, ejaculação retrógrada, fotossensibilidade cutânea, galactorreia, ganho de peso, glaucoma, hiperglicemia, hiperpigmentação cutânea, hiporreflexia, icterícia, íleo paralítico, impotência, incontinência urinária, inquietude, leucocitose, leucopenia, náusea, parkinsonismo, priapismo, *rash* cutâneo, redução do limiar convulsivo, retenção urinária, retinopatia pigmentar, rigidez muscular, salivação, efeitos colaterais extrapiramidais, síndrome neuroléptica maligna, taquicardia, urticária, vertigem e visão turva.

INTOXICAÇÃO

Sintomas
Depressão do SNC (sonolência até coma), hipotensão, efeitos colaterais extrapiramidais, agitação, inquietude, convulsões, febre, boca seca, íleo paralítico e arritmias cardíacas. É importante afastar a possibilidade de SNM.

Manejo
- Basicamente de suporte e sintomático.
- No período inicial, fazer lavagem gástrica.
- Não induzir vômitos devido ao risco de aspiração.
- Manter as vias aéreas permeáveis.
- Na presença de efeitos colaterais extrapiramidais graves, usar antiparkinsonianos com precaução.

POPULAÇÕES ESPECIAIS

GRAVIDEZ
Seu uso é desaconselhado durante a gestação.[5]

LACTAÇÃO
A tioridazina é excretada no leite materno. A amamentação é desaconselhada em razão de desconhecimento acerca dos riscos para o desenvolvimento do bebê.

CRIANÇAS
Com cautela, pode ser usada em crianças. Iniciar com pequenas doses e elevá-las lentamente. Podem ser usadas doses de 1 a 3 mg/kg/dia.

IDOSOS
Deve-se iniciar com dose entre 10 e 25 mg, 1 a 2 vezes ao dia, e fazer aumentos graduais (entre 10 e 25 mg) conforme a necessidade em intervalos de 4 a 7 dias até um máximo de 400 mg.[2] O metabolismo hepático mais lento e a maior sensibilidade ao bloqueio dopaminérgico e muscarínico tornam os efeitos colaterais mais intensos nos idosos. Além disso, idade superior a 65 anos é fator de risco para alterações de condução cardíaca, sendo necessário cuidado ainda maior nesses pacientes devido ao potencial cardiotóxico do fármaco.

INSUFICIÊNCIA HEPÁTICA
Doses menores são recomendadas.

INSUFICIÊNCIA RENAL
Doses menores são recomendadas.

INSUFICIÊNCIA CARDÍACA
Evitar o uso, pois há risco de arritmias.

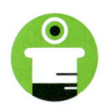

LABORATÓRIO

Exames prévios ao uso
ECG, hemograma, potássio sérico, glicemia de jejum, perfil lipídico.

Exames de acompanhamento

ECG, hemograma e potássio sérico. Em pacientes com alto risco para complicações metabólicas, monitorar triglicerídeos. Caso haja ganho de peso significativo a partir do início do fármaco (mais de 5% do peso inicial), acompanhar glicemia de jejum e perfil lipídico.[2]

⚠ PRECAUÇÕES E DICAS

1. Evitar uso concomitante de depressores do SNC, como o álcool, além de outros medicamentos que possam causar alterações de condução cardíaca, como APs e ADTs.
2. Ficar atento a sinais de alterações hematológicas (agranulocitose e leucopenia), como febre e dor de garganta.
3. Ter cautela com o uso em pacientes com epilepsia, pois a tioridazina é potencial redutora do limiar convulsivo.
4. Deve ser realizada avaliação oftalmológica a cada 2 anos para pacientes sob uso crônico de tioridazina, devido ao risco de retinopatia pigmentar (condição rara, porém grave e irreversível).
5. Pacientes com câncer de mama devem evitar o uso de fenotiazínicos, uma vez que 1/3 desses tumores é prolactino-dependente.
6. Ficar atento ao risco de hipotensão, principalmente em idosos e mulheres.
7. Pacientes que dirigem ou operam máquinas perigosas devem ser orientados quanto aos efeitos sedativos e à diminuição dos reflexos produzidos pelo medicamento.
8. Para realizar ECT, aconselha-se retirar previamente o fármaco. Entretanto, ele pode ser mantido em pacientes muito agitados.
9. O prolongamento do intervalo QT é dose-dependente. Portanto, o fármaco deve ser iniciado com doses baixas e seu aumento deve ser lento.
10. É necessário cuidado (ou considerar prescrever outro fármaco como alternativa) ao iniciar a tioridazina em pacientes com bradicardia, que usam medicamentos que podem induzir bradicardia (como β-bloqueadores) ou que tenham algum tipo de desequilíbrio eletrolítico em função do maior risco de prolongamento do intervalo QT.

REFERÊNCIAS

1. Schatzberg AF, Nemeroff CB, editors. The American Psychiatric Association Publishing textbook of psychopharmacology. 5th ed. Washington: APA; 2017.
2. Stahl SM. Stahl's essential pharmacology: prescriber's guide. 7th ed. Cambridge: Cambridge University Press; 2021.
3. Tardy M, Huhn M, Kissling W, Engel R, Leucht S. Haloperidol versus low-potency first-generation antipsychotic drugs for schizophrenia. Cochrane Database Syst Rev. 2014;(7):CD009268. PMID [25007358]
4. Fenton M, Rathbone J, Reilly J, Sultana A. Thioridazine for schizophrenia. Cochrane Database Syst Rev. 2007;2007(3):CD001944. PMID [17636691]
5. Einarson A, Boskovic R. Use and safety of antipsychotic drugs during pregnancy. J Psychiatric Pract. 2009;15(3):183-92. PMID [19461391]

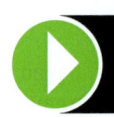

▶ TOPIRAMATO

🗍 APRESENTAÇÕES COMERCIAIS

AMATO (EUROFARMA)
▸ Caixas com 12, 30 ou 60 comprimidos de 25 mg.
▸ Caixas com 12, 30 ou 60 comprimidos de 50 mg.
▸ Caixas com 12, 30 ou 60 comprimidos de 100 mg.

ARASID (ACCORD)
▸ Caixas com 10, 20, 30 ou 60 comprimidos de 25 mg.
▸ Caixas com 10, 20, 30 ou 60 comprimidos de 50 mg.
▸ Caixas com 10, 20, 30 ou 60 comprimidos de 100 mg.

ÉGIDE (LIBBS)
▸ Caixas com 10, 30 ou 60 comprimidos de 25 mg.
▸ Caixas com 10, 30 ou 60 comprimidos de 50 mg.
▸ Caixas com 30 ou 60 comprimidos de 100 mg.

ÓPERA (SUPERA)
▸ Caixas com 12, 30 ou 60 comprimidos de 25 mg.
▸ Caixas com 12, 30 ou 60 comprimidos de 50 mg.
▸ Caixas com 12, 30 ou 60 comprimidos de 100 mg.

RITOP (ZYDUS)
▸ Caixas com 60 comprimidos de 50 mg.

TÊMPORA (CRISTÁLIA)
▸ Caixas com 12, 30 ou 60 comprimidos de 25 mg.

- Caixas com 12, 30 ou 60 comprimidos de 50 mg.
- Caixas com 12, 30 ou 60 comprimidos de 100 mg.

TOPAMAX (JANSSENG-CILAG)
- Caixas com 10, 20, 30, 42 ou 60 comprimidos de 25 mg.
- Caixas com 10, 20, 30, 42 ou 60 comprimidos de 50 mg.
- Caixas com 20, 30, 42 ou 60 comprimidos de 100 mg.

TOPIRAMATO (ACCORD)
- Caixas com 10, 20, 30 ou 60 comprimidos de 25 mg.
- Caixas com 10, 20, 30 ou 60 comprimidos de 50 mg.
- Caixas com 10, 20, 30 ou 60 comprimidos de 100 mg.

TOPIRAMATO (ACHÉ)
- Caixas com 10, 20, 30, 42, 60, 90 ou 500* comprimidos de 25 mg.
- Caixas com 10, 20, 30, 42, 60, 90 ou 500* comprimidos de 50 mg.
- Caixas com 10, 20, 30, 42, 60, 90 ou 500* comprimidos de 100 mg.

TOPIRAMATO (BRAINFARMA, ZYDUS)
- Caixas com 60 comprimidos de 25 mg.
- Caixas com 60 comprimidos de 50 mg.
- Caixas com 60 comprimidos de 100 mg.

TOPIRAMATO (EMS, FURP, GERMED, LEGRAND, NOVA QUÍMICA)
- Caixas com 10, 20, 30, 60, 450* ou 500* comprimidos de 25 mg.
- Caixas com 10, 20, 30, 60, 450* ou 500* comprimidos de 50 mg.
- Caixas com 10, 20, 30, 60, 450* ou 500* comprimidos de 100 mg.

TOPIRAMATO (EUROFARMA)
- Caixas com 12, 30 ou 60 comprimidos de 25 mg.
- Caixas com 12, 30 ou 60 comprimidos de 50 mg.
- Caixas com 12, 30 ou 60 comprimidos de 100 mg.

TOPIRAMATO (SANDOZ, UNIÃO QUÍMICA, VITAMEDIC)
- Caixas com 10, 20, 30 ou 60 comprimidos de 50 mg.
- Caixas com 10, 20, 30 ou 60 comprimidos de 100 mg.

TOPIRAMATO (TEUTO)
- Caixas com 10, 20, 30, 60, 200* ou 500* comprimidos de 25 mg.
- Caixas com 10, 20, 30, 60, 200* ou 500* comprimidos de 50 mg.
- Caixas com 10, 20, 30, 60, 200* ou 500* comprimidos de 100 mg.

TOPTIL (SANDOZ)
- Caixas com 10, 20, 30 ou 60 comprimidos de 50 mg.
- Caixas com 10, 20, 30 ou 60 comprimidos de 100 mg.

VIDMAX (ACHÉ)
- Caixas com 10, 20, 30, 42, 60, 90 ou 500* comprimidos de 25 mg.
- Caixas com 10, 20, 30, 42, 60, 90 ou 500* comprimidos de 50 mg.
- Caixas com 10, 20, 30, 42, 60, 90 ou 500* comprimidos de 100 mg.

*Embalagem hospitalar.

MODO DE USAR

O tratamento deve iniciar com a menor dose possível, e os aumentos devem ser lentos e graduais até a dose efetiva. Em geral, inicia-se com 25 mg/dia, com aumentos subsequentes de 25 mg por semana. Recomenda-se que seja administrado à noite em razão de possíveis efeitos sedativos. A alimentação não influencia sua absorção, portanto pode ser administrado independentemente das refeições. Sua meia-vida longa, de cerca de 19 a 23 horas, permite a administração em 2 doses ao dia ou até em dose única.

TEMPO PARA INÍCIO DE AÇÃO

Anticonvulsivante: Geralmente apresenta resposta positiva em 2 semanas.

Prevenção de enxaqueca: o tempo para início de ação é de 2 a 4 semanas.

VARIAÇÃO USUAL DA DOSE

- Anticonvulsivante: As doses normalmente se situam entre 100 e 200 mg/dia, em 2 tomadas

diárias. A dose máxima, em geral, é de 400 mg/dia.
- Prevenção de enxaqueca: Em geral, as doses vão até 100 mg/dia.
- Controle de peso associado ao uso de psicofármacos: Há relatos de efeitos positivos para diminuição de peso quando associado a estabilizadores do humor, com dose baixa, de 50 mg/dia.

MODO DE SUSPENDER

A retirada do medicamento deve ser feita de forma gradual, para evitar crises convulsivas, mesmo em pacientes sem história de epilepsia. A descontinuação rápida pode aumentar o risco de recaída em pacientes bipolares.

CLASSE, MECANISMO DE AÇÃO E FARMACODINÂMICA

O topiramato é um monossacarídeo substituído por sulfamato com propriedade anticonvulsivante. Estruturalmente diferente dos demais anticonvulsivantes, seu mecanismo de ação ainda não está totalmente elucidado. Dentre os mecanismos de ação descritos, encontram-se o antagonismo de receptores glutamatérgicos do tipo AMPA/cainato, que leva à estabilização das membranas neurais hiperexcitadas, diminuindo a propagação dos impulsos sinápticos; o aumento da resposta neuronal ao GABA (por meio de receptores do tipo GABA-A); a redução da excitabilidade neuronal por inibição dos canais de sódio, diminuindo a excitabilidade neuronal; e a inibição das isoenzimas da anidrase carbônica II e IV.

FARMACOCINÉTICA

O topiramato é rapidamente absorvido quando ingerido por VO, atingindo o pico de concentração plasmática em 2 a 3 horas. Sua biodisponibilidade é de 80%. A taxa e a extensão da absorção oral não são influenciadas pelas refeições, podendo, portanto, ser administrado independentemente da alimentação. Liga-se fracamente às proteínas plasmáticas; portanto, em princípio, não interage com agentes que usam esses sítios de ligação. Parece atravessar rapidamente a barreira hematencefálica. É minimamente metabolizado no fígado (correspondendo a apenas 10% do metabolismo total); entretanto, esse metabolismo aumenta em 2 a 3 vezes quando o medicamento é ingerido na presença de fármacos indutores de enzimas hepáticas (p. ex., AVP, carbamazepina e fenitoína), ocasionando, dessa forma, diminuições nas concentrações séricas de topiramato. É excretado sobretudo por via renal. Cerca de 70 a 80% da dose são excretados inalterados pela urina, e o mecanismo renal envolvido na excreção parece ser o de reabsorção tubular. A meia-vida de eliminação é de aproximadamente 19 a 23 horas, permitindo, assim, 2 doses ao dia (ou até mesmo dose única).

INDICAÇÕES

Evidências CONSISTENTES de eficácia
- Monoterapia para crises parciais ou tônico-clônicas generalizadas primárias em pacientes com idade igual ou superior a 2 anos.[1]
- Terapia adjuvante para crises parciais ou crises tônico-clônicas generalizadas primárias em pacientes adultos e pediátricos acima de 2 anos de idade.[2]
- Terapia adjuvante para convulsões associadas à síndrome de Lennox-Gastaut em pacientes acima de 2 anos de idade.[3]
- Profilaxia da enxaqueca em crianças de 12 anos ou mais e adultos.[4]
- Terapia adjuvante para controle de peso em adultos.[5]
- Terapia para ganho de peso induzido por psicofármacos.[6]

Evidências INCOMPLETAS de eficácia
- Transtorno de compulsão alimentar.[7]
- Bulimia nervosa.

CONTRAINDICAÇÕES

Absolutas
- Gravidez.
- Hipersensibilidade ao medicamento.

Relativas
- IR de moderada a grave (ajustar a dose para 50% da dose habitual e monitorar cuidadosamente).

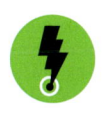

REAÇÕES ADVERSAS

Mais comuns: Anorexia, ataxia, déficit cognitivo (lentificação do pensamento, prejuízo da concentração e da memória, prejuízo na fala), fadiga, náusea, parestesias, sonolência, tontura, tremor.

Menos comuns: Acidose metabólica hiperclorêmica, aumento do risco para formação de cálculos renais (devido a hipocitratúria, hipercalciúria e pH urinário elevado), dispraxias, GAF, hiperamonemia com ou sem encefalopatia (principalmente quando associado ao AVP), hipertermia, mialgia, miopia adquirida, paladar alterado.

INTOXICAÇÃO

Sintomas

Agitação, convulsões, déficit cognitivo, descoordenação motora, diplopia, distúrbios da fala, dor abdominal, estupor, hipotensão, letargia, sonolência, tontura e visão turva.

Manejo

- Recomenda-se lavagem gástrica se a ingesta for recente.
- A hemodiálise é eficaz para a retirada do topiramato do organismo, e o paciente deve ser bem hidratado.
- Deve-se fornecer tratamento de suporte e observar para o risco de acidose metabólica.

POPULAÇÕES ESPECIAIS

GRAVIDEZ

Seu uso não é recomendado durante a gravidez. Há descrição de aumento no risco de fenda labial e/ou palatina e baixo peso ao nascer. Seus riscos potenciais durante a gravidez são conhecidos, assim seu uso está justificado apenas em casos nos quais os benefícios do medicamento superarem os riscos. Categoria D da FDA.

LACTAÇÃO

O topiramato foi encontrado no leite materno. Seu uso não é recomendado durante a lactação; no entanto, se o uso for inevitável, deve-se suspender a lactação. Caso ocorra uso durante a lactação, deve-se realizar monitoramento para a ocorrência de efeitos colaterais nos bebês. Em casos de ocorrência de irritabilidade ou sedação nos bebês, o topiramato deve ser descontinuado.

CRIANÇAS

Segurança e efetividade estabelecidas em crianças a partir de 2 anos para o tratamento de epilepsia.

IDOSOS

Geralmente são mais propensos aos efeitos colaterais.

INSUFICIÊNCIA HEPÁTICA

O topiramato pode ser usado, mas com cautela.

INSUFICIÊNCIA RENAL

O topiramato deve ter sua dose diminuída pela metade, tendo em vista ser excretado por via renal. Pacientes realizando hemodiálise podem necessitar de dose suplementar da medicação.

INSUFICIÊNCIA CARDÍACA

O topiramato pode ser usado, mas com cautela.

LABORATÓRIO

Exames prévios ao uso

Verificar bicarbonato sérico.

Exames de acompanhamento

Seguir monitorando a concentração de bicarbonato sérico durante o tratamento para avaliar acidose metabólica hiperclorêmica. Não é necessária a realização de dosagens séricas para controle das concentrações desse medicamento.

PRECAUÇÕES E DICAS

1. Como esse medicamento pode causar sonolência, fadiga e tontura, orientar os pacientes quanto ao perigo de dirigir automóveis e operar máquinas perigosas no período de estabilização da dose.
2. O topiramato é eliminado amplamente pelos rins; portanto, uma redução da função renal acarreta aumento das concentrações sanguíneas desse medicamento. Em pacientes com IR moderada, as concentrações séricas podem aumentar até 50%, havendo, portanto, necessidade de reajuste da dose.

3. A hemodiálise remove o topiramato do plasma. Em pacientes que realizam esse procedimento, é necessária uma dose adicional do medicamento igual à metade da dose diária total. Metade da dose adicional deve ser administrada antes da sessão de hemodiálise, e a outra, depois.
4. O topiramato, por ser um inibidor da anidrase carbônica, pode aumentar o potencial para formação de cálculos renais, principalmente em populações de maior risco, como adultos jovens do sexo masculino e brancos com história pessoal ou familiar positiva para litíase renal. Esse risco aumenta também se o paciente estiver sob dieta cetogênica ou tomando outro medicamento inibidor da anidrase carbônica (p. ex., acetazolamida). Orientar o paciente para aumentar a ingestão de água.
5. As doenças hepáticas não parecem exercer efeito significativo sobre a farmacocinética do topiramato, não sendo necessário, em muitos casos, o ajuste da dose; no entanto, recomenda-se observação cuidadosa do paciente e titulação lenta e gradual.
6. Uma síndrome composta de miopia aguda associada a GAF secundário foi descrita com o uso do topiramato. Estar atento para alterações oculares durante o tratamento.
7. Oligoidrose e hipertermia também já foram descritas com o uso de topiramato e ocorrem com mais frequência em pacientes pediátricos. Recomenda-se, principalmente em locais com altas temperaturas, monitorar a temperatura corporal e observar redução na quantidade de suor.
8. Como os demais antiepiléticos, o topiramato pode elevar o risco para pensamentos e condutas suicidas, independentemente da função terapêutica para a qual está sendo utilizado. Avaliar cuidadosamente o aparecimento ou agravamento de tais sintomas durante o tratamento.

REFERÊNCIAS

1. Nevitt SJ, Sudell M, Cividini S, Marson AG, Smith CT. Antiepileptic drug monotherapy for epilepsy: a network meta-analysis of individual participant data. Cochrane Database Syst Rev. 2022;4(4):CD011412. PMID [35363878]
2. Bresnahan R, Hounsome J, Jette N, Hutton JL, Marson AG. Topiramate add-on therapy for drug-resistant focal epilepsy. Cochrane Database Syst Rev. 2019;10(10):CD001417. PMID [31642054]
3. Devi N, Madaan P, Ameen R, Sahu JK, Bansal D. Short-term and long-term efficacy and safety of antiseizure medications in lennox gastaut syndrome: a network meta-analysis. Seizure. 2022;99:164-75. PMID [35487871]
4. Locher C, Kossowsky J, Koechlin H, Lam TL, Barthel J, Berde CB, et al. Efficacy, safety, and acceptability of pharmacologic treatments for pediatric migraine prophylaxis: a systematic review and network meta-analysis. JAMA Pediatr. 2020;174(4):341-9. PMID [32040139]
5. Shi Q, Wang Y, Hao Q, Vandvik PO, Guyatt G, Li J, et al. Pharmacotherapy for adults with overweight and obesity: a systematic review and network meta-analysis of randomised controlled trials. Lancet. 2022;399(10321):259-69. PMID [34895470]
6. Hiluy JC, Nazar BP, Gonçalves WS, Coutinho W, Appolinario JC. Effectiveness of pharmacologic interventions in the management of weight gain in patients with severe mental illness: a systematic review and meta-analysis. Prim Care Companion CNS Disord. 2019;21(6):19r02483. PMID [31856432]
7. Nourredine M, Jurek L, Auffret M, Iceta S, Grenet G, Kassai B, et al. Efficacy and safety of topiramate in binge eating disorder: a systematic review and meta-analysis. CNS Spectr. 2021;26(5):459-67. PMID [32641176]

LEITURA RECOMENDADA

Gomes FA, Cerqueira RO, Lee Y, Mansur RB, Kapczinski F, McIntyre RS, et al. What not to use in bipolar disorders: a systematic review of non-recommended treatments in clinical practice guidelines. J Affect Disord. 2022;298(Pt A):565-76. PMID [34758372]

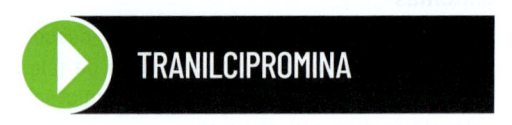

TRANILCIPROMINA

APRESENTAÇÕES COMERCIAIS

PARNATE (GLAXOSMITHKLINE)
▶ Embalagens com 20 comprimidos de 10 mg.

MODO DE USAR

Deve-se iniciar com 10 mg, 2 vezes ao dia (pela manhã e à tarde). Conforme resposta e tolerabilidade, pode-se aumentar a dose em incrementos de 10 a 20 mg por semana, até um máximo de 60 mg. Deve ser administrada pela manhã e após o almoço para evitar sintomas de insônia. Nos picos séricos, ocorre um efeito hipotensor importante que parece ser dependente da concentração plasmática. Para minimizar esse efeito, podem ser utilizadas pequenas doses divididas em várias tomadas diárias. Os IMAOs podem produzir a chamada síndrome de fadiga ao entardecer. Para minimizar esse efeito, recomenda-se a divisão da dose em 3 tomadas durante o dia e mais uma ao deitar. Não são descritas alterações de absorção quando administrada junto à alimentação, mas uma série de restrições dietéticas são necessárias devido à tiramina (ver tópico "Precauções e dicas").

TEMPO PARA INÍCIO DE AÇÃO

Efeitos iniciais podem ser esperados dentro de 1 a 2 semanas do início do tratamento, e melhora sintomática é observada dentro das 4 a 6 primeiras semanas de uso.

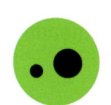

VARIAÇÃO USUAL DA DOSE

As doses habituais vão de 40 a 60 mg/dia.

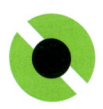

MODO DE SUSPENDER

A suspensão do medicamento deve ser lenta e gradual, para evitar sintomas de retirada.

CLASSE, MECANISMO DE AÇÃO E FARMACODINÂMICA

A tranilcipromina é um AD da classe dos IMAOs classificado como não reversível e não hidrazínico. Seu mecanismo de ação baseia-se na inibição irreversível das enzimas MAO-A e MAO-B, ocasionando um aumento da disponibilidade de adrenalina, noradrenalina, dopamina e serotonina. A inibição da MAO prossegue por mais de 10 dias após a retirada, até que as enzimas sejam novamente sintetizadas.

O risco de crises hipertensivas está relacionado à inibição da MAO-A, que é responsável pela metabolização da tiramina, uma amina vasoativa encontrada em diversos alimentos. Em excesso na corrente sanguínea, a tiamina eleva as concentrações de noradrenalina, o que pode causar um rápido aumento da PA, com risco de dano a órgãos-alvo, infarto, aneurisma e óbito. Alimentos e medicamentos contendo tiramina devem ser evitados e estão descritos no tópico "Precauções e dicas".

Devido à inibição irreversível da MAO, pode ocorrer síndrome serotonérgica, sobretudo quando a tranilcipromina é usada concomitantemente a fármacos que atuam na serotonina (ver tópico "Precauções e dicas").

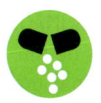

FARMACOCINÉTICA

É rapidamente absorvida por VO, atingindo picos plasmáticos em cerca de 2 horas após a ingestão. É eliminada quase de imediato e tem meia-vida de 1 a 3 horas. A tranilcipromina é amplamente distribuída por todo o organismo, e sua excreção é urinária. É inibidora da CYP2A6 e, em altas doses, da CYP2C19.

Apesar da eficácia reconhecida no tratamento do TDM,[1] o uso da tranilcipromina ficou limitado após a popularização dos ISRSs. O risco de crises hipertensivas e síndrome serotonérgica, com suas consequentes restrições dietéticas e de uso concomitante a outros fármacos, fez a tranilcipromina e outros IMAOs não constituírem tratamento de eleição, constando como segunda ou terceira linha no tratamento da depressão unipolar e bipolar conforme diretrizes clínicas.[2,3] Contudo, nos últimos anos, a literatura apresenta tendência a diminuir a gravidade das restrições impostas ao uso de IMAOs, pois os alimentos já não contêm tanta tiramina quanto no passado, tendo também sido reconsiderada a quantidade de tiramina necessária para desencadear uma crise hipertensiva.[4,5]

Tradicionalmente, o uso de IMAOs proibia o uso de outros ADs. Entretanto, estudos mais recentes são menos conservadores, corroborando a segurança da combinação de IMAOs com ADTs, com exceção da clomipramina e da imipramina, que têm maior potencial de provocar síndrome serotonérgica.[5,6]

INDICAÇÕES

Evidências CONSISTENTES de eficácia

▶ TDM.[7]

Evidências INCOMPLETAS de eficácia

▶ TP.[8]
▶ TAS.[8]
▶ Episódio depressivo no TB.[9]

CONTRAINDICAÇÕES

▶ Alimentos ou bebidas com alto teor de tiramina.
▶ Discrasias sanguíneas.
▶ Doença cardiovascular (incluindo HAS) ou cerebrovascular.
▶ Doença hepática.

- Feocromocitoma ou outros paragangliomas produtores de catecolaminas.
- Hipersensibilidade à tranilcipromina ou a outros componentes da formulação.
- História de cefaleia frequente.
- Tireotoxicose.
- Uso concomitante de estimulantes, simpatomiméticos, fármacos inibidores da recaptação ou precursores da serotonina (ver tópico "Precauções e dicas").

REAÇÕES ADVERSAS

Mais comuns: Agitação, alteração de função sexual, cefaleia, dor abdominal, espasmos musculares, fadiga, ganho de peso, insônia, palpitação, tontura.

Menos comuns: Boca seca, cãibras, constipação, convulsão, crises hipertensivas, diarreia, edema, hiporreflexia, mialgia, neuropatia periférica, parestesias, precipitação de glaucoma, retenção urinária, síncope, sonhos bizarros, sono agitado, sudorese, taquicardia, tremores, virada maníaca, visão turva.

INTOXICAÇÃO

Sintomas

A *overdose* é potencialmente fatal. Foram relatados óbitos com doses de 170 a 650 mg. Em adultos, foi descrita intoxicação com doses de pelo menos 140 mg. As intoxicações fatais ocorreram dentro de 2 semanas do início do uso do fármaco. Os sinais e os sintomas de intoxicação relatados com mais frequência são alterações da consciência, sintomas cardiovasculares, hipertermia, angústia respiratória, *delirium*, rigidez muscular e falência renal.

Manejo

- O manejo deve ser realizado em ambiente hospitalar.
- Manter controle de temperatura, PA, respiração e balanço hidreletrolítico.
- Considerar inativação de conteúdo gástrico.
- Em caso de intoxicação intencional, a ingestão de outras substâncias é comum e deve ser investigada.

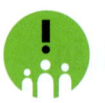

POPULAÇÕES ESPECIAIS

GRAVIDEZ
Algumas evidências sugerem que o uso de IMAOs durante a gravidez possa estar associado a uma maior taxa de malformações congênitas. O uso da tranilcipromina, portanto, não é recomendado neste período.

LACTAÇÃO
É excretada no leite materno e não configura o AD de escolha durante a amamentação. Frente ao risco potencial de efeitos adversos graves no lactente, deve-se decidir entre manter a amamentação ou manter a medicação, levando em consideração a importância do tratamento para a mãe.

CRIANÇAS
O uso de tranilcipromina não está bem estabelecido em crianças e não deve ser indicado.

IDOSOS
A dose deve ser reduzida a um terço ou à metade da indicada para adultos jovens e só deve ser usada em idosos que tenham capacidade de seguir as orientações médicas ou que recebam supervisão contínua. Atentar para risco de quedas.

INSUFICIÊNCIA HEPÁTICA
Não é necessário ajuste de dose. Utilizar com cautela.

INSUFICIÊNCIA RENAL
Contraindicado nesta população.

INSUFICIÊNCIA CARDÍACA
Contraindicado em pacientes com ICC.

LABORATÓRIO

Exames prévios ao uso

Glicose, função renal e função hepática.

Exames de acompanhamento

Glicose, função renal e função hepática. Os IMAOs podem causar falsa elevação nos testes de função tireoidiana e aumento das metanefrinas urinárias.

⚠️ PRECAUÇÕES E DICAS

1. Em razão do risco de crise hipertensiva, os seguintes alimentos considerados ricos em tiamina devem ser evitados durante o tratamento e 2 semanas após a descontinuação da tranilcipromina: chope, queijos envelhecidos ou maturados (*brie*, gorgonzola, *cheddar*, feta, gouda, provolone e outros), carnes e peixes envelhecidos ou curados (*bacon*, mortadela, pastrame, salame, salsichas, *pepperoni*), alimentos que possam estar estragados ou fora do prazo de validade (sobretudo carnes, frutas, laticínios e vegetais), casca de banana, suplementos que contenham tiramina, levedura nutricional ou extrato de levedura, produtos fermentados (chucrute, *kimchi*, *kefir*, *kombucha*), *shoyu*, tofu e condimentos de grãos de soja.[1,4]

2. Os seguintes alimentos devem ser consumidos com moderação: cerveja comum engarrafada ou enlatada, derivados frescos do leite (queijo *cottage*, *cream cheese*, requeijão, ricota, iogurte, sorvete), queijos processados (fatiados), carne ou peixe frescos e processados devidamente armazenados (incluindo presunto cozido, salsicha industrial e peixe defumado), leite de soja, fermento químico e biológico.[1,4]

3. Drogas que devem ser evitadas durante o tratamento e 2 semanas após a descontinuação da tranilcipromina, devido ao risco de crise hipertensiva ou ao risco de síndrome serotonérgica, incluem anfetaminas (incluindo lisdexanfetamina, *ecstasy* e MDMA), cocaína, simpatomiméticos (fenilefrina, efedrina, isoproterenol, epinefrina, fenilpropanolamina), alguns opioides (meperidina, tramadol, metadona), anticonvulsionantes, agentes serotonérgicos (escitalopram, fluoxetina, fluvoxamina, sertralina, paroxetina, venlafaxina, desvenlafaxina, duloxetina, levomilnacipram, amitriptilina, mirtazapina, trazodona, vilazodona, vortioxetina, ondansetrona, ciclobenzaprina, buspirona), estimulantes (metilfenidato, anfetaminas, cafeína, cocaína, *crack*, bupropiona, sibutramina), triptofano e levodopa.[6,10]

4. Pode ocorrer síndrome serotonérgica quando IMAOs irreversíveis são associados a simpatomiméticos e a outros agentes serotonérgicos. Antes de iniciar tranilcipromina, agentes como ISRSs e ADTs devem ser suspensos por um período de aproximadamente 5 meias-vidas, o que, em geral, se traduz em 1 semana, com exceção da fluoxetina, que deve ser suspensa com pelo menos 5 semanas de antecedência. Estudos mais recentes não proíbem a combinação de tranilcipromina com outros fármacos antidepressivos (com exceção de clomipramina e imipramina), desde que haja monitoramento adequado.[5,6] Antibióticos em geral, morfina, codeína, AINEs, laxativos e anestésicos locais sem epinefrina podem ser usados.

5. A crise hipertensiva induzida por excesso de catecolaminas é um evento adverso raro do uso de IMAOs. Sinais de alerta são o rápido e progressivo aumento da PA, com sudorese, taquicardia, tremores e cefaleia súbita. Os sinais e sintomas começam entre 30 minutos e 1 hora após a ingestão de alimentos que contêm tiramina em grandes quantidades. Caso ocorra cefaleia súbita após consumo de algum alimento ou medicamento contraindicado, o paciente deve procurar um serviço de emergência para diagnóstico e manejo de eventual crise hipertensiva.

6. O paciente deve ter um aparelho para monitorar a pressão ou ter acesso fácil a um local para medi-la. Recomenda-se verificar a pressão especialmente em caso de cefaleia, ingestão de alimentos que podem conter tiramina ou em caso de mudança no padrão alimentar habitual.

7. Doses maiores que 30 mg/dia estão associadas à hipotensão ortostática, recomendando-se cuidado no uso àqueles pacientes nos quais tal efeito é arriscado.[1]

8. Os fabricantes sugerem suspensão dos IMAOs antes da administração de anestesia geral e ECT, embora alguns estudos questionem o risco cardiovascular associado.[5]

9. IMAOs podem precipitar episódios de hipoglicemia em diabéticos tratados com insulina ou com agentes hipoglicemiantes orais. O medicamento deve ser utilizado com cautela, e a glicemia deve ser monitorada.

REFERÊNCIAS

1. Goldberg JF, Thase ME. Monoamine oxidase inhibitors revisited: what you should know. J Clin Psychiatry. 2013;74(2):189-91. PMID [23473352]
2. Yatham LN, Kennedy SH, Parikh SV, Schaffer A, Bond DJ, Frey BN, et al. Canadian Network for Mood and Anxiety Treatments (CANMAT) and International Society for Bipolar Disorders (ISBD) 2018 guidelines for the management of patients with bipolar disorder. Bipolar Disord. 2018;20(2):97-170. PMID [29536616]

3. Kennedy SH, Lam RW, McIntyre RS, Tourjman SV, Bhat V, Blier P, et al. Canadian Network for Mood and Anxiety Treatments (CANMAT) 2016 clinical guidelines for the management of adults with major depressive disorder: section 3: pharmacological treatments. Can J Psychiatry. 2016;61(9):540-60. PMID [27486148]
4. Flockhart DA. Dietary restrictions and drug interactions with monoamine oxidase inhibitors: an update. J Clin Psychiatry. 2012;73(Suppl 1):17-24. PMID [22951238]
5. Gillman K. Much ado about nothing: monoamine oxidase inhibitors, drug interactions, and dietary tyramine. CNS Spectr. 2017;22(5):385-7. PMID [28148312]
6. Gillman PK. A review of serotonin toxicity data: implications for the mechanisms of antidepressant drug action. Biol Psychiatry. 2006;59(11):1046-51. PMID [16460699]
7. Suchting R, Tirumalajaru V, Gareeb R, Bockmann T, Dios C, Aickareth J, et al. Revisiting monoamine oxidase inhibitors for the treatment of depressive disorders: a systematic review and network meta-analysis. J Affect Disord. 2021;282:1153-60. PMID [33601690]
8. Nardi AE, Lopes FL, Valença AM, Freire RC, Nascimento I, Veras AB, et al. Double-blind comparison of 30 and 60 mg tranylcypromine daily in patients with panic disorder comorbid with social anxiety disorder. Psychiatry Res. 2010;175(3):260-5. PMID [20036427]
9. Himmelhoch JM, Thase ME, Mallinger AG, Houck P. Tranylcypromine versus imipramine in anergic bipolar depression. Am J Psychiatry. 1991;148(7):910-6. PMID [2053632]
10. Finberg JPM, Rabey JM. Inhibitors of MAO-A and MAO-B in psychiatry and neurology. Front Pharmacol. 2016;7:340. PMID [27803666]

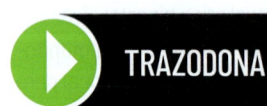

TRAZODONA

APRESENTAÇÕES COMERCIAIS

ANDHORA (ZYDUS)
- Caixas com 10, 20, 30 ou 60 comprimidos de 50 mg.
- Caixas com 10, 20, 30 ou 60 comprimidos de 100 mg.

CLORIDRATO DE TRAZODONA (ALTHAIA)
- Caixas com 5, 20, 30, 60 ou 90 comprimidos de 50 mg.
- Caixas com 5, 20, 30, 60 ou 90 comprimidos de 100 mg.

CLORIDRATO DE TRAZODONA (BRAINFARMA, ZYDUS)
- Caixas com 10, 20, 30 ou 60 comprimidos de 50 mg.
- Caixas com 10, 20, 30 ou 60 comprimidos de 100 mg.

CLORIDRATO DE TRAZODONA (EMS, GERMED, LEGRAND, NOVA QUÍMICA)
- Caixas com 10, 20, 30, 40, 60, 100* ou 200* comprimidos de 50 mg.
- Caixas com 10, 20, 30, 40, 60, 100* ou 200* comprimidos de 100 mg.

CLORIDRATO DE TRAZODONA (MEDLEY)
- Caixas com 15, 30 ou 60 comprimidos de 50 mg.
- Caixas com 15, 30 ou 60 comprimidos de 100 mg.

CLORIDRATO DE TRAZODONA (TORRENT)
- Caixas com 10, 20, 30 ou 60 comprimidos de 50 mg.
- Caixas com 10, 20, 30 ou 60 comprimidos de 100 mg.

DONAREN (APSEN)
- Caixas com 5, 20, 30 ou 60 comprimidos de 50 mg.
- Caixas com 5, 20, 30 ou 60 comprimidos de 100 mg.
- Caixas com 20 comprimidos de 150 mg.

DONAREN RETARD (APSEN)
- Caixas com 5, 10, 20 ou 30 comprimidos de liberação prolongada de 150 mg.

INSERIS XR (APSEN)
- Caixas com 10, 20 ou 30 comprimidos de liberação prolongada de 150 mg.
- Caixas com 10, 20 ou 30 comprimidos de liberação prolongada de 300 mg.

LOREDON (TORRENT)
- Caixas com 10, 20, 30 ou 60 comprimidos de 50 mg.
- Caixas com 10, 20, 30 ou 60 comprimidos de 100 mg.

ORNARE (COSMED)
- Caixas com 10, 20, 30 ou 60 comprimidos de 50 mg.
- Caixas com 10, 20, 30 ou 60 comprimidos de 100 mg.

SONIC (EUROFARMA)
- Caixas com 5, 10, 30, 60 ou 90 comprimidos de 50 mg.
- Caixas com 5, 10, 30, 60 ou 90 comprimidos de 100 mg.

TRADEP (NOVA QUÍMICA)
- Caixas com 10, 20, 30, 40, 60, 100* ou 200* comprimidos de 50 mg.
- Caixas com 10, 20, 30, 40, 60, 100* ou 200* comprimidos de 100 mg.

TRAZOSTAB (LEGRAND)
- Caixas com 10, 20, 30, 40, 60, 100* ou 200* comprimidos de 50 mg.
- Caixas com 10, 20, 30, 40, 60, 100* ou 200* comprimidos de 100 mg.

*Embalagem hospitalar.

MODO DE USAR

A trazodona de liberação imediata pode ser administrada em dose única, à noite, quando usada como hipnótico, iniciando com 25 ou 50 mg, com doses usuais entre 50 e 100 mg.

Já a trazodona apresentação *retard* pode ser iniciada com 50 mg, à noite (1/3 do comprimido de 150 mg), com aumentos de 50 mg a cada 3 dias, até chegar à dose mínima antidepressiva, que é de 150 mg. Se preciso, pode ser aumentada até 400 mg (ambulatorialmente) ou 600 mg (em pacientes internados). Doses acima de 300 mg da apresentação *retard* devem ser divididas em 2 tomadas.

Mais recentemente, chegou ao Brasil a formulação *contramid* de trazodona, com liberação ainda mais lenta do que a apresentação *retard* e que mantém concentrações séricas mais estáveis ao longo do dia. A posologia dessa formulação é de 150 mg, à noite, do 1º ao 3º dia; 225 mg (1 comprimido e meio de 150 mg) do 4º ao 6º dia; e 300 mg a partir do 7º dia, tendo 375 mg como dose máxima.

As apresentações *retard* e *contramid* têm comprimidos sulcados.

Algumas fontes sugerem que, na formulação imediata, o uso seja feito após uma refeição leve; no entanto, na apresentação *contramid* deve ser feito com estômago vazio.

TEMPO PARA INÍCIO DE AÇÃO

- Insônia: Imediato.
- Depressão: Como os demais ADs, há aumento gradual do efeito ao longo de semanas.

VARIAÇÃO USUAL DA DOSE

- Liberação imediata: 50 a 300 mg, na insônia.
- *Retard*: 150 a 400 mg (ambulatorial) e 150 a 600 mg (pacientes internados), na depressão.
- *Contramid*: 150 a 375 mg, na depressão.

MODO DE SUSPENDER

A redução deve ser gradual.

CLASSE, MECANISMO DE AÇÃO E FARMACODINÂMICA

A trazodona é um poderoso antagonista serotonérgico 5-HT2A, com ações secundárias de inibição da recaptação de serotonina (antagonistas serotonérgicos 2A/inibidores da recaptação, ou ASIR). Pode ser considerada um agente multifuncional, uma vez que tem mais de um mecanismo de ação terapêutica.[1] Em doses baixas (de 25 a 100 mg), bloqueia os receptores 5-HT2A, assim como os histaminérgicos H1 e os α_1-adrenérgicos, apresentando efeito hipnótico significativo. O bloqueio α_1-adrenérgico é responsável pelo priapismo, efeito colateral que, embora raro, pode ser muito grave. Produz, ainda, boca seca e hipotensão postural. Em doses maiores (de 150 a 600 mg), funciona como um potente inibidor do transportador da serotonina, que, somado ao antagonismo 5-HT2A, acrescenta um efeito antidepressivo.[1] Apresenta, ainda, propriedades bloqueadoras α_2-adrenérgicas e de 5-HT2C, que também contribuem para o efeito antidepressivo.

Como praticamente não tem efeito antimuscarínico, pode ser uma boa opção para pacientes em que tal efeito seria problemático (p. ex., hiperplasia prostática, constipação, GAF).

A trazodona é convertida no metabólito ativo m-CPP, que tem alta afinidade por receptores serotonérgicos. Entretanto, esse metabólito representa menos de 10% da trazodona presente no plasma e no cérebro. Ao contrário dos ISRSs e IRSNs, que estimulam os receptores 5-HT2A e 5-HT2C, produzindo ansiedade, insônia e disfunção sexual, a trazodona bloqueia tais receptores, apresentando perfil favorável em relação a esses efeitos adversos.

FARMACOCINÉTICA

É rapidamente absorvida após administração por VO, atingindo pico de concentração sérica, no caso da liberação imediata, em 30 a 100 minutos (ou mais se ingerida com alimentos). A meia-vida nessa apresentação varia de 5 a 9 horas.

A apresentação *contramid* promove liberação lenta do fármaco no trato gastrintestinal, permitindo concentração sérica em níveis terapêuticos já em 1 hora, mantendo-a de forma constante por 24 horas.

A trazodona liga-se às proteínas plasmáticas (em 85 a 95%), sendo altamente lipofílica. É metabolizada no fígado, principalmente pelo citocromo P450, por meio da isoenzima 3A4, com menor participação das outras isoenzimas, sendo 75% de seus metabólitos excretados pela urina.

Em um ensaio clínico randomizado[2] com 324 pacientes com TDM, a trazodona *contramid* foi comparada à venlafaxina. Ambos os tratamentos foram eficazes em reduzir os itens da escala HAM-D 17 em 8 semanas de tratamento. Os principais efeitos colaterais foram tontura e sonolência no grupo da trazodona, e náusea e cefaleia no grupo da venlafaxina.

Outro ensaio clínico[3] comparou trazodona de liberação prolongada com paroxetina, em TDM, ao longo de 6 semanas, em 108 pacientes. Ambas foram igualmente eficazes em promover remissão.

INDICAÇÕES

Evidências CONSISTENTES de eficácia

▸ TDM.[1-3]

Evidências INCOMPLETAS de eficácia

▸ Insônia.[1]
▸ TAG.[1]
▸ Agitação em pacientes com TNCM.[1]
▸ Insônia e pesadelos em pacientes com TEPT.[4]
▸ DE.[5]

CONTRAINDICAÇÕES

▸ Fase de recuperação pós-IAM.
▸ Hipersensibilidade ao fármaco.
▸ Uso em conjunto com IMAOs não seletivos, linezolida e azul de metileno (ver Seção "Interações medicamentosas").

REAÇÕES ADVERSAS

Mais comuns: Boca seca, cefaleia, fadiga, ganho de peso, hipotensão postural, náusea, tontura.

Menos comuns: Abstinência, acatisia, alteração da temperatura corporal, anemia, anorgasmia, ansiedade, arritmias, aumento da libido, aumento das ereções penianas noturnas, aumento do apetite, bradicardia sinusal, calafrios, calorões, ciclagem rápida, constipação, contraturas musculares, convulsões, coriza, diarreia, diminuição do limiar convulsivo, diminuição dos reflexos, edema, erupções cutâneas, exacerbação de psoríase, flatulência, fotossensibilidade, hematúria, hepatotoxicidade, incontinência urinária, leucocitopenia, orgasmo espontâneo, priapismo, retardo ejaculatório, taquicardia, vasculite alérgica, vertigem, virada maníaca, visão turva, vômito.

INTOXICAÇÃO

Sintomas

Ocorreram óbitos por sobredoses tanto em pacientes que fizeram uso de trazodona de forma isolada como naqueles que haviam consumido paralelamente outros medicamentos. Observou-se sonolência, priapismo, vômito, hipotensão, parada respiratória, convulsões e alterações no ECG.

Manejo

▸ Não existe tratamento específico.
▸ Administrar tratamento sintomático de suporte, submetendo o paciente a lavagem ou esvaziamento gástrico; a diurese forçada pode ajudar a eliminar o fármaco.

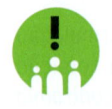

POPULAÇÕES ESPECIAIS

GRAVIDEZ

A trazodona e seu metabólito cruzam a placenta e podem ser detectados no cordão umbilical ao nascimento. Não há evidência de aumento de desfechos adversos na gestação com uso de trazodona. Contudo, não é fármaco de primeira escolha na gestação, seja na insônia, seja na depressão.

LACTAÇÃO

A trazodona e seu metabólito são excretados no leite materno. Deve ser avaliado o risco-benefício ao se decidir sobre continuar a amamentação ou não. Não é o fármaco de primeira linha, assim como na gestação.

CRIANÇAS

Deve ser usada com cautela nessa faixa etária. Pode ser útil em baixas doses para controlar a agitação em crianças com transtornos do neurodesenvolvimento.

IDOSOS

Uma vez que apresenta poucos efeitos anticolinérgicos, produz menos alterações cognitivas. Pode exacerbar arritmias preexistentes. É útil na depressão com ansiedade e nos quadros de agitação em pacientes com TNCM (baixas doses). Usar as doses mínimas necessárias, devido ao risco de tonturas em consequência da hipotensão postural, que pode ser exacerbada com o uso simultâneo de anti-hipertensivos. A meia-vida também é aumentada em idosos (± 12 horas).

INSUFICIÊNCIA HEPÁTICA

Utilizar com cautela.

INSUFICIÊNCIA RENAL

Não é necessário ajuste de dose.

INSUFICIÊNCIA CARDÍACA

Pode ser arritmogênica. Não usar em período de recuperação de IAM. Pode alargar o intervalo QTc.

LABORATÓRIO

Não são necessários exames prévios ou de acompanhamento específicos.

PRECAUÇÕES E DICAS

1. Evitar atividades, dentro do possível, que exijam reflexos rápidos (operar máquinas, dirigir carros), uma vez que a trazodona produz sedação.
2. A associação de álcool ou outros sedativos deve ser evitada.
3. Ter cuidado ao levantar-se bruscamente, sobretudo pela manhã (hipotensão postural).
4. Como ocorre com todos os ADs, deve-se observar atentamente o RS, sobretudo no início do tratamento e a cada aumento de dose.
5. O risco de priapismo secundário ao uso de trazodona parece ser de 1 a cada 8 mil homens. Orientar o paciente, caso tenha uma ereção prolongada, a suspender imediatamente o uso do medicamento e procurar um serviço de emergência. A injeção intracavernosa de agonistas α_1-adrenérgicos (adrenalina ou metaraminol) pode reverter o quadro.
6. Como a trazodona diminui o limiar convulsivo, deve ser utilizada com cuidado em pacientes epiléticos e iniciada com doses baixas, com elevação gradual.
7. Pode causar virada maníaca, aparentemente em grau menor do que os ADTs.
8. Aumenta o risco de síndrome serotonérgica se associada a ISRSs e outros fármacos de efeito serotonérgico.
9. Embora raramente cause a diminuição da libido, costuma retardar a ejaculação.
10. Costuma ser uma boa escolha em pacientes deprimidos com ansiedade comórbida, mas não é recomendada em pacientes com sedação como principal queixa.

REFERÊNCIAS

1. Stahl SM. Mechanism of action of trazodone: a multifunctional drug. CNS Spectr. 2009;14(10):536-46. PMID [20095366]
2. Fagiolini A, Albert U, Ferrando L, Herman E, Muntean C, Pálová E, et al. A randomized, double-blind study comparing the efficacy and safety of trazodone once-a-day and venlafaxine extended-release for the treatment of patients with major depressive disorder. Int Clin Psychopharmacol. 2020;35(3):137-46. PMID [31972628]
3. Kasper S, Olivieri L, Di Loreto G, Dionisio P. A comparative, randomised, double-blind study of trazodone prolonged-release and paroxetine in the treatment of patients with major depressive disorder. Curr Med Res Opin. 2005;21(8):1139-46. PMID [16083521]
4. Warner MD, Dorn MR, Peabody CA. Survey on the usefulness of trazodone in patients with PTSD with insomnia or nightmares. Pharmacopsychiatry. 2001;34(4):128-31. PMID [11518472]
5. Fink HA, MacDonald R, Rutks IR, Wilt TJ. Trazodone for erectile dysfunction: a systematic review and meta-analysis. BJU Int. 2003;92(4):441-6. PMID [12930437]

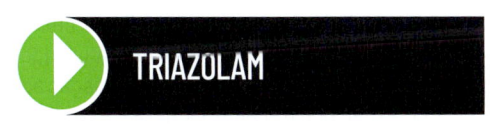

TRIAZOLAM

APRESENTAÇÕES COMERCIAIS

HALCION (PFIZER)*

- Comprimidos de 0,125 mg.
- Comprimidos de 0,25 mg.
- Comprimidos de 0,5 mg.

*Medicamento não registrado no Brasil. Consultar a possibilidade de importação.

MODO DE USAR

- Insônia: 0,125 a 0,25 mg ao deitar (máximo de 0,5 mg).
- Idosos: Iniciar com uma dosagem menor (máximo de 0,25 mg).

TEMPO PARA INÍCIO DE AÇÃO

Alcança o pico de concentração plasmática em 2 horas após administração por VO.

VARIAÇÃO USUAL DA DOSE

As doses habituais variam de 0,125 a 0,25 mg, antes de deitar. Deve-se reservar a dose de 0,5 mg somente para casos refratários.

MODO DE SUSPENDER

É comum ocorrer insônia de rebote nas noites seguintes à retirada. Se usado regularmente por 3 semanas ou mais, a dose deve ser reduzida de forma gradual para evitar sintomas de abstinência, especialmente em pacientes que apresentem história de convulsões.

CLASSE, MECANISMO DE AÇÃO E FARMACODINÂMICA

O triazolam é um derivado BZD utilizado principalmente como indutor do sono. É considerado um BZD de meia-vida curta: em torno de 1,5 a 5,5 horas. O GABA é o principal neurotransmissor inibitório do SNC. O triazolam potencializa o efeito desse neurotransmissor, modulando a atividade dos receptores GABA-A por meio de sua ligação ao seu sítio específico (receptores BZDs). Acreditava-se que o sítio de ligação do receptor BZD fosse uma molécula inteiramente diferente da molécula do receptor GABA-A, mas hoje se considera que seja a mesma, mas em um local diferente.

FARMACOCINÉTICA

Apresenta boa absorção oral e uma taxa de 89% de ligação às proteínas plasmáticas. Sua metabolização é hepática, pela enzima CYP3A, e a excreção é renal e biliar. Agentes que utilizem a mesma via de degradação ou que sejam substratos dessas enzimas, como cetoconazol, nefazodona, rifampicina, ritonavir, ranitidina ou suco de pomelo (*grapefruit*), podem alterar as concentrações séricas do triazolam. Alguns suplementos vitamínicos e minerais também podem interagir com o triazolam.

Diversos estudos descreveram a eficácia do triazolam na indução do sono como semelhante à do midazolam, à do zolpidem e à da zopiclona.[1] É utilizado, ainda, como hipnótico e sedativo na pré-cirurgia e na colocação de implantes dentários. Um estudo de 2017, randomizado, com 90 pacientes, observou que o uso de triazolam (0,25 mg ou 0,375 mg) 1 hora antes da cirurgia reduziu as alterações hemodinâmicas causadas pela ansiedade, induziu amnésia potente (desejável nesta situação) e aumentou a satisfação geral do paciente com a experiência anestésica.[2]

O triazolam é bem tolerado. Uma revisão com 2.462 pacientes não observou a ocorrência de sintomas mais graves no SNC, como excitação ou comportamento violento, referidos em estudos iniciais. Entretanto, diversos estudos verificaram prejuízos cognitivos relacionados ao seu uso, como alterações de memória/desempenho cognitivo,[3] prejuízos na capacidade de conduzir veículos e prejuízo na consolidação da memória durante o sono.[4]

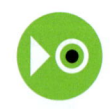

INDICAÇÕES

Evidências CONSISTENTES de eficácia

- Insônia.[1]
- Pré-anestesia.[2]

CONTRAINDICAÇÕES

Absolutas

- Hipersensibilidade ao fármaco.
- Histórico de reações anafiláticas (angioedema) por BZDs.

Relativas

- Em associação a cetoconazol, itraconazol, delavirdina, nefazodona, efavirenz ou inibidores da protease do HIV.
- Hipersensibilidade prévia ao triazolam ou aos BZDs.

- Insuficiência renal, respiratória e hepática grave.
- Miastenia grave.
- Primeiro trimestre de gestação.

REAÇÕES ADVERSAS

Mais comuns: Ansiedade de rebote (diurna), ataxia, cefaleia, déficit de memória, náuseas, sonolência, tonturas, vertigem, vômitos.

Menos comuns: Abstinência, agitação, agressividade, alteração da função hepática, amnésia anterógrada, angiedema, anorgasmia, boca seca, cólicas, confusão mental, convulsões, déficit cognitivo, déficit de atenção, dependência, depressão, desinibição, diplopia, disartria, disforia, distonia, excitação, fadiga, ganho de peso, gosto metálico, icterícia, impotência, insônia de rebote, pesadelos, reação anafilática, reação paradoxal, relaxamento muscular, visão borrada.

INTOXICAÇÃO

Sintomas
A intoxicação aguda é rara em relação à frequência do uso, pois os BZDs têm uma margem de segurança relativamente ampla. Os óbitos por ingestão de BZDs isoladamente são raros. Na maioria dos casos, houve uso associado de outras substâncias, como álcool, ADTs e barbitúricos. Os sintomas incluem sonolência, relaxamento muscular, ataxia, nistagmo, diminuição dos reflexos e confusão, podendo evoluir até o coma.

Manejo
- Monitorar a respiração, o pulso e a PA.
- Adotar medidas de suporte gerais (hidratação parenteral e permeabilidade de vias aéreas).
- Pode-se empregar esvaziamento gástrico se a ingestão for recente.
- O flumazenil pode ser útil no tratamento e no diagnóstico diferencial das intoxicações.
  - Usa-se 0,3 mg, IV, em 15 segundos, com doses subsequentes de 0,3 mg a cada 60 segundos (máximo 2 mg).
  - Em pacientes tratados cronicamente com BZDs, o uso do flumazenil deve ser lento, pois podem surgir sintomas de abstinência.
- Caso não ocorra melhora significativa após doses repetidas, pensar em etiologia não benzodiazepínica.

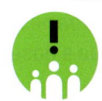

POPULAÇÕES ESPECIAIS

GRAVIDEZ
Não foram encontradas evidências de que a terapia com triazolam no início da gestação aumente o risco de malformações congênitas.[5]

Um estudo populacional observou uma associação entre uso de BZDs no primeiro trimestre e risco aumentado de aborto espontâneo.

Os BZDs atravessam a placenta, principalmente quando usados no terceiro trimestre, podendo causar síndrome do bebê hipotônico e depressão respiratória em recém-nascidos, além de sintomas de abstinência. Os BZDs mais bem estudados que o triazolam e com menor tempo de ação que o diazepam, como o lorazepam e o clonazepam, podem ser preferidos durante a gravidez ou a lactação. Categoria X da FDA.

LACTAÇÃO
Os BZDs são excretados no leite. Há pouca informação sobre o uso de triazolam na amamentação, então é preferível o uso de outro hipnótico, principalmente na amamentação de RNs e prematuros. Como tem meia-vida curta, o triazolam pode ser utilizado em crianças maiores, porém observando a ocorrência de sedação no lactente. Se houver necessidade de uso prolongado do triazolam em altas doses, sugerir a descontinuação da amamentação.

CRIANÇAS
Um estudo administrou triazolam em crianças nas doses de 0,005 a 0,015 mg/kg, ocasionando ataxia, amnésia e diplopia dose-dependentes (a dose de 0,030 mg/kg causou prejuízo da acuidade visual).[6] Um estudo randomizado, duplo-cego e controlado por placebo com 54 crianças entre 3 e 5 anos não demonstrou benefício no uso de triazolam antes de um procedimento dentário em termos de melhora do comportamento disruptivo da criança, porém diminui o tempo de preparo.[7]

IDOSOS
Um estudo com 60 idosos demonstrou eficácia e segurança no uso do triazolam.[8] No entanto, uma metanálise em rede de 2021 que compara eficácia e segurança de hipnóticos em idosos

concluiu que o triazolam foi a medicação que mais apresentou risco de efeitos adversos em comparação à zaleplona.[9] Diversos estudos demonstraram aumento dos efeitos sedativos nessa população. Recomenda-se, assim, que a dose seja reduzida, em média, em 50%.

INSUFICIÊNCIA HEPÁTICA
Administrar uma dose menor. Evitar o uso em casos de cirrose. Não foram observadas alterações de transaminases ou FA. Foi descrita lesão hepática, porém é muito rara.

INSUFICIÊNCIA RENAL
Não é necessário o ajuste de dose. Em casos graves, usar com cautela.

INSUFICIÊNCIA CARDÍACA
Não há estudos específicos em pacientes com insuficiência cardíaca. Usar com cautela.

LABORATÓRIO

Exames prévios ao uso
Não há indicação formal.

Exames de acompanhamento
Não há dosagem de concentrações séricas disponível para uso clínico. Em pacientes que estejam fazendo uso por longo prazo do medicamento, recomenda-se acompanhamento laboratorial periódico com hemograma e provas de função hepática.

PRECAUÇÕES E DICAS

1. Evitar dirigir veículos e operar máquinas.
2. Evitar o uso se o paciente apresentar história de dependência de substâncias ou transtorno da personalidade.
3. Evitar o uso de álcool durante o tratamento com o triazolam, pois ele agrava os sintomas de depressão do SNC. Ter cautela com a associação a outras substâncias que também potencializam o efeito sedativo (p. ex., opioides ou barbitúricos).
4. Usar com cautela em idosos ou pacientes com risco de queda.
5. O uso do triazolam deve ser de curta duração, para evitar o risco de abuso e dependência química. Recomenda-se o uso por, no máximo, 7 a 10 dias. Se utilizado por 3 semanas ou mais, a retirada deve ser gradual.
6. Se o paciente já apresentou reações paradoxais aos BZDs, o triazolam deve ser utilizado com cautela e em doses menores, caso não seja contraindicado.
7. Os BZDs devem ser usados com cautela em pacientes com quadro depressivo grave, principalmente com ideação suicida ativa, devido ao risco de desinibição do comportamento.
8. Ter cautela ao prescrever a pacientes com alteração das funções hepática ou renal, insuficiência pulmonar crônica ou apneia do sono (com risco de depressão respiratória).[10]
9. Evitar o uso concomitante com itraconazol, cetoconazol e nefazodona, bem como o uso de suco de pomelo, porque eles inibem a CYP3A, aumentando, assim, a concentração plasmática do triazolam. Outros inibidores que requerem cautela no uso incluem fluvoxamina, sertralina, paroxetina, ergotamina, ciclosporina e amiodarona.
10. Alguns casos de "amnésia do viajante" foram relatados após o uso do triazolam por pessoas que utilizaram o medicamento em viagens para ajudar no sono (p. ex., em longos voos de avião). É um tipo de amnésia anterógrada que pode durar várias horas. Orientar não ingerir álcool concomitante e dormir um período adequado antes de realizar outras atividades.

REFERÊNCIAS

1. Rios P, Cardoso R, Morra D, Nincic V, Goodarzi Z, Farah B, et al. Comparative effectiveness and safety of pharmacological and non-pharmacological interventions for insomnia: an overview of reviews. Syst Rev. 2019;8(1):281. PMID [31730011]
2. Pyeon T, Chung S, Kim I, Lee S, Jeong S. The effect of triazolam premedication on anxiety, sedation, and amnesia in general anesthesia. Korean J Anesthesiol. 2017;70(3):292-8. PMID [28580079]
3. Carter LP, Kleykamp BA, Griffiths RR, Mintzer MZ. Cognitive effects of intramuscular ketamine and oral triazolam in healthy volunteers. Psychopharmacology. 2013;226(1):53-63. PMID [23096769]
4. Morgan PT, Kehne JH, Sprenger KJ, Malison RT. Retrograde effects of triazolam and zolpidem on sleep-dependent motor learning in humans. J Sleep Res. 2010;19(1 Pt 2):157-64. PMID [19682231]
5. Ban L, West J, Gibson JE, Fiaschi L, Sokal R, Doyle P, et al. First trimester exposure to anxiolytic and hypnotic drugs and the risks of major congenital anomalies: a United King population-based cohort study. PLoS One. 2014;9(6):e100996. PMID [24963627]
6. Coldwell SE, Awamura K, Milgrom P, Depner KS, Kaufman E, Preston KL, et al. Side effects of triazolam in children. Pediatr Dent. 1999;21(1):18-25. PMID [10029963]
7. Raadal M, Coldwell SE, Kaakko T, Milgrom P, Weinstein P, Perkis V, et al. A randomized clinical trial of triazolam in 3- to 5-year-olds. J Dent Res. 1999;78(6):1197-203. PMID [10371242]
8. Cotroneo A, Gareri P, Nicoletti N, Lacava R, Grassone D, Maina E, et al. Effectiveness and safety of hypnotic drugs in the treat-

ment of insomnia in over 70-year old people. Arch Gerontol Geriatr. 2007;44(Suppl 1):121-4. PMID [17317444]
9. Chiu HY, Lee HC, Liu JW, Hua SJ, Chen PY, Tsai PS, et al. Comparative efficacy and safety of hypnotics for insomnia in older adults: a systematic review and network meta-analysis. Sleep. 2021;44(5):zsaa260. PMID [33249496]
10. Aurora RN, Chowdhuri S, Ramar K, Bista SR, Casey KR, Lamm CI, et al. The treatment of central sleep apnea syndromes in adults: practice parameters with an evidence-based literature review and meta-analyses. Sleep. 2012;35(1):17-40. PMID [22215916]

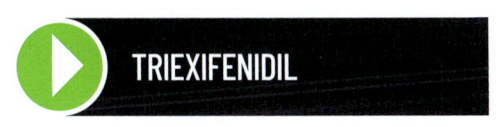

TRIEXIFENIDIL

APRESENTAÇÕES COMERCIAIS

ARTANE (APSEN)

- Caixas com 30 comprimidos de 2 mg.
- Caixas com 30 comprimidos de 5 mg.

MODO DE USAR

Na doença de Parkinson, iniciar com 1 mg. Aumentar 2 mg a cada 3 a 5 dias, até uma dose de 6 a 10 mg/dia. Dose máxima de 15 mg/dia. Para tratar o parkinsonismo induzido por medicações, iniciar com uma dose única de 1 mg, com aumentos progressivos. Se necessário, dividir a dose em 3 a 4 tomadas diárias. O controle mais rápido dos sintomas pode ser atingido reduzindo-se temporariamente a dosagem do AP e, então, ajustando-se a dosagem de ambos os fármacos até que o efeito tranquilizante desejado seja mantido, sem as reações extrapiramidais. Após o esbatimento dos sintomas, algumas vezes é possível manter o paciente com uma dosagem baixa de triexifenidil ou mesmo descontinuá-lo. Evitar o uso de antidiarreicos até 2 horas após a ingestão desse medicamento.

TEMPO PARA INÍCIO DE AÇÃO

Seu início de ação ocorre 1 hora após a ingestão oral.

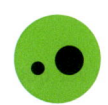

VARIAÇÃO USUAL DA DOSE

De 5 a 15 mg/dia, mas alguns pacientes respondem com 1 mg/dia.

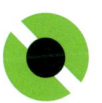

MODO DE SUSPENDER

A retirada deve ser gradual, para evitar sintomas de abstinência. Em geral, reduz-se a dose após algumas semanas de uso, não sendo aconselhável usar esse medicamento por mais de 3 meses. Estudos indicam que a retirada após o uso de longo prazo (acima de 6 meses) é viável em mais de 75% dos pacientes.[1,2]

CLASSE, MECANISMO DE AÇÃO E FARMACODINÂMICA

O triexifenidil bloqueia parcialmente os receptores colinérgicos centrais do sistema nigroestriatal, auxiliando, portanto, na correção do estado de desequilíbrio entre as atividades dopaminérgica e colinérgica nos gânglios basais.

Apresenta, também, efeito antiespasmódico na musculatura lisa e diminui a salivação. Em baixas doses, deprime o SNC, mas, em altas, pode causar excitação.

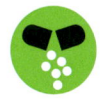

FARMACOCINÉTICA

Tem meia-vida de 6 a 12 horas. Apresenta alta biodisponibilidade, sendo excretado predominantemente por via renal (76%).

Um estudo recente encontrou melhora nos sintomas da doença de Parkinson tanto com triexifenidil quanto com levodopa.[3] Há um estudo randomizado, duplo-cego, controlado por placebo que justifica o uso de triexifenidil para distonia em jovens (até 32 anos). Apesar do senso comum de que há benefício no uso em adultos, não há ensaios clínicos controlados nessa população.[4,5] Há evidências de que, no tratamento da distonia cervical crônica, tanto a toxina botulínica quanto o triexifenidil são seguros e eficazes, com evidência incompleta de que a toxina botulínica seria mais bem tolerada.[5,6]

A prescrição de longo prazo de medicações anticolinérgicas associadas aos APs não é mais recomendada de rotina, apesar de ser muito prevalente.[1] Contudo, as reações distônicas são extremamente desagradáveis aos pacientes, sendo uma das causas de não adesão ao tratamento. Assim, considera-se o emprego profilático de anticolinérgicos em indivíduos com maior risco de desenvolver sintomas extrapiramidais (jovens do sexo masculino em uso de APs de alta potência).

INDICAÇÕES

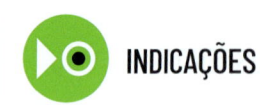

Evidências CONSISTENTES de eficácia

- Reações distônicas agudas.
- Sintomas extrapiramidais provocados por APs.
- Doença de Parkinson.[3]

Evidências INCOMPLETAS de eficácia

- Tratamento de pesadelos/*flashbacks* no TEPT.[7]
- Acatisia induzida por APs.
- Sialorreia induzida por clozapina.
- Distonia em crianças com paralisia cerebral e estado distônico.[8,9]

CONTRAINDICAÇÕES

Absolutas

- GAF.
- Hipersensibilidade ao fármaco.
- Obstrução intestinal.

Relativas

- Aumento da próstata.
- Arritmias cardíacas.
- Discinesia tardia.
- Miastenia grave.
- Retenção urinária.

REAÇÕES ADVERSAS

Mais comuns: Boca seca, confusão mental, constipação, dificuldades urinárias, diminuição da sudorese, náuseas, sonolência, visão borrada.

Menos comuns: Agitação, alucinações, aumento de cáries, déficit cognitivo, euforia, hipotensão ortostática, reações alérgicas, sensibilidade à luz.

INTOXICAÇÃO

Sintomas

Quadro clínico semelhante ao da *overdose* atropínica: midríase, taquicardia sinusal, retenção urinária, boca seca e febre. Pode evoluir para coma, colapso cardiorrespiratório e óbito. Há um relato de caso de intoxicação fatal com triexifenidil.

Manejo

- Lavagem gástrica (se o paciente não estiver comatoso); BZDs em pequenas doses ou um barbitúrico de ação rápida para casos de excitação do SNC.
- Suporte respiratório ou agentes vasopressores podem ser necessários.
- Observar a temperatura corporal, a necessidade de reposição hídrica e a manutenção do equilíbrio ácido-básico.
- Realizar sondagens urinárias de alívio. Pode-se, ainda, usar a fisostigmina (1 a 2 mg, IV, lentamente) para reverter problemas cardiovasculares e efeitos sobre o SNC, bem como a pilocarpina a 0,5% para reverter a midríase.

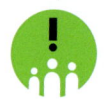

POPULAÇÕES ESPECIAIS

GRAVIDEZ

Os dados disponíveis sobre o uso de triexifenidil na gestação são contraditórios e insuficientes. Há relatos de usos sem eventos, que sugerem que o fármaco não necessariamente deva ser contraindicado na gestação; entretanto, há também um relato de uma mulher, tratada com triexifenidil durante os primeiros 7 meses de gestação, cujo filho nasceu com múltiplas anomalias congênitas. Sugere-se ao menos evitar o uso no primeiro trimestre de gravidez. Categoria C da FDA.

LACTAÇÃO

Informação limitada indica que doses de até 4 mg de triexifenidil associado ao haloperidol não causam efeitos adversos no lactente. O uso de longo prazo pode reduzir a lactação.

CRIANÇAS

Até o momento, o uso do fármaco em crianças ainda é restrito, apesar dos relatos de caso com o objetivo de tratar quadros de distonia e de *status dystonicus*.[5,8,9] Recomenda-se o uso de doses menores do que aquelas empregadas em adultos, pois crianças têm sensibilidade aumentada a agentes anticolinérgicos.

IDOSOS

O uso do fármaco deve ser evitado, uma vez que idosos são sensíveis a efeitos anticolinérgicos. Estudos sugerem que o triexifenidil pode causar diminuição da capacidade cognitiva nessa população.[10] Em idosos do sexo masculino, atentar para a potencial piora de quadros de hipertrofia prostática.

INSUFICIÊNCIA HEPÁTICA
O triexifenidil não foi relacionado com aumento de enzimas hepáticas, mas foi associado a casos raros de lesão hepática aguda.

INSUFICIÊNCIA RENAL
Não se dispõe de dados sobre a farmacocinética entre pacientes com alteração da função renal.

INSUFICIÊNCIA CARDÍACA
Contraindicação relativa. Usar a menor dose possível.

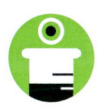

LABORATÓRIO

Exames prévios ao uso
Não há indicação formal.

Exames de acompanhamento
É recomendável a verificação periódica da pressão intraocular (devido à possibilidade de glaucoma), especialmente em idosos.

PRECAUÇÕES E DICAS

1. Só usar o triexifenidil na prevenção de efeitos parkinsonianos induzidos por APs nos grupos de maior risco (homens jovens, em uso de APs típicos).
2. Evitar ingerir álcool durante o uso de triexifenidil e tomar cuidado ao operar máquinas perigosas/conduzir veículos devido ao risco de sedação.
3. Usar balas ou chicletes dietéticos (para estimular a salivação e evitar a ocorrência de cáries dentárias, doença periodontal e candidíase oral).
4. Existe sempre o risco de abuso com esse fármaco, pois causa euforia e alucinações quando ingerido em altas doses.

REFERÊNCIAS
1. Lupu AM, MacCamy KL, Gannon JM, Brar JS, Chengappa KNR. Less is more: deprescribing anticholinergic medications in persons with severe mental illness. Ann Clin Psychiatry. 2021;33(2):80-92. PMID [33878282]
2. Gannon JM, Lupu A, Brar J, Brandt M, Zawacki S, John S, et al. Deprescribing anticholinergic medication in the community mental health setting: A quality improvement initiative. Res Social Adm Pharm. 2021;17(10):1841-6. PMID [33357980]
3. Sahoo LK, Holla VV, Batra D, Prasad S, Bhattacharya A, Kamble N, et al. Comparison of effectiveness of trihexyphenidyl and levodopa on motor symptoms in Parkinson's disease. J Neural Transm. 2020;127(12):1599-606. PMID [33037478]
4. Harvey AR, Baker LB, Reddihough DS, Scheinberg A, Williams K. Trihexyphenidyl for dystonia in cerebral palsy. Cochrane Database Syst Rev. 2018;5(5):CD012430. PMID [29763510]
5. Patel S, Martino D. Cervical dystonia: from pathophysiology to pharmacotherapy. Behav Neurol. 2013;26(4):275-82. PMID [22713419]
6. Rodrigues FB, Duarte GS, Castelão M, Marques RE, Ferreira J, Sampaio C, et al. Botulinum toxin type A versus anticholinergics for cervical dystonia. Cochrane Database Syst Rev. 2021;4(4):CD004312. PMID [33852744]
7. Sogo K, Sogo M, Okawa Y. Centrally acting anticholinergic drug trihexyphenidyl is highly effective in reducing nightmares associated with post-traumatic stress disorder. Brain Behav. 2021;11(6):e02147. PMID [33991066]
8. Ben-Pazi H. Trihexyphenidyl improves motor function in children with dystonic cerebral palsy: a retrospective analysis. J Child Neurol. 2011 26(7):810-6. PMID [21498790]
9. Saini AG, Hassan I, Sharma K, Muralidharan J, Dhawan S, Saini L, et al. Status dystonicus in children: a cross-sectional study and review of literature. J Child Neurol. 2022;37(6):441-50. PMID [35253510]
10. Pomara N, Yi L, Belzer K, Facelle TM, Willoughby LM, Sidtis JJ. Retrograde facilitation of verbal memory by trihexyphenidyl in healthy elderly with and without the APOE epsilon4 allele. Eur Neuropsychopharmacol. 2010;20(7):467-72. PMID [20417063]

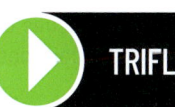

TRIFLUOPERAZINA

APRESENTAÇÕES COMERCIAIS

STELAZINE (GLAXOSMITHKLINE)
▶ Caixas com 20 comprimidos de 2 mg.
▶ Caixas com 20 comprimidos de 5 mg.

MODO DE USAR

Dose inicial de 1 a 2 mg, 1 a 2 vezes ao dia, com aumento gradual conforme controle dos sintomas. Da mesma forma que outras fenotiazinas, possíveis efeitos sedativos e hipotensores podem sugerir preferência por doses noturnas.

TEMPO PARA INÍCIO DE AÇÃO

Cerca de 2 a 3 semanas para melhora do quadro clínico indicado, ainda que alguns efeitos esperados possam ocorrer logo após início do tratamento.

VARIAÇÃO USUAL DA DOSE

▸ A dose média inicial na crise é de 2 a 6 mg/dia.
▸ As doses habituais para adultos são de 5 a 20 mg e, no máximo, de 30 mg/dia.
▸ A dose de manutenção deve ser a menor possível.[1]
▸ Em crianças na faixa de 6 a 12 anos, pode-se usar de 1 a 15 mg/dia e, depois dessa idade, até 30 mg/dia, como em adultos.[2]

MODO DE SUSPENDER

A suspensão deve basear-se no julgamento clínico do profissional acerca do controle do quadro psiquiátrico. Na ocorrência de efeitos colaterais intoleráveis ou na ausência de resposta, a troca de AP é preferível à suspensão do medicamento no tratamento de doenças psiquiátricas crônicas. Se ainda assim se optar pela retirada, deve ser feita de forma gradual ao longo de semanas a meses, a não ser que seja devido a efeitos colaterais significativos. Deve-se observar a recorrência de sintomas psiquiátricos e prevenir reações de privação (p. ex., agitação, ansiedade, calafrios, insônia, irritabilidade, tremor, psicose).

CLASSE, MECANISMO DE AÇÃO E FARMACODINÂMICA

A trifluoperazina é um AP potente do grupo das fenotiazinas piperazínicas. É um antagonista da dopamina, principalmente de receptores do tipo D2 no sistema límbico. Bloqueia também os receptores dopaminérgicos no sistema nigroestriatal, causando ECEs, e no sistema tuberoinfundibular do hipotálamo, provocando elevação das concentrações de prolactina.[3]

É também um antagonista dos receptores muscarínicos (colinérgicos); bloqueia os receptores α_1-adrenérgicos e os receptores histaminérgicos do tipo H1. Além disso, provoca algum bloqueio dos canais de cálcio, o que pode explicar os efeitos cardíacos, hipotensores e a impotência sexual que eventualmente ocorrem.[3]

FARMACOCINÉTICA

Como os demais fármacos do grupo, é bem absorvida por VO, com alta taxa de ligação proteica (90%). É metabolizada no fígado via sulfoxidação e oxidação e excretada pelo rim. A trifluoperazina tem sido utilizada no tratamento dos sintomas psicóticos de diversos transtornos, como esquizofrenia, psicoses breves, mania aguda, transtorno esquizoafetivo, transtorno delirante, depressão grave, agitação em pacientes com deficiência intelectual e até mesmo psicoses na infância, entre outros.[2] Também foi demonstrado que a trifluoperazina apresentou eficácia similar à risperidona e à olanzapina em pacientes que não responderam à sua primeira tentativa de tratamento com um APPG.[4] Recentemente foi demonstrado que sua associação ao tratamento com doses menores de olanzapina mantém sua efetividade quando comparada à olanzapina em doses mais altas, porém sem diferença em relação ao ganho de peso ou dislipidemia.[5]

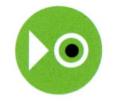

INDICAÇÕES

Evidências CONSISTENTES de eficácia
▸ Esquizofrenia (episódios agudos e tratamento de manutenção).[6]
▸ Adjuvante no tratamento dos transtornos do humor com sintomas psicóticos.
▸ Transtorno esquizoafetivo.
▸ Transtorno delirante.
▸ *Delirium*.
▸ Episódios psicóticos em geral.[7]

Evidências INCOMPLETAS de eficácia
▸ Quadros demenciais com agitação.[7]
▸ Psicoses na infância.[7]
▸ Transtorno da personalidade *borderline* (impulsividade e agitação).[7]

CONTRAINDICAÇÕES

Absolutas
▸ Doença hepática/insuficiência hepática.

Relativas
▸ Asma.
▸ Bexiga neurogênica (retenção urinária).
▸ Câncer de mama (aumento das concentrações de prolactina).
▸ Discrasias sanguíneas.

- DP (exacerba os sintomas).
- DPOC grave (diminuição das secreções pulmonares).
- Epilepsia.
- Gravidez e amamentação.
- Hipersensibilidade ao fármaco.
- Quadros de depressão do SNC.
- Síndrome de Sjögren (diminuição das secreções).
- Uso de lentes de contato (provoca diminuição do lacrimejamento).

REAÇÕES ADVERSAS

Mais comuns: Aumento do apetite, boca seca, cefaleia, constipação, disartria, hipotensão postural, salivação, sedação, taquicardia, tontura, tremores.

Menos comuns: Abstinência, acatisia, agitação, agranulocitose, alteração da função hepática, alteração na condução cardíaca, alteração no ECG, amenorreia, anemia aplásica, anorgasmia, ataxia, convulsão, coriza, crises oculógiras, *delirium*, depósitos granulares na córnea, depressão, dermatite esfoliativa, descoloração da pele, desregulação da temperatura, diminuição da libido, discinesia tardia, distonia, ECEs, ER, eosinofilia, excitação, febre, fotossensibilidade cutânea, galactorreia, ganho de peso, ginecomastia, glaucoma (precipitação do), hepatite colestática aguda, hiperglicemia, hiperprolactinemia, hiporreflexia, hipotensão, icterícia, íleo paralítico, impotência, inquietude, insônia, insuficiência cardíaca, leucocitose, leucopenia, parkinsonismo, petéquias, priapismo, *rash* cutâneo, redução do limiar convulsivo, retinopatia pigmentar, rigidez muscular, SNM, sono agitado, torcicolo, tremores finos, trombocitopenia, urticária, visão borrada.

INTOXICAÇÃO

Sintomas
Ocorrem sintomas de depressão do SNC, como perda do equilíbrio, ECEs, sonolência, disartria, hipotensão, íleo paralítico, acatisia, confusão, desorientação, convulsões, febre e coma.

Manejo
- O tratamento é basicamente de suporte e sintomático.
- As medidas a serem adotadas são:
  - Proceder com lavagem gástrica (no período inicial).
  - Não provocar vômitos (risco de aspiração).
  - Manter vias aéreas permeáveis.
  - Em caso de ECEs graves, usar antiparkinsonianos (com precaução).

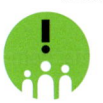

POPULAÇÕES ESPECIAIS

GRAVIDEZ
Não existem estudos controlados sobre o uso em gestantes. Descreve-se a ocorrência de ECEs, icterícia, hiper-reflexia e hiporreflexia em RNs de mães que fizeram uso de fenotiazinas na gestação. Também existem relatos clínicos isolados de anormalidades congênitas, incluindo hidrocefalia, focomelia e transposição de grandes vasos cardíacos.[8] No entanto, é sugerido, em estudos epidemiológicos, que o risco de desenvolver essas malformações não é maior do que o encontrado na população em geral. Deve-se avaliar os riscos do medicamento para o feto *versus* o perigo de uma mãe ativamente psicótica. Prefere-se o uso do haloperidol nesses casos.[9]

LACTAÇÃO
Não é recomendada a amamentação em uso de trifluoperazina.[10]

CRIANÇAS
Não é recomendado o uso em crianças menores de 6 anos. Deve-se sempre começar com pequenas doses, aumentando-as lentamente, e observar atentamente o aparecimento de efeitos adversos.

IDOSOS
Deve-se usar doses menores e monitorar atentamente esses pacientes.

INSUFICIÊNCIA HEPÁTICA
O uso é contraindicado em pacientes com doença hepática.

INSUFICIÊNCIA RENAL
Não há dados que indiquem necessidade de ajuste de dose nesta população.

INSUFICIÊNCIA CARDÍACA
Há risco de hipotensão e alteração de condução cardíaca. Usar com cautela nesta população.

LABORATÓRIO

Interfere nos exames imunológicos para gravidez (falso-positivo ou negativo), em dosagem de bilirrubina urinária (falso-positivo) e na secreção de ACTH (diminui).

Exames prévios ao uso

Conforme indicação clínica: hemograma completo, glicemia de jejum, eletrólitos, função hepática, lipidograma.

Exames de acompanhamento

Hemograma completo nos primeiros meses em pacientes com leucopenia preexistente ou história de leucopenia induzida por medicamentos; glicemia de jejum anual (em risco de diabetes, repetir em 4 meses e então anual); eletrólitos e função hepática (anualmente e conforme indicação clínica), lipidograma (bianual se LDL normal, de 6 em 6 meses se LDL maior que 130 mg/dL).

PRECAUÇÕES E DICAS

1. No ECG, pode aumentar o intervalo QT e deprimir o segmento ST, podendo ainda ocorrer alterações na condução AV.
2. Em pacientes epiléticos, há maior risco de piora das crises convulsivas.
3. Pacientes com câncer de mama devem evitar o uso de fenotiazínicos, uma vez que 1/3 desses tumores é prolactino-dependente; além disso, com o uso dessas substâncias, pode ocorrer aumento nas concentrações de prolactina, agravando o câncer.
4. Alertar para o risco de hipotensão postural, principalmente em idosos.
5. Evitar o uso concomitante de depressores do SNC, como o álcool.
6. Pacientes que dirigem ou operam máquinas devem ser orientados quanto aos efeitos sedativos e à diminuição de reflexos. Administrar o medicamento preferencialmente à noite.
7. Realizar ECG quando se usam doses elevadas ou quando o paciente apresentar alterações cardíacas.
8. Caso se realize ECT, é aconselhável retirar previamente o fármaco. Entretanto, em pacientes muito agitados, pode ser mantido.
9. Ter cautela com a exposição ao sol, devido ao perigo de fotossensibilidade.
10. Orientar o paciente a ingerir o medicamento após as refeições, para evitar picos séricos elevados (hipotensão).
11. Em pacientes com sintomas psicóticos relacionados à demência, o uso de APs está associado a maior risco de morte e eventos cardiovasculares em comparação ao placebo. Esses achados motivaram um alerta da FDA desencorajando o uso nessa população.
12. Alterações de enzimas hepáticas em geral não superam 3 vezes o limite do normal. Costumam ser leves, assintomáticas e transitórias, revertendo mesmo com continuação da medicação. Icterícia é um evento raro, em geral benigno e autolimitado, com padrão colestático ou misto, durando até 4 semanas. Icterícia prolongada pode ocorrer e deve ser monitorada. A reintrodução com fenotiazinas deve ser evitada nesses casos.[11]

REFERÊNCIAS

1. Schatzberg AF, Cole JO, DeBattista C. Manual de psicofarmacologia clínica. 6. ed. Porto Alegre: Artmed; 2009.
2. Freedman R. Schizophrenia. N Engl J Med. 2003;349(18):1738-49. PMID [14585943]
3. Stahl SM. Prescriber's guide: Stahl's essential psychopharmacology. 3rd ed. New York: Cambridge University Press; 2009.
4. Chen JJ, Chan HY, Chen CH, Gau SS, Hwu HG. Risperidone and olanzapine versus another first generation antipsychotic in patients with schizophrenia inadequately responsive to first generation antipsychotics. Pharmacopsychiatry. 2012;45(2):64-71. PMID [22086749]
5. Lin CH, Wang FC, Lin SC, Huang YH, Chen CC. A randomized, double-blind, comparison of the efficacy and safety of low-dose olanzapine plus low-dose trifluoperazine versus full-dose olanzapine in the acute treatment of schizophrenia. Schizophr Res. 2017;185:80-7. PMID [28109665]
6. Koch K, Mansi K, Haynes E, Adams CE, Sampson S, Furtado VA. Trifluoperazine versus placebo for schizophrenia. Cochrane Database Syst Rev. 2014;2014(1):CD010226. PMID [24414883]
7. American Psychiatric Association. Diretrizes para o tratamento de transtornos psiquiátricos: compêndio 2006. Porto Alegre: Artmed; 2008.
8. Schrire I. Trifluoperazine and foetal abnormalities. Lancet. 1963;1(7273):174. PMID [13987056]
9. Einarson A, Boskovic R. Use and safety of antipsychotic drugs during pregnancy. J Psychiatr Pract. 2009;15(3):183-92. PMID [19461391]
10. Klinger G, Stahl B, Fusar-Poli P, Merlob P. Antipsychotic drugs and breastfeeding. Pediatr Endocrinol Rev. 2013;10(3):308-17. PMID [23724438]
11. Trifluoperazine. In: LiverTox: clinical and research information on drug-induced liver injury [Internet]. Bethesda: National Institute of Diabetes and Digestive and Kidney Diseases; 2012 [capturado em 2 out. 2022]. Disponível em: https://pubmed.ncbi.nlm.nih.gov/31644233/.

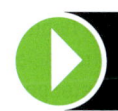

TRI-IODOTIRONINA (T3)

APRESENTAÇÕES COMERCIAIS

CYNOMEL (ENILA)*

- Caixas com 20 ou 25 comprimidos de 5 µg.
- Caixas com 20 ou 25 comprimidos de 25 µg.
- Caixas com 20 ou 25 comprimidos de 50 µg.

Obs.: O hormônio T3 pode ser obtido em farmácias de manipulação.

*Registro caduco/cancelado na Anvisa em 01/2005.

MODO DE USAR

Como potencializador de ADs na depressão uni ou bipolar, deve-se iniciar com 25 µg/dia.

Se após 1 semana não for observado efeito favorável e não ocorrerem reações tóxicas, pode-se aumentar para até 50 µg/dia (25 µg, 2 vezes ao dia).[1]

Se a resposta for favorável, manter por pelo menos 2 meses.

Há poucos dados sobre a segurança no longo prazo, mas em pacientes com múltiplos episódios e risco de recaída, o uso por tempo indeterminado pode ser considerado, desde que não haja sinais de hipertireoidismo.

Um estudo mostrou benefício da T3 na prevenção de déficit cognitivo associado à ECT. Foram utilizados 50 µg/dia pela manhã, iniciando um dia antes da primeira sessão, diariamente, até o dia da última sessão.[2]

TEMPO PARA INÍCIO DE AÇÃO

O efeito antidepressivo inicia geralmente após 1 a 3 semanas, mas pode demorar até 8 semanas.

VARIAÇÃO USUAL DA DOSE

- Potencialização de AD: 25 a 50 µg/dia.
- Prevenção de déficit cognitivo associado à ECT: 50 µg/dia.

MODO DE SUSPENDER

Diminuir 12,5 µg a cada 3 a 7 dias. Depois de aproximadamente 2 semanas de intervalo, reavaliar a função tireoidiana. Se for encontrado algum déficit, deve-se acrescentar T4, lembrando que 100 µg de T4 equivalem a 25 µg de T3.

CLASSE, MECANISMO DE AÇÃO E FARMACODINÂMICA

A T3 é um hormônio tireoidiano que age no núcleo celular induzindo a expressão gênica e o metabolismo energético em todos os órgãos, podendo estimular a neurogênese no SNC.[1] Possíveis mecanismos da ação antidepressiva são aumento da liberação de serotonina; aumento do número de receptores para noradrenalina e serotonina; e atenuação da *down-regulation* de receptores α-adrenérgicos induzida por ADTs. Também é possível que a T3 funcione como neurotransmissor, tendo efeito direto sobre o humor. Não há necessidade de alteração da função tireoidiana para que a resposta ao tratamento aconteça.

FARMACOCINÉTICA

O hormônio T3 é bem absorvido após administração oral, ao redor de 95%. A absorção é aumentada se for administrado em jejum. Quase não se liga a proteínas plasmáticas. A excreção é renal, com meia-vida de eliminação de 2,5 dias.

Seu principal uso em psiquiatria é como potencializador de ADs.[3,4] Quando comparada à potencialização com lítio, a T3 mostrou eficácia semelhante.[5] Por ter um possível efeito de aumento de energia e de redução de peso, a T3 mostra-se uma opção razoável para potencialização em pacientes que apresentam depressão com características atípicas. Além de potencializar a ação dos ADs, há evidências preliminares de que ela também possa acelerar a resposta a esses fármacos.[6]

O único ensaio clínico realizado até o momento mostrou que pacientes submetidos a ECT tiveram melhor desempenho em testes cognitivos quando usaram T3 em comparação a pacientes que usaram placebo.[2]

Estudos abertos e retrospectivos mostraram benefício da T3 no tratamento da depressão bipolar. Apenas ensaios clínicos pequenos foram realizados e não comprovaram o benefício da T3 nesse transtorno.[7,8]

O uso de T4 como potencializador dos ADs foi testado em menos estudos. Além disso, mostrou-se menos eficaz em comparação à T3.[9] Quando utilizado para tal fim, devem ser aplicadas doses suprafisiológicas de T4.[4]

Na endocrinologia, a T3 pode ser considerada em combinação com T4 em alguns casos de hipotireoidismo. Embora os ensaios clínicos dessa combinação tenham sido negativos, sociedades da área consideram que novos estudos devam ser realizados para cobrir aspectos não avaliados nos ECRs já realizados.[10]

INDICAÇÕES

Evidências CONSISTENTES de eficácia

- Potencializador do efeito de ADs.[3,4]
- Tratamento adjunto do hipotireoidismo (VO).
- Coma mixedematoso (IV).

Evidências INCOMPLETAS de eficácia

- Redução do tempo para início da ação de um AD.[6]
- Tratamento da depressão bipolar refratária.[7]
- Prevenção de prejuízo cognitivo associado à ECT.[2]

CONTRAINDICAÇÕES

Absolutas

- Doença cardiovascular grave (por aumentar o metabolismo basal, originando, consequentemente, sobrecarga cardíaca).
- Hipertireoidismo e outros distúrbios endocrinológicos graves.
- Insuficiência suprarrenal não controlada.

Relativas

- Insuficiência renal.
- Osteoporose.

REAÇÕES ADVERSAS

Mais comuns: Ansiedade, calorões, cefaleia, diarreia, hipotensão, inquietude, sudorese, taquicardia.

Menos comuns: Angina, arritmias, febre, flebite (uso IV), hipertensão, IAM, insônia, insuficiência cardíaca, irregularidades menstruais, osteoporose (uso por longo prazo), perda de peso, tremores finos.

INTOXICAÇÃO

Sintomas

As superdosagens podem causar insuficiência cardíaca, infarto do miocárdio e óbito. Doses de 75 µg ou mais podem desencadear sintomas de intoxicação. O quadro é o mesmo do hipertireoidismo ou da tireotoxicose: ansiedade, palpitações, tremores, intolerância ao calor, febre e sudorese. Em casos graves, podem ocorrer arritmia, taquicardia grave, angina, insuficiência cardíaca e sintomas psicóticos.

Manejo

- A descontinuação da T3 costuma ser suficiente.
- O uso de β-bloqueadores pode reduzir muitos dos sintomas. A colestiramina pode ser usada para quelar a T3 no intestino.
- Pacientes atendidos logo após a ingesta de grande quantidade de T3 podem receber lavagem gástrica e carvão ativado.
- Plasmaférese e exsanguinotransfusão podem ser usados nos casos mais graves.

POPULAÇÕES ESPECIAIS

GRAVIDEZ

Não está associada a risco de efeitos teratogênicos ou desfechos negativos da gestação.

LACTAÇÃO

É excretada no leite materno, mas não são conhecidos efeitos adversos significativos no lactente. Considerar relação risco-benefício.

CRIANÇAS

Não está indicada como rotina no tratamento do hipotireoidismo de crianças, e não há experiência de seu uso como potencializador dos ADs nessa faixa etária.

IDOSOS

Pacientes idosos podem ser mais sensíveis aos efeitos adversos, particularmente aqueles com cardiopatias.

INSUFICIÊNCIA HEPÁTICA

Não é necessário ajuste da dose.

INSUFICIÊNCIA RENAL

Não é necessário ajuste de dose.

INSUFICIÊNCIA CARDÍACA

Iniciar com 5 µg/dia e aumentar 5 µg/dia a cada 2 semanas. Reduzir se houver sinais de piora da insuficiência cardíaca.

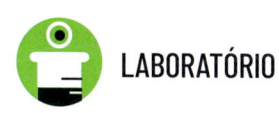

LABORATÓRIO

Exames prévios ao uso

Deve-se solicitar TSH, T4 livre e T3 livre antes de iniciar a T3.

Exames de acompanhamento

Repetir TSH, T4 livre e T3 livre após 3 meses do início e depois a cada 6 meses. O TSH deve ficar no limite inferior, e a T3 livre, no limite superior da normalidade. Mulheres pós-menopáusicas devem realizar densitometria óssea a cada 2 anos.

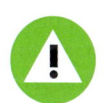

PRECAUÇÕES E DICAS

1. A dose terapêutica é medida em microgramas. Doses na casa dos miligramas são tóxicas e podem resultar em óbito. Atentar para a unidade de dose, principalmente se o medicamento for adquirido em farmácia de manipulação.
2. O uso prolongado da T3 em mulheres está associado à desmineralização óssea, especialmente após a menopausa.
3. Os hormônios tireoidianos podem aumentar o catabolismo de fatores de coagulação vitamina K-dependentes. Portanto, o emprego de anticoagulantes orais deve ser monitorado cuidadosamente após o início da T3.
4. Hipertensão e arritmias preexistentes podem ser exacerbadas pela T3.
5. Não está indicada no tratamento da obesidade. Não é eficaz em doses fisiológicas e está associada a sintomas graves de toxicidade em doses maiores.

REFERÊNCIAS

1. Rosenthal LJ, Goldner WS, O'Reardon JP. T3 augmentation in major depressive disorder: safety considerations. Am J Psychiatry. 2011;168(10):1035-40. PMID [21969047]
2. Mohagheghi A, Arfaie A, Amiri S, Nouri M, Abdi S, Safikhanlou S, et al. Preventive effect of liothyronine on electroconvulsive therapy-induced memory deficit in patients with major depressive disorder: a double-blind controlled clinical trial. Biomed Res Int. 2015;2015:503918. PMID [25945337]
3. Aronson R, Offman HJ, Joffe RT, Naylor CD. Triiodothyronine augmentation in the treatment of refractory depression: a meta-analysis. Arch Gen Psychiatry. 1996;53(9):842-8. PMID [8792761]
4. Bauer M, Whybrow PC. Role of thyroid hormone therapy in depressive disorders. J Endocrinol Invest. 2021;44(11):2341-7. PMID [34129186]
5. Nierenberg AA, Fava M, Trivedi MH, Wisniewski SR, Thase ME, McGrath PJ, et al. A comparison of lithium and T(3) augmentation following two failed medication treatments for depression: a STAR*D report. Am J Psychiatry. 2006;163(9):1519-30. PMID [16946176]
6. Altshuler LL, Bauer M, Frye MA, Gitlin MJ, Mintz J, Szuba MP, et al. Does thyroid supplementation accelerate tricyclic antidepressant response? A review and meta-analysis of the literature. Am J Psychiatry. 2001;158(10):1617-22. PMID [11578993]
7. Parmentier T, Sienaert P. The use of triiodothyronine (T3) in the treatment of bipolar depression: a review of the literature. J Affect Disord. 2018;229:410-4. PMID [29331701]
8. Walshaw PD, Gyulai L, Bauer M, Bauer MS, Calimlim B, Sugar CA, et al. Adjunctive thyroid hormone treatment in rapid cycling bipolar disorder: A double-blind placebo-controlled trial of levothyroxine (L-T$_4$) and triiodothyronine (T$_3$). Bipolar Disord. 2018;20(7):594-603. PMID [29869405]
9. Joffe RT, Singer W. A comparison of triiodothyronine and thyroxine in the potentiation of tricyclic antidepressants. Psychiatry Res. 1990;32(3):241-51. PMID [2201988]
10. Jonklaas J, Bianco AC, Cappola AR, Celi FS, Fliers E, Heuer H, et al. Evidence-based use of levothyroxine/liothyronine combinations in treating hypothyroidism: a consensus document. Thyroid. 2021;31(2):156-82. PMID [33276704]

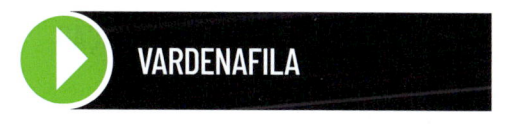

VARDENAFILA

APRESENTAÇÕES COMERCIAIS

CLORIDRATO DE VARDENAFILA (EMS)
- Caixas com 1, 2, 4, 8 ou 12 comprimidos de 5 mg.
- Caixas com 1, 2, 4, 8 ou 12 comprimidos de 10 mg.
- Caixas com 1, 2, 4, 8 ou 12 comprimidos de 20 mg.

LEVIOSA (LEGRAND)
- Caixas com 1, 2, 4, 8 ou 12 comprimidos de 5 mg.
- Caixas com 1, 2, 4, 8 ou 12 comprimidos de 10 mg.
- Caixas com 1, 2, 4, 8 ou 12 comprimidos de 20 mg.

LEVITRA (BAYER)
- Caixas com 1, 2 ou 4 comprimidos de 5 mg.
- Caixas com 1, 2, 4, 8 ou 12 comprimidos de 10 mg.

- Caixas com 1, 2, 4 ou 12 comprimidos de 20 mg.

VARMUVE (EMS)
- Caixas com 1, 2, 4, 8 ou 12 comprimidos de 5 mg.
- Caixas com 1, 2, 4, 8 ou 12 comprimidos de 10 mg.
- Caixas com 1, 2, 4, 8 ou 12 comprimidos de 20 mg.

MODO DE USAR

A vardenafila é utilizada no tratamento da DE. A dose inicial recomendada é de 10 mg/dia, devendo ser administrada 60 minutos antes da atividade sexual. Esta pode ser iniciada ou retomada por até 4 a 8 horas após a administração do medicamento, que é o tempo de duração do seu efeito.

TEMPO PARA INÍCIO DE AÇÃO

De 25 a 60 minutos após a ingestão da dose.

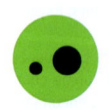

VARIAÇÃO USUAL DA DOSE

Usar de 5 a 20 mg, não excedendo uma dose diária.

CLASSE, MECANISMO DE AÇÃO E FARMACODINÂMICA

O processo fisiológico da ereção envolve o sistema nervoso parassimpático, que, em consequência da estimulação sexual, provoca a liberação de óxido nítrico, um agente vasodilatador, no corpo cavernoso do pênis. O óxido nítrico liga-se a receptores da enzima guanilato ciclase, o que, por sua vez, provoca aumento nas concentrações de GMPc, responsável pelo relaxamento da musculatura lisa arterial.

A vardenafila restaura a capacidade de obtenção e manutenção da ereção peniana, em homens com DE, por meio do aumento do fluxo sanguíneo no pênis durante e imediatamente após a estimulação sexual. Ela é uma potente inibidora seletiva da PDE-5, uma enzima responsável pela degradação do GMPc, sendo 10 vezes mais potente do que a sildenafila na inibição da atividade dessa enzima. A inibição resulta em aumento nas concentrações de GMPc, redução do cálcio intracelular, maior relaxamento da parede das artérias, aumento do fluxo sanguíneo e ereção. Os efeitos da vardenafila só se manifestam se houver estimulação sexual e não persistem se ela cessar.

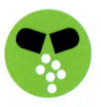

FARMACOCINÉTICA

A vardenafila é rapidamente absorvida após a administração oral. As concentrações plasmáticas máximas ocorrem, em média, de 25 a 60 minutos após a ingestão, com meia-vida em torno de 4 a 5 horas. É metabolizada no fígado pelo sistema enzimático do citocromo P450, principalmente pela isoforma 3A4 (CYP3A4). Devido à sua completa metabolização e à meia-vida curta, não é esperado o acúmulo de vardenafila após o uso em dias consecutivos. Após a administração oral, a vardenafila e seus metabólitos são primariamente eliminados pelas fezes (em torno de 91 a 95% da dose administrada) e, em menor extensão, pela urina (em torno de 2 a 6% da dose administrada), circulando firmemente ligados às proteínas plasmáticas, sobretudo à albumina.[1]

Como ocorre com todos os inibidores da PDE-5, isoenzima que media a resposta erétil, a estimulação tátil e/ou psicológica é necessária para que o medicamento seja eficaz.[1]

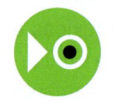

INDICAÇÕES

Evidências CONSISTENTES de eficácia
- DE.[2]
- DE em homens com DM.[3]
- DE em homens submetidos à prostatectomia radical.[4]

CONTRAINDICAÇÕES

Absolutas
- Coadministração com nitratos, pois os inibidores da PDE-5 podem potencializar os efeitos hipotensivos dos nitratos.
- Hipersensibilidade ao fármaco ou a quaisquer componentes da fórmula.
- Menores de 18 anos e mulheres.
- Pacientes em outro tipo de tratamento para DE.
- Pacientes para os quais a atividade sexual está contraindicada.

Relativas
- Angina instável.
- Doença renal em estágio terminal (i.e., em diálise).
- Doenças hereditárias degenerativas da retina (p. ex., retinite pigmentar).[1]
- Hipotensão arterial (PA < 90/50 mmHg).
- História recente de AVC ou IAM (nos últimos 6 meses).
- Insuficiência hepática grave (Child-Pugh C).
- Uso concomitante com inibidores potentes da isoenzima hepática CYP3A4 (ritonavir, indinavir, itraconazol e cetoconazol).

REAÇÕES ADVERSAS

Mais comuns: Cefaleia, rubor.

Menos comuns: Anafilaxia, angina, aumento de CPK, dispepsia, dorsalgia, hipotensão postural, IAM, insônia, náusea, priapismo, prurido, *rash* cutâneo, rinite, sintomas gripais, sinusite, tonturas.

INTOXICAÇÃO

Sintomas

Dados de voluntários saudáveis indicam que uma dose única de 120 mg de vardenafila está associada à mialgia e a alterações visuais reversíveis.

Manejo
- Em casos de sobredose, medidas de suporte gerais devem ser adotadas conforme a necessidade.
- A diálise renal não costuma acelerar a depuração da vardenafila, uma vez que apresenta eliminação renal irrelevante.

POPULAÇÕES ESPECIAIS

GRAVIDEZ
Este medicamento é indicado apenas para homens.

LACTAÇÃO E CRIANÇAS
Este medicamento é indicado apenas para homens adultos.

IDOSOS
Uma vez que a depuração renal da vardenafila é reduzida em idosos (idade superior a 65 anos), a dose inicial recomendada é de 5 mg. Com base na eficácia e na tolerabilidade, a dose pode ser aumentada para 10 e 20 mg.[1]

INSUFICIÊNCIA HEPÁTICA
Iniciar com dose de 5 mg em pacientes com insuficiência hepática moderada (Child-Pugh B). A dose máxima, nesses pacientes, não deve exceder 10 mg. Não utilizar em pacientes com insuficiência hepática grave (Child-Pugh C).

INSUFICIÊNCIA RENAL
Em portadores de IR grave (depuração de creatinina inferior a 30 mL/min), doses de 5 mg devem ser utilizadas. Não utilizar em pacientes em diálise renal.

Nenhum ajuste de dose é necessário em pacientes com IR de leve a moderada.[1]

INSUFICIÊNCIA CARDÍACA
Seu uso não é recomendado em pacientes com história de arritmia com risco de vida ou infarto do miocárdio (nos últimos 6 meses) ou insuficiência cardíaca grave.

LABORATÓRIO

Não há recomendação de exames prévios ou de acompanhamento específicos.

PRECAUÇÕES E DICAS

1. Antes de instituir o tratamento farmacológico, realizar anamnese e exame físico cuidadosos para as possíveis causas da DE (físicas, psicológicas) e, se possível, tratá-las.
2. Considerar o perfil cardiovascular dos pacientes, uma vez que há certo grau de risco cardíaco associado à atividade sexual. Eventos cardiovasculares significativos, incluindo IAM e arritmia ventricular, foram descritos com o uso da vardenafila.
3. Utilizar com cautela em pacientes com deformidade anatômica peniana (p. ex., angulação excessiva, fibrose cavernosa ou doença de Peyronie) ou que apresentem condições que predisponham ao priapismo (p. ex., anemia falciforme, mieloma múltiplo ou leucemia).
4. Usar com cautela em coadministração com α-bloqueadores e anti-hipertensivos, devido ao risco de hipotensão.

5. Procurar atendimento médico imediato se ocorrerem diminuição súbita ou perda de visão ou audição.
6. Procurar atendimento médico de emergência se a ereção durar mais de 4 horas. Ter cautela no uso em pacientes predispostos a priapismo.

REFERÊNCIAS

1. Levitra® cloridrato de vardenafil [Bula de medicamento] [Internet]. São Paulo: Bayer S.A.; 2021 [capturado em 2 out. 2022]. Disponível em: https://www.bayer.com.br/sites/bayer_com_br/files/2021-04/levitra-bula-pacientes-2020.pdf.
2. Wang H, Guo B, Huang Z, Zhao X, Ji Z. Vardenafil in the treatment of male erectile dysfunction: a systematic review and meta-analysis. Adv Ther. 2021;38(2):1301-13.
3. Liao X, Qiu S, Bao Y, Wang W, Yang L, Wei Q. Comparative efficacy and safety of phosphodiesterase type 5 inhibitors for erectile dysfunction in diabetic men: a Bayesian network meta-analysis of randomized controlled trials. World J Urol. 2019;37(6):1061-74. PMID [30523399]
4. Lombardo R, Tema G, De Nunzio C. Phosphodiesterases 5 inhibitors and erectile dysfunction recovery after pelvic surgery: future perspectives for new drugs and new formulations. Curr Drug Targets. 2021;22(1):31-7. PMID [32981502]

LEITURA RECOMENDADA

Levitra (vardenafil hydrochloride) tablets [Bula de medicamento] [Internet]. Whippany: Bayer HealthCare Pharmaceuticals; 2013 [capturado em 2 out. 2022]. Disponível em: https://www.accessdata.fda.gov/drugsatfda_docs/label/2013/021400s016lbl.pdf.

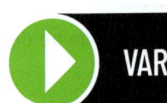

VARENICLINA

APRESENTAÇÕES COMERCIAIS

CHAMPIX (PFIZER)
- Caixas com 11, 28 ou 56 comprimidos de 0,5 mg.
- Caixas com 14, 28, 56, 112 ou 168 comprimidos de 1 mg.
- Caixas com 11 comprimidos de 0,5 mg e 14 comprimidos de 1 mg.
- Caixas com 11 comprimidos de 0,5 mg e 42 comprimidos de 1 mg.
- Caixas com 11 comprimidos de 0,5 mg e 154 comprimidos de 1 mg.

MODO DE USAR

O início de uso do medicamento deve ocorrer 1 semana antes da data estabelecida pelo paciente para parar de fumar. O tratamento começa com 0,5 mg, 1 vez ao dia, do 1º ao 3º dia; 0,5 mg, a cada 12 horas, do 4º ao 7º dia; e 1 mg, a cada 12 horas, do 8º dia até o fim do tratamento. Se o paciente esquecer alguma dose, deve tomá-la assim que lembrar. Se já estiver se aproximando da próxima dose, pular a dose esquecida e seguir o tratamento normalmente.

A duração do tratamento é de 12 semanas. A data marcada para parar de fumar é indicada do 8º ao 14º dia após o início da medicação. Entretanto, há evidências iniciais de que um período maior de uso da medicação antes da data da parada de fumar pode aumentar a chance de abstinência.[1] A vareniclina deve ser ingerida após a alimentação e com bastante água, para diminuir os efeitos gastrintestinais. Pacientes que não toleram os efeitos adversos devem ter a dose reduzida temporariamente ou de forma permanente.[2] Os tratamentos para a cessação do hábito de fumar têm mais probabilidade de sucesso em pacientes que estejam motivados e que recebam aconselhamento e suporte adicionais.

TEMPO PARA INÍCIO DE AÇÃO

O tempo mínimo para ter o efeito é de 8 dias, e deve ser agendada a data de parada de fumar a partir desse prazo.

VARIAÇÃO USUAL DA DOSE

O tratamento é com a dose de 1 mg, 2 vezes ao dia, mas pode ser reduzida para 0,5 mg, 2 vezes ao dia, em caso de efeitos colaterais. A vareniclina foi estudada em doses maiores (de 3 a 5 mg/dia), mas não há evidência que justifique usar doses superiores a 2 mg/dia.[1]

MODO DE SUSPENDER

Não há necessidade de descontinuação gradual da vareniclina no término do tratamento. Pacientes que atingiram a abstinência após os 3 meses de tratamento, principalmente os que não mantiveram a abstinência durante todo o período, podem fazer mais um período de 3 meses de tratamento para manutenção da abstinência.[1] A descontinuação abrupta da vareniclina está associada a aumento na irritabilidade e a distúrbios do sono em até 3% dos pacientes.

CLASSE, MECANISMO DE AÇÃO E FARMACODINÂMICA

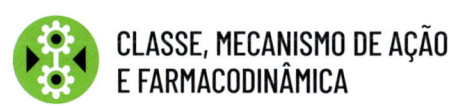

A vareniclina atua como um agonista parcial seletivo dos receptores nicotínicos de acetilcolina $\alpha_4\beta_2$ e estimula a atividade mediada pelo receptor, mas em nível significativamente menor do que a nicotina. Esse receptor está associado à dependência de nicotina e libera dopamina no sistema mesolímbico. Ao se ligar como um agonista parcial, a vareniclina reduz os sintomas de abstinência de nicotina e bloqueia a ligação da nicotina inalada ao receptor, reduzindo os efeitos recompensadores de fumar.[3]

FARMACOCINÉTICA

A concentração plasmática máxima de vareniclina ocorre em torno de 3 a 4 horas após a administração oral e atinge estabilidade em 4 dias. A absorção é quase completa após administração oral, e a disponibilidade sistêmica é alta. A biodisponibilidade oral não é afetada por alimentos ou pelo horário da administração. A meia-vida de eliminação é de aproximadamente 24 horas. A vareniclina sofre metabolismo mínimo, com 92% excretados de forma inalterada na urina e menos de 10% excretados como metabólitos.[2]

Em metanálise de rede de 2020 avaliando a eficácia dos tratamentos farmacológicos para cessação do tabagismo, a vareniclina foi a medicação mais efetiva para abstinência sustentada e sozinha ou em combinação com terapia de reposição de nicotina (TRN) em comparação a placebo. Abstinência sustentada: vareniclina RC 2,8 (2,3 a 3,4), vareniclina mais TRN RC 5,8 (2,3 a 14,0) e vareniclina mais bupropiona RC 3,3 (1,4 a 7,9).[4] Os estudos de avaliação da vareniclina incluem intervenções de aconselhamento breves, mas frequentes, não estando indicada apenas a prescrição da medicação.[1] Para mais detalhes de intervenção breve para tabagismo, consulte o material do CDC.[5]

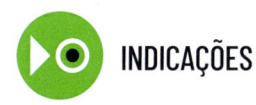

INDICAÇÕES

Evidências CONSISTENTES de eficácia
- Tratamento da dependência de nicotina.

CONTRAINDICAÇÕES

Absolutas
- Hipersensibilidade conhecida à vareniclina.
- Menores de 18 anos.

Relativas
- IR.
- Gravidez.

REAÇÕES ADVERSAS

Mais comuns: Boca seca, cefaleia, constipação, diarreia, dispepsia, fadiga, flatulência, insônia, náusea (atenuada na administração com alimento), sonhos anormais, vômito.

Menos comuns: Agitação, agressividade, anemia, ansiedade, aumento de apetite, depressão, diarreia, gengivite, hiperidrose, hipertensão, mialgias, poliúria, RS, sonolência.

INTOXICAÇÃO

Sintomas

Os sintomas relatados são náusea, vômito, sedação, hipotensão, bradicardia, tontura e agitação. Entretanto, há relatos de morte com o uso de altas doses (> 80 mg) do medicamento.

Manejo
- Em caso de intoxicação, medidas de suporte devem ser iniciadas.
- As sobredoses em geral são não fatais, devido à indução de vômito pelo medicamento.

POPULAÇÕES ESPECIAIS

GRAVIDEZ

A segurança e a eficácia na gravidez não foram estabelecidas, mas pode ser utilizada se o benefício superar o risco. Categoria C da FDA. Há outras opções mais seguras para tratamento do tabagismo na gravidez.

LACTAÇÃO

O uso na lactação não é recomendado, pois não há estudos suficientes com humanos para estabelecer sua segurança.

CRIANÇAS

A vareniclina não é aprovada para indivíduos com menos de 18 anos. Estudos avaliando a eficácia não mostraram benefícios nessa população.

IDOSOS

O medicamento é bem tolerado em idosos, e o ajuste da dose deve ser feito somente se houver diminuição da função renal.

INSUFICIÊNCIA HEPÁTICA

Devido à ausência de metabolismo hepático significativo, a farmacocinética da vareniclina não sofre alteração em pacientes com insuficiência hepática, e não é necessário ajuste de dose nesses casos.

INSUFICIÊNCIA RENAL

Não há necessidade de ajustes de dose em pacientes com IR leve a moderada. Para pacientes com IR grave, é recomendada administração reduzida de 1 mg, em dose única diária. A administração deve ser iniciada com 0,5 mg, em dose única diária nos 3 primeiros dias, e, em seguida, deve ser aumentada para 1 mg, em dose única diária.

INSUFICIÊNCIA CARDÍACA

Há relatos de eventos cardiovasculares após o uso de vareniclina, mas estudos recentes não mostram diferença significativa em relação ao placebo. Entretanto, deve ser avaliado o risco-benefício em cada caso.[6]

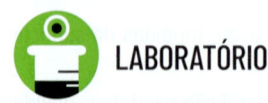

LABORATÓRIO

Exames prévios ao uso

Realizar exame de creatinina antes do início do tratamento.

Exames de acompanhamento

Não são necessários.

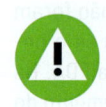

PRECAUÇÕES E DICAS

1. Monitorar sintomas neuropsiquiátricos novos ou piora de sintomas preexistentes. Houve um alerta (após a comercialização) de efeitos graves (suicídio, depressão), mas que foi retirado após ensaio clínico com mais de 8.000 pacientes não mostrar aumento de risco em relação ao placebo. Entretanto, não está claro se em pacientes com doenças psiquiátricas prévias o risco pode ser maior.[7]
2. Convulsões foram relatadas em pacientes com e sem história prévia, em geral no primeiro mês de tratamento. Descontinuar a medicação nesse caso.
3. Há diminuição da tolerância ao álcool, em alguns casos com comportamento agressivo associado. Recomendar diminuição do consumo de álcool.
4. Pesar risco-benefício em pacientes com evento cardiovascular recente, pois foi demonstrada a segurança em pacientes com doença cardiovascular, mas não com eventos recentes.[8]
5. Reações graves foram relatadas associadas com o uso de vareniclina, como angiedema e reações cutâneas, incluindo SSJ. Orientar suspender a medicação caso surjam lesões de pele.

REFERÊNCIAS

1. Tonstad S, Arons C, Rollema H, Berlin I, Hajek P, Fagerström K, et al. Varenicline: mode of action, efficacy, safety and accumulated experience salient for clinical populations. Curr Med Res Opin. 2020;36(5):713-30. PMID [32050807]
2. Faessel HM, Obach RS, Rollema H, Ravva P, Williams KE, Burstein AH. A review of the clinical pharmacokinetics and pharmacodynamics of varenicline for smoking cessation. Clin Pharmacokinet. 2010;49(12):799-816. PMID [21053991]
3. Rigotti NA, Kruse GR, Livingstone-Banks J, Hartmann-Boyce J. Treatment of tobacco smoking: a review. JAMA. 2022;327(6):566-77. PMID [35133411]
4. Thomas KH, Dalili MN, López-López JA, Keeney E, Phillippo DM, Munafò MR, et al. Comparative clinical effectiveness and safety of tobacco cessation pharmacotherapies and electronic cigarettes: a systematic review and network meta-analysis of randomized controlled trials. Addiction. 2022;117(4):861-76. PMID [34636108]
5. Centers for Disease Control and Prevention. A practical guide to help your patients quit using tobacco [Internet]. Atlanta: CDC; 2010 [capturado em 5 out. 2022]. Disponível em: https://www.cdc.gov/tobacco/patient-care/pdfs/hcp-conversation-guide.pdf.
6. Kotz D, Viechtbauer W, Simpson C, van Schayck OCP, West R, Sheikh A. Cardiovascular and neuropsychiatric risks of varenicline: a retrospective cohort study. Lancet Respir Med. 2015;3(10):761-8 PMID [26355008]
7. Beard E, Jackson SE, Anthenelli RM, Benowitz NL, Aubin LS, McRae T, et al. Estimation of risk of neuropsychiatric adverse events from varenicline, bupropion and nicotine patch versus placebo: secondary analysis of results from the EAGLES trial using Bayes factors. Addiction. 2021 Oct;116(10):2816-24. PMID [33885203]
8. Benowitz NL, Pipe A, West R, Hays JT, Tonstad S, McRae T, et al. Cardiovascular safety of varenicline, bupropion, and nicotine patch in smokers a randomized clinical trial. JAMA Intern Med. 2018;178(5):622-31. PMID [29630702]

VENLAFAXINA

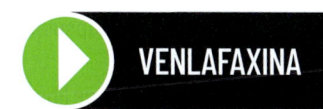

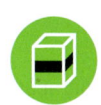

APRESENTAÇÕES COMERCIAIS

ALENTHUS XR (MEDLEY)
- Caixas com 15 ou 30 cápsulas de liberação controlada de 37,5 mg.
- Caixas com 15, 30 ou 60 cápsulas de liberação controlada de 75 mg.
- Caixas com 15, 30 ou 60 cápsulas de liberação controlada de 150 mg.

ALTVEN (MYLAN)
- Caixas com 7, 14 ou 30 cápsulas de liberação prolongada de 37,5 mg.
- Caixas com 7, 14 ou 30 cápsulas de liberação prolongada de 75 mg.
- Caixas com 7, 14 ou 30 cápsulas de liberação prolongada de 150 mg.

ARDIRE XR (SANDOZ)
- Caixas com 10, 30 ou 60 cápsulas de liberação prolongada de 37,5 mg.
- Caixas com 10, 30 ou 60 cápsulas de liberação prolongada de 75 mg.
- Caixas com 10, 30 ou 60 cápsulas de liberação prolongada de 150 mg.

CLORIDRATO DE VENLAFAXINA (ACHÉ)
- Caixas com 14 ou 28 comprimidos de 37,5 mg.
- Caixas com 30 comprimidos de 50 mg.
- Caixas com 14 ou 28 comprimidos de 75 mg.

CLORIDRATO DE VENLAFAXINA (AUROBINDO, BRAINFARMA)
- Caixas com 7, 14, 28, 30 ou 90 cápsulas de liberação prolongada de 75 mg.

CLORIDRATO DE VENLAFAXINA (CELLERA, GEOLAB)
- Caixas com 7, 10, 14, 28, 30, 60, 150* ou 300* cápsulas de liberação prolongada de 37,5 mg.
- Caixas com 7, 10, 14, 28, 30, 60, 150* ou 300* cápsulas de liberação prolongada de 75 mg.
- Caixas com 7, 10, 14, 28, 30, 60, 150* ou 300* cápsulas de liberação prolongada de 150 mg.

CLORIDRATO DE VENLAFAXINA (EMS, GERMED, MULTILAB)
- Caixas com 7, 14, 15, 28, 30, 60 ou 90 cápsulas de liberação prolongada de 37,5 mg.
- Caixas com 7, 14, 15, 28, 30, 60 ou 90 cápsulas de liberação prolongada de 75 mg.
- Caixas com 10, 14, 20, 28 ou 30 cápsulas de liberação prolongada de 150 mg.

CLORIDRATO DE VENLAFAXINA (EUROFARMA)
- Caixas com 7, 10, 14, 28, 30, 60, 150* ou 300* cápsulas de liberação prolongada de 37,5 mg.
- Caixas com 7, 10, 14, 28, 30, 60, 150* ou 300* cápsulas de liberação prolongada de 75 mg.
- Caixas com 7, 10, 14, 28, 30, 60, 150* ou 300* cápsulas de liberação prolongada de 150 mg.

CLORIDRATO DE VENLAFAXINA (MEDLEY)
- Caixas com 7, 15, 30 ou 60 cápsulas de liberação prolongada de 37,5 mg.
- Caixas com 7, 15, 30 ou 60 cápsulas de liberação prolongada de 75 mg.
- Caixas com 7, 15, 30 ou 60 cápsulas de liberação prolongada de 150 mg.

CLORIDRATO DE VENLAFAXINA (PRATI DONADUZZI)
- Caixas com 7, 15, 30, 60, 100*, 300*, 500*, 600* ou 900* cápsulas de liberação prolongada de 75 mg.
- Caixas com 7, 15, 30, 60, 100*, 300*, 500*, 600* ou 900* cápsulas de liberação prolongada de 150 mg.

CLORIDRATO DE VENLAFAXINA (RANBAXY)
- Caixas com 7, 14, 15, 28, 30, 200* ou 500* comprimidos de 37,5 mg
- Caixas com 7, 10, 14 ou 30 cápsulas de liberação prolongada de 37,5 mg.
- Caixas com 7, 14, 15, 28, 30, 200* ou 500* comprimidos de 75 mg.
- Caixas com 7, 10, 14 ou 30 cápsulas de liberação prolongada de 75 mg.
- Caixas com 7, 10, 14 ou 30 cápsulas de liberação prolongada de 150 mg.

CLORIDRATO DE VENLAFAXINA (SANDOZ)
- Caixas com 10, 30 ou 60 cápsulas de liberação prolongada de 37,5 mg.

- Caixas com 10, 30 ou 60 cápsulas de liberação prolongada de 75 mg.
- Caixas com 10, 30 ou 60 cápsulas de liberação prolongada de 150 mg.

CLORIDRATO DE VENLAFAXINA (TEUTO)
- Caixas com 30, 60, 200* ou 500* cápsulas de liberação prolongada de 75 mg.
- Caixas com 30, 60, 200* ou 500* cápsulas de liberação prolongada de 150 mg.

CLORIDRATO DE VENLAFAXINA (TORRENT)
- Caixas com 7, 14 ou 30 cápsulas de liberação prolongada de 37,5 mg.
- Caixas com 7, 14, 30 ou 60 cápsulas de liberação prolongada de 75 mg.
- Caixas com 7, 14, 30 ou 60 cápsulas de liberação prolongada de 150 mg.

CLORIDRATO DE VENLAFAXINA (ZYDUS)
- Caixas com 15 ou 30 cápsulas de liberação prolongada de 37,5 mg.
- Caixas com 15 ou 30 cápsulas de liberação prolongada de 75 mg.
- Caixas com 15 ou 30 cápsulas de liberação prolongada de 150 mg.

EFEXOR (MYLAN)
- Caixas com 7, 14 ou 30 cápsulas de liberação prolongada de 37,5 mg.
- Caixas com 7, 14 ou 30 cápsulas de liberação prolongada de 75 mg.
- Caixas com 7, 14 ou 30 cápsulas de liberação prolongada de 150 mg.

MYLETIN (PRATI DONADUZZI)
- Caixas com 7, 15, 30, 60, 100*, 300*, 500*, 600* ou 900* cápsulas de liberação prolongada de 75 mg.
- Caixas com 7, 15, 30, 60, 100*, 300*, 500*, 600* ou 900* cápsulas de liberação prolongada de 150 mg.

VENF XR (TEUTO)
- Caixas com 30, 60, 200* ou 500* cápsulas de liberação prolongada de 75 mg.
- Caixas com 30, 60, 200* ou 500* cápsulas de liberação prolongada de 150 mg.

VENFORIN (EMS)
- Caixas com 7, 14, 15, 28, 30, 60 ou 90 cápsulas de liberação prolongada de 37,5 mg.
- Caixas com 7, 14, 15, 28, 30, 60 ou 90 cápsulas de liberação prolongada de 75 mg.
- Caixas com 10, 14, 20, 28 ou 30 cápsulas de liberação prolongada de 150 mg.

VENIZ XR (SUN FARMACÊUTICA)
- Caixas com 7, 10, 14 ou 30 cápsulas de liberação prolongada de 37,5 mg.
- Caixas com 7, 10, 14 ou 30 cápsulas de liberação prolongada de 75 mg.
- Caixas com 7, 10, 14 ou 30 cápsulas de liberação prolongada de 150 mg.

VENLAXIN XR (EUROFARMA)
- Caixas com 7, 10, 14, 28, 30, 60, 150* ou 300* cápsulas de liberação prolongada de 37,5 mg.
- Caixas com 7, 10, 14, 28, 30, 60, 150* ou 300* cápsulas de liberação prolongada de 75 mg.
- Caixas com 7, 10, 14, 28, 30, 60, 150* ou 300* cápsulas de liberação prolongada de 150 mg.

VENLIFT OD (TORRENT)
- Caixas com 7, 14 ou 30 cápsulas de liberação prolongada de 37,5 mg.
- Caixas com 7, 14, 30 ou 60 cápsulas de liberação prolongada de 75 mg.
- Caixas com 7, 14, 30 ou 60 cápsulas de liberação prolongada de 150 mg.

VENSATE LP (CRISTÁLIA)
- Caixas com 7, 10, 14, 28, 30, 60, 150* ou 300* cápsulas de liberação prolongada de 37,5 mg.
- Caixas com 7, 10, 14, 28, 30, 60, 150* ou 300* cápsulas de liberação prolongada de 75 mg.
- Caixas com 7, 10, 14, 28, 30, 60, 150* ou 300* cápsulas de liberação prolongada de 150 mg.

*Embalagem hospitalar.

MODO DE USAR

A dose inicial da venlafaxina é de 37,5 mg, 1 vez ao dia (liberação prolongada), ou 25 a 50 mg, divididos em 2 a 3 doses (liberação imediata), por 1 semana. Aumentar a dose diária em não mais de 75 mg a cada 4 dias até que a dose desejada seja alcançada. As doses usuais são de 150 mg ou 225 mg/dia, e a dose máxima é de 375 mg/dia. Para não respondedores em doses mais baixas, deve-se tentar doses mais altas para ter certeza dos benefícios da dupla ação de IRSN. Até 600 mg/dia foram administrados para casos extremos.[1]

Recomenda-se a administração pela manhã junto com a refeição. A alimentação não interfere na sua absorção. Não quebrar ou mastigar venlafaxina de liberação controlada, pois isso alterará as propriedades de liberação.[1]

TEMPO PARA INÍCIO DE AÇÃO

O início da ação terapêutica costuma ocorrer entre 2 e 4 semanas. Se, no tratamento para depressão, em 6 a 8 semanas não houver melhora dos sintomas, pode ser necessário aumentar a dose ou trocar a medicação. Para a ansiedade generalizada, a melhora na resposta pode ocorrer mesmo após 8 semanas e em até 6 meses após o início.[1]

VARIAÇÃO USUAL DA DOSE

- TDM: 75 a 225 mg/dia, 1 vez ao dia (liberação prolongada) ou divididos em 2 a 3 tomadas (liberação imediata).[1]
- TAG: 150 a 225 mg/dia.[1]
- TAS: 75 mg/dia.[2]
- TP: 75 a 225 mg/dia.[2]

MODO DE SUSPENDER

A retirada deve ser gradual, de 75 mg/dia, em intervalos de 1 semana.[2,3] Para alguns pacientes com problemas graves de descontinuação, a dose pode ser reduzida ao longo de muitos meses, esmagando o comprimido, suspendendo ou dissolvendo em 100 mL de suco de frutas, reduzindo gradualmente (1%) a quantidade ingerida a cada 3 a 7 dias e depois reduzindo 2% nos mesmos períodos e assim por diante. Não realizar esse procedimento com a formulação XL.

Para alguns pacientes com sintomas graves de descontinuação, pode ser útil adicionar um ISRS com meia-vida longa, especialmente fluoxetina, antes da redução da venlafaxina; enquanto manter a fluoxetina, primeiro reduzir lentamente a venlafaxina e, em seguida, reduzir a fluoxetina.[1]

CLASSE, MECANISMO DE AÇÃO E FARMACODINÂMICA

É um antidepressivo IRSN. Bloqueia de forma potente a bomba de recaptação de serotonina desde as doses mais baixas; bloqueia de forma moderada a bomba de recaptação de noradrenalina a partir de 150 mg/dia e, em doses mais elevadas, bloqueia de forma menos potente a recaptação de dopamina.[2,4]

Doses de 75 a 225 mg/dia podem ser predominantemente serotonérgicas em alguns pacientes e agir de forma dual sobre serotonina e norepinefrina em outros. Doses de 225 a 375 mg/dia agem sobre recaptação de serotonina e noradrenalina na maioria dos pacientes.[1] Em doses muito altas (p. ex., > 375 mg/dia), a recaptação de dopamina também é bloqueada em alguns pacientes.[1]

A venlafaxina também dessensibiliza os receptores de serotonina 1A e os receptores β-adrenérgicos e, uma vez que a dopamina é inativada pela recaptação de norepinefrina no córtex frontal, a venlafaxina pode aumentar a neurotransmissão de dopamina nessa parte do cérebro. A venlafaxina possui um metabólito ativo, o O-desmetilvenlafaxina (ODV), que é formado como resultado de CYP2D6. Nem a venlafaxina, nem seu metabólito ativo ODV possuem afinidade pelos receptores muscarínicos, histaminérgicos ou α-adrenérgicos.[1,2]

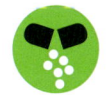

FARMACOCINÉTICA

A venlafaxina é rápida e extensivamente absorvida pelo trato gastrintestinal após administração oral. O pico plasmático da formulação imediata ocorre após 2 horas da ingestão, e da formulação de liberação prolongada após 5,5 horas, com pelo menos 92% do fármaco sendo absorvidos após uma dose oral única. A biodisponibilidade oral absoluta é de apenas 12% na sua formulação de liberação imediata e 42% na formulação de liberação prolongada, devido ao metabolismo de primeira passagem para o principal metabólito O-desmetilvenlafaxina, também conhecido como desvenlafaxina. A administração com alimentos não interfere na absorção. Atinge o equilíbrio plasmático em 3 dias e possui alto volume de distribuição plasmática, com cerca de 30% de ligação a proteínas do plasma.[2,4]

Sofre extenso metabolismo de primeira passagem no fígado através do citocromo P450 CYP2D6, sendo transformada no seu metabólito ativo O-desmetilvenlafaxina. Seu metabolismo pode estar reduzido em pacientes com cirrose ou alterações renais graves. A excreção ocorre especialmente via renal (87%) e pelas fezes (2%). A meia-vida da venlafaxina é de 5 horas, e a de seu metabólito ativo é de 11 horas, podendo estar prolongada em pacientes com alterações renais ou hepáticas.[2,3] Apresenta farmacocinética linear.[4]

INDICAÇÕES

Evidências CONSISTENTES de eficácia
▶ TDM.
▶ TAG.
▶ TP.
▶ TAS.[5,6]
▶ Dor neuropática.[7]
▶ TEPT.[8]

Evidências INCOMPLETAS de eficácia
▶ Transtorno disfórico pré-menstrual.
▶ TOC.
▶ TDAH.
▶ Calorões devido à quimioterapia hormonal.
▶ Fogachos associados ao climatério.
▶ Profilaxia de enxaqueca.
▶ Cefaleia tensional.
▶ Transtorno de acumulação.

CONTRAINDICAÇÕES

Absolutas
▶ GAF não controlado.
▶ Uso concomitante ou menos de 14 dias de descontinuação de IMAOs, incluindo linezolida ou azul de metileno IV.
▶ Alergia comprovada à venlafaxina, ao seu metabólito ativo ou a qualquer excipiente.[2,3]

Relativas
▶ Pacientes com história de convulsões.
▶ Pacientes com doença cardiovascular (hipertensão não controlada, insuficiência cardíaca, cardiopatia isquêmica).
▶ Pacientes em uso de outras medicações com ação serotonérgica, em razão do risco de síndrome serotonérgica.
▶ Pacientes com história de glaucoma ou aumento da pressão intraocular.

▶ Pacientes com TB, a menos que tratados concomitantemente com agentes estabilizadores do humor.[1-3]

REAÇÕES ADVERSAS

Mais comuns: Boca seca, cefaleia, disfunção sexual (retardo ejaculatório, anorgasmia, impotência), insônia, náusea, sudorese, tontura.[1-3]

Menos comuns: Astenia, bruxismo, constipação, diarreia, dispepsia, flatulência, ganho de peso, hepatite, hipertensão, hiponatremia, nervosismo, parestesias, perda de peso, prurido, redução do apetite, SIADH, sonhos vívidos, sonolência, tremores, virada maníaca, visão borrada, vômitos.[1-3,9]

INTOXICAÇÃO

Sintomas
Pode levar à síndrome serotonérgica e à toxicidade cardiovascular (devido ao bloqueio dos canais de sódio e potássio). Efeitos da intoxicação leve incluem: sonolência, delírios, tremor, hiper-reflexia, convulsões, ansiedade e agitação, hipertensão, podendo ocorrer palpitações, taquicardia e exacerbação de ICC. A intoxicação grave está associada a estado mental alterado, anormalidades/rigidez neuromusculares, instabilidade autonômica, alteração da condução cardíaca (prolongamento de PR, QRS e QT), podendo causar taquicardia ventricular, fibrilação e parada cardíaca. As arritmias ventriculares são raras e estão associadas a uma grande *overdose* (superior a 8 g). Convulsões são comuns em pacientes que tomam mais de 1 g. A rabdomiólise é comum na toxicidade grave.[1,9]

Manejo
▶ Tratamento de suporte na toxicidade leve a moderada: assegurar via aérea adequada, monitorar sinais vitais e ritmo cardíaco, instituir medidas de suporte sintomático e fazer reposição de fluidos intravenosos se hipotensão leve.
▶ Os BZDs são o tratamento de escolha para agitação e convulsões.
▶ Pode ser administrado carvão ativado e lavagem gástrica naqueles pacientes com intoxicação que estejam conscientes e tenham feito a ingestão na última hora.
▶ Não existe antídoto.[9]

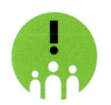

POPULAÇÕES ESPECIAIS

GRAVIDEZ

Não há estudos controlados com o uso da venlafaxina em gestantes. Não foi comprovado que seja prejudicial para o feto, mas em geral não é recomendada para uso durante a gravidez, especialmente durante o primeiro trimestre.

Há evidência moderada de aumento no risco de parto prematuro, aborto espontâneo e baixo peso ao nascer. O uso no terceiro trimestre está associado à síndrome de intoxicação ou de descontinuação neonatal e a maior risco de hipertensão e pré-eclâmpsia. Deve ser ponderado o risco e benefício do tratamento para a mãe e a criança.[1,10]

LACTAÇÃO

O metabólito ativo é excretado no leite, com efeitos sobre o lactente. Se a criança se tornar irritável ou sedada, poderá ser necessário descontinuar a amamentação ou a substância. Devem ser ponderados os benefícios da amamentação com os riscos e benefícios do tratamento com AD para o bebê e a mãe.[1,9]

CRIANÇAS

Não está aprovada para uso na população pediátrica, mas dados preliminares sugerem que a venlafaxina é efetiva em crianças e adolescentes com depressão, TP, TAS, TAG e TDAH.[1,9]

Usar com cautela, observando a possibilidade de ativação de TB conhecido ou desconhecido e/ou ideação suicida, e informar os pais ou responsáveis acerca desse risco para que possam ajudar a observar a criança ou o adolescente.

IDOSOS

Parece bem tolerada em idosos e tem as mesmas indicações que nos pacientes adultos. Não é necessário ajuste de dose, mas recomenda-se começar com doses baixas. O risco de SIADH é mais alto em idosos.[1,6]

INSUFICIÊNCIA HEPÁTICA

Reduzir a dose em 50%.[9]

INSUFICIÊNCIA RENAL

De leve a moderada: reduzir a dose em 25 a 50%. Em hemodiálise: reduzir a dose em 50%. Não receber a dose subsequente até que a diálise seja concluída.[1,9]

INSUFICIÊNCIA CARDÍACA

A substância deve ser utilizada com cautela. A venlafaxina tem um efeito dose-dependente no aumento da PA.[1]

LABORATÓRIO

Exames prévios ao uso

Verificar a PA antes do início do uso da venlafaxina.

Dosar sódio em pacientes em risco para hiponatremia: idosos, aqueles com história de hiponatremia ou em uso de diuréticos.

Em caso de hepatopatia conhecida, realizar hepatograma e, em caso de nefropatia ou idade avançada, avaliar função renal.

Exames de acompanhamento

Em razão do potencial que esse medicamento tem de elevar a PA, ela deve ser monitorada sobretudo quando forem usadas doses acima de 225 mg/dia.[2,3,9]

Dosar colesterol no tratamento a longo prazo.

Dosar concentração sérica de sódio e observar sinais de hiponatremia, especialmente em pacientes idosos ou usuários de diuréticos.

PRECAUÇÕES E DICAS

1. Pode ser efetiva em pacientes que não respondem a ISRSs e pode ser um dos tratamentos preferidos para depressão resistente ao tratamento.
2. Pode ser utilizada em combinação a outros ADs para casos refratários ao tratamento.
3. A formulação XR melhora a tolerabilidade, reduz a náusea e requer administração de apenas 1 vez ao dia.
4. Aumentos na PA são raros com a formulação XR em dose de até 225 mg.
5. Há mais reações de retirada relatadas na descontinuação da venlafaxina do que na de alguns outros ADs.
6. Os pacientes devem ser monitorados de perto quanto a mudanças de comportamento, piora clínica e tendências suicidas; isso deve ser feito nos 2 primeiros meses de terapia, bem como quando forem realizados ajustes de dose.

7. Fraturas ósseas já foram relatadas em pacientes em uso de ADs, portanto considerar a possibilidade se o paciente sentir dor óssea.
8. ISRS e IRSN podem prejudicar a agregação plaquetária e aumentar o risco de eventos hemorrágicos; o uso concomitante de aspirina, AINEs, varfarina ou outros anticoagulantes pode aumentar esse risco.
9. Em pacientes com glaucoma ou em risco de aumento da pressão intraocular, verificar a pressão intraocular antes e durante o tratamento.
10. Testes de triagem de imunoensaio de urina falso-positivos para fenciclidina (PCP) e anfetamina foram observados durante a terapia com venlafaxina.[1,9,10]
11. Usar com cuidado em pacientes com história de crises convulsivas.

REFERÊNCIAS

1. Stahl SM. Fundamentos de psicofarmacologia de Stahl: guia de prescrição. 6. ed. Porto Alegre: Artmed; 2019.
2. Effexor XR® (venlafaxine hydrochloride) extended-release capsules [Bula de medicamento] [Internet]. Philadelphia: Wyeth Pharmaceuticals; 2017 [capturado em 2022 out. 5]. Disponível em: https://www.accessdata.fda.gov/drugsatfda_docs/label/2017/020699s107lbl.pdf.
3. Effexor® (venlafaxine hydrochloride) tablets [Bula de medicamento] [Internet]. Wyeth Pharmaceuticals; 2008 [capturado em 2022 out. 5]. Disponível em: https://www.accessdata.fda.gov/drugsatfda_docs/label/2008/020151s051lbl.pdf.
4. Magalhães P, Alves G, Llerena A, Falcão A. Venlafaxine pharmacokinetics focused on drug metabolism and potential biomarkers. Drug Metabol Drug Interact. 2014;29(3):129-41. PMID [24607919]
5. Andrews G, Philip C, Boyce P, Gale C, Lampe L, Marwat O, et al. Royal Australian and New Zealand College of Psychiatrists clinical practice guidelines for the treatment of panic disorder, social anxiety disorder and generalised anxiety disorder. Aust N Z J Psychiatry. 2018;52(12):1109-72.
6. Kennedy SH, Lam RW, McIntyre RS, Tourjman SV, Bhat V, Blier P, et al. Canadian Network for Mood and Anxiety Treatments (CANMAT) 2016 clinical guidelines for the management of adults with major depressive disorder: section 3: pharmacological treatments. Can J Psychiatry. 2016;61(9):540-60. PMID [27486148]
7. Finnerup NB, Attal N, Haroutounian S, McNicol E, Baron R, Dworkin RH, et al. Pharmacotherapy for neuropathic pain in adults: a systematic review and meta-analysis. Lancet Neurol. 2015;14(2):162-73. PMID [25575710]
8. Hoskins MD, Bridges J, Sinnerton R, Nakamura A, Underwood JFG, Slater A, et al. Pharmacological therapy for post-traumatic stress disorder: a systematic review and meta-analysis of monotherapy, augmentation and head-to-head approaches. Eur J Psychotraumatology. 2021;12(1):1802920. PMID [34992738]
9. Venlafaxine [Internet]. DynaMed. Waltham: DynaMed; 2022 [capturado em 5 out. 2022]. Disponível em: https://www.dynamed.com/drug-monograph/venlafaxine#GUID-A803199B-67B7-4CBE-A185-6A078FFDA7C5.
10. Chisolm MS, Payne JL. Management of psychotropic drugs during pregnancy. BMJ. 2016;532:h5918. PMID [26791406]

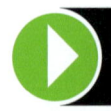

VIGABATRINA

APRESENTAÇÕES COMERCIAIS

SABRIL (SANOFI MEDLEY)
▸ Caixas com 20 ou 60 comprimidos de 500 mg.

MODO DE USAR

A vigabatrina deve ser administrada 1 ou 2 vezes ao dia, e a sua absorção não sofre interferência dos alimentos. Em adultos, a dose inicial recomendada é de 1.000 mg/dia. Se necessário, pode ser aumentada em 500 mg por semana ou em intervalos maiores, dependendo da resposta clínica e da tolerabilidade.

TEMPO PARA INÍCIO DE AÇÃO

Dias a meses.

VARIAÇÃO USUAL DA DOSE

As doses mais eficazes costumam variar entre 2 e 3 g/dia. Doses acima de 3 g/dia devem ser utilizadas somente em situações excepcionais e com monitoramento rigoroso dos eventos adversos. Devido a alterações visuais associadas à utilização da vigabatrina, seu uso foi limitado e apenas indicado a situações em que o benefício suplanta tal risco.[1,2]

MODO DE SUSPENDER

Assim como outros anticonvulsivantes, a suspensão abrupta da vigabatrina pode causar convulsões por um efeito-rebote. Portanto, recomenda-se a suspensão gradual do medicamento por um período de 2 a 4 semanas, não ultrapassando 1 g por semana.

CLASSE, MECANISMO DE AÇÃO E FARMACODINÂMICA

A vigabatrina pertence à classe dos medicamentos anticonvulsivantes. Inibe de forma irreversível a GABA-transaminase, que é responsável pelo catabolismo do GABA, aumentando rapidamente a sua concentração na fenda sináptica. Alguns estudos mostram que a vigabatrina aumenta a ação do neurotransmissor inibitório glutamina, o que pode potencializar o seu efeito anticonvulsivante.

FARMACOCINÉTICA

A vigabatrina é um composto hidrossolúvel rapidamente absorvido pelo trato gastrintestinal, cuja absorção não é alterada pela alimentação. Os picos de concentração plasmática ocorrem 2 horas após a ingestão. A maior parte do fármaco (95%) é excretada de forma inalterada por via renal. Tem meia-vida de aproximadamente 5 a 8 horas. Sua farmacocinética é linear, e ela é amplamente distribuída pelo espaço extravascular, sem ligação proteica.[3]

A vigabatrina tem indicação como adjuvante no tratamento de epilepsia parcial complexa refratária a outros antiepilépticos[4,5] e no tratamento dos espasmos infantis.[6,7]

Além disso, vem sendo testada para o tratamento da dependência de cocaína, com resultados contraditórios em dois ECRs controlados com placebo. O ECR com resultado positivo, com 50 sujeitos em cada grupo, mostrou abstinência de cocaína em 28% dos pacientes tratados com vigabatrina *versus* 7,5% do grupo que recebeu placebo após 9 semanas de tratamento. A taxa de indivíduos que completaram o estudo foi também superior: 62% no grupo da vigabatrina e 42% no grupo do placebo.[8] Entretanto, em um ECR multicêntrico com 186 participantes, a vigabatrina não foi superior ao placebo.[7] Esses estudos foram incluídos em uma revisão sistemática, que confirmou não haver nenhuma evidência atual que sustente o uso clínico de medicamentos anticonvulsivantes como primeira, segunda ou terceira linha de tratamento de pacientes com dependência de cocaína.[2]

INDICAÇÕES

Evidências CONSISTENTES de eficácia
▸ Epilepsia parcial complexa refratária.[1,8,9]
▸ Espasmos infantis.[2,3,10]

Evidências INCOMPLETAS de eficácia
▸ Dependência de cocaína.[2]

CONTRAINDICAÇÕES

Não há contraindicação absoluta para a prescrição da vigabatrina.

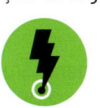

REAÇÕES ADVERSAS

Mais comuns: Alterações no campo visual periférico, artralgia, aumento de peso, cefaleia, diplopia, fadiga, hiperintensidades nos gânglios da base, no tálamo e no tronco encefálico demonstrada em ressonância magnética em T2/FLAIR, sonolência, tontura, tremor de extremidades, visão borrada.

Menos comuns: Agitação, anemia, atrofia óptica, constipação, depressão, diarreia, diminuição da memória, hipotonia, ideação suicida, irritabilidade, náusea, neurite óptica, neuropatia periférica, nistagmo, urticária.

INTOXICAÇÃO

Sintomas
A maioria dos relatos de casos de intoxicação apresentam doses de 7,5 a 30 g de vigabatrina. Há poucos casos com doses maiores, variando de 60 a 90 g. Cerca de metade dos casos envolvia o uso de várias substâncias. Os sintomas de *overdose* incluíam principalmente sonolência, redução do nível de consciência e coma. Outros sintomas relatados com frequência foram vertigem, cefaleia, psicose, irritabilidade, hipotensão, depressão respiratória, bradicardia, apneia, aumento da atividade convulsiva, distúrbio da fala e/ou estado de mal epiléptico.

Manejo
▸ Dada a farmacocinética da vigabatrina, a hemodiálise aceleraria significativamente a extração do fármaco e reduziria as suas concentrações plasmáticas em 40 a 60%, tornando-se um tratamento possível em pacientes com sobredose.

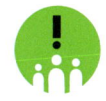

POPULAÇÕES ESPECIAIS

GRAVIDEZ
Em gestantes expostas, foram encontradas alterações musculoesqueléticas congênitas (2%), mas havia exposição concomitante a outros

fármacos. Em ratas, o uso na gestação foi associado a efeitos teratogênicos, crescimento intrauterino restrito e aborto. Não é recomendada a administração a gestantes ou a mulheres que desejam engravidar. Categoria C da FDA.

LACTAÇÃO
A vigabatrina é excretada no leite humano em quantidade moderada para dose de até 2.000 mg/dia, portanto, deve-se considerar a suspensão do aleitamento materno.[3]

CRIANÇAS
É utilizada em crianças principalmente no tratamento dos espasmos infantis e das crises parciais complexas refratárias. A dose inicial recomendada é de 50 mg/kg/dia para espasmos infantis, e pode ser aumentada para um máximo de 150 mg/kg/dia ao longo de 3 dias, se não houver controle adequado do quadro clínico. Para o tratamento de crises parciais complexas refratárias, a dose inicial é de 500 mg, divididos em 2 tomadas, para crianças de 10 a 16 anos e com peso de 25 a 60 kg, seguida de uma dose de manutenção de 1 g, 2 vezes ao dia. Em pacientes com mais de 16 anos e peso superior a 60 kg, a dose de manutenção pode ser aumentada para 3 g/dia.

IDOSOS
A depuração renal da vigabatrina em pacientes saudáveis com 65 anos ou mais foi 36% menor em comparação a adultos jovens saudáveis. Portanto, recomenda-se cautela na prescrição do medicamento a idosos.

INSUFICIÊNCIA HEPÁTICA
A vigabatrina é uma medicação que não sofre metabolização hepática, não se liga a proteínas e não induz o sistema enzimático do citocromo P450.

INSUFICIÊNCIA RENAL
Pacientes com IR leve devem reduzir a dose da vigabatrina em 25%; moderada, 50%; e grave, 75%.

INSUFICIÊNCIA CARDÍACA
Os dados disponíveis são limitados.

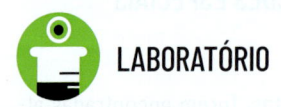

LABORATÓRIO

Exames prévios ao uso
Os dados disponíveis são limitados.

Exames de acompanhamento
A vigabatrina pode aumentar a quantidade de aminoácidos na urina, possivelmente levando a um teste falso-positivo para determinadas doenças metabólicas genéticas raras (p. ex., α-aminoadípico acidúria).

PRECAUÇÕES E DICAS

1. Foram relatadas alterações no campo visual em 1/3 dos pacientes tratados com vigabatrina. Essa ocorrência parece aumentar com a idade e ser maior em homens. O monitoramento da visão por um oftalmologista deve ser feito no início do tratamento, a cada 3 meses e até 6 meses após a suspensão do medicamento.
2. Um EEG deve ser repetido 2 a 3 semanas após o início do tratamento.
3. A vigabatrina não deve ser utilizada em associação com substâncias retinotóxicas.
4. Comportamento e ideação suicidas foram observados e devem ser adequadamente monitorados durante o tratamento com vigabatrina.
5. Agitação, depressão e ideias persecutórias foram relatadas durante o tratamento com vigabatrina em pacientes sem história de transtornos psiquiátricos e, em geral, foram reversíveis com a redução ou a descontinuação da substância.
6. Vários transtornos do movimento foram relatados com o uso da vigabatrina em pacientes com espasmos infantis. Se tais eventos ocorrerem, deve ser considerada a suspensão ou a redução da dose.
7. A vigabatrina pode potencializar os efeitos depressores do SNC do clonazepam, bem como aumentar sua concentração plasmática. Portanto, deve-se monitorar a administração simultânea desses fármacos.
8. Na administração concomitante de vigabatrina e fenitoína, ocorre redução da concentração média de fenitoína plasmática em cerca de 23%. Ainda assim, não ocorre alteração na biodisponibilidade da fenitoína, não havendo necessidade de ajuste de dose.

REFERÊNCIAS
1. Somoza EC, Winship D, Gorodetzky CW, Lewis D, Ciraulo DA, Galloway GP, et al. A multisite, double-blind, placebo-controlled

clinical trial to evaluate the safety and efficacy of vigabatrin for treating cocaine dependence. JAMA Psychiatry. 2013;70(6):630-7. PMID [23575810]
2. Minozzi S, Cinquini M, Amato L, Davoli M, Farrell M, Pani PP, et al. Anticonvulsants for cocaine dependence. Cochrane Database Syst Rev. 2015;2015(4):CD006754. PMID [25882271]
3. Tolman JA, Faulkner MA. Vigabatrin: a comprehensive review of drug properties including clinical updates following recent FDA approval. Expert Opin Pharmacother. 2009;10(18):3077-89. PMID [19954276]
4. Foroozan R. Vigabatrin: lessons learned from the United States experience. J Neuroophthalmol. 2018;38(4):442-50. PMID [29280765]
5. Hemming K, Maguire MJ, Hutton JL, Marson AG. Vigabatrin for refractory partial epilepsy. Cochrane Database Syst Rev. 2013;(1):CD007302. PMID [23440814]
6. Hancock EC, Osborne JP, Edwards SW. Treatment of infantile spasms. Cochrane Database Syst Rev. 2013;(6):CD001770. PMID [23740534]
7. Pesaturo KA, Spooner LM, Belliveau P. Vigabatrin for infantile spasms. Pharmacotherapy. 2011;31(3):298-311. PMID [21361740]
8. Brodie JD, Case BG, Figueroa E, Dewey SL, Robinson JA, Wanderling JA, et al. Randomized, double-blind, placebo-controlled trial of vigabatrin for the treatment of cocaine dependence in Mexican parolees. Am J Psychiatry. 2009;166(11):1269-77. PMID [19651710]
9. Chiron C. Stiripentol and vigabatrin current roles in the treatment of epilepsy. Expert Opin Pharmacother. 2016;17(8):1091-101. PMID [26933940]
10. Messer R, Knupp KG. Infantile spasms: opportunities to improve care. Semin Neurol. 2020;40(2):236-45. PMID [32143232]

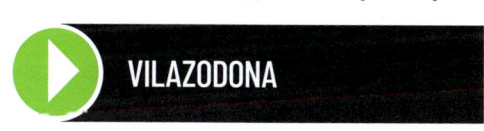

VILAZODONA

APRESENTAÇÕES COMERCIAIS

VIIBRYD (ALLERGAN)
- Caixas com 7 ou 14 comprimidos de 10 mg.
- Caixas com 7, 14, 28 ou 56 comprimidos de 20 mg.
- Caixas com 7, 14, 28 ou 56 comprimidos de 40 mg.
- Caixas com 7 comprimidos de 10 mg + 7 comprimidos de 20 mg.

MODO DE USAR

As doses devem ser aumentadas gradualmente, iniciando-se com 10 mg/dia nos primeiros 7 dias. Após esse período, pode-se elevar a dose para 20 mg/dia por mais 7 dias, até chegar à dose recomendada de 40 mg/dia. Recomenda-se administração em tomada única diária. A farmacocinética da vilazodona é bastante influenciada pelos alimentos, ocorrendo um aumento de 2 vezes no pico de concentração sérica quando esse medicamento é administrado com as refeições, mesmo uma refeição leve. Portanto, deve ser ingerida com os alimentos, para garantir uma concentração sérica adequada, pois a ingestão em jejum pode reduzir a concentração sérica e influenciar na efetividade do medicamento.

TEMPO PARA INÍCIO DE AÇÃO

Os efeitos de alívio dos sintomas depressivos podem iniciar a partir de 1 semana de tratamento.[1]

VARIAÇÃO USUAL DA DOSE

TDM ou TAG: 20 a 40 mg/dia.

MODO DE SUSPENDER

Devido à observação de sintomas de retirada com a interrupção abrupta da vilazodona (p. ex., humor disfórico, irritabilidade, tontura, agitação, confusão, cefaleia), recomenda-se a descontinuação gradual da substância.

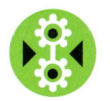

CLASSE, MECANISMO DE AÇÃO E FARMACODINÂMICA

A vilazodona é uma indolalquilamina que age como ISRS e também um agonista parcial dos receptores 5-HT1A. Seu mecanismo de ação não é completamente conhecido; no entanto, parece ser relacionado à melhora da atividade serotonérgica no SNC pela inibição da recaptação da serotonina. Tem forte afinidade ao receptor 5-HT1A, porém, seu exato efeito sobre esse receptor ainda é desconhecido. Não tem ação sobre os neurotransmissores dopamina e noradrenalina.[2,3] Não tem metabólito ativo. A vilazodona foi aprovada pela FDA em janeiro de 2011 para uso no TDM. Há uma metanálise de quatro ECRs[4] que demonstrou a eficácia da vilazodona na redução dos sintomas depressivos, pelas escalas HAM-D e MADRS, e poucos efeitos adversos. Outra metanálise recente, de três ECRs, demonstrou a eficácia da vilazodona no tratamento do TAG.[5]

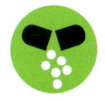

FARMACOCINÉTICA

O metabolismo da vilazodona é essencialmente hepático e mediado pelo citocromo P450.

A principal isoenzima envolvida é CYP3A4 e, em menor escala, 2C19 e 2D6. Parece também haver um metabolismo não mediado pelo citocromo, que ocorre por meio da carboxilesterase. Estudos *in vitro* mostraram que a vilazodona sofre interação farmacocinética relevante somente com substâncias que sejam fortes inibidoras da CYP3A4, o que aumenta sua concentração plasmática em aproximadamente 50%. Quando associada a tais substâncias, deve-se reduzir a dose utilizada. Não tem metabólito ativo, ou seja, seu efeito ocorre somente pela molécula principal. Apenas 1% é excretado sem modificação pela urina, e 2%, pelas fezes.[1-3] Quando ingerida com alimentos, as concentrações plasmáticas da vilazodona atingem o pico 4 a 5 horas após a ingestão do fármaco, e a biodisponibilidade chega a 72%. O tempo de meia-vida é de aproximadamente 25 horas, e o estado de equilíbrio é atingido após 3 dias. Circula no sangue com 96 a 99% de ligação às proteínas plasmáticas. Sua absorção reduz-se em 25% se ocorrer vômito dentro das primeiras 7 horas após a tomada; no entanto, não é necessária reposição de dose.[1-3]

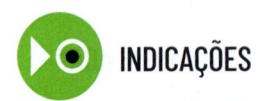

INDICAÇÕES

Evidências CONSISTENTES de eficácia
- TDM.[1-4]
- TAG.[4]

CONTRAINDICAÇÕES

Absolutas
- Hipersensibilidade ao fármaco.
- Uso concomitante com IMAOs.

Relativas
- Epilepsia.[6]

REAÇÕES ADVERSAS

Mais comuns: Diarreia, insônia, náusea, sonolência, tontura, vômitos.[4]

Menos comuns: Anorgasmia, artralgias, ataques de pânico, atraso ejaculatório, aumento ou redução do apetite, boca seca, catarata, convulsões, DE, diminuição da libido, dispepsia, enxaqueca, extrassístoles ventriculares, fadiga, flatulência, gastrenterite, hiperidrose, hiponatremia, inquietude, olhos secos, palpitação, parestesia, pensamentos suicidas, polaciúria, sangramentos, sedação, SIADH, SNM, síndrome serotonérgica, sonhos anormais, sonolência, sudorese noturna, tontura, tremor, virada maníaca, visão borrada.

INTOXICAÇÃO

Sintomas

Relatos de caso de 11 pacientes (8 menores de 4 anos de idade, 1 adolescente e 1 adulto) que ingeriram doses excessivas de vilazodona sugerem a possibilidade de síndrome serotonérgica, taquicardia, vômitos, sedação, aumento do intervalo QRS e convulsões. Doses tão baixas quanto 40 mg causaram sintomas entre os bebês; entre adolescentes e adultos, as doses que causaram intoxicação ficavam entre 200 e 800 mg.[6]

Manejo
- O tratamento do quadro de intoxicação consiste em controle dos sinais vitais e medidas de suporte.
- Lavagem gástrica pode ser necessária em alguns casos.
- Casos pediátricos são particularmente preocupantes, pois as crianças podem se intoxicar com doses baixas e necessitar suporte avançado e intubação.[6]

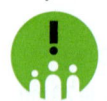

POPULAÇÕES ESPECIAIS

GRAVIDEZ

Não existem estudos controlados com humanos que garantam sua segurança na gravidez, apesar de os estudos pré-clínicos com animais não terem demonstrado efeito teratogênico. Recém-nascidos expostos a ADs serotonérgicos no terceiro trimestre da gestação podem apresentar complicações, podendo requerer hospitalização prolongada, suporte respiratório e alimentação por sonda.[1-3] Categoria C da FDA.

LACTAÇÃO

Não há estudos avaliando se a vilazodona é excretada no leite materno humano; no entanto, alguns demonstram que esse fármaco é excretado no leite de ratas que estão amamentando. Ao utilizar esse medicamento em gestantes e lactantes, deve-se considerar se os benefícios superam os riscos.[1-3]

CRIANÇAS
Há apenas um ECR em adolescentes com vilazodona nas doses de 15 e 30 mg, e ambas as doses não mostraram superioridade em relação a placebo.[7]

IDOSOS
Pode ser utilizada em idosos, não sendo necessário ajuste de dose em função da idade. Da mesma forma, não é necessário ajuste de dose em pacientes com disfunção renal de leve a moderada ou hepática.[1-3]

INSUFICIÊNCIA HEPÁTICA
Não é necessário ajuste de dose.

INSUFICIÊNCIA RENAL
Não é necessário ajuste de dose.[8]

INSUFICIÊNCIA CARDÍACA
Não é necessário ajuste de dose.

LABORATÓRIO
Não são necessários exames prévios ao uso ou de acompanhamento.

PRECAUÇÕES E DICAS
1. A vilazodona é contraindicada a pacientes que estejam utilizando IMAOs. Recomenda-se que haja um intervalo de 2 semanas entre a utilização dessas substâncias.
2. Uma considerável redução da concentração sérica pode ocorrer se o medicamento não for ingerido com as refeições, prejudicando a efetividade da substância.
3. No início do tratamento, recomenda-se que os pacientes evitem atividades que necessitem de coordenação motora ou atenção importante.
4. Como ocorre com todos os ADs, deve-se observar atentamente o RS, sobretudo no início do tratamento e a cada aumento de dose.
5. Pode diminuir o limiar convulsivo, portanto é preciso cuidado ao administrar em pacientes com epilepsia.
6. O tratamento com ADs serotonérgicos vem sendo associado a sangramentos anormais. Utilizar com cuidado quando associado a AINEs, aspirina, varfarina ou a outras substâncias que alterem a coagulação.

REFERÊNCIAS
1. Viibryd [Bula de medicamento] [Internet]. Dublin: Forest Laboratories Ireland; 2018 [capturado em 6 out. 2022]. Disponível em: https://consultaremedios.com.br/viibryd/bula.
2. Laughren TP, Gobburu J, Temple RJ, Unger EF, Bhattaram A, Dinh PV, et al. Vilazodone: clinical basis for the US Food and Drug Administration's approval of a new antidepressant. J Clin Psychiatry. 2011;72(9):1166-73. PMID [21951984]
3. VIIBRYD (vilazodone hydrochloride) tablets [Bula de medicamento] [Internet]. Madison: Allergan USA; 2021 [capturado em 4 out. 2022]. Disponível em: https://www.rxabbvie.com/pdf/viibryd_pi.pdf.
4. Shi L, Wang J, Xu S, Lu Y. Efficacy and tolerability of vilazodone for major depressive disorder: evidence from phase III/IV randomized controlled trials. Drug Des Devel Ther. 2016;10:3899-907. PMID [27932864]
5. Zareifopoulos N, Dylja I. Efficacy and tolerability of vilazodone for the acute treatment of generalized anxiety disorder: a meta-analysis. Asian J Psychiatr. 2017;26(2017):115-22. PMID [28483071]
6. Baumgartner K, Doering M, Schwarz E. Vilazodone poisoning: a systematic review. Clin Toxicol. 2020;58(5):360-7. PMID [31777303]
7. Durgam S, Chen C, Migliore R, Prakash C, Edwards J, Findling RL. A phase 3, double-blind, randomized, placebo-controlled study of vilazodone in adolescents with major depressive disorder. Pediatr Drugs. 2018;20(4):353-63. PMID [29633166]
8. Boinpally R, Alcorn H, Adams MH, Longstreth J, Edwards J. Pharmacokinetics of vilazodone in patients with mild or moderate renal impairment. Clin Drug Investig. 2013;33(3):199-206. PMID [23417352]

LEITURA RECOMENDADA
McKean J, Watts H, Mokszycki R. Breakthrough seizures after starting vilazodone for depression. Pharmacotherapy. 2015;35(3):e6-8. PMID [25809181]

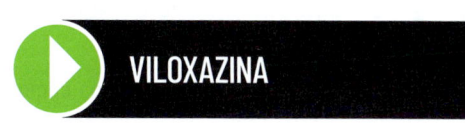

VILOXAZINA

APRESENTAÇÕES COMERCIAIS
Medicamento sem registro no Brasil.

MODO DE USAR
A viloxazina foi recentemente aprovada pela FDA para o tratamento de TDAH em adultos e em crianças acima de 6 anos de idade. Indica-se o uso de viloxazina em formulações orais de liberação prolongada, sendo administrada uma única vez ao dia. Sugerem-se doses diárias iniciais de 100 mg para crianças entre 6 e 11 anos e 200 mg para indivíduos acima de 12 anos de idade. A cada

semana, pode-se aumentar a dose diária em +100 mg para crianças de 6 a 11 anos e em +200 mg para indivíduos acima de 12 anos de idade, respeitando-se a dose máxima recomendada (ver tópico "Variação usual da dose"). A medicação pode ser administrada próximo ou longe das refeições.

TEMPO PARA INÍCIO DE AÇÃO

Apesar de sua rápida absorção, estima-se que os efeitos clínicos da viloxazina iniciem entre a segunda e a sexta semanas de uso. Alguns estudos apontam uma melhora sintomática mais precoce nas populações pediátricas.

VARIAÇÃO USUAL DA DOSE

- TDAH em crianças (6-11 anos): 100 a 400 mg/dia.
- TDAH em adolescentes (12-17 anos): 200 a 400 mg/dia.
- TDAH em adultos: 200 a 600 mg/dia.

MODO DE SUSPENDER

Embora as evidências sobre os riscos associados à interrupção abrupta da viloxazina sejam escassas, sugere-se que a sua suspensão seja realizada de forma lenta e gradual.

CLASSE, MECANISMO DE AÇÃO E FARMACODINÂMICA

A viloxazina é historicamente classificada como um IRSN, apesar de as novas evidências a considerarem um agente modulador da serotonina e da noradrenalina. É também classificada como um medicamento não estimulante para o tratamento do TDAH, apesar de produzir efeitos estimulantes semelhantes aos das anfetaminas.[1] A viloxazina modula a atividade serotonérgica ao ser antagonista seletivo do receptor 5-HT2B e agonista do receptor 5-HT2C, além de bloquear a recaptação de noradrenalina por inibir moderadamente os transportadores desse neurotransmissor (NET). A ação da viloxazina na transmissão monoaminérgica confere ao fármaco seu perfil antidepressivo. Acredita-se que a eficácia da viloxazina sobre a desatenção e os demais sintomas do TDAH também esteja associada à inibição da recaptação da noradrenalina e à ação sobre os receptores 5-HT.

FARMACOCINÉTICA

A viloxazina atinge sua concentração plasmática máxima após 5 horas de sua administração, considerando a ingestão de uma cápsula de 200 mg. O fármaco tem alta ligação às proteínas plasmáticas (76 e 82%) e biodisponibilidade de 88%. A viloxazina atinge seu estado de equilíbrio estável após 2 dias de uso diário e não há acúmulo ao longo do tratamento. A viloxazina é metabolizada pelas enzimas CYP2D6 (citocromo P450), UGT1A9 e UGT2B, tem meia-vida média de 7,02 horas e é excretada principalmente pela urina.

Alguns estudos têm demonstrado a eficácia e a segurança da viloxazina no tratamento do TDAH em crianças e adolescentes. Três ECRs multicêntricos controlados por placebo com crianças em idade escolar[2-4] e um ECR multicêntrico também duplo-cego com adolescentes[5] associaram a viloxazina a uma melhora significativa nos sintomas de TDAH, sem identificação de eventos adversos graves. Análises *post hoc* de quatro ECRs duplo-cegos com populações pediátricas também corroboraram resultados clinicamente relevantes para a viloxazina, demonstrando que a melhora sintomática na segunda semana de tratamento é fator preditor para uma resposta clínica sustentada.[6,7] Em relação à população adulta, também há evidências sobre a eficácia da viloxazina no tratamento do TDAH. ECR duplo-cego com 374 indivíduos entre 18 e 65 anos demonstrou uma melhora significativa nos sintomas envolvendo a atenção e em escores de função executiva, quando comparada ao placebo.[8]

Alguns autores sugerem a viloxazina como uma opção de tratamento para TDAH em indivíduos com baixa tolerância às medicações estimulantes, estando menos associada à piora da ansiedade e da irritabilidade, a prejuízos na qualidade do sono e a aumento da PAS.[1]

INDICAÇÕES

Evidências CONSISTENTES de eficácia
- TDAH em crianças acima de 6 anos, adolescentes e adultos.

Evidências INCOMPLETAS de eficácia
- TDM.

CONTRAINDICAÇÕES

Absolutas

- Coadministração de viloxazina e IMAO. Sugere-se que a viloxazina seja introduzida apenas após 14 dias da descontinuação do IMAO.
- Coadministração de viloxazina e substratos sensíveis de CYP1A2 ou CYP1A2 com intervalo terapêutico restrito (ver Seção "Interações medicamentosas").

REAÇÕES ADVERSAS

Mais comuns: Cefaleia, fadiga, insônia, irritabilidade, náuseas, perda do apetite, sonolência, vômitos.

Menos comuns: Comportamentos e pensamentos suicidas, constipação, dor abdominal, DRGE, euforia (mania), hipertensão arterial diastólica, hipomania, infecção do trato respiratório superior, pirexia, taquicardia, tontura, xerostomia.

INTOXICAÇÃO

Sintomas

A *overdose* de viloxazina (1.000 a 6.500 mg) está associada a sonolência, redução do nível de consciência e taquicardia.

Manejo

- Não há antídoto específico.
- Sugere-se tratamento de suporte em casos de *overdose*.

POPULAÇÕES ESPECIAIS

GRAVIDEZ

Por existirem poucos dados sobre o perfil de segurança da viloxazina na gestação, sugere-se a sua descontinuação durante a gravidez. Não há evidências sobre o risco de malformações congênitas ou abortos na população humana; entretanto, estudos de reprodução animal associam a viloxazina à toxicidade fetal e materna.

LACTAÇÃO

Não há informações na literatura sobre a presença de viloxazina no leite materno ou sobre o seu efeito na lactação ou no lactente. A decisão de manter ou suspender o fármaco ou a amamentação deve considerar os benefícios da amamentação ao bebê e, por outro lado, os benefícios do tratamento à mãe.

CRIANÇAS

A viloxazina tem se mostrado segura às populações pediátricas acima de 6 anos de idade. Entretanto, sugere-se um acompanhamento médico regular quanto à ocorrência de pensamentos ou comportamentos suicidas.

IDOSOS

Não há estudos suficientes sobre a eficácia e a segurança da viloxazina em indivíduos acima de 65 anos de idade.

INSUFICIÊNCIA HEPÁTICA

Devido ao seu perfil farmacocinético, a viloxazina é contraindicada em pacientes com insuficiência hepática grave.

INSUFICIÊNCIA RENAL

Não é necessário ajuste das doses em pacientes com IR leve a moderada. Em indivíduos com IR grave (TFG < 30 mL/min/1,73m^2), sugerem-se doses diárias iniciais de 100 mg e doses diárias máximas de 200 mg, com aumentos semanais entre 50 e 100 mg.

INSUFICIÊNCIA CARDÍACA

Não há orientações específicas quanto ao uso da viloxazina em indivíduos com insuficiência cardíaca. Entretanto, nesta população, sugere-se um acompanhamento cardiológico regular durante o tratamento, em especial pelo risco de hipertensão diastólica e de aumento da FC.

LABORATÓRIO

Exames prévios ao uso

Antes do início do tratamento, sugere-se investigar a presença de comorbidades cardíacas e/ou história familiar de arritmias ventriculares e morte súbita. Também é fortemente indicada a investigação sobre história pessoal ou familiar de pensamentos e comportamentos suicidas, TB ou depressão.

Exames de acompanhamento

Ao longo do tratamento, deve-se monitorar regularmente a presença de pensamentos, ideação ou comportamentos suicidas, em especial em indivíduos com história pessoal ou familiar de suicidalidade ou transtornos de humor. Pacientes com comorbidades cardíacas devem ser submetidos à avaliação cardiológica complementar durante o uso da viloxazina.

⚠️ PRECAUÇÕES E DICAS

1. O consumo de álcool pode alterar a farmacocinética da viloxazina.
2. A coadministração de viloxazina e metilfenidato não altera o perfil farmacocinético desses medicamentos, sendo bem tolerada em populações adultas.[9]
3. Em estudos clínicos, a viloxazina não está associada à ocorrência de arritmias cardíacas ou outras alterações eletrocardiográficas, como prolongamento do intervalo QT.[10]
4. Há poucos dados na literatura sobre a associação entre viloxazina e alteração do peso corporal.

REFERÊNCIAS

1. Edinoff AN, Akuly HA, Wagner JH, Boudreaux MA, Kaplan LA, Yusuf S, et al. Viloxazine in the treatment of attention deficit hyperactivity disorder. Front Psychiatry. 2021;12:789982. PMID [34975586]
2. Nasser A, Liranso T, Adewole T, Fry N, Hull JT, Chowdhry F, et al. A phase III, randomized, placebo-controlled trial to assess the efficacy and safety of once-daily spn-812 (viloxazine extended-release) in the treatment of attention-deficit/hyperactivity disorder in school-age children. Clin Ther. 2020;42(8):1452-66. PMID [32723670]
3. Johnson JK, Liranso T, Saylor K, Tulloch G, Adewole T, Schwabe S, et al. A phase II double-blind, placebo-controlled, efficacy and safety study of SPN-812 (extended-release viloxazine) in children with ADHD. J Atten Disord. 2020;24(2):348-58. PMID [30924702]
4. Nasser A, Liranso T, Adewole T, Fry N, Hull JT, Chowdhry F, et al. Once-daily SPN-812 200 and 400 mg in the treatment of ADHD in school-aged children: a phase III randomized, controlled trial. Clin Ther. 2021;43(4):684-700. PMID [33750646]
5. Nasser A, Liranso T, Adewole T, Fry N, Hull JT, Busse GD, et al. A phase 3, placebo-controlled trial of once-daily viloxazine extended-release capsules in adolescents with attention-deficit/hyperactivity disorder. J Clin Psychopharmacol. 2021;41(4):370-80. PMID [34181360]
6. Faraone SV, Gomeni R, Hull JT, Busse GD, Melyan Z, O'Neal W, et al. Early response to SPN-812 (viloxazine extended-release) can predict efficacy outcome in pediatric subjects with ADHD: a machine learning post-hoc analysis of four randomized clinical trials. Psychiatry Res. 2021;296:113664. PMID [33418457]
7. Nasser A, Kosheleff AR, Hull JT, Liranso T, Qin P, Busse GD, et al. Translating attention-deficit/hyperactivity disorder rating scale-5 and weiss functional impairment rating scale-parent effectiveness scores into clinical global impressions clinical significance levels in four randomized clinical trials of SPN-812 (viloxazine extended-release) in children and adolescents with attention-deficit/hyperactivity disorder. J Child Adolesc Psychopharmacol. 2021;31(3):214-26. PMID [33600233]
8. Nasser A, Hull JT, Chaturvedi SA, Liranso T, Odebo O, Kosheleff AR, et al. A phase III, randomized, double-blind, placebo-controlled trial assessing the efficacy and safety of viloxazine extended-release capsules in adults with attention-deficit/hyperactivity disorder. CNS Drugs. 2022;36(8):897-915. PMID [35896943]
9. Faison SL, Fry N, Adewole T, Odebo O, Schwabe S, Wang Z, et al. Pharmacokinetics of coadministered viloxazine extended-release (SPN-812) and methylphenidate in healthy adults. Clin Drug Investig. 2021;41(2):149-59. PMID [33368026]
10. Nasser A, Faison SL, Liranso T, Adewole T, Busse GD, Fava M, et al. Evaluation of the effect of SPN-812 (viloxazine extended-release) on QTc interval in healthy adults. J Clin Psychiatry. 2020;81(6):20m13395. PMID [33049804]

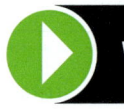

▶ VORTIOXETINA

📦 APRESENTAÇÕES COMERCIAIS

BRINTELLIX (LUNDBECK)
- Caixas com 10, 30 ou 60 comprimidos de 5 mg.
- Caixas com 10, 30 ou 60 comprimidos de 10 mg.
- Caixas com 10, 30 ou 60 comprimidos de 15 mg.
- Caixas com 10, 30 ou 60 comprimidos de 20 mg.

VOEXTOR (LIBBS)
- Caixas com 15 ou 30 comprimidos de 5 mg.
- Caixas com 15, 30 ou 60 comprimidos de 10 mg.

VURUOSO (LUNDBECK)
- Caixas com 10, 30 ou 60 comprimidos de 5 mg.
- Caixas com 10, 30 ou 60 comprimidos de 10 mg.
- Caixas com 10, 30 ou 60 comprimidos de 15 mg.
- Caixas com 10, 30 ou 60 comprimidos de 20 mg.

📋 MODO DE USAR

Recomenda-se iniciar com 5 mg/dia, em tomada única. A dose pode ser aumentada de 5 a 10 mg por semana de acordo com resposta e tolerabilidade, até a dose máxima de 20 mg/dia. A administração junto com a refeição pode diminuir efeitos adversos gastrintestinais.

Quando em uso concomitante com inibidores potentes da CYP2D6, como a bupropiona, a paroxetina e a fluoxetina, pode ser necessário reduzir a dose do fármaco pela metade. Em contrapartida, sugere-se considerar aumento de dose se houver uso de indutores potentes da CYP2D6, como a carbamazepina e a fenitoína.

⏳ TEMPO PARA INÍCIO DE AÇÃO

Efeitos iniciais são esperados dentro de 1 a 2 semanas do início do tratamento, e melhora sintomática é observada dentro das 4 a 6 primeiras semanas de uso. Latências maiores que um mês para início da ação terapêutica são também observadas.

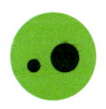

VARIAÇÃO USUAL DA DOSE

Doses habituais vão de 5 a 20 mg/dia.

MODO DE SUSPENDER

A descontinuação da vortioxetina não causa sintomas de retirada, o que pode ser atribuído a uma meia-vida superior a 24 horas. Todavia, recomenda-se reduzir a dose em 5 mg a cada semana até atingir a dose de 10 mg. Então, manter 10 mg por 1 semana antes da suspensão total do medicamento.

CLASSE, MECANISMO DE AÇÃO E FARMACODINÂMICA

Trata-se de um AD multimodal que atua como inibidor pré-sináptico da recaptação de serotonina (5-HT), agonista do receptor 5-HT1A e antagonista do receptor 5-HT3.

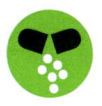

FARMACOCINÉTICA

A meia-vida é em torno de 66 horas, com pico plasmático entre 7 e 11 horas e um nível estável no plasma atingido em cerca de 2 semanas. Sua absorção não é afetada pela ingestão de alimentos. A excreção é predominantemente urinária (59%) e fecal (26%). É metabolizada primariamente por oxidação via citocromo P450, sobretudo pela CYP2D6. Em pacientes obesos, a meia-vida é prolongada em cerca de 48%.

A vortioxetina teve sua eficácia comprovada no tratamento de episódios depressivos em ensaios clínicos controlados por placebo, por duloxetina, por agomelatina e por venlafaxina.[1] Sua eficácia foi corroborada por metanálise em rede comparando múltiplos fármacos,[2] e uma revisão sistemática encontrou um número necessário para tratar (NNT) de 11 (IC 95% 8 a 17) para remissão *versus* placebo e um NNT de 7 (IC 95% 6 a 9) para resposta *versus* placebo no tratamento agudo do TDM.[1] No tratamento do TAG, os ensaios clínicos tiveram resultados conflitantes, e uma metanálise não corrobora sua indicação.[3]

Além disso, a vortioxetina foi avaliada para melhora da função cognitiva em adultos com episódio depressivo maior, tendo eficácia demonstrada por meio de metanálise de três ECRs.[4]

Estudos relatam baixa incidência de efeitos adversos sexuais com seu uso. Em um ECR desenhado para avaliar desfechos de função sexual, a vortioxetina demonstrou ser mais tolerada do que o escitalopram, e uma análise secundária de ECRs apontou que sua carga de efeitos adversos sexuais é equivalente à de placebo.[5,6]

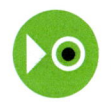

▶ INDICAÇÕES

Evidências CONSISTENTES de eficácia

▸ Episódio depressivo maior.[1,2]

❌ CONTRAINDICAÇÕES

▸ Hipersensibilidade (como angiedema) à vortioxetina ou a outro componente da fórmula.
▸ Uso de IMAOs nas últimas 2 semanas.
▸ Uso atual de azul de metileno injetável.
▸ Uso atual de linezolida.

⚡ REAÇÕES ADVERSAS

Mais comuns: Boca seca, cefaleia, constipação, diarreia, náusea, tontura.

Menos comuns: Angiedema, disfunção sexual, hiponatremia/SIADH, mania/hipomania, prurido, sangramentos aumentados, sonhos vívidos, xerostomia.

☹ INTOXICAÇÃO

Sintomas

O fabricante informa que doses superiores a 40 mg podem ocasionar toxicidade. Por ser uma substância recentemente lançada no mercado, não há informações sobre letalidade. De modo geral, a intoxicação mais grave ocorre quando a ingestão é intencional e quando são ingeridos múltiplos fármacos.

Manejo

▸ Não existem recomendações específicas em relação à intoxicação por vortioxetina, devendo-se seguir recomendações gerais para intoxicação por fármacos serotonérgicos.

▸ Vítimas de ingestão acidental e de quantidades de fármaco próximas às doses habituais, sobretudo se assintomáticas, podem ser observadas em casa.

▸ Em caso de intoxicação intencional, deve-se avaliar ingestão de outras substâncias, rastrear alterações de ECG e hidreletrolíticas e buscar evidências de síndrome serotonérgica (hipertermia, diaforese, movimentos oculares lentos, hipertonia, hiper-reflexia e clônus).

▸ Evitar agonistas serotonérgicos como meperidina, devido ao risco de precipitar ou piorar a toxicidade.

POPULAÇÕES ESPECIAIS

GRAVIDEZ

Não há estudos bem controlados com o uso de vortioxetina em gestantes. Portanto, não é recomendada como AD de escolha na gestação.[7]

LACTAÇÃO

A vortioxetina é excretada no leite materno com dose relativa no lactente estimada de 1,1 a 1,7%,[8] percentual considerado aceitável por ser inferior a 10%. Todavia, a decisão de uso da vortioxetina durante a amamentação deve ter seus riscos e benefícios considerados, não sendo o AD de escolha para esta população.[7]

CRIANÇAS

A vortioxetina não foi avaliada para o uso em crianças. Em adolescentes com TDM, não foi superior ao uso de placebo.[9]

IDOSOS

A vortioxetina demonstrou ser eficaz e bem tolerada no tratamento do TDM em idosos.[10] Não é necessário ajuste de dose de acordo com a idade, mas o início em doses menores pode diminuir a carga de efeitos adversos. Neste público, deve-se atentar para maior risco de desenvolver hiponatremia.

INSUFICIÊNCIA HEPÁTICA

Não é necessário ajuste da dose.

INSUFICIÊNCIA RENAL

Não é necessário ajuste da dose.

INSUFICIÊNCIA CARDÍACA

Não há considerações especiais para este grupo.

LABORATÓRIO

Exames prévios ao uso

Não são necessários. Podem ser obtidas medidas basais de enzimas hepáticas.

Exames de acompanhamento

Não são necessários.

PRECAUÇÕES E DICAS

1. Caso o paciente esteja em uso de IMAO, este deve ser suspenso pelo menos 14 dias antes do início da administração da vortioxetina. Em caso de troca de vortioxetina por IMAO, esta deve ser suspensa pelo menos 21 dias antes do início da administração do IMAO.
2. A vortioxetina não deve ser iniciada em pacientes que estejam em uso de linezolida ou azul de metileno.
3. Como ocorre com todos os ADs, deve-se observar atentamente sinais de suicidalidade, principalmente no início do tratamento e após aumentos de dose.
4. Deve-se observar sintomas sugestivos de mania e hipomania, incluindo disforia.
5. O tratamento com ADs serotonérgicos vem sendo associado a sangramentos anormais. Utilizar com cuidado quando em associação a AINEs, aspirina, varfarina ou outras substâncias que alterem a coagulação.

REFERÊNCIAS

1. Citrome L. Vortioxetine for major depressive disorder: a systematic review of the efficacy and safety profile for this newly approved antidepressant - what is the number needed to treat, number needed to harm and likelihood to be helped or harmed? Int J Clin Pract. 2014;68(1):60-82. PMID [24165478]
2. Cipriani A, Furukawa TA, Salanti G, Chaimani A, Atkinson LZ, Ogawa Y, et al. Comparative efficacy and acceptability of 21 an-

tidepressant drugs for the acute treatment of adults with major depressive disorder: a systematic review and network meta-analysis. Lancet. 2018;391(10128):1357-66. PMID [29477251]
3. Fu J, Peng L, Li X. The efficacy and safety of multiple doses of vortioxetine for generalized anxiety disorder: a meta-analysis. Neuropsychiatr Dis Treat. 2016;12:951-9. PMID [27143896]
4. McIntyre RS, Harrison J, Loft H, Jacobson W, Olsen CK. The effects of vortioxetine on cognitive function in patients with major depressive disorder: a meta-analysis of three randomized controlled trials. Int J Neuropsychopharmacol. 2016;19(10):pyw055. PMID [27312740]
5. Jacobsen PL, Mahableshwarkar AR, Chen Y, Chrones L, Clayton AH. Effect of vortioxetine vs. escitalopram on sexual functioning in adults with well-treated major depressive disorder experiencing SSRI-induced sexual dysfunction. J Sex Med. 2015;12(10):2036-48. PMID [26331383]
6. Jacobsen PL, Mahableshwarkar AR, Palo WA, Chen Y, Dragheim M, Clayton AH. Treatment-emergent sexual dysfunction in randomized trials of vortioxetine for major depressive disorder or generalized anxiety disorder: a pooled analysis. CNS Spectr. 2016;21(5):367-78. PMID [26575433]
7. MacQueen GM, Frey BN, Ismail Z, Jaworska N, Steiner M, Van Lieshout RJ, et al. Canadian Network for Mood and Anxiety Treatments (CANMAT) 2016 clinical guidelines for the management of adults with major depressive disorder: section 6: special populations: youth, women, and the elderly. Can J Psychiatry. 2016;61(9):588-603. PMID [27486149]
8. Marshall K, Datta P, Rewers-Felkins K, Krutsch K, Baker T, Hale TW. Transfer of the serotonin modulator vortioxetine into human milk: a case series. Breastfeed Med. 2021;16(10):843-5. PMID [33861632]
9. Findling RL, DelBello MP, Zuddas A, Emslie GJ, Ettrup A, Petersen ML, et al. Vortioxetine for major depressive disorder in adolescents: 12-week randomized, placebo-controlled, fluoxetine-referenced, fixed-dose study. J Am Acad Child Adolesc Psychiatry. 2022;61(9):1106-18.e2 PMID [35033635]
10. Katona C, Hansen T, Olsen CK. A randomized, double-blind, placebo-controlled, duloxetine-referenced, fixed-dose study comparing the efficacy and safety of Lu AA21004 in elderly patients with major depressive disorder. Int Clin Psychopharmacol. 2012;27(4):215-23. PMID [22572889]

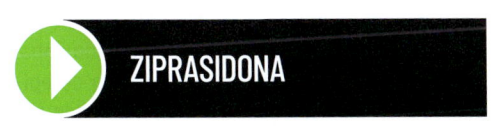

ZIPRASIDONA

APRESENTAÇÕES COMERCIAIS

CLORIDRATO DE ZIPRASIDONA (EMS, FURP)
▶ Caixas com 10, 20, 30, 50, 100*, 450* ou 500* cápsulas de 40 mg.
▶ Caixas com 10, 20, 30, 50, 100*, 450* ou 500* cápsulas de 80 mg.

CLORIDRATO DE ZIPRASIDONA (LFM)
▶ Caixas com 10, 20, 30, 50, 100* ou 500* cápsulas de 40 mg.
▶ Caixas com 10, 20, 30, 50, 100* ou 500* cápsulas de 80 mg.

GEODON (UPJOHN)
▶ Caixas com 14, 20, 30 ou 50 cápsulas de 40 mg.
▶ Caixas com 14, 20, 30 ou 50 cápsulas de 80 mg.

LFM ZIPRASIDONA (LFM)
▶ Caixas com 10, 20, 30, 50, 100* ou 500* cápsulas de 40 mg.
▶ Caixas com 10, 20, 30, 50, 100* ou 500* cápsulas de 80 mg.

*Embalagem hospitalar.

MODO DE USAR

A administração com alimentos (refeições com aproximadamente 500 kcal) pode dobrar a biodisponibilidade, aumentando a absorção e as concentrações plasmáticas da ziprasidona. Recomenda-se que a dose diária seja dividida em 2 tomadas, porém alguns pacientes podem se beneficiar de dose única à noite.[1]

Em episódios maníacos, a administração VO pode ser iniciada com 40 mg, 2 vezes ao dia,[1,2] com aumento para 80 mg, 2 vezes ao dia, após a primeira semana.[2] Tal estratégia também pode ser aplicada a pacientes com esquizofrenia. A dose média que aparenta maior eficácia é de 120 a 160 mg/dia.[2]

Na apresentação IM, a dose é de 10 a 20 mg. Doses de 10 mg podem ser administradas a cada 2 horas;[2] doses de 20 mg podem ser administradas a cada 4 horas.[1] A dose máxima diária IM é de 40 mg.[1,2] A formulação IM não deve ser administrada por mais de 3 dias consecutivos.[1]

TEMPO PARA INÍCIO DE AÇÃO

Sintomas psicóticos e maníacos podem melhorar dentro de 1 semana, mas pode levar várias semanas para haver efeito completo no comportamento, especialmente na cognição e no humor. É recomendado esperar 4 a 6 semanas para determinar a eficácia do tratamento, mas alguns pacientes podem requerer até 20 semanas para apresentar uma boa resposta, sobretudo em relação aos sintomas cognitivos.[1]

A formulação injetável de liberação imediata IM pode reduzir a agitação em 15 minutos.[1]

VARIAÇÃO USUAL DA DOSE

▶ Esquizofrenia: 40 a 200 mg/dia (em doses divididas) por VO.

- TB: 80 a 160 mg/dia (em doses divididas) por VO.
- Episódio maníaco do TB: 80 a 200 mg/dia (em doses divididas) por VO.
- Tranquilização rápida: 10 a 20 mg por via IM.
- Crianças: 40 a 100 mg/dia por VO.
- Adolescentes: 80 a 140 mg/dia por VO.

MODO DE SUSPENDER

A descontinuação oral rápida pode levar à psicose de rebote e à piora de sintomas.

CLASSE, MECANISMO DE AÇÃO E FARMACODINÂMICA

A ziprasidona é um AP atípico com estrutura química de piperazina benzisotiazólica, antagonista potente de receptores de dopamina do tipo 2 (D2) e agonista inverso de receptores de serotonina tipo 2A (5-HT2A). A ação nos receptores D2 é responsável pelo seu efeito AP. A atividade agonista inversa em receptores 5-HT2A desinibe a neurotransmissão de dopamina nos tratos nigroestriatal, mesocortical e tuberoinfundibular, reduzindo a presença de ECEs e de alterações na prolactina em comparação a outros APs sem essa característica de ação. Paralelamente, ela é agonista dos receptores 5-HT1A e antagonista dos receptores de serotonina 5-HT2C e 5-HT1D.[2] A afinidade por 5-HT1A pode promover efeitos benéficos em sintomas negativos[1] na esquizofrenia e no transtorno esquizoafetivo. O bloqueio em receptores 5-HT2C pode contribuir para melhorar os sintomas cognitivos. O antagonismo em receptores 5-HT1D pode estar associado a efeitos antidepressivos e ansiolíticos.

No início do tratamento com ziprasidona, podem ocorrer sintomas como ansiedade, inquietação, insônia e aumento de energia semelhantes ao quadro de hipomania. Tal possibilidade tem como explicação um balanço inadequado entre o antagonismo de receptores 5-HT2C e D2 que ocorre quando doses baixas de ziprasidona são administradas, resultando em ocupação de receptores 5-HT2C sem suficiente bloqueio D2. A ziprasidona tem baixa afinidade por receptores histaminérgicos (H1), muscarínicos (M1) e α_1-noradrenérgicos, resultando, respectivamente, em pequena probabilidade de ganho de peso, baixo risco de efeitos anticolinérgicos e menor ocorrência de hipotensão ortostática.

FARMACOCINÉTICA

Após a administração oral com alimentos, o pico de concentração plasmática da ziprasidona ocorre em 3,7 a 4,7 horas, e a meia-vida é de aproximadamente 7 horas.[1] A biodisponibilidade é de 60% por VO e de 100% na administração IM. A ziprasidona apresenta uma taxa de ligação às proteínas plasmáticas maior que 99%.[1] A posologia de 2 vezes ao dia geralmente alcança o estado de equilíbrio sérico em 3 dias. Cerca de 20% da dose é eliminada na urina e 66% nas fezes.

A ziprasidona é metabolizada principalmente pelo fígado, sendo menos de 1/3 por meio do citocromo P450 (CYP3A4 e, em menor contribuição, CYP1A2) e cerca de 2/3 pela redução e metilação em S-metil-di-hidroziprasidona.

A ziprasidona é utilizada no tratamento da esquizofrenia, do transtorno esquizoafetivo e de episódios maníacos e mistos do TB. Pacientes sob doses maiores de ziprasidona apresentam menores taxas de abandono do tratamento. Além disso, há evidências de que para um efetivo bloqueio dos receptores D2 é necessária uma dose de aproximadamente 120 mg/dia de ziprasidona. Uma metanálise identificou 186 mg/dia como dose efetiva na esquizofrenia aguda.[3]

Em relação ao uso no TB, a eficácia da ziprasidona em episódios maníacos foi confirmada por ECRs e estudos de metanálise; atualmente, é indicada pelo CANMAT como estratégia de segunda linha. Não está recomendada para tratamento de episódios depressivos agudos do TB, mas pode ser considerada como tratamento de terceira linha em pacientes com depressão e hipomania mista. No tratamento de manutenção do TB, o uso de ziprasidona é recomendado quando em combinação com lítio ou divalproato de sódio/AVP.[4]

Alguns pacientes podem ter benefício com doses maiores que 160 mg/dia, apesar de a segurança do uso de mais de 200 mg/dia não ter sido estabelecida. O aumento para dose de 320 mg/dia não produziu melhora sintomática em relação à dose de 160 mg/dia.

INDICAÇÕES

Evidências CONSISTENTES de eficácia

- Esquizofrenia e manifestações de outros transtornos psicóticos.[1,2,5]

- Episódios maníacos e mistos do TB, com ou sem sintomas psicóticos.[1,2,5]
- Tratamento de manutenção do TB[1,2] (adjuvante ao lítio ou ao AVP).
- Agitação psicomotora em pacientes psicóticos (intramuscular).[1,2]

Evidências INCOMPLETAS de eficácia
- Transtornos comportamentais em crianças e adolescentes.[1]
- Alterações de comportamento em transtornos neurocognitivos.[1]

CONTRAINDICAÇÕES

- Hipersensibilidade à ziprasidona.
- Prolongamento do intervalo QT, incluindo síndrome congênita do QTc longo (superior a 500 ms).
- Pacientes com IAM recente, insuficiência cardíaca descompensada e arritmias cardíacas.

REAÇÕES ADVERSAS

Mais comuns: Cefaleia, constipação, náusea, sonolência, tontura.

Menos comuns: Acatisia, agitação, ansiedade, arritmia, astenia, convulsões, crises oculógiras, diminuição da libido, discinesia tardia, disfagia, disfunção sexual, distonia, distúrbios visuais, ganho de peso (menor probabilidade de ganho de peso entre os APAs), hiperprolactinemia, hipersecreção salivar, hipertensão, hipertonia, hipotensão ortostática, insônia, mania/hipomania, perda de peso, priapismo, prolongamento do intervalo QTc, *rash* cutâneo, rinite, sedação, síncope, síndrome DRESS, SNM, taquicardia, tremor, xerostomia.

INTOXICAÇÃO

Sintomas
A toxicidade da ziprasidona é provavelmente baixa. Tontura, letargia e prolongamento do intervalo QTc, taquicardia sinusal, arritmia ventricular e alargamento de QRS podem acontecer na *overdose*. Mortes associadas a intoxicação por ziprasidona ocorreram em indivíduos que ingeriram outras substâncias concomitantemente. Há também relatos de sedação, agitação, hipertensão e disartria após ingestão de altas doses do medicamento.

Manejo
- Não há antídoto específico para a ziprasidona.
- O tratamento consiste em assegurar via aérea, ventilação e oxigenação adequadas, com monitoramento cardiovascular.
- Considerar a possibilidade de lavagem gástrica e de administração de carvão ativado associado a laxantes.
- É improvável que hemodiálise seja útil, pois a ziprasidona é altamente ligada a proteínas.

POPULAÇÕES ESPECIAIS

GRAVIDEZ
Não há estudos conclusivos em relação ao uso da ziprasidona no período gestacional,[6] portanto ela não é recomendada durante a gravidez.

LACTAÇÃO
O uso da ziprasidona geralmente não é recomendado durante a lactação, pois há limitada literatura sobre ela, e outros agentes antipsicóticos podem ser utilizados. É importante considerar criteriosamente risco e benefício da amamentação nesses casos e, caso se opte por administrar, o lactente deve ser monitorado para sedação, irritabilidade, dificuldade de alimentação e sintomas extrapiramidais.[7]

CRIANÇAS
Há resultados positivos no TB, sendo possível tratamento de segunda linha para episódios maníacos ou mistos em crianças e adolescentes. Embora não haja estudo conclusivo sobre uso de ziprasidona nessa população para o tratamento de manutenção do TB, a experiência clínica e estudos não controlados consideram possibilidade de uso, especialmente em pacientes que obtiveram boa resposta durante o tratamento dos episódios agudos.[4]

Alguns estudos sugerem que o fármaco reduz a agitação, a agressividade e a irritabilidade em crianças e adolescentes com transtornos comportamentais. Pode ocorrer minimização de tiques em pacientes com transtorno de Tourette (não sendo considerada primeira linha de tratamento).[8] Não foram identificados níveis de segurança e eficácia em pacientes pediátricos com esquizofrenia.

É indicado monitoramento mais frequente, e os pacientes podem tolerar melhor doses mais baixas.[1]

IDOSOS

Há poucos dados na literatura sobre o uso da ziprasidona em idosos, e não parece ser necessário ajuste de dose nesse grupo de pacientes; entretanto, alguns pacientes podem tolerar melhor doses mais baixas. O uso de ziprasidona IM não foi sistematicamente avaliado em idosos.

Deve-se lembrar que pacientes idosos com psicose relacionada a transtornos neurocognitivos tratados com APs têm risco aumentado de morte em comparação ao placebo, além de maior risco de eventos cerebrovasculares.[1]

INSUFICIÊNCIA HEPÁTICA

Em geral não são necessários ajustes de dose em pacientes com dano hepático, mas a ziprasidona deve ser utilizada com cautela em pacientes com insuficiência hepática grave.

Foram relatados casos raros de síndrome DRESS (*rash*, eosinofilia e dano hepático na forma de aumento de transaminases ou hepatite com icterícia). Tais complicações são rapidamente controladas com a interrupção da ziprasidona.[5]

INSUFICIÊNCIA RENAL

Não é necessário ajuste de dose oral em pacientes com IR,[1,9] e a ziprasidona não é removida por hemodiálise. O uso de ziprasidona IM deve ser cauteloso, pois a apresentação IM contém excipiente ciclodextrina, que é eliminado por via renal.

INSUFICIÊNCIA CARDÍACA

A ziprasidona é contraindicada em pacientes com prolongamento de QTc, IAM recente e insuficiência cardíaca descompensada. Estudos têm identificado a ziprasidona como parte do grupo de APAs com maior associação ao prolongamento do intervalo QT.[9]

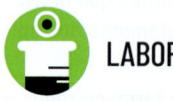

LABORATÓRIO

Exames prévios ao uso

Avaliação de peso, IMC e PA. Avaliação laboratorial com hemograma, glicose, lipidograma, eletrólitos, prolactina, funções tireoidiana, hepática e renal. A dosagem rotineira de prolactina é de benefício questionável na prática clínica.[1]

Realizar ECG em pacientes idosos, com história pessoal ou familiar de prolongamento de QTc e risco cardiovascular aumentado.[1,2]

Exames de acompanhamento

Monitorar peso, IMC, PA e taxas laboratoriais.

Realizar ECG em pacientes idosos, com história pessoal ou familiar de prolongamento de QTc e risco cardiovascular aumentado.[1,2]

Pacientes com baixa contagem de leucócitos ou história de leucopenia/neutropenia induzida por substância devem ter hemograma monitorado frequentemente nos primeiros meses (interromper a medicação caso haja contagem de neutrófilos abaixo de 1.000/mm^3 sem outro fator desencadeante).

PRECAUÇÕES E DICAS

1. Baixa dosagem, regimes inadequados de aumento da dose diária e administração em jejum podem ter afetado o desempenho da ziprasidona em alguns ensaios clínicos.
2. Doses muito baixas de ziprasidona parecem ser mais propensas a desencadear disforia ou ativação maníaca/hipomaníaca em pacientes com TB.
3. Apresenta baixo perfil de efeitos metabólicos e menor risco de ganho de peso.[10]
4. É uma opção medicamentosa para pacientes com sobrepeso ou obesidade, diabetes e dislipidemia. Pode ser considerada para substituição de outro AP que tenha causado aumento de peso clinicamente significativo ou alterações metabólicas.
5. Ficar atento a alterações hidreletrolíticas (principalmente hipopotassemia e hipomagnesemia), bradicardia e doença cardíaca congênita, bem como ao uso concomitante com substâncias arritmogênicas, que podem potencializar arritmias e alterações do intervalo QT.
6. Caso se desenvolva SNM, o tratamento deve ser imediatamente interrompido.

REFERÊNCIAS

1. Stahl SM. Stahl's essential psychopharmacology: prescriber's guide. 7th ed. Cambridge: Cambridge University; 2021.
2. Schatzberg AF, DeBattista C. Schatzberg's manual of clinical psychopharmacology. 9th ed. Washington: APA; 2019.
3. Leucht S, Crippa A, Siafis S, Patel MX, Orsini N, Davis JM. Dose-response meta-analysis of antipsychotic drugs for acute schizophrenia. Am J Psychiatry. 2020;177(4):342-53. PMID [31838873]
4. Yatham LN, Kennedy SH, Parikh SV, Schaffer A, Bond DJ, Frey BN, et al. Canadian Network for Mood and Anxiety Treatments (CANMAT) and International Society for Bipolar Disorders (ISBD)

2018 guidelines for the management of patients with bipolar disorder. Bipolar Disord. 2018;20(2):97-170. PMID [29536616]
5. Ziprasidone. In: LiverTox: clinical and research information on drug-induced liver injury [Internet]. Bethesda: National Institute of Diabetes and Digestive and Kidney Diseases; 2012 [capturado em 9 out. 2022]. Disponível em: https://pubmed.ncbi.nlm.nih.gov/31643176/.
6. Damkier P, Videbech P. The safety of second-generation antipsychotics during pregnancy: a clinically focused review. CNS Drugs. 2018;32(4):351-66. PMID [29637530]
7. Ziprasidone. In: Drugs and lactation database (LactMed) [Internet]. Bethesda: National Library of Medicine; 2022 [capturado em 9 out. 2022]. Disponível em: https://www.ncbi.nlm.nih.gov/books/NBK501140/.
8. Billnitzer A, Jankovic J. Current management of tics and Tourette syndrome: behavioral, pharmacologic, and surgical treatments. Neurotherapeutics. 2020;17(4):1681-93. PMID [32856174]
9. Solmi M, Murru A, Pacchiarotti I, Undurraga J, Veronese N, Fornaro M, et al. Safety, tolerability, and risks associated with first- and second-generation antipsychotics: a state-of-the-art clinical review. Ther Clin Risk Manag. 2017;13:757-77. PMID [28721057]
10. Huhn M, Nikolakopoulou A, Schneider-Thoma J, Krause M, Samara M, Peter N, et al. Comparative efficacy and tolerability of 32 oral antipsychotics for the acute treatment of adults with multi-episode schizophrenia: a systematic review and network meta-analysis. Lancet. 2019;394(10202):939-51. PMID [31303314]

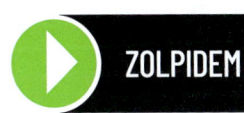

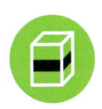

ZOLPIDEM

APRESENTAÇÕES COMERCIAIS

HEMITARTARATO DE ZOLPIDEM (AUROBINDO, SANDOZ)
- Caixas com 10, 20, 30, 100* ou 200* comprimidos de 10 mg.

HEMITARTARATO DE ZOLPIDEM (BIOLAB)
- Caixas com 20, 30 ou 200* comprimidos sublinguais de 5 mg.
- Caixas com 10, 20, 30, 100* ou 200* comprimidos de 10 mg.

HEMITARTARATO DE ZOLPIDEM (BRAINFARMA)
- Caixas com 10, 20 ou 30 comprimidos sublinguais de 5 mg.
- Caixas com 20 ou 30 comprimidos de 10 mg.

HEMITARTARATO DE ZOLPIDEM (EMS)
- Caixas com 10, 20, 30, 60 ou 90* comprimidos sublinguais de 5 mg.
- Caixas com 7, 10, 20, 30 ou 120* comprimidos de 10 mg.
- Caixas com 7, 10, 14, 15, 20, 28 ou 30 comprimidos sublinguais de 10 mg.

HEMITARTARATO DE ZOLPIDEM (EUROFARMA)
- Caixas com 30 comprimidos sublinguais de 5 mg.
- Caixas com 7, 10, 20, 30, 100* ou 200* comprimidos de 10 mg.

HEMITARTARATO DE ZOLPIDEM (GEOLAB)
- Caixas com 7, 10, 15, 20, 28, 30, 420* ou 450* comprimidos de 10 mg.

HEMITARTARATO DE ZOLPIDEM (GERMED)
- Caixas com 7, 10, 20, 30 ou 120* comprimidos de 10 mg.
- Caixas com 10, 20, 30, 60 ou 90* comprimidos sublinguais de 5 mg.
- Caixas com 7, 10, 14, 15, 20, 28 ou 30 comprimidos sublinguais de 10 mg.

HEMITARTARATO DE ZOLPIDEM (LEGRAND, NOVA QUÍMICA)
- Caixas com 7, 10, 20, 30 ou 120* comprimidos de 10 mg.

HEMITARTARATO DE ZOLPIDEM (MEDLEY)
- Caixas com 7, 10, 14, 20 ou 30 comprimidos de 10 mg.
- Caixas com 10, 14, 20 ou 30 comprimidos de liberação prolongada de 6,25 mg.
- Caixas com 10, 14, 20 ou 30 comprimidos de liberação prolongada de 12,5 mg.

HEMITARTARATO DE ZOLPIDEM (MULTILAB)
- Caixas com 10, 20, 30, 60 ou 90* comprimidos sublinguais de 5 mg.
- Caixas com 7, 10, 14, 15, 20, 28 ou 30 comprimidos sublinguais de 10 mg.

HEMITARTARATO DE ZOLPIDEM (MEDQUÍMICA)
- Caixas com 10, 20 ou 30 comprimidos de liberação prolongada de 6,25 mg.
- Caixas com 10, 20 ou 30 comprimidos de liberação prolongada de 12,5 mg.

HEMITARTARATO DE ZOLPIDEM (NOVARTIS)
- Caixas com 10, 20, 30, 100* ou 200* comprimidos de 10 mg.

HEMITARTARATO DE ZOLPIDEM (TEUTO)
- Caixas com 10, 20, 30, 200* ou 500* comprimidos de 10 mg.

ZOLPIDEM

HEMITARTARATO DE ZOLPIDEM (TORRENT, UNICHEM)
- Caixas com 10, 20 ou 30 comprimidos de 10 mg.

HEMITARTARATO DE ZOLPIDEM (ZYDUS)
- Caixas com 20 ou 30 comprimidos de 10 mg.
- Caixas com 10, 20 ou 30 comprimidos sublinguais de 5 mg.

HILZOP (EMS)
- Caixas com 7, 10, 20, 30 ou 120* comprimidos de 10 mg.

INSONOX (TEUTO)
- Caixas com 10, 20, 200* ou 500* comprimidos de 10 mg.

INSOPIDEM (EMS)
- Caixas com 7, 10, 20, 30 ou 120 comprimidos de 10 mg.

ISOY (FARMOQUÍMICA)
- Caixas com 10, 20, 30, 100* ou 200* comprimidos de 10 mg.

LUNE (COSMED)
- Caixas com 20 ou 30 comprimidos de 10 mg.

LUNE SL (COSMED)
- Caixas com 10, 20 ou 30 comprimidos sublinguais de 5 mg.

MEDITIVOX (MEDQUÍMICA)
- Caixas com 10, 20 ou 30 comprimidos de liberação prolongada de 6,25 mg.
- Caixas com 10, 20 ou 30 comprimidos de liberação prolongada de 12,5 mg.

NOCTIDEN (BIOLAB)
- Caixas com 10, 20, 30, 100* ou 200* comprimidos de 10 mg.

NUIT FLASH (BIOLAB)
- Caixas com 20, 30 ou 200* comprimidos sublinguais de 5 mg.

PATZ SL (EMS)
- Caixas com 10, 20, 30, 60 ou 90* comprimidos sublinguais de 5 mg.
- Caixas com 7, 10, 14, 15, 20, 28 ou 30 comprimidos sublinguais de 10 mg.

PROMPT (CRISTÁLIA)
- Caixas com 20 ou 30 comprimidos de 10 mg.

RIPOSO SL (EUROFARMA)
- Caixas com 30 comprimidos sublinguais de 5 mg.

STILNOX (SANOFI MEDLEY)
- Caixas com 7, 10, 14, 20 ou 30 comprimidos de 10 mg.
- Caixas com 10, 14, 20 ou 30 comprimidos de liberação prolongada de 6,25 mg.
- Caixas com 10, 14, 20 ou 30 comprimidos de liberação prolongada de 12,5 mg.

STILRAM SL
- Caixas com 10, 20, 30, 60 ou 90* comprimidos sublinguais de 5 mg.
- Caixas com 7, 10, 14, 15, 20, 28 ou 30 comprimidos sublinguais de 10 mg.

TURNO (EUROFARMA)
- Caixas com 7, 10, 20 ou 30 comprimidos de 10 mg.

TURNO SL (EUROFARMA)
- Caixas com 30 comprimidos sublinguais de 5 mg.

ZOAF (TORRENT)
- Caixas com 10, 20 ou 30 comprimidos de 10 mg.

ZOLFEST D (ACHÉ)
- Caixas com 10 ou 20 comprimidos efervescentes de 10 mg.

ZOLPAZ (UNIÃO QUÍMICA)
- Caixas com 7, 10, 20, 30 ou 120* comprimidos de 10 mg.

ZOLREM SL (GERMED)
- Caixas com 10, 20, 30, 60 ou 90* comprimidos sublinguais de 5 mg.
- Caixas com 7, 10, 14, 15, 20, 28 ou 30 comprimidos sublinguais de 10 mg.

ZOPISTIL (GEOLAB)
- Caixas com 7, 10, 15, 20, 28, 30, 420* ou 450* comprimidos de 10 mg.

ZOUP SL (SUPERA)
- Caixas com 30 comprimidos sublinguais de 5 mg.

ZYLINOX (ZYDUS)
- Caixas com 10 ou 30 comprimidos de 10 mg.

ZYLINOX SL (ZYDUS)
- Caixas com 10, 20 ou 30 comprimidos sublinguais de 5 mg.

*Embalagem hospitalar.

MODO DE USAR

O zolpidem é um medicamento usado no tratamento da insônia, em especial quando a dificuldade maior é de pegar no sono. Deve ser administrado imediatamente antes de dormir, pois seu efeito é muito rápido, havendo risco de quedas, caso o paciente demore a ir para a cama após ingeri-lo. É recomendável que o paciente durma de 7 a 8 horas após o uso do medicamento, para evitar sintomas residuais diurnos e, por consequência, comprometimento em tarefas que exijam atenção.[1,2]

O zolpidem pode ser usado ainda quando o despertar no meio da noite é seguido de dificuldade de pegar no sono novamente e restam ainda 4 horas ou mais até a hora planejada para levantar.

O uso do zolpidem com alimentos está associado a um início mais rápido do sono.[3]

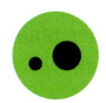

VARIAÇÃO USUAL DA DOSE

A dose usual para homens adultos é de 1 comprimido de 10 mg ao deitar. Em mulheres, começar com dose de 5 mg, imediatamente antes de deitar para dormir. Para formulações de liberação imediata, as mulheres devem iniciar com uma dose de 5 mg, e os homens, com 5 ou 10 mg, ambos imediatamente antes de dormir. Já no caso de formulações de liberação prolongada, as mulheres devem começar com 6,25 mg e os homens com 6,25 mg ou 12,5 mg. Em pacientes com 65 anos ou mais, a dose mínima deve ser utilizada, não excedendo 5 mg para liberação imediata e 6,25 mg para liberação prolongada. As diferenças de doses entre os gêneros devem-se à menor depuração de zolpidem pelas mulheres, o que pode resultar em sedação excessiva e diminuição na capacidade de dirigir veículos neste grupo.[1]

MODO DE SUSPENDER

A descontinuação do tratamento deve ser realizada de forma gradual, a cada semana ou a cada 2 semanas, utilizando a menor forma de dosagem disponível. Para descontinuação de doses altas (10 a 12,5 mg/dia) por um período prolongado, a retirada deve ser ainda mais gradual, preferencialmente em conjunto com a TCC.[3]

CLASSE, MECANISMO DE AÇÃO E FARMACODINÂMICA

O zolpidem é um indutor do sono e pertence ao grupo das imidazopiridinas. É um modulador alostérico positivos dos receptores GABA-A. Apresenta alta afinidade (atividade agonista específica) pela subunidade α_1 dos receptores GABA-A. A ligação do zolpidem a essa subunidade aumenta a frequência de abertura do canal de cloro, com hiperpolarização dos neurônios que resulta em inibição neuronal. Essa seletividade pode explicar sua eficácia como hipnótico na ausência de efeitos ansiolíticos, miorrelaxantes e anticonvulsivantes, como pode ser observado em medicamentos BZDs.[1,2]

O zolpidem propicia aumento da qualidade e da quantidade de sono. Promove diminuição do tempo para o início do sono, redução no número de despertares noturnos e maior duração dos estágios N2 e N3 do sono NREM. Na dose recomendada, não são descritos efeitos sobre a duração total do sono REM, exceto em idosos.[4]

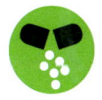

FARMACOCINÉTICA

O zolpidem apresenta absorção bifásica com rápida absorção inicial no trato gastrintestinal e concentrações plasmáticas estendidas além de 3 horas após a administração. É metabolizado predominantemente pelas enzimas CYP3A4, sendo convertido em metabólitos inativos que são eliminados por excreção renal. A meia-vida média de eliminação do zolpidem é de 2,8 horas, variando de 1,62 a 4,05 horas. As principais vias metabólicas associadas à medicação são oxidação e hidroxilação. Apresenta alta ligação às proteínas plasmáticas (92%), com biodisponibilidade absoluta de aproximadamente 70%.[1]

As preparações de liberação imediata são usadas para tratar sintomas relacionados ao atraso no início do sono. A preparação de liberação prolongada trata tanto o atraso no início do sono quanto a diminuição da latência do sono.

A formulação sublingual do zolpidem possibilita início de ação mais rápido e menor latência para início do sono do que o observado na administração por VO.[5]

A eficácia do zolpidem está bem estabelecida na indução e na manutenção do sono em adultos, sendo utilizado no tratamento da insônia aguda e crônica. No manejo da insônia aguda, a duração do tratamento deve ser a menor possível. No tratamento da insônia crônica, tem sido demonstrado que o uso durante apenas 5 dias da semana tem efeito semelhante ao da administração diária contínua.[2,6]

INDICAÇÕES

Evidências CONSISTENTES de eficácia
- Insônia.[3]

CONTRAINDICAÇÕES

Absolutas
- Hipersensibilidade ao zolpidem ou a outro ingrediente da fórmula ou em pacientes que apresentaram transtorno comportamental do sono.

Relativas
- Miastenia grave.
- Insuficiência hepática grave.
- Depressão e/ou ideação suicida graves.
- Insuficiência respiratória grave.
- AOS.

REAÇÕES ADVERSAS

Mais comuns: Cefaleia, dispepsia, dor abdominal, fadiga, nasofaringite, náusea, sonolência, tontura.[4]

Menos comuns: Agitação noturna, agressividade, alucinações hipnagógicas, amnésia anterógrada, anafilaxia, angiedema, ansiedade, boca seca, confusão, constipação, déficit de atenção e de memória, dor abdominal, dor nas costas, excitação, náusea, palpitação, pesadelos, prurido, sonambulismo, vertigem, vômito.[3]

Efeito-rebote pode ocorrer 1 ou 2 dias após a interrupção abrupta do tratamento. Sintomas de abstinência, como cólicas abdominais, ansiedade, desorientação, disforia, insônia, irritabilidade, cãibras musculares, inquietação, convulsões, sudorese, tremores e vômitos, também podem ocorrer após a interrupção abrupta, com risco ainda maior para indivíduos com dependência concomitante de álcool ou drogas. Portanto, para evitar esses efeitos, recomenda-se a retirada gradual do tratamento.[1-3]

INTOXICAÇÃO

Sintomas

Dados demonstram que doses altas de zolpidem, isolado ou associado a outros depressores do SNC, podem provocar comprometimento da consciência, desde sonolência a coma.[1]

Um estudo relatou 344 casos de intoxicação pelo zolpidem, dos quais apenas 105 poderiam ser atribuídos exclusivamente ao medicamento. Metade dos pacientes havia ingerido outras substâncias, inclusive álcool. As doses ingeridas variaram de 10 a 1.400 mg. Sinais de intoxicação foram observados em 2/3 dos pacientes. Os sintomas mais comuns foram tonturas (n = 89), coma (n = 4) e parada respiratória (n = 1). Também houve óbitos, mas nenhum deles pôde ser atribuído exclusivamente ao zolpidem.[7]

Manejo
- Em casos de sobredose, a conduta inclui transferência para centro especializado, observação dos parâmetros cardiorrespiratórios e medidas de suporte.
- Devido à rápida absorção, a lavagem gástrica e a indução de vômitos geralmente são ineficazes.
- Pode-se utilizar, ainda, carvão ativado.

POPULAÇÕES ESPECIAIS

GRAVIDEZ

Ainda existem poucos estudos avaliando o uso de zolpidem em humanos durante a gravidez; são necessários estudos adequados e bem controlados que avaliem o medicamento na gestação. Um estudo que avaliou 45 gestantes expostas ao zolpidem na dose média de 8,8 ± 3,9 mg/dia por um período de 13,8 ± 12,9 semanas identificou que ele atravessa a barreira placentária. Apesar de a diferença em relação ao grupo-controle não ser estatisticamente significativa, o grupo exposto ao zolpidem apresentou maior índice de parto pré-termo e baixo peso ao nascer.[8] São necessários mais estudos. Categoria C da FDA.[1]

LACTAÇÃO

O zolpidem é excretado no leite humano. Embora a concentração no leite materno seja baixa, ele não deve ser utilizado por mulheres durante o período de amamentação. Sedação excessiva pode ocorrer. Recomenda-se monitorar os RNs para sintomas como sedação, hipotonia e depressão respiratória.[9]

CRIANÇAS

Não estão estabelecidas a efetividade e a segurança do uso de zolpidem em indivíduos com idade inferior a 18 anos. Foram relatados casos de intoxicação acidental em crianças com ingestão de até 150 mg, sem consequências adicionais.

IDOSOS

Em pacientes idosos, observa-se diminuição na depuração hepática, com aumento no pico de concentração. A biodisponibilidade encontra-se aumentada em pacientes com insuficiência hepática; a depuração é reduzida, e a meia-vida, prolongada. Assim, em indivíduos com cirrose e idosos, é necessário ajuste de dose.[1]

INSUFICIÊNCIA HEPÁTICA

Em casos de comprometimento hepático leve a moderado, recomenda-se ajustar a dose (usar dose terapêutica mínima); no caso de comprometimento hepático grave, deve-se evitar o uso.

INSUFICIÊNCIA RENAL

Não é necessário ajuste de dose para indivíduos com função renal alterada.

INSUFICIÊNCIA CARDÍACA

Não há dados disponíveis para esta população.

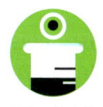

LABORATÓRIO

Não há informações sobre as possíveis interferências em exames laboratoriais. Sua dosagem não é usada rotineiramente.

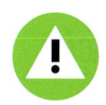

PRECAUÇÕES E DICAS

1. É prudente a redução da dose em pacientes com insuficiência hepática, mulheres e idosos.[1,2]
2. Medicamentos indutores do sono podem interferir no desempenho em atividades que necessitem de atenção na manhã seguinte ao uso. Em 2013, a FDA[10] emitiu um alerta recomendando ser considerado o uso de menor dose do zolpidem, pois em alguns pacientes as concentrações sanguíneas do medicamento poderiam estar altas o suficiente para comprometer as atividades que necessitassem de atenção, entre elas dirigir veículos na manhã seguinte ao uso, sobretudo após o uso da apresentação de liberação prolongada. Procurar usar sempre a menor dose efetiva.[10]
3. A possibilidade de amnésia anterógrada dose-dependente não pode ser excluída, em particular quando o sono é interrompido (despertar precoce devido a um fator externo) ou quando o ato de deitar-se é retardado após a ingestão do medicamento, reafirmando a recomendação de 7 a 8 horas de cama/sono após o uso do zolpidem.
4. Apesar de raros, existem relatos de caso que relacionam o uso de zolpidem à ocorrência de comportamentos e atividades atípicos durante o sono, como dirigir, alimentar-se e telefonar ou apresentar alucinações.[10]
5. O consumo de bebidas alcoólicas é desaconselhado durante o tratamento.
6. A associação com BZDs é arriscada e desnecessária, aumentando a possibilidade de dependência farmacológica. Também não se recomenda o uso associado a outros depressores do SNC, devido ao efeito aditivo.[1,10]
7. Em pacientes com miastenia grave, o emprego do fármaco só pode ser efetuado sob vigilância médica rigorosa, devido a possível aumento da fadiga muscular. Deve-se ter cuidado também nos pacientes com insuficiência respiratória grave.
8. Pacientes que dirigem ou operam máquinas perigosas devem ser alertados sobre a sonolência produzida pelo medicamento. Uma metanálise com 14 estudos que avaliou a segurança e a existência de efeito residual comprometendo a capacidade de dirigir veículos de fármacos hipnóticos como zolpidem, zopiclona e zaleplona reafirmou a importância de características como meia-vida, dose e intervalo entre a administração do fármaco e o horário que será guiado o veículo como fatores que interferem no resultado e que, portanto, merecem ser avaliados. Tanto zolpidem como zopiclona, se administrados no

meio da noite, provocaram maior prejuízo na manhã seguinte em relação à zaleplona.[11]

9. Os fármacos Z podem causar deficiências cognitivas, de memória, psicomotoras e de equilíbrio no dia seguinte.[2]
10. Alguns pacientes podem desenvolver dependência ou tolerância; o risco pode ser maior com doses mais altas. História de adição a substâncias pode aumentar o risco de dependência. Usar a menor dose efetiva e pelo menor tempo possível. Fazer "feriados" do medicamento, sempre que possível.

REFERÊNCIAS

1. Edinoff AN, Wu N, Ghaffar YT, Prejean R, Gremillion R, Cogburn M, et al. Zolpidem: efficacy and side effects for insomnia. Health Psychol Res. 2021;9(1):24927. PMID [34746488]
2. Atkin T, Comai S, Gobbi G. Drugs for Insomnia beyond benzodiazepines: pharmacology, clinical applications, and discovery. Pharmacol Rev. 2018;70(2):197-245. PMID [29487083]
3. Zolpidem: Drug information [Internet]. UpToDate. Waltham: UpToDate; 2022 [capturado em 9 out. 2022]. Disponível em: https://www.uptodate.com/contents/zolpidem-drug-information?search=zolpidem-drug-&source=panel_search_result&selectedTitle=1~49&usage_type=panel&kp_tab=drug_general&display_rank=1.
4. Xiang T, Cai Y, Hong Z, Pan J. Efficacy and safety of zolpidem in the treatment of insomnia disorder for one month: a meta-analysis of a randomized controlled trial. Sleep Med. 2021;87:250-6. PMID [34688027]
5. Valente KD, Hasan R, Tavares SM, Gattaz WF. Lower doses of sublingual Zolpidem are more effective than oral zolpidem to anticipate sleep onset in healthy volunteers. Sleep Med. 2013;14(1):20-3. PMID [23218533]
6. Hajak G, Cluydts R, Declerck A, Estivill A, Middleton A, Sonka K, et al. Continuous versus non-nightly use of zolpidem in chronic insomnia: results of a large-scale, double-blind, randomized, outpatient study. Int Clin Psychopharmacol. 2002;17(1):9-17. PMID [11800507]
7. Garnier R, Guerault E, Muzard D, Azoyan P, Choumet-Riffaud AE, Efthymiou ML. Acute zolpidem poisoning: analysis of 344 cases. J Toxicol Clin Toxicol. 1994;32(4):391-404. PMID [8057398]
8. Juric S, Newport DJ, Ritchie JC, Galanti M, Stowe ZN. Zolpidem (ambien) in pregnancy: placental passage and outcome. Arch Womens Ment Health. 2009;12(6):441-6. PMID [19657707]
9. Pons G, Francoual C, Guillet P, Moran C, Hermann P, Bianchetti G, et al. Zolpidem excretion in breast milk. Eur J Clin Pharmacol. 1989;37(3):245-8. PMID [2612539]
10. U. S. Food and Drug Administration. Risk of next-morning impairment after use of insomnia drugs; FDA requires lower recommended doses for certain drugs containing zolpidem (Ambien, Ambien CR, Edluar, and Zolpimist) [Internet]. Rockville: FDA; 2013 [capturado em 9 out. 2022]. Disponível em: https://www.fda.gov/media/84992/download.
11. Roth T, Eklov SD, Drake CL, Verster JC. Meta-analysis of on-the-road experimental studies of hypnotics: effects of time after intake, dose, and half-life. Traffic Inj Prev. 2014;15(5):439-45. PMID [24678565]

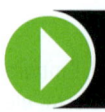

ZOPICLONA

APRESENTAÇÕES COMERCIAIS

IMOVANE (SANOFI MEDLEY)
▸ Caixas com 20 comprimidos de 7,5 mg.

MODO DE USAR

Para insônia, a dose usual é de 7,5 mg, à noite. Para pacientes com insônia leve, idosos ou pacientes com insuficiência hepática, recomenda-se usar a dose inicial de 3,75 mg. Devem ser evitadas doses acima de 10 mg, pois foram associadas a comprometimento significativo do desempenho psicomotor no dia seguinte, até 10 horas após a ingestão.[1] Utilizar por períodos de 7 a 10 dias preferencialmente, e por, no máximo, 30 dias, para reduzir o risco de dependência.

TEMPO PARA INÍCIO DE AÇÃO

Apresenta rápida absorção após administração por VO, com pico de ação 15 minutos após a ingestão.

VARIAÇÃO USUAL DA DOSE

A dose usual para insônia é de 7,5 mg, não estando recomendados aumentos de dose.[2]

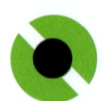

MODO DE SUSPENDER

Recomenda-se redução gradual da dose, pois sinais e sintomas de abstinência podem ocorrer, como convulsões, tremores, vômitos, sudorese, espasmos musculares, disforia e insônia, principalmente após uso prolongado ou uso de altas doses.[2]

CLASSE, MECANISMO DE AÇÃO E FARMACODINÂMICA

A zopiclona, um derivado da ciclopirrolona, é um agente hipnótico de curta duração. Age no complexo de receptor benzodiazepínico GABA-A. Como tem eficácia semelhante nos subtipos de receptores α_1, α_2, α_3 e α_5, são as diferenças na ligação que determinam seus efeitos *in vivo*. A partir da avaliação do efeito funcional da zopiclona em doses clínicas, com base no cálculo de ocupação do receptor, na concentração plasmática e nos dados farmacodinâmicos, foi sugerido que ela exerce seu maior efeito via receptores α_1 e α_5.[3]

É um hipnótico que reduz a latência do sono, aumenta o tempo total de sono e reduz os despertares noturnos.[3,4] Parece causar atraso no início do sono REM, mas não parece afetar sua duração total.

FARMACOCINÉTICA

Apresenta meia-vida de eliminação de 5 a 6 horas, um pouco maior do que a do zolpidem (cuja meia-vida é de aproximadamente 2,5 horas), podendo causar mais sintomas residuais no dia seguinte ao uso se comparada a este último.[5,6]

A zopiclona é uma mistura racêmica que apresenta metabolização hepática. Os dois enantiômeros são metabolizados em diferentes taxas; assim, apresentam curva bifásica de eliminação. A zopiclona é biotransformada via oxidação, metilação e descarboxilação.[5] É metabolizada pela CYP3A4, e, portanto, pode ocorrer alteração na farmacocinética quando administrada com agentes que interfiram na CYP3A4.[5,6] Vários estudos confirmaram a eficácia da zopiclona no tratamento da insônia a curto prazo.[3,7]

INDICAÇÕES

Evidências CONSISTENTES de eficácia
- Insônia.

CONTRAINDICAÇÕES

Absolutas
- Hipersensibilidade à zopiclona ou a outro componente da fórmula.
- Insuficiência respiratória grave (p. ex., DPOC ou apneia do sono).
- Insuficiência hepática grave.
- Miastenia grave.

Relativas
- Glaucoma.
- Adição.
- Depressão e/ou ideação suicida graves.
- Crianças com idade inferior a 15 anos.

REAÇÕES ADVERSAS

Mais comuns: Dificuldade para acordar pela manhã, gosto amargo, sedação.

Menos comuns: Anafilaxia, angiedema, amnésia anterógrada, cefaleia, coma, comportamentos atípicos durante o sono (falar, dirigir, comer), dor epigástrica, insônia de rebote, náusea, pesadelos, reação paradoxal, sonambulismo, tontura.

INTOXICAÇÃO

Sintomas

A intoxicação aguda é rara e costuma estar associada à ingestão de outras substâncias, como álcool, ADTs e barbitúricos. Os sintomas incluem sonolência, ataxia, diminuição dos reflexos, letargia e confusão, podendo evoluir para coma.

Manejo
- Realizar monitoramento e medidas de suporte gerais (hidratação parenteral e permeabilidade das vias aéreas).
- Se a ingestão for recente, efetuar esvaziamento gástrico.

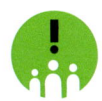

POPULAÇÕES ESPECIAIS

GRAVIDEZ

Há alguns estudos sugerindo que seu uso não está associado a malformações, porém o papel em relação ao desenvolvimento a longo prazo do bebê não está claro. O uso de BZD e fármacos Z está associado a baixo peso ao nascer e parto prematuro[8] (ver Capítulo "Psicofármacos na gravidez e na lactação"). Categoria C da FDA.

LACTAÇÃO

É excretada no leite, podendo produzir sonolência, apatia e letargia nos bebês. A concentração no leite materno parece ser aproximadamente 50% da concentração sérica. Se houver necessidade do uso prolongado da zopiclona em doses altas, descontinuar a amamentação.[8]

CRIANÇAS

As crianças, em geral, assim como os idosos, são mais sensíveis aos efeitos colaterais da zopiclona, devido à metabolização mais lenta (2 a 5 vezes). Também é comum a ocorrência de excitação paradoxal, especialmente em crianças hipercinéticas.

IDOSOS

A metabolização da zopiclona é cerca de 2 vezes mais lenta em idosos. Como tem meia-vida curta, pode ser um dos medicamentos de escolha nessa população. É bem tolerada em pacientes geriátricos, nos quais revelou eficácia para a insônia e poucos efeitos colaterais.[3]

INSUFICIÊNCIA HEPÁTICA

Recomenda-se iniciar com a dose de 3,5 mg.[2]

INSUFICIÊNCIA RENAL

Recomenda-se iniciar com a dose de 3,5 mg.[2]

INSUFICIÊNCIA CARDÍACA

Nota: Este é um tópico sobre o qual pode haver fatos novos importantes. Não deixe de fazer uma pesquisa específica em fontes confiáveis sobre o uso de medicamentos nesses grupos especiais.

LABORATÓRIO

Não são necessários exames prévios ao uso ou de acompanhamento.

PRECAUÇÕES E DICAS

1. Estudos mostram que efeitos residuais, como o comprometimento do desempenho, podem persistir por pelo menos 10 horas após a ingestão do medicamento.[1] Recomenda-se que o paciente evite dirigir na manhã seguinte à ingestão da zopiclona; caso contrário, fazê-lo com cuidado redobrado.
2. Apesar de raros, existem relatos de caso que relacionam o uso de zopiclona à ocorrência de comportamentos e atividades atípicos durante o sono (sonambulismo), como dirigir, alimentar-se e telefonar.[2]
3. Evitar o uso associado de álcool, pois ele potencializa os efeitos sedativos. Também não se recomenda o uso associado a outros depressores do SNC.
4. Alcoolistas, usuários de drogas e pessoas com transtornos graves da personalidade costumam abusar de BZDs ou outros sedativos. Evitar prescrevê-los a tais pacientes.
5. O uso deve ser, sempre que possível, breve e intermitente, suspendendo-se o medicamento assim que houver alívio dos sintomas.
6. Quadros de insuficiência respiratória podem agravar-se com o uso da zopiclona.
7. Pode ocorrer piora dos sintomas depressivos ou ideação suicida. Deve-se ter cautela ao prescrever zopiclona nessa situação.[2]
8. A retirada deve ser gradual, principalmente após uso prolongado ou de altas doses. Em pacientes com história de convulsões, esse cuidado deve ser redobrado.[2]

REFERÊNCIAS

1. Zammit G. Comparative tolerability of newer agents for insomnia. Drug Saf. 2009;32(9):735-48. PMID [19670914]
2. Pirmovane® Zopiclone [Bula de medicamento] [Internet]. Quebec: Sanofi; 2022 [capturado em 9 out. 2022]. Disponível em: https://products.sanofi.ca/en/imovane.pdf.
3. Rios P, Cardoso R, Morra D, Nincic V, Goodarzi Z, Farah B, et al. Comparative effectiveness and safety of pharmacological and non-pharmacological interventions for insomnia: an overview of reviews. Syst Rev. 2019;8(1):281. PMID [31730011]
4. Pinto Jr LR, Alves RC, Caixeta E, Fontenelle JA, Bacellar A, Poyares D, et al. New guidelines for diagnosis and treatment of insomnia. Arq Neuro-Psiquiatr. 2010;68(4):666-75. PMID [20730332]
5. Fernandez C, Martin C, Gimenez F, Farinotti R. Clinical pharmacokinetics of zopiclone. Clin Pharmacokinet. 1995;29(6):431-41. PMID [8787948]
6. Drover DR. Comparative pharmacokinetics and pharmacodynamics of short-acting hypnosedatives: zaleplon, zolpidem and zopiclone. Clin Pharmacokinet. 2004;43(4):227-38. PMID [15005637]
7. Dündar Y, Dodd S, Strobl J, Boland A, Dickson R, Walley T. Comparative efficacy of newer hypnotic drugs for the short-term management of insomnia: a systematic review and meta-analysis. Hum Psychopharmacol. 2004;19(5):305-22. PMID [15252823]
8. Creeley CE, Denton LK. Use of prescribed psychotropics during pregnancy: a systematic review of pregnancy, neonatal, and childhood outcomes. Brain Sciences. 2019;9(9):235. PMID [31540060]

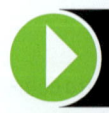

ZUCLOPENTIXOL

APRESENTAÇÕES COMERCIAIS

CLOPIXOL (LUNDBECK)

- Caixas com 20 ou 50 comprimidos de 10 mg.
- Caixas com 20 ou 50 comprimidos de 25 mg.

- Caixas com 1 ou 5 ampolas de 1 mL de solução injetável de 50 mg/mL.
- Caixas com 1 ampola de 2 mL de solução injetável de 50 mg/mL.
- Caixas com 1 ampola de 1 mL de solução injetável de 200 mg/mL.

MODO DE USAR

Na apresentação oral, utilizada tanto no início quanto na manutenção do tratamento das psicoses, as doses variam de 20 a 60 mg/dia, podendo chegar a 100 mg/dia, e geralmente são iniciadas com 10 a 20 mg, aumentando-se 10 a 20 mg a cada 2 ou 3 dias. Em idosos, são usadas doses menores, em geral até 20 mg/dia. Não há interferência da ingestão de alimentos. Pode ser administrado em dose única diária.

A apresentação injetável semiprolongada, usada em situações agudas,[1] é geralmente administrada em doses de 50 a 150 mg/dia, podendo ser reaplicada a cada 3 dias. O tratamento de manutenção deve seguir com as versões oral ou *depot*.

Já a apresentação injetável de ação prolongada, usada para manutenção do tratamento,[1] deve ser reaplicada a cada 2 ou 3 semanas (o que facilita a adesão terapêutica) na dose de 200 a 400 mg.[2]

Uma aplicação de 50 mg de acetato de zuclopentixol a cada 2 a 3 dias equivale à dose diária de 20 mg de zuclopentixol oral, e uma aplicação de 200 mg de decanoato de zuclopentixol (*depot*) a cada 2 semanas equivale à administração diária de 25 a 40 mg de zuclopentixol oral.

TEMPO PARA INÍCIO DE AÇÃO

- **Apresentação oral:** após a administração oral, as concentrações séricas máximas são atingidas em cerca de 4 horas.
- **Apresentação semiprolongada:** tem efeito iniciado 2 a 4 horas após a injeção IM e duração de 2 a 3 dias.
- **Apresentação prolongada:** tem efeito 2 a 3 dias após a aplicação IM, devendo ser reaplicada a cada 2 ou 3 semanas (o que facilita a adesão terapêutica).[2]

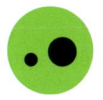

VARIAÇÃO USUAL DA DOSE

As doses utilizadas na esquizofrenia e no TB são similares.

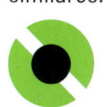

MODO DE SUSPENDER

A suspensão deve ser feita de forma gradual.

CLASSE, MECANISMO DE AÇÃO E FARMACODINÂMICA

O zuclopentixol é um AP pertencente à classe dos tioxantenos. É um antagonista dopaminérgico D1 e D2; em menor grau, bloqueia os receptores D4. Bloqueia, ainda, os receptores 5-HT2 e α_1-adrenérgicos, os H1 em menor intensidade e os colinérgicos e α_2-adrenérgicos em intensidade ainda mais baixa.[3]

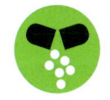

FARMACOCINÉTICA

O dicloridrato de zuclopentixol (apresentação oral), após ser administrado, atinge concentração plasmática em 4 horas, estando 98 a 99% ligado a proteínas. Apresenta biodisponibilidade de 44% e meia-vida de 20 horas. É metabolizado no fígado pela CYP2D6 e não apresenta metabólitos ativos. É eliminado pela urina e principalmente pelas fezes.

O zuclopentixol é efetivo em reduzir sintomas psicóticos agudos na esquizofrenia e em outros transtornos psicóticos,[2] com eficácia similar à dos demais APTs. Em um estudo de revisão, o acetato de zuclopentixol apresentou eficácia similar à do haloperidol IM no controle da agressividade durante episódio psicótico agudo e em perfil de efeitos colaterais.[4] Além disso, o zuclopentixol reduziu sintomas de agressividade e perturbações comportamentais em adultos[5,6] e crianças com deficiência intelectual, em doses orais de 5 a 20 mg/dia.[7] Também foi benéfico no tratamento da agressividade em idosos em baixas doses.[8]

INDICAÇÕES

Evidências CONSISTENTES de eficácia
- Esquizofrenia.[9,10]

Evidências INCOMPLETAS de eficácia

- Agressividade em adultos com deficiência intelectual.[11]
- Psicoses agudas.

❌ CONTRAINDICAÇÕES

- Hipersensibilidade aos componentes do fármaco.
- Estados comatosos.
- Quadros de intoxicação aguda por álcool, barbitúricos ou opioides.

⚡ REAÇÕES ADVERSAS

Mais comuns: Acatisia, ansiedade, ECEs, fraqueza, hiper ou hipocinesia, insônia, sonolência, tontura, xerostomia.

Menos comuns: Agitação, aumento ou diminuição de peso, confusão mental, crise oculógira, depressão, discinesia tardia, disfunções sexuais, distonias, distúrbios gastrintestinais, hiperprolactinemia, hipotensão ortostática, SNM, tremor, visão turva.

☹ INTOXICAÇÃO

Sintomas

A *overdose* pode acarretar síndrome parkinsoniana grave, sedação excessiva, convulsões, diminuição da PA, choque, hipo ou hipertermia e coma.

Manejo

- O tratamento é sintomático e de suporte.
- A lavagem gástrica e o carvão ativado devem ser considerados.

⚠ POPULAÇÕES ESPECIAIS

GRAVIDEZ

O zuclopentixol não deve ser administrado durante a gravidez, a menos que o benefício esperado para a paciente supere o risco teórico para o feto, pois não há estudos que garantam sua segurança. Os RNs de mães tratadas com zuclopentixol podem apresentar ECEs e sintomas de abstinência. Categoria de risco B.

LACTAÇÃO

Como o zuclopentixol é encontrado no leite materno em baixas concentrações, não é esperado que afete o bebê quando são utilizadas doses terapêuticas. A dose ingerida pela criança é inferior a 1% do peso relacionado à dose materna (em mg/kg).

A amamentação pode ser mantida durante o tratamento com o zuclopentixol, se considerada importante clinicamente; no entanto, é recomendada a observação frequente da criança, sobretudo nas primeiras 4 semanas após o parto.

CRIANÇAS

O uso não é recomendado para crianças e adolescentes < 18 anos.

IDOSOS

Em idosos, ter cautela devido à sensibilidade aumentada ao fármaco e ao risco de quedas. As doses habituais nessa faixa etária variam de 2 a 6 mg/dia, VO.

INSUFICIÊNCIA HEPÁTICA

Recomenda-se administrar, com cautela, metade da dose habitual. Pode haver alteração transitória das enzimas hepáticas.

INSUFICIÊNCIA RENAL

O zuclopentixol pode ser administrado em doses usuais em pacientes com função renal reduzida.

INSUFICIÊNCIA CARDÍACA

O zuclopentixol está associado ao aumento do intervalo QT. Portanto, usar com cautela.

🧪 LABORATÓRIO

Exames prévios ao uso

- Hemograma, função hepática e ECG.

Exames de acompanhamento

- Hemograma, função hepática e ECG.

⚠ PRECAUÇÕES E DICAS

1. O zuclopentixol potencializa o efeito de depressores do SNC, como o álcool ou BZDs.
2. Durante o uso do medicamento, é recomendável não dirigir veículos ou operar máquinas, devido à diminuição da atenção e da velocidade dos reflexos.

3. Pode modificar a resposta à insulina, devendo-se ajustar a dose terapêutica em diabéticos.
4. Deve ser evitado em pessoas com glaucoma de ângulo estreito.
5. Suspender o medicamento em caso de hipertermia ou suspeita de SNM.
6. Seu uso deve ser evitado em pacientes que utilizam concomitantemente substâncias que aumentam o intervalo QT.
7. Usar sob monitoramento em pacientes com epilepsia (reduz o limiar convulsivo).

REFERÊNCIAS

1. Huhn M, Nikolakopoulou A, Schneider-Thoma J, Krause M, Samara M, Peter N, et al. Comparative efficacy and tolerability of 32 oral antipsychotics for the acute treatment of adults with multi-episode schizophrenia: a systematic review and network meta-analysis. Lancet. 2019;394(10202):939-51. PMID [31303314]
2. Altamura AC, Sassella F, Santini A, Montresor C, Fumagalli S, Mundo E. Intramuscular Preparations of Antipsychotics: uses and relevance in clinical practice. Drugs. 2003;63(5):493-512. PMID [12600227]
3. Ercan ES, Ardiç UA, Kandulu R, Yektas C. Zuclopenthixol acetate treatment in children with bipolar disorder and severe aggression. J Clin Psychopharmacol. 2011 Jun;31(3):397-8. PMID [21532374]
4. Jayakody K, Gibson RC, Kumar A, Gunadasa S. Zuclopenthixol acetate for acute schizophrenia and similar serious mental illnesses. Cochrane Database Syst Rev. 2012;2012(4):CD000525. PMID [22513898]
5. Haessler F, Glaser T, Beneke M, Pap AF, Bodenschatz R, Reis O, et al. Zuclopenthixol in adults with intellectual disabilities and aggressive behaviours: discontinuation study. Br J Psychiatry. 2007;190:447-8. PMID [17470962]
6. Häßler F, Glaser T, Reis O. Effects of zuclopenthixol on aggressive disruptive behavior in adults with mental retardation: a 2-year follow-up on a withdrawal study. Pharmacopsychiatry. 2011;44(7):339-43. PMID [21993867]
7. Spivak B, Mozes T, Mester R, Kodelik M, Weizman A. Zuclopenthixol treatment of behavioral disturbances in mentally retarded children and adolescents: an open-label study. J Child Adolesc Psychopharmacol. 2001;11(3):279-84. PMID [11642477]
8. Harenko A, Alanen I, Elovaara S, Ginström S, Hagert U, Savijärvi M, et al. Zuclopenthixol and thioridazine in the treatment of aggressive, elderly patients: a double-blind, controlled, multicentre study. Int J Geriatr Psychiatry. 1992;7(5):369-75.
9. Wistedt B, Koskinen T, Thelander S, Nerdrum T, Pedersen V, Mølbjerg C. Zuclopenthixol decanoate and haloperidol decanoate in chronic schizophrenia: a double-blind multicentre study. Acta Psychiatr Scand. 1991;84(1):14-21. PMID [1681680]
10. Chouinard G, Safadi G, Beauclair L. A double-blind controlled study of intramuscular zuclopenthixol acetate and liquid oral haloperidol in the treatment of schizophrenic patients with acute exacerbation. J Clin Psychopharmacol. 1994;14(6):377-84. PMID [7884017]
11. Malt UF, Nystad R, Bache T, Noren O, Sjaastad M, Solberg KO, et al. Effectiveness of zuclopenthixol compared with haloperidol in the treatment of behavioural disturbances in learning disabled patients. Br J Psychiatry. 1995;166(3):374-7. PMID [7788130]

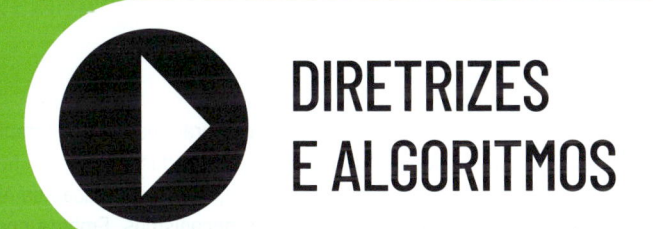

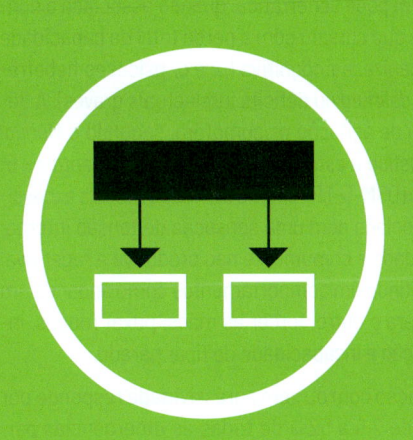

2

DIRETRIZES E ALGORITMOS

AGITAÇÃO PSICOMOTORA

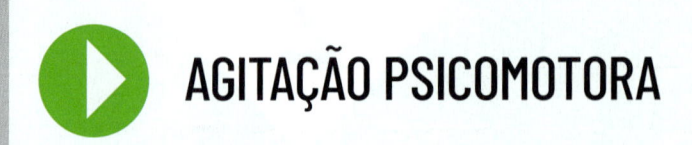

▶ THIAGO CASARIN HARTMANN

A agitação psicomotora (APM) pode ser entendida como um quadro extremo de hipercinesia, no qual não há mais a possibilidade de manejo verbal do paciente. Normalmente está associada à escalada de comportamento violento dirigido a um objetivo, mas também pode ser errática, quando associada a condições que cursam com a perda total da capacidade de organização cognitiva (p. ex., psicoses hebefrênicas, *delirium* ou déficits intelectuais graves). A definição de agitação psicomotora, segundo o *Manual diagnóstico e estatístico de transtornos mentais - 5ª edição* (DSM-5-TR), é: uma atividade motora excessiva associada com uma sensação de tensão interna; a atividade é comumente não produtiva e repetitiva, consistindo em comportamentos como andar de um lado para o outro, torcer as mãos, puxar roupas, inquietação e incapacidade de ficar parado.[1]

A agitação com ou sem agressividade responde por cerca de 2,6 a 52% de todas as emergências psiquiátricas no mundo, e por cerca de 23,6 a 23,9% das emergências psiquiátricas no Brasil.[2] A APM está associada a uma gama de condições psiquiátricas, incluindo esquizofrenia, TB, transtornos de personalidade (principalmente antissocial e *borderline*), TAG, TP, TDM e uso de substâncias.[3-6] Outrossim, diversas condições neurológicas ou médicas gerais podem cursar com APM (demências, encefalites, traumas, tireotoxicose, hipoglicemia), o que torna sua avaliação e seu manejo ainda mais desafiadores.[3,7,8]

Múltiplas anormalidades fisiopatológicas subjacentes na APM são mediadas por desregulações nos sistemas serotonérgico, dopaminérgico, noradrenérgico e GABAérgico. Mecanismos fisiopatológicos da APM que operam nas suas diferentes etiologias não estão associados a características clínicas distintas, ou seja, a apresentação da APM é inespecífica a tais mecanismos. Embora possa existir uma rota comum, não há uma fisiopatologia etiológica unificada. Portanto, recomenda-se, de forma geral, que a etiologia da condição causadora da APM seja abordada no seu manejo, embora possa existir resposta clínica mesmo com medidas farmacológicas não específicas.[9]

Um manejo não efetivo da APM pode resultar em uso desnecessário de medidas coercitivas, escalada para violência, desfechos adversos para os envolvidos e custos econômicos importantes para o sistema de saúde.[10] Além disso, a APM também foi descrita como um possível preditor de comportamento suicida.[11,12] A avaliação e o adequado manejo da APM continuam sendo desafios para a prática psiquiátrica, tendo em vista o alto grau de heterogeneidade na sua apresentação, na sua etiologia e nas suas consequências econômicas e sociais.

CONCEITOS

Existem diversas definições na literatura para os termos descritos a seguir. O escopo aqui é usá-los para fins práticos, entendendo-os como uma escala de gravidade para o comportamento agitado/violento.[13]

▶ **Agitação:** pode ser entendida como uma elevação das atividades motora, verbal e/ou psíquica, normalmente desprovida de propósito, com hiperexcitabilidade e irritabilidade associadas. Pode ou não cursar com agressividade e/ou violência.

▶ **Agressividade:** ocorre quando há imposição dos próprios atos de maneira intencional, visando a determinado desfecho a despeito de potenciais danos a si, a objetos ou a outros seres. É sempre com intenção, embora isso não queira dizer que o indivíduo tenha crítica sobre seus atos (p. ex., um psicótico paranoide tem atos intencionais visando fugir de casa, mas não tem crítica quanto à justificativa para tais atos, isto é, a crença de estar sendo perseguido). Não necessariamente é acompanhada de violência; pode-se dizer que alguém é agressivo nos negócios ou na prática de algum esporte quando tal indivíduo toma determinadas atitudes nessas áreas desconsiderando e/ou não se importando com riscos associados.

▶ **Violência:** ocorre quando o ato, normalmente agressivo, causa danos físicos ou psicológicos a um ser, ou dano patrimonial, no caso de objetos. Pode manifestar-se como abuso físico propriamente dito, mas também pode ser caracterizada como abuso moral, verbal, sexual ou de qualquer natureza. Também pode não ser intencional; por exemplo, uma pessoa agitada que acaba esbarrando e quebrando objetos.

AVALIAÇÃO DO PACIENTE AGITADO

O primeiro contato com o paciente agitado é crucial para o estabelecimento de algumas informações básicas. A primeira avaliação a ser realizada é checar a segurança da equipe de saúde, verificando, no ambiente, as rotas de fuga e a presença de objetos potencialmente lesivos a qualquer pessoa envolvida e quantificando as pessoas da equipe prontas para o manejo. Preferencialmente, os profissionais devem estar em maior número, no caso de uma escalada do comportamento violento, mas não necessariamente toda a equipe precisa estar visível durante o manejo do paciente; às vezes uma pessoa pode tentar conversar enquanto os demais ficam de prontidão. Essas avaliações devem ser realizadas o mais rápido possível, para que então se prossiga para os próximos passos.

Os principais objetivos da avaliação do paciente agitado são: análise de gravidade, anamnese objetiva e subjetiva, exames físico e neurológico, exame do estado mental, diagnóstico diferencial, tranquilização rápida, encaminhamento e orientações. Evidentemente, nem sempre é possível realizar todos esses passos, pois em caso de gravidade mais elevada do quadro, é necessário primeiro estabilizar o paciente para depois prosseguir com a avaliação. Baldaçara e colaboradores[2] sugerem quatro perguntas principais, apresentadas a seguir, para maior celeridade nesse momento.

1. **O que está acontecendo?**

   Listar mudanças de comportamento observado que são motivo de preocupação. Algumas vezes pacientes e familiares podem usar muitas palavras desnecessárias ou prover informações falsas. É importante determinar as mudanças agudas de comportamento que podem colocar o paciente ou outros em risco. É fundamental descartar quaisquer causas médicas gerais que podem se apresentar como quadros psiquiátricos ou de mudanças de comportamento.

2. **Há quanto tempo?**

   Averiguar se o paciente está apresentando as mudanças de comportamento há muito ou pouco tempo. Mesmo em pacientes com quadros mais crônicos de agitação, podem ocorrer agudizações ou mudanças no padrão de comportamento que requeiram atenção mais urgente. Mudanças mais repentinas sugerem condição médica geral.

3. **Por que hoje?**

   Identificar um possível gatilho para o quadro. Às vezes é possível mitigar a APM eliminando ou atenuando a causa ambiental associada.

4. **Quais são as hipóteses diagnósticas plausíveis ou os diagnósticos temporários?**

   Em um *setting* de emergência, normalmente utiliza-se um diagnóstico sindrômico (i.e., síndrome psicótica, depressiva, maníaca, abstinência de substâncias). Entretanto, quando houver acesso a informações de prontuário, estas devem ser utilizadas para maior acurácia nas condutas.

Instrumentos de avaliação validados podem ser úteis para determinar o nível inicial de agitação e a resposta às medidas de manejo. Existem algumas escalas validadas para tal fim, e a American Psychiatric Association (APA) não considera uma melhor que a outra.[14] Uma de simples e célere aplicação é a Behavioral Activity Rating Scale (BARS) (**Quadro 1**), validada em português brasileiro.[15,16]

QUADRO 1 ▶ BEHAVIORAL ACTIVITY RATING SCALE – NÍVEL E DESCRIÇÃO	
NÍVEL	DESCRIÇÃO
1	Difícil ou incapaz de despertar.
2	Adormecido, porém responde normalmente ao contato verbal ou físico.
3	Sonolento, parece sedado.
4	Calmo e desperto (nível de atividade normal).
5	Sinais de agitação (física ou verbal) aparente, acalma-se sob instruções.
6	Extremamente ou continuamente agitado, não requer contenção física.
7	Violento, requer contenção física.

Fonte: Adaptado de Pereira e colaboradores.[15]

FATORES DE RISCO E DIAGNÓSTICO DIFERENCIAL

A APM é um evento dinâmico e com causas multifatoriais, na maioria das vezes irrompendo sem aviso prévio. Entretanto, o estudo dos fatores de risco associados ao comportamento violento e a atenção a alguns sinais comportamentais manifestados agudamente podem ser de grande valia para a tomada precoce de algumas medidas, no intuito de prevenir a escalada da situação.[17] O Quadro 2 apresenta diversos fatores de risco separados por grupos.

Existem formas de mitigar o risco de agressão dentro de uma unidade assistencial. Dentre os fatores de proteção, merece destaque a prática de boas estratégias de aliança terapêutica, como uma boa comunicação, disponibilidade, fornecimento de educação aos pacientes e inserção deles como participantes ativos das decisões sobre seu tratamento.[18] Equipes treinadas com uma avaliação de risco estruturada reduzem os episódios de APM dentro das suas unidades.[19] São fundamentais também para reduzir o risco de APM a harmonia entre os membros da equipe e um bom ambiente de trabalho.[2]

Quanto ao diagnóstico diferencial, é importante tentar chegar o mais perto possível dentro da etiologia do quadro, visto que ela é quem guiará o manejo. Considerando a possível dificuldade na obtenção de informações no caso de um paciente em APM e pouco cooperativo com a entrevista, Allen e colaboradores[20] sugerem que as etiologias sejam divididas em três grandes grupos: condição médica geral, transtorno relacionado a substâncias e transtorno psiquiátrico primário. Nordstrom e colaboradores[14] adicionaram mais uma categoria útil: a APM de etiologia indiferenciada. Neste último caso, deve-se sempre fazer a presunção inicial de tratar-se de uma condição médica geral, a fim de proteger o paciente no caso de uma condição potencialmente fatal. O Quadro 3 mostra exemplos por grupo.

QUADRO 2 ▶ FATORES DE RISCO (POR GRUPO) PARA AGRESSIVIDADE/COMPORTAMENTO VIOLENTO	
GRUPO	FATORES
DEMOGRÁFICOS	Sexo masculino, estado marital solteiro ou divorciado, baixo nível educacional, desemprego, idade jovem.
HISTÓRIA PRÉVIA	Atividades ilegais resultando em encarceramento, uso frequente dos serviços de emergência, história de violência, numerosas hospitalizações prévias.
CONDIÇÕES NA ADMISSÃO	Trazido por polícia, ambulância, cuidador/familiar ou sob ordem judicial; admissão involuntária.
SINAIS E SINTOMAS	História de comportamento ou ideação suicidas, mania ou hipomania, tristeza, psicose, alucinações, ideação bizarra, ansiedade, hiperativação geral dos sistemas corporais (frequências respiratória e cardíaca aumentadas, pupilas dilatadas), processos de pensamento disruptivos, concentração empobrecida.

(Continua)

QUADRO 2 ▶ FATORES DE RISCO (POR GRUPO) PARA AGRESSIVIDADE/COMPORTAMENTO VIOLENTO
(Continuação)

GRUPO	FATORES
DIAGNÓSTICO	Transtornos de ajustamento, personalidade, humor, psicóticos, por uso de substâncias, de ansiedade, do espectro autista ou "orgânicos".
ATITUDES DO PACIENTE	Má adesão medicamentosa, sinais de tensão, expressões faciais de raiva, labilidade afetiva, irritabilidade, impulsividade, hostilidade, atividade verbal repetitiva não produtiva, comportamento não cooperativo ou demandante, resistência aos cuidados, comportamento intrusivo ou intimidador, inquietude, torcer as mãos, puxar roupas, aumento do tom da voz ou explosões vocais, contato visual prolongado, descontentamento, recusa em se comunicar, agressor e vítima do mesmo gênero.
ATITUDES DA EQUIPE	Bloqueio de rotas de fuga, negativa da equipe para pedido ou privilégio do paciente, reforço de regras e limites do *setting* pela equipe, demandas da equipe ou de outros pacientes para cessar determinada atividade/comportamento ou completar uma tarefa.

Fonte: Adaptado de Baldaçara e colaboradores.[2]

QUADRO 3 ▶ GRUPOS ETIOLÓGICOS PARA COMPORTAMENTO VIOLENTO/AGRESSIVIDADE

CONDIÇÃO MÉDICA GERAL	▶ Trauma craniencefálico. ▶ Encefalite, meningite ou outras infecções. ▶ Encefalopatia (particularmente por insuficiência renal ou hepática). ▶ Exposição a toxinas ambientais. ▶ Distúrbios metabólicos (p. ex., hiponatremia, hipocalcemia, hipoglicemia). ▶ Hipóxia. ▶ Doença tireoidiana. ▶ Convulsões (período pós-ictal). ▶ Concentrações tóxicas de medicação (psiquiátricas ou antiepiléticas).
USO DE SUBSTÂNCIAS	▶ Abstinência/intoxicação por álcool. ▶ Abstinência/intoxicação pelas demais substâncias de abuso (cocaína/*crack*, *ecstasy*, LSD, solventes, anfetaminas, etc.).
TRANSTORNO PSIQUIÁTRICO PRIMÁRIO	▶ Transtornos psicóticos. ▶ Mania. ▶ Depressão com agitação. ▶ Transtornos de ansiedade.

Fonte: Adaptado de Nordstrom e colaboradores.[14]

MANEJO NÃO FARMACOLÓGICO DA AGITAÇÃO PSICOMOTORA

Enquanto o profissional avalia o paciente no intuito de esclarecer a etiologia do quadro, recomenda-se o emprego concomitante de técnicas visando à redução da escalada de violência. Pacientes agitados, mas com algum grau de cooperação e sem agressividade podem responder a manejo verbal, embora as evidências empíricas de resposta a tal conduta sejam limitadas.[21]

Garriga e colaboradores[17] propõem um resumo de recomendações útil para o manejo não farmacológico dos casos.

1. A aproximação inicial deve sempre começar com uma tentativa de desescalada verbal, modificações ambientais e outras estratégias focando no vínculo com o paciente e não em contenção física.
2. A desescalada verbal deve sempre ser usada para mitigar a necessidade de contenção física em casos de APM leve a moderada.
3. A contenção física deve ser sempre utilizada como último recurso quando é o único meio disponível para prevenir danos iminentes.
4. Frente ao risco de violência, a segurança do paciente, da equipe e de outros pacientes deve ser mandatória.
5. Se contenção e/ou isolamento forem necessários, não apenas o monitoramento, mas também o uso de indicadores de qualidade deve ser realizado.
6. Em caso de contenção física, medidas de sinais vitais devem ser tomadas a cada 15 minutos por 60 minutos e depois a cada 30 minutos por 4 horas ou até o paciente despertar, caso tenha sido medicado.
7. A contenção física deve ser removida assim que o paciente for avaliado como não mais sendo perigoso para si ou para outrem.
8. Tratamentos não invasivos devem ser preferidos sobre tratamentos invasivos sempre que possível.

TÉCNICAS DE MANEJO VERBAL

Nos primeiros contatos do profissional com o paciente agitado, deve-se ter sempre em mente o foco na tentativa de estabelecimento de algum vínculo terapêutico. Nesse sentido, pode ser útil lembrar que normalmente o quadro de agitação ou até mesmo de agressividade é produto de alguma alteração de saúde mental ou física, e não algum tipo de rechaço pessoal contra determinados indivíduos. Esse paradigma facilita uma postura mais empática da equipe durante o manejo.

Antes de qualquer intervenção, é importante que o profissional responsável pela tentativa de manejo verbal apresente-se para o paciente, dizendo seu nome e sua função e afirmando de forma clara que está ali para ajudar. É importante fazer contato visual direto, usar um tom de voz calmo e pausado, mas ao mesmo tempo natural, de forma que o paciente consiga compreender o que está sendo dito e sinta-se tratado dignamente. Deve-se evitar contato físico e estar com as mãos à mostra, para mitigar quaisquer sintomas de natureza paranoide que podem estar associados ao quadro. Não é recomendado barganhar, mas algum grau de flexibilidade na entrevista deve ser mostrado. Limites quanto a riscos de agressão física e regras para o atendimento devem ser postos, mas de maneira que o paciente não se sinta humilhado ou ameaçado. Finalmente, o paciente deve ser estimulado a expressar seus sentimentos, e a sua capacidade de autocontrole deve ser reforçada positivamente pela pessoa responsável pelo manejo. O **Quadro 4** apresenta um resumo de recomendações para o manejo atitudinal desses pacientes.[22]

CONTENÇÃO FÍSICA

Existem duas modalidades de contenção física: a contenção mecânica e a reclusão. A contenção mecânica consiste em usar faixas de contenção amarradas aos membros e, dependendo do caso, ao tórax do paciente, presas pela outra ponta em pontos do

---

QUADRO 4 ▶ DIRETRIZES PARA O MANEJO ATITUDINAL DE PACIENTE AGITADO OU VIOLENTO

1. Evitar movimentos bruscos.
2. Olhar diretamente para o paciente.
3. Manter alguma distância física.
4. Evitar fazer anotações.
5. Apresentar-se e apresentar outros membros da equipe.
6. Falar pausadamente, mas de forma firme.
7. Fazer perguntas claras e diretas.
8. Demonstrar alguma flexibilidade na condução da entrevista, mas sem barganhas.
9. Colocar limites de maneira objetiva, mas acolhedora.
10. Não fazer ameaças ou humilhações.
11. Não confrontar.
12. Estimular o paciente a expressar seus sentimentos em palavras.
13. Assegurar ao paciente que a equipe vai ajudá-lo a controlar seus impulsos.

Fonte: Adaptado de Mantovani e colaboradores.[22]

leito do paciente. A reclusão é o isolamento do paciente em ambiente calmo e seguro, geralmente uma sala com proteção nas paredes e no solo.[13]

A utilização de medidas de contenção física é controversa na literatura, com alguns autores pontuando seus efeitos adversos deletérios físicos e psicológicos na equipe e nos pacientes; sua eficácia dúbia, com disrupção na relação terapêutica; e seu potencial uso antiético.[10,23] Seu uso deve ser restrito somente aos casos em que alternativas anteriores falharam e há um claro risco de danos ao paciente ou a outros indivíduos. Ainda assim, é recomendado o uso de protocolos estritos para sua condução, preferencialmente com treinamento prévio, e que ela seja mantida pelo menor tempo possível, sempre acompanhada de alguma alternativa farmacológica de sedação/tranquilização.[17]

MANEJO FARMACOLÓGICO DA AGITAÇÃO PSICOMOTORA

O domínio do manejo farmacológico de quadros de APM é de suma importância para sua resolução, muitas vezes já abordando terapeuticamente a sua etiologia subjacente. Nesse sentido, todos os passos anteriores de avaliação e manejo devem ter sido seguidos, para a melhor obtenção possível de informações no sentido de nortear a escolha do fármaco apropriado.

Garriga e colaboradores[17] também postulam recomendações gerais para o manejo farmacológico dos casos.

1. Pacientes agitados devem ser envolvidos tanto quanto possível na seleção do tipo e na via de administração de qualquer medicamento.
2. O principal objetivo do tratamento farmacológico deve ser acalmar rapidamente o paciente agitado, sem sedação excessiva.
3. Ao planejar o tratamento farmacológico involuntário, deve-se ter o consentimento da equipe e a ação deve ser cuidadosamente preparada.
4. Medicamentos orais, incluindo soluções e comprimidos dissolvidos, devem ser preferidos à via intramuscular em pacientes levemente agitados.
5. Um rápido início do efeito e a garantia de que o paciente tomou a dose são os dois fatores mais importantes a serem considerados na escolha de uma via de administração para o tratamento de agitação grave.
6. No caso de agitação secundária à abstinência alcoólica, o tratamento com BZDs deve ser preferido ao tratamento com APs.
7. Na agitação leve a moderada, quando são necessários efeitos rápidos da medicação, medicamentos com vias de administração alternativas podem ser considerados (p. ex., inalatória ou sublingual).
8. O uso concomitante de olanzapina intramuscular e BZDs deve ser evitado, devido aos possíveis efeitos perigosos induzidos pela interação dos dois medicamentos em combinação (hipotensão, bradicardia e depressão respiratória).
9. O tratamento intravenoso deve ser evitado, exceto nos casos em que não há alternativa.

A medicação ideal para o manejo do paciente agitado deveria ser de ação rápida, efetiva a despeito de sua rota de administração, com efeito prolongado e nenhuma ou muito poucas interações medicamentosas e mínimos efeitos adversos, incluindo aqui a sedação.[20] No entanto, nenhuma das opções farmacológicas atuais atende a todos os critérios para um medicamento antiagitação ideal, portanto ainda há necessidade de novos medicamentos.[17,24]

As classes de medicação mais comumente usadas para o manejo farmacológico da APM são os APs típicos (ou de primeira geração), os BZDs e os APAs (de segunda geração).

ANTIPSICÓTICOS TÍPICOS

Os APs típicos têm sido usados há muito tempo para o manejo da APM. Eles agem por meio do bloqueio dos receptores D2, mecanismo associado com diminuição dos sintomas psicóticos, mas também com aumento do risco de efeitos adversos extrapiramidais. Seu potencial bloqueio em receptores colinérgicos muscarínicos, histamínicos e α-adrenérgicos está relacionado a efeitos adversos adicionais. São divididos em dois grandes grupos: as fenotiazinas e as butirofenonas. A prometazina, usada primariamente com um anti-histamínico, pertence ao grupo das fenotiazinas e também é comumente usada para o manejo da APM.[25]

Haloperidol

O haloperidol é usado há muitos anos para o controle de APM.[26] Pode ser administrado por VO, IM ou IV, apresentando efetividade em todas as vias.

No entanto, recomenda-se cautela na sua administração IV em razão do aumento de seus efeitos adversos, sendo os de maior preocupação a cardiotoxicidade e os efeitos extrapiramidais. Pode ser usado em monoterapia ou em combinação com prometazina ou BZDs (midazolam, lorazepam).[25,27] A faixa de dose e o intervalo de administração são variáveis, podendo chegar com certa segurança até a 60 a 80 mg/dia e 15 a 30 minutos, respectivamente, embora alguns indivíduos tolerem bem menos.[28]

Clorpromazina

A clorpromazina é um fenotiazínico utilizado pelo seu efeito AP associado com um grau de sedação importante. Não tem diferença de eficácia para o controle de APM em relação ao haloperidol, podendo ser usada tanto por VO quanto IM. Entretanto, a via IM deve ser evitada na medida do possível, por ter relação com maiores eventos adversos, como hipotensão e *status epilepticus*.[29]

Levomepromazina

A levomepromazina é outro fármaco fenotiazínico comumente usado na prática clínica para sedação. Apresenta eficácia semelhante à da olanzapina e melhor que a do haloperidol. Cautela deve ser mandatória, tendo em vista o potencial de eventos adversos como hipotensão, hipertensão, sonolência, tontura, íleo paralítico, cetoacidose e extrapiramidalismo.[30]

Droperidol

Assim como o haloperidol, pertence à classe das butirofenonas. Possui eficácia semelhante e aparenta ter um perfil melhor de efeitos adversos respiratórios. Apresenta eficácia tanto como monoterapia quanto em combinação com midazolam, embora a combinação com BZDs possa aumentar o risco de depressão respiratória. Seu uso IV deve ser evitado por aumentar muito o risco de eventos adversos.[25] Estudo recente mostrou superioridade do droperidol em relação à ziprasidona e ao lorazepam.[31]

ANTIPSICÓTICOS ATÍPICOS

Os APAs têm como mecanismos de ação farmacodinâmica a ação antagonista da serotonina e da dopamina, o antagonismo parcial dos receptores D2 ou o antagonismo parcial da serotonina nos receptores 5-HT1A. Eles tendem, por isso, a ter menor incidência de efeitos adversos extrapiramidais.[32]

Risperidona

As formulações orais da risperidona são efetivas no tratamento da APM, em monoterapia ou em combinação com lorazepam. Risperidona em solução oral com clonazepam foi tão efetiva quanto haloperidol IM ou risperidona e lorazepam em comprimidos.[25]

Aripiprazol

Em sua forma IM, o aripiprazol apresenta uma eficácia comparável à do haloperidol e à do lorazepam, com boa qualidade de evidência. No entanto, encontra problemas de custo e disponibilidade no Brasil.[25]

Olanzapina

A olanzapina é bem tolerada e efetiva para o manejo da APM em suas diversas apresentações. O uso concomitante da olanzapina com BZDs não é recomendado devido à possibilidade de efeitos adversos perigosos, como hipotensão, bradicardia e depressão respiratória.[25] O uso IV da olanzapina é controverso, pois não existem evidências claras a respeito de sua segurança e eficácia.[33]

Ziprasidona

A ziprasidona é efetiva para o tratamento da agitação. A dose de 20 mg é efetiva quando comparada a doses baixas (2 mg) e teve resultados positivos quando comparada ao haloperidol e às suas combinações, olanzapina, midazolam e lorazepam.[25] Estudo recente mostrou inferioridade em relação ao droperidol.[31]

BENZODIAZEPÍNICOS

Os BZDs surgiram no mercado como uma alternativa mais efetiva e segura que os barbitúricos para uma gama de indicações. Seu mecanismo de ação envolve a modulação positiva alostérica dos receptores A do GABA, o principal neurotransmissor inibitório do SNC. O receptor GABA-A possui cinco subunidades glicoproteicas, sendo uma delas o alvo da ação dos BZDs. Os barbitúricos e o álcool também agem no mesmo receptor, porém em subunidades distintas, mecanismo que explica a sinergia positiva entre essas substâncias e sua potencialização quando administradas concomitantemente.[34]

Zaman e colaboradores[35] concluem em revisão que as evidências para o uso de BZDs no tratamento da APM são poucas e de má qualidade. Em comparação direta com APs, houve uma pequena vantagem dos APs, mas cautela é sugerida na interpretação dos resultados, uma vez que os APs tendem a ter um perfil pior de efeitos adversos quando usados para esse fim. Adicionar BZDs a outros medicamentos também não parece ser uma estratégia agregadora de claras vantagens, além de conferir maior risco de eventos adversos. Anti-histamínicos parecem ser uma melhor escolha de agente adjuvante que os BZDs, mas a qualidade das evidências também é baixa.

Quando a etiologia suspeitada ou confirmada da APM é a abstinência alcoólica ou a intoxicação por cocaína, BZDs são os agentes de escolha, preferindo-se a via parenteral na primeira em razão da possibilidade de má absorção intestinal induzida pelo álcool.[36] Entretanto, em casos de intoxicação alcoólica, seu uso deve ser evitado devido ao risco de sedação excessiva e depressão respiratória, visto que ambas as substâncias atuam com sinergia positiva na transmissão GABAérgica.

Os principais efeitos adversos dos BZDs são depressão respiratória, ataxia, sedação excessiva, déficit de memória e desinibição paradoxal. Tais efeitos são mais fortes quando a rota de administração for intravenosa, em combinação com outras medicações psicotrópicas ou álcool. No caso do diazepam, quando administrado intravenosamente, deve-se ter cautela em administrações repetidas, visto que seu metabólito ativo nordazepam tem meia-vida muito longa e pode acumular no organismo, particularmente em pacientes idosos.[25]

CONSIDERAÇÕES FINAIS

A APM, em todas as suas apresentações, é a mais comum emergência em saúde mental com a qual o profissional se deparará ao longo da carreira. Embora diversos avanços no seu manejo – tanto farmacológico quanto não farmacológico – tenham sido feitos e seu estudo seja bem antigo, muitos trabalhos ainda são necessários para melhorar a qualidade das evidências e esclarecer algumas questões. Dentre essas, podemos citar a controvérsia quanto a algumas medidas terapêuticas, os efeitos adversos de determinadas medicações em detrimento de outras e uma abordagem mais individualizada frente às várias etiologias da APM.

REFERÊNCIAS

1. American Psychiatric Association. Manual diagnóstico e estatístico de transtornos mentais: DSM-5-TR. 5.ed. rev. Porto Alegre: Artmed; 2023.
2. Baldaçara L, Ismael F, Leite V, Pereira LA, Santos RM, Gomes Júnior VP, et al. Brazilian guidelines for the management of psychomotor agitation: part 1: non-pharmacological approach. Braz J Psychiatry. 2019;41(2):153-167. PMID [30540028]
3. Battaglia J. Pharmacological management of acute agitation. Drugs. 2005;65(9):1207-22. PMID [15916448]
4. Citrome L. New treatments for agitation. Psychiatr Q. 2004;75(3):197-213. PMID [15335224]
5. Fountoulakis KN, Leucht S, Kaprinis GS. Personality disorders and violence. Curr Opin Psychiatry. 2008;21(1):84-92. PMID [18281846]
6. Nordstrom K, Allen MH. Managing the acutely agitated and psychotic patient. CNS Spectr. 2007;12(10 Suppl 17):5-11. PMID [17934384]
7. Lesser JM, Hughes S. Psychosis-related disturbances: psychosis, agitation, and disinhibition in Alzheimer's disease: definitions and treatment options. Geriatrics. 2006;61(12):14-20. PMID [17184138]
8. Warren RE, Deary IJ, Frier BM. The symptoms of hyperglycaemia in people with insulin-treated diabetes: classification using principal components analysis. Diabetes Metab Res Rev. 2003;19(5):408-14. PMID [12951649]
9. Lindenmayer JP. The pathophysiology of agitation. J Clin Psychiatry. 2000;61(Suppl 14):5-10. PMID [11154018]
10. Hankin CS, Bronstone A, Koran LM. Agitation in the inpatient psychiatric setting: a review of clinical presentation, burden, and treatment. J Psychiatr Pract. 2011;17(3):170-85. PMID [21586995]
11. Sani G, Tondo L, Koukopoulos A, Reginaldi D, Kotzalidis GD, Koukopoulos AE, et al. Suicide in a large population of former psychiatric inpatients. Psychiatry Clin Neurosci. 2011;65(3):286-95. PMID [21507136]
12. McClure JR, Criqui MH, Macera CA, Ji M, Nievergelt CM, Zisook S. Prevalence of suicidal ideation and other suicide warning signs in veterans attending an urgent care psychiatric clinic. Compr Psychiatry. 2015;60:149-55. PMID [25799463]
13. Pinto JP, Macêdo D, Soeiro-de-Souza MG, Carvalho AF. Agressividade e Agitação Psicomotora. In: Quevedo J, organizadores. Emergências psiquiátricas. 4. ed. Porto Alegre: Artmed; 2020. p. 100-15.
14. Nordstrom K, Zun LS, Wilson MP, Stiebel V, Ng AT, Bregman B, et al. Medical evaluation and triage of the agitated patient: consensus statement of the american association for emergency psychiatry project Beta medical evaluation workgroup. West J Emerg Med. 2012;13(1):3-10. PMID [22461915]
15. Pereira LA, Silva AG, Hemanny C, Jesus R, Moromizato M, Vieira T, et al. Translation, transcultural adaptation, and validation of the behavioral activity rating scale (BARS) for the Brazilian population. Trends Psychiatry Psychother. 2021 Feb 6. PMID [35329902]
16. Swift RH, Harrigan EP, Cappelleri JC, Kramer D, Chandler LP. Validation of the behavioural activity rating scale (BARS): a novel measure of activity in agitated patients. J Psychiatr Res. 2002;36(2):87-95. PMID [11777497]
17. Garriga M, Pacchiarotti I, Kasper S, Zeller SL, Allen MH, Vázquez G, et al. Assessment and management of agitation in psychiatry: Expert consensus. World J Biol Psychiatry. 2016;17(2):86-128. PMID [26912127]
18. Cornaggia CM, Beghi M, Pavone F, Barale F. Aggression in psychiatry wards: a systematic review. Psychiatry Res. 2011;189(1):10-20. PMID [21236497]

19. Abderhalden C, Needham I, Dassen T, Halfens R, Haug HJ, Fischer JE. Structured risk assessment and violence in acute psychiatric wards: randomised controlled trial. Br J Psychiatry. 2008;193(1):44-50. PMID [18700217]

20. Allen MH, Currier GW, Hughes DH, Reyes-Harde M, Docherty JP; Expert Consensus Panel for Behavioral Emergencies. The expert consensus guideline series: treatment of behavioral emergencies. Postgrad Med. 2001;(Spec No):1-88. PMID [11500996].

21. Price O, Baker J, Bee P, Lovell K. Learning and performance outcomes of mental health staff training in de-escalation techniques for the management of violence and aggression. Br J Psychiatry. 2015;206(6):447-55. PMID [26034178]

22. Mantovani C, Migon MN, Alheira FV, Del-Ben CM. Manejo de paciente agitado ou agressivo. Braz J Psychiatry. 2010;32(Suppl 2):S96-103. PMID [21140077]

23. Fisher WA. Restraint and seclusion: a review of the literature. Am J Psychiatry. 1994;151(11):1584-91. PMID [7943445]

24. Ng AT, Zeller SL, Rhoades RW. Clinical challenges in the pharmacologic management of agitation. Prim Psychiatr. 2010;17(8):46-52.

25. Baldaçara L, Diaz AP, Leite V, Pereira LA, Santos RM, Gomes Júnior VP, et al. Brazilian guidelines for the management of psychomotor agitation: part 2: pharmacological approach. Braz J Psychiatry. 2019;41(4):324-35. PMID [30843960]

26. Stotsky BA. Relative efficacy of parenteral haloperidol and thiothixene for the emergency treatment of acutely excited and agitated patients. Dis Nerv Syst. 1977;38(12):967-73. PMID [338270]

27. Huf G, Alexander J, Gandhi P, Allen MH. Haloperidol plus promethazine for psychosis-induced aggression. Cochrane Database Syst Rev. 2016;11(11):CD005146. PMID [27885664]

28. Niemegeers CJ, Laduron PM. Pharmacology and biochemistry of haloperidol. Proc R Soc Med. 1976;69(Suppl 1):3-8. PMID [14331]

29. Ahmed U, Jones H, Adams CE. Chlorpromazine for psychosis induced aggression or agitation. Cochrane Database Syst Rev. 2010;(4):CD007445. PMID [20393959]

30. Suzuki H, Gen K, Takahashi Y. A naturalistic comparison study of the efficacy and safety of intramuscular olanzapine, intramuscular haloperidol, and intramuscular levomepromazine in acute agitated patients with schizophrenia. Hum Psychopharmacol. 2014;29(1):83-8. PMID [24424709]

31. Martel ML, Driver BE, Miner JR, Biros MH, Cole JB. Randomized double-blind trial of intramuscular droperidol, ziprasidone, and lorazepam for acute undifferentiated agitation in the emergency department. Acad Emerg Med. 2021;28(4):421-34. PMID [32888340]

32. Mauri MC, Paletta S, Di Pace C, Reggiori A, Cirnigliaro G, Valli I, et al. Clinical pharmacokinetics of atypical antipsychotics: an update. Clin Pharmacokinet. 2018;57(12):1493-528. PMID [29915922]

33. Khorassani F, Saad M. Intravenous olanzapine for the management of agitation: review of the literature. Ann Pharmacother. 2019;53(8):853-9. PMID [30758221]

34. Griffin CE 3rd, Kaye AM, Bueno FR, Kaye AD. Benzodiazepine pharmacology and central nervous system-mediated effects. Ochsner J. 2013;13(2):214-23. PMID [23789008]

35. Zaman H, Sampson S, Beck A, Sharma T, Clay F, Spyridi S, et al. Benzodiazepines for psychosis-induced aggression or agitation. Schizophr Bull. 2018;44(5):966-9. PMID [29788190]

36. Attilia F, Perciballi R, Rotondo C, Capriglione I, Iannuzzi S, Attilia ML, et al. Alcohol withdrawal syndrome: diagnostic and therapeutic methods. Riv Psichiatr. 2018;53(3):118-22. PMID [29912213]

TRANSTORNO DEPRESSIVO MAIOR E TRANSTORNO DEPRESSIVO PERSISTENTE (DISTIMIA)

- LÍVIA HARTMANN DE SOUZA
- LUCAS SPANEMBERG
- MARCO ANTONIO CALDIERARO
- EDGAR ARRUA VARES
- MARCELO PIO DE ALMEIDA FLECK

A depressao é uma síndrome caracterizada por um conjunto amplo de sintomas, os quais envolvem funções neurovegetativas (alteração do apetite ou peso, alteração do sono), atividade psicomotora (perda de energia, interesse, agitação ou lentificação), cognição (sentimentos de desvalia, desesperança, culpa inapropriada, ideação suicida), afeto (tristeza, ansiedade, indiferença afetiva) e vontade (avolia). Os sintomas devem estar presentes na maior parte do dia, quase todos os dias, e durar pelo menos algumas semanas. A prevalência de TDM no Brasil é estimada em 16,8% ao longo da vida e 7,1% no último ano.[1] Seu curso é crônico e recorrente. Está frequentemente associada a incapacitação funcional e comprometimento da saúde física. Os pacientes deprimidos apresentam limitação de suas atividades e comprometimento do bem-estar, além de utilizarem mais serviços de saúde.[2]

A literatura sobre o tratamento farmacológico das depressões é ampla, diversificada, mas permanece com várias lacunas. Embora, nas últimas décadas, estudos mais consistentes tenham sido desenvolvidos, permanecem questionamentos sobre limitações metodológicas, não reprodutibilidade de achados, amostras de pacientes não representativas da população real, vieses de publicação e conflitos de interesses. A própria validade do construto "depressão maior" é alvo de uma discussão permanente, o que coloca, a rigor, toda a literatura sobre o tema em constante tensão.

As dificuldades sobre o tema foram explicitadas pelo STAR*D, o maior e mais dispendioso estudo realizado até então para o tratamento da depressão.[3] Nele, ao longo de 6 anos e ao custo de US$ 35 milhões, 2.876 pacientes foram tratados em quatro níveis que envolveram monoterapia, combinações e potencializações. Ao término, não houve diferença entre os tratamentos, com taxas de remissão e resposta semelhantes dentro de cada nível. Pacientes com episódios depressivos mais longos, comorbidades médicas e psiquiátricas e pior funcionamento e qualidade de vida no início do tratamento foram menos propensos à remissão.[4] Ainda que o STAR*D não tenha identificado superioridade de uma abordagem terapêutica sobre outra, ele deixou claro que, a cada nova tentativa de tratamento, as chances de resposta e remissão diminuem. O estudo consolidou a noção já existente da necessidade da remissão como desfecho a ser perseguido. Pacientes que obtiveram remissão (ausência de sintomas) foram menos propensos a recaídas do que aqueles que exibiram apenas resposta (redução de 50% dos sintomas).[3]

Os resultados do STAR*D reforçaram a importância de mais estudos metodologicamente bem conduzidos e aplicáveis no âmbito clínico. Mesmo com evidências incompletas e lacunas no conhecimento, diretrizes clínicas são necessárias para ajudar a sintetizar a literatura e guiar os médicos na escolha das abordagens terapêuticas mais adequadas para os seus pacientes.

Alguns algoritmos sobre tratamento da depressão foram desenvolvidos por associações psiquiátricas e grupos de pesquisadores. Os algoritmos apresentados a seguir, mais do que regras rígidas para a farmacoterapia da depressão, devem ser entendidos como diretrizes gerais ou modelos racionais de tomada de decisão. Foram fundamentados nas principais diretrizes contemporâneas, adaptando-as para a realidade clínica do ambiente de saúde pública de nosso país.

FARMACOTERAPIA DO TRANSTORNO DEPRESSIVO MAIOR E DO TRANSTORNO DEPRESSIVO PERSISTENTE (DISTIMIA)

O tratamento farmacológico dos episódios agudos e de manutenção do TDM e do transtorno depressivo persistente (distimia), em linhas gerais, obedece às seguintes etapas:

1. prescrição inicial de um AD de primeira escolha;
2. aumento da dose;
3. troca para um AD de outra classe;
4. potencialização do AD ou combinações de ADs;
5. uso de IMAOs e outras estratégias;
6. ECT.

Embora não existam evidências de qual é a melhor sequência a ser seguida visando à remissão completa dos sintomas, é recomendável que a introdução de cada novo passo seja feita de forma sistemática e metódica. Isso foi confirmado por um estudo que comparou o tratamento orientado por um algoritmo com a intervenção habitual.[5]

O modelo predominante na literatura de planejamento da farmacoterapia da depressão separa três fases distintas: a fase aguda, a de continuação e a de manutenção[6] (Figura 1).

TRATAMENTO DA FASE AGUDA

Inclui os 2 a 3 primeiros meses de tratamento e tem como objetivo a diminuição dos sintomas depressivos (resposta) ou, idealmente, sua eliminação completa (remissão).

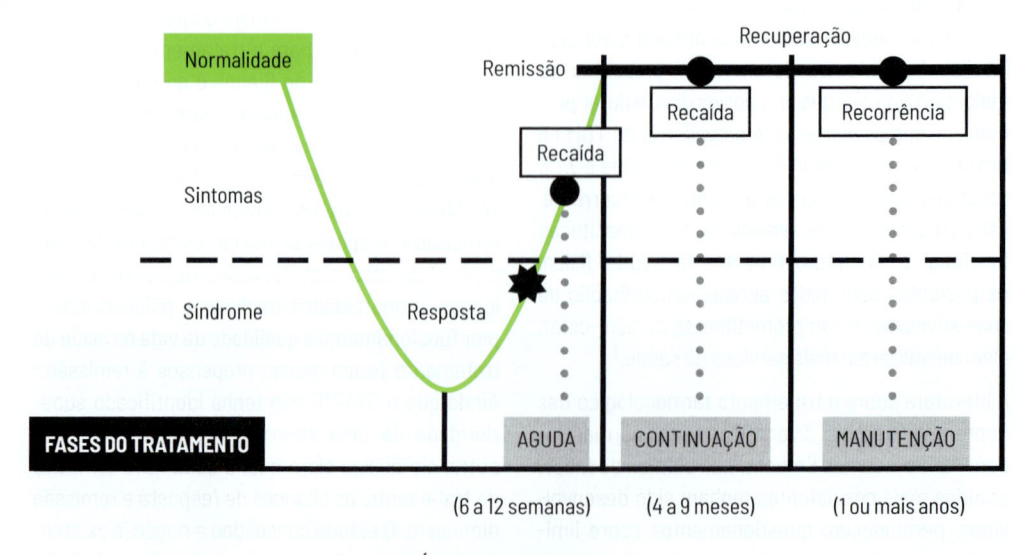

FIGURA 1 ▶ FASES DO TRATAMENTO DO EPISÓDIO DEPRESSIVO.
Fonte: Adaptada de Kupfer.[7]

CONTINUAÇÃO DO TRATAMENTO

Corresponde aos 6 a 9 meses subsequentes ao tratamento da fase aguda e tem como objetivo manter a melhora obtida, evitando recaídas dentro de um mesmo episódio depressivo. A continuação está indicada a todos os pacientes. Ao término dessa fase, se o paciente permanece com a melhora obtida na fase aguda, é considerado recuperado do atual episódio.

FASE DE MANUTENÇÃO

Tem por objetivo evitar novos episódios (recorrência), e, em geral, sua duração é longa. A manutenção é recomendada a pacientes com maior probabilidade de recorrência.

A Figura 2 apresenta os itens importantes no atendimento do paciente em cada uma dessas fases.

TRATAMENTO FARMACOLÓGICO DA FASE AGUDA: PRESCRIÇÃO INICIAL DE UM ANTIDEPRESSIVO DE PRIMEIRA ESCOLHA

Os ADs têm sua eficácia bem estabelecida, e, até o momento, não foi comprovada a superioridade de um fármaco sobre os demais. Alguns estudos, entretanto, apontam diferenças de eficácia entre os ADs. Em 2018, foi publicada uma metanálise em

DIAGNÓSTICO DE DEPRESSÃO MAIOR

↓

FASE AGUDA (2 A 3 MESES)

- Efetuar uma avaliação diagnóstica completa
- Avaliar o risco de auto e heteroagressão e suicídio
- Avaliar estressores ambientais e problemas de saúde
- Estabelecer boa aliança terapêutica com o paciente e a família
- Selecionar um ambiente de tratamento adequado
- Individualizar um plano de tratamento
- Reconhecer que um longo tempo de tratamento será necessário
- Considerar a psicoterapia para tratamento em monoterapia nos casos leves e como adjuvante em casos moderados e graves
- Estabelecer doses e duração de tratamento adequadas
- Executar medidas de avaliação de resposta ao tratamento
- Tratar até a remissão

↓

FASE DE CONTINUAÇÃO

- Manter tratamento por 6 a 9 meses nas doses necessárias para remissão
- Programar consultas regulares
- Monitorar adesão ao tratamento e sinais de recaída

↓

FASE DE MANUTENÇÃO

- Manter tratamento por > 1 ano na maioria dos casos, e, se a descontinuação for considerada, fazê-la gradualmente
- Monitorar adesão ao tratamento e sinais de recorrência

FIGURA 2 ▶ MEDIDAS INDICADAS NAS FASES DE TRATAMENTO DA DEPRESSÃO.

rede que incluiu 522 estudos com quase 117 mil participantes, comparando diversos ADs entre si. Todos os ADs foram superiores ao placebo; a amitriptilina foi a que teve a maior razão de chances, e a reboxetina, a menor. O estudo mostrou que agomelatina, amitriptilina, escitalopram, mirtazapina, paroxetina, venlafaxina e vortioxetina foram mais efetivos do que outros ADs como fluoxetina, fluvoxamina, reboxetina e trazodona.[8] Mais estudos são necessários para confirmar esse achado. Até o momento, porém, o que torna um medicamento diferente do outro é a farmacocinética, bem como os mecanismos de ação e, sobretudo, o perfil de efeitos colaterais. Também não está bem estabelecido se alguns medicamentos têm início de ação mais rápido do que outros.

ESCOLHA DO MEDICAMENTO

A escolha do AD é norteada por uma série de informações sobre o paciente e a condição que ele apresenta, bem como pela própria experiência do médico. São considerados, sobretudo, a aceitação pelo paciente, a tolerância e o custo.

Embora não haja evidência empírica consistente para embasar essa decisão, a seguir são descritos parâmetros úteis, advindos de diretrizes internacionais e da experiência clínica.

RESPOSTA E TOLERÂNCIA AOS ANTIDEPRESSIVOS EM USO ANTERIOR

Em pacientes que já receberam tratamento farmacológico eficaz e bem tolerado em episódio anterior, recomenda-se repetir o tratamento bem-sucedido. Em contrapartida, sugere-se evitar tratamentos ineficazes (usados em dose e tempo adequados) ou não bem tolerados usados em episódios anteriores.

A resposta prévia a um esquema antidepressivo em um familiar de primeiro grau pode ser um bom critério de escolha.

GRAVIDADE DOS SINTOMAS

As diretrizes internacionais costumam categorizar as abordagens farmacológicas de acordo com a gravidade dos sintomas do paciente,[2,9-11] geralmente aferida por escalas de avaliação, como a HAM-D ou PHQ-9.

Quanto maiores a gravidade da depressão e a duração dos sintomas, mais claro é o benefício dos ADs. Não há evidências de que a farmacoterapia deva necessariamente ser utilizada para pacientes com depressões leves (HAM-D de 8 a 13);[2,10] três metanálises[12-14] sobre ADs mostraram ganhos questionáveis de tais agentes e maior resposta ao placebo em quadros leves e moderados. Quadros leves podem ser tratados por alguma abordagem psicoterapêutica — as que apresentam evidência de eficácia são TIP, TCC, terapia de solução de problemas, terapia de ativação comportamental, terapia de apoio não diretiva e terapia psicodinâmica breve.[9,15] Caso não haja resposta a esse manejo inicial, se o quadro for crônico (durar mais de 2 anos), ou se houver história de episódio depressivo grave, inicia-se tratamento medicamentoso.

Nos quadros de depressão moderada (HAM-D de 14 a 18), o uso de ADs é a primeira linha de tratamento. Nessa população, inicia-se preferencialmente com ISRS, em razão de sua boa tolerabilidade e comprovada eficácia. Psicoterapias também são indicadas em associação ao medicamento. Existe evidência clínica consistente de que psicoterapias manualizadas, com terapeutas treinados e supervisionados, são superiores à prática eclética; por outro lado, faz-se a ressalva de que tratamentos manualizados não devem ser rigidamente aplicados, mas adaptados de maneira flexível a cada paciente.[9]

A escolha entre o tratamento farmacológico e a psicoterapia depende do perfil de cada paciente, das preferências pessoais, da história passada e da presença de fatores psicossociais significativos.[16] O tratamento combinado de psicoterapia e farmacoterapia apresenta melhor eficácia do que ambas as técnicas isoladas.[9]

Antes de iniciar qualquer tratamento, especialmente em quadros graves, é necessário avaliar a presença de RS ou outros riscos que indiquem a necessidade de internação. Nas depressões graves, em casos selecionados (alto RS, presença de sintomas psicóticos, contraindicação ao uso de medicamentos [p. ex., gestação]), a ECT pode ser o tratamento inicial. Ainda que alguns estudos mostrem maior eficácia dos ADTs em pacientes internados gravemente deprimidos,[17] hoje é considerado que ADTs, ISRSs e IRSNs apresentam eficácia semelhante em pacientes ambulatoriais com depressão grave.[2,16] Os ADTs são medicamentos potencialmente letais e não devem ser prescritos a pacientes ambulatoriais com RS que não tenham familiares capazes de se responsabilizar pela guarda do medicamento. Assim, deve-se evitar a prescrição de quantidades possivelmente letais e deixar esses medicamentos sob a guarda dos familiares. Por essas razões, muitas diretrizes descartaram os ADTs como primeira linha de tratamento para depressão.[11,18] Contudo, uma vez que sua eficácia é no mínimo equivalente à de outros ADs e que seu custo é baixo, os ADTs devem ser sempre considerados como primeira escolha[16] quando o acesso ao medicamento e o custo são relevantes.

DEPRESSÃO COM SINTOMAS PSICÓTICOS

Nesses casos, indica-se a combinação de ADs e APs. No manejo desses quadros, a combinação das substâncias é superior a qualquer uma delas sozinha. A ECT também pode ser escolhida como terapia inicial.[9]

SINTOMAS ASSOCIADOS AO QUADRO DEPRESSIVO

O perfil de efeitos colaterais dos diferentes fármacos pode ajudar no manejo de sintomas associados ao quadro depressivo (p. ex., amitriptilina, trazodona e mirtazapina na presença de insônia ou ansiedade grave). Medicamentos mais ativadores, como bupropiona, podem ser preferidos em pacientes com quadros anérgicos. Medicamentos associados a ganho de peso (tricíclicos, mirtazapina, paroxetina) devem ser evitados em pacientes obesos ou eventualmente escolhidos em pacientes com muita perda de peso. A agomelatina pode ser preferida em pacientes com alteração do ciclo sono-vigília. Pacientes com sintomas cognitivos (queixas de memória e dificuldade na tomada de decisões) podem se beneficiar de duloxetina e vortioxetina. Pacientes com quadros dolorosos se beneficiam de duloxetina e ADTs. Pacientes com sintomas atípicos (aumento do sono e apetite) podem se beneficiar de IMAO. Por fim, pacientes com sintomas melancólicos (lentificação psicomotora e variação diurna de humor) provavelmente beneficiem-se de ADTs.[9]

COMORBIDADES PSIQUIÁTRICAS

Há poucas evidências consistentes sobre a melhor conduta em quadros com comorbidades psiquiátricas, visto que a maioria dos ensaios clínicos exclui esses pacientes. Sempre que possível, deve-se optar por fármacos eficazes na depressão e nos demais transtornos apresentados pelo paciente. Algumas situações específicas são abordadas a seguir.

Transtornos de ansiedade

Alguns estudos sugerem pior resposta ao tratamento farmacológico do TDM por parte de pacientes com transtornos de ansiedade comórbidos. Esses estudos usaram a classificação do DSM-IV, que incluia, entre os transtornos de ansiedade, o TOC e o TEPT, classificados em categorias separadas a partir do DSM-5. Ainda assim, não há evidência que sustente alteração significativa da farmacoterapia do TDM nesses pacientes. Há alguma evidência sugerindo que se deva optar por fármacos IRSs, tanto ISRSs quanto IRSNs. Devido ao risco de piora da ansiedade no momento da introdução de um AD, deve-se começar com doses baixas e fazer um aumento lento até a dose-alvo.[9]

Transtorno de déficit de atenção/hiperatividade

Pacientes com TDM apresentam o dobro da prevalência de TDAH em relação à população em geral. A bupropiona é o AD com melhor evidência de eficácia no TDAH. Assim, os tratamentos de primeira linha para pacientes com TDM + TDAH são monoterapia com bupropiona, combinação de AD com estimulante ou combinação de AD com TCC para o TDAH.

Transtornos relacionados a uso de substâncias e transtornos aditivos

O abuso de substâncias é um fator frequentemente associado à depressão e à fraca resposta ao tratamento. Dessa forma, as diretrizes recomendam que essa comorbidade seja ativamente investigada na anamnese de modo a ser corretamente diagnosticada e tratada com estratégias específicas, levando à melhor resposta ao tratamento da depressão.[9]

GRAVIDEZ

Quadros leves a moderados devem ser preferencialmente tratados com psicoterapia. A TIP e a TCC têm evidências consistentes de eficácia no tratamento de TDM na gestação. Não está relatado risco elevado de morte intrauterina, malformações congênitas ou atraso no desenvolvimento global associado ao uso de ADTs ou ISRSs na gravidez. Entre os ISRSs, a sertralina, o escitalopram e o citalopram são os medicamentos com mais evidência de segurança e devem ser preferidos. Uma metanálise concluiu que o uso de novos ADs, como ISRSs, IRSNs, IRNs, NaSSA e ISRDs, não implicou risco de malformações maior do que o da população em geral, ou seja, 1 a 3%. Existem relatos de aumento do risco de malformações após o uso de paroxetina. Portanto, esse medicamento deve ser evitado na gravidez. O uso de ISRSs no terceiro trimestre foi associado à HPPN em alguns estudos, mas não em outros. Essa complicação é rara, mas potencialmente fatal. O uso de ADs nas últimas semanas da gestação pode ser responsável por sintomas de retirada no RN. Fármacos novos, cujos riscos teratogênicos não são conhecidos, devem ser evitados na gravidez. Casos graves, com sintomas psicóticos ou resistentes a tratamento podem ser tratados com ECT como primeira linha.

AMAMENTAÇÃO

A preferência deve recair sobre fármacos não excretados no leite, ou de excreção mínima, de fácil metabolização pelo bebê e cuja excreção no leite seja conhecida. Os fármacos preferidos na amamentação são sertralina, escitalopram e citalopram.[15]

PRESENÇA DE DOENÇAS OU PROBLEMAS FÍSICOS

Pacientes deprimidos com doenças físicas tendem a apresentar pior resposta aos ADs e maior taxa de recaída. O tratamento desses pacientes deve ser integrado e colaborativo entre os diferentes profissionais responsáveis pelo atendimento. Deve-se focar tanto no transtorno psiquiátrico quanto nos problemas físicos que possam estar relacionados ou causando a depressão. Por exemplo, o manejo adequado da dor, o tratamento do hipotireoidismo e a correção de déficits de vitaminas podem melhorar o TDM que ocorre em comorbidade com essas condições.

Há poucos estudos que embasam um tratamento específico para a depressão que ocorre associada à determinada comorbidade física. Portanto, o TDM, nesses casos, deve ser tratado ativamente com ADs e psicoterapia, seguindo-se os mesmos passos do seu tratamento habitual, sempre atentando para a possibilidade de interações medicamentosas e possíveis contraindicações a alguns fármacos em função da doença física comórbida.[11]

Algumas situações para as quais há evidências clínicas são discutidas a seguir.

▶ **Doença cardiovascular** – ISRSs, IRSNs e mirtazapina mostraram-se eficazes no tratamento da depressão em pacientes com DCV, sem provocar piora dos eventos cardíacos. Os ADTs devem ser evitados em pacientes com cardiopatia isquêmica, arritmias e distúrbios de condução. Seu uso, porém, pode ser considerado, exigindo monitoramento constante dos efeitos adversos cardiovasculares. Os ISRSs são neutros em relação à PA. IRSNs e bupropiona estão associados a aumento dose-dependente da PA.[9]

▶ **Doença cerebrovascular** – Não existe evidência científica consistente para guiar uma escolha específica de AD para depressão pós-AVC. De qualquer forma, o diagnóstico e o tratamento adequados dessa condição estão associados a melhores desfechos.

▶ **Infecção por HIV** – ISRSs e ADTs são eficazes no tratamento da depressão em pacientes com HIV. Citalopram e escitalopram apresentam como vantagem baixa interação com os fármacos antirretrovirais. O metilfenidato mostrou-se eficaz em dois ensaios clínicos, podendo ser considerado precocemente como estratégia de potencialização.[19]

▶ **Epilepsia** – O primeiro passo no tratamento da depressão comórbida com epilepsia é o controle adequado das convulsões. Não há comprovação de eficácia superior de algum AD nesses pacientes. Fármacos com maior potencial pró-convulsivante, como bupropiona, maprotilina e amoxapina, devem ser evitados.[19]

▶ **Síndrome metabólica** – Alguns ADs (ADTs, mirtazapina e paroxetina) apresentam mais forte associação com ganho de peso e devem ser evitados em pacientes com síndrome metabólica. O único AD associado à perda de peso é a bupropiona. Embora o uso de ADs possa levar a alterações das taxas lipídicas, estas parecem estar associadas ao ganho de peso, não havendo evidência de um efeito independente sobre o metabolismo dos lipídeos.[19]

- **Disfunções sexuais** – Podem ser agravadas pelos ISRSs e IRSNs. Nesses casos, deve-se optar por medicamentos com baixa incidência de paraefeitos sexuais, como trazodona, mirtazapina, bupropiona e agomelatina.
- **Dor crônica** – Sintomas dolorosos respondem a ADs com ação dual, como ADTs e IRSNs. Assim, esses fármacos são uma boa opção para o tratamento da depressão em pacientes com dor crônica.

IDADE

O risco de prolongamento do intervalo QTc e arritmia associada é maior em idosos, pacientes com doença cardiovascular e em uso de polifarmácia. Potencialmente todos os ADs carregam esse risco, portanto o intervalo QTc deve ser monitorado periodicamente nesses pacientes, sobretudo quando são usadas doses mais altas. A dose máxima recomendada de citalopram para pacientes com mais de 60 anos é de 20 mg (e 40 mg em pacientes com menos de 60 anos). Hiponatremia é outra complicação importante do uso de ADs em idosos. O risco é mais alto com ISRS e IRSN e nos primeiros 6 meses de tratamento. Os eletrólitos devem ser dosados antes do início do tratamento e 2 semanas após. O uso da duloxetina e da vortioxetina está associado à melhora de sintomas cognitivos nessa população.[9]

Idosos podem levar mais tempo para apresentar remissão dos sintomas (até 12 semanas).[20] Deve-se evitar a prescrição de medicamentos com efeitos anticolinérgicos a esses pacientes, pois podem desencadear ou agravar sintomas como hipotensão, confusão mental ou *delirium*, constipação intestinal e prostatismo. O uso concomitante de outros medicamentos frequente nesta faixa etária torna preferencial o emprego de ADs com menor potencial de interações medicamentosas. A dose terapêutica costuma ser mais baixa, já que a velocidade de eliminação e o metabolismo costumam estar diminuídos nos idosos. Sertralina, citalopram, escitalopram, mirtazapina, venlafaxina e, entre os ADTs, nortriptilina são os medicamentos de escolha para uso nessa faixa etária.

Na infância e na adolescência, os ADTs não se mostraram eficazes e, portanto, não são indicados. Há evidência de eficácia dos ISRSs, especialmente a fluoxetina e o citalopram. No entanto, o efeito parece ser menor do que o verificado em adultos.

USO CONCOMITANTE DE OUTROS MEDICAMENTOS

Vários ADs podem interferir nos níveis plasmáticos de fármacos utilizados concomitantemente por atuação no sistema microssomal hepático. Da mesma forma, outros medicamentos podem interferir nos níveis plasmáticos dos ADs. Assim, medicamentos antidepressivos com menos interferência no sistema microssomal hepático (p. ex., citalopram) devem ser preferidos em pacientes com polifarmácia (p. ex., idosos e pacientes com câncer ou condições clínicas complexas).

CUSTO

O custo é um ponto importante a ser considerado em qualquer tratamento. Os ADTs são a melhor opção nesse quesito, e, embora apresentem mais efeitos colaterais que os demais, na prática clínica percebe-se que esses efeitos não impedem seu uso. O lançamento de genéricos e similares de ISRSs ou mesmo de IRSNs tem contribuído para a redução de seus custos, podendo também ser alternativas custo-efetivas.

O PAPEL DOS BENZODIAZEPÍNICOS

Os BZDs podem ser utilizados como tratamento adjuvante por tempo limitado em alguns casos de depressão. Nos casos de tratamento de depressão catatônica, o uso de BZDs por via IV ou barbitúricos concomitantemente com ADs pode ser benéfico.[15] Eles também podem ser utilizados por períodos curtos (até 4 semanas) para sintomas de ansiedade e insônia. A prescrição de BZD a longo prazo deve ser evitada, uma vez que não há evidência de eficácia devido aos riscos associados (tolerância e dependência). Doses elevadas de BZDs podem agravar sintomas como apatia, falta de energia, fadiga e sonolência.

TESTES FARMACOGENÉTICOS

Os testes farmacogenéticos permitem a genotipagem dos genes envolvidos na metabolização dos medicamentos, possibilitando a identificação do perfil de metabolização do paciente. A presença e/ou a ausência de alguns genes estariam associadas à concentração sérica do AD, bem como de seus metabólitos, determinando a resposta ou ausência de resposta ao tratamento e a intensidade de efeitos colaterais. Existiriam quatro tipos de fenótipos metabolizadores: lento, intermediário, extensivo (normal) e rápido. Os metabolizadores lentos e rápidos são os clinicamente relevantes, uma vez que estão associados a ocorrência de efeitos adversos e menor concentração sérica dos fármacos, respectivamente. Exceção importante para os metabolizadores lentos é o caso de medicações que são pró-fármacos e precisam ser convertidas à sua forma ativa pelas enzimas hepáticas. Nesse caso, metabolizadores lentos podem apresentar menor concentração sérica do fármaco ativo.

Este racional interessante associado a alguns dados positivos de estudos financiados pelos fabricantes levou a um entusiasmo pela testagem farmacogenética. No entanto, até o presente momento não existem achados conclusivos indicando que a predição da concentração sérica das medicações seja capaz de impactar nos desfechos de tratamento. Dessa forma, as principais diretrizes internacionais de tratamento da depressão não recomendam o uso dos testes farmacogenéticos na prática clínica.[9,11,18] É importante notar que a maioria dos estudos com resultados positivos foi conduzida pela indústria — isso indica que o campo ainda necessita de ECRs independentes que repliquem os achados positivos encontrados antes de os testes serem amplamente adotados na prática clínica.

TRATAMENTO FARMACOLÓGICO INICIAL DA FASE AGUDA

Uma vez iniciado o tratamento, recomenda-se aguardar de 4 a 8 semanas pela resposta terapêutica. Não havendo resposta, parte-se para o próximo passo (ver **Figuras 3** e **4**). Em pacientes com transtorno depressivo persistente (distimia), a resposta pode ocorrer mais tardiamente, em até 12 semanas. No entanto, a presença de algum nível de resposta terapêutica precoce, isto é, em menos de 15 dias de tratamento, é preditora de resposta estável e posterior remissão.[21]

Os ADTs são efetivos a partir de doses orais médias de 100 a 150 mg/dia. Em geral, esses níveis são atingidos de forma gradual, em 7 a 10 dias, para facilitar a tolerância aos efeitos colaterais. Da mesma forma, recomenda-se iniciar os ADs de outras classes com a metade da dose terapêutica inicial pelos primeiros dias, a fim de minimizar efeitos colaterais. Apesar dos efeitos adversos e riscos associados, os ADTs não estão contraindicados como primeira opção no tratamento inicial e devem ser considerados especialmente em situações nas quais o custo e a acessibilidade forem determinantes para a adesão terapêutica.

Os ISRSs são os medicamentos de primeira escolha[9,11,18] e têm a seu favor um perfil de boa tolerância e doses iniciais já terapêuticas, o que favorece a adesão ao tratamento, além do fato de seu custo ter diminuído substancialmente. De maneira geral, são fármacos preferidos para pacientes sem tratamento prévio pela boa relação custo-benefício.

Outros medicamentos propostos como primeira escolha, por esses mesmos motivos, são a venlafaxina, a mirtazapina, a bupropiona, entre outros. A bupropiona e a mirtazapina apresentam como vantagem o fato de produzirem menos disfunções sexuais do que os ISRSs, ADTs e IMAOs. A bupropiona tem um perfil bastante favorável no que diz respeito a interações. Uma alternativa quando os ISRSs ou os ADTs não puderem ser utilizados é a tianeptina.

É importante destacar que o objetivo da fase aguda do tratamento da depressão é a remissão completa dos sintomas, o que comprovadamente está relacionado ao menor risco de recaída.[11]

FASE DE CONTINUAÇÃO DO TRATAMENTO

Se houver alguma resposta após 6 ou 8 semanas, continua-se o tratamento nas doses que se revelaram efetivas e bem toleradas.[15] Caso se trate do primeiro episódio depressivo, mantém-se a farmacoterapia pelo período de 6 a 12 meses,[2,9] com doses iguais às utilizadas durante a fase aguda. No caso de recorrência - se o paciente já teve mais de um episódio e, especialmente, se eles foram graves -, manter o tratamento por 3 anos ou mais. Está bem estabelecido que a redução da dose é um fator de risco para recaídas. Após esse período, nos pacientes em que não está indicado o tratamento de manutenção, pode-se descontinuar o fármaco gradualmente até sua retirada total (p. ex., retirada de 25 a 50 mg/mês para os ADTs, 10 mg/mês para os ISRSs). Recomenda-se que a retirada do medicamento ocorra em 4 a 6 meses.

FASE DE MANUTENÇÃO

O risco de recorrência de episódios depressivos ao longo da vida aumenta a cada novo episódio: 70 a 80% após o segundo episódio e 80 a 90% após o terceiro. Nesses casos, é recomendado manter a farmacoterapia por períodos maiores, como 2 a 5 anos. A partir do terceiro episódio ou de episódios subsequentes, é preciso considerar a manutenção por tempos mais longos ou por tempo indeterminado, mantendo a dose utilizada na fase aguda. Outros aspectos que influenciam a decisão a favor de um tratamento de manutenção são a gravidade do episódio depressivo e a presença de ideação suicida. O **Quadro 1** apresenta os fatores de risco para recorrência.

ESTRATÉGIAS PARA AUMENTAR A RESPOSTA

Após o tratamento com o primeiro AD por um período de 4 a 8 semanas sem resposta ou com resposta parcial, pode-se adotar uma das seguintes estratégias:

1. aumento da dose;
2. troca por um AD de outra classe;
3. potencialização do AD ou combinação de ADs.

Antes de iniciar qualquer dessas estratégias, é fundamental verificar a adesão do paciente ao tratamento. Após, devem-se avaliar outros fatores que possam interferir na resposta ao tratamento. A presença de estressores externos (p. ex., conflitos nas relações interpessoais), comorbidades psiquiátricas (p. ex., uso concomitante de substâncias, transtorno da personalidade, TAG e TOC) e médicas (p. ex., hipotireoidismo, diabetes) deve ser considerada. Caso todas essas possibilidades sejam excluídas, pode-se propor ao paciente o aumento da dose.

AUMENTO DA DOSE

O aumento da dose é a primeira estratégia para indivíduos que não melhoram a partir de 4 a 8 semanas.[2,9] Muitos pacientes não respondem às doses iniciais de ISRSs ou de outros ADs, podendo, entretanto, responder ao aumento da dose, eventualmente para os níveis máximos sugeridos, se o paciente tolerar os efeitos colaterais. Doses de ISRSs podem ser aumentadas de forma gradual para 40 a 60 mg/dia (citalopram, fluoxetina e paroxetina), 200 mg/dia (sertralina) ou 30 mg/dia (escitalopram). Não se conhecem os preditores para uma resposta favorável ao aumento da dose. Para os ADTs, podem-se usar doses de até 300 mg/dia (imipramina e amitriptilina), 250 mg/dia (clomipramina) e 200 mg/dia (nortriptilina), conforme a tolerância de cada paciente. O aumento deve sempre levar em conta o perfil de cada medicamento (p. ex., aumentos de 25 mg a cada 2 ou 3 dias para ADTs) e a tolerância do paciente. As doses também podem ser elevadas por etapas — por exemplo, aumento da dose de venlafaxina para 225 mg/dia e aumento posterior para 300 mg/dia apenas se não houver resposta em novo período de 4 a 6 semanas. Se a resposta for favorável, estabelecer tratamento de manutenção com essas doses mais elevadas.

TROCA DE ANTIDEPRESSIVO

Completadas as 6 ou 8 semanas e não havendo resposta com a dose máxima tolerada, pode-se fazer uma tentativa com outro AD. A recomendação é a troca por um AD de outra classe, embora haja evidências de que a substituição de um ISRS por outro pode aumentar a taxa de remissão.[17] Exemplos de troca de classe são a troca de um ADT por um ISRS ou mesmo de um ISRS por um IRSN ou ADT. Nesses casos, pode-se iniciar uma dose baixa do novo medicamento ao mesmo tempo que se diminui a dose do medicamento anterior, exceto em casos específicos, como os IMAOs irreversíveis, que exigem um período de *wash-out*. A parada abrupta de um AD pode levar a sintomas de retirada ou descontinuação, que foram descritos para várias classes de ADs e são particularmente comuns com IMAOs, venlafaxina e ISRSs (em especial a paroxetina).[20]

QUADRO 1 ▶ FATORES DE RISCO PARA RECORRÊNCIA DE EPISÓDIO DEPRESSIVO

- Sintomas residuais.
- Mais de 3 episódios depressivos prévios.
- Depressão crônica (episódio ≥ 2 anos).
- História familiar de transtorno de humor.
- Comorbidades (p. ex., transtornos de ansiedade e TUSs).
- Início tardio (idade > 60 anos).
- Duas ou mais tentativas de tratamento para atingir a remissão.

Fonte: Adaptado de Sartorius e colaboradores.[20]

POTENCIALIZAÇÃO DO ANTIDEPRESSIVO OU COMBINAÇÕES DE ANTIDEPRESSIVOS

Se o paciente apresentou alguma melhora com o fármaco em uso, mas ela é parcial, pode-se tentar uma estratégia de potencialização ou combinação. Uma vantagem dessa estratégia é que o benefício obtido com o primeiro AD é mantido e se aumenta a chance de melhora sem risco de retrocesso. Por outro lado, o risco de interação medicamentosa e efeitos colaterais aumenta.

POTENCIALIZAÇÃO DO ANTIDEPRESSIVO

As estratégias de potencialização de um AD mais utilizadas são as seguintes:

1. adição de carbonato de lítio[9,11] em doses que atinjam concentrações séricas maiores que 0,6 mEq/L (geralmente 600 mg/dia);
2. adição de APA.[9,11]

A adição de lítio é a estratégia de potencialização com maior nível de evidência:[9] metanálises recentes mostram um NNT de 3,7.[22] Na maioria desses estudos, contudo, o lítio foi associado a um ADT, e a eficácia de sua associação a ISRSs e outros ADs está menos estabelecida. A potencialização com lítio também reduz o risco de recaída e pode ser mais protetora contra suicídio.[20] Uma vez que o paciente tenha se estabilizado com essa combinação, ela deve ser mantida por pelo menos 1 ano.

Pelo menos seis algoritmos internacionais recomendam o uso de APA em associação a ADs como estratégia de potencialização de tratamento em casos que não respondem a abordagens iniciais, com maiores evidências para quetiapina (150 a 300 mg/dia), aripiprazol (2,5 a 10 mg/dia), olanzapina (2,5 a 10 mg/dia) e risperidona (1 a 3 mg/dia). O CANMAT sugere, ainda, a quetiapina como segunda linha de tratamento em monoterapia para TDM (nível I de evidência); para tratamento adjuvante, a quetiapina e o aripiprazol são apontados como tendo maior estimativa de eficácia.[23] Em 2020, a Anvisa aprovou o uso de brexipiprazol (Rexulti®), nas doses de 2 a 3 mg/dia, para o tratamento adjuvante do TDM (associado a um AD), vindo a se somar à quetiapina de liberação prolongada (Seroquel® XRO) como os únicos APAs aprovados para esse uso no país até o momento.[24]

Diversos psicoestimulantes foram testados como potencializadores de ADs, principalmente metilfenidato, lisdexanfetamina e modafinila. Apesar do uso clínico frequente, as evidências de eficácia desses fármacos são limitadas. Em uma metanálise de ensaios clínicos de estratégias de potencialização de ADs, nenhum psicoestimulante foi superior ao placebo no desfecho remissão dos sintomas. Nessa mesma metanálise, a lisdexanfetamina e a modafinila estiveram associadas à redução dos sintomas depressivos, enquanto o efeito do metilfenidato não foi significativo.[25] Uma segunda metanálise, que incluiu também estudos nos quais o metilfenidato foi utilizado como monoterapia, encontrou um efeito significativo dessa medicação tanto na redução quanto na remissão de sintomas depressivos.[26]

Outros fármacos podem ser eficazes na potencialização, porém com evidências menos consistentes: metilfenidato, buspirona, pramipexol e sulpirida.[20] Algumas diretrizes não recomendam mais o uso de pindolol, por não haver evidência consistente de eficácia.[21]

O esquema farmacológico que foi necessário para atingir a remissão, incluindo os medicamentos usados para potencialização, deve ser mantido em dose plena nas fases de continuação e manutenção.

COMBINAÇÃO DE ANTIDEPRESSIVOS

Na combinação de ADs, procura-se associar fármacos com perfis neuroquímicos diferentes (p. ex., um ISRS com um ADT preferencialmente noradrenérgico, como imipramina, amitriptilina e nortriptilina; ISRS com reboxetina; ISRS com bupropiona) e, ao mesmo tempo, considerar a sintomatologia do paciente (p. ex., insônia, disfunções sexuais) ou doenças físicas.

Uma das estratégias mais usadas é a adição de um ADT em um paciente que estava utilizando um ISRS (fluoxetina + nortriptilina ou amitriptilina ou imipramina). Nesse caso, é importante lembrar que, quando se adiciona um ADT a um ISRS, podem ocorrer aumentos nas concentrações séricas dos ADTs em decorrência da inibição da CYP, exacerbação dos efeitos colaterais e risco de síndromes serotonérgicas. Atenção maior deve ser dispensada na combinação de fluoxetina com ADTs. Ela é uma potente inibidora da CYP. Nesse caso, recomenda-se utilizar apenas 1/3 das doses habituais de ADTs. Outros ISRSs, como citalopram, escitalopram e sertralina, são de combinação menos complexa. Especialmente em casos de maior refratariedade, a combinação de dois fármacos de ação dupla, como venlafaxina e mirtazapina, pode ser útil.

Em casos refratários a diversas combinações, pode-se tentar uma combinação de amitriptilina com tranilcipromina. Essa combinação está associada ao risco de síndrome serotonérgica. Portanto, devem-se iniciar os dois fármacos simultaneamente, com aumentos de doses lentos e graduais de ambos e reavaliações frequentes do paciente. Caso essa combinação seja bem tolerada e a resposta seja apenas parcial, pode-se, ainda, potencializar esse esquema com o uso de lítio.

USO DE INIBIDORES DA MONOAMINOXIDASE

Fracassadas as tentativas anteriores, uma opção importante é a utilização de IMAOs, principalmente quando o quadro depressivo se apresenta com sintomas atípicos (hipersonia, hiperfagia, reatividade excessiva do humor). O uso de IMAO vem sendo restrito devido ao risco de efeitos colaterais graves, como crises hipertensivas. No entanto, esse risco tem sido aparentemente superdimensionado. A tranilcipromina é o IMAO disponível no Brasil e é usado em doses que variam de 20 a 60 mg/dia. A opção por um IMAO requer alguns cuidados especiais referentes à alimentação, em razão da possibilidade de crises hipertensivas desencadeadas por alimentos contendo tiramina (queijos, embutidos, *pizzas*, vagens, etc.). Além dessa interação, medicamentos contendo aminas simpatomiméticas podem produzir interações medicamentosas de risco (ver *Precauções e dicas* em "Tranilcipromina" e "Fenelzina").

Se anteriormente outro AD estava sendo usado, um período de *wash-out* deve ser observado para evitar reações adversas decorrentes das interações com IMAOs. Esse período pode variar de 3 semanas, para fármacos de meia-vida de 24 a 48 horas, a 5 semanas, para a fluoxetina. Durante o *wash-out*, pode-se utilizar um agente sem ação serotonérgica, como a bupropiona ou o metilfenidato.

ELETROCONVULSOTERAPIA E ESTIMULAÇÃO MAGNÉTICA TRANSCRANIANA

A ECT é considerada ainda hoje como a estratégia antidepressiva mais potente e é normalmente utilizada quando sucessivas tentativas farmacológicas falharam. Ela é a primeira escolha em depressões graves com sintomas psicóticos, risco grave de suicídio e catatonia. Normalmente antes da indicação de ECT é recomendável uma ampla revisão para excluir fatores associados à resistência: reavaliação da existência de comorbidades clínicas e psiquiátricas interferindo na resposta ao tratamento, efeitos de medicamentos em uso, verificação da adesão ao tratamento, recomendação de higiene do sono e exercícios físicos regulares. Uma vez descartada a hipótese de que a refratariedade se deva ao manejo insuficiente de algum desses problemas, a ECT pode, então, ser realizada (ver "Eletroconvulsoterapia e outros métodos de neuromodulação: EMTr e ETCC").

A estimulação magnética transcraniana repetitiva (EMTr) foi reconhecida pelo Conselho Federal de Medicina em 2012 como procedimento válido para tratamento do TDM.[27] O CANMAT recomenda o procedimento para pacientes que tiveram falha de resposta a pelo menos um tratamento com ADs (recomendação de primeira linha, nível I de evidência),[28] sendo sua eficácia confirmada por algumas metanálises. Contudo, a heterogeneidade dos protocolos empregados e dos resultados dos estudos deixa ainda dúvidas sobre em que momento a indicação de EMTr seria mais apropriada (ver "Eletroconvulsoterapia e outros métodos de neuromodulação: EMTr e ETCC", nesta mesma seção).

CETAMINA E ESCETAMINA

A cetamina é um antagonista dos receptores NMDA do glutamato aprovada para uso como anestésico. Na última década, vários estudos vêm mostrando que a infusão IV de cetamina em dose subanestésica (em geral 0,5 mg/kg) promove rápida redução dos sintomas depressivos. Esse efeito, entretanto, não é sustentado. Para obter um efeito duradouro, alguns estudos têm testado infusões subsequentes da substância, porém com resultados menos consistentes. Mais recentemente, a escetamina, enantiômero S da cetamina racêmica, em apresentação em forma de *spray* nasal, foi aprovada pela Anvisa para tratar casos de depressão resistente ao tratamento, bem como para sintomas depressivos em adultos com TDM com comportamento ou ideação suicida aguda.[24] Diversos estudos vêm acumulando evidências de que a escetamina pode ter um papel importante em casos de refratariedade.[29] Embora os resultados iniciais sejam promissores, o regime de tratamento e mesmo o papel da cetamina e da escetamina no manejo da depressão ainda não estão bem estabelecidos.

PSICODÉLICOS

A necessidade de novos tratamentos para os casos de depressão resistente e os resultados positivos de estudos com cetamina, um fármaco psicomimético, estimularam o estudo do potencial antidepressivo dos psicodélicos. Os estudos já publicados avaliaram diferentes populações de pacientes, incluindo aqueles com depressão virgem de tratamento, depressão resistente ao tratamento e depressão associada a doenças terminais. Foram avaliadas diferentes formas de utilização dos psicodélicos, como uso isolado ou uso durante sessões de psicoterapia; e uso de microdoses ou doses mais altas.[30]

O psicodélico com maior número de estudos publicados para depressão é a psilocibina, seguida de LSD e *ayahuasca*.[30] A metilenodioximetanfetamina (MDMA) foi mais estudada no TEPT, ainda com poucos dados em TDM. Os ensaios clínicos publicados até o momento sugerem um efeito positivo dessas substâncias, inclusive em pacientes com depressão resistente ao tratamento. Os efeitos antidepressivos podem surgir nas primeiras horas após o uso e persistir por até 60 dias. Entretanto, trata-se de estudos iniciais, sendo que nenhum desses fármacos foi submetido a estudos de fase 3 (necessários para confirmar a eficácia e a aplicabilidade clínica de um novo tratamento). Metanálises desses estudos confirmaram os resultados descritos nos estudos individuais, mas identificaram heterogeneidade entre os estudos, alto risco de viés em diversos domínios, além de indicativos de viés de publicação.[31] Assim, estudos maiores e com mais rigor metodológico são necessários antes que esses fármacos possam ser incluídos na prática clínica. Em relação à segurança, os estudos publicados até o momento não identificaram efeitos adversos graves a curto prazo com as doses estudadas.[32] A segurança a longo prazo, incluindo o risco de desenvolvimento de dependência, ainda não foi adequadamente estudada.

ESTRATÉGIAS COMPLEMENTARES E ALTERNATIVAS

Estratégias alternativas de tratamento são normalmente concebidas como aquelas que não fazem parte dos recursos terapêuticos utilizados na medicina convencional. Dentre as modalidades alternativas para o tratamento da depressão em adultos e idosos, o exercício físico e a erva-de-são-joão (*Hypericum perforatum*) são os que dispõem de maior peso de evidência para a recomendação de seu uso – e os únicos que podem ser utilizados em monoterapia. Um ponto extra favorável à recomendação da prática regular de atividade física como estratégia terapêutica no tratamento da depressão é o benefício em termos de melhora da saúde cardiometabólica, de sintomas psiquiátricos, qualidade de vida e do funcionamento global e cognitivo, demonstrado em diversas revisões sistemáticas e metanálises em pacientes com doença mental grave.[9,33] Apesar da ampla literatura favorável à erva-de-são-joão no tratamento da depressão, há resultados contraditórios oriundos de ensaios clínicos, que não comprovaram efeito terapêutico. Há, ainda, o risco no uso combinado da erva-de-são-joão e ADs com ação serotonérgica em termos de desencadeamento de uma crise serotonérgica: em razão disso, o seu uso em combinação é desaconselhado.[33] A erva-de-são-joão tem, também, um potencial adverso de interação com uma série de medicamentos comumente usados na prática clínica. As diretrizes atuais recomendam o uso dessas duas abordagens em monoterapia apenas naqueles casos em que um tratamento psicofarmacológico ou psicoterápico convencional não seja aceito ou tolerado pelo paciente, ou que já tenha sido tentado e se mostrado ineficaz.[9,33]

Em segundo lugar em termos de evidências, dentre as modalidades alternativas e complementares, estão a fototerapia (*bright light therapy*), a ioga e a acupuntura associada ao tratamento farmacológico antidepressivo.[33]

A fototerapia parece ser particularmente interessante no tratamento de transtornos depressivos com características sazonais, quando os sintomas depressivos emergem nos períodos de outono e inverno, em que os níveis de insolação são bastante reduzidos. As diretrizes recomendam normalmente iniciar-se o tratamento com sessões de 30 minutos e 10.000 lux de intensidade, todas as manhãs. O tratamento inicia-se comumente no outono, estendendo-se até o começo da primavera.[9,33]

A ioga, quando praticada de forma fisicamente ativa, mostrou um efeito moderado em termos de melhora de sintomas depressivos em pacientes com diferentes transtornos mentais. Em um ensaio clínico, foram demonstradas taxas mais altas de remissão entre os pacientes que praticaram ioga 3 vezes por semana por um período de 3 meses associada a tratamento farmacológico e/ou psicoterápico em relação ao grupo-controle. As diretrizes recomendam a ioga como tratamento adjuvante de segunda linha para casos leves a moderados.[33]

Outra categoria promissora como estratégia adjuvante no tratamento da depressão é a dos nutracêuticos, que são compostos naturais encontrados na comida com benefícios comprovados em termos de tratamento ou prevenção de doenças. No tratamento da depressão, os ácidos graxos ômega-3, a vitamina D, a S-adenosil metionina (SAM) e o metilfolato são os nutracêuticos que dispõem de maior evidência de benefício atualmente na literatura.[33] Os ácidos graxos seriam mais efetivos em pacientes com sintomas depressivos leves a moderados, e seus resultados seriam mais observáveis a longo prazo, particularmente quando em combinação com ISRSs.[33] A deficiência de vitamina D é um possível fator de risco para depressão; estudos mostram o papel da vitamina D na regulação da serotonina e da melatonina, sugerindo que o aumento dos níveis dessa vitamina exerceria uma influência positiva na melhora dos sintomas de humor e do sono. Em um estudo clínico, a sua suplementação em altas doses (50.000 UI por semana por mais de 8 semanas) mostrou possíveis efeitos antidepressivos e de melhora na qualidade do sono. Entretanto, mais evidências clínicas são necessárias para a determinação da eficácia da vitamina D no tratamento da depressão. A maioria dos estudos clínicos existentes com SAM, em monoterapia ou em combinação com ADs, mostrou resultados positivos. No entanto, as evidências apontam para maior benefício quando em combinação com ADs convencionais, mostrando-se uma alternativa segura e normalmente bem tolerada. O L-metilfolato na dose de 15 mg/dia por 60 dias foi, em um ECR, uma estratégia efetiva, segura e relativamente bem tolerada em pacientes que haviam respondido inicialmente apenas de forma parcial à terapia com um ISRS. O uso de L-metilfolato como uma estratégia adjuvante no tratamento da depressão parece trazer mais benefícios, particularmente para aqueles pacientes que tenham apresentado uma resposta parcial a um ISRS, com baixos níveis de ácido fólico séricos, e em casos de obesidade associada a um estado inflamatório aumentado.[9]

ALGORITMOS PARA O TRATAMENTO FARMACOLÓGICO DAS DEPRESSÕES

A seguir, são propostos algoritmos englobando os diferentes passos e as alternativas terapêuticas descritas para fácil visualização. Uma vez que a maioria da população em nosso país não tem acesso a muitos psicofármacos disponíveis em razão do custo e, portanto, este se torna um dos fatores limitantes do tratamento, são mostrados dois algoritmos distintos. O primeiro, na Figura 3, apresenta princípios gerais, que servem para a maioria dos casos; o segundo, na Figura 4, traz alternativas de tratamento com medicamentos de baixo custo ou disponibilizados pelo SUS.

ALGORITMO PARA TRANSTORNO DEPRESSIVO MAIOR LEVE

Pacientes que apresentam sintomas leves de depressão (HAM-D de 8 a 13) e estressor psicossocial evidente (p. ex., luto, dificuldades nas relações interpessoais,) podem iniciar o tratamento com psicoterapias breves (TCC, TIP, terapias psicodinâmicas breves). Os tratamentos farmacológicos não são recomendados como primeira escolha.[2] Em caso de resposta parcial ou ausência de resposta, o mesmo tratamento farmacológico proposto para os casos de depressão moderada pode ser utilizado.

Em alguns casos, sintomas-alvo como insônia e ansiedade podem ser aliviados com baixas doses de ADs sedativos (p. ex., 12,5 a 25 mg/noite de amitriptilina ou 50 mg/noite de trazodona) ou com doses baixas de BZDs (p. ex., 5 mg de diazepam ou 0,5 mg de clonazepam) por períodos curtos. APs (25 mg/noite de clorpromazina ou quetiapina) têm sido usados com essa finalidade, embora de forma off-label e com potencial de efeitos colaterais maior.

ALGORITMO PARA TRANSTORNO DEPRESSIVO MAIOR MODERADO E TRANSTORNO DEPRESSIVO PERSISTENTE (DISTIMIA)

A primeira linha para tratamento da depressão moderada (HAM-D de 14 a 18) de acordo com a maioria dos algoritmos[9,23] é o uso de ADs. Algumas metanálises questionam a eficácia dos ADs nas depressões moderadas. Psicoterapias específicas (TCC e

DIRETRIZES E ALGORITMOS

TRANSTORNO DEPRESSIVO MAIOR E TRANSTORNO DEPRESSIVO PERSISTENTE (DISTIMIA)

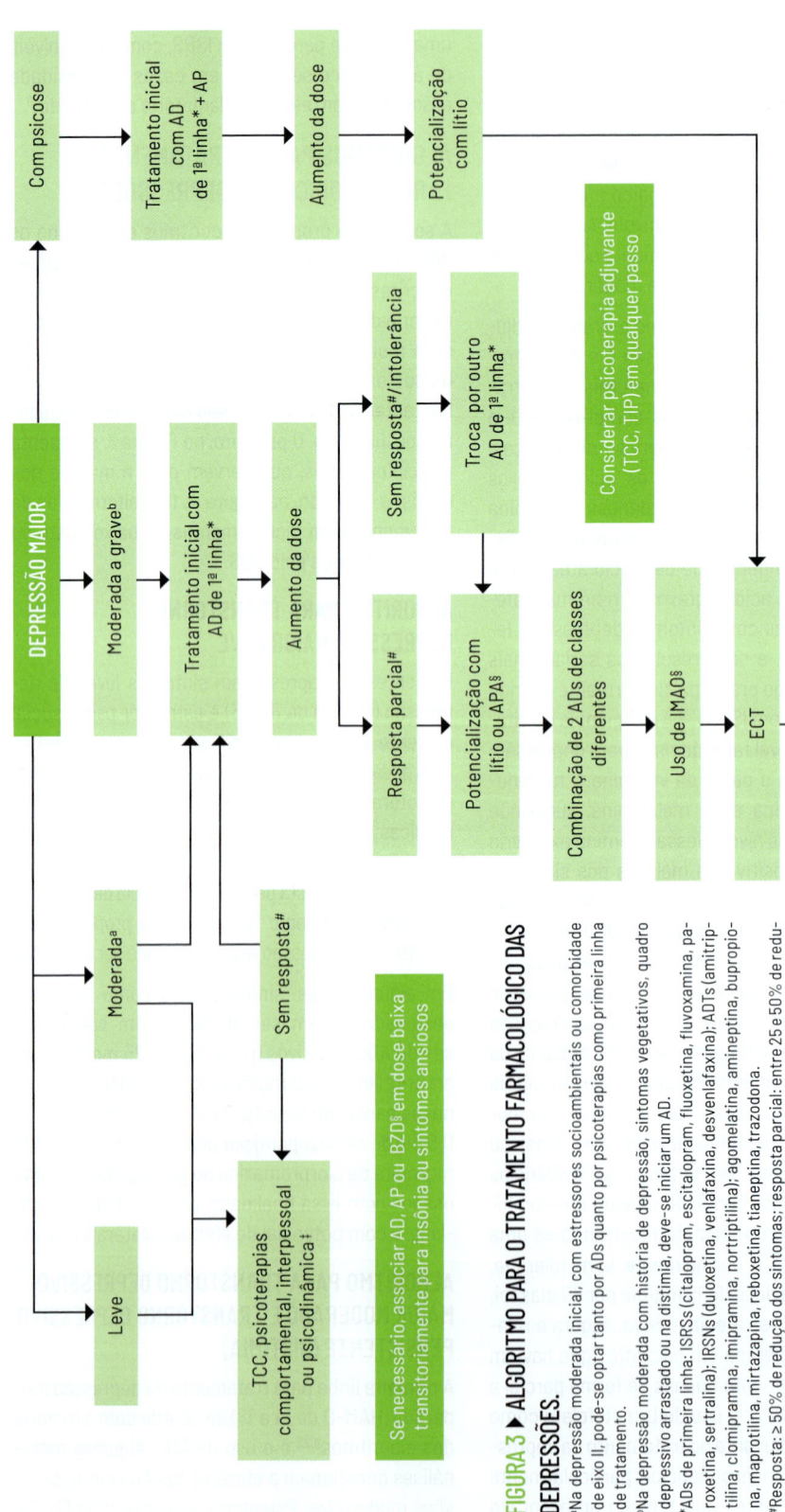

```
                                    DEPRESSÃO MAIOR
                                          │
                ┌─────────────────────────┼─────────────────────────┐
                │                         │                         │
              Leve                   Moderada[a]              Moderada a grave[b]          Com psicose
                │                         │                         │                         │
                │                         │                  Tratamento inicial        Tratamento inicial
                │                         │                  com AD de 1ª linha*       com AD de 1ª linha* + AP
                │                         │                         │                         │
                │                         │                  Aumento da dose            Aumento da dose
                │                         │                         │                         │
                │                   Sem resposta#                   │                  Potencialização
                │                         │            ┌────────────┴────────────┐       com lítio
                │                         │     Resposta parcial#        Sem resposta#/intolerância
                │                         │            │                         │
        TCC, psicoterapias                │     Potencialização com      Troca por outro
        comportamental, interpessoal      │     lítio ou APA§            AD de 1ª linha*
        ou psicodinâmica‡                 │            │
                                          │     Combinação de 2 ADs de classes
                                          │     diferentes
        Se necessário, associar AD, AP ou BZD§ em dose baixa
        transitoriamente para insônia ou sintomas ansiosos
                                                │
                                          Uso de IMAOs§
                                                │
                                               ECT ──── Considerar psicoterapia adjuvante
                                                │       (TCC, TIP) em qualquer passo
                                          Continuação€
```

FIGURA 3 ▶ ALGORITMO PARA O TRATAMENTO FARMACOLÓGICO DAS DEPRESSÕES.

[a]Na depressão moderada inicial, com estressores socioambientais ou comorbidade de eixo II, pode-se optar tanto por ADs quanto por psicoterapias como primeira linha de tratamento.

[b]Na depressão moderada com história de depressão, sintomas vegetativos, quadro depressivo arrastado ou na distimia, deve-se iniciar um AD.

*ADs de primeira linha: ISRSs (citalopram, escitalopram, fluoxetina, fluvoxamina, paroxetina, sertralina); IRSNs (duloxetina, venlafaxina, desvenlafaxina); ADTs (amitriptilina, clomipramina, imipramina, nortriptilina); agomelatina, amineptina, bupropiona, maprotilina, mirtazapina, reboxetina, tianeptina, trazodona.

#Resposta: ≥ 50% de redução dos sintomas; resposta parcial: entre 25 e 50% de redução dos sintomas; sem resposta: ≤ 25% de redução dos sintomas.

‡Na psicodinâmica, evidências incompletas ou empíricas.

§Siglas: AD, antidepressivo; AP, antipsicótico; APA, antipsicótico atípico (aripiprazol, olanzapina, quetiapina, risperidona); BZD, benzodiazepínico; IMAOs, inibidores da monoaminoxidase; TCC, terapia cognitivo-comportamental; TIP, terapia interpessoal.

€Havendo remissão em qualquer etapa do algoritmo, inicia-se a fase de continuação.

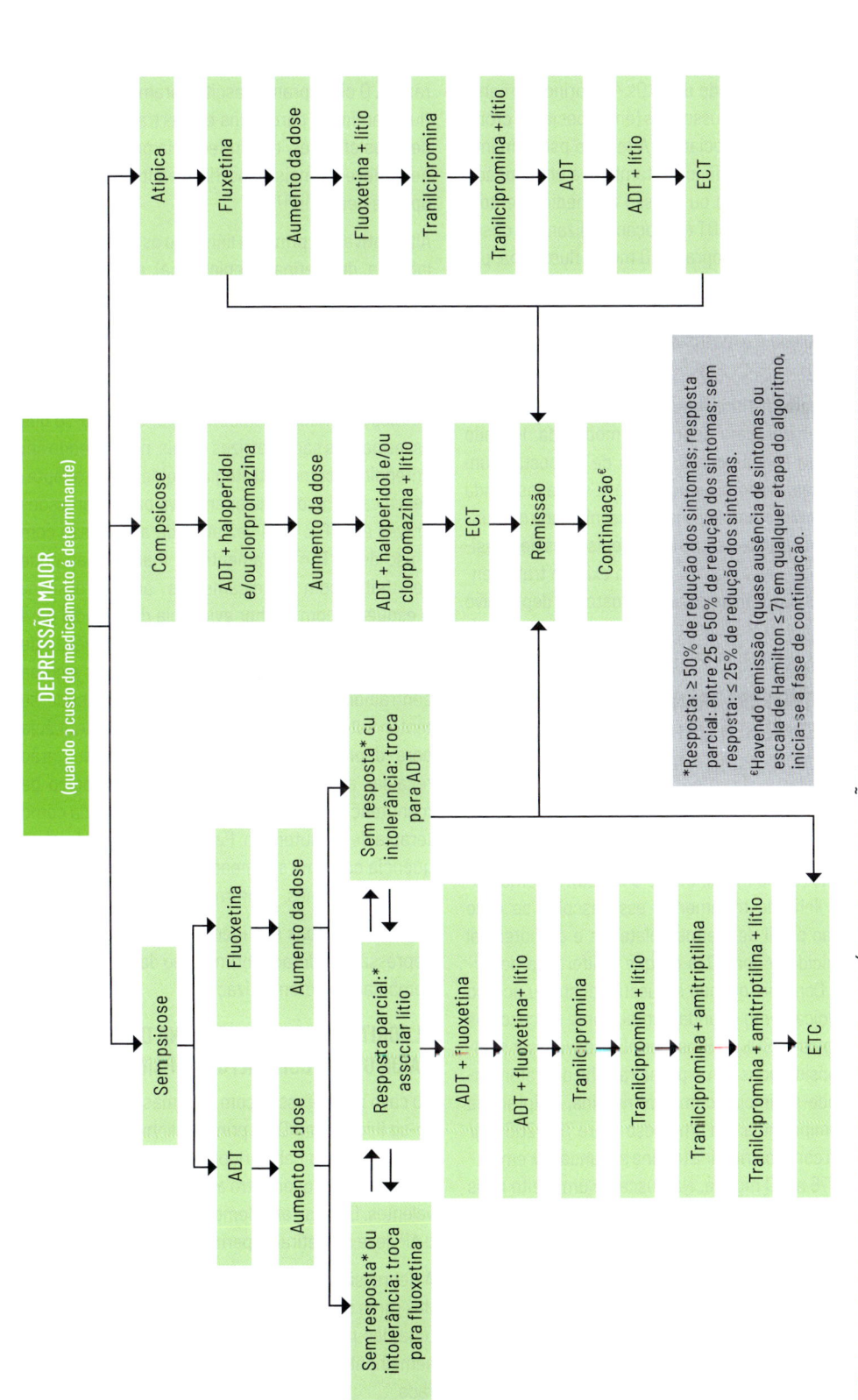

FIGURA 4 ▶ ALGORITMO PARA O TRATAMENTO FARMACOLÓGICO DAS DEPRESSÕES: MEDICAMENTOS DE BAIXO CUSTO OU DISPONIBILIZADOS PELO SUS.

DEPRESSÃO MAIOR (quando o custo do medicamento é determinante)

Sem psicose:
- ADT → Aumento da dose
- Fluoxetina → Aumento da dose
- Sem resposta* ou intolerância: troca para fluoxetina
- Sem resposta* ou intolerância: troca para ADT
- Resposta parcial:* associar lítio
- ADT + fluoxetina
- ADT + fluoxetina + lítio
- Tranilcipromina
- Tranilcipromina + lítio
- Tranilcipromina + amitriptilina
- Tranilcipromina + amitriptilina + lítio
- ETC

Com psicose:
- ADT + haloperidol e/ou clorpromazina
- Aumento da dose
- ADT + haloperidol e/ou clorpromazina + lítio
- ECT
- Remissão
- Continuação^ε

Atípica:
- Fluoxetina
- Aumento da dose
- Fluoxetina + lítio
- Tranilcipromina
- Tranilcipromina + lítio
- ADT
- ADT + lítio
- ECT

*Resposta: ≥ 50% de redução dos sintomas; resposta parcial: entre 25 e 50% de redução dos sintomas; sem resposta: ≤ 25% de redução dos sintomas.
^εHavendo remissão (quase ausência de sintomas ou escala de Hamilton ≤ 7) em qualquer etapa do algoritmo, inicia-se a fase de continuação.

TRANSTORNO DEPRESSIVO MAIOR E TRANSTORNO DEPRESSIVO PERSISTENTE (DISTIMIA)

DIRETRIZES E ALGORITMOS

TIP) são consideradas por alguns algoritmos como primeira linha ao lado dos ADs,[2,9,33] principalmente se estressores psicossociais (em especial se crônicos) estiverem associados. A terapia psicodinâmica, com menos evidências, também é uma opção.[11] Se a questão custo ou acesso ao medicamento é determinante, um ADT é a opção. Utilizam-se doses de 10 mg de escitalopram, 20 mg de fluoxetina, paroxetina ou citalopram, 50 mg de sertralina ou 100 mg de imipramina ao dia. Alternativas são os IRSNs, a bupropiona e a mirtazapina.

Pacientes que apresentam transtorno depressivo persistente (distimia) também podem beneficiar-se das diretrizes para depressão moderada, levando em conta apenas que o tempo de resposta a um AD na distimia pode demorar até 12 semanas. Ainda que com sintomatologia leve, a cronicidade dos sintomas e a grande ocorrência de episódios depressivos maiores ao longo da doença exigem tratamentos mais agressivos para o transtorno depressivo persistente. O tratamento de manutenção e a retirada são os mesmos comentados anteriormente.

ALGORITMO PARA TRANSTORNO DEPRESSIVO MAIOR GRAVE SEM SINTOMAS PSICÓTICOS

Não há evidências de que algum AD tenha eficácia superior nos casos de depressão grave.[2] Embora quase todas as diretrizes internacionais sugiram o início do tratamento com agentes de segunda geração (como ISRSs, IRSNs e IRNDs)[9,33] como primeira linha de tratamento, essa escolha se deve mais ao perfil de efeitos colaterais e ao potencial de toxicidade dos ADTs do que à diferença de eficácia. Contudo, quando a questão custo ou acesso ao medicamento é fundamental, como no caso dos pacientes do SUS no Brasil, os ADTs devem ser sempre considerados como primeira linha de tratamento. Pode-se iniciar com amitriptilina, imipramina ou clomipramina, em uma dose entre 75 e 200 mg/dia, ou com nortriptilina (amina secundária), em torno de 75 a 150 mg/dia. Na busca de um efeito mais sedativo, é aconselhável o uso de amitriptilina em doses similares às da imipramina. Entre os ADTs, a nortriptilina é o medicamento que apresenta um perfil mais favorável de efeitos colaterais.

O uso de ISRSs está bem estabelecido para depressão grave, e eles podem ser eleitos como primeira escolha em razão de sua eficácia semelhante à dos ADTs e de seu melhor perfil de toxicidade e tolerância. O citalopram, o escitalopram, a fluoxetina, a fluvoxamina, a paroxetina e a sertralina são considerados eficazes, e a preferência por qualquer um deles deve-se mais ao perfil de efeitos adversos e a opções pessoais.[9,11]

Alternativas de primeira linha são os IRSNs (desvenlafaxina, duloxetina e venlafaxina), a bupropiona, a maprotilina, a mianserina, a mirtazapina, a reboxetina, a tianeptina e, mais recentemente, a agomelatina.[9,11]

A Figura 3 mostra os passos seguintes à ausência de resposta nessa primeira etapa. Salienta-se que esses passos são diretrizes gerais, não devendo ser entendidos como estratégias rígidas, mas adaptáveis a cada caso. Uma alternativa para depressões graves é a ECT. Uma vez atingida a remissão com o uso de ECT, o tratamento de manutenção pode ser feito com medicamentos antidepressivos. O esquema com melhor evidência de eficácia para prevenção de recaída pós-ECT é a combinação de nortriptilina e lítio. No entanto, se houver alguma contraindicação a essas medicações, pode-se tentar outros fármacos com comprovada eficácia para depressão. Alguns pacientes apresentarão recaídas apesar do tratamento farmacológico de manutenção. Nesses casos, a ECT é indicada como terapia de manutenção. Para essa indicação, a frequência costuma ser menor, entre 1 vez por semana a 1 vez por mês, conforme a resposta clínica.

As demais etapas são idênticas às sugeridas para depressão moderada: otimização da dose, troca ou combinação/potencialização.

ALGORITMO PARA TRANSTORNO DEPRESSIVO MAIOR GRAVE COM SINTOMAS PSICÓTICOS

No caso de depressão com sintomas psicóticos, deve-se iniciar um AD de primeira linha e acrescentar um AP, como o haloperidol, em doses entre 5 e 10 mg/dia, ou qualquer outro agente AP em doses equivalentes. É importante lembrar que, na manutenção, o AP deve ser retirado, permanecendo apenas o AD.

A depressão grave com sintomas psicóticos é uma das raras situações nas quais a ECT é considerada uma das primeiras opções. As demais etapas são semelhantes às sugeridas para depressão moderada.

CONSIDERAÇÕES FINAIS

Atualmente, existem diversas alternativas para o tratamento da depressão que incluem intervenções reconhecidamente eficazes, como psicofármacos, psicoterapia e ECT, além de abordagens mais recentes, como EMTr, VNS, cetamina. Apesar dessa quantidade de tratamentos potencialmente eficazes, não há ainda conhecimento científico que permita estabelecer com exatidão qual a melhor intervenção para determinado paciente em um momento específico de sua doença, ainda mais se for levado em conta que a depressão é o resultado final da influência de uma gama de fatores etiológicos, como fatores genéticos, estressores psicossociais, problemas interpessoais, doenças médicas, uso de substâncias, etc., exigindo intervenções que considerem essa realidade. Diante de tal lacuna, as diretrizes e os algoritmos são ferramentas que auxiliam o clínico na escolha dos medicamentos mais adequados, observando as condições pessoais de cada paciente.

REFERÊNCIAS

1. Andrade L, Walters EE, Gentil V, Laurenti R. Prevalence of ICD-10 mental disorders in a catchment area in the city of São Paulo, Brazil. Soc Psychiatry Psychiatr Epidemiol. 2002;37(7):316-25. PMID [12111023]
2. Fleck MP, Berlim MT, Lafer B, Sougey EB, Del Porto JA, Brasil MA, et al. Review of the guidelines of the Brazilian Medical Association for the treatment of depression (complete version). Braz J Psychiatry. 2009;31(Suppl 1):S7-17. PMID [19565151]
3. Sinyor M, Schaffer A, Levitt A. The sequenced treatment alternatives to relieve depression (STAR*D) trial: a review. Can J Psychiatry. 2010;55(3):126-35. PMID [20370962]
4. Trivedi MH, Rush AJ, Wisniewski SR, Nierenberg AA, Warden D, Ritz L, et al. Evaluation of outcomes with citalopram for depression using measurement-based care in STAR*D: implications for clinical practice. Am J Psychiatry. 2006;163(1):28-40. PMID [16390886]
5. Yoshino A, Sawamura T, Kobayashi N, Kurauchi S, Matsumoto A, Nomura S. Algorithm-guided treatment versus treatment as usual for major depression. Psychiatry Clin Neurosci. 2009;63(5):652-7. PMID [19674382]
6. Kupfer DJ. The pharmacological management of depression. Dialogues Clin Neurosci. 2005;7(3):191-205. PMID [16156378]
7. Kupfer DJ. Long-term treatment of depression. J Clin Psychiatry. 1991;52(Suppl):28-34. PMID [1903134]
8. Cipriani A, Furukawa TA, Salanti G, Chaimani A, Atkinson LZ, Ogawa Y, et al. Comparative efficacy and acceptability of 21 antidepressant drugs for the acute treatment of adults with major depressive disorder: a systematic review and network meta-analysis. Lancet. 2018;391(10128):1357-66. PMID [29477251]
9. Malhi GS, Bell E, Bassett D, Boyce P, Bryant R, Hazell P, et al. The 2020 Royal Australian and New Zealand College of Psychiatrists clinical practice guidelines for mood disorders. Aust N Z J Psychiatry. 2021;55(1):7-117. PMID [33353391]
10. Davidson JRT. Major depressive disorder treatment guidelines in America and Europe. J Clin Psychiatry. 2010;71(Suppl E1):e04. PMID [20371031]
11. Lam RW, Kennedy SH, Parikh SV, MacQueen GM, Milev RV, Ravindran AV, et al. Canadian Network for Mood and Anxiety Treatments (CANMAT) 2016 clinical guidelines for the management of adults with major depressive disorder: introduction and methods. Can J Psychiatry. 2016;61(9):506-9. PMID [27486152]
12. Khan A, Leventhal RM, Khan SR, Brown WA. Severity of depression and response to antidepressants and placebo: an analysis of the Food and Drug Administration database. J Clin Psychopharmacol. 2002;22(1):40-5. PMID [11799341]
13. Kirsch I, Deacon BJ, Huedo-Medina TB, Scoboria A, Moore TJ, Johnson BT. Initial severity and antidepressant benefits: a meta-analysis of data submitted to the Food and Drug Administration. PLoS Med. 2008;5(2):e45. PMID [18303940]
14. Fournier JC, DeRubeis RJ, Hollon SD, Dimidjian S, Amsterdam JD, Shelton RC, et al. Antidepressant drug effects and depression severity: a patient level meta-analysis. JAMA. 2010;303(1):47-53. PMID [20051569]
15. Parikh SV, Segal ZV, Grigoriadis S, Ravindran AV, Kennedy SH, Lam RW, et al. Canadian Network for Mood and Anxiety Treatments (CANMAT) clinical guidelines for the management of major depressive disorder in adults: II: psychotherapy alone or in combination with antidepressant medication. J Affect Disord. 2009;117(Suppl 1):S15-25. PMID [19682749]
16. Practice guideline for the treatment of patients with major depressive disorder (revision). American Psychiatric Association. Am J Psychiatry. 2000;157(4 Suppl):1-45. PMID [10767867]
17. Spijker J, Nolen WA. An algorithm for the pharmacological treatment of depression. Acta Psychiatr Scand. 2010;121(3):180-9. PMID [19878134]
18. Cleare A, Pariante C, Young A, Anderson I, Christmas D, Cowen P, et al. Evidence-based guidelines for treating depressive disorders with antidepressants: a revision of the 2008 British Association for Psychopharmacology guidelines. J Psychopharmacol. 2015;29(5):459-525. PMID [25969470]
19. McIntyre RS, Alsuwaidan M, Goldstein BI, Taylor VH, Schaffer A, Beaulieu S, et al. The Canadian Network for Mood and Anxiety Treatments (CANMAT) task force recommendations for the management of patients with mood disorders and comorbid metabolic disorders. Ann Clin Psychiatry. 2012;24(1):69-81. PMID [22303523]
20. Sartorius N, Baghai TC, Baldwin DS, Barrett B, Brand U, Fleischhacker W, et al. Antidepressant medications and other treatments of depressive disorders: a CINP Task Force report based on a review of evidence. Int J Neuropsychopharmacol. 2007;10(Suppl 1):S1-207. PMID [18096106]
21. Bauer M, Pfennig A, Severus E, Whybrow PC, Angst J, Möller HJ, et al. World Federation of Societies of Biological Psychiatry (WFSBP) guidelines for biological treatment of unipolar depressive disorders, part I: update 2013 on the acute and continuation treatment of unipolar depressive disorders. World J Biol Psychiatry. 2013;14(5):334-85. PMID [23879318]
22. Crossley NA, Bauer M. Acceleration and augmentation of antidepressants with lithium for depressive disorders: two meta-analyses of randomized, placebo-controlled trials. J Clin Psychiatry. 2007;68(6):935-40. PMID [17592920]
23. Kennedy SH, Lam RW, McIntyre RS, Tourjman SV, Bhat V, Blier P, et al. Canadian Network for Mood and Anxiety Treatments (CANMAT) 2016 clinical guidelines for the management of adults with major depressive disorder: section 3: pharmacological treatments. Can J Psychiatry. 2016;61(9):540-60. PMID [27486148]
24. Agência Nacional de Vigilância Sanitária. Rexulti (Brexpiprazole): novo registro [Internet]. Brasília: ANVISA; 2020 [capturado em 9 out. 2022]. Disponível em: https://www.gov.br/anvisa/pt-br/assuntos/medicamentos/novos-medicamentos-e-indicacoes/rexulti-brexpiprazole-novo-registro.

25. Nuñez NA, Joseph B, Pahwa M, Kumar R, Resendez MG, Prokop LJ, et al. Augmentation strategies for treatment resistant major depression: a systematic review and network meta-analysis. J Affect Disord. 2022;302:385-400. PMID [34986373]

26. Bahji A, Mesbah-Oskui L. Comparative efficacy and safety of stimulant-type medications for depression: a systematic review and network meta-analysis. J Affect Disord. 2021;292:416-23. PMID [34144366]

27. Conselho Federal de Medicina. Resolução CFM nº 1.986/2012. Reconhecera Estimulação Magnética Transcraniana (EMT) superficial como ato médico privativo e cientificamente válido para utilização na prática médica nacional, com indicação para depressões uni e bipolar, alucinações auditivas nas esquizofrenias e planejamento de neurocirurgia. A EMT superficial para outras indicações, bem coma EMT profunda, continua sendo um procedimento experimental. Brasília: CFM; 2012.

28. Milev RV, Giacobbe P, Kennedy SH, Blumberger DM, Daskalakis ZJ, Downar J, et al. Canadian Network for Mood and Anxiety Treatments (CANMAT) 2016 clinical guidelines for the management of adults with major depressive disorder: section 4: neurostimulation treatments. Can J Psychiatry. 2016;61(9):561-75. PMID [27486154]

29. Ionescu DF, Fu DJ, Qiu X, Lane R, Lim P, Kasper S, et al. Esketamine nasal spray for rapid reduction of depressive symptoms in patients with major depressive disorder who have active suicide ideation with intent: results of a phase 3, double-blind, randomized study (ASPIRE II). Int J Neuropsychopharmacol. 2021;24(1):22-31. PMID [32861217]

30. Galvão-Coelho NL, Marx W, Gonzalez M, Sinclair J, Manincor M, Perkins D, et al. Classic serotonergic psychedelics for mood and depressive symptoms: a meta-analysis of mood disorder patients and healthy participants. Psychopharmacology. 2021;238(2):341-54. PMID [33427944]

31. Goldberg SB, Shechet B, Nicholas CR, Ng CW, Deole G, Chen Z, et al. Post-acute psychological effects of classical serotonergic psychedelics: a systematic review and meta-analysis. Psychol Med. 2020;50(16):2655-66. PMID [33143790]

32. Romeo B, Karila L, Martelli C, Benyamina A. Efficacy of psychedelic treatments on depressive symptoms: a meta-analysis. J Psychopharmacol. 2020;34(10):1079-85. PMID [32448048]

33. Ravindran AV, Balneaves LG, Faulkner G, Ortiz A, McIntosh D, Morehouse RL, et al. Canadian Network for Mood and Anxiety Treatments (CANMAT) 2016 clinical guidelines for the management of adults with major depressive disorder: section 5: complementary and alternative medicine treatments. Can J Psychiatry. 2016;61(9):576-87. PMID [27486153]

TRANSTORNO BIPOLAR

▶ THIAGO HENRIQUE ROZA
▶ FABIANO GOMES
▶ FLÁVIO MILMAN SHANSIS
▶ MARCIA KAUER-SANT'ANNA
▶ FLÁVIO KAPCZINSKI
▶ IVES CAVALCANTE PASSOS

Transtorno bipolar (TB) e transtornos relacionados são um grupo de doenças crônicas, associadas a elevadas morbidade e mortalidade. Dentro desse grupo, destacam-se o TB tipo I (caracterizado pela presença de ao menos um episódio maníaco prévio) e o TB tipo II (definido pela presença de ao menos um episódio depressivo e um episódio de hipomania, bem como pela ausência de episódios maníacos).[1,2] Muitos pacientes diagnosticados com esses transtornos apresentam prejuízo funcional, cognitivo e psicossocial, representando um custo socioeconômico importante.[1] Estimativas descrevem que pacientes com TB se apresentam sintomáticos em cerca de metade do tempo de vida, principalmente com sintomas de depressão, e que sua qualidade de vida é menor quando comparada à de indivíduos sem o transtorno, mesmo para pacientes assintomáticos.[3,4]

Estudos de mortalidade indicam que pacientes com TB apresentam redução significativa da expectativa de vida, com perda de aproximadamente 10 a 20 anos em relação à população em geral.[1,5] Entre as potenciais explicações para esse fenômeno estão a elevada prevalência de doenças crônicas em pacientes com o transtorno, sobretudo doenças cardiovasculares, que representam a principal causa de mortalidade prematura nesses pacientes.[1] Além disso, a mortalidade por suicídio é mais frequente no TB do que em outros transtornos psiquiátricos. Pacientes com TB têm risco de 20 a 30 vezes maior de morrer por suicídio em comparação com a população geral.[1] Cerca de 30 a 50% dos pacientes adultos com TB apresentam história de tentativas prévias de suicídio, e aproximadamente 15 a 20% desses indivíduos morrem por suicídio.[1,6] Tentativas e mortes por suicídio ocorrem mais comumente em episódios de humor depressivos ou com características mistas.[1]

EPIDEMIOLOGIA

A prevalência global de TB é de aproximadamente 2,4%, sendo de 0,6% para TB tipo I; 0,4% para TB tipo II; e 1,4% para quadros subclínicos do transtorno.[7] No Brasil, a prevalência é semelhante à do restante do mundo, afetando ao longo da vida cerca de 2,2% da população, sendo 0,9% a prevalência de TB tipo I; 0,2% a de TB tipo II; e 1,1% a de quadros subsindrômicos.[7] A prevalência de TB é levemente maior no sexo feminino.[8] Os primeiros sintomas em geral têm início no final da adolescência ou começo da vida adulta, com mais de 70% dos pacientes apresentando início dos sintomas antes dos 25 anos de idade.[1,3] Entretanto, os portadores desse transtorno são corretamente diagnosticados após cerca de 6 a 10 anos de doença na maioria dos casos, mesmo com história prévia de avaliação na atenção primária ou com especialistas em saúde mental.[1,9]

FATORES DE RISCO

Estudos com gêmeos descrevem que a herdabilidade do TB é de aproximadamente 60 a 80%.[10] Estudos de associação genômica ampla identificaram cerca de 30 variantes genéticas associadas ao TB, todas de pequeno efeito. Além disso, em termos genéticos, o TB tipo I apresenta elevada correlação com a esquizofrenia, enquanto o TB tipo II tem alta correlação com o TDM.[1] História familiar de TB também representa um estabelecido fator de risco, principalmente quando presente em familiares de primeiro grau.[11]

Diversos estudos apontaram para a potencial influência de fatores pré-natais e perinatais na gênese do TB. Infecções perinatais, principalmente toxoplasmose, foram descritas como potenciais fatores de risco para TB. Complicações obstétricas também foram apontadas como tendo associação com o desenvolvimento posterior de TB nos filhos.[11] Traumas e eventos adversos na infância foram descritos como fatores de risco para o desenvolvimento do TB, podendo também se relacionar ao início mais precoce do transtorno, à maior proporção de comorbidades psiquiátricas, à menor resposta ao tratamento e à maior gravidade dos sintomas. Esses eventos adversos na infância podem se manifestar como violência física, negligência, trauma emocional ou maus-tratos.[1,11]

Estressores psicossociais em outras fases do desenvolvimento também foram descritos como fatores de risco. Entre os eventos adversos de vida se destacam o luto, o divórcio e o desemprego recente.[11] O uso de *Cannabis* se associou a um risco 3 vezes maior de novos episódios maníacos e à piora de sintomas maníacos em uma metanálise.[12] Outro estudo, com desenho prospectivo, apontou que uso semanal/várias vezes durante a semana de *Cannabis* se associava a uma maior incidência de TB, com razão de chances ajustada de 2,47.[13] O abuso de opioides, cocaína e outras substâncias também se associou à incidência de TB e à maior chance de novos episódios de humor.[11] Além disso, diversos estudos apontaram para a significativa proporção ou maior prevalência de TB em indivíduos com obesidade, asma, síndrome do intestino irritável, esclerose múltipla e migrânea.[11]

PROGNÓSTICO

Apesar de ser uma condição de evolução heterogênea, evidências sugerem que o TB é uma doença crônica e de curso clínico progressivo em alguns casos, de modo que o maior número de episódios de humor está associado a maior risco de novos episódios, maior gravidade dos sintomas, duração mais longa dos episódios e maiores taxas de refratariedade ao tratamento farmacológico.[3,14] Além disso, o número de episódios também está associado a prejuízo funcional e cognitivo, bem como a menores índices de qualidade de vida.[3] A presença de comorbidades clínicas e psiquiátricas também se associa a pior prognóstico e ao início mais precoce dos sintomas.[1] Adesão ao tratamento, bom suporte social, início de sintomas em idades intermediárias, ausência de transtorno de personalidade comórbido ou de ciclagem rápida, ausência de traumas e outras experiências adversas precoces estão associados a melhor prognóstico em pacientes com a doença.[3]

O curso progressivo da doença, que ocorre em alguns pacientes com episódios múltiplos, é chamado de progressão clínica; já a base biológica da progressão clínica é definida como neuroprogressão.[3,15] Em termos gerais, os modelos de estadiamento, baseados nesses conceitos de progressão clínica e neuroprogressão, descrevem três estágios clínicos: (I) indivíduos com risco aumentado de desenvolver TB devido à história familiar, bem como com certos sintomas subsindrômicos preditivos de conversão para o transtorno; (II) pacientes com menos episódios e com funcionamento normal nos períodos interepisódicos; e (III) pacientes com episódios recorrentes, bem como com declínio no funcionamento e na cognição.[3,16] O reconhecimento precoce, com pronta instituição do tratamento adequado, é preditivo de melhor prognóstico, tendo possível relação com a atenuação da neuroprogressão e da progressão clínica da doença.[3]

COMORBIDADES

Cerca de 90% dos pacientes com TB apresentam comorbidades clínicas ou psiquiátricas, e cerca de 50% dos indivíduos com o transtorno apresentam três ou mais condições comórbidas.[1,17] Transtornos de ansiedade (p. ex., TP, TAG, TAS, fobia específica) ocorrem em cerca de 70 a 90% dos indivíduos com TB; transtornos por uso de álcool ou relacionados a outras substâncias estão presentes em 30 a 50% dos pacientes; e de 25 a 35% dos pacientes com TB preenchem critério para TDAH.[1] Transtornos de personalidade (20 a 40% dos casos), TOC (10 a 20%), compulsão alimentar (10 a 20%), transtornos disruptivos, do controle de impulsos e da conduta também são comorbidades frequentes nesses pacientes.[1,3]

Síndrome metabólica e condições relacionadas (obesidade, hipertensão arterial, diabetes melito, dislipidemia) estão presentes em 20 a 65% dos pacientes com TB, associando-se não apenas à doença cardiovascular e à mortalidade precoce, como também a piores desfechos clínicos em TB.[1,3] Alterações endocrinológicas, migrânea, esclerose múltipla, doenças autoimunes e reumatológicas também são condições frequentes em pacientes com TB.[1,3,11,18,19]

DIAGNÓSTICO

O diagnóstico de TB é clínico, feito por meio de uma anamnese detalhada com o paciente e com um informante qualificado (familiar ou amigo próximo), usando como base os critérios diagnósticos do *Manual diagnóstico e estatístico de transtornos mentais* — 5ª edição, texto revisado (DSM-5-TR) ou os da 11ª revisão da *Classificação internacional de doenças* (CID-11).[1,2] Muitas vezes, é necessário mais de uma avaliação clínica para firmar o diagnóstico do transtorno, pois alguns sintomas só serão detectados no acompanhamento longitudinal.[1] Apesar dos avanços em neurociência, não existem biomarcadores laboratoriais, genéticos ou de neuroimagem com utilidade clínica em TB.[1] Entretanto, exame físico e exames complementares (laboratoriais e de neuroimagem) são relevantes devido à alta proporção de comorbidades clínicas, bem como frente à necessidade de se obter diagnóstico diferencial com outros transtornos psiquiátricos e doenças clínicas. Além disso, muitos dos tratamentos farmacológicos para o transtorno se associam a alterações laboratoriais e efeitos colaterais metabólicos, devendo-se monitorar esses parâmetros periodicamente.[1,3] O **Quadro 1** apresenta uma recomendação de avaliação laboratorial e complementar em pacientes com TB.

QUADRO 1 ▶ EXAMES COMPLEMENTARES REALIZADOS NA PRIMEIRA CONSULTA E PERIODICAMENTE

EXAMES LABORATORIAIS
- Hemograma completo (com plaquetas).
- Glicemia de jejum.
- Perfil lipídico (triglicerídeos, LDL, HDL e colesterol total).
- Eletrólitos e cálcio.
- Enzimas hepáticas.
- Bilirrubina sérica (direta, indireta e total).
- Urinálise.
- Creatinina sérica (com estimativa de TFG).
- TSH.
- Tempo de protrombina e tempo de tromboplastina parcial ativada.

CONCENTRAÇÃO SÉRICA DE MEDICAMENTOS
(em caso de uso dos medicamentos abaixo)
- Lítio.
- Ácido valproico/valproato.
- Carbamazepina.

OUTROS EXAMES/AVALIAÇÕES
- ECG (se acima de 40 anos, ou com indicação clínica).
- Exame toxicológico de urina (em suspeita/uso de substância).
- Teste de gravidez (mulheres em idade reprodutiva).
- Prolactina (se em uso de medicamentos com esse efeito colateral).
- Sorologias de HIV, sífilis e hepatites.
- Peso e altura, com cálculo de IMC.
- Avaliação de pressão arterial.
- B12 (se abuso de álcool, desnutrição, idade avançada).
- Neuroimagem (em caso de sinais/sintomas neurológicos focais, sintomas de início tardio ou repentinos, mudança de padrão de sintomas, diagnóstico diferencial, avaliação de síndrome demencial).

Fonte: Adaptado de Yatham e colaboradores.[3]

É importante, também, realizar o diagnóstico diferencial com outros transtornos psiquiátricos, principalmente condições que apresentam sintomas como impulsividade, psicose, instabilidade e labilidade afetiva, ansiedade, disfunções e desorganização cognitiva e depressão.[1] Uma das maiores dificuldades diagnósticas reside na diferenciação entre um episódio depressivo em TB e TDM.[1,3] Nesse contexto, a Tabela 1 apresenta características que podem auxiliar o clínico na diferenciação entre ambas as condições. Outros transtornos, como TDAH, transtornos de personalidade, transtornos de ansiedade, TEPT, transtornos por uso de substâncias, são alguns exemplos dos principais diagnósticos que devem ser diferenciados de TB.[1,3]

TRATAMENTO FARMACOLÓGICO

A Figura 1 ilustra o passo a passo na abordagem terapêutica de um paciente com TB de acordo com a última diretriz da Canadian Network for Mood and Anxiety Treatments (CANMAT) e da International Society for Bipolar Disorders (ISBD).[3]

Em pacientes com TB, intervenções farmacológicas têm por objetivos o tratamento e a prevenção de episódios de humor (mania, hipomania e depressão); a normalização do sono e do ritmo circadiano; a melhora e a preservação da funcionalidade e da cognição; o tratamento e a prevenção de comorbidades médicas ou psiquiátricas; a redução do risco de suicídio; e a melhora da qualidade de vida.[1]

Entretanto, dados de estudos prévios relatam a alta proporção de recaídas em episódios de humor, com 40 a 60% de recorrência após 1 a 2 anos do primeiro episódio maníaco.[1,20,21] Além disso, a recuperação completa de pacientes em períodos entre episódios de humor é menor que 40% em algumas investigações.[1,22]

De forma genérica, o tratamento selecionado vai variar de acordo com as características do paciente e com o episódio de humor detectado na avaliação. Entretanto, os seguintes princípios gerais se aplicam a todos os casos: aplicação de ferramentas psicométricas (escalas e calculadoras); decisões baseadas na melhor evidência disponível; consideração de aspectos de tolerabilidade e segurança tanto de curto quanto de longo prazo; priorização da qualidade de vida e do bem-estar do paciente; envolvimento do paciente e de outras pessoas significativas no processo de decisão; psicoeducação e aplicação de outras intervenções psicossociais sempre que possível; desenvolvimento de estilo de vida saudável (p. ex., minimizar o uso de álcool, tabaco, drogas, estimulantes como cafeína; fazer exercícios regulares; e regular os horários de sono e vigília).[1] Além disso, é importante avaliar o paciente quanto ao risco de suicídio (especialmente na

TABELA 1 ▶ DIFERENÇAS CLÍNICAS QUE AUXILIAM NO DIAGNÓSTICO DIFERENCIAL ENTRE DEPRESSÃO BIPOLAR E DEPRESSÃO UNIPOLAR

		DEPRESSÃO BIPOLAR	DEPRESSÃO UNIPOLAR
SINTOMATOLOGIA		▶ Hipersonia ▶ Hiperfagia ou aumento de peso ▶ Retardo ou agitação psicomotora ▶ Sintomas psicóticos ▶ Culpa patológica ▶ Labilidade do humor ▶ Irritabilidade ▶ Pensamento acelerado	▶ Insônia inicial/sono reduzido ▶ Perda do apetite ou de peso ▶ Nível de atividade normal ▶ Queixas somáticas
CURSO DA DOENÇA		▶ Primeiro episódio depressivo com < 25 anos ▶ Múltiplos episódios	▶ Primeiro episódio depressivo com > 25 anos ▶ Duração longa do episódio atual
HISTÓRIA FAMILIAR		▶ História familiar positiva para TB	▶ História familiar negativa para TB

Fonte: Adaptada de McIntyre e colaboradores,[1] Yatham e colaboradores.[3]

```
                    AVALIAÇÃO CLÍNICA  ──▶  Exames complementares
                            │
                            ▼
                    Avaliação longitudinal
         ┌──────────────────┼──────────────────┐
         ▼                  ▼                  ▼
       Mania             Depressão         Manutenção
                            │
                            ▼
                    Princípios gerais  ──▶  Características clínicas que auxiliam
                            │                    na escolha do tratamento
      Iniciar ou otimizar   ▼
                    Tratamento de primeira linha
      Adicionar ou trocar   │
                            ▼
                    Outro tratamento de primeira linha
      Adicionar ou trocar   │                          Tratamentos não
                            ▼                          recomendados
                    Tratamento de segunda linha
      Adicionar ou trocar   │
                            ▼
                    Tratamento de terceira linha
```

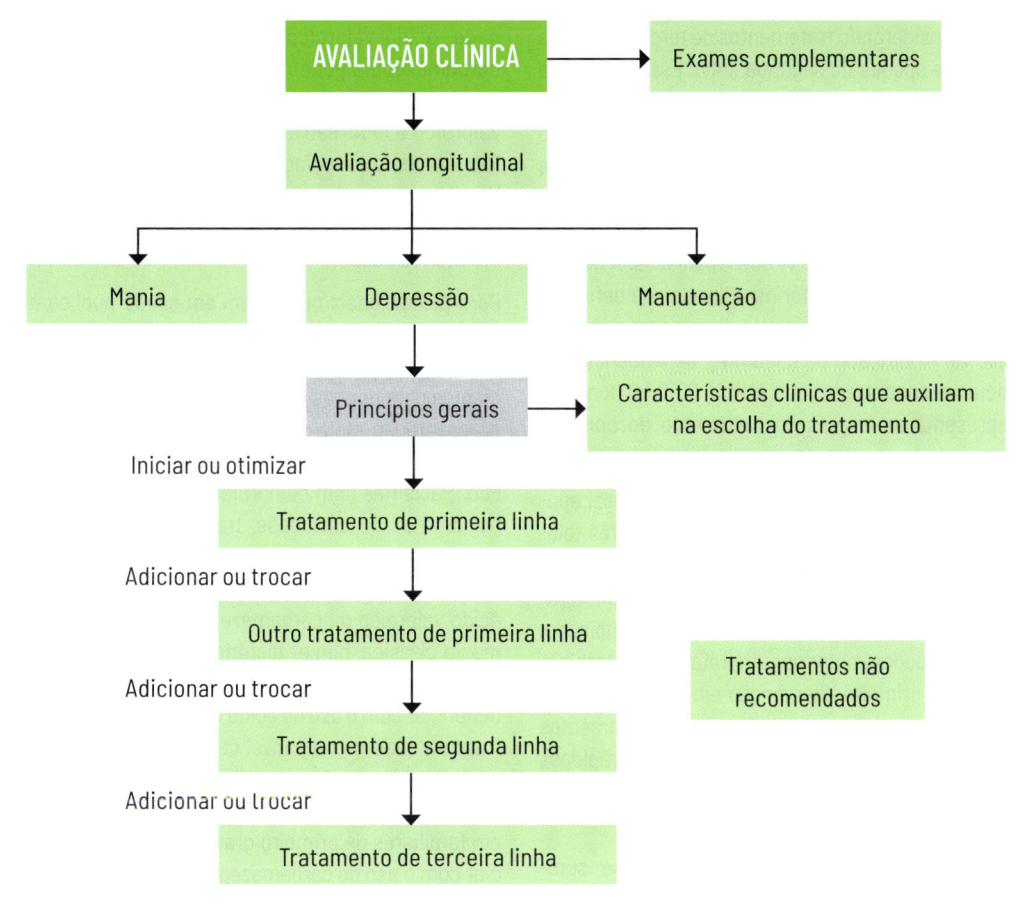

FIGURA 1 ▶ FLUXOGRAMA DO TRATAMENTO HIERARQUIZADO DE PACIENTES COM TRANSTORNO BIPOLAR.
Fonte: Adaptada de Yatham e colaboradores.[3]

presença de sintomas com características mistas), agitação psicomotora, presença de sintomas psicóticos, heteroagressividade, grau de *insight*, capacidade de aderir ao tratamento, suporte social, medicamentos em uso e interações medicamentosas, presença de comorbidades clínicas e psiquiátricas e uso de substâncias de abuso.[1,3]

EPISÓDIOS DE MANIA

Episódios de mania são considerados emergências médicas em que o tratamento deve ser instituído de forma urgente, devido ao risco que o paciente pode representar a si mesmo ou a terceiros.[1] Além dos princípios gerais citados anteriormente, no caso do episódio maníaco, é importante verificar e considerar a suspensão de medicamentos que pioram ou desencadeiam esses tipos de sintomas (estimulantes, antidepressivos e lamotrigina) e qual será o ambiente mais adequado de tratamento para o caso – muitas vezes será necessário fazer a internação hospitalar do paciente.[3]

Diversos medicamentos foram investigados no tratamento de episódios maníacos, e cada um apresenta características distintas em termos de eficácia, tolerabilidade e segurança. Evidências metanalíticas sugerem que os APs são superiores ao lítio e ao divalproato em termos de tempo de resposta clínica. Contudo, esses medicamentos também estão associados a efeitos colaterais significativos, principalmente no longo prazo.[1,3,23]

De acordo com as recomendações da diretriz da CANMAT e da ISBD (ver **Figura 1**),[3] deve-se dar prioridade a tratamentos considerados de primeira linha, utilizando outras opções de primeira linha, antes de considerar um tratamento de segunda linha, considerando tratamentos de terceira linha na falha de opções de segunda linha. Essa hierarquia de psicofármacos leva em consideração não apenas a eficácia de cada medicamento no tratamento de sintomas maníacos, mas também a eficácia na prevenção de episódios depressivos e maníacos, no tratamento de depressão bipolar, segurança, tolerabilidade e risco de viradas maníacas. A descrição detalhada dos critérios utilizados na definição de cada linha de tratamento, bem como a descrição do significado de cada nível de evidência podem ser encontradas no CANMAT 2018.[3] O **Quadro 2** apresenta as opções de tratamento do episódio maníaco de acordo com esses critérios.

Apesar de a preferência sempre se dar por usar apenas um medicamento inicialmente (melhores tolerabilidade e segurança), isso não significa que seja necessário explorar todas as opções de monoterapia antes de cogitar o uso de terapia combinada. O clínico poderá optar por um tratamento combinado como primeira intervenção em situações como necessidade de resposta mais rápida (tratamentos combinados tendem a ter respostas mais rápidas), gravidade de sintomas maníacos e história prévia de resposta parcial em monoterapia.

Na escolha dos medicamentos, deve-se sempre levar em conta a história prévia de resposta a determinados medicamentos, bem como as preferências dos pacientes no momento de escolher um medicamento. Além disso, algumas características clínicas podem ajudar na seleção do tratamento. No caso de sintomas de ansiedade, ácido valproico, quetiapina, olanzapina e carbamazepina podem ser boas opções. No caso de sintomas com características mistas, ácido valproico e APAs são boas alternativas. Nos casos refratários, a associação com a clozapina é uma boa alternativa, levando à melhora do funcionamento e à redução da quantidade de internações em muitos casos.

Para profissionais que atuam em saúde pública e no SUS, as opções de tratamento se restringem a poucos medicamentos. Nesses contextos, pacientes com poucos episódios de humor, mania de apresentação mais clássica e/ou história familiar de TB podem se beneficiar com a prescrição de lítio. Pacientes com comorbidade com sintomas e transtornos de ansiedade, transtorno por uso de substâncias e história de traumatismo craniencefálico podem se beneficiar com a prescrição de ácido valproico ou carbamazepina. Pacientes com mania clássica, humor disfórico, irritabilidade significativa e múltiplos episódios de humor podem se beneficiar com o uso de ácido valproico. Já pacientes com quadro compatível com transtorno esquizoafetivo (com sintomas psicóticos incongruentes com o humor) e história familiar negativa para TB em familiares de primeiro grau poderão se beneficiar com o uso de carbamazepina.[3]

EPISÓDIOS DE HIPOMANIA

Até o momento existe pouca evidência em termos de tratamentos farmacológicos de hipomania em pacientes com TB tipo II, sendo esta uma população frequentemente negligenciada em ensaios

QUADRO 2 ▶ TRATAMENTOS PARA EPISÓDIOS MANÍACOS	
PRIMEIRA LINHA	Lítio, quetiapina, ácido valproico, asenapina, aripiprazol, paliperidona, risperidona, cariprazina, quetiapina + lítio (ou ácido valproico), aripiprazol + lítio (ou ácido valproico), risperidona + lítio (ou ácido valproico), asenapina + lítio (ou ácido valproico).
SEGUNDA LINHA	Olanzapina, carbamazepina, olanzapina + lítio (ou ácido valproico), lítio + ácido valproico, ziprasidona, haloperidol e ECT.
TERCEIRA LINHA	Carbamazepina/oxcarbazepina + lítio (ou ácido valproico), clorpromazina, clonazepam, clozapina, haloperidol + lítio (ou ácido valproico), rTMS, tamoxifeno, tamoxifeno + lítio (ou ácido valproico).
NÃO RECOMENDADO	Alopurinol, eslicarbazepina/licarbazepina, gabapentina, lamotrigina, ácidos graxos ômega-3, topiramato, valnoctamida e zonisamida.

clínicos randomizados.[3,24] Mesmo assim, entre os princípios gerais, recomenda-se a descontinuação de agentes que pioram ou prolongam os sintomas de hipomania, como ADs, estimulantes e lamotrigina. O lítio e a maioria dos APAs não foram avaliados nesses pacientes, mas a experiência clínica sugere que tratamentos de mania são eficazes para pacientes em episódios de hipomania, de modo que deve-se dar preferência para a prescrição de lítio, APAs ou ácido valproico.

EPISÓDIOS DE DEPRESSÃO

Os pacientes com TB passam cerca de dois terços do tempo sintomático em depressão.[3] Desse modo, o tratamento de episódios depressivos deve ser realizado de forma agressiva, tendo como objetivo a completa remissão dos sintomas, pois mesmo sintomas subsindrômicos apresentam grande impacto na qualidade de vida.[1,3] Além dos princípios gerais citados no início da Seção "Tratamento farmacológico", no episódio depressivo é importante considerar os seguintes pontos: avaliação constante do risco de suicídio, agitação psicomotora e heteroagressividade; reinício de medicamentos caso a recaída tenha coincidido com a descontinuação de algum psicofármaco.[1,3]

Da mesma forma que o tratamento de episódios maníacos, as recomendações da diretriz da CANMAT e da ISBD (ver Figura 1) descrevem o tratamento hierarquizado, dando prioridade a opções consideradas de primeira linha inicialmente, antes de considerar um tratamento de segunda e terceira linhas.[3] O Quadro 3 apresenta as opções de tratamento do episódio depressivo no TB tipo I de acordo com esses critérios. Já os tratamentos de depressão em pacientes com TB tipo II são descritos no Quadro 4.[3]

O uso de ADs em pacientes com TB é um assunto controverso. De forma geral, o uso desses medicamentos se associa à emergência de sintomas maníacos, suicidalidade, humor disfórico e desestabilização de humor em pacientes com TB, sendo que a monoterapia com AD é proscrita pelo CANMAT 2018 (com evidência negativa de nível 2).[1,3]

TRATAMENTO DE MANUTENÇÃO

Após a estabilização do paciente com o tratamento de um episódio agudo de humor, inicia-se a fase do tratamento de manutenção. Em geral, os pacientes necessitarão de tratamento medicamentoso contínuo, de modo que é necessário estar atento aos efeitos colaterais e à tolerabilidade do uso de longo prazo desses medicamentos.[1,3] Apesar da mudança no padrão de prescrição de psicofármacos nas últimas décadas, com o favorecimento ao uso de APAs, recentemente observa-se a tendência ao estímulo do retorno do uso de estabilizadores de humor clássicos, principalmente o lítio, como medicamento principal para o uso de longo prazo em razão da sua ação na prevenção do suicídio e como agente neuroprotetor.[25-28]

QUADRO 3 ▶ TRATAMENTOS PARA EPISÓDIO DEPRESSIVO NO TRANSTORNO BIPOLAR TIPO I	
PRIMEIRA LINHA	Quetiapina, lurasidona + lítio (ou ácido valproico), lítio, lamotrigina, lurasidona e lamotrigina (adj).
SEGUNDA LINHA	Ácido valproico, ISRS (ou bupropiona) (adj), ECT, cariprazina, olanzapina + fluoxetina.
TERCEIRA LINHA	Aripiprazol (adj), armodafinil (adj), asenapina (adj), carbamazepina, EPA (adj), cetamina IV (adj), terapia de luz +/- terapia de privação de sono (adj), levotiroxina (adj), modafinil (adj), N-acetilcisteína (adj), olanzapina, pramipexol (adj), rTMS (adj), IRSN/IMAO (adj).
NÃO RECOMENDADO	Monoterapia com antidepressivos, aripiprazol, lamotrigina + ácido fólico, mifepristona (adj).

Fonte: Adaptado de Yatham e colaboradores.[3]

QUADRO 4 ▶ TRATAMENTOS PARA EPISÓDIO DEPRESSIVO NO TRANSTORNO BIPOLAR TIPO II

PRIMEIRA LINHA	Quetiapina.
SEGUNDA LINHA	Lítio, lamotrigina, bupropiona (adj), ECT, sertralina*, venlafaxina.*
TERCEIRA LINHA	Agomelatina (adj), bupropiona (adj), ácido valproico, EPA (adj), fluoxetina*, cetamina (IV ou sublingual) (adj), N-acetilcisteína (adj), pramipexol (adj), hormônios tireoidianos T3/T4 (adj), tranilcipromina, ziprasidona (depressão e hipomania mista).
NÃO RECOMENDADO	Paroxetina.

*Depressão pura, sem características mistas.

De forma geral, caso o paciente tenha sido tratado para um episódio agudo de humor, tendo boa resposta com um medicamento considerado de primeira linha para tratamento na fase de manutenção, recomenda-se a manutenção desse mesmo medicamento.[3] Apesar da ausência de evidência quanto a esse procedimento, em alguns casos, na situação em que o paciente esteja com combinação de fármacos, pode-se tentar a redução gradual de um deles (dando preferência ao que mais se associa a efeitos colaterais), após 6 a 12 meses de estabilização com remissão dos sintomas de humor.[1] Uma metanálise recente, entretanto, relatou que os pacientes que faziam uso da combinação de um AP mais lítio ou ácido valproico recaiam 50% menos em comparação àqueles que estavam em monoterapia com lítio ou ácido valproico em um seguimento de até 12 meses.[29]

Entre outros princípios gerais do manejo do paciente em fase de manutenção, estão a importância de considerar padrão prévio de resposta a medicamentos e a predominância de polaridade de humor em episódios agudos, visto que esses dados auxiliarão na decisão do tratamento de manutenção.[3,30] A presença de comorbidades psiquiátricas e clínicas e a consideração de outros medicamentos em uso também são essenciais na escolha do medicamento. O Quadro 5 descreve os medicamentos recomendados para tratamento na fase de manutenção em TB tipo I, e o Quadro 6 apresenta as recomendações para pacientes com TB tipo II.

Algumas características clínicas podem ajudar na seleção do medicamento no tratamento de manutenção. História familiar de TB, ausência de comorbidades com uso de substâncias ou ansiedade e apresentação clínica típica são fatores associados à boa resposta com lítio. Polaridade depressiva predominante está associada à boa resposta com

QUADRO 5 ▶ TRATAMENTOS DE MANUTENÇÃO NO TRANSTORNO BIPOLAR TIPO I

PRIMEIRA LINHA	Lítio, quetiapina, ácido valproico, lamotrigina, asenapina, quetiapina + lítio (ou ácido valproico), aripiprazol + lítio (ou ácido valproico), aripiprazol, aripiprazol de administração mensal.
SEGUNDA LINHA	Olanzapina, risperidona de depósito, risperidona de depósito (adj), carbamazepina, paliperidona, lurasidona + lítio (ou ácido valproico), ziprasidona + lítio (ou ácido valproico).
TERCEIRA LINHA	Aripiprazol + lamotrigina, clozapina (adj), gabapentina (adj), olanzapina + fluoxetina.
NÃO RECOMENDADO	Perfenazina, antidepressivos tricíclicos.

QUADRO 6 ▶ TRATAMENTOS DE MANUTENÇÃO NO TRANSTORNO BIPOLAR TIPO II	
PRIMEIRA LINHA	Quetiapina, lítio, lamotrigina.
SEGUNDA LINHA	Venlafaxina.
TERCEIRA LINHA	Carbamazepina, ácido valproico, escitalopram, fluoxetina, outros antidepressivos, risperidona.*

*Primariamente para prevenção de hipomania.

lamotrigina, enquanto episódios com características mistas estão associados à boa resposta com quetiapina. Doença atípica e transtorno esquizoafetivo são fatores associados à boa resposta com carbamazepina.

EPISÓDIOS DE HUMOR COM CARACTERÍSTICAS MISTAS

Episódios de humor com características mistas representam um importante desafio na avaliação e no manejo de pacientes com TB. De acordo com estimativas metanalíticas recentes, cerca de 35% dos pacientes com TB em episódio agudo de mania ou depressão apresentam características mistas.[31] A identificação desse tipo de episódio é essencial, pois apresenta importantes implicações prognósticas, com evidência de que pacientes com essas apresentações de humor tendem a ter início de doença mais precoce, maiores taxas de hospitalização, maior risco de suicídio, pior resposta ao tratamento, maior proporção de comorbidades médicas e psiquiátricas, menos tempo em eutimia, maior gravidade de episódios de humor e maior número de episódios agudos. A despeito de todo este contexto, esses pacientes são pouco estudados em ensaios clínicos, dificultando a recomendação de intervenções terapêuticas.[32]

Em termos de manejo dos pacientes com esse tipo de apresentação clínica, em 2021 o CANMAT e a ISBD publicaram uma diretriz com recomendações específicas para a avaliação e o manejo desses pacientes.[32] Entre as recomendações iniciais estão a realização de uma avaliação detalhada, incluindo a investigação de riscos psiquiátricos agudos e o uso de escalas para avaliação de sintomas maníacos e de depressão. Nos princípios gerais, deve-se estar atento ao direcionamento do paciente para o ambiente adequado de tratamento (hospitalização, tratamento ambulatorial), à realização de investigação com exames complementares, à descontinuação de substâncias que podem se associar a características mistas (ADs, estimulantes, substâncias de abuso, cafeína) e à realização de psicoeducação. De acordo com essa diretriz, nenhum medicamento atingiu os requisitos para se tornar uma recomendação de primeira linha, quando se considera a definição de características mistas do DSM-5-TR. Levando em consideração a definição de episódios mistos do DSM-IV, asenapina e aripiprazol se tornaram recomendações de primeira linha. A Tabela 2 apresenta mais detalhes do manejo desses pacientes de acordo com as recomendações do CANMAT 2021 para cada tipo de episódio de humor.[32]

TRATAMENTOS NÃO RECOMENDADOS

As seções anteriores apresentaram as várias opções de medicamentos com eficácia comprovada que estão disponíveis para o tratamento e a prevenção dos episódios de humor, bem como algumas opções não recomendadas de acordo com o episódio de humor. Entretanto, apesar de existirem evidências consistentes de ineficácia de algumas medicações em situações específicas, elas continuam a ser prescritas pelos clínicos. Uma revisão recente avaliou 29 diretrizes e identificou os medicamentos mais comumente não recomendados: lamotrigina, topiramato e gabapentina para o tratamento de mania; monoterapia com ADs, aripiprazol, risperidona e ziprasidona para o tratamento de depressão; e o uso de valproato em gestantes.[33] Existem vários fatores relacionados à prática de prescrição de medicamentos sem eficácia, como utilização de evidências parciais (ensaios clínicos abertos ou preliminares), estratégias de *marketing*, falta de clareza nas diretrizes de tratamento a respeito dos tratamentos sem eficácia comprovada,

TABELA 2 ▶ RECOMENDAÇÕES DO CANMAT 2021, DE ACORDO COM A DEFINIÇÃO DE CADA EPISÓDIO E O NÍVEL DE EVIDÊNCIA

	MANIA COM CARACTERÍSTICAS MISTAS (DSM-5-TR)	DEPRESSÃO COM CARACTERÍSTICAS MISTAS (DSM-5-TR)	EPISÓDIOS MISTOS (DSM-IV)
PRIMEIRA LINHA	Nenhum	Nenhum	Asenapina
			Aripiprazol
SEGUNDA LINHA	Asenapina	Cariprazina	Olanzapina + Li/AVP
	Cariprazina		Carbamazepina
	Ácido valproico	Lurasidona	Olanzapina
	Aripiprazol		Ácido valproico
TERCEIRA LINHA	Ziprasidona	Olanzapina	Ziprasidona
	Olanzapina	Olanzapina - fluoxetina	AVP + carbamazepina
	Olanzapina + Li/AVP	Quetiapina	Cariprazina
	Quetiapina	Ácido valproico	Lítio + AVP
	Carbamazepina	Lamotrigina	ECT
	ECT	Ziprasidona	
		ECT	

Fonte: Adaptada de Yatham e colaboradores.[32]

além da complexidade do TB e de suas múltiplas manifestações.[34]

MANEJO DE TRANSTORNO BIPOLAR NA GESTAÇÃO E NA LACTAÇÃO

O manejo de pacientes com TB durante a gestação, o parto, o puerpério e a lactação frequentemente é razão de preocupação para médicos psiquiatras, obstetras e pediatras.[3] De acordo com os resultados de um estudo longitudinal, existe alta proporção de recorrência de episódios de humor, sobretudo de depressão e episódios com características mistas, em gestantes com TB, ocorrendo em 85% das gestantes que descontinuaram o uso de estabilizadores de humor e em 37% das gestantes que mantiveram o uso da medicação. Ainda segundo esse estudo, a recorrência ocorreu no primeiro trimestre da gestação em quase metade dos casos, sendo o tempo mediano de recorrência em 2 semanas para as pacientes que interromperam o uso dos medicamentos de forma abrupta e 22 semanas para as gestantes que interromperam o uso de forma gradual.[35]

É importante ressaltar que um estudo com mais de 1.300.000 grávidas demonstrou que o lítio estava associado a malformações cardíacas, incluindo anomalia de Ebstein, apenas quando utilizado no primeiro trimestre em doses maiores que 900 mg/dia.[36] A taxa de malformações cardíacas foi menor do que havia sido previamente postulado em outros estudos, sendo de 2,41% no grupo de mães expostas ao lítio, 1,39% no grupo de mães expostas à lamotrigina e de 1,15% no grupo de mães não expostas nem ao lítio, nem à lamotrigina.[36]

Em termos de manejo dessas pacientes, sempre que possível, deve-se oferecer estratégias psicossociais, principalmente no primeiro trimestre da gestação, pois este é o período de maior risco de teratogenicidade. Entretanto, na necessidade do uso de estratégias farmacológicas, deve-se preferir um tratamento em monoterapia com a menor dose possível.[3] Outros capítulos deste livro devem ser consultados, principalmente com relação à segurança da prescrição de cada medicamento na gestação e na lactação, antes da prescrição de um psicofármaco a essas pacientes. Além disso, o *website* da US Food and Drug Administration (FDA) deve ser verificado para recomendações atualizadas quanto ao tratamento de gestantes e lactantes.[37]

INTERVENÇÕES PSICOSSOCIAIS

Mesmo considerando o manejo farmacológico como a base do tratamento de pacientes com TB, intervenções psicossociais representam importantes estratégias adjuvantes nesses casos, sobretudo em episódios depressivos, no tratamento de manutenção para a prevenção de novos episódios de humor e na manutenção da qualidade de vida dos pacientes e de seus familiares.[3,38] Evidências apontam principalmente para o benefício de intervenções como terapia cognitivo-comportamental, psicoeducação (ao paciente e familiares), terapia de família e terapia de ritmo interpessoal e social. Essas estratégias apresentam efeitos positivos em termos de tempo para remissão de sintomas, prevenção de recorrência de episódios de humor, melhora de funcionalidade e menores índices de hospitalização. Estudos sugerem que intervenções psicossociais como a psicoeducação e a terapia cognitivo-comportamental são mais efetivas se iniciadas em fases iniciais da doença. Para pacientes em estágios mais tardios da doença e com prejuízo do funcionamento cognitivo, a remediação funcional tem sido recomendada com boa evidência científica.[3]

Outras intervenções relacionadas ao estilo de vida também são benéficas e devem ser orientadas a todos os pacientes. Exemplos dessas intervenções e recomendações incluem: rotina organizada e estruturada, limitações de estímulos e atividades (em episódios maníacos), higiene do sono, dieta saudável e balanceada, cessação de tabagismo e do consumo de álcool ou de outras substâncias de abuso e realização de exercício físico regularmente.[3,38]

CONSIDERAÇÕES FINAIS

O diagnóstico e o manejo de pacientes com TB é complexo, exigindo avaliações frequentes e detalhadas, conhecimento aprofundado das evidências científicas atualizadas acerca das opções disponíveis de tratamento e experiência clínica por parte do médico assistente. Nesse contexto, são essenciais o correto e precoce diagnóstico e a rápida instituição do tratamento mais adequado, considerando as particularidades e decisões de cada paciente, o que pode melhorar o prognóstico e atrasar a progressão clínica da doença. Em termos de pesquisa, este é um campo em franca expansão, com ainda muito a ser investigado, incluindo a possibilidade de intervenções preventivas para pacientes com risco de desenvolver o transtorno.

REFERÊNCIAS

1. McIntyre RS, Berk M, Brietzke E, Goldstein BI, López-Jaramillo C, Kessing LV, et al. Bipolar disorders. Lancet. 2020;396(10265):1841-56. PMID [33278937]
2. American Psychiatric Association. DSM-5-TRtm classification. Washington: APA; 2022.
3. Yatham LN, Kennedy SH, Parikh SV, Schaffer A, Bond DJ, Frey BN, et al. Canadian Network for Mood and Anxiety Treatments (CANMAT) and International Society for Bipolar Disorders (ISBD) 2018 guidelines for the management of patients with bipolar disorder. Bipolar Disord. 2018;20(2):97-170. PMID [29536616]
4. Altshuler LL, Post RM, Black DO, Keck PE Jr, Nolen WA, Frye MA, et al. Subsyndromal depressive symptoms are associated with functional impairment in patients with bipolar disorder: results of a large, multisite study. J Clin Psychiatry. 2006;67(10):1551-60. PMID [17107246]
5. Kessing LV, Vradi E, Andersen PK. Life expectancy in bipolar disorder. Bipolar Disord. 2015;17(5):543-8. PMID [25846854]
6. Dong M, Lu L, Zhang L, Zhang Q, Ungvari GS, Ng CH, et al. Prevalence of suicide attempts in bipolar disorder: a systematic review and meta-analysis of observational studies. Epidemiol Psychiatr Sci. 2019;29:e63. PMID [31648654]
7. Merikangas KR, Jin R, He JP, Kessler RC, Lee S, Sampson NA, et al. Prevalence and correlates of bipolar spectrum disorder in the world mental health survey initiative. Arch Gen Psychiatry. 2011;68(3):241-51. PMID [21383262]
8. Ferrari AJ, Stockings E, Khoo JP, Erskine HE, Degenhardt L, Vos T, et al. The prevalence and burden of bipolar disorder: findings from the Global Burden of Disease Study 2013. Bipolar Disord. 2016;18(5):440-50. PMID [27566286]
9. Post RM, Leverich GS, Kupka RW, Keck PE Jr, McElroy SL, Altshuler LL, et al. Early-onset bipolar disorder and treatment delay are risk factors for poor outcome in adulthood. J Clin Psychiatry. 2010;71(7):864-72. PMID [20667291]

10. Johansson V, Kuja-Halkola R, Cannon TD, Hultman CM, Hedman AM. A population-based heritability estimate of bipolar disorder: in a Swedish twin sample. Psychiatry Res. 2019;278:180-7. PMID [31207455]

11. Rowland TA, Marwaha S. Epidemiology and risk factors for bipolar disorder. Ther Adv Psychopharmacol. 2018;8(9):251-69. PMID [30181867]

12. Gibbs M, Winsper C, Marwaha S, Gilbert E, Broome M, Singh SP. Cannabis use and mania symptoms: a systematic review and meta-analysis. J Affect Disord. 2015;171:39-47. PMID [25285897]

13. Feingold D, Weiser M, Rehm J, Lev-Ran S. The association between cannabis use and mood disorders: a longitudinal study. J Affect Disord. 2015;172:211-8. PMID [25451420]

14. Kessing LV, Andersen PK. Evidence for clinical progression of unipolar and bipolar disorders. Acta Psychiatr Scand. 2017;135(1):51-64. PMID [27858964]

15. Passos IC, Mwangi B, Vieta E, Berk M, Kapczinski F. Areas of controversy in neuroprogression in bipolar disorder. Acta Psychiatr Scand. 2016;134(2):91-103. PMID [27097559]

16. Kapczinski F, Magalhães PVS, Balanzá-Martinez V, Dias VV, Frangou S, Gama CS, et al. Staging systems in bipolar disorder: an International Society for Bipolar Disorders Task Force Report. Acta Psychiatr Scand. 2014;130(5):354-63. PMID [24961757]

17. Merikangas KR, Akiskal HS, Angst J, Greenberg PE, Hirschfeld RMA, Petukhova M, et al. Lifetime and 12-month prevalence of bipolar spectrum disorder in the National Comorbidity Survey replication. Arch Gen Psychiatry. 2007;64(5):543-52. PMID [17485606]

18. Joseph B, Nandakumar AL, Ahmed AT, Gopal N, Murad MH, Frye MA, et al. Prevalence of bipolar disorder in multiple sclerosis: a systematic review and meta-analysis. Evid Based Ment Health. 2021;24(2):88-94. PMID [33328183]

19. Benedetti F, Aggio V, Pratesi ML, Greco G, Furlan R. Neuroinflammation in bipolar depression. Front Psychiatry. 2020;11:71. PMID [32174850]

20. Gignac A, McGirr A, Lam RW, Yatham LN. Recovery and recurrence following a first episode of mania: a systematic review and meta-analysis of prospectively characterized cohorts. J Clin Psychiatry. 2015;76(9):1241-8. PMID [25845021]

21. Kessing LV, Andersen PK, Vinberg M. Risk of recurrence after a single manic or mixed episode: a systematic review and meta-analysis. Bipolar Disord. 2018;20(1):9-17. PMID [29239075]

22. Tohen M, Hennen J, Zarate CM Jr, Baldessarini RJ, Strakowski SM, Stoll AL, et al. Two-year syndromal and functional recovery in 219 cases of first-episode major affective disorder with psychotic features. Am J Psychiatry. 2000;157(2):220-8. PMID [10671390]

23. Cipriani A, Barbui C, Salanti G, Rendell J, Brown R, Stockton S, et al. Comparative efficacy and acceptability of antimanic drugs in acute mania: a multiple-treatments meta-analysis. Lancet. 2011;378(9799):1306-15. PMID [21851976]

24. Roza TH, Santos Lopes SL, Passos IC. Cariprazine for acute mood episodes in bipolar disorder. Bipolar Disord. 2020;22(7):759-60. PMID [32790141]

25. Rhee TG, Olfson M, Nierenberg AA, Wilkinson ST. 20-year trends in the pharmacologic treatment of bipolar disorder by psychiatrists in outpatient care settings. Am J Psychiatry. 2020;177(8):706-15. PMID [32312111]

26. Severus E, Nolen WA, Bauer M. Lithium: the best current treatment for the well-informed bipolar patient. Bipolar Disord. 2021;23(1):92. PMID [32981214]

27. Malhi GS, Bell E, Hamilton A, Morris G, Gitlin M. Lithium mythology. Bipolar Disord. 2021;23(1):7-10. PMID [33556212]

28. Gomes FA, Brietzke E, Bauer M, Post RM. A call for improving lithium literacy among clinicians and patients. Int J Bipolar Disord. 2022;10:5. PMID [35229217]

29. Kishi T, Sakuma K, Okuya M, Matsuda Y, Esumi S, Hashimoto Y, et al. Effects of a conventional mood stabilizer alone or in combination with second-generation antipsychotics on recurrence rate and discontinuation rate in bipolar I disorder in the maintenance phase: a systematic review and meta-analysis of randomized, placebo-controlled trials. Bipolar Disord. 2021;23(8):789-800. PMID [33561884]

30. Carvalho AF, Quevedo J, McIntyre RS, Soeiro-de-Souza MG, Fountoulakis KN, Berk M, et al. Treatment implications of predominant polarity and the polarity index: a comprehensive review. Int J Neuropsychopharmacol. 2014;18(2):pyu079. PMID [25522415]

31. Vázquez GH, Lolich M, Cabrera C, Jokic R, Kolar D, Tondo L, et al. Mixed symptoms in major depressive and bipolar disorders: a systematic review. J Affect Disord. 2018;225:756-60. PMID [28922738]

32. Yatham LN, Chakrabarty T, Bond DJ, Schaffer A, Beaulieu S, Parikh SV, et al. Canadian Network for Mood and Anxiety Treatments (CANMAT) and International Society for Bipolar Disorders (ISBD) recommendations for the management of patients with bipolar disorder with mixed presentations. Bipolar Disord. 2021;23(8):767-88. PMID [34599629]

33. Gomes FA, Cerqueira RO, Lee Y, Mansur RB, Kapczinski F, McIntyre RS, et al. What not to use in bipolar disorders: a systematic review of non-recommended treatments in clinical practice guidelines. J Affect Disord. 2022;298(Pt A):565-76. PMID [34758372]

34. Gomes FA, Milev R, Yatham LN, Berk M, Brietzke E. Why do medications with little or no efficacy continue to be prescribed in the management of patients with bipolar disorder? Bipolar Disord. 2021;23(6):541-3. PMID [34297457]

35. Viguera AC, Whitfield T, Baldessarini RJ, Newport DJ, Stowe Z, Reminick A, et al. Risk of recurrence in women with bipolar disorder during pregnancy: prospective study of mood stabilizer discontinuation. Am J Psychiatry. 2007;164(12):1817-24. PMID [18056236]

36. Patorno E, Huybrechts KF, Bateman BT, Cohen JM, Desai RJ, Mogun H, et al. Lithium use in pregnancy and the risk of cardiac malformations. N Engl J Med. 2017;376(23):2245-54. PMID [28591541]

37. U. S. Drug and Food Administration. Pregnancy [Internet]. Rockville: FDA; 2022 [capturado em 9 out. 2022]. Disponível em: www.fda.gov/consumers/womens-health-topics/pregnancy.

38. Malhi GS, Bell E, Boyce P, Bassett D, Berk M, Bryant R, et al. The 2020 Royal Australian and New Zealand College of psychiatrists clinical practice guidelines for mood disorders: bipolar disorder summary. Bipolar Disord. 2020;22(8):805-21. PMID [33296123]

ESQUIZOFRENIA

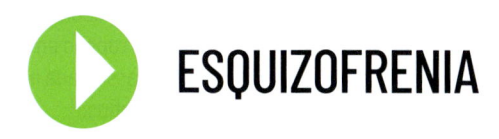

▶ CLARISSA SEVERINO GAMA
▶ TIAGO BORDIN LUCAS
▶ MARIA INÊS R. LOBATO
▶ PAULO BELMONTE-DE-ABREU

A esquizofrenia é uma doença bastante heterogênea. Desfechos favoráveis podem ser obtidos com o diagnóstico e a implementação das estratégias de tratamento em tempo adequado.[1] Estima-se que sua prevalência ao longo da vida seja de aproximadamente 0,7%.[2,3]

Em todo o mundo, é uma das 20 principais causas de incapacidade.[4] Os encargos econômicos associados à esquizofrenia são altos,[5,6] com um custo estimado de mais de US$ 150 bilhões anualmente nos Estados Unidos em dados de 2013.[7] Também está associada a uma diminuição da expectativa de vida, sendo que as taxas de mortalidade são de 2 a 4 vezes maiores do que na população geral.[8-10] O aumento na morbimortalidade é mais frequentemente associado a fatores como obesidade, diabetes, hiperlipidemia, tabagismo, menor engajamento em atitudes para a manutenção da saúde (p. ex., dieta, exercício) e disparidades no acesso aos cuidados de saúde preventivos, além dos tratamentos para condições físicas.[11,12]

A ocorrência concomitante de outros transtornos psiquiátricos, bastante comum nesta população, particularmente transtornos por uso de substâncias, contribui para a morbimortalidade em indivíduos com esquizofrenia. Cerca de 4 a 10% das pessoas com esquizofrenia morrem por suicídio, com taxas que são mais altas entre os homens no curso inicial do transtorno.[8,13-15]

É caracterizada pela presença de diversos grupos de sintomas: sintomas positivos (sintomas psicóticos, ou seja, delírios e alucinações), sintomas negativos (embotamento afetivo, prejuízo motivacional, isolamento social, entre outros), sintomas afetivos (tristeza), sintomas fóbico-ansiosos, sintomas comportamentais e sintomas cognitivos (pior desempenho em diversos domínios cognitivos quando comparados a controles).[16] Os **sintomas cognitivos**, embora descritos como um grupo central na esquizofrenia, não fazem parte dos critérios diagnósticos e tendem a estar presentes em evoluções mais desfavoráveis da doença. Os **sintomas positivos** tendem a ter um curso marcado por remissão e recaídas, ainda que alguns pacientes apresentem sintomas psicóticos residuais de longo prazo. Contudo, os **sintomas negativos e cognitivos** tendem a ser crônicos e associados aos importantes déficits de funcionamento social e ocupacional observados na esquizofrenia.[16]

O diagnóstico da esquizofrenia se dá após o período de 6 meses na presença de dois dos seguintes sintomas: **(a)** delírios, **(b)** alucinações, **(c)** discurso desorganizado, **(d)** comportamento psicomotor grosseiramente anormal, **(e)** sintomas negativos, sendo que um deles deve estar entre os listados nas letras **a**, **b** ou **c**. Para o diagnóstico, esses sintomas não podem ser explicados por intoxicação com substâncias psicoativas, doença médica e presença de transtorno de humor.[17]

Após o estabelecimento do diagnóstico, o foco do tratamento deve ser a remissão dos sintomas e a reabilitação ativa do paciente. Os APs, com exceção da clozapina, são o tratamento primário para todos os estágios da doença. É recomendado que seja sempre iniciada uma medicação atípica; caso estas não estejam disponíveis, pode-se escolher uma típica. Os APAs são a primeira linha de tratamento para todas as fases da doença, bem como para todos os grupos de sintomas.[18,19]

Os APAs orais disponíveis atualmente no Brasil são: amisulprida, aripiprazol, brexpiprazol, clozapina, lurasidona, olanzapina, paliperidona, quetiapina, risperidona e ziprasidona. A clozapina é o AP de escolha para o tratamento de pessoas com esquizofrenia refratária.[18-20]

O uso continuado em doses ajustadas individualmente possibilita redução de sintomas, aumento da expectativa de vida, melhor prognóstico da doença e melhor funcionalidade, além de redução de hospitalizações.[14,21,22]

O tratamento farmacológico da esquizofrenia é baseado nos seguintes princípios gerais:[23]

1. Obter o diagnóstico de esquizofrenia.
2. Considerar aspectos iniciais e críticos que influenciam o tratamento e a escolha da medicação (aqui e em cada ponto subsequente).
3. Instituir o tratamento em monoterapia com um atípico ou, se não estiver disponível, um típico em baixa dose.
4. Na persistência dos sintomas psicóticos ou em caso de recaída após fase de estabilização, depois de verificar adesão, dose, duração e tolerabilidade adequadas, trocar o AP.
5. Proceder com o tratamento em monoterapia com outro atípico ainda não utilizado ou, se não estiver disponível, outro típico em baixa dose.
6. Na persistência dos sintomas psicóticos ou em caso de recaída após fase de estabilização, depois de verificar adesão, dose, duração e tolerabilidade adequadas, iniciar o tratamento com clozapina.

TRATAMENTO DO PRIMEIRO EPISÓDIO DE ESQUIZOFRENIA

No primeiro episódio, a instauração de fármacos antipsicóticos está associada à redução significativa de sintomas. Este é o principal foco, uma vez que o maior preditor de desfechos negativos é o tempo de psicose não tratada, especialmente nesse período inicial. Existem evidências robustas para a não interrupção do tratamento farmacológico após a remissão dos sintomas. A interrupção em qualquer fase está, significativamente, associada a recaídas, hospitalizações e piores desfechos.[21]

Pacientes em primeiro episódio exibem resposta aumentada ao tratamento e sensibilidade maior aos efeitos colaterais em comparação aos pacientes com múltiplos episódios. Por isso, recomenda-se iniciar com doses menores do que as indicadas aos pacientes com múltiplos episódios.[24] Contudo, a dose deve ser aumentada na falta de remissão sintomatológica. Aqui, como em qualquer outra fase da doença, a escolha é entre as medicações atípicas, com exceção da clozapina.[25]

De forma complementar ao manejo farmacológico do primeiro episódio, é fundamental integrar o paciente em serviços de intervenção precoce em psicose, pouco disponíveis no Brasil até o momento. O objetivo dessa assistência é promover o cuidado integrado focado em recuperação envolvendo intervenções farmacológicas e psicossociais, o qual inclui monitoramento da adesão ao tratamento, psicoeducação, treinamento em habilidades sociais, terapia cognitivo-comportamental familiar e aconselhamento vocacional e educacional.[26] Estudos recentes de seguimento têm demonstrado que 32% dos pacientes podem alcançar remissão sintomática total e sustentada após o primeiro episódio de esquizofrenia, sendo esse fato mais associado ao sexo feminino, ao nível de inteligência e à instalação precoce do tratamento.[27]

FORMAS DE ADMINISTRAÇÃO DOS ANTIPSICÓTICOS

Os APs são, geralmente, administrados por VO, levando-se em conta o perfil farmacocinético e farmacodinâmico de cada medicamento. Em geral, as doses maiores são administradas à noite, para uma tolerância maior aos efeitos colaterais. Em pacientes muito agitados ou agressivos, inicialmente se faz necessário o uso de APs via IM. Alguns APs encontram-se disponíveis nessa forma de apresentação no Brasil: haloperidol, clorpromazina, levomepromazina e zuclopentixol. O uso de APs por via IV é desaconselhado.

No tratamento de manutenção podem ser usadas medicações antipsicóticas de depósito (*depot*).[18,19]

Uma vantagem adicional dessa forma de administração é a manutenção de doses séricas mais estáveis. Em nosso país, há um único fármaco atípico de depósito: o palmitato de paliperidona, para o qual existem apresentações de aplicação mensal ou trimestral. Das medicações antipsicóticas típicas de depósito, encontram-se no Brasil o decanoato de haloperidol e o enantato de flufenazina, para aplicação mensal, além do decanoato de zuclopentixol para aplicação quinzenal.

FASES DO TRATAMENTO

Na abordagem do tratamento farmacológico, é preciso levar em consideração as três fases da doença – tratamento agudo, estabilização e manutenção –, resumidas na **Figura 1**.

TRATAMENTO AGUDO E ESTABILIZAÇÃO

O principal objetivo do tratamento para a fase aguda consiste no controle sintomático do indivíduo, objetivando o retorno ao seu nível basal de funcionamento – em última análise, fornecendo proteção ao tempo de psicose não tratada, com o esbatimento de sintomas positivos. Em momentos de agitação psicomotora, risco de heteroagressão ou autoagressão, medicações antipsicóticas de uso IM podem ser necessárias. Alguns APs encontram-se disponíveis nessa forma de apresentação no Brasil: haloperidol, clorpromazina, levomepromazina e zuclopentixol.

Preconiza-se, sempre que possível, que se inicie monoterapia com um APA, ou, na impossibilidade da escolha por essa medicação, que seja iniciado um AP típico. A opção por algum desses fármacos deve ser balizada pela intolerância a efeitos colaterais, pela resposta prévia, bem como pela resistência de pacientes a determinados medicamentos. A dose inicial da medicação escolhida dependerá de fatores como sua formulação, características do paciente e a resposta prévia a APs. Pode-se rapidamente progredir a dose da maioria dos APs para sua dose terapêutica típica – a importante exceção é a clozapina. Entretanto, em um primeiro episódio de psicose, iniciar com uma dose menor pode ajudar a minimizar efeitos adversos agudos, proporcionando um melhor cenário para a adequada adesão medicamentosa.[18-20,25]

Em pacientes idosos, com comorbidades clínicas ou que já recebam múltiplas medicações, doses iniciais recomendadas variam de um quarto a metade da dose usual para a dose de início em adultos. Adicionalmente, nesse perfil de pacientes, cabe ressaltar que os APs considerados de baixa potência não são a primeira escolha por conta de seus maiores efeitos anticolinérgicos.[28] É importante lembrar que medicações com efeitos anticolinérgicos proeminentes (p. ex., levomepromazina, clorpromazina) devem ser evitadas nesta população.

Critérios de preferência

Como a eficácia dos diferentes APAs é muito semelhante, à exceção da clozapina, a preferência por uma ou outra medicação poderá ser embasada nos seguintes critérios:[18,19,25]

1. Resposta prévia – melhor preditor da resposta.
2. Perfil de efeitos colaterais.
3. Preferência do paciente.
4. Grau de adesão ao tratamento.
5. Intolerância aos efeitos adversos.
6. Comorbidades clínicas associadas.

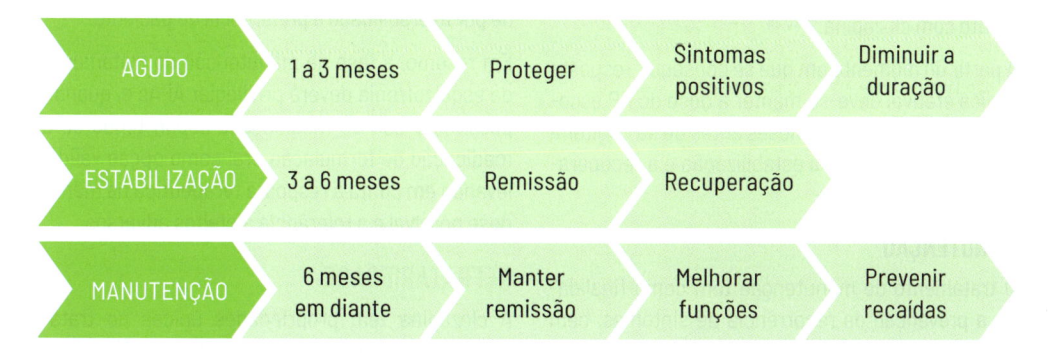

Fase	Duração	Objetivo		
AGUDO	1 a 3 meses	Proteger	Sintomas positivos	Diminuir a duração
ESTABILIZAÇÃO	3 a 6 meses	Remissão	Recuperação	
MANUTENÇÃO	6 meses em diante	Manter remissão	Melhorar funções	Prevenir recaídas

FIGURA 1 ▶ FASES DO TRATAMENTO DA ESQUIZOFRENIA.

7. Em mulheres com alterações na duração do ciclo menstrual ou amenorreia: indicação de AP com menor efeito no aumento de prolactina.
8. Em idosos, evitar medicações com efeito anticolinérgico importante.
9. Em pacientes com fatores de risco para diabetes, obesidade, idade superior a 50 anos, sedentarismo, tabagismo, hipertensão, hiperglicemia, hipertrigliceridemia ou doença coronariana, ter cautela no uso de APs que possam precipitar síndrome metabólica.
10. Em pacientes cardiopatas, ter cautela no uso de APs que aumentam o intervalo QT.

AUMENTO DA DOSE E TROCA DE ANTIPSICÓTICO

Após o início do tratamento, os pacientes podem demorar 2 a 4 semanas para mostrarem resposta às medicações, pois a eficácia dos APs está relacionada ao período com uma dose sérica estável da medicação. Portanto, deve-se avaliar a resposta clínica em até 6 semanas com dose adequada, lançando-se mão de escalas clínicas como a Brief Psychiatric Rating Scale (BPRS), na qual a resposta é considerada efetiva quando houver redução de 30% do escore.[20]

Quando ocorre resposta parcial a um AP após o uso por 6 semanas em doses médias, pode-se tentar elevar sua dose até os níveis máximos permitidos e mantê-la por mais 2 semanas. Alguns pacientes poderão responder a essa estratégia, a qual dependerá também da aceitação e da tolerância a efeitos adversos. Caso o paciente não apresente resposta mesmo após essa tentativa, outro APA – ou, na impossibilidade deste, um AP típico em baixa dose – deve ser tentado, com dose e duração adequadas. Para os pacientes que não obtiverem resposta após o uso de dois APs em monoterapia com dose e duração adequados, deve-se proceder ao tratamento com clozapina.[18-20,25]

A partir do momento em que se conseguir resposta clínica efetiva, deve-se manter a dose do AP escolhido por pelo menos 6 meses antes de se cogitar a redução, objetivando a estabilização e a recuperação do paciente.

MANUTENÇÃO

O tratamento de manutenção tem como finalidade a prevenção da recorrência de sintomas, bem como a otimização da funcionalidade e da qualidade de vida. Após 6 meses de tratamento apropriado, com boa resposta, pode-se cogitar a redução da dose do medicamento antipsicótico.[19] O uso de medicamento *depot* também é uma boa opção para pacientes nesta fase, garantindo de forma inequívoca a adesão.[29]

Entre os APs de longa ação, em estudo que avaliou risco de recaídas e abandono de tratamento em psicoses não afetivas, encontrou-se superioridade das medicações de depósito, sendo a de maior efetividade a paliperidona com formulação trimestral, seguida do aripiprazol (não disponível no Brasil), olanzapina (não disponível no Brasil) e paliperidona com formulação mensal.[29] Também foi visto que a clozapina e os APs de depósito, se utilizados como tratamento de manutenção, estão relacionados à menor ocorrência de desfechos negativos – como re-hospitalizações, tentativas de suicídio, descontinuidade ou troca de medicamento e morte –, sendo o risco de re-hospitalização entre 20 e 30% menor nos tratamentos com APs de depósito quando comparados aos seus equivalentes com apresentação oral.[30] Estudo de seguimento realizado na Finlândia, com duração de 20 anos e que incluiu 62.250 indivíduos com esquizofrenia, encontrou menor risco de reinternação na associação de clozapina e aripiprazol, sugerindo um espaço para considerarmos associações medicamentosas, embora deva-se ser cauteloso com relação à polifarmácia no tratamento de manutenção da esquizofrenia.[31]

Em contrapartida a esses achados, uma metanálise comparou a eficácia e a tolerabilidade de 32 APs,[32] tanto orais quanto de depósito, como tratamento de manutenção em esquizofrenia. Verificou-se que não houve diferenças estatisticamente significativas entre os APs na prevenção de recaídas, sugerindo que a escolha do tratamento de manutenção seja orientada por tolerabilidade e preferência do paciente.

Em resumo, a fase de manutenção do tratamento da esquizofrenia deverá privilegiar APAs e, quando possível, o uso de medicações *depot*, tendo-se a medicação de formulação oral como opção válida, levando em conta a resposta terapêutica na menor dose possível e a tolerância a efeitos adversos.

REFRATARIEDADE

A clozapina tem propriedades únicas no tratamento da esquizofrenia refratária, associada à diminuição do número total de dias em internações psiquiátricas e grande melhora na funcionalidade, quando iniciada antes de 2 anos da identificação da refratariedade. O conceito de refratariedade requer o uso de dois APs em dose terapêutica por 6 semanas cada, sem redução satisfatória da sintomatologia (p. ex., 30% ou mais de escores da BPRS). Se o paciente preenche esses critérios, pode ser diagnosticado como refratário, com indicação de uso de clozapina.[19,20] Outras possíveis indicações de uso da clozapina são em pacientes com discinesia ou distonia tardia e em pacientes com persistentes pensamentos e comportamentos suicidas. Entretanto, é subempregada, devido ao risco de neutropenia grave (neutrófilos < 1.000/μL), levando à necessidade de monitoramento hematológico contínuo nas primeiras 18 semanas de uso e, após, mensalmente. Esse monitoramento tem sido questionado por dados mostrando a significativa redução do risco ao longo do tempo de uso. Uma diretriz recente propôs a realização de hemogramas a cada 3 meses para aqueles em uso de clozapina há mais de 1 ano e que nunca tiveram neutrófilos abaixo de 2.000/μL.[20] A segurança desse espaçamento na realização de hemogramas foi validada por estudo brasileiro. Então, de maneira bastante segura, após 1 ano de monitoramento com neutrófilos acima de 2.000/μL, o hemograma pode ser espaçado a cada 3 meses. A orientação de monitoramento mais contínuo deve retornar na presença de uma doença clínica grave como câncer.[33]

Outros efeitos colaterais da clozapina, bem mais prevalentes e importantes, são abordados na seção específica para esse fármaco. Embora as doses terapêuticas apresentem uma ampla variabilidade, atualmente existe uma forte recomendação de não ultrapassar os 400 mg diários. Quando isso precisa ser feito, existe necessidade de dosar a concentração sérica do fármaco.[19,20]

ULTRARREFRATARIEDADE

A clozapina mostrou-se benéfica em pacientes cujos sintomas são resistentes ao tratamento com outros APs. Entretanto, mais de 40% dos pacientes tratados com clozapina apresentaram uma resposta parcial.[20,34] Com isso, surgiu o conceito de esquizofrenia ultrarrefratária, ou resistente à clozapina, para denominar o grupo de pacientes com diagnóstico de esquizofrenia que têm uma resposta parcial à clozapina. Atualmente, essa resistência à clozapina é definida por um período de tratamento continuado entre 8 e 12 semanas, com concentrações séricas acima de 350 ng/mL.[20] Os esforços no tratamento desses pacientes concentram-se em uma variedade de estratégias, incluindo medicamentos e ECT. Fatores que possam comprometer a resposta à clozapina devem primeiro ser excluídos, como abuso de drogas ilícitas, interações medicamentosas, fármacos de qualidade duvidosa e má adesão ao tratamento. Todas as experiências de tratamento adjuvante à clozapina devem ser guiadas por evidências clínicas existentes e por um plano terapêutico que incorpore uma compreensão clara dos sintomas residuais.

A mais recente metanálise de ensaios clínicos randomizados, em não respondedores à clozapina, fornece a primeira revisão abrangente da literatura sobre o potencial de agentes farmacológicos e não farmacológicos na esquizofrenia refratária à clozapina.[35] Os agentes farmacológicos adjuvantes mais eficazes para sintomas de psicopatologia geral foram o aripiprazol e o divalproato de sódio. O uso concomitante de ECT e clozapina em pacientes ultrarrefratários também mostrou redução global de escores em escalas de sintomatologia geral, sendo um importante agente terapêutico para esta população resistente à clozapina.[35]

ELETROCONVULSOTERAPIA

A ECT, além de ser recomendada na intolerância ou na ausência de resposta à clozapina, é indicada a pacientes catatônicos ou com sintomas de humor acentuados. Existem evidências de vantagem no controle agudo de sintomas,[36] além de eficácia a médio prazo, em relação ao tratamento-padrão. A ECT tem um efeito positivo na resposta clínica aguda e a médio prazo para as pessoas com esquizofrenia resistente ao tratamento.[37]

EFEITOS ADVERSOS E SEU MANEJO

Efeitos adversos são uma causa importante para baixa adesão ao tratamento medicamentoso em esquizofrenia, suscitando piores desfechos para os pacientes. Nesse sentido, destaca-se a premência de sua identificação, do seu correto manejo e da prescrição medicamentosa individualizada ao perfil do paciente, enfatizando a prevenção conforme fatores de risco presentes.

EFEITOS METABÓLICOS

▶ **Hiperlipidemia:** alguns APs, particularmente a clozapina e a olanzapina, podem aumentar o risco de hiperlipidemias. Elas podem se manifestar independentemente da escolha por APs típicos ou atípicos.[38] A elevação de triglicerídeos acima do limiar de 500 mg/dL, acarretando risco para pancreatite, é incomum. Mudanças no perfil metabólico de pacientes justificam investigação de síndrome metabólica. Considerar a adição de estatina quando necessário, assim como manejo dietético.

▶ **Resistência insulínica e diabetes melito:** em particular, a clozapina e a olanzapina são medicações antipsicóticas associadas com um risco aumentado de DM. Por conta disso, recomendam-se dosagem sérica de glicose e hemoglobina glicada. Na eventualidade de desenvolvimento de DM, deve-se proceder ao tratamento conforme diretrizes clínicas.[38]

▶ **Ganho de peso:** fármacos como a clozapina e a olanzapina estão associados a alto risco para ganho de peso, enquanto aripiprazol, amisulprida, brexpiprazol e lurasidona estão associados a baixo risco. Idealmente, deve-se prevenir o ganho de peso já no momento da primeira prescrição, optando-se por medicações com baixo impacto no peso ou associando-se ao AP de maior impacto no peso, a metformina. Na maior parte dos estudos, preconiza-se a dose de 1.000 mg/dia, com redução do ganho de peso em aproximadamente 5 kg quando iniciada no primeiro episódio de psicose. Aqui, destaca-se também o papel central das mudanças no estilo de vida, como as intervenções dietéticas, exercícios físicos e psicoeducação.[38]

▶ **Hiperprolactinemia:** efeito relacionado ao bloqueio da via tuberoinfundibular, sendo relativamente comum. Pode haver amenorreia, galactorreia, diminuição de libido e aumento do volume das mamas. Caso haja evidência de hiperprolactinemia sintomática, pode-se diminuir ou trocar o AP em uso. Há evidências de que a metformina seja eficaz na amenorreia induzida por AP.[39]

EFEITOS NEUROLÓGICOS

▶ **Distonia aguda:** contrações musculares anormais e prolongadas que se apresentam após alguns dias de início do AP, com incidência menor do que 2%. Nesses casos, adicionar anticolinérgico (biperideno: 4 mg IM; após, manutenção com 2 a 4 mg diários VO).[18,19]

▶ **Acatisia:** sensação subjetiva de inquietação, geralmente acompanhada por movimentos excessivos e dificuldade de manter-se parado, que costuma se desenvolver após semanas de início ou aumento de dose de APs, em especial os típicos. Recomendam-se diminuição do AP e adição de β-bloqueadores, especialmente propranolol (30 a 120 mg diários) ou BZD.[18,19]

▶ **Parkinsonismo:** caracteriza-se por rigidez muscular (tipicamente com sinal da roda denteada), tremores, bradicinesia e instabilidade postural. Estes efeitos colaterais estão mais frequentemente associados as APs típicos, com severidade dose-dependente. Não há benefício na associação de biperideno. Os APs menos associados aos efeitos extrapiramidais são a clozapina e a quetiapina.[18,19]

▶ **Síndrome neuroléptica maligna:** distingue-se pela tríade clássica composta de rigidez, hipertermia e labilidade do sistema nervoso simpático, após exposição a um AP, sobretudo os típicos de alta potência. Deve-se suspender o AP, com possível benefício se houver associação a BZDs. Em casos graves, pode-se associar dantroleno. Após resolução do quadro, deve-se reiniciar o AP com progressão lenta de dose.[18,19]

▶ **Síndromes tardias** (discinesia, distonia e acatisia): movimentos involuntários persistentes após período prolongado de uso de AP, principalmente típicos. Nesses pacientes, recomendam-se a suspensão do AP em uso e o início de clozapina, fármaco com menor incidência de síndromes tardias.[20]

EFEITOS HEMATOLÓGICOS

▶ Há maior preocupação com o uso de clozapina, embora possa haver também com outros APs. Estima-se que a incidência de neutropenia severa no uso de clozapina seja de 0,9%, indicando que a clozapina é uma medicação segura quando realizado o devido monitoramento. Atenção particular deve ser dada a pacientes com quadros infecciosos. A contagem de neutrófilos costuma normalizar após suspensão do AP.[20]

EFEITOS CARDIOVASCULARES

▸ **Miocardite:** efeito adverso raro, com possível mediação imune. Estima-se que a incidência de miocardite fatal chegue no máximo a 0,28%. Deve-se estar ciente dessa possibilidade, que, em geral, ocorre no primeiro mês de introdução da medicação, com taquicardia, febre, dispneia, dor torácica e edema/anasarca. Na suspeita de miocardite, a propedêutica deve incluir ECG, proteína C-reativa e dosagem de troponinas.[20,40]

▸ **Prolongamento do intervalo QT:** o limite da normalidade do intervalo QT para homens se situa entre 340 e 450 ms e para mulheres entre 340 e 470 ms. Valores acima destes significam causa para preocupação, pelo risco de *torsades de pointes*. Quando fatores de risco se sobrepõem – como sexo feminino, idade avançada, história prévia, distúrbios hidreletrolíticos –, é recomendada cautela na prescrição de altas doses de APs.[18,19]

Efeitos anticolinérgicos

▸ **Constipação:** frequentemente secundária ao uso de clozapina, com possível ocorrência de íleo paralítico, necessitando de atendimento com urgência. Associar laxativos como lactulose (5 a 10 g diários), macrogol (13 a 40 g diários) e bisacodil (5 a 10 mg diários). Deve-se evitar laxativos formadores de massa, como a metilcelulose, pois a constipação no paciente que faz uso de AP se dá por diminuição de motilidade intestinal.[18,19]

▸ **Retenção urinária:** caso o paciente manifeste retenção urinária aguda, considerar trocar o AP. Alternativamente, é possível associar distigmina, um parassimpatomimético.[18,19]

OUTROS EFEITOS ADVERSOS

▸ **Sialorreia:** sua etiologia não é clara. Associar atropina 1% sublingual, atentando-se para a dose máxima de 10 mg/dia.[18,19]

▸ **Hipotensão ortostática:** ocorre devido ao bloqueio α-adrenérgico, sobretudo em pacientes idosos. Atentar para ajustes de medicações anti-hipertensivas.[18,19]

▸ **Hipersensibilidade:** pouco comum com uso de APs, apresentando-se como exantema maculopapular eritematoso. Troca de medicação ou administração de anti-histamínico costumam ser medidas suficientes para a recuperação.[18,19]

CONSIDERAÇÕES FINAIS

Nestes mais de 100 anos da descrição da esquizofrenia como entidade nosológica, houve avanços científicos em intervenções terapêuticas com potencial de mudança drástica de um curso natural, muitas vezes tido como "desesperançoso".[41] Cabe ressaltar que cerca de um terço dos pacientes tem potencial de recuperação completa após tratamento adequado e ininterrupto desde o primeiro episódio.[27] É de suma importância abordar que atitudes em relação à esquizofrenia carecem de "esperança", o que limita a extensão em que os profissionais utilizam as intervenções baseadas em evidências que podem oferecer melhora nos resultados – usando clozapina, medicamentos antipsicóticos atípicos injetáveis de ação prolongada e intervenções psicossociais. Essa falta de esperança é evidenciada pela falha em oferecer essas opções de tratamento aos pacientes, negando, assim, os benefícios potenciais e, de fato, contribuindo para uma profecia autorrealizável de maus resultados.[42] É preciso pensar e agir, em geral, mas principalmente nesta doença, para amenizar o abismo entre a psiquiatria dos séculos XIX e XX com a do nosso século.

REFERÊNCIAS

1. Millan MJ, Andrieux A, Bartzokis G, Cadenhead K, Dazzan P, Fusar-Poli P, et al. Altering the course of schizophrenia: progress and perspectives. Nat Rev Drug Discov. 2016;15(7):485-515. PMID [26939910]
2. Moreno-Küstner B, Martin C, Pastor L. Prevalence of psychotic disorders and its association with methodological issues: a systematic review and meta-analyses. PLoS One. 2018;13(4):e0195687. PMID [29649252]
3. van der Werf M, Hanssen M, Köhler S, Verkaaik M, Verhey FR, van Winkel R, et al. Systematic review and collaborative recalculation of 133,693 incident cases of schizophrenia. Psychol Med. 2014;44(1):9-16. PMID [23244442]
4. GBD 2017 Disease and Injury Incidence and Prevalence Collaborators. Global, regional, and national incidence, prevalence, and years lived with disability for 354 diseases and injuries for 195 countries and territories, 1990-2017: a systematic analysis for the Global Burden of Disease Study 2017. Lancet. 2018;392(10159):1789-858. PMID [30496104]
5. Chapel JM, Ritchey MD, Zhang D, Wang G. Prevalence and medical costs of chronic diseases among adult medicaid beneficiaries. Am J Prev Med. 2017;53(6S2):S143-54. PMID [29153115]
6. Jin H, Mosweu I. The societal cost of schizophrenia: a systematic review. Pharmacoeconomics. 2017;35(1):25-42. PMID [27557994]
7. Cloutier M, Aigbogun MS, Guerin A, Nitulescu R, Ramanakumar AV, Kamat SA, et al. The economic burden of schizophrenia in the United States in 2013. J Clin Psychiatry. 2016;77(6):764-71. PMID [27135986]
8. Heilä H, Haukka J, Suvisaari J, Lönnqvist J. Mortality among patients with schizophrenia and reduced psychiatric hospital care. Psychol Med. 2005;35(5):725-32. PMID [15918349]
9. Hjorthøj C, Stürup AE, McGrath JJ, Nordentoft M. Years of potential life lost and life expectancy in schizophrenia: a systematic review

and meta-analysis. Lancet Psychiatry. 2017;4(4):295-301. PMID [28237639]

10. Oakley P, Kisely S, Baxter A, Harris M, Desoe J, Dziouba A, et al. Increased mortality among people with schizophrenia and other non-affective psychotic disorders in the community: a systematic review and meta-analysis. J Psychiatr Res. 2018;102:245-53. PMID [29723811]

11. De Hert M, Correll CU, Bobes J, Cetkovich-Bakmas M, Cohen D, Asai I, et al. Physical illness in patients with severe mental disorders: I: prevalence, impact of medications and disparities in health care. World Psychiatry. 2011;10(1):52-77. PMID [21379357]

12. Kugathasan P, Horsdal HT, Aagaard J, Jensen SE, Laursen TM, Nielsen RE. Association of secondary preventive cardiovascular treatment after myocardial infarction with mortality among patients with schizophrenia. JAMA Psychiatry. 2018;75(12):1234-40. PMID [30422158]

13. Nordentoft M, Mortensen PB, Pedersen CB. Absolute risk of suicide after first hospital contact in mental disorder. Arch Gen Psychiatry. 2011;68(10):1058-64. PMID [21969462]

14. Tanskanen A, Tiihonen J, Taipale H. Mortality in schizophrenia: 30-year nationwide follow-up study. Acta Psychiatr Scand. 2018;138(6):492-9. PMID [29900527]

15. van Os J, Kenis G, Rutten BP. The environment and schizophrenia. Nature. 2010;468(7321):203-12. PMID [21068828]

16. Tandon R, Nasrallah HA, Keshavan MS. Schizophrenia, "just the facts" 4. Clinical features and conceptualization. Schizophr Res. 2009;110(1-3):1-23. PMID [19328655]

17. Tandon R, Gaebel W, Barch DM, Bustillo J, Gur RE, Heckers S, et al. Definition and description of schizophrenia in the DSM-5. Schizophr Res. 2013;150(1):3-10. PMID [23800613]

18. Addington D, Abidi S, Garcia-Ortega I, Honer WG, Ismail Z. Canadian guidelines for the assessment and diagnosis of patients with schizophrenia spectrum and other psychotic disorders. Can J Psychiatry. 2017;62(9):594-603. PMID [28730847]

19. Barnes TR, Drake R, Paton C, Cooper SJ, Deakin B, Ferrier IN, et al. Evidence-based guidelines for the pharmacological treatment of schizophrenia: Updated recommendations from the British Association for Psychopharmacology. J Psychopharmacol. 2020;34(1):3-78. PMID [31829775]

20. Howes OD, McCutcheon R, Agid O, Bartolomeis A, van Beveren NJ, Birnbaum ML, et al. Treatment- resistant schizophrenia: treatment response and resistance in psychosis (TRRIP) Working Group Consensus Guidelines on Diagnosis and Terminology. Am J Psychiatry. 2017;174(3):216-29. PMID [27919182]

21. Tiihonen J, Tanskanen A, Taipale H. 20-year nationwide follow-up study on discontinuation of antipsychotic treatment in first-episode schizophrenia. Am J Psychiatry. 2018;175(8):765-73. PMID [29621900]

22. Taipale H, Tanskanen A, Mehtälä J, Vattulainen P, Correll CU, Tiihonen J. 20-year follow-up study of physical morbidity and mortality in relationship to antipsychotic treatment in a nationwide cohort of 62,250 patients with schizophrenia (FIN20). World Psychiatry. 2020;19(1):61-8. PMID [31922669]

23. Jobson KO, Potter WZ. International Psychopharmacology Algorithm Project Report. Psychopharmacol Bull. 1995;31(3):457-9, 491-500. PMID [8668749]

24. Morgan VA, McGrath JJ, Jablensky A, Badcock JC, Waterreus A, Bush R, et al. Psychosis prevalence and physical, metabolic and cognitive co-morbidity: data from the second Australian national survey of psychosis. Psychol Med. 2014;44(10):2163-76. PMID [24365456]

25. Zhu Y, Krause M, Huhn M, Rothe P, Schneider-Thoma J, Chaimani A, et al. Antipsychotic drugs for the acute treatment of patients with a first episode of schizophrenia: a systematic review with pairwise and network meta-analyses. Lancet Psychiatry. 2017;4(9):694-705. PMID [28736102]

26. Siskind D, Yung A. After the acute crisis: engaging people with psychosis in rehabilitation-oriented care. World Psychiatry. 2022;21(2):246-7. PMID [35524623]

27. Klærke LR, Baandrup L, Fagerlund B, Ebdrup BH, Pantelis C, Glenthøj BY, et al. Diagnostic stability and long-term symptomatic and functional outcomes in first-episode antipsychotic-naïve patients with schizophrenia. Eur Psychiatry. 2019;62:130-7. PMID [31614250]

28. Howard R, Rabins PV, Seeman MV, Jeste DV. Late-onset schizophrenia and very-late-onset schizophrenia-like psychosis: an international consensus. The International Late-Onset Schizophrenia Group. Am J Psychiatry. 2000;157(2):172-8. PMID [10671383]

29. Ostuzzi G, Bertolini F, Del Giovane C, Tedeschi F, Bovo C, Gastaldon C, et al. Maintenance treatment with long-acting injectable antipsychotics for people with nonaffective psychoses: a network meta-analysis. Am J Psychiatry. 2021;178(5):424-36. PMID [33596679]

30. Tiihonen J, Taipale H, Mehtälä J, Vattulainen P, Correll CU, Tanskanen A. Association of antipsychotic polypharmacy vs monotherapy with psychiatric rehospitalization among adults with schizophrenia. JAMA Psychiatry. 2019;76(5):499-507. PMID [30785608]

31. Tiihonen J, Mittendorfer-Rutz E, Majak M, Mehtälä J, Hoti F, Jedenius E, et al. Real-world effectiveness of antipsychotic treatments in a nationwide cohort of 29 823 patients with schizophrenia. JAMA Psychiatry. 2017;74(7):686-93. PMID [28593216]

32. Schneider-Thoma J, Chalkou K, Dörries C, Bighelli I, Ceraso A, Huhn M, et al. Comparative efficacy and tolerability of 32 oral and long-acting injectable antipsychotics for the maintenance treatment of adults with schizophrenia: a systematic review and network meta-analysis. Lancet. 2022;399(10327):824-36. PMID [35219395]

33. Goldani AAS, Rabelo-da-Ponte FD, Feiten JG, Lobato MIR, Belmonte-de-Abreu PS, Gama CS. Risk of neutropenia among clozapine users and non-users: results from 5,847 patients. Braz J Psychiatry. 2022;44(1):21-5. PMID [34730717]

34. Campana M, Falkai P, Siskind D, Hasan A, Wagner E. Characteristics and definitions of ultratreatment-resistant schizophrenia: a systematic review and meta-analysis. Schizophr Res. 2021;228:218-26. PMID [33454644]

35. Siskind DJ, Lee M, Ravindran A, Zhang Q, Ma E, Motamarri B, et al. Augmentation strategies for clozapine refractory schizophrenia: a systematic review and meta-analysis. Aust N Z J Psychiatry. 2018;52(8):751-67. PMID [29732913]

36. Petrides G, Malur C, Braga RJ, Bailine SH, Schooler NR, Malhotra AK, et al. Electroconvulsive therapy augmentation in clozapine-resistant schizophrenia: a prospective, randomized study. Am J Psychiatry. 2015;172(1):52-8. PMID [25157964]

37. Sinclair DJM, Zhao S, Qi F, Nyakyoma K, Kwong JSW, Adams CE. Electroconvulsive therapy for treatment-resistant schizophrenia. Schizophr Bull. 2019;45(4):730-2. PMID [31150556]

38. Cooper SJ, Reynolds GP, Barnes T, England E, Haddad PM, Heald A, et al. BAP guidelines on the management of weight gain, metabolic disturbances and cardiovascular risk associated with psychosis and antipsychotic drug treatment. J Psychopharmacol. 2016;30(8):717-48. PMID [27147592]

39. Wu RR, Jin H, Gao K, Twamley EW, Ou JJ, Shao P, et al. Metformin for treatment of antipsychotic-induced amenorrhea and weight gain in women with first-episode schizophrenia: a double-blind, randomized, placebo-controlled study. Am J Psychiatry. 2012;169(8):813-21. PMID [22711171]

40. Rohde C, Polcwiartek C, Kragholm K, Ebdrup BH, Siskind D, Nielsen J. Adverse cardiac events in out-patients initiating clozapine treatment: a nationwide register-based study. Acta Psychiatr Scand. 2018;137(1):47-53. PMID [29064084]

41. Acharya T, Agius M. The importance of hope against other factors in the recovery of mental illness. Psychiatr Danub. 2017;29(Suppl 3):619-22. PMID [28953841]

42. Bressan RA, Grohs GEM, Matos G, Shergill S. Hope or hype in the treatment of schizophrenia - what's the role of the physician? Br J Psychiatry. 2018;212(1):1-3. PMID [29433614]

TRANSTORNO OBSESSIVO-COMPULSIVO

▶ ARISTIDES VOLPATO CORDIOLI
▶ MARCELO BASSO DE SOUSA
▶ LUCAS LOVATO
▶ YGOR ARZENO FERRÃO

A farmacoterapia e a terapia cognitivo-comportamental (TCC), da qual faz parte a estratégia de exposição e prevenção de resposta (EPR), são consideradas os tratamentos de primeira linha para o TOC.[1,2] Os medicamentos que demonstraram eficácia terapêutica foram os ADs que inibem a recaptação de serotonina: a clomipramina e os ISRSs. Atualmente, estuda-se a influência de outros neurotransmissores nos sintomas obsessivos, como dopamina, noradrenalina e glutamato, porém dados mais consistentes sobre a eficácia e a efetividade de medicamentos que atuem nesses circuitos ainda estão em desenvolvimento. Mais recentemente, estratégias neuromodulatórias têm sido sugeridas (e ganharam alguma evidência), como a estimulação magnética transcraniana e a estimulação cerebral profunda (DBS), para casos resistentes aos tratamentos convencionais. O fato é que o TOC tende a tornar-se uma doença da vida inteira se não tratado, mas, sendo reconhecido e havendo intervenções precoces, é possível evitar os prejuízos de suas gravidade e cronicidade, assim como melhorar a qualidade de vida dos pacientes. Um ponto relevante a ser lembrado quando falamos em tratamento do TOC é que se considera que ele é eficaz – ou que o paciente respondeu a uma intervenção – quando, em decorrência da sua utilização, há uma redução de 35% no escore da Y-BOCS comparado ao escore inicial apresentado pelo paciente.

Os fármacos ISRSs são eficazes em adultos, com um tamanho de efeito grande (0,91), mas infelizmente a maioria dos pacientes considerados respondedores nos ensaios clínicos continua apresentando sintomas residuais mesmo após o uso por longo tempo e em doses altas. A farmacoterapia é a abordagem de escolha nas situações em que o paciente prefere o uso de medicamentos; quando existem comorbidades associadas ao TOC (p. ex., depressão, TP, TAG) para as quais os ISRSs são recomendados; e quando os sintomas obsessivo-compulsivos são graves ou muito graves. Também são recomendados quando o paciente apresenta pouco ou nenhum *insight* sobre o transtorno; e quando predominam convicções supervalorizadas ou até mesmo delirantes sobre o conteúdo das obsessões (nesse caso é recomendável a adição de um AP), bem como sobre a necessidade de realizar as compulsões, às quais não resiste de modo algum. Ainda é a opção preferencial e talvez a única alternativa viável quando o paciente não está motivado para fazer TCC, não adere aos exercícios de EPR ou quando não há terapeuta experiente em TCC disponível.

Não efetividade ou efetividade parcial em reduzir a intensidade dos sintomas, os efeitos adversos, geralmente dose-dependentes e muitas vezes intoleráveis (problemas sexuais, sonolência, cefaleia, ganho de peso, sintomas gastrintestinais), e não aceitação do uso de medicamentos são as principais desvantagens dos antiobsessivos. Seu potencial benefício e seus riscos devem ser avaliados ainda com mais atenção em determinados grupos, como gestantes e pacientes com transtorno bipolar (TB), nos quais podem desencadear virada maníaca. A maior dificuldade, entretanto, é a resposta apenas parcial que se observa na maioria das vezes, obtendo-se remissão completa em apenas 20% dos casos. Também são comuns as recaídas após a suspensão. A eficácia dos antiobsessivos também fica comprometida quando há comorbidades como tiques, transtorno de Tourette, psicoses, transtornos da personalidade ou TB. O uso de medicamentos antiobsessivos, no entanto, tem como principais vantagens sua fácil administração e a ampla disponibilidade, pois os médicos estão capacitados a prescrevê-los até mesmo em contextos de poucos recursos, como em postos de saúde, onde, em geral, a TCC não é disponível. Deve-se destacar que alguns ISRSs são distribuídos gratuitamente na rede pública.

A TCC é também uma opção com eficácia comprovada no tratamento do TOC e a alternativa preferencial devido à sua efetividade quando existem contraindicações para o uso de medicamentos, ou quando os resultados da farmacoterapia forem insatisfatórios. Mesmo nesses casos pode haver boa resposta à terapia. Ela pode ser a escolha preferencial quando: (1) o paciente não aceita utilizar medicamentos; (2) predominam compulsões de lavagem, verificações, repetições ou comportamentos evitativos que respondem bem à TCC e não tão bem aos fármacos; (3) os sintomas não são demasiadamente graves ou tão incapacitantes que impeçam a realização das tarefas de EPR (4) não se apresentam comorbidades graves associadas (depressão, ansiedade intensa, tiques, TB, psicoses, deficiência intelectual); (5) o paciente tem algum ou um bom nível de *insight*, está motivado a realizar a TCC e tem condições de tolerar aumentos passageiros da ansiedade que ocorrem durante a realização dos exercícios de EPR; (6) há disponibilidade de terapeuta com experiência em TCC do TOC; (7) o paciente tem uma história de boa resposta à TCC; (8) no TOC pediátrico. Como regra, recomenda-se que, sempre que possível, os medicamentos antiobsessivos sejam associados à TCC ou à terapia de EPR.[1-4]

A FARMACOTERAPIA DO TOC

A farmacoterapia propriamente dita deve ser precedida pela psicoeducação do paciente e de seus familiares sobre o que é o TOC e o uso dos medicamentos no TOC. É importante informar sobre as chances de resposta, os benefícios pretendidos e o tempo necessário para a resposta, bem como antecipar os efeitos colaterais de cada medicamento e as estratégias para minimizá-los. Nunca é demais ressaltar a importância de uma boa avaliação do paciente, da clareza do diagnóstico de TOC e das comorbidades, do levantamento detalhado dos tratamentos já realizados, os resultados obtidos e as dificuldades encontradas. Uma vez decidido o uso de medicamentos, há uma sequência de passos adotados por consensos entre especialistas e sugeridos a seguir.

ALGORITMO PARA O TRATAMENTO FARMACOLÓGICO DO TOC

Os passos sugeridos pelos diversos autores no uso de medicamentos no TOC (Figura 1), de maneira geral, são os seguintes:[4-7]

1. monoterapia com ISRSs;
2. aumento da dose do ISRS;
3. troca do ISRS por outro ISRS ou por clomipramina;
4. associação de clomipramina com ISRS;
5. sinergismo com risperidona ou aripiprazol;
6. outras estratégias de sinergismo (medicações glutamatérgicas, antagonistas 5-HT3);
7. tratamento domiciliar ou hospitalar intensivos;
8. neuromodulação (EMT, ETCC, DBS);
9. neurocirurgia.

MONOTERAPIA COM CLOMIPRAMINA OU ISRS

ESCOLHA DO MEDICAMENTO

A clomipramina e os ISRSs são considerados os medicamentos de primeira linha no tratamento farmacológico do TOC. As metanálises apontam para uma leve superioridade da primeira quanto à eficácia, o que não se mantém em estudos controlados que comparam diretamente a eficácia de um fármaco em relação a outro.[3,6,8,9,10] Entretanto, os ISRSs apresentam um perfil de efeitos colaterais mais favorável, razão pela qual são, em geral, a primeira escolha no início do tratamento.

Os estudos também não comprovaram diferença de eficácia entre os distintos ISRSs, mas alguns pacientes podem responder melhor a um medica-

DIAGNÓSTICO DE TRANSTORNO OBSESSIVO-COMPULSIVO

TCC e/ou ISRS/CMI
(a associação é recomendada na maioria dos casos)

Se houver comorbidades

Depressão: elevar dose do antidepressivo, usar AD ce outra classe, lítio, IRSN
Ansiedade intensa (TAG, ansiedade social, pânico): associar clonazepam (1-5 mg)
Tiques: associar risperidona, haloperidol, quetiapina, olanzapina, aripiprazol
TDAH: associar metilfenidato
Bulimia: preferir fluoxetina, adicionar topiramato
Psicose, convicções delirantes: associar antipsicótico

A TCC é preferível se:
- Os sintomas OC são leves ou moderados
- Predomínio de compulsões e evitações
- Paciente não aceita usar medicamentos
- ISRSs são contraindicados (efeitos colaterais, gravidez, TB)
- Insight e motivação estão presentes
- Paciente prefere TCC cue é disponível

ISRS/CMI são preferíveis se:
- Sintomas OC são graves ou muito graves, paciente não resiste aos rituais
- Depressão ou ansiedade graves
- Cognições supervalorizadas ou delirantes
- TCC não disponível
- Boa resposta a ISRS no passado
- Prefere medicamento à TCC
- Comorbidade responsiva a ISRS

Resposta satisfatória → Manter TCC

Resposta insatisfatória (25 sessões, não adesão) → Acrescentar ISRS → Resposta insatisfatória

Resposta insatisfatória (após 3 semanas com doses altas)

Aumentar ISRS
Acrescentar TCC

Trocar por outro ISRS ou por CMI

Acrescentar antipsicótico (risperidona, aripiprazol) ou CMI em doses baixas

Resposta insatisfatória ou sem resposta

Modulador glutamatérgico, antagonista 5-HT1

EMT, ETCC

Neurocirurgia ablativa ou DBS

Tratamento domiciliar/hospitalar

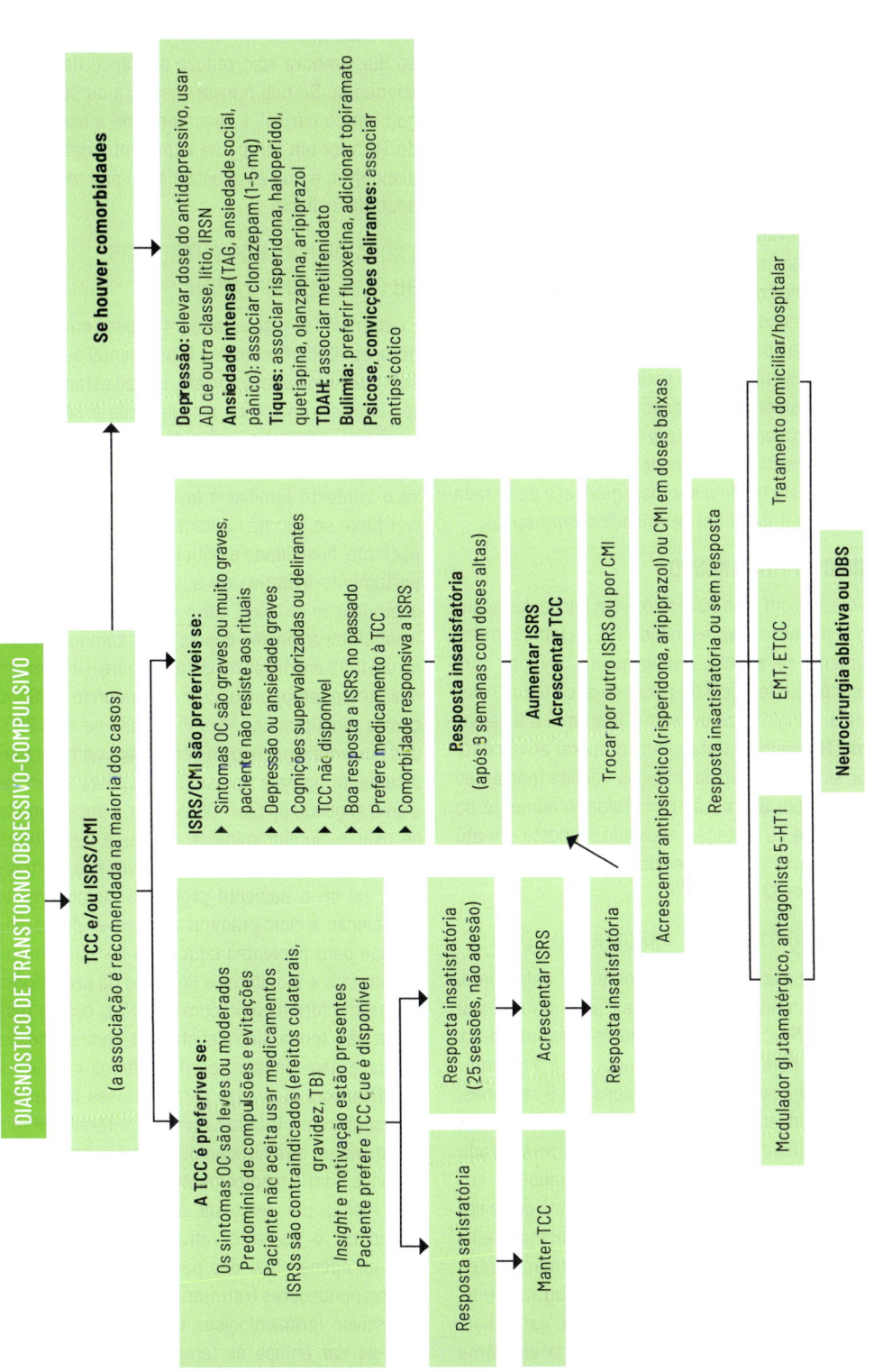

FIGURA 1 ▶ ALGORITMO PARA O TRATAMENTO FARMACOLÓGICO DO TOC.

mento do que a outro.[3,6,8,9,10] O antiobsessivo a ser escolhido dependerá, em primeiro lugar, dos medicamentos usados anteriormente, levando-se em conta a resposta e a tolerância aos efeitos colaterais apresentados. Se no passado um determinado fármaco já foi utilizado, houve boa resposta e foi bem tolerado, poderá ser o preferido. Outra questão a ser levantada, caso o medicamento não tenha sido eficaz em uso prévio, é a respeito da dose e do tempo de uso. Se foram utilizadas doses abaixo das recomendadas, ou por um tempo menor do que o indicado no TOC, e não tenham ocorrido reações adversas significativas, pode-se propor retomar o mesmo fármaco, em doses maiores e por tempo adequado. Lembrar sempre que as doses utilizadas no tratamento do TOC tendem a ser mais elevadas e a resposta tende a ser mais gradual e demorada do que no tratamento de episódios depressivos.

INÍCIO DO TRATAMENTO

Inicia-se com uma dose baixa, em particular quando o antiobsessivo escolhido for a clomipramina. Aumenta-se a dose gradualmente, sempre com atenção à tolerância do paciente aos efeitos colaterais, atingindo as doses médias em 4 a 6 semanas.[6] No início do tratamento, procurar ativamente por sinais de acatisia, ideação suicida (pacientes jovens, com depressão comórbida) e aumento da ansiedade ou agitação. Havendo resposta em até 8 ou 9 semanas, as doses devem ser mantidas por pelo menos 12 meses.[5-7,11-15]

AUMENTO DA DOSE E ASSOCIAÇÃO COM TCC

A resposta aos antiobsessivos pode, entretanto, demorar mais de 12 semanas para atingir seu máximo. March e e colaboradores[10] recomendam, caso não haja nenhuma resposta em 4 a 8 semanas ou haja resposta parcial após 5 a 9 semanas, elevar as doses para o valor máximo preconizado pelo fabricante ou para o valor máximo tolerado pelo paciente, até completar pelo menos 12 semanas. Há evidências de que a resposta pode ser melhor com doses elevadas usadas por mais tempo. Sugere-se não desistir de um fármaco antes de 16 semanas em doses máximas ou máximas toleradas. Deve-se prestar atenção particularmente para a possibilidade de ocorrer síndrome serotonérgica com doses altas de ISRS. Em algumas situações, essas doses podem ser mais bem toleradas quando divididas em duas ou 3 vezes ao dia, embora isso reduza a chance de adesão adequada. Se não houver resposta ou se ela seguir sendo parcial, é recomendável a associação de TCC por um terapeuta experiente, caso esteja disponível, e que essa associação não tenha sido adotada de início.

TROCA DE ISRS POR OUTRO ISRS OU PELA CLOMIPRAMINA

Existem várias razões para o fracasso em responder a um ISRS. Portanto, é fundamental esclarecer se o diagnóstico está correto, se não estão presentes outros transtornos psiquiátricos e se o teste terapêutico foi bem conduzido em termos de dose, tempo e adesão. Também é importante verificar se o contexto familiar é favorável ao tratamento (verifique se não há intolerância aos sintomas do paciente, hostilidade e criticismo, reforço ao comportamento evitativo ou aos rituais por meio da acomodação familiar). Caso a resposta tenha sido insatisfatória mesmo depois de 12 semanas usando um ISRS em doses máximas, sugere-se fazer um novo teste terapêutico, com um segundo ISRS, ou com a clomipramina.[5,6,10,12,16] Calcula-se que 20% dos pacientes que não se beneficiam com um medicamento possam apresentar resposta favorável a uma segunda opção.[12] Considerar a possibilidade de usar a clomipramina se um teste terapêutico adequado com ISRS não foi efetivo, não foi tolerado, ou se o paciente prefere a clomipramina. Em relação à clomipramina, prescrever doses pequenas para pacientes com risco de suicídio, fazer um ECG e monitorar a PA antes da prescrição. Da mesma forma como com os ISRSs, caso a resposta não tenha sido satisfatória com as doses usuais e não tenham ocorrido efeitos colaterais significativos, aumentar para as doses máximas, de acordo com a **Tabela 1**. Diversos autores[6,8,9,10-12,16] recomendam a realização de até três testes terapêuticos com 3 medicamentos distintos, devendo pelo menos um deles ser a clomipramina, para considerar o paciente refratário. Segundo uma revisão, apenas 15% dos pacientes permanecem não respondedores (refratários) após 5 esquemas sucessivos farmacológicos com ISRSs. Portanto, deve-se dar ênfase às terapêuticas de primeira escolha, pois apenas uma minoria dos pacientes necessitará das abordagens sequenciais.[13]

TABELA 1 ▶ ANTIOBSESSIVOS: DOSAGENS UTILIZADAS NO TRATAMENTO DO TOC				
MEDICAMENTOS	DOSE INICIAL E DE AUMENTO (mg/dia)[a]	DOSE MÉDIA (mg/dia)	DOSE MÁXIMA RECOMENDADA (mg/dia)	DOSE MÁXIMA PRESCRITA (mg/dia)[b]
Citalopram	20	40-60	80	120
Clomipramina	25	100-250	250	300[c]
Escitalopram	10	20	40	60
Fluoxetina	20	40-60	80	120
Fluvoxamina	50	100-200	200	300
Paroxetina	20	40-60	60	100
Sertralina[d]	50	200	200	400

[a] Alguns pacientes podem ter de iniciar com metade dessa dose para minimizar efeitos colaterais.
[b] Essas doses são, algumas vezes, utilizadas para metabolizadores rápidos ou para pacientes com boa tolerância e ausência de resposta com 8 ou mais semanas de dose máxima habitual.
[c] A concentração sérica de clomipramina mais desmetilclomipramina 12 horas após a ingestão deve ser mantida abaixo de 500 ng/mL, para minimizar o risco de convulsões e de atraso na condução cardíaca.
[d] A sertralina é, entre os ISRSs, a única com maior absorção quando ingerida com alimentos.

Fonte: Adaptada de American Psychiatric Association.[7]

ASSOCIAÇÃO DE CLOMIPRAMINA COM ISRS

Uma estratégia de potencialização do tratamento e recomendada por especialistas é a associação da clomipramina com ISRS. O NICE cita especificamente a associação do citalopram mais clomipramina. A fluvoxamina é a que mais aumenta as concentrações séricas da clomipramina, mas isso também ocorre com a paroxetina e a fluoxetina. Em geral, inicia-se com o ISRS e, em seguida, adicionam-se doses baixas de clomipramina (25 mg), sempre monitorando as concentrações séricas da clomipramina e da desmetilclomipramina para que fiquem abaixo de 500 ng/mL. Também deve-se monitorar a função cardíaca mediante a aferição da PA, do pulso e do ECG. O aumento das doses deve ser feito com muito cuidado, para evitar convulsões, síndrome serotonérgica e intoxicações.[7,8]

MANEJO DAS COMORBIDADES

A presença de comorbidades é a regra em pacientes com TOC e obriga o médico a adotar algumas medidas adicionais, que fogem ao tratamento-padrão. Nessa situação, algumas estratégias têm sido sugeridas:[4]

1. ansiedade intensa – adicionar clonazepam (1 a 5 mg/dia);
2. tiques ou Tourette – adicionar haloperidol (0,25 a 6 mg/dia), risperidona (0,5 a 5 mg/dia), quetiapina (25 a 200 mg), aripiprazol (5 a 15 mg) ou olanzapina (2,5 a 10 mg);
3. depressão – adicionar lítio ou um AD que atue em outras vias de neurotransmissores (bupropiona, vortioxetina, venlafaxina, desvenlafaxina, duloxetina) caso o paciente não melhore com o uso do antiobsessivo; além disso, monitorar o risco de suicídio e evitar o uso de clomipramina caso o paciente apresente RS;
4. convicções supervalorizadas ou delirantes sobre o conteúdo das obsessões, sintomas psicóticos, personalidade esquizotípica – adicionar risperidona, paliperidona ou aripiprazol;
5. sintomas graves de pânico/fobia social, TAG – adicionar clonazepam;
6. transtorno dismórfico corporal – preferir os ISRSs;
7. bulimia nervosa – preferir fluoxetina ou adicionar topiramato;

8. IR crônica ou ICC – usar ISRS;
9. TDAH – acrescentar metilfenidato;
10. TB – preferir TCC. Se não houver resposta satisfatória, usar estabilizadores de humor e/ou APs associados aos ISRSs. É necessário cautela devido ao risco potencial de viradas maníacas.

SINERGISMO COM OUTRAS CLASSES DE MEDICAMENTOS

Se, utilizando as estratégias anteriores – aumento da dose, troca de antiobsessivo (ISRS ou clomipramina) ou associação de ISRS com clomipramina –, a resposta continuou sendo insatisfatória, ou se houve ausência de resposta, o próximo passo sugerido por diversos autores é o sinergismo com outros medicamentos, em especial os APs.[4,6,10,13]

SINERGISMO COM ANTIPSICÓTICOS

A adição de um AP é recomendável em pacientes com sintomas graves e incapacitantes, refratários a pelo menos um ISRS ou à clomipramina em doses máximas toleradas durante 12 semanas ou cuja resposta foi insatisfatória.[6,17,18] Além dessa última condição, o NICE recomenda a adição de APs aos ISRSs em pacientes com ausência de *insight* ("características psicóticas"); a pacientes com tiques ou com história familiar de tiques; quando existem comorbidades que exigem o uso de APs, por exemplo, TOC e esquizofrenia.[6]

Poucos estudos avaliaram os APs como monoterapia no TOC, e a evidência disponível não apoia tal conduta.[3] No entanto, a associação dos ISRSs ou da clomipramina com olanzapina, quetiapina, risperidona, haloperidol e aripiprazol tem sido pesquisada por meio de ECRs placebo-controlados, sendo demonstradas taxas de resposta entre 40 e 55% dentro de 4 a 6 semanas. Uma revisão sistemática recente apontou evidências que apoiam o uso de risperidona, paliperidona e aripiprazol como agentes de potencialização dos ISRSs em pacientes adultos com TOC.[18] Os APs com maiores evidências de benefício são a risperidona (dose de 2 a 3 mg/dia) e o aripiprazol (dose de 10 a 15 mg/dia).[17-19] O uso de aripiprazol adjuvante pode ser útil quando não há resposta em casos de comorbidade entre TOC e TB, especialmente em quadros maníacos.[20] Pacientes com tiques, história familiar de tiques e sintomatologia mais grave parecem responder melhor quando APs são associados ao tratamento.

Cerca de um terço dos pacientes se beneficia da estratégia de associar APs aos ISRSs, de modo que, se após 4 a 6 semanas de potencialização não houver benefício, pouca diferença trará sua manutenção.[21] Caso a adição tenha apresentado benefício, o AP deve ser mantido.[4,22]

PREDITORES DE RESPOSTA

Fatores associados a pouca ou nenhuma resposta aos fármacos no tratamento do TOC incluem obsessões de conteúdo religioso e sexual, acumulação compulsiva, *insight* ruim ou ausente, início precoce, sintomas muito graves e incapacitantes e altos níveis de acomodação familiar aos sintomas do paciente. Além disso, estão associados à pouca resposta aos medicamentos a presença de sintomas esquizotípicos, especialmente quando houver alterações da sensopercepção, falta de coesão e altos níveis de disfunção familiar, bem como elevados níveis de hostilidade e criticismo dos familiares em relação ao paciente.[23]

OUTRAS ESTRATÉGIAS

São descritas, a seguir, outras estratégias que têm sido propostas para pacientes que não respondem ao tratamento habitual, mas para as quais ainda não existem evidências consistentes de eficácia, embora alguns estudos iniciais tenham apresentado resultados favoráveis.

POTENCIALIZAÇÃO COM OUTRAS CLASSES DE MEDICAMENTOS

Glutamatérgicos

Uma metanálise de 2019 que incluiu 17 estudos com 759 pacientes mostrou que a adição de medicamentos glutamatérgicos como memantina, N-acetilcisteína (NAC), minociclina, L-carnosina e riluzol associadas a ISRSs pode reduzir os sintomas (aproximadamente quatro pontos na Y-BOCS).[24] Destas, a memantina parece ser a mais promissora.[15] Topiramato e lamotrigina também podem ser tentados.[15]

Antagonistas 5-HT3

Ondansetrona: Pelo menos seis ensaios (com um total de 142 pacientes) examinaram o efeito da ondansetrona no TOC. O fármaco foi modestamente eficaz nos ensaios não controlados e surpreendentemente eficaz nos ensaios controlados, sendo bem tolerado em todos os estudos. Os tamanhos amostrais e a ausência de observações mais prolongadas, entretanto, devem sugerir cautela na interpretação desses resultados. Na melhor das hipóteses, a ondansetrona (1 a 8 mg/dia) pode ser considerada um agente experimental de sinergismo dos ISRSs em pacientes para os quais o aumento com um APA é problemático.[25]

Granisetrona: Um estudo duplo-cego controlado por placebo evidenciou a eficácia de se adicionar granisetrona (doses de 1 mg, 2 vezes ao dia) à fluvoxamina no tratamento de pacientes com TOC moderado a grave.[26]

TERAPIA DE MANUTENÇÃO E RETIRADA DO FÁRMACO

Para pacientes que têm um transtorno crônico e que apresentaram boa resposta usando apenas medicamento, este deve ser mantido por pelo menos 1 ano após o desaparecimento dos sintomas ou se os sintomas estiverem em um nível subclínico. Deve-se sempre levar em consideração a gravidade e a duração da doença inicial, o número de episódios prévios, a presença de sintomas residuais e dificuldades psicossociais concomitantes. Caso esses pacientes tenham realizado também terapia comportamental ou TCC, manter o antiobsessivo por pelo menos 6 meses. Depois desse período, fazer a retirada de forma gradual, 25% do fármaco a cada 2 meses, para evitar a síndrome de retirada. Em pacientes que tiveram 3 ou 4 recaídas leves ou moderadas, ou 2 a 4 recaídas graves ou de longa duração, considerar a possibilidade de tratamento de manutenção por períodos maiores ou talvez por toda a vida.[4,10]

TRATAMENTO DOMICILIAR OU HOSPITALAR INTENSIVOS

São recursos a serem usados com pacientes com sintomas graves e incapacitantes, refratários aos medicamentos e que não aderem à TCC como uma possível alternativa aos procedimentos cirúrgicos. Consistem em tratamento intensivo a domicílio ou internação hospitalar em unidade psiquiátrica capacitada para prover TCC intensiva juntamente com a potencialização do tratamento farmacológico.

NEUROMODULAÇÃO NÃO INVASIVA E INVASIVA

Na abordagem de pacientes com TOC intratável, que não responderam de forma alguma aos psicofármacos, mesmo depois de vários testes terapêuticos, nem à TCC ou ao tratamento domiciliar ou hospitalar intensivos, existe ainda a possibilidade de utilizar a neurocirurgia ablativa e métodos de neuromodulação não invasivos, como a estimulação cerebral (ETCC e EMT), e invasivos, como a DBS.

ETCC

A ETCC envolve a aplicação, por meio de eletrodos, de uma corrente contínua fraca sobre o crânio, da qual um percentual pequeno atinge o cérebro. Ensaios clínicos têm usado duas sessões ao dia, durante 10 dias, com corrente elétrica de poucos miliampéres. Embora relatos de casos e ensaios abertos tenham obtido resultados positivos, não foram realizados até o presente momento ECRs mais consistentes para comprovar a eficácia da técnica.[27]

ESTIMULAÇÃO MAGNÉTICA TRANSCRANIANA (EMT)

A EMT é uma técnica não invasiva que modula a atividade neuronal por meio de uma corrente elétrica induzida por uma bobina posicionada sobre a cabeça do paciente. Duas metanálises recentes concluíram que, em comparação com a estimulação simulada, a EMT apresentou efeitos modestos na redução dos sintomas obsessivo-compulsivos. Estímulos de baixa frequência no CPFDL direito e na área motora suplementar e de alta frequência bilateralmente no CPFDL foram os protocolos mais efetivos.[27-29] É uma técnica que demanda ECRs mais consistentes que comprovem sua eficácia.[28,29]

Estimulação cerebral profunda (DBS – *deep brain stimulation*)

A DBS envolve a implantação por meio de neurocirurgia estereotáxica de eletrodos, que emitem estímulos em estruturas do circuito córtico-tálamo-estriado-cortical (relacionado com os sintomas obsessivo-compulsivos), como o estriado, a cápsula interna, o núcleo *accumbens* e o núcleo caudado, e é reservada para casos realmente intratáveis de

TOC (menos de 1% dos que procuram o tratamento). É uma abordagem já utilizada com sucesso na doença de Parkinson e no tratamento de movimentos involuntários como o tremor essencial. No que se refere ao seu uso no TOC, uma revisão sistemática recente encontrou taxas de resposta de 48% e 53% após 12 a 16 meses e de 56% e 57% no longo prazo para procedimentos ablativos e DBS, respectivamente. Ambas as modalidades cirúrgicas mostraram eficácia no tratamento do TOC refratário, não havendo diferença significativa entre as técnicas. Os eventos adversos mais frequentes foram convulsões transitórias, ganho de peso, fadiga, lentificação mental, apatia, irritabilidade, impulsividade e hipomania. Contudo, eventos adversos (especialmente impulsividade) foram mais frequentes na DBS.[30] Em razão do aumento da impulsividade após o início da DBS, ela tem sido contraindicada em pacientes com transtornos por uso de substâncias e álcool pelo aumento do risco de recaídas, exigindo-se de 6 a 12 meses de abstinência precedendo a cirurgia.[30]

NEUROCIRURGIA ABLATIVA

A neurocirurgia ablativa em pacientes com TOC refratário envolve a produção de uma lesão seletiva em uma ou mais partes do circuito córtico-estriado-tálamo-cortical como a cápsula interna, o córtex do giro do cíngulo anterior, a substância branca do subcaudado, cirurgias conhecidas como capsulotomia, cingulotomia anterior e tractotomia do subcaudado. Como técnicas cirúrgicas, usam-se a cirurgia por radiofrequência e a ablação por faca de raios gama.

A neurocirurgia pode ser indicada a pacientes com TOC como diagnóstico principal, com sintomas muito graves há pelo menos 5 anos apesar de tratamentos adequados (sintomas >28 na Y-BOCS ou > 14 se estiverem presentes apenas obsessões e compulsões), seriamente incapacitados ou suicidas, que não se beneficiaram da farmacoterapia (três testes terapêuticos com medicamentos distintos, sendo um deles a clomipramina, duas ou mais estratégias de potencialização, como APs ou clomipramina) e de pelo menos 20 horas de TCC ou terapia de EPR. A idade deve estar entre 18 e 75 anos e o paciente deve ter capacidade para dar o consentimento informado e ter expectativas realistas sobre os resultados da cirurgia.[4,30]

São critérios de exclusão: presença de transtornos mentais, em especial transtorno por uso de drogas, condição clínica que afete o funcionamento cerebral, deficiência intelectual, história passada de trauma cerebral com amnésia pós-traumática, tentativa recente de suicídio ou ideação suicida.[4]

ELETROCONVULSOTERAPIA (ECT)

As evidências existentes para o uso da ECT no TOC são insuficientes para a recomendação formal desse tratamento. Duas revisões sistemáticas se basearam em ensaios clínicos não randomizados, séries de casos e relatos de casos. Uma dessas revisões (n = 265 pacientes) relata uma taxa de resposta de 60,4% entre aqueles que haviam sido refratários aos tratamentos convencionais.[31]

CONSIDERAÇÕES FINAIS

A grande vantagem da farmacoterapia no TOC é sua facilidade de administração, que pode ser feita por qualquer médico que tenha familiaridade com o TOC, o que torna essa abordagem muito acessível, podendo beneficiar um grande número de pacientes. Seu maior limitador é a baixa eficácia, o que, na maioria das vezes, leva o paciente a obter apenas uma redução dos sintomas e continuar com sintomas residuais, além dos efeitos adversos, que muitas vezes impedem sua utilização.

REFERÊNCIAS

1. Skapinakis P, Caldwell DM, Hollingworth W, Bryden P, Fineberg NO, Salkovskis P, et al., Pharmacological and psychotherapeutic interventions for management of obsessive-compulsive disorder in adults: a systematic review and network meta-analysis. Lancet Psychiatry. 2016;3(8):730-9. PMID [27318812]
2. Cordioli AV, organizador. TOC: manual de terapia cognitivo-comportamental para o transtorno obsessivo-compulsivo. 2. ed. Porto Alegre: Artmed; 2014.
3. Fineberg NA, Reghunandanan S, Brown A, Pampaloni I. Pharmacotherapy of obsessive-compulsive disorder: evidence-based treatment and beyond. Aust N Z J Psychiatry. 2013;47(2):121-41. PMID [23125399]
4. Stein JD, Costa DLC, Lochner C, Miguel EC, Reddy YCJ, Shavitt RG, et al. Obsessive-compulsive disorder. Nat Rev Dis Primers. 2019;5(1):52. PMID [31371720]
5. Hollander E, Kaplan A, Allen A, Cartwright C. Pharmacotherapy for obsessive-compulsive disorder. Psychiatr Clin North Am. 2000;23(3):643-56. PMID [10986733]
6. National Institute for Health and Care Excellence. Obsessive-compulsive disorder and body dysmorphic disorder: treatment [Internet]. London: NICE; 2005 [capturado em 9 out. 2022]. Disponível em: https://www.nice.org.uk/guidance/cg31.
7. American Psychiatric Association. Practice guideline for the treatment of patients with obsessive-compulsive disorder. Arlington: APA; 2007.

8. Goodman WK, McDougle CJ, Barr LC, Aronson SC, Price LH. Biological approaches to treatment-resistant obsessive-compulsive disorder. J Clin Psychiatry. 1993;54(Suppl 6):16-26. PMID [8331098]

9. Jenike MA, Rauch SL. Managing the patient with treatment resistant obsessive-compulsive disorder. J Clin Psychiatry. 1994;55(Suppl 3):29-37. PMID [7915709]

10. March JS, Frances A, Carpenter D, Kahn DA. The expert consensus guideline series: treatment of obsessive-compulsive disorder. J Clin Psychiatry. 1997;58(Suppl 4):13-72. PMID [9183300]

11. Rauch LS, Baer L, Jenike M. Treatment-resistant obsessive-compulsive disorder: practical strategies for management. In: Pollack MH, Otto MW, Rosenbaum JF, editors. Challenges in clinical practice: pharmacologic and psychosocial strategies. New York: The Guilford Press; 1996. p. 201-18.

12. Greist JH, Jefferson JW. Pharmacotherapy for obsessive-compulsive disorder. Brit J Psychiatry. 1998;(35):64-70. PMID [9829028]

13. Fontenelle LF, Nascimento AL, Mendlowicz MV, Shavitt RG, Versiani M. An update on the pharmacological treatment of obsessive-compulsive disorder. Expert Opin Pharmacother. 2007;8(5):563-83. PMID [17376013]

14. Greist JH, Jefferson J, Koback K, Katzelnick DJ, Serlin RC. Efficacy and tolerability of serotonin transport inhibitors in OCD: a meta-analysis. Arch Gen Psychiatry. 1995; 52(1):53-60. PMID [7811162]

15. Beaulieu AM, Tabasky E, Osser DN. The psychopharmacology algorithm project at the Harvard South Shore Program: an algorithm for adults with obsessive-compulsive disorder. Psychiatry Res. 2019;281:112583. PMID [31600606]

16. Rasmussen AS, Eisen J. Treatment strategies for chronic and refractory obsessive-compulsive disorder. J Clin Psychiatry. 1997;58(Suppl 13): 9-13. PMID [9402914]

17. Dold M, Aigner M, Lanzenberger R, Kasper S. Antipsychotic augmentation of serotonin reuptake inhibitors in treatment-resistant obsessive-compulsive disorder: a meta-analysis of double-blind, randomized, placebo-controlled trials. Int J Neuropsychopharmacol. 2013;16(3):557-74. PMID [22932229]

18. Brakoulias V, Stockings E. A systematic review of the use of risperidone, paliperidone and aripiprazole as augmenting agents for obsessive-compulsive disorder. Expert Opin Pharmacother. 2019;20(1):47-53. PMID [30360669]

19. Maher AR, Maglione M, Bagley S, Suttorp M, Hu JH, Ewing B, et al. Efficacy and comparative effectiveness of atypical antipsychotic medications for off-label uses in adults: a systematic review and meta-analysis. JAMA. 2011;306(12):1359-69. PMID [21954480]

20. Amerio A, Maina G, Ghaemi SN. Updates in treating comorbid bipolar disorder and obsessive-compulsive disorder: a systematic review. J Affect Disord. 2019;256:433-40. PMID [31234022]

21. Bloch MH, Landeros-Weisenberger A, Kelmendi B, Coric V, Bracken MB, Leckman JF. A systematic review: antipsychotic augmentation with treatment refractory obsessive-compulsive disorder. Mol Psychiatry. 2006;11(7):622-32. PMID [16585942]

22. Maina G, Albert U, Ziero S, Bogetto F. Antipsychotic augmentation for treatment resistant obsessive-compulsive disorder: what if antipsychotic is discontinued? Int Clin Psychopharmacol. 2003;18(1):23-8. PMID [12490771]

23. Ferrão YA, Diniz JB, Lopes AC, Shavitt RG, Greenberg B, Miguel E. Resistance and refractoriness in obsessive-compulsive disorder. Rev Bras Psiquiatr. 2007;29(Suppl 2):S66-76. PMID [18172943]

24. Hadi F, Kashefinejad S, Kamalzadeh L, Hoobehfekr S, Shalbafan M. Glutamatergic medications as adjunctive therapy for moderate to severe obsessive-compulsive disorder in adults: a systematic review and meta-analysis. BMC Pharmacol Toxicol. 2021;22(1);69. PMID [34736541]

25. Andrade C. Ondansetron augmentation of serotonin reuptake inhibitors as a treatment strategy in obsessive-compulsive disorder. J Clin Psychiatry. 2015;76(1):e72-5. PMID [25650682]

26. Askari N, Moin M, Sanati M, Tajdini M, Hosseini SM, Modabbernia A, et al. Granisetron adjunct to fluvoxamine for moderate to severe obsessive-compulsive disorder: a randomized, double-blind, placebo-controlled trial. CNS Drugs. 2012;26(10):883-92. PMID [22873680]

27. Bation R, Mondino M, Le Camus F, Saoud M, Brunelin J. Transcranial direct current stimulation in patients with obsessive compulsive disorder: a randomized controlled trial. Eur Psychiatry. 2019;62:38-44. PMID [31525581]

28. Liang K, Li H, Bu X, Li X, Cao L, Liu J, et al. Efficacy and tolerability of repetitive transcranial magnetic stimulation for the treatment of obsessive-compulsive disorder in adults: a systematic review and network meta-analysis. Transl Psychiatry. 2021;11(1):332. PMID [34050130]

29. Fitzsimmons SMDD, van der Werf YD, van Campen AD, Arns M, Sack AT, Hoogendoorn AW, et al. Repetitive transcranial magnetic stimulation for obsessive-compulsive disorder: a systematic review and pairwise/network meta-analysis. J Affect Disord. 2022;302:302-12. PMID [35041869]

30. Hageman SB, van Rooijen G, Bergfeld IO, Schirmbeck F, Koning P, Schuurman PR, et al. Deep brain stimulation versus ablative surgery for treatment-refractory obsessive-compulsive disorder: a meta-analysis. Acta Psychiatr Scand. 2021;143(4):307-18. PMID [33492682]

31. Fontenelle LF, Coutinho ES, Lins-Martins NM, Fitzgerald PB, Fujiwara H, Yücel M. Electroconvulsive therapy for obsessive-compulsive disorder: a systematic review. J Clin Psychiatry. 2015;76(7):949-57. PMID [25844888]

TRANSTORNO DE PÂNICO

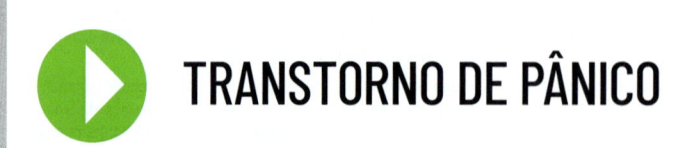

▶ CAROLINA BLAYA DREHER
▶ GIOVANNI ABRAHÃO SALUM JÚNIOR
▶ GISELE GUS MANFRO

O transtorno de pânico (TP) é caracterizado pela presença de ataques de pânico inesperados que ocorrem de forma recorrente. Esses ataques consistem em surgimento abrupto de intensa sensação de medo ou grande desconforto que atingem um pico em minutos e ocorrem associados a sintomas físicos (palpitações, sudorese, tremores, falta de ar, sensação de desmaio ou tontura, sensação de asfixia, dor torácica, náusea ou desconforto abdominal, calafrios ou ondas de calor, formigamento), dissociativos (desrealização ou despersonalização) ou cognitivos (medo de perder o controle ou medo de morrer). No TP, esses ataques são seguidos de preocupação persistente sobre ter outros ataques ou sobre haver consequências (ansiedade antecipatória) e/ou, ainda, de alterações comportamentais relacionadas aos ataques, geralmente buscando evitá-los (esquiva fóbica). Trata-se de um transtorno crônico que afeta aproximadamente 5% da população ao longo da vida, atingindo 2 vezes mais mulheres do que homens, sobretudo entre a segunda e a terceira décadas da vida.[1] Há evidências de eficácia para o tratamento desse transtorno com psicofármacos, psicoterapias e a combinação de ambos.

No que se refere ao tratamento com **psicofármacos**, diferentes classes de ADs podem ser utilizadas, entre elas ISRSs, IRSNs, ADTs e IMAOs. Além disso, os BZDs também são utilizados no tratamento desses pacientes.

Entre as **psicoterapias**, a TCC e a terapia psicodinâmica breve são as intervenções psicoterapêuticas com os resultados mais consistentes para o TP. A TCC é eficaz, apresenta boas aceitabilidade e adesão, tem rápido início de ação e relação custo-efetividade satisfatória,[2,3] além de ser a única técnica que é superior às demais após exclusão de estudos com qualidade metodológica ruim. As terapias psicodinâmicas breves também apresentam evidência de eficácia, embora a consistência metodológica dos estudos que avaliem essa técnica seja limitada.[3] As intervenções digitais também têm sido estudadas e podem ser utilizadas no TP com resultados bastante favoráveis.[4]

Estudos sugerem que o **tratamento combinado**, incluindo psicoterapia e medicação, seja superior a tratamentos em monoterapia no TP.[5] A inclusão da TCC em algum momento do tratamento é fortemente recomendada a esses pacientes, a fim de obter melhores resultados em longo prazo. A TCC é particularmente importante para auxiliar o paciente a vencer as consequências dos ataques de pânico, como a ansiedade antecipatória, a hipervigilância e a esquiva fóbica, bem como a corrigir crenças disfuncionais de conteúdo catastrófico sobre a natureza e as consequências dos ataques.

Os objetivos do tratamento são: (a) prevenir novos ataques de pânico; (b) diminuir a ansiedade antecipatória e a hipervigilância; (c) reverter a evitação/esquiva fóbica (agorafobia) e (d) reconhecer e tratar as comorbidades. Portanto, deve-se avaliar de forma periódica a intensidade e a frequência dos ataques de pânico, a ansiedade antecipatória e a evitação fóbica (elaboração de uma lista detalhada de todos os lugares e situações evitados e do grau de ansiedade produzido pelo enfrentamento de cada um deles), assim como o funcionamento global e a qualidade de vida. O objetivo final do tratamento é a remissão dos sintomas, uma vez que sintomas residuais são preditores de recaída.

A escolha do tratamento ainda deve levar em conta os seguintes critérios: (1) disponibilidade de tratamento no centro específico; (2) escolha do paciente; (3) custos; (4) evidência de eficácia e efetividade em cada um dos contextos clínicos e (5) presença de comorbidades. Se a modalidade terapêutica de escolha for a farmacoterapia, deve-se pensar também: (1) na idade do paciente; (2) no perfil de efeitos adversos; (3) na tolerabilidade; (4) no risco de *overdose*; (5) nas interações medicamentosas; (6) nas comorbidades clínicas; e (7) nas respostas prévias (individual e familiar) (Figura 1).

PSICOFÁRMACOS UTILIZADOS NO TRANSTORNO DE PÂNICO

INIBIDORES SELETIVOS DA RECAPTAÇÃO DE SEROTONINA

Os ISRSs são os fármacos de primeira escolha no TP, especialmente pelas fortes evidências de eficácia e pelo perfil favorável de efeitos colaterais, bem como pela segurança e eficácia para a maioria das condições comórbidas (p. ex., depressão, TAS e TOC). Todos os ISRSs (citalopram, escitalopram, sertralina, paroxetina, fluoxetina e fluvoxamina) foram estudados em ECRs controlados, sendo eficazes para o TP e sem evidências de que algum fármaco seja superior a outro.[6-8] Esses fármacos costumam desencadear inquietação no início do tratamento, que pode ser exacerbada pela sensibilidade aos sintomas de ansiedade que esses pacientes têm. Sugere-se, então, iniciar com doses baixas (Tabela 1), aumentando-as gradualmente até a obtenção de resposta terapêutica.

INIBIDORES DA RECAPTAÇÃO DE SEROTONINA E NORADRENALINA

A venlafaxina é eficaz no TP, sendo também considerada tratamento de primeira linha. Deve ser iniciada com doses baixas e aumentada gradualmente (ver Tabela 1). Há também estudos abertos que sustentam o uso da duloxetina, outro IRSN, para o TP.[9] O milnaciprano[10] foi avaliado somente em ensaio aberto, com boa resposta. A eficácia da mirtazapina[11] foi evidenciada em ensaios abertos, e em um ECR foi comparada com fluoxetina e com paroxetina. Não há estudos de eficácia com a desvenlafaxina no TP.

ANTIDEPRESSIVOS TRICÍCLICOS

A imipramina e a clomipramina são eficazes no tratamento do TP.[12] No entanto, o risco de *overdose* e a menor tolerabilidade tornam esses fármacos opções de segunda escolha. O tratamento com ADTs também é acompanhado de inquietação e exacerbação da ansiedade, assim como de aumento de ataques de pânico nos primeiros dias de uso. Portanto, recomenda-se iniciar com doses baixas, aumentadas gradualmente conforme a resposta e a tolerância do paciente.

BENZODIAZEPÍNICOS

O uso de BZDs (alprazolam, clonazepam, diazepam e lorazepam) no tratamento dos transtornos de ansiedade é controverso. Algumas diretrizes internacionais, embora não seja um consenso, recomendam seu uso para casos refratários em pacientes sem história de dependência. Outros autores indicam o emprego concomitante dos BZDs nas primeiras semanas de administração dos ISRSs, tendo em vista sua eficácia em curto prazo.[13] Contudo, apesar da resposta terapêutica, outras diretrizes contraindicam seu uso, devido ao risco de dependência e efeitos adversos em longo prazo. Na prática clínica, seu uso é corrente e pode ser útil no manejo dos pacientes com TP, pelo rápido controle dos ataques. No entanto, deve-se atentar para o risco de dependência durante todo o tratamento em qualquer paciente.[7]

O alprazolam e o clonazepam são os BZDs mais estudados no tratamento do TP. O alprazolam tem meia-vida curta, e, por essa razão, podem ser observados ansiedade de rebote e sintomas de abstinência na retirada abrupta. O alprazolam de liberação lenta diminui o risco dos efeitos de descontinuação. O clonazepam, que pode ser administrado em dose única diária, é utilizado preferencialmente. Embora ocorra piora da ansiedade com a descontinuação desse fármaco, os pacientes não voltam a apresentar sintomatologia semelhante àquela do início do tratamento. Os efeitos adversos mais comuns incluem sedação e ataxia, que pare-

TRANSTORNO DE PÂNICO

Sempre considerar:
1. Preferência do paciente
2. Disponibilidade de tratamento
3. Relação custo-efetividade
4. Comorbidades psiquiátricas
5. Comorbidades clínicas
6. Objetivos do paciente com o tratamento

Para escolha da medicação, considerar:
1. Idade do paciente
2. Preferência
3. Perfil de efeitos adversos
4. Resposta prévia (própria/familiares)
5. Tolerabilidade
6. Relação custo-efetividade

Psicoterapias

A. Terapia de primeira linha
   TCC individual ou em grupo
B. Outros tipos de terapias
   Psicoterapia de orientação analítica

Psicofármacos (ver Tabela 1 para dose inicial)

Psicofármacos de primeira escolha (dose média):

ISRS
- Fluoxetina 40 mg/dia
- Paroxetina 40 mg/dia
- Sertralina 100 mg/dia
- Fluvoxamina 100 mg/dia
- Citalopram 40 mg/dia
- Escitalopram 15 mg/dia

IRSN Venlafaxina 150 mg/dia

Se ISRS e IRSN não disponíveis:
ADT
- Imipramina 150 mg/dia
- Clomipramina 150 mg/dia

Psicoterapia + Psicofármaco

Se houver sintomas agorafóbicos ou motivação do paciente, a associação com TCC deve ser fortemente considerada pela superioridade do tratamento combinado sobre as monoterapias

Sintomas de ansiedade intensos (sem risco para abuso)
Associar BZD
- Clonazepam 0,5 mg/dia
- Alprazolam 0,75 mg/dia

Avaliar em 4 semanas

Responde → Manutenção por 1 a 2 anos
- Assintomático: Redução gradual/interrupção
- Sintomas residuais: TCC
- Recaída →

Não responde/Resposta parcial

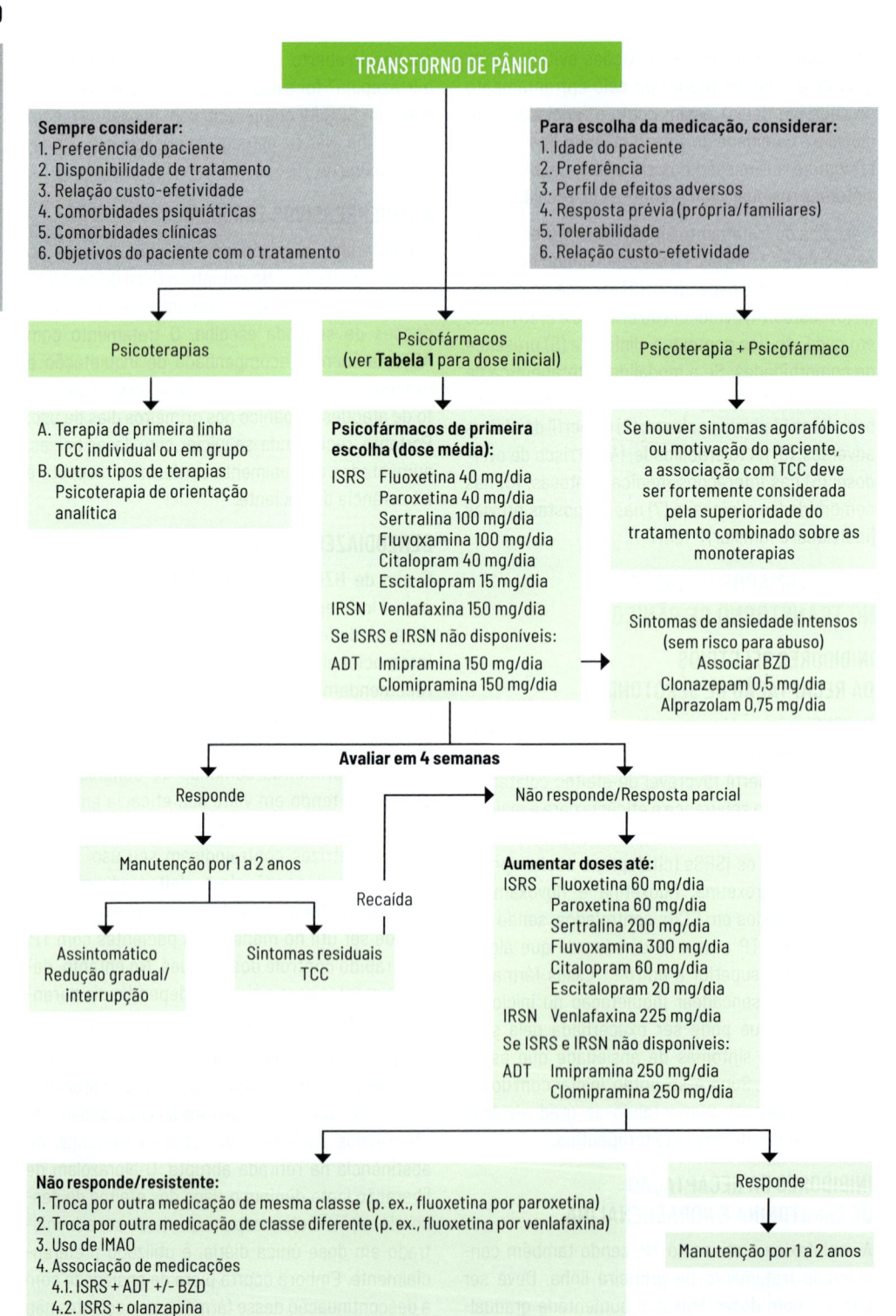

Aumentar doses até:

ISRS
- Fluoxetina 60 mg/dia
- Paroxetina 60 mg/dia
- Sertralina 200 mg/dia
- Fluvoxamina 300 mg/dia
- Citalopram 60 mg/dia
- Escitalopram 20 mg/dia

IRSN Venlafaxina 225 mg/dia

Se ISRS e IRSN não disponíveis:
ADT
- Imipramina 250 mg/dia
- Clomipramina 250 mg/dia

Não responde/resistente:
1. Troca por outra medicação de mesma classe (p. ex., fluoxetina por paroxetina)
2. Troca por outra medicação de classe diferente (p. ex., fluoxetina por venlafaxina)
3. Uso de IMAO
4. Associação de medicações
   4.1. ISRS + ADT +/- BZD
   4.2. ISRS + olanzapina

Responde → Manutenção por 1 a 2 anos

FIGURA 1 ▶ ALGORITMO DO TRATAMENTO DO TRANSTORNO DE PÂNICO.

TABELA 1 ▶ PRINCIPAIS FÁRMACOS (PRIMEIRA LINHA) UTILIZADOS NO TRATAMENTO DO TRANSTORNO DE PÂNICO

FÁRMACO	FORMA DE USO, DOSE HABITUAL E DOSE MÁXIMA PARA ADULTOS E ADOLESCENTES ≥ 12 ANOS E PESO NORMAL	PRINCIPAIS CARACTERÍSTICAS (vantagens/desvantagens)
ISRSs	**Contraindicações:** uso de IMAO, uso de pimozida, hipersensibilidade ao fármaco. **Eventos adversos mais comuns da classe:** náusea, cefaleia, sonolência, insônia, tonturas, diminuição do apetite, dor abdominal, nervosismo, sudorese excessiva, boca seca, tremor, diminuição do desejo sexual, retardo da ejaculação, anorgasmia, inquietude, astenia, alteração da agregação plaquetária e sangramento.	
FLUOXETINA Comprimidos de 10 e 20 mg Solução oral 20 mg/mL	Recomenda-se iniciar com 10 mg/dia em dose única pela manhã por 1 semana, aumentar para 20 mg/dia e aguardar resposta terapêutica (4-6 semanas), com aumentos na dose (+10 mg/dia a cada semana) conforme resposta clínica e tolerância até dose máxima de 40-60 mg/dia, conforme resposta terapêutica ou surgimento de efeitos adversos.	▶ Metabolização complexa (inibe a CYP2D6 e a CYP3A4). ▶ Dos ISRSs, é o $T_{1/2}$ mais longo ($T_{1/2}$ = 4-6 dias; metabólito = 4-16 dias). ▶ Dos ISRSs, é o mais estimulante. ▶ A administração com alimentos diminui a náusea.
PAROXETINA Comprimidos de 10, 20 e 30 mg	Recomenda-se iniciar com 10 mg/dia em dose única pela manhã por 1 semana, aumentar para 20 mg/dia e aguardar resposta terapêutica (4-6 semanas), com aumentos na dose (+10 mg/dia a cada semana) conforme resposta clínica e tolerância até dose máxima de 40-60 mg/dia, conforme resposta terapêutica ou surgimento de efeitos adversos.	▶ Metabolização complexa (inibe substancialmente a CYP2D6). ▶ Dos ISRSs, é o menos estimulante e o mais sedativo. ▶ Dos ISRSs, é o que tem mais efeitos anticolinérgicos. ▶ $T_{1/2}$ curto = 21 horas (associado à síndrome de retirada).
SERTRALINA Comprimidos de 25, 50 e 100 mg	Recomenda-se iniciar com 25 mg/dia em dose única pela manhã junto à alimentação por 1-2 semanas, aumentar para 50 mg/dia e aguardar resposta terapêutica (4-6 semanas), com aumentos na dose (+25 mg/dia a cada semana) conforme resposta clínica e tolerância até dose máxima de 200 mg/dia, conforme resposta terapêutica ou surgimento de efeitos adversos.	▶ Poucas interações medicamentosas (poucos efeitos na CYP2D6 e efeitos mínimos na CYP3A4). ▶ Dos ISRSs, é o que mais causa náusea e diarreia. ▶ Pode ser estimulante. ▶ A absorção do fármaco aumenta quando ingerido com alimentos. ▶ $T_{1/2}$ intermediário = 26 horas (+ metabólito 64-104 horas).

(Continua)

TABELA 1 ▶ PRINCIPAIS FÁRMACOS (PRIMEIRA LINHA) UTILIZADOS NO TRATAMENTO DO TRANSTORNO DE PÂNICO (Continuação)

FÁRMACO	FORMA DE USO, DOSE HABITUAL E DOSE MÁXIMA PARA ADULTOS E ADOLESCENTES ≥ 12 ANOS E PESO NORMAL	PRINCIPAIS CARACTERÍSTICAS (vantagens/desvantagens)
FLUVOXAMINA Comprimidos de 100 mg	Recomenda-se iniciar com 50 mg/dia em dose única à noite, aumentar para 100 mg/dia e aguardar resposta terapêutica (4-6 semanas), com aumentos na dose (+50 mg/dia a cada semana) conforme resposta clínica e tolerância até dose máxima de 300 mg/dia, conforme resposta terapêutica ou surgimento de efeitos adversos. Caso seja necessária uma dose superior a 100 mg/dia, deve-se dividir a dose diária em 2, com a maior parte à noite.	▶ A absorção do fármaco aumenta com a ingestão de alimentos. ▶ Há interação com BZDs (aumenta a concentração de alprazolam, midazolam, diazepam e triazolam). ▶ $T_{1/2}$ curto = 15 horas (em doses maiores, deve ser administrado em 2 tomadas diárias). ▶ Probabilidade relativa de causar síndrome de retirada.
CITALOPRAM Comprimidos de 20 e 40 mg	Recomenda-se iniciar com 10 mg/dia em dose única pela manhã por 2 semanas, aumentar para 20 mg/dia e aguardar resposta terapêutica (4-6 semanas), com aumentos na dose (+10 mg/dia a cada semana) conforme resposta clínica e tolerância até dose máxima de 40-60 mg/dia, conforme resposta terapêutica ou surgimento de efeitos adversos.	▶ Poucas interações medicamentosas (mínimos efeitos na CYP). ▶ $T_{1/2}$ intermediário = 35 horas (metabólito 3 horas). ▶ A absorção não é afetada pela alimentação. ▶ Não há estudos controlados em ansiedade infantil.
ESCITALOPRAM Comprimidos de 10 e 20 mg Solução oral 10 ou 20 mg/mL	Recomenda-se iniciar com 5 mg/dia em dose única pela manhã por 1 semana, aumentar para 10 mg/dia e aguardar resposta terapêutica (4-6 semanas), com aumentos na dose (+5 mg/dia a cada semana) conforme resposta clínica e tolerância até dose máxima de 20 mg/dia, conforme resposta terapêutica ou surgimento de efeitos adversos.	▶ Poucas interações medicamentosas (mínimos efeitos na CYP). ▶ $T_{1/2}$ intermediário = 30 horas. ▶ A absorção não é afetada pela alimentação.
IRSNs	**Contraindicações:** uso de IMAO, hipersensibilidade ao fármaco. **Eventos adversos mais comuns:** perda de peso, náusea, insônia, tremor, disfunção sexual, sudorese, boca seca, sangramento, hipertensão arterial.	

(Continua)

TABELA 1 ▶ PRINCIPAIS FÁRMACOS (PRIMEIRA LINHA) UTILIZADOS NO TRATAMENTO DO TRANSTORNO DE PÂNICO (Continuação)		
FÁRMACO	FORMA DE USO, DOSE HABITUAL E DOSE MÁXIMA PARA ADULTOS E ADOLESCENTES ≥ 12 ANOS E PESO NORMAL	PRINCIPAIS CARACTERÍSTICAS (vantagens/desvantagens)
VENLAFAXINA (imediata) VENLAFAXINA XR (prolongada) Comprimidos de 37,5, 75 e 150 mg	Recomenda-se iniciar com 37,5 mg/dia por 1 semana, aumentar para 75 mg/dia e aguardar resposta terapêutica (4-6 semanas), com aumentos na dose (+37,5 mg/dia a cada semana) conforme resposta clínica e tolerância até dose máxima de 225 mg/dia, conforme resposta terapêutica ou surgimento de efeitos adversos. Liberação imediata: 2 doses diárias. Liberação prolongada: dose única (pela manhã).	▶ Mínimos efeitos na CYP. ▶ Síndrome de retirada frequente. ▶ Aumento da PA.
ADTs	**Contraindicações:** cardiopatia, íleo paralítico, GAF, prostatismo ou retenção urinária, FEO, uso de IMAO. **Relativa:** idosos.	
AMITRIPTILINA Comprimidos de 25 e 75 mg	Recomenda-se iniciar com 25 mg/dia e aumentar 25 mg a cada 2 ou 3 dias até 100 mg, em dose única à noite, e aguardar resposta terapêutica (4-6 semanas). Aumentos posteriores conforme resposta clínica e tolerância. Dose habitual = 100-300 mg/dia.	▶ Metabolização complexa. ▶ Dos ADTs, é o mais sedativo.
IMIPRAMINA Comprimidos de 10, 25, 75 e 150 mg	Recomenda-se iniciar com 25 mg/dia e aumentar a cada 2 a 3 dias em dose única, chegando até 100 mg, e aguardar resposta terapêutica (4-6 semanas). Aumentos posteriores conforme resposta clínica e tolerância. Dose habitual = 100-300 mg/dia.	▶ Metabolização complexa.
NORTRIPTILINA Comprimidos de 10, 25, 50 e 75 mg	Recomenda-se iniciar com 25 mg/dia e aumentar para 50 mg após 2 a 3 dias em dose única e aguardar resposta terapêutica (4-6 semanas). Aumentos posteriores conforme resposta clínica e tolerância. Dose habitual = 50-200 mg/dia.	▶ Metabolização complexa. ▶ Dos ADTs, é o menos cardiotóxico.
Clomipramina Comprimidos de 10, 25, 50 e 75 mg	Recomenda-se iniciar com 25 mg/dia, aumentar 25 mg a cada 2 ou 3 dias até 100 mg/dia e aguardar resposta terapêutica (4-6 semanas). Aumentos posteriores conforme resposta clínica e tolerância. Dose habitual = 100-250 mg/dia.	▶ Metabolização complexa. ▶ Dos ADTs, é aquele com maior recaptação serotonérgica.

(Continua)

TABELA 1 ▶ PRINCIPAIS FÁRMACOS (PRIMEIRA LINHA) UTILIZADOS NO TRATAMENTO DO TRANSTORNO DE PÂNICO (Continuação)

FÁRMACO	FORMA DE USO, DOSE HABITUAL E DOSE MÁXIMA PARA ADULTOS E ADOLESCENTES ≥ 12 ANOS E PESO NORMAL	PRINCIPAIS CARACTERÍSTICAS (vantagens/desvantagens)
BZDs	**Contraindicações:** pacientes com risco para dependência/abuso de substância; deve-se evitar uso em idosos e em pacientes com prejuízo cognitivo e deprimidos.	
ALPRAZOLAM Comprimidos de 0,25, 0,5, 1 e 2 mg	Recomenda-se uso de 0,25-2 mg, 2-3 vezes ao dia. Dose habitual = 0,5-6 mg/dia.	▸ Meia-vida muito curta. ▸ Necessita de várias tomadas diárias. ▸ Maior risco de dependência. ▸ Mais difícil a retirada.
DIAZEPAM Comprimidos de 5 e 10 mg	Recomenda-se uso de 2-10 mg, 2-3 vezes ao dia. Dose habitual = 5-20 mg/dia.	
LORAZEPAM Comprimidos de 1 e 2 mg	Recomenda-se uso de 0,5-1 mg, 2-3 vezes ao dia. Dose habitual = 0,5-10 mg/dia.	
CLONAZEPAM Comprimidos de 0,25, 0,5, 2 e 2,5 mg	Recomenda-se uso de 0,25-0,5 mg/dia, 1-2 vezes ao dia. Dose habitual = 0,25-6 mg/dia.	▸ Meia-vida entre 18 e 24 horas. ▸ Pode ser usado em tomada única diária.

Obs.: Os medicamentos citados (exceto os de liberação prolongada – XR) podem ser partidos em metades ou quartos de comprimido menores no intuito de atingir as doses recomendadas.

cem ser minimizados com a prescrição de doses mais baixas.[14]

Há a alternativa do uso de clonazepam sublingual, que apresenta início de ação mais rápido, em até 30 minutos. Com frequência, o clonazepam sublingual é utilizado no manejo agudo das crises de ansiedade, mas, como as crises de pânico têm duração de alguns minutos, é possível que haja redução da sintomatologia antes mesmo do início de ação da medicação. Além disso, não há evidência científica que sustente o uso de BZD na crise de ansiedade.

Uso de benzodiazepínicos em monoterapia

Por se tratar de uma condição crônica que exige o uso de medicamento por tempo prolongado, a monoterapia com BZDs não é considerada a primeira escolha no tratamento do TP devido ao risco de dependência. Estudos têm demonstrado que, embora os pacientes não apresentem tolerância, ou seja, não há necessidade de aumento da dose com o tempo de uso, a retirada desses fármacos é muito difícil em cerca de 50% dos pacientes.[15] Contudo, uma metanálise recente identificou que os BZDs são mais toleráveis e mais eficazes que os ADs e especialmente associados a menos efeitos adversos no tratamento agudo.[16] Essa comparação dos BZDs com os ISRSs é ainda limitada, pois há poucas evidências confirmando esse achado.

Associação de BZD com ISRS

Como o início do tratamento com ISRSs pode desencadear inquietação intensa, aumento de ansiedade e longo período de latência para a resposta, recomenda-se começar com doses baixas do AD e, algumas vezes, associar um BZD por tempo limitado (cerca de 4 semanas). A combinação desses fármacos promove melhora dos sintomas e controle mais rápido dos ataques já nas primeiras semanas. Entretanto, o efeito da combinação não é mais significativo após algumas semanas.[17] A escolha de combinar um BZD no início do tratamento deve ser individualizada. Deve-se pesar o potencial de abuso, o efeito dos BZDs nas comorbidades (p. ex., TDM) e a possibilidade de comprometer a adesão do paciente ao ISRS. Também se deve avaliar o alívio com o controle rápido dos sintomas que é obtido com a combinação.

Inibidores da monoaminoxidase

Os IMAOs também mostraram eficácia no tratamento do TP. No entanto, devido à possibilidade de efeitos adversos graves e de interações com outros fármacos e determinados alimentos, a fenelzina e a tranilcipromina[18] só devem ser prescritas após ausência de resposta com o uso de agentes de primeira linha ou intolerância aos efeitos adversos dos medicamentos administrados inicialmente.

Outros fármacos

Entre outros fármacos que apresentaram eficácia no TP em ensaios abertos estão vortioxetina, ondansetrona, bupropiona, tiagabina, vigabatrina, reboxetina e olanzapina em monoterapia.[19,20] Existem também estudos mostrando a eficácia das combinações de ISRSs com ADTs, e da associação do ISRS com olanzapina, pindolol, hidroxizina ou buspirona.[7,19] As evidências para o uso de anticonvulsivantes ainda são limitadas a estudos pequenos. A gabapentina mostrou-se eficaz em um ECR,[20] mas somente para os pacientes graves. A lamotrigina, o levetiracetam e a vigabatrina foram eficazes em pequenos ensaios abertos.[21] O valproato foi avaliado em ensaios abertos com poucos pacientes e demonstrou melhora de alguns sintomas, enquanto o divalproato possui eficácia nível 3 para tratamento do TP.[21]

Embora as evidências para o uso de APs no TP sejam restritas a ensaios abertos e poucos ECRs, um estudo recente identificou que de 8 a 21% dos pacientes com TP fazem uso de APs. Os APs que se mostraram eficazes em ensaios abertos associados aos ISRSs são o aripiprazol, a olanzapina, a quetiapina, a risperidona, a sulpirida e a amisulprida. Em pacientes com TB comórbido, quando o ISRS não pode ser indicado, há evidências de eficácia da quetiapina, da risperidona e da ziprasidona.[21]

Entre as substâncias que não se mostraram eficazes no tratamento do TP, encontram-se trazodona, tiagabina, buspirona, antagonista do receptor da colecistoquinina B[15] e carbamazepina.[21] Além disso, alguns fármacos podem desencadear ataques de pânico, como o topiramato, a bupropiona, a clozapina, a olanzapina e o haloperidol, não sendo, portanto, recomendados no TP.

MANEJO DO PACIENTE COM TRANSTORNO DE PÂNICO

RECOMENDAÇÕES GERAIS DE MANEJO

O TP pode ser tratado com psicofármacos, TCC ou a combinação da TCC com psicofármacos. Embora as três abordagens sejam eficazes, a combinação dos tratamentos demonstrou-se superior em alguns estudos.

Independentemente da abordagem terapêutica, é sempre importante realizar psicoeducação no início do tratamento. Deve-se orientar o paciente sobre o que é ansiedade normal e disfuncional. Deve-se também orientar acerca das características dos ataques de pânico, que podem ser provocados pela interpretação catastrófica de sintomas físicos, acompanhados da hipervigilância que acaba por aumentar os sintomas do ataque. Também devem ser abordados os comportamentos evitativos e sua importância na manutenção dos sintomas.

MANEJO FARMACOLÓGICO AGUDO

Em relação ao tratamento farmacológico agudo do TP, inicia-se sempre com doses baixas de ISRS ou IRSN (combinados ou não a BZD, como o clonazepam ou o alprazolam). Sugere-se aumentar a dose até a obtenção de efeitos favoráveis ou o aparecimento de eventos adversos não toleráveis. Se houver resposta parcial e os sintomas persistirem após 4 semanas de tratamento, a dose do medicamento pode ser otimizada. Caso não haja resposta, sugere-se trocar por um medicamento da mesma classe ou de primeira linha de classe diferente (outro ISRS ou venlafaxina). Dependendo do caso, pode-se manter a associação de ISRS com BZD por um período mais longo. Nos locais onde não há disponibilidade de um ISRS ou IRSN, os ADTs (clomipramina e imipramina) são os fármacos de escolha para o tratamento, associados ou não aos BZDs.

Sabe-se que, apesar da boa resposta ao tratamento agudo, 50 a 78% dos pacientes seguem utilizando medicamentos por tempo prolongado, assim como 30 a 75% continuam a ter ataques de pânico e sintomas residuais apesar da farmacoterapia. Devido a essas situações, a TCC é um recurso valioso no tratamento desse e de outros transtornos de ansiedade. Tais dados, associados ao conhecimento da cronicidade da doença, indicam a importância do tratamento de manutenção.

AUSÊNCIA DE RESPOSTA, PACIENTES RESISTENTES OU REFRATÁRIOS

É preciso considerar a não adesão ao tratamento como a primeira causa de ausência de resposta, devendo o clínico estar sempre atento a essa possibilidade. O paciente com ansiedade apresenta alta sensibilidade aos sintomas físicos, muitas vezes não tolerando as doses recomendadas, o que o leva a utilizar subdoses e/ou usar o fármaco por tempo inadequado. Dessa forma, pacientes que não foram tratados adequadamente podem ser considerados refratários.

A segunda causa de ausência de resposta é a presença de fatores comportamentais como hipervigilância e evitações fóbicas, que perpetuam os sintomas de ansiedade e, para abordar esses sintomas, a TCC costuma ser mais efetiva. Poucos estudos compararam as diferentes abordagens terapêuticas nos pacientes com resposta parcial ou ausência de resposta a um primeiro ISRS. Um pequeno estudo randomizado que avaliou estratégias sucessivas após falha de terapia medicamentosa de primeira linha concluiu que não há benefício em utilizar altas doses de inibidores seletivos, mas em associar TCC ou BZDs a esses fármacos.[22] Após tentativas de otimização da dose e troca por agentes da mesma classe ou de classes diferentes, pode-se fazer uso das associações medicamentosas de ADs e de outros psicofármacos.[23] Além disso, pode-se tentar o uso de um IMAO.

Outras abordagens, como olanzapina em monoterapia, adição de fluoxetina a um ADT, adição de ADT à fluoxetina e adição de olanzapina a um ISRS, foram efetivas em estudos abertos. A adição de lítio à clomipramina ou a combinação de clonazepam e valproato foram eficazes apenas em relatos de caso. A moclobemida e a reboxetina apresentaram resultados inconsistentes. A reboxetina foi avaliada em um ECR controlado com placebo, e, apesar de mostrar eficácia, os pacientes estavam também utilizando BZDs, e tiveram efeitos adversos. Além disso, esses resultados não foram replicados.[7,19]

Sob a perspectiva da saúde pública, algumas diretrizes preconizam que ao menos duas tentativas com tratamento de primeira linha podem ser realizadas por um médico generalista na unidade de saúde antes do encaminhamento para um psiquiatra.[23]

Outra recomendação tem sido o monitoramento objetivo da resposta aos tratamentos instituídos. O uso de escalas clínicas representa um recurso adicional de informações para manejo terapêutico. Entre as escalas específicas para o monitoramento de sintomas encontram-se a PDSS e o monitoramento do número de ataques de pânico por semana.[8,23]

TRATAMENTO DE MANUTENÇÃO

Após a obtenção da resposta completa no tratamento agudo, o tratamento deve ser mantido por 1 a 2 anos.[23,24] As doses utilizadas na manutenção parecem ser as mesmas com as quais a resposta no tratamento agudo foi obtida, com exceção dos pacientes sob monoterapia com ADT. Esses pacientes podem seguir tratamento de manutenção com 50% da dose eficaz na intervenção aguda. Estudos controlados de seguimento do TP demonstraram que a manutenção da farmacoterapia é eficaz na prevenção de recaída. Um estudo controlado com duração de 80 semanas revelou que o tratamento de longo prazo com sertralina foi mais eficaz em prevenir recaídas.[25] Entretanto, outro estudo com imipramina verificou que a recaída não difere nos pacientes tratados por 6, 12 ou 30 meses.[26]

Após 1 a 2 anos, o medicamento pode ser retirado gradualmente (fluoxetina 10 a 20 mg, sertralina 25 a 50 mg, paroxetina 10 mg, ADTs 25 mg a cada 3 a 4 semanas). A descontinuação do AD deve ser gradual, pois os sintomas de retirada podem mimetizar os sintomas de ansiedade. É importante considerar o momento de fazer a descontinuação, pois a presença de estressores está associada à recaída.[15] Em pacientes em curso crônico (ou com recaídas frequentes), sugere-se a manutenção do medicamento em longo prazo. A TCC pode ser utilizada para a manutenção da resposta, uma vez que a presença de sintomas residuais (ansiedade antecipatória e evitações) está associada às recaídas. Pode-se também associar TCC para minimizar prejuízos na qualidade de vida dos pacientes. A TCC também demonstrou ser eficaz para a descontinuação de BZDs em pacientes graves e para a retirada do AD após o tratamento agudo.

O paciente deve sempre ser orientado para o fato de que o TP é uma condição mental com recaídas frequentes. O reaparecimento dos ataques não é sinônimo de recaída, e nem sempre será indicada a reintrodução do medicamento. Os pacientes devem ser orientados a manter as técnicas de enfrentamento, minimizando, assim, a ansiedade antecipatória, a hipervigilância sobre os sintomas físicos e as evitações fóbicas. Entretanto, se os ataques forem frequentes e aparecerem os demais sintomas de ansiedade antecipatória e esquiva fóbica associados ao transtorno, o paciente deve ser instruído a buscar ajuda e reiniciar o tratamento.

Nesse sentido, a psicoeducação deve estar sempre incluída nos diferentes momentos do tratamento. Além disso, intervenções no estilo de vida estão associadas à melhora da qualidade de vida e são custo-efetivas em relação ao tratamento convencional. De forma geral, o exercício físico pode reduzir os sintomas de ansiedade, e o paciente deve ser orientado quanto à piora de sintomas com o uso de cafeína.

NOVAS ALTERNATIVAS TERAPÊUTICAS

Os agentes com ação sobre a memória têm sido avaliados em combinação à TCC com o objetivo de aumentar a resposta nas técnicas de exposição da TCC. Considerando que os receptores de NMDA estão envolvidos na extinção do medo e atuam sobre a amígdala, a D-ciclosserina, um agonista parcial de receptor glutamatérgico, foi testada como um agente que promove melhor o desaparecimento do medo em modelos animais. Estudos iniciais indicaram que esse fármaco não seria um ansiolítico, não teria efeitos adversos e atuaria ajudando na aquisição de novas habilidades, salientando a memória das exposições com sucesso. A D-ciclosserina foi utilizada 1 hora antes de algumas sessões de TCC em pacientes com TP, apresentando resultados limitados, podendo acelerar a resposta inicial, mas sem efeitos no seguimento. Dessa forma, os resultados são pequenos e ainda não indicam seu uso como uma estratégia terapêutica sistemática.[27]

Existem evidências mínimas para o uso de ECT, EMTr, cetamina ou derivados da *Cannabis* ou outros suplementos no tratamento do TP,[28,29] mas nenhum ECR demonstrou a eficácia dessas abordagens. A EMTr foi analisada em poucos estudos com amostras pequenas. Resultados preliminares não demonstraram benefício de associar a EMTr no córtex pré-frontal dorsolateral para melhora do TP,[28] porém pode ser mais eficaz em pacientes com depressão comórbida.

Estudos com canabinoides e cetamina também não mostraram resultados promissores. Um pequeno ECR avaliou a potencialização do canabidiol com a TCC e não encontrou melhora em relação ao placebo.[30]

CONSIDERAÇÕES FINAIS

O tratamento do TP inclui tanto o uso de psicofármacos quanto a psicoterapia. O tratamento farmacológico costuma melhorar significativamente as crises de pânico espontâneas e é feito com ADs associados ou não aos BZDs. Já a psicoterapia, principalmente a TCC, é mais adequada para abordar crises situacionais, bem como comportamentos evitativos, que têm papel crucial na manutenção dos sintomas de TP.

REFERÊNCIAS

1. American Psychiatric Association. Manual diagnóstico e estatístico de transtornos mentais:DSM-5-TR. 5. ed. rev. Porto Alegre: Artmed; 2023.
2. Manfro GG, Heldt E, Cordioli AV, Otto MW. Cognitive-behavioral therapy in panic disorder. Rev Bras Psiquiatr. 2008;30 Suppl 2:s81-7. PMID [19039448]
3. Papola D, Ostuzzi G, Tedeschi F, Gastaldon C, Purgato M, Del Giovane C, et al. Comparative efficacy and acceptability of psychotherapies for panic disorder with or without agoraphobia: systematic review and network meta-analysis of randomised controlled trials. Br J Psychiatry. 2022;221(3):507-19. PMID [35049483]
4. Pauley D, Cuijpers P, Papola D, Miguel C, Karyotaki E. Two decades of digital interventions for anxiety disorders: a systematic review and meta-analysis of treatment effectiveness. Psychol Med. 2021;1-13. PMID [34047264]
5. Cuijpers P, Sijbrandij M, Koole SL, Andersson G, Beekman AT, Reynolds CF 3rd. Adding psychotherapy to antidepressant medication in depression and anxiety disorders: a meta-analysis. World Psychiatry. 2014;13(1):56-67. PMID [24497254]
6. Gosmann NP, Costa MA, Jaeger MB, Motta LS, Frozi J, Spanemberg L, et al. Selective serotonin reuptake inhibitors, and serotonin and norepinephrine reuptake inhibitors for anxiety, obsessive-compulsive, and stress disorders: a 3-level network meta-analysis. PLoS Med. 2021;18(6):e1003664. PMID [34111122]
7. Bandelow B, Zohar J, Hollander E, Kasper S, Moller HJ, Allgulander C, et al. World Federation of Societies of Biological Psychiatry (WFSBP) guidelines for the pharmacological treatment of anxi-

ety, obsessive-compulsive and post-traumatic stress disorders: first revision. World J Biol Psychiatry. 2008;9(4):248-312. PMID [18949648]

8. Chawla N, Anothaisintawee T, Charoenrungrueangchai K, Thaipisuttikul P, McKay GJ, Attia J, et al. Drug treatment for panic disorder with or without agoraphobia: systematic review and network meta-analysis of randomised controlled trials. BMJ. 2022;376:e066084. PMID [35045991]

9. Serretti A, Chiesa A, Calati R, Perna G, Bellodi L, De Ronchi D. Novel antidepressants and panic disorder: evidence beyond current guidelines. Neuropsychobiology. 2011;63(1):1-7. PMID [20962541]

10. Blaya C, Seganfredo AC, Dornelles M, Torres M, Paludo A, Heldt E, et al. The efficacy of milnacipran in panic disorder: an open trial. Int Clin Psychopharmacol. 2007;22(3):153-8. PMID [17414741]

11. Ribeiro L, Busnello JV, Kauer-Sant'Anna M, Madruga M, Quevedo J, Busnello EA, et al. Mirtazapine versus fluoxetine in the treatment of panic disorder. Braz J Med Biol Res. 2001;34(10):1303-7. PMID [11593305]

12. Bakker A, van Balkom AJLM, Spinhoven P. SSRIs vs. TCAs in the treatment of panic disorder: a meta-analysis. Acta Psychiatr Scand. 2002;106(3):163-7. PMID [12197851]

13. Roy-Byrne PP, Craske MG, Stein MB. Panic disorder. Lancet. 2006;368(9540):1023-32. PMID [16980119]

14. David D, Davidson JR. Treatment of anxiety disorders. In: Schatzberg AF, Nemeroff CB, editors. Essencials of clinical psychopharmacology. Washington: APP; 2013. p. 637-72.

15. Roy-Byrne P, Russo J, Pollack M, Stewart R, Bystrisky A, Bell J, et al. Personality and symptom sensitivity predictors of alprazolam withdrawal in panic disorder. Psychol Med. 2003;33(3):511-8. PMID [12701671]

16. Quagliato LA, Cosci F, Shader RI, Silberman EK, Starcevic V, Balon R, et al. Selective serotonin reuptake inhibitors and benzodiazepines in panic disorder: a meta-analysis of common side effects in acute treatment J Psychopharmacol. 2019;33(11):1340-51.

17. Pollack MH, Simon NM, Worthington JJ, Doyle AL, Peters P, Toshkov F, et al. Combined paroxetine and clonazepam treatment strategies compared to paroxetine monotherapy for panic disorder. J Psychopharmacol. 2003;17(3):276-82. PMID [14513919]

18. Nardi AE, Lopes FL, Valenca AM, Freire RC, Nascimento I, Veras AB, et al. Double-blind comparison of 30 and 60 mg tranylcypromine daily in patients with panic disorder comorbid with social anxiety disorder. Psychiatry Res. 2010;175(3):260-5. PMID [20036427]

19. Ziffra M. Panic disorder: a review of treatment options. Ann Clin Psychiatry. 2021;33(2):124-33. PMID [33529291]

20. Garakani A, Murrough JW, Freire RC, Thom RP, Larkin K, Buono FD, et al. Pharmacotherapy of anxiety disorders: current and emerging treatment options. Front Psychiatry. 2020;11:595584. PMID [33424664]

21. Masdrakis VG, Baldwin DS. Anticonvulsant and antipsychotic medications in the pharmacotherapy of panic disorder: a structured review. Ther Adv Psychopharmacol. 2021;11:20451253211002320. PMID [33815761]

22. Simon NM, Otto MW, Worthington JJ, Hoge EA, Thompson EH, Lebeau RT, et al. Next-step strategies for panic disorder refractory to initial pharmacotherapy: a 3-phase randomized clinical trial. J Clin Psychiatry. 2009;70(11):1563-70. PMID [19814948]

23. Salum GA, Gosmann N, Cordioli AV, Manfro GG. Transtornos relacionados à ansiedade. In: Ducan B, Schmidt MI, Giugliani ERJ, Duncan MS, Giugliani C, orgaizadores. Medicina ambulatorial: condutas de atenção primária baseadas em evidências. 5. ed. Porto Alegre: Artmed; 2022. p. 1858-80.

24. Batelaan NM, van Balkom AJ, Stein DJ. Evidence-based pharmacotherapy of panic disorder: an update. Int J Neuropsychopharmacol. 2012;15(3):403-15. PMID [21733234]

25. Rapaport MH, Wolkow R, Rubin A, Hackett E, Pollack M, Ota KY. Sertraline treatment of panic disorder: results of a long-term study. Acta Psychiatr Scand. 2001;104(4):289-98. PMID [11722304]

26. Mavissakalian MR, Perel JM. Long-term maintenance and discontinuation of imipramine therapy in panic disorder with agoraphobia. Arch Gen Psychiatry. 1999;56(9):821-7. PMID [12884888]

27. Otto MW, Pollack MH, Dowd SM, Hofmann SG, Pearlson G, Szuhany KL, et al. Randomized trial of D-cycloserine enhancement of cognitive-behavioral therapy for panic disorder. Depress Anxiety. 2016;33(8):737-45. PMID [27315514]

28. Prasko J, Zalesky R, Bares M, Horacek J, Kopecek M, Novak T, et al. The effect of repetitive transcranial magnetic stimulation (rTMS) add on serotonin reuptake inhibitors in patients with panic disorder: a randomized, double blind sham controlled study. Neuro Endocrinol Lett. 2007;28(1):33-8. PMID [17277734]

29. Banov MD, Young JR, Dunn T, Szabo ST. Efficacy and safety of ketamine in the management of anxiety and anxiety spectrum disorders: a review of the literature. CNS Spectr. 2020;25(3):331-42. PMID [31339086]

30. Kwee CM, Baas JM, van der Flier FE, Groenink L, Duits P, Eikelenboom M, et al. Cannabidiol enhancement of exposure therapy in treatment refractory patients with social anxiety disorder and panic disorder with agoraphobia: a randomised controlled trial. Eur Neuropsychopharmacol. 2022;59:58-67. PMID [35561538]

TRANSTORNO DE ANSIEDADE SOCIAL

▶ DANIELA ZIPPIN KNIJNIK
▶ FERNANDA DE PAULA RAMOS
▶ EDUARDO TRACHTENBERG
▶ NATAN PEREIRA GOSMANN

O transtorno de ansiedade social (TAS), também conhecido como fobia social, caracteriza-se por medo ou ansiedade acentuada acerca de uma ou mais situações sociais em que o indivíduo é exposto a possível avaliação por outras pessoas. Nessas situações, teme agir de forma a demonstrar sintomas de ansiedade, que poderão ser avaliados de forma negativa pelos outros (i.e., será humilhante ou embaraçoso; provocará rejeição ou ofenderá). Os medos incluem situações de interação social (p. ex., conversar com pessoas, se encontrar com pessoas desconhecidas), ser observado (p. ex., comer, beber ou escrever em público) ou desempenho (p. ex., falar em público), nas quais o indivíduo teme estar sendo julgado pelos outros. As situações sociais são quase sempre evitadas ou enfrentadas com intenso medo ou ansiedade por um período mínimo de 6 meses de duração. O medo, a ansiedade ou a evitação causam sofrimento clinicamente significativo ou prejuízo social, ocupacional ou em outra área importante do funcionamento. Tais sintomas não são atribuídos ao uso de alguma substância, a outra condição médica ou a outro transtorno mental.[1]

Apesar do prejuízo substancial na vida pessoal e profissional,[2,3] apenas 35% dessas pessoas recebem tratamento especializado.[2] As comorbidades com outros transtornos psiquiátricos são frequentes, principalmente com outros transtornos de ansiedade, depressivos, por uso de substâncias e personalidade evitativa.[2-4] Além disso, indivíduos com TAS apresentam risco maior de ideação e tentativa de suicídio do que aqueles sem esse transtorno.[3]

O TAS é um dos transtornos psiquiátricos mais prevalentes.[2] Sua prevalência, na vida, varia de 3 a 16%;[4] nos Estados Unidos, em um ano, foi de 7% e, em outros países, variou de 0,5 a 2%. Se não tratado, tende a ser crônico, acometendo os indivíduos por muitos anos.[1]

A maioria das pessoas com TAS é do sexo feminino e tem início dos sintomas até a adolescência (em média, 13 anos).[1,2] Nesse período, a diferenciação entre o que é ansiedade normal e o que é ansiedade patológica pode ser particularmente difícil, tornando necessário o reconhecimento de aspectos desenvolvimentais.

O DSM-5-TR manteve a denominação utilizada no DSM 5 de TAS, bem como o especificador "ansiedade somente de desempenho", quando o medo ou a ansiedade são restritos a falar ou desempenhar algo em público.[1]

Nas duas últimas décadas, o entendimento acerca da natureza do TAS e de seu tratamento tem evoluído muito. O crescente reconhecimento dessa condição tem sido acompanhado por opções de tratamento cada vez mais estudadas, tanto farmacológicas quanto psicoterapêuticas, em especial a TCC.[3-5]

Apesar da eficácia das modalidades terapêuticas disponíveis, as taxas de resposta estão entre 50 e 70% ao término de 2 a 3 meses de tratamento, e, mesmo nos pacientes ditos responsivos, pode haver permanência de sintomas ou recorrência a longo prazo. Apenas 8,8 a 36% dos pacientes experimentam remissão completa dos sintomas sem apresentar prejuízos após o tratamento.[2]

Vários fatores, como a gravidade do TAS, a presença de comorbidades, a história de tratamento prévio, a preferência do paciente e o perfil de efeitos adversos, devem ser considerados na escolha do fármaco. Entre os fatores que predizem pior resposta ao tratamento estão a gravidade dos sintomas, a comorbidade com outros transtornos de ansiedade (em especial TAG, fobia específica) e a baixa expectativa em relação ao tratamento.

TRATAMENTO DO TRANSTORNO DE ANSIEDADE SOCIAL

Como regra, recomenda-se a associação de TCC e medicamentos no tratamento do TAS. No que se refere aos medicamentos, os ISRSs, o IRSN venlafaxina e a TCC são considerados, atualmente, o tratamento de primeira escolha para o TAS. No entanto, de acordo com ECRs e metanálises, evidências indicam que outros fármacos também são úteis no tratamento do TAS, como os IMAOs, RIMAs, anticonvulsivantes análogos do GABA e BZDs.[4-6]

A TCC pode ser considerada como primeira escolha ou ser associada ao tratamento farmacológico em qualquer etapa do algoritmo de tratamento do TAS. A seguir, são especificados os passos do seu tratamento farmacológico, lembrando que o objetivo terapêutico é atingir a remissão total dos sintomas (**Figura 1**):

1. Início do tratamento com um ISRS ou venlafaxina (IRSN).
2. Aumento da dose.
3. Tratamento combinado (TCC + medicação).
4. Considerar aumento da frequência das sessões e intervenção por maior período.
5. Se ausência de resposta ou resposta parcial:
    ▸ troca de medicação para mesma classe;
    ▸ troca de medicação para classe diferente;
    ▸ potencialização.
6. Outras estratégias (casos refratários).
7. Manutenção após a remissão.

INÍCIO DO TRATAMENTO COM UM ISRS OU VENLAFAXINA

Os ISRSs são eficazes na redução dos níveis de ansiedade social, na melhora clínica global e no tratamento de suas principais comorbidades, além de apresentarem um perfil seguro e boa tolerabilidade. Uma metanálise demonstrou que a razão de chances de eficácia dos ISRSs varia de 1,98 a 3,41, dependendo do estudo e do fármaco utilizado. Apresentam também eficácia na prevenção de recaída dos sintomas do TAS.

Os medicamentos aprovados pela FDA para tratamento do TAS são paroxetina, sertralina, fluvoxamina e venlafaxina. Quanto aos IRSNs, apenas a venlafaxina tem, até o momento, eficácia comprovada.[3] As evidências atuais não apontam diferenças de eficácia entre os diferentes ISRSs.[2] A escolha dentre os medicamentos de primeira linha (ISRS ou venlafaxina) deve levar em conta resposta prévia a um fármaco, perfil de efeitos adversos, presença de comorbidades clínicas e psiquiátricas, interações medicamentosas e custo.

Para minimizar a possibilidade de efeito ansiogênico nos primeiros dias, deve-se iniciar com metade do que é considerado a dose mínima eficaz para a maioria dos pacientes (ou mesmo começar com doses menores, para pacientes mais sensíveis).

Em geral, a dose inicial, a dose mínima eficaz para a maioria dos casos e a dose máxima aprovada costumam variar da seguinte forma: citalopram 10/20/40 mg/dia, escitalopram 5/10/20 mg/dia, fluoxetina 10/20/80 mg/dia, fluvoxamina 25/50/300 mg/dia, paroxetina liberação imediata 10/20/60 mg/dia, paroxetina liberação prolongada 12,5/25/75 mg/dia, sertralina 25/50/200 mg/dia e venlafaxina liberação prolongada 37,5/75/225 mg/dia.

De modo geral, a resposta ao tratamento é obtida em 4 semanas, podendo ocorrer em até 12 semanas e ser progressiva ao longo de vários meses.

AUSÊNCIA DE RESPOSTA OU RESPOSTA PARCIAL

Se não houver resposta ou ela for parcial, após as primeiras 4 semanas de tratamento sugere-se o aumento gradual de dose dentro das quantidades especificadas para cada fármaco até que seja ob-

```
┌─────────────────────────────────────────────┐
│ FÁRMACOS DE PRIMEIRA LINHA (DOSE MÉDIA) PARA O │
│   TRATAMENTO DE TRANSTORNO DE ANSIEDADE SOCIAL │
└─────────────────────────────────────────────┘
```

ISRS
- Fluoxetina (40 mg/dia)
- Paroxetina (40 mg/dia)
- Sertralina (100 mg/dia)
- Fluvoxamina (100 mg/dia)
- Citalopram (40 mg/dia)
- Escitalopram (15 mg/dia)

IRSN
- Venlafaxina (150 mg/dia)

Obs.: Início gradual a partir da metade da dose terapêutica mínima

Responde (4-6 semanas)
- Manutenção por 1-2 anos
  - Assintomático: Redução gradual/interrupção
  - Sintomas residuais: TCC

Não responde/responde parcialmente (4-6 semanas)

Aumentar doses até:

ISRS
- Fluoxetina (60 mg/dia)
- Paroxetina (60 mg/dia)
- Sertralina (200 mg/dia)
- Fluvoxamina (300 mg/dia)
- Citalopram (40 mg/dia)
- Escitalopram (20 mg/dia)

IRSN
- Venlafaxina (225 mg/dia)

Não responde/resistente
1. Indicar terapia combinada (medicação + TCC)
2. Considerar aumento da frequência de sessões de TCC
3. Manter esquema terapêutico por período prolongado
4. Trocar por outra medicação da mesma classe (p. ex., paroxetina por fluvoxamina)
5. Trocar por outra medicação de classe diferente (entre ISRS e IRSN)
6. Usar IMAO (fenelzina e tranilcipromina)
7. Usar anticonvulsivante (pregabalina ou gabapentina)
8. Usar BZD (orientar uso regular e por curto período)

Responde
- Manutenção por 1-2 anos

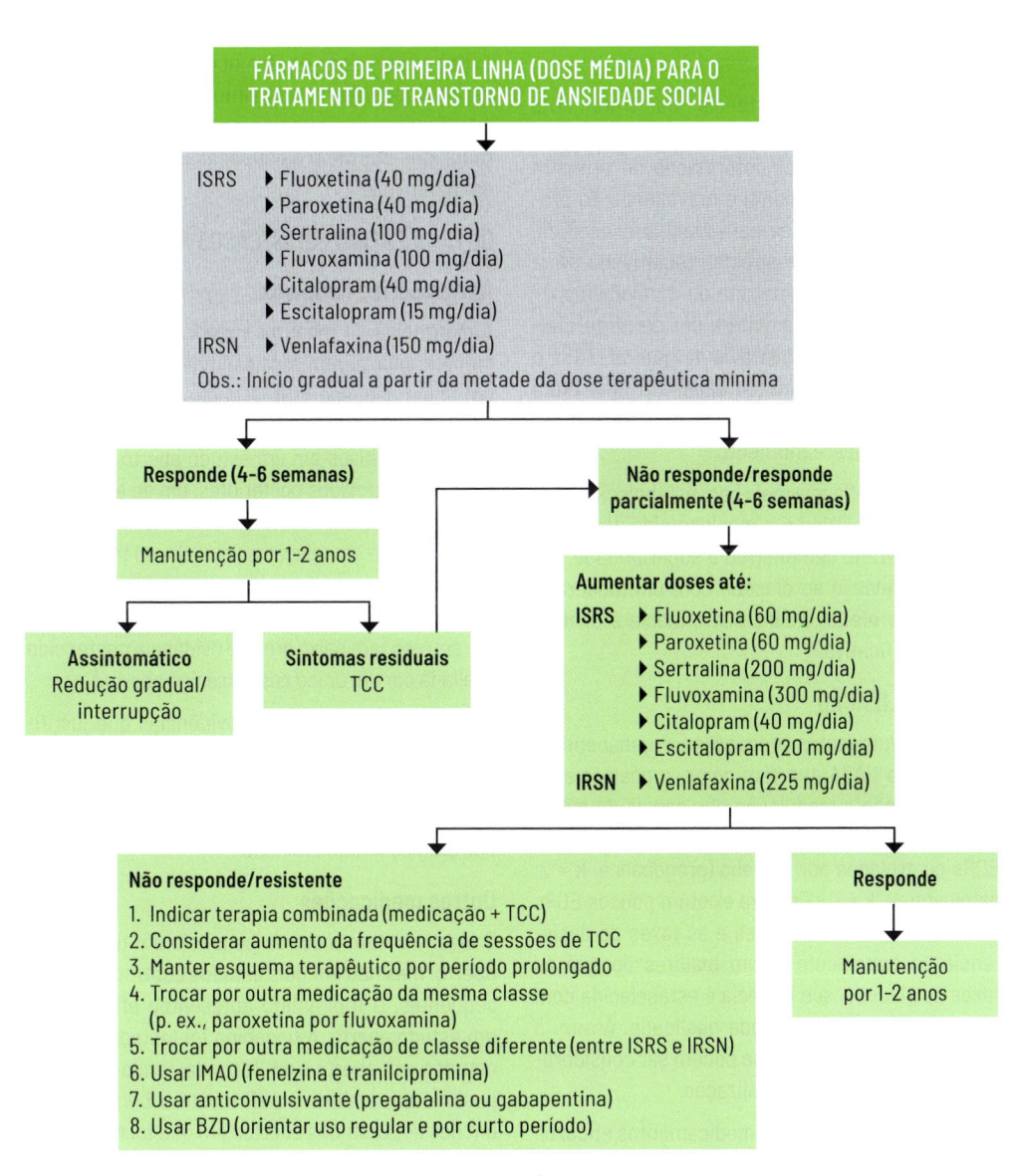

FIGURA 1 ▶ ALGORITMO PARA O TRATAMENTO FARMACOLÓGICO DO TRANSTORNO DE ANSIEDADE SOCIAL.

tida melhora sintomática o mais próximo possível da remissão, desde que sem efeitos adversos que possam comprometer a adesão terapêutica.[2,3,5] Após ao menos 12 semanas de tratamento com dose máxima, em indivíduos não responsivos ou com resposta parcial às primeiras estratégias de tratamento, incluindo a intervenção combinada com TCC, sugere-se a troca ou potencialização da medicação.

Embora a evidência seja limitada para essa recomendação, sugere-se a troca entre os psicofármacos de primeira linha como o primeiro ajuste a ser feito no tratamento medicamentoso de pacientes refratários.[3] Se a primeira escolha de tratamento foi a TCC, sugere-se, nesse momento, início do tratamento farmacológico ou a associação deste com um novo protocolo de TCC.[3] Em caso de baixa resposta ao tratamento inicial, deverão ser sempre reavaliados o diagnóstico e a presença de comorbidades, assim como as doses, o tempo para mudança de prescrição, a adesão do paciente ao esquema proposto, os estressores externos, a presença de transtornos orgânicos e o uso de substâncias.[3]

TROCA DE MEDICAÇÃO

Após identificada resistência ao tratamento inicial, sugere-se, ao menos, duas tentativas de troca por outros psicofármacos de primeira linha (ISRS ou venlafaxina) e reavaliação da presença de comorbidades para manejo específico. Em caso de baixa resposta, recomenda-se a troca por um IMAO (fenelzina ou moclobemida).[3] Embora os IMAOs apresentem um perfil de efeitos adversos menos favorável do que os ISRSs e a venlafaxina e demandem adesão a uma dieta específica (pobre em tiramina), eles podem ser considerados nesse momento.

Os IMAOs com eficácia mais bem estabelecida para o TAS são a fenelzina e a moclobemida. Uma metanálise em rede demonstrou a superioridade dos IMAOs em relação ao placebo com um moderado tamanho de efeito; assim, sua eficácia é clinicamente significativa.[7]

POTENCIALIZAÇÃO

Os anticonvulsivantes pregabalina e gabapentina, análogos do GABA que têm como suposto mecanismo de ação a modulação dos canais de cálcio voltagem-dependentes, foram estudados em três ECRs controlados por placebo (pregabalina, k = 2; gabapentina, k = 1).[6] Embora existam poucos ECRs avaliando essas medicações e as taxas de desistência do tratamento sejam maiores do que as taxas do placebo, sua eficácia é estabelecida com uma evidência de moderada qualidade. Assim, a pregabalina e a gabapentina podem ser consideradas estratégias de potencialização.

Os BZDs são considerados medicamentos eficazes no TAS (clonazepam e bromazepam), mas não de primeira escolha, devido ao seu perfil de efeitos colaterais e ao risco de abuso e dependência. Apesar de serem amplamente utilizados na prática clínica, apenas dois ECRs demonstraram seus efeitos positivos no TAS.[6]

Os BZDs podem ser utilizados junto com um ISRS ou IRSN em indivíduos com resposta parcial, como estratégia de potencialização nas primeiras semanas de tratamento, ou para indivíduos refratários. Recomenda-se que os BZDs sejam usados por período curto (2 a 4 semanas), já que não mostram benefício em longo prazo e por apresentarem risco de dependência. Além disso, deve-se evitar a prescrição do fármaco para uso conforme variabilidade diária dos sintomas.[3] Em relação à interrupção, os sintomas de retirada podem ser reduzidos por meio da suspensão lenta e gradual da medicação.

OUTRAS ESTRATÉGIAS/CASOS REFRATÁRIOS

Antipsicóticos atípicos

A olanzapina se mostrou superior ao placebo em monoterapia, porém essa estimativa é baseada em um único pequeno ECR. A quetiapina demonstrou resultados inconsistentes, tendo apresentado resultados positivos em um estudo aberto, mas dois estudos controlados posteriores, um de efeito agudo e outro de efeitos em longo prazo, não mostraram superioridade em relação ao placebo no tratamento do TAS. Embora a risperidona tenha demonstrado eficácia como tratamento adjuvante no TAS refratário, seu uso tem baixo grau de evidência por ter sido avaliada por um único ensaio clínico aberto.[8]

Dessa forma, ainda faltam evidências que justifiquem o uso de APs no TAS, considerando também seus possíveis efeitos colaterais em longo prazo, exceto como adjuvantes nos casos em que outras estratégias tenham falhado.

Outras medicações

O levetiracetam mostrou benefício em um estudo aberto, mas não em dois estudos controlados subsequentes. O topiramato apresentou eficácia em um estudo aberto. A tiagabina foi testada em dois estudos, um aberto e um fechado, tendo resultado positivo em ambos. O AVP mostrou benefício em um dos dois estudos abertos em que foi testado.[9]

Um ECR demonstrou que a administração intranasal de ocitocina pode melhorar o desempenho social, reduzindo a percepção de ansiedade por terceiros; apesar disso, sua eficácia não foi demonstrada com instrumentos validados para avaliação do TAS.[10] O canabidiol, componente não psicomimético da *Cannabis*, foi avaliado no tratamento do TAS por três ECRs de pequeno tamanho amostral, sendo dois somente após administração de dose única para avaliação imediata em situação estressora.[11] Apesar de positivos, os resultados são considerados preliminares, tendo em vista as limitações dos estudos e a incerteza quanto à tolerabilidade associada ao canabidiol.

TRATAMENTO DE MANUTENÇÃO

A remissão ocorre quando o paciente obtém resolução completa dos sintomas por um mínimo de 3 meses. O instrumento mais utilizado para aferir resposta e remissão de sintomas no TAS é a Escala de Ansiedade Social de Liebowitz (LSAS). Havendo remissão, recomenda-se manter a dose por pelo menos mais 6 meses a 1 ano.

Estudos mostram que a associação de TCC aos medicamentos ajuda a manter a melhora a longo prazo, mesmo após a retirada do medicamento, e, por essa razão, deve ser considerada também em tal etapa.

Períodos mais prolongados de tratamento podem ser necessários em casos de pacientes ainda sintomáticos, com comorbidades, sintomas graves, história prévia de recaída, início precoce da doença e transtorno da personalidade.

TRATAMENTO COMBINADO

A terapia combinada (TCC e psicofármacos de primeira linha) deve ser fortemente considerada como tratamento de primeira linha para indivíduos com sintomatologia inicial grave ou apresentação comórbida com depressão, que interfira na capacidade de se engajar na TCC, e para indivíduos com sintomatologia inicial moderada que apresentem resposta parcial ou não respondam à monoterapia.[3]

Em caso de resposta parcial ou ausência de resposta à terapia combinada, deverá ser considerado aumento da frequência das sessões de TCC.[3]

Embora alguns estudos tenham demonstrado eficácia nos sintomas de TAS da combinação de D-cicloserina à terapia de exposição,[12,13] seu uso ainda não está bem estabelecido como estratégia de potencialização da TCC, sendo possivelmente recomendada somente para casos resistentes a intervenções prévias já estabelecidas.

TERAPIA COGNITIVO-COMPORTAMENTAL NO TRANSTORNO DE ANSIEDADE SOCIAL

A TCC é uma das opções terapêuticas mais investigadas no tratamento do TAS. A TCC demonstra boa eficácia, aceitabilidade, relação custo-efetividade e pouco tempo necessário para o início da resposta, sendo considerada primeira linha para o tratamento do TAS.

A TCC pode ser realizada em formato individual (TCC-I) ou em grupo (TCC-G). Ambas apresentam um bom grau de evidência no tratamento do TAS, sendo superior ao placebo farmacológico. No entanto, somente a TCC-I demonstrou superioridade em relação a intervenções psicoterapêuticas de placebo, sendo considerada a psicoterapia de primeira escolha, seguida pela TCC-G.[3] A TCC pode ser iniciada a qualquer momento do tratamento. Nos casos de TAS com especificador somente de desempenho, está indicada a TCC, principalmente as técnicas de exposição.

Os objetivos da TCC são fornecer psicoeducação (revisar uso de cafeína, tabaco e álcool, familiarizar o paciente com o transtorno), identificar e reduzir sintomas cognitivos, diminuir ansiedade, reduzir comportamentos de segurança e de evitação e prevenir recaída.[14]

A TCC inclui essencialmente as seguintes técnicas: (1) psicoeducação sobre o TAS – suas manifestações, comportamentos que perpetuam o transtorno, crenças disfuncionais que contribuem para os sintomas – e sobre o tratamento (TCC e medicamentos); (2) exposição na imaginação e ao vivo – objetiva diminuir a esquiva fóbica (p. ex., solicitar informações a um estranho na rua, resistir às pressões de um vendedor, abordar um(a) garoto(a) em uma festa, fazer um *role play* com o terapeuta de uma entrevista solicitando um emprego); (3) técnicas de reestruturação cognitiva – têm por objetivo questionar os pensamentos automáticos disfuncionais e gerar pensamentos alternativos mais realistas; e (4) exposição e reestruturação cognitiva combinadas.[14]

Não há evidência atual para a indicação de outras psicoterapias como TCC de autoajuda, TCC baseada em internet, terapia de aceitação e compromisso, *mindfulness* ou terapia interpessoal.[3,7]

TRATAMENTO DO TRANSTORNO DE ANSIEDADE SOCIAL NA PRESENÇA DE COMORBIDADES

Dois transtornos psiquiátricos comórbidos merecem atenção especial, pois interferem nesse fluxograma de tratamento: o TP e o TB. No TP ou em pessoas com sintomas intensos de ansiedade, é recomendado iniciar a farmacoterapia com doses menores e/ou associar um BZD no início do tratamento. O BZD deve ser utilizado na menor dose e por menor tempo possível, devido ao risco de dependência. Nos casos de comorbidade com o TB, como regra, deve-se, inicialmente, estabilizar o humor e, em seguida, escolher um psicofármaco para tratar o TAS. Isso porque o uso de ADs pode desestabilizar o humor. Em geral, deve-se tratar, inicialmente, os transtornos e sintomas de maior morbimortalidade (mania, psicose, ideação suicida) antes de se tratar os demais transtornos comórbidos.[15]

Embora haja poucos estudos sobre a terapêutica de indivíduos com comorbidades, o CANMAT sugere uso de ácido valproico, quetiapina e olanzapina para o controle dos sintomas de ansiedade em pacientes com TB. A carbamazepina também pode ser útil.[15] Quando houver depressão comórbida, deve-se dar preferência ao tratamento com ADs em detrimento dos BZDs. Além disso, uma recente metanálise demonstrou a eficácia dos ISRSs e dos IRSNs em indivíduos com TAS como diagnóstico primário mesmo em indivíduos com comorbidades psiquiátricas associadas.[16]

TRANSTORNO DE ANSIEDADE SOCIAL SOMENTE DE DESEMPENHO

Os β-bloqueadores apresentam atuação restrita no tratamento do TAS somente de desempenho. Esses medicamentos diminuem os sintomas de hiperatividade adrenérgica — taquicardia, tremor e rubor facial. Nesse sentido, mitigam os sintomas periféricos, mas não a experiência emocional do paciente. Podem ser usados em dose única (propranolol 10 a 40 mg, atenolol 12, a -50 mg), cerca de 20 a 30 minutos antes da exposição à situação ansiogênica (p. ex., proferir uma palestra, tocar um instrumento, falar em público). Seu uso é controverso e alguns autores os contraindicam. É importante sempre avaliar a presença de comorbidades clínicas que possam contraindicar o uso dessa classe de medicamentos (p. ex., hipotensão, bradicardia, vasculopatia arterial periférica, asma para alguns β-bloqueadores).

Os BZDs podem ser utilizados como segunda escolha, mas deve-se evitar a prescrição de doses que possam causar sedação e/ou dificultar o desempenho, a habituação da ansiedade e a diminuição do comportamento evitativo. Esses medicamentos devem ser ministrados alguns minutos antes da situação de desempenho.

A TCC, principalmente a terapia de exposição isolada ou em associação com fármacos, é a base do tratamento do TAS somente de desempenho.

CONSIDERAÇÕES FINAIS

O TAS é um transtorno altamente prevalente e incapacitante. Os ISRSs (e a venlafaxina) constituem o tratamento farmacológico de primeira escolha. A TCC também é um tratamento de primeira escolha para o TAS, podendo ser realizada a qualquer momento do algoritmo proposto em associação com os psicofármacos. A gravidade dos sintomas iniciais é determinante para a escolha do tratamento (psicoeducação, tratamento farmacológico, psicoterapia ou tratamento combinado).

REFERÊNCIAS

1. Association AP. Diagnostic and statistical manual of mental disorders: DSM-5-TR. 5th ed. Arlington: APA; 2022.
2. Leichsenring F, Leweke F. Social anxiety disorder. N Engl J Med. 2017;376(23):2255064. PMID [28591542]
3. Andrews G, Bell C, Boyce P, Gale C, Lampe L, Marwat O, et al. Royal Australian and New Zealand College of Psychiatrists clinical practice guidelines for the treatment of panic disorder, social anxiety disorder and generalised anxiety disorder. Aust N Z J Psychiatry. 2018;52(12):1109-72.
4. Williams T, McCaul M, Schwarzer G, Cipriani A, Stein DJ, Ipser J. Pharmacological treatments for social anxiety disorder in adults: a systematic review and network meta-analysis. Acta Neuropsychiatrica. 2020;32(4):169-76. PMID [32039743]
5. Jakubovski E, Johnson JA, Nasir M, Müller-Vahl K, Bloch MH. Systematic review and meta-analysis: dose-response curve of SSRIs and SNRIs in anxiety disorders. Depress Anxiety. 2019;36(3):198-212. PMID [30479005]
6. Williams T, Hattingh CJ, Kariuki CM, Tromp SA, van Balkom AJ, Ipser JC, et al. Pharmacotherapy for social anxiety disorder (SAnD). Cochrane Database Syst Rev. 2017;10(10):CD0001206. PMID [29048739]
7. Mayo-Wilson E, Dias S, Mavranezouli I, Kew K, Clark DM, Ades AE, et al. Psychological and pharmacological interventions for social anxiety disorder in adults: a systematic review and network meta-analysis. Lancet Psychiatry. 2014;1(5):368-76. PMID [26361000]
8. Patterson B, van Ameringen M. Augmentation strategies for treatment-resistant anxiety disorders: a systematic review and meta-analysis. Depress Anxiety. 2016;33(8):728-36. PMID [31997973]
9. Nardi AE, Quevedo J, Silva AG, organizadores. Transtorno de ansiedade social: teoria e clínica. Porto Alegre: Artmed; 2014.
10. Voncken MJ, Dijk C, Stöhr F, Niesten IJM, Schruers K, Kuypers KPC. The effect of intranasally administered oxytocin on observed social behavior in social anxiety disorder. Eur Neuropsychopharmacol. 2021;53:25-33. PMID [34358819]
11. Stanciu CN, Brunette MF, Teja N, Budney AJ. Evidence for use of cannabinoids in mood disorders, anxiety disorders, and PTSD: a systematic review. Psychiatr Serv. 2021;72(4):429-36. PMID [33530732]
12. Smits JAJ, Pollack MH, Rosenfield D, Otto MW, Dowd S, Carpenter J, et al. Dose timing of D-cycloserine to augment exposure ther-

apy for social anxiety disorder: a randomized clinical trial. JAMA Netw Open. 2020;3(6):e206777. PMID [32496566]

13. Mataix-Cols D, Fernández de la Cruz L, Monzani B, Rosenfield D, Andersson E, Pérez-Vigil A, et al. D-cycloserine augmentation of exposurebased cognitive behavior therapy for anxiety, obsessive-compulsive, and posttraumatic stress disorders: a systematic review and meta-analysis of individual participant data. JAMA Psychiatry. 2017;74(5):501-10. PMID [28122091]

14. Hofmann SG. An introduction to modern CBT: psychological solutions to mental health problems. New Jersey: Wiley-Blackwell; 2012.

15. Yatham LN, Kennedy SH, Parikh SV, Schaffer A, Bond DJ, Frey BN, et al. Canadian Network for Mood and Anxiety Treatments (CANMAT) and International Society for Bipolar Disorders (ISBD) 2018 guidelines for the management of patients with bipolar disorder. Bipolar Disord. 2018;20(2):97-170. PMID [29536616]

16. Gosmann NP, Costa MA, Jaeger MB, Motta LS, Frozi J, Spanemberg L, et al. Selective serotonin reuptake inhibitors, and serotonin and norepinephrine reuptake inhibitors for anxiety, obsessive-compulsive, and stress disorders: a 3-level network meta-analysis. PLoS Med. 2021;18(6):e1003664. PMID [34111122]

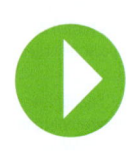

TRANSTORNO DE ANSIEDADE GENERALIZADA

▶ CAROLINA BENEDETTO GALLOIS
▶ LUCIANA LOPES MOREIRA
▶ HELENA DIAS DE CASTRO BINS
▶ YGOR ARZENO FERRÃO

O TAG é caracterizado por ansiedade e preocupações excessivas relacionadas a diversos eventos, circunstâncias e/ou situações da vida diária. A ansiedade não é facilmente controlada, causando sofrimento, prejuízos ou incapacitações importantes na vida do indivíduo. O excesso de preocupação pode ser acompanhado por inquietude, dificuldades de concentração, lapsos de memória ("brancos"), alterações no sono, fadiga, irritabilidade e tensão muscular, além de outros sintomas somáticos.[1]

O curso do transtorno pode ser crônico ou intermitente, apresentando uma prevalência durante a vida em torno de 5,1 a 11,9%, segundo estudos norte-americanos, e variando de 4,3 a 5,9%, em estudos europeus.[2] A média de idade do início dos sintomas é de 30 anos, e a doença tende a ser 2 vezes mais prevalente em mulheres do que em homens. Os critérios do *Manual diagnóstico e estatístico de transtornos mentais*, 5ª edição, texto revisado (DSM-5-TR) incluem, ainda, um período mínimo de 6 meses para o diagnóstico, além da ocorrência em diferentes contextos da vida do indivíduo.

As causas do TAG vêm sendo estudadas e parecem relacionar-se tanto a eventos de vida traumáticos como a alterações neurobiológicas e genéticas.[3] Estudos com gêmeos apontam uma herdabilidade moderada, em torno de 30%.[4] Estudos genéticos sugerem que o TDM, o TAG e características de personalidade de "neuroticismo" apresentam bases genéticas comuns.[1,4] As alterações neurobiológicas do TAG estão relacionadas a disfunções em neurotransmissores, como GABA, serotonina e noradrenalina.[3] Postula-se que disfunções na amígdala, no hipocampo, mesencéfalo, córtex pré-frontal dorsolateral e córtex cingulado anterior tenham papel primário nesse transtorno.[5] Estudos escassos de neuroimagem mostram uma redução da substância branca em algumas regiões cerebrais, assim como um aumento do metabolismo de glicose em parte do lobo occipital e do lobo temporal, giro frontal lateral, giro inferior e cerebelo, contrastando com uma redução significativa do metabolismo glicêmico nos gânglios basais.[2]

A principal comorbidade psiquiátrica associada ao TAG é a depressão, ocorrendo em três de cada cinco pacientes afetados pelo transtorno.[1] Outras associações frequentes são com TAS, fobia específica e TP. A comorbidade com TUS é mais frequente em homens do que em mulheres afetadas por TAG. Especula-se que 50 a 90% dos pacientes com TAG tenham algum outro diagnóstico psiquiátrico relacionado. A associação com transtornos da personalidade reduz a resposta ao tratamento. Sempre que ocorrer em conjunto a alguma comorbidade, o transtorno tende a ter pior prognóstico e a causar maior prejuízo na vida do indivíduo.[1]

Nos serviços de atendimento primário, estima-se que somente 34% dos casos de TAG sejam diagnosticados corretamente.[6] Muitas queixas dos pacientes costumam ser confundidas com quadros de doenças físicas, levando, com frequência, a exames e gastos desnecessários. Algumas doenças clínicas precisam ser avaliadas antes do diagnóstico de TAG, como, por exemplo, o hipertireoidismo. Outras doenças relacionadas ao estresse, como cefaleias, fibromialgia, síndrome do intestino irritável, alergias, alterações respiratórias e outras doenças crônicas costumam acompanhar o diagnóstico do transtorno.[6]

FATORES DE RISCO PARA TAG[7]

- **Temperamentais**: inibição comportamental, afetividade negativa (neuroticismo) e evitação de danos, dependência de recompensas e viés atencional em relação a ameaças.
- **Ambientais**: adversidades na infância e superproteção parental foram associadas ao TAG.
- **Genéticos**: um terço do risco de experimentar TAG é genético (compartilhado com outros transtornos de ansiedade e TDM).

DIAGNÓSTICO DIFERENCIAL

- Ansiedade normal (não patológica).
- TP.
- Transtorno de ansiedade induzido por substâncias (cafeína, droga de abuso, etc.).
- TAS.
- Transtorno de ansiedade de separação.
- Transtorno de ansiedade de doença.
- TOC.
- TEPT e transtornos de adaptação.
- Sintomas ansiosos que ocorrem exclusivamente durante o curso de outro transtorno psiquiátrico, como TDM, TB, entre outros.
- Feocromocitoma.
- Hipertireoidismo.

TRATAMENTO FARMACOLÓGICO DO TRANSTORNO DE ANSIEDADE GENERALIZADA

Os tratamentos disponíveis para TAG incluem fármacos e psicoterapias. São considerados como tratamento de primeira linha ISRSs, IRSNs, pregabalina e TCC.[3] A pregabalina não é considerada como primeira linha em todas as diretrizes,[8,9] porém, embora essa indicação seja controversa, existem muitas evidências positivas que respaldam seu uso.[6] Apesar dos inúmeros avanços realizados nos últimos anos para o tratamento do TAG, cerca de 50% dos pacientes com esse transtorno têm pouca resposta aos tratamentos de primeira linha, de modo que diferentes medicações têm sido estudadas para seu tratamento. Outros medicamentos utilizados incluem BZDs, ADTs, outros ADs (agomelatina, mirtazapina, vortioxetina, bupropiona, IMAOs), anticonvulsivantes, buspirona, hidroxizina e APs (Figura 1).[3]

A escolha do fármaco deve ser individualizada, levando-se em consideração as características do paciente, como preferência, comorbidades, custo, acessibilidade, efeitos colaterais e uso prévio com boa resposta e tolerância (pelo paciente ou por familiares). Se não há início de resposta em até 4 a 6 semanas, é improvável que o medicamento vá ser eficaz. Assim, deve-se trocar por outro agente de primeira linha, por um de segunda linha ou associar medicamentos, apesar de existirem poucas evidências para embasar tais recomendações.

Não há consenso sobre a duração do tratamento, mas estima-se que se deva continuar a medicação por, pelo menos, 12 meses após a estabilização dos sintomas, visto que a chance de recaída é bastante alta.[9] Após duas tentativas de retirada em que ocorram recidivas de sintomas, deve-se considerar o tratamento contínuo.[10]

Há poucos estudos comparando tratamentos isolados com fármacos e psicoterapia com o tratamento combinado. Porém, como as duas formas de tratamento são comprovadamente eficazes, parece razoável a recomendação de associá-las sempre que possível.[3]

O curso do TAG costuma flutuar entre sindrômico e subsindrômico, atingindo taxas de remissão total muito baixas ao longo da vida. A obtenção da remissão total reduz o risco de recaídas, devendo ser esse, portanto, o objetivo do tratamento. Problemas psicossociais, como dificuldades nas relações familiares/sociais, podem dificultar a obtenção da remissão total.[11] O acréscimo de medidas socioam-

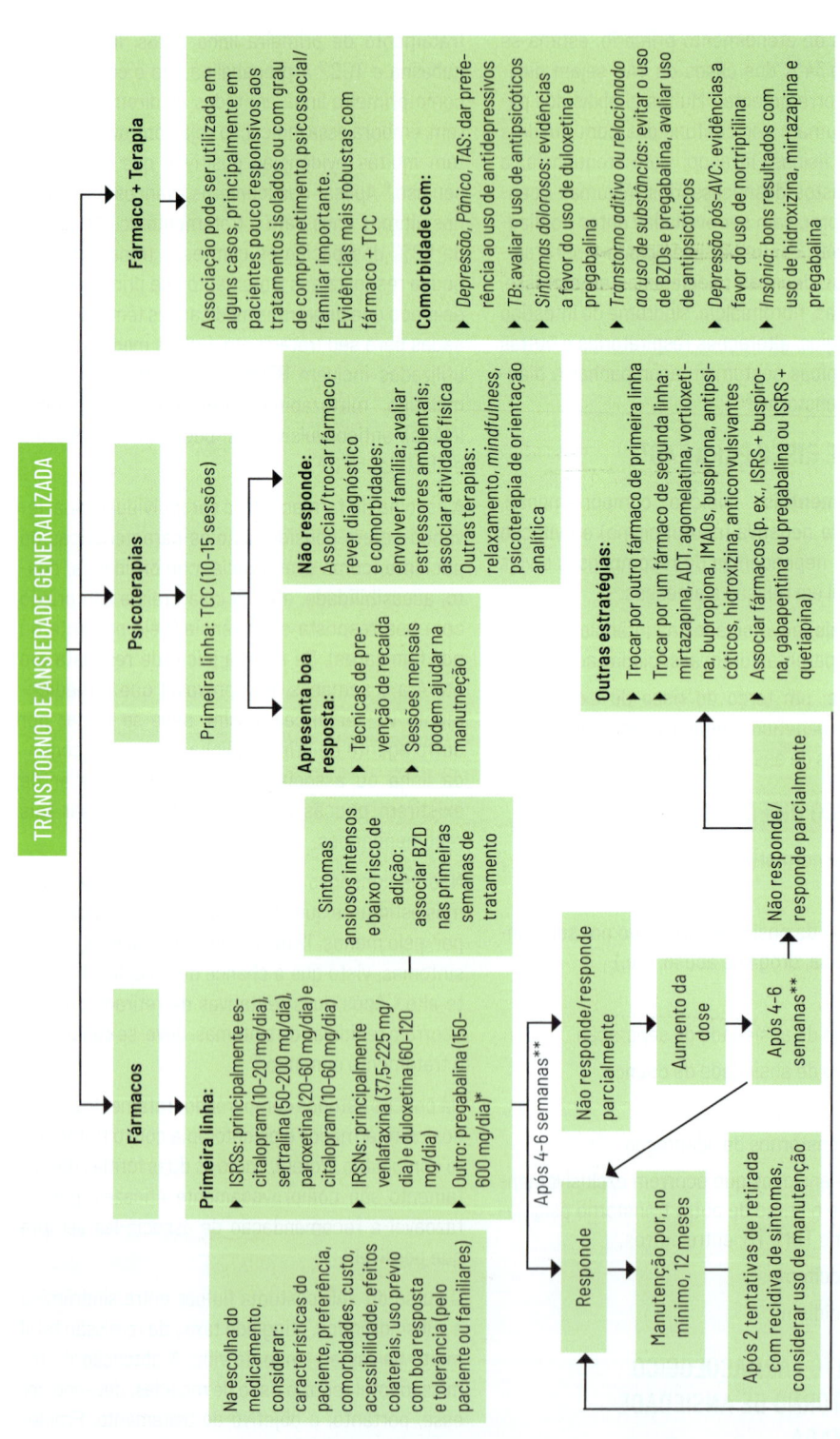

TRANSTORNO DE ANSIEDADE GENERALIZADA

DIRETRIZES E ALGORITMOS

TRANSTORNO DE ANSIEDADE GENERALIZADA

Fármacos

Primeira linha:
- ISRSs: principalmente escitalopram (10-20 mg/dia), sertralina (50-200 mg/dia), paroxetina (20-60 mg/dia) e citalopram (10-60 mg/dia)
- IRSNs: principalmente venlafaxina (37,5-225 mg/dia) e duloxetina (60-120 mg/dia)
- Outro: pregabalina (150-600 mg/dia)*

Na escolha do medicamento, considerar: características do paciente, preferência, comorbidades, custo, acessibilidade, efeitos colaterais, uso prévio com boa resposta e tolerância (pelo paciente ou familiares)

Sintomas ansiosos intensos e baixo risco de adição: associar BZD nas primeiras semanas de tratamento

Após 4-6 semanas**

- **Responde** → Manutenção por, no mínimo, 12 meses → Após 2 tentativas de retirada com recidiva de sintomas, considerar uso de manutenção
- **Não responde/responde parcialmente** → Aumento da dose → Após 4-6 semanas** → Não responde/responde parcialmente

Psicoterapias

Primeira linha: TCC (10-15 sessões)

Apresenta boa resposta:
- Técnicas de prevenção de recaída
- Sessões mensais podem ajudar na manutenção

Não responde:
Associar/trocar fármaco; rever diagnóstico e comorbidades; envolver família: avaliar estressores ambientais; associar atividade física
Outras terapias: relaxamento, *mindfulness*, psicoterapia de orientação analítica

Outras estratégias:
- Trocar por outro fármaco de primeira linha
- Trocar por um fármaco de segunda linha: mirtazapina, ADT, agomelatina, vortioxetina, bupropiona, IMAOs, buspirona, antipsicóticos, hidroxizina, anticonvulsivantes
- Associar fármacos (p. ex., ISRS + buspirona, gabapentina ou pregabalina ou ISRS + quetiapina)

Fármaco + Terapia

Associação pode ser utilizada em alguns casos, principalmente em pacientes pouco responsivos aos tratamentos isolados ou com grau de comprometimento psicossocial/familiar importante. Evidências mais robustas com fármaco + TCC

Comorbidade com:
- *Depressão, Pânico, TAS:* dar preferência ao uso de antidepressivos
- *TB:* avaliar o uso de antipsicóticos
- *Sintomas dolorosos:* evidências a favor do uso de duloxetina e pregabalina
- *Transtorno aditivo ou relacionado ao uso de substâncias:* evitar o uso de BZDs e pregabalina, avaliar uso de antipsicóticos
- *Depressão pós-AVC:* evidências a favor do uso de nortriptilina
- *Insônia:* bons resultados com uso de hidroxizina, mirtazapina e pregabalina

*Algumas diretrizes apontam a pregabalina como sendo de segunda linha para o TAG.
**Durante esse período, sugere-se avaliar regularmente o paciente (p. ex., 2/2 semanas) para monitoramento de doses, efeitos adversos, evolução da melhora sintomática.

FIGURA 1 ▶ FLUXOGRAMA PARA O MANEJO DO TRANSTORNO DE ANSIEDADE GENERALIZADA.

bientais e psicoterápicas ao tratamento medicamentoso pode melhorar a taxa de resposta.

PSICOFÁRMACOS DE PRIMEIRA LINHA

Inibidores seletivos da recaptação de serotonina

Os ISRSs são considerados de primeira linha para o tratamento do TAG com base em metanálises, revisões sistemáticas, ECRs controlados por placebo e em diretrizes internacionais.[3,10,12] Os estudos demonstram eficácia especialmente de escitalopram, paroxetina, sertralina e citalopram.[3,10] Ensaios não controlados e experiência clínica sugerem que outros ISRSs (fluoxetina e fluvoxamina) também são eficazes para o TAG.[10] Os ISRSs são fármacos de preferência para pacientes que apresentam comorbidade com depressão, TP e TAS. Eles também foram descritos como mais eficazes no tratamento de sintomas psíquicos do TAG (tensão, apreensão, preocupação) quando comparados aos BZDs, que são mais eficazes nos sintomas autonômicos e somáticos do transtorno.[13]

Paroxetina Eficaz para os tratamentos agudo e de longo prazo e para a prevenção de recaídas, segundo ensaios clínicos, inclusive em população idosa, em doses de 20 a 60 mg/dia, embora tenha menor tolerabilidade.[6,8,14,15] É aprovada, nos EUA, para TAG.

Escitalopram Duas metanálises recentes colocaram o escitalopram entre os principais fármacos para o tratamento do TAG,[6,8] inclusive em população idosa[15] e adolescente.[16] Apresenta boa taxa de tolerabilidade na maioria dos estudos.[8,17] É eficaz para o tratamento agudo, de longo prazo e para prevenção de recaídas,[1] em doses de 10 a 20 mg/dia. É aprovado nos EUA para TAG.

Sertralina É eficaz em todas as etapas do tratamento (agudo, longo prazo e prevenção de recaídas), com boa tolerabilidade,[6,8,12,14] inclusive em população idosa.[15] As doses sugeridas variam entre 50 e 200 mg/dia.

Fluoxetina Os dados a respeito do uso da fluoxetina no TAG são controversos. Alguns autores não a citam como tratamento com boa eficácia para o transtorno,[8] mas foi considerada como bastante eficaz em termos de resposta e remissão em uma revisão sistemática que comparou diversos fármacos no tratamento do TAG,[12] bem como em metanálise recente que considerou estudos com amostras menores.[6] Além disso, ensaios não controlados e experiência clínica sugerem que é eficaz para o TAG.[10]

Citalopram Estudos recentes demonstraram eficácia para o transtorno,[8,10] com doses variando entre 10 e 60 mg. Eficácia foi comprovada também em população idosa, segundo recente revisão sistemática.[15]

Fluvoxamina Embora não houvesse evidências robustas anteriores que sustentassem seu uso no TAG, foi considerada mais eficaz do que o placebo e com boa tolerabilidade segundo metanálise recente,[8] sendo também citada em algumas diretrizes como opção efetiva para o transtorno.[10]

Inibidores da recaptação de serotonina e noradrenalina

Cerca de 40% dos psiquiatras prescrevem IRSNs como medicamentos de primeira escolha para o TAG, e 41%, como segunda escolha,[18] sendo recomendados principalmente quando não há resposta satisfatória aos ISRSs.[19] O tempo médio de tratamento recomendado com os IRSNs para o TAG é de 12 meses após a estabilização dos sintomas.[20]

Venlafaxina Ambas as formas de apresentação (liberação imediata e prolongada) mostram eficácia no TAG, com taxas de remissão de até 62,5% para doses de 37,5 a 225 mg/dia. O período mínimo recomendado de uso é de 6 meses, com taxas de recaída variando de 10 (após 6 meses sem uso) a 33% (após 12 meses sem uso). Em caso de recaída, há evidências de que o paciente voltará a melhorar caso torne a usar o mesmo medicamento. A melhora precoce (mais de 20% na escala de Hamilton) na primeira semana de tratamento pode prever um bom resultado de tratamento nas demais 8 semanas.[21] A forma de liberação prolongada parece ser mais bem tolerada.[22]

Duloxetina Aprovada pela FDA para uso no TAG desde 2007. Em estudos duplo-cegos, controlados por placebo, a duloxetina, em doses de 60 a 120 mg/dia, em um período de 9 a 10 semanas, foi mais eficaz do que o placebo para controle da ansiedade, inclusive em pacientes com mais de 65 anos de idade. A magnitude de melhora mostrou-se maior do que os demais IRSNs e do que várias outras medicações.[8] Em 52 semanas de avaliação, a duloxetina foi eficaz em prevenir ou atrasar recaída do TAG. Náusea foi o único efeito colateral que proporcionou descontinuação do tratamento com a duloxetina quando comparada ao placebo.[23] Pacientes com sintomas dolorosos na vigência de TAG parecem se beneficiar especialmente com o uso de duloxetina.

Desvenlafaxina Não há, até o momento, estudos sobre o uso da desvenlafaxina para tratamento do TAG. No entanto, como se trata de uma molécula semelhante à venlafaxina e alguns trabalhos mostram que os sintomas de ansiedade em pacientes deprimidos melhoraram com o uso de venlafaxina, especula-se que possa ter a mesma eficácia dos IRSNs.

Milnaciprano Não há, até o momento, estudos sobre o milnaciprano para tratamento do TAG, nem menção de melhora de sintomas ansiosos com seu uso.

Pregabalina

Os resultados de ECRs e metanálises apontam que a pregabalina é bastante eficaz no tratamento agudo e para a prevenção de recaídas no TAG. A substância mostrou efeitos superiores ao placebo e comparáveis aos BZDs.[24]

Algumas diretrizes trazem a pregabalina como tratamento de segunda linha,[8-10] porém, em uma recente metanálise, Slee e colaboradores reforçaram indicações anteriores que recomendavam a pregabalina como primeira linha no TAG.[6] Aparece, entre os tratamentos para TAG, como primeira escolha quando comparados o perfil de eficácia, a tolerabilidade e os custos.[25]

O efeito ansiolítico da pregabalina começa rapidamente, já no quarto dia, para os sintomas físicos e psíquicos do TAG, e as doses utilizadas variam de 150 a 600 mg. O tratamento deve ser mantido por, pelo menos, 12 meses após estabilização dos sintomas.[12] O fármaco parece ser uma boa alternativa para pacientes com insônia em razão de seus efeitos sedativos.[5] Além disso, por não estar sujeita ao metabolismo hepático e, portanto, não interagir com inibidores ou indutores das enzimas do citocromo P450, é uma escolha interessante para pacientes hepatopatas ou polimedicados.[5]

A pregabalina tem aprovações da FDA para dor neuropática, neuralgia pós-herpética, fibromialgia e como tratamento adjunto para convulsões parciais. Seu uso em TAG foi aprovado pela União Europeia em 2006.[26]

Na literatura atual, surge uma preocupação crescente com o potencial de abuso da pregabalina; contudo, as evidências são escassas e nenhuma avaliação definitiva está disponível. Sexo masculino, história de TUS atual ou passado, incluindo o vício em opioides, podem ser fatores de risco potenciais para o desenvolvimento de comportamentos aditivos associados à pregabalina.[10,27]

PSICOFÁRMACOS DE SEGUNDA LINHA

Ansiolíticos

Benzodiazepínicos Os BZDs têm eficácia comprovada no tratamento do TAG,[6,10,28] início de ação rápido e são relativamente seguros. No entanto, o alto potencial de sedação, interações potencialmente fatais com álcool e opioides, assim como sua capacidade de gerar tolerância, dependência e sintomas de retirada limitam o uso em longo prazo. A maioria das diretrizes recomenda que os BZDs sejam utilizados prioritariamente no início do tratamento, por curtos períodos, em geral associados a um AD, enquanto o efeito deste ainda não é consistente.[6,10,28] Não é recomendado a pacientes que tenham história de TUSs.[6,10,11]

Azapironas A buspirona tem aprovação da FDA para uso em TAG, sendo geralmente utilizada como um tratamento adjunto a ISRSs ou IRSNs.[26] Uma metanálise encontrou 36 estudos com buspirona em TAG, abrangendo cerca de 6 mil pacientes. As azapironas, incluindo a buspirona, foram superiores ao placebo no tratamento do transtorno. Esse mesmo estudo concluiu que as azapironas podem ser menos eficazes do que os BZDs, os ADs e a psicoterapia. A buspirona tende a ser menos bem tolerada e ter pior efetividade em pacientes que já utilizaram BZD.[26] Não se recomenda como alternativa de primeira linha no tratamento do TAG.

Antidepressivos tricíclicos

Imipramina Estudos controlados apoiam o uso da imipramina e dos ADTs para o tratamento do TAG, pois reduzem substancialmente os sintomas de ansiedade.[10,15] Quando comparada ao diazepam, a imipramina apresentou melhor resposta ansiolítica principalmente nos sintomas psíquicos de tensão, apreensão e preocupação.[29] Em comparação ao alprazolam, esse foi muito mais efetivo em reduzir os sintomas somáticos, enquanto a imipramina melhorou as características psíquicas da ansiedade e da depressão, como hostilidade, sensibilidade interpessoal e paranoia.[30]

Apesar da eficácia comparável aos ISRSs para transtornos de ansiedade, os ADTs são menos frequentemente prescritos devido a preocupações com efeitos colaterais, incluindo ganho de peso, boca seca, sedação, hesitação ou retenção urinária, arritmias e risco de mortalidade por *overdose*, de maneira que não são considerados primeira linha de tratamento.[26] A latência para o início do efeito do tratamento é de cerca 2 a 6 semanas e a dose preconizada para uso da imipramina é entre 100 e 300 mg/dia.[3] Os ADTs não possuem aprovação pela FDA para TAG, sendo o uso para esse transtorno considerado *off-label*.[31]

Nortriptilina Em relação à nortriptilina, achados sugerem que essa substância possa tratar a depressão comórbida com TAG nas doses entre 50 e 150 mg.

Opipramol O opipramol é um composto tricíclico com grande potencial de bloqueio D2, 5-HT2 e H1 e alta afinidade aos receptores sigma, mas não apresenta a propriedade de recaptação como os demais ADTs. Estudos controlados comparando opipramol, alprazolam e placebo mostraram eficácia superior dos dois compostos ativos. Esses dados foram corroborados por outros estudos com bom delineamento.[3]

Na Alemanha, o opipramol é aprovado para o tratamento de transtornos somatoformes e TAG, e há evidências suficientes para a eficácia do opipramol nesses transtornos.[32]

Apresenta metabolismo hepático extensivo, principalmente via CYP2D6, e os dados clínicos disponíveis sugerem boa tolerabilidade e segurança dentro da faixa de dose aprovada. Distúrbios leves de vigilância e eventos adversos anticolinérgicos são os efeitos colaterais mais comumente relatados; entretanto,[32] dados recentes revelam que um quadro de mania pode ser induzido pelo uso de opipramol não apenas em pacientes com TB, mas também no TAG.[33]

OUTROS ANTIDEPRESSIVOS

Agomelatina Recente metanálise, baseada em inúmeros ECRs, demostrou que a agomelatina é bem tolerada e potencialmente eficaz para TAG, porém traz ressalva para os pequenos tamanhos amostrais.[6,26] A agomelatina, nas doses entre 25 e 50 mg, tem eficácia maior do que o placebo em pacientes com TAG e tem um perfil de tolerabilidade que se compara favoravelmente com o do escitalopram, nas doses entre 10 e 20 mg. Tanto a agomelatina quanto o escitalopram são eficazes no tratamento de pacientes com TAG, incluindo aqueles com sintomas graves.[34,35]

A agomelatina não possui aprovação pela FDA para TAG. O uso para esse transtorno é considerado *off-label*.[31]

Mirtazapina Uma vasta revisão mostrou que a mirtazapina, nas doses entre 15 e 45 mg, foi considerada eficaz e bem tolerada para o TAG, mas esses achados foram limitados pelos pequenos tamanhos amostrais.[6] Sugere-se que a mirtazapina possa ter eficácia na redução da ansiedade, mas principalmente como um agente adjuvante.[26] As propriedades sedativas da substância podem auxiliar nos quadros de insônia relacionados à ansiedade.[5,10]

É licenciada para depressão, mas não para transtornos de ansiedade na maioria dos países. Seu uso para TAG é considerado *off-label*.[31]

Bupropiona A bupropiona XL, nas doses entre 150 e 300 mg, teve eficácia comparada à do escitalopram em um ECR duplo-cego. Contudo, o tamanho amostral pequeno e a falta de mais estudos não apoiam o uso da bupropiona XL como tratamento de primeira linha para o TAG.[36] Uma metanálise de ECRs controlados por placebo relatou que a bupropiona melhorou os sintomas de ansiedade e depressão em pacientes com depressão ansiosa, embora em um grau ligeiramente menor do que os ISRSs.[37] O fármaco é aprovado para o tratamento de pacientes com transtorno depressivo, mas o uso é *off-label* para TAG.[26,31]

IMAOs Os IMAOs não são aprovados pela FDA para transtornos de ansiedade,[26] e não foram encontradas evidências de eficácia dos IMAOs em pacientes com TAG.

Vortioxetina Dados iniciais aventaram boas perspectivas do uso de vortioxetina em TAG, porém metanálises subsequentes não mostraram eficácia significativa da vortioxetina sobre placebo no TAG, apesar da boa tolerabilidade e da segurança.[6] Evidências de uma metanálise de ECRs controlados por placebo demonstram eficácia no tratamento de sintomas ansiosos em pacientes com transtorno depressivo e que têm altos níveis de ansiedade.[31,38] É aprovada para depressão, mas para TAG não apresentou a eficácia terapêutica necessária para obter aprovação da FDA.[26]

Antipsicóticos

Quetiapina Entre os APs, a quetiapina parece ter o efeito mais robusto de eficácia no TAG.[39] Essa substância, entretanto, ainda não foi aprovada para o tratamento do transtorno e pode somente ser considerada para uso em pacientes em que os tratamentos-padrão se mostraram ineficazes ou não tolerados. No TAG, é utilizada em doses muito menores do que para o tratamento da esquizofrenia. Estudos mostram que a quetiapina XR (50 a 150 mg/dia), em monoterapia, é efetiva em melhorar os sintomas de ansiedade em pacientes idosos já na primeira semana de tratamento. Sua eficácia foi comparável ao uso de escitalopram, 10 mg, na oitava semana de tratamento e de outros ISRSs.[40] Seu uso em monoterapia também reduziu o risco da recorrência dos sintomas de ansiedade nos pacientes com TAG estabilizados,[41] embora não exista qualquer evidência para determinar a duração ideal e/ou dosagem de medicamentos para minimizar o risco de recaída. Nas doses de 150 mg/dia (tratamento agudo) e 50 a 300 mg/dia (tratamento de manutenção), trouxe melhora para a qualidade de vida, o funcionamento global e a qualidade do sono nos pacientes com TAG.[42]

Outros estudos sugerem que a quetiapina em baixas doses, somada à terapia tradicional, pode ser útil no tratamento do TAG resistente, levando a taxas de remissão de 72%.[43] Apesar de animadores, esses dados devem ser considerados com cautela, pois ainda são inconsistentes. O efeito hipnótico da quetiapina pode ser particularmente útil para os pacientes com TAG e insônia. Apesar do rápido início de ação em relação aos ADs, isso não parece justificar o uso da quetiapina como primeira opção, devido ao grande potencial de ocorrência de efeitos adversos, embora a descontinuação se assemelhe à dos ISRSs.[40]

Risperidona Os dados são controversos em relação ao tratamento adjuvante com risperidona no TAG. Em um estudo, o uso da risperidona associada a AD e/ou BZD resultou em significativa redução dos sintomas de ansiedade em pacientes com TAG que não estavam respondendo após 4 semanas de tratamento-padrão.[44] Outro estudo não mostrou efeito ansiolítico com o uso em monoterapia em pacientes bipolares com TP ou TAG comórbidos.[45]

Olanzapina A olanzapina mostrou ter efeito na redução dos sintomas do TAG. A associação de olanzapina com fluoxetina parece aumentar a taxa de resposta de pacientes que permanecem sintomáticos com o uso de fluoxetina isolada. Assim como acontece com a quetiapina, a ocorrência frequente de efeitos adversos importantes limita seu uso.

Aripiprazol Seu perfil de segurança e seu mecanismo de ação único fazem do aripiprazol uma opção intrigante para tratar ansiedade. Embora dois ensaios clínicos sugeriram eficácia em relação ao uso de aripiprazol como sinergista no tratamento do TAG refratário, estudos mais rigorosos (amostras maiores, maior tempo de seguimento, grupos-controle) sobre a segurança e a eficácia desses agentes são necessários para recomendar seu uso em pacientes com TAG.

Outros antipsicóticos

Estudos que avaliaram o uso de outros APs para o tratamento do TAG mostraram que baixas doses de trifluoperazina (2 a 6 mg) foram superiores ao placebo em reduzir os escores de ansiedade. Apesar de haver relato de benefício da ziprasidona como adjuvante no tratamento do TAG, um estudo comparativo entre ziprasidona (20 a 80 mg/dia) e placebo não encontrou diferença significativa entre os dois grupos na redução de escore nas escalas de ansiedade.[46]

Um algoritmo recente, baseado em revisão sistemática, não sugere o uso de APs como alternativas para o tratamento do TAG nem em adultos, nem em crianças ou adolescentes.[9]

É válido ressaltar que o uso de APAs pode ser útil em pacientes com TAG comórbido com TUSs ou TB. Os pacientes em uso de APAs devem ter monitorados o peso, a circunferência abdominal, a PA, a glicose e o perfil lipídico.

Outros fármacos

Hidroxizina Uma metanálise encontrou 39 estudos com hidroxizina, mas incluiu apenas três nas análises, totalizando 884 pacientes com TAG, concluindo parecer ser mais eficaz do que o placebo. Quando comparada a BZDs e buspirona, a hidroxizina mostra eficácia e tolerabilidade semelhantes. Entretanto, não é recomendada como alternativa de primeira linha no tratamento do TAG. Pode ser usada conjuntamente com medicamentos de primeira linha em casos de pacientes comórbidos com TUSs em que não se possa esperar o tempo de efeito do antidepressivo, ou mesmo em monoterapia. É especialmente útil para tratar insônia associada a TAG.[10]

Tiagabina Em recente metanálise e revisão sistemática de estudos randomizados duplo-cegos, apresentou baixa tolerabilidade e taxas menores de remissão que escitalopram e outros ADs.[14]

Gabapentina Relatos de caso com pacientes com TAG indicaram possível efeito ansiolítico da gabapentina em doses muito variadas em pacientes refratários ou intolerantes aos tratamentos ansiolíticos estabelecidos. Mais recentemente apresentou evidências moderadas de eficácia para alguns quadros de ansiedade, havendo necessidade de mais estudos específicos com TAG.[47,48] É considerada uma opção de associação aos ADs de primeira linha quando há resposta parcial.[10]

Ácido valproico/valproato Um estudo duplo-cego encontrou diferença significativa na resposta do valproato em relação ao placebo.[49] No entanto, não foram encontrados estudos recentes com essa medicação para TAG, a não ser em associação com TB.

Riluzol Apesar de haver dados preliminares positivos, não há dados recentes que comprovem sua eficácia para TAG, ainda mais em monoterapia. Estudos atuais, maiores e com melhor delineamento são necessários para confirmar esse efeito.[50]

Canabidiol Não há evidência consistente para comprovar seu uso no TAG. Em geral, os estudos foram heterogêneos e mostraram riscos substanciais de viés.[51]

Fitofármacos Mostraram resultados ansiolíticos potenciais preliminares,[52] mas com evidências controversas e contraditórias. Cerca de 70% dos fitofármacos ditos ansiolíticos, quando devidamente testados, mostraram pouco ou nenhum efeito inibitório da atividade GABAérgica. *Valerianae Jatamansi Rhizoma et Radix* mostrou eficácia para os sintomas de TAG em um ECR, mas não foi encontrada evidência suficiente em outro estudo mais recente.[52] *Ginkgo biloba* mostrou, em um estudo, tamanho de efeito semelhante ou superior aos medicamentos ansiolíticos padrão, mas estudos posteriores não comprovaram isso. Camomila demonstrou eficácia e diminuiu sintomas de TAG em um estudo, resultado não replicado em outros estudos.[52] *Kava kava* é possivelmente inefetivo em pacientes com TAG.[52] O extrato de lavanda (*Lavandula angustifolia*) e o *Silexan*, uma substância ativa especial produzida a partir de *Lavandula angustifolia*, foram superiores ao placebo, indicando eficácia para TAG.[53] No entanto, quando comparada com outros medicamentos, suas doses foram baixas, o que torna os resultados questionáveis. Um estudo considerou que *Centella asiatica* pode ser útil no tratamento do TAG, mas faltam evidências consistentes de eficácia. Um estudo comparou o tamanho de efeito de vários tratamentos para TAG e constatou que tratamentos alternativos tiveram os piores resultados.[54]

Homeopatia Os dados disponíveis sobre homeopatia em transtornos psiquiátricos são insuficientes para apoiar seu uso na prática clínica.[54]

ASSOCIAÇÃO DE FÁRMACOS

A associação de medicações deve ser reservada para situações de TAG refratário aos tratamentos convencionais ou em situações de comorbidades com outros transtornos psiquiátricos. Segundo Craske e Bystritsky,[10] quando há resposta parcial aos ISRSs ou IRSNs, sugere-se associar buspirona, pois oferece o mesmo efeito que os BZDs sem o risco de dependência. Nos pacientes não respondedores à buspirona, a gabapentina é a próxima escolha para associação. Pregabalina também é uma opção de associação, porém tem risco de adição. Em casos de instabilidade de humor, pode-se associar valproato ou lamotrigina, porém as evidências de seu uso para TAG são escassas. Também é possível associação com APA, em especial quetiapina e aripiprazol, ou mesmo monoterapia em caso de falha a esquemas prévios. Se houver necessidade de BZD por absoluta falha de esquemas prévios, deve-se dar preferência a diazepam ou clonazepam. A associação com BZDs e APs deve se dar após tentativas com outros fármacos terem falhado, em função do risco de dependência e efeitos colaterais. Os BZDs só devem ser usados por pequenos períodos e em baixas doses. Também em não respondedores, pode-se associar hidroxizina, especialmente nos casos de insônia.

TRATAMENTOS NÃO FARMACOLÓGICOS DO TRANSTORNO DE ANSIEDADE GENERALIZADA

Existe uma enorme variedade de estudos sobre tratamentos não farmacológicos para o TAG. Entre eles, destacam-se os estudos utilizando TCC, que colocam essa modalidade de terapia como primeira linha para o tratamento do transtorno.[3,5,6,8,9] Terapia cognitiva baseada em *mindfulness* (MBCT), terapia de aceitação e compromisso (ACT) e terapia de regulação emocional vêm sendo consideradas como opções de segunda linha quando a TCC não é eficaz ou não está disponível.[5,55] Outras técnicas de psicoterapia também são amplamente utilizadas para o TAG, apesar de carecerem de embasamento científico, como, por exemplo, a psicoterapia de orientação analítica (POA) e a psicanálise.

Estudos com técnicas de psicoterapia e psicoeducação realizadas por via digital têm ganhado cada vez mais espaço na literatura científica e vêm demonstrando resultados promissores, apesar de os estudos ainda serem pouco robustos.[56]

Também existem algumas evidências iniciais a respeito de benefícios com a redução da ingestão diária de cafeína, álcool e nicotina, com a prática de meditação (*mindfulness*), práticas religiosas e espirituais, relaxamento, acupuntura, ioga e *tai-chi*. Exercícios físicos aeróbicos são recomendados como tratamento adjuvante em pacientes fisicamente capazes.[10] Existem ainda evidências iniciais de efeito com a EMTr, estimulação do nervo vago (VNS), *biofeedback* e *neurobiofeedback*.[5]

CONSIDERAÇÕES FINAIS

O TAG é um transtorno bastante prevalente, porém ainda pouco estudado. Mais estudos com bom delineamento e grande tamanho amostral são necessários para que se possa determinar com precisão tratamentos farmacológicos e não farmacológicos eficazes. Além de o TAG já gerar por si só importante grau de prejuízo ao paciente, ele também pode ser considerado um fator de risco para o aparecimento de outros transtornos psiquiátricos, como depressão ou TUSs, como álcool ou BZDs,[1] o que reforça a importância de um tratamento adequado e focado na remissão total dos sintomas.

REFERÊNCIAS

1. Tyrer P, Baldwin D. Generalised anxiety disorder. Lancet. 2006;368(9553):2156-66. PMID [17174708]
2. Baldwin, D. Generalized anxiety disorder in adults: epidemiology, pathogenesis, clinical manifestations, course, assessment, and diagnosis [Internet]. UpToDate. Waltham: UpToDate; 2022. [capturado em 11 dez. 2022]. Disponível em: https://www.uptodate.com/contents/generalized-anxiety-disorder-in-adults-epidemiology-pathogenesis-clinical-manifestations-course-assessment-and-diagnosis?source=history_widget
3. Bandelow B, Boerner JR, Kasper S, Linden M, Wittchen HU, Möller HJ. The diagnosis and treatment of generalized anxiety disorder. Dtsch Arztebl Int. 2013;110(17):300-9. PMID [23671484]
4. Gottschalk MG, Domschke K. Genetics of generalized anxiety disorder and related traits. Dialogues Clin Neurosci. 2017;19(2):159-68. PMID [28867940]
5. Bandelow B. Current and novel psychopharmacological drugs for anxiety disorders. Adv Exp Med Biol. 2020;1191:347-65. PMID [32002937]
6. Slee A, Nazareth I, Bondaronek P, Liu Y, Cheng Z, Freemantle N. Pharmacological treatments for generalised anxiety disorder: a systematic review and network meta-analysis. Lancet. 2019;393(10173):768-77. PMID [30712879]
7. American Psychiatric Association. Diagnostic and Statistical manual of mental disorders: DMS-5-TR. 5th ed. Washington: APA; 2022.
8. He H, Xiang Y, Gao F, Bai L, Gao F, Fan Y, et al. Comparative efficacy and acceptability of first-line drugs for the acute treatment of generalized anxiety disorder in adults: a network meta-analysis. J Psychiatr Res. 2019;118:21-30. PMID [31473564]
9. Strawn JR, Geracioti L, Rajdev N, Clemenza K, Levine A. Pharmacotherapy for generalized anxiety disorder in adult and pediatric patients: an evidence-based treatment review. Expert Opin Pharmacother. 2018;19(10):1057-70. PMID [30056792]
10. Craske M, Bystritsky A. Generalized anxiety disorder in adults: management [Internet]. UpToDate. Waltham: UpToDate; 2021 [capturado em 11 dez. 2022]. Disponível em: https://www.uptodate.com/contents/generalized-anxiety-disorder-in-adults-management?topicRef=496&source=related_link#H1893920088.
11. Yonkers KA, Dyck IR, Warshaw M, Keller MB. Factors predicting the clinical course of generalised anxiety disorder. Br J Psychiatry. 2000;176:544-9. PMID [10974960]
12. Baldwin DS, Waldman S, Allgulander C. Evidence-based pharmacological treatment of generalized anxiety disorder. Int J Neuropsychopharmacol. 2011;14(5):697-710. PMID [21211105]
13. Andreatini R, Boerngen-Lacerda R, Zorzetto Filho D. Tratamento farmacológico do transtorno de ansiedade generalizada: perspectivas futuras. Rev Bras Psiquiatr. 2001;23(4):233-42.
14. Kong W, Deng H, Wan J, Zhou Y, Zhou Y, Song B, et al. Comparative remission rates and tolerability of drugs for generalised

anxiety disorder: a systematic review and network meta-analysis of double-blind randomized controlled trials. Front Pharmacol. 2020;11:580858. PMID [33343351]

15. Balasubramaniam M, Joshi P, Alag P, Gupta S, Maher S, Tampi D, et al. Antidepressants for anxiety disorders in late-life: a systematic review. Ann Clin Psychiatry. 2019;31(4):277-91. PMID [31369663]

16. Strawn JR, Mills JA, Schroeder H, Mossman SA, Varney ST, Ramsey LB, et al. Escitalopram in adolescents with generalized anxiety disorder: a double-blind, randomized, placebo-controlled study. J Clin Psychiatry. 2020;81(5):20m13396. PMID [32857933]

17. Pelissolo A. Efficacy and tolerability of escitalopram in anxiety disorders: a review. Encephale. 2008;34(4):400-8. PMID: [18922243]

18. Baldwin DS, Allgulander C, Bandelow B, Ferre F, Pallanti S. An international survey of reported prescribing practice in the treatment of patients with generalised anxiety disorder. World J Biol Psychiatry. 2012;13(7):510-6. PMID [22059936]

19. Abejuela HR, Osser DN. The psychopharmacology algorithm project at the harvard south shore program: an algorithm for generalized anxiety disorder. Harv Rev Psychiatry. 2016;24(4):243-56. PMID [27384395]

20. Allgulander C, Bandelow B, Hollander E, Montgomery SA, Nutt DJ, Okasha A, et al. WCA recommendations for the long-term treatment of generalized anxiety disorder. CNS Spectr. 2003;8(8 Suppl 1):53-61. PMID [14767397]

21. Qian M, Shen Z, Lin M, Guan T, Yang J, Li L, et al. Early improvement predicts 8-week treatment outcome in patients with generalized anxiety disorder treated with escitalopram or venlafaxine. Asia Pac Psychiatry. 2017;9(4). PMID [29193711]

22. Li X, Zhu L, Su Y, Fang S. Short-term efficacy and tolerability of venlafaxine extended release in adults with generalized anxiety disorder without depression: a meta-analysis. PLoS One. 2017;12(10):e0185865. PMID [28982121]

23. Carter NJ, McCormack PL. Duloxetine: a review of its use in the treatment of generalized anxiety disorder. CNS Drugs. 2009;23(6):523-41. PMID [19480470]

24. Generoso MB, Trevizol AP, Kasper S, Cho HJ, Cordeiro Q, Shiozawa P. Pregabalin for generalized anxiety disorder: an updated systematic review and meta-analysis. Int Clin Psychopharmacol. 2017;32(1):49-55. PMID [27643884]

25. Linden M, Bandelow B, Boerner RJ, Brasser M, Kasper S, Möller HJ, et al. The best next drug in the course of generalized anxiety disorders: the "PN-GAD-algorithm". Int J Psychiatry Clin Pract. 2013;17(2):78-89. PMID [22917251]

26. Garakani A, Murrough JW, Freire RC, Thom RP, Larkin K, Buono FD, et al. Pharmacotherapy of anxiety disorders: current and emerging treatment options. Front Psychiatry. 2020;11:595584. PMID [33424664]

27. Roche S, Blaise M. Pregabalin and risk of addiction: a new care issue?. Encephale. 2020;46(5):372-81. PMID [32471706]

28. Bartel AL, Hofmann SG. Comparing the efficacy of benzodiazepines and serotonergic anti-depressants for adults with generalized anxiety disorder: a meta-analytic review. Expert Opin Pharmacother. 2018;19(8):883-94. PMID [29806492]

29. Rickels K, Downing R, Schweizer E, Hassman H. Antidepressants for the treatment of generalized anxiety disorder: a placebo-controlled comparison of imipramine, trazodone, and diazepam. Arch Gen Psychiatry. 1993;50(11):884-95. PMID [8215814]

30. Offidani E, Guidi J, Tomba E, Fava GA. Efficacy and tolerability of benzodiazepines versus antidepressants in anxiety disorders: a systematic review and meta-analysis. Psychother Psychosom. 2013;82(6):355-62. PMID [24061211]

31. Goodwin GM. Revisiting treatment options for depressed patients with generalised anxiety disorder. Adv Ther. 2021;38(Suppl 2):61-8. PMID [34417993]

32. Gahr M, Hiemke C, Connemann BJ. Update opipramol. Fortschr Neurol Psychiatr. 2017;85(3):139-45. PMID [28320023]

33. Krysta K, Murawiec S, Warchala A, Zawada K, Cubała WJ, Wiglusz MS, et al. Modern indications for the use of opipramol. Psychiatr Danub. 2015;27(Suppl 1):S435-7. PMID [26417811]

34. Stein DJ, Khoo JP, Picarel-Blanchot F, Olivier V, Van Ameringen M. Efficacy of agomelatine 25-50 mg for the treatment of anxious symptoms and functional impairment in generalized anxiety disorder: a meta-analysis of three placebo-controlled studies. Adv Ther. 2021;38(3):1567-83. PMID [33537871]

35. Stein DJ, Khoo JP, Ahokas A, Jarema M, Van Ameringen M, Vavrusova L, et al. 12-week double-blind randomized multicenter study of efficacy and safety of agomelatine (25-50 mg/day) versus escitalopram (10-20 mg/day) in out-patients with severe generalized anxiety disorder. Eur Neuropsychopharmacol. 2018;28(8):970-9. PMID [30135032]

36. Bystritsky A, Kerwin L, Feusner JD, Vapnik T. A pilot controlled trial of bupropion XL versus escitalopram in generalized anxiety disorder. Psychopharmacol Bull. 2008;41(1):46-51. PMID [18362870]

37. Papakostas GI, Stahl SM, Krishen A, Seifert CA, Tucker VL, Goodale EP, et al. Efficacy of bupropion and the selective serotonin reuptake inhibitors in the treatment of major depressive disorder with high levels of anxiety (anxious depression): a pooled analysis of 10 studies. J Clin Psychiatry. 2008;69(8):1287-92. PMID [18605812]

38. Baldwin DS, Florea I, Jacobsen PL, Zhong W, Nomikos GG. A meta-analysis of the efficacy of vortioxetine in patients with major depressive disorder (MDD) and high levels of anxiety symptoms. J Affect Disord. 2016;206:140-50. PMID [27474960]

39. Pignon B, Tezenas du Montcel C, Carton L, Pelissolo A. The place of antipsychotics in the therapy of anxiety disorders and obsessive-compulsive disorders. Curr Psychiatry Rep. 2017;19(12):103. PMID [29110130]

40. Maneeton N, Maneeton B, Woottiluk P, Likhitsathian S, Suttajit S, Boonyanaruthee V, et al. Quetiapine monotherapy in acute treatment of generalized anxiety disorder: a systematic review and meta-analysis of randomized controlled trials. Drug Des Devel Ther. 2016;10:259-76. PMID [26834458]

41. Katzman MA, Brawman-Mintzer O, Reyes EB, Olausson B, Liu S, Eriksson H. Extended release quetiapine fumarate (quetiapine XR) monotherapy as maintenance treatment for generalized anxiety disorder: a long-term, randomized, placebo-controlled trial. Int Clin Psychopharmacol. 2011;26(1):11-24. PMID [20881846]

42. Endicott J, Svedsäter H, Locklear JC. Effects of once-daily extended release quetiapine fumarate on patient-reported outcomes in patients with generalized anxiety disorder. Neuropsychiatr Dis Treat. 2012;8:301-11 PMID [22848184]

43. Altamura AC, Serati M, Buoli M, Dell'Osso B. Augmentative quetiapine in partial/nonresponders with generalized anxiety disorder: a randomized, placebo-controlled study. Int Clin Psychopharmacol. 2011;26(4):201-5. PMID [21403524]

44. Brawman-Mintzer O, Knapp RG, Nietert PJ. Adjunctive risperidone in generalized anxiety disorder: a double-blind, placebo-controlled study. J Clin Psychiatry. 2005;66(10):1321-5. PMID [16259547]

45. Sheehan DV, McElroy SL, Harnett-Sheehan K, Keck PE Jr, Janavs J, Rogers J, et al. Randomized, placebo-controlled trial of risperidone for acute treatment of bipolar anxiety. J Affect Disord. 2009;115(3):376-85. PMID [19042026]

46. Lohoff FW, Etemad B, Mandos LA, Gallop R, Rickels K. Ziprasidone treatment of refractory generalized anxiety disorder: a placebo-controlled, double-blind study. J Clin Psychopharmacol. 2010;30(2):185-9. PMID [20520293]

47. Hong JSW, Atkinson LZ, Al-Juffali N, Awad A, Geddes JR, Tunbridge EM, et al. Gabapentin and pregabalin in bipolar disorder, anxiety

states, and insomnia: Systematic review, meta-analysis, and rationale. Mol Psychiatry. 2022;27(3):1339-49. PMID [34819636]

48. Berlin RK, Butler PM, Perloff MD. Gabapentin therapy in psychiatric disorders: a systematic review. Prim Care Companion CNS Disord. 2015;17(5):10.4088/PCC.15r01821. PMID [26835178]

49. Aliyev NA, Aliyev ZN. Valproate (depakine-chrono) in the acute treatment of outpatients with generalized anxiety disorder without psychiatric comorbidity: randomized, double-blind placebo-controlled study. Eur Psychiatry. 2008;23(2):109-14. PMID [17945470]

50. de Boer JN, Vingerhoets C, Hirdes M, McAlonan GM, Amelsvoort TV, Zinkstok JR. Efficacy and tolerability of riluzole in psychiatric disorders: A systematic review and preliminary meta-analysis. Psychiatry Res. 2019;278:294-302. PMID [31254879]

51. Larsen C, Shahinas J. Dosage, efficacy and safety of cannabidiol administration in adults: a systematic review of human trials. J Clin Med Res. 2020;12(3):129-41. PMID [32231748]

52. Zhang W, Yan Y, Wu Y, Yang H, Zhu P, Yan F, et al. Medicinal herbs for the treatment of anxiety: a systematic review and network meta-analysis. Pharmacol Res. 2022;179:106204. PMID [35378276]

53. Barić H, Đorđević V, Cerovečki I, Trkulja V. Complementary and alternative medicine treatments for generalized anxiety disorder: systematic review and meta-analysis of randomized controlled trials. Adv Ther. 2018;35(3):261-88. PMID [29508154]

54. Rotella F, Cassioli E, Falone A, Ricca V, Mannucci E. Homeopathic remedies in psychiatric disorders: a meta-analysis of randomized controlled trials. J Clin Psychopharmacol. 2020;40(3):269-75. PMID [32332462]

55. Craske M. Generalized anxiety disorder in adults: cognitive-behavioral therapy and other psychotherapies [Internet]. UpToDate. Waltham: UpToDate; 2021 [capturado em 11 dez. 2022]. Disponível em: https://www.uptodate.com/contents/generalized-anxiety-disorder-in-adults-cognitive-behavioral-therapy-and-other-psychotherapies?topicRef=101879&source=see_link.

56. Firth J, Torous J, Nicholas J, Carney R, Rosenbaum S, Sarris J. Can smartphone mental health interventions reduce symptoms of anxiety? A meta-analysis of randomized controlled trials. J Affect Disord. 2017;218:15-22. PMID [28456072]

TRANSTORNO DE ESTRESSE AGUDO E TRANSTORNO DE ESTRESSE PÓS-TRAUMÁTICO

▶ DANIELA TUSI BRAGA
▶ ÉRICO DE MOURA SILVEIRA JR.
▶ STEFANIA PIGATTO TECHE
▶ SIMONE HAUCK

A exposição a um evento traumático, definido no DSM-5-TR[1] como um episódio concreto ou uma ameaça de morte, lesão grave ou violência sexual, pode desencadear o transtorno de estresse agudo (TEA), que ocorre entre 3 e 30 dias após o evento traumático. Esse período agudo pós-trauma é muito importante para determinar quais indivíduos desenvolverão transtorno de estresse pós-traumático (TEPT), o qual acontece com a permanência ou piora dos sintomas após 1 mês do evento traumático.[2] De fato, o TEA é um fator de risco importante para o desenvolvimento do TEPT, envolvendo uma série de alterações neurobiológicas acompanhadas de respostas emocionais, cognitivas e comportamentais desadaptativas. É importante ressaltar que, mesmo em suas formas subclínicas, os distúrbios pós-traumáticos estão associados a grande morbidade e prejuízo funcional.[3,4]

Estimativas recentes apontam prevalência de TEPT ao longo da vida de 5% para os homens e de 10 a 12% para as mulheres. Nos Estados de São Paulo e Rio de Janeiro, um estudo com 3.774 participantes constatou que aproximadamente 90% das pessoas tinham vivenciado pelo menos um evento traumático, sendo a prevalência estimada de TEPT ao longo da vida de 4,2% para os homens e de 14,5% para as mulheres em São Paulo e de 5,5% para os homens e 11,1% para as mulheres no Rio de Janeiro.[5] Em vítimas de traumas como estupro, a prevalência de TEPT pode chegar a 80%.[3]

Um estudo realizado nos Estados Unidos que avaliou 2.953 adultos, comparando os critérios de TEPT do DSM-IV com os do DSM-5, apontou uma alta exposição a eventos traumáticos (89,7%), segundo os critérios do DSM-5, e a exposição a vários tipos de eventos traumáticos foi a norma. A prevalência de TEPT ao longo da vida, nos últimos 12 meses e nos últimos 6 meses, usando a definição do mesmo evento para o DSM-5 foi de 8,3%, 4,7% e 3,8%, respectivamente. As estimativas de prevalência do DSM-5 foram ligeiramente mais baixas do que suas contrapartes do DSM-IV. A prevalência de TEPT segundo o DSM-5 foi maior entre as mulheres do que entre os homens, aumentando com a maior exposição a eventos traumáticos. As principais razões pelas quais os indivíduos preencheram os critérios do DSM-IV, mas não os critérios do DSM-5, foram a exclusão de mortes não acidentais e não violentas do Critério A e o novo requisito de pelo menos um sintoma de esquiva ativa.[6]

O diagnóstico precoce e o tratamento adequado do TEPT em suas fases iniciais são fundamentais. Cerca de 40% dos pacientes com TEPT permanecem com o diagnóstico depois de 6 anos, sendo que 95% daqueles que se recuperam obtêm a remissão no primeiro ano. A taxa de comorbidades chega a 80%, e o grau de prejuízo funcional e piora da qualidade de vida é equiparável, e muitas vezes superior, ao dos transtornos de humor e de ansiedade, implicando importante prejuízo social e individual.[3,4,7]

Devido às características da doença (especialmente os sintomas de evitação e os de revivência a partir de gatilhos externos e internos), muitos pacientes são resistentes a buscar tratamento, e a participação de familiares e a mobilização da rede de apoio são práticas muito importantes.[8] Além disso, recente revisão sistemática sobre o prejuízo da cognição social em pacientes com TEPT apontou que os aspectos afetivo e cognitivo da teoria da mente estão comumente alterados, e a capacidade de prever o que os outros sentem, pensam ou acreditam é prejudicada. Pacientes com TEPT podem ter muita dificuldade na interpretação de expressões emocionais básicas, falhando, por exemplo, em identificar corretamente uma expressão como de ameaça ou felicidade. Além disso, a capacidade de empatia afetiva está sistematicamente comprometida, o que pode estar correlacionado a comportamento agressivo verbal e/ou físico.[9]

DIAGNÓSTICO, QUADRO CLÍNICO E ESCOLHA TERAPÊUTICA

A partir do DSM-5, o TEPT e o TEA foram alocados no capítulo dos transtornos relacionados a trauma e a estressores. Além da exposição ao trauma, a perturbação deve causar sofrimento clinicamente significativo e prejuízo social, ocupacional e em outras áreas importantes do funcionamento. Os sintomas não devem estar relacionados aos efeitos fisiológicos de uma substância ou a outra condição médica.[10]

No TEA, os sintomas devem durar de 3 dias a 1 mês após a exposição ao evento traumático. Os sintomas dissociativos não são mais essenciais ao diagnóstico. Deve haver a presença de 9 (ou mais) de 14 sintomas de qualquer uma de cinco categorias: (1) sintomas de intrusão; (2) humor negativo; (3) sintomas dissociativos; (4) sintomas de evitação; e (5) sintomas de excitação. Os sintomas devem começar ou piorar depois da ocorrência do evento traumático.[10]

No TEPT, os sintomas devem durar mais de 1 mês e preencher os seguintes critérios: (1) um ou mais sintomas de intrusão; (2) evitação persistente de estímulos associados ao evento traumático; (3) alterações negativas em cognições e humor; e (4) alterações marcantes na excitação e reatividade associadas ao evento traumático. Além disso, o clínico deve especificar se há presença de sintomas dissociativos de despersonalização e desrealização.[10]

A apresentação clínica do TEA e do TEPT é bastante variável, pois grupos diferentes de sintomas podem predominar. Por exemplo, em alguns indivíduos, alterações negativas do humor e sintomas de evitação proeminentes podem levar a um quadro grave de isolamento e exclusão social. Em outros, irritabilidade, impulsividade e hiperexcitabilidade podem ocasionar agressividade importante. Sintomas intrusivos podem levar a sofrimento extremo ou insônia, e os pesadelos podem ser o principal sintoma; nesse caso, devem ser foco inicial do tratamento. Portanto, a avaliação cuidadosa dos sintomas é fundamental na escolha das medicações.[8,11]

Enquanto as alterações biológicas associadas ao TEPT colocam o tratamento farmacológico como potencialmente eficaz,[12] alterações nos processos de aquisição e extinção de memória e nas respostas emocionais, cognitivas e comportamentais paralelas a falhas nos processos envolvidos na cognição social indicam a psicoterapia como uma ferramenta importante no seu tratamento. Idealmente, o tratamento combinado (farmacoterapia + psicoterapia) deve ser adotado sempre que disponível. É importante ressaltar que, em suas formas crônicas, em geral, é possível estabilizar a doença, mas raramente é possível atingir remissão, sendo fundamentais o diagnóstico e o início precoces do tratamento.[13-16]

Este capítulo discute o tratamento do TEA e do TEPT com base nas evidências atuais.

TRATAMENTO DO TRANSTORNO DE ESTRESSE AGUDO

As opções de tratamento do TEA ainda são pouco estudadas. Não existem pesquisas que comprovem a eficácia do tratamento farmacológico. Segundo as recomendações da OMS, apenas a TCC focada no trauma apresenta nível de evidência suficiente para ser indicada a crianças, adolescentes e adultos, e o uso de BZDs é contraindicado. No entanto, em uma metanálise recente sobre intervenções psicológicas precoces após trauma, embora a TCC focada no trauma siga como a abordagem mais estudada – sendo considerada a principal indicação –, a terapia de dessensibilização e reprocessamento por movimento ocular (*eye movement dessensibilization and reprocessing* [EMDR]), apesar de menos pesquisada, mostrou tamanhos maiores de efeito.[17] Os ADs não são comumente recomendados no TEA;[15] no entanto, é razoável considerar o início precoce do tratamento, de preferência o tratamento combinado, se os sintomas não estiverem melhorando ou se o paciente não estiver conseguindo retornar gradualmente às suas atividades depois de 2 semanas ou se já tiver tido tratamento prévio para transtornos psiquiátricos. Nesse caso, pode-se utilizar o mesmo protocolo do tratamento do TEPT e comorbidades.

Como descrito a seguir, a conduta adequada no atendimento a vítimas de trauma, logo após a exposição ou nos dias que se seguem ao evento, também é um ponto que merece ser cuidadosamente considerado. A resposta inicial ao medo é biológica, mas é amplamente influenciada pela interpretação subjetiva e pelos recursos individuais e externos (risco vs. resiliência). Intervenções voltadas à modificação desses fatores podem ser muito eficazes quando adequadamente realizadas.[8]

PSICOEDUCAÇÃO E MOBILIZAÇÃO DA REDE DE APOIO

A postura daqueles que atendem a vítima e seus familiares e as orientações fornecidas são fundamentais no período que se segue ao trauma. A postura deve ser tranquila e empática, evitando-se sedativos, em especial BZDs, particularmente nas primeiras 48 horas. O contato com a vulnerabilidade humana pode ser bastante desafiador, e é muito importante não se sentir pressionado a fornecer uma "solução" rápida. Isso não é possível nessas situações e, ao contrário do que se poderia pensar, pode aumentar a percepção de "perigo e falta de controle" sobre o evento. O primeiro passo é colocar-se à disposição para ouvir o que ocorreu, sem julgar, reconhecendo a gravidade e o impacto do trauma.[8]

Deve-se orientar paciente e familiares (ou amigos) sobre os sintomas mais comuns do TEA e do TEPT, como, por exemplo, aqueles de intrusão, evitação, alterações negativas no humor e na cognição, excitação e reatividade, bem como sobre a possibilidade de ocorrerem sintomas dissociativos, como desrealização e despersonalização. Se possível, deve-se explicar sucintamente as funções da evitação: "se, por um lado, o objetivo é poupar a pessoa de reviver as emoções negativas associadas ao trauma no contato com situações, lugares, pessoas que representam gatilhos para tais lembranças; por outro, a evitação persistente desses gatilhos tende a agravar o quadro ao longo do tempo". É importante deixar claro que a ocorrência desses sintomas é bastante comum logo após o trauma, e que, na maioria dos casos, eles desaparecem ao longo do tempo. O TEA e, por consequência, o TEPT podem ser vistos como uma falha nessa recuperação, e, se não houver melhora, ou se o paciente não estiver conseguindo retomar gradualmente suas atividades depois de 2 semanas, é indicado buscar ajuda especializada e considerar o início precoce do tratamento, seguindo o mesmo protocolo do TEPT.

Nesse caso, pelas características da doença, o papel da rede de apoio pode ser fundamental, já que o paciente pode não buscar ajuda na tentativa de evitar falar sobre o trauma. Outro ponto que deve ser abordado precocemente com a vítima e a rede de apoio é a importância do retorno gradual às atividades, prevenindo o agravamento e a perpetuação das evitações.

Deve-se orientar os familiares a ouvir o paciente quando ele sentir necessidade de falar sobre o ocorrido, sem forçar, julgar ou buscar um "culpado". Ao ser confrontado com uma realidade traumática, o ser humano imediatamente tenta "achar um culpado". Isso ocorre porque identificar uma causa/culpado do evento confere uma "ilusão" de que ele poderia ser evitado, diminuindo o contato com a percepção da vulnerabilidade humana. Abordar a questão da "culpa *versus* acaso" pode diminuir a probabilidade de o paciente e/ou os familiares atribuírem a si ou um ao outro a responsabilidade pelo evento, protegendo a integridade da rede de apoio. Por fim, a orientação quanto ao(s) local(is) adequado(s) para buscar ajuda profissional é muito importante, bem como sobre os canais apropriados.

TRATAMENTO DO TEPT

Evidências recentes sugerem maior eficácia das psicoterapias do que dos tratamentos farmacológicos e ainda maior superioridade dos tratamentos combinados (psicoterapia + farmacoterapia), que são geralmente indicados devido à complexidade, à gravidade e à cronicidade dos sintomas do TEPT.[18-20] No entanto, o acesso amplo a medicações e a dificuldade em disponibilizar psicoterapeutas especializados colocam, muitas vezes, a farmacoterapia como primeira (e única) escolha nos casos de TEPT, em muitos contextos.[14]

TRATAMENTO PSICOTERÁPICO DO TEPT

Diferentes metanálises demonstraram grande tamanho de efeito da terapia de exposição, da terapia de processamento cognitivo, da terapia cognitiva, da TCC, da EMDR e da terapia de exposição narrativa.[13,16,21] Esses achados têm levado muitos autores a recomendar, quando disponíveis, essas psicoterapias como de primeira escolha no tratamento do TEPT.[15,19,22] Em recente revisão, a American Psychological Association (APA) recomendou, também, o uso de psicoterapias ecléticas breves, como terapia psicodinâmica, mas não encontrou evidências suficientes para recomendar terapia de relaxamento.[23]

▶ **TCC** – A TCC engloba um vasto grupo de terapias baseadas nos princípios de aprendizado, processos cognitivos e condicionamento. Há evidências que justificam tanto os tratamentos individuais quanto aqueles em grupo. As estratégias empregadas envolvem psicoeducação sobre o TEPT, exposição na imaginação e *in vivo* (exposição gradual a locais, objetos ou situações evitadas) com dessensibilização, estratégias de enfrentamento, técnicas de relaxamento e narrativas escritas. Também são utilizadas técnicas de reestruturação cognitiva (identificação e mudança dos pensamentos disfuncionais associados à experiência traumática), assim como psicoeducação e manejo da ansiedade (relaxamento dos músculos e respiração diafragmática). Considerada o padrão-ouro do tratamento para TEPT, a TCC tem um tempo limitado (7 a 15 sessões), e as sessões são estruturadas.[16] A terapia do processamento cognitivo e a exposição prolongada são os dois principais protocolos de tratamento focados no trauma e apresentam eficácia equivalente em ECRs.[17]

▶ **EMDR** – A terapia EMDR é entendida como um tratamento integrativo voltado para o processamento adaptativo e funcional de traumas englobando elementos de várias psicoterapias efetivas. Seus fundamentos teóricos consideram algumas hipóteses que variam desde estados mentais de consciência no presente, tal como acontece no *mindfulness*, a características específicas do processamento da informação como as redes de memória, suas ligações e reconsolidação. Nessa abordagem, a doença é vista como uma falha no processamento de memórias relativas a eventos adversos de vida. A terapia permite o acesso à informação disfuncionalmente armazenada, por meio de protocolos padronizados que promovem a ativação da memória, das crenças, das emoções e das sensações fisiológicas. Infere-se que o estímulo bilateral ativa o sistema de processamento inato, por meio das ligações dinâmicas com redes de memória adaptativas, permitindo, assim, modificar as características da memória primária à medida que transmuta para uma resolução adaptativa no presente.[24] Após um tratamento bem-sucedido, a memória traumática não está mais dissociada. Ela se conecta e se integra dentro de uma rede de memória maior; assim, as conexões permitem o aprendizado e a nova memória é armazenada de forma funcional e adaptativa. Ensaios clínicos têm mostrado que a EMDR é efetiva no tratamento do TEPT, sendo a psicoterapia de primeira escolha junto com a TCC.[16,22] Um ensaio clínico comparando EMDR com sertralina evidenciou que ambas foram efetivas na redução dos sintomas. No entanto, um número bem maior de pacientes que participaram do grupo da EMDR atingiu remissão, sugerindo superioridade em relação à farmacoterapia.[25] Da mesma forma, van der Kolk e colaboradores[26] conduziram um ECR comparando EMDR com fluoxetina e verificaram que a psicoterapia foi mais efetiva do que a farmacoterapia tanto na redução dos sintomas do TEPT e da depressão como na manutenção do benefício ao longo de 6 meses de acompanhamento. Por fim, metanálises que avaliaram a efetividade dos tratamentos para TEPT destacam a TCC e a

EMDR como as abordagens mais estudadas, e os achados sustentam que ambas as intervenções são efetivas no tratamento do TEPT.[13,17]

▶ **Tratamento psicoterápico *on-line* para o TEPT** – A oferta remota de psicoterapia para TEPT vem sendo estudada desde o início dos anos 2000 e com resultados promissores. Lange e colaboradores[27] ofereceram tratamento virtual por meio de um programa de TCC denominado Interapy. Os autores mostraram que intervenções de TCC ofertadas pela internet foram capazes de reduzir significativamente os sintomas de estresse pós-trauma em comparação com os controles. Da mesma forma, um estudo alemão com o mesmo programa encontrou redução dos sintomas do TEPT, de depressão e de ansiedade no pós-tratamento e no acompanhamento por 3 meses. Além disso, esse estudo investigou a aliança terapêutica percebida pelos pacientes via internet e concluiu que a relação terapêutica foi semelhante à estabelecida em estudos presenciais.[27] A situação da pandemia pela Covid-19, vivenciada nos anos de 2020/21, acelerou a necessidade das intervenções *on-line*. Já está bem documentada na literatura a importância das intervenções psicológicas precoces para trauma visando evitar a consolidação de memórias traumáticas. Nessa linha, um estudo recente, investigando as psicoterapias de primeira linha para o TEPT, terapia cognitiva focada no trauma e EMDR, ofertadas de maneira remota, evidenciou que estas foram efetivas no manejo de pessoas que estavam vivendo situação de "trauma em curso" associada ao período de quarentena e isolamento social.[29]

TRATAMENTO FARMACOLÓGICO DO TEPT

Embora muitos estudos tenham investigado a eficácia dos tratamentos farmacológicos do TEPT nas últimas décadas, diversas questões permanecem em aberto, e muitas das recomendações são baseadas na experiência clínica e em estudos que ainda não fornecem evidências suficientes para as diretrizes propostas.[13,15,16] A farmacoterapia como tratamento exclusivo é recomendada como primeira escolha para adultos apenas na ausência de resposta às psicoterapias, quando estas não estão disponíveis, ou na presença de depressão moderada a grave.[15,19] A qualquer momento do tratamento farmacológico, especialmente quando é necessário escolher entre potencializar ou trocar uma medicação, a avaliação do efeito real da substância e da presença e da magnitude de efeitos colaterais deve ser muito criteriosa, objetivando evitar a polifarmácia.

Metanálises recentes encontraram evidências de eficácia com tamanho de efeito leve a moderado, em comparação ao placebo, dos seguintes medicamentos: paroxetina, sertralina, fluoxetina, venlafaxina, topiramato, risperidona e quetiapina.[16,23,30,31] No geral, esses resultados são consistentes com uma metanálise anterior.[13] Além disso, fluoxetina e lamotrigina tiveram um desempenho significativamente melhor do que placebo em termos de descontinuação por qualquer motivo.[31]

▶ **ISRSs e IRSNs** – Na maioria dos protocolos assistenciais recentes, os IRSRs são considerados os medicamentos de primeira escolha no tratamento farmacológico do TEPT.[31] Entre os ISRSs e os IRSNs, paroxetina, fluoxetina, venlafaxina e sertralina mostraram-se mais eficazes do que placebo na redução dos sintomas de TEPT, com tamanho de efeito pequeno a moderado, segundo metanálises disponíveis. A paroxetina teve o maior tamanho de efeito em dois estudos. Paroxetina e venlafaxina também apresentaram evidências suficientes de remissão da doença, com NNT de 8.[13,16] Apesar de haver evidência de que diversos ISRSs e IRSNs funcionam para o tratamento do TEPT, a FDA aprovou, até a presente data, apenas sertralina e paroxetina.[31]

Os sintomas de evitação e de excitação costumam responder melhor aos ISRSs e aos IRSNs, enquanto os sintomas de revivência mostram-se mais resistentes.

▶ **Mirtazapina, bupropiona, tricíclicos e IMAOs** – Os resultados de estudos com esses medicamentos no TEPT são controversos, não existindo evidências que embasem tal recomendação. No entanto, eles podem ser considerados opções na ausência de resposta aos ISRSs e aos IRSNs, na intolerância a outras medicações ou em condições clínicas específicas.

Alguns estudos abertos com amostras pequenas apresentaram resultados positivos com a mirtazapina. Um estudo controlado com 29 pacientes e duração de 8 semanas demonstrou resposta de 65% no grupo da mirtazapina *versus* 20% no grupo placebo (NNT = 2,2), com boa tolerância.[32] Esses estudos apontam que a mirtazapina pode ser uma boa alternativa na ausência de resposta ou na intolerância às substâncias de primeira escolha, apresentando boa tolerabilidade. A maior restrição ao seu uso é o risco de aumento de peso.

Estudos que utilizaram a bupropiona apresentaram resultados controversos. Alguns estudos abertos demonstraram resultados positivos, mas não foram confirmados em um estudo controlado com 30 pacientes com traumas mistos (civis e militares), no qual alguns utilizaram a bupropiona como adjuvante do tratamento com ISRSs. Uma tendência à melhor resposta ocorreu em pacientes mais jovens e naqueles em monoterapia.[33]

Não existem estudos controlados testando o uso de tricíclicos e IMAOs, exceto por dois estudos realizados no início da década de 1990, que apontaram melhora de alguns sintomas, porém de pequena magnitude, com amitriptilina, imipramina e fenelzina.[33-35] O uso de baixas doses à noite pode ser interessante para o tratamento dos sintomas de sono (p. ex., amitriptilina 12,5 a 50 mg).

▶ **Antipsicóticos atípicos –** Os APAs muitas vezes mostram-se eficazes em reduzir os sintomas de reexperienciação, que são justamente aqueles mais resistentes ao tratamento com as medicações citadas anteriormente.[14] Entre os APAs, a quetiapina e a risperidona apresentam evidência suficiente de eficácia em relação ao placebo, com tamanho de efeito médio.[31] Vale ressaltar, no entanto, que o efeito da risperidona variou consideravelmente de acordo com o desenho do estudo: um único estudo utilizando a risperidona em monoterapia estimou um grande tamanho de efeito (0,95), enquanto um grupo de seis estudos utilizando a risperidona como adjuvante mostrou um tamanho de efeito leve a moderado (0,31). Os efeitos parecem ser melhores para os sintomas de intrusão/revivência e hiperexcitabilidade.[10] A quetiapina mostrou-se particularmente eficaz para o tratamento de ansiedade, insônia, irritabilidade e nos pacientes com comorbidade com TB e depressão.[31] Baixas doses de quetiapina à noite também podem ser uma alternativa para o tratamento de insônia. Alguns estudos abertos, um deles realizado no Brasil, mostraram resultados positivos do aripiprazol, especialmente nos sintomas de evitação e revivência, em doses médias de 10 mg.[37] Não há evidências para o uso da olanzapina no TEPT, sendo que dois estudos pequenos não mostraram eficácia.

Pacientes com sintomas psicóticos são um grupo em que o tratamento adjuvante com APs deve ser considerado precocemente. No entanto, existem evidências de que, diferentemente da depressão psicótica, o tratamento adequado de primeira linha pode levar à remissão de sintomas sem a adição de APs.

▶ **Antipsicóticos típicos –** Embora não existam evidências que sustentem a eficácia dos APs típicos no TEPT, seu uso pode ser necessário por questões relacionadas à disponibilidade e ao custo, sobretudo na vigência de sintomas psicóticos. Nesse caso, medicamentos como haloperidol e clorpromazina, geralmente disponíveis na rede pública, podem ser utilizados no lugar de APAs, em geral mais recomendados pelo melhor perfil de efeitos colaterais, embora tenham custo mais elevado. Baixas doses de clorpromazina à noite também podem ser uma alternativa para o tratamento de insônia.

▶ **Anticonvulsivantes –** Estudos recentes mostraram resultados positivos do uso do topiramato, tanto em monoterapia *versus* placebo, como adjuvante.[13,31,38] Uma metanálise recente que incluiu 28 estudos (n = 4.817) apontou o topiramato, juntamente com a paroxetina, como as medicações mais efetivas na redução dos sintomas de TEPT. Apesar de a análise ser baseada, em grande parte, em evidência indireta e limitada a apenas um desfecho, esses achados indicam que a inclusão do topiramato como opção de tratamento logo no início do algoritmo (**Figura 1**) ou como adjuvante pode ser considerada.[16,31] Vale salientar a eficácia sobre os sintomas de reexperienciação (mais resistentes aos ISRSs e aos IRSNs) demonstrada nos estudos disponíveis.[38] Deve-se considerar topiramato para pacientes com distúrbios metabólicos e para aqueles que apresentaram ganho de peso.[31]

Não existem evidências de eficácia de outros anticonvulsivantes para tratamento dos sintomas de

TEPT, e eles devem ser reservados para situações específicas, como comorbidade com TB e sintomas residuais, que possam responder ao seu uso.

- ▶ **β-bloqueadores** – Estudos que avaliaram a eficácia do propranolol como medida preventiva após situações traumáticas não evidenciaram benefício em relação à incidência de TEPT, gravidade dos sintomas de TEPT e incidência de TEA. Portanto, não há evidências que validem sua indicação.[39]
- ▶ **Benzodiazepínicos** – Embora geralmente considerados eficazes para o tratamento dos transtornos de ansiedade, os BZDs não parecem ser eficazes no tratamento do TEPT e do TEA. Estudos controlados prospectivos não mostraram benefício, e um ensaio clínico evidenciou aumento nas taxas de TEPT e de depressão em vítimas de trauma recente tratadas com BZDs. Problemas potenciais de seu uso no tratamento do TEPT incluem possibilidade de desinibição, dificuldade de integrar a experiência traumática, prejuízo no aproveitamento das psicoterapias e risco de adição.[40] No entanto, uma situação em que o uso de BZDs pode ser considerado no tratamento do TEPT é na vigência de comorbidades como TP e TAG que não respondam ao tratamento com ADs.
- ▶ **Psicodélicos** – A maioria dos estudos sobre MDMA, psilocibina, *ayahuasca* e *Salvia divinorum* investigou seu efeito terapêutico no TEPT e no TDM. Apenas 21/70 estudos registrados publicaram resultados, sendo que a maioria deles ainda não foi concluída. Tendo em vista o grande número de estudos em andamento investigando psicodélicos, é imperativo que sejam considerados por pesquisadores e interessados na decisão das prioridades de pesquisa mais relevantes para futuros estudos propostos.[41]
- ▶ **Canabidiol** – Um estudo que avaliou os efeitos do canabidiol (CBD) *versus* placebo na ansiedade, no alerta e no desconforto induzidos pela recordação do evento traumático durante a intervenção farmacológica não demostrou eficácia.[42]

TRATAMENTO DOS SINTOMAS RELACIONADOS AO SONO

A prazosina e a trazodona são opções no tratamento dos pesadelos e da insônia, bastante comuns no TEPT. Quando são muito proeminentes, o foco inicial do tratamento nesses sintomas pode levar à remissão do quadro.[11] Em metanálise recente, a prazosina foi efetiva na redução dos sintomas de TEPT.[30]

Diversos estudos mostram a eficácia da prazosina, um inibidor adrenérgico que ultrapassa a barreira hematencefálica, no tratamento dos pesadelos e da insônia associados ao TEPT. Alguns estudos evidenciaram, inclusive, melhora de outros sintomas e do funcionamento global mesmo em monoterapia, quando os sintomas de sono eram proeminentes. Em geral se inicia com 1 mg, à noite, aumentando-se conforme resposta e tolerância. O risco de hipotensão pode ser bastante diminuído com o aumento gradual da dose (p. ex., 1 mg por semana). Embora a razão ainda não seja clara, a dose necessária para homens e mulheres costuma ser bastante diferente. Estudos com homens veteranos de guerra apontam para uma dose necessária acima de 10 mg, enquanto doses médias de 3 mg costumam ser suficientes para mulheres.[11]

No caso de insônia sem pesadelos, se houver dificuldade em iniciar ou manter o sono, tendo sido eliminadas outras causas de insônia não relacionadas ao TEPT (higiene de sono), e na ausência de resposta desse sintoma às medicações de primeira linha, baixas doses de trazodona à noite podem ser consideradas. Ela pode ser adicionada ao tratamento com outro medicamento, inclusive a prazosina, se esta foi eficaz para o tratamento de pesadelos e os demais sintomas de sono não se resolveram. Nesse último caso, clínico e paciente devem decidir se substituem a prazosina ou adicionam a trazodona, de acordo com a resposta do paciente à primeira. Sedação excessiva, tontura e hipotensão postural ocorrem com frequência; síncope, raramente, mas é importante orientar o paciente quanto a todos esses efeitos colaterais. Em geral se inicia com 50 mg de trazodona, com a possibilidade de reduzir para 25 mg no caso de sedação excessiva. A dose habitual de trazodona para tratameto da insônia varia de 12,5 a 300 mg.[11]

COMORBIDADES E SEU IMPACTO NO TRATAMENTO FARMACOLÓGICO

As comorbidades são muito comuns no TEPT e devem ser sempre avaliadas criteriosamente, direcionando as escolhas terapêuticas. Condições especiais, como gestação e doenças clínicas, também são fundamentais na tomada de decisão.

- **Transtorno bipolar** – O risco de TEPT após exposição a traumas é aproximadamente 2 vezes maior em indivíduos com TB. Há risco de virada maníaca no caso da opção pelo uso de ADs. Recomenda-se, preferencialmente, tratar os sintomas de sono e/ou considerar o uso de topiramato, quetiapina e risperidona como primeira opção e medicamentos que não os ADs nos próximos passos, monitorando os efeitos metabólicos dessas medicações. É recomendável a associação de estabilizador de humor. Deve-se monitorar a ideação suicida, já que são uma população de alto risco.[31]
- **Abuso de substâncias** – Muito comum no TEPT. O algoritmo padrão de TEPT não pode ser usado quando houver uso ativo e frequente, e o uso de substâncias deve ser foco primário do tratamento. Recomenda-se investigar sempre uso de substâncias e evitar BZDs. Preferencialmente, é necessária 1 semana de abstinência antes de iniciar o uso de medicamentos.
- **Psicose** – Pode fazer parte do quadro clínico do TEPT ou representar uma condição comórbida. Se for comorbidade, recomenda-se iniciar tratamento com AP; se parte do TEPT, considerar iniciar AP antes, como consta no algoritmo apresentado na **Figura 1** (inicialmente ou após tentativa de monoterapia com outra classe).[43]
- **Transtorno depressivo maior** – Risco aumentado de TEPT, maior refratariedade ao tratamento. Recomenda-se investigar sempre depressão em pacientes com TEPT; dar preferência para ADs no início do tratamento farmacológico. Se a depressão for associada com sintomas psicóticos, iniciar com AD e AP.
- **Dissociação** – Sintomas dissociativos estão relacionados com maior gravidade do trauma e do TEPT. Recomenda-se considerar psicoterapia para esses sintomas específicos. Os ISRSs costumam ser mais eficazes do que os APs.[44]
- **Gravidez** – Durante a gestação, ocorre alteração da absorção e da distribuição dos fármacos. É necessário ter muita cautela com o potencial teratogênico. Recomenda-se dar preferência à psicoterapia e, se necessário, utilizar medicações com menor risco para gestante e feto.

Deve-se estar atento às mudanças possíveis nos efeitos das medicações (por alteração de concentração sérica).

TEMPO DE USO DOS MEDICAMENTOS E DOSES RECOMENDADAS

Tanto os ISRSs e os IRSNs quanto mirtazapina, bupropiona ou tricíclicos devem ser iniciados em doses baixas, devido ao risco de aumento da ansiedade, devendo ser posteriormente aumentados até as doses utilizadas para depressão, conforme resposta e tolerância. De acordo com a maioria dos autores, o tempo mínimo necessário para avaliar os efeitos de um AD/ansiolítico no tratamento do TEPT é de 4 a 6 semanas, embora algumas vezes até 12 semanas sejam necessárias. Benefício adicional pode ser observado por até 6 a 9 meses antes da estabilização da melhora. Nos pacientes que respondem ao tratamento, a dose deve ser mantida por pelo menos 1 ano antes do início da retirada, que deve ser gradual.

Independentemente da classe de medicação escolhida para iniciar o tratamento, alguns pacientes apresentam resposta parcial, ou a resposta é restrita a algumas categorias de sintomas. Pacientes com benefício parcial, mas que seguem melhorando, devem ter seu tratamento continuado até atingir um platô. Se a melhora se estabiliza por 2 a 3 semanas, considerar aumentar a dose ou modificar o tratamento. Manter a medicação e iniciar um tratamento adjuvante pode ser uma alternativa, desde que o clínico e o paciente considerem que a melhora parcial não foi devida a efeito-placebo ou a outros aspectos do tratamento, como a psicoterapia, o que pode ser difícil de avaliar.

CONSIDERAÇÕES FINAIS

O TEPT é um distúrbio associado a grande morbidade e prejuízo funcional. O diagnóstico precoce e o início do tratamento têm grande impacto no prognóstico. A psicoterapia ou o tratamento combinado são a primeira escolha sempre que disponíveis. Paroxetina, sertralina, fluoxetina, venlafaxina, topiramato, quetiapina e risperidona são os medicamentos que apresentam evidência de eficácia no tratamento do TEPT, e a avaliação dos sintomas predominantes e da presença de comorbidades é fundamental para a escolha do medicamento mais adequado. BZDs devem ser evitados sempre no tra-

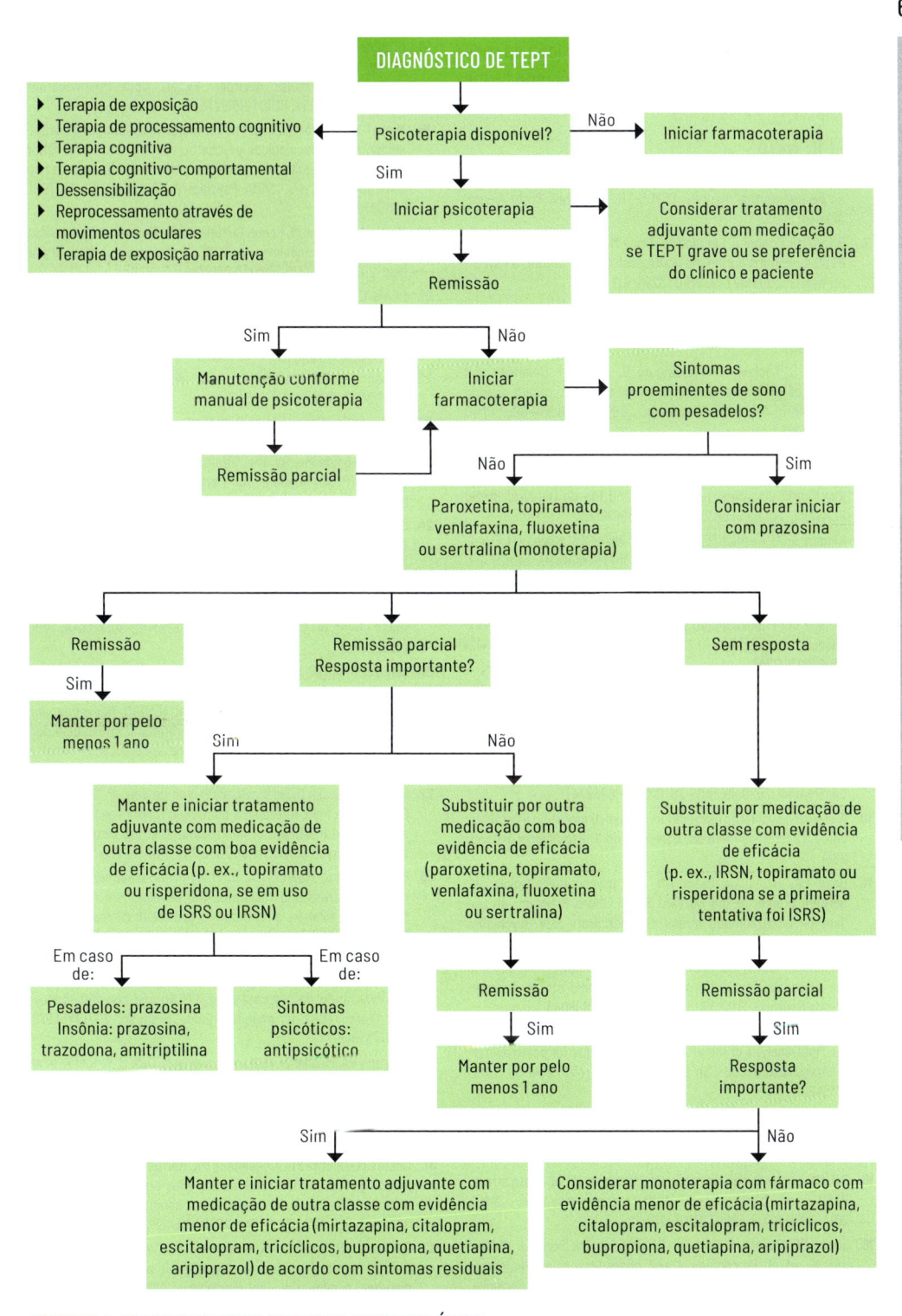

```
                              ┌─────────────────────────┐
                              │   DIAGNÓSTICO DE TEPT   │
                              └────────────┬────────────┘
                                           │
• Terapia de exposição                     ▼                    Não
• Terapia de processamento cognitivo  ┌──────────────────┐  ─────────►  ┌──────────────────────┐
• Terapia cognitiva               ◄───│ Psicoterapia     │              │ Iniciar farmacoterapia│
• Terapia cognitivo-comportamental    │ disponível?      │              └──────────────────────┘
• Dessensibilização                   └────────┬─────────┘
• Reprocessamento através de                   │ Sim
  movimentos oculares                          ▼
• Terapia de exposição narrativa      ┌──────────────────┐              ┌──────────────────────┐
                                      │Iniciar psicoterapia├────────────►│Considerar tratamento │
                                      └────────┬─────────┘              │adjuvante com medicação│
                                               │                        │se TEPT grave ou se preferência│
                                               ▼                        │do clínico e paciente │
                                      ┌──────────────────┐              └──────────────────────┘
                                      │    Remissão      │
                                      └────┬────────┬────┘
                                      Sim  │        │ Não
```

FIGURA 1 ▶ ALGORITMO DO TRATAMENTO FARMACOLÓGICO.

Nota: Lembrar que os sintomas de evitação e hiperatividade costumam responder melhor aos "antidepressivos", e os sintomas de reexperienciação, aos APs e topiramato. A melhora dos sintomas de sono pode levar à melhora secundária dos demais sintomas, o que deve ser um dos focos do tratamento, especialmente quando são sintomas proeminentes.

tamento do TEA e do TEPT, e a mobilização da rede de apoio é fundamental, assim como alguma forma de abordagem psicoterápica.

REFERÊNCIAS

1. American Psychiatric Association. Manual diagnóstico e estatístico de transtornos mentais: DSM-5-TR. 5. ed. rev. Porto Alegre: Artmed; 2023.
2. Brier ZMF, Connor J, Legrand AC, Price M. Different trajectories of PTSD symptoms during the acute post-trauma period. J Psychiatr Res. 2020;131:127-31. PMID [32961502]
3. Solomon SD, Davidson JR. Trauma: prevalence, impairment, service use, and cost. J Clin Psychiatry. 1997;58(Suppl 9):5-11. PMID [9329445]
4. Seedat S, Lochner C, Vythilingum B, Stein DJ. Disability and quality of life in post-traumatic stress disorder: impact of drug treatment. Pharmacoeconomics. 2006;24(10):989-98. PMID [17002481]
5. Ribeiro WS, Mari JJ, Quintana MI, Dewey ME, Evans-Lacko S, Vilete LM, et al. The impact of epidemic violence on the prevalence of psychiatric disorders in São Paulo and Rio de Janeiro, Brazil. PLoS One. 2013;8(5):e63545. PMID [23667636]
6. Kilpatrick DG, Resnick HS, Milanak ME, Miller MW, Keyes KM, Friedman MJ. National estimates of exposure to traumatic events and PTSD prevalence using DSM-IV and DSM-5 criteria. J Trauma Stress. 2013;26(5):537-47. PMID [24151000]
7. Kessler RC. Posttraumatic stress disorder: the burden to the individual and to society. J Clin Psychiatry. 2000;61(Suppl 5):4-12. PMID [10761674]
8. Hauck S, Azevedo RCS. Trauma. In: Botega NJ, organizador. Prática psiquiátrica no hospital geral. 3. ed. Porto Alegre: Artmed; 2012. p. 430-43.
9. Couette M, Mouchabac S, Bourla A, Nuss P, Ferreri F. Social cognition in post-traumatic stress disorder: a systematic review. Br J Clin Psychol. 2020;59(2):117-38. PMID [31696974]
10. American Psychiatric Association. Manual diagnóstico e estatístico de transtornos mentais: DSM-5. 5. ed. Porto Alegre: Artmed; 2014.
11. Bajor LA, Ticlea AN, Osser DN. The psychopharmacology algorithm project at the Harvard South Shore Program: an update on posttraumatic stress disorder. Harv Rev Psychiatry. 2011;19(5):240-58. PMID [21916826]
12. Mahan AL, Ressler KJ. Fear conditioning, synaptic plasticity and the amygdala: implications for posttraumatic stress disorder. Trends Neurosci. 2012;35(1):24-35. PMID [21798604]
13. Watts BV, Schnurr PP, Mayo L, Young-Xu Y, Weeks WB, Friedman MJ. Meta-analysis of the efficacy of treatments for posttraumatic stress disorder. J Clin Psychiatry. 2013;74(6):e541-50. PMID [23842024]
14. Spaulding AM. A pharmacotherapeutic approach to the management of chronic posttraumatic stress disorder. J Pharm Pract. 2012;25(5):541-51. PMID [22544623]
15. Tol WA, Barbui C, van Ommeren M. Management of acute stress, PTSD, and bereavement: WHO recommendations. JAMA. 2013;310(5):477-8. PMID [23925613]
16. Jonas DE, Cusack K, Forneris CA, Wilkins TM, Sonis J, Middleton JC, et al. Psychological and pharmacological treatments for adults with Posttraumatic Stress Disorder (PTSD). Rockville: Agency for Healthcare Research and Quality; 2013.
17. Roberts NP, Kitchiner NJ, Kenardy J, Lewis CE, Bisson JI. Early psychological intervention following recent trauma: a systematic review and meta-analysis. Eur J Psychotraumatol. 2019;10(1):1695486. PMID [31853332]
18. Pratchett LC, Daly K, Bierer LM, Yehuda R. New approaches to combining pharmacotherapy and psychotherapy for posttraumatic stress disorder. Expert Opin Pharmacother. 2011;12(15):2339-54. PMID [21819273]
19. Merz J, Schwarzer G, Gerger H. Comparative efficacy and acceptability of pharmacological, psychotherapeutic, and combination treatments in adults with posttraumatic stress disorder: a network meta-analysis. JAMA Psychiatry. 2019;76(9):904-13. PMID [31188399]
20. Martin A, Naunton M, Kosari S, Peterson G, Thomas J, Christenson JK. Treatment guidelines for PTSD: a systematic review. J Clin Med. 2021;10(18):4175. PMID [34575284]
21. Lewis C, Roberts NP, Andrew M, Starling E, Bisson JI. Psychological therapies for post-traumatic stress disorder in adults: systematic review and meta-analysis. Eur J Psychotraumatol. 2020;11(1):1729633. PMID [32284821]
22. Bisson JI. Post-traumatic stress disorder. BMJ Clin Evid. 2007;2007:1005. PMID [19454111]
23. Guideline Development Panel for the Treatment of PTSD in Adults, American Psychological Association. Summary of the clinical practice guideline for the treatment of posttraumatic stress disorder (PTSD) in adults. Am Psychol. 2019;74(5):596-607. PMID [31305099]
24. Solomon RM, Shapiro F. EMDR and the adaptive information processing model potential mechanisms of change. J EMDR Practice Res. 2008;2(4):315-25.
25. Arnone R, Orrico A, D'Aquino G, Di Munzio W. EMDR and psychopharmacological therapy in the treatment of the post-traumatic stress disorder. Riv Psichiatr. 2012;47(2 Suppl):8-11. PMID [22622278]
26. van der Kolk BA, Spinazzola J, Blaustein ME, Hopper JW, Hopper EK, Korn DL, et al. A randomized clinical trial of eye movement desensitization and reprocessing (EMDR), fluoxetine, and pill placebo in the treatment of posttraumatic stress disorder: treatment effects and long-term maintenance. J Clin Psychiatry. 2007;68(1):37-46. PMID [17284128]
27. Lange A, Rietdijk D, Hudcovicova M, van de Ven JP, Schrieken S, Emmelkamp PMG. Interapy: a controlled randomized trial of the standardized treatment of posttraumatic stress through the internet. J Consult Clin Psychol. 2003;71(5):901-9. PMID [14516238]
28. Knaevelsrud C, Maercker A. Internet-based treatment for PTSD reduces distress and facilitates the development of a strong therapeutic alliance: a randomized controlled clinical trial. BMC Psychiatry. 2007;7:13. PMID [17442125]
29. Perri RL, Castelli P, La Rosa C, Zucchi T, Onofri A. COVID-19, isolation, quarantine: on the efficacy of internet-based eye movement desensitization and reprocessing (EMDR) and cognitive-behavioral therapy (CBT) for ongoing trauma. Brain Sci. 2021;11(5):579. PMID [33946179]
30. Coventry PA, Meader N, Melton H, Temple M, Dale H, Wright K, et al. Psychological and pharmacological interventions for posttraumatic stress disorder and comorbid mental health problems following complex traumatic events: systematic review and component network meta-analysis. 2020;17(8):e1003262. PMID [32813696]
31. Costa GM, Zanatta FB, Ziegelmann PK, Barros AJS, Mello CF. Pharmacological treatments for adults with post-traumatic stress disorder: a network meta-analysis of comparative efficacy and acceptability. J Psychiatr Res. 2020;130:412-20. PMID [32891916]
32. Davidson JR, Weisler RH, Butterfield MI, Casat CD, Connor KM, Barnett S, et al. Mirtazapine vs. placebo in posttraumatic stress disorder: a pilot trial. Biol Psychiatry. 2003;53(2):188-91. PMID [12547477]
33. Becker ME, Hertzberg MA, Moore SD, Dennis MF, Bukenya DS, Beckham JC. A placebo-controlled trial of bupropion SR in the treatment of chronic posttraumatic stress disorder. J Clin Psychopharmacol. 2007;27(2):193-7. PMID [17414245]

34. Davidson J, Kudler H, Smith R, Mahorney SL, Lipper S, Hammett E, et al. Treatment of posttraumatic stress disorder with amitriptyline and placebo. Arch Gen Psychiatry. 1990;47(3):259-66. PMID [2407208]

35. Kosten TR, Frank JB, Dan E, McDougle CJ, Giller EL Jr. Pharmacotherapy for posttraumatic stress disorder using phenelzine or imipramine. J Nerv Ment Dis. 1991;179(6):366-70. PMID [2051152]

36. Davidson JR, Kudler HS, Saunders WB, Erickson L, Smith RM, Lipper S, et al. Predicting response to amitriptyline in posttraumatic stress disorder. Am J Psychiatry. 1993;150(7):1024-9. PMID [8317571]

37. Mello MF, Costa MC, Schoedl AF, Fiks JP. Aripiprazole in the treatment of posttraumatic stress disorder: an open-label trial. Rev Bras Psiquiatr. 2008;30(4):358-61. PMID [19142413]

38. Yeh MS, Mari JJ, Costa MC, Andreoli SB, Bressan RA, Mello MF. A double-blind randomized controlled trial to study the efficacy of topiramate in a civilian sample of PTSD. CNS Neurosci Ther. 2011;17(5):305-10. PMID [21554564]

39. Young C, Butcher R. Propranolol for post-traumatic stress disorder: a review of clinical effectiveness. Ottawa: Canadian Agency for Drugs and Technologies in Health; 2020.

40. Gelpin E, Bonne O, Peri T, Brandes D, Shalev AY. Treatment of recent trauma survivors with benzodiazepines: a prospective study. J Clin Psychiatry. 1996;57(9):390-4. PMID [9746445]

41. Siegel AN, Meshkat S, Benitah K, Lipsitz O, Gill H, Lui LMW, et al. Registered clinical studies investigating psychedelic drugs for psychiatric disorders. J Psychiatr Res. 2021;139:71-81. PMID [34048997]

42. Bolsoni LM, Crippa JAS, Hallak JEC, Guimarães FS, Zuardi AW. Effects of cannabidiol on symptoms induced by the recall of traumatic events in patients with posttraumatic stress disorder. Psychopharmacology. 2022;239(5):1499-507. PMID [35029706]

43. Compean E, Hamner M. Posttraumatic stress disorder with secondary psychotic features (PTSD-SP): diagnostic and treatment challenges. Prog Neuropsychopharmacol Biol Psychiatry. 2019;88:265-75. PMID [30092241]

44. Sutar R, Sahu S. Pharmacotherapy for dissociative disorders: a systematic review. Psychiatry Res. 2019;281:112529. PMID [31470213]

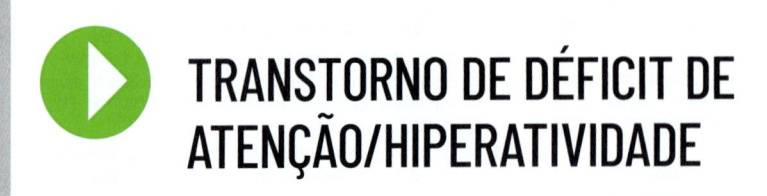

TRANSTORNO DE DÉFICIT DE ATENÇÃO/HIPERATIVIDADE

▶ EUGENIO HORACIO GREVET
▶ CLAITON H. D. BAU
▶ FELIPE ALMEIDA PICON
▶ RAFAEL GOMES KARAM
▶ EDUARDO SCHNEIDER VITOLA
▶ DIEGO LUIZ ROVARIS
▶ BRUNA SANTOS DA SILVA

O transtorno de déficit de atenção/hiperatividade (TDAH) é um transtorno do neurodesenvolvimento que afeta indivíduos de todas as faixas etárias. Caracteriza-se pela presença crônica de sintomas de desatenção, hiperatividade e impulsividade que causam prejuízos significativos em múltiplas esferas da vida acadêmica, laboral e interpessoal. Sua etiologia é multifatorial, com uma herdabilidade estimada em aproximadamente 70%, uma das maiores dentre os transtornos psiquiátricos. Em um cenário complexo, o efeito combinado de múltiplos fatores genéticos interagindo com o ambiente atua para a manifestação do transtorno. A prevalência do TDAH é estimada em 5,3% em crianças e adolescentes e em 2,5% em adultos. A longo prazo, pacientes com TDAH apresentam uma série de desfechos psiquiátricos, físicos e econômicos negativos. Na população norte-americana, o transtorno é responsável por perdas econômicas anuais de aproximadamente 100 bilhões de dólares.[1]

Durante a infância, o TDAH é diagnosticado proporcionalmente com mais frequência em meninos do que em meninas, enquanto na adolescência mais tardia e na idade adulta o diagnóstico é dado de forma igualitária para homens e mulheres. O início dos sintomas de TDAH se dá, em geral, antes da puberdade, podendo ocorrer, entretanto, mais tardiamente, na adolescência ou no início da idade adulta. Entre os adultos afetados, 20% tiveram início tardio, padrão que é mais comum em mulheres e pessoas com maior inteligência e escolaridade.[2] Assim, apesar de o TDAH ser considerado um traço estável ao longo da vida, o curso dos sintomas pode variar de intensidade ao longo do tempo.

Na passagem da infância para a adolescência, há uma redução marcante da hiperatividade, sendo a desatenção o traço mais persistente. Flutuações dos sintomas ao longo da vida, principalmente na passagem da adolescência para a vida adulta, podem ocorrer em 70% dos pacientes, sendo responsáveis por remissões, alívio parcial (síndrome *subthreshold*) ou agravamento da síndrome.[3] Apesar das flutuações sintomatológicas, 80% das crianças e dos adolescentes afetados manterão algum grau de prejuízo na idade adulta.[4] Pacientes diagnosticados na vida adulta também apresentam flutuações nos seus sintomas, mas em menores proporções (30%) do que as vistas na transição da adolescência para a idade adulta.[5]

Indivíduos com TDAH também têm um risco aumentado de desenvolver doenças físicas, principalmente alergias, asma, síndrome do cólon irritável, infecções sexualmente transmissíveis, hipertensão e diabetes melito tipo 2. Muitas dessas doenças podem ser consequência de hábitos de vida pouco saudáveis, como o comer compulsivo e o sedentarismo. Pacientes com TDAH também têm um risco aumentado de apresentar comportamentos e afetos disfuncionais, como labilidade emocional, impulsividade, lesões autoinduzidas, ideação suicida, tentativas de suicídio e suicídios, assim como morte prematura causada principalmente por acidentes.[6] Além disso, 80% das pessoas com TDAH terão outro transtorno psiquiátrico ao longo da vida, caracterizado por início precoce e possível resistência ao tratamento farmacológico. A presença de comorbidades, inclusive, pode ser o motivo da primeira visita ao psiquiatra.

As comorbidades psiquiátricas do TDAH podem ser divididas em três tipos: aquelas que começam antes, simultaneamente e posteriormente ao início do TDAH. Doenças físicas (alergias, asma, eczemas) e transtornos do neurodesenvolvimento (p. ex., TEA, ansiedade de separação, transtornos da linguagem e deficiências intelectuais) são exemplos de pré-comorbidades. Já a dislexia e a discalculia são exemplos de comorbidades simultâneas. Finalmente, transtornos como a depressão e os transtornos de ansiedade, que começam geralmente no final da adolescência ou no início da idade adulta, são considerados pós-comorbidades.[7]

Em amostras clínicas, os transtornos psiquiátricos comumente diagnosticados em crianças com TDAH são os transtornos da conduta e de oposição desafiante (TOD) (50 a 60%), depressivos (10 a 20%), de ansiedade (20 a 25%), bipolar (TB) (10%) e de aprendizagem (10 a 50%). Em amostras clínicas de adultos com TDAH, 70% dos indivíduos apresentam ao menos uma comorbidade, e 50% duas ou mais. Nessa faixa etária, os transtornos mais frequentes são o TOD (44%), os transtornos de ansiedade (43%), depressão e TB (41%), TUS (21%) e os transtornos da personalidade antissocial (17%). Como descrito anteriormente, a maioria dos transtornos psiquiátricos pode ter início mais precoce, sintomatologia mais grave e pior resposta ao tratamento quando coocorrem com o TDAH.[1,8]

A avaliação de comorbidades atuais é mandatória, antes de se iniciar o tratamento farmacológico do TDAH com psicoestimulantes, por exemplo, devendo ser realizada de maneira ativa e objetiva (guiada por instrumentos de rastreamento, se possível). Ela deve focar na detecção de transtornos que podem ser agravados pelo uso de psicoestimulantes ou ADs (p. ex., psicose, TB, TUS, TP). As comorbidades ativas devem ser estabilizadas antes de se iniciar o uso de psicoestimulante, por meio de fármacos de primeira linha e seguindo protocolos e guias de tratamento internacionais; devem-se evitar fármacos que, hipoteticamente, poderiam ser eficazes para tratar tanto o TDAH quanto a comorbidade (p. ex., usar bupropiona na tentativa de tratar o TDAH e o TDM ao mesmo tempo). O tratamento das comorbidades pode diminuir parcialmente os sintomas de TDAH, mas raramente os elimina por completo. Nesse sentido, embora o tratamento das comorbidades atuais possa reduzir a intensidade dos sintomas de desatenção e hiperatividade, para se conseguir uma remissão mais acentuada da sintomatologia geralmente é necessário que também se use um psicoestimulante.[9]

Há, na literatura, diversos guias e diretrizes de tratamento do TDAH ao longo da vida, que trazem um compilado de intervenções hierarquizadas segundo o grau de evidência científica de eficácia.[9,10] O tratamento do TDAH deve ser multimodal, abrangendo uma série de intervenções farmacológicas e não farmacológicas implementadas, sequencialmente, por profissionais de diversas áreas da saúde (psiquiatras, neurologistas, psicólogos, fonoaudiólogos, educadores físicos, farmacêuticos e biomédicos).

O tratamento farmacológico com psicoestimulantes, ADs e anti-hipertensivos capazes de aumentar o tônus dopaminérgico e noradrenérgico no córtex pré-frontal comprovadamente tem o maior tamanho de efeito (TE) na redução dos sintomas nucleares do TDAH. O tratamento da desatenção e da hiperatividade/impulsividade é alcançado principalmente com o uso de psicoestimulantes, que aumentam a regulação autonômica das funções executivas que não estão sob controle volicional do indivíduo.[11] Nesse sentido, as funções cerebrais cognitivas e atencionais se assemelham ao controle central dos movimentos respiratórios e dos batimentos cardíacos. O tratamento farmacológico objetiva, principalmente, alcançar a remissão dos sintomas de TDAH, definida operacionalmente como a redução dos escores, por exemplo, da escala Adult Self-Report Scale (ASRS) de 18 itens, quando comparados aos escores obtidos antes do tratamento. Por fim, é importante lembrar que as doses de estimulantes devem ser aumentadas até que não se observe melhora dos sintomas de TDAH, apesar do aumento da dose, ou até que, mesmo havendo espaço para uma possível melhora dos sintomas, surjam efeitos colaterais ou eventos adversos significativos.

Estudos prospectivos com amostras clínicas mostraram que o tratamento farmacológico precoce do TDAH pode reduzir tanto os sintomas do TDAH quanto os desfechos desfavoráveis. Crianças e adolescentes tratados para o TDAH têm um risco menor de desenvolver comorbidades psiquiátricas na vida adulta do que pacientes que não foram tratados. Além disso, desfechos negativos relacionados com estilo, desempenho e qualidade de vida, como desempenho acadêmico, direção de veículos, risco de uso de substâncias e obesidade, ocupação, autoestima, desempenho social e uso de serviços de saúde, podem ser melhorados significativamente.[11]

As intervenções não farmacológicas, apesar de terem um baixo TE no tratamento dos sintomas cognitivos do TDAH, podem ser consideradas auxiliares do tratamento farmacológico. Destacam-se a psicoeducação, que foi desenhada para dar informações úteis a pacientes e familiares sobre o TDAH, as comorbidades e o tratamento; e o aconselhamento e a orientação de familiares e professores, fundamentais para organizar o tratamento de pacientes menores de 18 anos, que dependem de sua rede de apoio para realizar um tratamento efetivo do TDAH. Por fim, também são relevantes as técnicas comportamentais individuais visando aumentar a organização e a eficiência do desempenho, como a TCC, que pode reduzir de forma efetiva sintomas e características associadas ao TDAH, como a baixa autoestima, a labilidade afetiva e a impulsividade.[12]

Idealmente, a abordagem não farmacológica visa corrigir distorções cognitivas, afetivas e comportamentais associadas com o transtorno, como desorganização, impulsividade e respostas comportamentais inadequadas.[13] Além disso, mapear e corrigir estratégias disfuncionais utilizadas ao desempenhar atividades cognitivas habituais pode otimizar a utilização de capacidades atencionais e cognitivas dos pacientes. Para crianças e adolescentes, terapia comportamental, com uso de recompensas e punições na avaliação do desempenho cognitivo, treinamento parental e de habilidades sociais e intervenções psicoeducacionais é comprovadamente a estratégia mais efetiva. Em adultos, intervenções de psicoeducação, abordagens comportamentais visando à organização diária e terapias cognitivo-comportamentais para características secundárias associadas ao TDAH são as mais indicadas, principalmente para o controle de sintomas depressivos e ansiosos.[14] A prática regular de exercícios físicos também se mostrou eficaz na redução dos sintomas cognitivos em todas as idades, mas não dos sintomas de hiperatividade, com um TE de 0,4.[14,15] Intervenções não farmacológicas podem ser a primeira opção em pacientes com sintomas leves de TDAH e naqueles em que esteja contraindicado o uso de psicofármacos.

INTERVENÇÕES FARMACOLÓGICAS NO TDAH

PSICOESTIMULANTES

Os psicoestimulantes são as substâncias de primeira escolha em todas as diretrizes publicadas para o tratamento do TDAH em qualquer faixa etária.[16] Diversas metanálises comprovam a eficácia dos psicoestimulantes no tratamento do TDAH, com maiores TEs sendo observados para as anfetaminas, seguidas pelo metilfenidato. Em geral, os estimulantes apresentam um TE superior aos medicamentos não estimulantes (0,99 vs. 0,57).[11,16] Em crianças e adolescentes, os estimulantes são utilizados desde a década de 1930 para tratar TDAH e apresentam clara evidência científica de eficácia em estudos de curta duração (até 12 semanas). A longo prazo, apesar de o tratamento com estimulantes se mostrar benéfico na redução dos sintomas, os TEs são menores do que os relatados em estudos de curto prazo.

Em crianças, o TE dos estimulantes encontra-se entre 0,8 e 1, com um NNT de 2. Ou seja, para cada dois pacientes tratados, um seria beneficiado com o uso do fármaco. Tendo em vista que os estimulantes podem causar sintomas colaterais importantes, como taquicardia, cefaleia, insônia, diminuição do apetite e náuseas, o NNH em crianças, considerando-se qualquer efeito adverso, é elevado, estimado em 4 (a cada quatro pacientes tratados, um sofrerá efeitos colaterais importantes). Esse resultado pode diminuir a eficácia real dos estimulantes em um quarto dos pacientes tratados. A metanálise mais recente mostrou que o uso de metilfenidato seria mais eficaz na população pediátrica quando se leva em conta efeitos terapêuticos vs. perfil de efeitos colaterais.[17]

O tratamento a longo prazo com metilfenidato pode resultar em redução de altura e peso, considerado de pequeno TE por uma metanálise recente, concluindo-se que esse efeito deve ter poucas consequências clínicas. Caso esse tipo de efeito seja considerado significativo, medidas como férias medicamentosas, uso após as refeições, dieta hipercalórica, reforço da última refeição do dia e uso de medicações não estimulantes devem ser consideradas.

Os psicoestimulantes também são a primeira escolha no tratamento do TDAH em adultos.[16]

Para o metilfenidato, o TE está ao redor de 0,5, com um NNT entre 2 e 3 e um NNH de 23 (considerando a suspensão do uso por efeitos adversos). As doses utilizadas variam geralmente entre 0,3 e 1,2 mg/kg/dia para o metilfenidato e entre 30 e 70 mg/kg/dia para a lisdexanfetamina. Doses maiores estão associadas a mais efeitos adversos e à menor adesão ao tratamento. Parece haver benefício e segurança no uso prolongado em adultos. Diferentemente do que ocorre em crianças, o uso da lisdexanfetamina parece ser mais efetivo em adultos, considerando-se efeitos terapêuticos vs. efeitos colaterais.[16]

Como essas substâncias têm um considerável potencial de abuso,[18] o risco precisa ser cuidadosamente avaliado e individualizado. Pacientes com transtorno da conduta, da personalidade antissocial e transtornos decorrentes do uso de substâncias têm maiores chances de fazer uso abusivo de psicofármacos. Aumentos significativos da FC, da PAS e da PAD podem ocorrer quando crianças e adolescentes com TDAH são tratados com anfetaminas e atomoxetina, ao passo que o tratamento com metilfenidato está associado apenas a um aumento significativo da PAS. Como aumentos da FC e da PA são fatores de risco para morbimortalidade cardiovascular, principalmente durante a vida adulta, pacientes pediátricos em uso de estimulantes devem ser monitorados regularmente.[19]

Modafinila

A modafinila é uma substância promotora de vigília, derivada do adrafinil. Também pode ser considerada um estimulante não anfetamínico, apesar de sua farmacodinâmica não estar completamente esclarecida. Estudos em animais demonstraram que a modafinila produz uma estimulação do SNC porque inibe de forma fraca a recaptação de dopamina e reduz o efeito inibitório do neurotransmissor GABA, causando uma estimulação. A ação do fármaco produz uma estimulação do sistema de regulação sono-vigília, no qual as hipocretinas estão envolvidas, parecendo estar indiretamente implicadas nos efeitos do medicamento. Por não ter grande potencial de abuso, não promover grandes alterações do humor e não induzir euforia, pode representar uma opção de tratamento para determinadas subpopulações com TDAH, principalmente aqueles com TUS e TD. A modafinila se mostrou superior ao placebo, em doses entre 100 e 400 mg/dia, no tratamento de sintomas de crianças (com resultados próximos aos da atomoxetina), mas não de adultos com TDAH. Entretanto, a modafinila não foi aprovada para ser usada em crianças pela FDA devido ao risco de SSJ. Em adultos, o fármaco foi pouco tolerado devido aos efeitos colaterais.[16]

FÁRMACOS NÃO ESTIMULANTES

Atomoxetina

A atomoxetina é um potente ISRN, inicialmente testado para ser um AD, mas que se mostrou eficaz, em ECRs, duplo-cegos e controlados por placebo, no tratamento dos sintomas de TDAH em crianças, adolescentes e adultos. O seu TE em crianças é estimado em 0,5, e seu NNT, em 4. Além disso, a atomoxetina se mostrou eficaz no tratamento de sintomas do TOD (TE = 0,33), acarretando melhora da qualidade de vida (TE = 0,25), além de reduzir a ansiedade. Entretanto, ela é um pouco menos eficaz do que os estimulantes e apresenta efeitos colaterais próprios, como um possível e raro aumento no risco de tentativas de suicídio (NNH = 227). Em adultos, também é eficaz, mas apresenta TE inferior ao dos estimulantes, em torno de 0,45, com um NNT de 5. A atomoxetina manteve os benefícios comportamentais mesmo após 2 a 3 anos de uso em crianças, adolescentes e adultos. Apesar de não ser comercializado no Brasil, esse fármaco é considerado pela maioria dos guias internacionais como a primeira opção não estimulante de tratamento.[16]

Antidepressivos

Em adultos, os ADs são uma alternativa aos estimulantes. Há casos em que os estimulantes são ineficazes ou apresentam efeitos colaterais intoleráveis e em que a presença de comorbidades como tabagismo ou depressão maior indica seu uso. Os ADs têm TE e NNT semelhantes aos da atomoxetina. Os mais estudados foram a bupropiona e a desipramina (não comercializada no Brasil).

A bupropiona é um AD pertencente ao grupo das aminocetonas que age como um inibidor não seletivo dos transportadores da dopamina e da noradrenalina, inibindo a recaptação desses neurotransmissores (IRND). A bupropiona em doses de 3 a 6 mg/kg/dia se mostrou superior ao placebo, mas inferior aos estimulantes no tratamento dos sintomas de TDAH de crianças, adolescentes e adultos, com resultados superiores aos da atomoxetina.[16]

A nortriptilina, a imipramina e a desipramina, ADTs com marcada ação noradrenérgica, reduzem os sintomas nucleares do TDAH de crianças e adolescentes, embora o grau de evidência de sua efetividade seja considerado baixo ou muito baixo devido ao pequeno número de ensaios clínicos.[20] Em adultos, há estudos abertos com a desipramina e não há grau de evidência suficiente para apoiar seu uso.[21] A nortriptilina permanece como boa opção nesse grupo em razão do perfil de efeitos colaterais, da disponibilidade e do custo, podendo ser utilizada em doses entre 0,4 e 4,5 mg/kg/dia (média de 1,7 mg/kg/dia). Os tricíclicos também necessitam de avaliação cardíaca criteriosa antes de seu uso. Recomenda-se realizar ECG basal e após a obtenção de uma dose estável da medicação. Imipramina e nortriptilina podem ser adicionadas ao metilfenidato em casos de enurese.[22] Não há evidências de eficácia de ISRSs nos sintomas básicos do TDAH em crianças, adolescentes ou adultos, embora eles possam ser úteis no tratamento das comorbidades que, com frequência, se associam ao transtorno.[20]

É interessante ressaltar que, diferentemente dos psicoestimulantes com efeitos terapêuticos imediatos, os ADs podem demorar até 5 semanas para apresentar sua resposta terapêutica. Por isso, é necessário que se discuta claramente com o paciente sobre o tempo necessário para efeito dessas medicações, sobretudo quando realizado tratamento prévio com metilfenidato.

Anti-hipertensivos

A clonidina é um anti-hipertensivo agonista adrenérgico de ação direta do receptor α_2-adrenérgico, com resposta moderada (TE = 0,58) em crianças e adolescentes apenas com TDAH ou em associação a transtorno da conduta, tiques ou atraso do desenvolvimento, podendo, inclusive, ser adicionada aos estimulantes. Crianças com transtorno de Tourette/tiques e TDAH e que não toleram o metilfenidato podem apresentar melhora com a clonidina. Entretanto, a clonidina não parece se mostrar tão eficaz nos sintomas de desatenção. A guanfacina é um anti-hipertensivo agonista adrenérgico de ação seletiva no receptor α_2-adrenérgico, atuando predominantemente nos receptores α_2-adrenérgicos do córtex pré-frontal. Sua eficácia em dose diária única com preparação de longa ação foi demonstrada em todos os sintomas do TDAH por até 24 meses de uso em crianças, adolescentes isoladamente ou em associação com estimulantes, com TE ao redor de 0,6.[16]

A seguir, são descritos os algoritmos de tratamento do TDAH e suas comorbidades, separadamente, nos diferentes grupos etários. Esses algoritmos baseiam-se na literatura vigente, priorizando-se ECRs, metanálises e diretrizes clínicas. Salienta-se que a história individual e a avaliação clínica são soberanas em qualquer decisão terapêutica.

DIRETRIZES PARA O TRATAMENTO FARMACOLÓGICO DO TDAH EM CRIANÇAS E ADOLESCENTES

TRATAMENTO DE CRIANÇAS E ADOLESCENTES COM TDAH SEM COMORBIDADES PSIQUIÁTRICAS

Os estimulantes são a primeira opção para o tratamento do TDAH sem comorbidades em crianças e adolescentes (Figura 1) e o metilfenidato é o psicoestimulante de primeira opção em crianças e adolescentes.[16] Em geral, os preparados de longa

```
┌─────────────────────────────────────┐
│   TDAH NA INFÂNCIA E ADOLESCÊNCIA   │
└─────────────────────────────────────┘
                  ↓
          ┌───────────────┐
          │ Sem comorbidade│
          └───────────────┘
                  ↓
┌─────────────────────────────────────┐
│ 1ª. Metilfenidato ou lisdexanfetamina│
│ 2ª. Troca de estimulante            │
│ 3ª. Clonidina                       │
│ 4ª. Bupropiona, antidepressivo tricíclico │
│ 5ª. Modafinila                      │
│ 6ª. Combinações de fármacos         │
└─────────────────────────────────────┘
```

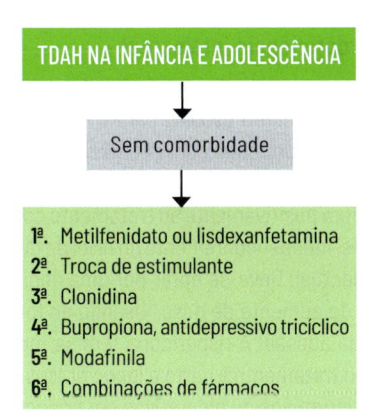

FIGURA 1 ▶ ALGORITMO DO TRATAMENTO FARMACOLÓGICO DO TDAH EM CRIANÇAS E ADOLESCENTES SEM COMORBIDADES PSIQUIÁTRICAS.

ação são mais eficazes e têm melhor taxa de adesão ao tratamento do que formulações de liberação imediata.[16] Entretanto, o custo desses medicamentos pode ser um fator limitante de sua prescrição no Brasil. Quando a primeira opção falha, pode-se optar por outro composto contendo metilfenidato, mas que tenha uma farmacocinética diferente, como na troca de MFD-SODAS por MFD-OROS. Além disso, pode-se fazer a troca para MFD-IR ou para lisdexanfetamina.

Como as opções não estimulantes mais recomendadas nos algoritmos internacionais (atomoxetina e a guanfacina e clonidina de longa ação) não estão disponíveis no mercado brasileiro, a opção recai sobre a bupropiona ou a clonidina de curta ação. A eficácia da bupropiona no tratamento de TDAH de crianças e adultos foi demonstrada em estudos multicêntricos, porém com TE menor do que com o tratamento com estimulantes.[16] A bupropiona pode ser útil no tratamento de quadros depressivos em portadores de TDAH e também pode ser uma alternativa interessante em casos de TDAH comórbidos com TUS. Os efeitos colaterais mais comumente relatados com uso de bupropiona são ansiedade, agitação, diminuição de apetite e insônia. Ela também pode exacerbar transtornos de tique comórbidos, e doses superiores a 450 mg/dia acarretam aumento do risco de indução de convulsões.

A nortriptilina, um ADT com efeitos noradrenérgicos, poderia ser uma alternativa adicional entre os não estimulantes no Brasil, considerando que a desipramina não está disponível (ADT com mais estudos de tratamento para TDAH na literatura). A nortriptilina demonstrou-se eficaz no tratamento dos sintomas nucleares do TDAH em crianças e adolescentes, apresentando como efeito colateral principal o ganho de peso.[20,22]

Como no Brasil o único representante da classe dos agentes agonistas α_2-adrenérgicos é a clonidina (liberação imediata), sua prescrição fica limitada pela ocorrência de sedação caso sejam utilizadas diversas doses por dia. Apesar de haver evidências de eficácia no tratamento para sintomas de desatenção e hiperatividade, percebe-se melhor efetividade no tratamento de sintomas de hiperatividade-impulsividade; no TDAH em associação com TOD, tem-se um dos principais usos de clonidina associada a estimulante. Além disso, em caso de comodidade com transtornos de tique ou exacerbação deles por estimulante, recomenda-se o uso da clonidina, além de ser efetiva para tratar insônia (associada ou não ao tratamento com estimulantes).[23]

Com base em resultados de ensaios clínicos de fase II e III, a modafinila poderia ser uma alternativa não estimulante para crianças, mas seu uso não foi aprovado pela FDA para populações pediátricas nos Estados Unidos, devido ao risco de reações adversas graves em crianças.[16]

Após a estabilização – que, em geral, dura de 4 a 6 semanas e durante a qual o paciente pode ser visto semanalmente –, ele deve ser reavaliado de forma regular nos próximos 6 meses. O controle dos efeitos colaterais e o manejo de temores infundados a respeito da medicação são partes importantes do tratamento a longo prazo e que aumentam sua adesão. A abordagem de férias do uso de estimulantes em finais de semana ou durante as férias escolares é utilizada com crianças e adolescentes a fim de atenuar a possibilidade de diminuição na estatura final devido ao tratamento com estimulantes ao longo do desenvolvimento corporal. Com frequência existe abrandamento na sintomatologia ao término da adolescência, sobretudo nos sintomas de hiperatividade, e o clínico precisa julgar se o uso de medicações ainda permanece necessário no início da vida adulta, o que pode ocorrer em uma parcela considerável dos casos (ao redor de 30%). Dessa forma, no final da adolescência e no início da idade adulta, pode ser tentada a retirada da medicação no começo de cada ano letivo, para se confirmar a persistência dos sintomas.

TRATAMENTO DE CRIANÇAS E ADOLESCENTES COM TDAH E COMORBIDADES PSIQUIÁTRICAS

Antes de se prescrever um psicoestimulante, por exemplo, não se deve esquecer que sintomas de desatenção, hiperatividade e impulsividade são características clínicas compartilhadas por muitos transtornos psiquiátricos, devendo ser feito um diagnóstico diferencial apurado para a detecção e a exclusão de outros transtornos mentais. Doenças físicas como os transtornos do sono, transtornos de aprendizagem, transtornos do processamento sensorial, epilepsia, ou alterações da visão e da audição devem ser descartadas, visando ao diagnóstico diferencial acurado. Além disso, o uso de outros psicofármacos que afetam a cognição deve ser ativamente investigado (p. ex., uso de anticonvulsivantes como o divalproato de sódio).

Não há uma contraindicação absoluta ao uso de psicoestimulante para o tratamento do TDAH na presença de uma comorbidade. Entretanto, a avaliação dos riscos e benefícios do uso de estimulantes deve ser individualizada e feita com cuidado. Além disso, o uso de estimulantes e de ADs deve ser evitado ou estes devem ser usados com extrema precaução em pacientes com quadros psicóticos e bipolares tipo I.[24]

O primeiro passo do tratamento do TDAH com comorbidades é a estabilização das comorbidades. Há três motivos principais que determinam essa estratégia: (1) muitos transtornos podem produzir sintomas cognitivos importantes (p. ex., o transtorno de ansiedade generalizada ou os transtornos de humor), que só cedem com o tratamento apropriado das comorbidades; (2) o uso de psicoestimulantes pode desencadear ou desestabilizar transtornos psicóticos, TB, tiques, transtornos de ansiedade e TUS; e (3) a presença de transtorno da conduta e de TUS pode aumentar o risco de uso recreacional ou abusivo do psicoestimulante prescrito para tratar sintomas de TDAH.

O tratamento do TDAH que é acompanhado de comorbidades deve seguir certas regras que podem ser aplicadas a todas as faixas etárias (Figura 2).

TDAH e deficiência intelectual

Os estudos controlados têm apontado o metilfenidato como primeira escolha para o tratamento do TDAH em comorbidade com deficiência intelectual leve.[25] Sintomas de desatenção e hiperatividade respondem positivamente ao tratamento com estimulantes, independentemente do nível de deficiência intelectual. Deve-se optar por uma abordagem gradual de aumento de dose, visando ao fortalecimento da adesão. A risperidona tem se mostrado eficaz no tratamento a curto e longo prazos de sintomas disruptivos ou hiperativos em crianças com inteligência limítrofe ou abaixo da média, mas não para os sintomas cognitivos.

TDAH e transtorno do espectro autista

A partir da publicação do DSM-5, indivíduos com TEA podem apresentar diagnósticos psiquiátricos adicionais, e a coocorrência de TDAH e TEA é relevante. O tratamento com estimulantes em crianças com TDAH e TEA em geral é efetivo, mas as taxas de eficácia são menores quando comparado a tratamentos sem a comorbidade com TEA. Em crianças que já apresentem quadros de seletividade alimentar, por exemplo, pelas características do TEA, a ocorrência de diminuição do apetite (comum com uso de estimulantes) pode ser um tipo de situação delicada em portadores de ambos os transtornos, por propiciar risco de déficits nutricionais e, consequentemente, de desenvolvimento físico. Outro cuidado necessário se dá nos casos nos quais estimulantes piorem sintomas do TEA, muitas vezes sendo necessário favorecer o uso de fármacos não estimulantes na tentativa de tratar os sintomas de TDAH sem piorar outros sintomas de TEA. Aripiprazol e risperidona têm aprovação pela FDA para tratamento da irritabilidade no TEA e também diminuem a hiperatividade em crianças com ambos os transtornos.[26]

TDAH e transtorno da conduta e/ou oposição desafiante

O TOD e o transtorno da conduta são mais comuns em crianças e adolescentes, mas podem estar presentes também em uma parcela considerável dos adultos (40%). O diagnóstico formal geralmente não é dado para adultos porque são agrupados no que se costuma chamar de labilidade afetiva e comportamental. O tratamento de sintomas de

TDAH NA INFÂNCIA E ADOLESCÊNCIA

Com comorbidade

Transtorno de conduta ou de oposição desafiante
1. Metilfenidato ou lisdexanfetamina
2. Troca de estimulante
3. Estimulante + antipsicótico atípico
4. Estimulante + lítio ou divalproato de sódio

Depressão/Ansiedade/TOC/TEPT
1. Estimulantes + ISRS ou venlafaxina
2. Bupropiona (se depressão)
3. Antidepressivo tricíclico (se ansiedade)

Transtorno bipolar
1. Estabilizador de humor ou antipsicótico atípico (sempre usado primeiro) + estimulantes
2. Estabilizador de humor ou antipsicótico atípico + bupropiona

Tiques ou Tourette
1. Estimulantes a
2. Estimulantes + clonidina
3. Estimulantes e risperidona, aripiprazol, pimozida ou sulpirida

Deficiência intelectual

Leve
1. Estimulantes

Moderada/grave
1. Estimulantes (principalmente se houver apenas sintomas de TDAH presentes)
2. Risperidona ou aripiprazol (se houver sintomas comportamentais presentes)
3. Estimulantes + risperidona ou aripiprazol

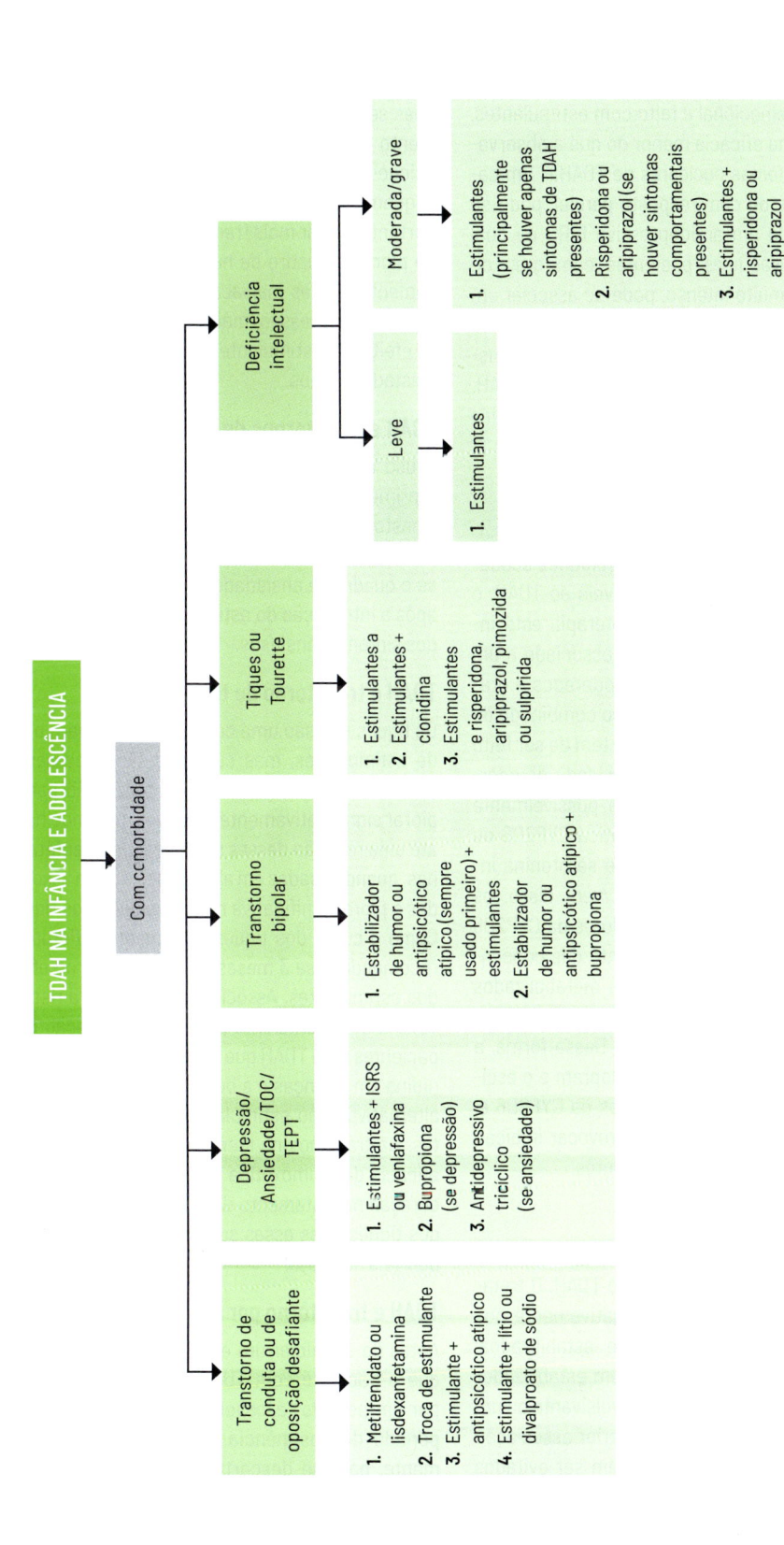

FIGURA 2 ▶ ALGORITMO DO TRATAMENTO FARMACOLÓGICO DO TDAH EM CRIANÇAS E ADOLESCENTES COM COMORBIDADES PSIQUIÁTRICAS.

desregulação emocional é feito com estimulantes, porém com uma eficácia menor do que a observada para os sintomas nucleares de TDAH.[27] Em casos resistentes ou com resposta parcial, pode-se tentar o uso de um antidepressivo ISRS ou dual (venlafaxina). Naqueles pacientes com grau de agressividade muito intenso, pode-se associar um AP de segunda geração. A atomoxetina mostrou-se eficaz na redução dos sintomas de TOD e transtorno da conduta quando associados ao TDAH. A clonidina e a guanfacina podem ser consideradas a seguir como opções em pacientes pediátricos.

TDAH e transtorno depressivo

Em casos leves, com sintomas depressivos associados à baixa autoestima, às dificuldades acadêmicas, sociais e familiares atribuíveis ao TDAH, o uso de um estimulante em monoterapia está indicado. O uso de um estimulante associado a um ISRS é recomendado em casos moderados e graves de depressão. Entretanto, o uso combinado de um ISRS com um psicoestimulante tem de ser feito com cuidado, em razão da possibilidade de ocorrência de síndrome serotonérgica possivelmente devido à inibição da enzima hepática CYP2D6 ou ao aumento das concentrações de serotonina induzido por alguns estimulantes. Além disso, os ISRSs em geral também são inibidores da CYP2D6 e, por isso, podem levar ao aumento das concentrações séricas de medicamentos metabolizados por essa enzima, como as anfetaminas, e aumentar a incidência de efeitos colaterais. Dessa forma, a escolha do ISRS recai sobre o citalopram e o escitalopram, que são inibidores fracos da CYP2D6 e, portanto, têm menor chance de provocar inibição do metabolismo dos psicoestimulantes.

TDAH e transtorno bipolar

A recomendação atual é de estabilização do quadro bipolar antes do tratamento do TDAH. O tratamento do TDAH não impacta negativamente nos sintomas de humor devidamente estabilizados. A prática corrente é a de iniciar um estabilizador de humor como o lítio, um anticonvulsivante ou um AP de segunda geração para posterior associação com um estimulante. Os ADs devem ser evitados em pacientes com TB mais grave. Há evidências de que os psicoestimulantes de liberação prolongada que não tenham elevações bruscas das concentrações séricas são os mais adequados para o tratamento desses pacientes. Quando se adiciona um psicoestimulante ou um AD como a bupropiona ao esquema terapêutico de um paciente bipolar, é importante avaliar mais frequentemente a ocorrência de piora do quadro de humor. Podem ocorrer não somente viradas maníacas, mas episódios ou sintomas de depressão (mais comuns após cessarem os efeitos do estimulante), ideação suicida, disforia e estados mistos.

TDAH e transtornos de ansiedade

O uso de um estimulante associado aos ISRSs é a primeira escolha no TDAH quando existe algum transtorno de ansiedade, TOC ou TEPT associado. O metilfenidato em monoterapia pode ser utilizado se o quadro de ansiedade estiver estabilizado e se após a introdução do estimulante não houver piora dos sintomas ansiosos.

TDAH e transtorno de tourette/tiques

Os tiques não são uma contraindicação para o uso de estimulantes, mas cuidados são necessários. O uso de metilfenidato a curto prazo não parece piorar significativamente os tiques, podendo haver até uma redução desses sintomas. Já as anfetaminas, quando usadas em altas doses, foram associadas à piora significativa na intensidade dos tiques. Como o curso dos tiques geralmente é flutuante, recomendam-se 3 meses de observação do efeito dos estimulantes. Associar um AP como a risperidona a um estimulante pode ser uma opção para pacientes com TDAH que apresentam tiques. A clonidina em crianças e a bupropiona em adultos são alternativas não estimulantes para esses pacientes. Há trabalhos na literatura que demonstram a eficácia da atomoxetina e da guanfacina de longa duração no tratamento do TDAH sem exacerbação dos tiques, mas essas substâncias não estão disponíveis no Brasil.[24]

TDAH e transtorno por uso de substâncias

Antes de se iniciar um estimulante, é necessário que o paciente com TUS esteja em abstinência por um período razoável (ao menos 1 mês). Esse período de abstinência é necessário, principalmente, para se descartar que o paciente tenha sintomas cognitivos decorrentes da cessação do uso de substância e para evitar possíveis recaídas, sobretudo em pacientes que têm adição a estimulantes como a cocaína. É preferível o uso de estimulantes de longa ação, principalmente de lisdexanfetamina, pois produz concentrações séricas mais constantes associadas a um mecanismo farmacodinâmico peculiar de ser um "pró-fármaco", o qual só passa a ter efeito terapêutico quando a molécula de lisina associada à dextroanfetamina é hidrolisada no interior da hemácia e o composto anfetamínico é liberado em uma razão constante para exercer sua ação no SNC. Além disso, a lisdexanfetamina tem um potencial menor de ser usada de maneira recreacional ou abusiva porque, por ser um pró-fármaco, ela não tem um efeito mais rápido depois de aspirada ou injetada, pois só será ativada depois de passar pelo processo de hidrolisação descrito. O uso da bupropiona está indicado, mesmo em casos ativos de TUS, mas o tratamento do TDAH concomitante com o uso de substância não comprovou ser tão efetivo. É importante ressaltar que o tratamento do TDAH em pacientes com adições reduz a gravidade do uso e o número de recaídas a longo prazo (inclusive quando o tratamento é feito com estimulantes). Nessa população, o profissional deve ter uma fiscalização estrita referente ao número de prescrições mensais solicitadas pelo paciente, porque isso pode ajudar a detectar precocemente um padrão de incremento gradual da dose diária ou até mesmo um padrão de abuso que venha se estabelecendo.[28]

DIRETRIZES PARA O TRATAMENTO FARMACOLÓGICO DO TDAH EM ADULTOS

As regras que norteiam o tratamento do TDAH no adulto são as mesmas utilizadas no tratamento do transtorno na infância e na adolescência. Diferentemente das crianças e adolescentes, muitos adultos com TDAH e comorbidades tendem a procurar atendimento em decorrência de problemas associados às comorbidades, e não em razão dos sintomas do TDAH. Comorbidades instáveis ou clinicamente relevantes precisam ser tratadas antes do TDAH, porque os sintomas são inespecíficos e os estimulantes podem desestabilizar diversos quadros psiquiátricos, como o TB ou o TUS. A devida estabilização das comorbidades permite um tratamento seguro e com boa resposta do TDAH.[24]

TRATAMENTO DE ADULTOS COM TDAH SEM COMORBIDADES PSIQUIÁTRICAS

Pacientes adultos que não apresentam comorbidades psiquiátricas têm como primeira opção de tratamento os psicoestimulantes (Figura 3). O TE dos estimulantes na população adulta se encontra entre 0,6 e 0,9, sendo um pouco maior para as anfetaminas; o NNT é entre 2 e 3; e o NNH, 23. Dessa forma, as anfetaminas são a primeira opção no tratamento de adultos com TDAH, porque, além de serem mais efetivas, causam menor número de efeitos colaterais em adultos do que o metilfenidato.[16] Além disso, formulações de ação prolongada são preferíveis às de ação imediata ou curta, já que melhoram significativamente os níveis de adesão ao tratamento. No Brasil, a única formulação contendo anfetaminas é a lisdexanfetamina, que após metabolizada libera dextroanfetamina de 12 a 14 horas, em apresentações de 30, 50 e 70 mg, as mesmas que são recomendadas para uso pediátrico. Não há no mercado brasileiro formulações de anfetaminas de liberação imediata. Pacientes que precisem de doses menores terão que fracionar a cápsula de 30 mg (nos Estados Unidos e no Canadá, há formulações partindo de 10 mg).

Como alternativa à lisdexanfetamina, há, no mercado, compostos contendo metilfenidato que permitem diferentes formas de liberação e concentrações séricas terapêuticas, como o MFD-IR, o MFD-SODAS e o MFD-OROS que apresentam uma ação de 4, 8 e 12 horas, respectivamente. Independente da liberação, as doses de metilfenidato devem ser ajustadas para

TDAH EM ADULTOS

↓

Sem comorbidade

↓

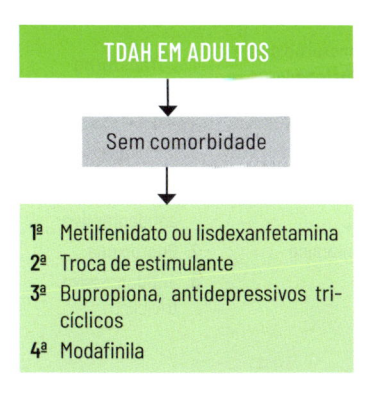

1ª Metilfenidato ou lisdexanfetamina
2ª Troca de estimulante
3ª Bupropiona, antidepressivos tricíclicos
4ª Modafinila

FIGURA 3 ▶ ALGORITMO DO TRATAMENTO FARMACOLÓGICO DO TDAH EM ADULTOS SEM COMORBIDADES PSIQUIÁTRICAS.

o peso do paciente, sendo recomendadas doses variando de 0,6 a 1,2 mg/kg/dia. Apesar da efetividade dos estimulantes no tratamento dos sintomas de TDAH, o seu uso conforme recomendado pelo clínico ocorre por no máximo 2 meses, e apenas 50% dos pacientes mantêm a adesão ao tratamento como recomendada por 6 meses. O índice de adesão ao tratamento em 1 ano é estimado em menos de 20%. Sabe-se que pacientes tratados por especialistas apresentam taxas de adesão ao tratamento maiores. Dessa maneira, a psicoeducação e o pronto manejo dos efeitos colaterais têm um papel muito importante para aumentar a adesão.

A opção não estimulante no Brasil recai sobre a bupropiona, que tem um TE de aproximadamente 0,6. O fármaco é bem tolerado, porém tem uma eficácia mais baixa no tratamento dos sintomas cognitivos do TDAH do que a dos psicoestimulantes. Várias metanálises mostraram que a modafinila, que é comercializada no Brasil, não é efetiva no tratamento dos sintomas de TDAH em adultos.[16] O uso de nortriptilina, venlafaxina ou outros ADs com ação noradrenérgica e dopaminérgica está baseado em experiência clínica e pouquíssimos ensaios clínicos de fase II, com amostras reduzidas.[20,22] A atomoxetina e a guanfacina de liberação lenta (fármacos importados), que seriam as opções juntamente com a bupropiona, não são comercializadas no Brasil. A clonidina, apesar de se mostrar efetiva no tratamento de adultos, apresenta uma elevada taxa de efeitos colaterais significativos para seu uso na população adulta (hipotensão, sonolência, depressão, angústia, etc.).[16]

TRATAMENTO DE ADULTOS COM TDAH COM COMORBIDADES PSIQUIÁTRICAS

Cabe destacar que a maioria dos pacientes com TDAH tem alguma comorbidade e que muitos deles terão que utilizar mais do que um medicamento com efeito direto ou não nos sintomas de TDAH. O tratamento das comorbidades em geral também reduz sintomas de desatenção, hiperatividade e impulsividade que são decorrentes delas, mas semelhantes aos do TDAH. Muitas vezes, essa redução pode não ser clinicamente significativa, exigindo tratamento específico para o TDAH. O tratamento do TDAH acompanhado de comorbidades para adultos baseia-se nos mesmos princípios do tratamento do TDAH de crianças e adolescentes. Considerando as comorbidades mais comumente encontradas, as estratégias de tratamento propostas são apresentadas a seguir (Figura 4).

TDAH EM ADULTOS → Com comorbidade

Transtorno de ansiedade TOC/TEPT	Transtorno depressivo maior	Transtorno bipolar	Transtorno por uso de substâncias	Tiques/Tourette
1. Estimulantes + ISRS 2. Imipramina	1. Estimulantes + antidepressivo 2. Bupropiona 3. Antidepressivo tricíclico	1. Estabilizador de humor + estimulantes 2. Estabilizador de humor + bupropiona 3. Estabilizador de humor	1. Atomoxetina ou estimulantes 2. Bupropiona 3. Antidepressivo tricíclico	1. Estimulantes + risperidona ou aripiprazol 2. Clonidina 3. Bupropiona, nortriptilina e/ou aripiprazol

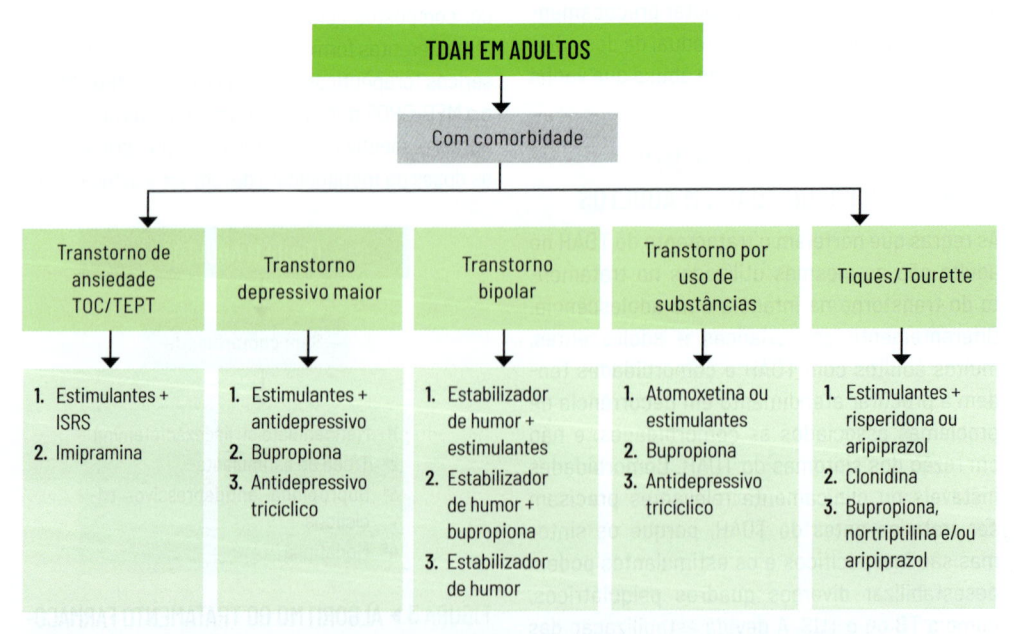

FIGURA 4 ▶ ALGORITMO DO TRATAMENTO FARMACOLÓGICO DO TDAH EM ADULTOS COM COMORBIDADES PSIQUIÁTRICAS.

TDAH e transtorno do espectro autista

O TDAH comumente está associado a outros transtornos do neurodesenvolvimento. Em torno de 30% dos pacientes com autismo têm TDAH associado.[29] O tratamento do TDAH e TEA deve seguir as diretrizes do tratamento dos pacientes com TDAH sem TEA, mas o uso de polifarmácia pode ser comum nesses casos. Pacientes com TEA apresentam labilidade afetiva e impulsividade intensas, que podem requerer o tratamento com APs, principalmente quando o TEA é associado à deficiência intelectual. Nesses casos, o aripiprazol associado a um psicoestimulante pode ser uma alternativa efetiva e de baixo risco metabólico.[26]

TDAH e transtorno de ansiedade

Casos leves de transtornos de ansiedade e comorbidade com o TDAH podem ser tratados diretamente com psicoestimulantes, principalmente casos de TAG, fobia social e TOC. Nos casos de TP e TDAH, o TP deve ser priorizado, sendo o uso do psicoestimulante a opção após ocorrer a estabilização dos sintomas ansiosos. Independentemente do tipo de diagnóstico, casos com transtornos de ansiedade moderados e graves devem ser tratados primeiro para os sintomas ansiosos, dando preferência ao uso de um ISRS ou IRSN, sendo associado um psicoestimulante ou a bupropiona, quando os sintomas de ansiedade estiverem estabilizados.[8]

TDAH e transtornos depressivos

Em pacientes com depressão moderada a grave, o tratamento da depressão com um AD deve ser a prioridade; em casos de depressão leve ou de sintomas depressivos atribuíveis ao TDAH (baixa autoestima, sentimentos de fracasso, desânimo), pode ser tentado psicoestimulante em monoterapia. Os ADs também seriam a opção em casos leves nos quais os sintomas depressivos não melhoram com psicoestimulantes; ou quando o psicoestimulante provoca uma piora significativa dos sintomas depressivos após cessados os efeitos dos estimulantes. Em casos moderados e graves, o uso de ADs deve ser priorizado, devendo ser iniciado um psicoestimulante após ter ocorrido a estabilização dos sintomas depressivos. O tratamento da depressão deve ser feito com fármacos recomendados como primeira opção pelos algoritmos de tratamento de depressão e não com ADs recomendados no tratamento do TDAH (p. ex., bupropiona), a não ser que a opção recaia sobre esse tipo de AD. O psicoestimulante deve ser iniciado depois da atenuação dos sintomas depressivos.[8]

TDAH e transtorno bipolar

No TDAH associado ao TB, este último sempre deve ser tratado primariamente. A identificação do TDAH nem sempre é óbvia e, por vezes, só fica evidente em períodos de eutimia. O uso de estimulantes em pacientes bipolares esteve associado a até 40% de viradas maníacas ou hipomaníacas em pacientes sem a proteção de estabilizadores de humor. Uma vez estabilizado o quadro bipolar, pode-se passar ao tratamento dos sintomas de TDAH. A prática comum é a de se iniciar com um estabilizador de humor e, posteriormente, associar um estimulante ou bupropiona. Nesses casos, é importante evitar o uso de ADs, devido ao risco de virada maníaca ou piora da ciclagem. Um estudo multicêntrico, randomizado e placebo-controlado testou os efeitos antimaníacos do metilfenidato em monoterapia em 42 pacientes bipolares em mania aguda. Como resultado, o MFD não tinha os efeitos antimaníacos hipotetizados (o estudo foi interrompido por futilidade), porém foi bem tolerado e considerado seguro.[30]

TDAH e transtorno por uso de substâncias

A decisão clínica adequada precisa ser cuidadosamente avaliada e individualizada, pesando custos e benefícios. Sabe-se que a presença de TUS está associada a uma pior resposta ao tratamento do TDAH e a adições mais graves e com taxas de recaídas maiores. Nesse grupo de pacientes, pode haver necessidade de se usar doses maiores de estimulante para se obter uma resposta terapêutica significativa. Preferencialmente, o paciente deve estar em abstinência para poder ser iniciado o tratamento do TDAH com estimulantes. Em casos moderados e graves, com adição ativa, principalmente com uso de cocaína, por exemplo, deve-se priorizar o uso de medicações não estimulantes, como a bupropiona. Entretanto, o resultado de uma metanálise recente confirmou que é efetivo tratar pacientes com TDAH e TUS porque o tratamento farmacológico do TDAH tem um efeito moderado (TE ao redor de 0,55) para reduzir os sintomas de TDAH e de síndrome de retirada, assim como um efeito pequeno, mas significativo para reduzir sintomas de fissuras e de síndrome de abstinência (TE ao redor de 0,40). Esses resultados eram significativos tanto para estimulantes quanto para não estimulantes.[28]

TDAH e transtorno de tiques

O TDAH está presente em 30% dos pacientes com transtorno de Tourette e transtornos de tique. Embora os estudos mais antigos relatem que os estimulantes poderiam piorar os tiques de forma transitória em pacientes com transtorno de Tourette e TDAH, estudos mais recentes mostraram que, na realidade, o tratamento com estimulantes pode diminuir a intensidade dos tiques nesses pacientes. Dentre as medicações mais efetivas em controlar os sintomas de TDAH e do transtorno de Tourette destacam-se o metilfenidato, a dextroanfetamina, a clonidina, a guanfacina e a atomoxetina, sendo que os resultados mais consistentes foram obtidos com os agonistas α_2 clonidina e guanfacina. Como o uso de clonidina em adultos tem alta probabilidade de causar hipotensão, bradicardia e o aparecimento de sintomas depressivos e ansiosos, a primeira escolha no tratamento do TDAH acompanhado por tiques em adultos recai sobre um psicoestimulante, preferencialmente o metilfenidato. O psicoestimulante pode ser associado ao haloperidol, à risperidona ou ao aripiprazol, caso ocorra um aumento dos tiques.[23]

TRATAMENTO COMBINADO DO TDAH

Existem poucos estudos que avaliam o uso combinado de psicofármacos para produzir efeitos sinérgicos ou complementares no tratamento do TDAH. A adição de metilfenidato a respondedores parciais de atomoxetina resultou em maior eficácia, mas também em mais efeitos colaterais. O uso combinado de clonidina e metilfenidato é mais eficaz do que a monoterapia em casos de TDAH associado a tiques. Olanzapina pode ser combinada com atomoxetina quando o transtorno da conduta está associado ao TDAH. Clonidina e guanfacina de longa ação podem ser adicionadas com segurança aos estimulantes, com bons resultados, sendo possível a utilização dessa combinação quando há rebote sintomatológico no fim do dia com o uso de estimulantes.

CONSIDERAÇÕES FINAIS

O TDAH é um dos transtornos psiquiátricos mais comuns, que afeta indivíduos em todas as faixas etárias e pode ser adequadamente tratado com medidas farmacológicas e não farmacológicas, que produzem melhoras significativas no desempenho cognitivo, na redução dos danos a longo prazo e na qualidade de vida dos pacientes. Entretanto, para que se atinjam esses objetivos, o clínico precisará adquirir capacidades diagnósticas e terapêuticas que requerem conhecimentos específicos sobre o neurodesenvolvimento normal e seus transtornos, a evolução dos sintomas do TDAH ao longo da vida, o padrão de comorbidades ao longo da vida e o tratamento de múltiplos transtornos psiquiátricos concomitantes, com uso de polifarmácia. Além disso, deverá ser capaz de fazer intervenções não farmacológicas que visam informar o paciente de forma efetiva, dirimir dúvidas e temores dos pacientes e seus familiares, trabalhar em equipes multidisciplinares, assim como lidar com pressões sociais importantes, que são comuns quando tratamos crianças e adolescentes e prescrevemos psicoestimulantes. Atingidas essas habilidades, podemos oferecer a nossos pacientes a perspectiva de terem uma vida mais satisfatória, minimizando as consequências do TDAH.

REFERÊNCIAS

1. Faraone SV, Banaschewski T, Coghill D, Zheng Y, Biederman J, Bellgrove MA, et al. The world federation of ADHD international consensus statement: 208 evidence-based conclusions about the disorder. Neurosci Biobehav Rev. 2021;128:789-818. PMID [33549739]

2. Breda V, Rohde LA, Menezes AMB, Anselmi L, Caye A, Rovaris DL, et al. The neurodevelopmental nature of attention-deficit hyperactivity disorder in adults. Br J Psychiatry. 2021;218(1):43-50. PMID [33263274]

3. Sibley MH, Arnold LE, Swanson JM, Hechtman LT, Kennedy TM, Owens E, et al. Variable patterns of remission from ADHD in the multimodal treatment study of ADHD. Am J Psychiatry. 2022;179(2):142-51. PMID [34384227]

4. Faraone SV, Biederman J, Mick E. The age-dependent decline of attention deficit hyperactivity disorder: a meta-analysis of follow-up studies. Psychol Med. 2006;36(2):159-65. PMID [16420712]

5. Karam RG, Breda V, Picon FA, Rovaris DL, Victor MM, Salgado CAI, et al. Persistence and remission of ADHD during adulthood: a 7-year clinical follow-up study. Psychol Med. 2015;45(10):2045-56. PMID [25612927]

6. Sun S, Kuja-Halkola R, Faraone SV, D'Onofrio BM, Dalsgaard S, Chang Z, et al. Association of psychiatric comorbidity with the risk of premature death among children and adults with attention-deficit/hyperactivity disorder. JAMA Psychiatry. 2019;76(11):1141-9. PMID [31389973]

7. Taurines R, Schmitt J, Renner T, Conner AC, Warnke A, Romanos M. Developmental comorbidity in attention-deficit/hyperactivity disorder. Atten. Defic. Hyperact. Disord. 2010;2(4):267-89. PMID [21432612]

8. Katzman, M.A., Bilkey, T.S., Chokka, P.R., Fallu, A., and Klassen, L.J. (2017). Adult ADHD and comorbid disorders: clinical implications of a dimensional approach. BMC Psychiatry. 2017;17(1):302. PMID [28830387]

9. National Institute for Health and Care Excellence. Attention deficit hyperactivity disorder: diagnosis and management. London: (NICE); 2019.

10. Pliszka SR, Pereira-Sanchez V, Robles-Ramamurthy B. A review of clinical practice guidelines in the diagnosis and treatment of attention-deficit/hyperactivity disorder. Child Adolesc Psychiatr Clin N Am. 2022;31(3):569-81. PMID [35697402]

11. Biederman J, DiSalvo M, Fried R, Woodworth KY, Biederman I, Faraone SV. Quantifying the protective effects of stimulants on functional outcomes in attention-deficit/hyperactivity disorder: a focus on number needed to treat statistic and sex effects. J Adolesc Health. 2019;65(6):784-9. PMID [31350122]

12. Lambez B, Harwood-Gross A, Golumbic EZ, Rassovsky Y. Non-pharmacological interventions for cognitive difficulties in ADHD: a systematic review and meta-analysis. J Psychiatr Res. 2020;120:40-55. PMID [31629998]

13. Guo C, Assumpcao L, Hu Z. Efficacy of non-pharmacological treatments on emotional symptoms of children and adults with attention-deficit/hyperactivity disorder: a meta-analysis. J Atten Disord. 2022;26(4):508-24 . PMID [33759605]

14. De Crescenzo F, Cortese S, Adamo N, Janiri L. Pharmacological and non-pharmacological treatment of adults with ADHD: a meta-review. Evid Based Ment Health. 2017;20(1):4-11. PMID [27993933]

15. Sung MC, Ku B, Leung W, MacDonald M. The effect of physical activity interventions on executive function among people with neurodevelopmental disorders: a meta-analysis. J Autism Dev Disord. 2022;52(3):1030-50. PMID [33856619]

16. Cortese S, Adamo N, Del Giovane C, Mohr-Jensen C, Hayes AJ, Carucci S, et al. Comparative efficacy and tolerability of medications for attention-deficit/hyperactivity disorder in children, adolescents, and adults: a systematic review and network meta-analysis. Lancet Psychiatry. 2018;5(9):727-38. PMID [30097390]

17. Catalá-López F, Hutton B, Núñez-Beltrán A, Page MJ, Ridao M, Macias Saint-Gerons D, et al. The pharmacological and non-pharmacological treatment of attention deficit hyperactivity disorder in children and adolescents: a systematic review with network meta-analyses of randomised trials. PLoS One. 2017;12(7):e0180355. PMID [28700715]

18. Nutt D, King LA, Saulsbury W, Blakemore C. Development of a rational scale to assess the harm of drugs of potential misuse. Lancet. 2007;369(9566):1047-53. PMID [17382831]

19. Hennissen L, Bakker MJ, Banaschewski T, Carucci S, Coghill D, Danckaerts M, et al. Cardiovascular effects of stimulant and non-stimulant medication for children and adolescents with ADHD: a systematic review and meta-analysis of trials of methylphenidate, amphetamines and atomoxetine. CNS Drugs. 2017;31(3):199-215. PMID [28236285]

20. Otasowie J, Castells X, Ehimare UP, Smith CH. Tricyclic antidepressants for attention deficit hyperactivity disorder (ADHD) in children and adolescents. Cochrane Database Syst Rev. 2014;(9):CD006997. PMID [25238582]

21. Buoli M, Serati M, Cahn W. Alternative pharmacological strategies for adult ADHD treatment: a systematic review. Expert Rev Neurother. 2016;16(2):131-44. PMID [26693882]

22. Ghanizadeh A, Haghighat R. Nortriptyline for treating enuresis in ADHD: a randomized double-blind controlled clinical trial. Pediatr Nephrol. 2012;27(11):2091-7. PMID [22700161]

23. Roessner V, Eichele H, Stern JS, Skov L, Rizzo R, Debes NM, et al. European clinical guidelines for Tourette syndrome and other tic disorders-version 2.0: part III: pharmacological treatment. Eur Child Adolesc Psychiatry. 2022;31(3):425-41. PMID [34757514]

24. Faraone SV, Asherson P, Banaschewski T, Biederman J, Buitelaar JK, Ramos-Quiroga JA, et al. Attention-deficit/hyperactivity disorder. Nat Rev Dis Primers. 2015;1:15020. PMID [27189265]

25. Sun CK, Tseng PT, Wu CK, Li DJ, Chen TY, Stubbs B, et al. Therapeutic effects of methylphenidate for attention-deficit/hyperactivity disorder in children with borderline intellectual functioning or intellectual disability: a systematic review and meta-analysis. Sci Rep. 2019;9(1):15908. PMID [31685858]

26. Howes OD, Rogdaki M, Findon JL, Wichers RH, Charman T, King BH, et al. Autism spectrum disorder: consensus guidelines on assessment, treatment and research from the British Association for Psychopharmacology. J Psychopharmacol. 2018;32(1):3-29. PMID [29237331]

27. Khoury NM, Radonjić NV, Albert AB, Faraone SV. From structural disparities to neuropharmacology: a review of adult attention-deficit/hyperactivity disorder medication treatment. Child Adolesc Psychiatr Clin N Am. 2022;31(3):343-61. PMID [35697389]

28. Fluyau D, Revadigar N, Pierre CG. Systematic review and meta-analysis: treatment of substance use disorder in attention deficit hyperactivity disorder. Am J Addict. 2021;30(2):110-21. PMID [33289928]

29. Lai MC, Kassee C, Besney R, Bonato S, Hull L, Mandy W, et al. Prevalence of co-occurring mental health diagnoses in the autism population: a systematic review and meta-analysis. Lancet Psychiatry. 2019;6(10):819-29. PMID [31447415]

30. Hegerl U, Mergl R, Sander C, Dietzel J, Bitter I, Demyttenaere K, et al. A multi-centre, randomized, double-blind, placebo-controlled clinical trial of methylphenidate in the initial treatment of acute mania (MEMAP study). Eur Neuropsychopharmacol. 2018;28(1):185-94. PMID [29174864]

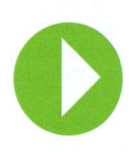

TRANSTORNOS POR USO DE SUBSTÂNCIAS

▶ LISIA VON DIEMEN
▶ MELINA N. DE CASTRO
▶ SILVIA BASSANI SCHUCH GOI
▶ ANNE ORGLER SORDI

A abordagem dos transtornos por uso de substâncias (TUS) continua sendo um desafio. No Brasil, a prevalência de TUS diminuiu apenas para nicotina, mas cresce para álcool, maconha e, principalmente, cocaína. Mais recentemente, o TUS por opioides de uso médico também tem aumentado, apesar de ser um problema em escala muito inferior ao que acontece na América do Norte. A demanda por atendimento também é crescente, e o perfil varia bastante de acordo com o local de abordagem. Um primeiro desafio é estabelecer um vínculo adequado com os pacientes, já que, muitas vezes, estão desmotivados ou obrigados pelos familiares a procurarem ajuda. Em outros casos, a queixa principal é outra, e eles não estão preparados para abordar o problema com drogas.

Apesar de haver abordagens farmacológicas bem estabelecidas para o tratamento do TUS por álcool, nicotina e opioides, para as demais substâncias psicoativas há pouco recurso medicamentoso. O tratamento é baseado em técnicas não farmacológicas, como TCC, terapia de família, intervenções breves motivacionais, por exemplo. Os fármacos são utilizados em combinação a essas técnicas e, isoladamente, apresentam pouco ou nenhum benefício.

As TCCs são direcionadas para a mudança de pensamentos distorcidos em relação ao uso da droga e a melhora das habilidades interpessoais. Técnicas de entrevista motivacional se utilizam de empatia, reflexão e avaliação dos prós e contras do uso da substância para poder ajudar o paciente a se manter aderido ao tratamento e motivado para a mudança. O manejo de contingências é uma modalidade de tratamento baseada na recompensa (p. ex., *vouchers*) pelo comportamento dirigido à manutenção da abstinência. Somada a essas medidas, é muito importante a participação da família no tratamento, no sentido de apoiar o comportamento do paciente em direção à manutenção da abstinência.

O conceito atual do TUS é descritivo e baseado na presença de sinais e sintomas. O DSM-5-TR define o TUS como um *continuum* de gravidade, podendo ser leve (2 ou 3 critérios), moderado (4 ou 5 critérios) ou grave (6 ou mais critérios).[1]

ÁLCOOL

Os problemas relacionados ao consumo de álcool são responsáveis por mais de 2 milhões de mortes anualmente no mundo.[2] O uso de álcool no Brasil vem aumentando entre as mulheres, mas permanece sendo mais frequente em homens. De acordo com o último levantamento nacional sobre uso de substâncias no Brasil,[3] 52% dos homens e 35% das mulheres relataram consumo de álcool nos últimos 12 meses. A diferença entre homens e mulheres é maior para o consumo em *binge* nos últimos 30 dias (6 ou mais doses em uma ocasião), sendo 22% e 9%, respectivamente. O uso em *binge* está associado a riscos de acidentes de trânsito, violência doméstica, mas não necessita de intervenção farmacológica. Nesse mesmo levantamento, a dependência de álcool foi identificada em 6% dos homens e 2% das mulheres. Neste número não estão incluídos o grupo de uso nocivo de álcool (*Classificação estatística internacional de doenças e problemas relacionados à saúde* [CID-11]) que, no DSM-5-TR, é o equivalente a transtorno por uso leve de álcool.[3]

TRATAMENTO FARMACOLÓGICO DO TRANSTORNO POR USO DE ÁLCOOL

Vamos dividir o tratamento farmacológico em duas seções, a primeira focada no tratamento do transtorno ou do consumo de risco e a segunda, no tratamento do transtorno de abstinência. Entre os indivíduos que consomem álcool, há aqueles com consumo de baixo risco, consumo de alto risco, transtorno por uso leve, moderado ou grave. Com exceção dos consumidores de baixo risco, para os demais há possibilidades de farmacoterapia.

Existem três fármacos disponíveis para o tratamento da dependência: dissulfiram, que provoca aversão ao álcool, e as chamadas substâncias antifissura (*anticraving*) — naltrexona e acamprosato. O foco será nessas três medicações. O tratamento farmacológico do TUA é subutilizado no mundo. E, no Brasil, nenhuma das três medicações aprovadas é disponibilizada pelo SUS, o que diminui muito o alcance das medicações. Outra questão importante é que a medicação de menor custo entre as três, o dissulfiram, deixou de ser fabricada no Brasil há alguns anos. Poucas farmácias de manipulação importam o sal e estão manipulando a medicação, tornando-a pouco acessível.

A duração ótima do tratamento farmacológico dessas medicações não é estabelecida, e a decisão deve ser tomada de acordo com fatores individuais, como resposta clínica, tolerabilidade, preferência do paciente, história e gravidade das recaídas e gravidade do transtorno.[4] A maioria dos ensaios clínicos estudou o efeito do tratamento durante 2 a 6 meses.

Dissulfiram A eficácia do dissulfiram em ECRs controlados por placebo é mais difícil de demonstrar porque grande parte do efeito é devido ao medo do efeito aversivo, que ocorre no placebo também. Entretanto, recente metanálise conseguiu demonstrar efeito importante do dissulfiram na manutenção da abstinência (aumento de 70%) e na redução do consumo de risco (diminuição de 81%).[5] Entre todas as medicações avaliadas, foi o que teve maior impacto nesses dois desfechos, já que, por inibir a aldeído desidrogenase, enzima que metaboliza o primeiro metabólito do etanol — o acetaldeído —, o indivíduo que ingere álcool sob o efeito da medicação apresenta reações muito desagradáveis como palpitação, náusea e sensação de morte iminente. Por isso, o paciente sempre deve ser informado sobre o uso e sobre os efeitos dessa medicação.

A dose inicial é de 250 mg/dia, em uma única tomada por VO, devendo ser aumentada (500 mg/dia) caso o indivíduo refira ter ingerido álcool e não tenha apresentado as reações esperadas. A administração por um familiar, com a anuência do paciente, aumenta a efetividade do tratamento.[4] A prescrição é recomendada em pacientes altamente motivados para abstinência, que sejam capazes de entender os efeitos colaterais e preferencialmente que aceitem tomar o medicamento sob supervisão.[4]

Naltrexona Apesar de ser medicação segura, apresenta efeitos modestos no tratamento da dependência. Aumenta a chance de abstinência em 15% e diminui o consumo de risco em 19%.[6] Entretanto, a chance de efeitos colaterais ou de abandono do tratamento não é maior do que o placebo. Pode ser utilizada 1 vez ao dia, fazendo com que seja um dos tratamentos mais prescritos para TUA.[6] O uso, se necessário, também foi testado e se mostrou benéfico em adultos jovens 1 a 2 horas antes de situações de risco.[7] A formulação de naltrexona de liberação prolongada não está disponível no Brasil, mas também pode ser utilizada.

A dose usual de naltrexona é de 50 mg/dia, mas alguns estudos avaliaram até 100 mg/dia. Há evidências de que o uso crônico é seguro, devendo o tempo de utilização ser definido caso a caso. Elevação importante de transaminases (5 vezes acima do limite da normalidade) pode ocorrer em cerca de 2% dos pacientes; assim, sugere-se dosagem periódica de enzimas hepáticas durante o tratamento.[8] É contraindicada em pacientes com hepatite aguda ou insuficiência hepática e deve ser evitada em pacientes que possam necessitar de analgesia com opioides.[9]

Acamprosato O acamprosato, assim como a naltrexona, produz efeito modesto, aumentando a chance de abstinência em 33% e diminuindo o consumo pesado em 21% em relação ao placebo.[10] As doses mais utilizadas são de 1.300 ou 2.000 mg por VO, divididos em 3 tomadas diárias, por um período de 3 a 12 meses seguindo a desintoxicação. O fato de a dose ser dividida em 3 vezes ao dia diminui muito a adesão dos pacientes. No entanto, apresenta a vantagem de poder ser utilizada em pacientes com problemas hepáticos e ter poucos efeitos colaterais. É contraindicada na insuficiência renal.[9]

SÍNDROME DE ABSTINÊNCIA ALCOÓLICA

A abstinência de álcool pode ser conduzida em ambiente ambulatorial ou hospitalar. Os esquemas de administração de medicamentos são planejados de acordo com a intensidade dos sintomas, pois permitem uma utilização de doses menores de medicação, quando comparados aos esquemas posológicos fixos.[11] Em nível de internação, a gravidade do quadro de abstinência em pacientes com uso de álcool recente (últimos 5 dias) pode ser quantificada com a aplicação da Clinical Institute Withdrawal Assessment from Alcohol-revised (CIWA-Ar) scale (Figura 1).[12] Além disso, é importante lembrar das hipovitaminoses, especialmente a tiamina, vitamina B1, que deve ser ministrada a todos os pacientes em abstinência de álcool, para prevenção da encefalopatia de Wernicke — 100 a 250 mg, IM, por 3 a 5 dias.

Pacientes que estiverem intoxicados no momento da avaliação devem ser reavaliados quando a concentração estiver abaixo de 0,02 g/dL para determinar a gravidade do quadro clínico. Aqueles que demonstrarem sintomas de abstinência significativos, com a concentração de álcool no sangue positiva, estarão em alto risco de desenvolver uma abstinência grave nas horas seguintes.[9]

Manejo farmacológico do paciente em abstinência de álcool

BZDs são efetivos para tratar a agitação psicomotora vivenciada pela maioria dos pacientes na retirada do álcool e para evitar a progressão dos sintomas de abstinência menores para os mais graves (convulsões e delirium tremens) (Figuras 2 e 3). Por não ser o foco deste capítulo, o tratamento será descrito brevemente; para uma revisão atualizada mais aprofundada, ver Day et al.[6]

Diazepam, lorazepam e clordiazepóxido são usados mais frequentemente para tratar a abstinência de álcool, mas outros BZDs podem ser utilizados. Em geral, os BZDs de ação prolongada e com metabólitos ativos como o diazepam são preferíveis, porque parecem resultar em um curso mais suave, com menor chance de sintomas de abstinência recorrentes ou convulsões, exceto nos casos de hepatopatia grave ou idosos, quando o lorazepam é indicado.[6] O tratamento de acordo com sintomas produz um controle mais rápido dos sintomas com menor dose de medicação, mas requer equipe treinada no tratamento da SAA, o que não é a realidade na maior parte dos locais. Assim, será detalhado o tratamento com doses fixas.

Vários regimes de doses fixas de BZDs estão disponíveis na literatura, e deve ser escolhido o que melhor se adequar à situação do paciente. Alguns princípios na prescrição devem ser destacados:[13]

▸ Se o paciente já teve abstinência de álcool grave (convulsões ou delirium tremens), iniciar já com dose mais alta de BZDs; por exemplo, 20 mg de diazepam de 8/8 horas ou 4 mg de lorazepam na mesma frequência, incluindo mais doses se necessário. Nesses casos, o paciente deve ser internado.

▸ A dose inicial pode ser escolhida de acordo com a gravidade do transtorno, o consumo diário de álcool e os sintomas prévios de abstinência. A dose mínima é, em geral, cerca de 15 a 20 mg de diazepam ao dia em doses divididas, sempre com doses extras se necessário.

▸ A velocidade de redução da dose deve ser estabelecida de acordo com a quantidade de medicação necessária e a intensidade dos sintomas apresentados. Pode levar de 3 a mais de 15 dias. Quando for utilizado diazepam, a redução pode ser mais rápida em função da meia-vida longa.

▸ Pacientes que não estão respondendo às doses orais de BZDs podem necessitar de medicação por via IV. No entanto, a administração de BZDs por via IV requer técnica específica e retaguarda para manejo de eventual parada respiratória.

Outros fármacos, como APs (p. ex., haloperidol), anticonvulsivantes (p. ex., carbamazepina), α_2-agonistas (p. ex., clonidina) e β-bloqueadores (p. ex., propranolol) são utilizados em conjunto com os BZDs ou, raras vezes, isoladamente para tratamento da abstinência do álcool. Esses agentes são menos estudados e podem mascarar os sinais hemodinâmicos da abstinência que podem preceder as convulsões.[9] Tais fármacos podem ter a capacidade de reduzir a frequência e a intensidade dos sintomas menores de abstinência; no entanto, dados mais consistentes sustentam a eficácia e a segurança dos BZDs em reduzir o risco de convulsões e *delirium tremens* (DT).[9]

Complicações clínicas da abstinência ao álcool e seu manejo farmacológico

Convulsões: doses altas de BZDs são o tratamento de escolha por reduzirem o risco de novas convulsões. Devem ser corrigidos também os níveis de magnésio, se estiverem baixos, e dos demais eletrólitos. Não há benefício de prescrição conjunta de anticonvulsivantes, a não ser que o paciente já faça uso desse tipo de fármaco.[6]

Alucinose alcoólica: o indicado para tratamento são os BZDs, VO, de hora em hora até o paciente permanecer tranquilo, mas alerta. Os APs diminuem o limiar convulsivante e devem ser evitados. Se não

---

Nome:_____ Data:_____
Pulso ou FC:_____ PA:_____ Hora:_____

1. Você sente um mal-estar no estômago (enjoo)? Você tem vomitado?
   - 0 Não
   - 1 Náusea leve e sem vômito
   - 4 Náusea recorrente com ânsia de vômito
   - 7 Náusea constante, ânsia de vômito e vômito

2. Tremor com os braços estendidos e os dedos separados:
   - 0 Não
   - 1 Não visível, mas sente
   - 4 Moderado, com os braços estendidos
   - 7 Severo, mesmo com os braços estendidos

3. Sudorese:
   - 0 Não
   - 4 Facial
   - 7 Profusa

4. Tem sentido coceiras, sensação de insetos andando no corpo, formigamentos, pinicações?
   - 0 Não
   - 1 Muito leve
   - 2 Leve
   - 3 Moderado
   - 4 Moderado/grave
   - 5 Grave
   - 6 Muito grave
   - 7 Extremamente grave

5. Você tem ouvido sons à sua volta? Algo perturbador, sem detectar nada por perto?
   - 0 Não
   - 1 Muito leve
   - 2 Leve
   - 3 Moderado
   - 4 Moderado/grave
   - 5 Grave
   - 6 Muito grave
   - 7 Extremamente grave

6. As luzes têm parecido muito brilhantes? De cores diferentes? Incomodam os olhos? Você tem visto algo que tem o perturbado? Você tem visto coisas que não estão presentes?
   - 0 Não
   - 1 Muito leve
   - 2 Leve
   - 3 Moderado
   - 4 Alucinações moderadas
   - 5 Alucinações graves
   - 6 Extremamente graves
   - 7 Contínua

7. Você se sente nervoso(a)? (observação)
   - 0 Não
   - 1 Muito leve
   - 4 Leve
   - 7 Ansiedade grave, um estado de pânico, semelhante a um episódio psicótico agudo?

8. Você sente algo na cabeça? Tontura, dor, apagamento?
   - 0 Não
   - 1 Muito leve
   - 2 Leve
   - 3 Moderado
   - 4 Moderado/grave
   - 5 Grave
   - 6 Muito grave
   - 7 Extremamente grave

9. Agitação: (observação)
   - 0 Normal
   - 1 Um pouco mais que a atividade normal
   - 4 Moderada
   - 7 Constante

10. Que dia é hoje? Onde você está? Quem sou eu? (observação)
    - 0 Orientado
    - 1 Incerto sobre a data, não responde seguramente
    - 2 Desorientado com a data, mas não mais do que 2 dias
    - 3 Desorientado com a data, com mais de 2 dias
    - 4 Desorientado com o lugar e com a pessoa

Escore:_____

FIGURA 1 ▶ CLINICAL INSTITUTE WITHDRAWAL ASSESSMENT FROM ALCOHOL-REVISED (CIWA-AR) SCALE.
Fonte: Adaptada de Sullivan e colaboradores.[12]

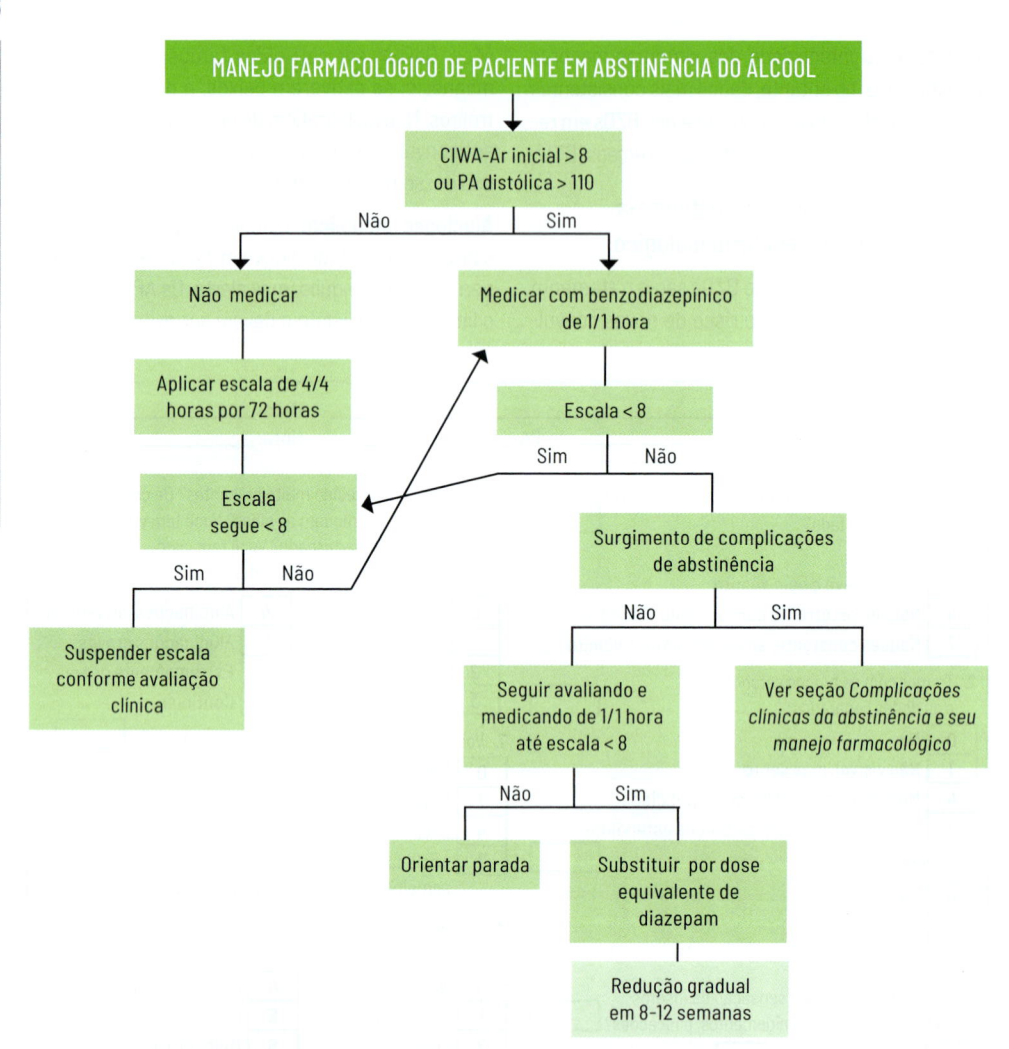

```
                    ┌─────────────────────────────────────────────────────┐
                    │ MANEJO FARMACOLÓGICO DE PACIENTE EM ABSTINÊNCIA DO ÁLCOOL │
                    └─────────────────────────────────────────────────────┘
                                             │
                                             ▼
                              ┌──────────────────────────┐
                              │   CIWA-Ar inicial > 8    │
                              │   ou PA distólica > 110  │
                              └──────────────────────────┘
                                  Não │           │ Sim
                          ┌───────────┘           └───────────┐
                          ▼                                   ▼
                ┌──────────────────┐              ┌──────────────────────────┐
                │   Não medicar    │              │ Medicar com benzodiazepínico │
                └──────────────────┘              │       de 1/1 hora         │
                          │                       └──────────────────────────┘
                          ▼                                   │
                ┌──────────────────┐                          ▼
                │ Aplicar escala de 4/4 │              ┌──────────────┐
                │  horas por 72 horas   │              │  Escala < 8  │
                └──────────────────┘                  └──────────────┘
                          │                          Sim │         │ Não
                          ▼                              │         ▼
                ┌──────────────────┐                     │   ┌──────────────────────────┐
                │     Escala       │◄────────────────────┘   │  Surgimento de complicações │
                │   segue < 8      │                         │      de abstinência       │
                └──────────────────┘                         └──────────────────────────┘
                     Sim │  │ Não                              Não │         │ Sim
                 ┌───────┘  └──────┐                    ┌─────────┘         └──────────┐
                 ▼                                      ▼                              ▼
        ┌──────────────────┐                ┌──────────────────────┐       ┌──────────────────────┐
        │ Suspender escala │                │  Seguir avaliando e  │       │ Ver seção Complicações│
        │conforme avaliação│                │ medicando de 1/1 hora│       │ clínicas da abstinência e seu│
        │     clínica      │                │    até escala < 8    │       │  manejo farmacológico │
        └──────────────────┘                └──────────────────────┘       └──────────────────────┘
                                                  Não │  │ Sim
                                          ┌───────────┘  └────────────┐
                                          ▼                           ▼
                                ┌──────────────────┐        ┌──────────────────────┐
                                │  Orientar parada │        │  Substituir por dose │
                                └──────────────────┘        │     equivalente de   │
                                                            │      diazepam        │
                                                            └──────────────────────┘
                                                                      │
                                                                      ▼
                                                            ┌──────────────────────┐
                                                            │   Redução gradual    │
                                                            │   em 8-12 semanas    │
                                                            └──────────────────────┘
```

FIGURA 2 ▶ MANEJO FARMACOLÓGICO DO PACIENTE EM ABSTINÊNCIA DO ÁLCOOL.
Fonte: Adaptada de Sullivan e colaboradores.[12]

houver resposta com BZDs, considerar uso de baixas doses de haloperidol, como 1 mg, VO, de 6/6 horas.

Delirium tremens: exige o encaminhamento do paciente para ambiente hospitalar e tratamento com altas doses de BZDs. Trata-se de uma emergência médica. Avaliar sinais vitais e corrigir hidratação e eletrólitos assim que possível. O tratamento detalhado pode ser encontrado na revisão de Schuckit.[14]

Profilaxia da encefalopatia de Wernicke

A EW é uma doença neuropsiquiátrica aguda causada pela deficiência de tiamina e caracterizada por nistagmo e oftalmoplegia, alterações do estado mental e ataxia (tríade clássica de sintomas).[15]

O padrão de profilaxia para todos os pacientes alcoolistas em abstinência é a administração de 100 a 250 mg de tiamina, por via IM ou IV (diluídos em 100 mL de SF 0,9%), 1 vez ao dia, por 3 dias. O início da medicação deve ser antes da administração de glicose e antes da alimentação para evitar que os estoques dessa vitamina sejam rapidamente depletados. Após os 3 dias, a mesma dose deve ser administrada por VO durante algumas semanas.[16] De forma alternativa, pode ser administrada uma ampola de vitaminas do complexo B que contenha 100 mg de tiamina em sua composição, por via IM.[17]

Pacientes com quadro sugestivo de EW devem receber doses mais altas dessa vitamina. Devem ser prescritos 500 mg de tiamina, por via IV (diluídos em 100 mL de SF 0,9%), 3 vezes ao dia, por 3 dias ou até remissão dos sintomas.[15]

BENZODIAZEPÍNICOS

Os BZDs podem ser divididos em agentes ansiolíticos e agentes hipnóticos com base em seus efeitos clínicos. No entanto, todos os fármacos dessa classe têm efeitos ansiolíticos, hipnóticos, relaxan-

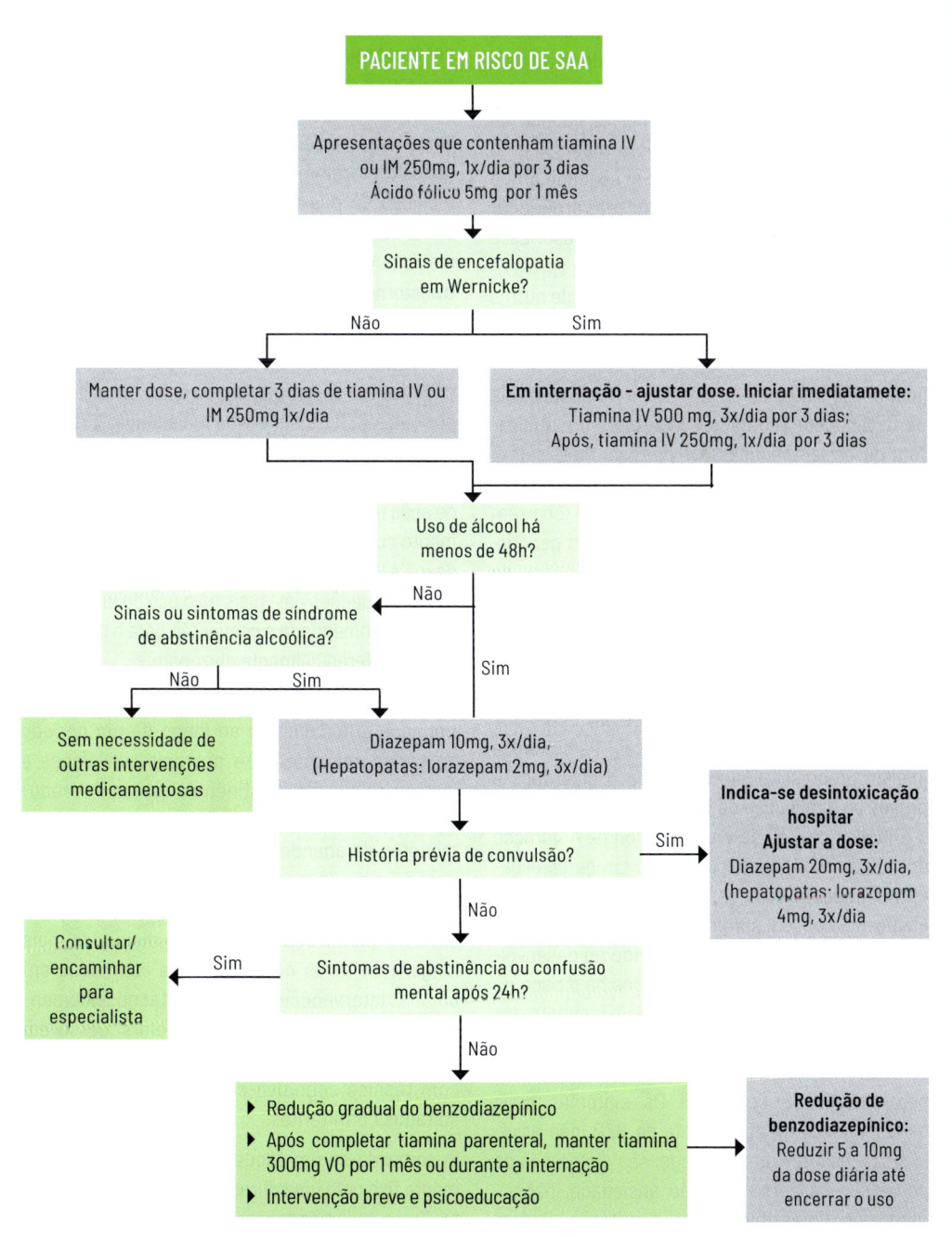

FIGURA 3 ▶ MANEJO DA SSA COM DOSES FIXAS DE BENZODIAZEPÍNICOS.
Fonte: Adaptada de Sullivan e colaboradores.12

tes musculares, anticonvulsivantes e amnésicos.[18] Em relação ao sono, agem na redução da latência, no aumento do tempo total de sono e na redução dos despertares.[19]

A prevalência de uso de BZD é alta na população em geral, particularmente em mulheres. No Brasil, o uso na vida fica em torno de 7% para mulheres e 3,5% para homens.[20] Indivíduos que desenvolvem transtorno por uso de BZD geralmente são aqueles que procuraram ajuda médica por ansiedade ou insônia e permaneceram usando o medicamento além do período recomendado. Um segundo grupo busca essa classe de fármacos por suas propriedades psicoativas, como uma droga de abuso. Esse último grupo tem maior probabilidade de apresentar comorbidade com transtorno por uso de outras substâncias e de obter os medicamentos de forma ilegal.

Tolerância, sintomas de retirada e de abstinência de BZD podem ocorrer em indivíduos que utilizaram doses terapêuticas por duas ou mais semanas. A forma mais leve de sintomas de retirada é o rebote, que são os sintomas originais que recorrem em uma intensidade maior por um certo período. Esse quadro é comum para BZDs hipnóticos de meia-vida curta, mesmo após poucos dias de uso. A abstinência refere-se à emergência de novos sintomas, não experimentados previamente pelo paciente.[21] Estima-se que sintomas de abstinência ocorram em cerca de 50% dos pacientes que utilizam BZD por mais de 12 meses. Os sintomas iniciam progressivamente em 2 a 3 dias após a parada ou diminuição de BZD de meia-vida curta e 5 a 10 dias de BZD de meia-vida longa. A duração dos sintomas é imprevisível, mas, em geral, esbatem em poucas semanas ou meses. Sintomas de abstinência podem surgir em indivíduos utilizando uma dose fixa de medicação, devido ao desenvolvimento de tolerância. Nesses casos há o risco de aumento da dose, pela confusão com aumento dos sintomas de ansiedade.[22] A maioria dos sintomas de abstinência está associada a um estado de hiperexcitabilidade cerebral.[18] Os sintomas mais característicos de abstinência de BZD, não associados a quadros de ansiedade, são distorções da percepção, despersonalização, ansiedade, insônia, pesadelos, dores musculares e irritação. Podem ocorrer alucinações, convulsões e delirium, mas não são frequentes.[21]

De uma forma geral, a retirada dos BZDs pode ser realizada em regime ambulatorial. A internação deve ser considerada em situações em que há risco elevado para sintomas de abstinência mais graves, presença de comorbidades clínicas ou psiquiátricas, dependência simultânea de álcool, falta de suporte social ou dificuldade de comparecer às consultas. Recomenda-se que os pacientes realizem a desintoxicação hospitalizados também quando as doses diárias forem iguais ou superiores à equivalência de 100 mg de diazepam.[18] As estratégias de tratamento incluem aconselhamento, técnicas de relaxamento, tratamentos psicológicos e/ou farmacológicos. Até o momento, nenhum medicamento foi aprovado para o tratamento de transtornos por uso de BZDs, e poucos estudos relevantes foram publicados.

A desintoxicação do BZD pode ser feita pela redução gradual da própria medicação ou pela troca por outro BZD de meia-vida mais longa. A retirada de BZDs de ação curta está associada a taxas de abandono mais altas do que a retirada de agentes de ação mais longa, mas a mudança de um medicamento com meia-vida curta para um com meia-vida mais longa não está associada a melhor resultado. Em situações nas quais há o uso de mais de um BZD, é recomendada a conversão para o uso de um único, preferencialmente diazepam.[18]

O consenso é de que os BZDs devem ser descontinuados gradualmente ao longo de um período de várias semanas para prevenir convulsões e evitar sintomas de abstinência graves.[18] A redução gradual ao longo de 10 semanas tem taxas menores de abandono do tratamento do que reduções mais abruptas.[22] A diminuição lenta, independentemente de ser com a própria medicação ou com a troca por outro de meia-vida mais longa, tem taxas de abstinência estimadas em 66%.[23] Intervenções mínimas (aconselhamento sobre parada, relaxamento) têm sucesso em torno de 20% dos casos. O tratamento adicional com técnica cognitivo-comportamental tem resultados conflitantes.

Recomenda-se um esquema de retirada relativamente fixo com uma duração precisa do tratamento. Essas recomendações vão desde a redução da dose inicial de BZD em 50% a cada semana, até uma redução mais lenta, de 10 a 25% da dose diária a cada 2 semanas.[18] Mesmo que a superioridade da substituição por diazepam na fase de desintoxicação seja controversa, segue sendo a forma mais amplamente utilizada. O diazepam é útil tanto para a ansiedade diurna quanto para a insônia noturna, podendo a dose ser dividida durante o dia de acordo com os sintomas predominantes de ansiedade ou insônia. A **Tabela 1** mostra a equivalência de doses entre alguns BZDs, apesar de esses valores variarem na literatura.[21,24]

MACONHA

A maconha é a terceira droga mais utilizada no mundo, perdendo apenas para o álcool e o tabaco. Atualmente, estima-se que há cerca de 200 milhões de consumidores de maconha no mundo, sendo que 10% destes se apresentam com um transtorno por uso de maconha. No Brasil, a prevalência do consumo de maconha (ao menos uma vez na vida) é de aproximadamente 9%. Quando consideramos a faixa de idade dos 25 aos 34 anos, esse número sobe para 22% entre os homens. O principal componente da maconha é o delta-9-tetra-hidrocanabinol (THC), também responsável pelo desencadeamento de transtornos psiquiátricos devido ao uso dessa substância.[25]

Até o início da década de 1990, a maconha era considerada uma substância ilícita, mas o movimento de liberação do uso medicinal da maconha em diversos países está abrindo caminho para a liberação também do uso recreacional da substância. Isso possibilita uma mudança de cultura que acaba minimizando a percepção de risco e estimula o comércio de produtos com teor de THC cada vez mais altos.[26] Os prejuízos decorrentes do uso crônico de maconha muitas vezes são difíceis de mensurar, mas acabam refletindo em problemas no desenvolvimento cognitivo, afetivo e motor, baixa motivação e diminuição das conquistas pessoais. Em alguns casos, o uso de maconha pode desencadear transtornos psiquiátricos, como transtornos psicóticos, transtornos de humor e ansiedade. Além disso, pode provocar piora em casos de asma e bronquite, além do aumento de infertilidade devido à interferência na produção de hormônios sexuais.

O tratamento para cessar o uso de maconha se dá principalmente via ambulatorial, mas casos mais graves de dependência podem necessitar de internação. O tratamento se dá principalmente pela TCC, por entrevista motivacional e manejo de contingências. Terapia familiar também é importante, ainda mais considerando que os usuários estão buscando atendimento cada vez mais cedo.[27]

TABELA 1 ▶ EQUIVALÊNCIA DE DOSES ENTRE BENZODIAZEPÍNICOS MAIS COMUNS NO BRASIL

FÁRMACO	MEIA-VIDA (h)	DOSE-EQUIVALÊNCIA* (referente a 10 mg de diazepam)
Midazolam	1,5-2,5	15 mg
Alprazolam	6-20	1 mg
Bromazepam	12	6 mg
Lorazepam	9-22	1 mg
Clordiazepóxido	10-29	25 mg
Clonazepam	19-42	0,5 mg
Diazepam	14-61	10 mg
Nitrazepam	16-48	10 mg
Flunitrazepam	18-26	1 mg

*As equivalências variam entre diferentes referências.
Fonte: Adaptada de Lader[21] e Ashton.[24]

MANEJO DA INTOXICAÇÃO

A intoxicação por maconha pode desencadear sintomas de ansiedade, agitação, alterações de humor e delírios paranoides. Em geral, os sintomas são passageiros e duram algumas horas. O tratamento é de suporte, não exigindo terapia farmacológica. Casos mais graves de agitação ou ansiedade podem se beneficiar de baixas doses de BZDs, e delírios de cunho paranoide podem ser tratados com APs. Se os sintomas persistirem por mais tempo, é importante investigar se algum transtorno psiquiátrico comórbido foi desencadeado pelo uso da maconha. Nesse caso, o tratamento é direcionado para o transtorno em si.[25]

TRATAMENTO FARMACOLÓGICO DO TRANSTORNO POR USO DE MACONHA

Ainda não existe tratamento farmacológico aprovado para esse transtorno; o que existe é dirigido principalmente às comorbidades psiquiátricas que deixam o indivíduo mais vulnerável ao uso da substância ou aos sintomas psiquiátricos desencadeados pela intoxicação pela droga.

Dentre as medicações que vêm sendo estudadas, os ISRSs, a bupropiona, anticonvulsivantes e a vareniclina não encontraram evidência robusta em relação à diminuição dos sintomas de abstinência. Apenas um estudo com N-acetilcisteína mostrou que a medicação pode aumentar em 2 vezes a chance de apresentar urinas negativas para *Cannabis* em relação ao placebo (41% vs. 27%) em 8 semanas de tratamento em adolescentes.[28] As medicações que vêm sendo estudadas e que parecem ter evidências mais promissoras são os agonistas canabinoides (nabilona, dronabinol e nabiximol) e o canabidiol. Todavia, uma recente revisão da Cochrane avaliou que os estudos existentes até o momento ainda são escassos, têm amostras pequenas e resultados modestos, reforçando que essas medicações só podem ser consideradas em caráter experimental para o tratamento do transtorno por uso de *Cannabis*.[29]

ANFETAMINAS

As anfetaminas podem ser usadas como medicamentos prescritos, mas também são produzidas de forma ilícita e usadas como droga de abuso. São estimulantes do SNC, provocando sintomas como aumento da excitabilidade e de energia, estado de alerta e inibição do apetite, podendo ocasionar também desinibição sexual e comportamento violento. É uma substância passível de gerar dependência e desencadear transtornos psiquiátricos, como ansiedade, alterações do humor e psicose. A metanfetamina é o derivado da anfetamina com maior potencial dependógeno, mas felizmente ainda não é tão difundida no Brasil. Todavia, nos últimos anos tem aumentado muito a produção ilegal de drogas derivadas de anfetaminas direcionadas para o público jovem usar em festas. Sua apresentação, em geral, é na forma de comprimidos e com uma miscelânea de substâncias.

Considerando os estudos desenvolvidos até o momento, não existe nenhuma medicação que possa ser recomendada para tratamento da dependência de anfetaminas. A TCC é, até o momento, a estratégia com maior eficácia para tratar esse tipo de transtorno. No entanto, revisões mais recentes da literatura apontam que algumas medicações têm potencial para contribuir no tratamento do transtorno por uso de anfetaminas. Destas, o metilfenidato e a dexanfetamina têm mostrado os resultados mais promissores atuando como agonistas estimulantes, apresentando impacto na redução do consumo e da fissura. Outras medicações que mostraram benefício no tratamento são bupropiona, modafinil e naltrexona. Destas, a naltrexona é a única sem efeito estimulante. É importante ressaltar que, de forma geral, as taxas de adesão à medicação foram baixas, apesar de os efeitos adversos serem bastante toleráveis, e as taxas de abandono de tratamento foram altas, reforçando a necessidade das terapias comportamentais como primeira linha no tratamento.[30,31]

TABACO E CIGARROS ELETRÔNICOS

O tabagismo é, atualmente, a principal causa de morte prevenível do mundo, decorrente das doenças atribuíveis ao seu uso, como câncer, doenças cardiovasculares e respiratórias.[32] No mundo, a prevalência de fumantes é de cerca de 1,3 bilhão de pessoas. No Brasil, a prevalência de dependentes de tabaco é de 12,1%, com perfil predominante de homens entre 25 e 34 anos de idade.[33]

Parar de fumar é um grande desafio, pois requer mudanças a longo prazo nos sistemas de recompensa e readaptação de receptores nicotínicos, bem como a superação dos sintomas físicos causados por dependência e abstinência.[34] Mais de dois terços dos tabagistas têm a intenção de cessar o uso, embora, ao final de 1 ano, apenas 7,5% permaneçam abstinentes. Isso porque somente 30% daqueles que tentam parar utilizam alguma estratégia terapêutica direcionada e com acompanhamento de profissionais de saúde.[35]

Dentro dos transtornos aditivos, o transtorno por uso de nicotina é um dos poucos para os quais já existem fármacos específicos visando à abstinência da substância. Dessa maneira, o tratamento compreende técnicas psicoterápicas cognitivo-comportamentais dirigidas para a mudança de hábitos do fumante e para o controle dos sintomas de abstinência, combinadas com psicofármacos (bupropiona, vareniclina e terapias de reposição de nicotina).

AVALIAÇÃO PARA CESSAÇÃO DO TABAGISMO

É fundamental para o sucesso do tratamento que o paciente esteja realmente decidido a parar de fumar e tenha claros quais são seus motivos para ter tomado essa decisão. Se o paciente ainda se encontra ambivalente em relação à parada do consumo, técnicas de entrevista motivacional são indicadas para ele mudar para o estágio de ação.

O teste de Fagerström é uma escala importante no momento de avaliar a gravidade da dependência de nicotina e é amplamente usado (Tabela 2).[36]

ACONSELHAMENTO E ABORDAGENS NÃO FARMACOLÓGICAS

Todo profissional de saúde deve aconselhar o paciente tabagista a parar de fumar a cada consulta, e tanto o tratamento com estratégias cognitivo-comportamentais quanto os tratamentos farmacológicos devem ser ofertados sempre, mesmo àqueles pacientes que não estão preparados para iniciar a abstinência.[37,38] A primeira intervenção visa à abordagem das mudanças de comportamentos aprendidos associados ao cigarro; já a farmacoterapia auxilia nos sintomas de abstinência e minimiza os efeitos positivos relacionados ao ato de fumar.

TRATAMENTO FARMACOLÓGICO DO TRANSTORNO POR USO DE NICOTINA

Existem três medicações que são eficazes e seguras para o tratamento da cessação do tabagismo: a bupropiona, a vareniclina e a TRN. A duração costuma ser de 12 semanas, podendo se estender por até 6 meses ou 1 ano.

Na prática clínica, a escolha da medicação envolve a preferência do paciente, custos e o perfil de efeitos adversos.[32] Há muitos estudos avaliando a terapia combinada, com associação de dois fármacos, porém poucos evidenciam melhora sustentada após 6 meses, e com taxas semelhantes à monoterapia.[39] Portanto, uma abordagem razoável é adicionar uma segunda classe de medicamentos apenas quando um primeiro não produzir abstinência completa, em vez de iniciar com duas classes distintas.[32]

Bupropiona A dose recomendada da bupropiona é de 150 mg, 1 vez ao dia, por 3 dias, e em seguida 150 mg, 2 vezes ao dia, por pelo menos 12 semanas. O paciente deve estabelecer a data para parar de fumar em 1 semana após o início do uso da bupropiona. A duração pode ser mantida por 1 ano quando indicado. Para pacientes que pararam de fumar com o uso de bupropiona e que não apresentem abstinência, a critério médico, pode ser mantida dose única diária matinal de 150 mg.[40]

Vareniclina É um agonista parcial seletivo dos receptores nicotínicos de acetilcolina, especialmente das subunidades $\alpha_4\beta_2$. Este é o receptor que parece estar relacionado aos efeitos de reforço da nicotina e estimula a sua dependência. A vareniclina reduz os sintomas de abstinência da nicotina e bloqueia a ligação da nicotina inalada na fumaça do cigarro ao receptor, reduzindo, assim, os efeitos recompensadores dos cigarros fumados.[41]

A dose recomendada da vareniclina é de 0,5 mg, 1 vez ao dia, por 3 dias + 0,5 mg, 2 vezes ao dia, por 4 dias + 1 mg, 2 vezes ao dia por 12 semanas. O paciente deve estabelecer a data para parar de fumar em 1 semana após o início do uso da vareniclina, tempo necessário para se obter doses sanguíneas estáveis da medicação. A duração do tratamento é de 12 semanas, e ele pode ser repetido como manutenção.

A preocupação com possíveis efeitos neuropsiquiátricos, como humor deprimido, suicídio, agressividade e efeitos adversos cardiovasculares (como infarto do miocárdio não fatal), levou a FDA a adicionar um aviso ao rótulo do produto em 2009. O aviso foi removido em 2016 após a publicação do ensaio clínico randomizado duplo-cego EAGLES,[42] que comparou a segurança e a eficácia do uso de

TABELA 2 ▸ TESTE DE FAGERSTRÖM

	PONTOS
Em quanto tempo depois de acordar você fuma o primeiro cigarro?	
Após 60 minutos	0
Entre 31 e 60 minutos	1
Entre 6 e 30 minutos	2
Nos primeiros 5 minutos	3
Você acha difícil ficar sem fumar em lugares onde é proibido, como por exemplo igreja, local de trabalho, cinema, shopping, etc.?	
Não	0
Sim	1
Qual o cigarro mais difícil de deixar de fumar?	
Qualquer outro	0
O primeiro da manhã	1
Quantos cigarros você fuma por dia?	
Menos de 10	0
Entre 11 e 20	1
Entre 21 e 30	2
Mais de 30	3
Você fuma mais frequentemente nas primeiras horas do dia do que durante o resto do dia?	
Não	0
Sim	1
Pontuação: 0 a 4 – dependência leve; 5 a 7 – dependência moderada; 8 a 10 – dependência grave	

Fonte: Adaptada de Meneses-Gaya e colaboradores.[36]

vareniclina, bupropiona, adesivo de nicotina e placebo, e não encontrou evidências para apoiar tais preocupações.

Entretanto, em meados de 2021 o fabricante da vareniclina – laboratório Pfizer/Wyeth – emitiu um comunicado de desabastecimento temporário do produto, para fins de avaliação do princípio ativo do medicamento. A previsão de normalização não está definida.

Terapias de reposição de nicotina

As TRNs são eficazes na cessação do tabagismo por meio da redução dos sintomas de abstinência. Uma revisão da Cochrane de 2018 ratificou a eficácia superior dessa modalidade terapêutica em relação ao placebo, em todas as suas apresentações. As TRNs aumentam a taxa de abandono do tabaco em 50 a 60%, independente do suporte adicional ao tratamento com outras intervenções.[37]

Elas se apresentam na forma de liberação lenta (adesivos) ou de liberação rápida (goma de mascar, pastilhas, *spray*). O uso deve ser iniciado no dia em que o paciente decidir parar de fumar, pois o uso concomitante do cigarro com TRN pode causar intoxicação por nicotina. As TRNs devem ser usadas com cautela em pacientes com coronariopatias ou arritmias graves.

Os adesivos de nicotina possibilitam a reposição da substância na forma transdérmica. As apresentações são de 21 mg, 14 mg ou 7 mg – a reposição deve considerar 1 mg de nicotina para cada cigarro fumado. Não se deve ultrapassar a dose de 42 mg/dia. O adesivo deve ser colocado pela manhã, em local de pele limpa e com poucos pelos para melhor absorção, pode ser mantido por 24 horas ou retirado à noite se provocar insônia. Sugere-se alternar os locais de fixação do produto.

Segundo as Diretrizes Terapêuticas do Ministério da Saúde,[40] a recomendação de uso segue a seguinte estratégia:

- Até 5 cigarros/dia: não é indicado o uso de adesivo. Iniciar com goma ou pastilha, não ultrapassar 5 gomas/pastilhas de 2 mg ou 3 gomas/pastilhas de 4 mg.
- De 6 a 10 cigarros/dia: iniciar com adesivo de 7 mg/dia.
- De 11 a 19 cigarros/dia: iniciar com adesivo de 14 mg/dia.
- 20 ou mais cigarros/dia: iniciar com adesivo de 21 mg/dia.

Os tabagistas que fumam mais de 20 cigarros/dia e que apresentam dificuldade para reduzir o número de cigarros, mas que estão motivados a parar de fumar, são candidatos ao uso associado de adesivos:

- Fuma mais de 40 cigarros por dia: 21 mg + 21 mg/dia.
- Fuma acima de 30 a 40 cigarros por dia: 21 mg + 14 mg/dia.
- Fuma acima de 20 a 30 cigarros por dia: 21 mg + 7 mg/dia.

A redução das doses de adesivos deve ser gradual. Preconiza-se a retirada de 7 mg a cada semana, avaliada pela intensidade dos sintomas de sindrome de abstinência. Os principais efeitos adversos relacionados à utilização do adesivo de nicotina são reações cutâneas locais, bolhas, insônia, náuseas ou vômitos.

As gomas ou pastilhas de nicotina possibilitam a absorção de nicotina através da mucosa. Existem apresentações de 4 mg ou 2 mg. A dosagem mais alta está indicada para aqueles que fumam 25 cigarros por dia ou mais. Elas devem ser utilizadas a cada 1 ou 2 horas ao longo de 6 semanas e, após, ir aumentando gradualmente os intervalos com diminuição do consumo até a 14ª semana.

CIGARROS ELETRÔNICOS

Cigarros eletrônicos (também conhecidos como *vapes*, *e-hookahs*, *e-cigarettes*, entre outros) são dispositivos operados por uma bateria que permitem aos usuários vaporizar aerossóis aquecidos contendo nicotina, sabores e também outras substâncias psicoativas e aditivos, como o THC, princípio aditivo da *Cannabis*. O líquido, em geral, é uma mistura de água, aromatizante, nicotina, propilenoglicol e glicerina vegetal.

Os cigarros eletrônicos foram originalmente comercializados como uma alternativa mais segura aos cigarros convencionais, embora ainda exponham os usuários a toxinas e agentes cancerígenos conhecidos. Ainda são poucos os dados disponíveis sobre os efeitos a longo prazo do uso de cigarros eletrônicos, mas milhares de usuários ficaram gravemente doentes em uma epidemia de lesão pulmonar fibrosante grave associada ao uso de cigarros eletrônicos (EVALI) nos EUA. O aquecimento do acetato de vitamina E no dispositivo (também conhecido como acetato de α-tocoferol) foi associado à EVALI, embora nenhuma relação causal definitiva tenha sido estabelecida.

No Brasil, é crescente a prevalência de experimentação de cigarros eletrônicos, especialmente entre os jovens. Estima-se que 7,3% da população já tenha usado tal artefato, apesar de ser um produto proibido de importação e comercialização desde 2009 no país.[33]

A FDA regulamenta os cigarros eletrônicos como produtos de tabaco, não como produtos médicos, e não avaliou nenhum cigarro eletrônico para uso médico como auxílio à cessação. Isso porque os cigarros eletrônicos são controversos como auxiliares à abstinência do cigarro, devido a um pequeno número de ensaios randomizados de alta qualidade, evidências limitadas sobre os dispositivos atuais e incerteza sobre possíveis riscos à saúde de uso a longo prazo.

COCAÍNA E CRACK

O uso e abuso de substâncias estimulantes vem progredindo nos últimos anos. De 2014 a 2019, a produção global de cocaína praticamente dobrou. Estima-se que o número de usuários atualmente esteja em torno de 20 milhões de pessoas no mundo.[43]

Tratando-se mais especificamente do *crack* e similares, a prevalência nacional é de 0,9% de uso na vida, e 0,3% da população fez uso nos últimos 12 meses. O padrão é de uso em adultos jovens, 2/3 deles do sexo masculino, com baixa escolaridade e com perfil de poliuso com outras substâncias psicoativas.[3]

A cocaína é uma droga estimulante, que pode ser usada por qualquer via de administração. O *crack*, a merla e o oxi (ou pasta-base) são apresentações da cocaína para serem fumadas, enquanto a cocaína em pó é utilizada pela via intranasal, podendo também ser injetada na corrente sanguínea. É uma substância com alto potencial de dependência e desenvolve tolerância rapidamente. Seu uso é marcado por intensa euforia (de curta duração), e logo surge a fissura. O mecanismo se deve ao bloqueio da recaptação de dopamina no sistema mesolímbico-cortical (sistema de recompensa). A via fumada (*crack*) é a que causa tais repercussões com maior intensidade.[44] Os efeitos mais comuns do uso agudo são aumento da energia e do estado de alerta, redução do apetite, ansiedade e ideias paranoides, além de ativação adrenérgica (taquicardia, hipertermia, tremores, sudorese, taquipneia e espasmos musculares). Com o uso crônico, desenvolve-se tolerância, por hipersensibilização dos neurônios dopaminérgicos (*kindling*), o que pode reduzir o limiar convulsivo e causar depressão rebote.

Durante a abstinência, que ocorre já nas primeiras horas após a parada do uso, surgem disforia importante, cansaço, aumento da necessidade de sono e culpa pelo uso. A fissura já acontece nessa fase e é acompanhada de irritabilidade, anedonia e humor deprimido. A longo prazo, pode haver dificuldades de planejamento e execução de tarefas.

Sabe-se que o quadro clínico do uso de cocaína sofre influência do frequente consumo concomitante de outras substâncias. O mais comum é o uso do álcool, principalmente com a intenção de atenuar os efeitos euforizantes da cocaína. No entanto, o uso comórbido de maconha, tabaco e outros estimulantes também é elevado.

A estratégia de tratamento do transtorno por uso de cocaína deve abranger uma abordagem multidisciplinar, que contemple terapias psicossociais (TCC, terapia familiar, ocupacionais) e farmacoterapia, sempre procurando atingir a abstinência e minimizar o risco de recaída. Um dos desafios é motivar os pacientes a procurar tratamento, além de minimizar as elevadas taxas de abandono precoce. Inicialmente, realiza-se avaliação clínica geral, do estágio motivacional, social (vínculos, suporte disponível), psiquiátrica (incluindo comorbidades) e neuropsicológica.

Os testes confirmatórios (amostras de urina são os mais utilizados) podem auxiliar na manutenção do tratamento, uma vez que o monitoramento é uma etapa importante, além de ser um agente reforçador da motivação do paciente.

Apesar de muitos estudos terem sido conduzidos para avaliar a eficácia de diversos fármacos no tratamento do transtorno por uso de cocaína, não há nenhuma farmacoterapia aprovada para o tratamento até o presente momento, tanto para a fase aguda como para a de manutenção.

Alguns medicamentos como modafinil, topiramato e galantamina em ensaios clínicos com amostras pequenas têm demonstrado efeito ligeiramente superior ao placebo em casos selecionados.[45] Não há evidência do uso de anticonvulsivantes (carbamazepina, ácido valproico, lamotrigina, fenitoína, gabapentina),[46] ADs,[47] APs (risperidona, olanzapina, quetiapina, aripiprazol, haloperidol e reserpina)[48] ou agonistas dopaminérgicos (amantadina, levodopa, bromocriptina, cabergolina).[49]

TRATAMENTO DA ABSTINÊNCIA DE COCAÍNA E CRACK

Na prática, o manejo consiste em utilizar fármacos para aliviar quadros de agitação psicomotora, sintomas paranoides e agressividade. Os mais utilizados são os BZDs e os APs de baixa potência, devido à ação sedativa destes. Deve-se lembrar que é muito comum a comorbidade do transtorno por uso de cocaína com outras drogas, como o álcool principalmente. Por isso, é importante avaliar a necessidade de tratamento para a abstinência alcoólica e a prevenção da síndrome de Wernicke. Esta última também pode ser precipitada pela hipovitaminose causada por inanição e desnutrição que o uso dessas substâncias provoca a longo prazo.

OPIOIDES

Os opioides são drogas depressoras do SNC, que também atuam em órgãos periféricos. Apesar da prevalência relativamente baixa quando comparada à de outros países, é importante observar a possibilidade de crescimento, considerando a "crise/epidemia dos opiáceos" que vem sendo relatada nos países da América do Norte. Em 2015, o III Levantamento Nacional sobre o Uso de Drogas pela População Brasileira evidenciou que 2,9% das pessoas entrevistadas já haviam usado opioide de maneira não prescrita por profissionais da saúde ou utilizado o medicamento de forma diferente da prescrita. Além disso, 1,4% afirmaram ter feito uso nos últimos 12 meses.[3] Deve-se, ainda, considerar que, mesmo com valores ainda baixos de prevalência, o Brasil representa o maior consumidor de analgésicos opioides da América do Sul.[20]

O transtorno de abstinência está associado à interrupção do consumo de uma droga agonista opioide ou à sua redução de forma clinicamente importante. Outra situação possível de desencadear esse quadro é a administração aguda de um antagonista opioide. O tempo para surgimento dos sintomas depende da meia-vida da droga. Para pacientes usando opioides de curta ação, como oxicodona ou heroína, os sintomas de abstinência normalmente começam 8 a 12 horas após o último uso e atingem o pico em 36 a 72 horas. Para opioides de ação mais longa, como metadona, os sintomas de abstinência podem começar em 24 a 72 horas e atingir o pico em torno de 4 a 6 dias.[50] O quadro clínico da intoxicação por opioides pode se apresentar com insônia, constipação, cãibras, sensação de calor, náuseas e/ou vômitos. Já a abstinência pode se manifestar com coriza (rinorreia), hiperalgesia, midríase, fotofobia, sudorese, tremor, febre, lacrimejamento e piloereção. É comum, também, a presença de sinais de hiperatividade autonômica (p. ex., hiper-reflexia, taquicardia, hipertensão arterial, taquipneia, sudorese e hipertermia). No estado de abstinência, a irritabilidade prevalece, e o humor fica deprimido ou ansioso.[51]

TRATAMENTO FARMACOLÓGICO DO TRANSTORNO POR USO DE OPIOIDE

Ao contrário de outras adições a substâncias psicoativas, o manejo farmacológico do transtorno por uso de opioides (TUO) parece exercer um papel crucial, ao passo que outros métodos têm uma efetividade questionável.[51,52] Há três medicamentos aprovados pela FDA para tratamento do TUO: metadona, naltrexona e buprenorfina. A metadona, a naltrexona injetável de liberação prolongada (não disponível no Brasil) e a buprenorfina foram consideradas mais eficazes na redução do uso ilícito de opioides do que nenhum medicamento em ensaios clínicos randomizados. Já o tratamento com metadona e buprenorfina também foi associado à redução do risco de morte por *overdose*.[51] Além desses, existe a naloxona, que, por ser um antagonista opioide puro, de ação curta, é utilizado em situações de emergência, na reversão de quadros de intoxicação por opioide. A dose inicial prescrita sugerida é de 0,8 mg, IV, de naloxona nessas situações. Caso não haja melhora do nível de consciência e do padrão respiratório em 15 minutos, a dose deve ser ajustada para 1,6 e 3,2 mg IV.[53] Em decorrência da curta ação desse fármaco, o paciente deve seguir em observação devido à chance do retorno dos sintomas de intoxicação pelo uso de opioide.[50]

Somente a desintoxicação de opioides não constitui uma estratégia eficaz no tratamento de TUO, já que está associada ao aumento da mortalidade, presumivelmente causado por perda de tolerância. Comparado com a desintoxicação e abstinência, o tratamento de manutenção reduz a mortalidade por todas as causas e o risco de *overdose*; portanto, é o padrão de atendimento para tratamento do TUO. Especialmente em ambientes hospitalares, é recomendado que esse transtorno seja investigado e que agonistas opioides, como metadona ou buprenorfina, sejam introduzidos para tratar abstinência aguda de opioides, mas que também seja oferecido aos pacientes tratamento de manutenção na alta hospitalar.[50] O tratamento de manutenção, em geral, caracteriza-se por um período de mais de 180 dias de uso da medicação.[52]

Em geral, o tratamento da abstinência de opioides deve incluir o uso de agonista opioide, com metadona ou buprenorfina, embora outros fármacos possam atuar como adjuvantes no manejo dos sintomas de abstinência.[50,51] Tanto a buprenorfina quanto a metadona são igualmente eficazes no tratamento da abstinência de opioides.[50]

Metadona Um agonista opioide sintético, é o medicamento mais estudado para transtorno por uso de opioides. Apresenta um tempo de meia-vida relativamente longo (24 a 36 horas ou mais). Sugere-se que a introdução desse fármaco seja gradual e lenta. O curso é estável e os níveis séricos geralmente não são alcançados até cerca de 5 meias-vidas. Isso significa que os pacientes não sentirão o efeito total da dose inicial por 4 ou mais dias, mesmo que a dose diária seja a mesma. Inicialmente, uma dose pode parecer apropriada, mas o terceiro ou quarto dia da mesma dose pode levar à sedação excessiva e até à depressão respiratória e à morte. A primeira dose para pacientes tolerantes a opioides é geralmente entre 10 e 30 mg/dia. Após a primeira dose, os pacientes devem permanecer em observação por 2 a 4 horas para verificar se a dose é sedativa ou alivia os sinais de abstinência. A dose total máxima de metadona no primeiro dia de tratamento não deve exceder 40 mg. Além disso, a dose máxima diária deve ser menor, 10 a 20 mg, para pacientes com 60 ou mais anos de idade, pacientes com níveis mais baixos de tolerância aos opioides, uso de medicamentos sedativos (como BZDs, APs ou ADs), comorbidade com TUA, pacientes com consumo de medicamentos que possam aumentar níveis séricos de metadona ou aqueles que estejam interrompendo medicamentos que diminuem os níveis desse fármaco. Ao decidir-se pelo início da retirada da metadona, sugere-se a redução de 5 mg ao dia, até a suspensão, conforme tolerância do paciente.[51]

Buprenorfina Apresenta menor potencial de causar dependência, bem como menor risco de intoxicação grave em relação à metadona. Além disso, o transtorno de abstinência é menos intenso quando tratado com buprenorfina. Outra diferença em relação à metadona é a duração de sua ação, que é mais prolongada, além de ser prescrita para uso em dias alternados. Em doses baixas (1 a 3 mg), é empregada como agonista no tratamento da abstinência. É usada por via sublingual, 4 ou 5 vezes ao dia, e seu início de ação ocorre em 2 horas. As doses de manutenção típicas variam de 4 mg/1 mg a 24 mg/6 mg por dia.[52] No Brasil, dificilmente se atingem doses acima de 3 mg/dia, já que a maioria dos usuários é dependente de doses baixas de opioides. Segundo as diretrizes para o tratamento ambulatorial dos usuários com transtorno por uso de opioides no Brasil, a buprenorfina é a primeira opção farmacológica, seja para administração diária, seja 3 vezes por semana.[52]

Naltrexona Apesar de suas vantagens potenciais, a naltrexona oral, um antagonista opioide puro de ação prolongada, não é amplamente utilizada para tratar o transtorno por uso de opioides. As taxas de recaída costumam ser altas no primeiro mês, por isso, conclui-se que os pacientes extremamente motivados são os melhores candidatos ao tratamento com esse fármaco. Em decorrência de sua ação, pode desencadear sintomas de abstinência em usuários recentes de opioides. Portanto, os pacientes devem estar livres de opioides por um período mínimo de 7 a 10 dias antes de receberem naltrexona.[50] Uma proposta de esquema terapêutico é prescrever a dose de 50 a 100 mg/dia VO nas segundas e quartas-feiras. O tempo de uso costuma ser de 3 meses.[52]

Uma questão significativa é a preocupação relacionada ao uso de opioides e à depressão respiratória no contexto de uso de álcool ou outras drogas sedativas. No entanto, em 2017, a FDA recomendou não impedir o tratamento para TUO para pacientes nesse contexto. Recomenda-se que, em vez disso, sejam desenvolvidas estratégias em conjunto com os pacientes para uso seguro de BZDs prescritos ou ilícitos e depressores do SNC, ajustando a dose se apropriado.[50]

CONSIDERAÇÕES FINAIS

O tratamento dos transtornos relacionados ao uso de substâncias permanece sendo um desafio. As taxas de recuperação ficam em torno de 30% em 1 ano nos tratamentos mais efetivos. O papel do tratamento farmacológico varia bastante de uma droga de abuso para outra. Mesmo para o tratamento da nicotina, que possui tratamentos farmacológicos bem estabelecidos, o papel das psicoterapias é fundamental. Todos os ensaios clínicos com fármacos para essa população incluem uma abordagem psicossocial, não estando indicado o tratamento apenas farmacológico.

REFERÊNCIAS

1. American Psychiatric Association. Manual diagnóstico e estatístico de transtornos mentais: DSM-5-TR. 5. ed. rev. Porto Alegre: Artmed; 2023.
2. Degnhardt L, Charlson F, Ferrari A, Santomauro D, Erskine H, Mantilla-Herrera A, et al. The global burden of disease attributable to alcohol and drug use in 195 countries and territories, 1990-2016: a systematic analysis for the Global Burden of Disease Study 2016. Lancet Psychiatry. 2018;5(12):987-1012. PMID [30392731]
3. Bastos FIPM, Vasconcellos MTL, Boni RB, Reis NB, Coutinho CFS, organizadores. III levantamento nacional sobre o uso de drogas pela população brasileira. Rio de Janeiro: ICICT/FIOCRUZ; 2017.
4. Reus VI, Fochtmann LJ, Bukstein O, Eyler AE, Hilty DM, Horvitz-Lennon M, et al. The American Psychiatric Association practice guideline for the pharmacological treatment of patients with alcohol use disorder. Am J Psychiatry. 2018;175(1):86-90. PMID [29301420]
5. Bahji A, Bach P, Danilewitz M, Crockford D, Devoe DJ, El-Guebaly N, et al. Pharmacotherapies for adults with alcohol use disorders: a systematic review and network meta-analysis. J Addict Med. 2022. PMID [35653782]
6. Day E, Daly C. Clinical management of the alcohol withdrawal syndrome. Addiction. 2022;117(3):804-14. PMID [34288186]
7. Bold KW, Fucito LM, Corbin WR, DeMartini KS, Leeman RF, Kranzler HR, et al. Daily relations among affect, urge, targeted naltrexone, and alcohol use in young adults. Exp Clin Psychopharmacol. 2016;24(5):367-75. PMID [27690505]
8. Anton RF, O'Malley SS, Ciraulo DA, Cisler RA, Couper D, Donovan DM, et al. Combined pharmacotherapies and behavioral interventions for alcohol dependence: the COMBINE study: a randomized controlled trial. JAMA. 2006;295(17):2003-17. PMID [16670409]
9. Holt SR. Alcohol use disorder: pharmacologic management [Internet]. UpToDate. Waltham: UpToDate; 2022 [capturado em 11 dez. 2022]. Disponível em: https://www.uptodate.com/contents/alcohol-use-disorder-pharmacologic-management.
10. Garbutt JC, West SL, Carey TS, Lohr KN, Crews FT. Pharmacological treatment of alcohol dependence: a review of the evidence. JAMA. 1999;281(14):1318-25. PMID [10208148]
11. Reoux JP, Miller K. Routine hospital alcohol detoxification practice compared to symptom triggered management with an objective withdrawal scale (CIWA-Ar). Am J Addict. 2000;9(2):135-44. PMID [10934575]
12. Sullivan JT, Sykora K, Schneiderman J, Naranjo CA, Sellers EM. Assessment of alcohol withdrawal: the revised clinical institute withdrawal assessment for alcohol scale (CIWA-Ar). Br J Addict. 1989;84(11):1353-7. PMID [2597811]
13. Laranjeira R, Nicastri S, Jerônimo C, Marques AC. Consenso sobre a síndrome de abstinência do álcool (SAA) e seu tratamento. Braz J Psychiatry. 2000;22(2):62-7.
14. Schuckit MA. Recognition and management of withdrawal delirium (delirium tremens). N Engl J Med. 2014;371(22):2109-13. PMID [25427113]
15. Sechi G, Serra A. Wernicke's encephalopathy: new clinical settings and recent advances in diagnosis and management. Lancet Neurol. 2007;6(5):442-55. PMID [17434099]
16. Schabelman E, Kuo D. Glucose before thiamine for Wernicke encephalopathy: a literature review. J Emerg Med. 2012;42(4):488-94. PMID [22104258]
17. So YT. Wernicke encephalopathy [Internet]. UpToDate. Waltham: UpToDate; 2020 [capturado em 15 out. 2022]. Disponível em: https://www.uptodate.com/contents/wernicke-encephalopathy.
18. Soyka M. Treatment of benzodiazepine dependence. N Engl J Med. 2017;376(12):1147-57. PMID [28328330]
19. Poyares D, Pinto LR Jr, Tavares S, Barros-Vieira S. Sleep promoters and insomnia. Braz J Psychiatry. 2005;27(Suppl 1):2-7. PMID [16082448]
20. Galduróz JC, coordenadores. II levantamento domiciliar sobre o uso de drogas psicotrópicas no Brasil: estudo envolvendo as 108 maiores cidades do país, 2005. São Paulo: CEBRID; 2007.
21. Lader M. Benzodiazepines revisited: will we ever learn? Addiction. 2011;106(12):2086-109. PMID [21714826]
22. Denis C, Fatséas M, Lavie E, Auriacombe M. Pharmacological interventions for benzodiazepine mono-dependence management in outpatient settings. Cochrane Database Syst Rev. 2006;(3):CD005194. PMID [16856084]
23. Lingford-Hughes AR, Welch S, Nutt DJ. Evidence-based guidelines for the pharmacological management of substance misuse, addiction and comorbidity: recommendations from the British Association for Psychopharmacology. J Psychopharmacol. 2004;18(3):293-335. PMID [15358975]
24. Ashton H. The diagnosis and management of benzodiazepine dependence. Curr Opin Psychiatry. 2005;18(3):249-55. PMID [16639148]
25. Associação Brasileira de Psiquiatria, Sociedade Brasileira de Cardiologia. Abuso e dependência de maconha. São Paulo: AMB; 2012
26. Connor JP, Stjepanović D, Le Foll B, Hoch E, Budney AJ, Hall WD. Cannabis use and cannabis use disorder. Nat Rev Dis Primers. 2021;7(1):16. PMID [33627670]
27. Pearson FS, Prendergast ML, Podus D, Vazan P, Greenwell L, Hamilton Z. Meta-analyses of seven of the National Institute on Drug Abuse's principles of drug addiction treatment. J Subst Abuse Treat. 2012;43(1):1-11. PMID [22119178]
28. Gray KM, Carpenter MJ, Baker NL, DeSantis SM, Kryway E, Hartwell KJ, et al. A double-blind randomized controlled trial of N-acetylcysteine in cannabis-dependent adolescents. Am J Psychiatry. 2012;169(8):805-12. PMID [22706327]
29. Nielsen S, Gowing L, Sabioni P, Le Foll B. Pharmacotherapies for cannabis dependence. Cochrane Database Syst Rev. 2019;28;1(1):CD008940. PMID [30687936]
30. Siefried KJ, Acheson LS, Lintzeris N, Ezard N. Pharmacological treatment of methamphetamine/amphetamine dependence: a systematic review. CNS Drugs. 2020;34(4):337-65. PMID [32185696]
31. Lee NK, Jenner L, Harney A, Cameron J. Pharmacotherapy for amphetamine dependence: a systematic review. Drug Alcohol Depend. 2018;191:309-37. PMID [30173086]
32. Rigotti NA, Kruse GR, Livingstone-Banks J, Hartmann-Boyce J. Treatment of tobacco smoking: a review. JAMA. 2022;327(6):566-77. PMID [35133411]
33. Hallal PC, Sardinha LMV, Wehrmeister FC, Paula PCB, coordenadores. Inquérito telefônico de fatores de risco para doenças crônicas não transmissíveis em tempos de pandemia - Covitel: relatório final. Pelotas: Vital Strategies; 2022.
34. Chaiton M, Diemert L, Cohen JE, Bondy SJ, Selby P, Philipneri A, et al. Estimating the number of quit attempts it takes to quit smoking successfully in a longitudinal cohort of smokers. BMJ Open. 2016;6(6):e011045. PMID [27288378]
35. Babb S, Malarcher A, Schauer G, Asman K, Jamal A. Quitting smoking among adults: United States, 2000-2015. MMWR Morb Mortal Wkly Rep. 2017;65(52):1457-64. PMID [28056007]
36. Meneses-Gaya IC, Zuardi AW, Loureiro SR, Crippa JAS. Psychometric properties of the Fagerström test for nicotine dependence. J Bras Pneumol. 2009;35(1):73-82. PMID [19219334]
37. Hartmann-Boyce J, Hong B, Livingstone-Banks J, Wheat H, Fanshawe TR. Additional behavioural support as an adjunct to phar-

macoterapia for smoking cessation. Cochrane Database Syst Rev. 2019;6(6):CD009670. PMID [31166007]

38. Patnode CD, Henderson JT, Coppola EL, Melnikow J, Durbin S, Thomas RG. Interventions for tobacco cessation in adults, including pregnant persons: updated evidence report and systematic review for the US Preventive Services Task Force. JAMA. 2021;325(3):280-98. PMID [33464342]

39. Koegelenberg CFN, Noor F, Bateman ED, van Zyl-Smit RN, Bruning A, O'Brien JA, et al. Efficacy of varenicline combined with nicotine replacement therapy vs varenicline alone for smoking cessation: a randomized clinical trial. JAMA. 2014;312(2):155-61. PMID [25005652]

40. Brasil. Ministério da Saúde. Portaria Conjunta nº 10, de 16 de abril de 2020. Protocolo clínico e diretrizes terapêuticas do tabagismo. Brasília: MS; 2020.

41. Cahill K, Lindson-Hawley N, Thomas KH, Fanshawe TR, Lancaster T. Nicotine receptor partial agonists for smoking cessation. Cochrane Database Syst Rev. 2016;2016(5):CD006103. PMID [27158893]

42. Anthenelli RM, Benowitz NL, West R, St Aubin L, McRae T, Lawrence D, et al. Neuropsychiatric safety and efficacy of varenicline, bupropion, and nicotine patch in smokers with and without psychiatric disorders (EAGLES): a double-blind, randomised, placebo-controlled clinical trial. Lancet. 2016;387(10037):2507-20. PMID [27116918]

43. United Nations. World drug report 2021 [Internet]. New York: UNODS; 2021 [capturado em 15 out. 2022]. Disponível em: https://www.unodc.org/unodc/en/data-and-analysis/wdr2021.html.

44. Kessler F, Woody G, Boni RD, Von Diemen L, Benzano D, Faller S, et al. Evaluation of psychiatric symptoms in cocaine users in the Brazilian public health system: need for data and structure. Public Health. 2008;122(12):1349-55. PMID [19014831]

45. Kampman KM. The treatment of cocaine use disorder. Sci Adv. 2019;5(10):eaax1532. PMID [31663022]

46. Minozzi S, Cinquini M, Amato L, Davoli M, Farrell MF, Pani PP, et al. Anticonvulsants for cocaine dependence. Cochrane Database Syst Rev. 2015;2015(4):CD006754. PMID [25882271]

47. Pani PP, Trogu E, Vecchi S, Amato L. Antidepressants for cocaine dependence and problematic cocaine use. Cochrane Database Syst Rev. 2011;(12):CD002950. PMID [22161371]

48. Indave BI, Minozzi S, Pani PP, Amato L. Antipsychotic medications for cocaine dependence. Cochrane Database Syst Rev. 2016;3(3):CD006306. PMID [26992929]

49. Minozzi S, Amato L, Pani PP, Solimini R, Vecchi S, Crescenzo FD, et al. Dopamine agonists for the treatment of cocaine dependence. Cochrane Database Syst Rev. 2015;2015(5):CD003352. PMID [26014366]

50. Herscher M, Fine M, Navalurkar R, Hirt L, Wang L. Diagnosis and management of opioid use disorder in hospitalized patients. Med Clin North Am. 2020;104(4):695-708. PMID [32505261]

51. Substance Abuse and Mental Health Services Administration. TIP 63: medications for opioid use disorder [Internet]. Rockville: SAMHSA; 2021 [capturado em 15 out. 2022]. Disponível em: https://store.samhsa.gov/sites/default/files/SAMHSA_Digital_Download/PEP21-02-01-002.pdf.

52. Baltieri DA, Strain EC, Dias JC, Scivoletto S, Malbergier A, Nicastri S, et al. Diretrizes para o tratamento de pacientes com síndrome de dependência de opióides no Brasil. Braz. J. Psychiatry. 2004;26(4):259-69.

53. Cordeiro DC. Tratamento farmacológico da intoxicação aguda por opióides. In: Diehl A, Cordeiro DC, Laranjeira R, organizadores. Tratamentos farmacológicos para dependência química: da evidência científica à prática clínica. Porto Alegre: Artmed; 2010. p. 215-22.

TRANSTORNOS ALIMENTARES

▶ MIRIAM GARCIA BRUNSTEIN
▶ CAROLINA MEIRA MOSER
▶ SIMONE HAUCK

Transtornos alimentares (TAs) são distúrbios do comportamento alimentar derivados de um desejo exacerbado por perda de peso que resulta em prejuízos médicos, psicológicos e sociais. São resultado do uso de estratégias emocionais, cognitivas e/ou comportamentais disfuncionais para lidar com questões do desenvolvimento, alterações de humor, problemas interpessoais e/ou conflitos intrapsíquicos. Essas estratégias são reforçadas por estímulos socioculturais de valorização da magreza e modificação da forma do corpo. Sendo assim, a psicopatologia dos TAs está centrada em dificuldades na relação com comida, alimentação e imagem corporal que existem em graus variados nos diferentes diagnósticos. As principais categorias diagnósticas de TA (DSM-5-TR) são anorexia nervosa (AN), bulimia nervosa (BN) e transtorno da compulsão alimentar (TCA).

A característica central da **anorexia nervosa** consiste em um peso corporal abaixo da normalidade, frequentemente desnutrição (IMC < 18,5), induzido pela restrição da ingestão de alimentos. Assim como a quantidade é restrita e abaixo da necessidade nutricional, em geral, há restrição na variedade de alimentos. Muitas vezes, os pacientes utilizam justificativas socialmente aceitáveis, como intolerância (não confirmada clinicamente) a determinados alimentos ou a adoção de um novo estilo de vida (p. ex., vegetarianismo). Embora pacientes com AN possam experimentar episódios de sensação de perda de controle sobre a alimentação (compulsão subjetiva), bem como comportamentos purgativos (vômitos autoinduzidos, uso de laxantes, diuréticos e enemas), o que predomina no quadro clínico é a restrição alimentar.

Na **bulimia nervosa**, a característica central são episódios recorrentes de compulsão alimentar associados à prática de comportamentos compensatórios purgativos inadequados (vômitos autoinduzidos, uso de laxantes e/ou diuréticos) e/ou não purgativos (excesso de atividade física, jejuns prolongados) para prevenir o ganho de peso. Pacientes com BN apresentam também comportamentos recorrentes de restrição alimentar, que, em geral, antecedem as compulsões. No entanto, o predomínio é de uma alimentação irregular, errática, com tentativas de exclusão de alimentos considerados "engordantes" (que, em geral, são aqueles consumidos em grandes quantidades nos episódios de compulsão). Dessa forma, os pacientes com BN costumam apresentar peso normal ou acima da normalidade.

No **transtorno da compulsão alimentar**, a característica central são episódios recorrentes de compulsão alimentar sem o uso de métodos compensatórios (observados na BN), predispondo os pacientes a desenvolver sobrepeso e obesidade. É importante salientar que a obesidade *per se* não é classificada como TA.

Uma questão relevante do ponto de vista clínico é que os sintomas nucleares (p. ex., supervalorização da forma ou do peso corporal ou do controle da forma e do peso na autoavaliação, prática de dietas restritivas, compulsões alimentares e comportamentos compensatórios inadequados) são comuns aos principais transtornos e podem oscilar ao longo do tempo, sendo frequente o fenômeno de migração diagnóstica (p. ex., um quadro de AN pode evoluir para BN e vice-versa). Dessa forma, algumas abordagens psicoterápicas (entre as quais se inclui a TCC específica para TAs) podem ser transdiagnósticas, dirigidas ao tratamento desses sintomas-chave.

Os TAs podem atingir pessoas de todos os gêneros, etnias e classes sociais com as mais diversas formas, pesos e tamanhos corporais. Muito embora os estudos epidemiológicos apresentem limitações metodológicas relevantes, pode-se afirmar que são transtornos de baixa prevalência na população geral. Em revisão sistemática, as prevalências na vida para AN foram de 0,1 a 3,6% em mulheres e 0 a 0,3% em homens; para BN, de 0,3 a 4,6% em mulheres e 0,6% em homens; para TCA, de 0,6 a 5,8% em mulheres e 0,3 a 2% em homens.[1,2] Há poucos estudos epidemiológicos utilizando critérios do DSM-5-TR, de modo que a verdadeira incidência na população geral é desconhecida. A prevalência é maior em mulheres jovens. Na América Latina, estima-se, em população maior de 10 anos, a prevalência de 0,1% para AN, 1,16% para BN e 3,53% para TCA. AN e BN têm maior incidência na adolescência ou no início da idade adulta, apresentando um curso natural de longo prazo com remissão em mais de 50% dos casos. Já no TCA as evidências sobre incidência e curso ainda são escassas, mas estima-se que as taxas de remissão sejam maiores do que as encontradas na AN e na BN.[1,2] No que se refere a fatores de risco estabelecidos na literatura, traços de personalidade como perfeccionismo mal-adaptativo ("perfeccionismo clínico"), rigidez cognitiva e autoavaliação negativa são característicos da AN. Na BN, destacam-se a impulsividade e a hipersensibilidade a experiências interpessoais.[3]

É importante salientar que os TAs são doenças extremamente graves, com morbimortalidade elevada. A AN é descrita como a doença mental com maior risco de mortalidade, seja por suicídio ou complicações cardiovasculares. Em todos os TAs podem ocorrer complicações clínicas importantes devido às alterações na alimentação (desnutrição ou obesidade) ou pelo uso dos métodos compensatórios (distúrbios hidreletrolíticos). Embora o diagnóstico dos TAs seja clínico (definido pela presença de sintomas nucleares característicos), é fundamental realizar o diagnóstico diferencial, assim como descartar condições clínicas comórbidas. Na AN, avaliar condições médicas associadas à perda de peso, que também podem ser condições comórbidas, como doença gastrintestinal, hipertireoidismo, malignidades ocultas, síndrome da imunodeficiência adquirida, TDM, esquizofrenia, TUS, TAS, TOC, transtorno dismórfico corporal, outros TAs, etc. Na BN, avaliar TDM com características atípicas, transtorno da personalidade *borderline*, síndrome de Kleine-Levin e outros TAs (AN com sintomas purgativos ou TCA). No TCA, os principais diagnósticos diferenciais são BN, obesidade, TB, TDM e transtorno da personalidade *borderline*.

Outro aspecto importante, com implicações para o diagnóstico e o tratamento, é que as comorbidades psiquiátricas são extremamente comuns em pessoas com diagnóstico de TA. As mais comuns são transtornos de ansiedade, TDM, transtorno afetivo bipolar, TOC (mais associado à AN), TUS (mais associado à BN e ao TCA), transtornos da personalidade obsessivo-compulsiva e evitativa (mais associados à AN) e transtorno da personalidade *borderline* (mais associado à BN). As comorbidades devem ser avaliadas e abordadas nas diferentes estratégias de tratamento dos TAs.

Apesar dos esforços na concepção e na avaliação de tratamentos psicológicos e médicos eficazes por meio de estudos randomizados e controlados, a literatura demonstra que os indivíduos com TAs geralmente não recebem um tratamento baseado em evidências. A dificuldade no tratamento ocorre por diversos fatores, como falta de acesso aos tratamentos específicos, escassez de profissionais treinados, demora no diagnóstico e no início da abordagem terapêutica, bem como por obstáculos inerentes à própria patologia (negação da doença por parte dos pacientes e familiares e a ambivalência relacionada ao acompanhamento terapêutico).[4-7]

TRATAMENTO

A base dos tratamentos para TA preconizados pelas diretrizes mais consagradas envolve sempre abordagens psicoterápicas, em especial as com enfoque cognitivo e comportamental, preferencialmente em ambiente ambulatorial. A sugestão é de que, tanto quanto possível, as opções terapêuticas sejam decididas junto com o paciente, levando em consideração os riscos. É importante lembrar que muitos pacientes resistem em aceitar ajuda por dificuldade em reconhecer o TA como um problema e, portanto, a postura terapêutica deve ser motivacional, não julgadora nem ameaçadora. As prioridades devem ser o engajamento e o estabelecimento de uma relação terapêutica colaborativa (**Figuras 1** e **2**).[2,4]

O contexto da intervenção deve levar em conta avaliação diagnóstica, motivação do paciente, suporte psicossocial, história de tratamentos prévios e aferição de riscos clínicos e psiquiátricos. De acordo com esses fatores, o paciente pode ser encaminhado para tratamento ambulatorial ou em ambientes mais estruturados como hospital-dia ou hospitalização psiquiátrica, dando preferência por unidade especializada em tratamento de TA. Pode ser necessária hospitalização clínica, inclusive de urgência, para estabilização, por exemplo, no caso de distúrbios hidreletrolíticos. As metas do tratamento devem incluir a recuperação nutricional e da saúde física, o restabelecimento de um padrão de alimentação regular, a interrupção dos métodos compensatórios para evitar ganho de peso, bem como o tratamento de comorbidades, sempre visando à remissão dos sintomas. A abordagem precoce e por equipe multidisciplinar treinada aumenta as chances de recuperação completa.[2,8]

TRATAMENTO COM PSICOTERAPIA

Abordagens psicoterápicas são a base do tratamento para TAs e todas elas recebem adaptações para especificidades desse grupo de pacientes, como o trabalho multidisciplinar com ampla comunicação entre os membros da equipe (p. ex., médico clínico e psicoterapeuta), a necessidade de abordar aspectos relacionados ao corpo e à alimentação, o monitoramento de riscos, entre outros. A TCC tem o maior corpo de evidências, sendo a primeira escolha na maior parte dos casos. As diferentes técnicas têm eficácia para todos os grupos nosológicos, tendo indicação transdiagnóstica, embora tendam a ser mais eficazes para pacientes com BN ou TCA e mais limitadas em pacientes com predomínio de sintomas restritivos (AN). Sendo assim, outras abordagens podem ser indicadas dependendo de respostas prévias, disponibilidade do tratamento e mesmo preferência do paciente. A seguir citamos as principais abordagens, com uma breve explicação de cada técnica.

CONTEXTO DO TRATAMENTO CONFORME AVALIAÇÃO DE RISCO

Ambulatório
- Paciente motivado
- Sem riscos*
- Bom suporte psicossocial

(Primeira opção para a maioria dos casos)

Hospital-dia
- Falha no tratamento ambulatorial
- Necessidade de ambiente estruturado
- Sem riscos*
- Suporte psicossocial limitado

Hospital
- Falha no tratamento ambulatorial ou de hospital-dia
- Riscos psiquiátricos: suicídio, automutilações, vômitos incoercíveis sem alterações metabólicas (de preferência em unidade psiquiátrica em hospital geral ou unidade de TA)
- Riscos clínicos: distúrbio hidreletrolítico, instabilidade cardiovascular (de preferência internação clínica com consultoria com equipe de TA, unidade psiquiátrica em hospital geral)
- Piora rápida do quadro: perda rápida de peso, recusa alimentar
- Estressores psicossociais
- Suporte psicossocial precário

FIGURA 1 ▶ ALGORITMO PARA TRATAMENTO DE TRANSTORNOS ALIMENTARES: CONTEXTO DO TRATAMENTO CONFORME AVALIAÇÃO DE RISCO.
* Riscos psiquiátricos ou clínicos, conforme descrito nas indicações do contexto hospitalar.

ABORDAGENS TERAPÊUTICAS

Psicoterapias*

1ª linha:
- TCC (CBT-e)
- TIP
- Terapia familiar (crianças/adolescentes)
- MANTRA (AN)
- SSCM (AN)

2ª linha:
- Terapia comportamental dialética
- Psicoterapia de orientação analítica
- Terapia de mentalização
- Terapia dos esquemas
- Terapia integrativa cognitivo-afetiva

Integradas a outras abordagens:
- Mindfulness
- Terapia de remediação cognitiva
- Manuais de autoajuda

Motivacional + psicoeducação: associadas a todas as técnicas

Psicoterapias são a base do tratamento

Conforme indicação: fármacos adjuvantes à psicoterapia

Fármacos†

Anorexia nervosa
- Olanzapina

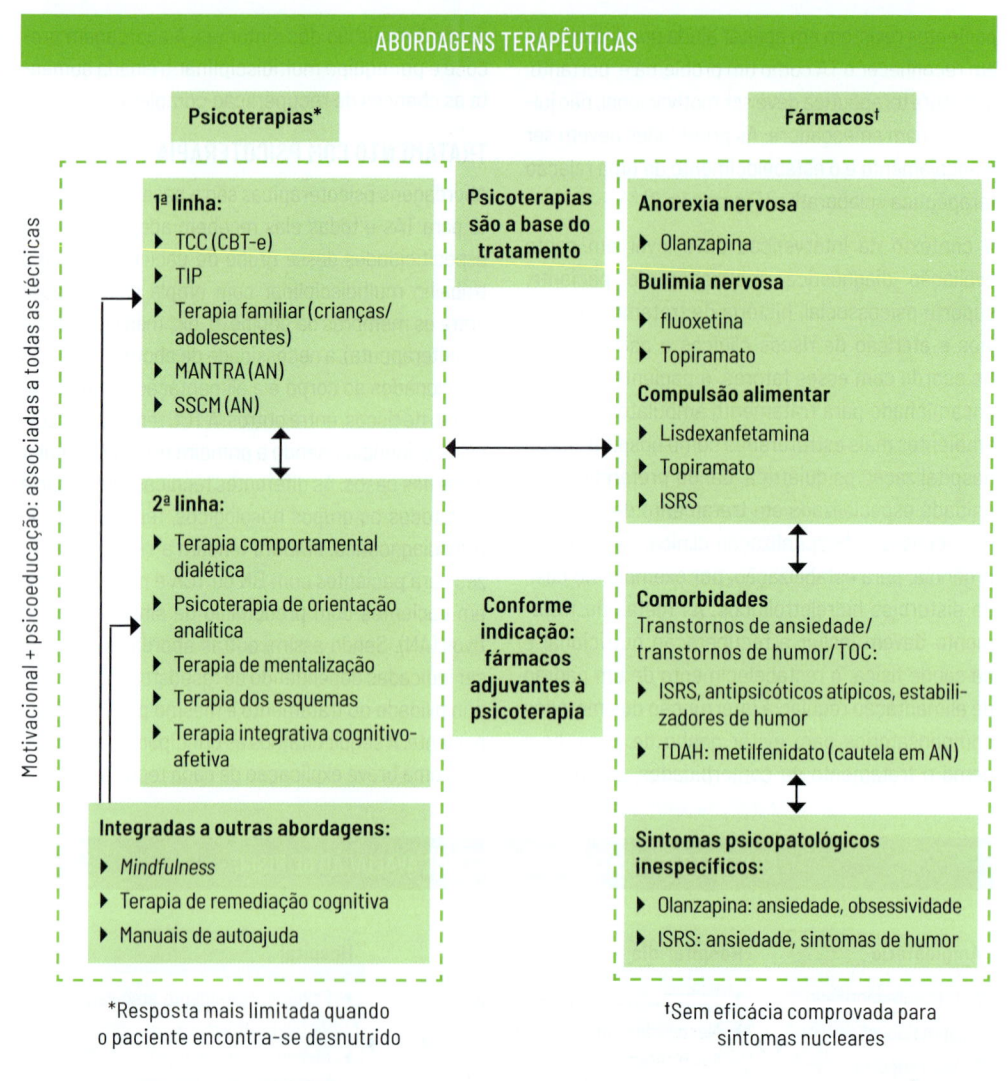

Bulimia nervosa
- fluoxetina
- Topiramato

Compulsão alimentar
- Lisdexanfetamina
- Topiramato
- ISRS

Comorbidades
Transtornos de ansiedade/transtornos de humor/TOC:
- ISRS, antipsicóticos atípicos, estabilizadores de humor
- TDAH: metilfenidato (cautela em AN)

Sintomas psicopatológicos inespecíficos:
- Olanzapina: ansiedade, obsessividade
- ISRS: ansiedade, sintomas de humor

*Resposta mais limitada quando o paciente encontra-se desnutrido

†Sem eficácia comprovada para sintomas nucleares

FIGURA 2 ▶ ALGORITMO PARA TRATAMENTO DE TRANSTORNOS ALIMENTARES: ABORDAGENS TERAPÊU

A principal psicoterapia para TA é TCC para TA (CBT-e, do inglês *cognitive behaviour therapy – enhanced*), que é a terapia de primeira linha mais estudada, tendo indicação para todos os quadros de TA. A abordagem foca nas dificuldades nucleares: relação com o corpo e com a comida e regulação do humor pelos sintomas alimentares. É transdiagnóstica, breve, colaborativa — a atuação do terapeuta é ativa e empática. A alternativa é a TIP, que tem base psicodinâmica e foca nas dificuldades interpessoais presentes em todos os TAs. No entanto, a eficácia de ambas as abordagens é maior para quadros com predomínio de sintomas purgativos, BN e TCA.[2,4]

Em razão de os resultados terapêuticos serem mais limitados para AN, outras abordagens psicoterápicas foram desenvolvidas especificamente para esses pacientes. Entre elas, destacam-se o MANTRA, do inglês Maudsley Model of Anorexia Nervosa Treatment for Adults, e o manejo clínico por especialista (do inglês SSCM, *specialist supportive clinical management*), ambas também consideradas como tratamento de primeira linha. O MANTRA envolve múltiplas abordagens baseadas em uma formulação biopsicossocial e com enfoque em motivação para mudança, enquanto o SSCM dá ênfase à relação terapêutica, à psicoeducação e ao suporte, combinando manejo clínico e psicoterapia de apoio.[2,4]

Para crianças e adolescentes, a terapia familiar é o tratamento com maior evidência, sendo considerado de primeira linha para esta faixa etária. Objetiva conhecer o funcionamento familiar e as mudanças secundárias ao TA para então intervir.[9]

Considerando que as respostas terapêuticas são muito variadas, com pouca eficácia para um número expressivo de casos, outras opções de psicoterapias podem ser indicadas, mesmo que tenham menor grau de evidência. Entre elas, podemos citar a terapia comportamental dialética (DBT), a terapia de mentalização, a terapia dos esquemas e a terapia integrativa cognitivo-afetiva. Além disso, também estão indicadas algumas abordagens associadas a essas técnicas, como *mindfulness* (na DBT) e terapia de remediação cognitiva (no MANTRA). Já os manuais de autoajuda têm tido resultados interessantes na BN e no TCA como abordagens adicionais, ou mesmo únicas na falta de outros recursos; porém, podem ser arriscados como abordagem única na AN.

TRATAMENTO COM PSICOFÁRMACOS

Apesar de ser estudado há várias décadas, o uso de psicofármacos não é indicado como abordagem única nos TAs e segue tendo um papel adjuvante ao tratamento psicoterápico. Embora haja variação de resposta nos diferentes grupos diagnósticos, a eficácia para os sintomas nucleares tende a ser limitada, e a qualidade das evidências continua sendo um desafio: estudos com amostras pequenas, grande número de perdas e maior sensibilidade dessa população aos efeitos colaterais. Outro obstáculo importante é que os indivíduos com TA muitas vezes resistem ou se recusam a tomar medicamentos pelo medo de perder o controle sobre a alimentação. Apesar dessas questões, a prescrição de medicamentos é frequente, mesmo quando não comprovadamente eficazes ou aprovados. Isso se explica pelo limite de eficácia das diversas abordagens terapêuticas, pela falta de acesso a tratamentos psicoterápicos específicos que estão disponíveis apenas em grandes centros, bem como pela indicação de medicamentos na presença de comorbidades como transtornos de ansiedade e humor. No entanto, nos últimos anos, um número crescente de estudos tem indicado a eficácia de algumas alternativas farmacológicas.

A AN é o diagnóstico com menor resposta às abordagens terapêuticas em geral, incluindo os medicamentos. Estudos com ADTs, ISRSs, entre outros psicofármacos, não demonstraram eficácia.[2,10] Já entre os APAs, a olanzapina vem sendo estudada com crescente evidência de eficácia. Estudos iniciais, em pacientes ambulatoriais adultos, séries de casos ou de comparação com placebo, sugeriram ganho de peso e possivelmente redução do medo de comer. Em ensaio clínico multicêntrico de 2019, o benefício do ganho de peso no grupo olanzapina justificaria seu uso.[11] Ainda com relevância clínica, o aripiprazol, um modulador de dopamina, tem se mostrado eficaz na recuperação de peso e em psicopatologia específica de TA em séries de casos, mas ainda não há ensaios clínicos a seu respeito.[2]

Na BN, tanto os ADTs como ISRSs foram estudados e apresentaram eficácia; destes, os ISRSs têm melhor perfil de efeitos colaterais.[10] A fluoxetina foi o fármaco mais estudado, sendo efetiva na redução dos episódios de compulsão-purgação em doses de 20 a 60 mg/dia e, portanto, aprovada com essa indicação. Há evidências com outros ISRSs, sempre em doses-alvo maiores do que as usadas para transtornos de humor. No entanto, deve haver cautela na prescrição de citalopram e escitalopram pelo risco de prolongamento do intervalo QT em doses maiores.[10] O antiepilético topiramato, em doses de 12,5 a 200 mg/dia, reduz as compulsões, os vômitos e a insatisfação com o corpo e vem sendo indicado mesmo sem aprovação pela FDA. É necessário titular muito lentamente devido ao efeito colateral de disfunção cognitiva e monitorar perda de peso.[10] Já com a lisdexanfetamina, há relatos clínicos e um estudo aberto sugerindo diminuição de episódios de compulsão alimentar e comportamentos compensatórios, mas não há ECR.[12] Nesses pacientes, é necessário monitorar o aumento da pressão arterial e do ritmo cardíaco, que representam um risco adicional, especialmente se associados a distúrbios hidreletrolíticos e à desidratação secundários às purgações.

No TCA, os estudos iniciais de tratamento medicamentoso foram derivados dos para BN, sendo que os ISRSs foram eficazes para reduzir os comportamentos de compulsão.[10] No entanto, devido ao sobrepeso presente nesse grupo diagnóstico, uma questão relevante é que os ISRSs não estão associados à diminuição do peso. Nesse sentido, o topiramato se mostrou uma alternativa terapêutica mais interessante, com superioridade em relação ao placebo.[13] Já a lisdexanfetamina é o único fármaco aprovado para TCA com base em dois estudos que demonstraram superioridade ao placebo em melhora global, sintomas obsessivos, parada das compulsões e diminuição do peso.[12,14,15]

Os psicofármacos têm papel relevante para tratamento das comorbidades com transtornos de ansiedade, do humor e obsessivo-compulsivo. Mas sintomas inespecíficos de ansiedade, humor e obsessivos presentes em muitos pacientes com TA também podem ser manejados com ISRSs, olanzapina, outros APAs ou estabilizadores de humor. Em casos de comorbidade com TDAH, o uso de anfetaminas deve ser muito cauteloso em pacientes com baixo peso ou desnutrição. Outro contexto que pode demandar o uso de abordagens farmacológicas é no tratamento de complicações clínicas, como a necessidade de suplementação de fluidos, vitaminas, oligoelementos e eletrólitos para tratar a desnutrição, desequilíbrios hidreletrolíticos e deficiências específicas decorrentes dos TAs.[16]

Buscando alternativas farmacológicas para promover a recuperação de peso na AN, bem como a melhora das cognições e de outros comportamentos presentes nos TAs, alguns fármacos têm sido apontados como potencialmente úteis, mas ainda sem comprovação de eficácia: naltrexona, canabinoides, ocitocina, testosterona, hormônio do crescimento, ômega-6, rosiglitazona, probióticos e relamorelin (agonista da grelina) na AN; a liraglutida para sintomas nucleares como restrição e compulsão alimentar; e os neuro-hormônios CCK, GLP-1, PYY na BN e na TCA.[8,17]

Uma nova fronteira de estudos de terapêuticas para TA está nas intervenções de estimulação cerebral. Os estudos com ECT são escassos e não dão suporte como alternativa terapêutica em TA. Já os estudos mais recentes com as técnicas de EMT, EETC e DBS vêm sendo mais promissores, em especial para casos de AN refratária. No entanto, ainda são necessárias pesquisas para embasar a indicação clínica e determinar os parâmetros de tratamento adequados em TA.[13,17,18]

FARMACOTERAPIA PARA ADOLESCENTES COM TA

Os ensaios clínicos para o tratamento de TAs em adolescentes são repletos de complexidades éticas e metodológicas. No entanto, em contextos específicos, pode-se considerar o uso de olanzapina e aripiprazol para o tratamento adjuvante de crianças e adolescentes com AN. Embora a base de evidências seja escassa e de baixa qualidade, a opinião de especialistas sugere um benefício potencial em contextos cuidadosamente selecionados.[9]

Outros medicamentos usados, mas requerem mais pesquisas para que se possa fazer recomendações nessa população, são fluoxetina para BN, e risperidona, quetiapina e mirtazapina para AN. Já a bupropiona pode ser prejudicial devido ao risco elevado de convulsões nessa população.

Dada a propensão desse grupo de pacientes em apresentar efeitos colaterais, recomenda-se que o uso de psicofármacos só deva ser considerado por especialistas treinados em psiquiatria infantil, hebiatria ou pediatria que tenham experiência em TAs. Nessas situações, os medicamentos devem ser iniciados em doses muito baixas e titulados com cuidado.

PONTOS DE DESTAQUE

O tratamento com psicofármacos tem papel adjuvante à psicoterapia, sem eficácia comprovada para sintomas nucleares. As únicas medicações aprovadas pela FDA para tratamento de TA ainda são fluoxetina para BN e lisdexanfetamina para TCA. No entanto, os estudos sugerem que os ISRSs topiramato ou lisdexanfetamina podem ser indicados para sintomas de compulsão alimentar, e evidências crescentes indicam um papel relevante do uso de olanzapina em pacientes com diagnóstico de AN.

Em adolescentes, a prescrição de psicofármacos é frequente nos TAs, mesmo quando não comprovadamente eficazes ou aprovados, mas deve ser feita com muita cautela.

Apesar dos avanços realizados nos últimos anos, há ainda uma importante escassez de estudos de tratamentos farmacológicos em TA. Assim, há um vasto campo de estudo para preencher as lacunas de conhecimento e evidenciar a eficácia de tratamentos já prescritos de forma empírica ou por consenso de especialistas. A condução de pesquisas de maior qualidade metodológica segue como um desafio para que se possa oferecer intervenções farmacológicas mais específicas, seguras e eficazes para os pacientes com TA.

REFERÊNCIAS

1. Hay P. Current approach to eating disorders: a clinical update. Intern Med J. 2020;50(1):24-9. PMID [31943622]
2. Hilbert A, Hoek HW, Schmidt R. Evidence-based clinical guidelines for eating disorders: international comparison. Curr Opin Psychiatry. 2017;30(6):423-37. PMID [28777107]
3. Atiye M, Miettunen J, Raevuori-Helkamaa A. A meta-analysis of temperament in eating disorders. Eur Eat Disord Rev. 2015;23(2):89-99. PMID [25546554]
4. Brunstein MG, Behenck AS, Huber J, Nunes K. Psicoterapias dos transtornos alimentares. In: Cordioli AV, Grevet EH, organizadores. Psicoterapias: abordagens atuais. 4. ed. Porto Alegre: Artmed; 2019. p. 651-66.
5. Kazdin AE, Fitzsimmons-Craft EE, Wilfley DE. Addressing critical gaps in the treatment of eating disorders. Int J Eat Disord. 2017;50(3):170-89. PMID [28102908]
6. Hay P, Chinn D, Forbes D, Madden S, Newton R, Sugenor L, et al. Royal Australian and New Zealand College of Psychiatrists clinical practice guidelines for the treatment of eating disorders. Aust N Z J Psychiatry. 2014;48(11):977-1008. PMID [25351912]
7. Yager J, Devlin MJ, Halmi KA, Herzog DB, Mitchell JE III, Powers P, et al. Guideline watch (August 2012): practice guideline for the treatment of patients with eating disorders, 3rd edition. Focus. 2014;12(4):416-31.
8. Chao AM, Wadden TA, Walsh OA, Gruber KA, Alamuddin N, Berkowitz RI, et al. effects of liraglutide and behavioral weight loss on food cravings, eating behaviors, and eating disorder psychopathology. Obesity. 2019;27(12):2005-10. PMID [31746553]
9. Couturier J, Isserlin L, Norris M, Spettigue W, Brouwers M, Kimber M, et al. Canadian practice guidelines for the treatment of children and adolescents with eating disorders. J Eat Disord. 2020;8:4. PMID [32021688]
10. Davis H, Attia E. Pharmacotherapy of eating disorders. Curr Opin Psychiatry. 2017;30(6):452-7. PMID [28806268]
11. Attia E, Steinglass JE, Walsh BT, Wang Y, Wu P, Schreyer C, et al. Olanzapine versus placebo in adult outpatients with anorexia nervosa: a randomized clinical trial. Am J Psychiatry. 2019;176(6):449-56. PMID [30654643]
12. Hudson JI, McElroy SL, Ferreira-Cornwell MC, Radewonuk J, Gasior M. Efficacy of lisdexamfetamine in adults with moderate to severe binge-eating disorder: a randomized clinical trial. JAMA Psychiatry. 2017;74(9):903-10. PMID [28700805]
13. Gallop L, Flynn M, Campbell IC, Schmidt U. Neuromodulation and eating disorders. Curr Psychiatry Rep. 2022;24(1):61-9. PMID [35179712]
14. Keshen A, Bartel S, Frank GKW, Svedlund NE, Nunes A, Dixon L, et al. The potential role of stimulants in treating eating disorders. Int J Eat Disord. 2022;55(3):318-31. PMID [34846763]
15. McElroy SL, Hudson JI, Gasior M, Herman BK, Radewonuk J, Wilfley D, et al. Time course of the effects of lisdexamfetamine dimesylate in two phase 3, randomized, double-blind, placebo-controlled trials in adults with binge-eating disorder. Int J Eat Disord. 2017;50(8):884-92. PMID [28481434]
16. Himmerich H, Kan C, Au K, Treasure J. Pharmacological treatment of eating disorders, comorbid mental health problems, malnutrition and physical health consequences. Pharmacol Ther. 2021;217:107667. PMID [32858054]
17. Lutter M. Emerging treatments in eating disorders. Neurotherapeutics. 2017;14(3):614-22. PMID [28547702]
18. Dalton B, Bartholdy S, McClelland J, Kekic M, Rennalls SJ, Werthmann J, et al. Randomised controlled feasibility trial of real versus sham repetitive transcranial magnetic stimulation treatment in adults with severe and enduring anorexia nervosa: the TIARA study. BMJ Open. 2018;8(7):e021531. PMID [30012789]

SUICÍDIO

- AUGUSTO OSSAMU SHINTANI
- THYAGO ANTONELLI SALGADO
- KYARA RODRIGUES DE AGUIAR
- THIAGO HENRIQUE ROZA
- ISABELLA CARDIA LORENZONI
- BRUNO BRAGA MONTEZANO
- IVES CAVALCANTE PASSOS

O suicídio é um fenômeno complexo, cuja etiologia envolve a interação de fatores de risco individuais, ambientais e populacionais.[1] Diversos estudos de autópsia psicológica apontam a presença frequente de transtornos psiquiátricos em pessoas que morreram por suicídio, variando de 79,3 até 98%, dependendo do estudo.[2-4] Apesar dessas elevadas taxas, na última atualização do *Manual diagnóstico e estatístico de transtornos mentais*, 5ª edição (DSM-5-TR), sugere-se estudar o suicídio como um diagnóstico à parte a fim de aprofundar sua compreensão como um fenômeno com características próprias. Sugere-se também tratar eventuais transtornos psiquiátricos presentes como comorbidades.[5]

EPIDEMIOLOGIA

Segundo a Organização Mundial da Saúde (OMS), estima-se que 700.000 pessoas morrem por suicídio anualmente no mundo, sendo a quarta maior causa de mortes de jovens de 15 a 29 anos de idade. Em 2019, o suicídio foi responsável por 1,3% das mortes, superando causas como malária, HIV/Aids, câncer de mama, guerra e homicídio. Globalmente, a taxa de suicídio ajustada por idade foi 2,3 vezes maior em homens do que em mulheres. A maioria das mortes por suicídio ocorreu em países de baixa e média renda (77%), onde também se concentra a maior parte da população mundial. Se considerados apenas os adolescentes, a taxa é ainda maior (88%). Mais da metade dos suicídios globais (58%) ocorrem antes dos 50 anos.[6]

Entre 2000 e 2019 (20 anos), a taxa global de suicídio diminuiu 36%, tendo ocorrido um decréscimo nas taxas em todas as regiões globais, exceto nas Américas, onde as taxas aumentaram 17%.[6] Segundo dados do Ministério da Saúde, no mesmo período, houve um aumento de 43% no número anual de mortes no Brasil, de 9.454 (2010) para 13.523 (2019). A taxa nacional em 2019 foi de 6,6 por 100 mil habitantes. Houve aumento do risco de morte por suicídio em todas as regiões do Brasil, porém destacam-se as Regiões Sul e Centro-Oeste, com as maiores taxas de suicídio. Homens apresentaram um risco 3,8 vezes maior de morte por suicídio do que mulheres no Brasil — entre homens, a taxa de mortalidade por suicídio em 2019 foi de 10,7 por 100 mil, enquanto entre mulheres esse valor foi de 2,9.[7]

Ainda comparando os anos de 2010 e 2019, verificou-se um aumento de 29% na taxa de suicídio de mulheres, e 26% da taxa entre homens no Brasil.[6] A análise da evolução dessas taxas por faixa etária demonstrou aumento da incidência de suicídios em todos os grupos etários. Destaca-se, nesse aspecto, um aumento pronunciado nas taxas de mortalidade de adolescentes, que tiveram um incremento de 81% no período. Em relação às notificações de violências autoprovocadas, houve um aumento de 39,8% entre 2018 e 2019. Em 2019, o perfil mais prevalente de tais lesões foi de pessoas brancas, do sexo feminino, com baixo grau de instrução e com idade entre 15 e 29 anos, sendo a residência o principal local de ocorrência. Entre os meios de violências autoprovocadas, o envenenamento foi o meio mais empregado para a tentativa de suicídio (60,2%), seguido por objeto cortante (16,2%) e enforcamento (6,2%).[7]

FATORES DE RISCO E DE PROTEÇÃO

Os fatores de risco e de proteção para a ideação e conduta suicida são diversos, abrangendo dimensões sociodemográficas, psicossociais e orgânicas. Ainda que nenhum fator seja isoladamente determinante, são elementos importantes na compreensão do quadro, tanto da ideação quanto do ato suicida. Os principais fatores seriam os listados a seguir.[1,8,9]

Fatores de risco:

- Gênero masculino.
- História familiar de transtornos psiquiátricos.
- História de tentativa de suicídio ou de autolesão.
- Abuso de substâncias e adições.
- Depressão.
- Ansiedade.
- Distúrbios do sono e insônia.
- Outros transtornos psiquiátricos.
- Abuso físico, sexual ou emocional na infância.
- Negligência parental.
- Eventos traumáticos na vida adulta.
- Desesperança.
- Introversão acentuada.
- Indivíduos que se relacionam com outros do mesmo sexo.
- Morar sozinho.
- Primeiras semanas após alta da internação psiquiátrica.

- Período que precede o início do tratamento.
- Reportagens midiáticas de outros suicídios.

Fatores de proteção:

- Ter uma crença ou religião.
- Ter rede de apoio bem desenvolvida.
- Ser responsável por crianças pequenas.
- Ter características como extroversão e otimismo.
- Ter capacidade de resolução de problemas.

DIAGNÓSTICO

O DSM-5-TR incluiu, recentemente, o "transtorno de comportamento suicida" como uma condição para estudos futuros, na esperança de estimular pesquisas sobre o assunto. Há a possibilidade de que se torne um diagnóstico oficial nas próximas edições do manual, de acordo com a validade, a confiabilidade e a importância clínica que esse diagnóstico preliminar apresentar em investigações científicas sobre o tema.[5]

Nesse sentido, para preencher a definição diagnóstica preliminar, um paciente deve ter uma tentativa prévia de suicídio nos últimos 24 meses. Esse diagnóstico não se aplica a situações que envolvem apenas ideação suicida ou planejamento suicida. Além disso, tentativas de suicídio feitas unicamente por razões políticas ou religiosas, bem como tentativas realizadas durante a vigência de confusão mental (p. ex., *delirium*), excluem o diagnóstico.[5]

DICAS NA AVALIAÇÃO DIAGNÓSTICA

Todo paciente com queixas psiquiátricas deve ser avaliado quanto ao risco de suicídio. Entretanto, em caso de suspeita de risco de suicídio, deve-se realizar uma avaliação clínica mais aprofundada da suicidalidade, com especial atenção a alguns aspectos, listados a seguir, que devem ser investigados.[1,5]

- História de comportamento suicida no passado.
- Presença de impulsividade, ambivalência, desesperança e pensamentos de desvalia (associados ao risco aumentado de suicídio).
- Uso de substâncias de abuso (o uso de substâncias de abuso promove desinibição comportamental, que se associa a maiores taxas

- de conversão de ideação para comportamento suicida).
- Presença de comorbidades clínicas e psiquiátricas, com avaliação psiquiátrica detalhada.
- História de tratamentos psiquiátricos (ambulatorial, hospitalar, tipos de tratamento instituídos; alta recente de internação psiquiátrica é um período de maior risco de suicídio).
- História familiar de suicidalidade.
- Adesão aos tratamentos psiquiátricos e psicoterápicos (descontinuação recente de medicamento e má adesão se associam a maior risco de suicídio).
- Presença de fatores de proteção e de risco para o suicídio.
- Uso de estratégias de enfrentamento (boas estratégias de enfrentamento são consideradas como fatores de proteção contra o suicídio).
- Presença de eventos adversos de vida recentes (divórcio, desemprego, diagnóstico de uma doença clínica grave).
- Grau de detalhamento do planejamento suicida atual (pacientes que escolheram o método de suicídio, data e local, e que estão deixando "pendências" resolvidas podem representar situações de maior risco de suicídio).
- Letalidade associada com o método de suicídio, tanto para tentativas prévias como para o planejamento suicida atual (exemplos de métodos de alta letalidade são armas de fogo, enforcamento e agrotóxicos).
- Acesso a métodos de suicídio (quanto mais fácil o acesso a esses métodos, maior o risco de morte por suicídio).
- Existência de suporte social (fator de proteção contra suicídio), incluindo quem mora no mesmo local em que o paciente vive.

É sempre recomendável fazer uma entrevista com um informante qualificado, para obtenção de informações complementares. Sugere-se também a aplicação de escalas, como a Columbia Suicide Severity Rating Scale.[10]

PROGNÓSTICO

Tentativas de suicídio passadas estão associadas com maior chance de tentativas futuras; com o aumento do número de tentativas, aumentam as chances de haver uma tentativa efetiva.[11]

Fatores prognósticos negativos:

- Plano ou tentativas de suicídio no passado.
- História de ideação suicida com características de impulsividade ou acesso aos meios letais.
- Transtorno por uso de substâncias ou transtorno psiquiátrico grave.
- *Bullying* e trauma na infância.
- História familiar de comportamento suicida ou morte por suicídio.
- Exposição a morte por suicídio.
- Desesperança ou sofrimento psíquico com baixa rede de apoio.

Fatores prognósticos positivos:

- Tratamento precoce.
- Boa aliança terapêutica.
- Apoio familiar e boa rede de apoio.
- Boa resposta ao tratamento.

DIAGNÓSTICO DIFERENCIAL

O DSM-5-TR define o comportamento suicida como um comportamento autolesivo com alguma intenção de morte como resultado do ato, seja ela explícita ou implícita e resultando ou não de fato em autolesão. Já o comportamento autolesivo não suicida difere do anterior por não ter intenção de morte por trás do ato, mesmo que haja como objetivo causar sangramento, contusão ou dor.[5]

Dentro do comportamento suicida, há diferenças importantes de nomenclatura.

- A **ideação suicida** é definida como "quaisquer pensamentos, imagens, crenças, vozes ou outras cognições relatadas pelo indivíduo sobre terminar intencionalmente com sua própria vida". Entretanto, não cabem aqui pensamentos intrusivos de suicídio se não há de fato intenção de morrer por suicídio.
- A **tentativa de suicídio**, por sua vez, é definida como "um comportamento não fatal, autoinfligido, potencialmente danoso, com qualquer intenção de morrer como seu resultado". É importante ressaltar que ela pode ou não resultar

em morte ou ferimento e que o diagnóstico não depende da presença ou do grau da consequente lesão.[12]

COMORBIDADES

Estima-se que 87,3% dos indivíduos que morrem por suicídio tenham um transtorno psiquiátrico comórbido, e é frequente a ocorrência de mais de um transtorno. Alguns desses transtornos estão mais associados a comportamentos suicidas do que outros. Episódios depressivos, associados a TDM ou TP, estão associados a pelo menos metade das mortes por suicídio. Entre os pacientes com TB, episódios com características mistas estão mais associados a tentativas de suicídio, e o risco aumenta de acordo com a duração em episódios depressivos mistos. Há também maior ocorrência de suicídio em adultos com esquizofrenia e outros transtornos psicóticos.[1]

Transtornos relacionados ao uso de álcool e outras drogas (como a cocaína, a maconha e os opioides) também são comuns em pessoas que morrem por suicídio e podem exacerbar o risco subjacente ou interagir com a depressão para aumentar o risco de se envolver em comportamentos suicidas. Outros transtornos comórbidos comuns são os transtornos alimentares e os transtornos de personalidade, particularmente transtornos de personalidade do grupo B, como transtorno da personalidade *borderline* e antissocial, que são caracterizados por traços agressivos e impulsivos.[1]

TRATAMENTO

1. Princípios gerais

O tratamento de pacientes com risco de suicídio é complexo, exigindo, na maioria dos casos, tratamento multidisciplinar e experiência e competência dos profissionais para abordarem as particularidades de cada caso.[11] Há uma elevada heterogeneidade[1] e, para uma adequada condução do tratamento, é necessário um olhar apurado para o estado e as circunstâncias atuais do paciente, bem como ter presente a história clínica, o contexto socioambiental e eventos significativos ao longo da sua vida.[12] É também bastante indicado o envolvimento da rede de suporte do paciente.[13] Dependendo do risco apresentado, medidas que restringem alguns direitos da pessoa tornam-se razoáveis, justificadas e necessárias, como a quebra de sigilo para alertar a rede de apoio ou a restrição temporária de liberdade com a internação hospitalar nos casos de elevado risco de suicídio.

De modo geral, quanto mais dimensões do paciente forem trabalhadas no tratamento, melhores serão os prognósticos.[11] Uma intervenção biopsicossocial e espiritual, portanto, caso o paciente tenha alguma crença, costuma ser benéfica. Além disso, a personalização do tratamento, absorvendo as características e singularidades do sujeito e suas circunstâncias, possibilitará intervenções com melhores efeitos terapêuticos. Por fim, a escuta empática e a aliança terapêutica são elementos fundamentais no tratamento e que, em muitos casos, com o tratamento farmacológico, serão o núcleo da intervenção.[12]

2. Abordagem inicial

O primeiro contato com o paciente em risco de suicídio deve estar pautado por uma escuta empática atenta, na qual o paciente se sente acompanhado e seguro. A abordagem de pacientes com ideação suicida exige uma cuidadosa avaliação do quadro clínico, apurando os fatores de risco e de proteção. Para tanto, pode-se utilizar questionários como o Columbia Suicide Severity Rating Scale,[10] ou uma entrevista clínica especializada, considerada padrão-ouro na avaliação. Nos casos em que o risco é elevado, como quando há um plano definido de suicídio, meios à disposição e intenção de concretizá-lo, para a segurança do paciente é necessário encaminhá-lo para internação.[14] Além disso, para pacientes de pequeno ou médio risco, é comum a utilização do recurso "plano de segurança" (descrito adiante, em "Estratégias de prevenção").

Já nos casos em que houve uma tentativa de suicídio, independentemente do método que tenha sido utilizado, faz-se necessário primeiro buscar estabilizar o quadro clínico do indivíduo. Estabilizado o quadro, deve-se decidir por transferência para unidade psiquiátrica ou encaminhamento para acompanhamento ambulatorial. Essa decisão deve ser feita com base na avaliação do risco de nova tentativa, da gravidade do método utilizado e das condições da rede de apoio.

3. Tratamento farmacológico

De acordo com as evidências científicas existentes, alguns medicamentos apresentam benefícios no tratamento de pacientes com risco de suicídio.[1]

▸ O uso de lítio em pacientes com transtornos de humor mostrou benefício em reduzir mortes por suicídio, tentativas de suicídio e outros comportamentos autolesivos.[15] Apesar de o mecanismo terapêutico ainda não ter sido elucidado, a melhora pode se associar tanto ao tratamento de episódios agudos de humor quanto à redução de impulsividade e agressividade.

▸ O uso de cetamina e escitamina demonstrou resposta rápida no tratamento de sintomas de humor em depressão e TB, bem como ação rápida no tratamento de ideação suicida. A escetamina foi aprovada tanto pela FDA como pela Anvisa com a finalidade de rápida redução dos sintomas depressivos em pacientes adultos com depressão e comportamento ou ideação suicida aguda.

▸ O uso de clozapina apresentou impacto positivo na redução de ideação e tentativas de suicídio em pacientes com esquizofrenia e transtorno esquizoafetivo.

▸ O tratamento de TDM com ADs, principalmente ISRSs, apresentou benefícios na redução da suicidalidade.

4. Tratamentos psicoterápicos

Terapia cognitivo-comportamental (TCC): a TCC é um tratamento amplamente consolidado na literatura, demonstrando eficácia na redução de comportamentos autolesivos e na reincidência de tentativa de suicídio.[16] Intervenções breves de TCC (10 sessões) parecem ser uma escolha interessante para adultos com tentativa recente de suicídio (últimas 48 horas). Um ensaio clínico randomizado controlado evidenciou que os participantes que receberam TCC apresentaram 50% menos chances de apresentar nova tentativa de suicídio no período de acompanhamento de 18 meses.[17]

Terapia dialética comportamental (DBT): a DBT tem como base intervenções com foco no comportamento suicida e em formas de agressões autodirigidas. É um tratamento ambulatorial, desenvolvido em quatro instâncias: individual, treinamento de habilidades em grupo, assistência fora da sessão e reuniões de equipe entre os terapeutas. Evidências metanalíticas demonstram que, em adultos, a DBT é eficaz na redução da violência autodirigida, no acesso a serviços de crises psiquiátricas, porém não encontrou evidências significativas que sustentem sua efetividade quanto à ideação suicida.[18] Já em adolescentes, a DBT se mostra eficaz na redução tanto de automutilação quanto de tentativas de suicídio. Essas evidências são baseadas em uma amostra de adolescentes em alto risco para tentativas de suicídio.[19]

Intervenções baseadas em *mindfulness* (MBIs): tratamentos baseados em *mindfulness* parecem promissores no manejo do suicídio. Este é um campo em ascensão, e mais estudos precisam ser desenvolvidos; no entanto, evidências metanalíticas até o momento indicam que MBIs exercem efeitos positivos significativos na redução da ideação suicida. Conforme alguns estudos, intervenções com participantes mais velhos, majoritariamente do sexo feminino e com mais horas de treinamento em práticas *mindfulness* parecem ser ligeiramente mais eficazes. Dados referentes à eficácia de MBIs em reduzir o comportamento suicida (p. ex., tentativas de suicídio) ainda são necessários. Em estudos com avaliações pré e pós-intervenção, MBIs apresentaram tamanho de efeito moderado na redução da ideação suicida, enquanto em estudos controlados o tamanho de efeito é pequeno.[20]

5. Outros tratamentos

▸ Além das intervenções farmacológicas e psicoterapêuticas, outras intervenções podem ser realizadas com base em evidência científica. Entre estas, destacam-se as técnicas de neuromodulação: eletroconvulsoterapia (ECT) e estimulação magnética transcraniana repetitiva (EMTr).[1,21-23]

▸ Tratamentos adjuntos para fatores de risco como a solidão e o isolamento social podem ajudar na prevenção do suicídio.[24] Para esse intuito, destaca-se a TCC focada na cognição social desadaptativa para adultos[25] e a terapia com animais para idosos.[26]

6. Estratégias de prevenção

Existem várias estratégias de prevenção do suicídio. Elas podem ser divididas em medidas a serem implantadas em termos populacionais por países ou comunidades e medidas a serem implantadas individualmente para pacientes em situação de risco. A abordagem "LIVE LIFE" da OMS recomenda quatro intervenções principais que provaram ser eficazes em termos populacionais:[27]

▸ Limitar o acesso aos meios de suicídio.

▸ Interagir com a mídia para divulgação responsável sobre o tema.

- Promover habilidades socioemocionais em jovens.
- Identificar, avaliar, gerenciar e acompanhar precocemente qualquer pessoa afetada por comportamentos suicidas.

Em relação a medidas preventivas realizadas a nível individual, destacam-se a identificação e o tratamento do transtorno psiquiátrico de base, assim como o manejo dos demais fatores de risco, como já relatado nas seções anteriores. Nesse cenário de redução de riscos, destaca-se o plano de segurança.[28-30] O plano é baseado em seis etapas. A primeira consiste na identificação de sinais de alerta, e as etapas subsequentes são estratégias para diminuir o risco e prevenir o suicídio. A cada etapa de estratégias, deve-se avaliar a probabilidade de o paciente se envolver na etapa e identificar possíveis obstáculos e a possibilidade de resolver esses obstáculos, caso seja possível. Se a estratégia de uma etapa não foi possível ou eficaz, passa-se para a etapa seguinte.

ETAPA 1: SINAIS DE ALERTA

- Pergunte: "Como você saberá quando o plano de segurança deve ser usado?" e "O que você experimenta quando começa a pensar em suicídio ou quando está extremamente deprimido?".
- Liste os sinais de alerta (situações pessoais, pensamentos, emoções, comportamentos) usando as próprias palavras do paciente.

ETAPA 2: ESTRATÉGIAS INTERNAS DE *COPING* (ENFRENTAMENTO)

- Pergunte: "Se tiver ideação suicida, o que você pode fazer por conta própria para ajudar a si mesmo a não agir de acordo com seus pensamentos ou impulsos?".
- Avalie a probabilidade de uso. Pergunte: "Qual é a probabilidade de você usar essa estratégia durante um período de crise?". Se houver dúvida sobre o uso, pergunte: "O que pode impedi-lo de pensar ou realizar a estratégia?".
- Use uma abordagem colaborativa de resolução de problemas para lidar com possíveis obstáculos e identificar estratégias alternativas de enfrentamento.

ETAPA 3: CONTATOS SOCIAIS QUE PODEM DISTRAIR DA CRISE

- Pergunte: "Quem ou quais ambientes sociais ajudam você a esquecer seus problemas pelo menos por um tempo?" e "Quais pessoas ajudam você a se sentir melhor quando socializa com elas?".
- Sugira lugares seguros onde possam ficar perto de pessoas (p. ex., cafeteria).
- Peça que o paciente liste várias pessoas e ambientes sociais caso a primeira opção não esteja disponível.
- Nesta etapa, o objetivo é a distração de pensamentos e sentimentos suicidas.

ETAPA 4: FAMILIARES OU AMIGOS QUE PODEM OFERECER AJUDA

- Pergunte: "Entre sua família ou amigos, com quem você acha que poderia entrar em contato para obter ajuda durante uma crise?" ou "Quem apoia você e com quem você acha que pode conversar quando está estressado?".
- Peça aos pacientes para listarem várias pessoas, caso um contato esteja inacessível.
- Priorize a lista. Nesta etapa, ao contrário da etapa anterior, os pacientes revelam que estão em crise para os outros.

Nota: O *role-play* (técnica de simulação de eventos reais) pode ser muito útil nesta etapa.

ETAPA 5: PROFISSIONAIS OU SERVIÇOS COM QUEM ENTRAR EM CONTATO DURANTE UMA CRISE

- Pergunte: "Quem são os profissionais de saúde mental que devemos identificar para fazer parte do seu plano de segurança?" e "Existem outros prestadores de cuidados de saúde que poderiam ser acessados na crise?".
- Liste nomes, números e/ou localizações de médicos, serviços locais de atendimento de urgência. Lembre-se de que no Brasil temos o Centro de Valorização da Vida (CVV) que, por meio de atendimento voluntário, realiza prevenção do suicídio por telefone (188), *e-mail* e *chat* 24 horas, todos os dias.

Nota: O *role-play* pode ser muito útil nesta etapa.

ETAPA 6: TORNAR O AMBIENTE SEGURO

▶ Pergunte aos pacientes quais meios eles considerariam usar durante uma crise suicida. Pergunte: "Você possui uma arma de fogo, como uma pistola ou rifle?" e "A que outros meios você tem acesso e pode usar para tentar se matar?".

▶ Identificar de forma colaborativa maneiras de proteger ou limitar o acesso a meios letais. Pergunte: "Como podemos desenvolver um plano para limitar seu acesso a esses meios?".

A **Figura 1** apresenta um resumo do tratamento.

REFERÊNCIAS

1. Turecki G, Brent DA. Suicide and suicidal behaviour. Lancet. 2016;387(10024):1227-39. PMID [26385066]
2. Nock MK, Dempsey CL, Aliaga PA, Brent DA, Heeringa SG, Kessler RC, et al. Psychological autopsy study comparing suicide decedents, suicide ideators, and propensity score matched controls: results from the study to assess risk and resilience in ervisse members (Army STARRS). Psychol Med. 2017;47(15):2663-74. PMID [28502265]
3. Leahy D, Larkin C, Leahy D, McAuliffe C, Corcoran P, Williamson E, et al. The mental and physical health profile of people who died by suicide: findings from the suicide support and information system. Soc Psychiatry Psychiatr Epidemiol. 2020;55(11):1525-33. PMID [32656640]
4. Bertolote JM, Fleischmann A, De Leo D, Wasserman D. Psychiatric diagnoses and suicide: revisiting the evidence. Crisis. 2004;25(4):147-55. PMID [15580849]
5. American Psychiatric Association. Diagnostic and statistical manual of mental disorders: DSM-5-TR. Washington: APA; 2022.
6. World Health Organization. Suicide worldwide in 2019 [Internet]. Geneva: WHO; 2021 [capturado em 5 fev. 2023]. Disponível em: https://www.who.int/publications/i/item/9789240026643.
7. Brasil. Ministério da Saúde. Mortalidade por suicídio e notificações de lesões autoprovocadas no Brasil. Bol Epidemiol. 2021;52(33):1-10.
8. Hawton K, Casañas I Comabella C, Haw C, Saunders K. Risk factors for suicide in individuals with depression: a systematic review. J Affect Disord. 2013;147(1-3):17-28. PMID [23411024]
9. Lawrence RE, Oquendo MA, Stanley B. Religion and suicide risk: a systematic review. Arch Suicide Res. 2016;20(1):1-21. PMID [26192968]
10. Posner K, Brown GK, Stanley B, Brent DA, Yershova KB, Oquendo MA, et al. The Columbia-suicide severity rating scale: initial validity and internal consistency findings from three multisite studies with adolescents and adults. Am J Psychiatry. 2011;168(12):1266-77. PMID [22193671]
11. Turecki G, Brent DA, Gunnell D, O'Connor RC, Oquendo MA, Pirkis J, et al. Suicide and suicide risk. Nat Rev Dis Primers. 2019;5(1):74. PMID [31649257]
12. Wenzel A, Brown GK, Beck AT. Cognitive therapy for suicidal patients: scientific and clinical applications. Washington: American Psychological Association; 2009.
13. O'Connor RC, Nock MK. The psychology of suicidal behaviour. Lancet Psychiatry. 2014;1(1):73-85. PMID [26360404]

Risco de suicídio? Métodos de avaliação:
▶ Entrevista clínica
▶ Escalas
▶ Calculadora de risco (ML)

Não → Encaminhar para atendimento psiquiátrico ambulatorial se houver algum transtorno mental

Sim ↓

Abordagem inicial:
▶ Avaliar fatores de risco e proteção (ver texto)
▶ Considerar internação, sobretudo se houver risco alto de suicídio **(Figura 2)**
▶ Restringir acesso a meios letais
▶ Elaborar plano de segurança

Tratamento:
▶ Intervenções para rápida redução da ideação suicida:
  ▶ Cetamina e escetamina
  ▶ ECT
▶ Tratamento farmacológico para prevenção de comportamento suicida:
  ▶ Lítio: para pacientes com transtornos de humor
  ▶ Clozapina: para pacientes com esquizofrenia e transtorno esquizoafetivo
▶ Tratamento psicoterápico para prevenção de comportamento suicida:
  ▶ TCC para risco de suicídio
  ▶ DBT
  ▶ MBIs
▶ Tratar doença psiquiátrica comórbida ao comportamento suicida

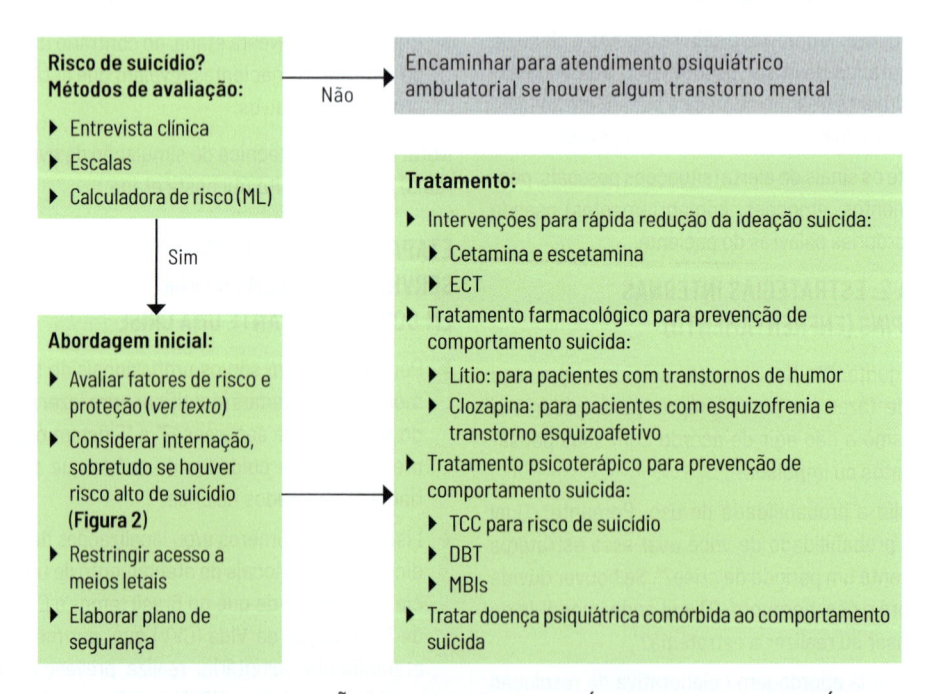

FIGURA 1 ▶ FLUXOGRAMA PARA AVALIAÇÃO E TRATAMENTO DE INDIVÍDUOS COM RISCO DE SUICÍDIO.
Nota: Modelos de *machine learning* (ML, aprendizado de máquina) são algoritmos que utilizam técnicas de estatística e aprendem a partir de dados coletados para realizar tarefas específicas, como a previsão de desfechos clínicos. Eles têm sido utilizados para prever tentativas e comportamento suicida.[31]

Sempre faça as perguntas 1 e 2	SIM	NÃO
1) Você desejou estar morto/a ou desejou poder dormir e nunca mais acordar?	Risco baixo	
2) Você já pensou realmente em se matar?	Risco baixo	
Se SIM para 2, faça as perguntas 3, 4, 5 e 6. Se a resposta para a questão 2 for NÃO, vá diretamente para a questão 6.		
3) Você tem pensado em como poderia fazer isso?	Risco moderado	
4) Você teve esses pensamentos e teve alguma intenção de colocá-los em prática?	Risco elevado	
5) Você já começou a elaborar ou já elaborou os detalhes de como se matar? Você pretende executar esse plano?	Risco elevado	
Sempre faça a pergunta 6		
6) Você deu algum passo em direção a cometer uma tentativa de suicídio ou a preparar-se para se matar? P. ex., reunir pílulas, adquirir uma arma, dar pertences de valor ou escrever um bilhete suicida, segurar uma arma, mas mudar de ideia, se cortar, tentar se enforcar, etc. **Se SIM, faça a pergunta:** Isso foi nos últimos 3 meses?	**Ao longo da vida** Risco moderado **Nos últimos 3 meses** Risco elevado	

Obs.: Qualquer "sim" indica que se deve procurar o serviço de saúde mental. No entanto, se a resposta para 4, 5, 6 for "sim", obtenha ajuda imediata: se você não for psiquiatra, ligue para o psiquiatra do paciente ou vá ao serviço de pronto atendimento. É necessário que a pessoa esteja acompanhada até que possa ser avaliada.

FIGURA 2 ▶ VERSÃO REDUZIDA DA ESCALA DE AVALIAÇÃO DO RISCO DE SUICÍDIO (C-SSRS)
Nota: Essa versão reduzida é utilizada para triagem e identificação de riscos
Fonte: Columbia Lighthouse Project.[32]

14. Practice guideline for the assessment and treatment of patients with suicidal behaviors. Am J Psychiatry. 2003;160(11 Suppl):1-60. PMID [14649920]
15. Cipriani A, Hawton K, Stockton S, Geddes JR. Lithium in the prevention of suicide in mood disorders: updated systematic review and meta-analysis. BMJ. 2013;346:f3646. PMID [23814104]
16. Gøtzsche PC, Gøtzsche PK. Cognitive behavioural therapy halves the risk of repeated suicide attempts: systematic review. J R Soc Med. 2017;110(10):404-10. PMID [29043894]
17. Brown GK, Ten Have T, Henriques GR, Xie SX, Hollander JE, Beck AT. Cognitive therapy for the prevention of suicide attempts: a randomized controlled trial. JAMA. 2005;294(5):563-70. PMID [16077050]
18. DeCou CR, Comtois KA, Landes SJ. Dialectical behavior therapy is effective for the treatment of suicidal behavior: a meta-analysis. Behav Ther. 2019 Jan;50(1):60-72. PMID [30661567]
19. McCauley E, Berk MS, Asarnow JR, Adrian M, Cohen J, Korslund K, et al. Efficacy of dialectical behavior therapy for adolescents at high risk for suicide: a randomized clinical trial. JAMA Psychiatry. 2018 Aug;75(8):777-85. PMID [29926087]
20. Schmelefske E, Per M, Khoury B, Heath N. The effects of mindfulness-based interventions on suicide outcomes: a meta-analysis. Arch Suicide Res. 2022;26(2):447-64. PMID [33126844]
21. Rhee TG, Sint K, Olfson M, Gerhard T, Busch SH, Wilkinson ST. Association of ECT with risks of all-cause mortality and suicide in older medicare patients. Am J Psychiatry. 2021;178(12):1089-97. PMID [34503341]
22. Croarkin PE, Nakonezny PA, Deng ZD, Romanowicz M, Voort JLV, Camsari DD, et al. High-frequency repetitive TMS for suicidal ideation in adolescents with depression. J Affect Disord. 2018;239:282-90. PMID [30031247]
23. Chen GW, Hsu TW, Ching PY, Pan CC, Chou PH, Chu CS. Efficacy and tolerability of repetitive transcranial magnetic stimulation on suicidal ideation: a systemic review and meta-analysis. Front Psychiatry. 2022;13:884390. PMID [35599760]
24. Antonelli-Salgado T, Monteiro GMC, Marcon G, Roza TH, Zimerman A, Hoffmann MS, et al. Loneliness, but not social distancing, is associated with the incidence of suicidal ideation during the COVID-19 outbreak: a longitudinal study. J Affect Disord. 2021;290:52-60. PMID [33991946]

25. Masi CM, Chen H-Y, Hawkley LC, Cacioppo JT. A meta-analysis of interventions to reduce loneliness. Pers Soc Psychol Rev. 2011;15(3):219-66. PMID [20716644]

26. Hoang P, King JA, Moore S, Moore K, Reich K, Sidhu H, et al. Interventions associated with reduced loneliness and social isolation in older adults: a systematic review and meta-analysis. JAMA Netw Open. 2022;5(10):e2236676. PMID [36251294]

27. World Health Organization. Live life: an implementation guide for suicide prevention in countries [Internet]. Geneva: WHO; 2021 [capturado em 5 fev. 2023]. Disponível em: https://apps.who.int/iris/handle/10665/341726.

28. Stanley B, Brown GK. Safety planning intervention: a brief intervention to mitigate suicide risk. Cogn Behav Pract. 2012;19(2):256-64.

29. Stanley B, Brown GK. Patient safety plan template. Choice. 2008;53:3794.

30. Stanley B, Brown GK. Safety planning guide [Internet]. Boulder: Wiche; 2008 [capturado em 5 fe. 2023]. Disponível em: https://www.sprc.org/sites/default/files/SafetyPlanningGuide%20Quick%20Guide%20for%20Clinicians.pdf.

31. Machado CDS, Ballester PL, Cao B, Mwangi B, Caldieraro MA, Kapczinski F, Passos IC. Prediction of suicide attempts in a prospective cohort study with a nationally representative sample of the US population. Psychol Med. 2022;52(14):2985-96.

32. Columbia Lighthouse Project. Triage and Risk Identification [Internet]. New York: Center for Suicide Risk Assess; c2016 [capturado em 23 mar. 2023]. Disponível em: https://cssrs.columbia.edu/the-columbia-scale-c-ssrs/risk-identification/

INSÔNIA

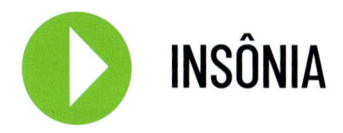

▶ FELIPE GUTIÉRREZ CARVALHO
▶ REGINA MARGIS
▶ ALICIA CARISSIMI
▶ LUÍSA K. PILZ
▶ MARIA PAZ HIDALGO

A insônia é uma queixa recorrente nos atendimentos clínicos e vem ganhando destaque na última década. Identificar e manejar de maneira adequada este transtorno é um requisito essencial para os profissionais da saúde, tendo em vista a sua repercussão em múltiplos sistemas e seus potenciais desfechos desfavoráveis. Sua origem é multifatorial, e a detecção dos diferentes componentes envolvidos na sua etiologia é necessária para o sucesso da intervenção terapêutica, o que torna o tratamento mais complexo do que a simples prescrição de medicamentos sedativos.

EPIDEMIOLOGIA

Estudos epidemiológicos indicam que a prevalência geral da insônia crônica é de 3,9 a 22,1% em diferentes países, variando também de acordo com os critérios diagnósticos empregados (em torno de 10% usando o *Manual diagnóstico e estatístico de transtornos mentais*, 4ª edição [DSM-IV]).[1] No Brasil, em estudo realizado em São Paulo, a prevalência de insônia observada é de 15% pelos critérios do DSM-IV, chegando a aproximadamente 30% pelos achados de polissonografia e actigrafia.[2] A insônia é mais comum em mulheres do que em homens e diagnosticada com mais frequência em pessoas com transtornos psiquiátricos. É também usual em crianças e adolescentes, porém há menos informações sobre sua epidemiologia e o tratamento nesses grupos etários. Apesar de as perturbações do sono aumentarem com a idade, a prevalência de insônia é semelhante entre adultos de diferentes idades.[1]

Similarmente, em estudo que buscou coletar amostras representativas (amostragem por cotas) para caracterizar a prevalência geral da insônia aguda, foram observados valores entre 2,3 e 25,5% em 66 territórios europeus.[3] De modo complementar, um estudo longitudinal canadense de grande tamanho amostral (n = 3.073) demonstrou incidência de insônia de 13,9% ao longo de um período de 5 anos em participantes classificados como "bons dormidores". O mesmo estudo pontuou persistência de insônia em 37,5% dos participantes e índice de remissão (entre todos os participantes avaliados) de 62,5% em 5 anos.[4]

Ressalta-se que, durante a pandemia de Covid-19, foi observado aumento de alterações de sono em diferentes países, como insônia e outros distúrbios do sono, bem como maior influência negativa no bem-estar psicológico.[5,6] Recomendações relacionadas a hábitos saudáveis, organização circadiana e sono podem contribuir para a manutenção da saúde mental nesse contexto.[7]

ETIOLOGIA E FATORES DE RISCO

O modelo mais aceito da etiologia da insônia crônica considera a inter-relação de três conjuntos de fatores: fatores predisponentes – os quais conferem um risco basal por características genéticas e fisiológicas – e fatores precipitantes e perpetuadores – os quais determinam o início e a persistência da alteração de sono.[8] A abordagem proposta pelo *Manual diagnóstico e estatístico de transtornos mentais*, 5ª edição, texto revisado (DSM-5-TR) identifica características temperamentais, ambientais e modificadoras de curso entre os fatores precipitantes e perpetuadores.[9]

Os fatores de risco podem ser categorizados em genéticos e fisiológicos (sexo feminino, idade avançada, predisposição familiar e comorbidade psiquiátrica), temperamentais (ansiedade, estilos cognitivos ou de personalidade propensa a preocupações, maior predisposição para despertar, tendência a reprimir emoções), ambientais (ruído, iluminação noturna – em especial, quando intensa e/ou azul, temperaturas desconfortavelmente elevadas/reduzidas), modificadores do curso e psicossociais (práticas inadequadas de higiene do sono, baixa escolaridade, desemprego, baixo nível socioeconômico, estado civil de separação, divórcio ou viuvez).

PROGNÓSTICO

A maioria dos indivíduos retoma os padrões normais de sono após a resolução do evento desencadeador inicial, embora outros continuem vivenciando dificuldades. O curso crônico da insônia pode levar à perpetuação de maus hábitos de sono, como horários irregulares e medo de não conseguir dormir adequadamente, o que, com frequência, gera um círculo vicioso. O sono de curta duração (menos que 6 horas/noite) está associado a piores desfechos para hipertensão arterial sistêmica, diabetes melito tipo 2, doenças cardíacas, TDM e, inclusive, risco de mortalidade. Deve-se atentar para a diferença entre dormidores curtos (que precisam de poucas horas de sono para regular sua fisiologia) e aqueles com *sleep loss* (privação de sono relacionada a insônia ou outras causas).

DIAGNÓSTICO

De acordo com o DSM-5-TR – Transtorno de insônia – 307.42 (F51.01) –, o diagnóstico de insônia devido a transtorno mental, condição médica e/ou outro transtorno do sono é diferenciado por especificador, e não mais agrupado em categoria diversa.[9] Os principais critérios que definem o transtorno de insônia são abordados a seguir.

▸ Insatisfação predominante com a quantidade ou a qualidade do sono associada a um (ou mais) dos seguintes sintomas:
  1. Dificuldade para iniciar o sono.
  2. Dificuldade para manter o sono – despertares frequentes ou problemas para retomar o sono depois de despertar.
  3. Despertar antes do horário habitual, com dificuldade para retomar o sono.
▸ A perturbação do sono causa sofrimento ou prejuízo clinicamente significativo em âmbito social, ocupacional, educacional, acadêmico, comportamental ou em outras áreas do funcionamento.

A insônia aguda/episódica, ou transtorno de insônia breve, é considerada nos casos em que há sintomas por pelo menos 3 noites da semana, durante pelo menos 1 mês, mesmo em oportunidades adequadas para o sono. Já a progressão para a insônia crônica/persistente, ou transtorno de insônia, ocorre na manutenção do quadro durante 3 meses ou mais.

AVALIAÇÃO CLÍNICA

A abordagem clínica de um paciente com insônia deve incluir alguns aspectos-chave na avaliação.[10,11] Por ser um quadro que, em grande parte das vezes, ocorre de forma concomitante a outras comorbidades, a história médica clínica e psiquiátrica deve ser minuciosamente avaliada. Não é incomum que as alterações comórbidas estejam exercendo papel de fator etiológico, seja na predisposição, na precipitação ou na perpetuação do problema. Além disso, algumas comorbidades podem dificultar a resposta às medidas terapêuticas estabelecidas, devendo ser manejadas em conjunto. A avaliação detalhada dos comportamentos e sintomas relacionados ao sono também é essencial para esse tipo de queixa. Isso inclui as rotinas de sono e os níveis de atividade e de funcionalidade, como horário de deitar, tempo que leva até adormecer, número de despertares ao longo da noite, dificuldade em retomar o sono após os despertares noturnos, horário em que acorda, tempo que leva até sair da cama, duração de cochilos diurnos, e disposição para as atividades da rotina diária. A identificação de sinais e sintomas patológicos relacionados ao sono também é importante, principalmente para o diagnóstico diferencial com outros transtornos do sono, como atividade motora excessiva (com ou sem percepção subjetiva de inquietação nas pernas), atuação de sonhos, sonambulismo e alterações respiratórias durante o sono – muitas vezes, poderá ser necessária a presença do companheiro de leito na anamnese para uma melhor elucidação. As práticas de higiene do sono devem ser revisadas, tanto para identificar melhor os possíveis fatores perpetuadores, como para facilitar as mudanças comportamentais que compõem o tratamento. Pensamentos disfuncionais relacionados ao sono também devem ser explorados, utilizando-se intervenções cognitivas, como a técnica de reestruturação cognitiva.

MÉTODOS COMPLEMENTARES

O uso de ferramentas que auxiliam o médico no detalhamento das características do transtorno possibilita um registro mais objetivo da insônia. Esse método torna-se útil tanto para a avaliação inicial do quadro quanto para o seu seguimento, a fim de melhor avaliar a resposta ao tratamento. É comum a utilização de questionários específicos, como o Índice de Gravidade de Insônia (IGI), ou mais abrangentes, como o Índice de Qualidade do Sono de Pittsburgh (PSQI). Embora pouco relacionada às queixas de insônia, a Escala de Sonolência de Epworth (ESE) pode ser útil para elucidar possíveis alterações comórbidas.

Outro instrumento importante é o diário do sono, um registro realizado diariamente com os hábitos e horário de eventos de sono, como hora de deitar, tempo que levou até dormir, despertares noturnos, hora que acordou, tempo que levou para levantar da cama, cochilos diurnos e percepção da qualidade de sono. Esse registro também pode incluir outros dados de interesse, como uso de medicamento para auxiliar na indução do sono, uso de substâncias ao longo do dia, exposição à iluminação noturna e diurna, além de atividades variadas, como rotinas na prática de atividades físicas ou demandas sociais. Ele também se mostra uma excelente ferramenta complementar para a avaliação subjetiva da qualidade do sono, devendo conter pelo menos 2 semanas de registro antes e durante o tratamento (recomenda-se sua repetição quando houver recaída ou reavaliação a longo prazo).

De forma semelhante, quando disponível, a actigrafia é indicada como método complementar para caracterizar os padrões de ritmo circadiano ou os distúrbios do sono. Esse exame é realizado por um dispositivo que possibilita o monitoramento da atividade motora por meio de acelerômetros. Os actígrafos são colocados na maior parte das vezes no pulso, de forma semelhante a um relógio, e têm a capacidade de armazenar dados durante vários dias, o que permite a análise dos parâmetros de sono ao longo de períodos mais longos sem causar maior interferência nas rotinas habituais dos pacientes. Além da atividade motora, existem modelos que coletam dados relacionados à exposição à luz, temperatura da pele e frequência cardíaca. Apesar de ser uma ferramenta poderosa, os algoritmos que estimam o sono a partir dos dados de atividade coletados pelos acelerômetros, assim como os *softwares* que traduzem esses dados, diferem de acordo com a marca e o modelo do dispositivo, sendo recomendada a supervisão de um profissional com experiência na área para uma abordagem correta.

Instrumentos de avaliação adicionais podem auxiliar na avaliação inicial e no acompanhamento dos resultados desses pacientes, incluindo medidas de qualidade subjetiva do sono, escalas de avaliação psicológica, funcionamento diurno, qualidade de vida e crenças e atitudes disfuncionais.

Além disso, aplicativos/dispositivos para acompanhamento da rotina de sono-vigília do indivíduo têm potencial de apoio ao diagnóstico e ao tratamento. Um exemplo é o programa de terapia cognitivo-comportamental digital aprovado pela National Health Services (NHS) (*Sleepio*), cuja eficácia vem sendo demonstrada em ensaios clínicos randomizados.[12,13] Cabe salientar que aplicativos que avaliam o sono frequentemente não apresentam validação formal.[14,15] As recomendações para uso desses recursos na prática clínica envolvem: (I) utilizar os dados e a experiência do paciente com o aplicativo/dispositivo para discutir características do sono; (II) enfatizar que os dados precisam ser interpretados cuidadosamente, visto que as medidas podem diferir do padrão-ouro; (III) usar os dados trazidos pelos pacientes como informações complementares à anamnese, e não como instrumentos validados.[16]

É importante ressaltar que, nos casos em que o paciente apresentar ansiedade, expectativas irracionais ou higiene do sono inadequada secundárias às informações de aplicativo/dispositivo, o uso do dispositivo deve ser desencorajado temporária ou definitivamente.

DIAGNÓSTICO DIFERENCIAL

Os diagnósticos diferenciais divergem da insônia principalmente em relação aos aspectos de gravidade e de tempo. A má percepção do sono, por exemplo, abrange quadros nos quais há percepção de sono não reparador, independentemente da quantidade de horas que o indivíduo dorme. Por sua vez, a redução da duração de sono sem sofrimento ou prejuízo no período diurno pode ser entendida como dentro das variações de sono normal e de ritmos circadianos sem impacto significativo, como observado nos dormidores curtos. Algumas manifestações psiquiátricas, como alterações de humor (principalmente mania/hipomania) ou alterações psicóticas, quando não trazem prejuízo subjetivo no período diurno, podem não preencher os critérios diagnósticos para insônia, mas exigem a adoção de tratamento específico para o quadro de base. Da mesma forma, os transtornos ansiosos e de estresse pós-traumático incluem alterações de sono nos seus critérios diagnósticos, devendo-se considerar a abordagem do sono como parte do tratamento para esses casos. Outros transtornos de sono também podem cursar com manifestações semelhantes, por vezes caracterizando quadros comórbidos devido à estreita relação dos seus sintomas, como na síndrome das pernas inquietas, nos transtornos do sono-vigília do ritmo circadiano (sobretudo os tipos de fase do sono atrasada e trabalho em turnos), e, em menor grau, nos transtornos do sono relacionados à respiração. Já a insônia aguda/episódica (ou transtorno de insônia breve) deve ser diferenciada da insônia crônica pelo menor tempo de evolução.

COMORBIDADES

Grande parte dos pacientes com transtorno de insônia apresenta fatores de risco ou comorbidades que podem influenciar negativamente o sono.[17,18] Por essa razão, a diferenciação entre insônia "primária" e "secundária" não é mais utilizada. Pela interação com aspectos fisiológicos e comportamentais relacionados ao sono, comorbidades variadas podem agir como fatores precipitadores no desenvolvimento da insônia e como fatores perpetuadores na perturbação dos parâmetros de sono. Em razão da alta prevalência de comorbidades associadas, deve-se investigar ativamente a presença de condições médicas gerais, transtornos psiquiátricos, uso de medicamentos/substâncias psicoativas e outros distúrbios do sono, cabendo ao médico assistente iniciar o tratamento adequado ou organizar o manejo em conjunto com outro profissional qualificado.

TRATAMENTO

A terapia cognitivo-comportamental da insônia (TCC-I) é considerada o tratamento padrão-ouro para a insônia em adultos de qualquer idade. Essa abordagem multicomponente engloba a aplicação de técnicas comportamentais, como psicoeducação (hábitos de higiene do sono), controle de estímulos, técnicas de relaxamento e terapia de restrição de sono; e cognitivas, como reestruturação cognitiva e intenção paradoxal.[10,19]

Essas medidas têm como objetivo promover um melhor entendimento sobre o sono normal e os hábitos de sono mal-adaptativos. Leituras, apostilas e recursos *on-line* podem ser utilizados. A duração da TCC-I pode variar de 4 a 8 sessões em média, demonstrando eficácia com seguimento de 3, 6 e 12 meses. Ao longo da abordagem, são retomadas práticas de higiene do sono relacionadas a comportamentos, estilos de vida, condições do ambiente e outros fatores relacionados ao sono, como os listados a seguir.

- Ir para a cama apenas quando estiver com sono e manter horários regulares de acordar nos dias de semana e nos finais de semana.
- Utilizar a cama somente para rotinas de sono e sexo, mantendo um ambiente favorável para dormir: quarto escuro, temperatura agradável e livre de ruídos (tampões de ouvido podem auxiliar).
- Expor-se à luz do sol durante o dia, principalmente pela manhã. Evitar a exposição à luz durante à noite. Aplicativos para ajuste de iluminação de tela em eletrônicos ao anoitecer podem auxiliar, como o f.lux (iOS) e Twilight (Android), pois criam filtros para que a cor da tela se ajuste à hora do dia, filtrando o espectro azul depois do pôr do sol.
- Evitar cochilos diurnos. Caso ocorram, limitar o tempo para, no máximo, 20 minutos, pois cochilos prolongados podem dificultar o início e a manutenção do sono noturno.
- Evitar o uso de estimulantes (café, chá preto, chimarrão) próximo ao horário de dormir.

- Evitar álcool e cigarro próximo ao horário de sono, bem como medicamentos indutores de sono sem orientação médica.
- Optar por alimentos leves próximo ao horário de dormir.
- Praticar exercícios físicos e, de preferência, evitar exercícios intensos próximo ao horário de dormir.
- Realizar atividades relaxantes próximo ao horário de dormir, com o objetivo de reduzir a tensão e a ansiedade.
- Evitar o planejamento de atividades ou preocupações que possam distraí-lo enquanto estiver na cama.

No Brasil, novas intervenções psicoterápicas para o tratamento da insônia crônica têm sido testadas.[20] Em estudo que comparou a efetividade dos protocolos de tratamento em grupo para a insônia por 6 semanas com base na TCC e na terapia de aceitação e compromisso (ACT), verificou-se a redução da gravidade de insônia em ambas as abordagens, com maior proporção de respondedores para a TCC logo após o tratamento e efeito mais lento e sustentado para a ACT após 6 meses.[21] Estudo-piloto sugere que a TCC-I aplicada *on-line*, incorporando processos da ACT, pode ser uma opção eficiente para tratar a insônia crônica e a dependência hipnótica.[22]

TRATAMENTO FARMACOLÓGICO

A intervenção farmacológica somente deve ser oferecida se a TCC-I não for suficientemente eficaz ou não estiver disponível.[23,24] A farmacoterapia para insônia é amparada pelos estudos realizados na área e demonstra bons resultados.[25] A escolha do medicamento deve levar em consideração diferentes aspectos relacionados ao paciente, como comorbidades, eficácia e segurança do medicamento para o seu perfil, risco de dependência ou uso abusivo e resposta prévia a outras medicações. Características do fármaco também devem ser levadas em consideração, como possíveis efeitos adversos, interações medicamentosas, custo-benefício, e a relação entre a sua meia-vida e o tipo de insônia (inicial e/ou de manutenção/final). Embora não haja um consenso quanto à dose e à duração do tratamento farmacológico, a recomendação costuma ser a prescrição da menor dose possível por até 4 semanas, principalmente para os medicamentos com potencial de abuso/adição.[26] Os fármacos mais utilizados para o tratamento da insônia disponíveis no Brasil são apresentados a seguir.

- **Agonistas da melatonina**
  - **Ramelteona:** trata-se de um agonista melatonérgico seletivo para receptores MT1 e MT2. É indicada no tratamento da insônia inicial.[27] Não é esperada indução de tolerância ou dependência, tampouco efeito residual no dia seguinte, devido à sua meia-vida curta. A dose recomendada é de 8 mg à noite.
- **Antagonistas de receptores de histamina**
  - **Doxepina:** é um ADT validado para o tratamento da insônia de manutenção.[27] Seu efeito sedativo ocorre pela grande afinidade por receptores H1 pós-sinápticos. Esta medicação é segura em relação à indução de tolerância ou dependência. A dose recomendada para insônia é de 3 a 6 mg à noite.
- **Antagonistas duplos dos receptores de orexina**
  - **Suvorexanto:** a orexina (ou hipocretina) faz parte de um sistema que promove e estabiliza a vigília por meio de projeções do hipotálamo para o córtex e outras estruturas relacionadas. Este fármaco age sobre os receptores orexinérgicos OX1R e OX2R, apresentando resposta para insônia de manutenção.[27] É avaliada como uma medicação de baixo risco para abuso e indução de tolerância ou dependência. A dose recomendada é de 10 a 20 mg.
  - **Daridorexanto** e **lemborexanto:** dois outros representantes dessa classe de fármacos se encontram validados para o tratamento da insônia pela FDA, porém ainda não há previsão de disponibilização no Brasil.
- **Medicações de uso controlado**
  - **Sedativos benzodiazepínicos:** dentre os BZDs aprovados pela FDA para tratamento da insônia (triazolam, estazolam, temazepam, quazepam e flurazepam), nem todos foram, ou são, comercializados no Brasil. A escolha pelo BZD deve levar em consideração o tempo para início de ação e o tempo de ação do fármaco, além de cuidados quanto à metabolização e à interação. Como os pacientes podem desenvolver rápida tolerância aos efei-

tos sedativos dos BZDs, o uso a longo prazo não é recomendado. Além do potencial para tolerância e dependência, os BZDs também têm sido associados a retardo psicomotor, prejuízo na memória, efeito paradoxal (com aumento da excitação, irritabilidade e impulsividade), efeito teratogênico em gestantes, além do agravamento do prejuízo respiratório em indivíduos com apneia obstrutiva do sono.

- **Sedativos não benzodiazepínicos:** são fármacos que promovem sedação por meio da ação agonista sobre os receptores GABA-A. Comparativamente aos sedativos benzodiazepínicos, esta classe apresenta maior seletividade à subunidade α_1 do receptor, levando a um efeito mais específico para a indução do sono. As evidências demonstram resposta tanto para insônia inicial quanto para insônia de manutenção.[27]
    - **Zolpidem:** 5 a 10 mg à noite (insônia inicial); apresentação sublingual, 5 mg à noite (para despertares noturnos na insônia de manutenção); apresentação de liberação prolongada, 6,25 a 12,5 mg à noite (insônia de manutenção).
    - **Zopiclona:** 3,75 a 7,5 mg à noite (insônia inicial e de manutenção).
    - **Eszopiclona:** 1 a 3 mg à noite (insônia inicial e de manutenção).

Nota: essa classe farmacológica deve ser administrada imediatamente antes de dormir. Orientar o paciente quanto a possíveis efeitos colaterais (principalmente amnésia anterógrada e sonambulismo); e não se deve exceder 4 semanas de tratamento contínuo, pois a segurança em relação ao uso prolongado é controversa.

MEDICAMENTOS DE USO *OFF-LABEL*

- Nos casos de insônia, não é incomum a prescrição de medicações com efeito sedativo não validadas para o seu tratamento. Chamamos a atenção para o fato de que esses medicamentos não fazem parte das diretrizes oficiais para o tratamento farmacológico do transtorno de insônia, mas podem ser considerados alternativas em quadros comórbidos específicos. O médico deve ponderar os riscos e os benefícios da sua prescrição, levando em consideração as características do paciente de forma individualizada.
- Na presença de comorbidades psiquiátricas, neurológicas ou na concomitância de outros distúrbios do sono, podem ser utilizados os descritos a seguir.
    - **Antidepressivos:** a prescrição dos fármacos dessa classe, com exceção da doxepina, não é validada pela FDA para o transtorno de insônia. Contudo, o efeito sedativo de alguns ADs pode auxiliar no seu tratamento, principalmente quando o quadro se apresenta associado à depressão ou ansiedade. O efeito sobre o sono se dá principalmente por meio da ação anti-histaminérgica, podendo também atuar por ação serotonérgica, noradrenérgica ou melatonérgica.[28] As doses recomendadas para insônia são, em geral, inferiores às utilizadas no tratamento de transtornos psiquiátricos comórbidos:
        - **Trazodona:** dose recomendada de 25 a 100 mg à noite.
        - **Amitriptilina:** dose recomendada de 10 a 50 mg à noite.
        - **Mirtazapina:** dose recomendada de 15 a 45 mg à noite.
        - **Agomelatina:** dose recomendada de 25 a 50 mg à noite.
    - **Antipsicóticos:** a prescrição de fármacos dessa classe no manejo da insônia em pacientes com sintomas psicóticos não é incomum na prática clínica. Compostos fenotiazínicos, como a levomepromazina e a clorpromazina, assim como alguns dos APs de nova geração, como quetiapina, olanzapina e ziprazidona, têm sido utilizados. É importante mencionar, contudo, que não há consenso quanto à escolha da medicação e da dose recomendada para insônia. O uso *off-label* da quetiapina, por exemplo, aumentou nos últimos anos, mesmo não havendo evidências suficientes que permitam recomendar seu uso no tratamento do transtorno de insônia na população em geral. A quetiapina pode auxiliar no tratamento da insônia de pacientes com transtorno de humor ou esquizofrenia. No entanto, os efeitos adversos associados merecem atenção no que se re-

fere a ganho de peso, alterações de metabolismo, prolongamento do intervalo QT (identificado no ECG), entre outros. Dessa forma, a prescrição de fármacos dessa classe para insônia deve ser avaliada caso a caso.

▸ **Anticonvulsivantes:** estudos demonstram efeitos variados dessa classe farmacológica sobre a arquitetura do sono, podendo trazer algum benefício em parâmetros específicos.[29] Contudo, não são medicamentos validados para o tratamento do transtorno de insônia. Sua prescrição varia de acordo com a indicação clínica, podendo estar associada a casos não só de epilepsia, mas também de síndrome de pernas inquietas e fibromialgia, por exemplo. Não há consenso em relação a fármacos específicos ou doses associadas ao tratamento da insônia.

SEGUIMENTO

É recomendado o monitoramento de resposta com o preenchimento do diário do sono ao longo de 4 a 8 semanas de tratamento. O uso concomitante de actigrafia, quando disponível, poderá ajudar na complementação dos dados sobre a resposta terapêutica, principalmente se houver prejuízo para o preenchimento do diário do sono. O uso de instrumentos validados após 4 a 8 semanas de tratamento também é um bom parâmetro para controle de resposta.

Em casos refratários e/ou com suspeita de distúrbio do sono comórbido (principalmente síndrome de apneia obstrutiva do sono, síndrome das pernas inquietas/movimentos periódicos dos membros no sono, parassonias ou transtorno comportamental do sono REM), a indicação de polissonografia para esclarecimento diagnóstico deve ser considerada.

Nos casos de insônia aguda/episódica, é indicada a progressão para tratamento de insônia crônica se não houver resposta após 4 a 8 semanas de tratamento e/ou se os critérios para esse transtorno forem preenchidos.

Um resumo do algoritmo adotado na avaliação e no tratamento da insônia é indicado na **Figura 1**. O fluxograma proposto tem como base as diretrizes atuais deste tema mencionadas ao longo do texto e tem como objetivo auxiliar o médico na tomada de decisão sobre o uso de medicamentos nesses contextos clínicos. É recomendado complementar a leitura deste capítulo com as subseções específicas dos fármacos aqui mencionados.

REFERÊNCIAS

1. Morin CM, Drake CL, Harvey AG, Krystal AD, Manber R, Riemann D, et al. Insomnia disorder. Nat Rev Dis Primer. 2015;1:15026. PMID [27189779]
2. Castro LS, Poyares D, Leger D, Bittencourt L, Tufik S. Objective prevalence of insomnia in the São Paulo, Brazil epidemiologic sleep study. Ann Neurol. 2013;74(4):537-46. PMID [23720241]
3. Aernout E, Benradia I, Hazo JB, Sy A, Askevis-Lerherpeux F, Sebbane D, et al. International study of the prevalence and factors associated with insomnia in the general population. Sleep Med. 2021;82:186-92. PMID [33957414]
4. Morin CM, Jarrin DC, Ivers H, Mérette C, LeBlanc M, Savard J. Incidence, persistence, and remission rates of insomnia over 5 years. JAMA Netw Open. 2020;3(11):e2018782. PMID [33156345]
5. Drager LF, Pachito DV, Moreno CRC, Tavares AR, Conway SG, Assis M, et al. Insomnia episodes, new-onset pharmacological treatments, and other sleep disturbances during the COVID-19 pandemic: a nationwide cross-sectional study in Brazilian health care professionals. J Clin Sleep Med. 2022;18(2):373-82. PMID [34314346]
6. Morin CM, Bjorvatn B, Chung F, Holzinger B, Partinen M, Penzel T, et al. Insomnia, anxiety, and depression during the COVID-19 pandemic: an international collaborative study. Sleep Med. 2021;87:38-45. PMID [34508986]
7. Pilz LK, Pereira NSC, Francisco AP, Carissimi A, Constantino DB, Caus LB, et al. Effective recommendations towards healthy routines to preserve mental health during the COVID-19 pandemic. Braz J Psychiatry. 2022;44(2):136-46. PMID [35262615]
8. Bacelar A, Pinto Jr LR. Insônia: do diagnóstico ao tratamento. São Paulo: Difusão; 2019.
9. American Psychiatric Association. Manual diagnóstico e estatístico de transtornos mentais: DSM-5-TR. 5.ed. rev. Porto Alegre: Artmed; 2023.
10. Riemann D, Baglioni C, Bassetti C, Bjorvatn B, Dolenc Groselj L, Ellis JG, et al. European guideline for the diagnosis and treatment of insomnia. J Sleep Res. 2017;26(6):675-700. PMID [28875581]
11. Schutte-Rodin S, Broch L, Buysse D, Dorsey C, Sateia M. Clinical guideline for the evaluation and management of chronic insomnia in adults. J Clin Sleep Med. 2008;4(5):487-504. PMID [18853708]
12. Espie CA, Emsley R, Kyle SD, Gordon C, Drake CL, Siriwardena AN, et al. Effect of digital cognitive behavioral therapy for insomnia on health, psychological well-being, and sleep-related quality of life: a randomized clinical trial. JAMA Psychiatry. 2019;76(1):21-30. PMID [30264137]
13. Felder JN, Epel ES, Neuhaus J, Krystal AD, Prather AA. Efficacy of digital cognitive behavioral therapy for the treatment of insomnia symptoms among pregnant women: a randomized clinical trial. JAMA Psychiatry. 2020;77(5):484-92. PMID [31968068]
14. Ananth S. Sleep apps: current limitations and challenges. Sleep Sci. 2021;14(1):83-6. PMID [34104344]
15. Choi YK, Demiris G, Lin SY, Iribarren SJ, Landis CA, Thompson HJ, et al. Smartphone applications to support sleep self-management: review and evaluation. J Clin Sleep Med. 2018;14(10):1783-90. PMID [30353814]
16. Khosla S, Deak MC, Gault D, Goldstein CA, Hwang D, Kwon Y, et al. Consumer sleep technology: an american academy of sleep medicine position statement. J Clin Sleep Med. 2018;14(5):877-80. PMID [29734997]
17. Krystal AD. Sleep therapeutics and neuropsychiatric illness. Neuropsychopharmacology. 2020;45(1):166-75. PMID [31376815]

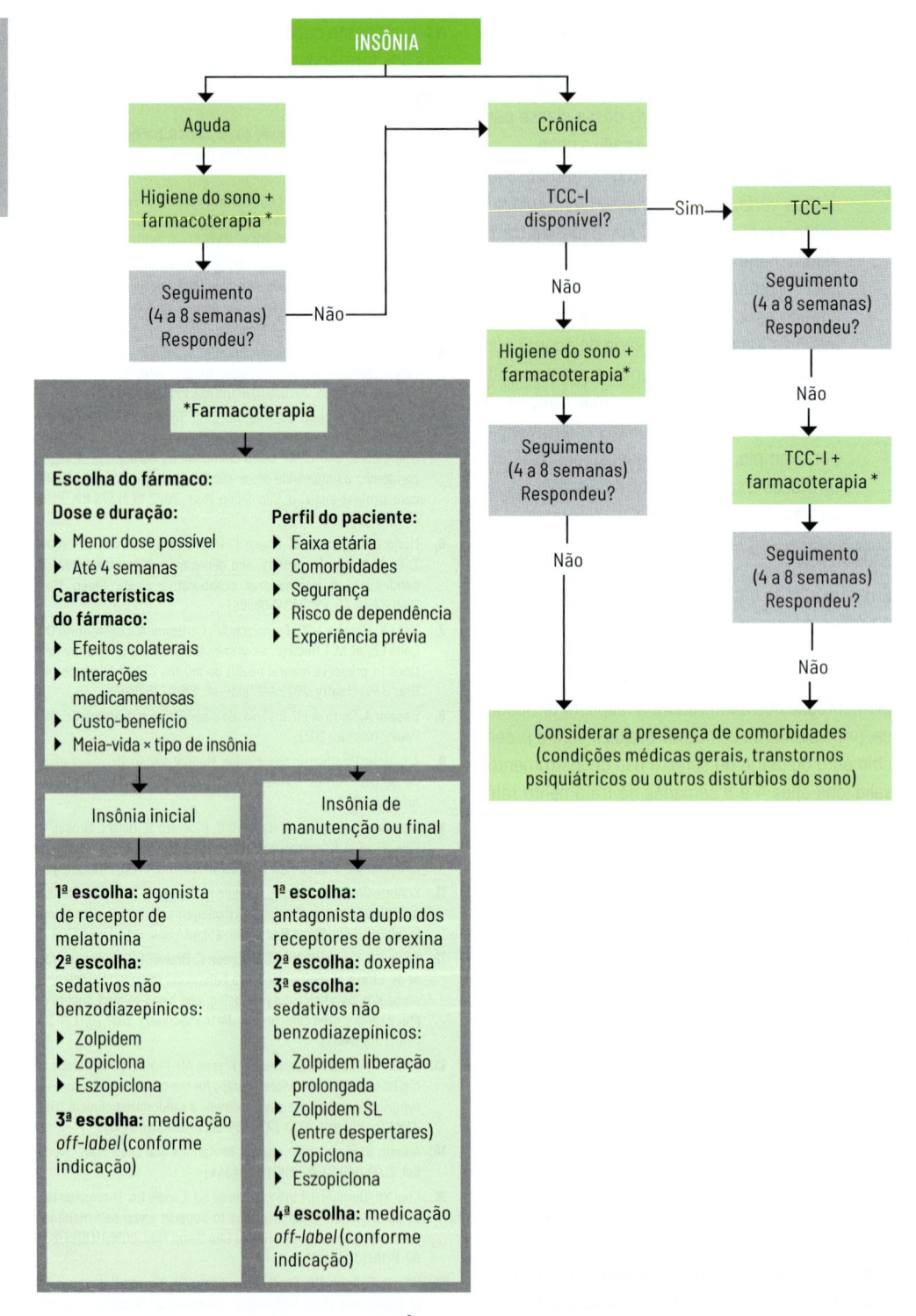

```
                    ┌─────────────┐
                    │   INSÔNIA   │
                    └──────┬──────┘
              ┌────────────┴────────────┐
              ▼                         ▼
         ┌────────┐              ┌──────────┐
         │ Aguda  │              │ Crônica  │
         └───┬────┘              └────┬─────┘
             ▼                        ▼
   ┌──────────────────┐       ┌──────────────┐
   │ Higiene do sono +│       │    TCC-I     │──Sim──▶ ┌──────────┐
   │  farmacoterapia* │       │ disponível?  │         │  TCC-I   │
   └────────┬─────────┘       └──────┬───────┘         └────┬─────┘
            ▼                        │ Não                  ▼
   ┌──────────────────┐              ▼                 ┌──────────────┐
   │   Seguimento     │       ┌──────────────┐         │ Seguimento   │
   │  (4 a 8 semanas) │──Não──│Higiene do    │         │(4 a 8 sem.)  │
   │   Respondeu?     │       │sono +        │         │ Respondeu?   │
   └──────────────────┘       │farmacoterapia│         └──────┬───────┘
                              └──────┬───────┘                │ Não
                                     ▼                        ▼
                              ┌──────────────┐         ┌──────────────┐
                              │  Seguimento  │         │  TCC-I +     │
                              │(4 a 8 sem.)  │         │farmacoterapia│
                              │  Respondeu?  │         └──────┬───────┘
                              └──────┬───────┘                ▼
                                     │ Não              ┌──────────────┐
                                     ▼                  │  Seguimento  │
                                                        │  Respondeu?  │
                                                        └──────┬───────┘
                                                               │ Não
                              ┌────────────────────────────────┘
                              ▼
               ┌──────────────────────────────────────┐
               │ Considerar a presença de comorbidades│
               │ (condições médicas gerais, transtornos│
               │ psiquiátricos ou outros distúrbios    │
               │ do sono)                              │
               └──────────────────────────────────────┘
```

*Farmacoterapia

Escolha do fármaco:

Dose e duração:
- Menor dose possível
- Até 4 semanas

Características do fármaco:
- Efeitos colaterais
- Interações medicamentosas
- Custo-benefício
- Meia-vida × tipo de insônia

Perfil do paciente:
- Faixa etária
- Comorbidades
- Segurança
- Risco de dependência
- Experiência prévia

Insônia inicial

1ª escolha: agonista de receptor de melatonina
2ª escolha: sedativos não benzodiazepínicos:
- Zolpidem
- Zopiclona
- Eszopiclona

3ª escolha: medicação *off-label* (conforme indicação)

Insônia de manutenção ou final

1ª escolha: antagonista duplo dos receptores de orexina
2ª escolha: doxepina
3ª escolha: sedativos não benzodiazepínicos:
- Zolpidem liberação prolongada
- Zolpidem SL (entre despertares)
- Zopiclona
- Eszopiclona

4ª escolha: medicação *off-label* (conforme indicação)

FIGURA 1 ▶ ALGORITMO PARA O MANEJO DA INSÔNIA.
Fonte: Elaborada com base em Hassinger e colaboradores,[26] Sateia e colaboradores[27] e Neubauer.[30]

18. Taylor DJ, Mallory LJ, Lichstein KL, Durrence HH, Riedel BW, Bush AJ. Comorbidity of chronic insomnia with medical problems. Sleep. 2007;30(2):213-8. PMID [17326547]

19. Edinger JD, Arnedt JT, Bertisch SM, Carney CE, Harrington JJ, Lichstein KL, et al. Behavioral and psychological treatments for chronic insomnia disorder in adults: an American Academy of Sleep Medicine Clinical Practice Guideline. J Clin Sleep Med. 2021;17(2):255-62. PMID [33164742]

20. Paulos-Guarnieri L, Linares IMP, El Rafihi-Ferreira R. Evidence and characteristics of acceptance and commitment therapy (ACT)-based interventions for insomnia: a systematic review of randomized and non-randomized trials. J Context Behav Sci. 2022;23:1-14.

21. El Rafihi-Ferreira R, Morin CM, Hasan R, Brasil IS, Ribeiro JHZ, Toscanini AC. A pilot randomized controlled trial (RCT) of acceptance and commitment therapy versus cognitive behavioral therapy for chronic insomnia. Behav Sleep Med. 2022;1-15. PMID [35535772]

22. Chapoutot M, Peter-Derex L, Schoendorff B, Faivre T, Bastuji H, Putois B. Telehealth-delivered CBT-I programme enhanced by acceptance and commitment therapy for insomnia and hypnotic dependence: a pilot randomized controlled trial. J Sleep Res. 2021;30(1):e13199.

23. Morin CM, Edinger JD, Beaulieu-Bonneau S, Ivers H, Krystal AD, Guay B, et al. Effectiveness of sequential psychological and medication therapies for insomnia disorder: a randomized clinical trial. JAMA Psychiatry. 2020;77(11):1107-15. PMID [32639561]

24. Rios P, Cardoso R, Morra D, Nincic V, Goodarzi Z, Farah B, et al. Comparative effectiveness and safety of pharmacological and non-pharmacological interventions for insomnia: an overview of reviews. Syst Rev. 2019;8(1):281. PMID [31730011]

25. Krystal AD, Prather AA, Ashbrook LH. The assessment and management of insomnia: an update. World Psychiatry. 2019;18(3):337-52. PMID [31496087]

26. Hassinger AB, Bletnisky N, Dudekula R, El-Solh AA. Selecting a pharmacotherapy regimen for patients with chronic insomnia. Expert Opin Pharmacother. 2020;21(9):1035-43. PMID [32202451]

27. Sateia MJ, Buysse DJ, Krystal AD, Neubauer DN, Heald JL. Clinical practice guideline for the pharmacologic treatment of chronic insomnia in adults: an American Academy of Sleep Medicine Clinical Practice Guideline. J Clin Sleep Med. 2017;13(2):307-49. PMID [27998379]

28. Wichniak A, Wierzbicka A, Walęcka M, Jernajczyk W. Effects of antidepressants on sleep. Curr Psychiatry Rep. 2017;19(9):63. PMID [28791566]

29. Carvalho BMS, Chaves J, Silva AM. Effects of antiepileptic drugs on sleep architecture parameters in adults. Sleep Sci. 2022;15(2):224-44. PMID [35755913]

30. Neubauer DN. Pharmacotherapy for insomnia in adults. UpToDate [Internet]. Waltham: UpToDate; 2022 [capturado em 12 dez. 2022]. Disponível em: https://www.uptodate.com/contents/pharmacotherapy-for-insomnia-in-adults.

PSICOFÁRMACOS NA GRAVIDEZ E NA LACTAÇÃO

▶ CAROLINA BLAYA DREHER
▶ YGOR ARZENO FERRÃO
▶ JULIANA FERNANDES TRAMONTINA

Embora os transtornos psiquiátricos sejam comuns em mulheres no período reprodutivo, o tratamento durante a gestação é complexo e deve ser individualizado. Por exemplo, em torno de 14 a 23% das gestantes apresentam um transtorno depressivo e, em média, 13% usam ADs em algum momento da gravidez.

A doença psiquiátrica não tratada durante a gestação também está associada a complicações. A depressão materna está associada a menor crescimento intrauterino, parto prematuro e prejuízos cognitivo, comportamental e emocional na prole. Além disso, existem os riscos inerentes à própria depressão, como, por exemplo, o de suicídio.[1] A ansiedade patológica também está associada a parto prematuro e baixo peso ao nascer. Já os transtornos de humor e a psicose não tratados estão associados à exacerbação dos quadros e riscos. A descontinuação da medicação psiquiátrica também está associada a riscos; por exemplo, a descontinuação de ADs na gestação aumentou 5 vezes a recorrência da depressão.[1] Já o transtorno de humor bipolar tem risco de recorrência 2 vezes maior se descontinuada a medicação durante a gestação.[2] A presença de psicose é uma emergência obstétrica e psiquiátrica, tornando necessária a continuação de APs para muitas pacientes.

Além disso, muitas pacientes em tratamento só terão conhecimento da gravidez por meio do atraso menstrual, que ocorre por volta da quarta semana de gestação – o período da organogênese, que é crítico para o desenvolvimento de malformações fetais. Logo, idealmente, todas as mulheres em idade fértil que fazem uso de psicotrópicos deveriam estar com medicações minimamente seguras para serem usadas na gestação.[1]

O uso de psicofármacos expõe o feto a três potenciais riscos: malformações congênitas (cujo risco é elevado durante as primeiras 12 semanas), síndromes perinatais (sintomas de intoxicação ou abstinência no recém-nascido) e alterações neurocomportamentais de surgimento tardio (alterações no desenvolvimento).[3]

A FDA desenvolveu um sistema de classificação estratificando os medicamentos em cinco categorias de risco teratogênico (A, B, C, D e X) para auxiliar o médico no momento da prescrição. Em 2014, substituiu o sistema classificatório pelo Pregnancy and Lactation Labeling Rule, sistema que estabelece as informações atualizadas sobre o uso de fármacos na gestação e na lactação, pois o primeiro sistema não fornecia informações clínicas úteis para a tomada de decisão, nem mesmo considerava as potenciais consequências maternas e fetais da descontinuação do fármaco.[4] Dessa forma, todos os fármacos devem conter descrição do uso do medicamento na gestação, no parto e na amamentação. Na bula, deve, ainda, constar um resumo de riscos e benefícios, a discussão de dados da literatura, bem como informações relevantes e disponibilizadas pelo *site* da FDA.[5] No Brasil, as referências contidas nos protocolos clínicos e diretrizes terapêuticas, bem como as orientações de regulamentação da Anvisa ainda seguem se referindo ao sistema classificatório de letras da FDA, e não há exigência de atualização dos dados.[6,7]

Quando for utilizar psicofármacos, as seguintes variáveis devem ser consideradas:[1]

- Diagnóstico psiquiátrico.
- Gravidade do episódio atual.
- História de resposta prévia.
- Preferência do paciente.
- Adesão ao tratamento.

Pacientes com sintomas leves podem ser boas candidatas à descontinuação do psicofármaco.[1] Deve-se também levar em consideração a história da paciente (p. ex., se não houve resposta prévia a determinado fármaco, ele não deverá ser o escolhido, mesmo que seja o fármaco mais estudado e seguro). Se a concepção ocorreu de forma inesperada e for indicada a descontinuação do psicofármaco, ela não deve ser feita de forma abrupta. Se a avaliação médica recomendar o uso de psicofármacos, é necessário priorizar medicações bem estudadas e seguras na gestação, modificar o regime preferencialmente antes da gestação para assegurar a estabilidade clínica e limitar o número de medicamentos, usando um em doses terapêuticas em vez de múltiplos em doses baixas. Deve-se utilizar a menor dose possível que seja eficaz, considerando a resposta prévia da paciente, e dar preferência aos fármacos cujo risco de malformações já seja conhecido em detrimento dos fármacos mais novos.

Alguns algoritmos recentes preconizam evitar o uso de psicofármacos no primeiro trimestre sempre que possível, pois esse é o período mais crítico da organogênese. O risco de malformações reduz-se a partir do quarto mês da gestação, período em que os psicofármacos são mais seguros. Alguns ajustes nas doses são necessários na gestação. Por exemplo, no terceiro trimestre, deve-se aumentar 1,6 vez a dose dos ADTs para manter a concentração terapêutica. Ajustes semelhantes devem ser feitos com os ISRSs e a lamotrigina. Se a introdução do medicamento ocorrer perto do nono mês, é importante escolher aquele que seja compatível com a amamentação. No entanto, não se recomenda a troca de medicamento visando à amamentação. O médico deve orientar a conduta por meio da literatura científica mais recente no momento de prescrever medicamentos durante a gestação.

ANTIDEPRESSIVOS

De modo geral, uma metarrevisão relatou que usuárias de ADs têm aumento dos riscos de aborto espontâneo e parto prematuro. Seus bebês podem vir a desenvolver hipertensão pulmonar persistente, TEA e TDAH. Embora essa revisão das metanálises atuais sugira um risco moderadamente aumentado de desfechos neonatais e infantis avaliados com o uso materno de ADs, é difícil determinar se esses desfechos são independentes dos diagnósticos psiquiátricos maternos subjacentes.[8] Cada classe de AD, contudo, parece ter suas peculiaridades em relação aos potenciais riscos a essa população e por isso são revisadas separadamente.

ANTIDEPRESSIVOS TRICÍCLICOS

Uma metanálise encontrou prevalência de malformações congênitas de 3,1% entre os 414 casos de exposição aos ADTs no primeiro trimestre da gestação. Tal resultado encontra-se dentro das prevalências basais esperadas de malformações congênitas para as gestantes em geral. Esse dado foi confirmado pela metanálise conduzida por de Vries e colaboradores,[9] colocando os ADTs como mais seguros do que os ISRSs ou do que os IRSNs, quando utilizados no primeiro trimestre de gravidez. Dentre os ADTs, contudo, há possível associação do uso de clomipramina com o risco de defeitos cardíacos, sugerindo que esse fármaco deva ser evitado na gestação.[10]

Alguns relatos associam o uso de ADTs no terceiro trimestre da gestação ao risco de síndromes de abstinência no recém-nascido, que podem incluir sintomas como irritabilidade, tremores, dificuldades com a alimentação e o sono e, mais raramente, convulsões (estas últimas chegam a ocorrer até 5 vezes mais com os ADTs).[11] Tanto a nortriptilina quanto a desipramina, devido aos menores efeitos anticolinérgicos e hipotensivos, têm sido consideradas os ADTs de escolha na gestação, embora só a primeira esteja disponível no mercado brasileiro.

As repercussões da exposição a ADs durante a gestação no desenvolvimento neuropsicomotor têm sido objeto de poucos estudos. Um estudo prospectivo que comparou crianças expostas à fluoxetina e a ADTs e não expostas durante a gestação não encontrou diferença no QI global, no desenvolvimento da linguagem e no comportamento na primeira infância.[12] Em comparação com não usuários, os riscos ajustados de desenvolver TDAH em crianças foram de 1,1 a 1,8 para ADTs. Além disso, os resultados do estudo não conseguiram excluir a ansiedade materna subjacente ou transtornos depressivos como fatores que contribuem para o aumento do risco de TDAH.[13]

Os ADTs, principalmente a nortriptilina e a imipramina, têm sido amplamente utilizados na lactação e não parecem estar associados a eventos adversos significativos. A doxepina apresenta concentração plasmática mais elevada do que os demais ADTs, sendo associada à sedação e à depressão respiratória no recém-nascido.

INIBIDORES SELETIVOS DA RECAPTAÇÃO DE SEROTONINA

Os ISRSs estão associados a uma taxa de malformação de 2,6%, semelhante à da população em geral. O maior número de relatos disponíveis refere-se ao uso de fluoxetina, seguido do uso de sertralina, citalopram, paroxetina, escitalopram e, por fim, fluvoxamina.[14]

Em relação às malformações, os dados mais consistentes são quanto ao sistema cardiovascular. Um estudo encontrou associação do uso de paroxetina com aumento do risco de malformações cardíacas quando comparada a outros ADs,[14] conferindo à paroxetina a classificação D.[10] Posteriormente, essa associação esteve limitada para as que usavam mais de 25 mg de paroxetina.[15] Análises individuais dos ISRSs evidenciaram aumento de risco para o desenvolvimento de defeitos septais nos expostos à sertralina e de defeitos obstrutivos de débito do ventrículo direito nos expostos à paroxetina.[16] No entanto, esses dados não foram replicados em estudos maiores. Uma coorte que acompanhou 949.504 gestantes não encontrou aumento de malformações cardíacas associado aos ISRSs.[17] Enquanto Gao e colaboradores (2018), ao revisarem mais de 9 milhões de gestações, encontraram riscos aumentados de malformações cardíacas para citalopram (RR = 1,24), fluoxetina (RR = 1,30) e paroxetina (RR = 1,17),[18] de Vries e colaboradores,[9] ao investigarem mais de 5 milhões de gestações em uma metanálise, constataram que o risco para uso materno de quaisquer ISRSs foi de 25%. Parece haver um pequeno aumento de risco para o desenvolvimento de defeitos cardíacos septais entre os expostos a ISRSs (0,9% vs. 0,5% nos não expostos). Contudo, é importante considerar que essa malformação continua sendo rara.[17]

A associação dos ISRSs no terceiro trimestre da gestação com o desenvolvimento de HPPN é ainda controversa. A HPPN é uma complicação rara com prevalência de 0,5 a 2 por 1.000 recém-nascidos e é fatal em torno de 10% dos casos.[19] Dois estudos encontraram associação com o uso de ISRSs, com RR de 6,1 e 2,9, respectivamente.[20,21] Outro estudo, entretanto, não encontrou associação.[22] Como essa é uma complicação rara, acredita-se que o uso de ISRSs após a vigésima semana de gestação possa elevar o risco absoluto para 3 a 6 por 1.000 recém-nascidos.[14]

Outras malformações também foram associadas ao uso de ISRSs na gravidez, como anencefalia, craniossinostose, onfalocele e hipospádia,[10] mas também com frequência rara.

Uma síndrome designada "adaptação neonatal pobre", que ocorre nos recém-nascidos nos primeiros dias após o parto, com sintomas como taquipneia, hipoglicemia, irritabilidade, inquietação, dificuldades de alimentação e até convulsões, tem sido associada ao uso de ISRSs no fim da gestação. Tais sintomas ocorrem em cerca de 15 a 30% das gestantes que fazem uso de ISRSs e costumam ser leves e transitórios.[16]

Não há evidências consistentes de que a utilização de ISRSs na gestação esteja associada a desfechos negativos em longo prazo. Diversos estudos não têm demonstrado diferenças quanto a inteligência, linguagem, temperamento, humor, distratibilidade ou problemas de comportamento.[23] Uma revisão mais recente evidenciou que a associação dessa classe farmacológica e TDAH é inconclusiva até o momento.[13]

A relação entre ISRSs e aborto é controversa, com RR variando de 1,0 a 1,14,[24] ou seja, sem evidência clínico-epidemiológica. Há evidência de associação dos ISRSs com aborto espontâneo quando usados no primeiro trimestre,[12] particularmente para a paroxetina.[25] Todavia, a presença de depressão também parece conferir risco de aborto.[24] Nenhum ISRS específico foi associado ao aborto, mas outros ADs (mirtazapina, venlafaxina e duloxetina) foram associados a aborto espontâneo. No entanto, as pacientes que usavam esses fármacos apresentavam sintomas mais graves de depressão, podendo ser esse um fator de confusão.

A relação entre os ISRSs com prematuridade e baixo peso ao nascer também não está definida na literatura. A interpretação desses achados é ainda complicada pelo risco de prematuridade e baixo peso ao nascer conferido pela depressão materna ou pelo estresse.[14] Um estudo que controlou essa associação para os sintomas depressivos encontrou redução do peso ao nascer e da idade gestacional nos expostos aos ISRSs, mas não houve aumento da frequência de recém-nascidos com baixo peso (abaixo do percentil 10).[26]

Apesar de haver poucos estudos sobre a utilização dos ISRSs durante a lactação,[14] de forma geral, tais medicamentos parecem ser seguros para a maioria dos lactentes. Entre os ISRSs, a fluoxetina e o citalopram não devem ser considerados medicamentos de primeira escolha, devido a relatos de eventos adversos. Tanto a sertralina quanto a paroxetina, tendo em vista suas baixas concentrações séricas encontradas no lactente, parecem ser escolhas mais apropriadas.

OUTROS ANTIDEPRESSIVOS

Estudos que avaliam o uso de outros ADs, como bupropiona, venlafaxina, duloxetina, nefazodona, trazodona, mirtazapina e desvenlafaxina, durante a gestação são escassos, sendo que alguns demonstram aumentos nas taxas de malformações congênitas em relação a outros ADs. De Vries e colaboradores[9] mostraram que o risco (OR = 1,69) foi significativo para IRSN como classe (OR = 1,69) e para bupropiona (OR = 1,23).

Há poucos dados referentes ao desenvolvimento neuropsicomotor dos neonatos expostos a esses fármacos. Existe evidência de alta transferência placentária da venlafaxina e da desvenlafaxina, possivelmente devido ao pequeno tamanho molecular.[14]

Há poucos dados que avaliam a utilização e a segurança desses fármacos na lactação. Os fármacos mais estudados são a venlafaxina e a desvenlafaxina, com um total de 26 lactentes expostos e que absorveram o fármaco em um nível considerado seguro (cerca de 7% da dose materna).[14] A duloxetina foi reportada como presente em mínimas quantidades; já a bupropiona ou seus metabólitos não foram detectados no sangue de lactentes.[14,27] A trazodona foi descrita como tendo uma taxa de excreção baixa. O uso da mirtazapina na amamentação foi descrito como seguro em poucos relatos de casos. Um relato de caso sugeriu que a absorção e a metabolização da mirtazapina no lactente poderiam ser erráticas. A nefazodona foi associada à letargia em um lactente.

Os dados referentes à utilização dos IMAOs durante a gestação e a lactação são limitados, e há relatos de aumento das taxas de malformações associados ao uso da tranilcipromina.[16] Além disso, devido ao risco de crises hipertensivas, há a necessidade de restrições dietéticas e de determinados medicamentos comumente utilizados na gestação (p. ex., medicamentos tocolíticos para prevenir partos prematuros).[16] Pacientes em uso de IMAOs que estão grávidas ou que desejam engravidar devem ter sua medicação trocada para outro AD mais seguro.

RECOMENDAÇÕES

Recomendações atuais para o uso de ADs durante a gravidez e a lactação incluem avaliar a gravidade dos sintomas e a opção terapêutica da paciente. Pacientes com depressão de intensidade leve a moderada deveriam ser tratadas preferencialmente com abordagens psicoterápicas ou de neuroestimulação superficial.[16]

Se possível, esperar para iniciar a medicação após o primeiro trimestre, o que seria o ideal, tendo em vista que poderia minimizar os possíveis aumentos de riscos ao feto. A maior parte dos dados relativos à segurança durante a gestação de que se dispõe até o momento inclui os ISRSs e os ADTs. Estes últimos são mais raramente utilizados, devido ao seu perfil de eventos adversos e letalidade em altas doses. Por seu melhor perfil de tolerabilidade, a nortriptilina é o ADT de primeira escolha na gestação.

Os ISRSs são mais comumente utilizados no tratamento da depressão e da ansiedade durante a gestação. Entre os ISRSs, a fluoxetina e a sertralina são os mais bem estudados e parecem ser seguros. ADs como a venlafaxina, a mirtazapina e outros parecem ser seguros, mas os dados referentes à sua utilização na gestação são bem mais limitados. Os IMAOs devem ser evitados durante a gestação. Na lactação, as evidências atuais são mais favoráveis ao uso da nortriptilina, entre os ADTs, e da sertralina e da paroxetina, entre os ISRSs.

ESTABILIZADORES DE HUMOR E ANTICONVULSIVANTES

LÍTIO

O lítio é um dos estabilizadores de humor mais seguros para uso durante a gestação. Ele tem uma boa relação risco-benefício, embora esteja associado a malformações e, por consequência, seja classificado como D no sistema da FDA.[1] O projeto Lithium Baby Register estudou gestantes que utilizavam lítio durante o primeiro trimestre da gestação e constatou que, em 225 bebês registrados, 11% apresentaram malformações congênitas visíveis, 8% tiveram malformação cardíaca e 2,7% foram diagnosticados como portadores da anomalia de Ebstein (hipoplasia do ventrículo direito e implantação baixa da valva tricúspide). Isso identificava o risco de 1:50 para anomalia de Ebstein, enquanto na população não exposta o risco é de 1:20.000.[28] No entanto, uma coorte mais recente que incluiu dados de 1 milhão de gestantes encontrou uma associação com malformações cardíacas, incluindo a anomalia de Ebstein, muito menor (RR ajustado de 1,65). O risco também se mostrou dose-dependente. A conclusão é que o lítio no primeiro semestre está, sim, associado a malformações cardíacas, mas a magnitude dessa associação é menor do que havia sido relatado.[29]

Os efeitos adversos da exposição ao lítio *in utero* não se limitam a malformações cardiovasculares. Relatos evidenciaram casos de toxicidade neonatal, como distúrbios do ritmo cardíaco, dificuldade respiratória, cianose, DI nefrogênico, disfunção da tireoide, hipoglicemia, hipotonia e bebês grandes para a idade gestacional. Não foram demonstradas alterações neurocomportamentais ou cognitivas em crianças expostas ao lítio durante o período gestacional. Dessa forma, o período mais crítico para o uso do lítio é o primeiro trimestre da gestação, momento da organogênese cardíaca. Apesar disso, muitos clínicos observam que o benefício do uso do lítio é maior do que o risco.[1]

Alguns ajustes são necessários para o uso do lítio com a progressão da gestação, pois ocorre aumento na taxa de filtração glomerular e do volume hídrico na gestante, com consequente redução da concentração sérica do lítio em cerca de 30 a 50%. Assim, deve-se realizar monitoramento semanal da litemia para evitar reduções da concentração sérica do lítio, o que poderia favorecer a recorrência de um novo episódio de humor. Após o parto, há depleção hídrica de aproximadamente 40%, podendo ocorrer elevação abrupta da litemia. Para minimizar o risco de toxicidade materna, deve-se reduzir a dose do lítio em 30 a 50% 2 semanas antes do parto e suspendê-lo 24 a 48 horas antes do parto. Deve-se também realizar hidratação contínua, manter a litemia mais baixa (0,8 a 1 mEq/L) e evitar o uso de AINEs para manejo da dor no período pós-parto.[28,30]

Pacientes que optarem pela retirada do lítio devem realizar a redução gradual do lítio entre 15 e 30 dias antes da concepção e reintroduzir o medicamento após o primeiro trimestre. A redução gradual é preconizada em relação à abrupta (inferior a 15 dias), porque esta última apresenta risco elevado de recaídas. Preconiza-se a realização de ecocardiografia fetal da 16ª a 20ª semana de gestação, para documentar a anomalia de Ebstein quando o lítio for administrado durante o primeiro trimestre.

Quanto ao uso do lítio durante a lactação, muitos contraindicavam a amamentação, pois ele é excretado no leite. Essa recomendação recentemente mudou, pois dados atuais mostraram que a concentração sérica de lítio em crianças amamentadas era baixa, cerca de 0,09 a 0,25 mEq/L, e sem efeitos adversos maiores. No entanto, esse dado é baseado em poucos relatos de casos. Dessa forma, a decisão do uso do lítio na amamentação deve ser individualizada.[31]

ÁCIDO VALPROICO/VALPROATO

O AVP na gestação está fortemente associado ao desenvolvimento de espinha bífida, anomalias faciais (hipoplasia da região média da face, micrognatia, implantação baixa das orelhas, fenda palatina e hipertelorismo), defeitos urogenitais (hipospádia, hipoplasia renal bilateral), esqueléticas (unhas hiperconvexas, dedos finos e alongados), anomalias do trato respiratório, meningomielocele, atraso neurodesenvolvimental, sofrimento perinatal e comportamento neonatal atípico.[1] O AVP está também associado a malformações cardíacas, baixo QI, atraso do desenvolvimento e autismo. Complicações neonatais transitórias também foram descritas, como hiperglicemia, hipoglicemia, hepatotoxicidade, hiperbilirrubinemia e sintomas de abstinência.

O AVP é o mais teratogênico de todos os psicofármacos. Por isso, o AVP não só deve ser evitado na gestação como também não deve ser prescrito para mulheres em idade fértil, exceto para as que façam uso de anticoncepção segura e estejam adequadamente orientadas sobre o risco de engravidar com esse fármaco.[1]

O uso do AVP durante a amamentação é permitido pela American Academy of Pediatrics, pois é excretado em baixa concentração no leite materno e não parece ser prejudicial ao bebê.

LAMOTRIGINA

A lamotrigina é, junto com o lítio, um dos estabilizadores mais seguros na gestação. Estudos iniciais associaram a lamotrigina a um risco de malformações congênitas como fenda palatina (0,4%) e *rash* cutâneo. No entanto, estudos posteriores constataram que esse risco é quase inexistente.[1] Uma metanálise incluiu 21 estudos com controles pareados para doença (epilepsia e TB) e com controles saudáveis e identificou que a lamotrigina não está associada a malformações ou a complicações perinatais.[32]

Em relação ao neurodesenvolvimento, não houve prejuízos no desenvolvimento verbal e não verbal em crianças de 3 e 6 anos de idade que haviam sido expostas à lamotrigina na gestação.[33] Recentemente, um estudo comparativo, que avaliou 14 fármacos antiepiléticos durante a gestação, encontrou associação da lamotrigina, junto com o valproato e a oxcarbazepina, com o desenvolvimento de autismo.[34] No entanto, quando os autores limitaram a análise para mulheres que usaram a lamotrigina para epilepsia, a associação entre lamotrigina e autismo desaparece. Dessa forma, não é possível identificar se a lamotrigina ou outros diagnósticos em que ela é prescrita, como o TB, estão conferindo esse risco.

A lamotrigina é um fármaco encontrado no leite materno em uma relação direta com a concentração sérica materna. Estima-se que a dose sérica no bebê amamentado corresponde a 29% da dose materna. Seu uso na amamentação já esteve associado a um *rash* sem repercussões clínicas no lactente.[31] Mesmo assim, Birbaum e colaboradores recomendam manter a amamentação diante dos seus benefícios em pacientes com epilepsia que fazem uso de lamotrigina. A recomendação do uso em TB, contudo, deve ser individualizada.[35]

CARBAMAZEPINA

Grande parte dos dados sobre risco fetal com uso de anticonvulsivantes provém de estudos com pacientes com epilepsia. A carbamazepina está associada a um risco 2 a 3 vezes maior de malformações congênitas, principalmente espinha bífida, quando utilizada nos dois primeiros trimestres da gestação. Pode causar fenda palatina, atresia anal, meningomielocele, genitália ambígua e a chamada face anticonvulsivante, caracterizada por hipoplasia da região facial média, nariz curto, narinas evertidas e lábio superior longo. O risco geral de malformações congênitas associadas à carbamazepina é de 5,7%.[36]

Os recém-nascidos expostos à carbamazepina podem apresentar deficiência reversível de vitamina K, alteração da coagulação e hemorragia cerebral, com dano neurológico irreversível. Além disso, está descrita alteração transitória da função hepática, baixo peso ao nascimento, retardo do crescimento intrauterino, atraso do desenvolvimento e TEA.[37] Dessa forma, a carbamazepina deve ser evitada na gestação. Para pacientes que vinham fazendo uso do medicamento, sugere-se aumentar a suplementação de ácido fólico 4 mg/dia previamente à concepção e no primeiro trimestre da gestação.[1]

Existem alguns ensaios abertos e relatos de casos que asseguram o uso da carbamazepina, embora ela passe para o leite materno em baixa dosagem. Assim, acompanhada de monitoramento do lactente, a carbamazepina pode ser considerada uma opção.

OXCARBAZEPINA, GABAPENTINA, PREGABALINA E TOPIRAMATO

Existem poucos relatos sobre o uso da oxcarbazepina na gestação, de modo que a sua segurança ainda não pode ser assegurada. A oxcarbazepina esteve associada a abortos espontâneos, malformação urogenital, dismorfismo facial, malformações cardíacas e múltiplas anomalias fetais. Poucos dados clínicos avaliaram a pregabalina e a gabapentina na gestação, mas não estavam associados a malformações.[38] O topiramato atravessa livremente a placenta e está associado ao desenvolvimento de malformações, principalmente a fenda labial e de palato.[39] Os dados referentes ao desenvolvimento neuromotor ainda são controversos. Dessa forma, ele não deve ser usado particularmente no primeiro trimestre. Além disso, por ser teratogênico, o seu uso em mulheres em idade fértil também deveria, se possível, ser evitado.[40]

Poucos relatos avaliaram a exposição à oxcarbazepina durante a lactação, sem complicações adicionais.[31] Foram descritos poucos relatos com o uso da gabapentina na lactação. Apesar da excreção no leite em baixas concentrações, esses relatos não são suficientes para recomendar seu uso. A pregabalina é encontrada no leite com concentrações baixas, permitindo então o seu uso na lactação. Existem também poucos relatos do uso do topiramato na lactação. Está bem descrito que ele é bastante excretado no leite, embora a concentração sérica de topiramato nos lactentes seja bem inferior à encontrada na mãe ou no leite.[39]

RECOMENDAÇÕES

O lítio e a lamotrigina são os estabilizadores mais seguros na gestação, embora o lítio seja classificado como risco D pelo sistema da FDA. O ácido valproico, que também é D pelo sistema da FDA, é o psicofármaco mais associado a malformações, devendo, então, ser evitado na gestação e em mulheres em idade fértil. A carbamazepina (D) e o topiramato (D) são também teratogênicos, devendo ser evitados durante a gravidez.

Pacientes que optem pela descontinuação do lítio no primeiro trimestre devem realizar a redução gradual do lítio entre 15 e 30 dias antes da concepção e reintroduzir o medicamento após o primeiro trimestre, período que finaliza a organogênese cardíaca. Já para pacientes graves, a escolha mais segura seria provavelmente considerar o uso do medicamento durante toda a gestação.[36,41]

A decisão de continuar a amamentação em pacientes tratadas com lítio deve ser individualizada, pois ele é excretado no leite, e a litemia do lactente é inferior à materna. A lamotrigina é igualmente excretada em uma relação dose-dependente, mas também parece segura.

BENZODIAZEPÍNICOS E INDUTORES DO SONO

Cerca de 2% das gestantes recebem uma ou mais prescrições de BZDs.[42] Um estudo de coorte constatou que o uso de BZDs está associado a parto prematuro e complicações perinatais, e relatos de caso associam o uso desses agentes a algumas malformações. Noh e colaboradores[43] encontraram, em uma metanálise, que o RR ajustado para o uso de BZD foi de 1,09 para malformações gerais e 1,15 para defeitos cardíacos. Com base nas doses médias diárias equivalentes ao lorazepam, os riscos para malformações gerais e defeitos cardíacos mostraram uma relação dose-resposta.

Estudos com o uso de diazepam durante o primeiro trimestre de gestação são controversos. Os primeiros estudos sugeriram que crianças expostas ao diazepam intraútero durante o primeiro trimestre teriam risco aumentado de lábio leporino e fenda palatina, mas outros trabalhos concluíram que não pode ser estabelecida uma relação causal. Uma metanálise com dados de estudos de coorte não encontrou associação entre exposição fetal a BZDs e malformações maiores ou fenda oral. Todavia, estudos de caso-controle evidenciaram risco aumentado de malformações maiores ou de fenda oral.[44]

O uso contínuo em altas doses e por período prolongado do diazepam permite o acúmulo no recém-nascido, sendo descritas as seguintes síndromes: a do bebê hipotônico (caracterizada por hipotonia muscular, baixos escores de Apgar, hipotermia, reflexo da tosse prejudicado, dificuldade de sucção e depressão neurológica) e a de abstinência (hipertonia, hiper-reflexia, inquietude, irritabilidade, convulsões, padrões anormais de sono, choro inconsolável, tremores, bradicardia, cianose e distensão abdominal). Esses sinais podem aparecer logo após o parto ou em até 3 semanas depois e se estender por várias semanas.[44]

O uso do clonazepam está associado a malformações cardíacas, defeitos do septo, hérnia inguinal, íleo paralítico, cianose, letargia e apneia, mas a maioria dos relatos incluía o uso de outros anticonvulsivantes associados. O alprazolam está associado a meningocele, fenda oral, hérnia inguinal, hipospádia, criptorquidismo, malformações cardíacas e síndrome de abstinência. O lorazepam foi associado a atresia anal, sintomas de abstinência, Apgar baixo, depressão respiratória e icterícia. A síndrome de abstinência associada ao lorazepam pode ser grave, devido à meia-vida pequena. Sempre que possível, esse fármaco deve ser evitado.[45] Quanto a anormalidades neurocomportamentais das crianças expostas a BZDs intraútero, não foram encontrados déficits motores, cognitivos e de QI até os 4 anos de idade.

Estudos com BZDs na lactação são escassos. Existem 14 relatos do uso de diazepam, sendo que, em dois deles, os recém-nascidos apresentaram letargia e diminuição de peso reversível com a suspensão do fármaco. O uso de clonazepam esteve associado à cianose persistente durante os 10 primeiros dias pós-parto em uma criança que foi exposta intraútero e na amamentação. Com o alprazolam, foram descritas sedação em um lactente e síndrome de abstinência em dois casos. Como os BZDs são excretados no leite, seu uso é desaconselhado. Se não for possível evitar o uso, preferem-se os BZDs de curta ação, como o alprazolam.[46] Nishimura e colaboradores[47] estudaram a relação leite/plasma (L/P) dos BZDs alprazolam, brotizolam, clonazepam, clotiazepam, etizolam, loflazepato de etila, flunitrazepam e lorazepam e encontraram, para todos os fármacos, razões L/P menores do que um, sendo considerados, então, seguros. Nenhuma anormalidade foi encontrada em lactentes cujas mães estavam recebendo esses medicamentos.

Os dados em relação ao uso da buspirona na gestação e na lactação são praticamente inexistentes. O zolpidem atravessa a barreira placentária e esteve associado a complicações obstétricas, como baixo peso ao nascer. A zopiclona não está associada a malformações congênitas, porém mais estudos são necessários para recomendar seu uso na gestação. Na lactação, o uso do zolpidem foi descrito em poucos casos, sendo que um deles reportou sonolência.[46] Existem poucos relatos de casos com zopiclona nos quais as crianças expostas não apresentaram efeitos colaterais. Tanto a zopiclona quanto o zolpidem foram encontrados em concentração muito baixa no leite materno.[46] Ban e colaboradores[48] mostraram que a prevalência geral de anomalias congênitas foi de 2,7% em crianças de mães prescritas com diazepam, de 2,5% naquelas com zopiclona e de 2,7% em crianças cujas mães tinham diagnóstico de depressão e/ou ansiedade, mas sem medicamento no primeiro trimestre de gravidez. Dessa forma, os riscos de malformações congênitas foram geralmente semelhantes em crianças expostas e não expostas a esses medicamentos.[48]

RECOMENDAÇÕES

Poucos estudos asseguram o uso dessa classe durante a gestação e a lactação. Se não for possível evitar o uso de BZDs durante a gestação, deve-se evitar o uso no primeiro trimestre e optar por aqueles de meia-vida mais curta, com maior evidência de segurança e na menor dose possível, como o alprazolam. Uma vez que os BZDs são detectados no leite, essa classe de medicamentos deve ser evitada durante a lactação.[8,45]

Uguz[8] desenvolveu um sistema de pontuação de segurança para o uso de psicofármacos durante a lactação e concluiu que a trifluoperazina, o aripiprazol, a amissulprida, a clozapina, a doxepina, a zaleplona e o zolpidem não são recomendados devido aos escores de segurança ≤ 3.

ANTIPSICÓTICOS

ANTIPSICÓTICOS TÍPICOS

Estudos recentes controlados para fatores de confusão como idade materna, idade gestacional e uso de outras medicações não evidenciaram aumento da teratogênese em gestantes que utilizaram fenotiazinas (clorpromazina, flufenazina e trifluoperazina) e butirofenonas (haloperidol).[49,50]

Não parece existir associação entre o uso de APs típicos e qualquer malformação específica, nem com alterações do neurodesenvolvimento ao uso de APs típicos.[51] Há evidências que sugerem associação entre APs típicos, prematuridade e baixo peso ao nascer. Os neonatos expostos a APs típicos tiveram maior prevalência de nascimentos pré-termo e baixo peso do que os expostos aos atípicos. Uso prolongado e altas doses estão associados a tremores, movimentos anormais, dificuldade de sucção e hipertonia (fenotiazinas), hiperatividade e reflexos tendinosos profundos hiperativos (butirofenonas).

Apesar da pouca evidência, a literatura sugere maior segurança na amamentação com APs típicos quando comparados aos atípicos. A clorpromazina parece ser uma das substâncias com menor excreção no leite materno, assim como o haloperidol, sendo ambos compatíveis com a amamentação.

Em caso de sedação do bebê, a medicação deve ser suspensa, pois, de outra forma, pode prejudicar o aleitamento.

ANTIPSICÓTICOS ATÍPICOS

Estudos recentes que envolvem APs atípicos não sugerem risco aumentado de teratogênese, e mais dados ainda são necessários, principalmente com os novos APs. Um estudo identificou que os APs atípicos, quando usados no primeiro trimestre, foram associados a malformações cardíacas.[52] Apesar desse achado, tal associação estava ausente em um importante estudo de Huybrechts e colaboradores. Esse estudo examinou a associação entre o uso de AP durante o primeiro trimestre de gestação e o risco de malformações congênitas em uma coorte de 1,3 milhão de gestantes. Não foi observado risco aumentado significativo para APs típicos ou atípicos após o controle de possíveis fatores de confusão, mas um pequeno aumento de risco de malformações foi observado com risperidona.[53]

Além disso, uma revisão sistemática e metanálise de estudos observacionais não encontrou associação entre malformações congênitas e uso de AP, incluindo análises mais específicas com APs atípicos e seu uso no primeiro e segundo trimestres gestacionais.[54]

Já em uma coorte retrospectiva finlandesa que analisou dados de mais de mil gestações em uso de APs atípicos, não foi encontrado aumento do risco de malformações congênitas. Em uma análise exploratória, apenas a olanzapina estava associada a um aumento de risco de malformações musculoesqueléticas quando comparada a gestações sem uso de APs atípicos.[55]

Os dados de um estudo prospectivo de 640 neonatos expostos a AP comparados com 704 não expostos indicam ser improvável que os APs atípicos como uma classe tenham um efeito teratogênico importante. Nesse estudo, poucas mulheres na amostra (< 2%) usaram APs típicos. Os APs atípicos mais utilizados foram quetiapina, aripiprazol e lurasidona, nessa ordem.[56]

Os APs atípicos vêm sendo associados a distúrbios metabólicos, como obesidade, diabetes e dislipidemias. Gestantes que fizeram uso dessas medicações tiveram risco aumentado de ganho de peso, o dobro de chance de desenvolverem diabetes gestacional e aumento na prevalência de parto cesáreo e pré-termo.[49] A coorte que confirmou tais achados para olanzapina, clozapina e quetiapina sugere que esses riscos não são uma razão para descontinuar um tratamento contínuo, mas o monitoramento metabólico aprimorado deve ser considerado durante a gravidez.[57]

Em relação à exposição a AP e desenvolvimento neuropsicomotor, um estudo prospectivo examinou lactentes aos 6 meses de idade com história de exposição na gestação a APs e ADs em comparação a controles e encontraram escores mais baixos em um teste de desempenho motor nos expostos a AP. Já um estudo que acompanhou 76 crianças por 1 ano sugeriu que a exposição fetal a APs atípicos pode causar atraso de curto prazo no desenvolvimento cognitivo e motor, no comportamento socioemocional e adaptativo, mas não na linguagem, no peso corporal ou na altura. As alterações neurodesenvolvimentais decorrentes do uso de APs atípicos podem ser transitórias, e confundidores podem ser responsáveis por essas alterações, assim como outros fatores de risco para desfecho negativo na gestação (gravidez não planejada, menor ingesta de vitaminas e ácido fólico).[58] Uma coorte sugere que o aumento do risco de déficits no neurodesenvolvimento observado em crianças nascidas de gestantes que usaram APs no final da gravidez parece ser explicado por características maternas e não está causalmente relacionado com a exposição pré-natal a APs.[59]

Evidências derivadas de estudos controlados ao examinarem a relação entre a exposição fetal à quetiapina e o risco de malformações sugerem ausência de risco aumentado.[60] Além disso, a quetiapina apresentou a menor passagem pela barreira placentária quando comparada à olanzapina, ao haloperidol e à risperidona, sendo sugerida como segura na gestação. Outro estudo, entretanto, encontrou altas taxas de sintomas no período pós-natal associadas ao uso intraútero da quetiapina (25,8%).[52]

Um estudo analisou 163 gestantes expostas ao aripiprazol no primeiro trimestre; após o ajuste para variáveis de confusão, o risco de malformações maiores não foi significativo em comparação com os controles.[61] Em modelos animais, o aripiprazol em doses 3 a 10 vezes maiores que a recomendada em humanos foi associado à teratogenicidade, ao desenvolvimento de toxicidade e à alta prevalência de sintomas no período pós-natal (23,5%).[52]

Quanto à clozapina, apesar do baixo risco de teratogenicidade, alguns autores sugerem que a gestação é uma das razões médicas para descontinuação devido à insuficiência de dados. Nos neonatos, está associada a refluxo gastresofágico, atraso na peristalse, ausência ou redução na variabilidade cardíaca fetal e convulsões neonatais.[54] A amamentação deve ser desencorajada, devido à alta taxa de excreção no leite materno e aos riscos de eventos graves no neonato.[31]

Em relação à amamentação, em algumas revisões a olanzapina e a clorpromazina são consideradas primeira escolha entre os APs, por terem as menores taxas de excreção.[31,49,50] Já a quetiapina foi considerada o agente de primeira ou segunda escolha durante a amamentação. Em algumas revisões sistemáticas, a risperidona é um agente de segunda linha durante a amamentação devido à maior excreção no leite em relação a outros agentes.[31,49,50]

Quanto aos demais APs atípicos, as evidências são ainda escassas. Uma revisão sistemática sugere baixos valores de dose relativa no lactente para quetiapina e ziprasidona, valores moderados para risperidona/paliperidona e aripiprazol e altos valores para amissulprida. Além disso, as concentrações de APs em geral eram indetectáveis no plasma da maioria das crianças expostas.[62]

RECOMENDAÇÕES

Estudos de exposição no primeiro trimestre para APs até agora não identificaram um risco claro e consistente para malformações. Deve-se monitorar gestantes e neonatos para riscos metabólicos e efeitos extrapiramidais. A clozapina deve ser evitada em razão dos riscos de eventos neonatais graves. Deve-se evitar tanto o uso de medicamentos de depósito, devido à dificuldade de controle da dose, quanto a politerapia, devido a maiores taxas de malformações.[49]

Quanto à lactação, alguns dados são controversos. Todos os APs são excretados no leite materno, mas a clorpromazina e a olanzapina em menores taxas. A quetiapina e a olanzapina são consideradas primeira linha; a risperidona, se utilizada, deve ser dada com supervisão constante; e a clozapina é contraindicada. A dose do medicamento deve ser fracionada para evitar picos de concentração. O neonato deve ser acompanhado para identificação de efeitos adversos.

PSICOESTIMULANTES

O metilfenidato atravessa a barreira placentária e está associado à diminuição do peso gestacional. Alguns relatos de caso associam o metilfenidato a malformações; entretanto, as gestantes faziam uso de outras medicações associadas ao metilfenidato. Uma série de casos com 38 mães que faziam abuso da substância mostrou associação com prematuridade e retardo do desenvolvimento, e um terço dos recém-nascidos apresentou sintomas de abstinência. Uma metanálise identificou que a exposição ao metilfenidato no início da gestação está associada a um pequeno, mas significativo aumento do risco de malformações cardíacas. Dessa forma, é considerada a realização de ecocardiografia fetal nessas gestantes.[63]

Quanto à lactação, a concentração no leite materno é baixa. Em dois relatos de caso, não houve efeitos adversos nos neonatos, e estes se desenvolveram normalmente.[64] Não há estudos com humanos que estabeleçam a segurança do uso da atomoxetina, da dexanfetamina e da modafinila na gestação ou na amamentação.

RECOMENDAÇÕES

Existem poucas evidências que asseguram o uso de psicoestimulantes na gestação e na lactação. O metilfenidato é o mais estudado e parece estar associado a um aumento do risco de malformações maiores na gestação, porém mais estudos são necessários.

CONSIDERAÇÕES FINAIS

A decisão sobre proteger a prole de exposição desnecessária a risco sempre deve levar em conta o risco de não tratar uma doença psiquiátrica. Para demonstrar a magnitude do risco, um estudo inglês avaliou as causas de morte materna – ou seja, toda morte da mãe de um recém-nascido ou de um natimorto da 24ª semana até 1 ano de idade – e identificou que o suicídio é a principal causa de morte, correspondendo a 10% de todas as mortes. Dessas que faleceram por suicídio, 68% tinham um transtorno psiquiátrico grave identificado e 46% haviam feito contato prévio com serviço psiquiátrico. Dessa forma, as recomendações devem ser consideradas visando proteger também a mãe.

1. Sempre que possível, evitar o uso de psicofármacos no primeiro trimestre da gestação. Em pacientes com psicopatologia grave ou que representam riscos para si ou para outrem, deve-se sempre considerar o uso de psicofármacos. Alternativas não farmacológicas, quando disponíveis (como psicoterapia, ECT e EMTr), devem ser discutidas com a gestante e com familiares.
2. Se houver indicação de um psicofármaco, devem-se utilizar doses eficazes considerando a resposta prévia do paciente.
3. Caso se inicie um psicofármaco, deve-se dar preferência aos fármacos com maior segurança em detrimento dos com pouca literatura científica.
4. Sempre que possível, preferir a monoterapia, na menor dose possível.
5. Planejar a gestação, sempre que possível, visando avaliar a melhor abordagem psicofarmacológica.
6. Monitorar possíveis malformações congênitas com ultrassonografia entre a 10ª e a 14ª semanas gestacionais e, depois, entre a 18ª e a 20ª semanas.
7. Monitorar a concentração sérica dos psicofármacos, quando possível, pois doses mais elevadas podem ser necessárias em fases mais avançadas da gestação, devido às alterações fisiológicas da gestante (aumento de líquido corporal, taxa de metabolismo e excreção dos fármacos).
8. Planejar a amamentação ainda no período gestacional e programar o horário de administração do medicamento à mãe, para evitar que a concentração máxima no sangue e no leite materno coincida com o horário da amamentação.

REFERÊNCIAS

1. Raffi ER, Nonacs R, Cohen LS. Safety of psychotropic medications during pregnancy. Clin Perinatol. 2019;46(2):215-34. PMID [31010557]
2. Viguera AC, Whitfield T, Baldessarini RJ, Newport DJ, Stowe Z, Reminick A, et al. Risk of recurrence in women with bipolar disorder during pregnancy: prospective study of mood stabilizer discontinuation. Am J Psychiatry. 2007;164(12):1817-24 PMID [18056236]
3. Ward RK, Zamorski MA. Benefits and risks of psychiatric medications during pregnancy. Am Fam Physician. 2002;66(4):629-36. PMID [12201556]
4. U. S. Food and Drug Administration. Content and format of labeling for human prescription drug and biological products; requirements for pregnancy and lactation labeling [Internet]. Rockville: FDA; 2014 [capturado em 15 out. 2022]. Disponível em: https://www.federalregister.gov/documents/2014/12/04/2014-28241/content-and-format-of-labeling-for-human-prescription-drug-and-biological-products-requirements-for.
5. Drugs and lactation database (LactMed) [Internet]. Bethesda: National Library of Medicine; 2006 [capturado em 15 out. 2022]. Disponível em: https://www.ncbi.nlm.nih.gov/books/NBK501922/.
6. Brasil. Ministério da Saúde. Portaria nº 315, de 30 de março de 2016 [Internet]. Aprova o protocolo clínico e diretrizes terapêuticas do transtorno afetivo bipolar do tipo I. Brasília: MS, 2016 [capturado em 15 out. 2022]. Disponível em: https://bvsms.saude.gov.br/bvs/saudelegis/sas/2016/prt0315_30_03_2016.html.
7. Brasil. Ministério da Saúde. Agência Nacional de Vigilância Sanitária. Resolução RDC nº 60, de 17 de dezembro de 2010 [Internet]. Estabelece frases de alerta para princípios ativos e excipientes em bulas e rotulagem de medicamentos. Brasília: ANVISA; 2010 [capturado em 15 out 2022]. Disponível em: https://bvsms.saude.gov.br/bvs/saudelegis/anvisa/2010/rdc0060_17_12_2010.pdf.
8. Uguz F. Neonatal and childhood outcomes in offspring of pregnant women using antidepressant medications: a critical review of current meta-analyses. J Clin Pharmacol. 2021;61(2):146-58. PMID [32840005]
9. de Vries C, Gadzhanova S, Sykes MJ, Ward M, Roughead E. A systematic review and meta-analysis considering the risk for congenital heart defects of antidepressant classes and individual antidepressants. Drug Saf. 2021;44(3):291-312. PMID [33354752]
10. Gentile S. Drug treatment for mood disorders in pregnancy. Curr Opin Psychiatry. 2011;24(1):34-40. PMID [21088587]
11. Uguz F. The use of antidepressant medications during pregnancy and the risk of neonatal seizures: a systematic review. J Clin Psychopharmacol. 2019;39(5):479-84. PMID [31425466]
12. Yonkers KA. Parsing risk for the use of selective serotonin reuptake inhibitors in pregnancy. Am J Psychiatry. 2009;166(3):268-70. PMID [19255046]
13. Uguz F. Maternal antidepressant use during pregnancy and the risk of attention-deficit/hyperactivity disorder in children: a systematic review of the current literature. J Clin Psychopharmacol. 2018;38(3):254-9. PMID [29596147]
14. Newport DJ, Stowe ZN. Psychopharmacology during pregnancy and lactation. In: Schatzberg AF, Nemeroff CB, editors. Essencials of clinical pharmacology. 3rd ed. London: American Psychiatric Publishing; 2013. p. 751-88.
15. Berard A, Ramos E, Rey E, Blais L, St-Andre M, Oraichi D. First trimester exposure to paroxetine and risk of cardiac malformations in infants: the importance of dosage. Birth Defects Res B Dev Reprod Toxicol. 2007;80(1):18-27. PMID [17187388]
16. Yonkers KA, Wisner KL, Stewart DE, Oberlander TF, Dell DL, Stotland N, et al. The management of depression during pregnancy: a report from the American Psychiatric Association and the American College of Obstetricians and Gynecologists. Gen Hosp Psychiatry. 2009;31(5):403-13. PMID [19703633]
17. Huybrechts KF, Palmsten K, Avorn J, Cohen LS, Holmes LB, Franklin JM, et al. Antidepressant use in pregnancy and the risk of cardiac defects. N Engl J Med. 2014;370(25):2397-407. PMID [24941178]
18. Gao SY, Wu QJ, Sun C, Zhang TN, Shen ZQ, Liu CX, et al. Selective serotonin reuptake inhibitor use during early pregnancy and congenital malformations: a systematic review and meta-analysis of cohort studies of more than 9 million births. BMC Med. 2018;16(1):205. PMID [30415641]
19. Greenough A, Khetriwal B. Pulmonary hypertension in the newborn. Paediatr Respir Rev. 2005;6(2):111-6. PMID [15911456]

20. Chambers CD, Hernandez-Diaz S, Van Marter LJ, Werler MM, Louik C, Jones KL, et al. Selective serotonin-reuptake inhibitors and risk of persistent pulmonary hypertension of the newborn. N Engl J Med. 2006;354(6):579-87. PMID [16467545]
21. Kallen B, Olausson PO. Maternal use of selective serotonin re-uptake inhibitors and persistent pulmonary hypertension of the newborn. Pharmacoepidemiol Drug Saf. 2008;17(8):801-6. PMID [18314924]
22. Andrade SE, McPhillips H, Loren D, Raebel MA, Lane K, Livingston J, et al. Antidepressant medication use and risk of persistent pulmonary hypertension of the newborn. Pharmacoepidemiol Drug Saf. 2009;18(3):246-52. PMID [19148882]
23. Way CM. Safety of newer antidepressants in pregnancy. Pharmacotherapy. 2007;27(4):546-52. PMID [17381382]
24. Kjaersgaard MI, Parner ET, Vestergaard M, Sorensen MJ, Olsen J, Christensen J, et al. Prenatal antidepressant exposure and risk of spontaneous abortion: a population-based study. PLoS One. 2013;8(8):e72095. PMID [24015208]
25. Nakhai-Pour HR, Broy P, Berard A. Use of antidepressants during pregnancy and the risk of spontaneous abortion. CMAJ. 2010;182(10):1031-7. PMID [20513781]
26. Oberlander TF, Warburton W, Misri S, Aghajanian J, Hertzman C. Neonatal outcomes after prenatal exposure to selective serotonin reuptake inhibitor antidepressants and maternal depression using population-based linked health data. Arch Gen Psychiatry. 2006;63(8):898-906. PMID [16894066]
27. Andrade C. The safety of duloxetine during pregnancy and lactation. J Clin Psychiatry. 2014;75(12):e1423-7. PMID [25551238]
28. Viguera AC, Cohen LS. The course and management of bipolar disorder during pregnancy. Psychopharmacol Bull. 1998;34(3):339-46. PMID [9803767]
29. Patorno E, Huybrechts KF, Bateman BT, Cohen JM, Desai RJ, Mogun H, et al. Lithium use in pregnancy and the risk of cardiac malformations. N Engl J Med. 2017;376(23):2245-54. PMID [28591541]
30. Newport DJ, Viguera AC, Beach AJ, Ritchie JC, Cohen LS, Stowe ZN. Lithium placental passage and obstetrical outcome: implications for clinical management during late pregnancy. Am J Psychiatry. 2005;162(11):2162-70. PMID [16263858]
31. Pacchiarotti I, León-Caballero J, Murru A, Verdolini N, Furio MA, Pancheri C, et al. Mood stabilizers and antipsychotics during breastfeeding: focus on bipolar disorder. Eur Neuropsychopharmacol. 2016;26(10):1562-78. PMID [27568278]
32. Pariente G, Leibson T, Shulman T, Adams-Webber T, Barzilay E, Nulman I. Pregnancy outcomes following in utero exposure to lamotrigine: a systematic review and meta-analysis. CNS Drugs. 2017;31(6):439-50. PMID [28434134]
33. Meador KJ, Baker GA, Browning N, Cohen MJ, Bromley RL, Clayton-Smith J, et al. Fetal antiepileptic drug exposure and cognitive outcomes at age 6 years (NEAD study): a prospective observational study. Lancet Neurol. 2013;12(3):244-52. PMID [23352199]
34. Veroniki AA, Rios P, Cogo E, Straus SE, Finkelstein Y, Kealey R, et al. Comparative safety of antiepileptic drugs for neurological development in children exposed during pregnancy and breast feeding: a systematic review and network meta-analysis. BMJ Open. 2017;7(7):e017248. PMID [28729328]
35. Birnbaum AK, Meador KJ, Karanam A, Brown C, May RC, Gerard EE, et al. Antiepileptic drug exposure in infants of breastfeeding mothers with epilepsy. JAMA Neurol. 2020;77(4):441-50. PMID [31886825]
36. Gentile S. Prophylactic treatment of bipolar disorder in pregnancy and breastfeeding: focus on emerging mood stabilizers. Bipolar Disord. 2006;8(3):207-20. PMID [16696822]
37. Veiby G, Daltveit AK, Schjolberg S, Stoltenberg C, Oyen AS, Vollset SE, et al. Exposure to antiepileptic drugs in utero and child development: a prospective population-based study. Epilepsia. 2013;54(8):1462-72. PMID [23865818]
38. Black E, Khor KE, Kennedy D, Chutatape A, Sharma S, Vancaillie T, et al. Medication use and pain management in pregnancy: a critical review. Pain Pract. 2019;19(8):875-99. PMID [31242344]
39. Kacirova I, Grundmann M, Brozmanova H, Koristkova B. Monitoring topiramate concentrations at delivery and during lactation. Biomed Pharmacother. 2021;138:111446. PMID [33676308]
40. Ornoy A, Weinstein-Fudim L, Ergaz Z. Antidepressants, antipsychotics, and mood stabilizers in pregnancy: what do we know and how should we treat pregnant women with depression. Birth Defects Res. 2017;109(12):933-56. PMID [28714604]
41. Viguera AC, Cohen LS, Baldessarini RJ, Nonacs R. Managing bipolar disorder during pregnancy: weighing the risks and benefits. Can J Psychiatry. 2002;47(5):426-36. PMID [12085677]
42. Qato DM, Gandhi AB. Opioid and benzodiazepine dispensing and co-dispensing patterns among commercially insured pregnant women in the United States, 2007-2015. BMC Pregnancy Childbirth. 2021;21(1):350. PMID [33941106]
43. Noh Y, Lee H, Choi A, Kwon JS, Choe SA, Chae J, et al. First-trimester exposure to benzodiazepines and risk of congenital malformations in offspring: a population-based cohort study in South Korea. PLoS Med. 2022;19(3):e1003945. PMID [35235572]
44. Cohen LS, Rosenbaum JF. Psychotropic drug use during pregnancy: weighing the risks. J Clin Psychiatry. 1998;59(Suppl 2):18-28. PMID [9559756]
45. Grover S, Avasthi A, Sharma Y. Psychotropics in pregnancy: weighing the risks. Indian J Med Res. 2006;123(4):497-512. PMID [16783040]
46. Fortinguerra F, Clavenna A, Bonati M. Psychotropic drug use during breastfeeding: a review of the evidence. Pediatrics. 2009;124(4):e547-56. PMID [19736267]
47. Nishimura A, Furugen A, Umazume T, Kitamura S, Soma M, Noshiro K, et al. Benzodiazepine concentrations in the breast milk and plasma of nursing mothers: estimation of relative infant dose. Breastfeed Med. 2021;16(5):424-31. PMID [33449825]
48. Ban L, West J, Gibson JE, Fiaschi L, Sokal R, Doyle P, et al. First trimester exposure to anxiolytic and hypnotic drugs and the risks of major congenital anomalies in a United Kingdom population-based cohort study. PLoS One. 2014;9(6):e100996. PMID [24963627]
49. Larsen ER, Damkier P, Pedersen LH, Fenger-Gron J, Mikkelsen RL, Nielsen RE, et al. Use of psychotropic drugs during pregnancy and breast-feeding. Acta Psychiatr Scand Suppl. 2015;(445):1-28. PMID [26344706]
50. Oyebode F, Rastogi A, Berrisford G, Coccia F. Psychotropics in pregnancy: safety and other considerations. Pharmacol Ther. 2012;135(1):71-7. PMID [22483705]
51. Wang Z, Chan AYL, Coghill D, Ip P, Lau WCY, Simonoff E, et al. Association between prenatal exposure to antipsychotics and attention-deficit/hyperactivity disorder, autism spectrum disorder, preterm birth, and small for gestational age. JAMA Intern Med. 2021;181(10):1332-40. PMID [34398171]
52. Habermann F, Fritzsche J, Fuhlbruck F, Wacker E, Allignol A, Weber-Schoendorfer C, et al. Atypical antipsychotic drugs and pregnancy outcome: a prospective, cohort study. J Clin Psychopharmacol. 2013;33(4):453-62. PMID [23764684]
53. Huybrechts KF, Hernández-Díaz S, Patorno E, Desai RJ, Mogun H, Dejene SZ, et al. Antipsychotic use in pregnancy and the risk for congenital malformations. JAMA Psychiatry. 2016;73(9):938-46. PMID [27540849]
54. Wang Z, Brauer R, Man KKC, Alfageh B, Mongkhon P, Wong ICK. Prenatal exposure to antipsychotic agents and the risk of congenital malformations in children: A systematic review and meta-analysis. Br J Clin Pharmacol. 2021;87(11):4101-23. PMID [33772841]

55. Ellfolk M, Leinonen MK, Gissler M, Kiuru-Kuhlefelt S, Saastamoinen L, Malm H. Second-generation antipsychotic use during pregnancy and risk of congenital malformations. Eur J Clin Pharmacol. 2021;77(11):1737-45. PMID [34100993]

56. Viguera AC, Freeman MP, Góez-Mogollón L, Sosinsky AZ, McElheny SA, Church TR, et al. Reproductive safety of second-generation antipsychotics: updated data from the massachusetts general hospital national pregnancy registry for atypical antipsychotics. J Clin Psychiatry. 2021;82(4):20m13745. PMID [34352165]

57. Heinonen E, Forsberg L, Nörby U, Wide K, Källén K. Antipsychotic use during pregnancy and risk for gestational diabetes: a national register-based cohort study in Sweden. CNS Drugs. 2022;36(5):529-39. PMID [35220525]

58. Peng M, Gao K, Ding Y, Ou J, Calabrese JR, Wu R, et al. Effects of prenatal exposure to atypical antipsychotics on postnatal development and growth of infants: a case-controlled, prospective study. Psychopharmacology. 2013;228(4):577-84. PMID [23559219]

59. Straub L, Hernández-Díaz S, Bateman BT, Wisner KL, Gray KJ, Pennell PB, et al. Association of antipsychotic drug exposure in pregnancy with risk of neurodevelopmental disorders: a national birth cohort study. JAMA Intern Med. 2022;182(5):522-33. PMID [35343998]

60. Cohen LS, Góez-Mogollón L, Sosinsky AZ, Savella GM, Viguera AC, Chitayat D, et al. Risk of major malformations in infants following first-trimester exposure to quetiapine. Am J Psychiatry. 2018;175(12):1225-31. PMID [30111186]

61. Freeman MP, Viguera AC, Góez-Mogollón L, Young AV, Caplin PS, McElheny SA, et al. Reproductive safety of aripiprazole: data from the Massachusetts General Hospital National Pregnancy Registry for Atypical Antipsychotics. Arch Womens Ment Health. 2021;24(4):659-67. PMID [33710399]

62. Uguz F. Second-generation antipsychotics during the lactation period: a comparative systematic review on infant safety. J Clin Psychopharmacol. 2016;36(3):244-52. PMID [27028982]

63. Koren G, Barer Y, Ornoy A. Fetal safety of methylphenidate: a scoping review and meta analysis. Reprod Toxicol. 2020;93:230-4. PMID [32169555]

64. Bolea-Alamanac BM, Green A, Verma G, Maxwell P, Davies SJ. Methylphenidate use in pregnancy and lactation: a systematic review of evidence. Br J Clin Pharmacol. 2014;77(1):96-101. PMID [23593966]

LEITURAS RECOMENDADAS

Reprotox [Internet]. 2022 [capturado em 15 out. 2022]. Disponível em: https://www.reprotox.org/.

Schüler-Faccini L, Sanseverino MT, Abeche A, Silva AA, Vianna F, coordenadores. Gravidez segura [Internet]. Porto Alegre: Sistema Nacional de Informação sobre Agentes Teratogênicos; 2019 [capturado em 15 out. 2022]. Disponível em: http://gravidezsegura.org/.

Teratogen Information System [Internet]. Washington: TERIS; 2021 [capturado em 15 out. 2022]. Disponível em: https://deohs.washington.edu/teris/.

PSICOFÁRMACOS NA INFÂNCIA E NA ADOLESCÊNCIA

▸ LUCIANO ISOLAN
▸ CHRISTIAN KIELING
▸ CRISTIAN PATRICK ZENI
▸ TATIANA VALVERDE DA CONCEIÇÃO
▸ THIAGO GATTI PIANCA

A psicofarmacoterapia desempenha um papel importante no tratamento de crianças e adolescentes com transtornos psiquiátricos. É importante salientar que a avaliação, com vistas a um tratamento farmacológico, deve conduzir preferencialmente a um diagnóstico ou à identificação e à quantificação de sintomas-alvo, os quais devem ser suficientemente graves para interferir de forma significativa no funcionamento da criança ou do adolescente.[1]

Para o estabelecimento de um diagnóstico psiquiátrico em crianças e adolescentes, é fundamental levar em consideração a faixa etária do paciente e compreender bem as fases de desenvolvimento e o que é considerado normal dentro de cada uma delas. Em geral, recomenda-se que seja escolhida inicialmente uma medicação aprovada pela FDA para a idade, o diagnóstico e os sintomas-alvo do paciente. Quando isso não é possível, podem ser usadas outras substâncias não aprovadas, mas que tenham eficácia clínica igual ou maior, apresentem mais segurança ou sejam utilizadas regularmente na infância e na adolescência.

Em relação à posologia, recomenda-se o uso inicial de doses baixas. O aumento da dose deve continuar até que um dos seguintes eventos ocorra: (a) diminuição satisfatória dos sintomas; (b) alcance do limite superior da dosagem recomendada; (c) observação de efeitos colaterais que impossibilitem aumento da dose; ou (d) após melhora mensurável dos sintomas-alvo, a ocorrência de platô na melhora ou piora nos sintomas com aumentos adicionais da dose.

Levando-se em consideração essas peculiaridades, o objetivo deste capítulo é descrever o tratamento psicofarmacológico dos principais transtornos psiquiátricos na infância e na adolescência, com base nas evidências disponíveis de eficácia até o momento. Ao fim do capítulo, a **Tabela 1** apresenta os principais psicofármacos utilizados nessa faixa etária, com suas respectivas dosagens e os eventos adversos mais frequentes.

TRANSTORNOS DEPRESSIVOS

A prevalência acumulada de um episódio depressivo ao longo das duas primeiras décadas de vida chega a mais de 10%. O TDM de início precoce é uma condição frequentemente crônica e recorrente e está associado a prejuízos funcionais significativos. Além disso, apresenta alta taxa de comorbidades com abuso de substâncias, transtornos de ansiedade, transtornos disruptivos e RS.[2]

A escolha das abordagens terapêuticas para o TDM em crianças e adolescentes deve ser guiada pela estratificação do episódio em leve, moderado ou grave. Para casos leves, em geral a recomendação não costuma incluir o uso de abordagens farmacológicas. Para casos moderados e graves, não há total consenso em relação ao uso de psicoterapias, psicofármacos ou de sua combinação. Por exemplo, enquanto o National Institute for Health and Care Excellence (NICE) do Reino Unido prioriza a instituição de psicoterapia antes da abordagem farmacológica e contraindica o uso de ADs desacompanhado de psicoterapia, outras diretrizes, sobretudo as norte-americanas, reconhecem a superioridade da terapia combinada em relação às demais estratégias isoladas e aceitam a monoterapia com AD para situações de recusa ou indisponibilidade de uma psicoterapia com evidência científica.[3-5]

O principal grupo de fármacos antidepressivos utilizados na população pediátrica é o dos ISRSs.[3-6] Atualmente, os únicos fármacos aprovados pela FDA para o tratamento de TDM na população pediátrica são a fluoxetina (a partir dos 8 anos de idade) e o escitalopram (a partir dos 12 anos). Outros ISRSs empregados na prática clínica são a sertralina e o citalopram. A paroxetina é menos utilizada na população mais jovem, pois demonstrou pouca evidência de superioridade sobre o uso de placebo.[6] O uso de ADTs não encontra embasamento na literatura, como demonstrado em uma metanálise que avaliou 14 ECRs e não identificou benefício na comparação com placebo.[7]

De modo geral, crianças e adolescentes parecem apresentar um padrão de resposta diferente do observado em adultos no que diz respeito a ADs - tanto em termos de eficácia quanto em relação a efeitos adversos. Além disso, crianças e adolescentes com depressão apresentam uma resposta mais expressiva ao placebo em comparação à população adulta. Entretanto, exceto pelo emprego de dosagens iniciais mais baixas para evitar efeitos colaterais, o uso de ADs em crianças e adolescentes geralmente segue as mesmas doses utilizadas em adultos. Com exceção da fluoxetina, que apresenta uma meia-vida entre 24 e 72 horas em crianças, outros ADs têm meias-vidas mais curtas (entre 14 e 16 horas), o que sugere atenção e cuidado especial para sintomas de retirada, sobretudo quando utilizados em doses mais elevadas ou quando a medicação for interrompida. Recomenda-se, ainda, nesses casos, a administração em duas tomadas diárias.

Uma metanálise que incluiu dados de 2.910 participantes evidenciou que os ADs foram eficazes no tratamento do TDM em crianças e adolescentes.[8] Houve resposta significativa de 61% nos pacientes tratados com fármacos ativos em comparação com 50% entre aqueles que receberam placebo (NNT = 10). Chama a atenção nesse estudo a elevada taxa de respostas pelo grupo de pacientes que recebeu placebo. Dados específicos para a fluoxetina sugerem um NNT = 5, o que possivelmente está associado à maior meia-vida do fármaco (menor repercussão em casos de baixa adesão) e à qualidade do desenho dos estudos que avaliaram esse medicamento.

De fato, analisando-se os 10 estudos da metanálise citada para os quais havia resultados agrupados de acordo com a idade, verificou-se que a resposta aos ADs foi significativa em adolescentes (62% vs. 49%), mas não em crianças (65% vs. 58%), talvez devido à alta resposta ao placebo nessa faixa etária. Nessa metanálise, o único AD que demonstrou eficácia tanto em crianças quanto em adolescentes foi a fluoxetina.[8]

Mais recentemente, uma metanálise em rede incluiu 71 ECRs com 9.510 crianças e adolescentes e avaliou tanto intervenções psicoterápicas quanto farmacológicas no tratamento agudo do TDM.[9] Nesse estudo, que incluiu ISRSs, ADTs e outros 5 ADs, somente a fluoxetina demonstrou eficácia superior ao placebo. Além disso, a venlafaxina esteve associada a maior risco de comportamento suicida ou ideação suicida quando comparada ao placebo e a outras 10 intervenções, incluindo a fluoxetina.[9]

ANTIDEPRESSIVOS E SUICIDALIDADE

Em 2004, a FDA tomou a decisão de incluir uma tarja preta alertando acerca do RS associado ao uso de ADs entre indivíduos com menos de 25 anos de idade. Tal iniciativa foi tomada após uma metanálise, que envolveu mais de 4.400 crianças e adolescentes, sugerir um risco maior de eventos adversos de ideação ou comportamento suicida durante os primeiros meses de tratamento com ADs. O risco desses eventos foi de 4% com fármacos ativos na comparação com 2% no grupo placebo. Posteriormente, outra metanálise incluindo mais sete ensaios não avaliados na revisão inicial verificou aumento no risco de comportamento/pensamentos suicidas de 2,5%

no grupo que usou ADs e de 1,7% no grupo que recebeu placebo.[8]

Com base no fato de que o NNT para o tratamento dos transtornos depressivos nessa faixa etária é de pelo menos 10, e o NNH é de 112, concluiu-se que os benefícios associados ao uso dos ADs superariam seus potenciais riscos. Entretanto, a comparação entre melhora clínica, de um lado, e suicidalidade, de outro, pode não ser tão fácil. Outra forma de analisar os benefícios e os riscos do uso de ADs busca avaliar o impacto sobre a frequência de suicídios completos. Utilizando dados do maior ensaio clínico em depressão na adolescência e de taxas populacionais de suicídio, estima-se que o NNT e o NNH para o desfecho mortalidade por suicídio com o uso de fluoxetina seriam de 561 e 538, respectivamente.[10] Assim, pode-se argumentar que ADs produzem benefícios e riscos mínimos no que diz respeito a suicídios completos. Outra evidência recente evidenciou o risco mais específico associado à venlafaxina quando comparada a outros tratamentos, sugerindo que são necessários mais estudos para compreender os mecanismos desse fenômeno e quais fármacos em específico têm maior associação.[9]

Ainda assim, considerando a gravidade desse efeito adverso, o clínico deve estar atento ao surgimento de pensamentos ou comportamentos suicidas, bem como a mudanças inesperadas de comportamento, como, por exemplo, retraimento social. A estratégia terapêutica deve compreender uma atitude ativa buscando mitigar fatores predisponentes. Eventos suicidas tendem a acontecer mais precocemente no tratamento (entre 3 e 5 semanas) e principalmente entre os não respondedores ao AD. São preditores também uma alta ideação suicida no início do tratamento, maior gravidade do quadro, conflitos familiares e uso de álcool e/ou drogas.

TRANSTORNO DISRUPTIVO DA DESREGULAÇÃO DO HUMOR

O TDDH é uma categoria diagnóstica que foi introduzida na Seção Transtornos Depressivos do DSM-5-TR. A principal característica desse transtorno é a irritabilidade crônica associada a explosões de raiva frequentes. Os dados de prevalência não são claros até o momento, mas acredita-se que, com base nas prevalências de irritabilidades crônica e grave, estejam em torno de 2 a 5%. Estudos de seguimento demonstraram que as taxas de conversão de irritabilidade crônica e grave para TB são muito baixas. Observou-se que tal condição está associada, principalmente, ao desenvolvimento de transtornos depressivos unipolares e/ou de ansiedade na vida adulta.[11]

Dados recentes indicam um aumento nos diagnósticos de TDDH nos últimos anos, fenômeno que foi acompanhado por elevadas taxas de uso de APs e de esquemas de polifarmácia na população pediátrica.[12] Tal achado contrasta com a enorme carência de estudos para informar sobre os eventuais benefícios e riscos do tratamento farmacológico de pacientes com diagnóstico formal de TDDH. Alguns estudos foram realizados com pacientes com quadros de irritabilidade crônica, não episódica, associados a sintomas de hipervigilância, síndrome denominada desregulação grave do humor (DGH). Um ensaio clínico não demonstrou diferenças significativas entre lítio e placebo no tratamento da DGH em crianças e adolescentes,[13] mas, em um ensaio aberto, a risperidona se mostrou eficaz na redução da irritabilidade em crianças e adolescentes com DGH.[14] O uso de estimulantes, como o metilfenidato, também tem se mostrado eficaz no tratamento do TDAH associado a sintomas de irritabilidade crônica e grave.[15] Tendo em vista a associação entre o TDDH e o desenvolvimento de transtornos depressivos na vida adulta, os ADs podem se constituir em uma escolha racional no tratamento do TDDH. Um estudo sugeriu que crianças e adolescentes com DGH tratadas com citalopram e metilfenidato apresentaram reduções nos escores de irritabilidade em comparação ao grupo que recebeu apenas metilfenidato.[16] No entanto, até o momento, ainda não há estudos avaliando o uso de ADs no tratamento do TDDH.

RECOMENDAÇÕES

Crianças e adolescentes com quadros depressivos moderados ou graves podem se beneficiar do uso de ADs, em especial a fluoxetina. Há estudos com resultados positivos com outros ADs, mas há necessidade de mais evidências para seu uso como primeira linha. O risco de aumento da suicidalidade (pensamentos e ações suicidas) merece atenção e cuidado, mas é pequeno se comparado ao benefício do tratamento com os

ADs ou às complicações que podem decorrer do quadro não tratado. O uso de ISRSs e de outros ADs pode ser prescrito nessa faixa etária, porém o médico deve estar ciente dos riscos associados a essa classe de medicamentos, principalmente no início do tratamento. O TDDH é uma categoria diagnóstica ainda recente e com carência de estudos, de modo que o uso de psicofármacos para pacientes que preenchem critérios para esse transtorno deve ser feito com muita cautela, sempre evitando estratégias de polifarmácia e considerando uma avaliação abrangente e eventuais intervenções psicossociais concomitantes quando indicado.

TRANSTORNO BIPOLAR

Na última década, tem-se observado um crescente número de estudos abordando o TB de início na infância e na adolescência. O quadro de início em idade precoce apresenta-se com episódios menos delimitados, menor recuperação interepisódica e alta taxa de comorbidade com outros transtornos mentais quando comparado ao quadro de início na vida adulta.[17] O TB apresenta uma prevalência nessa faixa etária em torno de 0,6% para o tipo I e de 3,9% se considerarmos todos os diagnósticos no espectro bipolar.[18] É um diagnóstico associado a significativo prejuízo na vida e no desenvolvimento desses pacientes e de suas famílias.[17]

MANIA E EPISÓDIOS MISTOS

Até o momento, há 6 medicamentos aprovados pela FDA para o tratamento de estados maníacos ou mistos: lítio, para adolescentes acima de 12 anos; risperidona, aripiprazol, quetiapina e asenapina, para crianças acima de 10 anos; e olanzapina, para adolescentes acima de 13 anos.

O lítio é o medicamento utilizado há mais tempo no tratamento do TB na infância e na adolescência. No entanto, ainda há poucos ECRs demonstrando sua eficácia. Uma recente revisão sistemática com 176 pacientes tratados com lítio em monoterapia ou associado à risperidona demonstrou provável superioridade do lítio em relação ao placebo (baseado em um ECR), equivalência em relação ao AVP (três ECRs) e inferioridade em relação à risperidona (um ECR).[19] O uso do lítio foi geralmente bem tolerado e demonstrou um perfil de efeitos colaterais semelhante ao observado em adultos.[19]

O AVP já se demonstrou eficaz em vários estudos abertos e em comparações com lítio e carbamazepina,[20] mas um ECR duplo-cego com placebo demonstrou não haver diferença significativa entre o grupo que utilizou AVP e o grupo que recebeu placebo.[21] Até o momento, não foram realizados estudos duplo-cegos com carbamazepina em crianças e adolescentes com TB, e sua utilização também se deve a ensaios abertos e aos resultados dos estudos com adultos. Quanto à oxcarbazepina, um ECR duplo-cego por placebo demonstrou não haver diferença significativa entre o grupo de tratamento e o grupo que recebeu placebo.[22]

Os APs vêm sendo cada vez mais utilizados no tratamento do TB na infância e na adolescência em razão das evidências de sua eficácia na melhora dos sintomas maníacos/mistos. Diversos ECRs e metanálises demonstraram a superioridade dos APs de segunda geração em relação aos estabilizadores de humor.[23] Eventos adversos como ganho de peso, alterações metabólicas e da função hepática, problemas de condução cardíaca e hiperprolactinemia devem ser monitorados em pacientes que utilizam essa classe de fármacos. Risperidona, quetiapina, aripiprazol e asenapina são medicamentos aprovados pela FDA para o tratamento de episódios maníacos e mistos associados ao TB em crianças e adolescentes.[23]

EPISÓDIOS DEPRESSIVOS NO TRANSTORNO BIPOLAR

Os episódios depressivos no TB são menos comuns do que os episódios mistos/maníacos em crianças e adolescentes.[23] Atualmente há duas medicações que se mostraram eficazes – a combinação olanzapina/fluoxetina[24] e a lurasidona[25] – e foram aprovadas pela FDA no tratamento da depressão bipolar na população entre 10 e 17 anos.

ECRs demonstraram que a quetiapina não foi superior ao placebo na melhora dos sintomas depressivos nessa população.[26,27] Estudos abertos com tamanhos de amostra pequenos referiram a eficácia do lítio[28] e da lamotrigina[29] em adolescentes com depressão bipolar. Não há ensaios controlados da ECT ou da EMTr para o TB de início precoce. Uma recente metanálise em rede avaliando a eficácia dos APs no tratamento da depressão bipolar demonstrou que tanto a lurasidona quanto a combinação olanzapina/fluoxetina, mas não a quetiapina, foram eficazes no tratamento da depressão bipolar em crianças e adolescentes. Nesse estudo, a lurasidona esteve associada a menor ganho de peso e a um perfil metabólico mais favorável em relação à combinação olanzapina/fluoxetina e à quetiapina.[30]

RECOMENDAÇÕES

Nos últimos anos, diversos estudos têm evidenciado o papel dos estabilizadores de humor tradicionais e, principalmente, dos APAs no manejo farmacológico do TB na infância e na adolescência. A maioria dos estudos tem focado no tratamento da mania aguda, e, mais recentemente, têm surgido ensaios clínicos mais robustos no tratamento da depressão bipolar. No entanto, ainda são necessários mais estudos com maior rigor metodológico para melhor definição da conduta, em especial nos quadros mistos e depressivos e no tratamento de manutenção nessa faixa etária.

TRANSTORNOS DE ANSIEDADE

Os transtornos de ansiedade estão entre os transtornos psiquiátricos mais predominantes na infância e na adolescência, com prevalências que variam entre 6 e 20%, e estão associados a importantes prejuízos sociais, acadêmicos e na qualidade de vida.[31]

Os estudos farmacológicos, de forma geral, costumavam avaliar os transtornos de ansiedade na infância e na adolescência em quatro categorias: (1) TOC; (2) transtornos de ansiedade não TOC, que incluem TAG, fobia social e TAS; (3) TP; e (4) TEPT.

A partir do DSM-5, o TOC deixou de fazer parte dos "Transtornos de ansiedade" e faz parte do grupo "Transtorno obsessivo-compulsivo e transtornos relacionados". O TEPT também deixou de fazer parte dos "Transtornos de ansiedade" e faz parte do grupo dos "Transtornos relacionados a trauma e a estressores".

TRANSTORNO OBSESSIVO-COMPULSIVO

Diversos estudos evidenciam a eficácia da clomipramina e dos ISRSs no tratamento do TOC nessa faixa etária. Estão aprovados pela FDA para uso no TOC na infância e na adolescência os seguintes fármacos: clomipramina (acima de 10 anos), sertralina (acima de 6 anos), fluoxetina (acima de 7 anos) e fluvoxamina (acima de 8 anos).

A clomipramina, um ADT, foi a primeira substância a ser avaliada sistematicamente e a ser aprovada pela FDA para o tratamento do TOC pediátrico. Devido ao seu perfil de eventos adversos anticolinérgicos e anti-histamínicos, a clomipramina não é considerada primeira escolha no tratamento do TOC e deve ser utilizada, de preferência, em pacientes com eventos adversos intoleráveis ou em casos de refratariedade aos ISRSs.[32]

Metanálises têm demonstrado que os ISRSs e a clomipramina são superiores ao placebo no tratamento do TOC pediátrico.[33,34] Tais metanálises também não demonstraram diferenças significativas de eficácia entre os diferentes ISRSs, porém, a clomipramina mostrou-se superior quando comparada individualmente a cada um dos ISRSs.[33,34] Entretanto, uma recente metanálise em rede que avaliou 18 ECRs, com um total de 1.353 pacientes, demonstrou que o escitalopram foi mais eficaz do que a clomipramina, a fluvoxamina, a paroxetina e a sertralina no tratamento do TOC em crianças e adolescentes. Não houve diferenças de eficácia do escitalopram em relação à fluoxetina.[35]

Estudos que comparam intervenções farmacológicas entre si e estudos com pacientes refratários são escassos. Há poucos estudos que compararam medicação com psicoterapia ou com psicoterapia associada a medicamento. Um ECR multicêntrico, de 12 semanas de duração, comparou a eficácia da sertralina, da TCC, da combinação da sertralina com TCC e do placebo no tratamento de 112 crianças e adolescentes com TOC. Ao fim do estudo, observou-se que os três tratamentos ativos foram significativamente superiores ao placebo. Comparações entre os tratamentos ativos demonstraram que o grupo combinado foi superior tanto ao grupo da sertralina quanto ao da TCC, sendo que estes últimos não diferiram entre si.[36] Uma recente metanálise que comparou diferentes abordagens no tratamento do TOC pediátrico verificou que todas as intervenções são superiores ao placebo na redução dos sintomas obsessivo-compulsivos, porém com TEs diferentes (TE = 0,745 para tratamento farmacológico; TE = 1,203 para TCC; TE = 1,704 para tratamento combinado).[37]

TRANSTORNOS DE ANSIEDADE NÃO TOC

O TAG, a fobia social e o TAS têm elevadas taxas de comorbidades entre si e são tratados com classes medicamentosas similares. Dessa forma, vários estudos avaliam esses transtornos em conjunto, sob a denominação de transtornos de ansiedade não TOC. Diversos estudos com BZDs, ADTs, ISRSs e outras classes de fármacos têm sido realizados acerca do tratamento desses transtornos.

Os BZDs têm sido utilizados no tratamento dos transtornos de ansiedade na infância, principalmente no início do tratamento, por curtos períodos e associados com outros medicamentos. No entanto, os estudos com tais medicamentos, muitas vezes, têm demonstrado resultados controversos. Além disso, os BZDs podem estar associados a diversos eventos adversos, como déficit cognitivo, sedação, desinibição comportamental, abuso e dependência.[32]

Os estudos que avaliaram o uso dos ADTs em crianças e adolescentes com transtornos de ansiedade não TOC demonstram resultados conflitantes. Além disso, desde a introdução dos ISRSs, tais medicamentos vêm sendo cada vez menos utilizados, devido ao seu perfil de tolerabilidade, à necessidade de monitoramento cardíaco e à possível letalidade em *overdose*.[32]

Os ISRSs têm sido a classe medicamentosa mais utilizada no tratamento dos transtornos de ansiedade não TOC.[30] ECRs com sertralina, fluoxetina, paroxetina e fluvoxamina demonstram a superioridade desses fármacos em relação ao placebo, tanto em crianças quanto em adolescentes com transtornos de ansiedade. Os ISRSs são, geralmente, bem tolerados nessa faixa etária. Os eventos adversos costumam ser leves e transitórios e incluem principalmente sintomas gastrintestinais, cefaleia, alterações de sono e agitação.[30]

Ensaios clínicos randomizados com IRSNs têm demonstrado a eficácia da venlafaxina e da duloxetina em crianças e adolescentes com transtornos de ansiedade. A duloxetina é uma medicação aprovada pela FDA para o tratamento de TAG em crianças e adolescentes. Um ECR, controlado por placebo, avaliou pacientes entre 7 e 17 anos que foram tratados com doses flexíveis de duloxetina (30 a 120 mg/dia) ao longo de um período de 10 semanas. Comparados aos pacientes que receberam placebo, os pacientes que receberam duloxetina apresentaram reduções na gravidade dos sintomas de ansiedade e taxas mais altas de remissão.[38]

Há dados limitados referentes a comparações entre abordagens farmacológicas e psicoterápicas no tratamento dos transtornos de ansiedade não TOC em crianças e adolescentes. Um ECR multicêntrico, com 12 semanas de duração, avaliou a eficácia da sertralina, da TCC, da sertralina com TCC e do placebo em 488 crianças e adolescentes.[39] Ao fim do estudo, o grupo combinado apresentou resposta (80,7%) significativamente superior aos grupos da TCC (59,7%) e da sertralina (54,9%). Não houve diferenças significativas entre o grupo da TCC e o grupo da sertralina, e todos os tratamentos ativos foram superiores em relação ao grupo que recebeu placebo (23,7%).[39]

TRANSTORNO DE PÂNICO

Há escassez de estudos que abordam o tratamento farmacológico do TP em crianças e adolescentes. Alguns relatos de caso e ensaios abertos sugerem a eficácia de ADs, principalmente ISRSs, e de BZDs no tratamento desse transtorno. Não há, até o momento, nenhum ECR sobre o tratamento do TP nessa faixa etária.[32]

TRANSTORNO DE ESTRESSE PÓS-TRAUMÁTICO

As evidências para o tratamento do TEPT em crianças e adolescentes são muito limitadas. Vários ensaios abertos e estudos de caso apresentam resultados controversos ou apenas sugerem a eficácia de diversas classes de medicamentos, incluindo ADs, APs, anticonvulsivantes e agentes antiadrenérgicos.[40] Quanto aos ISRSs, apesar de diversos estudos demonstrarem que constituem a primeira escolha farmacológica no tratamento do TEPT em adultos, os ECRs com ISRSs em crianças e adolescentes com TEPT, até o momento, têm demonstrado resultados controversos.[40]

RECOMENDAÇÕES

Os ISRSs apresentam diversas evidências e são considerados a primeira escolha no tratamento farmacológico do TOC e dos transtornos de ansiedade não TOC. A clomipramina também é uma opção no tratamento farmacológico do TOC, mas, devido ao seu perfil de eventos adversos, não é considerada a primeira escolha. ECRs com adultos e ensaios abertos com crianças sugerem que os ISRSs são a primeira escolha no tratamento do TP. Há evidências muito limitadas de que a utilização de agentes antiadrenérgicos, APs e estabilizadores de humor seja útil no tratamento do TEPT na infância e na adolescência.

TRANSTORNO DE DÉFICIT DE ATENÇÃO/HIPERATIVIDADE

Ver diretrizes e algoritmo específico do tratamento farmacológico do TDAH.

ESQUIZOFRENIA

Os transtornos do espectro da esquizofrenia de início precoce, que ocorrem antes dos 18 anos, apresentam curso crônico, maiores prejuízos funcionais e pior prognóstico do que aqueles com início na vida adulta. Portanto, a identificação de tratamentos seguros e eficazes para essa população é fundamental. Os agentes antipsicóticos são considerados tratamento de primeira linha para os transtornos do espectro da esquizofrenia em crianças e adolescentes, sendo os APAs geralmente indicados como primeira escolha.[41]

De início, os estudos investigaram os APPGs haloperidol, loxapina e tioridazina, que se mostraram eficazes em reduzir os sintomas psicóticos, porém os pacientes apresentavam uma taxa substancial de ECEs e sedação.[41] A partir da preocupação quanto aos ECEs em crianças e adolescentes, os APAs substituíram progressivamente os típicos. No entanto, os efeitos cardiometabólicos desses APs têm sido alvo de crescente preocupação.[41]

Atualmente, os APSGs aprovados pela FDA para uso na esquizofrenia em adolescentes são risperidona, olanzapina, quetiapina, aripiprazol, paliperidona, lurasidona e brexpiprazol. A ziprasidona e a asenapina não foram estatisticamente superiores ao placebo em estudos com adolescentes com esquizofrenia, e, por isso, não têm sido recomendadas. Embora a iloperidona e a cariprazina sejam aprovadas pela FDA para uso em esquizofrenia em adultos, não há, até o momento, estudos publicados dessas medicações para esquizofrenia em adolescentes.[42]

Há relativamente poucos ECRs e estudos comparativos *head-to-head* que orientem a escolha farmacológica na esquizofrenia em adolescentes, porém a eficácia parece ser similar entre os APPGs e APSGs estudados até o momento (exceto ziprazidona e asenapina). A clozapina também é uma exceção, pois apresenta eficácia superior em pacientes resistentes ao tratamento, apesar de ter maior risco de efeitos colaterais. A tolerabilidade apresenta grande variação entre os agentes antipsicóticos individualmente. Os APSGs parecem ser mais bem tolerados, pois observam-se menos efeitos colaterais a curto prazo.[43]

Os efeitos cardiometabólicos (ganho de peso, obesidade, hipertensão, alteração nos níveis de lipídeos e insulina) decorrentes do uso de APAs na infância têm sido motivo de preocupação, uma vez que predizem obesidade, síndrome metabólica, morbidade cardiovascular e doenças malignas na vida adulta. Um estudo prospectivo avaliou os perfis cardiometabólicos de 4 APAs (risperidona, quetiapina, olanzapina e aripiprazol) ao longo de 12 semanas. Todos foram associados a aumento rápido e significativo de peso, porém o perfil metabólico variou de um medicamento para outro. Houve aumento significativo nos níveis de colesterol total, triglicerídeos, colesterol não HDL e taxa de triglicerídeos/colesterol HDL com a olanzapina e a quetiapina. Os triglicerídeos aumentaram significativamente com o uso da risperidona, e não houve mudanças metabólicas significativas com o aripiprazol.[44] Metanálises mais recentes demonstraram que a olanzapina tem sido associada a maior ganho de peso entre os APSGs, enquanto a lurasidona produziu menor ganho de peso quando comparada a risperidona, paliperidona, quetiapina, clozapina e olanzapina. Em relação a alterações na prolactina, o aripiprazol demonstrou menor aumento comparado ao placebo, enquanto a risperidona e o haloperidol estiveram associados aos maiores aumentos. Não houve diferença significativa entre os APSGs em termos de sedação, uma vez que a maioria aumentou a sedação em crianças. Por fim, em relação aos efeitos extrapiramidais, houve pouca diferença estatisticamente significativa entre os agentes incluídos nos estudos.[45,46]

Em relação aos casos refratários ao tratamento da esquizofrenia, a clozapina parece ser superior aos outros APs também em crianças e adolescentes, embora os dados sejam mais limitados do que os de adultos. Vários relatos de caso e ensaios abertos demonstraram a eficácia da clozapina em crianças e adolescentes com esquizofrenia refratária.[47] A neutropenia e as convulsões são os efeitos colaterais mais graves e temidos. Apesar do pequeno número e das limitações metodológicas dos estudos já realizados, a clozapina parece ser o agente de escolha para o tratamento da esquizofrenia de início precoce refratária. Há alguns relatos de caso avaliando a ECT em pacientes com esquizofrenia refratária na infância e na adolescência. O uso da ECT deveria ser reservado a pacientes refratários a vários APs (incluindo clozapina) e poderia ser uma alternativa para pacientes com episódios catatônicos.[47]

RECOMENDAÇÕES

Os APs, principalmente os atípicos, são a primeira escolha de tratamento farmacológico na esquizofrenia na infância e na adolescência. A seleção de um AP para tratamento clínico da esquizofrenia em adolescentes deve preferencialmente considerar agentes aprovados pela FDA. Tendo em vista que a eficácia parece ser semelhante entre os APs, outros fatores como perfil de efeitos colaterais, tolerabilidade, custo, preferência do paciente e da família e disponibilidade devem orientar tal escolha. Apesar de sua eficácia, essa classe de medicação tem sido associada a mais eventos adversos nessa faixa etária do que em adultos. Os APTs têm sido associados a eventos adversos como ECEs e discinesia tardia, ao passo que os APAs têm sido associados mais a ganho de peso e a disfunções metabólicas, principalmente a olanzapina. Portanto, é fundamental o monitoramento de efeitos colaterais enquanto em uso de tais agentes. Embora os dados sejam mais limitados do que em relação a adultos, a clozapina parece ser o medicamento de escolha nos casos de esquizofrenia refratária na infância e na adolescência.

TRANSTORNO DO ESPECTRO AUTISTA

O TEA caracteriza-se por déficits marcantes na interação social e na linguagem e pela presença de comportamentos repetitivos e interesses restritos que se iniciam antes dos 3 anos de idade. Acomete aproximadamente 1% da população, com estimativas similares tanto em crianças quanto em adultos. Não há, até o momento, intervenções farmacológicas que tratem os sintomas nucleares do autismo. Assim, o tratamento medicamentoso tem por objetivo reduzir sintomas associados, que causam prejuízo grave ao indivíduo, como agressão, automutilação, instabilidade de humor, desatenção, hiperatividade e comportamentos estereotipados.[48]

Sintomas de desatenção, hiperatividade e impulsividade muitas vezes atrapalham o funcionamento de pacientes com autismo. Em uma metanálise, o metilfenidato mostrou-se superior ao placebo para o tratamento de sintomas de TDAH em crianças com TEA.[49] No entanto, crianças com esse transtorno parecem apresentar menores tamanhos de efeito com medicações estimulantes e são mais sensíveis aos efeitos colaterais do que crianças com desenvolvimento típico.[49] Outros fármacos que também podem ser utilizados no manejo dos sintomas de desatenção/hiperatividade nessa população incluem a atomoxetina e os medicamentos α-adrenérgicos, como a clonidina e a guanfancina. A risperidona e o aripiprazol também se mostraram eficazes em reduzir a hiperatividade, porém, devido aos seus potenciais efeitos colaterais, reserva-se seu uso como uma opção de segunda linha no tratamento da hiperatividade.[48,49]

Desregulação emocional e irritabilidade podem se manifestar, por exemplo, como agressão, automutilação, crises de birra, as quais podem ser muito incapacitantes para os pacientes com TEA. É importante observar que a irritabilidade é mais prevalente nos indivíduos com autismo e depressão ou ansiedade comórbidas. Por isso, deve-se avaliar a presença de comorbidades e tratá-las, caso confirmadas. Atualmente, a risperidona e o aripiprazol são as únicas medicações aprovadas pela FDA para o tratamento da irritabilidade e de comportamentos agressivos em crianças e adolescentes com autismo (idades entre 5 e 16 anos e 6 e 17 anos, respectivamente). Em uma metanálise, tais medicações apresentaram o maior nível de evidência para tratamento de irritabilidade e agressividade, mas também foram associadas a efeitos colaterais significativos, como ganho de peso, sintomas extrapiramidais e sedação.[50] Outras medicações nesse estudo que demonstraram potenciais efeitos benéficos, e com menos efeitos colaterais, foram a clonidina e a N-acetilcisteína, porém mais estudos são necessários para confirmar tais achados preliminares.[50] Estabilizadores de humor também têm sido utilizados clinicamente para tratar a irritabilidade e a agressividade nessa população, porém com resultados controversos e menos consistentes. Há alguns estudos positivos com levetiracetam, lamotrigina e divalproato, mas limitações metodológicas significativas não permitem uma conclusão definitiva quanto à indicação clínica, segundo recente metanálise.[51]

Indivíduos com TEA geralmente apresentam padrões restritos e repetitivos de comportamento, interesse ou atividades. Uma metanálise avaliando diversas intervenções farmacológicas concluiu que o tratamento com risperidona e aripiprazol esteve associado a uma melhora estatisticamente significativa nesses sintomas, ainda que com um tamanho de efeito pequeno.[52] Outras medicações que foram incluídas nesse estudo, como ADs, ocitocina, ômega-3, metilfenidato, naltrexona, atomoxetina, secretina, N-acetilcisteína e vitamina D se mostraram ineficazes no manejo desses sintomas.[52]

O funcionamento social no autismo tem sido alvo de diversas investigações farmacológicas, dentre as quais se destacam a ocitocina, a vasopressina, IGF-1, canabidiol e bumetanida. No entanto, até o momento, os resultados são inconclusivos e não há evidência de eficácia claramente demonstrada que justifique o uso clínico desses agentes.

RECOMENDAÇÕES

O tratamento farmacológico do TEA baseia-se, principalmente, no controle de sintomas associados que causam prejuízo funcional ou sofrimento para os pacientes e suas famílias. Esses sintomas podem incluir desatenção, hiperatividade, irritabilidade, ansiedade e agressividade, entre outros. Ainda não há, até o momento, abordagens farmacológicas específicas para os sintomas nucleares do autismo. A resposta e o perfil de efeitos colaterais em crianças e adolescentes com esse transtorno podem ser diferentes daqueles com desenvolvimento típico. Assim, é fundamental o acompanhamento rigoroso dos indivíduos em tratamento, bem como o desenvolvimento de mais pesquisas nessa área.

CONSIDERAÇÕES FINAIS

O uso de psicofármacos durante a infância e a adolescência tem se intensificado rapidamente nas últimas duas décadas. Apesar de as evidências científicas para seu uso nessa faixa etária terem aumentado consideravelmente nos últimos anos, ainda são necessários mais ensaios clínicos para a maioria dos medicamentos comumente usados. Muitas vezes, as decisões clínicas têm de ser baseadas somente nas evidências científicas e na experiência clínica com adultos, com frequência optando por fármacos que não são aprovados para uso pediátrico. Atualmente, os psicofármacos constituem uma ferramenta fundamental no tratamento de crianças e adolescentes, e um conhecimento amplo e atualizado nessa área é indispensável para o manejo adequado dos transtornos psiquiátricos nessa faixa etária.

TABELA 1 ▶ PSICOFÁRMACOS UTILIZADOS NA INFÂNCIA E NA ADOLESCÊNCIA, DOSES E EVENTOS ADVERSOS

CLASSE	NOME	DOSE	EVENTOS ADVERSOS
APTs	Haloperidol	Crianças: 1-4 mg/dia Adolescentes: 2-10 mg/dia	ECEs, rigidez muscular, sedação
	Tioridazina	Crianças: 100-250 mg/dia Adolescentes: 225-325 mg/dia	Alterações no ECG, rigidez muscular, ECEs, hipotensão postural, fotossensibilidade
	Clorpromazina	Crianças: 150-200 mg/dia Adolescentes: 225-375 mg/dia	Sedação, hipotensão postural, ganho de peso

(Continua)

TABELA 1 ▶ PSICOFÁRMACOS UTILIZADOS NA INFÂNCIA E NA ADOLESCÊNCIA, DOSES E EVENTOS ADVERSOS (Continuação)

CLASSE	NOME	DOSE	EVENTOS ADVERSOS
APAs	Risperidona	Crianças: 1-2 mg/dia Adolescentes: 2,5-4 mg/dia	Ganho de peso, hiperprolactinemia
	Clozapina	Crianças: 100-350 mg/dia Adolescentes: 225-450 mg/dia	Agranulocitose, sedação, enurese, ganho de peso, convulsões
	Quetiapina	Crianças: 150-400 mg/dia Adolescentes: 250-550 mg/dia	Sedação, ganho de peso
	Paliperidona	Crianças e adolescentes: 3-6 mg/dia	Ganho de peso, hiperprolactinemia
	Olanzapina	Crianças: 5-10 mg/dia Adolescentes: 10-15 mg/dia	Ganho de peso, dislipidemia, hiperglicemia
	Lurasidona	20-80 mg/dia	Dislipidemia, hiperglicemia, acatisia, sedação, ECEs, ganho de peso
	Asenapina	10-17 anos: 2,5-10 mg/dia	Ganho de peso, alterações metabólicas
	Ziprasidona	Crianças: 40-100 mg/dia Adolescentes: 80-140 mg/dia	Alterações no ECG, sedação
	Aripiprazol	Crianças: 5-15 mg/dia Adolescentes: 10-20 mg/dia	Sonolência, tremor

(Continua)

TABELA 1 ▶ PSICOFÁRMACOS UTILIZADOS NA INFÂNCIA E NA ADOLESCÊNCIA, DOSES E EVENTOS ADVERSOS *(Continuação)*

CLASSE	NOME	DOSE	EVENTOS ADVERSOS
ISRSs	Fluoxetina	4-40 mg (até 80 mg para autismo)	Sedação, sonolência, insônia, desorientação, cefaleia, boca seca, hipotensão, distúrbios gastrintestinais, disfunção sexual, ganho de peso
	Paroxetina	Crianças: 5-40 mg Adolescentes: 12,5-50 mg	Sedação, sonolência, insônia, hipomania/excitação, desorientação, cefaleia, boca seca, constipação, sudorese, tremores, hipotensão, ganho de peso, distúrbios sexuais
	Sertralina	50-200 mg	
	Citalopram	10-40 mg	
	Escitalopram	2,5-20 mg	
	Fluvoxamina	25-300 mg	
ADTs	Imipramina	10-250 mg (máx. 2,5 mg/kg/dia para depressão, ou 5 mg/kg/dia para TDAH)	Sedação, sonolência, insônia, hipomania, fadiga, boca seca, visão borrada, cefaleia, constipação, retenção urinária, sudorese, tremores, hipotensão, alteração no ECG, taquicardia/palpitações, ganho de peso, distúrbios sexuais
	Amitriptilina	10-200 mg (máx. 1,5 mg/kg/dia)	Sedação, sonolência, desorientação, fadiga, boca seca, cefaleia, visão borrada, constipação, sudorese, tremores, hipotensão, alteração no ECG, taquicardia/palpitações, ganho de peso
	Clomipramina	3-5 mg/kg/dia	Sedação, sonolência, insônia, fadiga, boca seca, visão borrada, cefaleia, constipação, retenção urinária, sudorese, tremores, hipotensão, alteração no ECG, taquicardia/palpitações, ganho de peso, distúrbios sexuais

(Continua)

TABELA 1 ▶ PSICOFÁRMACOS UTILIZADOS NA INFÂNCIA E NA ADOLESCÊNCIA, DOSES E EVENTOS ADVERSOS (Continuação)

CLASSE	NOME	DOSE	EVENTOS ADVERSOS
OUTROS ANTIDEPRESSIVOS	Bupropiona	3-6 mg/kg/dia	Insônia, hipomania, cefaleia, sonolência, desorientação, boca seca, visão borrada, sudorese, tremores, dermatites
	Venlafaxina	Crianças: 12,5-37,5 mg Adolescentes: 25-225 mg	Sedação, sonolência, insônia, hipomania, desorientação, cefaleia, boca seca, constipação, sudorese, hipotensão, distúrbios gastrintestinais, distúrbios sexuais
	Trazodona	1-2 mg/kg/dia	Sedação, sonolência, fadiga, cefaleia, boca seca, constipação, visão borrada, hipotensão, alteração no ECG, ganho de peso
	Mirtazapina	15-45 mg	Sedação, sonolência, insônia, hipomania, desorientação, cefaleia, boca seca, constipação, sudorese, hipotensão, distúrbios gastrintestinais, distúrbios sexuais, ganho de peso
	Duloxetina	30-60 mg/dia (máx. 120 mg)	Sedação, sonolência, inapetência, cefaleia, boca seca, náuseas e vômitos, distúrbios sexuais, hipomania

(Continua)

TABELA 1 ▶ PSICOFÁRMACOS UTILIZADOS NA INFÂNCIA E NA ADOLESCÊNCIA, DOSES E EVENTOS ADVERSOS (Continuação)			
CLASSE	NOME	DOSE	EVENTOS ADVERSOS
ESTABILIZADORES DE HUMOR	Lítio	Iniciar com 300 mg para testar a tolerância e, após, aumentar as doses em 150/300 mg por vez, monitorando concentrações plasmáticas e efeito terapêutico	Sedação, sonolência, memória prejudicada, fraqueza, fadiga, tremores, alterações no ECG, náuseas/vômitos, diarreia, aumento de peso, alopecia, distúrbios menstruais, hipotireoidismo, poliúria, *rash* cutâneo, leucocitose
	AVP	Crianças: 1.000-1.200 mg/dia Adolescentes: 1.000-2.500 mg/dia Iniciar com 125/250 mg e aumentar 125/250 mg até a dose terapêutica ou paraefeitos	Sedação, sonolência, fraqueza, fadiga, tontura, tremores, diplopia, parestesias, visão borrada, náusea/vômitos, diarreia, ganho de peso, alopecia, distúrbios menstruais, SOP, trombocitopenia
	Carbamazepina	Crianças: 200-600 mg Adolescentes: 300-1.200 mg	Sedação, fraqueza, fadiga, descoordenação, tontura, tremores, diplopia, visão borrada, alterações no ECG, diarreia, ganho de peso, alopecia, distúrbios menstruais, SOP, *rash* cutâneo, leucopenia transitória, trombocitopenia, aumento das enzimas hepáticas
	Oxcarbazepina	< 20 kg: 600-900 mg 21-30 kg: 900-1.200 mg 31-45 kg: 1.200-1.500 mg 46-55 kg: 1.200-1.800 mg 56-65 kg: 1.200-2.100 mg > 66 kg: 1.500-2.400 mg /dia	Sedação, sonolência, cefaleia, fraqueza, fadiga, insônia, descoordenação, tontura, ataxia, tremores, diplopia, náuseas/vômitos, *rash* cutâneo
	Topiramato	< 12 anos: 5-9 mg/kg/dia > 12 anos: 400 mg/dia	Sedação, sonolência, fraqueza, fadiga, insônia, agitação, tontura, ataxia, tremores, parestesias, diplopia, visão borrada, perda de peso

(Continua)

TABELA 1 ▶ PSICOFÁRMACOS UTILIZADOS NA INFÂNCIA E NA ADOLESCÊNCIA, DOSES E EVENTOS ADVERSOS *(Continuação)*

CLASSE	NOME	DOSE	EVENTOS ADVERSOS
ESTIMULANTES	Metilfenidato	5-60 mg/dia ou 0,25-1 mg/kg/dia (em doses divididas) Apresentações de ação prolongada têm dosagem semelhante, porém com 1 tomada ao dia apenas	Nervosismo, ansiedade, insônia, inquietude, ativação, irritabilidade, cefaleia, sonolência, depressão rebote, exacerbação de psicose ou mania, tiques, perda de apetite, taquicardia, aumento da PA, boca seca, visão borrada, atraso do crescimento
	Lisdexanfetamina	Iniciar com 30 mg/dia, podendo realizar incrementos de 20 até 70 mg/dia	Irritabilidade, diminuição do apetite, insônia, boca seca, náuseas, vômitos, dor abdominal, tiques, tontura e erupção cutânea, atraso do crescimento
ANTI-HIPERTENSIVOS	Clonidina	3-10 μg/kg/dia (0,05-0,4 mg/dia) em 1 ou mais doses por dia	Sedação (comum no início), menos frequentemente ansiedade, irritabilidade, déficit de memória, cefaleia, boca seca, hipotensão, hipertensão rebote no caso de cessação abrupta
	Guanfacina	0,5-3 mg/dia em 2 tomadas ou 0,03-0,1 mg/kg/dia em até 2-3 tomadas ao dia	Sedação, hipotensão e bradicardia são comuns. Cefaleia, dor de estômago, insônia, fadiga, irritabilidade e diminuição do apetite podem ocorrer. Caso relatado de indução de mania
OUTROS	Atomoxetina	Inicia-se com 0,5 mg/kg/dia, aumento gradual até 1,2 mg/kg/dia em 1 ou duas tomadas 2 vezes ao dia; não exceder 4 mg/kg/dia ou 100 mg/dia para crianças e adolescentes até 70 kg. Para aqueles com mais de 70 kg, inicia-se com 40 mg/dia e também pode-se aumentar até 100 mg/dia	Insônia, tontura, fadiga, cefaleia, labilidade emocional e, menos frequentemente, sonolência, irritabilidade, depressão, tremores. Leve aumento da PA no início do tratamento, taquicardia, boca seca, constipação, retenção urinária, midríase, disfunção sexual, rinite, prurido e alguns casos de aumento de enzimas hepáticas

(Continua)

TABELA 1 ▶ PSICOFÁRMACOS UTILIZADOS NA INFÂNCIA E NA ADOLESCÊNCIA, DOSES E EVENTOS ADVERSOS (*Continuação*)

CLASSE	NOME	DOSE	EVENTOS ADVERSOS
BZDS	Clonazepam	< 30 kg: iniciar com 0,01-0,03 mg/kg/dia em 2-3 doses. Adolescentes: iniciar com 0,5-1 mg/dia, até no máximo 3 mg/dia	Sedação, sonolência, dificuldades cognitivas e de memória, amnésia anterógrada, agitação paradoxal, confusão, depressão, cefaleia, fraqueza muscular, ataxia, fala arrastada
	Diazepam	1-2,5 mg 3-4x/dia	

REFERÊNCIAS

1. Birmaher B, Brent D, Bernet W, Bukstein O, Walter H, Benson RS, et al. Practice parameter for the assessment and treatment of children and adolescents with depressive disorders. J Am Acad Child Adolesc Psychiatry. 2007;46(11):1503-26. PMID [18049300]
2. Avenevoli S, Swendsen J, He JP, Burstein M, Merikangas KR. Major depression in the national comorbidity survey-adolescent supplement: prevalence, correlates, and treatment. J Am Acad Child Adolesc Psychiatry. 2015;54(1):37-44.e2. PMID [25524788]
3. Hopkins K, Crosland P, Elliott N, Bewley S. Diagnosis and management of depression in children and young people: summary of updated NICE guidance. BMJ. 2015;350:h824. PMID [25739880]
4. Zuckerbrot R, Cheung AH, Jensen PS, Stein REK, Laraque D. Guidelines for adolescent depression in primary care (GLAD-PC): part I: practice preparation, identification, assessment, and initial management. Pediatrics. 2018;141(3):e20174081. PMID [29483200]
5. Goodyer IM, Wilkinson PO. Practitioner review: therapeutics of unipolar major depressions in adolescents. J Child Psychol Psychiatry. 2019;60(3):232-43. PMID [2993396]
6. Maalouf FT, Brent DA. Child and adolescent depression intervention overview: what works, for whom and how well? Child Adolesc Psychiatr Clin N Am. 2012;21(2):299-312. PMID [22537728]
7. Hazell P, Mirzaie M. Tricyclic drugs for depression in children and adolescents. Cochrane Database Syst Rev. 2013;2013(6):CD002317. PMID [23780719]
8. Bridge JA, Iyengar S, Salary CB, Barbe RP, Birmaher B, Pincus HA, et al. Clinical response and risk for reported suicidal ideation and suicide attempts in pediatric antidepressant treatment. JAMA. 2007;297(15):1683-96. PMID [17440145]
9. Zhou X, Teng T, Zhang Y, Del Giovane C, Furukawa TA, Weisz JR, et al. Comparative efficacy and acceptability of antidepressants, psychotherapies, and their combination for acute treatment of children and adolescents with depressive disorder: a systematic review and network meta-analysis. Lancet Psychiatry. 2020;7(7):581-601. PMID [32563306]
10. March J, Silva S, Petrycki S, Curry J, Wells K, Fairbank J, et al. Fluoxetine, cognitive-behavioral therapy, and their combination for adolescents with depression: treatment for adolescents with depression study (TADS) randomized controlled trial. JAMA. 2004;292(7):807-20. PMID [15315995]
11. Brotman MA, Schmajuk M, Rich BA, Dickstein DP, Guyer AE, Costello EJ, et al. Prevalence, clinical correlates, and longitudinal course of severe mood dysregulation in children. Biol Psychiatry. 2006;60(9):991-7. PMID [17056393]
12. Findling RL, Zhou X, George P, Chappel PB. Diagnostic trends and prescription patterns in disruptive mood dysregulation disorder and bipolar disorder. J Am Acad Child Adolesc Psychiatry. 2022;61(3):434-45. PMID [34091008]
13. Dickstein DP, Towbin KE, van Der Veen JW, Rich BA, Brotman MA, Knopf L, et al. Randomized double-blind placebo-controlled trial of lithium in youths with severe mood dysregulation. J Child Adolesc Psychopharmacol. 2009;19(1):61-73. PMID [192320224]
14. Krieger FV, Pheula GF, Coelho R, Zeni T, Tramontina S, Zeni CP, et al. An open-label trial of risperidone in children and adolescents with severe mood dysregulation. J Child Adolesc Psychopharmacol. 2011;21(3):237-43. PMID [21663426]
15. Waxmonsky J, Pelham WE, Gnagy E, Cummings MR, O'Connor B, Majumdar A, et al. The efficacy and tolerability of methylphenidate and behavior modification in children with attention-deficit/hyperactivity disorder and severe mood dysregulation. J Child Adolesc Psychopharmacol. 2008;18(6):573-88. PMID [19108662]
16. Towbin, K, Vidal-Ribas P, Brotman MA, Pickles A, Miller KV, Kaiser A, et al. A double-blind randomized placebo-controlled trial of citalopram adjunctive do stimulant medication in youth with chronic severe irritability. J Am Acad Child Adolesc Psychiatry. 2020;59(3):350-61. PMID [31128268]
17. McClellan J, Kowatch R, Findling RL. Practice parameter for the assessment and treatment of children and adolescents with bipolar disorder. J Am Acad Child Adolesc Psychiatry. 2007;46(1):107-25. PMID [17195735]
18. van Meter AR, Moreira AL, Youngstrom EA. Meta-analysis of epidemiologic studies of pediatric bipolar disorder. J Clin Psychiatry. 2011;72(9):1250-6. PMID [21672501]
19. Duffy A, Heffer N, Goodday SM, Weir A, Patten S, Malhi GS, et al. Efficacy and tolerability of lithium for the treatment of acute mania in children with bipolar disorder: a systematic review: a report from the ISBD-IGSLi joint task force on lithium treatment. Bipolar Disord. 2018;20(7):583-93. PMID [30221434]
20. Kowatch RA, Suppes T, Carmody TJ, Bucci JP, Hume JH, Kromelis M, et al. Effect size of lithium, divalproex sodium, and carbamazepine in children and adolescents with bipolar disorder. J Am Acad Child Adolesc Psychiatry. 2000;39(6):713-20. PMID [10846305]
21. Wagner KD, Redden L, Kowatch RA, Wilens TE, Segal S, Chang K, et al. A double blind, randomized, placebocontrolled trial of divalproex extended-release in the treatment of bipolar disorder in children and adolescents. J Am Acad Child Adolesc Psychiatry. 2009;48(5):519-32. PMID [19325497]
22. Wagner KD, Kowatch RA, Emslie GJ, Findling RL, Wilens TE, McCague K, et al. A double-blind, randomized, placebo-controlled trial of oxcarbazepine in the treatment of bipolar disorder in children and adolescents. Am J Psychiatry. 2006;163(7):1179-86. PMID [16816222]

23. Spepanova E, Findling RL. Psychopharmacology of bipolar disorders in children and adolescents. Pediatr Clin Norh Am. 2017;64(6):1209-22. PMID [29173781]

24. Detke HC, DelBello MP, Landry J, Usher RW. Olanzapine/fluoxetina combination in children and adolescents with bipolar I depression: a randomized, double-blind, placebo-controlled trial. J Am Acad Child Adolesc Psychiatry. 2015;54(3):217-24. PMID [25721187]

25. DelBello MP, Goldman R, Phillips D, Deng L, Cucchiaro J, Loebel A. Efficacy and safety of lurasidone in children and adolescents with bipolar I depression: a double-blind, placebo-controlled study. J Am Acad Child Adolesc Psychiatry. 2017;56(12):1015-25. PMID [29173735]

26. DelBello MP, Chang K, Welge JA, Adler CM, Rana M, Howe M, et al. A double-blind, placebo-controlled pilot study of quetiapine for depressed adolescents with bipolar disorder. Bipolar Disord. 2009;11(5):483-93. PMID [19624387]

27. Findling RL, Pathak S, Earley WR, Liiu S, DelBello MP. Efficacy and safety of extended-release quetiapine fumarate in youth with bipolar depression: an 8 week, double-blind, placebo-controlled trial. J Child Adolesc Psychopharmacol. 2014;24(6):325-35. PMID [24958042]

28. Patel N, DelBello M, Bryan H, Adler CM, Kowatch RA, Stanford K, et al. Open-label lithium for the treatment of adolescents with bipolar depression. J Am Acad Child Adolesc Psychiatry. 2006;45(3):289-97. PMID [16540813]

29. Chang K, Saxena K, Howe M. An open-label study of lamotrigine adjunct or monotherapy for the treatment of adolescents with bipolar depression. J Am Acad Child Adolesc Psychiatry. 2006;45(3):298-304. PMID [16540814]

30. DelBello MP, Kadakia A, Heller V, Singh R, Hagi K, Nosaka T, et al. Systematic review and network meta-analysis: efficacy and safety of second-generation antipsychotics in youths with bipolar depression. J Am Acad Child Adolesc Psychiatry. 2022;61(2):243-54. PMID [34420839]

31. Costello E, Egger H, Angold A. The developmental epidemiology of anxiety disorders: phenomenology, prevalence and comorbidity. Child Adolesc Psychiatr Clin N Am. 2005;14(4):631-48. PMID [16171696]

32. Reinblatt SP, Riddle MA. The pharmacological management of childhood anxiety disorders: a review. Psychopharmacology. 2007;191(1):67-86. PMID [17205317]

33. Geller DA, Biederman J, Stewart SE, Mullin B, Martin A, Spencer T, et al. Which SSRI? A meta-analysis of pharmacotherapy trials in pediatric obsessive-compulsive disorder. Am J Psychiatry. 2003;160(11):1919-28. PMID [14594734]

34. Varigonda AL, Jakubovski E, Bloch MH. Systematic review and meta-analysis: early treatment response of selective serotonin reuptake inhibitors and clomipramine in pediatric obsessive-compulsive disorder. J Am Acad Child Adolesc Psychiatry. 2016;55(10):851-9. PMID [27663940]

35. Tao Y, Li H, Li L, Zhang H, Xu H, Zhang H, et al. Comparing the efficacy of pharmacological and psychological treatment, alone and in combination, in children and adolescents with obsessive-compulsive disorder: a network meta-analysis. J Psychiatr Res. 2022;148:95-102. PMID [35121274]

36. Pediatric OCD Treatment Study (POTS) Team. Cognitive-behavior therapy, sertraline, and their combination for children and adolescents with obsessive-compulsive disorder: the pediatric OCD treatment study (POTS) randomized controlled trial. JAMA. 2004;292(16):1969-76. PMID [15507582]

37. Sánchez-Meca J, Rosa-Alcázar AI, Iniesta-Sepúlveda M, Rosa-Alcázar A. Differential efficacy of cognitive-behavioral therapy and pharmacological treatments for pediatric obsessive-compulsive disorder: a meta-analysis. J Anxiety Disord. 2014;28(1):31-44. PMID [24334214]

38. Strawn JR, Prakash A, Zhang Q, Pangallo BA, Stroud CE, Cai N, et al. A randomized, placebo-controlled study of duloxetine for the treatment of children and adolescents with generalized anxiety disorder. J Am Acad Child Adolesc Psychiatry. 2015;54(4):289-93. PMID [25791145]

39. Walkup JT, Albano AM, Piacentini J, Birmaher B, Compton SN, Sherrill JT, et al. Cognitive behavioral therapy, sertraline, or a combination in childhood anxiety. N Engl J Med. 2008;359(26):2753-66. PMID [18974308]

40. Strawn JR, Keeshin BR, Delbello MP, Geracioti TD Jr, Putnam FW. Psychopharmacologic treatment of posttraumatic stress disorder in children and adolescents: a review. J Clin Psychiatry. 2010;71(7):932-41. PMID [20441729]

41. Carlisle LL, McClellan J. Psychopharmacology of schizophrenia in children and adolescents. Pediatr Clin N Am. 2011;58(1):205-18. PMID [21281857]

42. Lee E, Kronsberg H, Findling R. Psychopharmacologic treatment of schizophrenia in adolescents and children. Child Adolesc Psychiatric Clin N Am. 2020;29(1):183-210. PMID [31708047]

43. Kumar A, Datta SS, Wright SD, Furtado VA, Russell PS. Atypical antipsychotics for psychosis in adolescents. Cochrane Database Syst Rev. 2013;(10):CD009582. PMID [24129841]

44. Correll CU, Manu P, Olshanskiy V, Napolitano B, Kane JM, Malhotra AK. Cardiometabolic risk of second-generation antipsychotic medications during first-time use in children and adolescents. JAMA. 2009;302(16):1765-73. PMID [19861668]

45. Yee CS, Bahji A, Lolich M, Vazquez GH, Baldessarini RJ. Comparative efficacy and tolerability of antipsychotics for juvenile psychotic disorders: a systematic review and network meta-analysis. J Clin Psycopharmacol. 2022;42(2):198-208. PMID [35020712]

46. Krause M, Zhu Y, Huhn M, Schneider-Thoma J, Bighelli I, Chaimani A, et al. Efficacy, acceptability, and tolerability of antipsychotics in children and adolescents with schizophrenia: a network meta-analysis. Eur Neuropsychopharmacol. 2018;28(6):659-74. PMID [29802039]

47. Kranzler HN, Cohen SD. Psychopharmacologic treatment of psychosis in children and adolescentes: efficacy and management. Child Adolesc Psychiatr Clin N Am. 2013;22(4):727-44. PMID [24012083]

48. Siegel M. Psychopharmacology of autism spectrum disorder: evidence and practice. Child Adolesc Psychiatr Clin N Am. 2012;21(4):957-73. PMID [23040909]

49. Reichow B, Volkmar F, Bloch M. Systematic review and meta-analysis of pharmacological treatment of the symptoms of attention-deficit/hyperactivity disorder in children with pervasive developmental disorders. J Autism Dev Disord. 2013;43(10):2435-41. PMID [23468071]

50. Fung LK, Mahajan R, Nozzolillo A, Bernal P, Krasner A, Jo B, et al. Pharmacologic treatment of severe irritability and problem behaviors in autism: a systematic review and meta-analysis. Pediatrics. 2016;137(Suppl 2):S124-35. PMID [26908468]

51. Limbu D, Deb S, Roy M, Lee R, Roy A, Taiwo O. Randomised controlled trials of mood stabilisers for people with autism spectrum disorder: systematic review and meta-analysis. BJPsych Open. 2022;8(2):e52. PMID [35197135]

52. Zhou MS, Nasir M, Farhat LC, Kook M, Artukoglu BB, Bloch MH. Meta-analysis: pharmacologic treatment of restricted and repetitive behaviors in autism spectrum disorders. J Am Acad Child Adolesc Psychiatry. 2021;60(1):35-45. PMID [32387445]

LEITURA RECOMENDADA

Mohatt J, Bennett SM, Walkup JT. Treatment of separation, generalized and social anxiety disorders in youth. Am J Psychiatry. 2014;171(7):741-8. PMID [24874020]

PSICOFÁRMACOS EM IDOSOS

▶ ANALUIZA CAMOZZATO
▶ ANA PAULA MEZACAZA FILIPPON
▶ JÚLIO CARLOS PEZZI
▶ LUCAS PRIMO DE CARVALHO ALVES
▶ RENATO GORGA BANDEIRA DE MELLO

A eficácia e as indicações do uso de psicofármacos em idosos são similares àquelas observadas em adultos, porém, devido à multicomplexidade que está, em geral, envolvida, há peculiaridades clínicas e farmacológicas a serem consideradas, sobretudo aquelas relacionadas ao maior risco iatrogênico. Entre as particularidades do paciente idoso, podem-se destacar:

- Alterações farmacocinéticas relacionadas à absorção, ao metabolismo, à excreção e ao volume de distribuição dos psicofármacos que levam ao aumento da meia-vida e da concentração plasmática.
- Multimorbidades associadas à polifármácia e às consequentes interações medicamentosas.
- Fragilidade física, vulnerabilidade cognitiva e menor resiliência determinantes de maior risco iatrogênico, incluindo efeitos adversos dos psicofármacos.
- Adesão ao tratamento influenciada por fatores multidimensionais como rede de apoio insuficiente, baixo poder aquisitivo, mobilidade reduzida, déficit cognitivo, sensorial (auditivo ou visual) ou necessidade de esquemas terapêuticos complexos.

ENVELHECIMENTO E IMPLICAÇÕES NA FARMACOCINÉTICA E NA FARMACODINÂMICA

A senescência leva a alterações fisiológicas que influenciam distintos aspectos da farmacocinética e da farmacodinâmica no paciente idoso; contudo, o impacto e a relevância clínica dessas alterações ainda são pouco conhecidos.[1] As principais alterações estão descritas na Tabela 1.

Essas alterações podem influenciar efeitos terapêuticos e colaterais de medicamentos; todavia, outros fatores influenciam a prescrição de psicofármacos de forma mais relevante.

AVALIAÇÃO DO RISCO DE IATROGENIA E PROCESSO PRESCRITIVO

O risco de iatrogenia é modulado por três fatores e suas interações: (1) a vulnerabilidade do paciente; (2) o potencial iatrogênico do fármaco; e (3) a polifármácia. Entre idosos frágeis ou com múltiplas morbidades, mesmo medicamentos com bom perfil de segurança podem causar danos não intencionais. Por outro lado, medicamentos de alto potencial iatrogênico (alta carga anticolinérgica ou sedativa, janela terapêutica estreita) podem gerar consequências negativas mesmo em idosos sem fragilidade ou com poucas ou sem comorbidades.[2]

- Multimorbidade: cerca de 35% dos idosos são acometidos por multimorbidades, fator diretamente associado à polifármácia e à maior vulnerabilidade física e cognitiva. É importante destacar que comorbidades clínicas se associam ou causam transtornos e/ou sintomas psiquiátricos, como depressão, insô-

TABELA 1 ▶ ALTERAÇÕES FARMACOCINÉTICAS DECORRENTES DO PROCESSO NORMAL DO ENVELHECIMENTO E POSSÍVEIS REPERCUSSÕES CLÍNICAS

PROCESSOS FARMACOLÓGICOS	ALTERAÇÕES NO ENVELHECIMENTO	REPERCUSSÕES CLÍNICAS
ABSORÇÃO	↑ pH gástrico	Alteração da absorção de fármacos que necessitam de dissolução com acidez
	↓ Motilidade do trato digestório ↓ Trânsito intestinal	Podem levar a alteração da absorção de medicamentos
	↓ Fluxo sanguíneo esplênico	↓ Absorção de lipossolúveis e fármacos dependentes da 1ª passagem hepática
DISTRIBUIÇÃO	↓ Albumina sérica	↑ Fração livre dos fármacos (p. ex., tricíclicos) ↑ Risco de intoxicação
	↓ Massa hídrica e magra	↓ Volume de distribuição dos hidrossolúveis ↓ Dose necessária para atingir a concentração plasmática
	↑ Massa de gordura	↑ Volume de distribuição e meia-vida de fármacos lipossolúveis (p. ex., benzodiazepínicos) ↑ Duração dos efeitos após 1ª dose e desenvolvimento gradual de toxicidade com acúmulo no tecido adiposo
METABOLISMO	↓ Fluxo sanguíneo hepático	↓ Metabolismo de 1ª passagem ↓ Concentrações plasmáticas
	↓ Massa hepática ↓ Atividade da CYP (fase I do metabolismo)	↓ Metabolismo oxidativo hepático → ↑ meia-vida dos fármacos metabolizados pelo fígado (menores doses podem ser terapêuticas)
EXCREÇÃO	↓ Número de glomérulos ↓ Massa renal total ↓ Fluxo plasmático renal ↓ TFG ↓ Secreção tubular	↓ Eliminação dos fármacos de excreção renal → ↑ meia-vida e ↑ concentração sérica dos fármacos (p. ex., lítio)

nia, apatia, hiporexia, fato este que explica a elevada taxa de prescrição de psicofármacos exatamente entre pacientes sob maior risco iatrogênico. Portanto, para planejamento de cuidado efetivo e seguro, identificar vulnerabilidade, independente da idade cronológica, é determinante para maior eficácia e segurança dos tratamentos. A Escala Clínica de Fragilidade (Clinical Frailty Scale [CFS]) é uma forma rápida e sistematizada de identificar vulnerabilidade. CFS maior que 5 indica maior necessidade de cuidados e estratégias prescritivas apropriadas.[3]

▶ Potencial iatrogênico e polifarmácia: há distintas formas de se estimar ou identificar o risco iatrogênico de um medicamento. Listas de medicamentos potencialmente inapropriados, tabelas de interação fármaco-doenças, por exemplo, estão descritas nos critérios de Beers da American Geriatrics Society e servem de referência para a Tabela 2 deste capítulo, que apresenta riscos associados a distintas classes de psicofármacos, assim como orientações para monitoramento e redirecionamento dos tratamentos.[4] Outra opção que tem se mostrado bastante útil em predizer risco iatrogênico, sobretudo dos psicofármacos, é a Escala de Risco Anticolinérgico, que atribui pontuação de carga anticolinérgica de 1 a 3 para diversos medicamentos. Quanto maior o somatório de pontos anticolinérgicos da prescrição do paciente, maior o risco de danos não intencionais. Adicionalmente, o uso concomitante de 5 ou mais fármacos – polifarmácia – aumenta a possibilidade de interações e de eventos adversos por tal razão.[5]

Tais listas e escores costumam ser usados como sinalizadores de problemas de prescrição para pacientes idosos na pesquisa e para medidas de qualidade da prescrição, mas não têm caráter de proibição. São úteis quando usados de forma complementar a prescrições que priorizem indicações precisas de tratamentos, escolha de fármacos mais eficazes e seguros, progressão lenta de doses (*start low, go slow, but go*), monitoramento e redirecionamento dos tratamentos.

Na Tabela 2, encontram-se especificidades a serem observadas quando da prescrição de algumas classes de psicofármacos em idosos.[4]

TABELA 2 ▶ PRESCRIÇÃO DE PSICOFÁRMACOS EM IDOSOS POR CLASSE DE MEDICAMENTOS, RISCOS, MONITORAMENTO E ALTERNATIVAS

FÁRMACO	RISCOS	MONITORAR	FÁRMACOS ALTERNATIVOS
ANTIDEPRESSIVOS			
Tricíclicos Amitriptilina Imipramina Clomipramina	Constipação, boca seca, arritmias, *delirium*, confusão mental, déficit cognitivo, risco de queda	Função intestinal, função cognitiva, risco de queda, ECG, intervalo QTc	ISRS Mirtazapina Se ainda necessário, preferir nortriptilina
ISRSs Fluoxetina Paroxetina	Náusea, insônia, tontura, síndrome serotonérgica, déficit cognitivo, hiponatremia, sangramento	Função cognitiva, função renal e eletrólitos, sangramento	Outro ISRS (p. ex., escitalopram) Mirtazapina
ANTIPSICÓTICOS			
Típicos Haloperidol Levomepromazina Clorpromazina	*Delirium*, déficit cognitivo, síndrome extrapiramidal, discinesia tardia, hipotensão, sedação, risco de queda, mortalidade em pacientes demenciados	Função cognitiva, sintomas extrapiramidais, risco de queda, pressão arterial, ECG, enzimas hepáticas, hemograma	Antipsicóticos atípicos (p. ex., quetiapina, aripiprazol, risperidona)
Atípicos Olanzapina Clozapina	Efeitos anticolinérgicos, efeitos extrapiramidais, ganho de peso com olanzapina, aumento do risco cardíaco e de AVC em pacientes demenciados, risco de agranulocitose e miocardite com clozapina	Função cognitiva, risco de queda, pressão arterial, avaliação cardiológica e hepática, hemograma para a clozapina	Outro atípico (p. ex., risperidona, quetiapina, aripiprazol)

(*Continua*)

TABELA 2 ▶ PRESCRIÇÃO DE PSICOFÁRMACOS EM IDOSOS POR CLASSE DE MEDICAMENTOS, RISCOS, MONITORAMENTO E ALTERNATIVAS (Continuação)

FÁRMACO	RISCOS	MONITORAR	FÁRMACOS ALTERNATIVOS
ESTABILIZADORES DE HUMOR			
Lítio	Intoxicação, risco de queda, tremor	Litemia, risco de queda, função renal, função tireoidiana	Lamotrigina
Valproato de sódio	Intoxicação, déficit cognitivo, risco de queda	Dosagem sérica, função hepática, hemograma	Lamotrigina Lítio
SEDATIVOS E HIPNÓTICOS			
Benzodiazepínicos de longa ação Diazepam Bromazepam Clobazam Flunitrazepam	Risco de queda, sedação, relaxamento muscular, reação paradoxal, déficit cognitivo, dependência e depressão	Cognição e nível de alerta, risco de queda e estabilidade da marcha, agitação, desenvolvimento de tolerância	Baixas doses de benzodiazepínicos de curta meia-vida e menos lipofílicos (p. ex., lorazepam) Mirtazapina Trazodona
Fármacos Z Eszopiclona Zopiclona Zolpidem	Risco de queda, sedação, relaxamento muscular, reação paradoxal, déficit cognitivo e dependência	Cognição e nível de alerta, risco de queda e estabilidade da marcha, agitação, desenvolvimento de tolerância	Mirtazapina Trazodona

ABORDAGEM PSICOFARMACOLÓGICA NOS PRINCIPAIS TRANSTORNOS PSIQUIÁTRICOS EM IDOSOS

DELIRIUM

Delirium é um quadro confusional agudo flutuante, com predomínio de déficit de atenção associado a disfunções cognitivas agudas, desorganização do pensamento e/ou alteração do nível de consciência. Em geral, ocorre em pacientes vulneráveis: previamente frágeis, com déficit cognitivo anterior, doenças neurológicas, déficits sensoriais, doenças orgânicas graves e uso de substâncias psicoativas (medicamentos e álcool). Os fatores precipitantes mais frequentes são infecções, distúrbios hidreletrolíticos, dor não controlada, medicamentos, dispositivos invasivos, contenção mecânica e intercorrências clínicas (dispneia, retenção urinária e fecal, insuficiência renal aguda, infarto do miocárdio, etc.).[6]

O delirium é um indicativo de que há uma intercorrência em curso, e seu diagnóstico deve desencadear identificação precoce da causa base. As ações subsequentes devem se concentrar no controle do fator precipitante e na minimização dos fatores intervenientes, como a suspensão de psicofármacos (ação anticolinérgica e/ou hipnótico-sedativa), quando possível. Entretanto, é ainda frequente uma abordagem centrada no controle dos sintomas neuropsiquiátricos por meio da prescrição de APs, o que pode atrasar o processo diagnóstico ou ainda interferir no prognóstico do delirium em si.

Protocolos de abordagem não farmacológica podem prevenir 40% dos casos de delirium e são também parte do tratamento de primeira linha. A abordagem multicomponente inclui familiares presentes, orientação temporal e espacial, ambiente tranquilo com iluminação apropriada, redução de estímulos luminosos e sonoros à noite, normalização do sono, estímulo à mobilização, revisão farmacológica, uso de óculos de grau e aparelhos auditivos, nutrição e hidratação adequadas e manejo da dor.[7]

Não há evidência de que o tratamento farmacológico seja efetivo em melhorar o prognóstico do *delirium*. Os fármacos mais frequentemente usados são APs e sedativos, e muitas vezes o resultado é a mudança de um quadro hiperativo para hipoativo, cuja apresentação é menos perturbadora para os cuidadores, mas associada a pior prognóstico. Assim, o manejo farmacológico dos sintomas de *delirium* deve ser reservado aos casos de agitação grave com risco de auto ou heteroagressão ou para controle de sintomas psicóticos que causam sofrimento ao paciente. Estudos em amostras pequenas, heterogêneas e com medidas de avaliação diversas evidenciaram uma eficácia similar do haloperidol e de APAs como risperidona, quetiapina e olanzapina em doses baixas (0,25 a 0,5 mg de haloperidol ou risperidona; 25 a 50 mg de quetiapina; 2,5 a 5 mg de olanzapina). Se indicados, deve-se optar pela menor dose efetiva, preferencialmente por VO. Restringir uso parenteral às vias SC ou IM. A administração IV deve ser feita somente em ambientes de terapia intensiva.[7]

TRANSTORNO NEUROCOGNITIVO MAIOR (DEMÊNCIA)

O tratamento farmacológico dependerá, em primeiro lugar, de um diagnóstico acurado com base na história clínica, na avaliação cognitiva objetiva e na avaliação da gravidade atual. Após o diagnóstico sindrômico, faz-se o etiológico, sendo as causas mais frequentes em ordem crescente: doença de Alzheimer, vascular, doença de corpos de Lewy, degeneração lobar frontotemporal e doença de Parkinson.

Ressalta-se que mesmo com evidências consistentes para algumas etiologias de demência, a relevância clínica do efeito dos fármacos atualmente disponíveis é pequena, e por vezes difícil de mensurar, e que o monitoramento da necessidade de manter a medicação deve ser feito a cada 6 meses aproximadamente.

Também é importante definir a gravidade do quadro demencial, uma vez que os fármacos disponíveis atualmente foram testados até uma determinada gravidade e não em quadros avançados de demência. Uma das escalas mais utilizadas é a Clinical Dementia Rating Scale (CDR), baseada em uma entrevista semiestruturada realizada com o paciente e com o informante e que gera categorias de gravidade leve (1), moderada (2) e grave (3).[8] Vale ressaltar que os quadros demenciais avançam em gravidade além do escore 3 previsto nessa escala e que não há evidência de efetividade de inibidores da acetilcolinesterase (iAChE) e/ou memantina em pacientes com acentuada perda cognitiva (p. ex., escore ≤ 3 no Miniexame do Estado Mental) e funcional. Nesse sentido, recomenda-se a suspensão desses fármacos em pacientes com doença avançada.[9]

A seguir, é apresentado um resumo das evidências de acordo com a etiologia do TNCM.

▶ **Transtorno neurocognitivo maior (demência) devido à doença de Alzheimer** Existem evidências consistentes de eficácia em quadros de intensidade leve a moderada dos iAChEs rivastigmina,[10] donepezila[11] ou galantamina.[12] Recomenda-se início gradual desses medicamentos até a máxima dose tolerada, avaliando a resposta a cada 6 meses de uso.

A memantina, um antagonista dos receptores NMDA, tem evidências consistentes de eficácia para quadros de intensidade moderada a grave, em monoterapia ou associada à donepezila.[11,13]

Não há evidências de uso de quaisquer desses fármacos em fases avançadas.

Na eventual intolerância a um dos inibidores da colinesterase, pode-se tentar trocar por outro.

▶ **Transtorno neurocognitivo maior (demência) vascular** Há evidências incompletas de eficácia para o uso de donepezila, galantamina ou memantina nos transtornos neurocognitivos de origem vascular.[14] O tratamento dos fatores de risco cerebrovasculares é a recomendação clínica.

▶ **Transtorno neurocognitivo maior (demência) devido à doença com corpos de Lewy** Há evidências consistentes para o uso de donepezila.[15] Há evidências incompletas em relação ao uso de rivastigmina, galantamina ou memantina.[16] Esses fármacos teriam efeitos para os sintomas cognitivos, psicológicos e comportamentais como alucinações, apatia, ansiedade e transtornos do sono.[15,16]

▶ **Transtorno neurocognitivo maior (demência) devido à degeneração lobar frontotemporal** Há evidências incompletas para o uso de ISRSs no tratamento dos sintomas de desinibição ou sintomas depressivos.[17] Os iAChEs e/ou memantina não são efetivos.

▶ **Transtorno neurocognitivo maior (demência) devido à doença de Parkinson** Há evidências consistentes de eficácia para o uso de rivastigmina ou donepezila e incompletas para galantamina.[9,15]

Tratamento de sintomas comportamentais dos transtornos neurocognitivos

Apatia, agitação, agressividade, ansiedade, sintomas depressivos e sintomas psicóticos são frequentemente observados nos TNCs. Podem ser desencadeados ou exacerbados por questões ambientais, como excesso de estímulos visuais e auditivos, iluminação inadequada, falta de uma rotina, demandas excessivas e estresse das pessoas que convivem com o paciente. Outros possíveis desencadeantes como dor, hipertermia, quadros infecciosos, desequilíbrio hidreletrolítico, uso de álcool, prejuízo auditivo e/ou visual, também devem ser investigados e corrigidos sempre que possível, com a possibilidade de ter um quadro de *delirium* sobreposto.[9,18]

Abordagens não farmacológicas têm sido descritas como tratamento de primeira linha, principalmente intervenções psicoeducativas e ensino de técnicas cognitivo-comportamentais que habilitam os cuidadores a lidar com esses sintomas nos pacientes, embora as evidências de efetividade sejam limitadas.[9,18]

O tratamento farmacológico para sintomas comportamentais e psicológicos tem também evidências limitadas de eficácia. APAs têm a melhor evidência, mas que deve ser balanceada com o maior risco de efeitos adversos, incluindo mortalidade. Por isso, o tratamento farmacológico só é indicado quando os sintomas causarem grande risco e desgaste ao paciente e ao familiar ou cuidador. Nos casos de agitação e sintomas psicóticos graves, os APs de segunda geração como risperidona, olanzapina e quetiapina são os fármacos de escolha (evitar em pacientes com prolongamento de QTc). É importante ressaltar que o tamanho de efeito é pequeno, aumentam a chance de mortalidade e devem ser usados por períodos curtos (em torno de 12 semanas) e em doses baixas.[14,15] Há evidências incompletas sobre o uso de ADs para sintomas depressivos na demência como citalopram, sertralina e trazodona. Deve-se ponderar sempre os efeitos adversos, e também a interpretação equivocada da apatia como um sintoma depressivo em vez de sintoma da demência, visto que não há benefício do uso dessas medicações para esse sintoma. Além disso, há evidências incompletas do efeito de iAChE sobre sintomas comportamentais.[9,18]

TRANSTORNO DEPRESSIVO MAIOR

O TDM tem uma prevalência global de aproximadamente 13%.[19] Quando iniciado após os 60 anos de idade, costuma-se denominar TDM de início tardio, estando associado a pior prognóstico, curso mais crônico, alterações cognitivas e mortalidade.[20] Diversos estudos demonstram a eficácia dos ADs no tratamento do TDM em idosos; entretanto, assim como em adultos, não está clara a superioridade de eficácia de um sobre o outro.[21] A escolha do AD deverá considerar o risco-benefício, o perfil de tolerabilidade e efeitos colaterais, bem como a situação clínica do idoso. Alguns autores indicam os ISRSs como mais adequados devido ao seu perfil farmacocinético e de interações medicamentosas, embora chamem a atenção para os potenciais efeitos colaterais. IRSNs, mirtazapina, trazodona e vortioxetina também foram estudados em idosos, com efeito benéfico.[22] Ainda que não exista evidência para o impedimento do início do tratamento com outras classes farmacológicas, de maneira geral evitam-se medicações com muitos efeitos anticolinérgicos (como tricíclicos) ou com interações farmacodinâmicas significativas, como IMAOs.[23]

Estratégias de potencialização e combinação

As medicações já estudadas e com resultados positivos como estratégias de potencialização e combinação dos ADs em idosos incluíram aripiprazol, quetiapina, bupropiona e mirtazapina.[22] Outras substâncias, de uso consolidado na população adulta, ainda não foram bem estudadas, o que não contraindica o seu uso. A escolha deve ser individualizada, considerando as comorbidades clínicas e o perfil de efeitos colaterais. Para depressões refratárias ou mais graves, a ECT também é uma forma eficaz de tratamento, com ensaio clínico recente mostrando, inclusive, melhora cognitiva no TDM de início tardio.[24] Em todo tratamento, deve-se atentar para a possibilidade de a resposta aos ADs ser menor ou mais demorada, podendo levar de 4 a 6 semanas a cada aumento de dose.

TRANSTORNO BIPOLAR

Como o início do TB após os 60 anos é bastante incomum, a avaliação de causas secundárias nesse caso é imperativa. Os estudos nessa população são escassos. As orientações para tratamento em sua maioria baseiam-se em relatos de casos ou extrapolação de dados de estudos em adultos.

Para o tratamento da mania, um estudo demonstrou a eficácia do lítio e do valproato.[25] Os APs também podem ser utilizados, embora com cautela e, eventualmente, necessitando de redução da dose, devido a efeitos cognitivos, motores e metabólicos. O uso do lítio, quando indicado, deve ser monitorado continuamente, sobretudo com uso concomitante de AINEs, IECAs, BRAs e diuréticos tiazídicos.[26]

Para o tratamento da depressão bipolar, não há estudos bem delineados específicos para idosos. Sugere-se a aplicação do conhecimento do tratamento firmado no adulto.

Para o tratamento de manutenção, um estudo apontou que a lamotrigina e o lítio podem ser alternativas eficazes.[27]

A eficácia e a tolerabilidade dos APAs e dos anticonvulsivantes não foram bem estabelecidas para os idosos.[27] A ECT demonstrou eficácia e segurança no tratamento da depressão bipolar, embora seu efeito antimaníaco não tenha sido estudado.[28]

TRANSTORNO DE ANSIEDADE GENERALIZADA

Uma revisão sistemática recente encontrou oito ensaios clínicos com tratamentos com psicofármacos em idosos. Pelos efeitos colaterais cognitivos dos BZDs e anticolinérgicos dos ADTs, os IRSNs são considerados a primeira linha de tratamento. Outras medicações estudadas em idosos com resultados positivos foram venlafaxina, pregabalina, buspirona e quetiapina.[29]

ESQUIZOFRENIA

APs são efetivos em idosos com esquizofrenia de início na idade adulta, bem como nos casos de início tardio (mais raros), embora haja poucos estudos específicos para essa faixa etária. É importante lembrar que idosos são mais sensíveis a efeitos adversos dos APs, como efeitos anticolinérgicos, extrapiramidais, risco de quedas, arritmias e prolongamento de intervalo QTc, além de terem risco significativamente maior de desenvolver discinesia tardia. Em razão disso, há uma tendência ao uso de APs de segunda geração, preferencialmente aqueles com menor ação anticolinérgica e em doses mínimas efetivas, geralmente menores do que as usadas em adultos.[30]

CONSIDERAÇÕES FINAIS

A medicina baseada em evidências é o uso consciencioso e prudente da melhor evidência disponível para tomar decisões sobre o cuidado de cada paciente. Idosos têm um contexto de multimorbidades, uso concomitante de vários medicamentos e alterações decorrentes do envelhecimento, bem como eventual fragilidade, com possíveis implicações na efetividade dos psicofármacos. Apesar dessas especificidades e da perspectiva mundial de envelhecimento, seguem escassos os ensaios clínicos específicos para essa população. Assim, o atual "estado da arte" e a melhor evidência disponível estão longe de ser aqueles de que gostaríamos de dispor e não refletem a realidade clínica do paciente, com suas comorbidades clínicas e alterações associadas ao envelhecimento. É importante que o psiquiatra tenha em mente que o cenário atual de evidência limitada de eficácia e tolerância não implica evidência de ausência de utilidade de uma medicação, especialmente se o seu uso já se mostrou útil em adultos. É necessário um olhar abrangente, individualizado e crítico na escolha do tratamento mais adequado para seu paciente. Algumas recomendações gerais no atual contexto de informações disponíveis para esta população são: considerar sempre a relação risco-benefício na escolha de um fármaco, uma vez que idosos são mais suscetíveis aos efeitos colaterais e tanto a absorção como a eliminação dos medicamentos são processos mais lentos do que em adultos; ter cautela no uso de substâncias novas; evitar medicamentos com efeitos anticolinérgicos ou com meia-vida longa; estar atento para comorbidades clínicas e polifarmácia; revisar sempre a indicação, o tempo de uso e a necessidade de manutenção do fármaco; não ceder à "pressão por prescrições", mas medicar sempre que necessário, com segurança. Em termos de perspectivas futuras, a descoberta de que o desenvolvimento da doença de Alzheimer começa anos antes da expressão clínica direciona as pesquisas em andamento para a busca de biomarcadores para esta fase pré-clínica e para o desenvolvimento de medicamentos que possam modificar os sintomas e o curso da doença, mas até o presente momento nenhum provou ter efeito clínico relevante. Se tiverem sua eficácia e segurança comprovadas, poderão ser utilizados em fases pré-clínicas e nos quadros de transtorno neurocognitivo leve (fase clínica muito inicial da doença, com prejuízo cognitivo detectável, mas pouco ou nenhum prejuízo funcional). Além disso, informações farmacológicas sobre as interações medicamentosas e as variáveis pessoais, além de testes de farmacogenética, poderão ser usados para personalizar a administração, particularmente para medicamentos de estreita janela terapêutica e em idosos.

REFERÊNCIAS

1. Bigos KL, Bies RR, Pollock BG. Population pharmacokinetics in geriatric psychiatry. Am J Geriatr Psychiatry. 2006;14(12):993-1003. PMID [17138806]
2. Bandeira de Mello R. Prescrição de medicamentos em geriatria. In: Fuchs FD, Wannmacher L. Farmacologia clínica e terapêutica. Rio de Janeiro: Guanabara Koogan; 2017. p. 786-91.
3. Church S, Rogers E, Rockwood K, Theou O. A scoping review of the clinical frailty scale. BMC Geriatr. 2020;20(1):393. PMID [33028215]
4. American Geriatrics Society Beers Criteria Update Expert Panel. American Geriatrics Society 2019 updated AGS Beers Criteria® for potentially inappropriate medication use in older adults. J Am Geriatr Soc. 2019;67(4):674-94. PMID [30693946]
5. Rudolph JL, Salow MJ, Angelini MC, McGlinchey RE. The anticholinergic risk scale and anticholinergic adverse effects in older persons. Arch Intern Med. 2008;168(5):508-13. PMID [18332297]
6. Garcez FB, Avelino-Silva TJ, Castro REV, Inouye SK. Delirium in older adults. Geriatr Gerontol Aging. 2021;15:1-12.
7. Inouye SK, Westendorp RG, Saczynski JS. Delirium in elderly people. Lancet. 2014;383(9920):911-22. PMID [23992774]
8. Montaño MBMM, Ramos LR. Validity of the Portuguese version of clinical dementia rating. Rev Saúde Pública. 2005;39(6):912-7.
9. National Institute for Health and Care Excellence. Dementia: assessment, management and support for people living with dementia and their carers. London: NICE; 2018.
10. Birks J, Evans JG. Rivastigmine for Alzheimer's disease. Cochrane Database Syst Rev. 2015;(4):CD001191. PMID [25858345]
11. Birks JS, Harvey RJ. Donepezil for dementia due to Alzheimer's disease. Cochrane Database Syst Rev. 2018;6(6):CD001190. PMID [29923184]
12. Dou KX, Tan MS, Tan CC, Cao XP, Hou XH, Guo QH, et al. Comparative safety and effectiveness of cholinesterase inhibitors and memantine for Alzheimer's disease: a network meta-analysis of 41 randomized controlled trials. Alzheimers Res Ther. 2018;10(1):126. PMID [30591071]
13. McShane R, Westby MJ, Roberts E, Minakaran N, Schneider L, Farrimond LE, et al. Memantine for dementia. Cochrane Database Syst Rev. 2019;3(3):CD003154. PMID [30891742]
14. Chen YD, Zhang J, Wang Y, Yuan JL, Hu WL. Efficacy of cholinesterase inhibitors in vascular dementia: an updated meta-analysis. Eur Neurol. 2016;75(3-4):132-41. PMID [26918649]
15. Watts KE, Storr NJ, Barr PG, Rajkumar AP. Systematic review of pharmacological interventions for people with Lewy body dementia. Aging Ment Health. 2022;1-14. PMID [35109724]
16. Wang HF, Yu JT, Tang SW, Jiang T, Tan CC, Meng XF et al. Efficacy and safety of cholinesterase inhibitors and memantine in cognitive impairment in Parkinson's disease, Parkinson's disease dementia, and dementia with Lewy bodies: systematic review with meta-analysis and trial sequential analysis. J Neurol Neurosurg Psychiatry. 2015;86(2):135-43. PMID [24828899]
17. Nisar M, Abubaker ZJ, Nizam MA, Shaikh HT, Abbasi I, Rehman MOU, et al. Behavioral and cognitive response to selective serotonin reuptake inhibitors in frontotemporal lobar degeneration: a systematic review and meta-analysis. Clin Neuropharmacol. 2021;44(5):175-83. PMID [25731881]
18. Kales HC, Gitlin LN, Lyketsos CG. Assessment and management of behavioral and psychological symptoms of dementia. BMJ. 2015;350:h369. PMID [25731881]
19. Abdoli N, Salari N, Darvishi N, Jafarpour S, Solaymani M, Mohammadi M, et al. The global prevalence of major depressive disorder (MDD) among the elderly: a systematic review and meta-analysis. Neurosci Biobehav Rev. 2022;132:1067-73. PMID [34742925]
20. Ismail Z, Fischer C, McCall WV. What characterizes late-life depression? Psychiatr Clin North Am. 2013;36(4):483-96. PMID [24229652]
21. Thorlund K, Druyts E, Wu P, Balijepalli C, Keohane D, Mills E. Comparative efficacy and safety of selective serotonin reuptake inhibitors and serotonin-norepinephrine reuptake inhibitors in older adults: a network meta-analysis. J Am Geriatr Soc. 2015;63(5):1002-9. PMID [25945410]
22. Kok RM, Reynolds CF 3rd. Management of depression in older adults. JAMA. 2017;317(20):2114-22. PMID [28535241]
23. Sobieraj DM, Martinez BK, Hernandez AV, Coleman CI, Ross JS, Berg KM, et al. Adverse effects of pharmacologic treatments of major depression in older adults. J Am Geriatr Soc. 2019;67(8):1571-81. PMID [31140587]
24. Kellner CH, Husain MM, Knapp RG, McCall WV, Petrides G, Rudorfer MV, et al. A novel strategy for continuation ECT in geriatric depression: phase 2 of the PRIDE study. Am J Psychiatry. 2016;173(11):1110-8. PMID [27418381]
25. Gildengers AG, Mulsant BH, Begley AE, McShea M, Stack JA, Miller MD, et al. A pilot study of standardized treatment in geriatric bipolar disorder. Am J Geriatr Psychiatry. 2005;13(4):319-23. PMID [15845758]
26. Marras C, Herrmann N, Fischer HD, Fung K, Gruneir A, Rochon PA, et al. Lithium use in older adults is associated with increased prescribing of parkinson medications. Am J Geriatr Psychiatry. 2016;24(4):301-9. PMID [2703704]
27. Sajatovic M, Gyulai L, Calabrese JR, Thompson TR, Wilson BG, White R, et al. Maintenance treatment outcomes in older patients with bipolar I disorder. Am J Geriatr Psychiatry. 2005;13(4):305-11. PMID [15845756]
28. van der Wurff FB, Stek ML, Hoogendijk WJG, Beekman ATF. The efficacy and safety of ECT in depressed older adults: a literature review. Int J Geriatr Psychiatry. 2003;18(10):894-904. PMID [14533122]
29. Slee A, Nazareth I, Bondaronek P, Liu Y, Cheng Z, Freemantle N. Pharmacological treatments for generalised anxiety disorder: a systematic review and network meta-analysis. Lancet. 2019;393(10173):768-77. PMID [30712879]
30. Zolk O, Greiner T, Schneider M, Heinze M, Dahling V, Ramin T, et al. Antipsychotic drug treatment of schizophrenia in later life: results from the European cross-sectional AMSP study. World J Biol Psychiatry. 2021;1-13. PMID [34907857]

ELETROCONVULSOTERAPIA E OUTROS MÉTODOS DE NEUROMODULAÇÃO: EMTR E ETCC

▶ FERNANDA LUCIA CAPITANIO BAEZA
▶ THIAGO FERNANDO VASCONCELOS FREIRE
▶ MARCELO TURKIENICZ BERLIM
▶ MARCO ANTONIO CALDIERARO
▶ SOFIA CID DE AZEVEDO
▶ MARCELO PIO DE ALMEIDA FLECK

ELETROCONVULSOTERAPIA

A ECT consiste na indução de convulsões generalizadas com duração limitada mediante a passagem de corrente elétrica pelo cérebro, para fins terapêuticos. Apesar de sua longa trajetória e de sua eficácia extensamente comprovada, a ECT permanece sendo o tratamento mais controverso e polêmico da psiquiatria.

MECANISMO DE AÇÃO

O mecanismo de ação exato da ECT ainda é desconhecido. Existem várias hipóteses que procuram explicar sua ação; entretanto, em razão de seu efeito abrangente, é pouco provável que um único mecanismo seja o responsável. A ECT possivelmente aumenta a disponibilidade de substratos endógenos que estariam diminuídos em determinados transtornos mentais. A teoria diencefálica relaciona o efeito da ECT à intensidade com que estruturas profundas do cérebro, que regulam o eixo hipotálamo-hipófise-suprarrenal, são estimuladas. Já a hipótese anticonvulsivante enfatiza os mecanismos compensatórios pós-ECT como associados ao seu efeito terapêutico. A ECT também tem propriedades anticonvulsivantes, sendo seu efeito terapêutico proporcional ao aumento do limiar convulsivo. A ECT aumenta a neurotransmissão gabaérgica, resultando em maior inibição tônica. Também tem efeito sobre a up-regulation de receptores de adenosina, um importante neuromodulador inibitório da ação de vários receptores.

Sabe-se que a ECT afeta múltiplas áreas do SNC, incluindo neurotransmissores, hormônios, neuropeptídeos e fatores neurotróficos, como BDNF. No entanto, ainda não está bem estabelecida a relação causal entre alterações da atividade neurotrófica e a ação da ECT.

INDICAÇÕES DE ECT

Depressão

Em pacientes deprimidos, a resistência a fármacos é a principal indicação de ECT.[1] A ECT tem efeito terapêutico mais rápido do que o tratamento medicamentoso, o que é necessário em situações graves e urgentes, como catatonia e RS.[2] A American Psychiatric Association inclui essas situações na indicação de ECT como primeira escolha. Diversas metanálises comprovaram a eficácia da ECT no TDM. Ela é superior a ADs e à ECT simulada.[3] Fatores como idade avançada, sintomas psicóticos e catatonia estão relacionados a melhor resposta à ECT.

Episódio maníaco e misto

A ECT é benéfica no tratamento de episódios maníacos, tendo efeito mais rápido do que o lítio.[4] Também é efetiva em episódios mistos resistentes ao tratamento.

Esquizofrenia

A ECT está bem indicada no tratamento das psicoses resistentes a tratamento otimizado. Quando combinada com APs, a ECT é mais efetiva do que qualquer um dos dois isoladamente. Pode ser utilizada também como tratamento de manutenção associada a APs em situações de refratariedade a tratamento medicamentoso.[5]

Catatonia

A ECT é uma alternativa no tratamento da catatonia.[6]

Outras indicações

Estudos não controlados fundamentam o uso da ECT na SNM quando medidas iniciais não apresentam boa resposta.[7] A ECT melhora agudamente os sintomas motores da DP.[8] A ECT pode ser considerada primeira opção terapêutica quando há necessidade de resposta rápida, pela gravidade do quadro, como RS ou desnutrição em razão de sintomas depressivos; quando os riscos de outros tratamentos superam os da ECT (como em episódios de humor na gestação, por exemplo); quando há história de boa resposta à ECT ou de má resposta a tratamentos medicamentosos; e quando for a preferência do paciente.

RECOMENDAÇÕES PRÉ-ECT

Avalição clínica

A ECT é um procedimento bastante seguro. A taxa de mortalidade é de 0,002% por sessão e de 0,01% por paciente, que se aproxima do risco anestésico. Quando a ECT for indicada, entrevista e exame físico completos devem ser realizados. A avaliação laboratorial deve ser guiada por elementos relevantes da história médica. É importante investigar problemas odontológicos, pois a convulsão ocasiona uma contração da musculatura mandibular que não é passível de relaxamento. Radiografias da coluna devem ser obtidas de pacientes com achados positivos no exame físico ou com doenças que afetem o sistema ósseo. Testes laboratoriais específicos não são necessários para pacientes sem comorbidades que possam representar algum risco para anestesia.

Deve-se dosar eletrólitos em pacientes com doença renal estabelecida, ICC ou que usem medicações que causem alterações hidreletrolíticas. O ECG é recomendável para todos os candidatos a ECT e é obrigatório para aqueles acima de 50 anos.

Pacientes com mais de 40 anos e/ou com comorbidade relevante devem preferencialmente ser avaliados por anestesiologista. Deve-se avaliar história de DCVs e cirurgias prévias — sobretudo em relação ao tipo de anestesia e a complicações relacionadas.

Pacientes com DP e outras doenças neurológicas, como doença de Alzheimer ou sequela de AVC, têm risco aumentado de desenvolver *delirium* interictal com ECT. Não existem contraindicações absolutas à ECT, mas algumas situações agregam mais risco ao procedimento, merecendo uma avaliação das relações de riscos e benefícios (Quadro 1).

QUADRO 1 ▶ SITUAÇÕES CLÍNICAS ASSOCIADAS A MAIOR RISCO NA ECT

- Infarto do miocárdio recente, DCV instável ou grave.
- Massa intracraniana ou aumento da pressão intracraniana.
- Infarto ou hemorragia cerebral recente.
- Aneurisma vascular.
- Doença pulmonar grave.
- Arritmia grave.
- ASA (American Society of Anesthesiologists) classe 4 ou 5.

SITUAÇÕES ESPECÍFICAS

Sistema cardiovascular

Complicações cardíacas são a maior causa de morbidade grave e mortalidade relacionada à ECT. Entretanto, complicações graves são raras e quase sempre ocorrem em idosos com DCV prévia. Pacientes com doença coronariana prévia devem ser avaliados com anamnese, exame físico e ECG antes da ECT. Para pacientes com doença instável ou descompensada, indica-se uma avaliação cardíaca mais aprofundada.

Doenças neurológicas

Os tumores cerebrais já foram contraindicações absolutas para ECT. No entanto, dados mais recentes mostram que a ECT é segura mesmo nessas situações. A presença de hipertensão intracraniana por qualquer causa é apontada por alguns autores como contraindicação relativa à ECT, embora existam relatos de caso sugerindo que, mesmo nessas condições, a ECT possa ser considerada. Estudos mostram resposta satisfatória à ECT em pacientes com comorbidade com transtornos neurocognitivos, embora a probabilidade de ocorrência de *delirium* e déficit de memória seja maior. A gravidade desses efeitos adversos está relacionada ao grau de doença prévia.

Gestação

Quando utilizada com a técnica adequada, a ECT não apresenta maior risco na gestação, sendo segura nos 3 trimestres.[9] Não há evidência de que a ECT precipite o trabalho de parto, nem há efeitos descritos a longo prazo sobre o feto. A ECT tem um papel importante no tratamento da mania na gestante, por conta do potencial teratogênico dos estabilizadores de humor.

Crianças e adolescentes

As indicações, a resposta e os efeitos adversos são semelhantes aos observados em adultos. Entretanto, nesta população, as evidências são provenientes de estudos não controlados.[10]

Idosos

Em razão da maior probabilidade de comorbidades (especialmente cardíacas) (Quadro 2), a avaliação clínica de idosos deve ser cuidadosa. Idosos são mais suscetíveis a confusão mental pós-procedi-

QUADRO 2 ▶ MANEJO DE COMORBIDADES COMUNS EM PACIENTES COM INDICAÇÃO DE ECT

COMORBIDADE	MANEJO	OBSERVAÇÕES
HAS COMPENSADA (PA < 140/90 mmHg)	Manter anti-hipertensivos,* com exceção de diuréticos (risco de perda urinária durante o procedimento).	A PA aumenta na fase pós-ictal.
HAS (PA > 140/90 mmHg)	Iniciar tratamento; adiar ECT até que PA < 140/90 mmHg.	
ICC DESCOMPENSADA OU DOENÇA VALVAR SIGNIFICATIVA	Adiar o procedimento até estabilização.	
ICC COMPENSADA OU LEVE	Ecocardiograma.	
IAM PRÉVIO	Aguardar 3 meses antes de iniciar ECT.	Em situações em que o risco psiquiátrico é alto, pesar risco vs. benefício.
ESTENOSE AÓRTICA	Ecocardiograma; consultar cardiologista e reavaliar indicação de ECT se estenose moderada ou grave.	
MARCA-PASSO	Testar o marca-passo antes e depois da ECT.	

(*Continua*)

QUADRO 2 ▶ MANEJO DE COMORBIDADES COMUNS EM PACIENTES COM INDICAÇÃO DE ECT (Continuação)

COMORBIDADE	MANEJO	OBSERVAÇÕES
FIBRILAÇÃO ATRIAL	Manter medicações; usar bloqueador do canal de cálcio, se necessário.	
NECESSIDADE DE ANTICOAGULAÇÃO	Manter INR até 3,5, a menos que haja risco de hemorragia intracraniana (massa intracraniana ou aneurisma).	
ASMA OU DPOC	Suspender teofilina; havendo exacerbação, tratar antes de iniciar a ECT.	A teofilina está associada a convulsões prolongadas e aumenta o risco de *status epilepticus*.
DOENÇA DO REFLUXO GASTRESOFÁGICO	Manter medicações para prevenir refluxo e possível aspiração.[11,*]	
DIABETES	Medir glicemia antes e depois da ECT. Administrar metade da dose habitual da insulina de longa ação na manhã do procedimento. Adiar a dose dos hipoglicemiantes orais até que o paciente possa se alimentar. Insulina de curta ação para tratar elevações da glicemia.	
GESTAÇÃO	Avaliação obstétrica e anestésica; podem ser realizados: (a) monitoramento não invasivo do feto após 14-16 semanas de gestação, (b) cardiotocografia após 24 semanas, antes e depois do procedimento.	A gestação requer alterações na técnica anestésica e no posicionamento da paciente.

*Recomenda-se que os medicamentos de uso contínuo citados tenham suas doses matinais administradas pelo menos 2 horas antes do procedimento, com uma pequena quantidade de água.
Fonte: Adaptado de Tess e Smetana.[12]

mento, particularmente se houver déficit cognitivo prévio. O maior risco nessa faixa etária, contudo, é o anestésico.

USO CONCOMITANTE DE MEDICAMENTOS

ADs e APs em geral devem ser mantidos, pois têm efeito sinérgico com a ECT e não comprometem sua segurança. As doses matinais devem ser administradas após a sessão. O lítio tem potencial para aumentar os efeitos adversos cognitivos da ECT. Alguns estudos recomendam sua suspensão em razão do risco de estados confusionais prolongados. Outros estudos, entretanto, sugerem a diminuição da concentração sérica abaixo da terapêutica nos dias de ECT, suspendendo uma ou duas doses antes de cada sessão. Tricíclicos aumentam o risco de complicações cardiovasculares em pacientes com doença cardíaca, devendo-se considerar sua suspensão. IMAOs devem ser suspensos, devido ao risco de interação com anestésicos. Anticonvulsivantes podem necessitar de suspensão, por aumentarem o limiar convulsivo. Para pacientes epiléticos, caso não possam interromper o uso de anticonvulsivantes, recomenda-se diminuir a dose das medicações e/ou alterar o horário da administração. BZDs devem ser suspensos em razão de suas propriedades anticonvulsivantes. Se for necessário mantê-los, usa-se um agente com meia-vida curta e suspende-se a dose da noite anterior à ECT.

TÉCNICA DA ECT

As máquinas modernas de ECT produzem pulsos elétricos breves (de 0,5 a 2 ms) e ultrabreves (< 0,5 ms), diferentes dos pulsos sinusoidais dos aparelhos antigos, que liberam maior fração de energia. Nos novos aparelhos é possível regular o tamanho do pulso, a frequência da onda e a duração do estímulo, sendo a corrente constante, além de manter monitoramento por ECG e EEG.

A ECT unilateral direita com pulso ultrabreve é uma opção de tratamento cada vez mais usada, que tem o potencial de combinar eficácia com menores efeitos colaterais cognitivos. Uma revisão sistemática e metanálise mostrou que a ECT unilateral direita com pulso breve em comparação com ultrabreve foi ligeiramente mais eficaz no tratamento da depressão e exigiu menor número de sessões, mas levou a maiores efeitos colaterais cognitivos. O estudo sugere que a decisão de usar a ECT unilateral direita com pulso ultrabreve ou breve deve ser feita para cada paciente de forma individualizada e baseada em uma ponderação cuidadosa das prioridades relativas à eficácia vs. minimização do comprometimento cognitivo.[13]

Antes do procedimento, é recomendável que o paciente esteja em jejum de 12 horas e que próteses e materiais móveis sejam removidos da cavidade oral, sendo inserido ainda um protetor para se prevenir lesões decorrentes da contratura mandibular. Como anestésico, usa-se metoexital (0,5 a 1,0 mg/kg) ou tiopental (3 a 5 mg/kg) logo antes da administração da ECT. O relaxante muscular (succinilcolina, 40 a 100 mg) é usado para amenizar a convulsão motora, diminuindo o risco de fraturas. É administrado após o início da ação anestésica. Para registrar o tempo de convulsão motora, um manguito é insuflado no braço direito do paciente, imediatamente antes da administração da succinilcolina, evitando que o relaxante muscular aja sobre o membro, que expressará a atividade motora. Deve-se manter a oxigenação do início da anestesia até o retorno da respiração espontânea, para proteger o SNC da anoxia.

DETECÇÃO DO LIMIAR CONVULSIVO

Para induzir uma convulsão na ECT, é utilizada uma carga elétrica acima do limiar convulsivo. Os meios e critérios usados para determinar a dosagem elétrica são sujeitos a debate. No entanto, essa é uma importante questão, porque a efetividade e os efeitos colaterais são influenciados pela carga elétrica utilizada.

Como a efetividade da ECT funciona em janela, alguns autores destacam a importância da detecção do limiar convulsivo caso a caso. Outros, no entanto, preferem a dosagem pré-selecionada que se baseia em médias (não é individualizada) pela maior praticidade. A desvantagem desse método é a possibilidade de usar doses superiores ou inferiores às necessárias. Doses excessivas aumentam o risco de déficit cognitivo, enquanto subdosagens podem não ser efetivas. O método de dosagem pré-selecionada é indicado a pacientes com alto risco clínico (p. ex., com infarto do miocárdio recente). Nessas situações, a repetição do estímulo até obtenção da convulsão é arriscada devido ao risco de bradicardias reflexas ao estímulo elétrico não convulsivante. A vantagem do método de detecção do limiar é sua precisão, individualizando a quantidade de energia necessária para cada paciente.

O limiar convulsivo é influenciado por diversos fatores e aumenta ao longo de um curso de ECT intensivo, atingindo um platô na fase de continuação e de manutenção (Quadro 3).

QUADRO 3 ▶ FATORES QUE INFLUENCIAM O LIMIAR CONVULSIVO E A DURAÇÃO DA CONVULSÃO

EFEITO PRÓ-CONVULSIVANTE	EFEITO ANTICONVULSIVANTE
Sexo feminino	Sexo masculino
Jovens	Idade avançada
Baixo limiar inicial	Alto limiar inicial
Posição D'Elia	BZDs

(Continua)

QUADRO 3 ▶ FATORES QUE INFLUENCIAM O LIMIAR CONVULSIVO E A DURAÇÃO DA CONVULSÃO
(Continuação)

EFEITO PRÓ-CONVULSIVANTE	EFEITO ANTICONVULSIVANTE
Adrenalina	Anticonvulsivantes
Cafeína	Triptofano
Psicoestimulantes	Lidocaína
Teofilina	Opioides
Reserpina	Clonidina
Abstinência de BZDs	Anestesia geral
Hiperoxigenação	Propofol

Fonte: Adaptado de Boylan e colaboradores.[14]

Para detecção do limiar convulsivo, utilizaremos um exemplo prático baseado no uso de pulso breve. Selecionaremos a linha da Tabela 1, na qual o paciente se enquadra de acordo com o sexo e o posicionamento dos eletrodos. Se não convulsionar com os parâmetros propostos, passa-se para a linha abaixo, que corresponde a um aumento de 100% na quantidade de energia empregada. Se mesmo assim o paciente não convulsionar, deve-se seguir para a linha abaixo. Na detecção do limiar, recomenda-se que não se faça mais do que três tentativas sucessivas, devido ao risco de bradiarritmia.

DOSAGEM DO ESTÍMULO ELÉTRICO

A dose do estímulo elétrico deve ser suficiente para desencadear uma convulsão tônico-clônica de pelo menos 15 segundos observáveis clinicamente e pelo menos 25 segundos pelo EEG. A melhora clínica está associada com a relação entre a dose de estímulo elétrico e o limiar convulsivo, e não apenas com o valor absoluto da dosagem. Assim, estímulos muito acima do limiar são menos efetivos. De acordo com a proximidade entre o limiar convulsivo e o estímulo elétrico empregado, o estímulo é classificado como de (a) baixa dosagem, com ener-

TABELA 1 ▶ DETERMINAÇÃO DO LIMIAR CONVULSIVO E AUMENTO PROGRESSIVO DE PARÂMETROS

NÍVEL DE ESTÍMULO	PULSO (ms)	FREQUÊNCIA (Hz)	DURAÇÃO (s)	CORRENTE (A)	CARGA (mC)
1 Feminino, D'Elia	1,0	20	0,75	0,8	24
2 Masculino, D'Elia ou feminino bilateral	1,0	20	1,5	0,8	48
3 Masculino, bilateral	1,0	20	3,0	0,8	96
4	1,0	20	6,0	0,8	192
5	1,0	30	8,0	0,8	384
6	1,0	45	8,0	0,8	576

ms = milissegundos; Hz = Hertz; s = segundos; A = ampère; mC = miliCoulomb.

gia imediatamente acima do limiar convulsivo, e de (b) alta dosagem: para o posicionamento unilateral, energia 3 a 6 vezes maior do que o limiar; para o bilateral, 1,5 ou 2,5 vezes o limiar. A alta dosagem está associada à melhora mais rápida.

Depois de encontrar o limiar convulsivo, se o posicionamento dos eletrodos for unilateral, recomenda-se a alta dosagem. Na sessão seguinte, administra-se 6 vezes a quantidade de energia que foi necessária para encontrar o limiar. Por exemplo, se o limiar corresponde à terceira linha (80 mC), da segunda sessão em diante, usam-se os parâmetros que proporcionem uma quantidade de energia próxima a 6 vezes o limiar, arredondando para cima (linha 8, 576 mC). Para cada estímulo considerado inadequado, deve-se aumentar o valor da carga em 50%, avançando uma linha na tabela. A dosagem elétrica deve aumentar de forma proporcional ao aumento do limiar entre as sessões. O aumento da dose deve considerar o tempo total de convulsão, a resposta clínica e os efeitos adversos cognitivos observados. Quando não há melhora, e os efeitos adversos são toleráveis, o aumento da dose do estímulo elétrico pode ser feito em 25% após cada 3 ou 6 sessões. Esse ajuste deve ser realizado no paciente que está em esquema tanto de dose pré-selecionada como de dose individualizada.

POSICIONAMENTO DOS ELETRODOS

O posicionamento dos eletrodos na ECT afeta tanto a eficácia quanto o perfil de efeitos adversos cognitivos. Tradicionalmente, duas posições são utilizadas: (a) bitemporal (também referida como "bifrontotemporal" ou simplesmente "bilateral") e (b) unilateral direita.

No posicionamento bilateral, os eletrodos são colocados bifrontotemporalmente, com o centro de cada eletrodo 2,5 cm acima do ponto médio da linha imaginária que vai do *tragus* da orelha ao canto externo do olho. No posicionamento unilateral, um eletrodo é colocado acima da área frontotemporal não dominante (em geral direita) e o outro no couro cabeludo centroparietal não dominante, lateralmente ao vértice da linha média sagital — configuração chamada de D'Elia.

Os posicionamentos unilateral de alta dosagem e bilateral são igualmente eficazes, com certa preferência pelo unilateral, em razão do menor déficit cognitivo. Observou-se, também, que a ECT unilateral de baixa dosagem tem eficácia marcadamente inferior à unilateral com alta dosagem. Atualmente, na prática clínica, costuma-se usar a ECT unilateral de alta dosagem por reunir eficácia com menos efeitos colaterais.

Outro posicionamento possível de eletrodos é o bifrontal. Essa modalidade não parece ser mais eficaz do que a bilateral ou a unilateral, mas parece haver benefícios modestos para domínios específicos da memória. A ECT bifrontal tem vantagens potenciais, mas, considerando a maior experiência com as demais modalidades, a ECT bifrontal ainda não é rotineiramente utilizada na maioria dos serviços.

A CONVULSÃO

Com a estimulação elétrica, pretende-se que o paciente tenha uma convulsão do tipo tônico-clônica que, para ser considerada adequada, deve durar no mínimo 15 segundos, observáveis clinicamente, a partir da fase clônica. Pesquisas recentes têm buscado parâmetros mais fidedignos de adequação da convulsão, como tentativas de determinar mais precisamente o fim da convulsão observável e sua duração total, bem como discussões sobre uma possível maior importância do padrão do EEG sobre o tempo de convulsão propriamente dito. Quando não houver convulsão clínica, ou esta for mais curta que o esperado, ou, ainda, quando o tempo de convulsão for menor do que 50% da anterior, considera-se a convulsão inadequada.

NÚMERO DE SESSÕES

No tratamento agudo, o procedimento é realizado no início da manhã, em dias alternados, duas ou 3 vezes por semana. A eficácia de 2 vezes por semana é semelhante a de 3 vezes, porém a de menor frequência resulta em tratamentos mais prolongados. Em média, são necessárias de 8 a 12 sessões. Na prática, a ECT deve ser mantida até que haja remissão dos sintomas ou até que se desenvolvam efeitos adversos que limitem o procedimento. Recomenda-se a suspensão gradual, sempre que possível.

EFEITOS ADVERSOS

Cefaleia é o efeito adverso mais comum, podendo ser manejada com medicações como paracetamol ou ibuprofeno. Náusea após o procedimento é comum, sendo resultado da anestesia e da manipulação da via aérea. Pode-se fazer profilaxia com ondansetrona para pacientes com náusea significativa. Fraturas podem ocorrer em pacientes com osteoporose grave, sendo importante manter bom relaxamento muscular nesses casos. Lesões em dentes e língua podem ocorrer se não houver proteção adequada da mordida. A perda de um dente pode resultar em aspiração, por isso dentes vulneráveis devem ser estabilizados ou extraídos antes da ECT. Se o paciente não estiver em jejum, há risco de aspiração do conteúdo gástrico.

Agitação pós-ictal é relatada em 10% dos pacientes que se submetem à ECT. Podem apresentar desorientação, agitação psicomotora e/ou reações de pânico. Uso de lítio, disposição bilateral dos eletrodos e doses insuficientes de relaxantes musculares aumentam a incidência desse efeito adverso. No manejo inicial, deve-se manter o paciente contido, com acesso venoso e monitoramento eletrencefalográfico. Para controle da agitação, pode-se usar midazolam IV e, em casos refratários, propofol.[15]

Delirium interictal pode desenvolver-se durante o curso de ECT e persistir entre as sessões. É observado principalmente em idosos. Sua incidência é maior em pacientes com certas condições neurológicas (discutido anteriormente). Nesses casos, pode-se evitar o *delirium* usando a disposição unilateral dos eletrodos, estímulo elétrico 3,5 vezes maior que o limiar convulsivo, e com intervalos de 3 ou 4 dias entre as sessões. Quando esse efeito adverso for identificado, a ECT deve ser suspensa até que o *delirium* esteja completamente resolvido.

Convulsões prolongadas (mais que 3 minutos) incidem em 1 a 2% dos casos. Substâncias como teofilina, lítio, cafeína e trazodona e condições como baixo limiar convulsivo e distúrbios hidreletrolíticos aumentam o risco dessa ocorrência. As convulsões prolongadas podem desencadear confusão pós-ictal e amnésia. Podem ser tratadas com diazepam 10 mg IV, midazolam IV ou doses repetidas do anestésico usado. Se a atividade convulsiva permanecer, deve-se considerá-la como *status epilepticus*.

O *status epilepticus* é um estado convulsivo duradouro, decorrente de atividade convulsiva persistente ou repetitiva (sucessão de convulsões sem intervalo de recuperação da consciência). O *status epilepticus* está associado a aumento da morbimortalidade relacionada ao procedimento. Esse efeito adverso é relatado desde a introdução da ECT. Entretanto, o uso sistemático de anestesia geral e de relaxantes musculares reduz sua incidência. O tratamento deve ser instaurado dentro de 10 minutos do início do quadro. No manejo inicial, usa-se diazepam (0,2 mg/kg IV), seguido de fenitoína (18 a 20 mg/kg IV). Casos refratários devem ser manejados com fenobarbital (20 mg/kg) e, em último caso, com propofol ou midazolam. A ocorrência desse efeito adverso não é, em si, contraindicação à continuidade do tratamento. O paciente deve ser avaliado por um neurologista. A profilaxia com anticonvulsivantes pode ser suficiente para prevenir futuros episódios. O *status epilepticus* não convulsivo é o *status epilepticus* sem manifestações motoras. Essa rara complicação em geral é subdiagnosticada. Pode manifestar-se até 5 dias após o procedimento, com rebaixamento do sensório, crises de ausência, alterações de comportamento ou déficits de memória sem outra explicação. Os achados clínicos podem ser sutis, dificultando o diagnóstico. A detecção de atividade convulsiva no EEG confirma o diagnóstico na maioria dos casos. O manejo é idêntico ao do *status epilepticus* típico.[16]

EFEITOS ADVERSOS COGNITIVOS

Os déficits cognitivos relacionados à memória são os efeitos colaterais mais importantes da ECT. Ensaios clínicos têm mostrado que o déficit na memória é mais grave com a ECT bilateral em comparação à unilateral[17] e proporcional à dosagem do estímulo elétrico.[18] O estímulo sinusoidal, das máquinas antigas, está associado a maiores déficits cognitivos que os pulsos breve e ultrabreve. Por sua vez, a redução do pulso da corrente elétrica de breve (0,5 a 1,0 ms) para ultrabreve (0,2 a 0,3 ms) diminui os efeitos cognitivos, embora reduza ligeiramente a eficácia e exija maior número de sessões.[13] Idade avançada, função intelectual pré-mórbida mais baixa e sexo feminino estão associados a maiores déficits. As técnicas modernas de ECT, com onda de pulso breve ou ultrabreve, oxigenação adequada e posicionamento unilateral reduziram a incidência e a gravidade desse efeito.

O estado confusional agudo é resultado tanto da convulsão como da anestesia; costuma resolver-se em 10 a 30 minutos após o procedimento. A amnésia anterógrada é a diminuição da capacidade de reter novas informações. Ocorre durante a série de ECT e resolve-se em geral em até 2 semanas após a última sessão. A amnésia retrógrada é a dificuldade de recordar eventos ocorridos nas semanas ou meses anteriores à ECT. O déficit é maior e mais persistente para fatos de domínio público em comparação à memória autobiográfica. Esse déficit melhora mais vagarosamente do que a amnésia anterógrada.

TRATAMENTO DE CONTINUAÇÃO E MANUTENÇÃO

Após uma série de ECT, alguns pacientes podem se beneficiar de ECT de continuação (por 6 meses) ou manutenção (mais de 6 meses). Estudos mostram que é considerável a taxa de recaída após a conclusão de um curso de ECT.

Psicofármacos podem ser combinados com ECT de continuação e manutenção, com evidências de melhora adicional no seguimento. Em um estudo que acompanhou pacientes com depressão unipolar após o curso de ECT, a associação de nortriptilina e lítio apresentou taxa menor de recaída em relação a placebo e nortriptilina em monoterapia.[19]

Ainda não se sabe qual o melhor esquema de manutenção com ECT. O mais comum é que, após o tratamento agudo, se diminua progressivamente a frequência das sessões, passando primeiro para semanal, depois para quinzenal e, por fim, mensal. A duração total da manutenção também deve ser individualizada.

ESTIMULAÇÃO MAGNÉTICA TRANSCRANIANA REPETITIVA

A estimulação magnética transcraniana (EMT) (em inglês TMS, de *transcranial magnetic stimulation*) utiliza uma bobina sobre o couro cabeludo, a qual produz um campo magnético que passa, com mínima resistência, pelo crânio e é capaz de induzir um campo elétrico em áreas superficiais do córtex (i.e., 1,5 a 2 cm de profundidade). Quando fornecido com intensidade suficiente, o campo elétrico produz a despolarização das células nervosas. Essa despolarização ocorre em um grupo localizado de células nervosas, com efeitos específicos para o local de estimulação, podendo incluir desde a ativação de um músculo periférico durante a estimulação cortical motora até a indução de sensações visuais durante a estimulação do córtex visual e a modulação de algumas funções cognitivas.

Para as finalidades terapêuticas, a EMT é realizada com estímulos repetitivos (EMTr), pois, dessa forma, os efeitos modulatórios sobre a excitabilidade cortical permanecem além do período de estimulação. A EMTr de alta frequência (em geral envolvendo 5 a 20 pulsos magnéticos por segundo [i.e., frequência de 5 a 20 Hz]) normalmente aumenta a excitabilidade cortical; já a EMTr de baixa frequência (em geral envolvendo um pulso por segundo [i.e., frequência de 1 Hz]) normalmente produz diminuição da excitabilidade cortical. Na maioria dos estudos clínicos realizados, as sessões de tratamento duram em torno de 20 a 35 minutos. A estimulação conhecida como *theta burst* utiliza sequências curtas de pulsos com altíssima frequência alternadas com períodos de repouso. A utilização dessa técnica permite a realização de sessões de tratamento com menor duração (p. ex., ≤ 5 minutos). A fase aguda do tratamento com EMTr costuma ser realizada com uma sessão por dia, 5 dias por semana, até um total de 20 a 30 sessões.

Vários parâmetros afetam a geometria do campo elétrico induzido pela EMT e, consequentemente, as estruturas neuronais moduladas por essa técnica. Entre esses parâmetros estão a orientação e o tipo da bobina magnética (p. ex., circular, "figura-de-8", duplo-cone) e a forma da onda do pulso magnético (p. ex., monofásica ou bifásica). O tipo de bobina determina a área que recebe o estímulo, e a forma da onda determina a natureza dos circuitos corticais que serão afetados. A intensidade do estímulo também impacta o efeito da EMT: estímulos de maior intensidade penetram mais profundamente o córtex e modulam uma quantidade maior de neurônios.[20] A EMTr profunda utiliza bobinas específicas (de tipo "H") e é capaz de modular a atividade de regiões mais profundas do cérebro.

INDICAÇÕES DE EMTr

Transtorno depressivo maior

A evidência mais consistente de eficácia da EMTr em psiquiatria é para o tratamento do TDM. Nesse transtorno, a EMTr pode ser utilizada como monoterapia, mas é mais frequentemente aplicada em combinação com ADs. Os principais protocolos utilizados no TDM são a EMTr de alta frequência aplicada ao córtex pré-frontal dorsolateral (CPFDL) esquerdo e a EMTr de baixa frequência aplicada ao CPFDL direito. O racional desses protocolos baseia-se na hipoatividade do CPFDL esquerdo e na hiperatividade do CPFDL direito observadas em pacientes deprimidos avaliados com neuroimagem funcional.

Existe evidência consistente da eficácia antidepressiva da EMTr de alta frequência aplicada ao CPFDL esquerdo usando bobinas "figura-de-8" e da EMTr profunda de alta frequência, também quando aplicada ao CPFDL esquerdo. Embora menos robusta, a evidência disponível atualmente também indica eficácia antidepressiva para a EMTr de baixa frequência aplicada no CPFDL direito, para a EMTr bilateral (alta frequência no CPFDL esquerdo e baixa frequência no CPFDL direito) e para EMTr com estímulo *theta burst* intermitente à esquerda. Poucos estudos foram realizados para comparar a eficácia dessas diferentes técnicas entre si, mas os resultados disponíveis até o momento não demonstraram superioridade de um desses protocolos sobre os outros.[21]

Uma metanálise recente verificou, ainda, o efeito da EMTr em pacientes que não haviam respondido a pelo menos dois tratamentos anteriores com ADs. Os pacientes submetidos a EMTr apresentaram 3 vezes mais chances de responder ao tratamento e 5 vezes mais chances de remissão completa em comparação aos que haviam sido submetidos à estimulação *sham* (i.e., placebo).[22]

Transtorno do estresse pós-traumático

Diversos pequenos estudos mostraram benefícios da EMTr no TEPT. A região-alvo estimulada na maioria dos estudos foi o CPFDL direito com alta ou baixa frequência, a depender do estudo. Um estudo mais recente e com mais participantes (n = 58) comparou a EMTr de alta frequência sobre o CPFDL direito com a EMTr de alta frequência bilateral e com *sham*.[23] As taxas de resposta foram de 62,5% para o tratamento bilateral, 41,2% para o tratamento unilateral direito e 0% para o grupo placebo; entretanto, a diferença entre os tratamentos uni e bilateral não foi estatisticamente significativa. A combinação dos resultados desses estudos indica que a EMTr de alta frequência sobre o CPFDL direito é provavelmente eficaz no TEPT, embora ainda sem permitir uma conclusão definitiva. A evidência de outros protocolos de estimulação no TEPT ainda é muito inicial.[21]

Esquizofrenia

A EMTr foi estudada na esquizofrenia como tratamento de alucinações auditivas refratárias e de sintomas negativos.

Para o tratamento das alucinações auditivas, o protocolo mais testado foi a EMTr de baixa frequência aplicada ao córtex temporoparietal. Uma primeira metanálise dos ensaios clínicos com esse protocolo identificou eficácia da EMTr com TE moderado quando comparada à EMTr *sham*.[24] Uma metanálise mais recente confirmou um efeito positivo, mas com menor TE. Essa metanálise também identificou que um viés de publicação provavelmente gerou um impacto significativo nos resultados e concluiu que são necessários novos ensaios clínicos de grande escala antes que esse tratamento possa ser recomendado para a prática clínica no tratamento de alucinações auditivas refratárias na esquizofrenia.[25]

A EMTr de alta frequência aplicada, mais comumente, ao CPFDL esquerdo tem sido utilizada para o tratamento de sintomas negativos da esquizofrenia. Diversas metanálises identificaram um efeito positivo do tratamento. Entretanto, mesmo a maior delas incluiu apenas 827 participantes, distribuídos em 22 estudos.[26] O único ensaio clínico multicêntrico – e também o maior a avaliar a EMTr para sintomas negativos de esquizofrenia – apresentou resultado negativo.[27] Logo, novos ensaios clínicos incluindo números maiores de participantes são necessários para que a EMTr possa ser indicada na prática clínica para o tratamento de sintomas negativos da esquizofrenia.

Outros transtornos psiquiátricos

O uso da EMTr também foi avaliado para o tratamento de outros quadros psiquiátricos, como, por exemplo, mania, TOC, TP, transtornos aditivos, transtornos alimentares, jogo patológico, ansiedade generalizada, TDAH e TEA. Entretanto, a maioria desses estudos envolveu um número limitado de participantes, e seus resultados foram variáveis.

SEGURANÇA, TOLERABILIDADE E CONTRAINDICAÇÕES

De modo geral, a EMTr parece ser segura e bem tolerada. Em relação aos seus efeitos colaterais, sabe-se que eles variam de acordo com a intensidade, a frequência e o número de pulsos administrados por sessão. Os principais efeitos colaterais da EMTr são cefaleia, dor no local da aplicação do estímulo, cervicalgia, odontalgia, zumbido temporário (o uso de protetores auditivos previne a ocorrência desse sintoma) e, muito raramente, indução de uma convulsão. Esses efeitos variam conforme características dos indivíduos e parâmetros de estimulação, mas são vistos mais comumente com o uso da EMTr de alta frequência.

As contraindicações absolutas da EMTr incluem a presença de dispositivos metálicos em qualquer lugar da cabeça e do pescoço (excluindo dispositivos dentários). As contraindicações relativas são história pessoal de epilepsia ou convulsões ou de fatores que reduzam o limiar convulsivante, presença de marca-passo, cateter cardíaco, aumento da pressão intracraniana e gestação. A EMTr no tratamento do TDM não parece produzir efeitos deletérios sobre a cognição, incluindo a memória. Uma preocupação em relação à EMTr de alta frequência, em particular, é o possível risco de indução de convulsões. Tal indução reduziu-se drasticamente com o uso de diretrizes de segurança introduzidas no fim dos anos 1990, embora tenha, ainda, havido relatos ocasionais. Atualmente, esse efeito ocorre em cerca de 1,4% dos pacientes portadores de epilepsia e em menos de 1% dos indivíduos sem a doença. Mesmo sendo pouco frequente, sugere-se que o tratamento seja feito por pessoa treinada em manejo de crise convulsiva, em ambiente e com equipamento de suporte adequados para tal condição. A indução de um episódio vasovagal é outra possibilidade que pode confundir a interpretação de perda de consciência e deve ser suspeitada em pacientes com história de desmaios relacionados a outros procedimentos médicos.

SITUAÇÕES ESPECIAIS

Há dados ainda limitados e incertos acerca da segurança da EMTr em populações especiais, com pequenos ensaios ou estudos durante a gravidez, no TDM em adolescentes, bem como em pacientes com uma variedade de síndromes neurológicas, como a DP.

ESTIMULAÇÃO ELÉTRICA TRANSCRANIANA POR CORRENTE CONTÍNUA

A ETCC (em inglês tDCS — *transcranial direct current stimulation*) é uma técnica neuromoduladora não invasiva que aplica uma corrente elétrica contínua, através de eletrodos cutâneos superficiais (ânodo e cátodo), sobre áreas corticais, modulando de forma subliminar o potencial de membrana e, portanto, facilitando ou inibindo a atividade neuronal espontânea.[28] A montagem dos eletrodos fixados no escalpo define as mudanças na excitabilidade cerebral: a estimulação anódica aumenta a excitabilidade cortical próxima à área em que está fixado o ânodo (eletrodo positivo), enquanto a estimulação catódica inibe a excitabilidade cortical adjacente à área onde está localizado o cátodo (eletrodo negativo).

MECANISMOS DE AÇÃO

Ao contrário da EMT, a ETCC não induz despolarização do potencial de ação da membrana neuronal, pois até 50 a 75% da corrente é dissipada para o couro cabeludo, o espaço subaracnoide e o LCS. Alternativamente, ela modula a atividade neuronal espontânea de base, aumentando ou diminuindo a probabilidade de disparos.[28] Os efeitos agudos da estimulação cortical duram cerca de uma hora após a cessação do estímulo elétrico. Estimulações repetidas e espaçadas, com duração de até 30 minutos, podem gerar efeitos mais duradouros, como mudanças em neurotransmissores, modulação de processos inflamatórios e alterações nas células da glia e na microvascularização cerebral.[29] Estudos sugerem que os efeitos da ETCC a longo prazo podem ser mediados pelos fenômenos de potenciação de longa duração e depressão de longa duração, por meio de receptores NMDA e atividade gabaérgica.[30]

COLOCAÇÃO DE ELETRODOS

A ETCC geralmente conta com pelo menos um eletrodo anódico e outro catódico, dispostos sobre o escalpo com o objetivo de modular uma área particular do cérebro. Os eletrodos são feitos de metal ou borracha condutora e devem estar envoltos em esponjas embebidas em soro ou creme condutor para redução da impedância e para proteção da pele do escalpo. Em geral, os eletrodos são fixados em uma determinada montagem com o auxílio de toucas ou faixas confeccionadas com material não condutor. O posicionamento dos eletrodos pode ser determinado de acordo com o Sistema Internacional Eletrencefalográfico 10-20 (mais comum e acessível), por meio de sistemas de neuronavegação ou de medidas de excitabilidade cortical aferidas por EMT. No caso do TDM – indicação mais bem estabelecida da ETCC –, o ânodo é colocado em F3 (CPFDL esquerdo), e o cátodo, em F4 (CPFDL direito) ou Fp2 (córtex orbitofrontal direito).

PARÂMETROS DA ETCC

A dose da ETCC é definida pelos seguintes parâmetros: (a) intensidade de corrente (medida em amperes); (b) duração do estímulo; e (c) montagem dos eletrodos (tamanho e posição). A densidade de corrente (i.e., corrente elétrica dividida pelo tamanho do eletrodo) é um parâmetro importante para definir a segurança do método. Os eletrodos testados com maior segurança são envoltos em esponjas com área entre 25 e 35 cm^2, conduzindo correntes de 1 a 2 mA (gerando densidades de 0,28 a 0,80 A/m^2), por cerca de 20 a 40 minutos. É recomendada uma distância mínima de 7 cm entre os eletrodos, para evitar *shunting* da corrente.[31]

EFEITOS ADVERSOS

Comparada com outras formas de estimulação cerebral não invasiva, a ETCC é uma das técnicas mais seguras e bem toleradas. Uma revisão que avaliou 33.200 sessões de ETCC em 1.000 indivíduos não encontrou efeitos adversos graves com causalidade comprovada. Casos raros de indução de mania/hipomania foram relatados; entretanto, ainda não se sabe se a incidência desse efeito é maior na ETCC do que em outros tratamentos antidepressivos.[32] Em uma metanálise que avaliou 1.851 indivíduos, os efeitos adversos mais comuns relatados foram prurido (39,3%), formigamento (22,2%), cefaleia (14,8%), desconforto local (10,4%) e queimação (8,7%). Eritema local, fadiga e sonolência também foram reportados.[33] A prevalência de efeitos observados na ETCC não difere significativamente dos efeitos observados em grupos de estimulação *sham*, e as taxas de abandono ao tratamento são similares para ambos os grupos.[34]

CONTRAINDICAÇÕES

A ETCC é contraindicada naqueles sujeitos com implantes metálicos ou lesões de pele, como dermatite, psoríase e eczema, próximos à área de aplicação dos eletrodos. Sugere-se cautela na prescrição dessa estimulação a pacientes com história de neurocirurgia, epilepsia ou malformações neurológicas, bem como idosos, crianças e gestantes, pois apresentam contraindicação relativa à ETCC. Não foi relatada ocorrência de convulsões em pacientes com epilepsia ativa.[35]

INDICAÇÕES CLÍNICAS

A principal indicação clínica atual para a ETCC é o TDM. Estudos recentes demonstram efeitos superiores ao placebo quando o ânodo é posicionado no CPFDL esquerdo em pelo menos 10 sessões de 20 a 30 minutos.[36] Uma metanálise que avaliou dados individuais de 572 pacientes encontrou melhora significativa de sintomas depressivos com um tamanho de efeito moderado (i.e., RC de resposta = 1,96 [IC 95% = 1,30 a 2,95] e RC de remissão = 1,94 [IC 95% 1,19 a 3,16]).[37] Na mesma direção, a metanálise mais recente, avaliando 1.092 participantes, encontrou tamanho de efeito $g = 0,46$ (IC 95% 0,22 a 0,70), com RC de resposta = 2,28 (IC 95% 1,52 a 3,42) e RC de remissão = 2,12 (IC 95% 1,42 a 3,16, NNT = 10,7).[38] Em ambas, a ETCC foi tão bem tolerada quanto o *sham*, com poucos efeitos adversos.

Outra indicação clínica que tem sido testada para a ETCC nos últimos anos é a esquizofrenia. Uma metanálise recente encontrou efeitos modestos para a redução de alucinações auditivas e de sintomas positivos e negativos, com o ânodo posicionado no CPFDL direito e o cátodo sobre a região temporoparietal esquerda, aplicando a estimulação 2 vezes por dia, com pelo menos 10 sessões.[39]

A ETCC tem sido testada com resultados promissores para o tratamento de dor neuropática, fibromialgia, enxaqueca, reabilitação motora pós-AVC, epilepsia e transtorno por uso de álcool. Entretanto, para cada uma dessas indicações, ainda não há consenso sobre qual é o protocolo de estimulação mais eficaz ou se há preditores ou marcadores de resposta clínica.[39] Mais estudos são necessários para melhor compreensão dos mecanismos da ETCC e sua aplicação na prática clínica.

Em resumo, a ETCC é um método efetivo para tratamento do TDM, especialmente naqueles pacientes com formas leves ou moderadas da doença e naqueles que não toleram os efeitos adversos ou não desejam receber tratamento farmacológico. Ainda assim, mais estudos são necessários para identificar as características dos pacientes que podem se beneficiar desse método, o tempo de duração do efeito, o uso como terapia de manutenção e na prevenção de recaídas. Alguns estudos também apontam para eficácia da ETCC em outras populações psiquiátricas, como pacientes com esquizofrenia e transtorno por uso de álcool. Além de ser minimamente invasiva, essa técnica é segura, portátil e apresenta custo reduzido, apresentando potencial relevante de aplicação na prática clínica.

REFERÊNCIAS

1. Pagnin D, Queiroz V, Pini S, Cassano GB. Efficacy of ECT in Depression: a meta-analytic review. J ECT. 2004;20(1):13-20. PMID [15087991]
2. Kellner CH, Fink M, Knapp R, Petrides G, Husain M, Rummans T, et al. Relief of expressed suicidal intent by ECT: a consortium for research in ECT study. Am J Psychiatry. 2005;162(5):977-82. PMID [15863801]
3. Kho KH, van Vreeswijk MF, Simpson S, Zwinderman AH. A meta-analysis of electroconvulsive therapy efficacy in depression. J ECT. 2003;19(3):139-47. PMID [12972983]
4. Zhang J, Wang G, Yang X, Gao K. Efficacy and safety of electroconvulsive therapy plus medication versus medication alone in acute mania: a meta-analysis of randomized controlled trials. Psychiatry Res. 2021;302:114019. PMID [34058715]
5. Lally J, Tully J, Robertson D, Stubbs B, Gaughran F, MacCabe JH. Augmentation of clozapine with electroconvulsive therapy in treatment resistant schizophrenia: a systematic review and meta-analysis. Schizophr Res. 2016;171(1-3):215-24. PMID [26827129]
6. Leroy A, Naudet F, Vaiva G, Francis A, Thomas P, Amad A. Is electroconvulsive therapy an evidence-based treatment for catatonia? a systematic review and meta-analysis. Eur Arch Psychiatry Clin Neurosci. 2018;268(7):675-87. PMID [28639007]
7. Morcos N, Rosinski A, Maixner DF. Electroconvulsive therapy for neuroleptic malignant syndrome: a case series. J ECT. 2019;35(4):225-30. PMID [31764444]
8. Fregni F, Simon DK, Wu A, Pascual-Leone A. Non-invasive brain stimulation for Parkinson's disease: a systematic review and meta-analysis of the literature. J Neurol Neurosurg Psychiatry. 2005;70(12):1014-22. PMID [16201882]
9. Yonkers KA, Wisner KL, Stewart DE, Oberlander TF, Dell DL, Stotland N, et al. The management of depression during pregnancy: a report from the American Psychiatric Association and the American College of Obstetricians and Gynecologists. Gen Hosp Psychiatry. 2009;31(5):403-13. PMID [19703633]
10. Castaneda-Ramirez S, Becker TD, Bruges-Boude A, Kellner C, Rice TR. Systematic review: electroconvulsive therapy for treatment-resistant mood disorders in children and adolescents. Eur Child Adolesc Psychiatry. 2022. PMID [34999973]
11. American Psychiatric Association R. The practice of electroconvulsive therapy: recommendations for treatment, training, and privileging: a task force report of the American Psychiatric Association. 2nd ed. Washington: APA; 2001.
12. Tess AV, Smetana GW. Medical evaluation of patients undergoing electroconvulsive therapy. N Engl J Med. 2009;360(14):1437-44. PMID [19339723]
13. Tor PC, Bautovich A, Wang MJ, Martin D, Harvey SB, Loo C. A systematic review and meta-analysis of brief versus ultrabrief right unilateral electroconvulsive therapy for depression. J Clin Psychiatry. 2015;76(9):e1092-8. PMID [26213985]
14. Boylan LS, Haskett RF, Mulsant BH, Greenberg RM, Prudic J, Spicknall K, et al. Determinants of seizure threshold in ECT: benzodiazepine use, anesthetic dosage, and other factors. J ECT. 2000;16(1):3-18. PMID [10735327]
15. O'Reardon JP, Takieddine N, Datto CJ, Augoustides JG. Propofol for the management of emergence agitation after electroconvulsive therapy: review of a case series. J ECT. 2006;22(4):247-52. PMID [17143155]
16. Cristancho MA, Alici Y, Augoustides JG, O'Reardon JP. Uncommon but serious complications associated with electroconvulsive therapy: recognition and management for the clinician. Curr Psychiatry Rep. 2008;10(6):474-80. PMID [18980730]
17. Sackeim HA, Prudic J, Fuller R, Keilp J, Lavori PW, Olfson M. The cognitive effects of electroconvulsive therapy in community settings. Neuropsychopharmacol. 2007;32(1):244-54. PMID [16936712]
18. McCall WV, Reboussin DM, Weiner RD, Sackeim HA. Titrated moderately suprathreshold vs fixed high-dose right unilateral electroconvulsive therapy: acute antidepressant and cognitive effects. Arch Gen Psychiatry. 2000;57(5):438-44. PMID [10807483]
19. Sackeim HA, Haskett RF, Mulsant BH, Thase ME, Mann JJ, Pettinati HM, et al. Continuation pharmacotherapy in the prevention of relapse following electroconvulsive therapy: a randomized controlled trial. JAMA. 2001;285(10):1299-307. PMID [11255384]
20. Lefaucheur JP. Transcranial magnetic stimulation. Handb Clin Neurol. 2019;160:559-80. PMID [31277876]
21. Lefaucheur JP, Aleman A, Baeken C, Benninger DH, Brunelin J, Di Lazzaro V, et al. Evidence-based guidelines on the therapeutic use of repetitive transcranial magnetic stimulation (rTMS): An update (2014-2018). Clin Neurophysiol. 2020;131(2):474-528. PMID [31901449]
22. Gaynes BN, Lloyd SW, Lux L, Gartlehner G, Hansen RA, Brode S, et al. Repetitive transcranial magnetic stimulation for treatment-resistant depression: a systematic review and meta-analysis. J Clin Psychiatry. 2014;75(5):477-89. PMID [24922485]
23. Ahmadizadeh MJ, Rezaei M. Unilateral right and bilateral dorsolateral prefrontal cortex transcranial magnetic stimulation in treatment post-traumatic stress disorder: a randomized controlled study. Brain Res Bull. 2018;140:334-40. PMID [29883597]
24. Slotema CW, Aleman A, Daskalakis ZJ, Sommer IE. Meta-analysis of repetitive transcranial magnetic stimulation in the treatment of auditory verbal hallucinations: update and effects after one month. Schizophr Res. 2012;142(1-3):40-5. PMID [23031191]
25. He H, Lu J, Yang L, Zheng J, Gao F, Zhai Y, et al. Repetitive transcranial magnetic stimulation for treating the symptoms of schizophrenia: a PRISMA compliant meta-analysis. Clin Neurophysiol. 2017;128(5):716-24. PMID [28315614]
26. Aleman A, Enriquez-Geppert S, Knegtering H, Lange JJD. Moderate effects of noninvasive brain stimulation of the frontal cortex for improving negative symptoms in schizophrenia: meta-analysis of controlled trials. Neurosci Biobehav Rev. 2018;89:111-8. PMID [29471017]
27. Wobrock T, Guse B, Cordes J, Wölwer W, Winterer G, Gaebel W, et al. Left prefrontal high-frequency repetitive transcranial magnetic stimulation for the treatment of schizophrenia with predominant negative symptoms: a sham-controlled, randomized multicenter trial. Biol Psychiatry. 2015;77(11):979-88. PMID [25582269]
28. Woods AJ, Antal A, Bikson M, Boggio PS, Brunoni AR, Celnik P, et al. A technical guide to tDCS, and related non-invasive brain stimulation tools. Clin Neurophysiol. 2016;127(2):1031-48. PMID [26652115]
29. Zandvakili A, Berlow YA, Carpenter LL, Philip NS. Transcranial direct current stimulation in psychiatry: what psychiatrists need to know. Focus. 2019;17(1):44-9. PMID [31975960]
30. Kenney-Jung DL, Blacker CJ, Camsari DD, Lee JC, Lewis CP. Transcranial direct current stimulation: mechanisms and psychiatric applications. Child Adolesc Psychiatr Clin N Am. 2019;28(1):53-60. PMID [30389076]

31. Solomons CD, Shanmugasundaram V. Transcranial direct current stimulation: a review of electrode characteristics and materials. Med Eng Phys. 2020;85:63-74. PMID [33081965]
32. Antal A, Alekseichuk I, Bikson M, Brockmöller J, Brunoni AR, Chen R, et al. Low intensity transcranial electric stimulation: safety, ethical, legal regulatory and application guidelines. Clin Neurophysiol. 2017;128(9):1774-809. PMID [28709880]
33. Brunoni AR, Amadera J, Berbel B, Volz MS, Rizzerio BG, Fregni F. A systematic review on reporting and assessment of adverse effects associated with transcranial direct current stimulation. Int J Neuropsychopharmacol. 2011;14(8):1133-45. PMID [21320389]
34. Aparicio LVM, Guarienti F, Razza LB, Carvalho AF, Fregni F, Brunoni AR. A systematic review on the acceptability and tolerability of transcranial direct current stimulation treatment in neuropsychiatry trials. Brain Stimulat. 2016;9(5):671-81. PMID [27261431]
35. Sudbrack-Oliveira P, Razza LB, Brunoni AR. Non-invasive cortical stimulation: transcranial direct current stimulation (tDCS). Int Rev Neurobiol. 2021;159:1-22. PMID [34446242]
36. Woodham R, Rimmer RM, Mutz J, Fu CHY. Is tDCS a potential first line treatment for major depression? Int Rev Psychiatry. 2021;33(3):250-65. PMID [33706656]
37. Moffa AH, Martin D, Alonzo A, Bennabi D, Blumberger DM, Benseñor IM, et al. Efficacy and acceptability of transcranial direct current stimulation (tDCS) for major depressive disorder: An individual patient data meta-analysis. Prog Neuropsychopharmacol Biol Psychiatry. 2020;99:109836. PMID [31837388]
38. Razza LB, Palumbo P, Moffa AH, Carvalho AF, Solmi M, Loo CK, et al. A systematic review and meta-analysis on the effects of transcranial direct current stimulation in depressive episodes. Depress Anxiety. 2020;37(7):594-608. PMID [32101631]
39. Fregni F, El-Hagrassy MM, Pacheco-Barrios K, Carvalho S, Leite J, Simis M, et al. Evidence-based guidelines and secondary meta-analysis for the use of transcranial direct current stimulation in neurological and psychiatric disorders. Int J Neuropsychopharmacol. 2021;24(4):256-313. PMID [32710772]

DESPRESCRIÇÃO DE PSICOFÁRMACOS

▶ MARIANA DIAS CURRA RAUPP
▶ GIOVANNI ABRAHÃO SALUM JÚNIOR

O QUE É DESPRESCRIÇÃO E POR QUE DESPRESCREVER

Desprescrever consiste em reduzir ou descontinuar um medicamento. A desprescrição está indicada quando o risco atual ou potencial do uso de um medicamento prevalece sobre o benefício, levando em conta o estado clínico do paciente, sua funcionalidade, valores e preferências.[1]

Diante do crescimento das abordagens farmacológicas para tratar condições mentais, o ensino em psiquiatria costuma priorizar os conhecimentos necessários para iniciar e manter medicamentos. No entanto, as taxas crescentes de polifarmácia, a consciência sobre os efeitos adversos dos medicamentos em longo prazo e o foco em uma prática centrada na pessoa propiciam um contexto em que a intervenção da desprescrição tem muito a oferecer. É muito comum que prescritores acrescentem remédios mediante o surgimento de novos sintomas, sem avaliar de forma objetiva o real benefício dos fármacos que já estão em uso pelo paciente.

Para pacientes que optam por manejar sua condição mental com menos ou sem medicamentos, os psiquiatras devem estar preparados para colaborar com a análise de potenciais riscos e benefícios e para desenvolver um plano de gerenciamento de sintomas de abstinência e recaídas. A seguir, apresentamos um tutorial "passo a passo" (Figura 1) para o processo de desprescrição. Esse tutorial tem a intenção de servir como um exemplo de fatores específicos que devem ser considerados ao desprescrever um fármaco.

ESCOLHA DE UM BOM MOMENTO

Evite momentos em que o indivíduo possa estar mais vulnerável para uma recaída, como fase aguda de doença, períodos de instabilidade psicossocial e abuso atual de substâncias.

PASSO A PASSO PARA DESPRESCRIÇÃO

1. Escolha um bom momento
2. Revise todos os medicamentos em uso
3. Identifique os potencialmente inapropriados
4. Desenvolva um plano de desprescrição
5. Monitore e adapte

Aborde de maneira colaborativa

Documente

FIGURA 1 ▶ RESUMO DO PASSO A PASSO PARA DESPRESCRIÇÃO MEDICAMENTOSA.

Avalie:

▸ Necessidade de atendimento de emergência ou internação recentes.

▸ Situação atual e perspectivas de mudança em moradia, emprego, situação financeira e relacionamentos interpessoais.

▸ Uso de substâncias.

REVISÃO DOS MEDICAMENTOS EM USO

Solicite ao paciente que informe todos os medicamentos em uso (prescritos, complementares, medicina alternativa). Em um cenário ideal, é importante que o paciente leve todos os medicamentos à consulta. Na ausência dessa possibilidade, obtenha informações por meio de outras fontes disponíveis, como familiares, cuidadores ou demais médicos envolvidos no cuidado do paciente.

▸ Para cada medicamento, investigue:
  ▸ Dose, via de administração, tempo de uso, indicação inicial.
  ▸ Efeitos terapêuticos e efeitos adversos atuais.
  ▸ Relação risco-benefício futura.
  ▸ Potenciais interações entre fármacos.
  ▸ Tentativas prévias de redução ou descontinuação.

▸ Pergunte ao paciente (de forma não julgadora) se algum medicamento prescrito não está sendo tomado e, se sim, por quê (p. ex., por ser muito caro, por estar relacionado a efeitos adversos, etc.).

IDENTIFICAÇÃO DE MEDICAMENTOS POTENCIALMENTE INAPROPRIADOS

O que considerar:

▸ Indicação:
  ▸ A indicação inicial foi inapropriada (diagnóstico equivocado ou sem eficácia para o diagnóstico).
  ▸ A indicação inicial foi apropriada, mas não houve melhora dos sintomas.
  ▸ Houve resolução completa dos sintomas (avaliar risco de sintomas de abstinência ou recorrência da doença em caso de desprescrição).
  ▸ É parte de uma "cascata" de prescrição, ou seja: um segundo fármaco está sendo utilizado para tratar efeito colateral de um primeiro. Nesses casos, reconsiderar a indicação do medicamento primordial e considerar a possibilidade de substituí-lo por um medicamento mais tolerável.

▸ Causa danos ou oferece riscos que superam os benefícios:
  ▸ O medicamento está causando algum efeito adverso inaceitável.
  ▸ Risco aumentado de danos:
    a. Fatores do medicamento: número de medicamentos (preditor isolado mais importante), história de toxicidade passada ou atual.
    b. Fatores do paciente: comorbidades, idade avançada, prejuízo cognitivo, abuso de substâncias, história prévia ou atual de má adesão.

DESENVOLVIMENTO DE UM PLANO DE DESPRESCRIÇÃO

▸ Defina uma data de início.

▸ Defina uma taxa de redução:
  ▸ Reduza a dose de maneira controlada e conservadora, para minimizar impactos negativos. Cuidado adicional em idosos.

▸ Se indicado, realize a troca por outro medicamento ou faça ajuste da dose de medicamentos concomitantes.
  ▸ É interessante lembrar que uma desprescrição pode acarretar aumento significativo da concentração sérica de outros medicamentos prescritos. Por exemplo, a desprescrição de indutores fortes da CYP3A4, como a carbamazepina, costuma levar a aumento de concentração sérica dos medicamentos metabolizados por ela, como a quetiapina. Mais de 50% dos medicamentos são metabolizados por essa enzima.

▸ Informe o paciente a respeito dos efeitos esperados e possíveis da descontinuação e sua duração.

▸ Reforce alternativas biopsicossociais para ajudar o paciente a detectar e lidar com sintomas. Podem ser considerados:
  ▸ Fazer uma consulta em conjunto com a família ou com outros indivíduos importantes para o

paciente a fim de legitimar e apoiar a decisão, ajudar a manter o bem-estar, monitorar sinais precoces de recaída e notificar a equipe de cuidado se sinais forem percebidos.
- ▶ Inteirar outros profissionais envolvidos com o cuidado do paciente.
- ▶ Iniciar psicoterapia.
- ▶ Participar de grupos de autoajuda ou de ajuda mútua.
▶ Desprescreva um medicamento por vez sempre que possível.
  - ▶ Isso possibilita que impactos negativos, como sintomas de abstinência ou retorno da doença, e positivos, como resolução de efeitos colaterais, possam ser adequadamente atribuídos. Priorize:
    - Aqueles com maior dano e menor benefício.
    - Aqueles mais fáceis de descontinuar (menor probabilidade de reações de abstinência ou rebote).
    - Aqueles que o paciente mais deseja desprescrever primeiro.
    - O tempo de uso dos medicamentos (medicações recentemente introduzidas tendem a ser mais fáceis de descontinuar do que medicações de uso prolongado).
▶ Defina em conjunto um cronograma de monitoramento e um plano de prevenção à recaída.

MONITORAÇÃO E ADAPTAÇÃO

▶ Monitore sinais precoces de recaída.
  - ▶ O uso de instrumentos objetivos para monitorar os sintomas está bem indicado.
  - ▶ Oriente o paciente e/ou outras partes envolvidas no cuidado a quais sinais devem estar atentos, a informar caso ocorram e quais ações podem iniciar por conta.
  - ▶ Estabeleça de que formas o paciente ou familiar pode entrar em contato em caso de intercorrências.
▶ Monitore funcionalidade.
▶ Ajuste a velocidade da redução, se necessário.
▶ Trate síndrome de descontinuação.
▶ Interrompa ou postergue a desprescrição, se necessário.

O processo de desprescrição pode ser um recurso útil para descobrir a dose mínima necessária para o controle adequado dos sintomas do paciente.

ABORDAGEM DO ASSUNTO DE MANEIRA COLABORATIVA

▶ Descubra o que o paciente já sabe, pensa ou sente em relação ao medicamento.
  - ▶ Exemplo: O que você sabe sobre este medicamento? Como você se sente em relação a ele? De que forma você percebe que ele lhe ajuda? Você acredita que ele lhe cause algum dano ou ofereça algum risco? Tem alguma outra preocupação em relação a ele?
▶ Informe o paciente sobre potenciais indicações de desprescrição.
▶ Explique riscos e benefícios.
▶ Avalie os pensamentos e sentimentos do paciente em relação à desprescrição.
▶ Solicite ideias, preocupações e expectativas.
▶ Examine as opções em conjunto.
▶ Explore preferências e valores.
▶ Aborde as dúvidas e ansiedades que surgirem por parte do paciente ou familiar/cuidador.
▶ Obtenha o apoio da família/cuidador.
  - ▶ A opinião dos pacientes e familiares deve ser considerada mediante o contexto clínico em que ocorre. É comum, por exemplo, pacientes com TB sentirem falta do funcionamento mental durante estados de mania e, por esse motivo, desejarem descontinuar estabilizadores de humor ou APs. O papel do médico aqui não é atender cegamente ao desejo do paciente sem ponderação na tomada de decisão. Nessas situações, torna-se imperativo pesar, junto do paciente, os riscos e benefícios ao descontinuar os medicamentos, levando em consideração que efeitos não desejados acabam sendo necessários em algumas situações clínicas para prevenção de prejuízos futuros.

DOCUMENTAÇÃO

▶ Documente as razões e os resultados da desprescrição no prontuário do paciente.

CASO CLÍNICO

João, residente de psiquiatria do primeiro ano, está conhecendo seus pacientes do ambulatório de transtorno de humor bipolar. Traz para discussão com a preceptoria o caso de Dona Maria, uma senhora de 65 anos com diagnóstico de transtorno de humor bipolar tipo I em uso de clozapina, 200 mg, ácido valproico, 2.000 mg, biperideno, 2 mg de manhã, propranolol, 40 mg de manhã *(revisão dos medicamentos em uso)*. Encontra-se estável, sem episódios de humor há 2 anos *(este, a princípio, é um bom momento para a desprescrição)*, quando internou por episódio maníaco e iniciou o tratamento com clozapina. Dona Maria consultou com neurologista recentemente, em função de tremores que vem apresentando, e recebeu uma prescrição de primidona, que ainda não iniciou, pois aguarda a liberação da equipe da psiquiatria.

Preceptora: Hmm... João, nós sabemos qual é o diagnóstico da causa dos tremores da Dona Maria? *(Revisando a indicação da primidona)*

Residente: Parece que é tremor essencial.

Preceptora: Certo. Como é esse tremor?

Residente: As mãos tremem muito pouco quando ela está sentada, apoiadas no braço da cadeira, mas o tremor fica pior com a intenção, como quando foi pegar a receita na bolsa e me alcançou.

Preceptora: Entendi. E tem tremor de voz, da cabeça, ou dificuldade de andar?

Residente: Isso não.

Preceptora: Quando iniciou esse tremor?

Residente: Faz aproximadamente 1 ano.

Preceptora: E há quanto tempo ela toma o ácido valproico?

Residente: Há 2 anos.

Preceptora: Sabe se ela tem casos de tremor essencial na família?

Residente: Não tem, só ela possui esse diagnóstico.

Preceptora: Certo. João, um efeito colateral muito comum do ácido valproico são os tremores. Eles podem ficar mais intensos de acordo com a dose, e também com o tempo de uso, e esse padrão de tremores que a Dona Maria apresenta é compatível com um possível efeito colateral *(reconhecendo a possibilidade de efeitos adversos)*. Não temos como excluir que ela não tenha tremor essencial, neste momento. Mas me chamou a atenção que ela já está tomando duas medicações que imagino que sejam para tratamento do tremor: biperideno e propranolol *(reconhecendo uma cascata de prescrição)*. O biperideno a princípio não estaria bem indicado para esse tipo de tremor. Já o propranolol, sim *(considerando indicações)*. E a primidona também seria uma opção, mas me preocupa a possibilidade de interação dela com os demais medicamentos, pois é uma forte indutora de uma enzima hepática (CYP3A4) que está envolvida na metabolização de diversos medicamentos... Vamos conferir aqui? *(Investigação de potenciais interações)* Olha, o uso da primidona pode acarretar redução importante da concentração sérica da clozapina, e isso seria um grande problema.

Vamos fazer o seguinte: hoje vamos suspender o biperideno, que está sobrando nessa prescrição *(desprescrevendo um medicamento por vez, iniciando por aquele com menor benefício)*. No intervalo entre as consultas, vamos revisar o prontuário da Dona Maria para entender melhor qual é o papel do ácido valproico no controle da doença dela e quais outros medicamentos ela já usou *(revisão mais detalhada dos medicamentos em uso)*. Dessa forma, podemos ver se é seguro propor uma redução, substituição ou até mesmo suspensão do ácido valproico. Combinado?

Residente: Hmm... Ela estava querendo muito tomar a primidona, pois já usou no passado e refere que, naquela época, ajudou bastante com os tremores.

Preceptora: Entendi. Vamos conversar com ela, então. *(Abordagem colaborativa)*

Preceptora: Dona Maria, tudo bem? Eu sou médica aqui da equipe da psiquiatria, e estou cuidando do seu caso junto com o Dr. João. Ele me disse que a senhora anda com uns tremores e buscou atendimento para isso, e aguardava a consulta com a nossa equipe para iniciar com segurança um tratamento com a primidona, é isso?

Paciente: Sim, doutora, os tremores me incomodam muito. As pessoas perguntam o tempo todo por que estou tremendo, me causa muito constrangimento e não sei o que dizer.

Preceptora: Tremor pode ser muito chato, mesmo. E que tratamentos a senhora já tentou para esse problema? *(Descobre o que a paciente sabe sobre o assunto)*

Paciente: Eu já estou tomando dois remédios para isso! O biperideno e o propranolol, mas eles me ajudam muito pouco; a primidona, quando usei no passado, foi bem melhor!

Preceptora: Entendi. O Dr. João me passou que a senhora vem com o humor estabilizado há 2 anos, sem episódios de depressão e mania desde a introdução da clozapina, é isso mesmo? *(Descobre como a paciente está percebendo o tratamento com a clozapina)*

Paciente: Sim, foi o que me deram na última internação, e depois disso eu fiquei bem da parte do humor.

Preceptora: E qual é a sua percepção sobre o papel do ácido valproico, no seu tratamento? *(Descobre como a paciente está percebendo o tratamento com o ácido valproico)*

Paciente: Eu não sei. Acho que ele me ajudou com o humor por um tempo. Tenho a impressão de que já estava tomando esse quando internei, mas não tenho muita certeza da dose...

Preceptora: Entendi. Eu estou lhe perguntando essas coisas, Dona Maria, pelo seguinte: nós revisamos que a primidona e a clozapina têm uma interação importante que poderia levar a uma redução do nível da clozapina no sangue, então a nossa preocupação é de que a introdução desse medicamento possa desencadear uma descompensação da sua doença *(explica potenciais riscos)*. Ao mesmo tempo, percebemos que o tremor vem lhe prejudicando, e isso também é importante *(leva em conta a demanda da paciente)*. Então, gostaríamos de propor uma abordagem diferente para o seu tremor.

Paciente: O que a senhora propõe?

Preceptora: Nós acreditamos que o ácido valproico possa ter um papel nesses tremores que a senhora está apresentando, pois é um efeito colateral conhecido desse medicamento, mas que às vezes não se manifesta logo no início. E considerando que a senhora ficou tão bem após a introdução da clozapina, seria de ponderarmos juntos uma redução lenta e gradual da dose do ácido valproico, para avaliarmos se isso lhe ajuda com os *tremores. (Informando a paciente sobre uma possível indicação de desprescrição, utilizando informação coletada previamente com a própria paciente)*

Paciente: Mas então eu não tenho tremor essencial?

Preceptora: Não temos como descartar esse diagnóstico, no momento. É uma possibilidade. Os dois quadros podem ser muito parecidos. E em alguns casos, também pode acontecer de o ácido valproico piorar um tremor essencial.

Paciente: Entendi... Mas então, como fazemos?

Preceptora: Bom, em primeiro lugar, não faz sentido a senhora seguir tomando um medicamento que não está lhe ajudando. O que a senhora acha de suspendermos o biperideno? *(Examinando as opções em conjunto)*

Paciente: Pode ser, acho que ele não me ajuda muito.

Preceptora: Ótimo, então isso já fica combinado. Vou lhe perguntar outra coisa: a senhora já percebeu se os tremores variam ao longo do dia?

Paciente: Hmm... Agora que a senhora perguntou, acho que eles pioram mais para o final da tarde.

Preceptora: Tenho um palpite que o propranolol pode estar lhe ajudando um pouquinho com os tremores durante a manhã, e que ao longo da tarde ele vai perdendo o efeito. A senhora já percebeu se o propranolol lhe causa algum incômodo? Pressão baixa, tontura ao levantar...? *(Revisando efeitos terapêuticos e efeitos adversos do medicamento em uso)*

Paciente: Não, nunca tive nada disso.

Preceptora: Então vamos combinar que, enquanto suspendemos o biperideno, vamos acrescentar uma dose do propranolol: a senhora vai tomar um comprimido ao acordar, e outro no início da tarde. E até a próxima consulta, o Dr. João vai revisar os tratamentos que a senhora já fez para o transtorno bipolar, para podermos reduzir o ácido valproico com mais segurança *(ajustando doses de outros medicamentos durante o processo de desprescrições, levando em conta a importância para a paciente de reduzir os tremores para permitir uma desprescrição lenta e segura)*. É importante não fazermos muitas modificações de uma vez só. A senhora topa fazermos dessa forma? *(Obtendo o apoio da paciente)*

Paciente: Pode ser.

Preceptora: Certo, que bom. Eu vi aqui no prontuário que a senhora reside com o seu esposo. Seria possível ele lhe acompanhar, na próxima consulta? Quando fazemos ajustes nos medicamentos para estabilização do humor, é importante ter um familiar junto. *(Acionando a rede de apoio visando à detecção precoce de sintomas de retirada ou recaída)*

Paciente: O meu esposo trabalha à tarde, mas posso pedir para a minha filha vir comigo, ela está em casa.

Preceptora: Então está combinado!

Desfecho: o ácido valproico foi reduzido em 250 mg a cada 2 semanas *(definida taxa de redução)*, com melhora gradual dos tremores, de modo a possibilitar também redução e suspensão do propranolol *(desprescrição do medicamento primordial, que permite desprescrição da "cascata de prescrição")*. A paciente manteve apresentação de tremores leves relacionados a momentos de aumento de ansiedade, sem prejuízo da funcionalidade.

O QUE ESPERAR DURANTE O PROCESSO DE DESPRESCRIÇÃO

Os sintomas mais comuns após a desprescrição de psicofármacos são náusea, cefaleia, tremor, insônia, dificuldade de prestar atenção, ansiedade, irritabilidade, agitação, depressão e disforia. A meia-vida do medicamento é um preditor inversamente proporcional do risco de sintomas de retirada.[2]

Os sintomas costumam surgir abruptamente dentro de dias após a retirada, e costumam ser leves e autolimitados, mas em alguns casos podem ser severos, durar semanas e causar grande morbidade, e apresentam rápida resolução – em geral, em menos de 24 horas – quando o medicamento é restabelecido.[3]

Alguns estudos sugerem que a desprescrição de ADs deva ocorrer gradualmente em períodos maiores que 3 meses para evitar sintomas de abstinência ou recaída, e que a redução ao longo de 2 a 4 semanas não teria benefício em relação à suspenção abrupta.[4,5]

O **Quadro 1** apresenta os sintomas de retirada conforme mecanismo de ação.

QUADRO 1 ▶ SINTOMAS DE RETIRADA CONFORME MECANISMO DE AÇÃO OU CLASSE	
MECANISMO DE AÇÃO/CLASSE	**SINTOMAS**
ADRENÉRGICOS	Aumento da pressão arterial, cefaleia, ansiedade, agitação, aumento da frequência cardíaca, dor torácica, tremor, sudorese, hipertermia, medo.
BENZODIAZEPÍNICOS E FÁRMACOS Z	Sudorese, taquicardia, náusea, alterações visuais, tremor, confusão, inquietação.
COLINÉRGICOS	Náusea, vômitos, cólicas abdominais, hipotermia, salivação aumentada, tremor, parkinsonismo, inquietação, insônia.
DOPAMINÉRGICOS (MESOLÍMBICOS OU ESTRIATAIS)	Alucinações auditivas, delírios persecutórios, outros sintomas psicóticos.

(Continua)

QUADRO 1 ▶ SINTOMAS DE RETIRADA CONFORME MECANISMO DE AÇÃO OU CLASSE (Continuação)	
MECANISMO DE AÇÃO/CLASSE	SINTOMAS
DOPAMINÉRGICOS (NIGROESTRIATAIS)	Discinesia de retirada, parkinsonismo, síndrome neuroléptica maligna, acatisia.
LÍTIO E OUTROS ESTABILIZADORES DE HUMOR	Episódios de humor, tremor, poliúria, fraqueza muscular, polidipsia, xerostomia, ansiedade, irritabilidade, insônia.
HISTAMINÉRGICOS	Insônia, agitação, tremor, redução do limiar convulsivo, amnésia.
SEROTONÉRGICOS	Sintomas similares a gripe, diarreia, desorientação, hiper-reflexia, tontura, cefaleia.

REFERÊNCIAS

1. Scott IA, Hilmer SN, Reeve E, Potter K, Le Couteur D, Rigby D, et al. Reducing inappropriate polypharmacy: the process of deprescribing. Jama Intern Med. 2015;175(5):827-34. PMID [25798731]
2. Tint A, Haddad PM, Anderson IM. The effect of rate of antidepressant tapering on the incidence of discontinuation symptoms: a randomised study. J Psychopharmacol. 2008;22(3):330-2. PMID [18515448]
3. Haddad PM, Anderson IM. Recognising and managing antidepressant discontinuation symptoms. Adv Psychiatr Treat. 2007;13:447-57.
4. Phelps J. Tapering antidepressants: Is 3 months slow enough? Med Hypotheses. 2011;77(6):1006-8. PMID [21920673]
5. Horowitz MA, Taylor D. Tapering of SSRI treatment to mitigate withdrawal symptoms. Lancet Psychiatry. 2019;6(6):538-46. PMID [30850328]

LEITURAS RECOMENDADAS

Cahill JD, Gupta S. Deprescribing for psychiatry: the right prescription? Curr Psychiatry Rev. 2018;14(1):4-11.

Chouinard G, Samaha AN, Chouinard VA, Peretti XS, Kanahara N, Takase M, et al. Antipsychotic-induced dopamine supersensitivity psychosis: pharmacology, criteria, and therapy. Psychother Psychosom. 2017;86(4):189-219. PMID [28647739]

Cosci F, Chouinard G. Acute and persistent withdrawal syndromes following discontinuation of psychotropic medications. Psychother Psychosom. 2020;89(5):283-306. PMID [32259826]

Gupta S, Cahill JD. A prescription for "deprescribing" in psychiatry. Psychiatr Serv. 2016;67(8):904-7. PMID [26975524]

Horn JR, Hansten PD. Drug interactions with CYP3A4: an update. Pharmacy Times. 2015;81(12).

SUICÍDIO

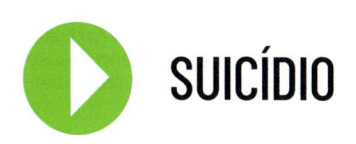

- AUGUSTO OSSAMU SHINTANI
- THYAGO ANTONELLI SALGADO
- KYARA RODRIGUES DE AGUIAR
- THIAGO HENRIQUE ROZA
- ISABELLA CARDIA LORENZONI
- BRUNO BRAGA MONTEZANO
- IVES CAVALCANTE PASSOS

O suicídio é um fenômeno complexo, cuja etiologia envolve a interação de fatores de risco individuais, ambientais e populacionais.[1] Diversos estudos de autópsia psicológica apontam a presença frequente de transtornos psiquiátricos em pessoas que morreram por suicídio, variando de 79,3 até 98%, dependendo do estudo.[2-4] Apesar dessas elevadas taxas, na última atualização do *Manual diagnóstico e estatístico de transtornos mentais*, 5ª edição (DSM-5-TR), sugere-se estudar o suicídio como um diagnóstico à parte a fim de aprofundar sua compreensão como um fenômeno com características próprias. Sugere-se também tratar eventuais transtornos psiquiátricos presentes como comorbidades.[5]

EPIDEMIOLOGIA

Segundo a Organização Mundial da Saúde (OMS), estima-se que 703.000 pessoas morrem por suicídio anualmente no mundo, sendo a quarta maior causa de mortes de jovens de 15 a 29 anos de idade. Em 2019, o suicídio foi responsável por 1,3% das mortes, superando causas como malária, HIV/Aids, câncer de mama, guerra ou homicídio. Globalmente, a taxa de suicídio ajustada por idade foi 2,3 vezes maior em homens do que em mulheres. A maioria das mortes por suicídio ocorreu em países de baixa e média renda (77%), onde também se concentra a maior parte da população mundial. Se considerados apenas os adolescentes, a taxa é ainda maior (88%). Mais da metade dos suicídios globais (58%) ocorrem antes dos 50 anos.[6]

Entre 2000 e 2019 (20 anos), a taxa global de suicídio diminuiu 36%, tendo ocorrido um decréscimo nas taxas em todas as regiões globais, exceto nas Américas, onde as taxas aumentaram 17%.[6] Segundo dados do Ministério da Saúde, no mesmo período, houve um aumento de 43% no número anual de mortes no Brasil, de 9.454 (2010) para 13.523 (2019). A taxa nacional em 2019 foi de 6,6 por 100 mil habitantes. Houve aumento do risco de morte por suicídio em todas as regiões do Brasil, porém destacam-se as Regiões Sul e Centro-Oeste, com as maiores taxas de suicídio. Homens apresentaram um risco 3,8 vezes maior de morte por suicídio do que mulheres no Brasil — entre homens, a taxa de mortalidade por suicídio em 2019 foi de 10,7 por 100 mil, enquanto entre mulheres esse valor foi de 2,9.[7]

Ainda comparando os anos de 2010 e 2019, verificou-se um aumento de 29% na taxa de suicídio de mulheres, e 26% da taxa entre homens no Brasil.[6] A análise da evolução dessas taxas por faixa etária

REFERÊNCIAS

1. Hay P. Current approach to eating disorders: a clinical update. Intern Med J. 2020;50(1):24-9. PMID [31943622]
2. Hilbert A, Hoek HW, Schmidt R. Evidence-based clinical guidelines for eating disorders: international comparison. Curr Opin Psychiatry. 2017;30(6):423-37. PMID [28777107]
3. Atiye M, Miettunen J, Raevuori-Helkamaa A. A meta-analysis of temperament in eating disorders. Eur Eat Disord Rev. 2015;23(2):89-99. PMID [25546554]
4. Brunstein MG, Behenck AS, Huber J, Nunes K. Psicoterapias dos transtornos alimentares. In: Cordioli AV, Grevet EH, organizadores. Psicoterapias: abordagens atuais. 4. ed. Porto Alegre: Artmed; 2019. p. 651-66.
5. Kazdin AE, Fitzsimmons-Craft EE, Wilfley DE. Addressing critical gaps in the treatment of eating disorders. Int J Eat Disord. 2017;50(3):170-89. PMID [28102908]
6. Hay P, Chinn D, Forbes D, Madden S, Newton R, Sugenor L, et al. Royal Australian and New Zealand College of Psychiatrists clinical practice guidelines for the treatment of eating disorders. Aust N Z J Psychiatry. 2014;48(11):977-1008. PMID [25351912]
7. Yager J, Devlin MJ, Halmi KA, Herzog DB, Mitchell JE III, Powers P, et al. Guideline watch (August 2012): practice guideline for the treatment of patients with eating disorders, 3rd edition. Focus. 2014;12(4):416-31.
8. Chao AM, Wadden TA, Walsh OA, Gruber KA, Alamuddin N, Berkowitz RI, et al. effects of liraglutide and behavioral weight loss on food cravings, eating behaviors, and eating disorder psychopathology. Obesity. 2019;27(12):2005-10. PMID [31746553]
9. Couturier J, Isserlin L, Norris M, Spettigue W, Brouwers M, Kimber M, et al. Canadian practice guidelines for the treatment of children and adolescents with eating disorders. J Eat Disord. 2020;8:4. PMID [32021688]
10. Davis H, Attia E. Pharmacotherapy of eating disorders. Curr Opin Psychiatry. 2017;30(6):452-7. PMID [28806268]
11. Attia E, Steinglass JE, Walsh BT, Wang Y, Wu P, Schreyer C, et al. Olanzapine versus placebo in adult outpatients with anorexia nervosa: a randomized clinical trial. Am J Psychiatry. 2019;176(6):449-56. PMID [30654643]
12. Hudson JI, McElroy SL, Ferreira-Cornwell MC, Radewonuk J, Gasior M. Efficacy of lisdexamfetamine in adults with moderate to severe binge-eating disorder: a randomized clinical trial. JAMA Psychiatry. 2017;74(9):903-10. PMID [28700805]
13. Gallop L, Flynn M, Campbell IC, Schmidt U. Neuromodulation and eating disorders. Curr Psychiatry Rep. 2022;24(1):61-9. PMID [35179712]
14. Keshen A, Bartel S, Frank GKW, Svedlund NE, Nunes A, Dixon L, et al. The potential role of stimulants in treating eating disorders. Int J Eat Disord. 2022;55(3):318-31. PMID [34846763]
15. McElroy SL, Hudson JI, Gasior M, Herman BK, Radewonuk J, Wilfley D, et al. Time course of the effects of lisdexamfetamine dimesylate in two phase 3, randomized, double-blind, placebo-controlled trials in adults with binge-eating disorder. Int J Eat Disord. 2017;50(8):884-92. PMID [28481434]
16. Himmerich H, Kan C, Au K, Treasure J. Pharmacological treatment of eating disorders, comorbid mental health problems, malnutrition and physical health consequences. Pharmacol Ther. 2021;217:107667. PMID [32858054]
17. Lutter M. Emerging treatments in eating disorders. Neurotherapeutics. 2017;14(3):614-22. PMID [28547702]
18. Dalton B, Bartholdy S, McClelland J, Kekic M, Rennalls SJ, Werthmann J, et al. Randomised controlled feasibility trial of real versus sham repetitive transcranial magnetic stimulation treatment in adults with severe and enduring anorexia nervosa: the TIARA study. BMJ Open. 2018;8(7):e021531. PMID [30012789]

ABSTINÊNCIA

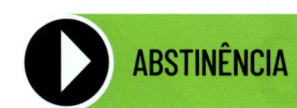

Ver também *Síndrome de retirada ou de descontinuação*.

Abstinência é uma síndrome decorrente da retirada de substâncias que, com uso prolongado, causam adaptações no SNC – desenvolvimento de tolerância – e têm potencial de abuso e dependência.

Sabe-se que quanto mais intensa e menos duradoura for a reação provocada por uma substância química (medicamento ou droga) no comportamento do indivíduo, maior será seu potencial de provocar sintomas de abstinência e, consequentemente, abuso e dependência (isto é, repetição do uso da substância para cancelar sintomas de abstinência). Quanto maiores forem a dose utilizada e a cronicidade do uso, maior será a chance de ocorrência de sintomas de abstinência. São também preditores de quadros mais intensos: gênero feminino e a presença de sintomas residuais de ansiedade, de depressão e TP no início da retirada.

Embora possam surgir sintomas semelhantes aos da síndrome de abstinência na interrupção abrupta de outros medicamentos, como APAs e ADs – especialmente os de meia-vida mais curta –, nos casos dessas classes de fármacos é preferível utilizar as expressões "síndrome de retirada" ou "síndrome de descontinuação", pois elas não causam dependência.

Este tópico será focado na síndrome de abstinência associada a BZDs, por serem, no cenário brasileiro, os casos mais frequentes.

Os sintomas da síndrome de abstinência de BZDs são muito semelhantes aos de um quadro de ansiedade: inquietude, ansiedade, taquicardia, insônia, agitação, fraqueza, cefaleia, dores musculares, letargia, tremores, náuseas, vômitos, diarreia, cãibras, hipotensão, tonturas, hipersensibilidade a estímulos, alucinações ou ilusões táteis ou auditivas, disforia, etc. Nos casos mais graves, podem ocorrer convulsões, *delirium* e sintomas psicóticos. A duração é variável, e os sintomas físicos não costumam ultrapassar 7 a 10 dias.

Os sintomas de abstinência devem ser distinguidos dos sintomas de rebote e de recaída do transtorno psiquiátrico subjacente. O rebote é o surgimento de ansiedade em níveis que podem ser até superiores aos que existiam antes do início do tratamento. Essa é, provavelmente, a primeira manifestação de alterações dos receptores em razão do uso crônico de BZDs. Os sintomas de recaída são o retorno dos sintomas do transtorno subjacente.

A síndrome de abstinência ocorre mais frequentemente quando são usados os BZDs de meia-vida curta e quando a retirada é abrupta, devido à rápida queda das concentrações séricas dessas substâncias.

Nos compostos de meia-vida mais curta, como o lorazepam, o quadro clássico é o surgimento de sintomas de 12 a 16 horas após a última dose. Ainda assim, os BZDs de meia-vida curta administrados à noite para o tratamento de insônia podem causar sintomas de ansiedade de rebote durante o dia, em razão da diminuição de suas concentrações séricas. Esse quadro se assemelha à abstinência e conduz a aumento da dose e da frequência de uso dessas substâncias por automedicação. No caso dos BZDs com meia-vida longa e compostos de eliminação mais lenta, como diazepam, a abstinência pode ocorrer 2 ou mais semanas após a interrupção do uso.

MANEJO

- Uma metanálise de ensaios clínicos randomizados de 2014 demonstrou que a estratégia de retirada gradual é efetiva para obtenção de abstinência.[1] Além disso, uma metanálise da Cochrane 2018 que avaliou estratégias farmacológicas para descontinuação de BZDs demonstrou diminuição de sintomas de abstinência e de ansiedade com uso de pregabalina e paroxetina e de sintomas de ansiedade com uso de carbamazepina.[2]
- A troca do BZD de meia-vida curta para um de intermediária ou longa ação (clonazepam ou diazepam) e a subsequente retirada gradual de acordo com os sinais e os sintomas do quadro de abstinência são opções. É sugerida, de acordo com estudos, a retirada de 25% por semana e de 12,5% nas últimas duas semanas, porém a conduta pode ser individualizada.[1]
- Quando a retirada for mais difícil, pode-se tentar o uso de carbamazepina associada ao BZD até se atingir concentrações plasmáticas de 4 a 8 µ/L e, então, retirar o BZD.

3

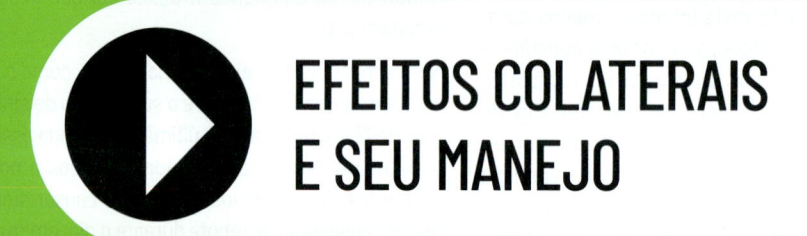

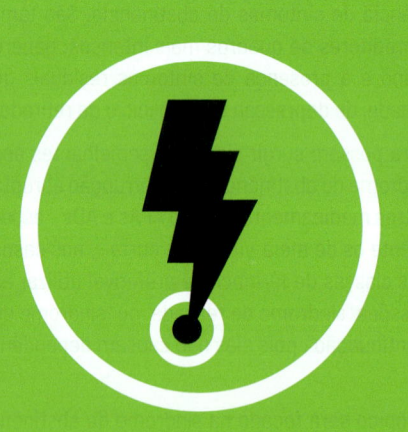

EFEITOS COLATERAIS E SEU MANEJO

▶ **EDUARDO TRACHTENBERG** COORDENADOR
▶ **DEBORAH GRISOLIA FUZINA**
▶ **ÉVERTON FRANCO SILVA**
▶ **GIORGIA LIONÇO PELLINI**
▶ **GIOVANNI MICHELE RECH**
▶ **PEDRO LOPES RITTER**
▶ **VINICIUS MARTINS COSTA**
▶ **ARISTIDES VOLPATO CORDIOLI**

- Agonistas parciais (abecarnil), AVPs, ADs (trazodona), clonidina e propranolol mostraram-se pouco efetivos e semelhantes quanto à retirada gradual. Existe relato de caso de diminuição da fissura e de sintomas de abstinência de BZDs com o uso de agomelatina.[1]
- A gabapentina demonstrou utilidade para o tratamento da síndrome de abstinência por BZDs e álcool.
- Em pacientes com TOC e transtornos de ansiedade como TP, fobias e TAG, evitar o uso prolongado de BZDs, preferindo o uso de AD indicado.
- Em alguns casos, é necessária a hospitalização para a retirada da substância.
- Nos quadros de ansiedade ou de insônia situacionais, usar BZDs pelo menor tempo possível e na menor dose necessária para o controle dos sintomas.
- Evitar o uso de BZDs em indivíduos com fatores de risco para abuso e dependência de substâncias, exceto para o tratamento agudo da abstinência.

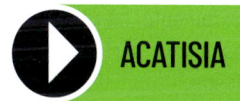

ACATISIA

Ver também *Síndrome extrapiramidal*.

Acatisia tem origem na palavra grega *akathisin*, que significa dificuldade de permanecer sentado. É a sensação subjetiva intensa e desagradável de inquietação, associada à impossibilidade de permanecer sem se movimentar, muitas vezes com incapacidade de permanecer sentado ou de ficar parado por alguns minutos. É acompanhada de queixa de desassossego e apresenta movimentos repetidos e alternância de pés na posição ereta.

É uma manifestação de sintomas extrapiramidais. Sua gênese parece estar relacionada ao bloqueio dos receptores dopaminérgicos D2 na via nigroestriatal.

É comum com o uso de APs de alta potência (haloperidol, flufenazina), mas ocorre também com atípicos, mais frequentemente com o aripiprazol e a lurasidona, podendo, ainda, surgir com os demais medicamentos da classe dos APs. Clozapina, quetiapina e olanzapina são os que têm a menor probabilidade de indução de acatisia. O aripiprazol apresentou acatisia mais frequentemente em transtornos afetivos do que na esquizofrenia. Com relação à taxa de acatisia entre novos APs (iloperidona, asenapina, brexpiprazol, lurasidona e cariprazina), a maior é com cariprazina (17%), seguida de lurasidona (12%) e de brexpiprazol (10%). As menores taxas são com iloperidona (3,9%). Acatisia também pode ocorrer com o uso de ADs (ISRSs, mirtazapina e mais raramente ADTs) e com lítio, sobretudo quando forem utilizadas doses altas.

A acatisia pode aparecer desde o 1º ou o 2º dia ou até várias semanas após o início do uso do medicamento. Também pode surgir tardiamente, mesmo sem alteração de dose de medicação, ou, ainda, logo após a redução da dose ou a retirada do fármaco. É mais comum que ocorra quando existe associação com ADs e estabilizadores do humor. É importante distinguir do sintoma ansiedade, pois o aumento da dose do AP com o intuito de reduzi-la pode agravar ainda mais o quadro. Na dúvida entre ansiedade e acatisia, um teste terapêutico com biperideno pode ser útil para fazer a distinção.

Os fatores de risco para acatisia são sexo feminino, idade avançada, déficit cognitivo, neurolépticos de alta potência ou rápido aumento da dose, sintomas negativos da esquizofrenia e deficiência de ferro.

MANEJO

- Tentar reduzir a dose do medicamento.
- Substituir por um AP de baixa potência, como, por exemplo, trocar haloperidol por clorpromazina.
- Substituir APT por APAs. Considerar uso de clozapina.
- β-bloqueador (propranolol), 10 a 40 mg, 2 a 3 vezes ao dia.
- BZD: lorazepam, 1 mg, até 3 vezes ao dia, ou clonazepam, 0,5 mg, 2 vezes ao dia. É a estratégia mais bem estudada e a mais efetiva em curto prazo.
- Clonidina 0,1 mg, 3 vezes ao dia.
- Amantadina, 100 a 200 mg, 2 vezes ao dia - melhora rapidamente os sinais de acatisia, mas o efeito pode se dissipar em poucas semanas após o início da medicação.

- Os antagonistas do receptor 5-HT2A (mirtazapina, trazodona e ciproeptadina) pareceram ser efetivos no tratamento da acatisia.
- Relatos de caso sugerem que o uso de gabapentina também pode aliviar os sintomas da acatisia.
- Quando o paciente usa AP e, além da acatisia, apresenta outros ECEs, pode-se usar:
  - anticolinérgico (biperideno), 1 a 3 mg, 2 vezes ao dia;
  - anticolinérgico + β-bloqueador (biperideno + propranolol);
  - anticolinérgico + BZD (biperideno + lorazepam).
- Na acatisia provocada por ISRSs, pode-se utilizar uma das seguintes medidas:
  - reduzir a dose do ISRS;
  - associar BZD ou propranolol;
  - usar biperideno (2 mg/dia) associado a propranolol;
  - proceder à troca por outra classe de ADs, como AD com antagonismo de 5-HT2A.

ACIDENTE VASCULAR CEREBRAL

Há aumento de risco de eventos encefálicos isquêmicos com uso de APs típicos e atípicos.

Novos APAs (lurasidona, aripiprazol) ainda não apresentam evidências consistentes de diminuição ou aumento de risco de AVCs especificamente, muito embora apresentem melhora de perfil metabólico, o que pode contribuir para melhorar esse desfecho.

MANEJO

- Avaliar o risco de doença vascular de base e a relação risco-benefício do uso de APs, principalmente na população idosa com transtornos neurocognitivos.
- Em pacientes com diversos fatores de risco (AVC prévio, obesidade, diabetes melito, dislipidemia), avaliar risco-benefício de transição para APAs com menor efeito metabólico (lurasidona, aripiprazol, brexpiprazol).
- Na população com risco aumentado de AVCs (i.e, AVCs prévios, tabagismo, diabetes melito, etc.), fazer controle de fatores de risco e, se, julgar necessário, solicitar consulta com neurologista para avaliação de profilaxia primária ou secundária (uso de estatinas, AAS, etc.).

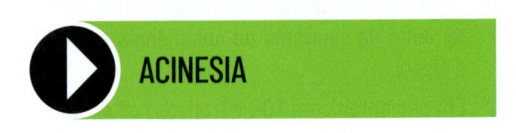

ACINESIA

Ver também *Parkinsonismo* e *Síndrome extrapiramidal*.

Acinesia consiste em redução acentuada de movimentos, da expressão e mímica faciais, dos gestos e da fala, sendo uma manifestação do bloqueio dopaminérgico no trato nigroestriatal provocado por diversos medicamentos. Em suma, é uma manifestação de síndrome parkinsoniana/parkinsonismo.

É mais frequente no uso de APTs, em especial os de alta potência, como haloperidol. Séries de casos implicam AVP e, com menos frequência, lítio como causa de parkinsonismo, sendo os pacientes idosos mais sensíveis. Mais raramente, há relatos de casos de acinesia/parkinsonismo por ADs, mais comumente ISRSs e em idosos.[3]

Há relatos de casos de deutetrabenazina e valbenazina, medicamentos para tratamento de discinesia tardia, causando acinesia e parkinsonismo.

MANEJO

- Reduzir a dose do AP ou trocar por um APA. Considerar uso de clozapina na troca – menos relacionada a parkinsonismo.
- Usar anticolinérgico (biperideno) ou amantadina se a estratégia anterior não for possível ou não for efetiva.

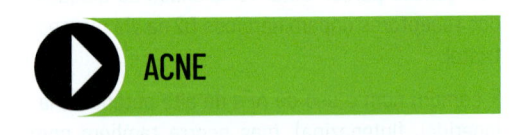

ACNE

Acne vulgar é uma doença dos folículos sebáceos em que há uma obstrução no ducto da glândula sebácea, seguida de alterações de origem inflamatória e bacteriana. As erupções acneiformes são lesões semelhantes à acne, porém com um agente causal diverso da acne vulgar, o qual pode ser um fármaco. A erupção acneiforme induzida por fármaco tende a ser monomórfica e afetar predominantemente o tronco em relação à face. Alguns psicofármacos têm sido descritos em relatos de casos como capazes de induzir lesões acneiformes: aripiprazol, lamotrigina, carbamazepina, topiramato, dissulfiram, quetiapina, aminoptina, escitalopram e sertralina. As vitaminas B1, B6 e B12 também apresentam relatos de caso. O psicofármaco que tem sido mais associado com acne é o lítio e pode tanto precipitá-la como exacerbá-la (em até 15% dos pacientes). É comum que a erupção acneiforme induzida pelo lítio seja distinta em morfologia e distribuição da acne vulgar. Também o AVP, por sua associação com SOP, pode indiretamente precipitar o surgimento de acne.

MANEJO

- A melhora espontânea pode ocorrer mesmo com a continuação do medicamento, de modo que a observação do quadro pode ser o suficiente.
- A redução na dose, a descontinuação ou a troca da medicação podem ser necessárias.
- O peróxido de benzoíla em concentrações que variam de 2,5 a 10% e o ácido retinoico tópico aparecem em diretrizes dermatológicas como os agentes preferidos para acne grau I. Pode ser realizado o uso associado dessas duas medicações em casos leves. Durante o tratamento, é imprescindível usar protetor solar com FPS maior que 15 e evitar a exposição ao sol, devido ao risco de irritação. Deve-se atentar para não aplicar nas mucosas. O tratamento com ácido retinoico deve ser evitado durante a gestação.
- Em situações mais graves, tais como acnes nas classificações grau III ou IV (de moderada a muito severa), é recomendada a consulta dermatológica. Com orientação do especialista, é possível o uso de medicações sistêmicas, incluindo isotretinoína, no caso de o fármaco associado à acne ser imprescindível. Existe risco de exacerbação de sintomas de humor e ideação suicida com o uso da isotretinoína.

- Embora sem comprovação, em pacientes com SOP e uso de AVP, considerar consulta com ginecologista para uso de anticoncepcional antiandrogênico, à base de ciproterona ou drospirenona.

AFTAS (LESÕES ORAIS)

Aftas são lesões ulcerosas orais benignas de 3 a 10 mm de diâmetro que surgem por inúmeras causas: trauma físico, estresse, deficiência imunológica, entre outras. Duram cerca de 1 a 2 semanas e costumam remitir de forma espontânea.

Lesões orais que surgem dentro dos primeiros dias ou semanas após o início de uma medicação podem estar associadas ao medicamento. Casos de aftas ou mucosite foram associados raramente ao uso de carbamazepina, olanzapina, lítio, fluoxetina, β-bloqueadores e meprobamato. Está descrito um caso de dor gengival com o uso de ziprasidona em altas doses.

MANEJO

- Triancinolona acetonida em orabase: aplicar fina camada à noite, antes de dormir, na lesão ulcerosa. Evidências apontam redução de dor, de tamanho das aftas e de tempo de remissão, em comparação a placebo.
- O alívio da dor causada pelas lesões pode ser alcançado também com o uso de solução ou *spray* de lidocaína, antes das refeições.

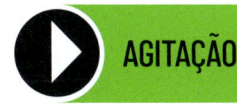

AGITAÇÃO

Ver também *Agressividade* e *Ansiedade*.

Um quadro de agitação iatrogênica pode ser induzido por fármacos e ocorre mais comumente em idosos. Pode ocorrer como efeito colateral em casos de intoxicação atropínica ou devido a efeitos anticolinérgicos de psicofármacos antidepressivos – nesse quesito, destaca-se a paroxetina –, APs sedativos e anticolinérgicos. Para os psicofármacos, de maneira geral, a ação anticolinérgica tende a ser dose-dependente: quanto maior a dose, maior o bloqueio colinérgico. Pode ocorrer agitação, ainda, como efeito paradoxal dos BZDs e no início do uso de ISRSs, IRSNs, bupropiona, atomoxetina e ADTs como a clomipramina.

MANEJO

- Dependendo da intensidade dos sintomas, pode ser necessária redução de dose ou suspensão e troca por um medicamento que não provoque esse efeito.
- No caso dos ADs, trata-se de um efeito que tende a desaparecer após as primeiras semanas de uso, não sendo muito intenso. Pode-se reiniciar com doses bem menores, as quais devem ser aumentadas mais lentamente, o que, em geral, funciona bem, em especial com ISRSs.
- Outra estratégia pode ser associar um BZD nos primeiros dias.
- Particularmente em pacientes com TP ou com transtornos de ansiedade mais intensos, é muito comum a chamada "piora inicial", que se manifesta especialmente por inquietude no início do tratamento. A maneira mais eficaz de evitar tal desconforto é começar o tratamento com baixas doses e escalonar o fármaco de forma lenta e gradual.
- Em caso de agitação intensa e duradoura na introdução de ADs, se houver outros sintomas de polo maníaco, considerar início de virada maníaca ou estado misto e revisar diagnóstico para TB.

AGRANULOCITOSE

Ver também *Anemia aplásica*.

Caracteriza-se pela diminuição dos glóbulos brancos (polimorfonucleares) para menos de 500/mm³. É uma reação idiossincrática imunomediada complexa, que se correlaciona com fatores genéticos. Como os neutrófilos perfazem entre 50 e 70% da contagem de leucócitos totais, é comum ocorrer agranulocitose associada à leucopenia. Pode ocorrer, embora sempre de maneira rara, com ADs (clomipramina, doxepina, fluoxetina, imipramina, maprotilina, mianserina, mirtazapina), anticonvulsivantes (carbamazepina, fenitoína, lamotrigina, AVP) e alguns APs (clorpromazina, levomepromazina, risperidona, olanzapina, quetiapina, tioridazina, ziprasidona).[4,5] Em revisão sistemática de Andersohn de 2007, a agranulocitose ocorreu, em média, entre o 1° e o 2° mês de tratamento para os psicofármacos.[6] Leucopenia transitória e benigna (< 4.000/mm³) ocorre em 30% dos pacientes nos primeiros 6 meses de uso da carbamazepina. O uso de longo prazo de clordiazepóxido, diazepam, midazolam e modafinila foi relacionado à agranulocitose em raras situações. Nesses pacientes, a suspensão do fármaco trouxe melhora rápida do quadro.

A agranulocitose é mais comum e grave com a clozapina, com incidência cumulativa de agranulocitose de 0,8% depois de 4 semanas ou mais de tratamento. Um *follow-up* de 1.038 pacientes, por 36 meses, apresentou risco absoluto de 0,77% para neutropenia severa (< 500/mL) e de 5,3% para neutropenia (< 1.500/mL).[7] O risco maior é nos primeiros 3 a 6 meses de tratamento, em mulheres e idosos, na coadministração com outras substâncias que causam agranulocitose – por exemplo, metimazol, carbamazepina. Existe relato de neutropenia induzida por clozapina após 19 anos de uso da substância. Em novas tentativas, apenas 1/3 dos pacientes têm novo episódio de agranulocitose, porém reversível.[8]

MANEJO

- Durante o uso de APs de baixa potência (p. ex., clorpromazina), não é necessária a contagem sanguínea frequente e regular. Entretanto, se o paciente apresentar febre e dor de garganta nos 3 primeiros meses de tratamento, é preciso fazer hemograma de urgência.
- Em relação ao uso da clozapina, deve ser realizado semanalmente hemograma completo, com diferencial e contagem de plaquetas durante as primeiras 18 semanas de tratamento. Em seguida, deve ser feito controle mensal durante todo o tratamento e mesmo alguns meses após a suspensão do medicamento.

- Neutrófilos totais entre 1.000 e 1.500: o tratamento pode ser mantido, mas a frequência do hemograma deve passar a ser 3 vezes por semana. Neutrófilos entre 500 e 999 indicam suspensão de clozapina, hemograma diário até que neutrófilos fiquem acima de 1.000 e consulta hematológica. Já se os neutrófilos estiverem abaixo de 500, além de suspensão do fármaco e consulta com hematologista, a clozapina não deve voltar a ser tentada.
- Se nos dois primeiros anos os neutrófilos estiverem se mantendo sempre acima de 2.000, após esse período não é mais necessário controle regular hematológico (a não ser por outras razões).[7]
- O quadro de agranulocitose regride depois de 2 a 3 semanas. Entretanto, essa reversão pode demorar se a clozapina for substituída por olanzapina.
- O uso de fator estimulador de colônia de granulócitos (filgrastima) pode ser útil no tratamento da agranulocitose provocada por clozapina, após 10° dia sem recuperação das contagens de neutrófilos.[4,9]
- O *rechallenge* de clozapina deve ser individualizado levando-se em conta o risco de dano ao paciente pela sua doença psiquiátrica, resposta prévia à clozapina e resposta a outros APs. Para esses casos, considerar a associação de lítio e, se iniciado associado, idealmente manter o lítio, dado que, em séries de relato de caso, ocorreram casos de nova agranulocitose na retirada de lítio.[8] Em casos selecionados, pode-se associar filgrastima.[9,10] Preferencialmente, realizar reintrodução lenta e gradual.
- Não se deve associar clozapina e carbamazepina, pois o risco de agranulocitose aumenta.
- Os pacientes devem ser orientados a referir ao médico a ocorrência de febre, petéquias e dor de garganta.

AGRESSIVIDADE

Ver também *Agitação* e *Irritabilidade*.

Os ADs de perfil serotonérgico e, mais raramente, os BZDs – sobretudo em crianças e idosos – podem produzir um quadro de irritabilidade associado a desinibição, podendo culminar em agressividade. Foram descritos quadros de reação paranoide e agressividade em pacientes utilizando fluoxetina em altas doses.

A irritabilidade pode ser um sintoma importante associado ao uso de metilfenidato em crianças e pode exigir a descontinuação do fármaco, embora melhore com o tempo de uso.

MANEJO

- Nos quadros de maior gravidade, diminuir a dosagem do medicamento que esteja causando o problema ou suspendê-lo.
- Se o medicamento em uso for um AD, ficar atento à possibilidade de a agressividade indicar a ocorrência de uma virada maníaca.
- Ao introduzir um AD em pacientes com quadro de ansiedade subjacente, optar por iniciar com baixas doses e aumentos graduais e/ou associar um BZD no começo do tratamento.

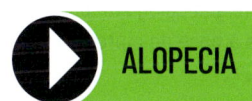

ALOPECIA

É a queda de cabelo. Pode ser induzida por fármaco. Manifesta-se em alguns meses após o início do tratamento, geralmente entre 2 semanas e 4 meses, mas com relatos de casos de alopecia começando após 24 meses de uso do fármaco. Costuma ser difusa e é reversível com a suspensão do agente causador.

Está fortemente associada com o uso de estabilizadores do humor, de modo que 20% dos usuários crônicos de lítio referem afinação dos fios de cabelo, e cerca de 10% referem alopecia. O AVP também pode causar alopecia (12 a 24%), apresentando correlação positiva com altas concentrações séricas da substância. Menos comumente existe associação entre alopecia e o uso de lamotrigina e de carbamazepina (até 6%), tiagabina, topiramato, clonazepam, gabapentina, vigabatrina. Há também séries de relatos de casos de queda de cabelo com ADTs, ISRSs (sertralina, fluvoxamina, fluoxetina e citalopram), anfetaminas, mirtazapina, venlafaxina, β-bloqueadores, alopurinol, APs e levodopa (6%). Há relato de caso de perda de pelos em cílios e sobrancelhas com escitalopram e melhora na troca por sertralina.

MANEJO

- É importante descartar a presença de alterações da tireoide, doenças autoimunes, estresse físico e emocional repentino e problemas hormonais, especialmente em mulheres.
- Para comprovar o nexo causal, é possível fazer a retirada/troca da medicação e aguardar para verificar a reversão da queda de cabelo. De maneira geral, 1 mês após a retirada ocorre cessação de perda de cabelo.
- Na alopecia causada pelo AVP, a redução da dose pode ser suficiente. Pode-se utilizar 25 a 50 mg/dia de zinco, 10 a 20 µg/dia de selênio e 10 mg/dia de biotina; contudo, essas medidas necessitam de comprovação de sua eficácia. A formulação com liberação lenta de AVP parece minimizar o potencial para alopecia.
- Embora sem comprovação de eficácia neste cenário, ao utilizar AVP em pacientes com SOP e manifestação de queda de cabelo e acne, considerar consulta com ginecologista para uso de anticoncepcionais à base de ciproterona ou drospirenona.
- Nos demais psicofármacos, pensar na possibilidade de troca por outro. Quanto aos ADs, em relatos de casos houve melhora mesmo com a troca por um fármaco de mesma classe (p. ex., fluoxetina por citalopram).
- O minoxidil 5%, de uso tópico, pode ser utilizado como tratamento, embora não tenha sido estudado sistematicamente para esse propósito.

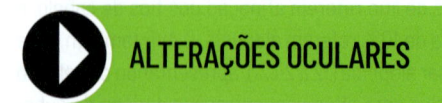

ALTERAÇÕES OCULARES

Ver também *Catarata, Fotossensibilidade, Glaucoma* e *Retinopatia pigmentar*.

Os olhos são estruturas bastante implicadas nos efeitos adversos dos psicofármacos, sendo superados apenas pelo fígado nesse quesito. As estruturas oculares mais frequentemente comprometidas são as pálpebras, a conjuntiva, a córnea e o cristalino. Essas alterações tendem a ser dose-dependentes.

A clorpromazina é possivelmente o AP mais envolvido em efeitos adversos oculares, talvez por ser também o que está no mercado há mais tempo. A hiperpigmentação palpebral é frequente com altas doses. Há diversos relatos de ceratopatia epitelial, que parece estar relacionada a doses diárias maiores que 2 g, envolvendo a formação de linhas tortuosas finas na superfície da córnea. A ceratopatia tende a regredir com a suspensão do AP. Foram relatados casos infrequentes de edema de córnea, considerada emergência oftalmológica. Devido aos seus efeitos anticolinérgicos, as fenotiazinas também podem provocar midríase e cicloplegia (disfunção na acomodação do cristalino), que, por sua vez, manifestam-se por visão borrada. Essa tende a diminuir no decorrer do tratamento, devido à tolerância observada para os efeitos anticolinérgicos oculares.

A clorpromazina e a tioridazina são as fenotiazinas envolvidas com mais frequência na formação de catarata pela deposição de grânulos esbranquiçados e posteriormente amarelados no córtex anterior do cristalino. Não raro, quando a etiologia é medicamentosa, a catarata é bilateral. Esse efeito adverso depende da dose e do medicamento usado. Um estudo demonstrou que pouco mais da metade dos pacientes expostos à dose de 800 mg/dia de clorpromazina desenvolveu catarata. Postula-se que as fenotiazinas possam formar grânulos de duas formas distintas: por meio da desnaturação de proteínas oculares, que se tornam, assim, vulneráveis à ação da luz, e de radicais livres formados por elas, os quais aderem à melanina no olho e na pele. Diferentemente da hiperpigmentação na pele, nem sempre a pigmentação no cristalino é reversível com a suspensão do medicamento. Muitas vezes, a cirurgia é necessária.[11]

Os ADs, em especial os ADTs, estão envolvidos em diversos paraefeitos oculares. Os ADTs frequentemente provocam cicloplegia com visão borrada/presbiopia, que tende a melhorar com a tolerância aos seus efeitos anticolinérgicos. A visão borrada, com menos frequência, pode ser devida à diminuição na produção do filme lacrimal induzida pelos ADTs. Até 2021, foram identificados na literatura 20 casos de hiperpigmentação de íris com o uso de imipramina. O uso de anti-histamínicos e de ADs, sobretudo os ADTs, é fortemente associado à síndrome do olho seco. Há evidência preliminar na associação entre uso de ISRSs, IRSNs, ADTs e risco para catarata, bem como de que ADs possam reduzir o risco de desenvolvimento de retinopatia diabética em pacientes com DM.

O lítio pode se relacionar a alterações oculares tanto indiretamente, por meio de exoftalmia e outras alterações dos olhos ligadas a doenças da tireoide, quanto diretamente, com relatos de casos de fotofobia e aumento do tempo de adaptação da visão ao ambiente escuro. Durante as primeiras semanas de tratamento, o lítio pode provocar irritação ocular, devido à diminuição no conteúdo de sódio no filme lacrimal, secundário ao seu mecanismo de ação no cotransporte de sódio/cloreto. Além disso, em doses mais altas, o lítio pode precipitar nistagmo, que, em geral, se resolve com a diminuição da dose do medicamento. Há relato de papiledema, ou edema do disco óptico, em cinco casos de uso de lítio, que se resolveram com a suspensão da substância.

Enquanto o valproato não costuma estar implicado em efeitos adversos oculares, a carbamazepina pode estar associada à diplopia em até 25% dos pacientes que utilizam o medicamento. Além disso, pode provocar nistagmo, que, quando discreto, pode apenas se manifestar com alterações na percepção dos objetos referida pelos pacientes.

O nistagmo causado pelo uso de carbamazepina, lamotrigina, fenobarbital e fenitoína se correlaciona com altas doses ou doses tóxicas. É descrita na literatura a discromatopsia, particularmente para vermelho e amarelo, com o uso de valproato, carbamazepina, vigabatrina e fenitoína em doses terapêuticas. Valproato e carbamazepina podem induzir neuropatia óptica com longo tempo de uso, a qual, em sua maioria, é assintomática, sendo constatada apenas por sutil aumento de tempo de latência de resposta do nervo óptico. Em raros casos, a neuropatia óptica por valproato é sintomática. Todavia, para a vigabatrina, este é um efeito adverso particularmente comum, ocasionando perda de campo visual em até 44% dos pacientes em alguns trabalhos.

O topiramato tem sido associado com frequência à miopia, devido, provavelmente, às alterações iônicas ocorridas no tecido ocular e em outros tecidos, que podem cursar com edema difuso do trato uveal e, também, com GAF. Há relatos de casos de GAF associado à uveíte com hipópio e descolamento de coroide, cerca de 2 semanas após início de topiramato, a maioria dos casos após 1 a 2 semanas da introdução de topiramato e em pacientes com enxaqueca. Há cerca de 40 casos descritos na literatura de uveíte induzida por topiramato. Crises oculogíricas e nistagmo, que, em geral, remitem com a suspensão da substância, também são descritos.[12]

Os BZDs estão associados a comprometimento ocular nos movimentos sacádicos e de perseguição, o que pode contribuir para dificuldades na operação de máquinas independentemente do efeito sedativo. Além disso, o uso crônico de lorazepam foi associado à diminuição da sensibilidade ao contraste.

MANEJO

- Alterações oftálmicas agudas com dor intensa e olho vermelho devem ser encaminhadas à emergência para avaliação de oftalmologista.

- Alteração na acomodação visual, pupilas dilatadas e visão borrada podem ser decorrentes de efeitos anticolinérgicos e são dose-dependentes, mais comuns com APs de baixa potência, ADTs e paroxetina. É sugerido começar com doses menores e titulação gradual para evitar tais sintomas; caso já tenham se instalado, pode ser realizada diminuição da dose, mas ainda assim tais alterações tendem a desaparecer com o tempo de uso, por volta de 1 mês. A troca de medicação pode ser sugerida, para conforto do paciente, em alguns casos nos quais, após lenta introdução, foram necessárias altas doses de um determinado fármaco e os sintomas visuais não cederam com o tempo de uso. Por fim, a aplicação do agente colinérgico pilocarpina pode ser útil em alguns casos.

- Para retinopatia pigmentar e catarata, é útil orientar o paciente a evitar a luz solar direta para prevenção. Recomenda-se ao psiquiatra ficar atento à perda de visão que se inicia perifericamente ou à noite e encaminhar a oftalmologista, se necessário.

- Sintomas de síndrome do olho seco induzida por medicações (lítio, ADs, etc.) podem ser tratados temporariamente com formulações de lágrimas artificiais, com diversas opções disponíveis no mercado, até que haja remissão espontânea por tolerância ao uso do fármaco.

AMENORREIA

Ver também *Hiperprolactinemia* e *Irregularidades menstruais*.

É a suspensão do fluxo menstrual por um período de, no mínimo, 3 meses. Pode ser um efeito colateral dos APs consequente ao aumento da prolactina induzido pelo bloqueio de receptores D2 na via tuberoinfundibular da hipófise. Amenorreia prolongada e hiperprolactinemia estão associadas à diminuição da densidade mineral óssea.

O uso de AVP induz, em 7% das mulheres, características de SOP. O alprazolam em altas doses pode levar à amenorreia e à galactorreia. Foi descrita indução de amenorreia por duloxetina.

MANEJO

▸ Em pacientes obesas e com SOP, mudanças de hábitos de vida (dieta e exercícios) culminando em perda de peso ajudam a regularizar o ciclo menstrual.
▸ Uma metanálise de 2018 concluiu que há evidências de regularização de ciclo menstrual em pacientes com SOP com uso de metformina, pioglitazona e rosiglitazona.[13]
▸ Em caso de SOP, indicar consulta com ginecologista para avaliar utilização de anticoncepcionais à base de ciproterona ou drospirenona.
▸ Ver demais itens do manejo em *Hiperprolactinemia*.

AMNÉSIA

Ver também *Déficit de memória*.

Amnésia é a perda transitória ou permanente da memória. Em relação aos fármacos, os BZDs poderiam ocasionar prejuízo da memória pela interferência nas funções cognitivas, particularmente na atenção. Esse efeito está relacionado à dose utilizada, à sensibilidade individual do paciente e ao uso concomitante de outras substâncias, principalmente as depressoras do SNC (p. ex., álcool, anti-histamínicos não seletivos). Pode ocorrer prejuízo transitório no armazenamento de novas memórias (amnésia anterógrada) no início do tratamento com BZDs. Esse tipo de efeito é desejável quando essa classe de medicamento é usada como medicação pré-anestésica (p. ex., midazolam). Apesar de ser menos comum, os BZDs podem alterar a capacidade de evocar memórias antigas (memória retrógrada). Os BZDs de curta ação e alta potência, como o triazolam, parecem estar relacionados com episódios de amnésia com mais frequência do que os demais. No entanto, não é possível afirmar de forma categórica que os BZDs levam à perda de memória. O quanto o eventual prejuízo da memória é secundário ou não à diminuição da atenção e da concentração é uma questão ainda em aberto. O uso de BZDs de meia-vida longa em pacientes idosos parece estar relacionado com prejuízo agudo das funções cognitivas, devido ao seu efeito cumulativo nessa faixa etária, propiciado pela diminuição do metabolismo hepático dessas substâncias. Outros medicamentos que alteram os níveis de consciência e da atenção, como medicações com bloqueio muscarínico (p. ex., ADTs), também podem causar prejuízos de memória de forma transitória; seus efeitos são dose-dependentes, e a população idosa está mais suscetível a eles.

Atenção especial deve ser dada aos fármacos do grupo Z (zolpidem, zaleplona, eszopiclona) no que se refere a episódios de amnésia: um estudo que avaliou comportamentos complexos durante o sono encontrou, na literatura médica, 46 relatos de acidentes graves e 20 relatos de morte de causa externa (por queimaduras, quedas, acidentes de trânsito, suicídio, entre outros) relacionados ao uso de fármacos Z.[14] Além disso, há evidências de influência transitória na cognição pela manhã após o uso de fármacos Z.

MANEJO

▸ A amnésia induzida por medicamentos é transitória e reversível na grande maioria dos casos.
▸ Em caso de efeitos adversos leves por medicações com bloqueio colinérgico, tende-se a criar tolerância.
▸ Em pacientes idosos, deve-se optar pelo uso de fármacos com meia-vida de média a curta du-

ração (como oxazepam e lorazepam), evitando o efeito cumulativo. Também são os mais indicados quando há prejuízo de função hepática e função renal sem alterações significativas.

ANEMIA APLÁSICA

Ver também *Agranulocitose*.

Anemia aplásica caracteriza-se pela queda da contagem de todas as células sanguíneas (hemácias, leucócitos e plaquetas) devido à falência da medula óssea (aplasia de medula). É potencialmente letal.

Ocorre de maneira idiossincrática e rara com o uso de alguns anticonvulsivantes: AVP, lamotrigina, felbamato, fenitoína, fenobarbital, etossuximida, oxcarbazepina e carbamazepina. Destaca-se a carbamazepina, com a ocorrência de quedas benignas e transitórias de contagens hematológicas na taxa de 5% dos pacientes expostos e com frequência de anemia aplásica de 1:38.000 a 1:10.800. A ação é não imunomediada, por ação direta dos metabólitos dessas substâncias na medula. Pacientes com anemia de Fanconi, doença genética por erro de reparação de DNA, estão mais sujeitos a desenvolverem anemia aplásica quando expostos a medicamentos mielotóxicos. Há relato de anorexia nervosa grave mimetizando anemia aplásica.[15]

MANEJO

- Quando suspeita, encaminhar com urgência para avaliação com hematologista, para diagnóstico diferencial de condições clínicas e conduta.
- Quando for utilizada a carbamazepina, pode-se, se possível, realizar hemograma completo antes do tratamento, considerando-se que pacientes com anormalidades prévias ao uso do fármaco estão mais predispostos a desenvolver complicações posteriores.
- Todos os pacientes em uso de carbamazepina devem, se possível, realizar hemograma completo nos 2 primeiros meses de tratamento, a cada 2 semanas, e, se não houver nenhuma alteração, continuar a repeti-lo a cada 3 meses.

ANEMIA HEMOLÍTICA

É a destruição anormal das hemácias, uma reação imunomediada e não imunomediada; é rara e grave. Acontece como reação adversa ao uso da clorpromazina, dos demais fenotiazínicos e da levodopa. Há relato de caso com uso de carbamazepina e oxcarbazepina e descrição de uma criança de 12 anos que apresentou essa condição ao ser exposta à quetiapina.

MANEJO

- Interrupção do medicamento e consulta com hematologista podem ser necessárias.

ANEMIA MACROCÍTICA

Anemia macrocítica (VCM > 100 fL) foi descrita com doses elevadas de AVP, sem diminuição nas concentrações séricas de folato ou vitamina B12, e associada à trombocitopenia. A deficiência de ácido fólico é descrita em até 13% dos pacientes em uso de AVP. Existe na literatura relato de anemia por deficiência de B12 após longo tempo de uso de topiramato, pregabalina e primidona.[16] Há relato de caso de anemia macrocítica induzida por amissulprida.[17]

MANEJO

- Anemia megaloblástica simples, em uso de anticonvulsivantes: dosagem de vitamina B12 e ácido fólico e, em casos de deficiência, reposição. A dose para tratamento de anemia por deficiência de ácido fólico é de 5 mg/dia, por 4 meses. Mais de um esquema se mostrou útil para tratamento de deficiência de B12; no caso de deficiência grave, 1 ampola de 1.000 μg a cada 2 dias, por duas semanas; após, semanalmente, por 6 a 8 semanas, até normalização.
- Demais casos ou não responsivos à reposição: interrupção do medicamento e consulta com hematologista podem ser necessárias.

ANGIEDEMA

É um edema resultante de extravasamento de líquido para o tecido intersticial subcutâneo, de localização mais frequente nas áreas periorbital, perioral, lingual, genital, em órgãos viscerais e em extremidades. É uma reação de hipersensibilidade tipo I, podendo estar associada à urticária e à anafilaxia. Quando afeta a via respiratória, é uma emergência médica, pois pode causar morte por asfixia. Foi descrito com o uso de ISRSs (paroxetina e sertralina), ADTs, venlafaxina, mirtazapina, bupropiona, asenapina, oxcarbazepina e APs típicos e atípicos. Há descrição de uma paciente que teve reação cruzada e angiedema com clozapina, olanzapina e quetiapina; ao final, obteve-se êxito com loxapina. Novas reexposições ao agente causador do angiedema podem causar reações mais intensas e até mesmo anafilaxia.[18]

MANEJO

- É importante identificar o agente causador, para cessar seu uso imediatamente.
- Evitar nova reexposição ao fármaco causador de angiedema.
- Usar agentes anti-histamínicos e corticoides para alívio dos sintomas. Pode-se utilizar prometazina na dose de 25 mg de 6/6 horas, por 7 dias, associada à prednisona, 20 a 40 mg, por 5 dias. Pode-se obter rápido alívio com 1 ampola de prometazina IM. Outros anti-histamínicos e corticoides podem ser utilizados.
- Em caso de edema de glote, com sinais de obstrução da via aérea, o atendimento em serviço de emergência é indicado, e o uso de corticoide e/ou agonistas adrenérgicos pode ser necessário.
- Observar de forma especial os pacientes alérgicos ao prescrever um novo fármaco.

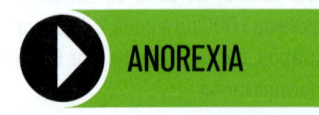

ANOREXIA

A anorexia como efeito colateral de psicofármacos consiste em diminuição do apetite e consequente perda de peso em decorrência de seu uso. O controle neural do apetite parece dar-se no hipotálamo e está sob influência complexa de vários neurotransmissores, incluindo as catecolaminas, de forma que fármacos que atuam sobre tais neurotransmissores podem alterar o apetite. A diminuição do apetite pode ser um sintoma do transtorno que o paciente apresenta, como ocorre em um quadro depressivo, ou, mais raramente, pode ser uma reação adversa ao uso de medicações.

Sabe-se que alguns pacientes podem perder peso ao iniciar o uso de ISRSs, especialmente fluoxetina; contudo, até 30% podem ganhar peso com o uso prolongado desses mesmos fármacos. Para os pacientes que perderam peso por depressão, a tendência é o paciente retomar seu peso habitual. Aqueles que fazem uso de psicoestimulantes – como o metilfenidato, a lisdexanfetamina e a modafinila – podem apresentar diminuição do apetite. A diminuição do apetite e a perda de peso também são efeitos adversos comuns com o uso de topiramato e bupropiona. O carbonato de lítio pode acarretar anorexia devido à irritação gástrica, pois, eventualmente, causa náuseas e/ou vômitos, embora seja mais comum o ganho de peso. Ainda que o mais frequente seja aumento do peso com AVP, este pode causar perda de peso por epigastralgia, um paraefeito comum dessa medicação e que tende a ser dose-dependente e relacionado à formulação em cápsulas.

MANEJO

- O uso dos fármacos após as refeições pode atenuar o sintoma de diminuição do apetite em alguns casos.
- O AVP tende a melhorar a epigastralgia com uso de formulação de liberação estendida.
- A diminuição da dose de lítio a troca pelo medicamento de liberação estendida podem melhorar a intolerância gástrica.
- Após 4 a 6 meses do uso de ISRSs, os pacientes tendem a retomar peso, porém, a depender do prejuízo físico ou da condição de saúde do paciente, a troca pode ser necessária.
- Em pacientes muito emagrecidos por quadro orgânico ou depressivo, evitar fluoxetina e bupropiona em prol de outros ADs.

ANORGASMIA

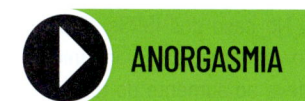

Ver também *Diminuição da libido* e *Disfunção erétil*

Anorgasmia é a incapacidade de atingir o orgasmo. É importante salientar que 60% das mulheres com esquizofrenia nunca experimentaram um orgasmo. A anorgasmia também é muito comum em pacientes com depressão. As disfunções sexuais induzidas por psicofármacos são um importante fator para não adesão ao tratamento.

A anorgasmia é um efeito colateral de uma grande variedade de psicofármacos. Acomete cerca de 23 a 54% dos pacientes que usam neurolépticos, especialmente tioridazina e, em menor grau, clorpromazina, flufenazina, pimozida, haloperidol, amissulprida, risperidona, olanzapina, aripiprazol, ziprasidona e quetiapina, apresentando, em geral, uma relação dose-dependente. Atribui-se o efeito à hiperprolactinemia que esses medicamentos provocam. Acredita-se, ainda, que seja decorrente do bloqueio de receptores α_1-adrenérgicos e da estimulação crônica de receptores 5-HT2.[19]

É particularmente comum com o uso de ISRSs e IRSNs (venlafaxina e duloxetina), mas pode ocorrer também com o uso de ADTs e IMAOs. Acontece em cerca de 50 a 80% das pacientes em uso desses medicamentos. Em homens, podem ocorrer retardo na ejaculação, anorgasmia e diminuição do desejo sexual. A paroxetina destaca-se em dificuldades para atingir o orgasmo, retardo na ejaculação e DE. Esses efeitos parecem ser dose-relacionados nos ADs.

O topiramato, a carbamazepina, a oxcarbazepina, a gabapentina e o AVP também podem causar anorgasmia. Ainda que raramente, essa condição pode ser provocada por BZDs. Em relação ao uso de lítio, taxas de disfunção sexual de 14%, em monoterapia, e de 49%, quando em associação aos BZDs, foram relatadas.

Ao que parece, a bupropiona, a agomelatina e a vortioxetina provocam taxas bem menores de anorgasmia. Entre os ISRSs e IRSNs, destacam-se positivamente fluvoxamina e desvenlafaxina. Na classe dos APs, os menos associados à disfunção sexual são aripiprazol, quetiapina (em dose menor do que 500 mg/dia) e ziprasidona (cerca de 5% de anorgasmia). Os novos APAs lurasidona e brexpiprazol têm apresentado, até o momento, nenhuma ou baixa incidência de efeitos adversos sexuais.

MANEJO

Na avaliação do paciente e nas reconsultas, investigar a ocorrência de disfunções sexuais, que, em geral, não são relatadas de forma espontânea, e, em especial, seu surgimento – se antes ou depois do início do uso do medicamento. Quando é um efeito colateral, surge ou se agrava depois do início do fármaco; quando é um sintoma da doença de base, tende a diminuir com a melhora do paciente. Com o uso continuado da medicação, pode ocorrer tolerância ao efeito adverso, o qual diminui depois de 4 a 6 semanas (5 a 10% dos pacientes). Na maioria das vezes, no entanto, a anorgasmia não desaparece espontaneamente e é de difícil manejo. As estratégias de manejo são descritas a seguir:[20]

- *Diminuição da dose ou troca de medicamento:* se a disfunção sexual for intensa e durar mais de 1 mês, reduzir a dose do medicamento em uso e observar se diminui o efeito adverso. Se não houver melhora, uma alternativa é optar por sua troca. No caso dos ADs, trocar por algum que esteja menos relacionado a esse paraefeito ou diminuir a dose do causador e introduzir AD menos relacionado, como potencializador. No caso de APs, sugere-se a troca por aripiprazol. Se não for possível aripiprazol, com menor qualidade de evidência, pode-se tentar uma das três opções: ziprasidona, olanzapina (dose < 15 mg/dia) e quetiapina (dose < 500 mg/dia).[19] Os novos APAs lurasidona e brexpiprazol são opções com baixa incidência de efeitos adversos sexuais.
- *Bupropiona antes das relações sexuais ou uso contínuo:* é o único AD com metanálise da Cochrane se apresentando efetivo em disfunção sexual tanto na troca como em antídoto em associação a ISRSs. A bupropiona tem sido utilizada de forma contínua em associação com ISRSs (150 a 300 mg) ou 1 hora antes da relação sexual na anorgasmia provocada pela sertralina e por outros ISRSs.
- *Sildenafila e tadalafila:* um ECR demonstrou boa resposta tanto em mulheres como em homens em relação à disfunção sexual induzida por ADs ao uso de sildenafila na dose de 50 a 100 mg, ingeridos 1 hora antes da relação sexual. Um estudo

sugeriu ser essa a melhor estratégia para resolução de disfunções em todas as fases do ciclo de resposta sexual masculino e da anorgasmia em mulheres. A tadalafila na dose de 20 mg mostrou eficácia semelhante em homens. Tais achados são apoiados por metanálise da Cochrane de disfunção sexual com uso de ISRSs. Para anorgasmia por APAs, uma metanálise da Cochrane apoia o uso de sildenafila no item "relações sexuais satisfatórias" por meio de escore específico.

- *Buspirona:* a buspirona (15 a 60 mg/dia), um agonista 5-HT1A, suprime o aumento de prolactina induzido pelos ISRSs, podendo também ser uma alternativa para tratamento de casos de anorgasmia induzida por essa classe de medicamentos.
- *Loratadina:* 10 mg antes do ato (N = 9).
- *Agonistas dopaminérgicos* (bromocriptina, amantadina, pramipexol e ropinirol): podem diminuir a disfunção sexual induzida por APs.
- *Exercícios físicos antes das relações:* realizar exercício físico de moderada a alta intensidade por 20 minutos, 5 a 15 minutos antes da atividade sexual, pode melhorar a excitação em mulheres.
- *Ciproeptadina:* a ciproeptadina, um agente anti-histamínico e antiserotonérgico empregado no tratamento de afecções alérgicas, tem sido usada para a anorgasmia induzida por fluoxetina, ADTs e IMAOs, com resultados conflitantes. Utilizar 2 a 4 mg 60 minutos antes do ato sexual.
- *Psicoestimulantes:* o metilfenidato (5 a 10 mg/dia), quando associado aos ISRSs, potencializa seu efeito antidepressivo, podendo aumentar a sensação orgástica. É provável que tal efeito se estenda para lisdexanfetamina (relato de 3 casos em 1995). Ainda assim, existe ECR de metilfenidato OROS em pacientes com disfunção sexual por ISRS sem melhora estatisticamente significativa.

ANSIEDADE

Ver também *Agitação* e *Inquietude*.

A utilização de ADs pode levar, no início do tratamento, a um quadro de inquietude caracterizado por tensão constante, ansiedade e dificuldade para relaxar, sobretudo em pacientes com um quadro ansioso subjacente. No caso dos ISRSs, IRSNs e ADTs, essa situação, denominada "piora inicial", aparentemente se deve ao aumento do tônus serotonérgico central. Entretanto, há trabalhos que relatam que esse não é um efeito dose-dependente e que pacientes com TP que se queixam de tontura durante as crises seriam os mais predispostos a essa piora inicial. Torna-se difícil distinguir se o sintoma é de fato secundário ao uso do medicamento ou se faz parte da doença primária. No tocante à bupropiona, a literatura cita que a popular impressão clínica é de piora da ansiedade com seu uso; no entanto, as evidências que remontam esses achados foram publicadas na década de 1980 (1983 e 1988).[21,22] É interessante notar que, em 2008, foram publicadas duas metanálises independentes, ambas avaliando os mesmos 10 ECRs comparando ISRSs vs. bupropiona no tratamento de TDM com ansiedade, com ambos os tratamentos se mostrando efetivos; ainda assim, por questões de metodologia, uma dessas duas metanálises apontou modesta, mas significativa, superioridade dos ISRSs nos casos de ansiedade grave.[23,24]

As taxas de ansiedade e agitação com estimulantes ficam em torno de 5 a 10%, e há relatos de casos de ansiedade durante o uso de hormônios tireoidianos e de ataques de pânico em pacientes bipolares em uso de topiramato. A ansiedade, a inquietude e a excitação também podem ser manifestações de uma reação paradoxal aos BZDs, comum em crianças e idosos. No tocante aos APs, há pelo menos uma metanálise de aripiprazol em esquizofrenia colocando tal efeito adverso como um dos mais frequentes.[25,26] Para os novos APs lurasidona, asenapina, cariprazina e brexpiprazol, a literatura publicada ainda é escassa no que concerne especificamente à avaliação de ansiedade como efeito adverso. A bula da lurasidona cita a taxa de ansiedade como "comum", ocorrendo entre 1 e 10% dos pacientes.

Por último, a ansiedade induzida por medicação deve ser distinguida da acatisia, um quadro do qual a inquietude faz parte e é muito comum com o uso de APs, particularmente os de alta potência.

MANEJO

- Quando a ansiedade faz parte da psicopatologia (p. ex., ansiedade antecipatória ou auto-observação corporal aumentada), deve-se iniciar com doses baixas do fármaco. Para esses pacientes, existem as formulações em gotas de escitalopram e de fluoxetina, começando com 2 a 5 gotas do primeiro ou 5 a 10 gotas do segundo, com posterior aumento gradual, podendo-se dobrar a dose após 1 semana a 10 dias. Para a sertralina, existe a formulação de comprimido de 25 mg e de paroxetina de 10 mg, para introdução da medicação.

- Caso seja necessário, pode-se associar um BZD, nas primeiras semanas de tratamento, até que se atinja o efeito clínico do AD.
- Quando existe alguma contraindicação para o uso de ADTs ou ISRSs em pacientes deprimidos, uma opção é o uso da mirtazapina ou da trazodona, que têm efeitos sedativos bem marcados.

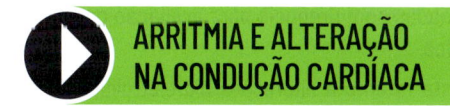

ARRITMIA E ALTERAÇÃO NA CONDUÇÃO CARDÍACA

Arritmias são alterações da frequência ou do ritmo cardíaco provocadas por distúrbios na formação ou na condução de impulsos elétricos que regulam os batimentos. Caracterizam-se por alterações como lentificação ou aceleração dos batimentos, além de falhas e ausência de ritmo (extrassístoles), podendo chegar à completa desorganização do ritmo cardíaco e até mesmo degenerar em parada cardíaca. Podem ser efeitos colaterais de vários psicofármacos, em consequência de sua interferência na condução cardíaca.

Os distúrbios na condução cardíaca podem ser observados no ECG sob as formas de prolongamento dos intervalos QT e PR e depressão do segmento ST. O prolongamento do intervalo QT está associado a aumento do risco de arritmia grave, como *torsades de pointes*, e morte súbita (QT > 500 ms tem alto potencial de arritmia ventricular fatal), e os APs podem aumentar em 2 vezes esse risco. É mais frequentemente associado ao uso de APs de baixa potência, sobretudo tioridazina, cujos efeitos parecem ser dose-dependentes e aparentes mesmo após dose única. Além do aumento do intervalo QT, podem ocorrer alterações da onda T e formação da onda U. A clorpromazina em doses de 400 mg/dia ou mais está associada ao aumento do intervalo QT em cerca de 10%, bem como a on-

das P gigantes e ao bloqueio da condução cardíaca. A pimozida prolonga moderadamente o intervalo QT, mesmo em doses diárias baixas (< 10 mg). O haloperidol não tem efeito claro sobre o intervalo QT em doses baixas (5 mg/dia), mas está associado ao seu prolongamento em doses altas (20 mg/dia) e em *overdoses*, assim como em seu uso injetável (IV ou IM). A clozapina produz alterações na onda T e depressão do segmento ST; além disso, é frequente o efeito de taquicardia sinusal associado à clozapina. Pimozida, sulpirida e droperidol também podem interferir no ritmo cardíaco. Os APAs podem provocar alterações no intervalo QT: o sertindol apresenta o maior risco, seguido de amissulprida, ziprasidona, iloperidona e asenapina com um risco ainda marcado. Vêm logo após risperidona, olanzapina, quetiapina e clozapina, com prolongamento de QT semelhante. Os APs mais seguros em relação ao prolongamento de QT no tratamento de esquizofrenia (i. e., uso de doses mais altas) são lurasidona (pouco ou nenhum efeito sobre QT), brexpiprazol, cariprazina e aripiprazol.[27]

Com os ADTs, pode ocorrer um efeito tipo quinidina, com diminuição na condução cardíaca, principalmente em pacientes com alterações prévias e em crianças. É muito comum em casos de intoxicação por esses psicofármacos. Antiarrítmicos da classe I (quinidina) usados por longo prazo em pacientes com insuficiência coronariana não só perdem seu efeito com o tempo como se tornam arritmogênicos, podendo aumentar a mortalidade desses indivíduos. Portanto, os ADTs são contraindicados em até 3 meses após a ocorrência de IAM. Além disso, em pacientes com doença cardíaca prévia, não se deve utilizá-los como primeira escolha. A nortriptilina está relacionada a aumento do risco de parada cardíaca súbita pelo prolongamento de QRS, apesar de ser considerada o tricíclico menos cardiotóxico.

Os ISRSs e os IRSNs, mesmo em doses elevadas, aparentemente não apresentam ação arritmogênica. Foram descritas, entretanto, bradicardia sinusal e taquicardia supraventricular com esses fármacos, sobretudo a fluoxetina, não havendo explicação para tais efeitos. O uso da fluoxetina parece não afetar a condução cardíaca, mesmo em pacientes com problemas preexistentes. Foram descritas anormalidades na condução cardíaca (aumento do intervalo QT) em quadros de intoxicação ou uso de altas doses de citalopram (> 40 mg/dia) e escitalopram, mas não houve aumento de mortalidade ou casos de arritmias graves com essas medicações.[28] Os IMAOs e a bupropiona não costumam prolongar o intervalo QT. Todavia, os IMAOs podem causar hipotensão ortostática, bradicardia e encurtamento de intervalo PR e QTc. A escetamina não apresenta evidências atuais de arritmia, embora possa causar variação de PA, principalmente se associada à tranilcipromina.[29]

Os inibidores da colinesterase, como a donepezila, a rivastigmina e a galantamina, de forma geral, estão associados à alteração da FC, devido aos efeitos vagotônicos. No entanto, raramente foram associados com bradicardia grave e síncope. Considerando que seu principal uso se dá em transtornos neurocognitivos (demências), tal efeito pode ter consequências graves, uma vez que a população-alvo, em geral, apresenta idade superior a 60 anos.

A carbamazepina, por sua estrutura semelhante à dos ADTs, em altas doses pode provocar diminuição na condução cardíaca, com bradicardia sinusal e vários graus de bloqueio AV.

O lítio pode causar disfunção do nodo sinusal (bloqueio, taquicardia) e arritmias ventriculares, por vezes intermitentes, mas geralmente reversíveis. É descrita, porém, disfunção do nodo sinusal irreversível com o uso desse fármaco, corrigida apenas com a colocação de um marca-passo.

O uso de divalproato pode levar à taquicardia ou à bradicardia. Oxcarbazepina, topiramato e gabapentina parecem não alterar o ritmo cardíaco. A lamotrigina pode piorar doenças cardíacas preexistentes (bloqueio de ramo e BAV).

O uso de estimulantes parece acelerar os batimentos cardíacos e aumentar a PA, mas o risco para morte súbita não mostrou ser maior do que na população em geral. É sugerido que em crianças e adolescentes com fatores de risco para morte súbita seja realizado ECG previamente ao tratamento.

▶ MANEJO

- É sugerido que pacientes com alterações prévias da condução cardíaca sejam acompanhados por um cardiologista e utilizem fármacos com menor cardiotoxicidade (ver texto anterior).
- Quando em uso de medicações que sabidamente têm potencial de prolongamento de QT, atentar para interações medicamentosas (p. ex., uso associado de ciclobenzaprina).
- O monitoramento eletrocardiográfico deve ser realizado em pacientes de alto risco: com DCVs; naqueles em uso de inibidores metabólicos ou de outras substâncias que sabidamente alteram o intervalo QT; naqueles para os quais sejam necessárias altas doses de APs; e naqueles que relatam sintomas com possível relação com arritmias, como palpitações ou tonturas. Pacientes com mais de 40 anos, antes do uso de lítio, ADTs ou APs, devem realizar um ECG de base.
- Evitar o uso de ADTs em pacientes com bloqueio da condução ou isquemia cardíaca. Se o uso de ADT for indispensável, dar preferência para a nortriptilina.
- As arritmias ventriculares devem ser encaminhadas com urgência para avaliação cardiológica.
- Estar atento a alterações hidreletrolíticas (especialmente hipopotassemia e hipomagnesemia), bradicardia ou DCC que possam aumentar o risco de prolongamento do QT ou arritmias. Atentar para outros fatores de risco como insuficiência renal ou hepática, polifarmácia, início recente de medicamento (que altera o intervalo QT), sexo feminino, hipotireoidismo, idade avançada, uso de álcool, uso de antibióticos ou antifúngicos, infecção por HIV e HCV, anormalidades da onda T, etc.
- Quando sintomas como palpitação, tontura, dispneia ou cansaço surgirem, considerar avaliação cardiológica.
- A taquicardia por clozapina tende à resolução espontânea em 4 a 6 semanas. Uma metanálise da Cochrane de 2016 concluiu que não há dados robustos para qualquer tratamento em particular. No uso corrente da clínica e com algumas evidências, são utilizados β-bloqueadores (metoprolol) e verapamil. A titulação lenta de clozapina e a evitação de cafeína e nicotina podem amenizar a taquicardia.
- Os inibidores da colinesterase devem ser utilizados com cautela em pacientes com distúrbios da condução, avaliando-se especialmente as interações com antiarrítmicos, digoxina e β-bloqueadores.

ARTRALGIA

Artralgia é a dor nas articulações de forma isolada; dificilmente é induzida por fármacos. Foi observada com o uso de risperidona, quetiapina, mianserina, bupropiona, mirtazapina (oito casos) e gabapentina e, de modo mais raro, com ISRSs. Pode ocorrer, ainda, com o uso de BZDs.

Há relatos de casos de artralgia dentro do contexto de lúpus, supostamente induzida por medicamentos: clorpromazina, fenitoína, carbamazepina, lamotrigina, metildopa, β-bloqueadores e bupropiona. É rara e, para psicofármacos, curiosamente, a maioria dos poucos relatos remete à década de 1990 e à carbamazepina. Há raros relatos de casos de clozapina induzindo vasculite associada ao ANCA.

MANEJO

- Usar analgésicos e anti-inflamatórios para alívio sintomático.
- Caso tenha sido confirmado que a artralgia é consequência do uso de determinado medicamento, causa grande desconforto ao paciente e não desaparece depois de algum tempo de uso, optar por psicofármaco de outra classe.
- Se houver sintomas sistêmicos ou cutâneos associados ou sintomas que não cedem à retirada da medicação, investigar outras etiologias ou encaminhar para avaliação por reumatologista.

ATAXIA

Ataxia é a alteração da marcha caracterizada por incoordenação motora e tremores, podendo estar acompanhada, ainda, de nistagmo e fenômenos cerebelares. Em geral, é consequência de alguma intoxicação aguda (álcool, substâncias de abuso, psicofármacos com efeitos sedativos). Em pacientes que apresentam ataxia, deve-se investigar se o sintoma iniciou após a introdução de determinado medicamento; nesse caso, em geral, está associado a outros sintomas, como sonolência, incoordenação dos movimentos, etc. Investigar, ainda, se não ocorreu *overdose* autoinduzida ou por iatrogenia.

Entre os psicofármacos, os que mais provocam ataxia são os BZDs e os APs sedativos (clorpromazina, levomepromazina). Entre os anticonvulsivantes, intoxicação por lamotrigina, carbamazepina, topiramato e gabapentina se associam com ataxia, sendo os idosos mais vulneráveis para esse paraefeito. A intoxicação por carbonato de lítio causa grave ataxia, sendo necessário que se faça dosagem sérica urgente, suspendendo-se o medicamento até se obter o resultado do exame.

MANEJO

- Na ausência de um medicamento suspeito, rastreamento urinário para substâncias de abuso ou dosagem de álcool no ar expirado pode ser o passo inicial.
- História de queda seguida de ataxia é sugestiva de hematoma subdural: encaminhar para emergência e realização de tomografia de crânio.
- Uma avaliação neurológica é aconselhável para que se possa fazer o diagnóstico diferencial, pois alterações na motricidade podem ser uma manifestação de muitas doenças neurológicas.
- Identificar o fármaco que está causando o quadro e, dependendo da gravidade do sintoma, reduzi-lo ou suspendê-lo. Um período de *wash-out* até a resolução do sintoma deve ser considerado em caso de polifarmácia.
- Em caso de intoxicação grave, ver manejo de *overdose* do fármaco.

AUMENTO DA LIBIDO (DO DESEJO OU INTERESSE SEXUAL)

Tem sido relatado como efeito colateral da trazodona e da bupropiona. Há relatos de aumento da libido também com fluvoxamina e lamotrigina.

Em crianças e adolescentes sob uso de metilfenidato OROS, há relato de caso de ereções espontâneas em adolescente e ereção espontânea e alterações de comportamento em criança de 8 anos (querer beijar e abraçar colegas, etc.), ambas resolvidas com a retirada do medicamento. Ainda assim, existem alguns relatos de casos de resolução de fetichismo e compulsão sexual com psicoestimulantes.

Uma breve revisão encontrou oito casos e relatou mais dois casos de compulsão sexual com aripiprazol.[30] Há um relato de masturbação excessiva em criança autista após início de aripiprazol.[31]

No caso de doença de Parkinson e demências, há uma conhecida associação entre antiparkinsonianos e compulsões (sexual, inclusive). Nos quadros de demências, há alguns relatos de caso ligados ao uso de anticolinesterásicos.

MANEJO

▸ Caso esse efeito traga algum prejuízo, como desconforto, falhas no autocontrole e comportamento inconveniente ou prejudicial ao paciente, a retirada da medicação pode ser necessária.

AUMENTO DO APETITE

Ver *Ganho de peso*.

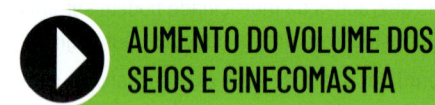

AUMENTO DO VOLUME DOS SEIOS E GINECOMASTIA

Ver também *Ginecomastia* e *Hiperprolactinemia*.

O aumento do volume ou ingurgitamento dos seios, acompanhado ou não de aumento na sensibilidade dolorosa e galactorreia, é um sintoma comum associado ao uso de APs e, mais raramente, ao uso de ADTs e ISRSs. Ginecomastia é o aumento do tecido mamário em homens. Essas condições ocorrem secundariamente ao uso de psicofármacos devido ao aumento da prolactina induzido pelo bloqueio de receptores D2 na via tuberoinfundibular da hipófise. Essas reações adversas são bastante comuns, especialmente com o uso de APTs, mas também podem surgir com o uso de APAs. Esse efeito pode ser irreversível farmacologicamente até mesmo com o uso de agonistas dopaminérgicos como antídoto. APAs menos associados a aumento de prolactina têm menor chance de tais efeitos adversos (clozapina, zotepina e aripiprazol).

Há relato de caso de ginecomastia após efeito sinérgico entre duloxetina e sertralina,[32] e outro em adolescente, com o uso de risperidona e fluvoxamina,[33] mesmo com dosagens normais de prolactina sérica. Existem relatos de caso de aumento do volume dos seios com o uso de venlafaxina, fluoxetina e duloxetina.[34-36]

MANEJO

Ver *Hiperprolactinemia*.

BLOQUEIO DA OVULAÇÃO

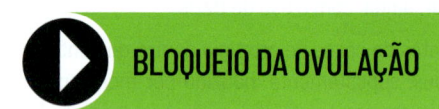

Ver *Hiperprolactinemia* e *Irregularidades menstruais*.

Em função do aumento da prolactina, os APs podem determinar diretamente amenorreia e, como consequência, bloqueio da ovulação, levando a quadro anovulatório e infertilidade transitória. Por ação indireta, devido à exacerbação de SOP e consequente amenorreia, o AVP também pode contribuir para anovulação.

Pode ser um efeito colateral, embora muito raro, dos BZDs.

MANEJO

Ver *Amenorreia* e *Hiperprolactinemia*.

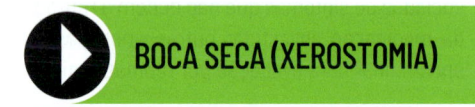

BOCA SECA (XEROSTOMIA)

Xerostomia é a queixa subjetiva de secura bucal, ao passo que hipossalivação é a produção não estimulada de saliva menor do que 0,1 mL/min. A queixa de xerostomia está associada à hipossalivação. É um efeito colateral comum de muitos psicofármacos. Do ponto de vista da saúde bucal, a xerostomia está associada à candidíase oral, à dificuldade de adesão de próteses dentárias e a cáries. Menos frequentemente, o paciente pode se queixar de disfagia associada à hipossalivação. Ainda assim, é, de maneira geral, uma condição benigna, embora incômoda, sobretudo quando necessário falar por períodos prolongados. É típico dos pacientes com muita xerostomia chegarem na consulta com garrafas de água: cabe ao clínico estar atento.

Os ADTs são altamente associados a essa queixa, sendo a amitriptilina, a imipramina e a clomipramina as que produzem efeitos mais intensos. São associados também os APs típicos de baixa potência e grande bloqueio colinérgico (p. ex., clorpromazina, levomepromazina, tioridazina) e o lítio. Pode surgir ainda, menos frequentemente, com APAs, IMAOs, IRSNs e ISRSs (destaque para paroxetina).

▶ MANEJO

Sugerir ao paciente uma ou mais das medidas listadas a seguir:

- ▸ Molhar a boca com frequência, com pequenos goles de água.
- ▸ Mascar chicletes ou chupar balas dietéticas (aspartame, manitol, xilitol e sorbitol). A ativação da produção de saliva se dá por estímulo em mecanorreceptores do ligamento periodontal e quimiorreceptores gustativos.
- ▸ Fazer bochechos 2 ou 3 vezes ao dia, por alguns minutos, com solução de pilocarpina 1% (mistura-se a solução de colírio 4% com outras 3 partes de água). Pode demorar até 1 hora para que o efeito na saliva ocorra; essa estratégia é recomendada principalmente para antes de uma situação de maior uso da fala, como antes de proferir uma palestra ou aula.
- ▸ Usar betanecol, em tabletes de 5 ou 10 mg, sublingual, ou em cápsulas de 10 a 30 mg, 3 vezes ao dia.
- ▸ Escovar os dentes com frequência, para evitar cáries.
- ▸ Aplicar gel ou *spray* de saliva artificial. Existe, no mercado, umidificante bucal de hialuronato de sódio 0,04%. Pode-se manipular *spray* de saliva artificial com 1% de ácido málico.

Obs.: a pilocarpina e o betanecol podem ser preparados em farmácia de manipulação.

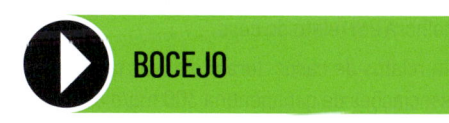

▶ BOCEJO

Os ISRSs, IRSNs e ADTs estão entre os fármacos que mais frequentemente induzem bocejos excessivos, com prejuízo funcional. Para os ADs, o bocejo é dose-dependente e não relacionado à sedação. Ainda assim, o prejuízo funcional é infrequente e somente há relatos de casos. É descrito para venlafaxina, duloxetina, fluoxetina, sertralina, paroxetina, escitalopram, desipramina e imipramina. Há relatos também com metilfenidato[37,38] e levodopa-carbidopa.[39,40] Pode ser resultado de alterações da termorregulação e de estimulação dos receptores 5-HT2C.[37]

▶ MANEJO

- ▸ Os relatos de caso têm resolução após redução da dose dos ADs. Todavia, pode haver resolução com o tempo. Ainda assim, a troca ou suspensão pode ser necessária.[41]
- ▸ A associação com ciproeptadina foi resolutiva em um relato de caso induzido por fluoxetina.[42]
- ▸ Há um relato de caso com melhora depois do uso de propranolol 40 mg/dia.[43]

▶ BÓCIO

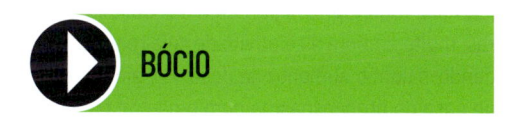

Ver também *Hipertireoidismo* e *Hipotireoidismo*.

Ocorre em 5% dos pacientes que utilizam lítio, podendo também haver hipotireoidismo, que costuma ser subclínico. É mais frequente em mulheres. No tratamento com lítio, o TSH pode, ainda, elevar-se temporariamente, sem necessidade de intervenção.

▶ MANEJO

- ▸ Quando em uso de lítio, avaliar função tireoidiana a cada 6 a 12 meses com dosagens de TSH e T4 livre.
- ▸ Quando há aumento do TSH associado a sintomas de hipotireoidismo (ganho de peso, queda de cabelo, depressão e déficits cognitivos), recomenda-se avaliação de endocrinologista para investigação e decisão terapêutica de reposição hormonal com T4.

BRADICARDIA

Ver *Arritmia e alteração na condução cardíaca.*

BRONCOSPASMO

É o estreitamento agudo da luz brônquica por contração da musculatura dos bronquíolos, ocasionando dificuldade respiratória. É causado pela degranulação de mastócitos ou basófilos.

A formulação de loxapina inalatória, aprovada pela FDA para tratamento de agitação aguda na esquizofrenia e no TB tipo I, apresenta risco moderado de broncospasmo e é contraindicada em pacientes com história ou doenças pulmonares relacionadas a tal condição (asma, DPOC, etc.). Os β-bloqueadores devem ser evitados nas doenças broncospásticas graves ou descompensadas; ainda assim, os β-bloqueadores cardiosseletivos (atenolol e metoprolol) parecem ser opções seguras, muito embora a seletividade seja relativa, perdendo-a com o aumento da dose. Há, ainda, relato de caso de broncospasmo com o uso de haloperidol e APs. No contexto de anafilaxia e angidema, há relatos de casos com clordiazepóxido, diazepam e flurazepam e, em indução anestésica, há um relato com midazolam IV. Para os anticonvulsivantes, broncospasmo isolado foi relatado em infusão rápida de fenitoína.

MANEJO

- O brometo de ipratrópio é o tratamento de escolha para broncospasmo induzido por β-bloqueadores.
- Nos demais casos, ambulatoriais e não graves, empiricamente pode ser utilizado salbutamol 100 μg/jato, até 4 jatos de 4/4 horas.
- Se for clara a relação com o fármaco, são sugeridas a suspensão e a troca da medicação.
- Em casos de doenças pulmonares prévias, que possam estar em descompensação, encaminhar para avaliação pelo pneumologista.

BRUXISMO

É um distúrbio no qual o indivíduo range ou cerra os dentes, sendo comum durante o sono. Pode provocar desgaste prematuro e comprometimento da articulação temporomandibular. Em geral, é uma consequência da contratura dos músculos envolvidos na mastigação. Parece ser mais frequente em pessoas com sintomas de ansiedade associados.

Têm sido descritos casos de bruxismo com o uso de ISRSs, IRSNs, bupropiona, psicoestimulantes e APs, tanto no início como após longo tempo de uso. A condição pode preexistir e ser agravada por psicofármacos, destacando-se os ISRSs. O quadro pode se manifestar por cefaleia, dor nos dentes, dor ou tensão nos músculos mastigatórios e na articulação temporomandibular e desgaste dos dentes. Por outro lado, muitas vezes o bruxismo tem, em sua gênese, um forte componente de ansiedade, de modo que o uso de ADs, ao melhorar o quadro ansioso, traz melhora também do bruxismo.

MANEJO

- Suspender uso de álcool, cafeína e tabaco.
- Associar ao ISRS um BZD (clonazepam 1 mg, à noite), especialmente nas primeiras semanas, em que há aumento de ansiedade em alguns pacientes.
- Relatos de caso sustentam a associação de buspirona (5 a 30 mg/dia) para o tratamento do bruxismo induzido por ISRSs e IRSNs (n = 19). É o mais utilizado como antídoto na literatura. Está descrito, no entanto, quadro de bruxismo induzido por buspirona.
- Reduzir a dose diária pode ser resolutivo.
- Trocar por uma classe de AD não associada a bruxismo (ADTs, trazodona, mirtazapina, vortioxetina).
- A troca de venlafaxina por escitalopram obteve melhora em relato de caso.
- Em relatos de casos, foram efetivas também as associações de gabapentina 300 mg/dia quando induzido por venlafaxina ou fluoxetina (n = 2); de quetiapina 25 a 50 mg quando induzido por ISRSs (n = 5); de aripiprazol 10 mg quando induzido por

ISRSs (n = 1); de trazodona 200 mg quando induzido por escitalopram (n = 1); e de amitriptilina 25 mg quando induzido por duloxetina (n = 1).
▶ Quando induzido por APs, trocar por clozapina em dose baixa (150 mg, n = 1) ou associar lamotrigina (n = 1) ou propranolol 20 mg, 3 vezes ao dia (60 a 240 mg/dia, n = 2).
▶ Quando induzido por metilfenidato, a associação de clonidina foi resolutiva em relato de caso de uma criança, na dose de 75 μg (no Brasil há disponível apresentação de 0,1 mg).
▶ Em caso de bruxismo preexistente, deve ser solicitada avaliação de dentista para indicação de tratamento: pode ser confeccionada placa dentária para uso durante o sono.
▶ A aplicação de toxina botulínica nos músculos mastigatórios pode ser avaliada.

CÃIBRAS

São contrações involuntárias e geralmente dolorosas que ocorrem em um músculo esquelético. Dores musculares sob a forma de cãibras associadas a parestesias podem ocorrer por inúmeras causas e, raramente, estão associadas ao uso de psicofármacos. Resultam com mais frequência de alterações endócrinas, eletrolíticas (hiponatremia, hipocalcemia, hipopotassemia, desidratação) ou de deficiência nutricional e mineral. Podem aparecer com o uso de IMAOs. Também podem se desenvolver em casos de distonias, em quadros de ECEs por APs, na retirada de BZDs ou como sintoma de abstinência do álcool. Medicamentos que causam alterações eletrolíticas como a hiponatremia também podem causá-las. Há relato de caso de cãibras após retirada de zolpidem e de metilfenidato, em cenário de síndrome de retirada.

MANEJO

▶ Massagear a área e fazer alongamentos.
▶ Identificar (e corrigir) as possíveis etiologias (p. ex., perda de líquidos ou hiponatremia ou hipopotassemia decorrentes do uso de determinado fármaco) para o quadro e corrigir tais desequilíbrios. Caso o sintoma não melhore e seja incômodo, pode-se pensar na troca de medicamento.
▶ Quando faz parte de um quadro de ECEs, fazer o manejo recomendado para esse tipo de sintoma.
▶ Nos casos mais graves, durante o uso de um IMAO, por exemplo, pode-se optar por suplementação com piridoxina (vitamina B6, 50 a 150 mg/dia).
▶ No caso de desintoxicação alcoólica ou por BZD, optar por uso de vitamina injetável e, subsequentemente, por VO nos 3 primeiros dias da retirada.

CÁLCULOS RENAIS

Cerca de 1% dos indivíduos em uso de topiramato desenvolvem cálculos renais de fosfato de cálcio, os quais se devem à inibição da anidrase carbônica nos rins, que, por sua vez, pode causar hipercalciúria, hipocitratúria e urina acidificada. Dieta cetogênica (alto consumo de proteínas e baixo consumo de carboidratos) pode elevar ainda mais o risco.

MANEJO

▶ Caso surjam cálculos renais, o paciente deve ser encaminhado ao especialista.
▶ História de cálculos renais é uma contraindicação relativa ao tratamento com topiramato.
▶ Como prevenção, é possível estimular maior consumo de água (6 a 8 copos/dia), em todos os pacientes em uso de topiramato, embora a eficácia dessa medida não seja comprovada, e desencorajar dieta cetogênica.

CALORÕES

Ver *Desregulação da temperatura* e *Sudorese*.

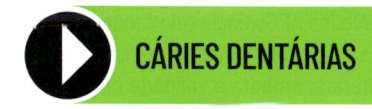

CÁRIES DENTÁRIAS

Ver também *Boca seca (xerostomia)*.

Todos os fármacos que provocam algum bloqueio colinérgico podem ocasionar boca seca por redução da saliva, que tem função protetora de ação bacteriana, o que pode levar à formação de cáries. Esse efeito anticolinérgico é muito comum nos ADTs, por exemplo. No caso do lítio, o aumento das cáries provavelmente resulta de sua presença na saliva, que provoca uma alteração química dessa secreção e predispõe tal aparecimento, por um mecanismo ainda não bem esclarecido.

Idade avançada, uso de tabaco, tremor de extremidades e menor frequência de escovação foram associados à pior condição dentária em pacientes com esquizofrenia.

MANEJO

- Instruir os pacientes em uso de ADTs ou de lítio a aumentar a frequência da higiene bucal e das revisões odontológicas.
- Usar goma de mascar dietética para estimular a salivação.
- Em casos mais graves, fazer bochechos com solução de pilocarpina 1% ou usar betanecol sublingual (5 a 10 mg) ou em cápsulas de 25 mg, 3 vezes ao dia (pode causar lacrimejamento, micção frequente, diarreia e náuseas).
- Pode-se optar pela troca da classe do fármaco.

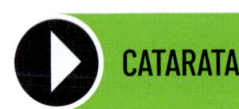

CATARATA

Ver também *Alterações oculares.*

É a opacificação total ou parcial do cristalino ou de sua cápsula que prejudica o desempenho visual. Há indícios de que a catarata possa surgir em decorrência do uso de psicofármacos, porém isso é controverso. Uma pesquisa com 620.000 adultos que receberam quetiapina identificou um risco de incidência de catarata de 0,005%, significativamente menor do que a taxa básica na população geral (0,2%). Alguns APGs, incluindo fenotiazinas e haloperidol, também foram eleitos como possíveis causas de catarata, embora a validade de tais associações permaneça controversa.[44]

Em relação aos ADs, um estudo encontrou aumento do risco de catarata no seguimento de dois anos com fluvoxamina, paroxetina e venlafaxina.[45]

CEFALEIA

É uma queixa frequente, não específica e geralmente transitória de pacientes que utilizam psicofármacos, sobretudo no começo do tratamento. Pode estar associada ao mecanismo de hiperativação do sistema autonômico e à ansiedade, por aumento das concentrações de serotonina e noradrenalina, mais comum no período inicial de uso dessas substâncias. É especialmente comum com o uso de ISRSs (escitalopram, 24%; fluoxetina, 20%; fluvoxamina, 22%; paroxetina, 18%; sertralina, 25%) e IRSNs (venlafaxina, 38%; duloxetina, 14%; desvenlafaxina, 20%) e, ainda, com bupropiona (25 a 34%) e moclobemida. Pode ocorrer também com o uso de APAs, como clozapina e risperidona, assim como de alguns ADTs, metilfenidato, T3 e BZDs. A lamotrigina pode causar cefaleia em 30% dos pacientes, mas parece ser eficaz em prevenir enxaqueca com aura. Cerca de 20% dos pacientes que utilizam oxcarbazepina e carbamazepina também relataram o sintoma.

A hipótese de crise hipertensiva também deve ser considerada quando há uso de ADs associado a elevações da PA, como é o caso dos IMAOs tradicionais, em razão da ingestão de alimento contendo tiramina (especialmente queijos). Em pacientes que utilizam lítio, cefaleia crônica pode estar associada, raramente, com pseudotumor cerebral, síndrome que envolve papiledema bilateral e aumento da pressão intracraniana.

MANEJO

- Primeiro, avaliar a intensidade, a frequência e o grau de prejuízo na vida do paciente.
- Deve-se afastar outras causas, como enxaqueca, crise hipertensiva, problemas neurológicos, oftalmológicos ou outros.
- Se a causa for realmente o uso de psicofármacos (p. ex., ISRSs), lembrar o paciente de que esse sintoma costuma melhorar com o tempo de uso, ou então optar pela troca do medicamento, caso o sintoma seja muito intenso. A mirtazapina possui baixa porcentagem de queixa de cefaleia (1%), e o citalopram parece ter a menor porcentagem entre os ISRSs (2%).

- Podem-se usar analgésicos para alívio do sintoma.
- Cefaleia durante o uso de IMAOs deve sempre ser considerada uma situação potencialmente grave. Nesse caso, deve-se monitorar de modo cuidadoso a PA e estar atento a uma possível crise hipertensiva.

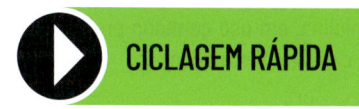

CICLAGEM RÁPIDA

Ver também *Virada maníaca*.

São ditos cicladores rápidos os pacientes com TB com mais de quatro episódios depressivos, hipomaníacos e/ou maníacos por ano. Acredita-se que o uso de ADTs, ISRSs e IRSNs possa induzir esses quadros. Estudos mostram taxas de 10 a 15% de mania e hipomania induzidas por ADs.

MANEJO

- Há indícios de melhor resultado no controle de sintomas de pacientes cicladores rápidos com o uso de AVP.
- Se o paciente bipolar estiver usando AD e desenvolver ciclagem rápida, suspender o medicamento.

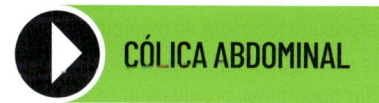

CÓLICA ABDOMINAL

Ver também *Diarreia*.

Cólica abdominal pode fazer parte da síndrome de retirada dos ADTs, principalmente após tratamento prolongado com interrupção abrupta do fármaco. Em geral, ocorre nas primeiras 48 horas após a suspensão do medicamento, podendo estar relacionada a um efeito-rebote de hiperatividade colinérgica. Raramente, pode ocorrer como efeito colateral dos ISRSs. É mais comum que ocorra com o uso de sertralina. Também é um efeito adverso raro do AVP.

MANEJO

- O manejo é basicamente preventivo: recomenda-se a diminuição gradativa do medicamento ao longo de algumas semanas, caso tenha sido tomada a decisão de interromper seu uso.
- Uma vez instalado o quadro, para esse efeito em particular, podem-se utilizar antiespasmódicos, como hioscina.

COLITE NECROSANTE

É caracterizada por aguda e difusa ulceração e por necrose intestinal de cunho inflamatório e isquêmico; raramente pode ser causada por APs, com cerca de 20 casos relatados na literatura. Tem sido implicada de modo particular com as fenotiazinas, sobretudo quando usadas em conjunto com ADTs e anticolinérgicos, sugerindo que o risco está relacionado com a atividade anticolinérgica.

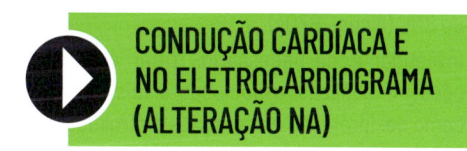

CONDUÇÃO CARDÍACA E NO ELETROCARDIOGRAMA (ALTERAÇÃO NA)

Ver *Arritmia e alteração na condução cardíaca*.

CONFUSÃO MENTAL

Estados confusionais agudos e *delirium* são potenciais efeitos adversos de diversos fármacos, em especial os corticoides e aqueles com propriedades anticolinérgicas e dopaminérgicas. Entre os psicofármacos, aqueles com propriedades sedativas ou anticolinérgicas intensas costumam estar associados a tais intercorrências, em especial BZDs, ADTs e APs sedativos. A associação de fármacos com tais propriedades (como ADTs, APs de baixa potência e anticolinérgicos) aumenta o risco, principalmente em idosos. Agonistas dopaminérgicos também podem levar à confusão mental.

Outros psicofármacos já relatados como causadores de estados confusionais agudos, além dos já citados, são buspirona, bupropiona, pimozida, lítio (sobretudo na intoxicação), AVP, topiramato, zolpidem, risperidona, clozapina e, muito raramente, paroxetina e sertralina.

Há relatos de indução de psicose com metilfenidato em doses mais altas e em pacientes adultos com uso continuado, sugerindo a importância da investigação de fatores de risco para esquizofrenia e para dependência de substâncias nesses indivíduos.[46]

▶ MANEJO

- Reduzir a dose ou suspender o psicofármaco, dependendo da intensidade do sintoma.
- Vigiar para risco de queda, se for o caso.
- Evitar, especialmente em idosos, o uso isolado e, particularmente, o uso associado de substâncias com efeitos anticolinérgicos intensos; lembrar também que fármacos não psicotrópicos – como corticoides, diuréticos, digitálicos, antidiabéticos e opioides – podem causar quadros confusionais.
- Evitar o uso associado de outros depressores do SNC (álcool, BZDs).
- Investigar e, se necessário, tratar complicações metabólicas associadas a tais quadros, como desidratação e alterações eletrolíticas.
- Considerar investigação de foco infeccioso, em especial em idosos, que nem sempre apresentam febre e são mais suscetíveis à retenção urinária secundária ao uso de psicofármacos (ver *Retenção urinária*) e à consequente infecção urinária.

Ver também *Delirium*, *Síndrome serotonérgica* e *Síndrome neuroléptica maligna*.

▶ CONGESTÃO NASAL

Ver também *Coriza*.

Vasodilatadores usados contra disfunção erétil (como sildenafila, tadalafila e vardenafila) e fármacos com bloqueio α_1-adrenérgico – tricíclicos, clozapina, fenotiazinas – podem causar esse sintoma.

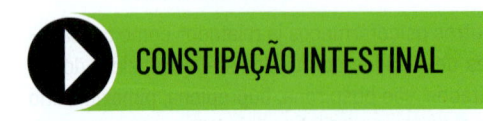

▶ CONSTIPAÇÃO INTESTINAL

Costumam causar constipação os ADTs com ação anticolinérgica. Entre eles, a amitriptilina produz esse efeito em maior intensidade, e, em menor grau, a nortriptilina.

Eventualmente, também produzem constipação intestinal os APs, sobretudo os típicos de baixa potência (p. ex., clorpromazina, tioridazina), a clozapina, a buspirona, a pimozida, os ISRSs (mais raro; ocorre mais com a paroxetina) e outros ADs como venlafaxina, duloxetina, mirtazapina e bupropiona. A vareniclina, em uso contínuo prolongado, também pode causar constipação.

▶ MANEJO

- Dieta rica em fibras e maior ingestão de líquidos (cerca de 2,5 L/dia no mínimo).
- Uso de laxativos (metamucil, 1 a 2 envelopes/dia).
- Fibras vegetais, 2 a 4 colheres de sopa ao dia.
- Caso o paciente fique vários dias sem evacuar, recomenda-se o uso de laxativos de contato, como:
  - picossulfato de sódio (7,5 mg/mL), 8 a 15 gotas/dia;
  - sementes de *Plantago ovata*, 2 colheres de chá, ou 1 envelope com 5 g, até 2 vezes ao dia;
  - óleo mineral, 1 colher de sopa, 2 a 3 vezes ao dia;
  - betanecol, 10 a 30 mg, VO, 3 vezes ao dia (preparado em farmácia de manipulação).
- O orlistate pode ajudar na constipação e no controle da dor abdominal, possivelmente, em parte, pelo mecanismo indutor de diarreia.[47]
- Em casos mais graves, e principalmente em idosos, pode-se optar por uma conduta mais agressiva; na emergência, fazer lavagem intestinal ou enema, caso outras opções não tenham dado resultados positivos.

Obs.: atentar para a constipação em pacientes em uso de clozapina, principalmente os do sexo feminino, internados, que estão em início recente da medicação ou em uso concomitante de anticolinérgicos, uma vez que pode levar a um potencial caso de íleo paralítico fatal com ou sem sintomas abdominais prévios.

A constipação também é alarmante em idosos por risco de obstrução intestinal e íleo paralítico, sendo recomendados, nesses casos, ADs que não costumem produzir esse efeito (p. ex., ISRSs).

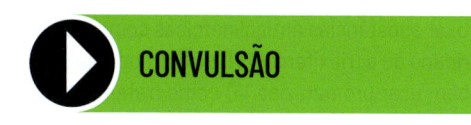

CONVULSÃO

Alguns psicofármacos podem desencadear convulsões, pois diminuem o limiar convulsivo. Em uma análise de ensaios clínicos realizada pela FDA, a incidência de convulsões em pacientes em uso de AD foi menor do que em pacientes em uso de placebo, comprovando a ausência de associação dos ADs em geral com crises convulsivas. No entanto, os ADs, quando usados em doses maiores do que o recomendado ou em *overdose*, ativam outras vias neuroquímicas que podem causar convulsões, de acordo com a seguinte classificação: baixo risco (menos de 5%): ISRSs (exceto citalopram), mirtazapina, trazodona; risco intermediário (5 a 10%): amitriptilina, clomipramina, doxepina, citalopram, venlafaxina; alto risco (mais de 10%): imipramina, desipramina, nortriptilina, maprotilina, bupropiona; risco desconhecido: duloxetina.[48]

O uso de doses inapropriadas de flumazenil para reversão de intoxicação por BZDs pode causar convulsão, assim como no uso em intoxicação mista (junto com ADT).

Também há risco aumentado de convulsões com o uso de APs. A clozapina apresenta o maior risco, proporcional à dose utilizada (1 a 2%, < 300 mg/dia; 3 a 4%, 300 a 599 mg/dia; 5%, 600 a 900 mg/dia). A olanzapina e a quetiapina têm incidência ao redor de 1%, enquanto os demais APAs apresentam risco mais baixo. Os APTs de baixa potência, principalmente os fenotiazínicos, como a clorpromazina, também reduzem o limiar convulsivo.

Outras situações nas quais podem ocorrer convulsões são a intoxicação por lítio ou carbamazepina e na SAA ou na retirada de BZDs e anticonvulsivantes. Muito raramente, podem ocorrer durante o uso de IMAOs e ISRSs. Relatos de caso apontam risco com uso de vareniclina.

Algumas evidências mostram que altas doses do metilfenidato podem aumentar o risco de convulsão. No entanto, estudos recentes têm mostrado que o uso de doses baixas (< 1 mg/kg/dia) parece não aumentar o risco convulsivo, mesmo em crianças com epilepsia de difícil controle.

MANEJO

▶ Alguns fatores de risco devem ser observados antes de se prescrever um psicofármaco que altere o limiar convulsivo, como, por exemplo, convulsão febril, história familiar de epilepsia, existência de lesão cerebral, abstinência de BZD e/ou álcool, interação farmacológica de ADTs com alguns ADs.

▶ Evitar o uso da bupropiona e da maprotilina em pacientes com história prévia de convulsões; manter atenção ao fato de que o risco aumenta proporcionalmente ao incremento da dose dos fármacos.

▶ Se ocorrerem convulsões, suspender os medicamentos e solicitar consulta neurológica. Se necessário, usar diazepam IV.

▶ A clozapina, com muita frequência, produz convulsões dose-dependentes. Avaliar o risco de convulsão em cada caso e, se for alto ou se ocorrer uma convulsão, algumas das medidas recomendadas englobam reduzir a dose de clozapina, reduzir/descontinuar medicações que possam estar diminuindo o limiar convulsivo ou estar causando interações medicamentosas, diminuir a velocidade de aumento se início de tratamento e considerar uma cobertura com medicações anticonvulsivantes. O valproato é a escolha-padrão, porém a literatura é escassa nesse aspecto.[47]

▶ Na terapia adjuvante com anticonvulsivantes, em pacientes com epilepsia que necessitem usar esse medicamento, evitar associar com carbamazepina (risco aumentado para aplasia de medula devido à associação de ambos os fármacos). A fenitoína baixa as concentrações da clozapina e também tem algum efeito depressor sobre a medula.

▶ Usar os APAs com cuidado em pacientes com doença de Alzheimer, nos quais o limiar convulsivo está diminuído.

▶ Em caso de desintoxicação de álcool ou BZD, usar preferencialmente um BZD de longa ação, com retirada gradual. Evitar o uso de substâncias que diminuam o limiar convulsivo durante esse período, como APs de baixa potência. Se houver história de convulsões na abstinência, considerar iniciar o uso profilático de anticonvulsivantes.

CORIZA

Ver também *Congestão nasal*.

Substâncias com ação bloqueadora α_1-adrenérgica, como os ADTs, em especial a amitriptilina e as fenotiazinas, podem causar congestão nasal e, consequentemente, coriza. Pode ocorrer, ainda, na interrupção abrupta de ISRSs e opioides (codeína e morfina).

CRISES OCULOGÍRICAS

Manifestação aguda de distonia (síndrome que consiste em contração muscular lenta ou sustentada e involuntária) da musculatura dos olhos que ocasiona desvio do globo ocular com duração de poucos minutos a várias horas. Podem ser causadas por APs, mais comumente os de alta potência, ocorrendo com maior probabilidade em indivíduos jovens, severamente doentes e sem história de uso de APs.

Podem ocorrer na retirada dos APs e também após uso prolongado desses fármacos, inclusive atípicos. Podem acontecer, ainda, em pacientes que usam carbamazepina e lamotrigina em doses elevadas e/ou quando o aumento da dosagem diária foi muito rápido, bem como em casos de intoxicação por esses fármacos.

MANEJO

- No caso da carbamazepina, deve-se interromper o medicamento e reintroduzi-lo em doses bem menores, que serão aumentadas lentamente até que seja alcançada a dosagem necessária.
- Nos casos decorrentes do uso de APs, reduzir ou suspender temporariamente a substância, dependendo da intensidade do quadro.
- Usar substâncias anticolinérgicas como o biperideno ou o triexifenidil (VO ou IM); pode-se também usar prometazina VO como tratamento ou associada ao neuroléptico como forma de profilaxia para esse efeito (pela ação anticolinérgica) ou difenidramina oral ou parenteral, a qual parece reverter rapidamente quadros de crises oculogíricas.
- O uso de BZD de longa ação (clonazepam) também pode melhorar o sintoma.
- Obter o diagnóstico diferencial com tétano e meningite.

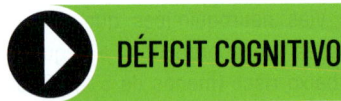

DÉFICIT COGNITIVO

O uso de substâncias depressoras do SNC ou com efeito anticolinérgico intenso pode provocar prejuízo na memória e na atenção, redução da coordenação motora e diminuição global das funções cognitivas, como é o caso principalmente dos BZDs, dos APTs de baixa potência, de indutores do sono e de alguns ADTs. Esse efeito é particularmente marcante em pessoas idosas.

Ocorre raramente com o uso da carbamazepina e do AVP. O topiramato pode levar a formas mais intensas de alteração cognitiva (dificuldade de encontrar palavras, alteração de memória de trabalho, prejuízo na atenção e na concentração e decréscimo na fluência verbal e não verbal), por vezes exigindo a interrupção do tratamento. O desenvolvimento desse efeito colateral depende da dosagem empregada; do uso concomitante de outros medicamentos que causam depressão do SNC ou de álcool; e da sensibilidade individual.

MANEJO

- Realizar uma anamnese completa com vistas a afastar demais causas de queixas cognitivas subjetivas como sintomas afetivos ou psicóticos, transtornos ou sintomas de ansiedade, distúrbios de sono, abuso de substâncias, transtorno de déficit de atenção e uma variedade de condições médicas comórbidas.

▶ Se a interferência nas funções cognitivas for excessiva e não desaparecer depois de algumas semanas (tolerância), pode-se optar por diminuir a dose ou mudar para um fármaco de ação menos depressora sobre o SNC.

▶ Quando a insônia constitui o sintoma-alvo e a sedação se faz necessária, pode-se optar por um BZD de curta ação apenas à noite, para que o paciente se mantenha alerta durante o dia (p. ex., midazolam, alprazolam, lorazepam).

▶ Evitar, em pacientes idosos, o uso de medicamentos que tenham efeito anticolinérgico marcante ou ação sedativa prolongada.

▶ Agentes procolinérgicos (p. ex., donepezila ou galantamina) ou antagonistas de glutamato (p. ex., memantina) ainda não têm sua eficácia examinada para fins de melhora no déficit cognitivo causado por psicotrópicos, embora sejam agentes em potencial.

▶ Modafinila/armodafinila têm sido consideradas estratégias de interesse para neutralizar a sedação e possíveis efeitos adversos cognitivos, porém carecem de estudos formais com esse objetivo específico.

▶ O pramipexol parece ser uma opção para melhora do processamento na área da atenção em pacientes bipolares eutímicos, podendo ser útil para queixas cognitivas de ordem iatrogênica.[49]

DÉFICIT DE MEMÓRIA

Ver também *Amnésia*.

Pode ocorrer com os psicofármacos depressores do SNC. É particularmente importante com o uso de BZDs e após ECT (em especial a bilateral). Após ECT, em geral ocorre uma forma de amnésia retrógrada transitória. A amnésia pode, também, fazer parte de um quadro de depressão.

MANEJO

▶ O paciente deve ser orientado quanto à possibilidade de esse efeito ocorrer e de que é reversível na grande maioria dos casos.

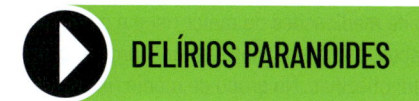

DELÍRIOS PARANOIDES

Ver também *Confusão mental* e *Virada maníaca*.

Há relatos de indução de psicose com metilfenidato em doses mais altas e em pacientes adultos com uso continuado, sugerindo a importância da investigação de fatores de risco para esquizofrenia e para dependência de substâncias nesses pacientes.[46]

Eventualmente, pode fazer parte de um quadro de intoxicação atropínica causado por substâncias com ação anticolinérgica (ADTs, neurolépticos típicos sedativos e antiparkinsonianos, sobretudo quando associados). Pode ser uma das manifestações de *delirium*.

MANEJO

▶ Identificar o fármaco causador da intoxicação, suspendê-lo e adotar as demais medidas indicadas nessas situações.

Ver também *Delirium*.

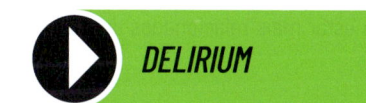

DELIRIUM

Caracteriza-se por uma alteração aguda do nível de consciência associada a alterações globais das funções cognitivas: atenção, memória e orientação. São frequentes, ainda, alterações da sensopercepção, delírios, inquietude, agitação, alterações do sono e do ciclo sono-vigília, da afetividade (depressão, ansiedade ou medo, irritabilidade, apatia, perplexidade), em geral de causa metabólica, tóxica, infecciosa ou secundária a substâncias. O início costuma ser rápido, com flutuação diurna, durando, na maioria dos casos, menos de 6 meses.

O *delirium* pode ser induzido por quase todos os psicofármacos, é geralmente uma reação aguda e ocorre de forma mais frequente em idosos, pacientes demenciados, indivíduos com doença cerebral orgânica preexistente, quadros de pós-operatório e em usuários de substâncias psicoativas.

O grupo de medicações de maior risco é o dos psicofármacos que têm ação anticolinérgica como ADTs e fenotiazinas. No grupo de médio risco estão sedativos, BZDs, fármacos ativadores de dopamina como antiparkinsonianos, bloqueadores dos receptores H2 de histamina, digoxina e β-bloqueadores, sendo, porém, a maioria destes sem efeito anticolinérgico direto. Entre os ISRSs, a paroxetina tem maior tendência a precipitar *delirium*, devido à maior afinidade com receptores muscarínicos. Pode ocorrer, ainda, com zolpidem, anticonvulsivantes e lítio.

Deve-se atentar para *delirium* em pacientes em uso de AVP, pois há risco de encefalopatia hiperamonêmica, a qual já foi relatada tanto durante o início do tratamento com AVP como durante o tratamento crônico estável. As elevações de amônia ocorrem em concentrações séricas terapêuticas de AVP e não estão relacionadas à função hepática. A maioria dos pacientes se recupera após a descontinuação do agente.

Entre os APAs, a clozapina está mais associada, em razão de seus efeitos anticolinérgicos intensos, enquanto os demais acarretam menor risco.

Múltiplos estudos mostram a associação do uso de BZDs e *delirium*, principalmente em idosos e em pacientes no pós-operatório. Agentes de longa ação parecem estar mais relacionados do que os de curta ação.

MANEJO

- É uma emergência médica que requer inicialmente manejo clínico em ambiente hospitalar.
- Buscar incessantemente a provável causa clínica do quadro e tentar removê-la ou corrigi-la.
- Se for secundário ao uso de fármacos:
  - suspender imediatamente a substância suspeita de causar o quadro;
  - reduzir qualquer fármaco de ação anticolinérgica concomitante;
  - revisar toda prescrição medicamentosa a cada 24 horas.
- Manter o paciente em ambiente monitorado, bem iluminado, mas com poucos estímulos.
- Usar indicadores que facilitem a orientação do indivíduo (p. ex., relógio, calendário) e prover orientação adequada nos períodos de lucidez.
- Utilizar contenção mecânica, quando tal procedimento for necessário para garantir a segurança do paciente.
- Avaliar a necessidade de uso de AP e descontinuar se não há uma indicação clara para o seu uso. Caso os sintomas não sejam controlados com as medidas citadas, trocar por um AP que tenha menor efeito anticolinérgico. A escolha deve ser baseada nas interações farmacológicas ou condições médicas do paciente, uma vez que não há evidência de superioridade entre um e outro.
- Pode-se utilizar haloperidol via oral 0,5 a 1 mg, procurando não passar de 5 mg em 24 horas, se necessário. Os APAs são uma alternativa: risperidona 0,5 mg, 2 vezes ao dia; olanzapina 2,5 a 5 mg, 2 vezes ao dia; ou quetiapina 25 mg, 2 vezes ao dia.[50]

Os BZDs são usados para casos de *delirium* por abstinência de sedativos ou álcool, DP ou na SNM. O uso de BZDs de curta ação deve ser a escolha: lorazepam oral ou IM 0,5 a 1 mg a cada 2 a 4 horas até um máximo de 4 mg em 24 horas (2 mg em idosos). Atentar para o risco de depressão respiratória e prolongamento/piora de *delirium*.[50]

DEPENDÊNCIA

Ver também *Síndrome de retirada ou de descontinuação*, nesta seção, e *Transtornos por uso de substâncias* na Seção "Diretrizes e algoritmos".

Esse termo não é usado no DSM-5-TR, porém preservamos aqui devido ao seu uso consagrado.

Dependência caracteriza-se pelo desejo intenso (fissura) e por uma necessidade compulsiva de utilizar determinada substância; por uso associado à obtenção de prazer ou alívio dos sintomas ocasionados pela falta da substância (que podem tanto ser físicos como psicológicos); por ocorrência de uma síndrome de abstinência caso o medicamento seja suspenso ou suas concentrações no sangue tenham diminuído; por dificuldades em controlar os padrões de uso, como início, término, quantidades; pela persistência no uso da substância (apesar de serem evidentes seus efeitos prejudiciais);

pelo desenvolvimento de tolerância; pelo uso da substância com a finalidade de evitar um estado disfórico e/ou ansioso ou mal-estar físico. Os sintomas de falta variam de acordo com cada substância ou medicamento.

Das substâncias utilizadas na prática psiquiátrica, as que mais costumam causar dependência são os BZDs e os barbitúricos. Na clínica, também é muito comum que analgésicos opioides provoquem o quadro. Tem sido relatada dependência em consequência do uso de pregabalina.

A dependência ocorre mais rapidamente com os BZDs de curta ação (alprazolam, lorazepam), mas também com os de longa ação (diazepam), se usados em doses elevadas e por longos períodos. Sua interrupção produz uma síndrome de abstinência que é muito semelhante a um quadro de ansiedade e que se caracteriza por inquietude, ansiedade, taquicardia, insônia, agitação, ataque de pânico, fraqueza, cefaleia, fadiga, dores musculares, letargia, tremores, náuseas, vômitos, diarreia, cãibras, hipotensão, palpitações, tonturas, hiper-reflexia, hipersensibilidade a estímulos, fotofobia, hiperacusia, alterações sensoriais, despersonalização, desrealização e disforia. Nos casos mais graves, podem ocorrer convulsões, confusão, *delirium* e sintomas psicóticos. A duração é variável. Os sintomas físicos raramente ultrapassam sete dias. Foi descrito, ainda, que a retirada abrupta do alprazolam pode provocar uma reação do tipo maníaca.

A dependência ocorre após a utilização do medicamento, mesmo em baixas doses, por tempo prolongado, ou pelo uso de altas doses por períodos mais curtos. Os sintomas de abstinência dos BZDs surgem entre 12 horas ou até 1 ou 2 semanas (com os de meia-vida longa) após a última dose. Os sintomas físicos da abstinência tendem a desaparecer em um período de 7 a 10 dias. Os demais sintomas da dependência, entretanto, podem durar até para sempre, como no caso da fissura, ou podem rapidamente se reinstalar após a quebra da abstinência, como a compulsão e a tolerância.

MANEJO

▶ A substância que provocou dependência, se for um BZD de meia-vida curta (p. ex., lorazepam, alprazolam), deve ser substituída por outra de meia-vida mais longa (diazepam ou clonazepam), e a retirada deve ser feita de forma gradual.

▶ O recrudescimento da ansiedade pela retirada da substância pode ser confundido com a síndrome de abstinência.

▶ Nos estados ansiosos, particularmente nos de longa duração (TAG), sempre que possível, deve-se optar pelo uso de ISRSs que também tenham ação ansiolítica, sempre lembrando que há latência de início de ação.

▶ Na insônia, principalmente nas formas leves e moderadas, deve-se, sempre que possível, evitar o uso de BZDs antes de uma avaliação cuidadosa para esclarecimento da causa básica (p. ex., depressão, transtorno de ansiedade, transtorno de adaptação). Não utilizá-los por mais de duas semanas sem tentar retirá-los. Pode-se tentar utilizar medicamentos indutores do sono não BZDs, que apresentam menor risco de dependência, como o zolpidem ou a zopiclona.

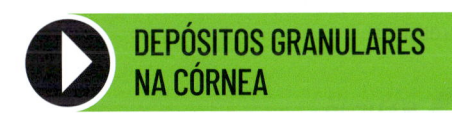

DEPÓSITOS GRANULARES NA CÓRNEA

É uma reação adversa da clorpromazina e, provavelmente, dos demais fenotiazínicos. Caracteriza-se por depósitos finos de coloração marrom no endotélio da córnea. Em geral é dose-dependente e, mesmo após a retirada da medicação, pode ser irreversível. Só é possível visualizá-los em exame oftalmológico, e apresentam, em geral, caráter benigno, sem riscos ou sintomas adicionais aos pacientes.

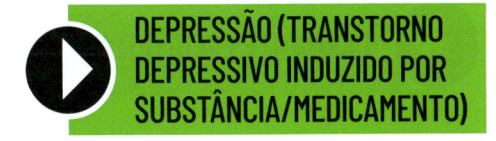

DEPRESSÃO (TRANSTORNO DEPRESSIVO INDUZIDO POR SUBSTÂNCIA/MEDICAMENTO)

Segundo o DSM-5-TR, esse transtorno se desenvolve durante ou logo após a intoxicação – ou abstinência – de uma substância ou após a exposição – ou abstinência – de um medicamento capaz de gerar humor persistente e predominantemente deprimido ou anedonia. Os sintomas depressivos dominam o quadro clínico e são suficientemente graves para justificar atenção clínica (diferente dos quadros de intoxicação ou de retirada de uma substância).[51]

O surgimento dessa condição está associado ao uso de um grande número de medicações: corticoides, antibióticos, agentes anticancerígenos (tamoxifeno), antiparkinsonianos (levodopa, carbidopa, amantadina), ACOs e hormônios (estrogênios, progesterona), anfetaminas, cocaína, PCP, anti-hipertensivos (reserpina, α-metildopa, propranolol, clonidina, etc.), agentes antivirais (efavirenz, interferon), derivados do ácido retinoico (isotretinoína) e agentes para cessar tabagismo (vareniclina).

As categorias de drogas de abuso que mais causam essa condição são as depressoras (álcool, BZDs e outras drogas sedativas, hipnóticas ou ansiolíticas) e as estimulantes (abstinência de substâncias do tipo anfetamina e cocaína). O uso crônico de BZDs, associado ou não ao uso de álcool, pode levar ao aparecimento de um quadro de depressão em indivíduos predispostos. O uso de topiramato pode, igualmente, levar a sintomas depressivos.

MANEJO

- Avaliar se o agente causador do quadro é de origem medicamentosa ou clínica.
- Reduzir a dose, suspender ou trocar de fármaco se for um quadro depressivo secundário a medicamento. Tratar a doença física se for ela a causa, porém se houver persistência da síndrome depressiva mesmo com tratamento da doença clínica, está indicado o uso de um AD.

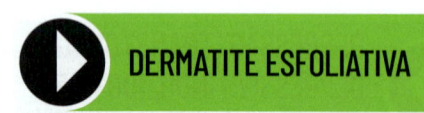

DERMATITE ESFOLIATIVA

A dermatite esfoliativa, também chamada eritrodermia, é uma inflamação da pele caracterizada por eritema e descamação. Pode ser sintoma de doença dermatológica, neoplasia ou, ainda, secundária ao uso de fármacos. Entre os psicofármacos, têm sido implicados carbamazepina, fenotiazinas (como a clorpromazina), fenobarbital, fenitoína, opioides, lamotrigina, AVP e lítio. Pode evoluir para uma forma grave: a síndrome de Stevens-Johnson.

MANEJO

- Por se tratar de um quadro grave ou que pode evoluir para uma condição séria, a descontinuação do medicamento é, em geral, a única opção. Solicitar avaliação dermatológica concomitante.
- Optar por outra classe de medicamentos. Nesses casos, o fármaco que produziu o quadro clínico não deve ser usado novamente.

Ver também *Síndrome de Stevens-Johnson*.

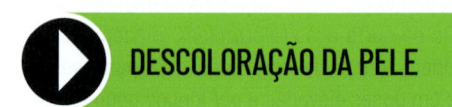

DESCOLORAÇÃO DA PELE

É um efeito adverso que pode ocorrer, embora em casos raros, com o uso da clorpromazina e, provavelmente, dos demais fenotiazínicos. A descoloração se restringe às áreas expostas, com a pele adquirindo tons de cinza.

MANEJO

- A pigmentação induzida por clorpromazina é quase completamente reversível com a sua retirada.

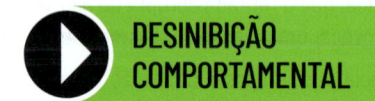

DESINIBIÇÃO COMPORTAMENTAL

Episódios de reação paradoxal de desinibição comportamental têm sido relatados com o uso de BZDs e, mais raramente, anfetaminas e metilfenidato. Caracterizam-se por aumento da ansiedade, hiperatividade, desinibição sexual, hostilidade e euforia. Como fatores de risco, identificam-se genética (familiares que tenham tido reações paradoxais), doença neurológica, os extremos de idade (crianças e idosos) e, sobretudo, a personalidade do paciente: indivíduos agressivos e com controle deficiente de impulsos estão mais propensos a desenvolver reações paradoxais.

Em um estudo com 323 pacientes internados, embora com diagnósticos de base e medicamentos em uso concomitante diferentes, supôs-se que a desinibição comportamental manifestada poderia não ser mais provável com BZDs de ação curta do que com BZDs de ação prolongada.[52]

▶ MANEJO

- ▸ Suspender o BZD e/ou o medicamento suspeito de induzir o quadro.
- ▸ Considerar indução de psicose (p. ex., intoxicação atropínica) ou episódio maníaco quando em uso de ADs, anfetaminas ou metilfenidato.
- ▸ Em episódios graves de descontrole, a administração de 5 mg IM de haloperidol frequentemente é efetiva em provocar sedação. Os APAs são uma alternativa: risperidona 0,5 mg, 2 vezes ao dia, olanzapina 2,5 a 5 mg, 2 vezes ao dia, ou quetiapina 25 mg, 2 vezes ao dia.

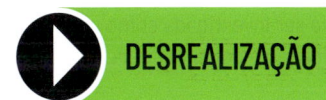

▶ DESREALIZAÇÃO

Experiência subjetiva na qual o ambiente é percebido como estranho e irreal. Pode ocorrer com o uso de ADTs. Tem sido descrita também com o uso de paroxetina, em especial nas semanas iniciais do tratamento.

Pode ser um sintoma relacionado a casos de intoxicação aguda ou abstinência de uma substância, ou um sintoma de um transtorno de ansiedade. As substâncias precipitantes mais comuns são as drogas ilícitas maconha, alucinógenos, cetamina, *ecstasy* e sálvia.[51]

▶ MANEJO

- ▸ Tratar a causa de base, se for um transtorno de ansiedade.
- ▸ Investigar utilização de substâncias ilícitas e desencorajar o seu uso.

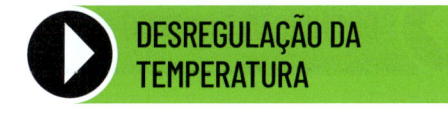

▶ DESREGULAÇÃO DA TEMPERATURA

É um efeito bastante comum com o uso de ADTs (p. ex., calorões) e fenotiazinas, sem consequências clínicas adicionais. Ondas de calor podem ocorrer, ainda, com o uso de T3. Esse efeito normalmente não apresenta relevância clínica e costuma ceder com o passar do tempo. Também pode ocorrer como sintoma na SNM e na síndrome serotonérgica (hipertermia). Os APs podem causar hipertermia e hipotermia, geralmente no início do tratamento ou nos aumentos de dosagem. Os APs que têm maior antagonismo a receptores 5-HT2 parecem ter associação maior com o efeito hipotérmico.

▶ MANEJO

- ▸ Fornecer esclarecimento ao paciente sobre o caráter benigno e a autolimitação desse efeito colateral, no caso dos ADTs.
- ▸ Em hipertermia induzida por APs, descartar quadros de risco que envolvam o aumento da temperatura, como SNM. Remover o paciente da exposição à alta temperatura ambiente, considerar hidratação, acetaminofeno e cobertores de resfriamento ou bolsas de gelo, se necessário.
- ▸ Nos casos de hipotermia induzida por APs, a troca da medicação deve ser cogitada, devido à possível gravidade do quadro.

Ver também *Síndrome neuroléptica maligna* e *Síndrome serotonérgica*.

▶ DIABETES INSÍPIDO

A eliminação excessiva de urina é comum entre pacientes em litioterapia. Em geral, é acompanhada de polidipsia e nictúria, com volume urinário excedente a 3 L de urina/dia. A urina torna-se diluída, com baixas concentrações urinárias de eletrólitos e baixa osmolaridade (dificuldade de concentrar a urina). Esse fenômeno deve-se ao antagonismo que o lítio exerce sobre o efeito retentor de água do ADH em nível renal, embora a concentração de ADH esteja normal. Até 20 a 40% dos pacientes em uso prolongado de lítio podem apresentar essa complicação.

Em concentrações citotóxicas, o lítio penetra nas células do túbulo coletor e inibe as vias de sinalização que envolvem a glicogênio sintase cinase tipo 3 β (GSK3β), resultando em disfunção do canal de água da aquaporina 2, diminuindo a própria atividade de reabsorção da água dessas células.

MANEJO

- Esse efeito parece ser dose-dependente e geralmente é reversível em curto prazo, porém pode levar meses a anos após a interrupção do uso. Em tratamentos a longo prazo (> 15 anos) pode ser irreversível.
- Muitas vezes, o efeito não é tão intenso, e o lítio pode ser mantido.
- Caso a manutenção do lítio seja muito importante, pode-se tentar diminuir a dose, se clinicamente possível. Caso contrário, optar por outro estabilizador do humor e por tomada única ao dia.
- Usar um diurético: a substância de escolha é a amilorida, um diurético poupador de potássio, na dose de 10 a 20 mg/dia. (Sua apresentação comercial é, em geral, em combinação com hidroclorotiazida.) Pode-se também usar a hidroclorotiazida, 25 mg, 2 ou 2 vezes ao dia. O aumento da excreção do sódio produzido pelo tiazídico acarreta diminuição do volume extracelular, que acaba reduzindo o fluxo sanguíneo renal e a taxa de filtração glomerular, provocando aumento da reabsorção de sódio e água. Quando este último diurético for usado, deve-se diminuir a dose de lítio pela metade e realizar nova dosagem sérica (litemia). Também devem ser monitoradas as concentrações séricas de potássio, já que pode ocorrer a depleção desse elemento.
- O uso de indometacina, 50 mg VO, 3 vezes ao dia, é indicado quando é necessária a eliminação imediata do sintoma. Não é utilizada para tratamento de manutenção, uma vez que aumenta o risco de toxicidade do lítio.
- Fazer suplementação de potássio por meio de medicamento ou dos alimentos (banana, laranja, cenoura) para manter suas concentrações entre 10 e 20 mEq/L, quando for utilizado um diurético poupador de potássio, como, por exemplo, espironolactona.
- Fazer um controle mais frequente da função renal e das concentrações de eletrólitos (especialmente o potássio, se for utilizado um diurético tiazídico).

DIARREIA

Em geral, é um fenômeno autolimitado que pode ocorrer durante o início do tratamento com ADs serotonérgicos ou como parte de síndromes de retirada após a interrupção abrupta desses medicamentos. Segundo a FDA, as taxas de incidência geral de diarreia nos ISRSs são de 6 a 20%. Para alguns IRSNs como duloxetina e desvenlafaxina, as taxas encontram-se em cerca de 10%, enquanto as taxas mais baixas entre os ADs são descritas com bupropiona XL, mirtazapina e venlafaxina (> 1 a 2%, mas não diferentes do placebo). Os ADTs, devido ao efeito anticolinérgico, em geral não causam diarreia, e sim efeito constipante.[53]

No grupo dos estabilizadores do humor, diarreia significativa ou persistente com lítio ou divalproato, por exemplo, deve ser investigada como um possível sinal de intoxicação medicamentosa.

MANEJO

- Aguardar, se possível, na ausência de outros sinais de intoxicação, pois tende a ser um quadro autolimitado.
- Se o sintoma for muito incômodo, inicialmente tentar reduzir a dose.
- Pode ser tratada de forma conservadora por meio de reposição oral de perdas de líquidos, aumento do consumo de fibra alimentar (p. ex., metamucil) e até uso de medicamentos antidiarreicos como loperamida ou subsalicilato de bismuto, desde que sejam afastados quadros de intoxicação.
- No caso de diarreia grave, suspender o medicamento em uso, substituindo-o.
- Em uso de lítio, o aparecimento de diarreia seguida de vômitos deve ser acompanhado com monitoramento mais próximo, que pode supor um quadro de intoxicação.

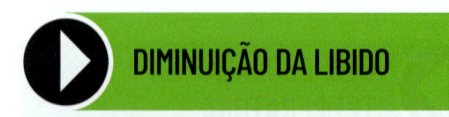

DIMINUIÇÃO DA LIBIDO

Ver também *Anorgasmia* e *Hiperprolactinemia*.

Um grande número de psicofármacos, incluindo os ADTs, os ISRSs, os IRSNs, como a venlafaxina, os

IMAOs, o alprazolam e os APs, pode levar à diminuição do desejo sexual. O possível mecanismo seria o aumento da disponibilidade de serotonina, principalmente pelo agonismo em receptores 5-HT2A pós-sinápticos e, em menor grau, 5-HT3. Além disso, o bloqueio a receptores colinérgicos parece estar relacionado à disfunção sexual, o que justificaria uma maior redução de libido com paroxetina em comparação a outros ISRSs.

Esse efeito pode ser causado também por carbonato de lítio, APAs e anticonvulsivantes como carbamazepina, fenitoína, divalproato e gabapentina (neste último, mesmo em doses tão baixas quanto 300 mg). Existem relatos de diminuição leve a moderada do desejo sexual em 20% das mulheres e em 18 a 23% dos homens tratados com lítio isoladamente ou associado a outros psicofármacos. Entretanto, há descrições de que o lítio causa menos disfunção sexual do que os anticonvulsivantes. Contudo, muitas vezes, há polifarmácia, sendo difícil determinar o medicamento causador da disfunção. A disfunção sexual é mais comum em pacientes que utilizam carbamazepina ou fenitoína do que naqueles que usam anticonvulsivantes não indutores de enzimas, como o AVP ou a lamotrigina. O valproato, entretanto, pode causar alterações hormonais que desencadeiam a diminuição da libido.

Os APs podem causar disfunções sexuais (com mais frequência, a diminuição da libido) por outros dois mecanismos: antagonismo dopaminérgico e aumento da prolactina. Entre os APAs, a risperidona é o que mais causa elevação da prolactina e, por conseguinte, diminuição da libido, seguido pela olanzapina. Outros APs, como quetiapina, ziprasidona, aripiprazol e clozapina, não elevam a prolactina e estão menos associados à diminuição da libido. Em razão disso, são uma boa alternativa para aqueles indivíduos que já apresentam queixa de diminuição na libido previamente ao início do tratamento medicamentoso. Já os APTs, pelo fato de realizarem bloqueio dopaminérgico mais potente, envolvem mais queixas de diminuição da libido.

MANEJO

- É importante assinalar que o efeito pode ser secundário tanto ao uso do fármaco como a um sintoma do quadro clínico (depressão, ansiedade, psicose) que levou à utilização do medicamento. Verificar, ainda, se não existe disfunção sexual primária (transtorno do desejo sexual hipoativo em homens, ou transtorno do interesse/excitação sexual em mulheres). Nesse caso, ver *Diminuição da libido* na Seção "Psicofármacos em doenças e problemas físicos". Avaliar demais medicamentos em uso que possam gerar disfunção sexual, além dos psicofármacos.

- Caso o sintoma seja muito incômodo e persista por mais de um mês, reduzir a dose, se possível (com os ISRSs, em geral, basta diminuir sua dose – p. ex., de 20 para 10 mg/dia de fluoxetina). Considerar baixar a dose também em quadros depressivos em que a remissão foi atingida.

- Se houver anorgasmia, pode-se associar betanecol (10 a 30 mg), 1 a 2 horas antes da relação sexual, ou ciproeptadina (4 a 12 mg), também 1 a 2 horas antes.

- Pode-se trocar o medicamento por um AD que não provoque tão frequentemente disfunções sexuais, como trazodona, nefazodona, mirtazapina, bupropiona, agomelatina e vortioxetina.

- Um ECR demonstrou boa resposta de mulheres com disfunção sexual induzida por ADs ao uso de sildenafila na dose de 50 a 100 mg, ingerida 1 hora antes da relação sexual. Outro estudo mostrou melhora da libido em homens e mulheres com disfunção sexual causada por ADs com o uso de sildenafila.[10] Deve-se atentar para as potenciais interações entre os inibidores da fosfodiesterase (sildenafila, tadalafila) e determinados ADs, pois pode haver aumento no risco de hipotensão e arritmias, assim como na interação com os APs, por chance aumentada de hipotensão e prolongamento do intervalo QT.

- A bupropiona tem sido usada *off-label* no tratamento do transtorno sexual hipoativo nas doses de 150 a 400 mg/dia. Para mulheres com disfunção sexual induzida por ADs, em uma revisão da Cochrane, concluiu-se que a adição de bupropiona em doses de 300 mg/dia parece ser a abordagem mais promissora até então estudada.[54]

- A flibanserina foi aprovada pela FDA para o tratamento do transtorno do desejo sexual hipoativo em mulheres na pré-menopausa, apesar da relação risco-benefício abaixo do ideal.[55]

Embora a propaganda alegasse que este era o "viagra feminino", foi concluído, em uma metanálise subsequente de cinco ensaios, incluindo 5.914 mulheres, que a flibanserina promove somente uma pequena melhora no funcionamento sexual. Outra revisão mais recente classifica a flibanserina, o treinamento de meditação de atenção plena e a terapia cognitivo-comportamental como igualmente eficazes.[55,56]

▸ No caso dos APs, a diminuição da libido pode estar ligada à hiperprolactinemia. A terapia adjuvante com aripiprazol ou até mesmo a troca por aripiprazol deve ser considerada nesses pacientes.

▸ Se houver uso concomitante de BZDs, tentar redução lenta ou cessação.

▸ Pesar risco-benefício na continuação de estabilizadores de humor. Considerar lítio, uma vez que as taxas de disfunção sexual podem ser reduzidas em comparação a outros estabilizadores de humor.

▸ Em mulheres em uso de ISRSs/IRSNs com diminuição da libido e em homens que fazem uso de ADs serotonérgicos, mesmo com concentrações de testosterona normais, há evidências de que a testosterona transdérmica é eficaz.[57,58]

▶ DIMINUIÇÃO DE PESO

O controle neural do apetite parece dar-se no hipotálamo e está sob influência complexa de vários neurotransmissores, entre eles as monoaminas biogênicas (noradrenalina, serotonina e dopamina). A serotonina estimula o centro da saciedade, localizado no hipotálamo ventromedial. A noradrenalina antagoniza o efeito da serotonina e facilita o apetite. Já a dopamina estimula um centro de facilitação do comportamento alimentar. Alguns psicofármacos que atuam sobre esses neurotransmissores, como os ISRSs (principalmente fluoxetina), os psicoestimulantes e a bupropiona, podem promover a perda de peso em alguns pacientes. O topiramato costuma causar perda de peso.

Os psicoestimulantes são os maiores responsáveis pela diminuição de peso devido ao fato de terem um efeito pró-anorético. No entanto, não existem diferenças claras entre preparações específicas desses compostos (p. ex., preparações de metilfenidato ritalina LA *versus* concerta *versus* focalina) ou entre metilfenidato *versus* anfetamina.

Transtornos do humor, em particular a depressão, frequentemente são acompanhados de diminuição do apetite e do peso corporal. Também podem causar perda de peso, anorexia nervosa, quadros de ansiedade, alterações na tireoide, câncer, entre outros.

O lítio pode acarretar anorexia em decorrência de irritação gástrica, capaz de provocar náuseas e/ou vômitos, embora seja mais comum o ganho de peso.

▶ MANEJO

▸ Como a perda de peso pode ter diversas causas, incluindo as não iatrogênicas (p. ex., causa orgânica, doença maligna ou manifestação sintomática de quadros depressivos ou ansiosos), uma avaliação cuidadosa deve ser feita no paciente com esse sintoma, para esclarecer as possíveis causas da perda de peso.

▸ Em pacientes deprimidos com acentuada perda de peso, devem ser evitados os ISRSs que diminuem o apetite, como a fluoxetina, preferindo-se os ADTs, como a imipramina, ou a amitriptilina, que estimulam o apetite, por bloquearem os receptores H1 (efeito anti-histamínico), assim como a mirtazapina ou a paroxetina, que tem sido associada a ganho de peso.

▸ Revisar o hábito alimentar com a introdução de alimentos mais calóricos; se necessário, solicitar a ajuda de nutricionista.

▸ Em pacientes com TDAH que estejam utilizando metilfenidato ou anfetamina e estejam com perda de peso muito importante, pode-se trocar a medicação em uso por outra que cause menos esse efeito adverso, como atomoxetina, guanfacina ou modafinila.

▶ DIPLOPIA

A diplopia (visão dupla) pode ocorrer com o uso de carbamazepina nas primeiras semanas de tratamento e é decorrente da neurotoxicidade induzida por essa substância. Faz parte do quadro de *overdose* ou de intoxicação por esse fármaco. Há relatos de diplopia causada por citalopram e sertralina.

Também pode ser causada por medicamentos com ação anticolinérgica, como prometazina e ADTs, e por mirtazapina.

MANEJO

▸ A carbamazepina sempre deve ser iniciada de forma gradual, para evitar efeitos de neurotoxicidade. Pode-se iniciar com 100 mg (1/2 cp de 200 mg), VO, à noite, e aumentar-se gradualmente, de acordo com a tolerância do paciente. Se tolerada, aumentam-se 200 mg a cada 2 ou 3 dias. Se ainda assim ocorrer diplopia, a dosagem deve ser diminuída temporariamente para, em seguida, ser aumentada de forma mais lenta. Como a diplopia também pode ser um sinal de sobredose, a concentração sérica do fármaco deve ser verificada.

DISARTRIA

A pronúncia lenta e arrastada das palavras pode ser um dos sinais de um quadro de intoxicação por praticamente todos os psicofármacos ou de um possível uso de substâncias ilícitas. Essa alteração costuma se manifestar em conjunto com outros sintomas neuropsiquiátricos. Pode ocorrer, em especial, durante o uso de BZDs ou outros sedativo-hipnóticos e analgésicos opiáceos, bem como no uso de lítio, divalproato, buspirona, APs, em especial os típicos, ADTs e, raramente, ISRSs.

MANEJO

▸ Uma anamnese completa deve ser feita a fim de descartar doença do primeiro neurônio motor (p. ex., acidentes vasculares cerebrais, déficits nos gânglios da base). Se acompanhada de dificuldade para deglutir a saliva, pode estar relacionada a uma possível distonia laríngea em uso de AP.
▸ Descartar uso de substâncias ilícitas.

▸ A disartria costuma ser um sinal de neurotoxicidade do psicofármaco, sendo, portanto, importante adotar algumas medidas:
  ▸ fazer um rastreamento urinário para substâncias, quando não se sabe qual está sendo utilizada;
  ▸ revisar a dosagem das medicações e quando possível fazer a dosagem sérica do fármaco;
  ▸ diminuir a dose ou retirar o fármaco nos quadros de maior gravidade.

No caso de APs, optar por uma substância que cause menos ECEs (p. ex., trocar o haloperidol ou a clorpromazina por risperidona ou olanzapina).

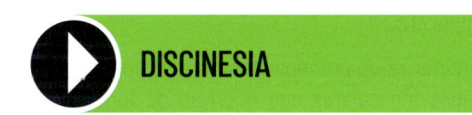

DISCINESIA

São movimentos repetitivos, estereotipados e involuntários de grupos musculares, mais frequentemente orolinguais, podendo ocorrer também com os membros ou o tronco. O mecanismo fisiopatológico é complexo e está associado ao antagonismo de receptores D2 e, em menor escala, D3 na via nigroestriatal. Esse mecanismo é modulado por receptores serotonérgicos 5-HT2A. Uma vez que a via está bloqueada, reduz-se a inibição de ACh, gerando os sintomas. O quadro pode ser de início agudo ou tardio. Deve ser feito o diagnóstico diferencial de distonias e coreia, que podem ser decorrentes de lesões estriatais nas doenças de Wilson, de Huntington e de Sydenham. Deve ser distinguida, ainda, de tiques e compulsões.

Pode ocorrer com o uso crônico de APTs (5 a 10%) e com a risperidona em doses altas. É raro que ocorra com a olanzapina e muito raro com ISRSs e quetiapina. Uma discinesia orolingual pode ser um sinal de intoxicação de lítio.

MANEJO

▸ Reduzir gradualmente a dose do medicamento que está sendo utilizado.
▸ Substituir por outro AD, se for o caso, e se os efeitos adversos do atual forem muito desconfortáveis. Em um relato de caso com fluoxetina,

os sintomas desapareceram depois de 6 meses de interrupção do medicamento.

▸ Substituir por outro AP com menor probabilidade de causar esses sintomas, se não for possível descontinuar a medicação.

Ver também *Discinesia tardia*.

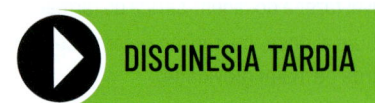

▸ DISCINESIA TARDIA

É a forma de apresentação mais crônica de sintomas extrapiramidais e é comumente causada por APs, outros bloqueadores de dopamina e alguns ADs.[49]

Caracteriza-se por movimentos estereotipados de grupos musculares que ocorrem de forma involuntária. Em geral, manifesta-se como movimentos sem propósito e repetitivos da língua, lábios, mandíbula e pescoço. Podem ocorrer, ainda, movimentos de mastigação, de piscar, levantamento das sobrancelhas e caretas. O envolvimento das extremidades e do tronco inclui movimentos coreoatetoides de mãos, braços e pés e movimentos pélvicos de balanço, oscilação e rotação. Os movimentos cessam durante o sono e aumentam com a ansiedade. Em alguns casos, são irreversíveis. A discinesia tardia tem como alguns fatores de risco a duração de exposição a APs, idade avançada, sexo masculino, consumo de bebida alcoólica, doença orgânica ou dano estrutural no cérebro, qualquer tipo de sintoma extrapiramidal prévio, sintomas afetivos ou negativos concomitantes, história de discinesia em familiar com esquizofrenia e os fatos de ter diabetes e ser canhoto.

Ocorre em cerca de 20 a 35% dos pacientes após uso prolongado de APs. Essas taxas podem chegar a 30 a 50% após 5 a 10 anos de uso. Há relatos de discinesia tardia com quase todos os APs atualmente disponíveis, incluindo a clozapina.

Os APAs produzem menos discinesia tardia que os APTs, embora estudos recentes venham demonstrando uma incidência maior do que constatado a princípio. Foi documentada a incidência de 4% de discinesia tardia em uma população com média de 12 anos de uso do fármaco como AP de primeira linha.

O uso prolongado (mais de 12 semanas) de metoclopramida também pode levar a DT.

Há relatos de caso em uso de ISRSs.

▸ MANEJO

▸ Deve-se fazer a redução gradual do medicamento em uso. A suspensão abrupta agrava o quadro. Caso o paciente continue a precisar fazer uso de AP, a troca por um de segunda geração e com menos propensão a causar DT (clozapina, quetiapina e olanzapina) é indicada.[47]

▸ Descontinuar ou reduzir qualquer fármaco anticolinérgico, se possível. No entanto, o seu uso não é considerado um fator de risco por si só.

▸ Diversos tratamentos já foram pesquisados, alguns com certa melhora sintomática, no caso do extrato de *Ginkgo biloba* e com DBS, e outros sem evidências robustas de benefício. Entre os tratamentos já testados, destacam-se vitamina E, AVP, ácidos graxos, bromocriptina, clonidina, estrogênio, lítio, selegilina, bloqueadores dos canais de cálcio e β-bloqueadores. A toxina botulínica pode ser usada quando houver um componente distônico associado. Os BZDs costumam aliviar os sintomas.

▸ Os inibidores do VMAT (valbenazina, tetrabenazina e deutetrabenazina) podem tratar a dT.

▸ PREVENÇÃO

▸ Em primeiro lugar, alertar os pacientes quanto à possibilidade dessa reação adversa dos APs, principalmente no uso prolongado.

▸ Avaliar periodicamente a necessidade de continuar o medicamento e usar a menor dose efetiva; sempre que possível, deve-se evitar o uso de altas doses de APs.

▸ Sobretudo em pacientes idosos, evitar o uso de neurolépticos típicos e, quando forem necessários, usar a menor dose possível. Nos transtornos do humor, quando necessário, deve-se procurar usar a menor dose efetiva.

▸ É preferível usar os APs em pacientes com esquizofrenia de forma contínua, evitando interrupções; quando da redução da dose, reduzir de modo lento e gradual.

DISFORIA

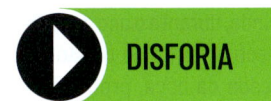

Ver *Agitação, Inquietude* e *Irritabilidade*.

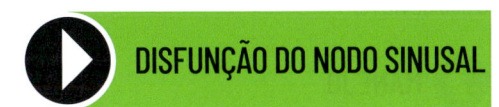

DISFUNÇÃO DO NODO SINUSAL

Ver também *Arritmia e alteração na condução cardíaca*.

O lítio e a carbamazepina, assim como os ADTs e APs de 1ª geração, podem causar disfunção do nodo sinusal (bloqueio, bradicardia, taquicardia), eventualmente intermitentes, mas, em geral, reversíveis. Foi descrito, entretanto, esse mesmo quadro com o uso de lítio, porém irreversível, que só foi corrigido com a colocação de um marca-passo.

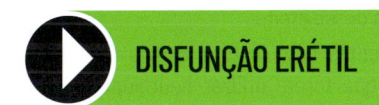

DISFUNÇÃO ERÉTIL

É a incapacidade parcial ou completa, persistente ou recorrente, de atingir ou manter a ereção até o término da atividade sexual, ou a falta de um senso subjetivo de excitação e prazer sexual, persistente ou recorrente, durante a atividade sexual. Ocorre com uma grande variedade de psicofármacos (APs, ADTs, IMAOs, ISRSs, lítio e, mais raramente, BZDs e fármacos Z). Essa reação adversa pode ser devida ao bloqueio de receptores α_1-adrenérgicos, ao estímulo pós-sináptico de receptores 5-HT e a alterações nas concentrações de prolactina em decorrência de bloqueio D2.[59]

É discutível se a DE é um efeito direto do psicofármaco ou se é secundária à diminuição da libido induzida por ele. Além disso, pode ser devida ao quadro psiquiátrico primário (depressão, ansiedade, etc.), de modo que, com o tratamento medicamentoso, pode haver melhora da DE.

MANEJO

▸ Na avaliação do paciente, verificar se a disfunção é um transtorno erétil (primário), se é secundária a comorbidades (diabetes, tabagismo, problema neurológico, secundário a cirurgia de próstata, etc.) ou se faz parte do quadro psiquiátrico (depressão, psicose, etc.)
▸ Se é um paciente deprimido, completar o ensaio clínico (6 a 8 semanas), pois a DE pode ser um sintoma da depressão, para verificar se houve melhora dos sintomas.
▸ Quando é um efeito adverso de um medicamento (p. ex., ISRS), é possível ocorrer tolerância a esse efeito com a continuidade do uso do medicamento. Se a disfunção sexual for intensa e durar mais de 1 mês, reduzir a dose ou trocar por um fármaco com baixa incidência desse efeito colateral, como bupropiona, trazodona, mirtazapina ou vortioxetina.
▸ Pode-se associar sildenafila ao AD, uma vez que tem sido eficaz no tratamento da DE induzida por ADs serotonérgicos. Com mecanismo de ação semelhante, mas melhor opção posológica, como alternativa, pode-se usar tadalafila ou vardenafila.
▸ Um estudo demonstrou, também, a eficácia da associação de sildenafila no tratamento da DE induzida por APs.[60]

DISLIPIDEMIA

Dislipidemia é um distúrbio caracterizado pelo aumento das concentrações séricas de gorduras, incluindo os triglicerídeos, o colesterol total e o LDL-c, e pela redução do HDL-c. Tem sido fortemente associada ao uso de APAs, como risperidona, quetiapina, olanzapina e clozapina. O mecanismo pelo qual tais medicamentos ocasionam essa alteração metabólica, além do fato de causarem obesidade pelo aumento da ingesta calórica, ainda é desconhecido. A carbamazepina e a fenitoína também podem induzir aumento das concentrações séricas do colesterol. O ganho de peso causado pela paroxetina não parece estar associado ao desenvolvimento de dislipidemia.

MANEJO

▸ Orientar o paciente em relação a hábitos alimentares saudáveis, como restrição da ingestão de gorduras saturadas; ao aumento da ingestão de verduras, frutas e alimentos ricos em HDL, como peixes, frutos do mar; e à prática de exercícios físicos aeróbicos regulares. Se preciso, encaminhar para nutricionista.

▸ Pode-se trocar por um AP que cause menor efeito adverso metabólico, como aripiprazol, ziprasidona, brexpiprazol ou lurasidona.

▸ Ainda existem poucos estudos sobre o uso de hipolipemiantes orais para tratar dislipidemia causada por APAs. Na síndrome metabólica induzida por olanzapina e clozapina, a introdução de metformina pode melhorar não só o peso e a glicemia, mas também o perfil lipídico.

DISPNEIA

Ver também *Tosse*.

Os BZDs podem agravar quadros de dispneia em pacientes com DPOC, pois deprimem o centro respiratório. Essa condição já foi relatada com o uso de fluoxetina. A olanzapina, em doses superiores a 5 mg/dia, também foi associada a hiperventilação e dispneia; além disso, há relatos de que a quetiapina possa provocar tais sintomas. Esses efeitos remitem após a retirada dos fármacos.

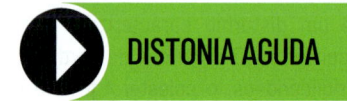

DISTONIA AGUDA

Representa uma contração aguda involuntária, em geral da musculatura do pescoço, da língua, da face (incluindo dos olhos – crises oculogíricas) e das costas. Pode durar de minutos a horas, sendo altamente desconfortável para o paciente. É comum na primeira semana de tratamento em jovens do sexo masculino que estejam usando APTs (p. ex., haloperidol, droperidol, flufenazina) em altas doses e com história de distonia aguda. O uso crônico de cocaína também parece ser importante fator de risco, por reduzir a densidade de receptores D2 e por causar anormalidades no sistema dopaminérgico.

A distonia aguda ocorre menos com o uso de APTs de baixa potência e com APAs, como a clozapina.

Pode desenvolver-se, ainda, durante o uso de ISRSs. Manifesta-se também sob a forma de opistótono, torcicolo, abertura forçada da boca, protrusão da língua, disartria ou trismo com deslocamento da mandíbula. A presença de disfagia pode indicar laringospasmo. Muito raramente, pode ocorrer com o uso de ADTs.[61]

MANEJO

▸ Obter diagnóstico diferencial de outras condições neurológicas capazes de provocar distonias agudas, como tétano e meningite.

▸ Reduzir a dose ou suspender temporariamente o AP, dependendo da intensidade do quadro.

▸ Usar fármacos antiparkinsonianos, como biperideno, 2 mg, VO, 2 ou 3 vezes ao dia, ou 1 ampola IM nas reações agudas, ou triexifenidil, 2 mg, VO, 2 ou 3 vezes ao dia, ou 1 ampola IM. Pode-se também usar prometazina, 50 mg, VO, associada ao neuroléptico, como uma forma de profilaxia desse efeito.

▸ Em pacientes com história prévia de uso de cocaína que forem utilizar neurolépticos, sugere-se associar anticolinérgicos, pelo menos durante os 7 dias iniciais.

DISTONIA TARDIA

Têm sido relatadas distonias de aparecimento tardio envolvendo pescoço e tronco. É uma das síndromes extrapiramidais que podem ocorrer com o uso prolongado de APs. Manifesta-se em cerca de 3% dos pacientes em uso prolongado dessas medicações. O diagnóstico inclui presença de distonia crônica, manifestada por contraturas musculares, posturas anormais e movimentos repetitivos que ocorrem tardiamente durante o uso de APs, especialmente os típicos.[62]

Diversos autores sugerem que a distonia tardia seja considerada distinta da discinesia tardia, devido a diferenças nas manifestações clínicas, à ausência da predominância em mulheres (observada na discinesia tardia) e à resposta diferente aos anticolinérgicos, que podem aliviar a distonia, mas pioram a discinesia. Os fatores de risco incluem ser do sexo masculino, ser jovem e ter discinesia tardia.

MANEJO

- Avaliar necessidade da continuidade do uso de AP. Se necessária, pode ser útil a substituição por um atípico, especialmente clozapina.
- Se a distonia é relativamente localizada, há relatos de que a aplicação de toxina botulínica possa ser efetiva.
- Altas doses de anticolinérgicos melhoraram o quadro em alguns relatos de caso.

DOR EPIGÁSTRICA

Pode ocorrer no início do tratamento com ISRSs, AVP ou lítio, acompanhada ou não por náuseas e vômitos, especialmente em pacientes com história de gastrite e úlcera péptica.

MANEJO

- Aguardar adaptação ao fármaco, que pode levar até 2 semanas.
- Recomendar ao paciente ingerir o medicamento durante ou imediatamente após as refeições. Trocar os horários da ingesta do fármaco ou fracionar a dose pode ser útil em alguns casos.
- A redução da dose (ISRSs) pode, eventualmente, aliviar o sintoma. O uso de apresentações de liberação prolongada pode ser uma estratégia, sobretudo no caso do lítio e do divalproato de sódio.
- Se intolerável, trocar por outra classe de psicofármacos ou solicitar avaliação de um especialista.
- Pode-se tentar associar um inibidor de bomba de prótons, como o omeprazol (atentar, porém, que ele pode aumentar a concentração sérica de alguns psicofármacos, como citalopram e escitalopram).

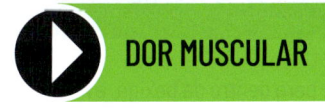

DOR MUSCULAR

Ver *Mialgias*.

DOR NA MAMA

Ver *Mastodinia*.

DOR NOS TESTÍCULOS

Pode ser um efeito colateral do milnaciprano e dos ADTs imipramina e clomipramina. A retirada de imipramina também pode provocar esse sintoma.

MANEJO

- Reduzir a dose, observar se o sintoma desaparece e reintroduzir a medicação de forma mais lenta.
- Se intolerável, trocar por outro medicamento ou solicitar avaliação de especialista.

EDEMA

O edema periférico apresenta várias possíveis causas e pode também ser consequência do uso de medicamentos. Inicialmente, deve-se descartar outras etiologias, como disfunções cardiovasculares, renais ou hepáticas. O mecanismo pelo qual as medicações psicotrópicas causam edema periférico ainda não está elucidado. Acredita-se que o extravasamento de líquido pelos capilares nas extremidades baixas ocorra em consequência da vasodilatação resultante da ação de substâncias bloqueadoras α_1-adrenérgicas, como os APs. Edemas causados por anticonvulsivantes, como divalproato, gabapentina ou tiagabina, podem ser resultado direto de efeitos gabaérgicos na resistência vascular periférica.

Uma minoria de pacientes pode desenvolver edema intermitente de face e extremidades quando em uso de lítio. Supõe-se que esse edema ocorra em razão de redistribuição de sódio do meio intracelular para o meio extracelular ou por alterações na absorção tubular renal de sódio. O problema com frequência se resolve de maneira espontânea, não ocorrendo alteração na função renal.

A fluoxetina pode produzir edema facial. Há, ainda, referências ao edema produzido por risperidona, olanzapina, quetiapina, ziprasidona, escitalopram, trazodona, mirtazapina, mianserina, moclobemida e IMAOs. Há também relatos de caso de edema causado pela associação de divalproato com risperidona e divalproato com quetiapina.

Os ISRSs podem produzir edema de língua, provocando aumento de seu volume e, eventualmente, determinando dificuldades para deglutir.

▶ MANEJO

- Investigar se a causa é mesmo medicamentosa por meio de história clínica, exame físico e exames complementares. Edema de instalação aguda sugere causa farmacológica, enquanto edemas unilaterais, em extremidades inferiores sugerem causas estruturais (TVP, linfedema) ou infecciosas (celulite).
- O edema geralmente desaparece com a suspensão do fármaco. A decisão de manter ou não o medicamento dependerá de cada caso, da gravidade do sintoma e da viabilidade do uso de outros fármacos em substituição ao que está causando o edema no paciente. Muitas vezes, a redução da dose já soluciona o problema.
- No caso de optar por manter a medicação e tratar o edema, pode-se realizar tratamento conservador (repouso com pernas elevadas, uso de meias de compressão nos membros inferiores) ou medicamentoso, em geral com diuréticos, como, por exemplo, um breve curso de furosemida 10 a 40 mg/dia ou de espironolactona 50 a 100 mg/dia.
- O edema causado por lítio em geral resolve-se espontaneamente com a redução da dose ou com o uso associado ao diurético poupador de potássio (como amilorida 5 mg, 2 vezes ao dia).

▶ EDEMA DE LARINGE

Ver também *Angiedema*.

Pode ocorrer com o uso de APs. É um evento raro e grave, devido ao risco de obstrução da via aérea e à consequente parada respiratória. Devem ser adotadas medidas de urgência nesse caso.

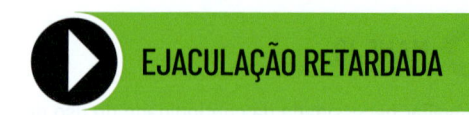

▶ EJACULAÇÃO RETARDADA

Substâncias bloqueadoras α-adrenérgicas (tioridazina, clorpromazina, trifluoperazina), serotonérgicas (ISRS, IRSN e, dentre os tricíclicos, especialmente a clomipramina) e outras podem provocar dificuldades de ejaculação. Entre os ISRSs, essa reação adversa parece ser maior com a paroxetina. Um relato de caso mostra esse efeito com pregabalina. É provável que receptores dopaminérgicos D2 promovam a ejaculação, enquanto receptores serotonérgicos a inibam, além de haver a participação de outros neurotransmissores (noradrenalina promove; acetilcolina inibe). Esse efeito pode ser desejável e intencional naqueles pacientes que sofrem de EP. Pode-se tornar intolerável ao paciente devido ao longo retardo ou à presença de anorgasmia.[63]

▶ MANEJO

- Aguardar possível adaptação ao fármaco ou reduzir a dose.
- Caso o sintoma seja demasiadamente incômodo e persista mesmo com a redução da dose, trocar por uma substância de perfil farmacológico distinto. A incidência de efeitos colaterais sexuais parece ser menor com o uso de IRSNs (como duloxetina, venlafaxina, desvenlafaxina) do que com o de ISRSs. Vortioxetina e bupropiona têm ainda menos chances de retardar o orgasmo.
- Estudos sugerem que a associação de bupropiona aos ISRSs seja eficaz para tratamento do retardo ejaculatório provocado por essa classe.[64]
- Estudos sugerem que sildenafila, nas doses de 50 a 100 mg, ingerida 1 hora antes da relação sexual, possa ser efetiva no tratamento do retardo ejaculatório induzido por ISRSs.[65]

▶ EJACULAÇÃO RETRÓGRADA

ER é a que ocorre para dentro da bexiga, e não para o exterior, pela uretra, em razão da dificuldade de fechamento dos esfíncteres.

Esse efeito pode ser causado por substâncias bloqueadoras α_1-adrenérgicas – clonidina, trazodona, clorpromazina, levomepromazina e risperidona, entre outras – e é particularmente marcante com a tioridazina. Um relato de caso mostra esse efeito com oxcarbazepina.

É fundamental excluir outras possíveis causas para o problema, como comorbidades prostáticas. A ejaculação retrógrada induzida por fármacos costuma surgir agudamente após início do medicamento.

MANEJO

- Reduzir a dose do medicamento.
- Caso não diminua com a redução, trocar por outro fármaco que não cause o mesmo efeito.
- Associar simpatomiméticos (efedrina, fenilpropanolamina) ou anti-histamínicos (bronfeniramina, clorfeniramina, ciproeptadina).

EOSINOFILIA

Eosinofilia é a elevação dos eosinófilos sanguíneos, sendo comumente encontrada em alergias. Ocorre de modo raro com o uso de ADTs, representando um sintoma de hipersensibilidade alérgica à substância. Pode ocorrer com APTs (clorpromazina), BZDs (clonazepam) e nos anticonvulsivantes, como carbamazepina, fenitoína e fenobarbital.

Ocorre também com o uso de clozapina, sobretudo em mulheres, em geral entre 3 e 5 semanas do início do tratamento, mas provavelmente não está ligado ao risco de neutropenia. Pode fazer parte do quadro de miocardite da clozapina.

MANEJO

- Em geral, esse efeito, se for leve e isolado, é transitório e de pouca relevância clínica; no entanto, se o fenômeno alérgico for significativo, com comprometimento sistêmico, deve-se fazer a troca por um fármaco de outra classe. Considerar reintroduzir a medicação se no episódio de eosinofilia não houver reação inflamatória sistêmica (sobretudo miocardite).

ERITEMA MULTIFORME

É uma doença cutânea considerada uma reação de hipersensibilidade retardada a infecções ou medicamentos. Clinicamente, manifesta-se por erupções autolimitadas, caracterizadas por pápulas e placas com centro edemaciado, vesicular e purpúrico, uma zona intermediária pálida e edemaciada, além de um halo periférico eritematoso (lesão em alvo). Afeta mais o dorso e a palma das mãos, pés, punhos e mucosas. Em geral surge nos primeiros dias após o início da medicação, podendo ocorrer especialmente com anticonvulsivantes e fenotiazínicos, mas também com ADs.

MANEJO

- Em casos graves, nos quais não haja remissão espontânea, optar por um medicamento de outra classe farmacológica e solicitar o auxílio de um dermatologista.

ESPASMO DE LARINGE

Pode ocorrer com o uso de APs, embora muito raramente. É grave e exige que sejam tomadas medidas de urgência.

MANEJO

- Retirar o medicamento.
- Usar corticoide ou anticolinérgicos injetáveis.
- Realizar a intubação/traqueostomia em casos graves.

EXCITAÇÃO

Ver também *Agitação* e *Desinibição comportamental*.

Episódios de reação paradoxal de desinibição têm sido relatados com o uso de BZDs. Caracterizam-se por agressividade, aumento da impulsividade e euforia, o que parece estar relacionado com quadros prévios de transtornos da personalidade e história de descontrole de impulsos. Esse quadro é mais comum em crianças e idosos.

▶ MANEJO

▸ Em episódios de descontrole grave, a administração de 5 mg IM de haloperidol costuma ser efetiva para o controle do sintoma. Em crianças, considerar medicação VO e, se necessário, aplicar IM na dose de 1 a 3 mg (máximo de 0,15 mg/kg/dia). Deve-se suspender o BZD em uso. Os APAs (risperidona, olanzapina ou quetiapina) são uma alternativa.

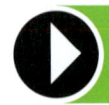

▶ EXTRAPIRAMIDALISMO

Ver *Síndrome extrapiramidal.*

▶ EXTRASSÍSTOLES

Ver *Arritmia e alterações da condução cardíaca.*

▶ FADIGA

A sensação de cansaço descrita como fadiga pode ocorrer comumente com o uso de APs, BZDs, lítio, ADTs e, às vezes, ISRSs. Deve-se, contudo, diferenciar esse efeito colateral de um sintoma que faça parte da doença psiquiátrica de base (p. ex., depressão) ou de outros problemas físicos (anemia, viroses, hepatite, hipotireoidismo, câncer).

▶ MANEJO

▸ Esse efeito depende da dose utilizada, do uso concomitante de outras substâncias (especialmente depressores do SNC) e da sensibilidade individual.

▸ A maioria dos pacientes desenvolve tolerância a essa reação adversa em longo prazo. Se a fadiga for intensa, deve-se trocar por fármacos com perfil distinto de efeitos colaterais, como a bupropiona.

▸ Procurar usar a menor dose eficaz caso o paciente esteja utilizando uma dose elevada do medicamento.

▸ Adicionar um estimulante, como cafeína e bupropiona.

▸ Existem estudos contraditórios sobre o acréscimo do psicoestimulante modafinila, mas esta pode ser uma alternativa na dose de 100 a 300 mg/dia.

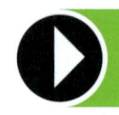

▶ FEBRE

A febre relacionada com o uso de psicofármacos pode ocorrer por diversas causas. Pode ser por estimulação adrenérgica (p. ex., cocaína, *ecstasy*, tiroxina ou retirada abrupta de sedativos), excesso de ação anticolinérgica (p. ex., em intoxicação por tricíclicos), febre antidopaminérgica (SNM), na síndrome serotonérgica e na hipertermia maligna. Pode também ocorrer na SSJ, na miocardite por clozapina, na infecção da leucopenia/agranulocitose, entre outras causas. Há, ainda, a febre medicamentosa (mais comum com clozapina).

▶ MANEJO

▸ O manejo é específico para cada uma das condições descritas (ver *Síndrome neuroléptica maligna*, *Síndrome serotonérgica* e *Síndrome de Stevens-Johnson*).

▸ Antes de fazer o diagnóstico de febre medicamentosa por clozapina, descartar causas mais graves (miocardite, infecção decorrente de agranulocitose, SNM).

▶ FEZES AMOLECIDAS

Ver *Diarreia.*

▶ FIBRILAÇÃO ATRIAL

Ver *Arritmia e alterações da condução cardíaca*

FIBROSE INTERSTICIAL DIFUSA

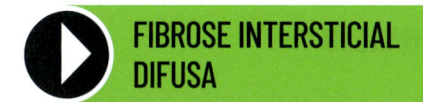

Surge de um depósito anormal de grande quantidade de matriz extracelular em tecidos tubulointersticiais renais. Alterações como fibrose intersticial difusa e glomeruloesclerose foram descritas com o uso prolongado de lítio. Em geral, são alterações leves e sem significado clínico maior. Em raros casos, a fibrose tubulointersticial causada pela medicação pode levar a IR. O controle periódico da função renal durante uso de lítio pode indicar se há progressão do quadro.

FIBROSE PULMONAR

Em geral ocorre infiltrado fibrótico pulmonar de forma insidiosa. No momento do diagnóstico, a doença, com frequência, já está acentuada, com insuficiência respiratória. A evolução desse efeito pode ser interrompida com o reconhecimento e a pronta retirada do agente causador. Muito raramente, os ADTs parecem causar fibrose pulmonar e consequente hipertensão pulmonar. Moderadores de apetite com ação serotonérgica central causaram hipertensão pulmonar. Ainda não está claro se esse efeito ocorre com sibutramina, mas deve-se estar atento em tratamentos prolongados.

FOTOSSENSIBILIDADE

Ver também *Alterações oculares* e *Retinopatia pigmentar*.

Reações alérgicas cutâneas, como exantemas, eritemas e queimaduras solares, podem ocorrer em pacientes que estejam utilizando APTs, sobretudo os de baixa potência (em especial clorpromazina e tioridazina), ou ADTs, em decorrência da exposição aos raios solares. Também há relatos de reações fototóxicas com risperidona e clozapina.

Foram descritos casos de pacientes que, durante o uso de imipramina e desipramina, quando expostos ao sol, sofreram mudanças na cor da íris e escurecimento da pele nas regiões com maior incidência de luz solar, como o rosto e o pescoço. Foram também descritos casos de fotossensibilidade com o uso de ISRSs (paroxetina e fluvoxamina).

MANEJO

- Apesar de esse efeito ser esteticamente indesejável, não parece predispor os pacientes a futuras doenças dermatológicas. Entretanto, em casos mais graves, pode-se optar pela substituição por um AP de alta potência, como o haloperidol, ou algum outro da classe dos atípicos, ou, ainda, por um fármaco de outra classe de ADs, caso sejam estes os causadores do problema.
- Evitar a exposição ao sol e usar protetor solar nas áreas expostas como forma de evitar queimaduras, particularmente no verão.
- A descontinuação dos ISRSs tem sido sugerida por alguns autores no caso da necessidade de fototerapia ou de exposição prolongada ao sol.
- Podem-se usar loções de *Aloe vera* e corticoides tópicos no manejo de reações fototóxicas leves, e corticoides orais podem ser considerados para casos graves e persistentes.

GAGUEIRA

Embora de forma rara, diversos psicofármacos podem causar esse sintoma. Existem relatos com ADTs, ISRSs, bupropiona, AVP, lítio, metilfenidato e APs (levomepromazina, clorpromazina, clozapina, olanzapina, aripiprazol e risperidona). Quando secundária ao uso de APs, a gagueira não deve ser considerada um ECE, pois tal hipótese já foi descartada. É um efeito adverso possivelmente dose-dependente.

MANEJO

- Como primeira medida, deve-se reduzir a dose do medicamento causador do problema.

▶ Caso a gagueira persista, suspender o medicamento. A retirada do agente causador geralmente provoca rápida melhora da gagueira. Caso contrário, avaliações neurológicas e otorrinolaringológicas são recomendadas.

GALACTORREIA

A galactorreia é consequência do aumento da prolactina por bloqueio dos receptores D2 (que inibem a produção da prolactina) na via tuberoinfundibular, decorrente sobretudo do uso de APs (risperidona e paliperidona em especial) e, mais raramente, de ADs e diazepam (no caso deste, o efeito tem relação com suas propriedades estrogênicas).

MANEJO

Ver *Hiperprolactinemia*.

GANHO DE PESO

É um efeito adverso muito comum com o uso de vários psicofármacos. O ganho de peso é, em geral, moderado com o uso de amissulprida, APTs (tanto de uso oral quanto de depósito), ADTs (em especial a amitriptilina, a imipramina e a clomipramina), AVP, lítio, paroxetina e trazodona. Já clozapina, mirtazapina, olanzapina, quetiapina e risperidona causam frequentemente aumento de peso igual ou superior a 7% do peso anterior ao tratamento. Os APAs levam a ganho de peso sobretudo devido ao aumento de apetite, que se dá em razão do bloqueio de receptores histamínicos e do antagonismo de receptores histaminérgicos, os quais alteram o controle hipotalâmico de saciedade. Já para anticonvulsivantes, ADs e lítio, os mecanismos hipotetizados são outros.

Entre as medicações que não costumam causar aumento de peso significativo, vale destacar bupropiona, carbamazepina, desvenlafaxina, duloxetina, fluoxetina, fluvoxamina, lamotrigina, oxcarbazepina, psicoestimulantes, naltrexona, topiramato e ziprasidona.[66]

MANEJO

▶ Prescrever dieta hipocalórica, pobre em carboidratos e gorduras. Alimentos com alto teor de proteínas, fibras e água se associam à maior sensação de saciedade, o que ajuda a reduzir a ingesta calórica.
▶ Estimular a realização de atividades físicas, de acordo com a idade e o estado de saúde do paciente.
▶ Quanto aos ADs, pode-se, ainda, caso se opte pelo grupo dos ISRSs, escolher a fluoxetina ou a sertralina, que têm menor probabilidade de causar ganho de peso. A paroxetina, devido à sua atividade anti-histamínica, é mais comumente associada ao ganho de peso. A agomelatina, a bupropiona e a vortioxetina parecem não produzir tal efeito. Evitar particularmente os ADTs e a mirtazapina.
▶ O topiramato pode reduzir de modo significativo o apetite, com consequente redução de peso. Tem sido usado no tratamento da obesidade e do comer compulsivo e pode ser uma estratégia para controlar o ganho de peso associado a psicofármacos. Nos ensaios clínicos nos quais foi estudado com esse objetivo, o topiramato, usado em doses médias entre 100 e 300 mg, levou à perda de peso na maioria dos indivíduos.
▶ Outras alternativas farmacológicas já foram pesquisadas para combater o ganho de peso, mas os resultados foram modestos. A sibutramina pode ser eficaz, mas pode também levar a flutuações do humor e a sintomas psicóticos, devendo ser usada de forma bastante cautelosa na população psiquiátrica. A metformina tem sido usada especialmente no ganho de peso induzido por clozapina e olanzapina. Podem-se usar também os análogos do GLP-1 (liraglutida e semaglutida).
▶ A bupropiona de liberação prolongada, combinada ou não com naltrexona (nas doses de 16 ou 32 mg), também foi associada a reduções importantes de peso.[67]

GASTRITE

Ver também *Dor epigástrica*.

Irritação gástrica que se manifesta por epigastralgia, náuseas e vômitos.

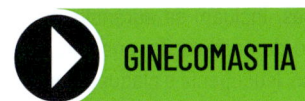

GINECOMASTIA

O uso de alguns psicofármacos está associado ao surgimento de ginecomastia: APTs e atípicos (especialmente a risperidona) e, mais raramente, diazepam, fluoxetina, mirtazapina, paroxetina, sertralina, venlafaxina e ADTs. O uso de álcool e de maconha, frequente entre os pacientes psiquiátricos, também pode causar ginecomastia, devendo, então, ser levado em consideração no diagnóstico diferencial.

Os mecanismos de ação que geram a ginecomastia são diversos. Os APs causam hiperprolactinemia em razão do bloqueio dos receptores D2 na via tuberoinfundibular; o diazepam apresenta propriedades estrogênicas; e os ADs não têm esse mecanismo plenamente conhecido – embora hipotetize-se que haja relação com os efeitos sobre a neurotransmissão dopaminérgica ou sobre os hormônios sexuais.

MANEJO

Ver *Hiperprolactinemia* para os casos que são secundários ao aumento da prolactina.

▸ Para os demais casos, a suspensão da medicação deve levar à resolução do quadro.

GLAUCOMA

Ver também *Alterações oculares*, nesta seção, e *Glaucoma* na Seção "Psicofármacos em doenças e problemas físicos".

O uso de diversos psicofármacos pode causar GAF agudo ou agravar glaucoma preexistente, que se manifesta por alterações visuais (piora da acuidade e visão borrada). Entre os ADs, já foram associados a episódios de glaucoma agudo amitriptilina, imipramina, mianserina, paroxetina, fluoxetina, maprotilina, fluvoxamina, venlafaxina, fenelzina, tranilcipromina, citalopram e escitalopram. Para os ISRSs, o mecanismo fisiopatológico permanece desconhecido, enquanto para os ADTs (que são os que apresentam maior risco), o efeito adverso se deve às suas propriedades anticolinérgicas. Entre os APs, os agentes típicos de baixa potência, também em razão dos efeitos anticolinérgicos, estão associados ao glaucoma. Também há associação bem estabelecida do GAF com topiramato. Em geral, o efeito adverso se manifesta dentro das primeiras 4 semanas de uso desse medicamento, podendo aparecer algumas horas após um aumento de dose.

MANEJO

▸ Na vigência de uma crise aguda, buscar um serviço de emergência, pois a perda de visão pode ser definitiva.

▸ Evitar o uso dos medicamentos que apresentem risco (com ação anticolinérgica), dando preferência àqueles mais seguros: entre os ADs, agomelatina, bupropiona, vortioxetina e moclobemida; e, entre os APs, os potentes ou os atípicos.

▸ Solicitar a avaliação de um oftalmologista em pacientes de alto risco (particularmente aqueles com história familiar de glaucoma) quando for necessário o uso de um medicamento com ação anticolinérgica.

GLOSSITE

Ver também *Angiedema*.

É a inflamação da língua e pode ser um efeito colateral da clozapina. Também foram descritos aumento de volume e ulcerações da língua com o uso de fluoxetina, paroxetina e sertralina.

MANEJO

▸ Esses sintomas retrocedem com a interrupção do uso do medicamento.

▸ É importante realizar diagnóstico diferencial com angiedema.

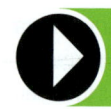

GOSTO AMARGO

Ver também *Gosto metálico*.

Gosto amargo é um efeito colateral bastante comum com o uso de BZDs.

MANEJO

▶ Esse sintoma geralmente é de fraca intensidade e não exige a interrupção do uso do medicamento. De qualquer forma, retrocede com a interrupção.

GOSTO METÁLICO

Ver também *Paladar (alteração do)*.

O uso de lítio pode provocar alteração do paladar, caracterizada pela sensação de "gosto metálico", em geral tolerada pelo paciente. Esse efeito colateral também foi relatado com o uso de carbamazepina, topiramato e alguns ADTs (p. ex., nortriptilina).

MANEJO

▶ A sensação de gosto metálico pode ser manejada com a redução da dose do medicamento em uso e a alteração no horário da ingestão.

▶ Caso seja impossível ou intolerável a redução da dose, deve-se fazer a troca da medicação.

GRANULOCITOSE

Ver *Leucocitose*.

HEMATOLÓGICAS (ALTERAÇÕES)

Ver também os itens das alterações hematológicas específicas.

A maioria das classes de psicofármacos pode causar discrasias sanguíneas. Os mecanismos incluem destruição de células periféricas, formação de anticorpos contra precursores hematopoiéticos ou efeito tóxico direto na medula óssea. Entre as principais alterações, incluem-se agranulocitose, alteração do tempo de coagulação, anemias, eosinofilia, leucocitose, leucopenia e plaquetopenia.

HEPATOTOXICIDADE

Hepatotoxicidade engloba um grande espectro de manifestações clínicas, que variam de leves alterações até insuficiência hepática aguda e cirrose. A maioria das reações adversas hepáticas é idiossincrática, ocorrendo entre 5 e 90 dias após a exposição à substância.

Vários psicofármacos têm efeitos hepáticos. Carbamazepina, AVP, ADTs e APAs podem causar aumento das transaminases séricas (TGO/AST e TGP/ALT), o que, em geral, é transitório e dose-dependente, ou seja, normaliza-se com a simples diminuição da dose diária, sem ser necessário interrompê-la.

O AVP está associado a dois tipos de hepatotoxicidade. O mais comum é o aumento dose-dependente das transaminases séricas. Esses aumentos com frequência normalizam-se com o tempo ou com a diminuição da dose. Entretanto, pode ocorrer hepatotoxicidade idiossincrática rara e potencialmente fatal, em geral nos primeiros 6 meses de tratamento, sendo precedida por fraqueza, letargia, edema facial, anorexia e vômitos. Os fatores de risco para essa hepatotoxicidade são idade inferior a 2 anos, uso de vários anticonvulsivantes, altas concentrações séricas de AVP e presença de alguma doença neurológica associada a convulsões. Além disso, o AVP pode causar síndrome de Reye e esteatose microvesicular. Ele deve ser evitado, quando possível, em pacientes com história prévia de hepatite.

A carbamazepina apresenta toxicidade hepática (aumento de transaminases) e deve ser evitada em pacientes com cirrose, pois pode agravar os problemas hematológicos já existentes nessa condição. Se houver alterações importantes e sintomas de hepatite, o fármaco deve ser imediatamente descontinuado, e o indivíduo, monitorado de modo cuidadoso.

Todos os ADs podem causar elevações nos testes de função hepática, com mais reações graves relatadas em casos de IMAOs, tricíclicos, duloxetina, venlafaxina, sertralina, bupropiona, trazodona e agomelatina.[68] Estão associados a prejuízos tanto colestáticos quanto hepatocelulares. A hepatotoxicidade não é dose-dependente, visto que não é apenas metabólica, mas também imunológica. Na cirrose hepática, os ADTs são menos convertidos prontamente em seus metabólitos desmetilados, causando mais sedação, confusão e efeitos anticolinérgicos. Desse modo, é necessário ter cautela em relação à prescrição, bem como é recomendável a realização de dosagens plasmáticas frequentes, considerando que o prejuízo hepático aumenta a meia-vida do medicamento e a concentração plasmática a longo prazo. Os IMAOs têm potencial hepatotóxico. Além disso, pacientes com cirrose parecem ter aumento da sensibilidade à tranilcipromina e a outros IMAOs, apresentando aumento das ondas lentas no EEG.

Os APs, em especial aqueles da classe dos fenotiazínicos, como a clorpromazina, têm sido associados à icterícia colestática e à hepatotoxicidade, provavelmente secundária a uma reação de hipersensibilidade a indivíduos predispostos. A hepatotoxicidade costuma ocorrer dentro dos 2 primeiros meses de tratamento e é acompanhada de náuseas, febre, prurido e dor abdominal. Pode ocorrer elevação da fosfatase alcalina, das bilirrubinas e das transaminases. Os APAs também podem causar alterações hepáticas, principalmente aqueles com semelhança estrutural com clorpromazina (clozapina, olanzapina e quetiapina).[69]

A clozapina pode produzir efeitos leves e transitórios sobre a função hepática, tendo sido relatado pelo menos um caso de icterícia colestática. Apesar de existirem alguns relatos de hepatite fulminante com clozapina, a maioria dos casos é de alterações leves a moderadas nas transaminases, que não tornam obrigatória a interrupção do fármaco. Cerca de 30 a 50% dos usuários dessa substância apresentam elevação assintomática das enzimas hepáticas.

Olanzapina, amissulprida e risperidona podem causar dano hepático, que ocorre nos primeiros meses de tratamento. São fatores de risco para alterações hepáticas: dose única diária de medicamento, idade avançada, uso de drogas e álcool, obesidade e antecedentes de hepatopatia (como a síndrome de Gilbert).

O dissulfiram é hepatotóxico, devendo, portanto, ser usado com cuidado em alcoolistas com hepatopatia.

O metilfenidato tem uma associação não muito clara com hepatotoxicidade.

▶ MANEJO

- ▸ Algumas dessas alterações são transitórias e não tornam obrigatória a interrupção do medicamento. Deve-se, como primeira medida, monitorar a evolução a partir das concentrações basais de enzimas hepáticas. Em geral, o fármaco pode ser continuado, a não ser que as enzimas estejam em valor de 2 a 3 vezes acima de seu normal.
- ▸ Caso as alterações persistam e sejam graves, o medicamento deve ser suspenso. É esperada remissão do quadro em cerca de 2 a 4 semanas.
- ▸ Usar psicofármacos com menor risco de hepatotoxicidade.
- ▸ Durante o uso de medicações potencialmente hepatotóxicas (em especial AVP, carbamazepina), ficar atento a sinais de comprometimento hepático, sobretudo em alcoolistas e pacientes com hepatopatia prévia. Nesses pacientes, em especial, fazer o controle da função hepática no início do uso e, depois, periodicamente.

▶ HIPERCALCEMIA

O lítio diminui a excreção renal de cálcio, provocando discreta elevação das concentrações séricas do eletrólito. Com o uso crônico desse fármaco, pode ocorrer hiperplasia de paratireoide, causando elevação de PTH e consequente hipercalcemia. Recomenda-se realizar avaliação anual da dosagem sérica do cálcio.

▶ MANEJO

- ▸ Avaliar risco-benefício em manter lítio. Solicitar ajuda de especialista.

- Instituir terapia calcimimética com cinacalcet.[47,70]
- Fazer ablação ou paratireoidectomia unilateral ou bilateral.[47]

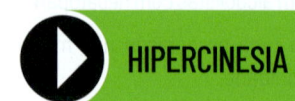

▶ HIPERCINESIA

Consiste em aumento anormal dos movimentos, que pode ocorrer em quadros de intoxicação com psicofármacos que tenham efeitos anticolinérgicos, como os ADTs, ou com a associação de substâncias com esses efeitos, como, por exemplo, APs de baixa potência e anticolinérgicos (biperideno, triexifenidil).

▷ MANEJO

- Reduzir a dose do medicamento que está produzindo esse efeito ou interromper seu uso.
- Evitar a associação de substâncias com efeitos anticolinérgicos em indivíduos predispostos, especialmente idosos e crianças.

▶ HIPERGLICEMIA

Ver também *Diabetes melito* na Seção "Psicofármacos em doenças e problemas físicos".

A perturbação no metabolismo da glicose ocorre, principalmente, devido ao desenvolvimento de resistência à insulina. Tal risco já foi associado a diversos psicofármacos, como lítio,[48] mas especialmente aos APAs. A olanzapina e a clozapina são os que mais causam hiperglicemia, porém os demais APAs não são isentos desse efeito. De risco intermediário são risperidona e quetiapina. Na sequência, cariprazina e brexpiprazol,[71] e, por último, os menos nocivos são aripiprazol, asenapina, ziprasidona, paliperidona e lurasidona.[72]

Estudos têm demonstrado associação, em razão de vários mecanismos, entre o uso de ADs e o aumento do risco de desenvolvimento de DM.[58] Esse risco poderia ser reduzido mediante o uso dos fármacos por um período menor e em doses mais baixas.

Entretanto, o próprio transtorno depressivo, independentemente, aumenta o risco de diabetes. O mesmo acontece na esquizofrenia, na qual há alteração da homeostase da glicose desde o início da doença.[53]

Assim, é possível que seja mais importante tratar de modo adequado o transtorno e prevenir as consequências danosas da doença do que tratá-la de forma incompleta, perpetuando o risco. No entanto, é necessário realizar controle periódico de glicemia de jejum. A medição de HbA1C pode contribuir para identificação de padrões de hiperglicemia e avaliação de conduta.

▷ MANEJO

- Buscar sempre o equilíbrio entre o benefício do fármaco e seus potenciais efeitos adversos, individualizando a escolha do tratamento de acordo com as características do paciente.
- Promover mudança de estilo de vida.[47]
- Em pacientes diabéticos, realizar controle periódico da glicemia, para reajuste da dose de hipoglicemiantes orais, análogos de GLP-1 e/ou insulina.[50,72]
- Usar metformina pode ser útil no ganho de peso e na possível resistência à insulina causada por psicofármacos.[72]
- Quando possível, realizar descontinuação ou redução de dosagem. Caso contrário, mudar para psicofármacos com menor risco de alteração glicêmica.
- Fazer o manejo do sono (privação de sono aumenta risco de DM e de ganho de peso).[73]
- Nos casos de difícil controle, deve-se solicitar consulta com um especialista.

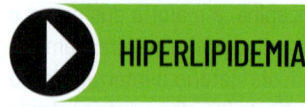

▶ HIPERLIPIDEMIA

Os APAs podem causar aumento do colesterol total e dos triglicerídeos devido ao bloqueio de receptores histaminérgicos, ao antagonismo serotonérgico e a ações na via de recompensa mediada pela dopamina, o que altera controle hipotalâmico da saciedade, com consequente ganho de peso. Clozapina, quetiapina e olanzapina são os APs que mais causam tais aumentos. Aripiprazol, lurasidona e ziprasidona apresentam risco menor.[47]

MANEJO

- Fazer o manejo de ganho de peso e mudanças na dieta.
- Usar hipolipemiantes, como as estatinas.
- Deve-se considerar a troca por medicamento que cause menos esse efeito.

HIPERPARATIREOIDISMO

Ver *Hipercalcemia*.

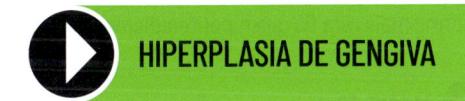

HIPERPLASIA DE GENGIVA

A fenitoína, em especial, e os demais anticonvulsivantes podem provocar esse efeito colateral.

MANEJO

- Suspender o medicamento e trocar por outro anticonvulsivante.

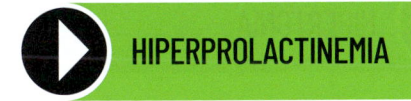

HIPERPROLACTINEMIA

Os APTs e muitos dos atípicos (especialmente risperidona, paliperidona, amissulprida e sulpirida), quando administrados por tempo prolongado e em doses elevadas, causam hiperprolactinemia por bloqueio dos receptores D2 na via tuberoinfundibular. Dessa forma, podem provocar dor e aumento no volume dos seios, amenorreia, galactorreia, mastodinia, anorgasmia e diminuição da libido. Cronicamente, pode levar à osteoporose, à fratura no quadril, à infertilidade e, possivelmente, a câncer de mama. O aumento da prolactina é um efeito adverso dose-dependente.

Alguns APs, principalmente o aripiprazol e a asenapina, têm um efeito oposto, reduzem as concentrações de prolactina. A clozapina e a quetiapina têm efeito, em geral, neutro, enquanto a olanzapina apresenta dados contraditórios. Outros psicofármacos também podem causar hiperprolactinemia, ainda que menos frequentemente: ADTs, ISRSs (fluvoxamina, citalopram, fluoxetina e paroxetina), venlafaxina, carbamazepina e AVP.

MANEJO

- Diminuir a dose do psicofármaco pode ser suficiente.
- No caso da necessidade de manter o uso de AP, pode-se tentar trocar por um neuroléptico com menor efeito sobre as concentrações de prolactina.
- Usar concomitantemente aripiprazol (3 a 20 mg/dia) pode reduzir as concentrações de prolactina.[47,74]
- Caso as sugestões de manejo anteriores não resolvam a situação, pode-se tentar o uso cauteloso de agonistas dopaminérgicos, que podem precipitar psicose, por isso requerem monitoramento cuidadoso: amantadina (100 a 300 mg/dia), pramipexol (< 1 mg/dia), bromocriptina (2,5 a 10 mg/dia) e cabergolina (0,125 a 0,25 mg/dia). Esta é mais bem tolerada e tem menor impacto sobre triglicerídeos e resistência à insulina, quando comparada com a bromocriptina.[47]
- Trocar a paliperidona ou a risperidona oral pela apresentação injetável de longa ação pode reduzir significativamente a concentração sérica.[75]
- Se o responsável for um AD, substituir por aqueles com menor risco de hiperprolactinemia, como sertralina ou duloxetina.[47]
- Descartar gravidez.
- Nos casos de suspeita de concentrações extremamente elevadas de prolactina, principalmente acima de 100 mg/dL, solicitar avaliação com especialista e/ou exame de imagem para diagnóstico diferencial.[72]

HIPERTENSÃO ARTERIAL

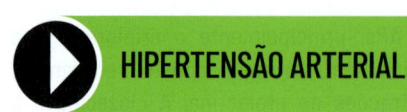

Fármacos noradrenérgicos (ADTs, venlafaxina, desvenlafaxina, bupropiona, atomoxetina e psicoestimulantes) podem causar aumento da PA e da FC por seus efeitos simpatomiméticos. Entre esses fármacos, o risco é mais elevado com o uso da venlafaxina (em doses elevadas), mas as formulações de liberação prolongada existentes hoje apresentam menor risco.

Crises hipertensivas podem ocorrer durante o uso de IMAOs. Os pacientes podem ter elevação da PA minutos ou horas após a ingestão de alimentos com tiramina (queijos, embutidos, vagens, entre outros) ou após a utilização de fármacos simpatomiméticos (como vasoconstritores nasais associados a anestésicos). A crise se manifesta por cefaleia occipital, palpitação, dor retro-orbitária e náuseas.

Diferentemente dos demais APs, a clozapina pode causar elevação da PA, geralmente transitória, no 1º mês.[47] Os ADTs tendem a causar hipertensão em baixas doses e hipotensão em doses elevadas. Em crianças e adolescentes, podem produzir elevações persistentes da PA. Quando utilizados em pacientes hipertensos, podem interagir com os anti-hipertensivos, alterando o controle pressórico.

MANEJO

- No caso de outras substâncias que não os IMAOs, deve ser tentada a redução da dose ou a retirada do medicamento.
- Pacientes em uso de psicofármacos que podem alterar a PA devem medi-la de forma periódica; já pacientes com hipertensão instável e/ou resistente devem evitá-los.
- Quando induzida por clozapina, reduzir dose ou taxa de titulação ascendente.[47]
- Quando a crise hipertensiva é decorrente do uso de IMAOs, deve-se considerar essa situação uma emergência médica e encaminhar o paciente para um centro de tratamento adequado. Adotam-se as seguintes medidas:
  - Acidificar a urina.
  - Controlar os sinais vitais.
- Administrar nifedipino por VO. Solicitar que o paciente em uso de IMAO carregue nifedipino consigo para esse tipo de eventualidade.
- Se ocorrer cefaleia occipital mais intensa, e a PA estiver muito elevada, adotar uma das seguintes medidas:
  - Administrar fentolamina (α-bloqueador), 5 mg, IV, a cada 4 a 6 horas, ou clorpromazina, 100 mg, IM, repetindo 25 mg, IM, a cada 1 a 2 horas; devem ser feitos acompanhamento e monitoramento em serviço médico adequado.
- Alertar os pacientes a não se deitar caso apresentem sintomas de crise hipertensiva, pois isso pode aumentar o risco de AVC.

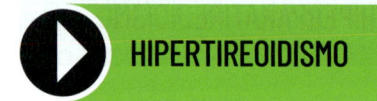

HIPERTIREOIDISMO

O uso de lítio pode causar hipertireoidismo, embora de forma mais rara do que hipotireoidismo.

MANEJO

- Fazer o controle periódico da função tireoidiana (dosagens séricas de T_4 livre, TSH) e a avaliação clínica, buscando sinais e sintomas de hipertireoidismo.
- Se for o caso, solicitar auxílio de endocrinologista.

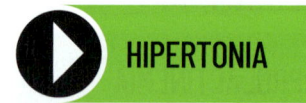

HIPERTONIA

Ver também *Parkinsonismo*.

É o aumento generalizado do tônus muscular e pode ocorrer com todos os psicofármacos que produzem parkinsonismo, especialmente os APs potentes.

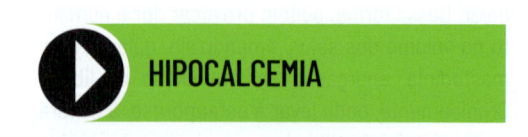

HIPOCALCEMIA

A diminuição da concentração sérica de cálcio pode ocorrer com o uso de carbamazepina, BZDs e, ainda que raramente, lítio, mas não tem significado clínico relevante, em geral.

▶ HIPOGLICEMIA

Pode ocorrer em pacientes diabéticos que estejam utilizando insulina ou hipoglicemiantes orais. Pode ser provocada por ADTs e ISRSs, porém há evidências de hiperglicemia também. A fenitoína pode provocar hipoglicemia e alterar o metabolismo da glicose. Os IMAOs podem diminuir a glicemia em até 35%, por atuarem diretamente na gliconeogênese.

▶ MANEJO

- Em pacientes diabéticos que utilizam esses psicofármacos, deve-se estar atento para esse efeito por meio do controle periódico da glicemia, para reajuste da dose de hipoglicemiantes orais ou mesmo da insulina.
- Deve-se evitar, quando possível, a prescrição de substâncias que mascarem sintomas de hipoglicemia, como sedativos potentes.
- Nos casos de controle mais difícil, deve-se encaminhar a um especialista.

▶ HIPONATREMIA

Pode ocorrer uma diminuição da concentração sérica do sódio durante o uso de praticamente todos os ADs, alguns anticonvulsivantes (principalmente carbamazepina e oxcarbazepina) e APs, por SIADH, quando o excesso de ADH reabsorve mais água em nível renal e a urina torna-se menos diluída. Fatores de risco são sexo feminino, idade avançada, baixo peso corporal, uso de diuréticos e tabagismo. A hiponatremia pode ocorrer nos primeiros dias de tratamento ou, mais comumente, nas primeiras semanas.

A hiponatremia é também comum em pacientes com esquizofrenia (6 a 17%) devido ao uso crônico de neurolépticos (5 a 15 anos de evolução).

Estima-se que entre 25 e 50% dos pacientes possam, em algum momento, desenvolver sinais de intoxicação hídrica, que eventualmente pode ser grave.

A hiponatremia pode ser assintomática ou aparecer por meio de tonturas, fadiga, letargia, cefaleia, náuseas e ganho de peso, que podem ser seguidos de confusão, convulsões e até morte. Nos exames laboratoriais, verifica-se diminuição do sódio sérico (< 135 mEq/L para o diagnóstico e em geral < 120 mEq/L para o aparecimento de sinais e sintomas neuropsiquiátricos).

A avaliação laboratorial pode incluir, ainda, eletrólitos urinários e osmolaridade da urina. O diagnóstico de SIADH é reforçado por urina concentrada (elevação do sódio urinário e da osmolaridade da urina), enquanto urina diluída (sódio e osmolaridade baixos) sugere polidipsia psicogênica, em casos de psicose.

▶ MANEJO

- Monitorar sódio sérico nos primeiros dias em pacientes com maior risco.
- Na ausência de uma causa identificável para a hiponatremia, é sugerida a suspensão do psicofármaco. Os índices tendem a normalizar em 2 semanas.[47]
- Trocar por AD com menor risco para hiponatremia como bupropiona, trazodona, mirtazapina e agomelatina.[47]
- Quando causada por AP, o aripiprazol pode ser uma opção que apresenta menor incidência.[47]
- Associar com demeclociclina ou lítio pode contribuir para a normalização do sódio quando há impossibilidade de troca.[47]
- A restrição hídrica (1 L/dia) está, em geral, indicada para os casos de hiponatremia leve induzida por psicofármacos.[72]
- Em casos mais graves, encaminhar para atendimento de urgência. Pode-se fazer infusão IV de solução salina e restrição da ingestão de líquidos até a correção da hiponatremia, que deve ser lenta por risco de mielinólise pontina.

HIPORREFLEXIA

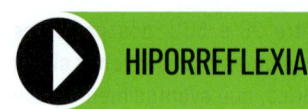

É a diminuição geral dos reflexos. Pode ocorrer especialmente com o uso de substâncias que causem depressão do SNC, mais especificamente com BZDs e barbitúricos e, em menor grau, com APs mais sedativos e ADTs.

MANEJO

- O paciente deve ser informado quanto a esse efeito, sobretudo no que se refere aos cuidados que deve ter ao conduzir veículos ou operar máquinas perigosas. Em alguns casos, atividades que exijam reflexos rápidos devem ser contraindicadas temporariamente.

HIPOTENSÃO POSTURAL

Caracteriza-se pela queda da PA por mudança de decúbito devido a bloqueio α_1-adrenérgico. Tende a ser mais grave quando há alguma doença cardíaca prévia (insuficiência cardíaca, arritmias).

Os APs podem causar hipotensão postural, sobretudo os de baixa potência como clorpromazina (especialmente quando utilizada associada a lítio), tioridazina e APAs (quetiapina, olanzapina, risperidona e principalmente clozapina).

Esse efeito colateral ocorre também com ADTs: imipramina, clomipramina e amitriptilina e, menos frequentemente, com nortriptilina e desipramina. É muito comum entre pacientes que têm insuficiência do ventrículo esquerdo, ocorrendo quedas em cerca de 50% dos casos. A hipotensão ocorre muito durante o uso de IMAOs, porém é rara com os ISRSs, e parece não ocorrer com a bupropiona.

Esse efeito colateral costuma ser mais acentuado em pacientes idosos, podendo levar a quedas e, eventualmente, fraturas graves. Os fatores de risco são dieta hipossódica, restrição líquida, uso de anti-hipertensivos e diuréticos, hipotireoidismo, hipofunção suprarrenal e desidratação.

MANEJO

Medidas gerais:

- Evitar levantar-se de cama ou cadeira ou abaixar-se de forma brusca.
- Evitar banhos muito quentes e prolongados.
- Aumentar consumo de sal e água e evitar desidratação.
- Usar meias elásticas, se necessário.
- Fazer titulação de dose mais lenta ou uso de doses mais baixas.
- Caso as medidas anteriores não sejam efetivas, encaminhar para especialista.

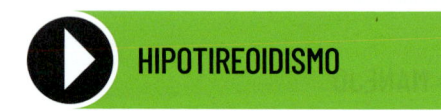

HIPOTIREOIDISMO

Ver *Hipotireoidismo* na Seção "Psicofármacos em doenças e problemas físicos".

O lítio pode inibir a síntese e a liberação dos hormônios da tireoide, em múltiplos passos, diminuindo seus níveis circulatórios; em 30% dos pacientes, ocorre elevação transitória do TSH, podendo também surgir bócio (3%).

Pode, entretanto, ocorrer hipotireoidismo (em 5 a 35% dos pacientes), em geral subclínico. É mais comum em mulheres e em pacientes que, antes do tratamento com lítio, apresentavam anticorpos antitireoidianos. A carbamazepina e a quetiapina também podem alterar os níveis dos hormônios da tireoide.

MANEJO

- Durante o uso de lítio, a função tireoidiana deve ser monitorada a cada 6 a 12 meses com dosagens de TSH; pode-se, ainda, realizar previamente dosagem de anticorpos antitireoidianos.
- Pequenos aumentos de TSH em geral não necessitam de tratamento.
- Quando há aumento importante do TSH (> 10 µUI/mL) e/ou sinais e sintomas de hipotireoidismo, como ganho de peso, queda de cabelo, depressão e déficit cognitivo, há indicação de reposição hormonal com levotiroxina. Iniciar

com 25 µg/dia. Repetir função tireoidiana após 6 semanas. Aumentar 25 µg a cada 3 a 6 semanas até o TSH normalizar.[72]
▶ Reduzir a dose ou suspender o psicofármaco.
▶ Mesmo com a suspensão do uso de lítio, a função da tireoide pode não voltar ao normal.

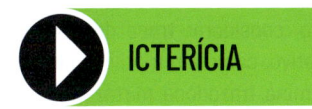

ICTERÍCIA

Ver também *Hepatotoxicidade*.

Aumento nos níveis de bilirrubinas acima de 2 vezes o valor normal em pacientes com lesão hepática do tipo hepatocelular (não colestática, ou seja, com predomínio de alteração de transaminases, e não fosfatase alcalina) pode significar grave lesão medicamentosa, com mortalidade de aproximadamente 10%.

MANEJO

▶ Suspender imediatamente o medicamento suspeito e solicitar ajuda de especialista.

ÍLEO PARALÍTICO

É a parada ou a diminuição acentuada do peristaltismo intestinal. Pode ocorrer em *overdose* de ADTs, com o uso de APs (em especial os de baixa potência e clozapina) ou anticolinérgicos (biperideno), sobretudo em pacientes idosos ou debilitados, por serem mais suscetíveis a esses efeitos.

MANEJO

▶ Evitar combinação de fármacos de ação colinérgica.
▶ A situação pode representar uma emergência, e o paciente deve ser encaminhado para um serviço médico adequado.

Em casos de *overdose*:

▶ Fazer lavagem gástrica se a ingestão foi recente.

▶ Uma vez que a motilidade intestinal está diminuída nesses casos, utilizar um catártico, como carvão ativado (30 mg) e citrato de magnésio (120 mL), para diminuir a absorção residual da substância.

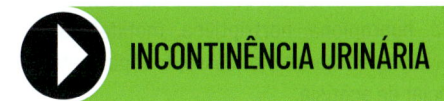

INCONTINÊNCIA URINÁRIA

A incontinência urinária deve-se à falta do controle do esfíncter urinário. Pode ocorrer em pacientes que utilizam clozapina, risperidona (particularmente quando em associação com alguns ISRSs que aumentam a concentração sérica da risperidona, como paroxetina), olanzapina, clozapina, gabapentina, ISRSs e venlafaxina.

MANEJO

▶ Deve-se descartar a presença de outras doenças, como DM, ITU, convulsões, hiperplasia benigna, câncer de próstata e bexiga neurogênica.
▶ Na incontinência causada por clozapina ou olanzapina, usar efedrina (até 150 mg/dia) pode ser útil.
▶ Aplicar *spray* nasal de desmopressina 0,1 mg antes de deitar, ou oxibutinina 5 mg, 2 a 3 vezes ao dia, também pode auxiliar, conforme avaliação de especialista.[72]
▶ Considerar a possibilidade de incontinência secundária à retenção urinária, quando, em geral, há perda de grandes volumes e dor na bexiga pela distensão. (Ver *Retenção urinária*.)

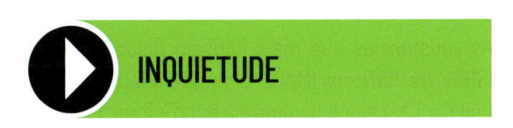

INQUIETUDE

Ver também *Agitação, Agressividade, Ansiedade e Irritabilidade*.

A utilização de ADs pode levar, na primeira semana de tratamento, a um quadro de inquietude, caracterizado por tensão constante e dificuldade para relaxar, especialmente em pacientes com um quadro ansioso subjacente. Acredita-se que isso se deva ao aumento do tônus serotonérgico central, em resposta aguda ao uso do fármaco. Esse efeito é comum em pacientes com TP no início do tratamento com ADs (ADTs e ISRSs) e ficou conhecido como o fenômeno da "piora inicial".

A inquietude é ainda um efeito comum com o uso de T3, bupropiona, nortriptilina, metilfenidato e APs. No uso dessa última classe, é importante diferenciar de acatisia.

MANEJO

- Em pacientes com TP, iniciar com doses baixas do AD e aumentar lentamente até atingir as doses ideais. Se já foi iniciado o tratamento, interrompê-lo e reiniciar utilizando doses menores. Quando disponíveis, apresentações em gotas possibilitam um aumento mais lento e gradual, sendo uma boa opção.
- Se necessário, pode-se associar um BZD, especialmente nas primeiras semanas de tratamento.
- Se a inquietude for uma manifestação de ansiedade que acompanha quadros depressivos, preferir ADs que sejam também sedativos: amitriptilina, clomipramina, imipramina, paroxetina, trazodona, mirtazapina, entre outros.

INSÔNIA

Mesmo sendo um sintoma comum em diversos transtornos psiquiátricos, a insônia pode, eventualmente, ser um efeito adverso de alguns psicofármacos.

As substâncias que mais causam insônia são os ISRSs, os IRSNs, os IMAOs, o metilfenidato, a modafinila, o T3, a moclobemida e a bupropiona. Ela pode ocorrer, ainda, na retirada de BZDs.

MANEJO

- A insônia resultante de ADs não sedativos (ISRSs, IRSNs, bupropiona) é, em geral, transitória e aparece no início do tratamento. O uso do medicamento pela manhã pode resolver o quadro.
- Descartar síndrome das pernas inquietas, dor, abstinência de substâncias e apneia obstrutiva do sono.[72]
- Não tomar a última dose de metilfenidato do dia depois das 17 horas.
- Avaliar hábitos de sono e estimular higiene do sono.
- Caso necessário, considerar troca do AD por outro mais sedativo, como amitriptilina, clomipramina, imipramina, trazodona, mirtazapina ou paroxetina.
- Pode-se associar um BZD ou fármaco Z por períodos curtos ou pequenas doses de um AD mais sedativo (p. ex., ADT, trazodona ou mirtazapina) quando o distúrbio do sono é a queixa principal ou efeito colateral.

INSUFICIÊNCIA CARDÍACA

Ver *Miocardiopatia* e *Miocardite*.

INSUFICIÊNCIA RENAL

Ver também *Insuficiência renal* na Seção "Psicofármacos em doenças e problemas físicos".

O lítio pode causar dano renal agudo e nefrotoxicidade pelo uso crônico, principalmente por nefrite tubulointersticial. Até 20% dos pacientes terão função renal reduzida após décadas de tratamento,[48] podendo desenvolver doença renal crônica, embora seja um risco menor.[70] A duração do tratamento com lítio é um fator de risco independente.[76]

MANEJO

- Para diminuir a chance de dano renal, reduzir a dose para o mínimo possível, uma vez ao dia. Manter concentrações séricas de lítio até 0,8 mmol/L.[47]
- Recomenda-se a medida das concentrações séricas de creatinina a cada 2 meses nos primeiros 6 meses de uso e, após, 1 a 2 vezes por

ano. Aumentos maiores que 25% em relação à linha de base justificam a coleta de urina de 24 h para medição direta da depuração da creatinina.[72]

▶ Em casos de perda de função renal pelo lítio, é possível que haja reversão com a suspensão do fármaco. No entanto, em casos avançados, o dano pode ser permanente.[77]

▶ Tendo em vista o benefício do uso de lítio em diversos pacientes (que muitas vezes não se repete com outros fármacos), a decisão pela suspensão deve ser tomada em conjunto pelo psiquiatra, pelo nefrologista e pelo próprio paciente.

IRREGULARIDADES MENSTRUAIS

Ver também *Hiperprolactinemia* e *Síndrome dos ovários policísticos*.

Alterações no ciclo menstrual, podendo chegar à amenorreia, são comuns com o uso de vários psicofármacos. Tais irregularidades podem ocorrer por hiperprolactinemia (secundária a diversos psicofármacos, especialmente APs) e também em função da SOP, que pode ser decorrente do uso de AVP.

MANEJO

▶ Para manejo das alterações secundárias ao aumento da prolactina, ver *Hiperprolactinemia*.
▶ Em razão da possibilidade de desenvolvimento de SOP, o ciclo menstrual deve estar sempre sob avaliação nas mulheres em idade reprodutiva em uso de AVP. Alterações do padrão menstrual requerem encaminhamento ao especialista. O tratamento da SOP em geral envolve a descontinuação dos agentes causadores ou o uso de ACOs.

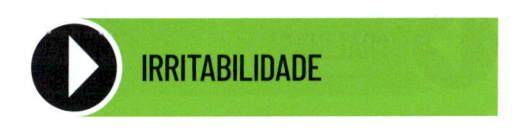

IRRITABILIDADE

Ver *Agitação, Agressividade* e *Ansiedade*.

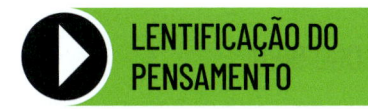

LENTIFICAÇÃO DO PENSAMENTO

Embora seja um sintoma comum em quadros depressivos, a lentificação do pensamento pode ser uma queixa em pacientes que estejam utilizando o carbonato de lítio, APs mais sedativos, BZDs, AVP e topiramato. Da mesma forma, pode fazer parte da síndrome parkinsoniana.

MANEJO

▶ Tentar administração à noite, redução de dose ou trocar por outro medicamento.

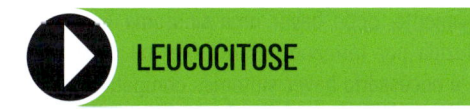

LEUCOCITOSE

O lítio pode causar leucocitose benigna, com aumento sobretudo de neutrófilos. Raramente excede 15 mil células, não necessitando de manejo clínico desse efeito. Pode ser um efeito, embora incomum, dos ADTs e dos APs. É também um possível efeito do tabagismo.

A leucocitose induzida pelo lítio pode mascarar uma leucopenia provocada por outros fármacos usados em combinação, como a carbamazepina e a clozapina. O lítio tem sido, inclusive, estudado na tentativa de reintrodução de clozapina em pacientes com história de neutropenia, apesar de não prevenir a agranulocitose.

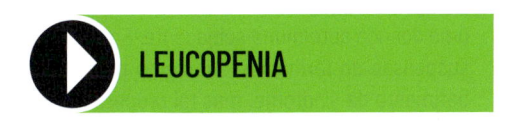

LEUCOPENIA

Ver também *Agranulocitose* e *Anemia aplásica*.

Pode ocorrer leucopenia com o uso de carbamazepina, sendo, em geral, um efeito leve e reversível, mas pode mais raramente fazer parte de um quadro grave de supressão medular. Muito raramente, pode ocorrer durante o uso de ADTs, gabapentina e AVP. Essa reação pode ser grave, em particular, com o uso da clozapina.

LOGORREIA

É caracterizada por fala incessante ou certa pressão para falar. O médico deve estar atento para o fato de que pacientes utilizando ADs podem apresentar logorreia como sintoma de um quadro maníaco induzido por medicamentos (virada maníaca).

LÚPUS ERITEMATOSO

Ver *Lúpus eritematoso sistêmico* na Seção "Psicofármacos em doenças e problemas físicos".

Raramente, pode haver uma síndrome *lupus-like* induzida por fármacos. Para fazer tal diagnóstico, é necessário haver sintomas compatíveis com quadro lúpico (artrite, serosite e anticorpos específicos) e associação temporal do início dos sintomas com a introdução de um medicamento, assim como a resolução do quadro após sua descontinuação. Entre os psicofármacos, há risco relacionado ao uso de carbamazepina, oxcarbazepina, clorpromazina, AVP, lítio, clonidina, fenelzina, lamotrigina, sertralina, clozapina, fenitoína e bupropiona. Fatores de risco para o desenvolvimento desse efeito adverso são uso prolongado do fármaco, sexo masculino e idade superior a 50 anos.

MANEJO

▸ É importante uma avaliação clínica e imunológica cuidadosa, a fim de descartar a existência de uma doença autoimune subjacente. Em geral, a suspensão do fármaco é suficiente para o esbatimento da síndrome, mas tal processo pode levar até 1 ano. A substância identificada como causadora não deve mais ser administrada ao paciente.

MACROGLOSSIA

É o aumento do volume da língua, que pode vir acompanhado de ulcerações e angiedema, podendo acarretar dificuldades para a deglutição. Parece ser uma resposta alérgica ao psicofármaco. Foi descrita com o uso de fluoxetina, sertralina e paroxetina.

Também pode estar associada a transtornos do movimento repetidos induzido por neurolépticos. Tem sido descrita como um achado na discinesia tardia devido à hipertrofia secundária a repetição de movimentos da língua.[78]

MANEJO

▸ Nos casos descritos, o sintoma desapareceu com a suspensão da substância.

Ver também *Angiedema*.

▸ Para os casos induzidos por neurolépticos, a suspensão ou a troca por clozapina pode levar à melhora do quadro.

Ver também *Discinesia tardia*.

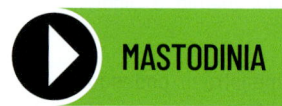

MASTODINIA

Ver também *Hiperprolactinemia*.

Significa aumento na sensibilidade dolorosa ou mesmo dor de intensidade variável nas mamas. Em geral, é decorrente do aumento da prolactina causado por várias classes de psicofármacos, como APs e ADs. Existe pelo menos um relato de caso de dor e ingurgitamento dos seios com o uso de venlafaxina.

Pode vir acompanhada de galactorreia, ginecomastia, amenorreia, diminuição na intensidade do orgasmo e da lubrificação vaginal, efeitos colaterais associados a um aumento da prolactina induzido pelo bloqueio de receptores D2 na via tuberoinfundibular da hipófise.

MANEJO

Ver *Hiperprolactinemia*.

MIALGIAS

Dores musculares são comuns, inespecíficas e normalmente caracterizadas como um fenômeno benigno, podendo ocorrer com praticamente todos os psicofármacos. Quando o paciente estiver em uso de APs e apresentar mialgia e/ou rigidez muscular, deve-se afastar a possibilidade de SNM. Mialgias são queixas comuns em usuários de estatinas (9 a 25% dos pacientes). Como muitos psicotrópicos tendem a causar alteração dos níveis de colesterol, vários pacientes psiquiátricos usam estatinas. Por essa razão, questionar sobre o uso dessas substâncias torna-se importante diante de um quadro de mialgia. Atentar também para sintomas que surgem após a retirada de psicofármacos, pois a suspensão de ADs pode levar à mialgia e a sintomas semelhantes aos da gripe.

MANEJO

- Nos casos graves, pode ser feita suplementação de vitamina B6 (piridoxina).
- Uma opção é realizar a troca por outro fármaco.

MIDRÍASE

Midríase (dilatação da pupila) pode fazer parte de um quadro de *overdose* de ADT (ou de outros fármacos com efeito anticolinérgico), junto a outros efeitos antimuscarínicos, como retenção urinária, íleo paralítico, secura de mucosas e da pele, entre outros. Pode ocorrer com o uso de modafinila em razão de seu agonismo α_1-adrenérgico, ou de outros fármacos com efeito noradrenérgico.

MANEJO

- Detectando-se uma *overdose* de ADT pouco tempo após a ingesta, induzir o vomito e fazer lavagem gástrica em serviço de emergência.
- Se transcorrer um tempo maior, monitorar os sinais vitais, especialmente do sistema cardiorrespiratório (para mais informações, ver *Intoxicação*, no respectivo fármaco).

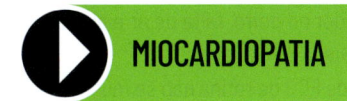

MIOCARDIOPATIA

Ver também *Miocardite.*

É um raro efeito adverso de algumas medicações, como a clozapina. Pode cursar com sintomas de insuficiência cardíaca. Pericardite é um raro efeito da gabapentina.

MANEJO

- Ficar atento aos sinais e sintomas clínicos de insuficiência cardíaca e solicitar o acompanhamento com cardiologista.

MIOCARDITE

Ver também *Miocardiopatia.*

Particularmente, a clozapina apresenta associação com miocardite. Não é uma ocorrência tão rara e pode ser fatal. A incidência de miocardite pela clozapina é estimada em 1 a cada 500 e 1 a cada 2.000 pacientes tratados. Os mecanismos que levam o fármaco a causar tal dano ainda não foram elucidados; no entanto, imagina-se que possa ocorrer um aumento da liberação de citocinas inflamatórias, hipercatecolaminemia e hipersensibilidade tipo I mediada por IgE. Também pode estar associada à elevação rápida da dose de clozapina. Tais eventos ocorrem mesmo na ausência de cardiopatia clara. É possível que outros APs, como clorpromazina, haloperidol e risperidona, também levem a alterações da função cardíaca, mas as evidências nesse sentido ainda não são definitivas. Alguns relatos de caso descrevem a ocorrência com quetiapina, por prováveis reações de hipersensibilidade ao fármaco.

MANEJO

- Algumas diretrizes recomendam fazer medida semanal de troponina e PCR nas 4 primeiras semanas de clozapina para detecção precoce do quadro, bem como estar atento à mudança de sinais vitais (taquicardia, taquipneia). Observar também os demais sintomas de miocardite,

como febre, dor no peito, falta de ar e alteração de sinais vitais.[79,80]
▸ A realização de ECG de rotina não se mostrou útil para detectar miocardite induzida por clozapina.
▸ A clozapina deve ser descontinuada e não reintroduzida.
▸ Como se trata de um quadro particularmente grave e de risco, solicitar o auxílio de um cardiologista. O paciente deve ser atendido em serviço de emergência caso seu estado seja grave.

▶ MIOCLONIA

Mioclonias são abalos musculares involuntários que podem acometer um grupo muscular isolado. Deve-se estar atento a esse efeito, pois ele pode representar um quadro de intoxicação (síndrome serotonérgica ou níveis tóxicos de lítio) quando associado a outros sintomas, como instabilidade autonômica, hipertermia e tremores. Alguns medicamentos que são associados com mioclonia são ISRSs, ADTs, morfina, midazolam e tramadol.

Os ADTs, especialmente a imipramina e a desipramina, com frequência podem causar mioclonias no início do tratamento, as quais cessam após a suspensão do fármaco. Mioclonias com o uso da clozapina podem se tratar de crises convulsivas mioclônicas. Existe também um relato de mioclonia generalizada em um paciente que vinha recebendo olanzapina, tendo o quadro remitido 48 horas após a interrupção do medicamento.

▶ MANEJO

▸ Se for clinicamente possível, deve-se suspender o fármaco. Também pode ser tratada com clonazepam, baclofeno e propranolol.
▸ Na mioclonia induzida por clozapina, avaliar se é o caso de crises convulsivas.

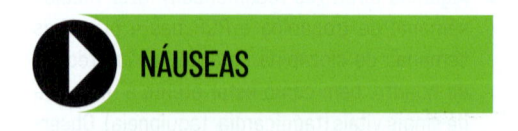

▶ NÁUSEAS

Os APs, como a clorpromazina, embora sejam usados como antieméticos, podem provocar náuseas como sintoma de um quadro raro de colestase, provocado por uma reação de hipersensibilidade individual. São acompanhadas de dor abdominal, febre e prurido, entre outros sintomas.

Entre os ADs, náuseas ocorrem frequentemente com o uso de ISRSs, bem como com moclobemida, desvenlafaxina, duloxetina e venlafaxina, sendo mais raras outras classes, como, por exemplo, ADTs e mirtazapina. São comuns especialmente no início do tratamento e tendem a diminuir de modo gradual depois das primeiras semanas de uso. Nos ISRSs, supõe-se que a náusea seja decorrente do estímulo de receptores 5-HT3 pós-sinápticos. A vortioxetina teve associação de aproximadamente 20 a 30% de incidência de náuseas leves a moderadas. Esse efeito foi dose-dependente, embora pudesse ser esperada uma incidência menor pelo seu antagonismo em 5-HT3, podendo estar relacionado a outros sistemas de neurotransmissor (p. ex., agonismo de 5-HT1).

Náuseas podem ocorrer também com o uso de lítio. Se for um quadro intenso, com vômitos, diarreia e tremores, pode indicar intoxicação. APAs, AVP, carbamazepina, oxcarbazepina, lamotrigina e topiramato também podem ocasionar náuseas, efeito que pode ser minimizado com o aumento lento e gradual da dose dos medicamentos. Se o paciente também apresentar vômitos, colúria e outros sintomas, deve-se pensar em um quadro de hepatotoxicidade, sendo necessário suspender o fármaco em uso imediatamente. Náuseas podem ocorrer, ainda, na retirada de BZDs, ISRSs e venlafaxina.

▶ MANEJO

▸ A maior preocupação, quando o fármaco em uso é o lítio, o AVP ou um neuroléptico, é descartar intoxicação.
▸ No caso dos ISRSs, em geral, é um sintoma leve que desaparece após algumas semanas.
▸ Tem sido usada a cisaprida, 5 a 10 mg/dia, no tratamento da náusea induzida pela venlafaxina.
▸ Recomenda-se, como regra, iniciar o medicamento em doses menores, reassegurando ao paciente que, com o decorrer do tratamento, o sintoma tende a diminuir.
▸ Orientar o paciente a ingerir o medicamento durante ou imediatamente após as refeições.

Orientar, também, sobre a adesão à medicação, visto que doses não tomadas ou estados de abstinência à medicação podem levar à persistência do sintoma.

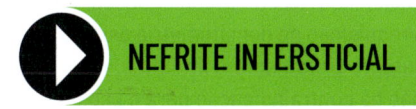

NEFRITE INTERSTICIAL

O uso crônico do lítio pode levar a um quadro de nefrite intersticial, podendo causar aumento dos níveis de creatinina e diminuição de sua depuração. É um quadro, em geral, benigno e reversível.

MANEJO

- Fazer periodicamente a avaliação da função renal durante o uso de lítio. Muitas vezes, é necessário o acompanhamento concomitante com nefrologista.

NEUROPATIA PERIFÉRICA

Pode ser causada raramente por ADTs, como a nortriptilina e a amitriptilina, por fenelzina e fenitoína. O uso crônico de BZDs e a intoxicação por lítio também podem causar neuropatia periférica.

MANEJO

- Deve-se descartar, em primeiro lugar, outras causas mais comuns, como diabetes, alcoolismo e hipovitaminoses, que possam estar provocando o quadro.
- Se for um efeito secundário ao medicamento em uso, opta-se pela troca por outro fármaco.
- Os sintomas costumam diminuir com a suplementação de vitamina B.

NISTAGMO

Consiste em um desvio lento dos olhos para um lado, alternando-se com um movimento rápido em sentido contrário. Pode representar neurotoxicidade de vários psicofármacos, mas também pode ser um efeito adverso sem implicações clínicas adicionais. Pode ocorrer com o uso de lítio, carbamazepina, AVP, lamotrigina, IMAOs e propranolol. O nistagmo pode, ainda, fazer parte da síndrome serotonérgica, embora não tenha sido descrito em associação com o uso de ISRSs. Raramente, pode ocorrer com IRSNs.

MANEJO

- Exame neurológico básico deve ser realizado para avaliar anormalidades em nervos cranianos ou busca por sintomas de neurotoxicidade (fala arrastada, tremor, ataxia). Em caso de suspeita de neurotoxicidade, suspender o medicamento até que se verifiquem suas concentrações séricas e que sua dosagem possa ser ajustada. Complementar investigação laboratorial com rastreamento toxicológico.

OLIGÚRIA

Ver também *Retenção urinária*.

O tratamento com lítio costuma causar poliúria. Entretanto, nos casos de intoxicação aguda por essa substância, com IR, há oligúria. Como é um quadro grave, pode levar à morte ou produzir sequelas neurológicas irreversíveis.

A retenção urinária pode ocorrer, ainda, com o uso de anticolinérgicos, como ADTs, APs de baixa potência e antiparkinsonianos.

MANEJO

- Nos casos de oligúria decorrente do uso de lítio (intoxicação), suspender e eliminar a substância do organismo (lavagem gástrica e, eventualmente, diálise).
- Nos casos de retenção urinária por uso de anticolinérgicos, deve-se optar por outra classe, evitando sempre a combinação de fármacos com ação anticolinérgica, principalmente em idosos com história de hipertrofia prostática.

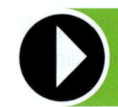

ORGASMO ESPONTÂNEO

Existem relatos de caso de orgasmos espontâneos com o uso de trazodona, fluoxetina e bupropiona.

OSTEOPOROSE

O uso prolongado de APs (sobretudo os típicos e risperidona) pode levar à osteoporose. A principal hipótese é o aumento da prolactina e, consequentemente, a redução da densidade óssea. A hiperprolactinemia leva à alteração do *turnover* ósseo, ao mesmo tempo em que pode gerar hipogonadismo hipogonadotrófico, com redução da produção de hormônios sexuais, que, em última instância, altera o metabolismo ósseo.

Certos anticonvulsivantes, em particular aqueles que induzem enzimas hepáticas (carbamazepina), sabidamente reduzem a massa óssea.

ADs, sobretudo ISRSs, também parecem ter impacto na redução de massa óssea, por meio de ação direta no metabolismo ósseo. Um crescente conjunto de evidências mostra aumento dose-dependente no risco de fraturas ósseas com o uso de ISRSs. Além disso, a própria depressão, *per se*, tem sido sugerida na indução de perda óssea devido à hiperatividade do eixo hipotalâmico-hipofisário-adrenocortical.

O uso de hormônios tireoidianos como intervenção psicotrópica também se associa com potencial risco para acelerar a desmineralização óssea.

MANEJO

▶ Em pacientes que necessitarão de uso prolongado de AP, principalmente naqueles com fatores de risco para osteoporose, recomenda-se uma avaliação da prolactinemia. Em caso positivo, a redução da dose, a troca por outro fármaco de menor efeito na prolactina (p. ex., aripiprazol) ou até mesmo a administração de agonistas dopaminérgicos (bromocriptina) são condutas adequadas. Caso a deficiência óssea já esteja instalada, aconselha-se referenciar ao especialista.

▶ Até hoje, não existe recomendação formal para requisição de densitometria óssea antes ou durante tratamento com ISRSs. Além disso, não há contraindicação para o uso dessas medicações em pacientes com osteopenia. Algumas autoridades sugerem a realização de densitometria óssea naqueles pacientes que usam altas doses de hormônios tireoidianos em terapias de longo prazo.

PALADAR (ALTERAÇÃO DO)

Ver também *Gosto amargo* e *Gosto metálico*.

É uma queixa bastante comum com o uso de topiramato, carbamazepina, ADTs, moclobemida e lítio. Os pacientes a referem como gosto alterado, gosto amargo (BZDs), gosto metálico (lítio), e, em geral, não tem maior significado.

MANEJO

▶ A mudança do horário da medicação pode auxiliar, como, por exemplo, concentrar a dosagem à noite ou junto a outras refeições. Há também relatos de caso na literatura que sugerem uso de sertralina para melhora de disgeusia primária.

PALPITAÇÕES

Ver *Arritmia e alteração na condução cardíaca*.

PANCREATITE AGUDA

A pancreatite aguda é um processo inflamatório do pâncreas, de aparecimento súbito e etiologia variada, sendo, em geral, acompanhada de importante comprometimento sistêmico. Os principais sintomas são dor epigástrica, frequentemente com irradiação para as costas, náuseas, vômitos, sudorese, fraqueza e febre. As principais alterações em exames laboratoriais são leucocitose, amilase e lipase séricas elevadas.

O AVP e a carbamazepina – menos comumente – estão associados à pancreatite medicamentosa, inclusive em crianças. O AVP apresentaria um RR de 1,6, e o risco de desenvolver pancreatite aguda não está associado à concentração sérica do fármaco, podendo ocorrer em qualquer momento após o início do tratamento. Nesses casos, a lipase sérica é mais sensível à alteração do que a amilase sérica. Não se recomenda a dosagem de lipase e amilase de rotina nos pacientes com uso de AVP como forma de rastreamento de alterações pancreáticas.

Estudos de farmacovigilância sugerem que tanto os APAs quanto os APTs estão associados à pancreatite aguda. O efeito causal aparenta ser independente do risco de tais fármacos causarem hipertrigliceridemia ou hiperglicemia. Os APTs de baixa potência estão mais associados à pancreatite aguda do que os de alta potência. Na maioria dos casos, a pancreatite aguda ocorre nos primeiros 6 meses do uso do medicamento, sendo mais frequente com clozapina, seguida (em ordem decrescente) por olanzapina, risperidona e haloperidol. Em 50% dos casos observados durante o uso de haloperidol, havia uso concomitante de APA. O uso de APAs também está associado à hiperglicemia e à acidose. Em parte dos casos associados ao uso da clozapina, a pancreatite foi assintomática, sendo indicada por leucocitose ou eosinofilia.

Como grupo, os ISRSs apresentam um RR de 1,2 (aumento de 20%) para pancreatite aguda. O uso de sertralina e fluoxetina (RR = 1,5) parece estar mais fortemente associado a essa condição, assim como o de venlafaxina e mirtazapina.

MANEJO

▸ Se for estabelecido nexo causal entre a pancreatite e o uso de determinado psicofármaco, o medicamento deve ser suspenso imediatamente e jamais reintroduzido.

PARESTESIAS

Caracterizam-se por alterações de sensibilidade cutânea, as quais o paciente descreve como formigamentos ou alfinetadas. Ocorrem de modo frequente com o uso de topiramato (entre 35 e 50% dos pacientes). Pode ser um efeito colateral dos IMAOs, provavelmente em decorrência do déficit de piridoxina (vitamina B6) induzido por essas substâncias. Podem ocorrer, mais raramente, com ADTs, APAs, ISRSs, venlafaxina, desvenlafaxina, duloxetina, mirtazapina e psicoestimulantes, sendo, em geral, dose-dependentes. Ver também *Síndrome de retirada ou de descontinuação* e *Abstinência* para parestesias associadas a essas condições.

MANEJO

▸ Utilizar piridoxina (vitamina B6), 50 a 150 mg, 4 vezes ao dia, associada ao IMAO.

PARKINSONISMO

É um conjunto de manifestações decorrentes do uso de APs e que se caracteriza por diminuição dos movimentos dos braços, da expressão e da mímica facial, marcha em bloco, com propulsão e retropulsão, rigidez, tremor de extremidades, tremor da língua, hipersalivação, bradicinesia e sinal da "roda denteada". A tríade clássica sindrômica é formada por bradicinesia, tremores e rigidez muscular – com apresentação comumente bilateral. A bradicinesia caracteriza-se por prejuízo da atividade motora voluntária, isto é, lentificação da movimentação voluntária. O tremor no parkinsonismo é pior em repouso, tem baixa frequência e grande amplitude, além de afetar primariamente as extremidades. A rigidez muscular consiste em um aumento do tônus muscular de repouso, levando ao aparecimento do sinal da "roda denteada". Esses sintomas em geral são acompanhados de "parkinsonismo mental" – indiferença emocional, afeto embotado, anedonia –; de "parkinsonismo social" – diminuição da iniciativa, apatia, diminuição da energia, diminuição da interação social –; e de "parkinsonismo cognitivo" – pensamento lento e problemas de concentração. Inclusive, por esse motivo, é importante diferenciar os sintomas secundários ao fármaco daqueles que se apresentam como depressão não tratada ou sintomas negativos da esquizofrenia.

O aparecimento dos sintomas costuma ser insidioso, com aproximadamente 50 a 75% dos casos ocorrendo no primeiro mês de uso, e até 90% dos casos dentro dos 3 primeiros meses. Deve-se ao bloqueio das vias dopaminérgicas da substância negra e do núcleo caudado. Portanto, todas as substâncias com algum antagonismo dopaminérgico na via nigroestriatal podem provocar parkinsonismo. A diferença de risco entre os diversos APs é reflexo de propriedades farmacológicas distintas, como o grau de antagonismo dopaminérgico D2, a velocidade de dissociação do receptor D2, a seletividade para receptores límbicos D2 em comparação aos receptores estriatais, o potencial antimuscarínico e o grau de antagonismo 5-HT2A. Em razão dessas diferenças, os APAs (tanto em formulação oral como em formulação parenteral) têm risco reduzido de causar parkinsonismo em comparação aos APTs de alta potência. Entretanto, o risco reduzido não representa ausência de risco, uma vez que há relatos de caso de parkinsonismo induzido por praticamente todos os APs disponíveis hoje. Além dos APs, há relatos de parkinsonismo induzido por outros psicofármacos, como ISRSs, IRSNs, lítio, AVP e pregabalina.

▶ MANEJO

▸ Deve-se estar sempre atento à possibilidade de os sintomas (p. ex., tremores) representarem o início da DP. Seu desaparecimento com a diminuição da dose ou retirada do medicamento possibilita esse diagnóstico diferencial.

▸ Sugere-se, quando existir a possibilidade, a descontinuação do agente causador. Muitas vezes isso não é possível, dado o risco de recrudescimento de sintomas. Nesses casos, indica-se a troca por um agente com menor propensão ao desenvolvimento do efeito colateral, como troca de um APT por um APA (dá-se preferência para quetiapina ou clozapina).[81]

▸ Podem-se associar anticolinérgicos, como biperideno, na dosagem de 2 a 6 mg/dia, VO, fixo, ou triexifenidil, 5 a 15 mg/dia. Pode-se adicionar prometazina (até 150 mg/dia) ao regime AP ou ciproeptadina (4 mg até 3 vezes ao dia). A amantadina (100 a 200 mg/dia), com mecanismo ainda desconhecido, também é eficaz para o parkinsonismo, podendo ser utilizada quando se deseja evitar os riscos do uso de anticolinérgicos.

▸ Se o parkinsonismo for um sintoma crônico, trocar o neuroléptico típico por clozapina.

Ver também *Síndrome extrapiramidal.*

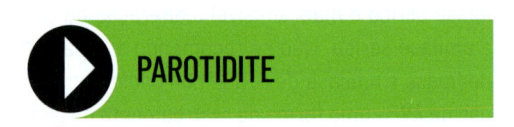

▶ PAROTIDITE

Existem relatos de caso de aumento da parótida com o uso de clozapina, mas a etiologia ainda não é consenso – ou secundária ao processo de sialorreia ou imunologicamente mediada.

▶ MANEJO

▸ O aumento da parótida desaparece com a interrupção do medicamento.

▶ PÊNFIGO BOLHOSO

É uma dermatose bolhosa autoimune. Foi descrita uma vez com o uso de risperidona em um paciente idoso com diagnóstico de demência. Clonidina e quetiapina também são citadas como potenciais desencadeadores. Em dois estudos caso-controle, houve associação do efeito com o uso de clorpromazina e outras fenotiazinas.

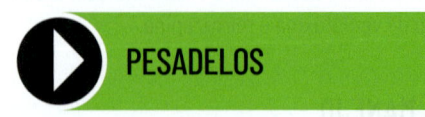

▶ PESADELOS

Ver também *Sonhos bizarros.*

É um efeito colateral bastante comum de diversos psicofármacos. Os ADTs, a clozapina, os IMAOs, os ISRSs, os BZDs, a lamotrigina, a risperidona, a bupropiona, a quetiapina, a gabapentina, o zolpidem e a zopiclona, entre outros medicamentos, podem provocar pesadelos.

▶ MANEJO

- Mudar o horário do medicamento para o turno da manhã, exceto no caso dos indutores do sono usados para tratamento da insônia.
- É um sintoma prevalente no TEPT, e estudos evidenciam melhora dos pesadelos nessa condição com uso de medicações como prazosina (iniciar com 1 mg na hora de dormir, com incremento de dose conforme sintomas e tolerabilidade – atentar para risco de hipotensão ortostática); clonidina e guanfacina também são opções. Alguns manuais sugerem o uso de topiramato, fluvoxamina, gabapentina, trazodona e nitrazepam para pesadelos relacionados ao TEPT e aventam a possibilidade de extrapolar o uso para o tratamento de pesadelos iatrogênicos.
- Se os pesadelos causarem sofrimento significativo, pode-se tentar redução da dose do fármaco ou, ainda, sua suspensão ou troca.

▶ PETÉQUIAS

Petéquias são pontos de hemorragia subcutânea que ocorrem quando há alguma alteração nos fatores de coagulação. Podem ocorrer com o uso da carbamazepina e do AVP e, muito raramente, com alguns APs. Podem, ainda, ser decorrência de uma interação indesejável, mas muito comum, em pacientes que estejam usando psicofármacos e anticoagulantes ao mesmo tempo (ver Seção "Interações medicamentosas").

É importante também ressaltar que os ISRSs apresentam um risco, *per se*, de alterar as funções plaquetárias e consequentemente induzir sangramento. Por esse motivo, deve-se ficar atento para o surgimento de petéquias, que podem expandir para hematomas, equimose, ou, em último grau, hemorragias com risco para a vida. A grande maioria dos casos é transitória e benigna, mas sempre se deve atentar para a população com um risco aumentado de sangramento.[82]

▶ MANEJO

- Deve-se estar atento para outras causas que provoquem esse efeito, o que requer uma avaliação hematológica do paciente.
- Manter monitoramento frequente do paciente para observar qualquer sinal de sangramento.
- Sugere-se avaliar o uso de um IBP para proteção gástrica naqueles que apresentem alto risco de sangramento do trato gastrintestinal.
- Se for comprovado que o sintoma é um efeito do fármaco utilizado, deve-se optar por sua suspensão e escolher outro para substituí-lo.
- Se for resultado de uma interação, adequar a dose do anticoagulante (em combinação com o clínico ou hematologista), dependendo dos valores do tempo de coagulação.

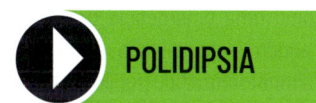

▶ POLIDIPSIA

Ver também *Diabetes insípido*.

É a ingestão de grandes quantidades de água por sede intensa, geralmente acompanhada de eliminação excessiva de urina e nictúria. Ocorre em até 35% dos pacientes que usam lítio, sendo um dos seus efeitos colaterais mais desagradáveis. É também muito comum em pacientes com esquizofrenia que usam neurolépticos cronicamente, em geral acompanhada de hiponatremia.

▶ POLIÚRIA

Ver também *Diabetes insípido*.

Poliúria é a eliminação excessiva de urina (maior que 3 litros por dia) e é comum em pacientes em uso de lítio. Em geral, está acompanhada de polidipsia e nictúria, quando, muitas vezes, faz parte do quadro de DI nefrogênico.

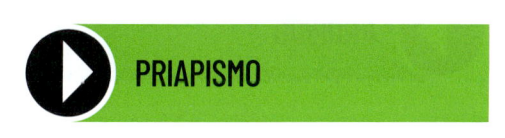

▶ PRIAPISMO

É uma ereção que ocorre sem estímulo sexual por período superior a 4 horas e não tem resolução com relação sexual ou masturbação. Pode ocorrer após uso de APTs e APAs por antagonismo adrenérgico (α_1). Clorpromazina e tioridazina apresentam a maior afinidade α_1 e, portanto, maior risco entre os APTs; a risperidona apresenta maior afinidade α_1 entre os atípicos e, portanto, maior risco entre estes. Também pode ocorrer após uso de trazodona pelo mesmo mecanismo descrito para APs (antagonismo adrenérgico α_1). Existem relatos de priapismo secundário a fluoxetina, paroxetina, fluvoxamina e bupropiona; trata-se, porém, de casos isolados, com mecanismo ainda a ser investigado. Há, ainda, relatos de caso de priapismo de clitóris após uso de olanzapina e trazodona.

MANEJO

- Como é um tipo de síndrome compartimental, classifica-se como uma emergência urológica. O tratamento agudo inclui injeção de agente α-adrenérgico simpatomimético (fenilefrina) nos corpos cavernosos, podendo requerer tratamento cirúrgico. Se não for tratado prontamente, o priapismo pode provocar fibrose de pênis, podendo resultar em disfunção erétil permanente.
- Os pacientes devem ser alertados a interromper imediatamente o uso do medicamento caso tenham ereções consideradas inapropriadas ou sintam qualquer sintoma sugestivo de priapismo, devendo procurar um serviço de emergência se a ereção persistir por mais de 1 hora.
- O tratamento do priapismo de clitóris também é feito com agentes α-adrenérgicos, nos mesmos moldes do tratamento masculino.

PROSTATISMO

Ver *Sintomas do trato urinário inferior (LUTS/Prostatismo)*.

PRURIDO

Pode ocorrer com o uso de quase todos os psicofármacos, mas é uma reação rara. Uma revisão abrangente da literatura sobre prurido induzido por fármacos cita ADTs, ISRSs, APs e anticonvulsivantes (carbamazepina, oxcarbazepina, fenitoína e topiramato) como aqueles mais associados a prurido, embora o efeito seja raro mesmo entre estes. Os ADTs e APs podem causar prurido secundário à colestase, enquanto ISRSs e anticonvulsivantes causariam prurido secundário a lesões de pele. Em indivíduos que usam ISRSs, o prurido pode aparecer particularmente naqueles que consomem produtos com altas quantidades de serotonina, precursores de serotonina ou alcaloides capazes de liberar serotonina (como chocolate).

Deve-se ter atenção à parasitose delirante ou a alterações somatoformes que incluem queixas de sensações não usuais na pele.

Há estudos iniciais que indicam possível eficácia da paroxetina para tratamento de prurido paraneoplásico, colestásico e secundário a opioides, bem como da mirtazapina para prurido oncológico, colestásico e secundário a IR.

MANEJO

- Em casos de difícil tolerância a esse efeito, pode-se optar pela troca do fármaco ou, eventualmente, pela associação com um anti-histamínico. Nos casos em que a causa é a colestase, esta deve ser tratada adequadamente com ácido ursodesoxicólico, rifampicina ou colestiramina.

PSEUDOLINFOMAS CUTÂNEOS

Pseudolinfomas cutâneos estão associados à terapia antidepressiva (com a fluoxetina e a amitriptilina), possivelmente refletindo perturbação da função linfoide. Há relatos de indução de pseudolinfomas com o uso de carbamazepina, cuja evolução é favorável depois da suspensão do medicamento, e de fenitoína. Há um relato de pseudolinfoma cutâneo induzido por AVP, que melhorou após a suspensão do medicamento e recorreu com a substituição do fármaco por carbamazepina.

PSICOSE

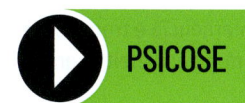

Ver *Confusão mental*, *Delírios paranoides* e *Virada maníaca*.

PSORÍASE

O lítio pode agravar um quadro de psoríase preexistente ou, com menos frequência, desencadear uma nova crise por meio de alterações moleculares (interfere nos processos de AMPc) e celulares (interfere na mitose e bloqueia a diferenciação celular). O período de latência entre o início do fármaco e a exacerbação ou indução da psoríase é longo, entre 20 e 48 semanas. Nem todos os pacientes com psoríase terão piora com o uso de lítio, tampouco a presença dessa dermatose o contraindica de forma absoluta. Raramente, carbamazepina, fluoxetina, olanzapina e clonidina também podem estar associadas à psoríase.[83]

MANEJO

▸ O problema tende a regredir com a retirada do medicamento.
▸ O tratamento com 4 a 6 g diários de ômega-3 foi promissor em estudos iniciais para o manejo da psoríase induzida ou agravada por lítio.
▸ Solicitar auxílio de dermatologista.

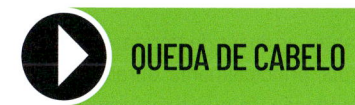

QUEDA DE CABELO

Ver *Alopecia*.

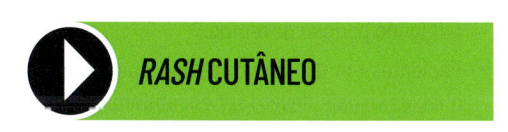

RASH CUTÂNEO

Ver também *Síndrome de Stevens-Johnson*.

Vários psicofármacos podem produzir *rash* cutâneo, expressão de alergia ao fármaco, como ADTs, ISRSs e APs. O lítio pode, ocasionalmente, provocar *rash* maculopapular pruriginoso no início do tratamento, que regride de forma espontânea. Anticonvulsivantes apresentam risco médio de cerca de 3%, sendo as maiores incidências encontradas com o uso de fenitoína, lamotrigina e carbamazepina. Os APs podem causar *rash* sob a forma de eritema maculopapular, especialmente nos 2 primeiros meses de tratamento. As reações cutâneas ou erupções podem ser classificadas como simples ou severas, com base no risco de morbimortalidade. As lesões simples geralmente aparecem de 7 a 10 dias depois do início do tratamento. Há associação de ISRSs com *rash*, sendo relatado em menos de 1% naqueles que usam fluoxetina, paroxetina e sertralina e sendo ainda mais raro com uso de escitalopram. A bupropiona tem uma taxa de 3,7% de *rash*.[84]

O *rash* pode evoluir para uma forma grave: a SSJ, particularmente preocupante com lamotrigina.

MANEJO

▸ Nas formas clínicas leves e sem relevância clínica, geralmente com remissão espontânea, deve-se apenas observar o quadro. Com lamotrigina, suspender o fármaco mesmo com lesões leves.
▸ Nos casos mais graves, o fármaco deve ser suspenso e substituído por um de outra classe. Deve ser solicitada, ainda, avaliação dermatológica.
▸ Avaliar a possibilidade de o quadro ter sido induzido pela troca de medicamento no que diz respeito à forma de liberação (imediata por prolongada) ou de fabricante (trocas entre substâncias genéricas, similares ou de referência).
▸ Lembrar que a SSJ é uma síndrome grave e potencialmente letal. Na suspeita de que possa estar ocorrendo, ou na impossibilidade de excluí-la, solicitar de imediato a ajuda de profissional especializado (dermatologista, clínico geral) e suspender o medicamento implicado.

REDUÇÃO DO LIMIAR CONVULSIVO

Ver também *Convulsão*.

Alguns psicofármacos podem, eventualmente, desencadear convulsões por provável diminuição do limiar convulsivo.

▶ RELAXAMENTO MUSCULAR

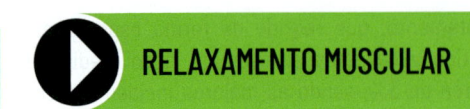

Os BZDs em geral causam relaxamento muscular, o que, em muitas situações, é um efeito desejável, como, por exemplo, em tensão muscular decorrente de estresse, tétano ou contraturas musculares. São contraindicados nos casos de miastenia grave, pois podem exarcebar o quadro clínico. Podem piorar também quadros de apneia/hipopneia do sono, devido ao relaxamento da musculatura oral e do pescoço, podendo acentuar a obstrução, e de insuficiência respiratória, devido ao relaxamento da musculatura envolvida na respiração.

▶ RETENÇÃO URINÁRIA

É um efeito colateral principalmente dos psicofármacos que têm ações anticolinérgicas. É muito comum em ADTs com ação anticolinérgica, sendo a amitriptilina a que apresenta maior ação, e a nortriptilina, a menor. Eventualmente, os ISRSs, os IRSNs e os IMAOs podem provocar tal efeito, que também pode ocorrer durante o uso de BZDs, apesar de isso ser muito raro. É um efeito colateral importante da atomoxetina, por vezes limitando seu uso. Seu efeito secundário aos IRSNs se deve, provavelmente, ao antagonismo dos receptores α_2-adrenérgicos, levando à uma contração do esfíncter uretral estriado.

Em certas situações, também produzem retenção urinária os APTs de baixa potência (p. ex., clorpromazina, tioridazina). Entre os APAs, a clozapina, em razão de seus efeitos anticolinérgicos intensos, pode produzir esse efeito, apesar de mais comumente causar incontinência. Mais raramente, os demais APs também podem causar retenção urinária.

▶ MANEJO

▶ Usar betanecol, 10 a 50 mg, VO, 3 vezes ao dia (preparado em farmácias de manipulação).
▶ Em casos de retenção urinária grave, suspender o medicamento, solicitar a avaliação de um especialista ou, eventualmente, encaminhar para um serviço de emergência e trocar o medicamento por um com menos efeitos anticolinérgicos.
▶ Considerar o risco de infecção urinária quando há retenção urinária prolongada.

Obs.: cuidado especial deve ser dado a idosos com propensão à hipertrofia prostática, nos quais é recomendável não utilizar medicamentos que produzam esse tipo de efeito.

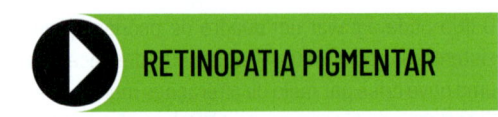

▶ RETINOPATIA PIGMENTAR

Ver também *Alterações oculares* e *Fotossensibilidade*.

Caracteriza-se por diminuição da acuidade visual, visão acastanhada e, por fim, cegueira. É um efeito adverso dos APs, embora raro, que pode ocorrer particularmente com a tioridazina e com a clorpromazina. Ao exame de fundo de olho, observam-se depósitos de pigmentos na retina. Pode ocorrer mais provavelmente durante o uso de tioridazina, em doses acima de 800 mg/dia, e com a clorpromazina, em doses acima de 2.400 mg/dia, levando a mudanças degenerativas irreversíveis da retina, com prejuízo na visão. Há relatos de caso com níveis habituais desse fármaco. Existe controvérsia a respeito da possibilidade de surgimento de lesão mesmo após a suspensão dos fármacos.

▶ MANEJO

▶ Deve-se manter as doses de tioridazina abaixo de 800 mg/dia, principalmente durante a terapia de manutenção, já que a maioria dos pacientes que apresentaram retinopatia pigmentar fazia uso de grandes doses da substância e por longo período de tempo.
▶ Pacientes em uso de tioridazina que referirem queixas visuais devem ser encaminhados a um oftalmologista.
▶ Prescrever clorpromazina dentro da janela terapêutica (25 a 800 mg/dia).
▶ Fazer revisões oftalmológicas periódicas (no mínimo a cada 2 anos) na vigência do uso de tioridazina.

RIGIDEZ MUSCULAR

É um efeito colateral comum dos fármacos bloqueadores do receptor dopaminérgico D2. Em geral, manifesta-se em conjunto com tremor e bradicinesia (diminuição de movimentos), compondo uma síndrome conhecida como parkinsonismo induzido por fármacos. Pode surgir logo após a instituição da terapêutica antipsicótica e persistir durante todo o tratamento. Manifesta-se tanto nos membros superiores como nos inferiores, inclusive dificultando a marcha.

MANEJO

- O tratamento é feito com a redução da dose do AP, ou com a troca por outro com perfil mais tolerável (geralmente fármacos com bloqueio serotonérgico). Pode ser realizada associação temporária de antiparkinsonianos (anticolinérgicos), como biperideno, na dosagem de 4 a 6 mg/dia, VO, ou triexifenidil, 5 a 15 mg/dia. Pode-se, ainda, adicionar prometazina (até 150 mg/dia) ao regime AP. Deve-se ter extrema cautela no uso prolongado de anticolinérgicos para esse fim, pois estes podem causar complicações como boca seca, visão borrada, retenção urinária, constipação, sedação, redução de concentração e da capacidade cognitiva.

Ver também *Parkinsonismo*.

RINITE

Ver *Congestão nasal*.

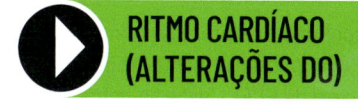

RITMO CARDÍACO (ALTERAÇÕES DO)

Ver *Arritmia e alteração na condução cardíaca*.

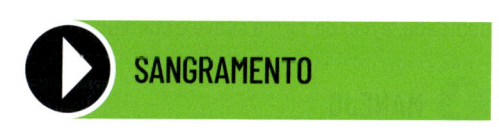

SANGRAMENTO

Os ISRSs e outros ADs que inibem a recaptação de serotonina causam alteração na agregação plaquetária, podendo levar a equimoses e sangramentos. O risco de sangramento é majorado em aproximadamente 36% com a prescrição de ISRS, mas o risco absoluto não é alto, havendo incidência de um sangramento do trato gastrintestinal superior a cada 8.000 prescrições de ISRSs.[85] O uso adicional de aspirina ou AINEs pode potencializar o risco de sangramento desses medicamentos. Em pacientes com coagulopatias, em especial trombocitopenia ou alterações plaquetárias, o uso dessa classe farmacológica deve ser cauteloso.

MANEJO

- Em pacientes com fatores de risco para sangramento, pode-se optar por medicamentos com menor risco de causar tal efeito.
- A suspensão pré-operatória de ISRSs em pacientes com risco aumentado de sangramento pode ser cogitada em cirurgias com grande risco de sangramento, como neurocirurgias.
- Algumas evidências sugerem que a prescrição de IBP (p. ex., omeprazol) pode reduzir o risco de sangramento associado aos ISRSs.[2]

SEDAÇÃO

As substâncias que mais causam sedação são as que produzem maior bloqueio histaminérgico, anticolinérgico, ou as que apresentam ação depressora do SNC. Entre elas estão:

- os BZDs, especialmente os de ação hipnótica;
- os ADTs, principalmente a amitriptilina e a doxepina;
- entre os demais ADs, os que apresentam marcada ação sedativa, trazodona, nefazodona e mirtazapina e, em menor grau, imipramina, clomipramina e paroxetina;
- os APs, principalmente os de baixa potência, como clorpromazina, levomepromazina e tioridazina;
- os APAs, sobretudo a clozapina e a olanzapina; a risperidona provoca esse efeito se a dose for aumentada muito rapidamente, entretanto, a longo prazo, pode desaparecer; a quetiapina,

em razão de efeitos anti-histamínicos, tem efeitos sedativos bem definidos;
- os anticonvulsivantes, como a carbamazepina;
- os barbitúricos;
- os ISRSs, menos comumente (em especial a paroxetina).

▶ MANEJO

- Algumas vezes, a sedação é um efeito colateral desejável no tratamento do paciente. Quando representar um problema na terapêutica, pode-se optar por uma dose única à noite ou por uma substância com menor poder sedativo, ou, ainda, reduzir a dose do medicamento.
- Alertar o paciente sobre a interferência desse efeito no manejo de máquinas perigosas e na condução de veículos.
- No caso da clozapina, algumas precauções podem diminuir a sedação:
  - usar dose mínima efetiva do fármaco;
  - ingerir o medicamento na hora de dormir (a dose máxima em uma tomada é de 400 mg na literatura nacional e 500 mg na americana);
  - usar substâncias cafeinadas;
  - evitar o uso de outros depressores do SNC.

▶ SIALORREIA

É a produção excessiva de saliva. Ocorre em 30 a 90% dos pacientes tratados com clozapina, podendo ocorrer também, em menor grau, com outros fármacos como risperidona, olanzapina e quetiapina. No caso da clozapina, à primeira vista parece paradoxal, pois sua extrema carga anticolinérgica poderia torná-la um fármaco causador de boca seca. Entretanto, a clozapina é agonista de receptor M4, que, em conjunto com a diminuição do peristaltismo faríngeo noturno e o bloqueio dos músculos faríngeos que promovem a deglutição, acaba por gerar a sialorreia.

▶ MANEJO

- Trocar por substâncias com menor potencial de sialorreia se for clinicamente viável.
- Reservar o uso de fármacos com ação anticolinérgica (p. ex., biperideno e amitriptilina) para casos refratários ao manejo tópico, pois esses fármacos podem dobrar o risco de íleo paralítico com clozapina e trazem uma série de paraefeitos periféricos e cognitivos.
- Para pacientes em uso de clozapina (cuidado ao extrapolar para demais fármacos), ver as recomendações a seguir:
  - Atropina 1% solução oftálmica – iniciar com 1 a 2 gotas sublinguais na hora de dormir e aumentar progressivamente até 3 gotas de 8/8 horas conforme necessidade. Pode ser diluída em água (no máximo 5 mL) para realização de bochecho (com descarte posterior) ou ser pingada diretamente abaixo da língua.
  - Ipratrópio solução nasal 0,06% – utilizado nos EUA, deve ser aplicado por VO na hora de dormir. A aplicação consiste em 1 a 3 jatos.
  - Toxina botulínica B (BTX-B) – pode ser aplicada por meio de injeção na parótida e submandibular. O tempo para início de ação é de 4 dias e a duração, de 3 a 6 meses.
  - Clonidina (0,1 mg, à noite).
  - Uma estratégia não farmacológica eficaz pode ser mascar chicletes, como forma de estimular a deglutição da saliva.
  - Existe, ainda, a opção de utilizar glicopirrolato 1 mg/dia, fármaco que foi superior ao biperideno no tratamento de sialorreia induzida por clozapina, pois apresentou menor impacto cognitivo; entretanto, não é comercializado no Brasil.

▶ SINAL DA RODA DENTEADA

Faz parte do conjunto de sintomas parkinsonianos causados por APs, particularmente os de alta potência. É um sinal de ECEs. Testa-se dobrando-se o antebraço sobre o braço, com alguma oposição. O antebraço dobra aos saltos, como uma roda denteada, e não de forma suave e contínua.

▶ MANEJO

- Usar antiparkinsonianos (biperideno ou triexifenidil) no manejo agudo. Após, trocar o fármaco por outro com perfil mais favorável ou reduzir a dose.

Ver também *Parkinsonismo*.

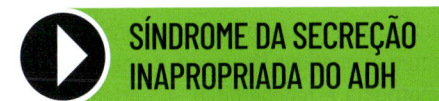

▶ SÍNDROME DA SECREÇÃO INAPROPRIADA DO ADH

Ver *Hiponatremia*.

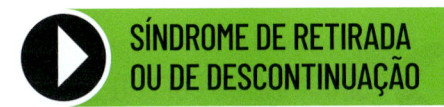

▶ SÍNDROME DE RETIRADA OU DE DESCONTINUAÇÃO

Ver também *Abstinência*.

É um conjunto de sintomas que podem ocorrer após a cessação repentina (ou redução acentuada da dose) de um medicamento quando usado de forma contínua durante pelo menos 1 mês. É comum com o uso de ISRSs e IRSNs (como a venlafaxina), especialmente quando usados em altas doses. Pode provocar sintomas bastante desconfortáveis, que ocorrem com mais frequência em crianças do que em adultos. Os sintomas em geral começam em 2 a 4 dias e incluem manifestações sensoriais, somáticas e cognitivo-emocionais específicas, como *flashes* de luz, sensações de choques elétricos, náuseas, hiper-responsividade a ruídos e luzes. Ansiedade e sentimentos não específicos de temor também podem ser relatados. Os sintomas são aliviados pelo reinício do uso do medicamento (DSM-5-TR).

Após a interrupção abrupta de ADTs, são comuns perturbações do sono (pesadelos, insônia); flutuações do humor (labilidade afetiva, irritabilidade, hipomania); desconforto gástrico (cólicas, diarreia, náusea); ansiedade e agitação; transtornos do movimento (tiques, acatisia, discinesias, parkinsonismo); e arritmias cardíacas. Os sintomas podem ser devidos a um efeito-rebote, pela interrupção abrupta do bloqueio colinérgico induzido pelos ADTs, ou a uma alteração no equilíbrio ACh/dopamina (acatisia, parkinsonismo). Já a hipomania pode ser causada por excessiva estimulação colinérgica do sistema límbico. Pode iniciar em 12 a 48 horas após a última dose e durar até 2 semanas. Por isso, a retirada desses fármacos deve ser gradual. Em crianças, esse problema pode ser mais intenso, obrigando, inclusive, a dividir a dose diária total em várias tomadas, para que não haja o aparecimento de sintomas durante o dia. Os sintomas ocorrem com mais frequência na descontinuação de venlafaxina e paroxetina, seguidas de citalopram, sertralina, fluvoxamina e, por último, fluoxetina, e estariam relacionados com a diferente meia-vida desses fármacos. A venlafaxina de liberação lenta também está associada à síndrome de retirada.

Não existe ainda explicação convincente para o surgimento dos sintomas de descontinuação. Os autores têm levantado várias hipóteses: repentina redução na disponibilidade de serotonina ante receptores dessensibilizados, levando à súbita restauração da recaptação de 5-HT, depleção desse neurotransmissor e estado hiposserotonérgico.

Sintomas de descontinuação também foram descritos na retirada da clozapina, manifestando-se por diaforese, náuseas, vômitos, rinite, ataxia, inquietude, *delirium* e alucinações, que desapareceram com a retomada do fármaco. Acredita-se que tais sintomas de retirada ocorram devido a um rebote da atividade colinérgica, bloqueada pela potente ação anticolinérgica do fármaco. Pode ocorrer também com outros psicofármacos.

▶ MANEJO

- Alertar o paciente para o risco da síndrome caso se esqueça de tomar o medicamento ou caso o interrompa abruptamente: evitar fazer "feriados" do fármaco, especialmente paroxetina, sertralina e venlafaxina.
- A reintrodução do fármaco, em geral, faz desaparecer os sintomas.
- A retirada de ADs deve ser sempre gradual, particularmente os de meia-vida mais curta (paroxetina, sertralina, venlafaxina).
- Ainda com base em evidências preliminares, sugere-se que a substituição de venlafaxina por desvenlafaxina possa reduzir os sintomas de retirada, uma vez que a última apresenta menor chance de desencadear esses sintomas. Em pacientes com pouca adesão e com predisposição a desenvolver a síndrome de retirada, utilizar fármacos de meia-vida longa (fluoxetina).
- Tranquilizar o paciente de que a síndrome não é um quadro de abstinência, já que não há o

desenvolvimento de tolerância, ou de fissura pela substância, e que os ADs, ou mesmo os APs, não produzem dependência.

▶ Nos casos em que não é possível realizar redução gradual da dose, ou em pacientes muito sensíveis aos sintomas de descontinuação, podem-se utilizar medicações sintomáticas (p. ex., paracetamol, ibuprofeno ou um antiemético), com o objetivo de diminuir o desconforto do paciente.

▶ Em casos de rebote colinérgico por retirada de clozapina, a literatura americana sugere 1 mg de benztropina para cada 50 mg de clozapina em não fumantes e 1 mg de benztropina para cada 100 mg de clozapina para fumantes. Na realidade brasileira, pode-se utilizar biperideno, 2 mg para cada 50 mg de clozapina para não fumantes e 2 mg para cada 100 mg para fumantes. Atentar para dose-teto de biperideno.

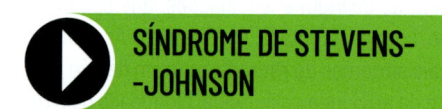

SÍNDROME DE STEVENS-JOHNSON

É uma síndrome grave, com mortalidade em torno de 10% e extenso comprometimento dermatológico, sob a forma de dermatite esfoliativa. A fisiopatogenia dessa síndrome não está bem estabelecida. Na maior parte dos casos (50 a 95%), é secundária ao uso de algum fármaco, mais raramente sendo causada por infecções. É particularmente preocupante com lamotrigina, ocorrendo em 0,1% dos adultos e em 1 a 2% das crianças. O aumento rápido da dose e o uso concomitante com AVP são fatores de risco, mas ela pode ocorrer mesmo na ausência de fator predisponente. Na maioria das vezes, o quadro surge em cerca de 2 a 8 semanas após o início do tratamento. Mesmo após a suspensão do uso, as lesões podem evoluir, com o consequente risco de vida e sequelas, como cicatrizes cutâneas permanentes. Como medida preventiva, a titulação da lamotrigina deve ser mais lenta em pacientes que fazem uso de AVP (25 mg em dias alternados nas semanas 1 e 2; 25 mg, 1 vez ao dia nas semanas 3 e 4; 50 mg na semana 5; e 100 mg a partir da semana 6).

MANEJO

▶ Fazer a suspensão imediata do fármaco.

▶ Solicitar consultoria clínica: o tratamento é hospitalar.

▶ O medicamento que desencadeou a síndrome não deve ser reiniciado.

▶ Existe risco cruzado entre os anticonvulsivantes aromáticos (fenitoína, carbamazepina, lamotrigina e fenobarbital), e, portanto, todo esse grupo deve ser evitado quando houver indução de Stevens-Johnson por uma dessas substâncias.

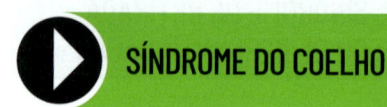

SÍNDROME DO COELHO

É um ECE raro, decorrente do uso de APs, caracterizado por tremor perioral. Ocorrem movimentos involuntários, ritmados e finos da musculatura da boca, sem o envolvimento da língua. A ocorrência é mais comum com neurolépticos de alta potência, como o haloperidol e a pimozida.

MANEJO

Ver *Discinesia tardia*.

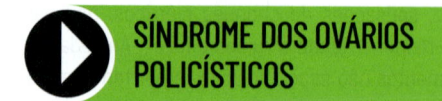

SÍNDROME DOS OVÁRIOS POLICÍSTICOS

Caracteriza-se por alteração na ovulação e hiperandrogenismo. É comum o aparecimento de acne, hirsutismo, alopecia, ganho de peso e irregularidade menstrual. O uso de AVP parece estar associado a maior prevalência de SOP. Existem diversas hipóteses para isso, como aumento na síntese de androgênios pelo ovário, influência no GnRH, aumento do peso e da resistência à insulina e aumento da síntese e liberação gabaérgica.

MANEJO

▶ Apesar da relação entre AVP e SOP, não existe contraindicação absoluta para o uso desse medicamento em mulheres com a doença já previamente diagnosticada, embora a prática mais recomendada seja evitar essa prescrição.

SÍNDROME EXTRAPIRAMIDAL

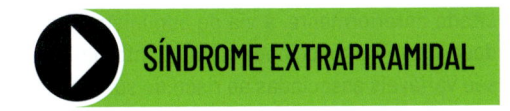

Ver também *Acatisia, Discinesia, Distonia* e *Parkinsonismo*.

A síndrome ou alguns dos sintomas que a caracterizam ocorrem em 50 a 75% dos pacientes que utilizam neurolépticos típicos, podendo manifestar-se de forma aguda ou tardia. Suas manifestações mais comuns na forma aguda são acatisia, distonia e parkinsonismo, e, na forma tardia, acatisia, distonia e discinesia.

A acatisia é uma sensação subjetiva e/ou objetiva de inquietude motora, que inclui sentimento de ansiedade, incapacidade para relaxar e dificuldade de permanecer imóvel. Há necessidade de alternar entre estar sentado ou em pé, neste último caso frequentemente alternando os pés.

Distonias e/ou discinesia agudas são contraturas musculares ou movimentos estereotipados de grupos musculares que surgem minutos ou horas depois do início do uso de um neuroléptico. Podem ser fatais, como no caso da distonia de laringe-faringe. São muito frequentes durante o uso de neurolépticos típicos potentes, como haloperidol.

O quadro de discinesia tardia inclui movimentos estereotipados de grupos musculares, periorais, da língua, da cabeça, do tronco ou dos membros, que surgem geralmente depois do uso crônico de altas doses de APs.

No parkinsonismo, o paciente apresenta diminuição dos movimentos dos braços, da expressão e das mímicas faciais, marcha em bloco, com propulsão e retropulsão, rigidez, tremor de extremidades, tremor da língua, hipersalivação, bradicinesia (movimentos lentos), acinesia (ausência de determinados movimentos) e sinal da "roda denteada". Normalmente, acompanham parkinsonismo mental – indiferença emocional, afeto embotado, anedonia –; parkinsonismo social – apatia, diminuição da energia, falta de iniciativa para atividades sociais –; e parkinsonismo cognitivo – pensamento lento e problemas de concentração.

Deve-se ao bloqueio das vias dopaminérgicas da substância negra e do núcleo caudado, causado pelos APs. Todas as substâncias que tenham alguma ação que leve ao bloqueio ou à diminuição da dopamina na via nigroestriatal podem provocar ECEs.

MANEJO

- Usar APs com bastante cuidado em crianças, idosos e pessoas debilitadas por doença física; dar preferência aos atípicos, quando possível.
- Deve-se observar com cuidado o uso associado de anticolinérgico e AP potente em pessoas idosas, devido ao risco de íleo paralítico, retenção urinária e agravamento de glaucoma.
- No caso de discinesia tardia e necessidade do uso de APs, optar pela clozapina. Inibidores de VMAT2 como a valbenazina tratam o quadro.
- Acatisia: clonazepam (0,5 a 2 mg/dia) e propranolol (30 a 90 mg/dia) apresentam evidências de eficácia em acatisia. Anticolinérgicos em geral não apresentam boa resposta neste caso. Também é possível utilizar antagonistas de 5-HT2A (p. ex., mirtazapina 7,5 a 15 mg, 1 vez ao dia).
- Distonia aguda: apresentam boa resposta a anticolinérgicos. Uma boa opção é biperideno 5 mg, IM, com resposta em aproximadamente 20 minutos.
- Parkinsonismo induzido por drogas: pode ser abordado farmacologicamente com anticolinérgicos como biperideno, 2 a 6 mg, VO, por dia; 2 a 8 mg, IM ou IV; difenidramina, 50 mg, IM; triexifenidil, 5 a 15 mg/dia. A redução de dose do agente ofensor ou a troca por AP com perfil mais favorável são recomendadas. O uso crônico de anticolinérgicos pode ser fator de risco para desenvolvimento de discinesia tardia, complicação grave do uso de APs e, por este motivo, deve ser evitado.

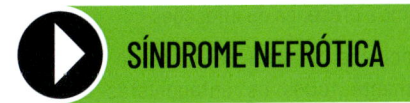

SÍNDROME NEFRÓTICA

Ocorre por prejuízo à permeabilidade glomerular, permitindo que proteínas sejam excretadas na urina.

Manifesta-se por proteinúria sem hematúria, edema, hiperlipidemia e hipoalbuminemia. Pode ocorrer, embora muito raramente, com o uso de lítio.

▶ MANEJO

▸ Suspender imediatamente o lítio e solicitar o auxílio de um nefrologista. Os pacientes não devem voltar a usar lítio, que deve ser substituído por outro estabilizador do humor.

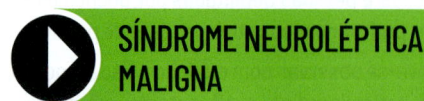

SÍNDROME NEUROLÉPTICA MALIGNA

SNM é uma reação idiossincrática extremamente grave ao uso de APs. Estão associados também ao seu surgimento – embora com muito menos frequência – outros fármacos antagonistas dopaminérgicos, como a metoclopramida. Além destes, o processo de retirada de agonistas dopaminérgicos, como antiparkinsonianos, também pode desencadear a síndrome. Existe, ainda, um relato de caso implicando a paroxetina como possível causadora de SNM em pacientes portadores de DP.

Caracteriza-se pela tétrade clássica: (a) rigidez muscular; (b) febre; (c) instabilidade autonômica (taquicardia, aumento da PA, taquipneia, sudorese); e (d) alteração do estado mental. O diagnóstico é, basicamente, clínico, mas exames laboratoriais indicam evidências de dano muscular: aumento das transaminases, da aldolase, da desidrogenase láctica e, principalmente, da CPK. Pode haver também leucocitose e, mais raramente, mioglobinúria e IR. É uma reação incomum (0,01 a 3% dos pacientes em uso de neurolépticos), mas potencialmente fatal (cerca de 20% dos casos).

Alguns fatores de risco têm sido sugeridos para o desenvolvimento da SNM: uso de APs de alta potência, uso parenteral, uso de doses elevadas de medicamento, aumento rápido da dose, desidratação, má nutrição, síndrome cerebral orgânica, alcoolismo e presença de infecções.

Há associação descrita de casos de SNM com praticamente todos os antagonistas dopaminérgicos, embora APTs de alta potência estejam associados a maior risco em comparação aos agentes de baixa potência e atípicos. Conforme citado anteriormente, a via de administração, a dose total e a velocidade de aumento de dose são variáveis associadas ao risco de surgimento da SNM.

O diagnóstico diferencial deve ser feito em relação a diversas moléstias que afetam o SNC, mas destacam-se os quadros infecciosos, catatonia maligna, *delirium*, hipertermia maligna, síndrome serotonérgica e ECEs como efeitos colaterais benignos.

▶ MANEJO

▸ Constitui um caso grave, devendo ser tratada preferencialmente em UTI, com monitoramento constante dos sinais vitais e da função renal.

▸ Suspender imediatamente o AP e instituir tratamento sintomático (reposição hídrica, antitérmicos, antiparkinsonianos, correção de alterações eletrolíticas).

▸ O tratamento constitui-se, basicamente, de manutenção das funções vitais. Podem-se utilizar medicamentos como dantroleno IV (relaxante muscular direto), na dosagem de 1 a 2,5 mg/kg, a cada 6 horas, até o máximo de 10 mg/kg/dia. Bromocriptina, um agonista dopaminérgico (2,5 a 5 mg, VO, 3 vezes ao dia), e amantadina (100 mg, VO, 3 vezes ao dia) são alternativas. A ECT também tem sido descrita como uma possibilidade de tratamento da SNM. Considerar ECT especialmente em casos refratários ou na presença de catatonia.

▸ O tratamento medicamentoso dura de 5 a 10 dias em geral, período no qual se deve monitorar e assegurar as funções respiratória e renal.

▸ O risco de recorrência após um primeiro episódio é alto (30%), devendo ser tomados alguns cuidados básicos para evitar a repetição: iniciar lentamente, preferir medicamentos de menor potência, considerar APAs, evitar desidratação e monitorar possíveis sinais de recorrência.

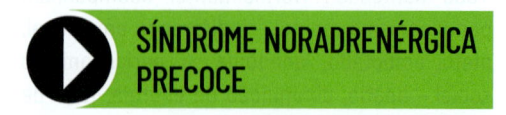

SÍNDROME NORADRENÉRGICA PRECOCE

Caracteriza-se pelo aumento dos sintomas autonômicos e de ansiedade nos primeiros dias de tratamento, particularmente em pacientes com ataques de pânico. Acredita-se que decorra da estimulação simpática e adrenérgica aguda. É mais comum com ADTs com maior ação noradrenérgica.

MANEJO

- Instruir o paciente a respeito desses sintomas (aumento da ansiedade) que podem ocorrer na primeira semana de tratamento.
- Iniciar com doses baixas (10 a 25 mg/dia de imipramina) em pacientes com TP ou com componente ansioso importante associado a um quadro de depressão; aumentar a dose lentamente.
- Associar, caso necessário, baixas doses de BZDs, como alprazolam, clonazepam ou diazepam na fase inicial do tratamento.

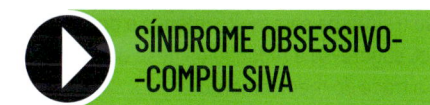

SÍNDROME OBSESSIVO--COMPULSIVA

APAs (especialmente a clozapina) têm sido implicados na produção de sintomas obsessivo--compulsivos, sobretudo compulsões, assim como na exacerbação de sintomas obsessivo--compulsivos prévios. Por outro lado, alguns APAs (como risperidona e aripiprazol) podem ser usados no tratamento do TOC, como potencializadores naqueles pacientes com resposta parcial a ISRS ou clomipramina. Parece ser produzida por um desequilíbrio serotonérgico-dopaminérgico no SNC, não se conhecendo ainda os fatores de risco.

MANEJO

- Com o objetivo de evitar tais efeitos, sugere-se o aumento gradual das doses, assim como a manutenção da menor dose final possível.
- Considerando que parece ser dose-dependente, às vezes, a redução da dose, se possível, pode ser suficiente.
- No caso de sintomas obsessivo-compulsivos induzidos por clozapina, o manejo pode ser adicionar TCC, ISRS ou aripiprazol.

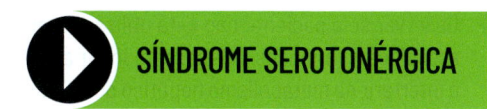

SÍNDROME SEROTONÉRGICA

É um aumento da atividade serotonérgica no SNC, principalmente com hiperestimulação pós--sináptica de receptores 5-HT1A e 5-HT2A, cursando com alteração do estado mental, disfunção autonômica e anormalidades neuromusculares. Em geral, é causada por interação de substâncias que aumentam as concentrações cerebrais de serotonina (p. ex., ISRS + trazodona), mas também pode resultar de tentativa de suicídio com fármacos serotonérgicos ou da simples titulação de um ISRS. Os sintomas da síndrome incluem letargia, ataxia, mioclonia, inquietude, sudorese, tremores, confusão, podendo evoluir para hipertermia, hipertonicidade, coagulação intravascular e IR. Para o diagnóstico da síndrome, faz-se necessário o preenchimento de um dos critérios listados a seguir (Hunter Toxicity Criteria Decision Rules), além do uso recente de um fármaco serotonérgico:

- clônus espontâneo;
- clônus induzido + agitação ou diaforese;
- clônus ocular + agitação ou diaforese;
- tremor + hiper-reflexia;
- hipertonia + temperatura > 38 graus + clônus ocular ou clônus induzido.

Tais critérios foram criados com o intuito de dar mais especificidade ao diagnóstico, focando nos critérios que são mais específicos na síndrome serotonérgica, a fim de facilitar a diferenciação de outros estados de toxicidade por medicamentos, como SNM ou *delirium* anticolinérgico. O risco da síndrome serotonérgica é maior em pacientes com problemas hepáticos ou em idosos.

MANEJO

- Fazer o diagnóstico da síndrome o mais cedo possível e interromper o ISRS ou outro fármaco que esteja causando o quadro.
- Levar o paciente a um serviço de emergência para monitoramento e tratamento de suporte, se os sintomas forem proeminentes.

- Observar se o paciente não está utilizando, em associação, fármacos que possam inibir a CYP e interferir no metabolismo hepático dos ISRSs.
- A atividade antisserotonérgica da ciproeptadina parece ser útil no tratamento dessa condição. Uma série de casos utilizando de 4 a 8 mg VO encontrou resultados positivos para o alívio dos sintomas.
- A sedação com BZDs pode ser útil em alguns casos.

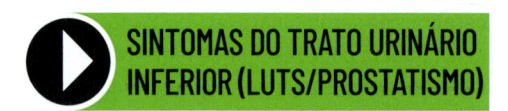

SINTOMAS DO TRATO URINÁRIO INFERIOR (LUTS/PROSTATISMO)

Sintomas do trato urinário inferior (antigamente conhecidos como prostatismo), também referidos pela sigla em inglês LUTS (*lower urinary tract symptoms*), constituem um quadro decorrente de problemas como hipertrofia prostática, litíase urinária, neoplasias, entre outros. Manifestam-se por jato fraco, fluxo urinário intermitente, sensação de esvaziamento incompleto da bexiga, entre outros.

Em homens com mais de 65 anos, especialmente naqueles com história de hipertrofia prostática, deve-se evitar o uso de fármacos com efeito anticolinérgico, como ADTs, APAs de baixa potência (p. ex., clorpromazina) e agentes antiparkinsonianos (p. ex., biperideno). É particularmente contraindicado o uso combinado desses fármacos nesses pacientes.

MANEJO

- Nos pacientes com história de sintomas do trato urinário inferior, deve-se optar por outras classes de ADs que não os ADTs, como ISRSs ou outros. Se houver necessidade de utilizar APs, preferir os de alta potência (p. ex., haloperidol) ou APAs com poucos efeitos anticolinérgicos (p. ex., aripiprazol, brexpiprazol e lurasidona).
- Quando houver maior comprometimento da função urinária, é necessário o acompanhamento de um especialista (urologista).
- Quando ocorrer apenas leve retenção urinária e não for recomendável a troca de medicamento, pode-se associar o uso de betanecol, 25 a 50 mg, 3 a 4 vezes ao dia.

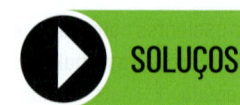

SOLUÇOS

Soluço é um fenômeno reflexo que se manifesta pela contração súbita e involuntária do diafragma seguida do fechamento involuntário e abrupto da glote, gerando um som característico. Costuma ocorrer após a distensão do estômago provocada pela ingestão de grande quantidade de alimentos, de água gelada, refrigerantes ou pela deglutição de ar. Mudanças bruscas de temperatura, abuso de álcool, ansiedade e estresse também podem provocar o distúrbio. Há relatos de caso de soluços persistentes induzidos por psicofármacos como APs (aripiprazol, risperidona, clozapina) e BZDs. O aripiprazol, entre os APs, tem a mais forte associação com soluços.

MANEJO

- Caso o sintoma seja muito intenso e desconfortável, sugere-se a redução da dose ou até mesmo a troca do medicamento.
- Especial atenção a pacientes utilizando aripiprazol, fármaco mais associado ao quadro, no qual a troca de medicação pode ser uma boa alternativa.

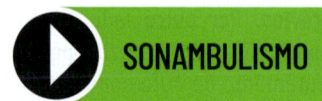

SONAMBULISMO

É uma parassonia do sono NREM que cursa com tônus muscular preservado. O paciente pode realizar diversas atividades, desde uma simples caminhada até comer, dirigir, conversar e manter relações sexuais. Em geral, o indivíduo não recorda os eventos ocorridos durante os episódios de sonambulismo. Vários psicofármacos podem causar alterações no sono, como pesadelos e sono agitado, acompanhados, eventualmente, de sonambulismo, entre eles os ADTs, os ISRSs e os IMAOs, mas especialmente o zolpidem.

MANEJO

- Evitar ingesta de álcool ou de outros depressores, pois aumentam o risco de parassonias.
- Se necessário, trocar o fármaco.

▶ SONHOS BIZARROS

Ver também *Pesadelos*.

Os ADTs, os IMAOs, a clozapina e os ISRSs podem provocar pesadelos e sonhos bizarros. Geralmente essa alteração é benigna e, portanto, não apresenta repercussões adicionais.

▶ MANEJO

- Mudar o horário do medicamento para o turno da manhã.
- Tentar, se possível, reduzir a dose do fármaco envolvido.
- Orientar o paciente de que se trata de alterações benignas.
- Se necessário, trocar o fármaco.

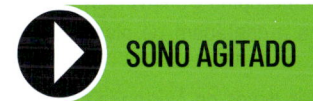

▶ SONO AGITADO

Ver também *Pesadelos*.

Caracteriza-se por contraturas musculares involuntárias e bruscas, muitas vezes acordando o paciente durante a noite. Seu mecanismo é desconhecido. Costuma ocorrer na primeira semana de tratamento e é dose-dependente. Ocorre com o uso de ADTs, especialmente a imipramina, sendo menos comum com IMAOs e ISRSs.

▶ MANEJO

- Mudar o horário do medicamento para o turno da manhã.
- Tentar reduzir a dose do medicamento, se essa opção for possível.
- Pode ser usado clonazepam, 0,5 a 2 mg.

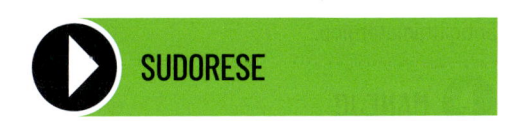

▶ SUDORESE

É um efeito colateral muito comum dos ADTs, dos ISRSs (7 a 11% dos casos) e da venlafaxina (12%). Muito raramente, pode ocorrer com os BZDs. O mecanismo exato da indução da sudorese é desconhecido. Como a clonidina é eficaz no tratamento da sudorese induzida pelos ADTs, e como o propranolol aumenta a sudorese, supõe-se que a noradrenalina tenha algum papel na sudorese induzida pelos ADs. A clozapina também pode causar esse efeito.

▶ MANEJO

- Se o sintoma for muito intenso ou incômodo, sugere-se a troca de medicamento. Nos casos relacionados à clozapina, pode-se tentar o uso de biperideno (até 6 mg/dia).
- A benztropina, uma substância anticolinérgica, foi eficaz em combater a sudorese induzida pela venlafaxina, na dose de 0,5 mg, 2 vezes ao dia.

▶ TAQUICARDIA

Ver também *Arritmia e alteração na condução cardíaca*.

Taquicardia sustentada é a manutenção da frequência cardíaca acima de 100 bpm em repouso. É comum taquicardia em razão dos efeitos anticolinérgicos e do bloqueio α_1-adrenérgico (que causa vasodilatação, levando ao aumento compensatório de FC) dos APs (principalmente de baixa potência) e dos ADTs.

Pacientes tratados com clozapina apresentam taquicardia sustentada com uma frequência entre 25 e 54%.

A T3 pode também provocar taquicardia, assim como a sibutramina. Os antidepressivos ISRSs e IMAOs não costumam causar esse tipo de alteração. No entanto, foi descrita taquicardia supraventricular com o uso de fluoxetina. O lítio pode causar arritmias do tipo disfunção do nodo sinusal (bloqueio e taquicardia) e arritmias ventriculares.

▶ MANEJO

- Reduzir a dose do medicamento em caso de taquicardia sinusal.

- Em casos mais graves, deve haver suspensão do medicamento e encaminhamento do paciente para avaliação por cardiologista.
- Considerar que o sintoma pode fazer parte de uma síndrome clínica não relacionada ao uso de psicofármacos; se houver dúvida, encaminhar o paciente ao cardiologista.
- Pacientes com arritmias ventriculares que englobam desde extrassístoles, taquicardias até fibrilações ventriculares, que não desaparecem com a redução ou suspensão da medicação, devem ser encaminhados ao especialista para avaliação e tratamento adequado (β-bloqueadores, antiarrítmicos, etc.).
- Pacientes em uso de clozapina: após eliminar outras causas (p. ex., infecção, miocardite), pode ser associado atenolol; iniciar com 12,5 mg pela manhã, podendo aumentar 12,5 mg a cada 7 dias se não obtiver resposta. Dose máxima: 100 mg pela manhã.[86]

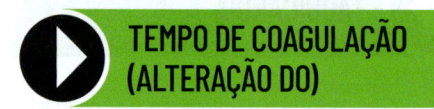

TEMPO DE COAGULAÇÃO (ALTERAÇÃO DO)

Diferentes psicofármacos interferem no metabolismo dos anticoagulantes orais (por inibirem o metabolismo deles via CYP) e, consequentemente, no tempo de coagulação, aumentando o risco de sangramento. Entre eles, estão alguns ISRSs, a bupropiona e a duloxetina. Já o AVP e outras medicações podem interferir na ligação proteica dos anticoagulantes orais, aumentando a fração livre desses e consequentemente alargando o tempo de protrombina.

A carbamazepina, além de diminuir os efeitos de anticoagulantes orais, por indução das enzimas hepáticas, pode diminuir, embora raramente, o número de plaquetas, e pode provocar púrpuras, petéquias e até sangramentos.

O AVP pode provocar trombocitopenia reversível em cerca de 25% dos casos e disfunção plaquetária. Esses efeitos são dose-relacionados. O risco é maior em idosos, mulheres e na presença de concentrações séricas acima de 80 µg/mL.

Existem também os fármacos que, por serem hepatotóxicos, como o AVP e APs fenotiazínicos, podem alterar o tempo de protrombina, alterando, por extensão, o tempo de coagulação. Essa situação é especialmente relevante quando há hepatopatia prévia ao uso de psicofármacos.

Os ISRSs podem aumentar em 2 vezes o risco de sangramento intestinal (por alterarem a função plaquetária), particularmente quando combinados com AINEs e anticoagulantes.

Existe relato de caso de um quadro de púrpura trombocitopênica trombótica induzida por bupropiona e de hemofilia adquirida com o uso de desvenlafaxina.

MANEJO

- Em pacientes que estejam usando anticoagulantes e psicofármacos, deve-se ficar atento para as possíveis alterações nos tempos de protrombina, realizando-se exames de controle com mais frequência ou consultando-se o hematologista.
- No uso da carbamazepina e do AVP, deve-se ficar atento para a contagem de plaquetas no hemograma.
- A diminuição das doses de AVP pode ser suficiente para a resolução do quadro quando se tratar de trombocitopenia.

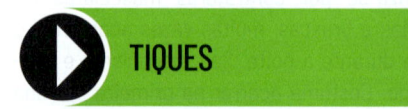

TIQUES

Tiques são movimentos motores ou vocalizações súbitos, recorrentes e não ritmados vivenciados como involuntários. Incluem desde sinais triviais, como piscar, tossir, pigarrear, estender as extremidades, girar os ombros, até outros mais complexos, como tocar em pessoas ou objetos. Diversos psicofármacos já foram associados ao aparecimento ou à exacerbação de tiques: metilfenidato, fluoxetina, sertralina, bupropiona, imipramina, lamotrigina e carbamazepina. O mecanismo mais provavelmente ligado a esse efeito é o agonismo dopaminérgico e, no que tange aos anticonvulsivantes, o potencial antiglutamatérgico.

MANEJO

- A recomendação inicial é a suspensão da medicação que possa estar causando o tique.

▶ Fármacos usados para o controle de tiques (embora não costumem ser usados quando a etiologia do tique é farmacológica) incluem clonidina, BZDs e APs (principalmente haloperidol, pimozida, risperidona e aripiprazol).

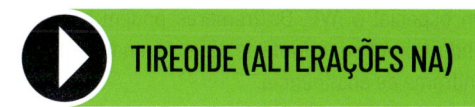

TIREOIDE (ALTERAÇÕES NA)

Ver também *Hipertireoidismo* e *Hipotireoidismo*.

Os ADTs, os APs fenotiazínicos e, sobretudo, o lítio podem influenciar o funcionamento da tireoide. Esses efeitos devem-se a interações em diferentes partes da biossíntese hormonal: alteração na captação de iodo pelas células tireoidianas, redução da disponibilidade para a síntese hormonal, inibição da atividade da peroxidase e consequente inibição da síntese de T3 e T4 ou aumento da transformação de T4 em T3 ou em T4 livre. Os ADTs interferem, ainda, no eixo hipotalâmico-hipofisário-tireoidiano via sistemas noradrenérgico e serotonérgico, podendo, desse modo, diminuir as concentrações séricas de T4 e T3, respectivamente. As fenotiazinas podem causar hipotireoidismo autoimune, via produção de anticorpos antitireoglobulina ou antitireoperoxidase.

Apesar de raro, o lítio pode levar a um quadro de hipertireoidismo, sendo muito mais comum o hipotireoidismo com esse fármaco. Hipotireoidismo subclínico pode ocorrer com o uso de AVP, principalmente em crianças e adolescentes. A carbamazepina pode diminuir de forma reversível a concentração dos hormônios da tireoide.

MANEJO

Ver *Hipertireoidismo* e *Hipotireoidismo*.

TONTURAS

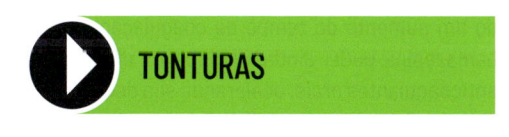

As tonturas podem aparecer em consequência da hipotensão ortostática em pacientes que fazem uso de ADTs, IMAOs e alguns APs por bloqueio α_1-adrenérgico. Entre os ADTs, são mais comuns com a amitriptilina e mais raras com a nortriptilina. Os BZDs, em geral, por seu efeito sedativo, podem levar a tonturas, ataxia e incoordenação agudas. A carbamazepina pode produzir, como efeito agudo, ataxia e, por extensão, vertigens e tontura. Outros fármacos também podem provocar tonturas (p. ex., ISRS no início do tratamento, em geral de pequena intensidade). Pode fazer parte do quadro de intoxicação de lítio, de carbamazepina, ou de *overdose* de APs, por exemplo.

MANEJO

▶ Medidas gerais:
  ▶ Orientar o paciente a evitar levantar-se da cama ou da cadeira de forma brusca.
  ▶ Evitar banhos muito quentes e prolongados.
▶ No caso da carbamazepina, deve-se aumentar as doses de forma gradual, para evitar esse efeito.
▶ Observar presença de outros sintomas sugestivos de intoxicação, no caso do uso de carbamazepina e de lítio, ou de *overdose* de APs.
▶ Quando provocadas por BZDs com perfil sedativo, preferir usá-los à noite e, se necessário, reduzir a dose inicial.

TORCICOLO

Ver também *Distonia aguda*.

É a contração espasmódica e involuntária da musculatura do pescoço. É uma distonia aguda causada pelos APs, especialmente os típicos de alta potência (haloperidol, flufenazina).

MANEJO

▶ Na crise aguda, e dependendo da intensidade do quadro, utilizar medicamentos com ação antiparkinsoniana, como o biperideno (2 mg, IM ou VO).
▶ Pode-se associar ao AP a prometazina (25 mg, VO), que parece aliviar em algum grau esse sintoma.

▶ Pode-se optar por um AP de baixa potência (clorpromazina) ou um atípico.

▶ TOSSE

O uso de alguns psicofármacos pode causar esse sintoma, entre eles os ISRSs. Foi relatado um caso de pneumonia eosinofílica com duloxetina que cursava com tosse. Há evidências de que ADTs e APTs podem precipitar edema pulmonar e, por isso, cursar com tosse. Os APAs também podem causar tosse, sendo os relatos mais comuns com o uso de risperidona. Um estudo recente relatou três casos de tosse intratável com o uso de topiramato.

▶ MANEJO

▶ Se o sintoma for muito incômodo, a suspensão do fármaco é necessária. Após a retirada, a melhora é esperada de forma rápida se o medicamento for a causa da tosse.

▶ TREMORES

Tremores finos de extremidades são efeitos colaterais possíveis de vários psicofármacos. Uma das grandes dificuldades do clínico é comprovar a associação do tremor com o uso de algum fármaco. Para isso, sugerem-se a exclusão de outras causas médicas para o tremor (como hipertireoidismo e hipoglicemia), o estabelecimento de relação temporal dos sintomas com o início do uso de determinado medicamento, uma relação dose-resposta (aumento de dose implica aumento do tremor, e redução de dose implica redução do tremor) e ausência de progressão temporal do tremor (diferentemente do tremor essencial do Parkinson). O tremor induzido por medicamento, em geral, é simétrico, mas, na presença de parkinsonismo, pode ser unilateral. Mais comumente, os tremores são causados por ADTs mais noradrenérgicos, como imipramina, desipramina e nortriptilina, por ISRSs, por IMAOs e por APs, sobretudo os típicos de alta potência, fazendo parte do parkinsonismo. APAs em altas doses também podem causar tremor.

Da mesma forma, é comum o tremor fino de mãos com o uso de lítio, sendo este provavelmente o tremor induzido por fármacos mais encontrado na prática clínica. Se houver tremores grosseiros, suspeitar de intoxicação em fase inicial. Anticonvulsivantes também estão associados a tremores, em especial o AVP. Os tremores podem ocorrer, ainda, durante a retirada de BZDs, fazendo parte da síndrome de abstinência.

▶ MANEJO

▶ Suspender o consumo de cafeína, que agrava o sintoma.
▶ Quando causados por ADTs, ISRSs, lítio ou AVP, podem-se usar β-bloqueadores – como o propranolol, 10 a 40 mg, 2 a 3 vezes ao dia, ou mais seletivos, como o atenolol – ou BZD – como o diazepam, 5 a 10 mg, 1 a 2 vezes ao dia.
▶ Quando causados por APs, se os tremores forem intensos, reduzir a dose caso seja clinicamente viável ou cogitar a troca por AP com perfil melhor de tolerabilidade. Podem-se usar anticolinérgicos.

Obs.: se for usado o propranolol, deve-se ficar atento para possíveis interações (o propranolol pode elevar as concentrações séricas de alguns psicofármacos, ou ter sua concentração sérica elevada por eles).

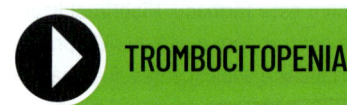

▶ TROMBOCITOPENIA

Ver também *Sangramento,* nesta seção, e *Trombocitopenia,* na Seção "Psicofármacos em doenças e problemas físicos".

Em raras ocasiões, o uso de carbamazepina pode levar à diminuição do número de plaquetas por destruição imunologicamente mediada, gerando um aumento do tempo de coagulação. A carbamazepina pode, ainda, diminuir os efeitos dos anticoagulantes orais, acelerando sua degradação pelas enzimas hepáticas. O AVP pode causar trombocitopenia em ¼ dos pacientes, dependente das concentrações séricas.

Diversos outros fármacos podem causar plaquetopenia. Entre eles, estão alguns APTs (clorpromazina e tioridazina), APAs (clozapina, olanzapina, quetiapina e risperidona), BZDs (diazepam e clonazepam), ADTs, tranilcipromina, lítio, pregabalina e lamotrigina. Os ISRSs em geral não alteram a quantidade de plaquetas, mas interferem na agregação plaquetária.

MANEJO

- A trombocitopenia causada pelo AVP é revertida a partir de 1 semana após a suspensão da substância. Em casos leves, a diminuição de dose pode ser suficiente para corrigir a contagem plaquetária. Os valores das plaquetas começam a subir, normalizando-se algumas semanas depois, e mantêm-se normais com doses menores do fármaco.
- Os pacientes que utilizam AVP ou carbamazepina devem ter a contagem de plaquetas e o tempo de coagulação verificados antes de um processo cirúrgico.
- Em usuários de clozapina, quando o número de plaquetas estiver abaixo de 50.000 células/mm^3, aconselha-se a retirada do fármaco se essa for a provável causa da alteração.
- A trombocitopenia causada por fármacos em geral é revertida com a retirada do medicamento. Em alguns dias, a concentração normal tende a retornar, e o prognóstico costuma ser bom.

UNHAS (ALTERAÇÃO DAS)

Os anticonvulsivantes, como a carbamazepina e o AVP, podem causar hiperpigmentação das unhas, onicólise (descolamento das unhas) e onicomadese (desprendimento completo da unha). O lítio pode causar alterações da pigmentação, como coloração amarelada da porção distal, bem como o desprendimento completo das unhas. Foto-onicólise, que é o descolamento do leito ungueal provocado pela exposição solar, um raro efeito adverso das medicações, foi descrito com o uso de olanzapina e aripiprazol. Existe relato de caso de hiperceratose subungueal associada ao uso de venlafaxina.

MANEJO

- A suspensão do fármaco cessa os referidos efeitos. Entretanto, o julgamento clínico deve preponderar, pois pacientes graves estabilizados com psicofármacos potencialmente têm mais benefício na manutenção do tratamento.

URTICÁRIA

Ver também *Angiedema*.

É uma reação alérgica caracterizada por eritema e edema com prurido, com pápulas de formas, tamanhos e localizações variados. É geralmente fugaz, desaparecendo de modo espontâneo após alguns minutos ou podendo durar mais tempo. Pode estar associada ao angiedema. Pode ocorrer com uso de carbamazepina (e outros anticonvulsivantes), bupropiona, fluoxetina e outros ADs. Como regra, qualquer psicofármaco pode provocar urticária.

MANEJO

- Pode-se utilizar um agente anti-histamínico sistêmico.
- Se o efeito for persistente e desagradável, pode-se optar por ADs de outra classe. Entre os ADTs, tentar um produto que também tenha efeito anti-histamínico, como amitriptilina e doxepina.
- Pode ser tentada, ainda, a reintrodução lenta e gradual do psicofármaco como medida de dessensibilização.

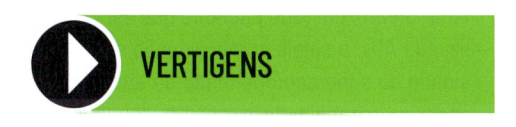

VERTIGENS

Podem ser um efeito colateral de vários psicofármacos. Na maioria das vezes, trata-se de tontura, e não de vertigem (que requer a sensação de rotação). O sintoma pode, ainda, fazer parte da síndrome de retirada, por suspensão abrupta ou intermitente, de ISRSs, IRSNs e outros.

▶ MANEJO

▸ Reinstituir a terapia com o fármaco em questão se a vertigem for um sintoma de interrupção e fazer retirada gradual, particularmente com as substâncias de meia-vida mais curta.

▸ Caso seja um efeito colateral do psicofármaco, em geral é necessária a suspensão.

▶ VIRADA MANÍACA

É uma questão controversa se os quadros (hipo)maníacos que surgem durante o uso de ADs são, de fato, um episódio (hipo)maníaco de um TB ou se podem ser considerados simplesmente um efeito adverso do medicamento em uso. Se os sintomas persistirem além dos efeitos fisiológicos esperados para a substância em uso, pode-se diagnosticar episódio maníaco/hipomaníaco do TB.

Todas as classes de ADs, incluindo ADTs, IMAOs, ISRSs ou IRSNs, podem provocar virada maníaca quando usadas na vigência de um episódio depressivo em pacientes com TB. Existem referências, ainda, de que risperidona, quetiapina, lurasidona e aripiprazol, especialmente em doses baixas, e buspirona também possam provocar viradas maníacas.

▶ MANEJO

▸ Para a maioria dos pacientes com TB tipo I, o uso de um AD em monoterapia deve ser evitado, pois predispõe a viradas maníacas, ciclagens rápidas e estados mistos de humor.

▸ Ficar atento, em todo paciente que estiver utilizando ADs, a sinais como redução de necessidade de sono acompanhada de aumento de energia, irritabilidade excessiva, loquacidade e euforia. Se tais sinais estiverem presentes, suspeitar de que possa estar ocorrendo uma virada maníaca.

▸ No tratamento da depressão bipolar, as opções de primeira linha são quetiapina, lítio, lurasidona e lamotrigina.

▸ Em pacientes bipolares, em um episódio depressivo refratário às estratégias anteriores, usar o AD pelo menor tempo e na menor dose eficaz.

▸ Entre os ADs, aparentemente, a bupropiona e os ISRSs são os que apresentam menor risco de viradas maníacas (em pacientes com TB tipo I, associar sempre um estabilizador do humor ou APA).

Para mais informações sobre o tratamento do episódio depressivo em pacientes bipolares, ver também *Transtorno bipolar* na Seção "Diretrizes e algoritmos".

▶ VISÃO BORRADA

A visão borrada pode ser causada pela ação anticolinérgica de algumas substâncias, por midríase e dificuldade de acomodação visual. Em geral, o efeito é dose-dependente.

Alguns dos psicofármacos com maior efeito anticolinérgico são os tricíclicos, o biperideno, as fenotiazinas e a clozapina. Em menor grau, outros APs, como quetiapina, olanzapina e outros. Entre os ISRSs, a paroxetina é o que tem maior efeito anticolinérgico. A carbamazepina pode causar diplopia.

▶ MANEJO

▸ Reduzir a dose ou tentar outro medicamento que não produza esse efeito.

▸ Colírio de pilocarpina a 1% – conforme avaliação oftalmológica.

Ver também *Xeroftalmia*.

▶ VÔMITOS

Ver também *Náuseas*.

Os fármacos que causam sintomas gastrintestinais, como náuseas, podem produzir vômitos. Podem ser causados por ISRSs, vortioxetina, outros ADs, lítio, AVP e outros.

XEROFTALMIA

Xeroftalmia significa o ressecamento da conjuntiva ocular. Pode representar um sinal de toxicidade anticolinérgica por uso de medicamentos com esse tipo de ação, como os ADTs, APTs de baixa potência e os agentes antiparkinsonianos (biperideno, triexifenidil). Pode também ocorrer com uso de ISRSs e outras classes.

MANEJO

▶ Colírios lubrificantes podem ser usados.
▶ Deve-se estar alerta para o fato de que a combinação de duas ou mais substâncias com ação anticolinérgica aumenta o potencial de toxicidade atropínica, principalmente em pacientes idosos.

ZUMBIDO (OU *TINNITUS*)

É a percepção de som na ausência de uma fonte externa ao organismo que a produza. Pode manifestar-se com um som contínuo ou intermitente, percebido como próximo ou distante em ambos ou somente em um dos ouvidos. É um sintoma associado a várias formas de perda auditiva.

É também um efeito colateral raro que ocorre geralmente nas primeiras semanas ou meses de tratamento com alguns psicofármacos, e não parece ser relacionado à dose. Há relatos de casos irreversíveis. São descritos casos com tricíclicos, ISRSs, IRSNs, bupropiona, buspirona, trazodona, vortioxetina, carbamazepina, AVP e estimulantes, além de poder fazer parte da síndrome de retirada de venlafaxina, sertralina ou outros ADs. O mecanismo pelo qual o zumbido é induzido por psicofármacos ainda não é conhecido; cogita-se alteração na função glutamatérgica.

MANEJO

▶ O medicamento causador deve preferencialmente ser suspenso. Já no zumbido primário (não iatrogênico), há relatos de tratamento, entre outros, com carbamazepina, fluoxetina, mirtazapina, duloxetina, clonazepam e sulpirida, apesar de boa parte dessas opções também ser descrita como causadora do quadro. Há estudos com rTMS.[87]

REFERÊNCIAS

1. Gould RL, Coulson MC, Patel N, Highton-Williamson E, Howard RJ. Interventions for reducing benzodiazepine use in older people: meta-analysis of randomised controlled trials. Br J Psychiatry. 2014;204(2):98-107. PMID [24493654]
2. Baandrup L, Ebdrup BH, Rasmussen JØ, Lindschou J, Gluud C, Glenthøj BY. Pharmacological interventions for benzodiazepine discontinuation in chronic benzodiazepine users. Cochrane Database Syst Rev. 2018;3(3):CD011481. PMID [29543325]
3. Friedman JH. Movement disorders induced by psychiatric drugs that do not block dopamine receptors. Parkinsonism Relat Disord. 2020;79:60-4. PMID [32871538]
4. Rattay B, Benndorf RA. Drug-induced idiosyncratic agranulocytosis: infrequent but dangerous. Front Pharmacol. 2021;12:727717. PMID [34483939]
5. Lieberman JA, Johns CA, Kane JM, Rai K, Pisciotta AV, Saltz BL, et al. Clozapine induced agranulocytosis: non-cross reactivity with other psychotropic drugs. J Clin Psychiatry. 1988;49(7):271-7. PMID [3391979]
6. Andersohn F, Konzen C, Garbe E. Systematic review: agranulocytosis induced by nonchemotherapy drugs. Ann Intern Med. 2007;146(9):657-65. PMID [1747834]
7. Goldani AAS, Rabelo-da-Ponte FD, Feiten JG, Lobato MIR, Belmonte-de-Abreu PS, Gama CS. Risk of neutropenia among clozapine users and non-users: results from 5,847 patients. Braz J Psychiatry. 2022;44(1):21-5. PMID [34730717]
8. Boazak M, Goldsmith DR, Cotes RO. Mask off? Lithium augmentation for clozapine rechallenge after neutropenia or agranulocytosis: discontinuation might be risky. Prim Care Companion CNS Disord. 2018;20(6):18l02282. PMID [30549484]
9. Gopalakrishnan R, Subhalakshmi TP, Kuruvilla A, Jacob KS. Clozapine rechallenge under the cover of Filgrastim. J Postgrad Med. 2013;59(1):54-5. PMID [23525060]
10. Silva E, Higgins M, Hammer B, Stephenson P. Clozapine rechallenge and initiation despite neutropenia- a practical, step-by-step guide. BMC Psychiatry. 2020;20(1):279. PMID [32503471]
11. Richa S, Yazbek JC. Ocular adverse effects of common psychotropic agents: a review. CNS Drugs. 2010;24(6):501-26. PMID [20443647]
12. Tyagi M, Behera S, Senthil S, Pappuru RR, Ambiya V, Dikshit S. Topiramate induced bilateral hypopyon uveitis and choroidal detachment: a report of two cases and review of literature. BMC Ophthalmol. 2021;21(1):287. PMID [34315425]
13. Müller H, Seifert F, Maler JM, Kornhuber J, Sperling W. Agomelatine reduces craving in benzodiazepine addicts: a follow-up examination of three patients. Singapore Med J. 2012;53(11):e228-30. PMID [23192510]
14. Morley LC, Tang T, Yasmin E, Norman RJ, Balen AH. Insulin-sensitising drugs (metformin, rosiglitazone, pioglitazone, D-chiro-inositol) for women with polycystic ovary syndrome, oligo amenorrhoea and subfertility. Cochrane Database Syst Rev. 2017;11(11):CD003053. PMID [29183107]
15. Harbourt K, Nevo ON, Zhang R, Chan V, Croteau D. Association of eszopiclone, zaleplon, or zolpidem with complex sleep behaviors resulting in serious injuries, including death. Pharmacoepidemiol Drug Saf. 2020;29(6):684-91. PMID [32323442]

16. Linnebank M, Moskau S, Semmler A, Widman G, Stoffel-Wagner B, Weller M, ET AL. Antiepileptic drugs interact with folate and vitamin B12 serum levels. Ann Neurol. 2011;69(2):352-9. PMID [21246600]

17. Sarkhel S, Praharaj SK, Akhtar S. Amisulpride-induced macrocytic anemia. J Neuropsychiatry Clin Neurosci. 2013;25(1):E10-1. PMID [23487206]

18. Williams GD. Cross-reaction of angioedema with clozapine, olanzapine, and quetiapine: a case report. Ment Health Clin. 2019;9(5):315-7. PMID [31534873]

19. Verrotti A, Scaparrotta A, Grosso S, Chiarelli F, Coppola G. Anticonvulsant drugs and hematological disease. Neurol Sci. 2014;35(7):983-93. PMID [24619070]

20. Montejo AL, Alarcón R, Prieto N, Acosta JM, Buch B, Montejo L. Management strategies for antipsychotic-related sexual dysfunction: a clinical approach. J Clin Med. 2021;10(2):308. PMID [33467621]

21. Stern WC, Harto-Truax N, Rogers J, Miller L. Clinical profile of the novel antidepressant bupropion. Adv Biochem Psychopharmacol. 1982;32:21-34. PMID [6807060]

22. Sheehan DV, Davidson J, Manschreck T, Van Wyck Fleet J. Lack of efficacy of a new antidepressant (bupropion) in the treatment of panic disorder with phobias. J Clin Psychopharmacol. 1983;3(1):28-31. PMID [6403599]

23. Papakostas GI, Trivedi MH, Alpert JE, Seifert CA, Krishen A, Goodale EP, et al. Efficacy of bupropion and the selective serotonin reuptake inhibitors in the treatment of anxiety symptoms in major depressive disorder: a meta-analysis of individual patient data from 10 double-blind, randomized clinical trials. J Psychiatr Res. 2008;42(2):134-40. PMID [17631898]

24. GI, Stahl SM, Krishen A, Seifert CA, Tucker VL, Goodale EP, et al. Efficacy of bupropion and the selective serotonin reuptake inhibitors in the treatment of major depressive disorder with high levels of anxiety (anxious depression): a pooled analysis of 10 studies. J Clin Psychiatry. 2008;69(8):1287-92. PMID [18605812]

25. Srisurapanont M, Suttajit S, Maneeton N, Maneeton B. Efficacy and safety of aripiprazole augmentation of clozapine in schizophrenia: a systematic review and meta-analysis of randomized-controlled trials. J Psychiatr Res. 2015;62:38-47. PMID [25619176]

26. Takeuchi H, Fathi A, Thiyanavadivel S, Agid O, Remington G. Can aripiprazole worsen psychosis in schizophrenia? A meta-analysis of double-blind, randomized, controlled trials. J Clin Psychiatry. 2018;79(2):17r11489. PMID [29570965]

27. La Torre A, Giupponi G, Duffy DM, Pompili M, Grözinger M, Kapfhammer HP, et al. Sexual dysfunction related to psychotropic drugs: a critical review. Part III: mood stabilizers and anxiolytic drugs. Pharmacopsychiatry. 2014;47(1):1-6. PMID [24222012]

28. Schneider-Thoma J, Chalkou K, Dörries C, Bighelli I, Ceraso A, Huhn M, et al. Comparative efficacy and tolerability of 32 oral and long-acting injectable antipsychotics for the maintenance treatment of adults with schizophrenia: a systematic review and network meta-analysis. Lancet. 2022;399(10327):824-36. PMID [35219395]

29. Zivin K, Pfeiffer PN, Bohnert AS, Ganoczy D, Blow FC, Nallamothu BK, et al. Evaluation of the FDA warning against prescribing citalopram at doses exceeding 40 mg. Am J Psychiatry. 2013;170(6):642-50. PMID [23640689]

30. Reddy B, Ali M, Guruprasad S, Das S. Hypersexuality induced by aripiprazole: two case reports and review of the literature. Asian J Psychiatr. 2018;38:57-9. PMID [29107566]

31. Smith JR, Pierce DL. Letter to the editor: aripiprazole-induced hypersexuality in an autistic child. J Child Adolesc Psychopharmacol. 2022;32(1):70-1. PMID [35104420]

32. Kaufman KR, Podolsky D, Greenman D, Madraswala R. Antidepressant-selective gynecomastia. Ann Pharmacother. 2013;47(1):e6. PMID [23324513]

33. Pratheesh PJ, Praharaj SK, Srivastava A. Euprolactinemic gynecomastia and galactorrhea with risperidone-fluvoxamine combination. Psychopharmacol Bull. 2011;44(1):70-3. PMID [22506441]

34. Karakurt F, Kargili A, Uz B, Kaya A, Kosar A, Ozkara A, et al. Venlafaxine-induced gynecomastia in a young patient: a case report. Clin Neuropharmacol. 2009;32(1):51-2. PMID [18978497]

35. Boulenger A, Viseux V, Plantin-Eon I, Redon JY, Commegeille P, Plantin P. Gynaecomastia following treatment by fluoxetine. J Eur Acad Dermatol Venereol. 2003;17(1):109. PMID [12602992]

36. Weydt P, Schönfeldt-Lecuona CJ, Gahr M, Connemann BJ. Hypogonadism and gynecomastia with duloxetine. Pharmacopsychiatry. 2011;44(2):77. PMID [21298612]

37. Gallup AC, Gallup GG Jr. Methylphenidate-induced yawning: a thermoregulatory connection. Am J Ther. 2020;27(5):e527-8. PMID [31082831]

38. Naguy A, Shoukry TM, Alamiri B. Methylphenidate-induced yawning chasm in an adolescent with attention-deficit/hyperactivity disorder that resolved by switching to atomoxetine. Am J Ther. 2019;26(6):e742-3. PMID [30550384]

39. Sommet A, Desplas M, Lapeyre-Mestre M, Montastruc JL; French Network of Pharmacovigilance Centers. Drug-induced yawning: a review of the French pharmacovigilance database. Drug Saf. 2007;30(4):327-31. PMID [17408309]

40. Goren JL, Friedman JH. Yawning as an aura for an L-dopa-induced "on" in Parkinson's disease. Neurology. 1998;50(3):823. PMID [9521290]

41. Patatanian E, Williams NT. Drug-induced yawning: a review. Ann Pharmacother. 2011;45(10):1297-301. PMID [21934035]

42. Cohen AJ. Fluoxetine-induced yawning and anorgasmia reversed by cyproheptadine treatment. J Clin Psychiatry. 1992;53(5):174. PMID [1592848]

43. Ghanizadeh A. Propranolol in yawning prophylaxis: a case report. Gen Hosp Psychiatry. 2012;34(3):320.e7-9. PMID [22055334]

44. Ludwig VM, Sauer C, Young AH, Rucker J, Bauer M, Findeis H, et al. Cardiovascular effects of combining subcutaneous or intravenous esketamine and the MAO inhibitor tranylcypromine for the treatment of depression: a retrospective cohort study. CNS Drugs. 2021;35(8):881-92. PMID [34283390]

45. Shahzad S, Suleman MI, Shahab H, Mazour I, Kaur A, Rudzinskiy P, et al. Cataract occurrence with antipsychotic drugs. Psychosomatics. 2002;43(5):354-9. PMID [12297603]

46. Etminan M, Mikelberg FS, Brophy JM. Selective serotonin reuptake inhibitors and the risk of cataracts: a nested case-control study. Ophthalmology. 2010;117(6):1251-5. PMID [20207418]

47. Kraemer M, Uekermann J, Wiltfang J, Kis B. Methylphenidate-induced psychosis in adult attentiondeficit/hyperactivity disorder: report of 3 new cases and review of the literature. Clin Neuropharmacol. 2010;33(4):204-6. PMID [20571380]

48. Bazire S. Psychotropic drug directory. 27th ed. London: Lloyd-Reinhold Publications; 2018.

49. Lahijani SC, Harris KA. Medical complications of psychiatric treatment: an update. Crit Care Clin. 2017;33(3):713-34. PMID [28601142]

50. Burdick KE, Braga RJ, Nnadi CU, Shaya Y, Stearns WH, Malhotra AK. Placebo-controlled adjunctive trial of pramipexole in patients with bipolar disorder: targeting cognitive dysfunction. J Clin Psychiatry. 2012;73(1):103-12. PMID [22152405]

51. Taylor DM, Gaughran F, Pillinger T. The maudsley practice guidelines for physical health conditions in psychiatry. Chichester: Wiley Blackwell; 2021.

52. American Psychiatric Association. Manual diagnóstico e estatístico de transtornos mentais: DSM-5-TR. 5.ed. rev. Porto Alegre: Artmed; 2023.

53. Goldberg JF, Ernst CL. Managing the side effects of psychotropic medications. Washington: APA; 2012.

54. Rothschild AJ, Shindul-Rothschild JA, Viguera A, Murray M, Brewster S. Comparison of the frequency of behavioral disinhibition on alprazolam, clonazepam, or no benzodiazepine in hospitalized psychiatric patients. J Clin Psychopharmacol. 2000;20(1):7-11. PMID [10653202]

55. Taylor MJ, Rudkin L, Bullemor-Day P, Lubin J, Chukwujekwu C, Hawton K. Strategies for managing sexual dysfunction induced by antidepressant medication. Cochrane Database Syst Rev. 2013;(5):CD003382.

56. Jaspers L, Feys F, Bramer WM, Franco OH, Leusink P, Laan ETM. Efficacy and safety of flibanserin for the treatment of hypoactive sexual desire disorder in women: a systematic review and meta-analysis. JAMA Intern Med. 2016;176(4):453-62. PMID [26927498]

57. Pyke RE, Clayton AH. Effect size in efficacy trials of women with decreased sexual desire. Sex Med Rev 2018;6(3):358-66. PMID [29576442]

58. Montejo AL, Montejo L, Navarro-Cremades F. Sexual side-effects of antidepressant and antipsychotic drugs. Curr Opin Psychiatry. 2015;28(6):418-23. PMID [26382168]

59. Amiaz R, Pope HG Jr, Mahne T, Kelly JF, Brennan BP, Kanayama G, et al. Testosterone gel replacement improves sexual function in depressed men taking serotonergic antidepressants: a randomized, placebo-controlled clinical trial. J Sex Marital Ther. 2011;37(4):243-54. PMID [21707327]

60. Gopalakrishnan R, Jacob KS, Kuruvilla A, Vasantharaj B, John JK. Sildenafil in the treatment of antipsychoticinduced erectile dysfunction: a randomized, double-blind, placebo-controlled, flexible-dose, two-way crossover trial. Am J Psychiatry. 2006;163(3):494-9. PMID [16513872]

61. Avasthi A, Grover S, Rao TSS. Clinical practice guidelines for management of sexual dysfunction. Indian J Psychiatry. 2017;59(Suppl 1):S91-115. PMID [28216788]

62. Dayalu P, Chou KL. Antipsychotic-induced extrapyramidal symptoms and their management. Expert Opin Pharmacother. 2008;9(9):1451-62. PMID [18518777]

63. Calabrò RS, Bramanti P. Pregabalin-induced severe delayed ejaculation. Epilepsy Behav. 2010;19(3):543. PMID [20801724]

64. Gitlin MJ, Suri R, Altshuler L, Zuckerbrow-Miller J, Fairbanks L. Bupropion-sustained release as a treatment for SSRI-induced sexual side effects. J Sex Marital Ther. 2002;20(2):131-8. PMID [11894796]

65. Nurnberg HG, Hensley PL, Heiman JR, Croft HA, Debattista C, Paine S. Sildenafil treatment of women with antidepressant-associated sexual dysfunction: a randomized controlled trial. JAMA. 2008;300(4):395-404. PMID [18647982]

66. Tse L, Barr AM, Scarapicchia V, Vila-Rodriguez F. Neuroleptic malignant syndrome: a review from a clinically oriented perspective. Curr Neuropharmacol. 2015;13(3):395-406. PMID [26411967]

67. Baptista T. Body weight gain induced by antipsychotic drugs: mechanisms and management. Acta Psychiatr Scand. 1999;100(1):3-16. PMID [10442434]

68. Tek C. Naltrexone HCl/bupropion HCl for chronic weight management in obese adults: patient selection and perspectives. Patient Prefer Adherence. 2016;10:751-9. PMID [27217728]

69. Voican CS, Corruble E, Naveau S, Perlemuter G. Antidepressant-induced liver injury: a review for clinicians. Am J Psychiatry. 2014;171(4):404-15. PMID [24362450]

70. Slim M, Medina-Caliz I, Gonzalez-Jimenez A, Cabello MR, Mayoral-Cleries F, Lucena MI, et al. Hepatic safety of atypical antipsychotics: current evidence and future directions. Drug Saf. 2016;39(10):925-43. PMID [27449495]

71. Oliveira G, Silva Júnior GB, Abreu KLS, Rocha NA, Franco LFLG, Araújo SMHA, et al. Nefrotoxicidade por Lítio. Rev Assoc Med Bras. 2010;56(5):600-6.

72. Rexulti® [Bula de medicamento] [internet]. Rio de Janeiro: Lundbeck Brasil; 2020 [capturado em 23 out. 2022] Disponível em: https://bula.gratis/lundbeck_brasil_ltda/1/rexulti/profissional.

73. Pillinger T, Beck K, Gobjila C, Donocik JG, Jauhar S, Howes OD. Impaired glucose homeostasis in first-episode schizophrenia: a systematic review and meta-analysis. JAMA Psychiatry. 2017;74(3):261-9. PMID [28097367]

74. Pejovic S, Vgontzas AN, Basta M, Tsaoussoglou M, Zoumakis E, Vgontzas A, et al. Leptin and hunger levels in young healthy adults after one night of sleep loss. J Sleep Res. 2010;19(4):552-8. PMID [20545838]

75. Chen CK, Huang YS, Ree SC, Hsiao CC. Differential add-on effects of aripiprazole in resolving hyperprolactinemia induced by risperidone in comparison to benzamide antipsychotics. Progress Neuropsychopharmacol Biol Psychiatry. 2010;34(8):1495-9. PMID [20732372]

76. Montalvo I, Ortega L, López X, Solé M, Monseny R, Franch J, et al. Changes in prolactin levels and sexual function in young psychotic patients after switching from long-acting injectable risperidone to paliperidone palmitate. Int Clin Psychopharmacol. 2013;28(1):46-9. PMID [23232756]

77. Presne C, Fakhouri F, Noël LH, Stengel B, Even C, Kreis H, et al. Lithium-induced nephropathy: rate of progression and prognostic factors. Kidney Int. 2003;64(2):585-92. PMID [12846754]

78. Aiff H, Attman PO, Aurell M, Bendz H, Ramsauer B, Schön S, et al. Effects of 10 to 30 years of lithium treatment on kidney function. J Psychopharmacol. 2015;29(5):608-14. PMID [25735990]

79. Ronaldson KJ, Fitzgerald PB, Taylor AJ, Topliss DJ, McNeil JJ. A new monitoring protocol for clozapine-induced myocarditis based on an analysis of 75 cases and 94 controls. Aust N Z J Psychiatry. 2011;45(6):458-65. PMID [21524186]

80. Ronaldson KJ, Taylor AJ, Fitzgerald PB, Topliss DJ, Elsik M, McNeil JJ. Diagnostic characteristics of clozapine-induced myocarditis identified by an analysis of 38 cases and 47 controls. J Clin Psychiatry. 2010;71(8):976-81. PMID [20361910]

81. Savitt D, Jankovic J. Tardive syndromes. J Neurol Sci. 2018;389:35-42. PMID [29506749]

82. Ward KM, Citrome L. Antipsychotic-related movement disorders: drug-induced parkinsonism vs. tardive dyskinesia: key differences in pathophysiology and clinical management. Neurol Ther. 2018;7(2):233-48. PMID [30027457]

83. Bishara D, Kalafatis C, Taylor D. Emerging and experimental treatments for COVID-19 and drug interactions with psychotropic agents. Ther Adv Psychopharmacol. 2020;10:2045125320935306. PMID [32612804]

84. Ashwini PK, Kishor M, editors. Essentials of psychiatry for dermatology and aesthetic practice. Hoboken: Wiley-Blackwell; 2021.

85. Godi SM, Singh LK. Escitalopram-induced skin rash: dermatitis medicamentosa. Indian J Dermatol. 2022;67(1):93. PMID [35656231]

86. Laporte S, Chapelle C, Caillet P, Beyens MN, Bellet F, Delavenne X, et al. Bleeding risk under selective serotonin reuptake inhibitor (SSRI) antidepressants: a meta-analysis of observational studies. Pharmacol Res. 2017;118:19-32. PMID [27521835]

87. Meyer J, Stahl S. The clozapine handbook: Stahl's handbooks. Cambridge: Cambridge University Press; 2019.

LEITURA RECOMENDADA

Chang CH, Wang WL, Shieh YH, Peng HY, Ho CS, Tsai HC. Case report: low-frequency repetitive transcranial magnetic stimulation to dorsolateral cortex and auditory cortex in a patent with tinnitus and depression. Front Psychiatry. 2022;13:847618. PMID [35356711]

4

INTERAÇÕES MEDICAMENTOSAS

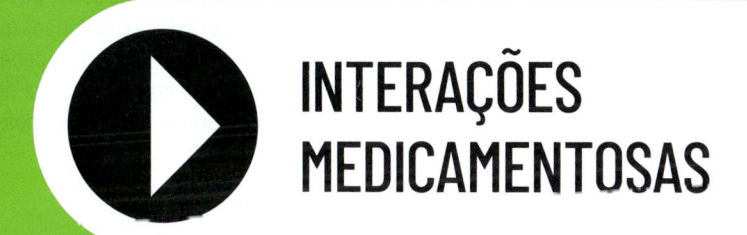

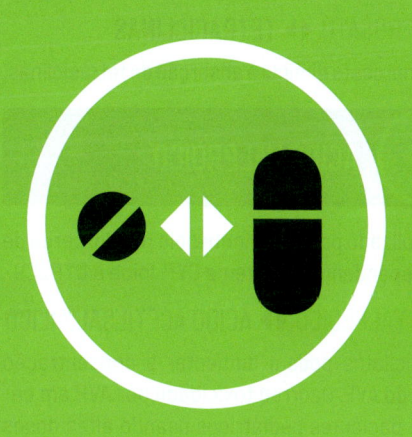

▸ **LUCAS LOVATO** COORDENADOR
▸ **DANIELA SPEROTTO**
▸ **GABRIELLE TEREZINHA FOPPA**
▸ **BIBIANA BOLTEN LUCION LORETO**
▸ **BRUNA DE CONTI GRAMZ**
▸ **TIAGO BORDIN LUCAS**
▸ **ARISTIDES VOLPATO CORDIOLI**

ACAMPROSATO

Estudos de inibição *in vitro* sugerem que o acamprosato não inibe *in vivo* o metabolismo mediado pelos citocromos (CYP) 1A2, 2C9, 2C19, 2D6, 2E1 e 3A4. Não é metabolizado hepaticamente.

ACAMPROSATO ◆▶ ALIMENTOS

A ingestão do acamprosato junto com alimentos diminui a sua absorção.

ACAMPROSATO ◆▶ ANTIDEPRESSIVOS

Em relação ao uso concomitante de acamprosato e ADs, houve relatos frequentes tanto de ganho quanto de perda de peso.

ACAMPROSATO ◆▶ NALTREXONA

As concentrações séricas de acamprosato aumentam quando associado à naltrexona.

ACAMPROSATO ◆▶ TETRACICLINAS

O acamprosato diminui a absorção de tetraciclinas.

ÁCIDO VALPROICO

Metabolizado primariamente pelo fígado, cerca de 25% dependente do sistema CYP. Inibe a CYP2C9.

ÁCIDO VALPROICO ◆▶ ÁCIDO ACETILSALICÍLICO

Os salicilatos podem aumentar a concentração sérica do AVP. Ocorreu toxicidade por AVP em casos de pacientes pediátricos usando altas doses de AAS. Assim, aconselha-se observar sintomas clínicos de toxicidade desse fármaco em pacientes utilizando doses analgésicas de AAS.

ÁCIDO VALPROICO ◆▶ ÁCIDO MEFENÂMICO

O ácido mefenâmico desloca o AVP de sua ligação com a albumina, aumentando sua concentração plasmática.

ÁCIDO VALPROICO ◆▶ ÁLCOOL

O AVP potencializa os efeitos depressores do álcool sobre o SNC.

ÁCIDO VALPROICO ◆▶ AMITRIPTILINA

As concentrações séricas da amitriptilina podem ser aumentadas pelo AVP. É prudente monitorar os efeitos adversos dos ADTs, como boca seca, visão turva e retenção urinária. Os ADTs podem reduzir o limiar convulsivo. Por esse motivo, devem ser usados com cuidado em pacientes epilépticos.

Ver também *Ácido valproico* ◆▶ *ADTs*.

ÁCIDO VALPROICO ◆▶ ANESTÉSICOS

A associação entre AVP e tiopental pode determinar aumento da ação hipnótica deste último devido ao deslocamento de sua ligação proteica, aumentando a fração livre. Assim, as doses de tiopental em pacientes psiquiátricos e epilépticos que fazem uso de AVP podem necessitar de redução. O AVP pode aumentar a concentração sérica dos barbitúricos, e os barbitúricos podem diminuir a concentração sérica do AVP.

ÁCIDO VALPROICO ◆▶ ANTIÁCIDOS

A coadministração de AVP e hidróxido de alumínio ou de magnésio pode aumentar discretamente as concentrações séricas de AVP. Como, em geral, os antiácidos são utilizados com o intuito de amenizar os efeitos gástricos do AVP, sugere-se que os medicamentos sejam tomados separadamente, com intervalo de 1 hora ou mais.

ÁCIDO VALPROICO ◆▶ ANTICONCEPCIONAIS

Os derivados de estrogênio podem reduzir a concentração sérica do AVP. Não há interações medicamentosas entre AVP e ACOs de progesterona, injeções de medroxiprogesterona ou implantes de levonorgestrel.

ÁCIDO VALPROICO ◆▶ ANTIDEPRESSIVOS TRICÍCLICOS

O AVP pode aumentar as concentrações séricas dos ADTs. Sugere-se monitorar os efeitos adversos do ADT em uso (como boca seca, visão turva e retenção urinária) e reduzir a dose, se necessário. Os ADTs podem diminuir o limiar convulsivo. Dessa forma, devem ser utilizados com cautela em pacientes com epilepsia.

Ver também *Ácido valproico* ◆▶ *Amitriptilina*.
Ver também *Ácido valproico* ◆▶ *Clomipramina*.
Ver também *Ácido valproico* ◆▶ *Nortriptilina*.

ÁCIDO VALPROICO ◆▶ ANTIPSICÓTICOS

A combinação de AVP e APs é usada com frequência no tratamento de quadros maníacos agudos, sobretudo em pacientes com sintomas psicóticos, agitação psicomotora ou agressividade intensa. É bem tolerada e parece mais efetiva do que o uso isolado de AVP. Com os APTs, pode ocorrer aumento da sedação e dos ECEs; com a clorpromazina, pode haver aumento das concentrações séricas do AVP. Se a sedação for muito intensa, é preciso reduzir as doses do AP. Utilizar um antiparkinsoniano, se necessário. Deve-se preferir a associação do AVP com APAs, como a risperidona. Ao que parece, o AVP pode reduzir as concentrações séricas de clozapina e olanzapina. A combinação de AVP com olanzapina é capaz de elevar os níveis de enzimas hepáticas em crianças. Assim, aconselha-se monitorar os níveis de clozapina e, se a associação for com olanzapina, monitorar enzimas hepáticas a cada 3 a 4 meses no primeiro ano de tratamento e, então, a cada 6 meses, se não forem detectados ganho de peso ou elevação de transaminases.

Ver também *Ácido valproico* ◀▶ *Aripiprazol*.
Ver também *Ácido valproico* ◀▶ *Clorpromazina*.
Ver também *Ácido valproico* ◀▶ *Clozapina*.
Ver também *Ácido valproico* ◀▶ *Haloperidol*.
Ver também *Ácido valproico* ◀▶ *Levomepromazina*.
Ver também *Ácido valproico* ◀▶ *Olanzapina*.
Ver também *Ácido valproico* ◀▶ *Risperidona*.

ÁCIDO VALPROICO ◀▶ ANTIRRETROVIRAIS

A adição de AVP a antirretrovirais que têm a pancreatite como possível efeito adverso pode aumentar o risco de pancreatite. Um estudo de classe III com pacientes HIV-positivos em uso de lopinavir/ritonavir identificou aumento da concentração plasmática de lopinavir após a administração de ácido valproico. Um estudo de coorte não identificou diferenças significativas nas concentrações séricas de AVP em pacientes utilizando esses antirretrovirais, embora haja um relato de caso indicando possível redução de efeito do AVP no tratamento de THB em um paciente usando a combinação de lopinavir/ritonavir, zidovudina e lamivudina. O AVP pode aumentar a concentração sérica de AZT, inclusive sua concentração no LCS. Há um relato de caso de adição de AVP ao tratamento com AZT, lamivudina e abacavir resultando em anemia grave. O mecanismo proposto foi a toxicidade hematológica causada pelo aumento das concentrações séricas de AZT, secundário à inibição de seu metabolismo pelo AVP. Em outro relato de caso, em uma criança utilizando fenitoína e AVP que recebeu aciclovir, ocorreu redução plasmática de ambos os anticonvulsivantes a níveis subterapêuticos.

ÁCIDO VALPROICO ◀▶ ANTITIREOIDIANOS

Assim como o AVP, os antitireoidianos também apresentam risco de agranulocitose, granulocitopenia e hepatotoxicidade.

ÁCIDO VALPROICO ◀▶ ARIPIPRAZOL

O AVP pode reduzir em 25% a concentração plasmática máxima do aripiprazol. No entanto, não há necessidade de ajuste de dose. Efeitos depressores centrais e/ou efeitos depressores respiratórios podem ocorrer devido à ação sinérgica de ambos.

Ver também *Ácido valproico* ◀▶ *Antipsicóticos*.

ÁCIDO VALPROICO ◀▶ BZDs

O uso combinado potencializa os efeitos sedativos dos BZDs. O AVP desloca o diazepam de seu sítio plasmático de ligação proteica e inibe seu metabolismo, aumentando seus efeitos. O clobazam diminui a depuração do AVP, devendo-se monitorar pacientes que recebem tal combinação. O uso concomitante de clonazepam e AVP pode causar crises de ausência. O AVP aumenta as concentrações séricas e reduz a depuração do lorazepam, provavelmente por diminuir sua glicuronidação hepática. Recomenda-se redução de 50% da dose de lorazepam. O lorazepam, por sua vez, não afeta as propriedades farmacocinéticas do AVP. Há um relato de caso de um paciente que desenvolveu estado comatoso após utilizar uma combinação de lorazepam com múltiplos anticonvulsivantes, incluindo AVP.

ÁCIDO VALPROICO ◀▶ BCCs

O AVP aumenta em até 50% a concentração do nimodipino.

ÁCIDO VALPROICO ◀▶ BUPROPIONA

Estudos sugerem que a bupropiona pode aumentar a concentração plasmática do AVP. Este, aparentemente, não afeta as concentrações séricas da bupropiona, embora eleve as concentrações séricas da hidroxibupropiona, seu metabólito ativo. Assim, aconselha-se monitorar sinais de toxicidade de ambos.

ÁCIDO VALPROICO ◆▶ CARBAMAZEPINA

A carbamazepina reduz as concentrações séricas do AVP pela indução do seu metabolismo. O AVP, por sua vez, eleva a concentração do metabólito ativo da carbamazepina, aumentando o risco de toxicidade no SNC, que pode se manifestar sob a forma de ataxia, letargia e náuseas. Também pode ocorrer perda do controle das crises convulsivas devido à diminuição da concentração plasmática do AVP. São importantes o monitoramento sérico e ajustes de doses, se necessários. Em caso de descontinuação de um dos fármacos, realiza-se a checagem das concentrações séricas do agente que permanecer em uso.

ÁCIDO VALPROICO ◆▶ CARBAPENÊMICOS

Antibióticos da classe dos carbapenêmicos parecem diminuir de forma significativa a concentração sérica do AVP. O uso concomitante em geral não é recomendado, e as concentrações séricas do AVP devem ser monitoradas.

ÁCIDO VALPROICO ◆▶ CARBIMAZOL

Assim como o AVP, os antitireoidianos também apresentam risco de agranulocitose, granulocitopenia e hepatotoxicidade.

ÁCIDO VALPROICO ◆▶ CARVÃO ATIVADO

O uso regular de carvão ativado pode diminuir a absorção do AVP, embora um estudo não tenha demonstrado diferença significativa na eliminação em doses terapêuticas.

ÁCIDO VALPROICO ◆▶ CIMETIDINA

A cimetidina pode aumentar a concentração sérica do AVP. No entanto, as informações do fabricante referem não haver interação entre ambos.

ÁCIDO VALPROICO ◆▶ CLOMIPRAMINA

Pode haver aumento dos efeitos depressores do SNC. O AVP pode elevar a concentração sérica da clomipramina. Níveis elevados de clomipramina em pacientes utilizando AVP podem ser responsáveis pelo surgimento de um quadro epiléptico. Devem-se monitorar sinais de toxicidade e considerar redução da dose da clomipramina.

Ver também *Ácido valproico* ◆▶ *Antidepressivos tricíclicos.*

ÁCIDO VALPROICO ◆▶ CLORPROMAZINA

A combinação costuma ser bem tolerada. No entanto, a clorpromazina pode elevar a concentração sérica do AVP, resultando em toxicidade. Deve-se ficar atento às concentrações séricas do AVP, além de orientar os pacientes a relatar a ocorrência de ECEs, náuseas, vômitos, fadiga, ataxia ou confusão.

Ver também *Ácido valproico* ◆▶ *Antipsicóticos.*

ÁCIDO VALPROICO ◆▶ CLOZAPINA

O AVP pode ser utilizado em combinação com a clozapina para prevenir convulsões quando forem administradas doses elevadas desta última. Essa associação também tem sido administrada a pacientes com esquizofrenia ou TB refratários. Foram relatados efeitos variados na farmacocinética da clozapina com essa combinação, sendo possível tanto a redução da concentração sérica da clozapina e de seus metabólitos quanto o aumento da sua concentração sérica. Os mecanismos pelos quais o AVP afeta o metabolismo da clozapina e aumenta o risco de toxicidade não foram totalmente esclarecidos. Devem-se monitorar sinais de toxicidade associada à clozapina, como miocardite, neutropenia e efeitos no SNC. Outros efeitos adversos como pancreatite, cetoacidose diabética, hepatotoxicidade com encefalopatia, hiperamonemia e eosinofilia também já foram relatados com o uso dessa combinação. No entanto, segundo as informações do fabricante, não se observam interações medicamentosas na associação entre AVP e clozapina.

Ver também *Ácido valproico* ◆▶ *Antipsicóticos.*

ÁCIDO VALPROICO ◆▶ DAPSONA

Assim como o AVP, a dapsona também pode causar agranulocitose e hepatotoxicidade. No entanto, as informações do fabricante não citam interações medicamentosas na associação entre AVP e dapsona.

ÁCIDO VALPROICO ◆▶ DIGOXINA

A digoxina e o AVP ligam-se fortemente à albumina plasmática. Quando presentes de forma simultânea no sangue, essas substâncias competem pelos sítios de ligação. Um estudo observou que a concentração de digoxina livre aumenta significativamente quando a associação ocorre no sanque em concentrações normais e que ela diminui quando ocorre no sangue urêmico.

ÁCIDO VALPROICO ◀▶ ECT

Ver *ECT* ◀▶ *Ácido valproico*.

ÁCIDO VALPROICO ◀▶ ERITROMICINA

A eritromicina pode aumentar as concentrações séricas do AVP, sendo recomendado monitorar a concentração sérica e os sinais de toxicidade. Há um relato de caso de aumento das concentrações séricas de AVP e sintomas de toxicidade do SNC após a associação.

ÁCIDO VALPROICO ◀▶ ERTAPENÉM

Parece que o ertapeném age de forma similar a outros medicamentos do tipo carbapenêmico e reduz significativamente a concentração sérica do AVP. Assim, é prudente monitorar as concentrações séricas de AVP em qualquer paciente recebendo antibióticos da classe dos carbapenêmicos.

ÁCIDO VALPROICO ◀▶ ESCITALOPRAM

Ver *Escitalopram* ◀▶ *Ácido valproico*.

ÁCIDO VALPROICO ◀▶ ETOSSUXIMIDA

A administração conjunta de AVP e etossuximida pode determinar aumento das concentrações séricas desta última. A interação ocorre pela inibição do metabolismo da etossuximida, devendo-se ficar atento para uma possível toxicidade por essa substância. Estudos recentes demonstram que a etossuximida também diminui as concentrações séricas do AVP, mas o mecanismo dessa interação é desconhecido. Assim, pacientes em uso da associação devem ter as concentrações séricas de ambos os fármacos monitoradas.

ÁCIDO VALPROICO ◀▶ FELBAMATO

O felbamato reduz a depuração do AVP, sendo a inibição da CYP2C19 o mecanismo mais provável. Pode haver aumento de sua concentração plasmática e toxicidade. A introdução do felbamato deve ser lenta em pacientes que estejam em tratamento com AVP. Ao se iniciar o felbamato na dose típica, a dose do AVP deve ser reduzida em 20%. Devem-se monitorar a concentração sérica e sinais de toxicidade.

ÁCIDO VALPROICO ◀▶ FENITOÍNA

O AVP tem sido associado à diminuição da concentração de fenitoína plasmática e ao aumento da concentração de fenitoína livre, o que pode aumentar a toxicidade desta. A fenitoína, por sua vez, é capaz de aumentar o metabolismo hepático do AVP e, assim, diminuir as concentrações séricas e os efeitos terapêuticos dele. As concentrações séricas de ambos devem ser monitoradas, e as doses devem ser ajustadas, quando necessário. Já foram relatados casos de perda do controle das crises convulsivas com o uso dessa combinação. A fenitoína também pode aumentar o risco de efeitos adversos do AVP, como hepatotoxicidade e hiperamonemia.

ÁCIDO VALPROICO ◀▶ FENOBARBITAL

O AVP inibe o metabolismo do fenobarbital, possivelmente por múltiplas vias metabólicas, elevando suas concentrações séricas, aumentando sua sedação e sua toxicidade. O fenobarbital, por sua vez, pode aumentar a depuração do AVP, diminuindo suas concentrações séricas. Há relatos de grave depressão do SNC, mesmo sem níveis elevados de fenobarbital ou AVP. Todos os pacientes em uso da associação devem ser monitorados neurologicamente para sinais de intoxicação. As concentrações séricas de fenobarbital e de AVP devem ser verificadas, e as doses ajustadas conforme necessário.

ÁCIDO VALPROICO ◀▶ FENOPROFENO

O fenoprofeno desloca o AVP de sua ligação com a albumina, aumentando sua concentração plasmática.

ÁCIDO VALPROICO ◀▶ FLUOXETINA

A fluoxetina pode aumentar as concentrações séricas de AVP, possivelmente causando efeitos adversos. O mecanismo mais provável é a inibição da CYP2C9 pela fluoxetina.

ÁCIDO VALPROICO ◀▶ FLUVOXAMINA

Há risco aumentado de efeitos colaterais associados à fluvoxamina. A fluvoxamina pode aumentar as concentrações séricas do AVP. Deve-se monitorar a associação.

ÁCIDO VALPROICO ◀▶ GABAPENTINA

Em razão de ambos serem depressores do SNC, pode haver risco aumentado para efeitos adversos associados à depressão do SNC. As informações do fabricante não citam interações medicamentosas entre a gabapentina e o AVP.

ÁCIDO VALPROICO ◀▶ GUANFACINA

A coadministração de guanfacina e AVP pode resultar em aumento das concentrações de AVP. O mecanismo dessa interação é desconhecido, embora ambos sejam metabolizados por glicuronidação, possivelmente resultando na inibição competitiva. Durante a coadministração dos fármacos, é preciso monitorar os pacientes para o potencial aditivo de efeitos no SNC e ter em consideração o monitoramento das concentrações séricas de AVP. Ajustes de dose podem ser indicados.

ÁCIDO VALPROICO ◀▶ HALOPERIDOL

A administração de haloperidol a pacientes com esquizofrenia em uso de AVP parece não alterar as concentrações séricas deste último medicamento.

Ver também *Ácido valproico* ◀▶ *Antipsicóticos.*

ÁCIDO VALPROICO ◀▶ IMIPENÉM

Carbapenêmicos podem reduzir significativamente a concentração plasmática de AVP, sendo indicado monitorar as concentrações séricas deste.

ÁCIDO VALPROICO ◀▶ LAMOTRIGINA

A associação aumenta o risco de *rash* cutâneo (potencialmente fatal) induzido pela lamotrigina, já que sua concentração sérica é dobrada pelo AVP. O AVP inibe o metabolismo da lamotrigina, sendo que um estudo demonstrou aumento da sua meia-vida de 26 para 70 horas. As doses iniciais de lamotrigina devem ser a metade das habituais quando em administração conjunta com esse fármaco. No entanto, parece haver uma interação sinérgica entre ambos.

ÁCIDO VALPROICO ◀▶ LEVOMEPROMAZINA

Pode haver aumento de efeitos depressores do SNC. Pode ser necessária redução da dose do AVP e devem-se monitorar sinais de toxicidade.

Ver também *Ácido valproico* ◀▶ *Antipsicóticos.*

ÁCIDO VALPROICO ◀▶ LEVOMILNACIPRANO

As informações do fabricante não citam interações medicamentosas entre o AVP e o levomilnaciprano.

ÁCIDO VALPROICO ◀▶ LÍTIO

A combinação de lítio com AVP pode melhorar a resposta terapêutica de pacientes com TB refratário. Pode haver aumento nas concentrações séricas de AVP e maior risco de toxicidade, como hiperamonemia e encefalopatia. Também pode ocorrer aumento do tremor. Devem-se monitorar concentrações séricas e sinais de toxicidade.

ÁCIDO VALPROICO ◀▶ MEROPENÉM

O meropeném reduz de forma significativa os níveis de AVP. Recomenda-se monitoramento das concentrações séricas.

ÁCIDO VALPROICO ◀▶ METADONA

Essa combinação pode aumentar os efeitos colaterais depressores do SNC, portanto devem-se monitorar esses sinais.

ÁCIDO VALPROICO ◀▶ METILFENIDATO

Um estudo demonstrou maior ocorrência de neutropenia em crianças e adolescentes utilizando a combinação de AVP, medicações para tratamento de TDAH e AP. Há um relato de caso de discinesia orofacial e de extremidades em uma criança que recebeu essa combinação de medicações.

ÁCIDO VALPROICO ◀▶ METIMAZOL

Assim como o AVP, os antitireoidianos também apresentam risco de agranulocitose, granulocitopenia e hepatotoxicidade. No entanto, as informações do fabricante não citam interações medicamentosas com essa combinação.

ÁCIDO VALPROICO ◀▶ NORTRIPTILINA

As concentrações séricas de nortriptilina podem ser elevadas pelo AVP. É prudente monitorar os efeitos adversos do ADT (como boca seca, visão turva e retenção urinária) e reduzir sua dose, se necessário. Os ADTs podem diminuir o limiar convulsivo. Por esse motivo, devem ser usados com cuidado em pacientes epilépticos.

Ver também *Ácido valproico* ◀▶ *Antidepressivos tricíclicos.*

ÁCIDO VALPROICO ◆▶ OLANZAPINA

Ao que parece, o AVP pode reduzir as concentrações séricas da olanzapina. A combinação de AVP com olanzapina é capaz de elevar os níveis de enzimas hepáticas em crianças. Assim, aconselha-se monitorar enzimas hepáticas a cada 3 a 4 meses no primeiro ano de tratamento e, então, a cada 6 meses se não forem detectados ganho de peso ou elevação de transaminases.

Ver também *Ácido valproico* ◆▶ *Antipsicóticos*.

ÁCIDO VALPROICO ◆▶ OXCARBAZEPINA

O AVP pode reduzir as concentrações séricas de oxcarbazepina. É recomendado monitorar concentrações séricas e efeitos terapêuticos.

ÁCIDO VALPROICO ◆▶ PRIMIDONA

A metabolização da primidona resulta em um barbitúrico, podendo envolver uma interação similar à do AVP com o fenobarbital, seu metabólito ativo. O AVP pode aumentar a concentração sérica do fenobarbital. A primidona pode diminuir a concentração sérica do AVP. Devem-se monitorar concentrações séricas e sinais de toxicidade.

ÁCIDO VALPROICO ◆▶ PROPILTIOURACILA

Assim como o AVP, os antitireoidianos também apresentam risco de agranulocitose, granulocitopenia e hepatotoxicidade. No entanto, as informações do fabricante não citam interações medicamentosas com essa combinação.

ÁCIDO VALPROICO ◆▶ PROPRANOLOL

O propranolol é usado para reduzir os tremores causados pelo AVP e parece não interferir no seu metabolismo.

ÁCIDO VALPROICO ◆▶ QUIMIOTERÁPICOS

O AVP apresenta efeitos sinérgicos com alguns quimioterápicos. Pode aumentar as concentrações séricas de nitrosureias, cisplatina e etoposídeo, além de inibir o metabolismo da ciclofosfamida e do tamoxifeno. A cisplatina, a doxorrubicina e o metotrexato podem diminuir a concentração sérica do AVP. É recomendado monitoramento frequente no uso de vorinostat com AVP.

ÁCIDO VALPROICO ◆▶ RIFAMPICINA

A administração de dose única de AVP a pacientes em uso de rifampicina pode aumentar a depuração do AVP, o que talvez requeira ajuste da dose de AVP. Devem-se monitorar as concentrações séricas de AVP.

ÁCIDO VALPROICO ◆▶ RISPERIDONA

A risperidona tem o potencial de aumentar a concentração sérica do AVP. Um mecanismo possível seria a inibição do seu metabolismo. O AVP também pode aumentar o risco de efeitos adversos associados à risperidona. Há relatos de caso descrevendo a ocorrência de edema generalizado com o uso dessa combinação e um relato de anemia megaloblástica em uma criança que recebeu essa combinação. Há relatos de hiperamonemia em pacientes que receberam risperidona e AVP; no entanto, ainda há dúvidas sobre a conexão desse efeito adverso com essa combinação específica.

Ver também *Ácido valproico* ◆▶ *Antipsicóticos*.

ÁCIDO VALPROICO ◆▶ TIAGABINA

Pode haver maior risco de efeitos depressores do SNC.

ÁCIDO VALPROICO ◆▶ TIONAMIDAS

Assim como o AVP, os antitireoidianos também apresentam risco de agranulocitose, granulocitopenia e hepatotoxicidade. No entanto, as informações do fabricante não citam interações medicamentosas com essa combinação.

ÁCIDO VALPROICO ◆▶ TOPIRAMATO

O topiramato pode elevar a concentração sérica do AVP e aumentar o risco de efeitos adversos associados a esse fármaco. Há relatos de hiperamonemia com ou sem encefalopatia em pacientes que usaram essa combinação. Também deve-se monitorar o surgimento de outras reações adversas, como disfunção hepática e hipotermia.

ÁCIDO VALPROICO ◆▶ TRANILCIPROMINA

As informações do fabricante não citam interações medicamentosas com essa combinação.

ÁCIDO VALPROICO ◆▶ VARFARINA

O AVP pode afetar o tempo de coagulação, potencializando os efeitos da varfarina e de outros anticoagulantes. Ele desloca a varfarina de seus sítios de ligação proteica, inibe isoenzimas CYP2C9 e altera a função plaquetária. Testes de coagulação devem ser realizados quando a associação for utilizada.

ÁCIDO VALPROICO ◀▶ VENLAFAXINA

O AVP pode aumentar a concentração sérica de metabólitos ativos da venlafaxina.

ÁCIDO VALPROICO ◀▶ VILAZODONA

A combinação pode aumentar o risco de efeitos adversos associados aos antidepressivos.

ÁCIDO VALPROICO ◀▶ ZIDOVUDINA

Ver *Ácido valproico ◀▶ Antirretrovirais.*

ÁCIDO VALPROICO ◀▶ ZOLPIDEM

Pode haver potencialização dos efeitos depressores do SNC com a combinação. Talvez seja necessário reduzir a dose de um dos fármacos. Recomenda-se evitar o uso concomitante de álcool. Um relato de caso de provável interação entre AVP e zolpidem descreveu a ocorrência de sonambulismo.

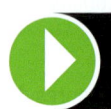

ÁCIDOS GRAXOS ÔMEGA-3

São oxidados no fígado e metabolizados em parte pela CYP

ÔMEGA-3 ◀▶ ÁLCOOL

O álcool pode causar aumento de triglicerídeos, antagonizando a ação do ômega-3.

ÔMEGA-3 ◀▶ ANTICOAGULANTES

O ômega-3 pode aumentar os efeitos de anticoagulação. Deve-se monitorar o uso dessa combinação.

ÔMEGA-3 ◀▶ ANTIDEPRESSIVOS

O ômega-3 pode aumentar os efeitos de antiagregação plaquetária de fármacos com essas propriedades, como os ISRSs e os IRSNs. Deve-se monitorar a associação.

ÔMEGA-3 ◀▶ ANTIDIABÉTICOS

O ômega-3 pode aumentar as taxas de glicemia de jejum.

ÔMEGA-3 ◀▶ AINEs

O ômega-3 pode aumentar os efeitos de antiagregação plaquetária de fármacos com essas propriedades, como os AINEs. Deve-se monitorar a associação.

ÔMEGA-3 ◀▶ BETABLOQUEADORES

A associação pode antagonizar os efeitos do ômega-3 na dislipidemia.

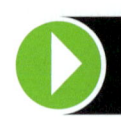

ÔMEGA-3 ◀▶ DIURÉTICOS TIAZÍDICOS

A associação pode antagonizar os efeitos do ômega-3 na dislipidemia.

ÔMEGA-3 ◀▶ ESTROGÊNIOS

A associação pode antagonizar os efeitos do ômega-3 na dislipidemia.

AGOMELATINA

A agomelatina é metabolizada pela CYP1A2 (90%) e pela CYP2C9/19 (10%). Sua coadministração com inibidores potentes da CYP1A2 é contraindicada (p. ex., fluvoxamina, ciprofloxacino). Deve-se também ter cuidado ao associá-la com inibidores moderados dessa mesma CYP.

AGOMELATINA ◀▶ ÁLCOOL

Não é aconselhável a combinação de agomelatina com álcool devido ao risco de aumento da hepatotoxicidade e sonolência.

AGOMELATINA ◀▶ ANTIDEPRESSIVOS

A associação entre agomelatina e outros ADs, como ISRSs, IRSNs e/ou bupropiona, no tratamento da depressão resistente e de transtornos de ansiedade possivelmente é uma opção. No entanto, são necessários mais estudos que avaliem tais combinações.

Ver também *Agomelatina ◀▶ Fluvoxamina.*

AGOMELATINA ◀▶ CIPROFLOXACINO

A associação é contraindicada pelo fato de o ciprofloxacino ser um inibidor potente da CYP1A2, o que pode elevar a agomelatina a níveis tóxicos.

AGOMELATINA ◀▶ ECT

Não há experiência na associação entre ECT e agomelatina. Estudos com animais não mostraram propriedades pró-convulsivantes dessa substância. Assim, consequências clínicas dessa combinação parecem improváveis.

AGOMELATINA ◀▶ ESTROGÊNIOS

Estrogênios são inibidores moderados da CYP1A2. A associação pode resultar em aumento da exposição à agomelatina. Embora não tenha havido nenhum sinal específico de risco de segurança em 800 pacientes tratados com a associação de estrogênios e agomelatina, deve-se ter cuidado na prescrição dessa substância associada com inibidores moderados da CYP1A2.

AGOMELATINA ◀▶ FLUVOXAMINA

A associação é contraindicada devido ao fato de a fluvoxamina ser um inibidor potente da CYP1A2, o que pode elevar a agomelatina a níveis tóxicos (pode aumentar a exposição à agomelatina em até 60 vezes).

AGOMELATINA ◀▶ FUMO

Fumar induz a CYP1A2, diminuindo a biodisponibilidade da agomelatina e sua concentração sérica.

AGOMELATINA ◀▶ PROPRANOLOL

Deve-se ter cuidado na prescrição de agomelatina com inibidores moderados da CYP1A2.

AGOMELATINA ◀▶ RIFAMPICINA

A rifampicina pode diminuir a biodisponibilidade e a concentração sérica da agomelatina por ser um indutor dos três citocromos envolvidos no seu metabolismo.

AGOMELATINA ◀▶ VILOXAZINA

Ver *Viloxazina* ◀▶ *Agomelatina*.

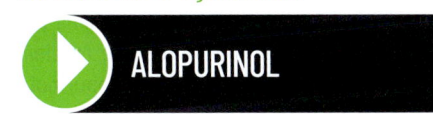

▶ ALOPURINOL

O alopurinol é um inibidor da enzima xantina oxidase, metabolizado quase por completo no fígado e eliminado por via renal. O principal metabólito do alopurinol é o oxipurinol.

ALOPURINOL ◀▶ ÁLCOOL

O uso de álcool pode levar a aumento nas concentrações de ácido úrico, ocasionando redução da ação do alopurinol.

ALOPURINOL ◀▶ ALIMENTOS

Recomenda-se que pacientes utilizando alopurinol evitem alimentos com alto teor de purina, como anchova ou sardinha. É recomendada a ingestão de bastante líquido.

ALOPURINOL ◀▶ AMOXICILINA/AMPICILINA

Foi relatado aumento na ocorrência de *rash* cutâneo em pacientes recebendo alopurinol concomitantemente à amoxicilina ou à ampicilina. Não foi esclarecida a causa dessa reação. Recomenda-se, por esse motivo, monitorar a ocorrência desses efeitos adversos.

ALOPURINOL ◀▶ ANTICOAGULANTES CUMARÍNICOS

Não há evidências de que a interação entre o alopurinol e os cumarínicos tenha repercussões clinicamente significativas. No entanto, pacientes recebendo anticoagulantes cumarínicos e que utilizem alopurinol devem ser monitorados com cuidado quanto ao tempo de protrombina, já que o alopurinol pode inibir o metabolismo hepático dos anticoagulantes cumarínicos, levando ao aumento do efeito anticoagulante. Pode ser necessário reduzir a dose do cumarínico.

ALOPURINOL ◀▶ ANTINEOPLÁSICOS (CICLOFOSFAMIDA, DOXORRUBICINA, BLEOMICINA, PROCARBAZINA, MECLORETAMINA)

Foi relatado aumento da supressão da medula óssea pela ciclofosfamida e por outros agentes citotóxicos nos pacientes com neoplasia que utilizavam alopurinol. No entanto, o alopurinol não pareceu aumentar a reação tóxica desses agentes citotóxicos em outro estudo. O alopurinol pode aumentar a concentração sérica da ciclofosfamida.

ALOPURINOL ◀▶ AZATIOPRINA

A azatioprina é metabolizada para 6-mercaptopurina, que é inativada pela ação da enzima xantina oxidase. Quando a azatioprina ou a 6-mercaptopurina são administradas com o alopurinol, deve ser utilizado um quarto da dose habitual desses citostáticos, tendo em vista que a inibição da xantina oxidase prolongará a atividade desses agentes. Devem-se monitorar sinais de toxicidade e considerar outras modificações de dose.

ALOPURINOL ◀▶ BLEOMICINA

Ver *Alopurinol* ◀▶ *Antineoplásicos*.

ALOPURINOL ◀▶ CARBAMAZEPINA

Ver *Carbamazepina* ◀▶ *Alopurinol*.

ALOPURINOL ◀▶ CICLOFOSFAMIDA

Ver *Alopurinol* ◀▶ *Antineoplásicos*.

ALOPURINOL ◀▶ CICLOSPORINA

Relatos sugerem que a concentração plasmática da ciclosporina pode ser aumentada durante o tratamento conjunto com alopurinol, causando maior toxicidade por ciclosporina.

ALOPURINOL ◀▶ CLORPROPAMIDA

Na associação de alopurinol com clorpropamida, pode haver aumento da concentração sérica de clorpropamida. Também pode haver aumento da atividade hipoglicêmica em pacientes com função renal insuficiente, pois esses fármacos podem competir pela excreção no túbulo renal.

ALOPURINOL ◀▶ DIDANOSINA

O alopurinol pode aumentar a concentração sérica de didanosina, possivelmente por inibição do seu metabolismo. O uso dessa combinação é contraindicado devido ao maior risco de toxicidade.

ALOPURINOL ◀▶ DIURÉTICOS TIAZÍDICOS

Os diuréticos tiazídicos podem aumentar a incidência de reações de hipersensibilidade (*rash*, eosinofilia, febre) em pacientes usando alopurinol, principalmente quando há insuficiência renal. Devem-se monitorar esses sinais e sintomas.

ALOPURINOL ◀▶ DOXORRUBICINA

Ver *Alopurinol* ◀▶ *Antineoplásicos*.

ALOPURINOL ◀▶ FENITOÍNA

O alopurinol pode inibir a oxidação hepática da fenitoína e aumentar suas concentrações séricas, mas a importância clínica dessa interação não foi devidamente demonstrada.

ALOPURINOL ◀▶ FUROSEMIDA

A furosemida pode elevar os níveis de urato sérico e a concentração plasmática de oxipurinol. Devem-se monitorar sinais de hipersensibilidade.

ALOPURINOL ◀▶ IECAs

A coadministração de alopurinol com IECAs tem sido associada a risco aumentado de reações de hipersensibilidade, principalmente quando há insuficiência renal. Deve-se monitorar a ocorrência de reações por, ao menos, 5 semanas após o início do uso da combinação.

ALOPURINOL ◀▶ MECLORETAMINA

Ver *Alopurinol* ◀▶ *Antineoplásicos*.

ALOPURINOL ◀▶ PENICILINAS

A incidência de *rash* em pessoas usando ampicilina ou amoxicilina é aumentada pelo alopurinol.

ALOPURINOL ◀▶ PROBENECIDA

A probenecida aumenta o efeito terapêutico do alopurinol, mas pode diminuir a concentração sérica do oxipurinol.

ALOPURINOL ◀▶ PROCARBAZINA

Ver *Alopurinol* ◀▶ *Antineoplásicos*.

ALOPURINOL ◀▶ SALICILATOS

O oxipurinol, o principal metabólito do alopurinol, é, por si só, terapeuticamente ativo, sendo excretado pelos rins de modo semelhante ao urato. Assim, substâncias com atividade uricosúrica, como altas doses de salicilato, podem acelerar a excreção de oxipurinol.

ALOPURINOL ◀▶ TEOFILINA

O alopurinol inibe o metabolismo da teofilina, aumentando sua concentração sérica. O mecanismo de interação pode ser explicado pelo envolvimento da enzima xantina oxidase na biotransformação da teofilina. Assim, os níveis de teofilina devem ser controlados em pacientes que estejam iniciando ou aumentando as doses de alopurinol.

ALOPURINOL ◀▶ VIDARABINA

A meia-vida plasmática da vidarabina é aumentada na presença do alopurinol. Com a utilização conjunta dos dois medicamentos, deve-se estar atento à ocorrência de possíveis efeitos tóxicos.

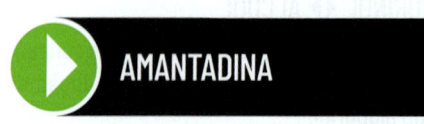

AMANTADINA

A amantadina é excretada majoritariamente de forma inalterada na urina. Medicações que alteram a função renal podem, como consequência, aumentar as concentrações séricas de amantadina e causar efeitos colaterais decorrentes do aumento de sua concentração.

AMANTADINA ◀▶ ÁLCOOL

Essa associação pode provocar tonturas, confusão, hipotensão ortostática e outros efeitos no SNC. O uso concomitante não é recomendado.

AMANTADINA ◀▶ ANTICOLINÉRGICOS

A amantadina pode potencializar os efeitos anticolinérgicos. Esses medicamentos também podem elevar a concentração plasmática da amantadina, levando ao risco de intoxicação. Deve-se monitorar o uso associado.

AMANTADINA ◀▶ BUPROPIONA

Essa associação pode provocar maior incidência de efeitos adversos associados à bupropiona por meio do sinergismo dopaminérgico. Devem-se monitorar principalmente sinais de toxicidade do SNC.

AMANTADINA ◀▶ GLICOPIRROLATO

A amantadina pode potencializar os efeitos anticolinérgicos do glicopirrolato.

AMANTADINA ◀▶ HIDROCLOROTIAZIDA

A hidroclorotiazida pode aumentar os efeitos adversos da amantadina, principalmente quando há perda de função renal. Devem-se monitorar sinais de toxicidade (agitação, ataxia, alucinações).

AMANTADINA ◀▶ LEVODOPA

A amantadina pode potencializar a eficácia terapêutica da levodopa. No entanto, as informações do fabricante referem não haver interação entre ambas.

AMANTADINA ◀▶ METILFENIDATO

O metilfenidato pode potencializar os efeitos de agentes antiparkinsonianos por meio do sinergismo dopaminérgico. No entanto, as informações do fabricante referem não haver interação entre ambos.

AMANTADINA ◀▶ METOCLOPRAMIDA

A metoclopramida pode diminuir os efeitos terapêuticos da amantadina por meio do antagonismo dopaminérgico. O uso dessa combinação deve ser evitado.

AMANTADINA ◀▶ TRIMETOPRIMA

A trimetoprima pode elevar as concentrações plasmáticas da amantadina pela diminuição de sua depuração renal, principalmente quando já há prejuízo de função renal. A amantadina também pode aumentar a concentração sérica da trimetoprima. Há risco aumentado de efeitos adversos da amantadina, como mioclonia e *delirium*. Deve-se monitorar a ocorrência desses sintomas e considerar alteração da dose, se necessário.

AMANTADINA ◀▶ VACINA DO VÍRUS INFLUENZA

Agentes antivirais podem diminuir os efeitos da vacina viral (vírus vivo/atenuado). O manejo implica evitar a aplicação da vacina do vírus influenza vivo/atenuado no período de 2 semanas antes e 48 horas depois da administração de agentes antivirais. A vacina de vírus inativado não deve ser afetada por esses fármacos.

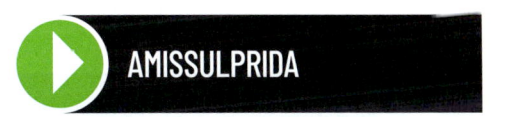

AMISSULPRIDA

Interações por meio da CYP são pouco prováveis, pois o metabolismo hepático da amissulprida é insignificante.

AMISSULPRIDA ◀▶ ÁLCOOL

Deve ser evitada a ingestão de álcool quando em uso de amissulprida devido ao risco de intoxicação do SNC.

AMISSULPRIDA ◀▶ ANTIARRÍTMICOS

A coadministração da amissulprida com agentes antiarrítmicos das classes IA e III (p. ex., amiodarona) está contraindicada em razão do risco de arritmias ventriculares.

AMISSULPRIDA ◀▶ ANTI-HIPERTENSIVOS

Os anti-hipertensivos podem potencializar a hipotensão ortostática causada pelos APs.

AMISSULPRIDA ◀▶ ANTIPSICÓTICOS

A associação com outros APs pode aumentar o risco de ECEs, SNM, sedação e prolongamento do intervalo QT no ECG.

AMISSULPRIDA ◀▶ ISRSs

Existe risco de prolongamento do intervalo QT no ECG com alguns ISRSs. Também pode haver maior risco de outros efeitos adversos associados à ação serotonérgica. Tal associação deve ser monitorada.

AMISSULPRIDA ◀▶ LEVODOPA

O antagonismo dos efeitos na dopamina pode levar à ineficácia de ambos os fármacos.

AMISSULPRIDA ◀▶ LÍTIO

A coadministração não altera a farmacocinética do lítio, mas aumenta a concentração sérica da amissulprida. Deve-se monitorar o maior risco de efeitos adversos neurotóxicos e sintomas extrapiramidais.

AMISSULPRIDA ◀▶ METOCLOPRAMIDA

A associação com metoclopramida deve ser evitada por aumentar o risco de ECEs e SNM.

AMISSULPRIDA ◀▶ TOPIRAMATO

Deve-se monitorar a associação, pois ela aumenta o risco de sedação.

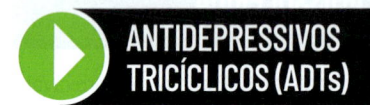

ANTIDEPRESSIVOS TRICÍCLICOS (ADTs)

Os ADTs bloqueiam as bombas de recaptação de noradrenalina ou de noradrenalina e serotonina. Alguns têm maior potência na inibição da bomba de serotonina (clomipramina); outros atuam mais sobre a bomba de noradrenalina (desipramina, maprotilina, nortriptilina). Outros, ainda, bloqueiam tanto a recaptação de noradrenalina quanto a de serotonina. Fármacos inibidores do sistema enzimático do citocromo P450 aumentam as concentrações séricas dos ADTs, enquanto indutores diminuem suas concentrações séricas. Os citocromos que mais atuam no metabolismo dos ADTs são CYP1A2 e CYP2D6.

ADTs ◀▶ ACETAZOLAMIDA

A acetazolamida inibe a anidrase carbônica, sendo utilizada como antidiurético (alcalinizante da urina), anticonvulsivante e antiglaucoma. As informações do fabricante referem não haver interação entre os fármacos.

ADTs ◀▶ ÁCIDO ACETILSALICÍLICO

Pode ocorrer potencialização do efeito antiplaquetário do AAS. Deve-se monitorar o risco aumentado de sangramento.

ADTs ◀▶ ÁCIDO VALPROICO

Ver *Ácido valproico ◀▶ Antidepressivos tricíclicos*.

Ver *Ácido valproico ◀▶ Amitriptilina*.
Ver *Ácido valproico ◀▶ Clomipramina*.
Ver *Ácido valproico ◀▶ Nortriptilina*.

ADTs ◀▶ ÁLCOOL

Pode ocorrer aumento da sedação, com consequente repercussão sobre a motricidade, os reflexos e a atenção. Por esses motivos, recomenda-se a não associação entre ADT e álcool. Em compensação, nos alcoolistas crônicos com comprometimento hepático, eventualmente existe a necessidade de doses menores de AD, pois, nessas condições, ocorre depuração reduzida.

ADTs ◀▶ AMINAS SIMPATOMIMÉTICAS

A utilização concomitante de ADTs e agentes simpatomiméticos pode produzir interação significativa quando o uso for parenteral, ocasionando aumento da atividade noradrenérgica central por excessiva biodisponibilidade de monoaminas nas sinapses. Pode ocorrer elevação da FC e hipertensão. A associação de efedrina, selegilina e maprotilina produziu, em um paciente, um pseudofeocromocitoma: enquanto o primeiro fármaco aumentou a liberação de noradrenalina, o segundo inibiu seu catabolismo, e o último, sua recaptação.

ADTs ◀▶ ANTIARRÍTMICOS

Agentes antiarrítmicos podem causar prolongamento dose-dependente do intervalo QT no ECG. Em tese, a coadministração com outros agentes que podem prolongar esse intervalo resulta em efeitos aditivos e maior risco de arritmias ventriculares, incluindo *torsades de pointes*, e morte súbita. A combinação de classe IA (p. ex., disopiramida, quinidina, procainamida) ou classe III (p. ex., amiodarona, dofetilida, sotalol) dos antiarrítmicos com ADTs deve ser evitada, a menos que os benefícios previstos superem os riscos. Cautela e monitoramento clínico são recomendados.

ADTs ◀▶ ANTIBIÓTICOS QUINOLONAS

Alguns antibióticos do grupo das quinolonas, como gatifloxacino e moxifloxacino, podem causar prolongamento dose-dependente do intervalo QT no ECG. A coadministração com ADT pode resultar em efeitos aditivos e maior risco de arritmias ventriculares, incluindo *torsades de pointes*, e morte súbita. Recomenda-se precaução se tais antibióticos forem usados em combinação. Pacientes com risco para prolongamento do intervalo QT devem ser monitorados com ECG.

ADTs ◆▶ ANTICOLINÉRGICOS

Pode ocorrer a potencialização dos efeitos anticolinérgicos (principalmente com amitriptilina, doxepina, imipramina e clomipramina) e o aparecimento de uma síndrome semelhante à intoxicação atropínica, com midríase, taquicardia sinusal, confusão mental, retenção urinária, boca seca e febre. Da mesma forma, pode estar presente um quadro de agitação, confusão mental e *delirium*, bem como íleo paralítico. O risco é maior em pacientes idosos ou debilitados.

ADTs ◆▶ ANTICONCEPCIONAIS ORAIS

O uso de fármacos contendo estrogênio pode alterar os efeitos dos antidepressivos tricíclicos. Já foram relatados tanto redução do efeito quanto toxicidade, bem como casos de acatisia. O mecanismo está possivelmente associado à maior biodisponibilidade dos ADTs ou à inibição do seu metabolismo hepático. Pode ser necessária a redução de dose do ADT caso haja suspeita de interação.

ADTs ◆▶ ANTI-HISTAMÍNICOS

A associação de anti-histamínicos com ADTs produz aumento dos efeitos sedativos dos primeiros.

ADTs ◆▶ ANTIPARKINSONIANOS (APOMORFINA, LEVODOPA E AGONISTAS DOPAMINÉRGICOS ERGOLÍNICOS E NÃO ERGOLÍNICOS)

O uso associado de ADTs e levodopa produz redução da taxa de absorção desta, possivelmente por lentificação do trânsito intestinal. Pode haver aumento do risco de episódios hipertensivos e efeitos extrapiramidais, porém o mecanismo não é bem conhecido. Deve-se monitorar a ocorrência de efeitos adversos.

ADTs ◆▶ ATOMOXETINA

Pode haver um efeito farmacológico sinérgico em relação aos efeitos noradrenérgicos.

ADTs ◆▶ BZDs

Os efeitos depressores sobre o SNC causados pelos BZDs são potencializados pelo uso concomitante de ADTs, particularmente os mais sedativos (amitriptilina, doxepina). Um relato de caso descreveu redução dos níveis de desipramina durante uso concomitante com clonazepam, porém o mecanismo é desconhecido. Devem-se monitorar sinais de depressão respiratória e do SNC.

ADTs ◆▶ BUPROPIONA

A bupropiona pode elevar os níveis de desipramina, imipramina e nortriptilina. Foram relatados efeitos adversos, incluindo confusão e letargia, com nortriptilina e bupropiona. O mecanismo proposto para a interação é a inibição da CYP2D6 pela bupropiona. Como existe um risco pequeno (0,4%) de crises convulsivas em pacientes com até 450 mg/dia de bupropiona, deve-se ter cuidado com associações de medicamentos que reduzem ainda mais o limiar convulsivo, como os ADTs. Quando utilizados em combinação, o aumento de dose dos fármacos deve ser gradual. Para pacientes que apresentaram crise convulsiva durante o tratamento, a bupropiona deve ser descontinuada e não reiniciada.

ADTs ◆▶ BUSPIRONA

O uso concomitante de agentes com atividade serotonérgica pode potencializar o risco de síndrome serotonérgica. Deve-se monitorar a ocorrência de hiper-reflexia, clônus, hipertermia, diaforese, tremor, instabilidade autonômica e alteração do estado mental. Em caso de suspeita de síndrome serotonérgica, todos os agentes serotonérgicos devem ser suspensos.

ADTs ◆▶ CARBAMAZEPINA

A carbamazepina induz as enzimas hepáticas da CYP, reduzindo as concentrações séricas dos ADTs. Há um caso relatado de toxicidade por carbamazepina quando coadministrada com desipramina. A concentração sérica da carbamazepina pode ser aumentada por um mecanismo desconhecido. Os ADTs podem antagonizar o efeito anticonvulsivante da carbamazepina pelo fato de reduzirem o limiar convulsivo. É recomendado monitorar a resposta terapêutica, os efeitos adversus e as concentrações séricas.

ADTs ◆▶ CETAMINA

Além de potencializar o efeito sedativo dos tricíclicos, há risco aumentado de hipertensão e arritmias pelos efeitos simpatomiméticos aditivos. Deve-se monitorar a associação.

ADTs ◀▶ CETOCONAZOL

Sendo um inibidor relativamente específico da CYP3A4, o antifúngico cetoconazol pode elevar as concentrações séricas dos ADTs, resultando em maior risco de toxicidade, sintomas anticolinérgicos e prolongamento do intervalo QT. Devem-se monitorar a resposta terapêutica e os efeitos adversos.

ADTs ◀▶ CICLOSPORINA

A frequente associação de humor depressivo e pós-operatório de transplantes pode exigir o emprego de ADs nesse período. O uso associado de ADTs parece não interferir nas concentrações séricas do imunossupressor ciclosporina.

ADTs ◀▶ CIMETIDINA

A cimetidina pode prejudicar o metabolismo hepático dos ADTs, produzindo aumento de suas concentrações séricas e, eventualmente, toxicidade. Nesse caso, opta-se por outro bloqueador H2, como a ranitidina, que não eleva as concentrações plasmáticas dos ADs, ou então monitoram-se suas concentrações séricas, especialmente em pessoas idosas ou debilitadas.

ADTs ◀▶ CIPROEPTADINA

Ocorre potencialização do efeito sedativo e do efeito anticolinérgico, podendo haver algum benefício na utilização de doses menores de ADTs. Devem-se monitorar potenciais sintomas de intoxicação anticolinérgica.

ADTs ◀▶ CISAPRIDA

A cisaprida pode causar prolongamento dose-dependente do intervalo QT no ECG. Teoricamente, a coadministração com outros agentes capazes de prolongar o intervalo QT pode resultar em efeitos aditivos e em maior risco de arritmias ventriculares, incluindo *torsades de pointes*, e morte súbita. A coadministração de cisaprida com ADTs, principalmente com amitriptilina, é contraindicada.

ADTs ◀▶ CITALOPRAM

Ver *ADTs* ◀▶ *ISRSs*.
Ver *Citalopram* ◀▶ *ADTs*.

ADTs ◀▶ CITRATO DE POTÁSSIO

É contraindicado o uso concomitante de agentes com propriedades anticolinérgicas (p. ex., anti-histamínicos, antiespasmódicos, neurolépticos, fenotiazinas, relaxantes musculares, ADTs, antiarrítmico disopiramida), pois eles podem potencializar o risco de lesão gastrintestinal associada com formulações orais sólidas de citrato de potássio. O mecanismo proposto envolve o aumento do tempo de trânsito gastrintestinal devido à redução da motilidade gastrintestinal por agentes anticolinérgicos, criando, assim, uma concentração elevada de íons de potássio localizada na região em que um comprimido ou cápsula se dissolve, o que aumenta o tempo de contato com a mucosa. As formulações sólidas de cloreto de potássio foram associadas a hemorragia gastrintestinal alta, ulceração do intestino delgado, estenose, perfuração e obstruções. Mortes têm sido relatadas raramente. Uma formulação líquida de citrato de potássio deve ser considerada.

ADTs ◀▶ CLONIDINA

Os ADTs interferem na ação da clonidina em razão do bloqueio da recaptação das catecolaminas nos neurônios adrenérgicos, podendo bloquear sua ação anti-hipertensiva e levar a uma crise hipertensiva. Esse efeito pode ocorrer em qualquer período durante o tratamento combinado, porém é mais comum na segunda ou na terceira semana da terapia antidepressiva. Deve-se ter cuidado especial na retirada dos ADTs, pois pode haver descontrole da pressão, uma vez que cessa o efeito bloqueador sobre a clonidina. A retirada da clonidina pode resultar em excesso de catecolaminas circulantes. A combinação em geral deve ser evitada. Quando usada a associação dos fármacos, devem-se monitorar sinais e sintomas de crise hipertensiva.

ADTs ◀▶ CLOROQUINA

Pode haver efeito aditivo no prolongamento do intervalo QT. A combinação deve ser evitada em geral. Quando a combinação for utilizada, devem-se monitorar intervalo QTc, eletrólitos, função renal e função hepática. Distúrbios eletrolíticos devem ser corrigidos antes de iniciar o tratamento com cloroquina. Os pacientes devem ser orientados sobre sintomas sugestivos de *torsades de pointes*.

ADTs ◀▶ CLORPROMAZINA

Há aumento das concentrações séricas tanto dos ADTs como dos APs em razão da inibição competitiva da CYP2D6. Ocorre, ainda, potencialização dos efeitos dos ADTs pelo fato de os dois grupos de substâncias terem ações semelhantes, em especial quando a combinação é com os APTs mais sedativos (clorpromazina, levomepromazina). O resultado é a potencialização dos efeitos colaterais sobre o aparelho cardiocirculatório (prolongamento do intervalo QT) e dos efeitos anticolinérgicos (constipação, boca seca, tonturas, hipotensão), podendo ocorrer quadros de intoxicação, com *delirium* e íleo paralítico, de forma mais específica em pessoas idosas ou debilitadas, nas quais se deve evitar esse tipo de associação. Deve-se monitorar a ocorrência de sinais e sintomas de toxicidade cardiovascular e anticolinérgica. Pode ser necessária a redução de dose dos fármacos caso se desenvolvam efeitos adversos.

ADTs ◀▶ CLOZAPINA

Tal combinação aumenta o risco de depressão do SNC, convulsões, efeitos anticolinérgicos, hiperpirexia, prolongamento de QT e arritmias cardíacas. Devem-se monitorar sinais vitais e eletrólitos e considerar ECG de rotina. A clozapina deve ser suspensa se o intervalo QTc for maior do que 500 ms. Pode ser necessária a redução de dose dos fármacos caso se desenvolvam efeitos adversos.

ADTs ◀▶ COLESTIRAMINA

A colestiramina pode diminuir a absorção dos ADTs e levar a uma redução moderada das suas concentrações séricas. Deve-se monitorar a resposta terapêutica. Caso haja suspeita de interação, os ADTs devem ser administrados ao menos 2 horas antes ou 4 a 6 horas depois da colestiramina.

ADTs ◀▶ CUMARÍNICOS

Os ADTs podem aumentar ou diminuir o efeito anticoagulante por mecanismos desconhecidos. Recomenda-se monitorar o INR, a resposta clínica e possíveis sinais de sangramento.

ADTs ◀▶ DILTIAZEM

O diltiazem pode aumentar a concentração sérica dos ADTs. Também já foram relatadas alterações de ECG (bloqueio de primeiro e segundo graus). Devem-se monitorar a resposta clínica e a tolerância e considerar ajuste de dose, se necessário.

ADTs ◀▶ DISSULFIRAM

Já foi relatada a ocorrência de síndrome cerebral orgânica aguda com o uso da combinação. O mecanismo é desconhecido, e a relação de causalidade não está bem estabelecida. Deve-se monitorar a ocorrência de efeitos adversos e considerar a redução de dose do ADT.

ADTs ◀▶ DONEPEZILA

Devido aos efeitos anticolinérgicos, os ADTs podem reduzir o benefício farmacológico da donepezila no tratamento da demência. Os efeitos anticolinérgicos podem afetar principalmente pacientes idosos. Em geral, fármacos com efeito anticolinérgico devem ser evitados em pacientes com declínio cognitivo.

ADTs ◀▶ DOXORRUBICINA

Pode haver um efeito aditivo, aumentando o risco de arritmias ventriculares, incluindo *torsades de pointes*. Deve ser feito monitoramento clínico de pacientes em uso dessa combinação.

ADTs ◀▶ DROPERIDOL

O uso de droperidol tem sido associado a prolongamento do intervalo QT no ECG, *torsades de pointes*, outras arritmias graves e morte súbita. A administração concomitante de agentes que podem produzir hipocalemia e/ou hipomagnesemia, drogas conhecidas por aumentarem o intervalo QT, certos medicamentos (BZDs, anestésicos inalatórios, opioides IV) ou o abuso de álcool podem aumentar o risco de prolongamento do QT. Também pode haver efeitos sinérgicos de depressão respiratória e do SNC. O fabricante recomenda extremo cuidado quando o droperidol for administrado em concomitância a esses agentes. A dosagem de droperidol deve ser individualizada e titulada para o efeito desejado. Recomenda-se verificar os sinais vitais de rotina e monitorar o ECG.

ADTs ◀▶ DULOXETINA

Pode haver aumento nas concentrações séricas dos ADTs. Deve-se utilizar a associação com cautela, pois também há risco de síndrome serotonérgica. É preciso monitorar as dosagens séricas do ADT e os sintomas de síndrome serotonérgica e reduzir a dose, caso necessário.

ADTs ◀▶ EFEDRINA

A utilização concomitante de ADTs e agentes simpatomiméticos pode produzir interação significativa quando o uso for parenteral, aumentando a atividade noradrenérgica central pela biodisponibilidade excessiva de monoaminas nas sinapses. Podem ocorrer aumento da FC e hipertensão. A administração de efedrina parenteral deve ser preferencialmente evitada. Se o uso for necessário, a dose inicial e a taxa de administração devem ser reduzidas e deve ser feito monitoramento cardiovascular.

ADTs ◀▶ ECT

Ver *ECT ◀▶ ADTs*.

ADTs ◀▶ ERITROMICINA

Pode haver efeito aditivo no prolongamento do intervalo QT, aumentando o risco de arritmias ventriculares, incluindo *torsades de pointes*. Deve-se fazer monitoramento clínico e considerar acompanhamento com ECG mais frequentemente.

ADTs ◀▶ ESCITALOPRAM

Ver *ADTs ◀▶ ISRSs*.
Ver *Escitalopram ◀▶ ADTs*.

ADTs ◀▶ ESCOPOLAMINA

Pode haver potencialização dos efeitos sedativos e anticolinérgicos dos ADTs. Devem-se monitorar potenciais sintomas de intoxicação anticolinérgica e considerar redução de dose caso se desenvolvam efeitos adversos.

ADTs ◀▶ ESTROGÊNIOS

Os efeitos dos ADTs podem ser alterados pelo uso de estrogênios. Já foram relatados toxicidade e redução de efeito dos ADTs, bem como casos de acatisia. O mecanismo está possivelmente associado à maior biodisponibilidade dos ADTs ou à inibição do seu metabolismo hepático. Pode ser necessária redução de dose do ADT caso haja suspeita de interação.

ADTs ◀▶ FENELZINA

O risco de toxicidade é elevado com o uso de fenelzina associada a clomipramina e/ou imipramina, estando contraindicadas essas combinações. Em casos de depressão refratária, a combinação com outros antidepressivos tricíclicos deve ser realizada com cautela. De preferência, deve-se usar nortriptilina ou amitriptilina. Em geral, a associação de IMAOs com ADT deve ser evitada, devendo-se aguardar um intervalo de 14 dias após a suspensão do IMAO.

ADTs ◀▶ FENILBUTAZONA

Pode haver aumento do risco de eventos cardiovasculares e do efeito antiplaquetário da fenilbutazona. Devem-se monitorar os efeitos adversos e considerar modificação do tratamento.

ADTs ◀▶ FENITOÍNA

Os ADTs podem aumentar a concentração sérica da fenitoína. O mecanismo proposto é por meio da inibição da CYP2C19 pelos ADTs, principalmente imipramina e amitriptilina. A fenitoína pode induzir o metabolismo hepático da desipramina, levando à diminuição da concentração plasmática. Os ADTs também reduzem o limiar convulsivo. É recomendado monitorar resposta clínica, tolerância e concentração sérica da fenitoína. Pode ser necessário ajuste de dose da fenitoína.

ADTs ◀▶ FENOBARBITAL

Os barbitúricos diminuem as concentrações séricas dos ADTs por induzirem seu metabolismo hepático. Os ADTs antagonizam os efeitos anticonvulsivantes dos barbitúricos por diminuírem o limiar convulsivo. Também pode haver efeito farmacológico aditivo de depressão respiratória. Devem-se monitorar a resposta terapêutica e sinais de toxicidade e considerar ajustes de dose.

ADTs ◀▶ FLUCONAZOL

A coadministração de fluconazol e amitriptilina levou a aumento das concentrações séricas desta, acentuando o risco de toxicidade do SNC, efeitos anticolinérgicos e prolongamento do QT. O mecanismo proposto é a inibição da CYP3A4 e da CYP2C19 pelo fluconazol. Devem-se monitorar a resposta terapêutica e sinais de toxicidade.

ADTs ◀▶ FLUMAZENIL

Efeitos adversos graves, até com casos fatais, foram relatados após a administração de flumazenil em pacientes com *overdose* por múltiplas drogas (incluindo grandes quantidades de ADT). Os efeitos mais importantes observados foram convulsões e arritmias. O mecanismo dessa interação pode estar relacionado a uma diminuição nos efeitos anticonvulsivantes dos BZDs que os pacientes tenham ingerido concomitantemente aos ADTs. A administração de flumazenil deve ser evitada em pacientes com suspeita de *overdose* por ADT.

ADTs ◀▶ FLUOXETINA

Ver *ADTs ◀▶ ISRSs*.
Ver *Fluoxetina ◀▶ ADTs*.

ADTs ◀▶ FLUPENTIXOL

Pode haver aumento de efeitos anticolinérgicos e depressores do SNC.

ADTs ◀▶ FLUVOXAMINA

Ver *ADTs ◀▶ ISRSs*.
Ver *Fluvoxamina ◀▶ ADTs*.

ADTs ◀▶ FURAZOLIDONA

A furazolidona também apresenta ação de inibição da MAO. A administração concomitante de IMAOs e derivados dibenzazepínicos (como ADTs, ADs tetracíclicos, ciclobenzaprina e carbamazepina) pode produzir reações adversas significativas, incluindo náuseas, vômitos, rubor, tontura, tremor, mioclonia, rigidez, sudorese, hipertermia, instabilidade autonômica, crises hipertensivas, coagulação intravascular disseminada, crises convulsivas graves, coma e morte. O mecanismo exato é desconhecido, mas pode estar relacionado com atividade serotonérgica excessiva no SNC. Em geral, os derivados dibenzazepínicos não devem ser usados junto com IMAOs. Sugere-se fazer um intervalo de 14 dias da descontinuação da terapia com IMAOs para iniciar o tratamento com ADTs, e vice-versa. Se o uso concomitante for indispensável, os pacientes devem ser monitorados com cuidado para sinais de efeitos adversos serotonérgicos.

ADTs ◀▶ GUANETIDINA

Os ADTs interferem na ação anti-hipertensiva da guanetidina, diminuindo seu efeito terapêutico. Em princípio, esse tipo de associação deve ser evitado. Caso seja necessário o uso da combinação, a PA deve ser monitorada ao iniciar ou suspender qualquer um dos fármacos.

ADTs ◀▶ HALOPERIDOL

O haloperidol aumenta as concentrações séricas dos ADTs pela inibição do seu metabolismo via CYP2D6. Já foram relatadas crises convulsivas com essa combinação. Pode haver maior risco de prolongamento do intervalo QT e de arritmias ventriculares, incluindo *torsades de pointes*. O risco é maior no uso IV do haloperidol. Recomenda-se monitorar o QT e considerar redução de dose do ADT.

ADTs ◀▶ HIDRATO DE CLORAL

Pode haver efeito sinérgico de depressão respiratória e do SNC. Devem-se monitorar esses efeitos adversos.

ADTs ◀▶ IMAOs

Ver *ADTs ◀▶ Furazolidona*.
Ver *ADTs ◀▶ Tranilcipromina*.

ADTs ◀▶ IPs

O ritonavir apresenta potencial de interações medicamentosas com os ADTs em razão da forte inibição das principais enzimas da CYP, como a CYP2D6. Pode haver aumento da concentração plasmática de fármacos que são substratos dessa isoenzima. A combinação de saquinavir e ritonavir (muito usados de forma concomitante) pode causar prolongamento dose-dependente do intervalo QT no ECG. Em tese, a coadministração com outros agentes que prolongam o intervalo QT – no caso os ADTs – pode resultar em efeitos aditivos e maior risco de arritmias ventriculares, incluindo *torsades de pointes*, e morte súbita. A associação de saquinavir + ritonavir com ADT é contraindicada.

ADTs ◆▶ ISRSs

Os ISRSs podem causar aumentos substanciais nas concentrações séricas dos ADTs pela inibição de isoenzimas como a CYP2D6. Possivelmente, diferentes tipos de ISRSs causarão diferentes ações sobre os antidepressivos tricíclicos. Também pode haver potencialização do risco de síndrome serotonérgica. Devem-se monitorar sinais de toxicidade do ADT e de atividade serotonérgica excessiva e considerar ajuste de dose do ADT.

Ver também *Citalopram* ◆▶ *ADTs*.
Ver também *Fluoxetina* ◆▶ *ADTs*.
Ver também *Fluvoxamina* ◆▶ *ADTs*.
Ver também *Paroxetina* ◆▶ *ADTs*.
Ver também *Sertralina* ◆▶ *ADTs*.

ADTs ◆▶ LEVODOPA

Ver *ADTs* ◆▶ *Antiparkinsonianos*.

ADTs ◆▶ LEVOMEPROMAZINA

Ocorre potencialização dos efeitos dos ADTs pelo fato de ambas as substâncias terem ações semelhantes, em especial quando a combinação é com os APTs mais sedativos (clorpromazina, levomepromazina). O resultado é a potencialização dos efeitos colaterais sobre o aparelho cardiocirculatório (aumento do espaço PR ou QT no ECG) e dos efeitos anticolinérgicos (constipação, boca seca, tonturas, hipotensão), podendo ocorrer quadros de intoxicação, com *delirium* e íleo paralítico, principalmente em pessoas idosas ou debilitadas, nas quais se deve evitar esse tipo de associação.

ADTs ◆▶ LEVOMILNACIPRANO

Ocorre aumento do risco de síndrome serotonérgica com a associação.

ADTs ◆▶ LINEZOLIDA

A coadministração de linezolida com agentes serotonérgicos potencializa o risco de síndrome serotonérgica, uma condição rara, mas grave e potencialmente fatal. A linezolida é um IMAO e, como tal, pode aumentar os efeitos serotonérgicos. Raros casos de síndrome serotonérgica têm sido relatados com o uso da linezolida em associação, na maioria das vezes com ISRSs. Dessa forma, o uso concomitante de agentes serotonérgicos (inclusive ADTs) e linezolida deve ser evitado, a menos que não existam alternativas. Deve ser realizado o acompanhamento do desenvolvimento de síndrome serotonérgica.

ADTs ◆▶ LISDEXANFETAMINA

Pode haver maior risco de efeitos cardiovasculares. Já foi relatado aumento das concentrações plasmáticas de um ou ambos os fármacos ao se utilizar essa associação. As anfetaminas também podem aumentar o efeito serotonérgico dos ADTs, levando ao risco de síndrome serotonérgica. Devem-se monitorar esses efeitos adversos.

ADTs ◆▶ LÍTIO

O lítio associado aos ADTs aumenta os efeitos terapêuticos destes últimos, sendo uma estratégia rotineira no tratamento de depressão refratária. O mecanismo da potencialização dos efeitos antidepressivos pelo lítio pode envolver aumento da atividade serotonérgica do SNC. Pode haver maior risco de síndrome serotonérgica. Também há risco de neurotoxicidade e sintomas psicóticos, por mecanismos desconhecidos, principalmente em pacientes idosos. Devem-se monitorar esses sintomas e considerar ajuste de dose se houver suspeita de interação.

ADTs ◆▶ METILDOPA

Os ADTs podem diminuir o efeito anti-hipertensivo da metildopa.

ADTs ◆▶ METILFENIDATO

O metilfenidato inibe o metabolismo dos ADTs, aumentando sua concentração sérica. Também pode haver maior risco de síndrome serotonérgica. Devem-se monitorar a resposta terapêutica e os efeitos adversos e considerar redução de dose do ADT, se necessário.

ADTs ◆▶ METOCLOPRAMIDA

A metoclopramida pode potencializar os efeitos adversos ou tóxicos dos ADTs, com maior relevância para ECEs, depressão respiratória e do SNC.

ADTs ◆▶ METOPROLOL

Pode haver efeito aditivo na redução da PA, principalmente no início do tratamento e no aumento de dose. Deve-se monitorar o surgimento de hipotensão.

ADTs ◀▶ MIFEPRISTONA

A mifepristona pode prolongar o intervalo QT de maneira dose-dependente. Em tese, a coadministração com outros agentes que podem prolongar o intervalo QT resulta em efeitos aditivos e maior risco de arritmias ventriculares, incluindo *torsades de pointes*, e morte súbita. O uso combinado deve ser monitorado.

ADTs ◀▶ MIRTAZAPINA

Deve-se observar o risco de síndrome serotonérgica e de efeitos depressores do SNC com a associação. Se houver suspeita de síndrome serotonérgica, todos os agentes serotonérgicos devem ser suspensos.

ADTs ◀▶ MOCLOBEMIDA

Há maior risco de síndrome serotonérgica. Recomenda-se um intervalo de, no mínimo, 14 dias entre a suspensão de um fármaco e o início do outro.

ADTs ◀▶ MODAFINILA

Pode haver aumento da concentração plasmática dos ADTs em pacientes deficientes de CYP2D6. Devem-se monitorar resposta terapêutica e sinais de toxicidade dos ADTs e considerar ajuste de dose.

ADTs ◀▶ OLANZAPINA

Pode haver aumento dos efeitos anticolinérgicos e depressores do SNC e prolongamento do intervalo QT. Também pode haver maior risco de síndrome serotonérgica e SNM. Devem-se monitorar esses sintomas e considerar a redução de fármacos anticolinérgicos.

ADTs ◀▶ OPIOIDES

Pode haver potencialização dos efeitos depressores do SNC e da atividade serotonérgica, levando ao risco de síndrome serotonérgica. O tramadol aumenta o risco de convulsões em combinações com ADTs. Devem-se monitorar esses sintomas e suspender todos os agentes serotonérgicos em caso de suspeita de síndrome serotonérgica.

Ver também *Metadona* ◀▶ *Amitriptilina*.

ADTs ◀▶ OXIBATO DE SÓDIO

A associação de oxibato de sódio aos ADTs pode potencializar o efeito depressor do SNC. Deve ser considerado o risco aumentado de reações adversas graves, como depressão respiratória, hipotensão, sedação profunda, síncope, coma e até morte. Recomenda-se buscar alternativas ao uso combinado. Todavia, quando for necessária tal associação, é preciso considerar a diminuição das doses de um ou ambos os fármacos.

ADTs ◀▶ PALIPERIDONA

Ambas as substâncias aumentam o risco de prolongamento do intervalo QT no ECG. Também pode haver aumento dos efeitos depressores do SNC, e, portanto, deve ser feito monitoramento clínico desses sintomas.

ADTs ◀▶ PAROXETINA

Ver *ADTs* ◀▶ *IISRSs*
Ver *Paroxetina* ◀▶ *ADTs*.

ADTs ◀▶ PERFENAZINA

A combinação pode levar ao aumento da concentração plasmática de um ou ambos os fármacos e a efeitos adversos aditivos (depressão do SNC, discinesia cardíaca, prolongamento do QT, efeitos anticolinérgicos). Pode ocorrer inibição competitiva da CYP2D6. Idosos e pacientes com doença cerebral orgânica são mais propensos a efeitos anticolinérgicos centrais. Pode ser necessária redução de dose de um ou ambos os fármacos no caso de efeitos adversos excessivos.

ADTs ◀▶ PIMOZIDA

A pimozida pode aumentar o risco de prolongamento do intervalo QT provocado pelos ADTs, o que pode resultar em arritmias. Também pode haver aumento de efeitos anticolinérgicos e depressores do SNC. O uso da combinação é considerado contraindicado.

ADTs ◀▶ PRIMIDONA

Há redução dos níveis dos ADTs por indução das enzimas hepáticas. Deve-se monitorar a resposta terapêutica e considerar ajuste de dose.

ADTs ◀▶ PROMETAZINA

A combinação pode levar ao aumento da concentração plasmática de um ou ambos os fármacos e a efeitos adversos aditivos (depressão do SNC, discinesia cardíaca, prolongamento do QT, efeitos anticolinérgicos). Pode ocorrer inibição competitiva da CYP2D6. Idosos e pacientes com doença cerebral orgânica são mais propensos a efeitos anticolinérgicos centrais. Pode ser necessária redução de dose de um ou ambos os fármacos no caso de efeitos adversos excessivos.

ADTs ◀▶ PROPRANOLOL

Os ADTs, por apresentarem atividade anticolinérgica, quando administrados de modo concomitante ao propranolol, podem agir de forma sinérgica sobre a PA (efeitos hipotensores) e a ortostase (hipotensão ortostática). Aconselha-se precaução durante a administração conjunta desses agentes, recomendando-se monitoramento dos efeitos citados, principalmente no início do tratamento e no aumento das doses.

ADTs ◀▶ QUETIAPINA

Pode haver aumento dos efeitos anticolinérgicos e depressores do SNC, além do aumento do risco de prolongamento do intervalo QT. O uso da combinação também pode acentuar o risco de síndrome serotonérgica. A combinação em geral deve ser evitada, mas, quando for utilizada, devem ser monitorados efeitos adversos cardiovasculares e anticolinérgicos, principalmente em idosos e pacientes com doença cerebral orgânica subjacente. Deve-se considerar redução de doses caso ocorram efeitos adversos.

ADTs ◀▶ QUINIDINA

Ver *ADTs* ◀▶ *Antiarrítmicos.*

ADTs ◀▶ RESERPINA

Pode haver efeitos aditivos de depressão do SNC e redução da PA. Deve-se monitorar o desenvolvimento de hipotensão.

ADTs ◀▶ RIFAMPICINA

A rifampicina pode reduzir as concentrações séricas dos ADTs e seus efeitos terapêuticos. O mecanismo proposto é pela indução do metabolismo. Na suspeita de interação, pode ser considerado ajuste de dose.

ADTs ◀▶ RILUZOL

O uso de ADTs pode aumentar as concentrações séricas do riluzol pela inibição de isoenzimas. Deve-se monitorar o efeito clínico.

ADTs ◀▶ RISPERIDONA

Pode haver maior risco de efeitos depressores do SNC, anticolinérgicos e de prolongamento do intervalo QT. Esses efeitos devem ser monitorados principalmente em idosos e pacientes com doença cerebral orgânica subjacente. Pode ser necessária redução de dose no caso de efeitos adversos excessivos.

ADTs ◀▶ RITONAVIR

Ver *ADTs* ◀▶ *IPs.*

ADTs ◀▶ SECRETINA

Os ADTs, por sua ação anticolinérgica, podem diminuir o efeito terapêutico da secretina. Deve-se evitar o uso combinado.

ADTs ◀▶ SELEGILINA

Em geral, o uso da combinação é contraindicado por aumentar o risco de síndrome serotonérgica. Há uma indicação de uso de ADT e IMAO na depressão refratária. Nesse caso, os pacientes devem ser monitorados para efeitos adversos serotonérgicos.

ADTs ◀▶ SERTRALINA

Ver *ADTs* ◀▶ *ISRSs.*
Ver *Sertralina* ◀▶ *ADTs.*

ADTs ◀▶ TAMOXIFENO

Teoricamente, a utilização simultânea de dois ou mais fármacos com potencial para causar prolongamento do intervalo QT pode resultar em efeitos sinérgicos e aumento do risco de arritmias ventriculares, incluindo *torsades de pointes,* e morte súbita. O uso combinado deve ser monitorado.

ADTs ◀▶ TERBINAFINA

Por inibir a CYP2D6, a terbinafina pode aumentar a concentração sérica de amitriptilina e nortriptilina. Pode ser necessário ajuste de dose.

ADTs ◀▶ TIAZÍDICOS

Agentes anticolinérgicos podem aumentar a concentração sérica dos diuréticos tiazídicos. Também podem ocorrer efeitos aditivos na redução da PA. Devem-se monitorar esse sintomas.

ADTs ◀▶ TOPIRAMATO

O uso combinado de topiramato com medicamentos como os inibidores da anidrase carbônica e como aqueles com atividade anticolinérgica (p. ex., ADTs) pode potencializar o risco de hipertermia e de diminuição da sudorese associada ao uso de topiramato, em especial em pacientes pediátricos. Esses agentes têm potencial para alterar o equilíbrio hidreletrolítico (pela inibição da anidrase carbônica), inibir os mecanismos de transpiração periférica (efeito anticolinérgico) e/ou interferir na termorregulação central do hipotálamo (uso de neurolépticos e fenotiazinas), o que resulta na incapacidade de ajuste às variações de temperatura. Além disso, o uso combinado de topiramato e ADTs pode potencializar os efeitos sedativos sobre o SNC, de forma aditiva ou sinérgica. O topiramato também pode aumentar as concentrações séricas de amitriptilina. Aconselha-se o uso com precaução, sendo monitorada a presença de efeitos colaterais

Ver também *Topiramato* ◀▶ *ADTs*.

ADTs ◀▶ TRANILCIPROMINA

O risco de toxicidade é especialmente elevado com o uso de clomipramina e imipramina, estando contraindicadas essas associações pelo risco de síndrome serotonérgica. Em casos de depressão refratária, a combinação com outros tricíclicos deve ser realizada com cautela. Usar, de preferência, nortriptilina ou amitriptilina.

ADTs ◀▶ TRIPTOFANO

A associação de triptofano com ADTs, ambas as medicações com efeito serotonérgico, deve ser evitada devido ao maior risco de síndrome serotonérgica. Aconselha-se monitoramento ao longo do tratamento, principalmente em períodos de ajuste de doses. Havendo suspeita de síndrome serotonérgica, todos os fármacos com efeito serotonérgico devem ser suspensos.

ADTs ◀▶ VENLAFAXINA

A associação de venlafaxina com ADTs, ambas as medicações com efeito serotonérgico, deve ser evitada devido ao maior risco de síndrome serotonérgica. Aconselha-se monitoramento ao longo do tratamento, principalmente em períodos de ajuste de doses. Havendo suspeita de síndrome serotonérgica, todos os fármacos com efeito serotonérgico devem ser suspensos.

ADTs ◀▶ VORTIOXETINA

Ocorre aumento do efeito serotonérgico da vortioxetina, podendo causar síndrome serotonérgica. Deve-se evitar tal associação. Aconselha-se monitoramento ao longo do tratamento, principalmente em períodos de ajuste de doses. Havendo suspeita de síndrome serotonérgica, todos os fármacos com efeito serotonérgico devem ser suspensos.

ADTs ◀▶ ZALEPLONA

Ver *Zaleplona* ◀▶ *Imipramina*.

ADTs ◀▶ ZIPRASIDONA

A ziprasidona pode causar prolongamento dose-dependente do intervalo QT no ECG. Quando em associação com outras medicações que também interferem nesse intervalo, como os ADTs, o risco de prolongamento do intervalo QT aumenta, bem como o de arritmias ventriculares, incluindo *torsades de pointes*, e morte súbita. Também há maior risco de efeitos depressores do SNC e de redução do limiar convulsivo. Essa combinação não é recomendada.

ADTs ◀▶ ZOLPIDEM

O uso associado do zolpidem com outras substâncias depressoras do SNC, como é o caso dos ADTs mais sedativos, aumenta os efeitos sedativos e o risco de depressão respiratória. Deve-se evitar a associação, quando possível, e monitorar os efeitos adversos.

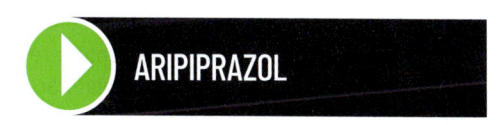

▶ ARIPIPRAZOL

O aripiprazol é metabolizado pelas isoenzimas CYP3A4 e CYP2D6. De acordo com o fabricante, esse fármaco é vulnerável aos inibidores de CYP2D6 (p. ex., paroxetina, fluoxetina e quinidina), aos inibidores de CYP3A4 (p. ex., cetoconazol) e aos indutores de CYP3A4 (p. ex., carbamazepina).

ARIPIPRAZOL ◀▶ ÁCIDO VALPROICO

Ver *Ácido valproico* ◀▶ *Aripiprazol*.

ARIPIPRAZOL ◀▶ ÁLCOOL

O uso combinado deve ser evitado por haver potencialização dos efeitos depressores centrais.

ARIPIPRAZOL ◀▶ ANFETAMINAS

O aripiprazol pode diminuir os efeitos das anfetaminas. Também pode haver efeito aditivo na redução do limiar convulsivo.

ARIPIPRAZOL ◀▶ ANTICOLINESTERÁSICOS

Os anticolinesterásicos de ação central (tacrina, donepezila, rivastigmina e galantamina) podem aumentar os efeitos neurotóxicos dos APs.

ARIPIPRAZOL ◀▶ ANTIPARKINSONIANOS

O aripiprazol pode diminuir os efeitos dos antiparkinsonianos (agonistas dopaminérgicos). Também pode haver efeitos sinérgicos de hipotensão e depressão do SNC. A combinação deve ser evitada.

ARIPIPRAZOL ◀▶ ANTIPSICÓTICOS

A associação com outros APs pode aumentar o risco de ECEs, SNM, sedação e prolongamento do intervalo QT no ECG.

ARIPIPRAZOL ◀▶ BZDs

A associação entre aripiprazol e BZDs pode aumentar os efeitos depressores respiratórios e do SNC. Devem-se monitorar esses sintomas.

ARIPIPRAZOL ◀▶ CARBAMAZEPINA

A carbamazepina pode induzir o metabolismo do aripiprazol por intermédio da indução da isoenzima CYP3A4, levando à diminuição de sua concentração sérica e à falha do esquema terapêutico. A dose do aripiprazol deve ser dobrada se carbamazepina for adicionada ao tratamento e reduzida se esta for retirada. Deve-se monitorar a resposta clínica.

ARIPIPRAZOL ◀▶ CETOCONAZOL

Inibidores da isoenzima CYP3A4, como o cetoconazol, podem diminuir a eliminação do aripiprazol, com aumento de suas concentrações séricas. Aconselha-se reduzir a dose do aripiprazol pela metade enquanto houver uso concomitante com cetoconazol e dobrar a dose na retirada do antifúngico.

ARIPIPRAZOL ◀▶ CITALOPRAM

A combinação pode aumentar os níveis e os efeitos do aripiprazol, com maior risco de síndrome serotonérgica e SNM. Recomendam-se cautela e monitoramento de sintomas de toxicidade neuromuscular e serotonérgica. O uso da associação também pode elevar o risco de prolongamento do intervalo QT. Deve-se considerar monitoramento com ECG em casos de maior risco.

Ver também *Aripiprazol ◀▶ ISRSs.*

ARIPIPRAZOL ◀▶ DARUNAVIR

O antirretroviral darunavir pode aumentar as concentrações e a toxicidade do aripiprazol por ser inibidor da CYP3A4.

ARIPIPRAZOL ◀▶ DASATINIBE

O uso da combinação pode aumentar o risco de prolongamento do intervalo QT. Deve-se considerar monitoramento com ECG em casos de maior risco.

ARIPIPRAZOL ◀▶ DONEPEZILA

Ver *Aripiprazol ◀▶ Anticolinesterásicos.*

ARIPIPRAZOL ◀▶ ERVAS DE AÇÃO CENTRAL

Podem diminuir os níveis circulantes do aripiprazol por serem indutores da CYP3A4, reduzindo seus efeitos. Recomenda-se dobrar a dose do aripiprazol ao se utilizar a associação e posteriormente reduzi-la quando o indutor for suspenso.

ARIPIPRAZOL ◀▶ ESCITALOPRAM

Potencializa-se o risco de síndrome serotonérgica e SNM. Recomenda-se cautela. Também pode haver maior risco de prolongamento do intervalo QT. Deve-se considerar monitoramento com ECG em casos de maior risco.

Ver também *Aripiprazol ◀▶ ISRSs.*

ARIPIPRAZOL ◀▶ FLUOXETINA

Inibidores da CYP2D6, como a fluoxetina, podem diminuir a metabolização do aripiprazol, aumentando suas concentrações séricas. Aconselha-se reduzir a dose do aripiprazol à metade enquanto houver uso concomitante e dobrá-la na retirada do antidepressivo.

Ver também *Aripiprazol ◀▶ ISRSs.*

ARIPIPRAZOL ◀▶ FLUVOXAMINA

A fluvoxamina pode aumentar os níveis e os efeitos do aripiprazol por inibir a CYP3A4. Deve-se avaliar redução da dose do aripiprazol. A associação potencializa o risco de síndrome serotonérgica e SNM. Recomenda-se usar a combinação com cautela.

Ver também *Aripiprazol* ◆▶ *ISRSs*.

ARIPIPRAZOL ◆▶ GALANTAMINA

Ver *Aripiprazol* ◆▶ *Anticolinesterásicos*.

ARIPIPRAZOL ◆▶ HIDROXIZINA

Pode haver aumento dos efeitos depressores do SNC.

ARIPIPRAZOL ◆▶ ISRSs

Pode haver aumento dos efeitos tóxicos de ambas as medicações.

Ver também *Aripiprazol* ◆▶ *Fluoxetina*.
Ver também *Aripiprazol* ◆▶ *Paroxetina*.

ARIPIPRAZOL ◆▶ ITRACONAZOL

Inibidores da CYP3A4, como o itraconazol, podem diminuir a metabolização do aripiprazol, aumentando sua concentração sérica. É recomendado reduzir a dose do aripiprazol pela metade ao se associar ao itraconazol. Se o itraconazol for suspenso, a dose do aripiprazol deve ser aumentada.

ARIPIPRAZOL ◆▶ LEVOMEPROMAZINA

Pode haver aumento dos efeitos depressores do SNC. Devem-se considerar mudança de terapia e redução de dose.

ARIPIPRAZOL ◆▶ LÍTIO

O lítio pode aumentar os efeitos neurotóxicos do aripiprazol. Também pode diminuir a concentração sérica de APs.

ARIPIPRAZOL ◆▶ METILFENIDATO

Ver *Metilfenidato* ◆▶ *Antipsicóticos*.

ARIPIPRAZOL ◆▶ METOCLOPRAMIDA

A associação com metoclopramida pode aumentar o risco de ECEs e SNM, sendo contraindicada.

ARIPIPRAZOL ◆▶ OLANZAPINA

Pode haver efeitos aditivos em relação à redução do limiar convulsivo, aos efeitos depressores do SNC e ao prolongamento do intervalo QT.

ARIPIPRAZOL ◆▶ PAROXETINA

Inibidores da CYP2D6, como a paroxetina, podem diminuir a metabolização do aripiprazol, aumentando suas concentrações séricas. É recomendado reduzir a dose do aripiprazol para a metade. Deve-se aumentar a dose do aripiprazol quando a paroxetina for suspensa.

Ver também *Aripiprazol* ◆▶ *ISRSs*.

ARIPIPRAZOL ◆▶ QUETIAPINA

Pode haver efeitos aditivos em relação à redução do limiar convulsivo, aos efeitos depressores do SNC e ao prolongamento do intervalo QT.

ARIPIPRAZOL ◆▶ QUINIDINA

O uso concomitante pode resultar em níveis elevados de aripiprazol e em toxicidade, pois a quinidina inibe a CYP2D6. É recomendado reduzir a dose do aripiprazol para a metade. Deve-se aumentar a dose do aripiprazol quando a quinidina for suspensa.

ARIPIPRAZOL ◆▶ RIVASTIGMINA

Ver *Aripiprazol* ◆▶ *Anticolinesterásicos*.

ARIPIPRAZOL ◆▶ TACRINA

Ver *Aripiprazol* ◆▶ *Anticolinesterásicos*.

ARIPIPRAZOL ◆▶ TELITROMICINA

O uso concomitante com telitromicina, um inibidor da CYP3A4, pode reduzir a depuração do aripiprazol e aumentar sua concentração sérica. É recomendado reduzir a dose do aripiprazol para a metade. Deve-se aumentar a dose do aripiprazol quando a telitromicina for suspensa.

ARIPIPRAZOL ◆▶ TERBINAFINA

O uso concomitante com terbinafina, um inibidor da CYP2D6, pode reduzir a depuração do aripiprazol e aumentar sua concentração sérica. É recomendado reduzir a dose do aripiprazol em 25% e monitorar a resposta clínica e os efeitos adversos.

ARIPIPRAZOL ◆▶ TETRABENAZINA

O uso concomitante pode resultar em toxicidade, incluindo SNM, ECEs e prolongamento do intervalo QT. Em geral, a combinação deve ser evitada. Caso se use a associação, é recomendado monitorar esses efeitos adversos.

ARIPIPRAZOL ◀▶ TOPIRAMATO

Pode haver aumento do risco de hipertermia e oligo-hidrose e dos efeitos depressores do SNC. Devem-se monitorar os efeitos adversos.

ARIPIPRAZOL ◀▶ VORICONAZOL

O voriconazol é um potente inibidor da isoenzima CYP3A4. O uso concomitante pode aumentar as concentrações séricas de aripiprazol. É recomendado reduzir a dose do aripiprazol para a metade. Deve-se aumentar a dose do aripiprazol quando o voriconazol for suspenso.

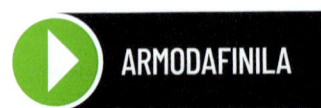

▶ ARMODAFINILA

A armodafinila induz fracamente a CYP1A2 e, possivelmente, a CYP3A4, dependendo da concentração plasmática. Além disso, a atividade da CYP2C19 é reversivelmente inibida. O metabolismo da armodafinila se dá por hidrólise de amina como principal via metabólica, seguida por CYP3A4/5 e formação de sulfona.

ARMODAFINILA ◀▶ ANTICONCEPCIONAIS

As concentrações plasmáticas e a eficácia de contraceptivos hormonais podem ser reduzidas após início do uso de armodafinila devido à indução da CYP3A4. Pode haver maior risco de engravidar até 1 mês após o término do tratamento. Deve-se associar outro método de anticoncepção.

ARMODAFINILA ◀▶ CARBAMAZEPINA

A carbamazepina pode reduzir as concentrações plasmáticas de armodafinila. A armodafinila também pode reduzir a concentração sérica da carbamazepina. Ambos os fármacos são indutores e substratos da CYP3A4. Deve-se monitorar a resposta farmacológica e considerar ajuste de dose.

ARMODAFINILA ◀▶ CETOCONAZOL

O cetoconazol pode aumentar as concentrações plasmáticas de armodafinila por ser um inibidor da CYP3A4. Pode ser necessário ajuste de dose se houver suspeita de interação.

ARMODAFINILA ◀▶ CICLOSPORINA

As concentrações plasmáticas e a eficácia da ciclosporina podem ser reduzidas após o início do uso de armodafinila pela indução da CYP3A4, e ajuste de dose pode ser necessário. Preferencialmente, a combinação deve ser evitada.

ARMODAFINILA ◀▶ CLOMIPRAMINA

A redução da dose de clomipramina pode ser necessária em pacientes deficientes em CYP2D6. Devem-se monitorar sinais de toxicidade dos ADTs.

ARMODAFINILA ◀▶ DIAZEPAM

A redução da dose de diazepam pode ser necessária devido ao aumento da concentração sérica pela inibição da CYP2C19.

ARMODAFINILA ◀▶ ERITROMICINA

A eritromicina pode aumentar as concentrações plasmáticas da armodafinila pela inibição da CYP3A4.

ARMODAFINILA ◀▶ FENITOÍNA

A redução da dose de fenitoína pode ser necessária devido à inibição da CYP2C19. A fenitoína, por ser um indutor da CYP3A4, pode diminuir a concentração plasmática da armodafinila. Devem-se monitorar a resposta terapêutica e sinais de toxicidade.

ARMODAFINILA ◀▶ FENOBARBITAL

O fenobarbital pode reduzir as concentrações plasmáticas de armodafinila pela indução da CYP3A4. Deve-se monitorar a resposta terapêutica e considerar ajuste de dose.

ARMODAFINILA ◀▶ METILFENIDATO

Pode haver efeitos simpatomiméticos aditivos. Metilfenidato e dextroanfetamina podem retardar a absorção de armodafinila em 1 hora.

ARMODAFINILA ◀▶ MIDAZOLAM

As concentrações plasmáticas e a eficácia do midazolam podem ser reduzidas após o início do uso de armodafinila pela indução da CYP3A4, e ajuste de dose pode ser necessário.

ARMODAFINILA ◀▶ OMEPRAZOL

A redução da dose de omeprazol pode ser necessária devido à inibição da CYP2C19.

ARMODAFINILA ◀▶ PROPRANOLOL

A redução da dose de propranolol pode ser necessária devido à inibição da CYP2C19.

ARMODAFINILA ◀▶ QUETIAPINA

A administração concomitante de armodafinila pode diminuir a concentração sérica da quetiapina pela indução da CYP3A4. Deve-se monitorar a resposta farmacológica e considerar ajuste de dose.

ARMODAFINILA ◀▶ RIFAMPICINA

A rifampicina pode reduzir as concentrações plasmáticas de armodafinila.

ARMODAFINILA ◀▶ TRIAZOLAM

As concentrações plasmáticas e a eficácia do triazolam podem ser reduzidas após o início do uso de armodafinila pela indução da CYP3A4, e ajuste de dose pode ser necessário.

ARMODAFINILA ◀▶ VARFARINA

O monitoramento mais frequente dos tempos de protrombina/INR deve ser considerado sempre que armodafinila for coadministrada com varfarina. A armodafinila pode aumentar a concentração plasmática da varfarina.

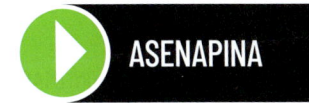

ASENAPINA

A asenapina é eliminada, principalmente, por meio da glicuronidação direta pelo UGT1A4 e pelo metabolismo oxidativo das isoenzimas da CYP, principalmente da CYP1A2. Parece ser um fraco inibidor da CYP2D6. Devido às suas propriedades antagonistas α_1-adrenérgicas com potencial para induzir hipotensão, a asenapina pode potencializar os efeitos de certos anti-hipertensivos.

ASENAPINA ◀▶ ÁLCOOL

Pode haver aumento na sedação causada pelo álcool com a combinação, que deve ser evitada.

ASENAPINA ◀▶ CODEÍNA

Pode haver aumento de efeitos depressores do SNC. Teoricamente, a asenapina pode interferir nos efeitos analgésicos da codeína via inibição da CYP2D6.

ASENAPINA ◀▶ FLUVOXAMINA

A administração concomitante de dose única de 5 mg de asenapina e 25 mg de fluvoxamina, 2 vezes ao dia, por 8 dias, resultou em aumento de 29% da AUC da asenapina. É esperado que a dose terapêutica total de fluvoxamina, um inibidor da CYP1A2, produza um aumento maior nas concentrações plasmáticas de asenapina. Assim, a administração concomitante de asenapina com fluvoxamina deve ser realizada com muita cautela e se deve considerar ajuste de dose.

ASENAPINA ◀▶ LEVODOPA

A asenapina pode potencializar os efeitos hipotensores da levodopa. Recomenda-se diminuição de ambos os fármacos para minimizar esse efeito. A asenapina também pode antagonizar o efeito farmacológico da levodopa. Em geral, a combinação deve ser evitada.

ASENAPINA ◀▶ PAROXETINA

A administração de asenapina pode aumentar a concentração sérica de paroxetina. A asenapina pode aumentar os efeitos inibitórios da paroxetina sobre seu próprio metabolismo. Pode haver efeitos aditivos de depressão respiratória e do SNC. Recomenda-se cautela com essa associação. Sugere-se redução da dose de paroxetina pela metade no uso da combinação.

ASENAPINA ◀▶ QUETIAPINA

A combinação pode potencializar o risco de prolongamento do intervalo QT. Também pode haver redução do limiar convulsivo e efeitos aditivos de depressão do SNC.

ASENAPINA ◀▶ TIORIDAZINA

Via inibição da CYP2D6, a asenapina pode aumentar a concentração sérica da tioridazina, causando prolongamento do intervalo QT e arritmias. A associação é contraindicada.

ASENAPINA ◀▶ VILOXAZINA

Ver *Viloxazina ◀▶ Asenapina*.

ATOMOXETINA

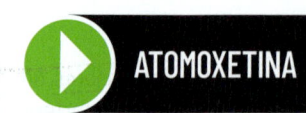

A metabolização da atomoxetina é hepática, principalmente via CYP2D6. A associação com fármacos que atuam de modo inibitório sobre a isoenzima CYP2D6 pode aumentar as concentrações plasmáticas desse medicamento.

ATOMOXETINA ◀▶ ALBUTEROL

A atomoxetina deve ser administrada com cuidado em pacientes tratados sistemicamente com albuterol ou outros β_2-agonistas, pois a ação destes no sistema cardiovascular pode ser potencializada.

ATOMOXETINA ◀▶ ÁLCOOL

A atomoxetina não deve ser administrada de forma concomitante com o uso de álcool, conforme informação do fabricante.

ATOMOXETINA ◀▶ ANTIDEPRESSIVOS TRICÍCLICOS

Ver *Antidepressivos tricíclicos* ◀▶ *Atomoxetina*.

ATOMOXETINA ◀▶ ANTI-HIPERTENSIVOS

Pelos possíveis efeitos na PA, a atomoxetina deve ser utilizada com cuidado quando associada a anti-hipertensivos.

ATOMOXETINA ◀▶ CIMETIDINA

A cimetidina aumenta as concentrações séricas de atomoxetina pela inibição da CYP2D6. Devem-se monitorar resposta farmacológica e efeitos adversos e considerar ajuste de dose.

ATOMOXETINA ◀▶ CITALOPRAM

Pode haver maior risco de prolongamento do intervalo QT. O uso da associação não é recomendado. Quando for utilizada, sugere-se monitorar com ECG pacientes de alto risco.

ATOMOXETINA ◀▶ CLOBAZAM

O uso da combinação pode aumentar a concentração plasmática de atomoxetina pela inibição da CYP2D6. Devem-se monitorar resposta farmacológica e efeitos adversos e considerar ajuste de dose.

ATOMOXETINA ◀▶ DESVENLAFAXINA

Especialmente em dosagens mais elevadas, a concentração sérica de atomoxetina pode ser aumentada com a associação pela inibição da CYP2D6.

ATOMOXETINA ◀▶ ESCITALOPRAM

Pode haver maior risco de prolongamento do intervalo QT. É recomendado realizar ECG com maior frequência para pacientes de alto risco e monitorar sintomas que possam indicar a ocorrência de *torsades de pointes*.

ATOMOXETINA ◀▶ FENELZINA

Pelo risco de crise hipertensiva, a combinação é contraindicada. É recomendado aguardar 14 dias entre a suspensão do IMAO e o início do tratamento com atomoxetina.

ATOMOXETINA ◀▶ FLUOXETINA

Ajustes na dose da atomoxetina podem ser necessários quando associada à fluoxetina, pois esta é um inibidor forte da CYP2D6. Recomenda-se iniciar com 40 mg de atomoxetina e aumentar até a dose de 80 mg apenas se não houver melhora dos sintomas em 4 semanas. Devem-se monitorar sinais de toxicidade da atomoxetina.

ATOMOXETINA ◀▶ HALOPERIDOL

O uso da combinação pode aumentar o risco de prolongamento do intervalo QT. Devem-se monitorar sintomas que possam indicar a ocorrência de *torsades de pointes*.

ATOMOXETINA ◀▶ IMAOs

A atomoxetina não deve ser utilizada com um IMAO pelo risco de efeitos neurotóxicos e crises hipertensivas. Deve-se interromper o IMAO pelo menos 2 semanas antes de iniciar o uso de atomoxetina, não devendo ser reiniciado antes de 2 semanas após a interrupção de atomoxetina.

ATOMOXETINA ◀▶ PAROXETINA

Em razão de a paroxetina ser um inibidor forte da CYP2D6, o uso conjunto aumenta a concentração plasmática da atomoxetina. Recomenda-se iniciar com dose de 40 mg e aumentar para 80 mg/dia de atomoxetina apenas se não houver melhora dos sintomas em 4 semanas. Devem-se monitorar sinais de toxicidade da atomoxetina.

ATOMOXETINA ◀▶ QUINIDINA

Devido ao fato de a quinidina ser um inibidor forte da CYP2D6, o uso conjunto aumenta a concentração plasmática da atomoxetina. Recomenda-se iniciar com dose de 40 mg e aumentar para 80 mg/dia de atomoxetina apenas se não houver melhora dos sintomas em 4 semanas. Em geral, a combinação deve ser evitada pelo risco de prolongamento do intervalo QT. É recomendado monitoramento clínico.

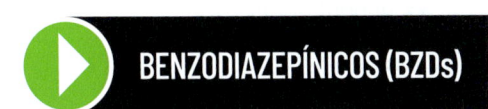

▶ BENZODIAZEPÍNICOS (BZDs)

São metabolizados principalmente no fígado, envolvendo isoenzimas da CYP. O metabolismo do diazepam é mediado pela isoenzima CYP2C19, enquanto o alprazolam, o midazolam e o triazolam são metabolizados pela CYP3A4. Alguns agentes dessa classe, como o lorazepam, o temazepam e o oxazepam, são transformados em metabólitos inativos por glicuronidação conjugada, sendo mais bem tolerados por indivíduos com alterações hepáticas. Fármacos inibidores da CYP (como cetoconazol e fluconazol) aumentam as concentrações séricas dos BZDs que sofrem oxidação, enquanto fármacos que induzem esse sistema enzimático causam redução nas concentrações séricas destes (p. ex., carbamazepina). De modo geral, a principal via de interação medicamentosa que ocorre na prática clínica com os BZDs dá-se por meio da soma dos efeitos colaterais, sendo mais importante naqueles que têm meia-vida mais longa.

BZDs ◀▶ ÁCIDO VALPROICO

Ver *Ácido valproico* ◀▶ *BZDs.*

BZDs ◀▶ ÁLCOOL

O álcool pode aumentar os efeitos sedativos e hipnóticos dos BZDs, podendo gerar toxicidade. A ingestão crônica de álcool diminui a depuração dos BZDs, e os alcoolistas tendem a desenvolver dependência destes com maior facilidade. Recomenda-se evitar o uso concomitante de álcool e BZD.

BZDs ◀▶ AMINOFILINA

A aminofilina antagoniza os efeitos dos BZDs.

BZDs ◀▶ AMIODARONA

A amiodarona pode aumentar os efeitos farmacológicos dos BZDs. Existe um único caso de toxicidade com clonazepam em baixas doses em um homem de 78 anos que fazia uso de amiodarona.

BZDs ◀▶ ANTIÁCIDOS

Os antiácidos aumentam o tempo de absorção intestinal dos BZDs. Antiácidos contendo hidróxido de magnésio e de alumínio diminuem a duração do pico plasmático do clorazepato, do clordiazepóxido e do diazepam. Pode ser considerado um intervalo de 2 a 3 horas entre a administração dos fármacos.

BZDS ◀▶ ANTIBIÓTICOS MACROLÍDEOS

Os macrolídeos podem aumentar a concentração sérica do alprazolam. As concentrações séricas de midazolam e triazolam são elevadas e prolongadas de forma significativa pela eritromicina. Ocorrem efeitos similares com triazolam e claritromicina e com midazolam e claritromicina. Deve-se considerar que a azitromicina é possivelmente o macrolídeo de menor risco para a interação e optar por BZDs menos dependentes de metabolização pela isoenzima CYP3A4 (lorazepam, oxazepam). A dose dos BZDs deve ser reduzida na presença de macrolídeos, a fim de evitar efeitos sedativos excessivos.

BZDs ◀▶ ANTIDEPRESSIVOS TRICÍCLICOS

Ver *Antidepressivos tricíclicos* ◀▶ *BZDs.*

BZDs ◀▶ ANTIFÚNGICOS AZÓLICOS

O uso de alprazolam e triazolam é contraindicado com antifúngicos azólicos devido à inibição da CYP3A4, que leva ao aumento da concentração sérica dos BZDs. A mesma precaução deve ser aplicada ao midazolam oral e a altas doses por via IV. A terbinafina pode ser uma alternativa; outra é considerar BZDs que não são metabolizados pela isoenzima CYP3A4 (lorazepam, oxazepam, temazepam) em pacientes que necessitam usar o antifúngico azólico. Também ocorrem alterações farmacodinâmicas associadas à interação, que incluem aumento e prolongamento da sedação, aumento dos efeitos associados aos BZDs no EEG e aumento do prejuízo no desempenho psicomotor. Há alto grau de variabilidade desses efeitos entre os indivíduos.

Além disso, dados limitados sugerem que o fluconazol, de forma intermitente (150 mg, 1 vez na semana), pode ser administrado com segurança com midazolam e possivelmente com outros BZDs.

BZDs ◆▶ ANTI-HISTAMÍNICOS

Ocorre aumento dos efeitos sedativos de ambas as substâncias. A azelastina nasal pode aumentar o efeito depressor do SNC de forma significativa, não devendo ser administrada em conjunto com BZDs.

BZDs ◆▶ ANTIPSICÓTICOS

Na prática clínica, é importante a associação de BZDs a APs, principalmente para controle de quadros maníacos e psicóticos. Apesar de comumente empregados, a literatura indica mais efeitos negativos ou nulos do uso de BZDs como adjuvantes no tratamento da esquizofrenia, exceto quando predominam sintomas ansiosos. A coadministração leva à potencialização dos efeitos depressores do SNC de ambas as substâncias. Deve-se atentar para aumento da sedação, ataxia, disartria e intensificação da diminuição dos reflexos, bem como para aumento da depressão e, em altas doses, do déficit cognitivo. Mesmo que raramente, têm sido relatadas hipotensão fatal e parada respiratória quando a clozapina é administrada com BZDs. Deve-se evitar o uso concomitante de BZD parenteral e olanzapina IM em razão do risco aditivo de efeitos adversos (p. ex., depressão respiratória).

BZDs ◆▶ ANTIRRETROVIRAIS

A delavirdina pode aumentar significativamente a concentração plasmática e os efeitos farmacológicos do alprazolam, do midazolam e do triazolam, o que contraindica sua coadministração. Isso se deve à inibição da isoenzima CYP3A4. A etravirina inibe a CYP2C19, que metaboliza o clobazam. Há um relato de caso de potencial interação entre esses dois fármacos, no qual se observou aumento do clobazam e do seu metabólito ativo, causando sintomas neurotóxicos.

Ver também *BZDs* ◆▶ *IPs*.

BZDs ◆▶ APREPITANTO

O aprepitanto inibe o metabolismo do midazolam por ser um inibidor da CYP3A4. Acredita-se que outros BZDs metabolizados pela CYP3A4 interajam da mesma forma (alprazolam, triazolam). Assim, é provável que a administração conjunta aumente a sedação e a extensão da amnésia provocada pelos BZDs, em especial o midazolam. Pode ser prudente reduzir a dose do BZD e monitorar com cuidado o paciente em uso simultâneo desses medicamentos.

BZDs ◆▶ ARIPIPRAZOL

Ver *Aripiprazol* ◆▶ *BZDs*.

BZDs ◆▶ BLOQUEADORES H2

Ver *BZDs* ◆▶ *Cimetidina*.
Ver *BZDs* ◆▶ *Ranitidina*.

BZDs ◆▶ BOCEPREVIR

Ver *BZDs* ◆▶ *IPs*.

BZDs ◆▶ BOSENTANA

A bosentana pode diminuir a concentração sérica dos substratos da isoenzima CYP3A4. Deve-se monitorar o tratamento.

BZDs ◆▶ BRIMONIDINA (TÓPICA)

A brimonidina pode intensificar o efeito depressor do SNC dos BZDs.

BZDs ◆▶ BUPRENORFINA

A coadministração de buprenorfina com depressores do SNC está associada a aumento do risco de *overdose* por buprenorfina, depressão respiratória grave, coma e morte. Há relatos de casos no tratamento com buprenorfina em pacientes com adição de opioides. Sugere-se cuidado extremo ao prescrever buprenorfina combinada com BZDs ou outros depressores do SNC, podendo ser necessária a redução da dose de um ou ambos os fármacos. A buprenorfina é relativamente contraindicada em pacientes com dependência de sedativos e hipnóticos, álcool e BZDs.

BZDs ◆▶ CARBAMAZEPINA

Por induzir a CYP3A4, a carbamazepina reduz a concentração sérica do midazolam e do clonazepam. Ocorre, ainda, potencialização dos efeitos depressores do SNC de ambas as substâncias.

BZDs ◆▶ CETAMINA

A cetamina pode potencializar os efeitos sedativos dos BZDs. Deve-se monitorar a associação.

BZDs ◀▶ CETOCONAZOL

Ver *BZDs ◀▶ Antifúngicos azólicos.*

BZDs ◀▶ CIMETIDINA

Apesar da pouca repercussão clínica, existe interação, podendo ocorrer aumento da concentração plasmática do BZD com a combinação. Dessa forma, deve-se considerar o uso de cimetidina com BZDs que não sofrem metabolismo oxidativo (p. ex., lorazepam) ou utilizar ranitidina, que não é um potente inibidor da CYP.

BZDs ◀▶ CITALOPRAM

Pode haver maior risco de efeitos adversos no SNC.

Ver também *BZDs ◀▶ ISRSs.*

BZDs ◀▶ CLARITROMICINA

Ver *BZDs ◀▶ Antibióticos macrolídeos.*

BZDs ◀▶ CLONIDINA

A clonidina aumenta os efeitos sedativos dos BZDs.

BZDs ◀▶ CLOTRIMAZOL

O clotrimazol pode elevar as concentrações séricas do diazepam, causando potencialização de seu efeito farmacológico. O mecanismo proposto é a inibição da CYP3A4. Devem-se monitorar efeitos depressores do SNC e considerar ajuste de dose.

BZDs ◀▶ CLOZAPINA

Com essa associação, pode ocorrer algum grau de depressão respiratória, sedação importante, salivação excessiva e ataxia. Deve-se ter atenção especial para pacientes com doença pulmonar, cardiovascular, hepática ou cerebral orgânica. Podem ocorrer, ainda, hipotensão e síncope. Também foi descrita a ocorrência de *delirium*. Uma alternativa para o manejo de ansiedade ou agitação que eventualmente podem ocorrer no início do tratamento com clozapina é associar uma pequena dose de neuroléptico convencional.

Ver também *BZDs ◀▶ Antipsicóticos.*

BZDs ◀▶ DABRAFENIBE

O dabrafenibe pode diminuir a concentração sérica dos substratos das isoenzimas CYP3A4 e CYP2C9. Deve-se optar por BZDs que não sofram metabolização por essas isoenzimas. Caso a terapia concomitante não possa ser evitada, devem-se monitorar os efeitos clínicos do BZD.

BZDs ◀▶ DEXAMETASONA

O uso prolongado de dexametasona pode induzir a atividade da CYP3A4, o que diminui a concentração plasmática de seus substratos, como o triazolam.

BZDs ◀▶ DIGOXINA

Os BZDs aumentam as concentrações séricas de digoxina. Assim, recomenda-se monitorar os efeitos da digoxina (p. ex., bradicardia) e a concentração sérica, principalmente em pacientes idosos.

BZDs ◀▶ DILTIAZEM

BCCs não di-hidropiridínicos podem diminuir o metabolismo dos BZDs, com exceção do bepridil. Deve-se considerar modificar o tratamento. Pode ocorrer aumento da sedação quando da administração conjunta de midazolam ou triazolam com diltiazem. Recomenda-se evitar essa associação ou reduzir a dose do BZD.

BZDs ◀▶ DISSULFIRAM

A combinação pode aumentar os efeitos depressores do SNC. Diazepam e clordiazepóxido parecem ter maior grau de interação do que outros BZDs, porém já foi relatada interação com o temazepam. Deve-se monitorar a sedação excessiva e considerar redução de dose do BZD.

BZDs ◀▶ DROPERIDOL

O uso de droperidol tem sido associado a prolongamento do intervalo QT no ECG, *torsades de pointes* e outras arritmias, além de morte súbita. A administração conjunta com BZDs deve ser feita com extremo cuidado, pois a bradicardia predispõe ao prolongamento do intervalo QT. A dose de droperidol deve ser individualizada, e o ECG, assim como os sinais vitais, monitorados. Pode também ocorrer depressão respiratória.

BZDs ◀▶ DULOXETINA

Pode haver maior risco de efeitos adversos no SNC, principalmente em pacientes idosos e debilitados.

BZDs ◀▶ ECT

Ver *ECT ◀▶ BZDs*.

BZDs ◀▶ ERITROMICINA

Ver *BZDs ◀▶ Antibióticos macrolídeos*.

BZDs ◀▶ ERVAS DE AÇÃO CENTRAL

A erva-de-são-joão (hipérico) pode diminuir a concentração sérica dos substratos da isoenzima CYP3A4, como os BZDs que são metabolizados por oxidação. Ervas de ação central podem potencializar o prejuízo motor causado pelo diazepam.

BZDs ◀▶ FELBAMATO

O felbamato aumenta os níveis do metabólito e a concentração sérica do clobazam. É prudente monitorar os efeitos sedativos, que podem estar aumentados com a combinação.

BZDs ◀▶ FENELZINA

O emprego de BZDs e IMAOs no tratamento de transtornos de ansiedade e do humor é frequente. Pode haver maior risco de efeitos associados ao SNC.

BZDs ◀▶ FENITOÍNA

A fenitoína diminui as concentrações séricas dos BZDs por induzir o metabolismo da CYP3A4, reduzindo a concentração do midazolam e do clonazepam. O diazepam, o clonazepam e o clordiazepóxido aumentam as concentrações séricas da fenitoína e sua biodisponibilidade, podendo elevar sua toxicidade, o que pode ser monitorado por medições plasmáticas.

BZDs ◀▶ FENOBARBITAL

O fenobarbital diminui as concentrações séricas dos BZDs. Mesmo assim, ocorre potencialização dos efeitos depressores do SNC de ambas as substâncias.

BZDs ◀▶ FLUCONAZOL

Ver *BZDs ◀▶ Antifúngicos azólicos*.

BZDs ◀▶ FLUMAZENIL

O flumazenil é um antagonista dos BZDs, inibindo, portanto, seus efeitos. Pode ser usado por via IV para reverter efeitos de *overdose*. Pode precipitar convulsões. O uso não é recomendado em pacientes em tratamento crônico para epilepsia com BZD.

BZDs ◀▶ FLUOXETINA

Ver *BZDs ◀▶ ISRSs*.

BZDs ◀▶ FLUPENTIXOL

Ocorre aumento dos efeitos sedativos de ambas as substâncias.

BZDs ◀▶ FLUVOXAMINA

Os BZDs metabolizados por oxidação hepática (alprazolam, midazolam, triazolam) devem ser associados com cuidado, já que a fluvoxamina pode reduzir sua depuração. A fluvoxamina também pode aumentar a concentração sérica do bromazepam e do alprazolam. A associação fluvoxamina-diazepam não é recomendada devido à possibilidade de acúmulo do diazepam. Já os BZDs metabolizados por glicuronidação hepática (lorazepam, oxazepam) não interagem com a fluvoxamina.

Ver também *BZDs ◀▶ ISRSs*.

BZDs ◀▶ GABAPENTINA

Não foi evidenciada nenhuma interação significativa entre essas substâncias. Pode ocorrer, entretanto, aumento dos efeitos sedativos.

BZDs ◀▶ *GRAPEFRUIT* (POMELO, TORANJA)

O suco pode diminuir o metabolismo dos BZDs pela inibição da CYP3A4.

BZDs ◀▶ INDINAVIR

Ver *BZDs ◀▶ IPs*.

BZDs ◀▶ IPs

Parece que os IPs aumentam as concentrações séricas e os efeitos farmacológicos de alguns BZDs. O ritonavir pode aumentar a concentração sérica de triazolam, alprazolam, diazepam, clorazepato, estazolam, flurazepam e midazolam. O saquinavir pode aumentar a concentração sérica de diazepam, midazolam e triazolam. O nelfinavir não deve ser utilizado em associação com triazolam. É contraindicada a coadministração de indinavir e alprazolam devido à inibição da isoenzima CYP3A4 causada pelo indinavir. Como regra, deve-se ter cuidado com os demais IPs, em especial com os inibidores mais potentes da CYP3A4 (ritonavir e nelfinavir) quando associados aos BZDs que são mais intensamente metabolizados por essa enzima (midazolam, triazolam e alprazolam). O boceprevir pode aumentar a concentração sérica do alprazolam, devendo-se considerar a modificação do tratamento ou a diminuição da dose do alprazolam e o monitoramento cuidadoso de sintomas tóxicos. O telaprevir também pode aumentar a concentração sérica do alprazolam, devendo-se monitorar o paciente.

BZDs ◀▶ ISRSs

O uso simultâneo de ISRSs e BZDs é frequente em pacientes que apresentam ansiedade e para combater efeitos colaterais dos primeiros. No entanto, os depressores do SNC podem intensificar os efeitos adversos dos ISRSs, mais especificamente o prejuízo psicomotor. Além disso, os ISRSs podem diminuir o metabolismo dos BZDs metabolizados pelas isoenzimas CYP2D6, CYP3A3/4 e CYP2C19 (como alprazolam, bromazepam e diazepam). Esse efeito parece não ocorrer com o clonazepam. Dessa forma, a coadministração dessas medicações deve ser monitorada, principalmente em idosos, devendo-se ter atenção para efeitos sedativos e potencial necessidade de diminuição de dose.

BZDs ◀▶ ISONIAZIDA

A isoniazida parece reduzir a depuração do diazepam e do triazolam, o que requer o monitoramento dos graus de sedação e, se necessário, a redução da dose do BZD. Parece que o oxazepam é uma alternativa que não interage com a isoniazida.

BZDs ◀▶ ITRACONAZOL

Ver BZDs ◀▶ Antifúngicos azólicos.

BZDs ◀▶ LAMOTRIGINA

Pode haver aumento de efeitos depressores respiratórios e do SNC.

BZDs ◀▶ LEVODOPA

A levodopa pode ser antagonizada pelo diazepam, pelo nitrazepam e pelo clordiazepóxido, reduzindo de forma importante seus efeitos. Em pacientes que utilizam essa combinação, deve-se estar atento para a piora dos ECEs.

BZDs ◀▶ LEVOMEPROMAZINA

A associação entre levomepromazina e BZDs pode aumentar a sedação do paciente.

BZDs ◀▶ LÍTIO

A associação é bastante frequente e, inclusive, recomendada como adjuvante no tratamento de mania aguda (clonazepam adicionado ao lítio). Em geral, trata-se de uma combinação segura, existindo somente relatos esporádicos de efeitos adversos, como hipotermia durante o tratamento com lítio e diazepam. Também pode haver aumento de efeitos depressores do SNC.

BZDs ◀▶ LOXAPINA

A loxapina pode aumentar os efeitos adversos do lorazepam, principalmente prolongando o estupor e causando depressão respiratória ou hipotensão. Deve-se monitorar o uso concomitante desses fármacos.

BZDs ◀▶ MACONHA

A associação de Cannabis com BZDs pode intensificar o efeito depressor do SNC.

BZDs ◀▶ MEPERIDINA

Ocorre potencialização dos efeitos sedativos e hipnóticos de ambos os fármacos.

BZDs ◀▶ METADONA

Pode haver aumento de efeitos depressores do SNC.

Ver também BZDs ◀▶ Opioides.

BZDs ◀▶ MIANSERINA

O uso concomitante de BZDs e mianserina causa aumento dos efeitos de ambos os medicamentos sobre o SNC, como sedação.

BZDs ◀▶ MIRTAZAPINA

Pode ocorrer aumento da sedação, por efeitos aditivos dessas substâncias, e prejuízo do desempenho psicomotor. Recomenda-se alertar os pacientes sobre esse risco.

BZDs ◀▶ MITOTANO

O mitotano pode diminuir a concentração sérica dos substratos da isoenzima CYP3A4 (p. ex., diazepam, alprazolam, clonazepam), podendo ser necessário ajuste de dose. Deve-se considerar modificar o tratamento (p. ex., lorazepam).

BZDs ◀▶ MODAFINILA

A modafinila é um psicoestimulante utilizado para narcolepsia que difere em ação das anfetaminas e que causa indução da enzima CYP3A4/5. Ela reduz a concentração plasmática do triazolam, do alprazolam e do midazolam. Já o diazepam pode ter suas concentrações séricas aumentadas quando utilizado em conjunto com modafinila. Podem ser necessários ajustes de doses dos BZDs durante o uso simultâneo, com especial cuidado para a associação com diazepam, pelo risco potencial de sedação excessiva.

Ver também *Modafinila* ◀▶ *Diazepam*.
Ver também *Modafinila* ◀▶ *Midazolam*.

BZDs ◀▶ MOXONIDINA

A moxonidina é um anti-hipertensivo de ação central que tem o potencial de aumentar os efeitos depressores do SNC.

BZDs ◀▶ NELFINAVIR

Ver *BZDs* ◀▶ *IPs*.

BZDs ◀▶ NICOTINA

Pode levar à redução no efeito sedativo causado pelos BZDs.

BZDs ◀▶ OLANZAPINA

Há aumento da sonolência e da hipotensão com a combinação, devendo-se usar com cuidado e em baixas doses.

BZDs ◀▶ OMEPRAZOL

Os IBPs podem aumentar a concentração sérica dos BZDs metabolizados por oxidação. As exceções são o lansoprazol, o pantoprazol e o rabeprazol. O omeprazol inibe o metabolismo hepático do diazepam e do triazolam.

BZDs ◀▶ OPIOIDES

A associação de opioides (como morfina, codeína, fentanila) com BZDs pode resultar em vasodilatação, hipotensão grave, depressão do SNC e respiratória, bem como em prejuízos no funcionamento motor. Deve-se ter cuidado com a combinação, principalmente quando forem utilizadas as apresentações injetáveis.

BZDs ◀▶ OXCARBAZEPINA

A oxcarbazepina pode aumentar a concentração plasmática de fármacos que são substratos da CYP2C19.

BZDs ◀▶ OXIBATO DE SÓDIO

A associação entre BZDs e oxibato de sódio é contraindicada, pois o efeito depressivo (SNC e respiratório) do oxibato de sódio pode ser potencializado quando usado em concomitância com outros agentes sedativos e hipnóticos. Há risco aumentado de efeitos adversos graves, como depressão respiratória, hipotensão, sedação profunda, síncope, coma e até morte.

BZDs ◀▶ OXICODONA

Há aumento dos efeitos depressores do SNC.

BZDs ◀▶ PALIPERIDONA

A associação entre paliperidona e BZDs pode aumentar a sedação do paciente.

BZDs ◀▶ PERICIAZINA

Deve-se atentar para o risco de efeitos depressores do SNC com a associação.

BZDs ◀▶ PRAMIPEXOL

Depressores do SNC podem intensificar os efeitos sedativos do pramipexol, devendo-se monitorá-los.

BZDs ◀▶ PROBENECIDA

A probenecida reduz a depuração do lorazepam e, provavelmente, do oxazepam, que é metabolizado da mesma forma. Pode haver aumento de efeitos sedativos e necessidade de ajustes de doses.

BZDs ◀▶ PROMETAZINA

Há potencialização dos efeitos sedativos de ambas as substâncias, podendo haver benefício com a utilização de doses menores desses fármacos.

BZDs ◀▶ PROPRANOLOL

O propranolol não interfere na depuração do lorazepam ou do alprazolam. O propranolol aumenta a meia-vida do bromazepam. Também causa ligeira alteração na farmacocinética do diazepam, sem resultar, contudo, em maiores efeitos clínicos.

BZDs ◀▶ QUETIAPINA

A associação com BZDs pode aumentar a sedação.

BZDs ◀▶ RANITIDINA

A ranitidina pode aumentar a concentração plasmática do midazolam e do triazolam.

BZDs ◀▶ RIFAMPICINA

A rifampicina aumenta a depuração do diazepam, do midazolam, do nitrazepam e do triazolam. Acredita-se que os BZDs metabolizados de forma similar (clordiazepóxido, flurazepam) interajam da mesma maneira. Assim, considera-se que os efeitos dos fármacos dessa classe são quase totalmente anulados se a rifampicina for administrada. Parece que o temazepam é uma alternativa que não interage, podendo ser utilizado.

BZDs ◀▶ RISPERIDONA

A coadministração de risperidona e BZDs pode estar associada a aumento da sedação, incidência de hipotensão ortostática e síncope.

BZDs ◀▶ RITONAVIR

Ver *BZDs* ◀▶ *IPs*.

BZDs ◀▶ SAQUINAVIR

Ver *BZDs* ◀▶ *IPs*.

BZDs ◀▶ SERTRALINA

A sertralina provoca leve diminuição da depuração do diazepam, devendo-se fazer ajuste da dose caso ocorra sedação excessiva. A sertralina pode aumentar a concentração plasmática do alprazolam pela inibição da CYP3A4. Também há maior risco de efeitos adversos no SNC.

Ver também *BZDs* ◀▶ *ISRSs*.

BZDs ◀▶ SULFATO DE MAGNÉSIO

O sulfato de magnésio pode intensificar os efeitos depressores do SNC dos BZDs. Deve-se administrar com cuidado.

BZDs ◀▶ SULPIRIDA

Ocorre potencialização dos efeitos depressores do SNC de ambas as substâncias, com aumento da sedação, ataxia, disartria e diminuição ainda maior da atenção e dos reflexos.

BZDs ◀▶ SUVOREXANTO

O uso concomitante de BZDs e suvorexanto provoca aumento dos efeitos de ambos os medicamentos sobre o SNC, como sedação.

BZDs ◀▶ TALIDOMIDA

Depressores do SNC podem intensificar os efeitos sedativos da talidomida. Deve-se evitar a associação de talidomida com BZDs.

BZDs ◀▶ TELAPREVIR

Ver *BZDs* ◀▶ *IPs*.

BZDs ◀▶ TEOFILINA

A teofilina pode antagonizar os efeitos dos BZDs.

BZDs ◀▶ TIORIDAZINA

O uso combinado pode aumentar os sintomas de depressão do SNC.

BZDs ◀▶ TRANILCIPROMINA

Parece não haver problemas maiores na associação de IMAOs com BZDs. Há aumento da sedação, que pode ser desejável.

BZDs ◀▶ TRAZODONA

Pode ocorrer potencialização dos efeitos depressores sobre o SNC com o uso simultâneo de trazodona e DZDs.

BZDs ◀▶ TRIFLUOPERAZINA

O uso combinado pode aumentar os sintomas de depressão do SNC.

BZDs ◀▶ TUBERCULOSTÁTICOS

Em tuberculosos, a concentração sérica do diazepam é aumentada pelo tratamento com isoniazida e diminuída pela rifampicina. Recomenda-se ajuste de dose do diazepam para pacientes tuberculosos em quimioterapia. A isoniazida aumenta a concentração sérica do triazolam, mas não altera a farmacocinética do oxazepam.

BZDs ◀▶ VARFARINA

Há descrição de inibição do efeito anticoagulante da varfarina pelo clordiazepóxido. Não há interação descrita entre ela e os demais BZDs.

BZDs ◀▶ VENLAFAXINA
Pode haver aumento de efeitos adversos no SNC.

BZDs ◀▶ VERAPAMIL
BCCs não di-hidropiridínicos podem diminuir o metabolismo dos BZDs, com exceção do bepridil. A administração conjunta de verapamil e dos BZDs midazolam e triazolam pode aumentar os efeitos sedativos desses fármacos. Recomenda-se observar aumento de efeitos colaterais ou utilizar doses menores de midazolam e triazolam.

BZDs ◀▶ VIGABATRINA
A vigabatrina pode aumentar o efeito depressor do SNC do clonazepam. Devem-se monitorar tais efeitos quando esses fármacos forem administrados juntos.

BZDs ◀▶ VORTIOXETINA
Pode haver maior risco de efeitos adversos psicomotores associados aos ISRSs.

BZDs ◀▶ ZOLPIDEM
Ocorre aumento dos efeitos sedativos com a associação. A eliminação do zolpidem não é afetada pelos BZDs, e nem a destes pelo zolpidem.

BZDs ◀▶ ZOPICLONA
A combinação pode causar aumento dos efeitos sedativos, especialmente em idosos. Recomenda-se cautela no uso da associação e monitoramento.

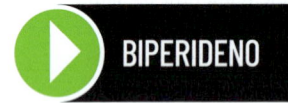

▶ BIPERIDENO

O biperideno apresenta biodisponibilidade de 29 a 33%, sendo metabolizado, sobretudo, por primeira passagem. A associação com outras medicações anticolinérgicas pode causar piora ou surgimento de efeitos colaterais por sinergismo de efeito.

BIPERIDENO ◀▶ ADTs
Pode haver potencialização dos efeitos anticolinérgicos e o aparecimento de uma síndrome semelhante à intoxicação atropínica, com midríase, taquicardia sinusal, confusão mental, retenção urinária, boca seca e febre. Pode ocorrer, ainda, quadro de agitação, confusão mental e *delirium*, bem como íleo paralítico. O risco é maior para pacientes idosos ou com doença cerebral orgânica.

BIPERIDENO ◀▶ ÁLCOOL
O álcool, por deprimir o SNC, aumenta a sedação e o prejuízo cognitivo provocados pelo biperideno. O uso concomitante deve ser evitado.

BIPERIDENO ◀▶ AMANTADINA
Os efeitos anticolinérgicos se somam, podendo causar íleo paralítico, hipertermia, AVC e síndrome anticolinérgica. Os sintomas periféricos de intoxicação anticolinérgica incluem midríase, visão turva, febre, pele e mucosas secas, hiperemia de face, taquicardia, retenção urinária e constipação. Os sintomas centrais da intoxicação anticolinérgica incluem perda de memória, desorientação, incoerência, alucinações, psicose, *delirium*, hiperatividade, movimentos estereotipados e convulsões. Pode ser necessária redução de dose de um dos fármacos.

BIPERIDENO ◀▶ ANTIARRÍTMICOS
A associação do biperideno com certos antiarrítmicos, como a quinidina, pode levar à potencialização dos efeitos anticolinérgicos de ambos os fármacos, aumentando o risco de síndrome anticolinérgica central.

BIPERIDENO ◀▶ ANTI-HISTAMÍNICOS
Pode ocorrer potencialização dos efeitos anticolinérgicos de ambas as substâncias, aumentando o risco de síndrome anticolinérgica central.

BIPERIDENO ◀▶ ANTIPSICÓTICOS TÍPICOS
O biperideno é utilizado com frequência associado a APs para combater seus ECEs. Entretanto, na associação com APs de baixa potência (fenotiazinas), pode ocorrer potencialização dos efeitos anticolinérgicos e o aparecimento de uma síndrome semelhante à intoxicação atropínica, com midríase, taquicardia sinusal, confusão mental, retenção urinária, boca seca e febre. Pode ocorrer, ainda, um quadro de agitação, confusão mental e *delirium*, bem como íleo paralítico. O risco é maior em pacientes idosos ou debilitados. Pode ser necessária redução de dose de um dos fármacos em caso de efeitos adversos excessivos.

BIPERIDENO ◀▶ APOMORFINA

Os efeitos sedativos são potencializados com a associação, que deve ser evitada, devido ao risco de desencadear sono durante atividades diárias.

BIPERIDENO ◀▶ ATROPINA

Os efeitos anticolinérgicos são somados, podendo ocorrer íleo paralítico, hipertermia, AVC e síndrome anticolinérgica. É recomendado monitorar efeitos adversos principalmente em idosos e pacientes com doença cerebral orgânica.

BIPERIDENO ◀▶ BARBITÚRICOS

Os barbitúricos, por deprimirem o SNC, podem aumentar a sedação e o prejuízo cognitivo provocados pelo biperideno. É recomendado monitorar esses efeitos adversos principalmente em pacientes idosos e debilitados.

BIPERIDENO ◀▶ BZDs

Os efeitos sedativos são potencializados, e a combinação deve ser monitorada devido ao risco de induzir depressão central e/ou respiratória, em especial em pacientes idosos ou clinicamente debilitados.

BIPERIDENO ◀▶ BETABLOQUEADORES

Os agentes anticolinérgicos tendem a causar tonturas e outros sintomas decorrentes de depressão do SNC, que podem ser aditivos aos causados pelos β-bloqueadores. Além disso, podem aumentar a FC, neutralizar os efeitos terapêuticos dos betabloqueadores e retardar sua absorção gastrintestinal. É recomendado monitorar a resposta terapêutica e os efeitos adversos.

BIPERIDENO ◀▶ BUSPIRONA

Os efeitos sedativos são potencializados, e a combinação deve ser monitorada em razão do risco de induzir depressão central e/ou respiratória, em especial em pacientes idosos ou clinicamente debilitados.

BIPERIDENO ◀▶ CARBAMAZEPINA

Os efeitos sedativos são potencializados, e a combinação deve ser monitorada devido ao risco de induzir depressão central e/ou respiratória, em especial em pacientes idosos ou clinicamente debilitados.

BIPERIDENO ◀▶ CARBIDOPA

Foram relatados movimentos coreicos na doença de Parkinson quando o biperideno foi associado à carbidopa/levodopa.

BIPERIDENO ◀▶ CLOMIPRAMINA

Pode ocorrer aumento dos efeitos anticolinérgicos, razão pela qual essa associação requer controle maior do paciente e, conforme o caso, ajuste cuidadoso da dose.

BIPERIDENO ◀▶ CLOZAPINA

O biperideno raramente é utilizado com APAs, pois estes, em princípio, não causam ECEs. A associação, porém, poderá provocar potencialização dos efeitos anticolinérgicos, que são bastante intensos com a clozapina. É recomendado monitorar os sintomas e considerar redução de dose de um dos fármacos em caso de efeitos adversos excessivos.

BIPERIDENO ◀▶ FENELZINA

O uso combinado de IMAOs com substâncias anticolinérgicas pode potencializar os efeitos destas últimas.

BIPERIDENO ◀▶ FLUFENAZINA

A associação, embora utilizada para combater os efeitos colaterais da flufenazina, pode intensificar os efeitos colaterais anticolinérgicos (confusão, alucinações, pesadelos) desta. É recomendado monitorar os sintomas e considerar redução de dose de um dos fármacos em caso de efeitos adversos excessivos.

BIPERIDENO ◀▶ IMAOs

O uso combinado de IMAOs com substâncias anticolinérgicas pode potencializar os efeitos destas últimas.

BIPERIDENO ◀▶ LEVODOPA

A associação de biperideno com levodopa pode potencializar os efeitos antiparkinsonianos de ambos. Deve-se atentar para o desenvolvimento de quadros psicóticos em razão de aumento dos efeitos anticolinérgicos. No entanto, o biperideno retarda a absorção da levodopa e, com isso, pode alterar o tempo de início, a intensidade e a duração de seus efeitos na DP. Foram relatados movimentos coreicos na doença de Parkinson quando o biperideno foi associado à carbidopa/levodopa. É recomendado monitorar a resposta farmacológica e considerar ajustes de dose.

BIPERIDENO ◀▶ MEPERIDINA

Pode ocorrer potencialização dos efeitos depressores do SNC e anticolinérgicos de ambas as substâncias, aumentando o risco de síndrome anticolinérgica central. O potencial de abuso também pode aumentar com a associação de um anticolinérgico central. É recomendado monitorar os efeitos adversos, principalmente em pacientes idosos e debilitados.

BIPERIDENO ◀▶ OLANZAPINA

O biperideno raramente é utilizado com APAs, pois estes, em princípio, não causam ECEs. A associação, contudo, pode potencializar os efeitos anticolinérgicos de ambas as substâncias. É recomendado monitorar os sintomas e considerar redução de dose de um dos fármacos em caso de efeitos adversos excessivos.

BIPERIDENO ◀▶ PROMETAZINA

Agentes com propriedades anticolinérgicas, quando associados, aumentam o risco de efeitos parassimpáticos excessivos, que podem desencadear íleo paralítico, hipertermia, AVC e síndrome anticolinérgica. É recomendado monitorar os sintomas e considerar redução de dose de um dos fármacos em caso de efeitos adversos excessivos.

BIPERIDENO ◀▶ RISPERIDONA

O biperideno raramente é utilizado com APAs, pois estes, em princípio, não causam ECEs. A associação, contudo, pode provocar potencialização dos efeitos anticolinérgicos de ambas as substâncias. É recomendado monitorar os sintomas e considerar redução de dose de um dos fármacos em caso de efeitos adversos excessivos.

BIPERIDENO ◀▶ SAIS DE POTÁSSIO (CLORETO DE POTÁSSIO)

O biperideno e outras substâncias de ação anticolinérgica potencializam o risco de dano ao trato gastrintestinal quando associados a formulações orais de potássio (cloreto de potássio). O mecanismo da lesão envolve o aumento do tempo do trânsito gastrintestinal, associado à diminuição da motilidade gástrica e intestinal causada pelos agentes anticolinérgicos. Formulações sólidas (tabletes dissolvíveis) de cloreto de potássio estão associadas a sangramento do trato gastrintestinal superior e a pequenas ulcerações do intestino delgado, estenose, perfuração e obstrução. Assim, a combinação está contraindicada.

BIPERIDENO ◀▶ TOPIRAMATO

O uso concomitante desses agentes pode potencializar os efeitos adversos do topiramato, como hipertermia e sedação.

BIPERIDENO ◀▶ TRANILCIPROMINA

O uso combinado de IMAOs com uma substância anticolinérgica pode potencializar os efeitos anticolinérgicos.

BIPERIDENO ◀▶ ZOLPIDEM

Pode ocorrer potencialização dos efeitos sedativos, com depressão central e/ou respiratória. Aconselha-se monitorar de forma mais específica pacientes idosos ou clinicamente debilitados.

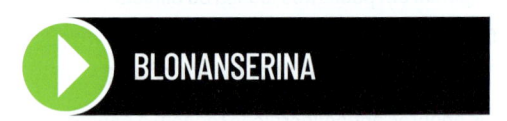

▶ BLONANSERINA

BLONANSERINA ◀▶ CARBAMAZEPINA

A carbamazepina pode reduzir a concentração sérica de blonanserina pela indução da CYP3A4. É recomendado monitorar a resposta terapêutica.

BLONANSERINA ◀▶ CETOCONAZOL

O cetoconazol pode aumentar a concentração sérica de blonanserina pela inibição da CYP3A4. O uso da associação deve ser evitado.

BLONANSERINA ◀▶ FLUOXETINA

A fluoxetina pode aumentar a concentração sérica de blonanserina pela inibição da CYP3A4.

BLONANSERINA ◀▶ FLUVOXAMINA

A fluvoxamina pode aumentar a concentração sérica de blonanserina pela inibição da CYP3A4.

BLONANSERINA ◀▶ LEVODOPA

A blonanserina antagoniza o efeito terapêutico da levodopa. O uso concomitante deve ser evitado.

BLONANSERINA ◀▶ NEFAZODONA

A nefazodona pode aumentar a concentração sérica de blonanserina pela inibição da CYP3A4. O uso da associação deve ser evitado.

BREXPIPRAZOL

BREXPIPRAZOL ◀▶ CARBAMAZEPINA

A carbamazepina pode reduzir a concentração sérica do brexpiprazol pela indução da CYP3A4. É recomendado dobrar a dose do brexpiprazol ao longo de uma a duas semanas. Se a carbamazepina for suspensa, sugere-se reduzir para a dose usual ao longo de uma a duas semanas. É recomendado monitorar a resposta clínica.

BREXPIPRAZOL ◀▶ CETOCONAZOL

O cetoconazol pode aumentar a concentração sérica do brexpiprazol pela inibição da CYP3A4. É recomendado reduzir a dose do brexpiprazol para a metade da dose usual.

BREXPIPRAZOL ◀▶ LEVODOPA

O brexpiprazol antagoniza os efeitos da levodopa. O uso concomitante deve ser evitado, quando possível.

BREXPIPRAZOL ◀▶ QUINIDINA

A quinidina pode aumentar a concentração sérica do brexpiprazol pela inibição da CYP2D6. É recomendado reduzir a dose para 50% da usual em pacientes com esquizofrenia. Não é necessário ajuste de dose para pacientes com TDM.

BREXPIPRAZOL ◀▶ RIFAMPICINA

A rifampicina pode reduzir a concentração sérica do brexpiprazol pela indução da CYP3A4. É recomendado dobrar a dose do brexpiprazol ao longo de uma a duas semanas. Se a rifampicina for suspensa, é recomendado reduzir para a dose usual ao longo de uma a duas semanas. É recomendado monitorar a resposta clínica.

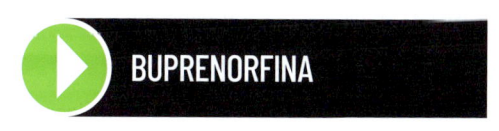

BUPRENORFINA

A buprenorfina é metabolizada principalmente pela isoenzima CYP3A4, e o uso conjunto de inibidores ou indutores dessa isoenzima deve ser monitorado. A administração conjunta com outros depressores do SNC, como opioides, BZDs e álcool, pode configurar uma situação grave, levando à depressão respiratória mesmo em doses terapêuticas. A administração conjunta com medicações sedativas deve ser evitada, e, quando for necessária, deve-se monitorar o nível de sedação.

BUPRENORFINA ◀▶ ÁLCOOL

A administração combinada acarreta maior depressão do SNC, hipotensão e depressão respiratória. A combinação deve ser evitada.

BUPRENORFINA ◀▶ ANTIBIÓTICOS MACROLÍDEOS

Antibióticos macrolídeos inibem a atividade da enzima CYP3A4 e podem reduzir o metabolismo da buprenorfina. Recomenda-se monitorar o paciente pelo risco de intoxicação.

BUPRENORFINA ◀▶ ANTIFÚNGICOS AZÓLICOS

Recomenda-se monitorar os efeitos clínicos pelo risco de intoxicação por buprenorfina, pois o cetoconazol e outros agentes azólicos são inibidores fortes da CYP3A4.

BUPRENORFINA ◀▶ ANTI-HISTAMÍNICOS

A administração combinada acarreta maior depressão do SNC.

BUPRENORFINA ◀▶ BZDs

Ver *BZDs ◀▶ Buprenorfina*.

BUPRENORFINA ◀▶ CARBAMAZEPINA

O metabolismo da buprenorfina pode ser aumentado pela combinação, pois a carbamazepina é um indutor forte da CYP3A4. É recomendado monitorar os efeitos clínicos da buprenorfina e a ocorrência de sintomas de abstinência de opioides. Pode ser necessário ajuste de dose.

BUPRENORFINA ◀▶ CETOCONAZOL

Ver *Buprenorfina ◀▶ Antifúngicos azólicos*.

BUPRENORFINA ◀▶ CIMETIDINA

O uso combinado pode aumentar os efeitos analgésicos e o risco de depressão respiratória. A coadministração com inibidores da CYP3A4 pode aumentar a concentração sérica da buprenorfina.

BUPRENORFINA ◀▶ CLORPROMAZINA

A administração combinada acarreta maior depressão do SNC, hipotensão e depressão respiratória. A combinação deve ser evitada. Se for utilizada, a duração do tratamento e as doses dos fármacos devem ser as mínimas necessárias para o efeito clínico desejado.

BUPRENORFINA ◀▶ ERITROMICINA

Ver *Buprenorfina* ◀▶ *Antibióticos macrolídeos.*

BUPRENORFINA ◀▶ ERVAS DE AÇÃO CENTRAL

Recomenda-se evitar o uso concomitante de buprenorfina com erva-de-são-joão, valeriana e *kava-kava*, pois todas elas potencializam o efeito depressor central. Por ser indutora da CYP3A4, a erva-de-são-joão pode reduzir a concentração sérica de buprenorfina.

BUPRENORFINA ◀▶ FENITOÍNA

O metabolismo da buprenorfina pode estar aumentado pela combinação, pois a fenitoína é um indutor forte da CYP3A4. É recomendado monitorar os efeitos clínicos da buprenorfina e a ocorrência de sintomas de abstinência de opioides. Pode ser necessário ajuste de dose.

BUPRENORFINA ◀▶ FENOBARBITAL

Pode haver maior risco de efeitos depressores do SNC. O metabolismo da buprenorfina pode estar aumentado pela combinação, pois o fenobarbital é um indutor forte da CYP3A4. É recomendado monitorar os efeitos clínicos da buprenorfina e a ocorrência de sintomas de abstinência de opioides. Pode ser necessário ajuste de dose.

BUPRENORFINA ◀▶ FENTANILA

O uso de agonistas opioides parciais pode reduzir a ação farmacológica de agonistas opioides. Há risco de sintomas de abstinência. A combinação deve ser preferencialmente evitada. Se for necessária, é recomendado monitorar efeitos adversos e considerar ajuste de dose.

BUPRENORFINA ◀▶ HALOTANO

Há maior risco de efeitos depressores do SNC e depressão respiratória. Os opioides podem reduzir a concentração alveolar mínima necessária para anestésicos inalantes.

BUPRENORFINA ◀▶ INDINAVIR

Recomenda-se monitorar o paciente pelo risco de intoxicação, pois o indinavir é um inibidor forte da CYP3A4.

BUPRENORFINA ◀▶ IMAOs

Pode haver potencialização de efeitos depressores do SNC. Essa associação é contraindicada.

BUPRENORFINA ◀▶ ISRSs

Pode haver maior risco de síndrome serotonérgica.

BUPRENORFINA ◀▶ ISONIAZIDA

Há risco de toxicidade pela buprenorfina, pois a isoniazida é um inibidor forte da CYP3A4. Recomenda-se monitorar o paciente.

BUPRENORFINA ◀▶ ITRACONAZOL

Há risco de toxicidade pela buprenorfina, pois o itraconazol é um inibidor forte da CYP3A4. Recomenda-se monitorar o paciente.

BUPRENORFINA ◀▶ METADONA

A buprenorfina, por ser um agonista opioide parcial, pode precipitar uma síndrome de abstinência de opioides em pacientes em uso crônico de metadona. O uso da combinação também pode ter efeitos aditivos no prolongamento do intervalo QT, aumentando o risco de arritmias ventriculares. O uso da associação deve ser evitado. Se for necessário, é recomendado monitoramento clínico.

BUPRENORFINA ◀▶ MICONAZOL

Há risco de toxicidade por buprenorfina, pois o miconazol é um inibidor forte da CYP3A4. Recomenda-se monitorar o paciente.

BUPRENORFINA ◀▶ NALTREXONA

A naltrexona pode antagonizar os efeitos da buprenorfina pela inibição competitiva dos receptores de opioides. Há risco de sintomas de abstinência. Antes de iniciar naltrexona, é recomendado suspender opioides por, ao menos, 7 a 10 dias. O uso da combinação é contraindicado.

BUPRENORFINA ◀▶ NELFINAVIR

Recomenda-se monitorar o risco de intoxicação por buprenorfina, pois o nelfinavir é um inibidor forte da CYP3A4.

BUPRENORFINA ◀▶ OXCARBAZEPINA

Pode haver maior risco de efeitos depressores do SNC e depressão respiratória. Quando o uso da combinação não puder ser evitado, é recomendado que a duração do tratamento e as doses dos fármacos sejam as mínimas necessárias para o efeito clínico desejado.

BUPRENORFINA ◀▶ PROPOFOL

Há maior risco de efeitos depressores cardiovasculares e do SNC.

BUPRENORFINA ◀▶ QUETIAPINA

A combinação pode aumentar a sedação e o risco de prolongamento do intervalo QT. Em geral, o uso da combinação deve ser evitado. Se for necessário, é recomendado realizar monitoramento clínico e considerar ajuste de dose.

BUPRENORFINA ◀▶ QUINIDINA

Há maior risco de efeitos adversos como constipação e retenção urinária associados a agonistas opioides. Também há maior risco de prolongamento do intervalo QT. O uso da combinação deve ser evitado.

BUPRENORFINA ◀▶ RIFAMPICINA

O metabolismo da buprenorfina pode estar aumentado pela combinação, pois a rifampicina é um indutor forte da CYP3A4. Os pacientes que usam buprenorfina devem ser monitorados em relação aos sinais de retirada quando iniciada rifampicina.

BUPRENORFINA ◀▶ RITONAVIR

Recomenda-se monitorar o paciente pelo risco de intoxicação, pois o ritonavir é um inibidor forte da CYP3A4.

BUPRENORFINA ◀▶ SAQUINAVIR

Recomenda-se monitorar o paciente pelo risco de intoxicação, pois o saquinavir é um inibidor forte da CYP3A4.

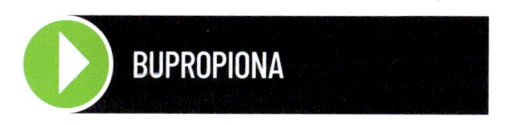

BUPROPIONA

A bupropiona é metabolizada, principalmente, pela CYP2B6 e inibe moderadamente a isoenzima CYP2D6.

BUPROPIONA ◀▶ ÁCIDO VALPROICO

Ver *Ácido valproico ◀▶ Bupropiona*.

BUPROPIONA ◀▶ ÁLCOOL

Embora o álcool não provoque interferências maiores na farmacocinética da bupropiona, há relatos de eventos neuropsiquiátricos ou de redução da tolerância ao álcool em pacientes usando bupropiona. Isso, somado à possibilidade de diminuição do limiar convulsivo, sugere que o consumo de álcool deva ser reduzido ou evitado durante o uso da bupropiona.

BUPROPIONA ◀▶ AMANTADINA

O fabricante da bupropiona adverte sobre maior incidência de efeitos adversos neuropsiquiátricos quando o fármaco é usado em combinação com amantadina, um agonista dopaminérgico. São aconselhados o monitoramento do paciente e a utilização inicial de baixas doses de bupropiona quando já houver uso de amantadina. Além disso, há risco de redução do limiar convulsivo.

BUPROPIONA ◀▶ ANTIDEPRESSIVOS TRICÍCLICOS

Ver *Antidepressivos tricíclicos ◀▶ Bupropiona*.

BUPROPIONA ◀▶ ANTIPSICÓTICOS

A bupropiona associada a fenotiazinas pode provocar convulsões ao reduzir o limiar convulsivo. Além disso, é previsto que a bupropiona iniba o metabolismo do haloperidol, da risperidona e da tioridazina. Os fabricantes recomendam que, se qualquer um desses fármacos for adicionado à bupropiona já em uso, sejam utilizadas as menores doses da faixa terapêutica. Caso a bupropiona seja adicionada a um tratamento com um desses APs já em uso, deve-se considerar a possibilidade de reduzir as doses destes.

Ver também *Bupropiona ◀▶ Haloperidol*.
Ver também *Bupropiona ◀▶ Risperidona*.
Ver também *Bupropiona ◀▶ Tioridazina*.
Ver também *Bupropiona ◀▶ Ziprasidona*.

BUPROPIONA ◀▶ BETABLOQUEADORES

A bupropiona inibe moderadamente a enzima CYP2D6 e, portanto, pode aumentar a concentração sérica de substâncias metabolizadas por essa enzima, como os β-bloqueadores. Se a bupropiona for adicionada ao tratamento, deve-se considerar a redução da dose da substância original. Se outra substância for adicionada à bupropiona, deve-se usá-la em sua menor dose eficaz.

BUPROPIONA ◀▶ BROMOCRIPTINA

Há maior risco de efeitos adversos associados ao SNC.

BUPROPIONA ◀▶ CAPTOPRIL

Pode haver efeitos aditivos de hipotensão e ortostase.

BUPROPIONA ◀▶ CARBAMAZEPINA

Por ser indutora da CYP2B6, a carbamazepina pode diminuir a concentração sérica da bupropiona. É recomendado observar se há redução de eficácia da bupropiona com a combinação. Além disso, é importante lembrar que a bupropiona é contraindicada a pacientes com epilepsia.

BUPROPIONA ◀▶ CICLOFOSFAMIDA

A ciclofosfamida inibe o metabolismo da bupropiona, aumentando sua concentração sérica. Recomenda-se diminuir a dose da bupropiona se ocorrerem efeitos adversos, como boca seca e insônia.

BUPROPIONA ◀▶ CIMETIDINA

A cimetidina pode aumentar a concentração plasmática de metabólitos da bupropiona.

BUPROPIONA ◀▶ CODEÍNA E DI-HIDROCODEÍNA

A bupropiona inibe a enzima CYP2D6 e pode reduzir o efeito terapêutico da codeína por impedir sua conversão em um metabólito ativo, a morfina. Também pode haver redução do limiar convulsivo.

BUPROPIONA ◀▶ CORTICOSTEROIDES SISTÊMICOS

A bupropiona associada a corticosteroides sistêmicos pode provocar convulsões por redução do limiar convulsivo.

BUPROPIONA ◀▶ DIGOXINA

A bupropiona pode diminuir as concentrações séricas da digoxina. A combinação requer cuidados como o ajuste da dose da digoxina após a introdução ou a retirada da bupropiona, a fim de evitar falha no tratamento ou toxicidade, respectivamente.

BUPROPIONA ◀▶ DROPERIDOL

Há risco de redução do limiar convulsivo.

BUPROPIONA ◀▶ DULOXETINA

Podem ocorrer elevação da concentração sérica de duloxetina e aumento do risco de convulsões.

BUPROPIONA ◀▶ EFAVIRENZ

Por ser indutor da CYP2B6, o efavirenz pode reduzir a concentração sérica da bupropiona. É recomendado monitorar a resposta terapêutica e considerar ajuste de dose.

BUPROPIONA ◀▶ ECT

Ver *ECT ◀▶ Bupropiona*.

BUPROPIONA ◀▶ ERVAS DE AÇÃO CENTRAL

Existe maior risco de efeitos adversos associados ao SNC quando da associação de bupropiona com valeriana, erva-de-são-joão (hipérico) ou *kava-kava*. A erva-de-são-joão pode reduzir a concentração sérica da bupropiona.

BUPROPIONA ◀▶ FENITOÍNA

A fenitoína reduz as concentrações séricas da bupropiona por induzir a CYP2B6, podendo diminuir seus efeitos.

BUPROPIONA ◀▶ FENOBARBITAL

O fenobarbital induz o metabolismo hepático da bupropiona, alterando suas concentrações séricas. Além disso, a bupropiona, por diminuir o limiar convulsivo, está contraindicada a pacientes epiléticos. O uso excessivo ou a suspensão abrupta de barbitúricos pode precipitar convulsões em pacientes em uso de bupropiona.

BUPROPIONA ◀▶ FLUOXETINA

A bupropiona pode aumentar a concentração sérica da fluoxetina. Também pode haver redução do limiar convulsivo.

Ver também *Bupropiona ◀▶ ISRSs*.

BUPROPIONA ◀▶ FLUVOXAMINA

Pode haver redução do limiar convulsivo. A bupropiona pode aumentar a concentração sérica de fármacos metabolizados pela CYP2D6. A bupropiona deve ser suspensa em caso de convulsão e não deve ser reiniciada.

Ver também Bupropiona ◀▶ ISRSs.

BUPROPIONA ◀▶ HALOPERIDOL

Em razão de seus efeitos dopaminérgicos, pode haver maior risco de exacerbação dos sintomas psicóticos com a associação de bupropiona. Além disso, a bupropiona inibe o metabolismo do haloperidol. Recomenda-se tomar cuidado com a associação. Deve-se iniciar com a menor dose terapêutica do haloperidol em pacientes que já estiverem usando bupropiona ou considerar a redução dele naqueles em que a bupropiona for adicionada. Há risco de redução do limiar convulsivo.

Ver também Bupropiona ◀▶ Antipsicóticos.

BUPROPIONA ◀▶ HIPOGLICEMIANTES ORAIS E INSULINA

Mesmo não havendo interação farmacocinética, pacientes diabéticos em uso de hipoglicemiantes orais e insulina já estão mais expostos ao risco de convulsões. A bupropiona pode aumentar a concentração sérica da metformina.

BUPROPIONA ◀▶ IMIPRAMINA

Ver Bupropiona ◀▶ Antidepressivos tricíclicos.

BUPROPIONA ◀▶ IMAOs

O uso concomitante de IMAOs e bupropiona pode provocar crises hipertensivas graves. O IMAO deve ser interrompido pelo menos 2 semanas antes do uso da bupropiona.

BUPROPIONA ◀▶ ISRSs

A bupropiona pode elevar as concentrações séricas de ADs metabolizados pela CYP2D6. Assim, esta deve ser iniciada na menor dose habitual. A associação também pode desencadear redução do limiar convulsivo. Os fabricantes da bupropiona recomendam cuidado na associação do medicamento com ISRSs (fluoxetina, paroxetina e sertralina). O uso associado de bupropiona parece ter um efeito favorável sobre disfunções sexuais causadas pelos ISRSs; pode, no entanto, aumentar os efeitos adversos, como ansiedade e tremor.

Ver também Bupropiona ◀▶ Fluoxetina.
Ver também Bupropiona ◀▶ Fluvoxamina.
Ver também Bupropiona ◀▶ Paroxetina.
Ver também Bupropiona ◀▶ Sertralina.

BUPROPIONA ◀▶ LEVODOPA

O fabricante refere que o uso simultâneo deve ser feito com cuidado. Dados clínicos limitados sugerem maior incidência de efeitos indesejáveis, principalmente do SNC. Sugere-se iniciar com doses pequenas, que podem ser elevadas de forma gradual.

BUPROPIONA ◀▶ LÍTIO

Pode haver maior risco de convulsões. É indicado iniciar com doses pequenas, que podem ser elevadas de forma gradual.

BUPROPIONA ◀▶ METILFENIDATO

Deve-se ter atenção quanto ao potencial efeito aditivo farmacodinâmico nas concentrações de noradrenalina e dopamina. A utilização desses medicamentos também pode diminuir o limiar convulsivo.

BUPROPIONA ◀▶ METOPROLOL

Recomenda-se tomar cuidado com a associação, pois a bupropiona inibe o metabolismo do metoprolol pela CYP2D6. Sugere-se iniciar com a menor dose terapêutica do metoprolol em pacientes que já estiverem usando bupropiona ou considerar a redução dele naqueles em que a bupropiona for adicionada ao esquema.

BUPROPIONA ◀▶ MOCLOBEMIDA

A moclobemida pode aumentar os efeitos hipertensivos da bupropiona. A combinação é contraindicada.

BUPROPIONA ◀▶ NELFINAVIR

Por ser indutor da CYP2B6, o nelfinavir pode diminuir a concentração sérica da bupropiona.

BUPROPIONA ◀▶ NICOTINA

O uso concomitante de bupropiona e adesivo de nicotina aumentou o risco de hipertensão em um grupo de pacientes que realizava tratamento para tabagismo. Recomenda-se monitoramento da PA.

BUPROPIONA ◆▶ NORTRIPTILINA

Ver *Bupropiona* ◆▶ *Antidepressivos tricíclicos.*

BUPROPIONA ◆▶ PAROXETINA

Por inibir a CYP2D6, a bupropiona pode aumentar a concentração sérica da paroxetina. Também pode haver redução do limiar convulsivo.

Ver também *Bupropiona* ◆▶ *ISRSs.*

BUPROPIONA ◆▶ PROMETAZINA

A bupropiona aumenta a concentração de prometazina por inibição da CYP2D6, além de diminuir o limiar convulsivo.

BUPROPIONA ◆▶ QUINOLONAS

A bupropiona associada a uma quinolona pode provocar convulsões devido à redução do limiar convulsivo.

BUPROPIONA ◆▶ RISPERIDONA

Recomenda-se tomar cuidado com a associação, pois a bupropiona inibe o metabolismo da risperidona pela CYP2D6. Também pode haver redução do limiar convulsivo. Assim, deve-se iniciar com a menor dose terapêutica de risperidona em pacientes que já estiverem usando bupropiona ou considerar a redução dela naqueles em que a bupropiona for adicionada ao esquema.

Ver também *Bupropiona* ◆▶ *Antipsicóticos.*

BUPROPIONA ◆▶ RITONAVIR

O ritonavir pode diminuir a concentração sérica da bupropiona por ser indutor da CYP2B6.

BUPROPIONA ◆▶ RIVASTIGMINA

A associação pode elevar o risco de convulsões.

BUPROPIONA ◆▶ SELEGILINA

A selegilina é um IMAO empregado no tratamento da DP. Como a bupropiona inibe a recaptação de dopamina ou noradrenalina, o risco de reações adversas (como crises hipertensivas) e toxicidade também é aumentado quando em associação com um IMAO. Pelo menos 14 dias devem decorrer entre a descontinuação da terapia com IMAO e o início do tratamento com bupropiona.

BUPROPIONA ◆▶ SERTRALINA

Recomenda-se cautela na associação em razão dos riscos de efeitos adversos. A bupropiona pode aumentar a concentração sérica da sertralina pela inibição da CYP2D6. Também pode haver redução do limiar convulsivo.

Ver também *Bupropiona* ◆▶ *ISRSs.*

BUPROPIONA ◆▶ TEOFILINA

A bupropiona associada à teofilina aumenta o risco de convulsões ao reduzir o limiar convulsivo.

BUPROPIONA ◆▶ TICLOPIDINA

A ticlopidina pode aumentar a concentração sérica da bupropiona por inibir a CYP2B6.

BUPROPIONA ◆▶ TIORIDAZINA

A associação é contraindicada, pois a bupropiona aumenta a concentração sérica da tioridazina por inibição da CYP2D6. Assim, há maior risco de prolongamento do intervalo QT.

Ver também *Bupropiona* ◆▶ *Antipsicóticos.*

BUPROPIONA ◆▶ TRAMADOL

A bupropiona associada ao tramadol pode provocar convulsões ao reduzir o limiar convulsivo. Recomenda-se cautela no uso da combinação.

BUPROPIONA ◆▶ TRAZODONA

Pode haver aumento do risco de convulsões.

BUPROPIONA ◆▶ VARFARINA

Essa combinação de fármacos deve ser utilizada com cuidado, pois foi relatada alteração de INR durante a coadministração de bupropiona e varfarina. É necessário monitorar o INR regularmente e observar sinais de sangramento.

BUPROPIONA ◆▶ VENLAFAXINA

Pode haver redução do limiar convulsivo.

BUPROPIONA ◆▶ VORTIOXETINA

A combinação aumenta as concentrações séricas da vortioxetina pela inibição da CYP2D6. Quando utilizadas em combinação, a dose da vortioxetina deve ser reduzida pela metade. Após a suspensão da bupropiona, a vortioxetina deve ser ajustada à dose usual. Devem-se monitorar efeitos serotonérgicos e risco de convulsões.

BUPROPIONA ◆▶ ZIPRASIDONA

Pode haver redução do limiar convulsivo.

Ver também *Bupropiona* ◆▶ *Antipsicóticos.*

BUPROPIONA ◀▶ ZOLPIDEM

A bupropiona antagoniza os efeitos sedativos do zolpidem. A bupropiona é contraindicada para pacientes em uso crônico de sedativos que fazem redução abrupta devido ao risco de convulsão.

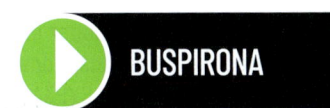

BUSPIRONA

A buspirona é um substrato maior da CYP3A4 e liga-se fortemente às proteínas plasmáticas.

BUSPIRONA ◀▶ ÁLCOOL

Pode haver potencialização dos efeitos sedativos. É recomendado evitar o uso concomitante, quando possível.

BUSPIRONA ◀▶ ALIMENTOS

A ingestão com alimentos diminui a velocidade de absorção da bupropiona, mas não prejudica sua atividade.

BUSPIRONA ◀▶ ANTI-HISTAMÍNICOS

Pode ocorrer aumento dos efeitos depressores do SNC. É recomendado monitorar sintomas de depressão respiratória e do SNC.

BUSPIRONA ◀▶ BCCs

O diltiazem e o verapamil inibem a CYP3A4, podendo elevar os níveis de buspirona, o que aumenta a possibilidade de efeitos adversos. É recomendado monitorar os efeitos adversos e considerar ajuste de dose.

BUSPIRONA ◀▶ CARBAMAZEPINA

A carbamazepina pode aumentar a taxa de metabolização da buspirona pela indução da CYP3A4, o que pode tornar o ajuste de dose da buspirona necessário.

BUSPIRONA ◀▶ CETOCONAZOL

A administração concomitante pode resultar em sedação excessiva, pelo aumento das concentrações séricas da buspirona, já que o cetoconazol é um inibidor da CYP3A4. Pode ser necessário ajuste de dose.

BUSPIRONA ◀▶ CIMETIDINA

Pode haver aumento da concentração sérica da buspirona.

BUSPIRONA ◀▶ CITALOPRAM

Pode haver aumentos de efeitos adversos serotonérgicos e maior risco de síndrome serotonérgica. É recomendado monitorar efeitos adversos.

BUSPIRONA ◀▶ CLARITROMICINA

A administração concomitante pode resultar em aumento da concentração sérica de buspirona e sedação excessiva, já que a claritromicina é um inibidor forte da CYP3A4.

BUSPIRONA ◀▶ CLONIDINA

O uso simultâneo de buspirona e anti-hipertensivos pode causar hipotensão. É recomendado monitorar sintomas de hipotensão.

BUSPIRONA ◀▶ CLOZAPINA

Pode haver efeitos aditivos de depressão respiratória e do SNC. É recomendado monitorar esses efeitos adversos.

BUSPIRONA ◀▶ DEXAMETASONA

A dexametasona pode aumentar a taxa de metabolização da buspirona, o que pode tornar necessário o ajuste de dose da buspirona.

BUSPIRONA ◀▶ DIAZEPAM

Pode haver aumento das concentrações séricas de nordiazepam, o metabólito ativo do diazepam, resultando em sintomas de tontura, cefaleia e náusea.

BUSPIRONA ◀▶ ERITROMICINA

A eritromicina, inibidora da CYP3A4, aumenta a concentração sérica da buspirona, resultando em efeitos adversos, como sedação. Recomenda-se que as doses de buspirona sejam reduzidas.

BUSPIRONA ◀▶ ERVA-DE-SÃO-JOÃO (HIPÉRICO)

Há maior risco de síndrome serotonérgica. É recomendado monitorar sintomas de toxicidade serotonérgica.

BUSPIRONA ◀▶ FENELZINA

A combinação é contraindicada pelo risco de hipertensão e síndrome serotonérgica. Deve-se estabelecer um intervalo de, pelo menos, 2 semanas se houver necessidade de administração de buspirona depois de ter sido utilizada fenelzina ou tranilcipromina.

BUSPIRONA ◀▶ FLUOXETINA

A buspirona aumenta a atividade serotonérgica já promovida pelos ISRSs. Recomenda-se cautela no uso da combinação em razão do maior risco de síndrome serotonérgica.

BUSPIRONA ◀▶ FLUVOXAMINA

A buspirona aumenta a atividade serotonérgica já promovida pelos ISRSs. Recomenda-se cautela no uso da combinação devido ao maior risco de síndrome serotonérgica.

BUSPIRONA ◀▶ FURAZOLIDONA

A combinação é contraindicada pelo risco de hipertensão e síndrome serotonérgica. Deve-se estabelecer um intervalo de, pelo menos, 2 semanas se houver necessidade de administração de buspirona depois de ter sido utilizado um agente com atividade de IMAO.

BUSPIRONA ◀▶ HALOPERIDOL

Pode haver aumento da concentração sérica do haloperidol.

BUSPIRONA ◀▶ HIDRATO DE CLORAL

Pode ocorrer aumento dos efeitos depressores sobre o SNC.

BUSPIRONA ◀▶ INDINAVIR

A administração concomitante pode resultar em aumento da concentração sérica da buspirona e sedação excessiva, pois o indinavir é um inibidor forte da CYP3A4.

BUSPIRONA ◀▶ IMAOs

A combinação é contraindicada pelo risco de hipertensão e síndrome serotonérgica. Deve-se estabelecer um intervalo de, pelo menos, 2 semanas se houver necessidade de administração de buspirona depois de ter sido utilizado um agente com atividade de IMAO.

BUSPIRONA ◀▶ ITRACONAZOL

O itraconazol aumenta a concentração sérica de buspirona, resultando em mais efeitos adversos no SNC. Recomenda-se que, no tratamento concomitante, as doses de buspirona sejam reduzidas.

BUSPIRONA ◀▶ PROPRANOLOL

Pode haver efeitos aditivos na redução da PA. É recomendado monitorar sinais de hipotensão.

BUSPIRONA ◀▶ RIFAMPICINA

A coadministração causa redução da concentração plasmática da buspirona pela indução da CYP3A4.

BUSPIRONA ◀▶ RITONAVIR

A administração concomitante pode resultar em aumento da concentração sérica da buspirona, pois o ritonavir é um inibidor forte da CYP3A4. Um relato de caso demonstrou o surgimento de parkinsonismo com o uso da combinação. É recomendado monitorar esses efeitos adversos e considerar ajuste de dose.

BUSPIRONA ◀▶ TRAZODONA

Foi relatado que o uso da combinação causou aumento de TGP em alguns pacientes. No entanto, esse aumento não foi confirmado posteriormente. Também pode haver maior risco de síndrome serotonérgica.

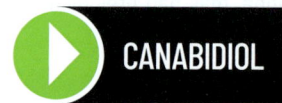

CANABIDIOL

CANABIDIOL ◀▶ ÁCIDO VALPROICO

O uso concomitante aumenta o risco de hepatotoxicidade. É recomendado monitorar transaminases e bilirrubinas. O canabidiol deve ser suspenso em pacientes com elevação de transaminases acima de três vezes o limite superior e bilirrubinas acima de duas vezes o limite superior. Pacientes com elevação sustentada de transaminases acima de cinco vezes o limite superior também devem ter o tratamento suspenso.

CANABIDIOL ◀▶ CITALOPRAM

Inibidores moderados da CYP2C19 podem aumentar a concentração sérica do citalopram. A dose deve ser limitada a 20 mg. É recomendado monitorar sinais de toxicidade (síndrome serotonérgica, prolongamento do intervalo QT).

CANABIDIOL ◀▶ CLOZAPINA

Inibidores fracos da CYP1A2 podem aumentar a concentração sérica de clozapina. Também pode haver aumento dos efeitos depressores do SNC.

CANABIDIOL ◀▶ DIAZEPAM

Inibidores moderados da CYP2C19 podem aumentar a concentração sérica do diazepam.

CANABIDIOL ◀▶ ESCITALOPRAM

Inibidores moderados da CYP2C19 podem aumentar a concentração sérica do escitalopram.

CANABIDIOL ◀▶ METADONA

Pode haver aumento dos efeitos depressores do SNC com o uso concomitante. O canabidiol também pode aumentar a concentração sérica da metadona.

CANABIDIOL ◀▶ METILFENIDATO

O canabidiol pode aumentar a concentração sérica do metilfenidato.

CANABIDIOL ◀▶ MORFINA

Por ser um inibidor da glicoproteína P, o canabidiol pode aumentar a concentração sérica da morfina e os efeitos adversos associados a ela. É recomendado monitorar sinais e sintomas de depressão respiratória e sedação.

CANABIDIOL ◀▶ OMEPRAZOL

Por ser um inibidor moderado da CYP2C19, o canabidiol pode aumentar a concentração sérica do omeprazol.

CANABIDIOL ◀▶ RISPERIDONA

Por ser um inibidor da glicoproteína P, o canabidiol pode aumentar a concentração sérica da risperidona. Também há maior risco de efeitos depressores do SNC.

CANABIDIOL ◀▶ VARFARINA

Produtos contendo canabinoides podem aumentar a concentração sérica de varfarina. É recomendado monitorar o INR e considerar ajuste de dose.

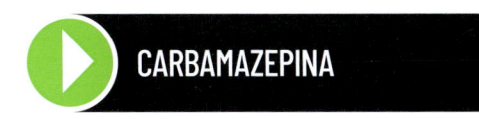

▶ CARBAMAZEPINA

A carbamazepina é extensamente metabolizada pela CYP3A4; portanto, o uso simultâneo de indutores da CYP3A4 pode levar à redução da eficácia, enquanto o uso de inibidores, à toxicidade. Além disso, a própria carbamazepina é um potente indutor da CYP3A4, induzindo seu próprio metabolismo. Ela também induz fortemente as enzimas CYP2C19, CYP2C9 e CYP1A2.

CARBAMAZEPINA ◀▶ ACETAZOLAMIDA

A combinação de carbamazepina com acetazolamida causa elevação da concentração sérica da primeira, podendo levar à toxicidade.

CARBAMAZEPINA ◀▶ ÁCIDO VALPROICO

Ver *Ácido valproico* ◀▶ *Carbamazepina*.

CARBAMAZEPINA ◀▶ ALBENDAZOL

A carbamazepina induz o metabolismo do albendazol. Pode ser necessário aumentar as doses de albendazol no tratamento de infecções.

CARBAMAZEPINA ◀▶ ALOPURINOL

O alopurinol pode aumentar a concentração sérica da carbamazepina. Aconselha-se monitorar sinais clínicos de intoxicação por carbamazepina.

CARBAMAZEPINA ◀▶ ALPRAZOLAM

A carbamazepina diminui as dosagens séricas do alprazolam pela indução da CYP3A4.

Ver também *BZDs* ◀▶ *Carbamazepina*.

CARBAMAZEPINA ◀▶ ANTICOAGULANTES

A coadministração pode diminuir a concentração plasmática do anticoagulante pela indução do metabolismo hepático. Os parâmetros de anticoagulação devem ser monitorados quando se introduz ou se retira a carbamazepina de um paciente em uso de anticoagulante.

CARBAMAZEPINA ◀▶ ANTICONCEPCIONAIS

A carbamazepina acelera o metabolismo do etinilestradiol e da progesterona, mediante indução da CYP3A4, resultando em um efeito reduzido desses hormônios. Os ACOs combinados, os ACOs de progesterona, os implantes de levonorgestrel e as injeções de medroxiprogesterona são suscetíveis a essa interação. Devem-se usar métodos alternativos.

CARBAMAZEPINA ◀▶ ANTICONVULSIVANTES

O uso concomitante de carbamazepina com outros anticonvulsivantes que induzem a CYP (fenobarbital, fenitoína, primidona) diminui a concentração plasmática de carbamazepina. O felbamato e o AVP podem afetar as concentrações da carbamazepina e de seu metabólito ativo, mas as interações são complexas, e o resultado, imprevisível.

Ver também *Ácido valproico* ◀▶ *Carbamazepina*.
Ver também *Carbamazepina* ◀▶ *Etossuximida*.
Ver também *Carbamazepina* ◀▶ *Felbamato*.
Ver também *Carbamazepina* ◀▶ *Fenitoína*.
Ver também *Carbamazepina* ◀▶ *Fenobarbital*.
Ver também *Carbamazepina* ◀▶ *Gabapentina*.
Ver também *Carbamazepina* ◀▶ *Lamotrigina*.
Ver também *Carbamazepina* ◀▶ *Oxcarbazepina*.
Ver também *Carbamazepina* ◀▶ *Primidona*.
Ver também *Carbamazepina* ◀▶ *Tiagabina*.
Ver também *Carbamazepina* ◀▶ *Topiramato*.

CARBAMAZEPINA ◀▶ ANTIDEPRESSIVOS TRICÍCLICOS

Ver *Antidepressivos tricíclicos* ◀▶ *Carbamazepina*.

CARBAMAZEPINA ◀▶ ANTIFÚNGICOS

Os antifúngicos podem inibir o metabolismo da carbamazepina, aumentando suas concentrações séricas.

CARBAMAZEPINA ◀▶ ANTIPSICÓTICOS

Essa associação é bastante utilizada no tratamento de pacientes maníacos agitados ou em outros quadros caracterizados por alta impulsividade, agressividade e sintomas psicóticos. Os APs, especialmente os de baixa potência, diminuem o limiar convulsivo, podendo antagonizar os efeitos anticonvulsivantes da carbamazepina. Esta, por sua vez, pode reduzir os níveis de haloperidol, clozapina, risperidona, aripiprazol, olanzapina, quetiapina e sertindol. Já as concentrações séricas da própria carbamazepina podem ser aumentadas pela administração conjunta de quetiapina. A combinação de clozapina com carbamazepina aumenta a chance de agranulocitose. Os fabricantes orientam empregar o dobro da dose de aripiprazol em pacientes usando carbamazepina. A paliperidona também tem a concentração sérica diminuída pela carbamazepina.

Ver também *Aripiprazol* ◀▶ *Carbamazepina*.
Ver também *Carbamazepina* ◀▶ *Clorpromazina*.
Ver também *Carbamazepina* ◀▶ *Clozapina*.
Ver também *Carbamazepina* ◀▶ *Haloperidol*.
Ver também *Carbamazepina* ◀▶ *Olanzapina*.
Ver também *Carbamazepina* ◀▶ *Quetiapina*.
Ver também *Carbamazepina* ◀▶ *Risperidona*.

CARBAMAZEPINA ◀▶ ARIPIPRAZOL

Ver *Aripiprazol* ◀▶ *Carbamazepina*.

CARBAMAZEPINA ◀▶ ARMODAFINILA

Ver *Armodafinila* ◀▶ *Carbamazepina*.

CARBAMAZEPINA ◀▶ BZDs

Ver *BZDs* ◀▶ *Carbamazepina*.

CARBAMAZEPINA ◀▶ BCCs

A administração concomitante com carbamazepina pode diminuir as concentrações plasmáticas e os efeitos farmacológicos dos BCCs, especialmente as di-hidropiridinas (p. ex., anlodipino, felodipino, nicardipino, nifedipino, nimodipino, nisoldipino). O mecanismo proposto é a indução do metabolismo mediado pela CYP pela carbamazepina. Aconselha-se precaução no uso da associação. A resposta farmacológica deve ser monitorada mais de perto após o início, a interrupção ou a mudança de dosagem de carbamazepina, e a dosagem dos BCCs di-hidropiridinas, ajustada conforme necessário.

CARBAMAZEPINA ◀▶ BLOQUEADORES NEUROMUSCULARES

Estudos indicam redução da resposta dos bloqueadores musculares (vecurônio, atracúrio, pancurônio) quando usados em associação com carbamazepina, podendo ser necessárias doses maiores nos pacientes em terapia de manutenção com carbamazepina, que pode prolongar a ação da succinilcolina.

CARBAMAZEPINA ◀▶ BUPRENORFINA

Ver *Buprenorfina* ◀▶ *Carbamazepina*.

CARBAMAZEPINA ◀▶ BUPROPIONA

Ver *Bupropiona* ◀▶ *Carbamazepina*.

CARBAMAZEPINA ◀▶ BUSPIRONA

Ver *Buspirona* ◀▶ *Carbamazepina*.

CARBAMAZEPINA ◀▶ CARVÃO ATIVADO

O carvão ativado reduz a absorção da carbamazepina.

CARBAMAZEPINA ◀▶ CASPOFUNGINA

A carbamazepina pode induzir o metabolismo da caspofungina, diminuindo suas concentrações séricas e sua efetividade clínica. O fabricante recomenda que haja aumento da dose diária de caspofungina em pacientes que estejam recebendo a associação e que não estejam respondendo clinicamente à caspofungina em doses habituais.

CARBAMAZEPINA ◀▶ CETOCONAZOL

O cetoconazol promove aumento dos níveis da carbamazepina, podendo provocar toxicidade, via inibição da CYP3A4. A indução da CYP3A4 pela carbamazepina pode reduzir as concentrações séricas do cetoconazol. É recomendado monitorar sinais de toxicidade.

CARBAMAZEPINA ◀▶ CICLOSPORINA

A ciclosporina tem seu metabolismo acelerado pela carbamazepina, via indução da CYP3A4. Aconselha-se aumentar o monitoramento sobre o paciente em uso de ciclosporina. Pode ser necessário ajustar sua dose caso a carbamazepina seja iniciada, interrompida ou tenha sua dose alterada.

CARBAMAZEPINA ◀▶ CIMETIDINA

O uso associado de carbamazepina e cimetidina pode determinar elevação dos níveis da primeira pela inibição da CYP3A4. A concentração sérica deverá ser monitorada com cuidado. Uma alternativa é o uso da ranitidina, que não apresenta tal interação.

CARBAMAZEPINA ◀▶ CIPROFLOXACINO

O ciprofloxacino aumenta a concentração sérica da carbamazepina pela inibição da CYP3A4.

CARBAMAZEPINA ◀▶ CITALOPRAM

Pelo fato de a carbamazepina ser um indutor forte da CYP3A4, a concentração sérica e os efeitos do citalopram podem ser reduzidos com a administração conjunta. É recomendado monitorar o tratamento e considerar ajuste de dose.

CARBAMAZEPINA ◀▶ CLARITROMICINA

A claritromicina eleva os níveis da carbamazepina, podendo induzir sintomas tóxicos, via forte inibição da CYP3A4. As concentrações séricas devem ser controladas, e o ajuste de dose da carbamazepina deve ser realizado, se houver necessidade. A carbamazepina pode induzir o metabolismo dos macrolídeos pela indução da CYP3A4.

CARBAMAZEPINA ◀▶ CLONAZEPAM

A carbamazepina diminui significativamente as concentrações plasmáticas do clonazepam. No entanto, ocorre potencialização dos efeitos depressores de ambos os fármacos sobre o SNC.

Ver também *BZDs* ◀▶ *Carbamazepina*.

CARBAMAZEPINA ◀▶ CLORPROMAZINA

Pode haver maior risco de depressão respiratória e do SNC. É recomendado monitorar esses efeitos adversos.

Ver também *Carbamazepina* ◀▶ *Antipsicóticos*.

CARBAMAZEPINA ◀▶ CLOZAPINA

A carbamazepina diminui as concentrações séricas da clozapina por indução do metabolismo hepático. Pode haver aumento do risco de agranulocitose com a associação. O uso da combinação é considerado contraindicado.

Ver também *Carbamazepina* ◀▶ *Antipsicóticos*.

CARBAMAZEPINA ◀▶ CORTICOSTEROIDES

A carbamazepina aumenta a depuração da metilprednisolona e da prednisolona pela indução da CYP3A4. A depuração da dexametasona também pode estar aumentada, invalidando testes de supressão suprarrenal em pacientes em uso de carbamazepina. É provável que outros corticosteroides, como a hidrocortisona e a prednisona, também sejam afetados da mesma forma. Assim, podem ser necessárias doses mais altas de corticosteroides para obter-se o efeito desejado em pacientes em uso de carbamazepina.

CARBAMAZEPINA ◀▶ DANAZOL

O uso simultâneo de danazol e carbamazepina determina aumento das concentrações séricas desta última, por provável inibição da CYP3A4. Deve-se observar o surgimento de sinais de toxicidade e realizar controle laboratorial das concentrações séricas com mais frequência, podendo ser necessário o ajuste de dose da carbamazepina.

CARBAMAZEPINA ◀▶ DAPSONA

Por inibir a CYP3A4, a carbamazepina pode reduzir a concentração sérica da dapsona. Também pode haver aumento de efeitos adversos associados à carbamazepina.

CARBAMAZEPINA ◀▶ DICUMAROL

A carbamazepina diminui os níveis do dicumarol.

CARBAMAZEPINA ◀▶ DIGOXINA

Pode haver redução da concentração sérica da digoxina. É recomendado monitorar a concentração sérica e considerar aumento de dose da digoxina.

CARBAMAZEPINA ◀▶ DILTIAZEM

Ver *Carbamazepina ◀▶ BCCs.*

CARBAMAZEPINA ◀▶ DONEPEZILA

A atividade anticolinérgica da carbamazepina pode antagonizar os efeitos da donepezila.

CARBAMAZEPINA ◀▶ DOXICICLINA

A carbamazepina pode reduzir os níveis da doxiciclina a valores subterapêuticos, diminuindo sua eficácia e sua meia-vida. Se a coadministração for necessária, é recomendado monitoramento.

CARBAMAZEPINA ◀▶ DULOXETINA

Pode haver maior risco de efeitos depressores do SNC.

CARBAMAZEPINA ◀▶ ECT

Ver *ECT ◀▶ Carbamazepina.*

CARBAMAZEPINA ◀▶ ERITROMICINA

O uso concomitante de eritromicina e carbamazepina poderá determinar aumento das concentrações séricas desta última, provocando toxicidade pela inibição da CYP3A4. A carbamazepina também pode induzir o metabolismo dos macrolídeos pela CYP3A4. Devem-se monitorar as concentrações séricas da carbamazepina e, se possível, trocar por outro antibiótico.

CARBAMAZEPINA ◀▶ ERVAS DE AÇÃO CENTRAL

As ervas de ação central podem induzir o metabolismo da carbamazepina por meio da CYP.

CARBAMAZEPINA ◀▶ ESCITALOPRAM

A carbamazepina pode reduzir as concentrações séricas do escitalopram.

CARBAMAZEPINA ◀▶ ETOSSUXIMIDA

A carbamazepina pode diminuir as concentrações da etossuximida.

Ver também *Carbamazepina ◀▶ Anticonvulsivantes.*

CARBAMAZEPINA ◀▶ FELBAMATO

O felbamato pode induzir o metabolismo da carbamazepina. Entretanto, o metabólito ativo da carbamazepina pode aumentar com a associação. A carbamazepina também pode induzir o metabolismo do felbamato.

Ver também *Carbamazepina ◀▶ Anticonvulsivantes.*

CARBAMAZEPINA ◀▶ FENITOÍNA

O uso simultâneo de fenitoína e carbamazepina pode determinar a diminuição das concentrações séricas desta última por indução do seu metabolismo via CYP, mas há também relatos de aumento da concentração sérica de fenitoína quando do uso conjunto. A fenitoína pode diminuir as concentrações séricas da carbamazepina.

Ver também *Carbamazepina ◀▶ Anticonvulsivantes.*

CARBAMAZEPINA ◀▶ FENOBARBITAL

O uso concomitante de fenobarbital e carbamazepina provoca a diminuição das concentrações séricas desta última, por indução da CYP3A4, devendo, como consequência, ser monitoradas e ajustadas.

Ver também *Carbamazepina ◀▶ Anticonvulsivantes.*

CARBAMAZEPINA ◀▶ FLUCONAZOL

O fluconazol pode induzir a toxicidade pela carbamazepina ao inibir seu metabolismo (inibidor da CYP3A4).

CARBAMAZEPINA ◀▶ FLUNARIZINA

A carbamazepina pode reduzir as concentrações séricas da flunarizina.

CARBAMAZEPINA ◀▶ FLUOXETINA

A fluoxetina pode inibir o metabolismo hepático da carbamazepina, aumentando seus níveis e o risco de toxicidade.

CARBAMAZEPINA ◀▶ FLUVOXAMINA

Pode haver aumento das concentrações séricas e da toxicidade da carbamazepina. É recomendado monitoramento clínico e laboratorial.

CARBAMAZEPINA ◀▶ GABAPENTINA

Pode haver maior risco de depressão respiratória e do SNC.

Ver também *Carbamazepina* ◀▶ *Anticonvulsivantes*.

CARBAMAZEPINA ◀▶ *GRAPEFRUIT* (POMELO, TORANJA)

Pode haver aumento da concentração sérica de carbamazepina. É recomendado monitorar a concentração sérica e sinais de toxicidade.

CARBAMAZEPINA ◀▶ GRISEOFULVINA

Pode haver redução dos níveis de carbamazepina pela indução da CYP3A4.

CARBAMAZEPINA ◀▶ GUANFACINA

Devido à indução da CYP3A4 pela carbamazepina, é recomendado considerar ajuste de dose da guanfacina.

CARBAMAZEPINA ◀▶ HALOPERIDOL

A carbamazepina diminui os níveis de haloperidol ao induzir seu metabolismo. É recomendado monitorar a resposta terapêutica e considerar ajuste de dose.

Ver também *Carbamazepina* ◀▶ *Antipsicóticos*.

CARBAMAZEPINA ◀▶ IMAOs

O tratamento conjunto é contraindicado e deve ser observado um período de, pelo menos, 14 dias após a descontinuação do IMAO para se iniciar o uso de carbamazepina.

CARBAMAZEPINA ◀▶ IPs

A carbamazepina pode induzir o metabolismo dos IPs por meio da CYP. O ritonavir, por sua vez, pode inibir o metabolismo da carbamazepina, aumentando suas concentrações séricas e o risco de toxicidade. O uso concomitante de indinavir e carbamazepina pode resultar em níveis mais baixos de indinavir, com falência da eficácia antirretroviral. O uso concomitante de carbamazepina e amprenavir, darunavir, fosamprenavir, nelfinavir ou saquinavir pode resultar em diminuição das concentrações séricas desses agentes, causando falha do esquema antirretroviral. Portanto, deve-se evitar o uso concomitante de carbamazepina e IPs. Se for necessária a coadministração, deve-se realizar monitoramento das concentrações séricas dos fármacos, com acompanhamento da resposta terapêutica e de sinais de toxicidade.

CARBAMAZEPINA ◀▶ INIBIDORES DA TRANSCRIPTASE REVERSA NÃO NUCLEOSÍDEOS

O uso combinado de carbamazepina e efavirenz leva à redução moderada nos níveis de ambos os fármacos. O uso de nevirapina e carbamazepina parece ocasionar o mesmo resultado. A associação de carbamazepina e delavirdina é contraindicada, pois a primeira induz o metabolismo hepático da segunda, resultando em níveis subterapêuticos de delavirdina e no desenvolvimento de resistência a esse fármaco.

CARBAMAZEPINA ◀▶ ISONIAZIDA

As concentrações séricas da carbamazepina elevam-se pela isoniazida, podendo ocorrer toxicidade. Evidências sugerem que a carbamazepina pode potencializar a hepatotoxicidade induzida pela isoniazida. Os níveis de carbamazepina devem ser monitorados, e sinais de toxicidade devem ser verificados regularmente.

CARBAMAZEPINA ◀▶ ISOTRETINOÍNA

As concentrações séricas da carbamazepina foram reduzidas quando administrada em conjunto com isotretinoína.

CARBAMAZEPINA ◀▶ ITRACONAZOL

O uso combinado pode induzir o itraconazol a níveis subterapêuticos, devendo-se monitorar quanto à falta de eficácia. No entanto, esse fármaco pode aumentar as concentrações séricas da carbamazepina via inibição da CYP3A4. O uso da combinação não é recomendado.

CARBAMAZEPINA ◀▶ LAMOTRIGINA

A carbamazepina reduz a concentração sérica da lamotrigina. A combinação ocasiona maior incidência de efeitos adversos, como toxicidade hematológica e arritmias. Deve-se considerar ECG para pacientes com risco cardíaco.

Ver também *Carbamazepina* ◀▶ *Anticonvulsivantes.*

CARBAMAZEPINA ◀▶ LEVETIRACETAM
Pode haver maior risco de depressão respiratória e do SNC. A carbamazepina pode reduzir a concentração sérica de levetiracetam.

CARBAMAZEPINA ◀▶ LEVOMILNACIPRANO
Por induzir a CYP3A4, a carbamazepina pode reduzir a concentração sérica do levomilnaciprano.

CARBAMAZEPINA ◀▶ LEVOTIROXINA
A carbamazepina acelera o metabolismo da levotiroxina.

CARBAMAZEPINA ◀▶ LÍTIO
Pode haver mais efeitos adversos no SNC. É recomendado monitorar sinais de toxicidade.

CARBAMAZEPINA ◀▶ MEBENDAZOL
A carbamazepina reduz as concentrações plasmáticas de mebendazol, podendo ser necessárias doses maiores deste.

CARBAMAZEPINA ◀▶ METADONA
A carbamazepina reduz os níveis de metadona por aumentar seu metabolismo. É recomendado monitorar os efeitos terapêuticos.

CARBAMAZEPINA ◀▶ METILFENIDATO
Há relatos de diminuição importante da concentração sérica do metilfenidato quando associado à carbamazepina. É recomendado monitorar os efeitos terapêuticos.

CARBAMAZEPINA ◀▶ METOCLOPRAMIDA
Há risco de mais efeitos adversos no SNC. É recomendado monitorar os efeitos adversos.

CARBAMAZEPINA ◀▶ METRONIDAZOL
Há inibição do metabolismo da carbamazepina e aumento de sua concentração plasmática. É recomendado monitoramento clínico e laboratorial.

CARBAMAZEPINA ◀▶ MIANSERINA
A mianserina pode diminuir o efeito terapêutico da carbamazepina. A carbamazepina pode reduzir a concentração sérica de mianserina. É recomendado monitorar a resposta clínica.

CARBAMAZEPINA ◀▶ MICONAZOL
Quando administrados concomitantemente, há aumento nas concentrações séricas da carbamazepina devido à inibição da CYP3A4. É recomendado monitoramento clínico e laboratorial.

CARBAMAZEPINA ◀▶ MIRTAZAPINA
A carbamazepina pode reduzir a concentração sérica da mirtazapina pela indução da CYP3A4. Deve-se monitorar a resposta clínica e considerar ajuste de dose.

CARBAMAZEPINA ◀▶ MODAFINILA
Pode haver redução da concentração sérica de ambos os fármacos pela indução do seu metabolismo. Deve-se realizar monitoramento clínico e laboratorial e considerar ajuste de dose.

CARBAMAZEPINA ◀▶ NIACINAMIDA
Relatos de casos sugerem que o uso concomitante de carbamazepina com niacinamida pode aumentar a concentração sérica da primeira. É recomendado monitoramento clínico e laboratorial.

CARBAMAZEPINA ◀▶ NIFEDIPINO
Os níveis de nifedipino podem ser reduzidos pela carbamazepina pela indução da CYP3A4. Aconselha-se monitorar o uso simultâneo, sendo talvez necessário aumentar as doses de nifedipino.

Ver também *Carbamazepina* ◀▶ *BCCs.*

CARBAMAZEPINA ◀▶ OLANZAPINA
A carbamazepina aumenta a depuração da olanzapina. É recomendado monitorar a resposta terapêutica e considerar tratamento alternativo.

Ver também *Carbamazepina* ◀▶ *Antipsicóticos.*

CARBAMAZEPINA ◀▶ ONDANSETRONA
A carbamazepina pode reduzir os efeitos da ondansetrona. É recomendado monitorar a resposta terapêutica e considerar ajuste de dose.

CARBAMAZEPINA ◀▶ OXCARBAZEPINA
A carbamazepina pode reduzir a concentração sérica da oxcarbazepina. É recomendado monitorar a resposta terapêutica e considerar ajuste de dose.

Ver também *Carbamazepina* ◀▶ *Anticonvulsivantes.*

CARBAMAZEPINA ◀▶ PALIPERIDONA

A carbamazepina reduz a concentração plasmática e a eficácia da paliperidona. O uso concomitante pode necessitar de aumento da dose desta última.

CARBAMAZEPINA ◀▶ PARACETAMOL

O uso concomitante pode diminuir as concentrações plasmáticas de paracetamol. Há aumento do risco de toxicidade hepática. O uso por período prolongado deve ser evitado.

CARBAMAZEPINA ◀▶ PAROXETINA

Há maior risco de efeitos depressores do SNC. É recomendado monitorar efeitos adversos.

CARBAMAZEPINA ◀▶ PRAZIQUANTEL

A carbamazepina reduz significativamente os níveis de praziquantel pela indução da CYP3A4. O uso da combinação é contraindicado.

CARBAMAZEPINA ◀▶ PRIMIDONA

A primidona diminui as concentrações séricas de carbamazepina pela indução da CYP3A4. A carbamazepina também pode reduzir as concentrações plasmáticas da primidona. É recomendado monitoramento clínico e laboratorial.

Ver também *Carbamazepina ◀▶ Anticonvulsivantes.*

CARBAMAZEPINA ◀▶ QUETIAPINA

A coadministração desses agentes aumenta a depuração da quetiapina pela indução da CYP3A4. Doses maiores de quetiapina podem ser necessárias para o controle dos sintomas, ou sua redução, se a carbamazepina for suspensa e substituída por um agente não indutor. A quetiapina pode aumentar a concentração sérica da carbamazepina e o risco de toxicidade. É recomendado monitoramento clínico e laboratorial.

Ver também *Carbamazepina ◀▶ Antipsicóticos.*

CARBAMAZEPINA ◀▶ QUIMIOTERÁPICOS

A carbamazepina induz o metabolismo do paclitaxel. Se a associação for necessária, deve-se monitorar a resposta terapêutica. O uso concomitante de carbamazepina e cisplatina e doxorrubicina reduz as concentrações séricas de carbamazepina.

CARBAMAZEPINA ◀▶ RAMELTEONA

A carbamazepina pode reduzir as concentrações séricas da ramelteona pela indução de isoenzimas da CYP.

CARBAMAZEPINA ◀▶ REBOXETINA

A carbamazepina reduz a concentração sérica da reboxetina pela indução da CYP3A4.

CARBAMAZEPINA ◀▶ RISPERIDONA

Existem evidências de que a carbamazepina induza o metabolismo da risperidona pela indução da CYP3A4, diminuindo sua concentração sérica e sua eficácia. É recomendado monitorar a resposta terapêutica e considerar ajuste de dose.

Ver também *Carbamazepina ◀▶ Antipsicóticos.*

CARBAMAZEPINA ◀▶ SERTINDOL

A carbamazepina pode reduzir os níveis de sertindol por induzir a CYP3A4, sendo necessárias doses maiores deste último.

CARBAMAZEPINA ◀▶ SERTRALINA

A carbamazepina pode reduzir a concentração plasmática e os efeitos terapêuticos da sertralina pela indução da CYP3A4. Deve-se considerar ajuste de dose.

CARBAMAZEPINA ◀▶ SILDENAFILA

A carbamazepina pode reduzir os níveis de sildenafila pela indução da CYP3A4. É recomendado monitorar a resposta terapêutica e considerar ajuste de dose.

CARBAMAZEPINA ◀▶ SUVOREXANTO

A carbamazepina pode induzir o metabolismo do suvorexanto mediado pela CYP3A4. Pode haver redução das concentrações séricas deste, e o uso concomitante deve ser evitado, quando possível.

CARBAMAZEPINA ◀▶ TACRINA

Os efeitos anticolinérgicos da carbamazepina podem antagonizar os efeitos dos inibidores de acetilcolinesterase.

CARBAMAZEPINA ◀▶ TACROLIMO

A carbamazepina pode reduzir os níveis de tacrolimo pela indução da CYP3A4. Recomenda-se monitorar a concentração sérica e considerar ajuste de dose.

CARBAMAZEPINA ◀▶ TEOFILINA

A carbamazepina parece induzir o metabolismo da teofilina, diminuindo sua concentração sérica. A teofilina, por sua vez, pode induzir o metabolismo da carbamazepina. É recomendado monitoramento clínico e laboratorial.

CARBAMAZEPINA ◀▶ TIAGABINA

A depuração da tiagabina é 60% maior em pessoas que recebem ambas as substâncias. Suas concentrações plasmáticas estão reduzidos por indução da CYP3A4.

Ver também *Carbamazepina ◀▶ Anticonvulsivantes.*

CARBAMAZEPINA ◀▶ TIOTIXENO

A carbamazepina pode aumentar de forma significativa a metabolização do tiotixeno, reduzindo a ação deste.

CARBAMAZEPINA ◀▶ TOPIRAMATO

A carbamazepina diminui a concentração sérica do topiramato por ser indutora de enzimas hepáticas, podendo ser necessário ajuste de dose. Há relatos de pacientes em uso da dose máxima de carbamazepina que, após iniciarem tratamento com topiramato, apresentaram sintomas de toxicidade.

Ver também *Carbamazepina ◀▶ Anticonvulsivantes.*

CARBAMAZEPINA ◀▶ TRAMADOL

A carbamazepina pode induzir o metabolismo do tramadol, diminuindo sua eficácia. O tramadol também pode aumentar o risco de convulsões. O uso da combinação não é recomendado.

CARBAMAZEPINA ◀▶ TRANILCIPROMINA

Ver *Carbamazepina ◀▶ IMAOs.*

CARBAMAZEPINA ◀▶ TRAZODONA

A carbamazepina pode diminuir as concentrações séricas da trazodona por indução enzimática. A trazodona pode aumentar a concentração sérica da carbamazepina. É recomendado monitoramento clínico e laboratorial.

CARBAMAZEPINA ◀▶ TUBERCULOSTÁTICOS

A rifampicina pode diminuir as concentrações plasmáticas da carbamazepina. No uso combinado de isoniazida e carbamazepina, pode ocorrer aumento das concentrações séricas do anticonvulsivante devido à possível competição no metabolismo hepático. Pode haver potencialização da hepatotoxicidade. É preciso monitorar as concentrações séricas, observando sinais de toxicidade por carbamazepina. Se necessário, diminuir suas doses ou trocar por outro anticonvulsivante.

CARBAMAZEPINA ◀▶ VALNOCTAMIDA

Ver *Valnoctamida ◀▶ Carbamazepina.*

CARBAMAZEPINA ◀▶ VARFARINA

A carbamazepina induz o metabolismo hepático da varfarina, resultando em diminuição de suas concentrações séricas. No uso combinado, deve-se controlar o tempo de protrombina e, se necessário, aumentar as doses de varfarina. Do mesmo modo, devem-se diminuir suas doses se houver retirada da carbamazepina.

CARBAMAZEPINA ◀▶ VERAPAMIL

Ver *Carbamazepina ◀▶ BCCs.*

CARBAMAZEPINA ◀▶ VILAZODONA

A carbamazepina pode diminuir a concentração sérica da vilazodona pela indução da CYP3A4. É recomendado monitorar a resposta terapêutica e considerar ajuste de dose.

CARBAMAZEPINA ◀▶ VILOXAZINA

Ver *Viloxazina ◀▶ Carbamazepina.*

CARBAMAZEPINA ◀▶ VORICONAZOL

A carbamazepina pode induzir o metabolismo do voriconazol. O uso concomitante é contraindicado e pode levar à falha terapêutica do voriconazol.

CARBAMAZEPINA ◀▶ VORTIOXETINA

A associação pode diminuir a concentração sérica de vortioxetina pelo aumento do metabolismo. Pode ser necessário ajuste de dose.

CARBAMAZEPINA ◀▶ XANTINAS

A cafeína não altera a farmacocinética da carbamazepina. A carbamazepina pode reduzir a concentração sérica da cafeína pela indução da CYP1A2.

CARBAMAZEPINA ⇔ ZALEPLONA

A carbamazepina reduz o efeito hipnótico da zaleplona por indução da enzima CYP3A4. É recomendado monitorar a resposta terapêutica e considerar ajuste de dose.

CARBAMAZEPINA ⇔ ZIPRASIDONA

A carbamazepina, um indutor da CYP3A4, pode reduzir a concentração sérica da ziprasidona.

CARBAMAZEPINA ⇔ ZOLPIDEM

Por induzir a CYP3A4, a carbamazepina pode aumentar o metabolismo do zolpidem, reduzindo seu efeito hipnótico.

CARBAMAZEPINA ⇔ ZONISAMIDA

Por ser um indutor da CYP3A4, a carbamazepina pode reduzir as concentrações séricas da zonisamida. Pode ser necessário o aumento da dose.

CARBAMAZEPINA ⇔ ZOPICLONA

A carbamazepina pode reduzir a concentração sérica da zopiclona. Também pode haver aumento de efeitos depressores do SNC.

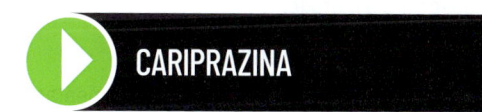

CARIPRAZINA

CARIPRAZINA ⇔ ÁLCOOL

O uso de álcool deve ser evitado ou limitado devido aos efeitos depressores do SNC.

CARIPRAZINA ⇔ BOSENTANO

Por induzir a CYP3A4, o bosentano pode reduzir a concentração sérica da cariprazina. O uso concomitante é contraindicado.

CARIPRAZINA ⇔ CARBAMAZEPINA

Por induzir a CYP3A4, a carbamazepina pode reduzir a concentração sérica da cariprazina. O uso concomitante é contraindicado.

CARIPRAZINA ⇔ CETOCONAZOL

Por ser um inibidor da CYP3A4, o cetoconazol pode aumentar a concentração sérica da cariprazina e de seus metabólitos ativos. Para pacientes em tratamento estável com cariprazina, é recomendado reduzir a dose para a metade.

CARIPRAZINA ⇔ CLARITROMICINA

Por inibir a CYP3A4, a claritromicina pode aumentar a concentração sérica da cariprazina e de seus metabólitos ativos. Para pacientes em tratamento estável com cariprazina, é recomendado reduzir a dose para a metade.

CARIPRAZINA ⇔ COBICISTATE

Por ser um inibidor da CYP3A4, o cobicistate pode aumentar a concentração sérica da cariprazina e de seus metabólitos ativos. Para pacientes em tratamento estável com cariprazina, é recomendado reduzir a dose para a metade.

CARIPRAZINA ⇔ DILTIAZEM

Por ser um inibidor moderado da CYP3A4, o diltiazem pode aumentar a concentração sérica da cariprazina e do seu metabólito ativo. É recomendado monitorar efeitos adversos e considerar ajuste de dose.

CARIPRAZINA ⇔ EFAVIRENZ

Por induzir a CYP3A4, a carbamazepina pode reduzir a concentração sérica da cariprazina. O uso concomitante é contraindicado.

CARIPRAZINA ⇔ ERITROMICINA

Por ser inibidor moderado da CYP3A4, a eritromicina pode aumentar a concentração sérica da cariprazina e do seu metabólito ativo. É recomendado monitorar efeitos adversos e considerar ajuste de dose.

CARIPRAZINA ⇔ ETRAVIRINA

Por induzir a CYP3A4, a etravirina pode reduzir a concentração sérica de cariprazina. O uso concomitante é contraindicado.

CARIPRAZINA ⇔ FENITOÍNA

Por induzir a CYP3A4, a fenitoína pode reduzir a concentração sérica da cariprazina. O uso concomitante é contraindicado.

CARIPRAZINA ⇔ FENOBARBITAL

Por induzir a CYP3A4, o fenobarbital pode reduzir a concentração sérica da cariprazina. O uso concomitante é contraindicado.

CARIPRAZINA ◆▶ FLUCONAZOL

Por ser um inibidor moderado da CYP3A4, o fluconazol pode aumentar a concentração sérica da cariprazina e do seu metabólito ativo. É recomendado monitorar efeitos adversos e considerar ajuste de dose.

CARIPRAZINA ◆▶ INDINAVIR

Por ser um inibidor da CYP3A4, o indinavir pode aumentar a concentração sérica da cariprazina e de seus metabólitos ativos. Para pacientes em tratamento estável com cariprazina, é recomendado reduzir a dose para a metade.

CARIPRAZINA ◆▶ ITRACONAZOL

Por ser um inibidor da CYP3A4, o itraconazol pode aumentar a concentração sérica da cariprazina e de seus metabólitos ativos. Para pacientes em tratamento estável com cariprazina, é recomendado reduzir a dose para a metade.

CARIPRAZINA ◆▶ LEVODOPA

A cariprazina pode antagonizar o efeito da levodopa. O uso concomitante deve ser evitado.

CARIPRAZINA ◆▶ MODAFINILA

Por induzir a CYP3A4, a modafinila pode reduzir a concentração sérica da cariprazina. O uso concomitante é contraindicado.

CARIPRAZINA ◆▶ NAFCILINA

Por induzir a CYP3A4, a nafcilina pode reduzir a concentração sérica da cariprazina. O uso concomitante é contraindicado.

CARIPRAZINA ◆▶ NEFAZODONA

Por inibir a CYP3A4, a nefazodona pode aumentar a concentração sérica da cariprazina e de seus metabólitos ativos. Para pacientes em tratamento estável com cariprazina, é recomendado reduzir a dose para a metade.

CARIPRAZINA ◆▶ NELFINAVIR

Por inibir a CYP3A4, o nelfinavir pode aumentar a concentração sérica da cariprazina e de seus metabólitos ativos. Para pacientes em tratamento estável com cariprazina, é recomendado reduzir a dose para a metade.

CARIPRAZINA ◆▶ POSACONAZOL

Por inibir a CYP3A4, o posaconazol pode aumentar a concentração sérica da cariprazina e de seus metabólitos ativos. Para pacientes em tratamento estável com cariprazina, é recomendado reduzir a dose para a metade.

CARIPRAZINA ◆▶ RIFAMPICINA

Por induzir a CYP3A4, a rifampicina pode reduzir a concentração sérica da cariprazina. O uso concomitante é contraindicado.

CARIPRAZINA ◆▶ RITONAVIR

Por inibir a CYP3A4, o ritonavir pode aumentar a concentração sérica da cariprazina e de seus metabólitos ativos. Para pacientes em tratamento estável com cariprazina, é recomendado reduzir a dose para a metade.

CARIPRAZINA ◆▶ SAQUINAVIR

Por inibir a CYP3A4, o saquinavir pode aumentar a concentração sérica da cariprazina e de seus metabólitos ativos. Para pacientes em tratamento estável com cariprazina, é recomendado reduzir a dose para a metade.

CARIPRAZINA ◆▶ TELAPREVIR

Por inibir a CYP3A4, o telaprevir pode aumentar a concentração sérica da cariprazina e de seus metabólitos ativos. Para pacientes em tratamento estável com cariprazina, é recomendado reduzir a dose para a metade.

CARIPRAZINA ◆▶ TELITROMICINA

Por inibir a CYP3A4, a telitromicina pode aumentar a concentração sérica da cariprazina e de seus metabólitos ativos. Para pacientes em tratamento estável com cariprazina, é recomendado reduzir a dose para a metade.

CARIPRAZINA ◆▶ VERAPAMIL

Por ser um inibidor moderado da CYP3A4, o verapamil pode aumentar a concentração sérica da cariprazina e do seu metabólito ativo. É recomendado monitorar efeitos adversos e considerar ajuste de dose.

CARIPRAZINA ◆▶ VORICONAZOL

Por inibir a CYP3A4, o voriconazol pode aumentar a concentração sérica da cariprazina e de seus metabólitos ativos. Para pacientes em tratamento estável com cariprazina, é recomendado reduzir a dose para a metade.

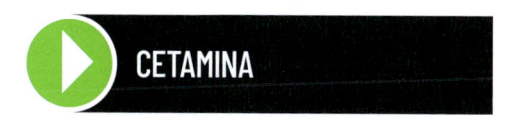

CETAMINA

A cetamina é metabolizada no fígado pela via microssomal enzimática da CYP (enzimas CYP2B6, CYP2C9 e CYP3A4). A via metabólica mais importante é a N-desmetilação, com posterior hidroxilação e glicuronidação, sendo seus metabólitos excretados pelas vias renal (90%) e biliar (5%).

CETAMINA ◀▶ ÁLCOOL
A combinação pode potencializar o efeito depressor do SNC do álcool. Recomenda-se monitorar a associação.

CETAMINA ◀▶ ANTIDEPRESSIVOS TRICÍCLICOS
Ver *Antidepressivos tricíclicos ◀▶ Cetamina.*

CETAMINA ◀▶ ANTIPSICÓTICOS
A cetamina pode potencializar os efeitos sedativos de APs. Deve-se monitorar a associação.

CETAMINA ◀▶ BZDs
Ver *BZDs ◀▶ Cetamina.*

CETAMINA ◀▶ HIDROXIZINA
A combinação pode potencializar depressão do SNC e aumentar o período de recuperação anestésica.

CETAMINA ◀▶ HORMÔNIOS TIREOIDIANOS
A combinação pode aumentar a PA e a FC.

CETAMINA ◀▶ MACONHA
A combinação pode potencializar o efeito depressor do SNC da *Cannabis*.

CETAMINA ◀▶ MEMANTINA
Essas substâncias aumentam a toxicidade uma da outra por sinergismo farmacodinâmico. A combinação é contraindicada.

CETAMINA ◀▶ MIRTAZAPINA
A cetamina pode potencializar os efeitos sedativos da mirtazapina. Deve-se monitorar a associação.

CETAMINA ◀▶ SELEGILINA
O uso é considerado contraindicado, pois há relatos de hipotensão e hipertensão.

CETAMINA ◀▶ TIOPENTAL
A cetamina pode aumentar os efeitos adversos/tóxicos do tiopental. Também pode haver antagonização dos efeitos terapêuticos.

CETAMINA ◀▶ TRANILCIPROMINA
A combinação é contraindicada. Já foram relatadas hipotensão e hipertensão.

CETAMINA ◀▶ TRAZODONA
A cetamina pode potencializar os efeitos sedativos da trazodona. É preciso monitorar a associação.

CETAMINA ◀▶ ZOLPIDEM
A cetamina pode potencializar os efeitos sedativos do zolpidem. Deve-se monitorar a associação.

CITALOPRAM

O citalopram é um inibidor discreto da CYP2D6 e um substrato maior da CYP3A4 e 2C19.

CITALOPRAM ◀▶ ACETAZOLAMIDA
A combinação aumenta o risco de hiponatremia e hipotensão ortostática. Deve-se monitorar a associação.

CITALOPRAM ◀▶ ÁCIDO ACETILSALICÍLICO
Pode haver potencialização do efeito antiplaquetário, com maior risco de sangramento gastrintestinal. Recomenda-se cautela.

CITALOPRAM ◀▶ ÁCIDO MEFENÂMICO
A combinação pode aumentar o risco de sangramento, devendo ser monitorada.

CITALOPRAM ◀▶ ÁCIDO VALPROICO
Há risco aumentado de SIADH, hiponatremia e outros efeitos colaterais. Deve-se monitorar a associação com dosagens de sódio sérico.

CITALOPRAM ◀▶ ÁLCOOL
O citalopram pode aumentar a sedação causada pelo álcool. Há risco de prejuízo psicomotor. É recomendado limitar ou evitar o consumo de álcool.

CITALOPRAM ◀▶ ALMOTRIPTANA

Há risco aumentado de síndrome serotonérgica. Recomenda-se evitar a associação, quando possível.

CITALOPRAM ◀▶ AMILORIDA

Ocorre aumento do risco de SIADH e hiponatremia. Também pode haver risco de hipotensão ortostática. Deve-se monitorar a associação.

CITALOPRAM ◀▶ AMIODARONA

Evidencia-se maior risco de prolongamento do intervalo QT. Deve-se evitar a combinação.

CITALOPRAM ◀▶ ANFETAMINAS

Pode haver potencialização de efeitos serotonérgicos e simpatomiméticos. Deve-se monitorar a associação.

CITALOPRAM ◀▶ ANTICOAGULANTES

Há aumento do risco de sangramento. É preciso cautela na administração conjunta.

CITALOPRAM ◀▶ ANTIDEPRESSIVOS TRICÍCLICOS

O citalopram pode aumentar a concentração sérica de ADTs, assim como os ADTs podem elevar a concentração sérica de citalopram. Pode haver maior risco de prolongamento do intervalo QT e de síndrome serotonérgica.

CITALOPRAM ◀▶ APOMORFINA

Há risco de prolongamento do intervalo QT. Deve-se fazer monitoramento com ECG.

CITALOPRAM ◀▶ ARIPIPRAZOL

Ver *Aripiprazol* ◀▶ *Citalopram*.

CITALOPRAM ◀▶ ATOMOXETINA

Ver *Atomoxetina* ◀▶ *Citalopram*.

CITALOPRAM ◀▶ AZITROMICINA

Há risco de prolongamento do intervalo QT. Deve-se fazer monitoramento com ECG.

CITALOPRAM ◀▶ BZDs

Ver *BZDs* ◀▶ *Citalopram*.

CITALOPRAM ◀▶ β-BLOQUEADORES

O citalopram aumenta a concentração sérica de agentes β-bloqueadores pela inibição da CYP2D6. É recomendado monitorar a função cardíaca.

CITALOPRAM ◀▶ BROMOCRIPTINA

Há aumento do risco de síndrome serotonérgica e do efeito hipoglicêmico. Recomenda-se cautela com o uso combinado.

CITALOPRAM ◀▶ BUSPIRONA

Ver *Buspirona* ◀▶ *Citalopram*.

CITALOPRAM ◀▶ CARBAMAZEPINA

Ver *Carbamazepina* ◀▶ *Citalopram*.

CITALOPRAM ◀▶ CETOCONAZOL

Pode haver maior risco de prolongamento do intervalo QT. Recomenda-se monitoramento com ECG.

CITALOPRAM ◀▶ CIMETIDINA

Recomenda-se monitorar a associação, pois pode aumentar os níveis de citalopram pela inibição da CYP2C19. Deve-se considerar ajuste de dose.

CITALOPRAM ◀▶ CIPROEPTADINA

A ciproeptadina pode reduzir os efeitos do citalopram.

CITALOPRAM ◀▶ CIPROFLOXACINO

Há risco de prolongamento do intervalo QT. Deve-se fazer monitoramento com ECG.

CITALOPRAM ◀▶ CISAPRIDA

Há risco de prolongamento do intervalo QT. Deve-se fazer monitoramento com ECG.

CITALOPRAM ◀▶ CLARITROMICINA

A combinação exige monitoramento com ECG, pois pode aumentar os níveis de citalopram pela inibição da CYP3A4 e o risco de prolongamento do intervalo QT.

CITALOPRAM ◀▶ CLORPROMAZINA

Há risco de prolongamento do intervalo QT. A combinação deve ser evitada.

CITALOPRAM ◆▶ CLOZAPINA

A combinação pode aumentar os níveis de clozapina. Há risco aumentado de síndrome serotonérgica e prolongamento do intervalo QT. É recomendado monitoramento clínico, laboratorial e com ECG.

CITALOPRAM ◆▶ DEXTROMETORFANO

Ambos os fármacos aumentam os níveis de serotonina. Há maior risco de síndrome serotonérgica. Deve-se evitar a combinação, quando possível.

CITALOPRAM ◆▶ DONEPEZILA

A combinação pode aumentar os níveis de donepezila. Também pode haver maior risco de prolongamento do intervalo QT. Maior monitoramento com ECG pode ser considerado para pacientes de risco.

CITALOPRAM ◆▶ DROPERIDOL

Ocorre aumento de risco de prolongamento do intervalo QT. Deve-se monitorar com ECG e estar atento à combinação. Também há maior risco de síndrome serotonérgica e SNM.

CITALOPRAM ◆▶ DULOXETINA

Há maior risco de síndrome serotonérgica e aumento do efeito antiplaquetário. Deve-se evitar a combinação, quando possível.

CITALOPRAM ◆▶ ERVAS DE AÇÃO CENTRAL

Deve-se evitar o uso concomitante de valeriana e erva-de-são-joão (hipérico) com citalopram. Há risco de potencialização de efeitos depressores do SNC e efeitos serotonérgicos com a combinação.

CITALOPRAM ◆▶ FLUFENAZINA

Pode haver maior risco de prolongamento do intervalo QT, efeitos serotonérgicos e SNM. Se o uso da associação for necessário, é recomendado monitoramento com ECG.

CITALOPRAM ◆▶ GALANTAMINA

Há um risco teórico de prolongamento do intervalo QT, pois os inibidores da acetilcolinesterase podem causar bradicardia e bloqueio. É recomendado monitorar efeitos adversos.

CITALOPRAM ◆▶ HALOPERIDOL

A combinação pode aumentar o risco de prolongamento do intervalo QT. Se o uso da associação for necessário, é recomendado monitoramento com ECG.

CITALOPRAM ◆▶ IMAOs

Há risco elevado de síndrome serotonérgica. Somente deve-se iniciar o citalopram após 14 dias da parada do IMAO. É contraindicada a combinação.

CITALOPRAM ◆▶ LAMOTRIGINA

Pode haver maior risco de efeitos adversos psicomotores e redução do limiar convulsivo. É recomendado monitorar os efeitos adversos e evitar o uso concomitante em pacientes com epilepsia instável.

CITALOPRAM ◆▶ LEVOMEPROMAZINA

Pode haver aumento de efeitos adversos associados aos APs, inclusive risco de SNM.

CITALOPRAM ◆▶ LÍTIO

Pode haver maior risco de efeitos adversos serotonérgicos e prolongamento do intervalo QT. É recomendado monitoramento clínico e laboratorial.

CITALOPRAM ◆▶ MEPERIDINA

Ambos aumentam os níveis de serotonina, podendo causar síndrome serotonérgica. Recomenda-se cautela com o uso combinado.

CITALOPRAM ◆▶ METADONA

O citalopram pode causar prolongamento dose-dependente do intervalo QT no ECG, o que pode ser potencializado pela combinação com metadona. Deve-se monitorar com ECG.

CITALOPRAM ◆▶ METILFENIDATO

Pode ocorrer aumento dos níveis de citalopram e de seus efeitos adversos serotonérgicos. É recomendado monitorar resposta terapêutica e efeitos adversos e considerar ajuste de dose.

CITALOPRAM ◆▶ METOCLOPRAMIDA

O uso combinado aumenta o risco de síndrome serotonérgica, prolongamento do intervalo QT e ECEs. Recomenda-se cautela com essa associação. Deve-se considerar maior monitoramento com ECG para pacientes de risco.

CITALOPRAM ◆▶ MIRTAZAPINA

Como ambas as substâncias aumentam os níveis de serotonina, pode ocorrer aumento de efeitos adversos serotonérgicos. Também pode haver maior risco de prolongamento do intervalo QT. Se o uso da associação for necessário, é recomendado monitoramento clínico e com ECG.

CITALOPRAM ◀▶ MODAFINILA

Na combinação de modafinila com citalopram, pode haver aumento da concentração plasmática do citalopram. O aumento da concentração sérica de citalopram pode elevar o risco de prolongamento do intervalo QT. Deve-se ter precaução com o uso concomitante.

CITALOPRAM ◀▶ OMEPRAZOL

Pode haver aumento das concentrações plasmáticas do citalopram pela inibição da CYP2C19. O aumento da concentração sérica de citalopram pode elevar o risco de prolongamento do intervalo QT. Devem-se considerar tratamentos alternativos. Se o uso da associação for necessário, é recomendado monitoramento clínico.

CITALOPRAM ◀▶ ONDANSETRONA

Há risco de prolongamento do intervalo QT e aumento de efeitos serotonérgicos. Recomenda-se monitorar a associação.

CITALOPRAM ◀▶ OPIOIDES

A combinação leva a aumento de risco de síndrome serotonérgica. Deve haver monitoramento.

CITALOPRAM ◀▶ OXCARBAZEPINA

A oxcarbazepina pode provocar aumento dos níveis de citalopram. Há maior risco também de prolongamento do intervalo QT. É recomendado monitorar efeitos adversos e considerar ajuste de dose.

CITALOPRAM ◀▶ PIMOZIDA

A administração conjunta leva a aumento do risco de prolongamento do intervalo QT. A combinação é contraindicada.

CITALOPRAM ◀▶ PROMETAZINA

Pode haver maior risco de prolongamento do intervalo QT. Em geral, o uso de citalopram em associação com outros fármacos que prolongam o intervalo QT não é recomendado. Se o uso da combinação for necessário, sugere-se monitoramento com ECG.

CITALOPRAM ◀▶ QUETIAPINA

Há maior risco de prolongamento do intervalo QT. Deve-se evitar a combinação do citalopram com outros fármacos que prolongam o intervalo QT. Também há maior risco de efeitos adversos serotonérgicos, que devem ser monitorados.

CITALOPRAM ◀▶ RISPERIDONA

Há maior risco de prolongamento do intervalo QT. Deve-se evitar a combinação do citalopram com outros fármacos que prolongam o intervalo QT. Também há maior risco de efeitos adversos serotonérgicos, que devem ser monitorados, e SNM.

CITALOPRAM ◀▶ SIBUTRAMINA

Pode haver potencialização do efeito antiplaquetário e dos efeitos serotonérgicos. Desaconselha-se a combinação.

CITALOPRAM ◀▶ SUMATRIPTANA

Ambos os fármacos aumentam os níveis de serotonina, potencializando o risco de efeitos adversos serotonérgicos.

CITALOPRAM ◀▶ TIORIDAZINA

Pode haver aumento da concentração sérica da tioridazina pela inibição da CYP2D6. Também há maior risco de prolongamento do intervalo QT e de arritmias. O uso da combinação é contraindicado.

CITALOPRAM ◀▶ TRAMADOL

Há risco maior de prolongamento do intervalo QT, síndrome serotonérgica e convulsões. O uso da combinação não é recomendado. Se for necessário, sugere-se cautela com a associação.

CITALOPRAM ◀▶ TRANILCIPROMINA

Ver *Citalopram* ◀▶ *IMAOs*.

CITALOPRAM ◀▶ TRAZODONA

A combinação pode aumentar os efeitos adversos serotonérgicos e o risco de prolongamento do intervalo QT. O uso da combinação não é recomendado, mas, se for necessário, sugere-se cautela.

CITALOPRAM ◀▶ TRIMEPRAZINA

Pode haver maior risco de prolongamento do intervalo QT. O uso do citalopram com fármacos que também prolongam o intervalo QT não é recomendado. Se o uso da associação for necessário, sugere-se monitoramento com ECG.

CITALOPRAM ◀▶ TRIPTOFANO

Ambos elevam os níveis de serotonina, podendo ocasionar aumento dos efeitos colaterais e síndrome serotonérgica. O uso da combinação deve ser evitado.

CITALOPRAM ◀▶ VARDENAFILA

Pode haver maior risco de prolongamento do intervalo QT. O uso do citalopram com fármacos que também prolongam o intervalo QT não é recomendado. Se o uso da associação for necessário, sugere-se monitoramento com ECG.

CITALOPRAM ◀▶ VARFARINA

Pode haver aumento do efeito anticoagulante. Recomenda-se monitorar o paciente com a combinação de ambas as substâncias.

CITALOPRAM ◀▶ VENLAFAXINA

Há aumento do risco de sintomas adversos serotonérgicos, efeitos antiplaquetários e prolongamento do intervalo QT com a combinação. O uso do citalopram com fármacos que também prolongam o intervalo QT não é recomendado. Se o uso da associação for necessário, sugere-se monitoramento com ECG.

CITALOPRAM ◀▶ ZIPRASIDONA

Há risco de prolongamento do intervalo QT. Deve-se evitar a combinação.

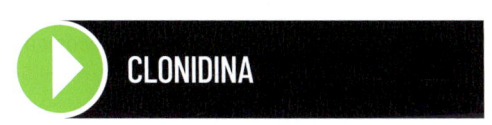

▶ CLONIDINA

O metabolismo da clonidina ainda é pouco conhecido, e ela é metabolizada pelo fígado.

CLONIDINA ◀▶ ÁLCOOL

O álcool associado à clonidina tem seus efeitos sedativos aumentados. É recomendado monitorar os efeitos adversos.

CLONIDINA ◀▶ ANESTÉSICOS

O uso associado de clonidina e anestésicos gerais potencializa a depressão do SNC.

CLONIDINA ◀▶ ANTIDEPRESSIVOS TRICÍCLICOS

Ver *Antidepressivos tricíclicos* ◀▶ *Clonidina*.

CLONIDINA ◀▶ ANTI-HIPERTENSIVOS

Quando administrada com outros agentes anti-hipertensivos, incluindo diuréticos, o efeito hipotensor da clonidina é potencializado. Esse efeito costuma ser vantajoso terapeuticamente; entretanto, ajuste de dose é necessário.

CLONIDINA ◀▶ ANTIPSICÓTICOS

Pode haver aumento dos efeitos sedativos e do risco de hipotensão postural. É recomendado monitorar os efeitos adversos.

CLONIDINA ◀▶ BARBITÚRICOS

A clonidina associada aos barbitúricos aumenta seus efeitos hipotensores e depressores do SNC. É recomendado monitorar os efeitos adversos.

CLONIDINA ◀▶ BZDs

Ver *BZDs* ◀▶ *Clonidina*.

CLONIDINA ◀▶ β-BLOQUEADORES

Pode ocorrer hipertensão grave na descontinuação abrupta da clonidina em pacientes em uso concomitante de β-bloqueadores, na troca de clonidina por β-bloqueadores e na descontinuação simultânea de ambas as substâncias. A descontinuação do β-bloqueador antes da clonidina pode diminuir a ocorrência de hipertensão de rebote. Pode ocorrer, ainda, aumento da bradicardia com o uso simultâneo de β-bloqueador e clonidina. Parece não haver diferenças significativas na interação da clonidina com β-bloqueador seletivo (p. ex., atenolol) ou não seletivo (p. ex., propranolol).

CLONIDINA ◀▶ BUSPIRONA

Ver *Buspirona* ◀▶ *Clonidina*.

CLONIDINA ◀▶ CIPROEPTADINA

Pode haver potencialização dos efeitos depressores do SNC. É recomendado monitorar os efeitos adversos.

CLONIDINA ⇄ CLORPROMAZINA
Pode haver potencialização de efeitos hipotensores e depressores do SNC. É recomendado monitorar os efeitos adversos.

CLONIDINA ⇄ CLOZAPINA
Há sinergismo farmacodinâmico aumentando o efeito hipotensor e depressor do SNC. Deve-se monitorar o uso concomitante com cautela.

CLONIDINA ⇄ DIGOXINA
Deve-se ter cuidado com potenciais efeitos aditivos, como bradicardia e bloqueio AV. É recomendado monitorar PA e FC.

CLONIDINA ⇄ FENOTIAZÍNICOS
Pode haver aumento dos efeitos sedativos, do risco de hipotensão postural e até de *delirium*. É recomendado monitorar os efeitos adversos.

CLONIDINA ⇄ GUANETIDINA
A clonidina e a guanetidina utilizadas em conjunto têm seus efeitos somados. Deve-se atentar para bradicardia.

CLONIDINA ⇄ HALOPERIDOL
Pode haver aumento dos efeitos hipotensores e depressores do SNC. É recomendado monitorar os efeitos adversos e considerar ajuste de dose.

CLONIDINA ⇄ IMAOs
Pode haver potencialização de efeitos hipotensores. É recomendado monitorar esses efeitos adversos.

CLONIDINA ⇄ IOIMBINA
A ioimbina pode antagonizar os efeitos hipotensores da clonidina. É recomendado monitorar a resposta terapêutica.

CLONIDINA ⇄ LEVODOPA
A administração conjunta pode reduzir a efetividade da levodopa. É recomendado monitorar a resposta terapêutica.

CLONIDINA ⇄ LEVOMEPROMAZINA
Pode haver aumento de efeitos depressores do SNC. Devem-se monitorar os efeitos adversos e considerar ajuste de dose.

CLONIDINA ⇄ LÍTIO
Pode haver aumento de efeitos hipotensores. É recomendado monitorar os efeitos adversos.

CLONIDINA ⇄ MAPROTILINA
Pode haver aumento de efeitos hipotensores e depressores do SNC. É recomendado monitorar os efeitos adversos.

CLONIDINA ⇄ METILFENIDATO
Há relatos de casos de cardiotoxicidade e morte súbita com a associação. É recomendado avaliar história cardiovascular, monitorar sinais vitais e considerar monitoramento com ECG em casos de doença cardíaca preexistente ou achados anormais no exame físico. Deve-se evitar a suspensão abrupta da clonidina e do metilfenidato para não potencializar alterações de FC e PA.

CLONIDINA ⇄ MIANSERINA
Pode haver aumento de efeitos depressores do SNC. É recomendado monitorar os efeitos adversos.

CLONIDINA ⇄ MIRTAZAPINA
Ambos os fármacos apresentam mecanismos de ação potencialmente opostos. Há relato de um caso de urgência hipertensiva. É recomendado monitorar a resposta terapêutica e considerar ajuste de dose.

CLONIDINA ⇄ MORFINA
Podem ocorrer aumento da depressão do SNC e potencialização dos efeitos hipotensores da clonidina. Deve-se administrar a associação com cuidado.

CLONIDINA ⇄ NEOSTIGMINA
Pode haver aumento da bradicardia. É recomendado monitorar a FC e a PA.

CLONIDINA ⇄ OLANZAPINA
Há potencial aumento do risco de hipotensão e efeitos depressores do SNC. É recomendado monitorar a PA.

CLONIDINA ⇄ PERICIAZINA
Pode haver aumento de efeitos depressores do SNC. É recomendado monitorar os efeitos adversos.

CLONIDINA ◀▶ RISPERIDONA

Com o uso associado, há potencial aumento do risco de hipotensão e efeitos depressores do SNC. É recomendado monitorar a PA.

CLONIDINA ◀▶ TOLAZOLINA

Pode haver aumento de efeitos hipotensores e risco de bloqueio do nodo AV. É recomendado monitorar os efeitos adversos.

CLONIDINA ◀▶ TRAZODONA

Pode haver aumento de efeitos hipotensores e depressores do SNC. É recomendado monitorar os efeitos adversos.

CLONIDINA ◀▶ VERAPAMIL

Há maior risco de bradicardia. É recomendado monitorar a FC e a PA.

CLONIDINA ◀▶ ZIPRASIDONA

A combinação pode aumentar efeitos hipotensores e depressores do SNC. É recomendado monitorar a PA.

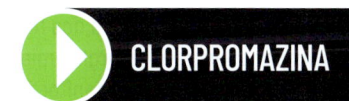

▶ CLORPROMAZINA

A clorpromazina é metabolizada, principalmente, pela enzima CYP2D6.

CLORPROMAZINA ◀▶ ÁCIDO VALPROICO

Ver *Ácido valproico ◀▶ Clorpromazina*.

CLORPROMAZINA ◀▶ ADRENALINA

O uso concomitante de adrenalina e fenotiazinas pode provocar hipotensão.

CLORPROMAZINA ◀▶ ÁLCOOL

Ocorre aumento dos efeitos depressores sobre o SNC de ambas as substâncias e, consequentemente, da sedação. Está bem documentado que, na associação com fenotiazinas, há efeitos adversos psicomotores. Pode haver, ainda, aumento dos ECEs. O uso de álcool deve ser evitado.

CLORPROMAZINA ◀▶ ALFUZOSINA

Com o uso combinado, pode ocorrer efeito aditivo no prolongamento do intervalo QT, aumentando o risco de arritmias malignas. Também pode haver potencialização de efeitos hipotensores. É recomendado monitorar esses efeitos adversos.

CLORPROMAZINA ◀▶ AMISSULPRIDA

Ver *Amissulprida ◀▶ Antipsicóticos*.

CLORPROMAZINA ◀▶ AMITRIPTILINA

A administração conjunta dos ADTs com clorpromazina pode resultar em aumento da concentração sérica de um ou ambos os fármacos, pela inibição competitiva da CYP2D6. Há maior risco de efeitos anticolinérgicos, efeitos depressores do SNC, redução do limiar convulsivo, SNM e prolongamento do intervalo QT. É recomendado monitorar os efeitos adversos.

CLORPROMAZINA ◀▶ ANFETAMINAS

APs podem diminuir o efeito estimulante das anfetaminas. Também pode haver redução do limiar convulsivo e efeitos arritmogênicos.

CLORPROMAZINA ◀▶ ANTICOLINÉRGICOS

A combinação pode aumentar os efeitos colaterais/tóxicos dos outros anticolinérgicos.

CLORPROMAZINA ◀▶ ANTIDEPRESSIVOS TRICÍCLICOS

Ver *Antidepressivos tricíclicos ◀▶ Clorpromazina*.

CLORPROMAZINA ◀▶ ANTIMALÁRICOS

Pode haver maior risco de prolongamento do intervalo QT com o uso associado de antimaláricos (cloroquina). O uso da combinação deve ser evitado, quando possível.

CLORPROMAZINA ◀▶ β-BLOQUEADORES

Pode haver inibição mútua do metabolismo dos fármacos pela inibição competitiva da CYP2D6. Pode haver efeitos aditivos, como hipotensão, bradicardia, *delirium* e convulsões. É recomendado monitorar efeitos adversos cardiovasculares e do SNC e considerar fármacos alternativos.

CLORPROMAZINA ◀▶ BIPERIDENO

O biperideno é utilizado com frequência associado aos APs, para combater seus ECEs. No entanto, com os APs que têm efeitos anticolinérgicos intensos, como a clorpromazina, pode ocorrer potencialização desses efeitos, levando a quadros tóxicos, com *delirium* e íleo paralítico. É recomendado monitorar esses efeitos adversos.

CLORPROMAZINA ◀▶ CAPTOPRIL (IECA)

A clorpromazina aumenta os efeitos hipotensores dos IECAs, podendo causar grave hipotensão postural. É recomendado monitorar esses efeitos adversos.

CLORPROMAZINA ◀▶ CARBAMAZEPINA

Ver *Carbamazepina ◀▶ Clorpromazina*.

CLORPROMAZINA ◀▶ CIMETIDINA

A cimetidina pode reduzir os efeitos terapêuticos da clorpromazina. Pode ser necessário ajuste de dose.

CLORPROMAZINA ◀▶ CIPROFLOXACINO

Pode ocorrer efeito aditivo no prolongamento do intervalo QT, aumentando o risco de arritmias malignas.

CLORPROMAZINA ◀▶ CLONAZEPAM

A associação de BZDs com clorpromazina provoca aumento da sedação e, eventualmente, depressão respiratória. Devem-se monitorar os efeitos adversos e considerar ajuste de dose.

CLORPROMAZINA ◀▶ CLONIDINA

Ver *Clonidina ◀▶ Clorpromazina*.

CLORPROMAZINA ◀▶ CLOZAPINA

Pode haver maior risco de efeitos adversos anticolinérgicos e cardiovasculares, incluindo prolongamento do intervalo QT. Devem-se considerar alternativas a essa combinação, quando possível.

CLORPROMAZINA ◀▶ DESMOPRESSINA

A combinação de clorpromazina com desmopressina pode aumentar os efeitos hiponatrêmicos. É recomendado monitorar os eletrólitos.

CLORPROMAZINA ◀▶ DIAZÓXIDO

A combinação de clorpromazina e diazóxido pode causar aumento do efeito hiperglicemiante. É recomendado monitorar a glicemia durante o tratamento. Também pode haver potencialização de efeitos hipotensores.

CLORPROMAZINA ◀▶ FENITOÍNA

Pode haver aumento do efeito da fenitoína e redução do efeito da clorpromazina. Devem-se monitorar sinais de toxicidade.

CLORPROMAZINA ◀▶ FUMO

A nicotina pode diminuir as concentrações séricas dos APs. É recomendado monitorar a resposta terapêutica e sinais de toxicidade quando o paciente para de fumar.

CLORPROMAZINA ◀▶ GUANETIDINA

A clorpromazina diminui os efeitos anti-hipertensivos da guanetidina. Portanto, deve-se evitar essa associação.

CLORPROMAZINA ◀▶ HALOPERIDOL

O haloperidol pode aumentar o efeito de prolongamento do intervalo QT da clorpromazina. Devem-se considerar fármacos alternativos a essa combinação.

CLORPROMAZINA ◀▶ HIPOGLICEMIANTES ORAIS

As fenotiazinas podem diminuir a eficácia dos hipoglicemiantes orais por causarem hiperglicemia e intolerância à glicose. É recomendado monitorar a glicemia.

CLORPROMAZINA ◀▶ IMIPRAMINA

A administração conjunta dos ADTs com clorpromazina pode resultar em aumento da concentração sérica de um ou ambos os fármacos pela inibição competitiva da CYP2D6. Há maior risco de efeitos anticolinérgicos, efeitos depressores do SNC e prolongamento do intervalo QT. É recomendado monitorar os efeitos adversos.

CLORPROMAZINA ◀▶ ISRSs

O uso concomitante de fenotiazinas e ISRSs pode aumentar os efeitos colaterais/tóxicos dos ISRSs — em especial, deve-se atentar para aumento do risco de síndrome serotonérgica e SNM. Também pode haver aumento das concentrações séricas de algumas fenotiazinas e ECEs com a associação a alguns ISRSs.

CLORPROMAZINA ◀▶ LAMOTRIGINA

Pode haver aumento de efeitos depressores do SNC.

CLORPROMAZINA ◆▶ LÍTIO

Pode haver redução da concentração sérica de clorpromazina. Há relatos de efeitos extrapiramidais e de alteração do estado mental. É recomendado monitorar a resposta terapêutica e os efeitos adversos.

CLORPROMAZINA ◆▶ LORAZEPAM

A associação de BZDs com clorpromazina provoca aumento da sedação e, eventualmente, depressão respiratória. É recomendado monitorar esses efeitos adversos.

CLORPROMAZINA ◆▶ MACONHA

Pode haver maior risco de depressão respiratória e efeitos depressores do SNC. A associação também pode causar taquicardia. É recomendado monitorar esses efeitos adversos.

CLORPROMAZINA ◆▶ PIPERAZINA

A combinação de piperazina e clorpromazina pode aumentar o risco de ocorrerem convulsões.

CLORPROMAZINA ◆▶ PROMETAZINA

Pode haver aumento de efeitos anticolinérgicos e depressores do SNC. É recomendado monitorar os efeitos adversos.

CLORPROMAZINA ◆▶ RISPERIDONA

Pode haver aumento de efeitos anticolinérgicos, efeitos depressores do SNC e prolongamento do intervalo QT. Devem-se considerar fármacos alternativos a essa associação.

CLORPROMAZINA ◆▶ SULPIRIDA

Pode ocorrer aumento dos efeitos adversos/toxicidade da sulpirida. Deve-se evitar a associação.

CLORPROMAZINA ◆▶ TAMOXIFENO

A associação pode aumentar o risco de prolongamento do intervalo QT. É recomendado monitoramento clínico.

CLORPROMAZINA ◆▶ TIORIDAZINA

Pode haver aumento da concentração plasmática de ambos os fármacos pela inibição competitiva da CYP2D6. Por consequência, há maior risco de efeitos depressores do SNC e de prolongamento do intervalo QT. A associação é contraindicada.

CLORPROMAZINA ◆▶ TRAMADOL

Pode haver maior risco de constipação, efeitos depressores do SNC e depressão respiratória.

CLORPROMAZINA ◆▶ TRAZODONA

Há risco de mais efeitos depressores do SNC, SNM e prolongamento do intervalo QT. Se o uso da associação for necessário, é recomendado monitoramento clínico.

CLORPROMAZINA ◆▶ ZIPRASIDONA

A clorpromazina pode aumentar o efeito de prolongamento do intervalo QTc da ziprasidona. A associação deve ser evitada.

CLORPROMAZINA ◆▶ ZOLPIDEM

Há risco de sedação excessiva e depressão respiratória com a combinação de clorpromazina e zolpidem. É recomendado monitorar esses efeitos adversos.

CLORPROMAZINA ◆▶ ZOPICLONA

Há risco de sedação excessiva com a combinação de clorpromazina e zopiclona. É recomendado monitorar esses efeitos adversos.

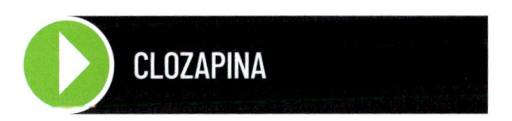

▶ CLOZAPINA

A clozapina é um substrato para várias isoenzimas da CYP, em particular 1A2, 2D6 e 3A4.

CLOZAPINA ◆▶ ÁCIDO VALPROICO/VALPROATO DE SÓDIO

Ver *Ácido valproico* ◆▶ *Clozapina*.

CLOZAPINA ◆▶ ÁLCOOL

Álcool administrado com clozapina aumenta os riscos de sedação. O consumo de álcool deve ser evitado ou limitado.

CLOZAPINA ◆▶ ANTICOLINÉRGICOS

Pode ocorrer potencialização dos efeitos, pois muitos APs também são anticolinérgicos. Pode haver desde pequenos prejuízos da memória até alterações cognitivas importantes, hipertermia e psicose atropínica, que se manifesta sob a forma de *delirium*.

CLOZAPINA ⇄ ANTIDEPRESSIVOS TRICÍCLICOS

Ver *Antidepressivos tricíclicos* ⇄ *Clozapina*.

CLOZAPINA ⇄ ANTIPSICÓTICOS

O uso combinado de clozapina e APs de alta potência leva a maior risco de ECEs, discinesia tardia, prolongamento do intervalo QT e SNM. Deve-se evitar a combinação com tioridazina e ter cautela na associação com clorpromazina devido ao risco aumentado de granulocitopenia e prolongamento do intervalo QT.

CLOZAPINA ⇄ ANTITIREOIDIANOS

Há relatos de agranulocitose com o uso associado de antitireoidianos. Recomenda-se evitar a combinação com clozapina devido ao aumento do risco de ocorrerem esses graves efeitos adversos.

CLOZAPINA ⇄ BZDs

Ver *BZDs* ⇄ *Clozapina*.

CLOZAPINA ⇄ BIPERIDENO

Ver *Biperideno* ⇄ *Clozapina*.

CLOZAPINA ⇄ BUSPIRONA

Ver *Buspirona* ⇄ *Clozapina*.

CLOZAPINA ⇄ CAFEÍNA

A cafeína pode elevar as concentrações séricas da clozapina, aumentando o risco de toxicidade.

CLOZAPINA ⇄ CAPTOPRIL (IECA)

A combinação pode aumentar o risco de hipotensão.

CLOZAPINA ⇄ CARBAMAZEPINA

Ver *Carbamazepina* ⇄ *Clozapina*.

CLOZAPINA ⇄ CETOCONAZOL

O cetoconazol pode aumentar a concentração sérica de clozapina pela inibição da CYP3A4. Há maior risco de prolongamento do intervalo QT e de outros sinais de toxicidade. É recomendado monitorar os efeitos adversos.

CLOZAPINA ⇄ CIMETIDINA

Pode ocorrer aumento das concentrações plasmáticas de clozapina. Recomenda-se utilizar a ranitidina, quando necessário.

CLOZAPINA ⇄ CIPROFLOXACINO

Pode ocorrer elevação das concentrações plasmáticas de clozapina, aumentando o risco de efeitos adversos. Há maior risco de prolongamento do intervalo QT. É recomendado monitorar sinais de toxicidade e considerar ajuste de dose.

CLOZAPINA ⇄ CLOMIPRAMINA

A combinação aumenta o risco de depressão do SNC, arritmias, prolongamento do intervalo QT, efeitos anticolinérgicos e convulsões. O uso da associação deve ser evitado, quando possível.

CLOZAPINA ⇄ CLONIDINA

Ver *Clonidina* ⇄ *Clozapina*.

CLOZAPINA ⇄ CLORPROMAZINA

Ver *Clorpromazina* ⇄ *Clozapina*.

CLOZAPINA ⇄ DILTIAZEM

A combinação leva ao aumento da concentração sérica da clozapina, com maior risco de efeitos colaterais, bem como a maior risco de hipotensão. É recomendado monitorar sinais de toxicidade.

CLOZAPINA ⇄ DIPIRONA

A dipirona pode aumentar a concentração sérica da clozapina. É recomendado monitorar sinais de toxicidade.

CLOZAPINA ⇄ DONEPEZILA

A combinação pode diminuir a ação da donepezila. É recomendado monitorar a resposta terapêutica.

CLOZAPINA ⇄ ERITROMICINA

Ocorre aumento da concentração sérica da clozapina com o uso combinado. Há maior risco de prolongamento do intervalo QT e de outros sinais de toxicidade, que devem ser monitorados.

CLOZAPINA ⇄ ESCITALOPRAM

Há risco aumentado de síndrome serotonérgica e prolongamento do intervalo QT. É recomendado monitorar sinais de toxicidade.

CLOZAPINA ⇄ FENELZINA

Pode ocorrer aumento da sedação e dos efeitos anticolinérgicos. É recomendado monitorar os efeitos adversos.

CLOZAPINA ◀▶ FENITOÍNA

A fenitoína pode causar redução importante nas concentrações séricas da clozapina. É recomendado monitoramento clínico e laboratorial.

CLOZAPINA ◀▶ FENOBARBITAL

A combinação leva ao aumento do risco de depressão do SNC e à diminuição da concentração sérica da clozapina. É recomendado monitorar resposta terapêutica e efeitos adversos.

CLOZAPINA ◀▶ FLECAINIDA

Há maior risco de arritmias e prolongamento do intervalo QT. É recomendado monitorar os efeitos adversos.

CLOZAPINA ◀▶ FLUCONAZOL

Há maior risco de arritmias e prolongamento do intervalo QT. É recomendado monitorar os efeitos adversos.

CLOZAPINA ◀▶ FLUOXETINA

Há aumento significativo das concentrações séricas da clozapina, via inibição da CYP2D6, com consequente aumento da toxicidade. Deve-se ajustar a dose de clozapina, quando necessário.

CLOZAPINA ◀▶ FLUVOXAMINA

O uso combinado induz aumento significativo das concentrações séricas da clozapina, com consequente aumento da toxicidade. É preciso ajustar a dose de clozapina, quando necessário.

CLOZAPINA ◀▶ FUMO

O fumo diminui de forma significativa os níveis de clozapina, proporcionalmente ao número de cigarros fumados. Deve-se monitorar a dose se ocorrer diminuição ou aumento da quantidade de cigarros utilizados.

CLOZAPINA ◀▶ INTERFERON

Há possível aumento do risco de mielossupressão.

CLOZAPINA ◀▶ LÍTIO

A combinação aumenta o risco de reações adversas do SNC e de prolongamento do intervalo QT. É recomendado monitorar efeitos adversos.

CLOZAPINA ◀▶ MODAFINILA

A clozapina, por ser metabolizada pela CYP2C19, pode ter suas concentrações séricas elevadas e sua metabolização retardada. O monitoramento da toxicidade é necessário.

CLOZAPINA ◀▶ OMEPRAZOL

A combinação pode diminuir as concentrações séricas de clozapina. É recomendado monitorar a resposta terapêutica e a concentração sérica. Como alternativa, pode-se usar o pantoprazol.

CLOZAPINA ◀▶ ONDANSETRONA

A combinação pode aumentar o risco de prolongamento do intervalo QT e de arritmias cardíacas. É recomendado monitoramento clínico.

CLOZAPINA ◀▶ PAROXETINA

A combinação pode aumentar as concentrações séricas de clozapina e, consequentemente, os efeitos adversos. É recomendado monitorar sinais de toxicidade.

CLOZAPINA ◀▶ RIFAMPICINA

A combinação pode reduzir as concentrações séricas e a eficácia da clozapina.

CLOZAPINA ◀▶ RITONAVIR

Há aumento dos níveis da clozapina, com risco de toxicidade.

CLOZAPINA ◀▶ RIVASTIGMINA

A combinação pode diminuir a eficácia da rivastigmina. O uso da associação deve ser evitado, quando possível.

CLOZAPINA ◀▶ SERTRALINA

Pode haver maior risco de síndrome serotonérgica e prolongamento do intervalo QT. É recomendado monitorar os efeitos adversos.

CLOZAPINA ◀▶ TACRINA

A combinação pode diminuir a eficácia da tacrina. O uso da associação deve ser evitado quando possível.

CLOZAPINA ◀▶ TRAMADOL

A combinação aumenta o risco de depressão do SNC.

CLOZAPINA ◀▶ TRANILCIPROMINA

A combinação aumenta o risco de sedação e efeitos anticolinérgicos. É recomendado monitorar os efeitos adversos.

CLOZAPINA ◀▶ VENLAFAXINA

Há maior risco de síndrome serotonérgica e prolongamento do intervalo QT. É recomendado monitorar os efeitos adversos.

CLOZAPINA ◀▶ VILOXAZINA

Ver *Viloxazina* ◀▶ *Clozapina*.

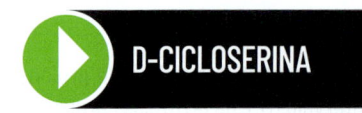

D-CICLOSERINA

D-CICLOSERINA ◀▶ ÁLCOOL

O álcool potencializa a redução do limiar convulsivo causada pela D-cicloserina e outros efeitos neurotóxicos, sendo contraindicado o uso associado.

D-CICLOSERINA ◀▶ ETIONAMIDA

A etionamida pode potencializar os efeitos neurotóxicos da D-cicloserina quando utilizadas em combinação.

D-CICLOSERINA ◀▶ FENITOÍNA

A D-cicloserina inibe o metabolismo hepático da fenitoína, podendo aumentar sua concentração sérica.

D-CICLOSERINA ◀▶ ISONIAZIDA

O uso associado pode aumentar a incidência de efeitos sobre o SNC, como sonolência e tontura. Ajustes de doses podem ser necessários, e os pacientes devem ser cuidadosamente monitorados para toxicidade neurológica.

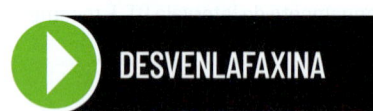

DESVENLAFAXINA

A desvenlafaxina apresenta poucas interações medicamentosas. Ela é fracamente metabolizada pela CYP3A4 e, ao contrário da venlafaxina, pouco metabolizada pela CYP2D6. Quase metade de sua dosagem sérica é excretada inalterada pela urina.

DESVENLAFAXINA ◀▶ ÁLCOOL

O uso de desvenlafaxina parece não aumentar o prejuízo das habilidades mentais e motoras causado pelo etanol. Entretanto, assim como ocorre com todas as substâncias que atuam sobre o SNC, os pacientes devem evitar o consumo de álcool ao utilizar desvenlafaxina.

DESVENLAFAXINA ◀▶ AINEs

A associação de desvenlafaxina aos AINEs pode levar a alterações na hemostase, aumentando o risco de sangramentos. É recomendado monitorar sinais de sangramento.

DESVENLAFAXINA ◀▶ ATOMOXETINA

Ver *Atomoxetina* ◀▶ *Desvenlafaxina*.

DESVENLAFAXINA ◀▶ CETOCONAZOL

A concentração sérica de desvenlafaxina pode ser aumentada quando administrada com cetoconazol.

DESVENLAFAXINA ◀▶ ERVAS DE AÇÃO CENTRAL

Com base no conhecido mecanismo de ação da desvenlafaxina e no potencial para síndrome serotonérgica, aconselha-se cautela quando administrada com outros agentes serotonérgicos, como a erva-de-são-joão.

DESVENLAFAXINA ◀▶ IMAOs

O uso concomitante desses fármacos é contraindicado devido ao risco de síndrome serotonérgica. É recomendado um intervalo de 14 dias entre a suspensão de um IMAO e o início do tratamento com desvenlafaxina.

DESVENLAFAXINA ◀▶ ISRSs

Com base no mecanismo de ação da desvenlafaxina e no potencial para síndrome serotonérgica e efeitos antiplaquetários, aconselha-se cautela quando a desvenlafaxina for administrada com outros agentes serotonérgicos.

DESVENLAFAXINA ◀▶ LÍTIO

Com base no mecanismo de ação da desvenlafaxina e no potencial para síndrome serotonérgica, aconselha-se cautela quando ela for administrada com outros agentes serotonérgicos.

DESVENLAFAXINA ◀▶ METOPROLOL

A concentração sérica de metoprolol pode estar aumentada com a associação.

DESVENLAFAXINA ◆▶ MIDAZOLAM

A concentração sérica de midazolam pode estar diminuída.

DESVENLAFAXINA ◆▶ TRAMADOL

Pode haver aumento no risco de convulsões e de efeitos serotonérgicos com a combinação, que deve ser evitada, quando possível.

DESVENLAFAXINA ◆▶ TRIPTANAS

Com base no conhecido mecanismo de ação da desvenlafaxina e no potencial para síndrome serotonérgica, aconselha-se cautela quando ela for administrada com outros agentes serotonérgicos.

DESVENLAFAXINA ◆▶ VARFARINA

Há maior risco de sangramento em casos de coadministração de IRSNs e ISRSs com varfarina. Pacientes recebendo terapia com varfarina devem ser cuidadosamente monitorados quando a terapia com desvenlafaxina é iniciada ou descontinuada.

DEUTETRABENAZINA

DEUTETRABENAZINA ◆▶ ÁLCOOL

Pode haver potencialização de efeitos depressores do SNC.

DEUTETRABENAZINA ◆▶ AMIODARONA

O uso deve ser evitado, quando possível, devido ao maior risco de prolongamento do intervalo QT; no entanto, se for necessário, é recomendado monitoramento clínico.

DEUTETRABENAZINA ◆▶ ANTIPSICÓTICOS

Há maior risco de efeitos colaterais extrapiramidais e de prolongamento do intervalo QT.

DEUTETRABENAZINA ◆▶ BUPROPIONA

Por inibir a CYP2D6, a fluoxetina pode elevar a concentração sérica dos metabólitos ativos da deutetrabenazina, aumentando o risco de efeitos adversos, incluindo prolongamento do intervalo QT. A dose máxima recomendada da deutetrabenazina é de 18 mg/dose e 36 mg/dia. É recomendado monitorar efeitos adversos e considerar monitoramento do intervalo QT.

DEUTETRABENAZINA ◆▶ FLUOXETINA

Por inibir a CYP2D6, a fluoxetina pode aumentar a concentração sérica dos metabólitos ativos da deutetrabenazina, aumentando o risco de efeitos adversos, incluindo prolongamento do intervalo QT. A dose máxima recomendada da deutetrabenazina é de 18 mg/dose e 36 mg/dia. É recomendado monitorar efeitos adversos e considerar monitoramento do intervalo QT.

DEUTETRABENAZINA ◆▶ INIBIDORES DA MAO

O uso concomitante é contraindicado. É recomendado um intervalo de 14 dias entre a suspensão do inibidor da MAO e a prescrição de deutetrabenazina.

DEUTETRABENAZINA ◆▶ MOXIFLOXACINO

O uso deve ser evitado, quando possível, devido ao maior risco de prolongamento do intervalo QT; caso seja necessário, é recomendado monitoramento clínico.

DEUTETRABENAZINA ◆▶ PAROXETINA

Por inibir a CYP2D6, a paroxetina pode aumentar a concentração sérica dos metabólitos ativos da deutetrabenazina, aumentando o risco de efeitos adversos, incluindo prolongamento do intervalo QT. A dose máxima recomendada da deutetrabenazina é de 18 mg/dose e 36 mg/dia. É sugerido monitorar efeitos adversos e considerar monitoramento do intervalo QT.

DEUTETRABENAZINA ◆▶ PROCAINAMIDA

O uso deve ser evitado, quando possível, devido ao maior risco de prolongamento do intervalo QT; no entanto, se for necessário, é recomendado monitoramento clínico.

DEUTETRABENAZINA ◆▶ QUINIDINA

Por inibir a CYP2D6, a quinidina pode aumentar a concentração sérica dos metabólitos ativos da deutetrabenazina, aumentando o risco de efeitos adversos, incluindo prolongamento do intervalo QT. O uso concomitante deve ser evitado, quando possível. Se for necessário, a dose máxima recomendada da deutetrabenazina é de

18 mg/dose e 36 mg/dia. É sugerido monitorar efeitos adversos.

DEUTETRABENAZINA ◀▶ RESERPINA

A deutetrabenazina e a reserpina podem ter efeitos aditivos na coadministração. A reserpina se liga irreversivelmente ao VMAT2, e seu efeito dura vários dias. O uso concomitante é contraindicado. É recomendado um intervalo de 20 dias entre a suspensão da reserpina e a prescrição de deutetrabenazina. Também é recomendado aguardar o retorno da coreia antes de iniciar a deutetrabenazina.

DEUTETRABENAZINA ◀▶ SOTALOL

O uso deve ser evitado, quando possível, devido ao maior risco de prolongamento do intervalo QT. Se for necessário, é recomendado monitoramento clínico.

DEUTETRABENAZINA ◀▶ TETRABENAZINA

Por terem efeitos aditivos, o uso concomitante é contraindicado.

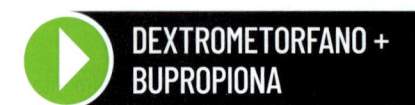

▶ DEXTROMETORFANO + BUPROPIONA

DEXTROMETORFANO + BUPROPIONA ◀▶ ÁLCOOL

A bupropiona pode aumentar os efeitos adversos neuropsiquiátricos ou reduzir a tolerância ao álcool. O uso de álcool deve ser reduzido ou evitado.

DEXTROMETORFANO + BUPROPIONA ◀▶ AMANTADINA

Foi relatada toxicidade do SNC no uso concomitante com fármacos dopaminérgicos, incluindo agitação, tremor, ataxia, vertigem e tontura. Recomenda-se cautela no uso da combinação.

DEXTROMETORFANO + BUPROPIONA ◀▶ ANTIDEPRESSIVOS TRICÍCLICOS

Pode haver potencialização do risco de convulsão associado à bupropiona. A bupropiona pode aumentar a concentração sérica dos ADTs pela inibição da CYP2D6. Recomenda-se cautela no uso concomitante.

DEXTROMETORFANO + BUPROPIONA ◀▶ DIGOXINA

Pode haver redução das concentrações plasmáticas de digoxina. É recomendado monitorar a concentração sérica de digoxina.

DEXTROMETORFANO + BUPROPIONA ◀▶ INIBIDORES DA MAO

O uso concomitante com IMAOs (incluindo linezolida e azul de metileno) é contraindicado devido ao risco aumentado de crise hipertensiva e síndrome serotonérgica. É indicado um intervalo de 14 dias entre a suspensão de um fármaco e o início de outro.

DEXTROMETORFANO + BUPROPIONA ◀▶ INDUTORES DA CYP2B6

Pode haver redução da concentração sérica de dextrometorfano + bupropiona. O uso concomitante deve ser evitado.

DEXTROMETORFANO + BUPROPIONA ◀▶ INIBIDORES SELETIVOS DA RECAPTAÇÃO DE SEROTONINA

Por inibirem a CYP2D6, os ISRSs aumentam a concentração sérica de dextrometorfano. Também há maior risco de síndrome serotonérgica. É recomendado monitorar efeitos adversos e considerar ajuste de dose.

DEXTROMETORFANO + BUPROPIONA ◀▶ LEVODOPA

Foi relatada toxicidade do SNC no uso concomitante com fármacos dopaminérgicos, incluindo agitação, tremor, ataxia, vertigem e tontura. Recomenda-se cautela no uso da combinação.

DEXTROMETORFANO + BUPROPIONA ◀▶ SUBSTRATOS DA CYP2D6

Dextrometorfano + bupropiona podem aumentar a exposição a fármacos que são substratos da CYP2D6. Pode ser necessário ajuste de dose.

DEXTROMETORFANO + BUPROPIONA ◀▶ TAMOXIFENO

Por inibir a CYP2D6, a bupropiona pode reduzir a concentração sérica dos metabólitos ativos do tamoxifeno. O uso concomitante deve ser evitado.

DISSULFIRAM

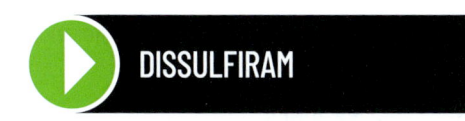

DISSULFIRAM ◀▶ ÁLCOOL

O dissulfiram é uma substância utilizada no tratamento do alcoolismo, provocando uma série de efeitos colaterais muito desagradáveis caso o paciente ingira álcool e substâncias que o contenham. Podem ocorrer, inclusive, reações adversas graves, quadros como hepatite e infarto do miocárdio. O uso de álcool é contraindicado.

DISSULFIRAM ◀▶ AMITRIPTILINA

Ver *Antidepressivos tricíclicos* ◀▶ *Dissulfiram*.

DISSULFIRAM ◀▶ ANTICOAGULANTES ORAIS

O dissulfiram aumenta o efeito anticoagulante. É recomendado monitorar sinais de sangramento.

DISSULFIRAM ◀▶ ANTIDEPRESSIVOS TRICÍCLICOS

Ver *Antidepressivos tricíclicos* ◀▶ *Dissulfiram*.

DISSULFIRAM ◀▶ ANTIPSICÓTICOS

O dissulfiram pode reduzir a ação terapêutica da perfenazina.

DISSULFIRAM ◀▶ ANTIRRETROVIRAIS

Alguns medicamentos dessa classe são manufaturados em preparações líquidas que contêm álcool (p. ex., ritonavir e lopinavir-ritonavir). Mesmo que a quantidade de álcool seja mínima, pode ocorrer uma reação do tipo antabuse.

DISSULFIRAM ◀▶ BZDs

Ver *BZDs* ◀▶ *Dissulfiram*.

DISSULFIRAM ◀▶ CAFEÍNA

O dissulfiram pode reduzir a depuração da cafeína e aumentar seus efeitos estimulantes e cardiovasculares.

DISSULFIRAM ◀▶ CICLOSPORINA

A ciclosporina apresenta álcool em sua formulação. A ingestão de dissulfiram pode desencadear um efeito antabuse ou dissulfiram-*like* em pacientes em uso de ciclosporina.

DISSULFIRAM ◀▶ CISPLATINA

O dissulfiram aumenta o risco de neuropatia periférica com a cisplatina. É recomendado monitorar esse efeito adverso.

DISSULFIRAM ◀▶ COCAÍNA

O tratamento com dissulfiram aumenta a concentração plasmática de cocaína.

DISSULFIRAM ◀▶ COLCHICINA

Há maior risco de neuropatia periférica com a associação. É recomendado monitorar esse efeito adverso.

DISSULFIRAM ◀▶ FENITOÍNA

O dissulfiram, quando associado à fenitoína, pode acarretar um quadro de intoxicação, via inibição da metabolização desse fármaco. A concentração sérica da fenitoína deve ser monitorada antes e depois do início do tratamento concomitante. Ajuste de dose deverá ser realizado, se necessário.

DISSULFIRAM ◀▶ IMAOs

Há um relato de caso de *delirium* com a associação de dissulfiram e tranilcipromina. É recomendado monitorar a ocorrência de efeitos adversos no SNC em pacientes fazendo uso da associação.

DISSULFIRAM ◀▶ ISONIAZIDA

Incoordenação motora e confusão mental podem surgir com a associação dessas substâncias em função do potencial neurotóxico de ambas.

DISSULFIRAM ◀▶ MACONHA

Reações hipomaníacas já foram descritas em pacientes utilizando maconha e dissulfiram.

DISSULFIRAM ◀▶ METRONIDAZOL

Essa interação pode provocar alteração mental aguda e alteração do comportamento, com sintomas psicóticos. O mecanismo é desconhecido. O uso da associação é contraindicado.

DISSULFIRAM ◀▶ NALTREXONA

Ambas as substâncias são hepatotóxicas, de modo que se deve evitar o uso combinado.

DISSULFIRAM ◀▶ OMEPRAZOL

Há relatos de casos de confusão e desorientação com o uso da combinação.

DISSULFIRAM ◀▶ PARALDEÍDO

O dissulfiram não deve ser administrado concomitantemente com paraldeído, porque este último, assim como o álcool, é metabolizado em acetaldeído no fígado.

DISSULFIRAM ◀▶ SERTRALINA

O uso é contraindicado, pois a sertralina contém álcool em sua formulação.

DISSULFIRAM ◀▶ TEOFILINA

O dissulfiram pode diminuir o metabolismo da teofilina, aumentando as concentrações séricas desta, bem como seu potencial tóxico. É recomendado monitorar sinais de toxicidade.

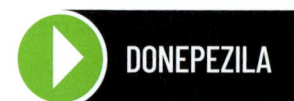

DONEPEZILA

A donepezila é metabolizada pelas enzimas CYP2D6 e 3A4 e sofre glicuronidação hepática. Tem ligação com proteínas plasmáticas.

DONEPEZILA ◀▶ AMITRIPTILINA

A donepezila intensifica — e a amitriptilina bloqueia — a transmissão e os efeitos colinérgicos, ou seja, um reduz o efeito terapêutico do outro.

Ver também *Antidepressivos tricíclicos ◀▶ Donepezila*.

DONEPEZILA ◀▶ ANTICOLINÉRGICOS

Pode ocorrer redução dos efeitos de ambas as medicações.

DONEPEZILA ◀▶ ANTIDEPRESSIVOS TRICÍCLICOS

Ver *Antidepressivos tricíclicos ◀▶ Donepezila*.
Ver *Donepezila ◀▶ Amitriptilina*.

DONEPEZILA ◀▶ ANTIFÚNGICOS

Os antifúngicos (cetoconazol, fluconazol, terbinafina) inibem o metabolismo hepático da donepezila, aumentando sua concentração sérica, gerando risco de efeitos adversos colinérgicos.

DONEPEZILA ◀▶ AINEs

O uso concomitante dessas medicações pode exacerbar os efeitos adversos dos AINEs, aumentando o risco de sangramento gastrintestinal.

DONEPEZILA ◀▶ ANTIPSICÓTICOS

Os inibidores da acetilcolinesterase podem aumentar os efeitos neurotóxicos dos APs, devendo-se monitorar o surgimento de efeitos extrapiramidais.

DONEPEZILA ◀▶ ATRACÚRIO

Foi relatado o caso de um paciente que utilizava donepezila e que, durante o procedimento anestésico, não teve o efeito esperado mesmo com altas doses de atracúrio.

DONEPEZILA ◀▶ β-BLOQUEADORES

Os inibidores da acetilcolinesterase podem aumentar o efeito de bradicardia dos β-bloqueadores.

DONEPEZILA ◀▶ BROMPERIDOL

Um reduz o efeito terapêutico do outro. Há relatos de que os inibidores da acetilcolinesterase aumentam a neurotoxicidade dos APs.

DONEPEZILA ◀▶ CARBAMAZEPINA

Ver *Carbamazepina ◀▶ Donepezila*.

DONEPEZILA ◀▶ CISAPRIDA

São duas medicações associadas ao prolongamento do intervalo QT, sendo esses efeitos somados. Devem-se monitorar prolongamento de QT e arritmias ventriculares, incluindo *torsades de pointes*.

DONEPEZILA ◀▶ CITALOPRAM

Ver *Citalopram ◀▶ Donepezila*.

DONEPEZILA ◀▶ CLOZAPINA

Ver *Clozapina ◀▶ Donepezila*.

DONEPEZILA ◀▶ DEXAMETASONA

Os corticosteroides têm potencial para aumentar os efeitos tóxicos dos inibidores da acetilcolinesterase. Além disso, é possível ocorrer fraqueza muscular de forma mais intensa.

DONEPEZILA ◆▶ ERITROMICINA

A eritromicina pode aumentar de forma significativa a concentração sérica da donepezila.

DONEPEZILA ◆▶ ERVAS DE AÇÃO CENTRAL

O hipérico pode reduzir as concentrações séricas da donepezila. O *Ginkgo biloba* pode aumentar os efeitos tóxicos da donepezila.

DONEPEZILA ◆▶ FENITOÍNA

A fenitoína pode induzir o metabolismo da donepezila, reduzindo suas concentrações séricas e efeitos.

DONEPEZILA ◆▶ FENOBARBITAL

O fenobarbital pode induzir o metabolismo da donepezila, reduzindo suas concentrações séricas e efeitos.

DONEPEZILA ◆▶ FLUOXETINA

A fluoxetina pode aumentar de forma significativa a concentração sérica da donepezila. Recomenda-se cautela com o uso combinado.

DONEPEZILA ◆▶ FLUPENTIXOL

O flupentixol pode antagonizar o efeito da donepezila. Um reduz o efeito terapêutico do outro, além de haver aumento do potencial neurotóxico do AP.

DONEPEZILA ◆▶ OPIOIDES

A donepezila aumentou moderadamente a sedação diária ocasionada pelo uso de opioides em pacientes com câncer terminal; também houve melhora do sono durante a noite.

DONEPEZILA ◆▶ PAROXETINA

A paroxetina pode aumentar de forma significativa a concentração sérica da donepezila.

DONEPEZILA ◆▶ QUINIDINA

A quinidina reduz o efeito da donepezila, além de essas duas medicações prolongarem o intervalo QT, exigindo maior vigilância.

DONEPEZILA ◆▶ RAMELTEONA

A donepezila aumenta as concentrações séricas da ramelteona. Deve-se monitorar a associação com cuidado.

DONEPEZILA ◆▶ RIFAMPICINA

A rifampicina pode induzir o metabolismo da donepezila.

DONEPEZILA ◆▶ RISPERIDONA

Foi relatado um caso de desenvolvimento de ECEs graves em uma paciente de 75 anos, portadora de demência do tipo Alzheimer, com a interação desses fármacos.

Ver também *Donepezila ◆▶ Antipsicóticos.*

DONEPEZILA ◆▶ RIVASTIGMINA

A associação poderá resultar em hiperestimulação colinérgica, com risco de crise colinérgica por efeito aditivo dos fármacos. Monitorar FC, pela tendência à bradicardia.

DONEPEZILA ◆▶ SERTRALINA

Foi relatado o caso de uma paciente em uso de sertralina que, com a adição de donepezila, desenvolveu um quadro de confusão, icterícia, aumento das bilirrubinas e fosfatase alcalina, além de hepatite medicamentosa comprovada por biópsia, que se resolveu com a suspensão dos fármacos.

DONEPEZILA ◆▶ SUCCINILCOLINA

O uso associado desses medicamentos pode prolongar o bloqueio neuromuscular devido à diminuição do metabolismo da succinilcolina. Devem-se considerar alternativas a essa associação.

DONEPEZILA ◆▶ TERFENADINA

Doses terapêuticas de donepezila têm pouca interação com a terfenadina. Deve-se monitorar o intervalo QT pela sobreposição desse efeito.

DONEPEZILA ◆▶ TOPIRAMATO

O topiramato pode induzir o metabolismo da donepezila.

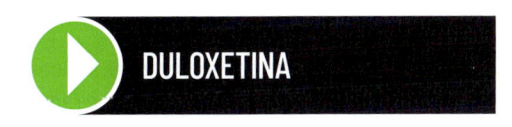

▶ DULOXETINA

Tanto a CYP2D6 quanto a CYP1A2 são responsáveis pelo metabolismo da duloxetina. É um inibidor moderado da CYP2D6.

DULOXETINA ◆▶ ÁCIDO ACETILSALICÍLICO

A duloxetina pode potencializar o efeito antiagregante plaquetário do AAS, levando à maior incidência de sangramentos.

DULOXETINA ◆▶ ÁLCOOL

A duloxetina pode ter seus efeitos hepatotóxicos potencializados pelo álcool. No entanto, ela não potencializa as alterações motoras e cognitivas causadas por essa substância.

DULOXETINA ◆▶ ANTIDEPRESSIVOS TRICÍCLICOS

Ver *Antidepressivos tricíclicos* ◆▶ *Duloxetina*.

DULOXETINA ◆▶ ANTI-HIPERTENSIVOS

A associação pode causar aumento no risco de hipotensão e síncope.

DULOXETINA ◆▶ ANTIPSICÓTICOS

Pode haver aumento nas concentrações séricas das fenotiazinas. Entre estas, a associação mais perigosa é com a tioridazina. O aumento de sua concentração sérica pode resultar em arritmia ventricular grave e morte súbita. Devido a esse fato, a combinação é contraindicada.

Ver também *Duloxetina* ◆▶ *Clozapina*.
Ver também *Duloxetina* ◆▶ *Haloperidol*.

DULOXETINA ◆▶ BZDs

Ver *BZDs* ◆▶ *Duloxetina*.

DULOXETINA ◆▶ BUPROPIONA

Ver *Bupropiona* ◆▶ *Duloxetina*.

DULOXETINA ◆▶ CARBAMAZEPINA

Ver *Carbamazepina* ◆▶ *Duloxetina*.

DULOXETINA ◆▶ CITALOPRAM

Ver *Citalopram* ◆▶ *Duloxetina*.

DULOXETINA ◆▶ CLOZAPINA

Pode ocorrer elevação das concentrações séricas da clozapina com a combinação. Sugere-se redução da dose quando em associação.

DULOXETINA ◆▶ CODEÍNA

A duloxetina pode diminuir o efeito terapêutico da codeína, pois dificulta sua conversão no metabólito ativo, morfina.

DULOXETINA ◆▶ DESIPRAMINA

A duloxetina pode aumentar consideravelmente a concentração plasmática da desipramina, adicionando maior risco para o desenvolvimento de síndrome serotonérgica.

DULOXETINA ◆▶ ESCITALOPRAM

Ver *Escitalopram* ◆▶ *Duloxetina*.

DULOXETINA ◆▶ FLUVOXAMINA

Ver *Fluvoxamina* ◆▶ *Duloxetina*.

DULOXETINA ◆▶ HALOPERIDOL

Pode ocorrer elevação das concentrações séricas de haloperidol.

DULOXETINA ◆▶ IMAOs

A associação é contraindicada devido ao risco de crises hipertensivas, síndrome serotonérgica ou SNM. Pacientes em uso de IMAOs devem suspendê-los pelo menos 2 semanas antes de utilizar a duloxetina, e esta deve ser interrompida pelo menos 5 dias antes de iniciar o uso de IMAOs.

DULOXETINA ◆▶ ISRSs

A combinação de duloxetina com ISRSs ou IRSNs pode causar redução da depuração e aumento das concentrações plasmáticas da duloxetina. Deve-se atentar para o risco de síndrome serotonérgica e sangramentos. Recomenda-se evitar o uso concomitante.

DULOXETINA ◆▶ LÍTIO

A combinação pode aumentar o risco de síndrome serotonérgica e SNM.

DULOXETINA ◆▶ METOCLOPRAMIDA

A combinação pode aumentar o risco de síndrome serotonérgica, SNM, distonia e outros ECEs.

DULOXETINA ◆▶ MOCLOBEMIDA

Ver *Moclobemida* ◆▶ *Duloxetina*.

DULOXETINA ◆▶ NICOTINA

A nicotina pode reduzir a biodisponibilidade e as concentrações plasmáticas da duloxetina. Apesar de os fabricantes não estabelecerem um ajuste na dosagem, alguns clínicos recomendam um pequeno aumento de dose em pacientes tabagistas.

DULOXETINA ◀▶ OXCARBAZEPINA

A combinação pode causar SIADH, hiponatremia, síndrome serotonérgica e SNM. Devem-se monitorar as concentrações séricas de sódio.

DULOXETINA ◀▶ PAROXETINA

A paroxetina eleva significativamente as concentrações séricas da duloxetina, aumentando o risco de síndrome serotonérgica e sangramentos.

DULOXETINA ◀▶ QUINOLONAS

A combinação pode causar redução da depuração e aumento das concentrações plasmáticas da duloxetina. Alguns fabricantes contraindicam a associação.

DULOXETINA ◀▶ SIBUTRAMINA

É preciso atentar para o aumento do risco de síndrome serotonérgica e de efeito antiplaquetário.

DULOXETINA ◀▶ TAMOXIFENO

A duloxetina pode diminuir a efetividade do tamoxifeno.

DULOXETINA ◀▶ TIORIDAZINA

Ver Duloxetina ◀▶ Antipsicóticos.

DULOXETINA ◀▶ TRAMADOL

A duloxetina diminui o efeito terapêutico do tramadol. Deve-se também atentar para o aumento do risco de síndrome serotonérgica.

DULOXETINA ◀▶ TRIPTANAS

Deve-se atentar para o risco de síndrome serotonérgica, principalmente no início do tratamento ou nos aumentos de dose.

DULOXETINA ◀▶ VARFARINA

A associação pode potencializar o efeito anticoagulante da varfarina. Recomenda-se monitorar com cuidado, principalmente no início e na descontinuação do tratamento com duloxetina.

DULOXETINA ◀▶ VILOXAZINA

Ver Viloxazina ◀▶ Duloxetina.

DULOXETINA ◀▶ VORTIOXETINA

A combinação aumenta o efeito serotonérgico da vortioxetina, podendo causar síndrome serotonérgica. Deve-se evitar a associação.

DULOXETINA ◀▶ ZIPRASIDONA

O uso combinado aumenta o risco de síndrome serotonérgica e SNM devido ao efeito aditivo.

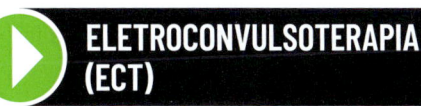

ELETROCONVULSOTERAPIA (ECT)

A ECT é um tratamento baseado no estímulo à convulsão, por meio da passagem de uma corrente elétrica que altera a atividade cerebral. É um procedimento realizado de forma controlada e monitorada, sob anestesia.

ECT ▶ ÁCIDO VALPROICO

O AVP pode inibir a atividade convulsiva, devendo ser suspenso antes de se iniciar a ECT.

ECT ▶ ANTAGONISTAS DO CANAL DE CÁLCIO

Devem ser utilizados com cautela, para evitar depressão cardiovascular significativa.

ECT ▶ ANTICONVULSIVANTES (VALPROATO, LAMOTRIGINA, CARBAMAZEPINA, GABAPENTINA, TOPIRAMATO)

Esses fármacos podem inibir a atividade convulsiva, devendo ser suspensos antes do início da ECT. Além disso, a carbamazepina pode prolongar a ação da succinilcolina.

ECT ◀▶ ANTIDEPRESSIVOS TRICÍCLICOS

Não há evidências de interação nociva entre tricíclicos e ECT. No entanto, a possibilidade de efeitos colaterais como hipotensão, arritmias e alterações na condução cardíaca sugere monitoramento cuidadoso com o uso combinado.

ECT ◀▶ ANTIPSICÓTICOS

É bem tolerada essa combinação.

ECT ▶ BZDs

Os BZDs elevam o limiar convulsivo, podendo comprometer a eficácia da ECT. Se for necessário seu uso, optar por um fármaco de meia-vida curta e sem metabólitos ativos (alprazolam, lorazepam, oxazepam). Os BZDs de meia-vida longa e que apresentam metabólitos ativos (diazepam) devem ser suspensos pelo menos 10 dias antes de se iniciar a ECT, que deve ser realizada com eletrodo bilateral.

ECT ⬌ BUPROPIONA

A bupropiona está associada a maior risco de convulsões se comparada aos demais ADs. Existem relatos de que ela prolongaria as convulsões induzidas pela ECT, mas essa combinação já foi utilizada sem repercussões negativas.

ECT ⬌ CARBAMAZEPINA

Por inibir a atividade convulsiva, a carbamazepina deve ser suspensa antes do início da ECT. Além disso, ela também pode prolongar a ação da succinilcolina.

ECT ⬌ CLORPROMAZINA

Ainda que as fenotiazinas reduzam o limiar convulsivo em pacientes agitados ou com sintomas psicóticos intensos, pode-se manter o psicofármaco durante a ECT.

ECT ⬌ ESTIMULANTES

Os estimulantes podem prolongar as crises convulsivas, assim como elevar a PA.

ECT ⬌ FENELZINA

Os riscos e os benefícios da associação de ECT com IMAOs são controversos. No entanto, devido ao potencial de interações com os anestésicos utilizados durante esse tipo de tratamento, recomenda-se a suspensão do fármaco pelo menos 2 dias antes de se iniciar a ECT.

ECT ⬌ FENOBARBITAL

Os anticonvulsivantes têm por função elevar o limiar convulsivo, e seu uso concomitante com a ECT poderá prejudicar a eficácia desse tratamento, diminuindo o tempo das convulsões. Recomenda-se, portanto, suspender o fármaco antes do início da ECT.

ECT ⬌ FLUFENAZINA

Apesar de as fenotiazinas reduzirem o limiar convulsivo em pacientes agitados ou com sintomas psicóticos intensos, pode-se manter o psicofármaco durante a ECT.

ECT ⬌ GABAPENTINA

Pode haver inibição da atividade convulsiva, recomendando-se a suspensão da gabapentina antes da ECT.

ECT ⬌ LAMOTRIGINA

Pode haver inibição da atividade convulsiva, recomendando-se a suspensão da lamotrigina antes da ECT.

ECT ⬌ LIDOCAÍNA

A lidocaína, por aumentar o limiar convulsivo, pode encurtar o tempo das convulsões, reduzindo a eficácia da ECT.

ECT ⬌ LÍTIO

A utilização de agentes bloqueadores neuromusculares, como pancurônio, atracúrio e succinilcolina, é muito comum em anestesia e também em ECT. O lítio prolonga o bloqueio neuromuscular produzido por esses fármacos, ocorrendo potencialização de seus efeitos em intensidade e tempo de duração, o que resulta em prolongamento da recuperação do procedimento anestésico. O lítio pode inibir a síntese de ACh, bem como sua liberação nos terminais nervosos, potencializando a ação bloqueadora neuromuscular. Para procedimentos cirúrgicos ou tratamentos eletroconvulsivos, recomenda-se, se possível, suspender o lítio 10 dias antes. Salienta-se, ainda, que o uso combinado de lítio e ECT aumenta a possibilidade de ocorrência de quadros de *delirium* e distúrbios de memória. Apesar disso, estudos recentes mostraram benefício do uso do lítio após tratamento efetivo com ECT, no sentido de evitar recidiva dos sintomas depressivos. Estudos de melhor qualidade são necessários para melhor confirmar estes resultados.

ECT ⬌ MIDAZOLAM

A maior parte das referências diz que o midazolam reduz o tempo de convulsão. Além disso, após sua descontinuação, o paciente geralmente necessita de doses maiores de tiopental e de succinilcolina. Não há vantagem em seu uso se comparado aos demais anestésicos padrão para ECT, salvo situações especiais.

ECT ⬌ RESERPINA

A reserpina deve ser suspensa pelo menos 2 dias antes da ECT, pois há relatos da ocorrência de choque hipotensivo com o uso combinado de ambas as terapêuticas.

ECT ◀▶ TEOFILINA
A teofilina utilizada durante a ECT pode causar aumento do tempo e da duração das convulsões.

ECT ◀▶ TOPIRAMATO
O topiramato pode inibir a atividade convulsiva, devendo ser suspenso antes do início da ECT.

ECT ◀▶ TRANILCIPROMINA
Os riscos e os benefícios da associação de ECT com IMAOs são controversos. No entanto, devido ao potencial de interações com os anestésicos utilizados durante esse tipo de tratamento, recomenda-se sua suspensão pelo menos 2 dias antes de se iniciar a ECT.

ECT ◀▶ TRAZODONA
Parece que a trazodona diminui o limiar convulsivo e aumenta o tempo de convulsão. Deve-se, como consequência, evitar a administração conjunta.

ECT ◀▶ VARFARINA
Anticoagulantes podem elevar o tempo de protrombina, aumentando o risco de hemorragia cerebral durante a ECT. Deve-se avaliar a coagulação antes de se iniciar o tratamento, caso o paciente utilize esse tipo de medicamento.

ECT ◀▶ VENLAFAXINA
Parece haver melhora na eficácia da ECT quando associada à venlafaxina. No entanto, a associação pode resultar em piora nos desfechos cognitivos pós-ECT.

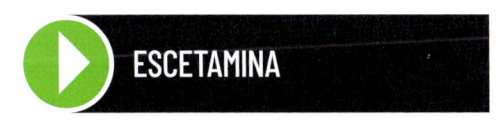

▶ ESCETAMINA

ESCETAMINA ◀▶ ÁLCOOL
O uso de álcool deve ser evitado ou limitado por aumentar o risco de efeitos depressores do SNC.

ESCETAMINA ◀▶ ARMODAFINILA
Há risco de aumento da PA, que deve ser monitorada.

ESCETAMINA ◀▶ BZDs
Há risco de aumento da sedação. É recomendado monitorar esse efeito adverso.

ESCETAMINA ◀▶ CLARITROMICINA
A claritromicina, um inibidor da CYP3A4, pode aumentar a concentração sérica da escetamina.

ESCETAMINA ◀▶ INIBIDORES DA MAO
Há risco de aumento da PA, que deve ser monitorada.

ESCETAMINA ◀▶ METILFENIDATO
Há risco de aumento da PA, que deve ser monitorada.

ESCETAMINA ◀▶ MODAFINIL
Há risco de aumento da PA, que deve ser monitorada.

ESCETAMINA ◀▶ MOMETASONA
O uso de mometasona nasal pode reduzir o efeito terapêutico da escetamina. É recomendado administrar a mometasona uma hora antes da escetamina.

ESCETAMINA ◀▶ OPIOIDES
Há risco de aumento da sedação. É recomendado monitorar esse efeito adverso.

ESCETAMINA ◀▶ OXIMETAZOLINA
O uso de oximetazolina nasal pode reduzir o efeito terapêutico da escetamina. É recomendado administrar com uma hora de intervalo.

ESCETAMINA ◀▶ RIFAMPICINA
A rifampicina pode reduzir a concentração sérica da escetamina por induzir a atividade de enzimas hepáticas.

ESCETAMINA ◀▶ TICLOPIDINA
A ticlopidina, um inibidor da CYP2B6, pode aumentar a concentração sérica da escetamina.

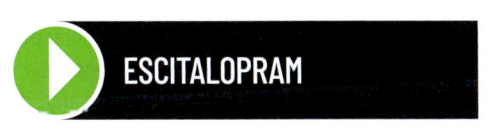

▶ ESCITALOPRAM

O escitalopram é metabolizado pelas enzimas CYP3A4, 2C19 e 2D6. Tem ação inibitória fraca ou desprezível sobre os sistemas microssomais hepáticos humanos *in vitro*, além de um potencial mínimo de envolvimento em interações medicamentosas clinicamente significativas com inibidores das formas 3A4, 2D6 e 2C19.

ESCITALOPRAM ◀▶ ACETAZOLAMIDA

A combinação aumenta o risco de prolongamento do intervalo QT e de hipocalemia. Deve-se monitorar o uso concomitante.

ESCITALOPRAM ◀▶ ÁCIDO ACETILSALICÍLICO

Um pode aumentar a toxicidade do outro por sinergismo farmacodinâmico. Há maior risco de sangramento gastrintestinal. Recomenda-se cautela com o uso combinado.

ESCITALOPRAM ◀▶ ÁCIDO MEFENÂMICO

Deve-se monitorar a combinação, que tem potencial para aumentar o risco de sangramento, SIADH e hiponatremia.

ESCITALOPRAM ◀▶ ÁCIDO VALPROICO

Há risco aumentado de SIADH, hiponatremia e outros efeitos colaterais. Deve-se, portanto, monitorar a combinação.

ESCITALOPRAM ◀▶ ÁLCOOL

O uso combinado implica risco de prejuízo psicomotor. Recomenda-se cautela.

ESCITALOPRAM ◀▶ ALMOTRIPTANA

A associação aumenta o risco de síndrome serotonérgica e SNM. Deve-se evitá-la.

ESCITALOPRAM ◀▶ AMILORIDA

A associação aumenta o risco de SIADH e hiponatremia, devendo ser monitorada.

ESCITALOPRAM ◀▶ ANTIAGREGANTE PLAQUETÁRIO/ANTICOAGULANTE

O uso concomitante aumenta o risco de sangramento. Recomenda-se cautela.

ESCITALOPRAM ◀▶ ANTICONCEPCIONAIS ORAIS

Não há evidência de redução da eficácia dos ACOs. Pode haver um risco maior de desenvolvimento de efeitos adversos sexuais pelo uso de ISRSs em mulheres que estejam usando ACOs concomitantemente, dependendo do genótipo do transportador de serotonina.

ESCITALOPRAM ◀▶ ANTIDEPRESSIVOS TRICÍCLICOS

Pode ocorrer aumento dos níveis dos ADTs e dos efeitos adversos serotonérgicos. Apesar de o tratamento combinado com ADTs e ISRSs ser uma estratégia muito empregada para pacientes que não respondem à monoterapia, pode haver maior risco de surgimento de alterações no EEG e na condução cardíaca, em alguns casos. Cabe avaliar a indicação de EEG e ECG para monitorar o tratamento conjunto com esses medicamentos.

ESCITALOPRAM ◀▶ ARIPIPRAZOL

Ver *Aripiprazol* ◀▶ *Escitalopram*.

ESCITALOPRAM ◀▶ ATOMOXETINA

Ver *Atomoxetina* ◀▶ *Escitalopram*.

ESCITALOPRAM ◀▶ AZITROMICINA

Há risco de prolongamento do intervalo QT com a associação, que deve ser monitorada.

ESCITALOPRAM ◀▶ BROMOCRIPTINA

A associação aumenta o risco de síndrome serotonérgica e SNM, além de os ISRSs aumentarem o efeito hipoglicemiante da bromocriptina. Recomenda-se cautela.

ESCITALOPRAM ◀▶ CARBAMAZEPINA

Ver *Carbamazepina* ◀▶ *Escitalopram*.

ESCITALOPRAM ◀▶ CARVEDILOL

A combinação pode aumentar os níveis e os efeitos do carvedilol, devendo-se monitorá-la.

ESCITALOPRAM ◀▶ CIMETIDINA

A cimetidina aumenta de modo significativo os níveis do escitalopram por conta da inibição da CYP2C19 e da CYP3A4. Deve-se monitorar a combinação cuidadosamente, incluindo avaliação de ECG, pelo risco de prolongamento do QT.

ESCITALOPRAM ◀▶ CIPROEPTADINA

A ciproeptadina pode reduzir os efeitos do escitalopram. É preciso evitar a combinação.

ESCITALOPRAM ◀▶ CISAPRIDA

Pode ocorrer aumento das concentrações plasmáticas de cisaprida e risco maior de prolongamento do intervalo QT. Assim, é aconselhável dar preferência a outras combinações.

ESCITALOPRAM ◀▶ CLARITROMICINA

Pode haver aumento dos níveis de escitalopram e risco de prolongamento do intervalo QT, devendo ser monitorada a combinação.

ESCITALOPRAM ◀▶ CLOMIPRAMINA

As doses devem ser menores e aumentadas com cautela pelo risco de síndrome serotonérgica.

ESCITALOPRAM ◀▶ CLONIDINA

Não há necessidade de ajustes. É interessante monitorar o efeito de sedação.

ESCITALOPRAM ◀▶ CLORPROMAZINA

A associação pode aumentar os níveis de clorpromazina, com risco aumentado de prolongamento do intervalo QT.

ESCITALOPRAM ◀▶ CLOZAPINA

Ver *Clozapina* ◀▶ *Escitalopram*.

ESCITALOPRAM ◀▶ DEXTROMETORFANO

Ambos os fármacos aumentam os níveis de serotonina. A combinação potencializa o risco de síndrome serotonérgica e SNM, devendo ser evitada.

ESCITALOPRAM ◀▶ DONEPEZILA

A combinação pode aumentar os níveis de donepezila, potencializando os efeitos colinérgicos. Recomenda-se cautela.

ESCITALOPRAM ◀▶ DROPERIDOL

A combinação causa maior risco de prolongamento do intervalo QT, devendo ser monitorada.

ESCITALOPRAM ◀▶ DULOXETINA

Há maior risco de SIADH, hiponatremia, alterações de coagulação, síndrome serotonérgica e SNM. Deve-se evitar a combinação.

ESCITALOPRAM ◀▶ ERVA-DE-SÃO-JOÃO (HIPÉRICO)

Há risco de síndrome serotonérgica. Deve-se evitar a combinação.

ESCITALOPRAM ◀▶ FENELZINA

Ver *Escitalopram* ◀▶ *IMAOs*.

ESCITALOPRAM ◀▶ FENOBARBITAL

Como o fenobarbital é um indutor forte da CYP3A4, a combinação pode reduzir a concentração sérica do escitalopram, reduzindo sua eficácia.

ESCITALOPRAM ◀▶ FENTERMINA

Um agente pode aumentar a toxicidade do outro, elevando as chances de síndrome serotonérgica. Deve-se monitorar a associação.

ESCITALOPRAM ◀▶ FLUFENAZINA

A combinação pode aumentar os níveis de flufenazina e seus efeitos colaterais.

ESCITALOPRAM ◀▶ GALANTAMINA

A associação pode aumentar os níveis de galantamina e o risco de efeitos adversos colinérgicos.

ESCITALOPRAM ◀▶ HALOPERIDOL

O uso concomitante pode potencializar os níveis de haloperidol, com aumento dos efeitos colaterais, como prolongamento do intervalo QT e síndrome serotonérgica. Deve-se monitorar a associação.

ESCITALOPRAM ◀▶ IMAOs

Há risco elevado de síndrome serotonérgica e SNM. O escitalopram só deve ser iniciado após 14 dias da parada do IMAO. O uso concomitante é contraindicado.

ESCITALOPRAM ◀▶ LAMOTRIGINA

A lamotrigina pode aumentar a toxicidade do escitalopram. Apesar de ser uma combinação possível, recomenda-se cautela e monitoramento.

ESCITALOPRAM ◀▶ LÍTIO

Ambos os agentes aumentam os níveis de serotonina, levando a maior risco de efeitos adversos e síndrome serotonérgica. Recomendam-se dosagens de lítio mais frequentes no início do tratamento, apesar de haver relatos, com outros ISRSs, de sintomas de toxicidade sem elevação das concentrações séricas.

ESCITALOPRAM ◀▶ MEPERIDINA

Ambos os fármacos aumentam os níveis de serotonina, podendo causar síndrome serotonérgica. Recomenda-se cautela com a associação.

ESCITALOPRAM ◀▶ METADONA

Há risco maior de prolongamento do intervalo QT, devendo-se monitorar com ECG. Há aumento do risco de efeitos adversos serotonérgicos com a combinação.

ESCITALOPRAM ◀▶ METILFENIDATO

Pode ocorrer aumento dos níveis de escitalopram e de seus efeitos adversos. Alguns estudos demonstram melhora da resposta clínica aos ISRSs com a associação de metilfenidato.

ESCITALOPRAM ◀▶ METOCLOPRAMIDA

A combinação aumenta o risco de síndrome serotonérgica, SNM, distonias e ECEs. Recomenda-se cautela.

ESCITALOPRAM ◀▶ METOPROLOL

A associação pode aumentar os níveis de metoprolol, causando mais efeitos adversos, como bradicardia e hipotensão.

ESCITALOPRAM ◀▶ MIRTAZAPINA

Como ambas as substâncias aumentam os níveis de serotonina, pode ocorrer aumento de efeitos adversos serotonérgicos. Recomenda-se cautela com o uso combinado.

ESCITALOPRAM ◀▶ OMEPRAZOL

Pode ocorrer aumento significativo dos níveis de escitalopram com a combinação.

ESCITALOPRAM ◀▶ OPIOIDES

Ocorre aumento do risco de síndrome serotonérgica. Deve-se monitorar a combinação.

ESCITALOPRAM ◀▶ OXCARBAZEPINA

Há maior risco de desenvolver sintomas adversos serotonérgicos e SIADH. Deve-se monitorar o sódio.

ESCITALOPRAM ◀▶ PIMOZIDA

Devido ao aumento dos níveis de pimozida e ao risco de prolongamento do intervalo QT, a combinação é contraindicada.

ESCITALOPRAM ◀▶ PIPOTIAZINA

A associação pode aumentar os níveis de pipotiazina e seus efeitos colaterais.

ESCITALOPRAM ◀▶ PROMETAZINA

Pode ocorrer aumento dos níveis de prometazina e de seus efeitos adversos, assim como aumento de sintomas adversos serotonérgicos e SIADH. É preciso monitorar o sódio.

ESCITALOPRAM ◀▶ QUETIAPINA

A combinação pode aumentar o risco de prolongamento do intervalo QT, síndrome serotonérgica e SNM.

ESCITALOPRAM ◀▶ RASAGILINA

A associação é contraindicada devido ao risco de síndrome serotonérgica. Deve-se respeitar um intervalo mínimo de 14 dias de descontinuação da rasagilina para iniciar o escitalopram.

ESCITALOPRAM ◀▶ RISPERIDONA

Pode gerar aumento dos níveis de risperidona e efeitos adversos.

ESCITALOPRAM ◀▶ SIBUTRAMINA

O uso concomitante implica maior risco de efeitos adversos serotonérgicos e síndrome serotonérgica.

ESCITALOPRAM ◀▶ SUMATRIPTANA

Ambos os agentes aumentam os níveis de serotonina, potencializando os efeitos adversos serotonérgicos.

ESCITALOPRAM ◀▶ TIORIDAZINA

Deve-se evitar a associação. Há risco aumentado de prolongamento do intervalo QT, síndrome serotonérgica e SNM.

ESCITALOPRAM ◀▶ TRAMADOL

A combinação leva a maior risco de toxicidade, síndrome serotonérgica, SNM e convulsões. Recomenda-se cautela.

ESCITALOPRAM ◀▶ TRANILCIPROMINA

Ver *Escitalopram ◀▶ IMAOs*.

ESCITALOPRAM ◀▶ TRAZODONA

A combinação pode aumentar os efeitos adversos serotonérgicos.

ESCITALOPRAM ◀▶ TRIPTOFANO

Ambos os fármacos aumentam os níveis de serotonina, podendo ocasionar aumento dos efeitos colaterais e síndrome serotonérgica.

ESCITALOPRAM ◀▶ VARFARINA

A combinação pode aumentar o efeito anticoagulante da varfarina e o risco de sangramentos.

ESCITALOPRAM ◀▶ VENLAFAXINA

O uso combinado leva a aumento do risco de sintomas adversos serotonérgicos e de sangramentos.

ESCITALOPRAM ◀▶ ZIPRASIDONA

Há risco de prolongamento do intervalo QT e de efeitos adversos serotonérgicos. Deve-se evitar a combinação.

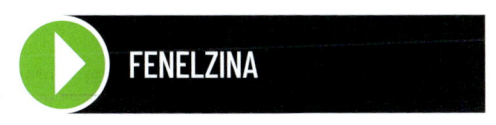

FENELZINA

A fenelzina é um IMAO e fraco inibidor das enzimas CYP2C19 e 3A4.

FENELZINA ◀▶ ADRENALINA (EPINEFRINA)

Por serem sinérgicas na produção de efeitos hipertensores, a adrenalina e a fenelzina associadas podem ser potencialmente perigosas. A combinação é contraindicada.

FENELZINA ◀▶ ÁLCOOL

O álcool aumenta a síntese e a liberação centrais de catecolaminas, o que potencializa o risco de episódios hipertensivos. Já os IMAOs podem inibir a álcool-desidrogenase hepática, implicando maior toxicidade do álcool.

FENELZINA ◀▶ AMANTADINA

A amantadina potencializa os efeitos anticolinérgicos da fenelzina.

FENELZINA ◀▶ AMINAS SIMPATOMIMÉTICAS

Os fármacos efedrina, pseudoefedrina, metaraminol, fenilpropanolamina e fenilefrina, quando combinados a um IMAO, podem causar grande aumento da PA. Como essas substâncias costumam estar presentes em medicamentos para tosse ou resfriados, recomenda-se aos pacientes que tenham extrema cautela. Gotas e *sprays* nasais também são desaconselháveis.

FENELZINA ◀▶ ANESTÉSICOS

Tanto a anestesia geral como a local são consideradas seguras mesmo em pacientes que usam IMAOs. Existem apenas relatos ocasionais de interação: em um caso, a fenelzina aumentou a sedação promovida pelo propoxifeno; em outro, a associação provocou confusão, ansiedade, incoordenação, hipotensão grave e elevação das enzimas hepáticas. Na anestesia epidural de uma parturiente que utilizava fenelzina, uma analgesia satisfatória foi obtida com bupivacaína, devendo-se evitar opioides, adrenalina ou agentes pressóricos. Recomenda-se cautela com analgésicos e simpatomiméticos.

FENELZINA ◀▶ ANFETAMINAS

A combinação é contraindicada.

FENELZINA ◀▶ ANTICOAGULANTES

Pode haver potencialização do efeito anticoagulante.

FENELZINA ◀▶ ANTICOLINÉRGICOS

Existe apenas risco teórico de potencialização dos efeitos dos anticolinérgicos, uma vez que se observou hipertermia em animais recebendo essa associação.

FENELZINA ◀▶ ANTIDEPRESSIVOS TRICÍCLICOS

Ver *Antidepressivos tricíclicos* ◀▶ *IMAOs*.

FENELZINA ◀▶ ASPARTAME

Foi relatado um caso de cefaleia recorrente devido à ingestão de aspartame por um paciente em uso de IMAO.

FENELZINA ◀▶ ATOMOXETINA

Ver *Atomoxetina* ◀▶ *Fenelzina*.
Ver *Atomoxetina* ◀▶ *IMAOs*.

FENELZINA ◀▶ BARBITÚRICOS

A combinação de efeitos adversos e toxicidade dessas duas classes de fármacos pode ser letal. Existem evidências de que a sedação induzida pelos barbitúricos seja prolongada pelos IMAOs.

FENELZINA ◀▶ BZDs

Ver *BZDs* ◀▶ *Fenelzina*.

FENELZINA ◀▶ β-BLOQUEADORES

O uso conjunto desses medicamentos pode causar alterações na PA e na FC, requerendo monitoramento.

FENELZINA ◀▶ BUSPIRONA

Ver *Buspirona* ◀▶ *Fenelzina*.

FENELZINA ◀▶ CAFEÍNA

Por sinergia, há risco de crise hipertensiva. A cafeína deve ser consumida com moderação.

FENELZINA ◀▶ CARBAMAZEPINA

Ver *Carbamazepina* ◀▶ *IMAOs*.

FENELZINA ◀▶ CIPROEPTADINA

A ciproeptadina diminui os níveis de serotonina. O efeito da interação não está claro, mas deve-se evitar a associação.

FENELZINA ◀▶ CLOZAPINA

Ver *Clozapina* ◀▶ *Fenelzina*.

FENELZINA ◀▶ COCAÍNA

A cocaína aumenta os efeitos tóxicos dos IMAOs.

FENELZINA ◀▶ CODEÍNA

Há risco de síndrome serotonérgica. A combinação deve ser evitada.

FENELZINA ◀▶ DEXTROMETORFANO (E OUTROS INIBIDORES DO REFLEXO DA TOSSE)

O dextrometorfano está presente em vários medicamentos antitussígenos. Tem propriedades simpatomiméticas, o que aumenta o risco de efeitos colaterais graves. A combinação é contraindicada.

FENELZINA ◀▶ *ECSTASY* [CWH1]

Em conjunto, podem provocar crise hipertensiva, espasmos musculares, coma e *delirium*.

FENELZINA ◀▶ ECT

Ver *ECT* ◀▶ *Fenelzina*.

FENELZINA ◀▶ FENTANILA

Há risco de síndrome serotonérgica. Deve-se evitar a associação durante o uso de fenelzina e até 14 dias após a suspensão.

FENELZINA ◀▶ FLUOXETINA

O uso concomitante pode provocar síndrome serotonérgica. A fluoxetina deve ser suspensa 5 semanas antes de se iniciar a fenelzina. Após a suspensão da fenelzina, deve-se aguardar pelo menos 2 semanas para iniciar a fluoxetina. A combinação é contraindicada.

FENELZINA ◀▶ FLUVOXAMINA

O uso concomitante pode provocar síndrome serotonérgica. A combinação é contraindicada.

FENELZINA ◀▶ *GINSENG* [CWH2]

O *Ginseng*, encontrado em muitas plantas medicinais, pode aumentar os efeitos tóxicos da fenelzina. Monitorar associação.

FENELZINA ◀▶ INSULINA

A fenelzina aumenta os efeitos hipoglicemiantes da insulina. Deve-se usar com cautela.

FENELZINA ◀▶ LAMOTRIGINA

Experiências *in vitro* não demonstraram interações entre essas substâncias.

FENELZINA ◀▶ LEVODOPA

Há risco de crise hipertensiva com a associação, que, por isso, é contraindicada.

FENELZINA ◀▶ LISDEXANFETAMINA

A associação pode aumentar o efeito de ambas as medicações por sinergismo, com risco de hipertensão.

FENELZINA ◀▶ LÍTIO

A combinação pode aumentar os níveis de serotonina e levar à síndrome serotonérgica. Deve-se evitar a combinação. Se clinicamente indicada, recomenda-se manter o monitoramento.

FENELZINA ◀▶ MEPERIDINA

Há aumento do risco de síndrome serotonérgica. A combinação é contraindicada.

FENELZINA ◀▶ METADONA

Há risco aumentado de síndrome serotonérgica, portanto a associação é contraindicada.

FENELZINA ◀▶ METILFENIDATO

Há risco de crise hipertensiva com a associação, sendo contraindicada.

FENELZINA ◀▶ MIRTAZAPINA

A combinação aumenta o risco de síndrome serotonérgica, sendo contraindicada.

FENELZINA ◀▶ MORFINA

Deve-se usar com cautela, pois algumas referências contraindicam o uso concomitante. Se indicado, recomenda-se manter o monitoramento criterioso do nível de consciência e da PA.

FENELZINA ◀▶ NORADRENALINA (NOREPINEFRINA)

A fenelzina aumenta os efeitos hipertensores da noradrenalina, gerando maior risco de crise hipertensiva. A combinação é contraindicada.

FENELZINA ◀▶ OXCARBAZEPINA

Deve ser evitado o uso concomitante da oxcarbazepina com IMAOs devido à semelhança com ADTs.

FENELZINA ◀▶ PAROXETINA

O uso concomitante pode provocar síndrome serotonérgica, sendo a combinação contraindicada.

FENELZINA ◀▶ PETIDINA

O uso concomitante pode provocar síndrome serotonérgica e aumenta a toxicidade da petidina. A combinação é contraindicada.

FENELZINA ◀▶ PROPRANOLOL

Ver *Fenelzina* ◀▶ *β-bloqueadores*.

FENELZINA ◀▶ REBOXETINA

Não há informações suficientes que garantam a ausência de interação. Recomenda-se fazer um intervalo de 2 semanas antes de introduzir um IMAO e de 1 semana depois de suspender um IMAO e introduzir a reboxetina.

FENELZINA ◀▶ SALBUTAMOL

Sugere-se monitorar os efeitos cardiovasculares pela potencialização que o IMAO tem sobre o efeito do $β_2$-agonista.

FENELZINA ◀▶ SERTRALINA

Ver *Sertralina* ◀▶ *IMAOs*.

FENELZINA ◀▶ SUCCINILCOLINA

A fenelzina aumenta o bloqueio neuromuscular da succinilcolina. É interessante avaliar alternativas a essa associação.

FENELZINA ◀▶ SULFONILUREIAS

Os IMAOs aumentam os efeitos hipoglicemiantes da insulina e das sulfonilureias. Deve-se utilizar a associação com cautela.

FENELZINA ◀▶ SUMATRIPTANA

O uso concomitante pode provocar síndrome serotonérgica. A fenelzina pode aumentar as concentrações séricas da sumatriptana. Deve-se evitar a combinação.

FENELZINA ◀▶ TIRAMINA

O risco de crises hipertensivas está relacionado à inibição da MAO-A, que é responsável pela metabolização da tiramina, uma amina vasoativa encontrada em diversos alimentos. Tal inibição impede a metabolização da tiramina, que, em excesso na corrente sanguínea, aumenta os níveis de noradrenalina, podendo causar um rápido aumento da PA, com risco de dano a órgãos-alvo, infarto, aneurisma e morte. O texto do medicamento tranilcipromina relaciona alimentos que não devem ser ingeridos durante o uso de IMAOs irreversíveis (tranilcipromina e fenelzina). Nos dias atuais, a ingestão de álcool (exceto cerveja de alta fermentação — chope) com moderação, de queijos frescos (*cream cheese*, *cottage*, ricota, *cheddar*, quantidades moderadas de mussarela), iogurte fresco, salmão defumado, peixe branco e fermento é considerada segura durante o uso de IMAOs.

FENELZINA ◀▶ TRANILCIPROMINA

Há risco aumentado de síndrome serotonérgica. A combinação é contraindicada.

FENELZINA ◀▶ TRAZODONA

Há risco aumentado de síndrome serotonérgica. O uso dessa associação é contraindicado.

FENELZINA ◀▶ TRIEXIFENIDIL

Podem agravar-se os efeitos anticolinérgicos de ambas as substâncias com a combinação.

FENELZINA ◀▶ TRIPTOFANO

Há risco aumentado de síndrome serotonérgica. Deve-se evitar a associação.

FENELZINA ◀▶ VENLAFAXINA

Há risco aumentado de síndrome serotonérgica. A combinação é contraindicada.

FENELZINA ◀▶ XANTINAS

Há aumento no risco de crise hipertensiva. Deve-se monitorar o uso.

FLIBANSERINA

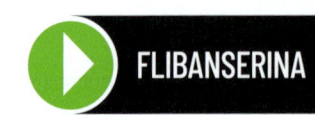

FLIBANSERINA ⇔ ÁLCOOL

O uso concomitante de flibanserina com álcool aumenta o risco de hipotensão, síncope e depressão do SNC quando comparado ao uso de flibanserina sozinha ou álcool sozinho. O uso concomitante de álcool e flibanserina é contraindicado.

FLIBANSERINA ⇔ DEPRESSORES DO SNC (DIFENIDRAMINA, OPIOIDES, HIPNÓTICOS, BZDs)

O uso concomitante de flibanserina com agentes depressores do SNC pode aumentar o risco de depressão do SNC quando comparado ao uso de flibanserina sozinha. Deve-se avaliar o uso de outros agentes depressores do SNC no momento da prescrição de flibanserina.

FLIBANSERINA ⇔ DIGOXINA OU SUBSTRATOS DA GLICOPROTEÍNA P (DIGOXINA, SIROLIMO)

O uso concomitante de flibanserina e digoxina, que tem seu transporte feito pela glicoproteína P, aumenta a concentração de digoxina, podendo levar à toxicidade por digoxina. O mesmo vale para outros substratos da glicoproteína P (gpP). Se utilizadas concomitantemente, deve-se aumentar o monitoramento das medicações transportadas pela gpP que tenham janela terapêutica estreita (p. ex., digoxina).

FLIBANSERINA ⇔ INDUTORES DA CYP3A4 (CARBAMAZEPINA, FENOBARBITAL, FENITOÍNA, RIFABUTINA, RIFAMPICINA, RIFAPENTINA, ERVA-DE-SÃO-JOÃO)

O uso concomitante de flibanserina e indutores da CYP3A4 pode diminuir significativamente a exposição à flibanserina, afetando sua eficácia. O uso concomitante de flibanserina e essas medicações não é recomendado.

FLIBANSERINA ⇔ INIBIDORES FORTES DA CYP2C19 (INIBIDORES DA BOMBA DE PRÓTONS, ISRSs, BZDs, ANTIFÚNGICOS)

O uso concomitante de flibanserina e inibidores fortes da CYP2C19 pode aumentar a exposição à flibanserina, aumentando risco de hipotensão, síncope e depressão do SNC. Deve-se avaliar o uso dessas medicações no momento da prescrição da flibanserina.

FLIBANSERINA ⇔ INIBIDORES FRACOS DA CYP3A4 (ANTICONCEPCIONAIS ORAIS, CIMETIDINA, FLUOXETINA, *GINKGO*, RANITIDINA)

O uso concomitante de flibanserina e múltiplos inibidores fracos da CYP3A4 pode aumentar o risco de efeitos adversos. Deve-se avaliar o uso de múltiplos inibidores fracos da CYP3A4 no momento da prescrição da flibanserina.

FLIBANSERINA ⇔ INIBIDORES MODERADOS OU FORTES DA CYP3A4

Inibidores fortes da CYP3A4: cetoconazol, itraconazol, posoconazol, claritromicina, nefazodona, ritonavir, saquinavir, nelfinavir, indinavir, boceprevir, telaprevir, telitromicina e conivaptan.

Inibidores moderados da CYP3A4: amprenavir, atazanavir, ciprofloxacino, diltiazem, eritromicina, fluconazol, fosamprenavir, verapamil e suco de toranja (*grapefruit*).

O uso concomitante de flibanserina com inibidores moderados ou fortes da CYP3A4 aumenta a exposição à flibanserina, elevando o risco de efeitos adversos (hipotensão e síncope). O uso concomitante de flibanserina com essas medicações é contraindicado. Para mais informações, ver Seção *Precauções e dicas* do capítulo *Flibanserina*.

FLIBANSERINA ⇔ VILOXAZINA

Ver *Viloxazina* ⇔ *Flibanserina*.

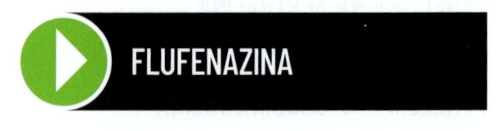

FLUFENAZINA

As interações de maior significado clínico da flufenazina ocorrem com fármacos depressores do SNC, com medicamentos que causam ECEs e com medicamentos que produzem hipotensão.

FLUFENAZINA ⇔ ANFETAMINAS

O efeito estimulante das anfetaminas diminui quando utilizadas simultaneamente com fenotiazinas. Pode haver aumento do risco de convulsões e de sintomas extrapiramidais.

FLUFENAZINA ◆▶ ANTIÁCIDOS

O uso de antiácidos, como hidróxido de alumínio ou magnésio, pode inibir a absorção de flufenazina. Recomenda-se um intervalo de algumas horas entre as doses.

FLUFENAZINA ◆▶ ANTICONVULSIVANTES

As fenotiazinas podem diminuir o limiar para crises convulsivas, podendo ser necessário ajustar a dose dos anticonvulsivantes.

FLUFENAZINA ◆▶ ANTIDEPRESSIVOS

Os ADs intensificam os efeitos anticolinérgicos da flufenazina.

FLUFENAZINA ◆▶ ANTI-HISTAMÍNICOS

Os anti-histamínicos podem intensificar os efeitos colaterais anticolinérgicos (confusão, alucinações, pesadelos) da flufenazina.

FLUFENAZINA ◆▶ ANTIPARKINSONIANOS

Os efeitos antiparkinsonianos da levodopa podem ser inibidos pelo bloqueio dos receptores dopaminérgicos no cérebro, que é a ação central da flufenazina.

FLUFENAZINA ◆▶ ANTITIREOIDIANOS

O uso associado com antitireoidianos pode aumentar o risco de agranulocitose.

FLUFENAZINA ◆▶ β-BLOQUEADORES

Os bloqueadores β-adrenérgicos podem aumentar a concentração plasmática da flufenazina; além disso, essa associação aumenta o risco de hipotensão.

FLUFENAZINA ◆▶ BIPERIDENO

A associação, embora utilizada para combater os efeitos colaterais da flufenazina, pode intensificar seus efeitos colaterais anticolinérgicos (confusão, alucinações, pesadelos).

FLUFENAZINA ◆▶ CLOZAPINA

Ver *Clozapina* ◆▶ *Flufenazina*.

FLUFENAZINA ◆▶ FLUOXETINA

Por ser um inibidor potente da CYP2D6, a fluoxetina pode aumentar a concentração sérica da flufenazina, o que acentua o risco de desenvolvimento de efeitos tóxicos. Há um caso relatado de paciente em uso dessa combinação que apresentou distonia severa.

FLUFENAZINA ◆▶ FUMO

O tabaco provoca diminuição da concentração plasmática da flufenazina, sobretudo em fumantes graves. No caso da flufenazina, ainda que sua forma de administração IM (decanoato) pareça menos afetada, também foram registrados incrementos importantes em seu tempo de depuração. Ainda não foi bem estabelecida sua importância clínica, mas é recomendável controle da dose em pacientes fumantes, bem como ao deixarem de fumar.

FLUFENAZINA ◆▶ PAROXETINA

Os ISRSs podem aumentar os níveis de flufenazina, potencializando seus efeitos farmacológicos e a toxicidade.

FLUFENAZINA ◆▶ RISPERIDONA

A associação pode provocar aumento das concentrações séricas da risperidona, podendo desencadear ECEs, com perda de suas características de APA. Além disso, aumenta o risco de depressão do SNC e de convulsões.

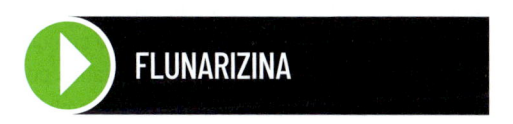

▶ FLUNARIZINA

A flunarizina é um substrato menor da CYP2D6.

FLUNARIZINA ◆▶ ÁLCOOL

O uso combinado pode potencializar os efeitos depressores do SNC.

FLUNARIZINA ◆▶ AMIODARONA

A combinação pode tornar o ritmo sinusal mais lento e piorar os bloqueios AVs.

FLUNARIZINA ◆▶ ANTICOAGULANTES ORAIS

A associação pode aumentar o risco de hemorragia digestiva.

FLUNARIZINA ◆▶ AINEs

A associação pode aumentar o risco de hemorragia digestiva.

FLUNARIZINA ◆▶ β-BLOQUEADORES

A combinação pode causar hipotensão e bradicardia.

FLUNARIZINA ◀▶ CARBAMAZEPINA

Ver Carbamazepina ◀▶ Flunarizina.

FLUNARIZINA ◀▶ FENITOÍNA

A fenitoína pode reduzir as concentrações séricas da flunarizina.

FLUNARIZINA ◀▶ FENTANILA

A associação pode causar depressão do SNC e hipotensão grave, devendo ser evitada.

FLUNARIZINA ◀▶ RIFAMPICINA

A rifampicina diminui a concentração sérica da flunarizina.

FLUNARIZINA ◀▶ SAQUINAVIR

O saquinavir diminui o metabolismo da flunarizina, aumentando sua concentração sérica.

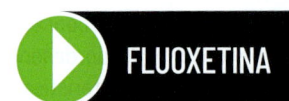

FLUOXETINA

A fluoxetina e a norfluoxetina são inibidores potentes das enzimas CYP2D6, com menor efeito inibitório da CYP2C19. Por esse motivo, é comum a interação com substâncias metabolizadas por essas mesmas enzimas. A norfluoxetina também é um potente inibidor da enzima CYP3A4, importante no metabolismo de substâncias como BZDs, anti-histamínicos, ADs, antiarrítmicos, BCCs e outras. Não tem potencial inibitório conhecido sobre a CYP1A2.

FLUOXETINA ◀▶ ÁCIDO ACETILSALICÍLICO

Um fármaco pode aumentar a toxicidade do outro por sinergismo farmacodinâmico. Há maior risco de sangramento gastrintestinal, e por ter meia-vida longa, esse risco pode se manter mesmo alguns dias após a suspensão do ISRS. Recomenda-se cautela.

FLUOXETINA ◀▶ ÁCIDO LISÉRGICO (LSD)

Ambos aumentam a serotonina. Ocorreram convulsões tônico-clônicas generalizadas em um paciente usuário de LSD que tomou uma dose dupla da droga quando em uso de fluoxetina 20 mg/dia.

FLUOXETINA ◀▶ ÁCIDO MEFENÂMICO

A combinação pode aumentar o risco de sangramento, SIADH e hiponatremia, devendo ser monitorada.

FLUOXETINA ◀▶ ÁCIDO VALPROICO

Ver Ácido valproico ◀▶ Fluoxetina.

FLUOXETINA ◀▶ ÁLCOOL

Há risco de prejuízo psicomotor. Recomenda-se cautela.

FLUOXETINA ◀▶ ALFUZOSINA

O uso combinado pode aumentar o efeito de prolongamento do intervalo QT. É preciso monitorar.

FLUOXETINA ◀▶ ALMOTRIPTANA

Deve-se evitar a associação pelo risco aumentado de síndrome serotonérgica e SNM.

FLUOXETINA ◀▶ ALOSETRONA

A alosetrona aumenta os efeitos serotonérgicos da fluoxetina, podendo levar à síndrome serotonérgica.

FLUOXETINA ◀▶ AMILORIDA

Há aumento do risco de SIADH e hiponatremia. Deve-se monitorar a associação.

FLUOXETINA ◀▶ AMINAS SIMPATOMIMÉTICAS

As anfetaminas são parcialmente metabolizadas pela CYP2D6, enzima que a fluoxetina inibe. Uma possível interação entre ISRSs e simpatomiméticos foi sugerida por dois casos de agitação extrema e sintomas psicóticos. Ao que parece, a causa está associada ao aumento dos níveis de anfetaminas pela fluoxetina.

FLUOXETINA ◀▶ AMIODARONA

Com a combinação, há maior risco de prolongamento do intervalo QT. Também pode haver aumento dos níveis de fluoxetina e de seus efeitos colaterais. Recomenda-se evitar o uso concomitante.

FLUOXETINA ◀▶ ANFETAMINAS

As anfetaminas são parcialmente metabolizadas pela CYP2D6, enzima que a fluoxetina inibe, ou seja, ocorre aumento dos níveis de anfetaminas pela fluoxetina.

FLUOXETINA ◆▶ ANTIAGREGANTE PLAQUETÁRIO/ANTICOAGULANTE

Há aumento do risco de sangramento. Sugere-se cautela com o uso combinado.

FLUOXETINA ◆▶ ANTICONCEPCIONAIS ORAIS

Não há evidência de redução da eficácia dos ACOs. Em relação aos efeitos adversos, algumas referências citam piora de paraefeitos sexuais com a associação.

FLUOXETINA ◆▶ ANTIDEPRESSIVOS TRICÍCLICOS

A fluoxetina tem a mesma via de degradação utilizada pelos ADTs (amitriptilina, clomipramina, desipramina, imipramina, nortriptilina e trimipramina), podendo aumentar as concentrações séricas destes de 380 a 640%. Pode ocorrer toxicidade, mas a combinação é usada como estratégia em pacientes com depressão ou TOC refratários. Recomenda-se reduzir a dose do ADT se for adicionada fluoxetina.

FLUOXETINA ◆▶ ANTIPSICÓTICOS

Por ser um inibidor potente da CYP2D6 e moderado da 2C19, 3CA3/4 e talvez da 2C9/10 e 2B6, a fluoxetina determina aumento nas concentrações séricas de APTs de alta e baixa potência e atípicos (haloperidol, perfenazina, tioridazina, clozapina, risperidona), agravando seus ECEs. No entanto, como os APs têm amplo indice terapêutico, esse tipo de interação não apresenta maiores consequências clínicas, sendo uma opção considerável. Foram descritos casos de hipotensão, retenção urinária, distonia, confusão mental, bradicardia e sedação consequentes a essa combinação, porém os casos foram isolados. Recomenda-se ficar atento aos efeitos adversos possíveis e, se necessário, ajustar os níveis do AP.

FLUOXETINA ◆▶ ANTIRRETROVIRAIS

Há risco de síndrome serotonérgica em pacientes que fazem uso de IPs, ITRNNs e fluoxetina.

FLUOXETINA ◆▶ APOMORFINA

Há risco de prolongamento do intervalo QT. Deve-se monitorar a combinação.

FLUOXETINA ◆▶ ARIPIPRAZOL

Ver *Aripiprazol* ◆▶ *Fluoxetina*.

FLUOXETINA ◆▶ ASTEMIZOL

É contraindicado o uso concomitante, pois há aumento dos níveis de astemizol e risco de prolongamento do intervalo QT.

FLUOXETINA ◆▶ ATOMOXETINA

Ver *Atomoxetina* ◆▶ *Fluoxetina*.

FLUOXETINA ◆▶ BARBITÚRICOS

O uso combinado implica aumento das concentrações séricas dos barbitúricos, podendo aumentar os efeitos adversos (sedação, distúrbios motores).

FLUOXETINA ◆▶ BZDs

Ver *BZDs* ◆▶ *ISRSs*.

FLUOXETINA ◆▶ β-BLOQUEADORES

Com a combinação, há aumento das concentrações séricas de β-bloqueadores como propranolol e metoprolol. Existem relatos de casos de bradicardia em pessoas usando fluoxetina e metoprolol, possivelmente devido à inibição enzimática, sendo preferível utilizar atenolol ou sotalol, quando possível.

FLUOXETINA ◆▶ BROMOCRIPTINA

Aumento do risco de síndrome serotonérgica e SNM estão associados ao uso combinado. Sugere-se cautela.

FLUOXETINA ◆▶ BUPROPIONA

Ver *Bupropiona* ◆▶ *Fluoxetina*.

FLUOXETINA ◆▶ BUSPIRONA

Ver *Buspirona* ◆▶ *Fluoxetina*.

FLUOXETINA ◆▶ CARBAMAZEPINA

Ver *Carbamazepina* ◆▶ *Fluoxetina*.

FLUOXETINA ◆▶ CARVEDILOL

A associação pode aumentar os níveis e os efeitos do carvedilol. Entretanto, não houve alteração da PA, da FC ou outros efeitos colaterais. Deve-se evitar.

FLUOXETINA ◆▶ CICLOSPORINA

A depressão e os transtornos de ansiedade são problemas comuns em pacientes transplantados. O uso de fluoxetina parece não alterar as concentrações séricas de ciclosporina em pacientes que realizaram transplantes e utilizam esse medicamento. Não foram encontradas diferenças nas concentrações séricas de ciclosporina ou na função do órgão transplantado. Em um relato de caso, no entanto, 20 mg de fluoxetina praticamente dobraram as concentrações plasmáticas da ciclosporina, provavelmente por inibição da CYP3A4, mas esse caso foi pontual.

FLUOXETINA ◀▶ CIMETIDINA

Pode ocorrer aumento dos níveis de ambas. Deve-se monitorar com cautela.

FLUOXETINA ◀▶ CIPROEPTADINA

Utilizada para combater a anorgasmia resultante do emprego de diversos ADs, a ciproeptadina parece reduzir o efeito antidepressivo dos ISRSs. Deve-se evitar o uso combinado.

FLUOXETINA ◀▶ CISAPRIDA

Pode ocorrer aumento das concentrações plasmáticas de cisaprida e risco maior para prolongamento do intervalo QT, devendo ser monitorada a associação.

FLUOXETINA ◀▶ CLARITROMICINA

A combinação leva a risco de prolongamento do intervalo QT. Foi descrito um caso de *delirium* em um homem de 58 anos, resultante da adição de 500 mg de claritromicina ao tratamento com 80 mg/dia de fluoxetina. Deve-se monitorar.

FLUOXETINA ◀▶ CLORPROMAZINA

O uso concomitante pode aumentar os níveis de clorpromazina e seus efeitos adversos, bem como o prolongamento de QT.

FLUOXETINA ◀▶ CLORPROPAMIDA

Há possibilidade de aumento dos níveis de clorpropamida e hipoglicemia. Deve-se monitorar o uso combinado.

FLUOXETINA ◀▶ CLOZAPINA

Ver *Clozapina* ◀▶ *Fluoxetina*.

FLUOXETINA ◀▶ CODEÍNA

A fluoxetina inibe a enzima CYP2D6, elevando as concentrações séricas da codeína. É preciso monitorar o uso associado.

FLUOXETINA ◀▶ DEBRISOQUINA

A fluoxetina inibe a enzima CYP2D6, elevando as concentrações séricas de debrisoquina.

FLUOXETINA ◀▶ DEXTROMETORFANO

É contraindicado o uso combinado, a menos que os benefícios superem os riscos. Evidencia-se aumento dos níveis de dextrometorfano. Ambos aumentam os níveis de serotonina, somando maior risco de síndrome serotonérgica.

FLUOXETINA ◀▶ DIGOXINA

A fluoxetina aumenta as concentrações séricas da digoxina.

FLUOXETINA ◀▶ DONEPEZILA

Ver *Donepezila* ◀▶ *Fluoxetina*.

FLUOXETINA ◀▶ DULOXETINA

Recomenda-se evitar a combinação, que pode aumentar os níveis de ambas as substâncias. Há maior risco de SIADH, hiponatremia, síndrome serotonérgica e SNM.

Ver também *Duloxetina* ◀▶ *Inibidores da recaptação de serotonina*.

FLUOXETINA ◀▶ ETILMORFINA

A fluoxetina inibe a enzima CYP2D6, elevando as concentrações séricas de etilmorfina.

FLUOXETINA ◀▶ ERVA-DE-SÃO-JOÃO (HIPÉRICO)

Há risco de síndrome serotonérgica com a combinação, devendo ser evitada.

FLUOXETINA ◀▶ FENELZINA

Ver *Fenelzina* ◀▶ *Fluoxetina*.
Ver *Fluoxetina* ◀▶ *IMAOs*.

FLUOXETINA ◀▶ FENITOÍNA

A combinação pode aumentar os níveis de fenitoína, bem como o risco de toxicidade. Deve ser monitorada.

FLUOXETINA ◀▶ FENOBARBITAL

A administração concomitante de barbitúricos (fenobarbital) e fluoxetina determina aumento das concentrações séricas dos primeiros, podendo potencializar os efeitos adversos, como sedação ou distúrbios motores. Essa reação é consequência da inibição da enzima CYP2D6, causada pela fluoxetina, o que reduz a degradação hepática dos barbitúricos. O clínico deve estar atento a esse tipo de interação e, se necessário, ajustar as doses do barbitúrico, podendo, para tanto, valer-se de dosagens laboratoriais.

FLUOXETINA ◀▶ FENTERMINA

Ocorre aumento dos níveis de fentermina, um derivado anfetamínico supressor do apetite com propriedades simpatomiméticas, por inibição enzimática, podendo provocar sintomas de intoxicação anfetamínica: pensamento rápido, ansiedade, palpitações, tremores, agitação, cólicas abdominais e xeroftalmia.

FLUOXETINA ◀▶ FLUFENAZINA

Ver *Flufenazina* ◀▶ *Fluoxetina*.

FLUOXETINA ◀▶ FOTOTERAPIA

Existe o relato de efeitos colaterais serotonérgicos com a associação. Os sintomas foram autolimitados e desapareceram com a suspensão da fototerapia.

FLUOXETINA ◀▶ GABAPENTINA

A combinação é bem tolerada, sem necessidade de ajustes. A gabapentina pode ser usada como potencializador dos ISRSs, sendo uma opção citada para casos de TOC refratário.

FLUOXETINA ◀▶ GALANTAMINA

Pode haver aumento dos níveis da galantamina e de efeitos colinérgicos. Deve-se monitorar a associação.

FLUOXETINA ◀▶ GLIBENCLAMIDA

Os níveis glicêmicos podem se alterar quando se associa fluoxetina com hipoglicemiantes orais, resultando em hipoglicemias. É importante controlar as concentrações séricas de glicose e fazer ajustes na dose do hipoglicemiante.

FLUOXETINA ◀▶ GRANISETRONA

Pode ser útil no tratamento de efeitos sexuais decorrentes do uso de fluoxetina, porém há aumento do efeito serotonérgico, devendo-se monitorar a associação.

FLUOXETINA ◀▶ HALOPERIDOL

A combinação pode causar aumento dos níveis de ambos, potencializando o risco de efeitos colaterais como ECEs, prolongamento do intervalo QT, síndrome serotonérgica, SNM, SIADH e hiponatremia. Recomenda-se monitorar com cuidado.

FLUOXETINA ◀▶ IMAOs

Há relatos de morte súbita em decorrência da interação entre ISRSs e IMAOs, pois essa situação pode provocar síndrome serotonérgica (instabilidade autonômica com náuseas, diarreia, vermelhidão e diminuição da consciência). Por esse motivo, não se recomenda tal associação. É recomendável um intervalo mínimo de cinco semanas entre a suspensão da fluoxetina e o início do IMAO. Já houve relato de síndrome serotonérgica após seis semanas de intervalo. Recomenda-se precaução mesmo depois de algumas semanas de interrupção do IMAO. Entre a interrupção de um IMAO e o início da fluoxetina, é suficiente um intervalo de duas semanas, iniciando-se com pequenas doses em dias alternados. Existem relatos de reações tóxicas (hipomania, hipertensão, tremores, ataxia) na associação de fluoxetina com selegilina. Aconselha-se suspender uma ou ambas as substâncias se ocorrerem reações adversas.

FLUOXETINA ◀▶ INSULINA

A associação entre insulina e fluoxetina pode determinar alteração nos níveis glicêmicos em pacientes diabéticos. Têm sido descritas tanto hipoglicemia como hiperglicemia. O mecanismo é desconhecido. O clínico deve estar atento a essa possibilidade e fazer um controle mais frequente da glicemia no início do tratamento combinado. Se necessário, deve ajustar a dose de insulina.

FLUOXETINA ◀▶ LAMOTRIGINA

A lamotrigina pode aumentar a toxicidade da fluoxetina. Recomenda-se cautela com a associação.

FLUOXETINA ◀▶ LEVOMEPROMAZINA

A associação pode agravar os efeitos colaterais da levomepromazina, pois a fluoxetina aumenta sua concentração sérica.

FLUOXETINA ◆▶ LÍTIO

O lítio associado à fluoxetina pode aumentar os efeitos terapêuticos desta, uma estratégia eventualmente utilizada no tratamento de depressões refratárias. As concentrações séricas do lítio devem ser monitoradas com mais frequência. Há, ainda, relatos controversos de toxicidade com a combinação, causando febre. Isso pode ser devido a um aumento nos níveis de serotonina. Um estudo observou apenas um leve aumento de efeitos colaterais menores, que foram bem tolerados na associação de ambos os fármacos. Há relato de dois casos de confusão aguda ou toxicidade por lítio com o uso combinado de fluoxetina.

FLUOXETINA ◆▶ MACONHA

Há, na literatura revisada, relato de um caso de mania grave associada a essa combinação.

FLUOXETINA ◆▶ MEPERIDINA

Ambos os fármacos aumentam os níveis de serotonina. Há chance de síndrome serotonérgica com a associação. Recomenda-se cautela.

FLUOXETINA ◆▶ METADONA

A fluoxetina pode acarretar aumento nos níveis séricos de metadona por inibição hepática. A fluoxetina, quando associada à metadona no tratamento de dependentes químicos com transtornos do humor, ocasionou um leve aumento nas concentrações séricas desta última, sem maiores repercussões clínicas.

FLUOXETINA ◆▶ METILFENIDATO

A combinação pode aumentar os níveis da fluoxetina e de seus efeitos colaterais, como a síndrome serotonérgica. O metilfenidato é usado como potencializador dos efeitos dos ISRSs em casos de TDM e parece ser boa opção, independentemente da presença ou não de TDAH.

FLUOXETINA ◆▶ METOCLOPRAMIDA

A combinação aumenta o risco de síndrome serotonérgica, SNM, distonias e ECEs. Recomenda-se cautela.

FLUOXETINA ◆▶ METOPROLOL

A fluoxetina aumenta as concentrações séricas de metoprolol. Existem dois relatos de caso de bradicardia em pessoas usando fluoxetina e metoprolol. Atenolol ou sotalol são alternativas ao metoprolol.

FLUOXETINA ◆▶ MIRTAZAPINA

Como ambas as substâncias aumentam os níveis de serotonina, pode ocorrer aumento de efeitos adversos serotonérgicos. Há o relato de síndrome serotonérgica com o uso combinado. Ocorre aumento da concentração sérica da mirtazapina em 32%. Deve-se ajustar terapia e monitorar.

FLUOXETINA ◆▶ MOCLOBEMIDA

Não há relatos de que tenha ocorrido síndrome serotonérgica com o uso combinado de ISRSs e moclobemida, como ocorre com o uso combinado dessa classe de fármacos com os IMAOs irreversíveis. Parece não haver necessidade de um período de *wash-out* na troca de uma substância pela outra. Os efeitos adversos mais comuns com essa associação são insônia, cefaleia, náuseas, boca seca e mioclonia, sugerindo uma forte interação farmacodinâmica entre esses medicamentos. Recomenda-se cautela na associação.

FLUOXETINA ◆▶ MORFINA

O uso concomitante pode aumentar os níveis de morfina. A fluoxetina pode reverter moderadamente a inibição gastrintestinal causada pela morfina. A administração aguda de 30 mg de fluoxetina aumentou a analgesia em cerca de 3 a 8% e reduziu a náusea, bem como as alterações de humor e a tontura associadas ao uso da morfina. Pode haver aumento dos efeitos adversos serotonérgicos.

FLUOXETINA ◆▶ NALTREXONA

A adição de fluoxetina à naltrexona no tratamento de dependentes de heroína parece melhorar a adesão ao programa, mas estudos são necessários para investigar se esse efeito depende de algum mecanismo farmacológico. Em pacientes com síndrome de Prader-Willi, a associação de fluoxetina e naltrexona pode melhorar o controle de peso e o comportamento de beliscar a pele. Não há relatos de necessidade de ajustes com essa associação.

FLUOXETINA ◆▶ NIFEDIPINO

Os ISRSs têm um efeito inibitório sobre o metabolismo dos antagonistas do cálcio, o que, em tese, potencializa o efeito do nifedipino. A associação pode causar fraqueza, hipotensão postural e taquicardia, principalmente em pacientes idosos.

FLUOXETINA ◀▶ OLANZAPINA

Pode haver aumento dos níveis de olanzapina com efeito prolongado de dopamina e noradrenalina no córtex pré-frontal, além de serotonina, de forma menos intensa. Pode, além disso, haver prolongamento do intervalo QT com essa combinação. Deve-se monitorar a associação e atentar para a possibilidade de SNM e síndrome serotonérgica.

FLUOXETINA ◀▶ OMEPRAZOL

Pode ocorrer aumento dos níveis de omeprazol com o uso combinado.

FLUOXETINA ◀▶ OPIOIDES

Há aumento do risco de síndrome serotonérgica com a combinação. A fluoxetina aumenta as concentrações séricas de alguns opioides. Recomenda-se monitorar.

FLUOXETINA ◀▶ OXCARBAZEPINA

A combinação pode aumentar os níveis de fluoxetina e seus efeitos adversos e o risco de hiponatremia e SIADH. Deve-se monitorar o sódio.

FLUOXETINA ◀▶ PAROXETINA

Em geral, duas medicações de mesma classe não são recomendadas, inclusive pelo somatório de efeitos adversos. Nessa combinação, é importante monitorar o risco aumentado de sangramentos e dos efeitos tóxicos de ISRSs.

FLUOXETINA ◀▶ PERFENAZINA

A fluoxetina determina aumento nas concentrações séricas da perfenazina. Pode ocorrer aumento dos efeitos adversos, como hipotensão ou ECEs. Recomenda-se atenção a essas possibilidades e, se necessário, ajuste dos níveis do AP.

FLUOXETINA ◀▶ PIMOZIDA

Há aumento dos níveis de pimozida, risco de prolongamento do intervalo QT e bradicardia. Pode ocorrer potencialização dos efeitos adversos da pimozida com a adição de fluoxetina. É contraindicado o uso concomitante.

FLUOXETINA ◀▶ PIPOTIAZINA

A combinação pode aumentar os níveis de pipotiazina e seus efeitos colaterais.

FLUOXETINA ◀▶ PROMETAZINA

Com o uso combinado, pode ocorrer aumento dos níveis de prometazina e de seus efeitos adversos, assim como aumento de sintomas adversos serotonérgicos e SIADH. Devem-se monitorar as concentrações séricas de sódio.

FLUOXETINA ◀▶ PROPRANOLOL

A fluoxetina aumenta as concentrações séricas do propranolol, podendo causar bradicardia e hipotensão. Recomenda-se redução de dose do propranolol ou o uso de alternativas, como atenolol ou sotalol.

FLUOXETINA ◀▶ QUETIAPINA

A fluoxetina diminui a depuração e aumenta a concentração plasmática da quetiapina. Há maior risco de prolongamento do intervalo QT. Deve-se evitar a combinação em pacientes com fatores de risco ou em uso concomitante de outros fármacos que prolonguem o intervalo QT. Recomenda-se monitorar os efeitos adversos.

FLUOXETINA ◀▶ RISPERIDONA

A fluoxetina determina aumento das concentrações séricas da risperidona e de seus efeitos adversos. Devem-se ajustar as doses das medicações.

FLUOXETINA ◀▶ RITONAVIR

Pode ocorrer aumento nos níveis de ambos, com mais efeitos adversos.

FLUOXETINA ◀▶ SELEGILINA

A selegilina é um IMAO usado no tratamento da DP. Sabe-se que cerca de metade dos pacientes com essa condição torna-se deprimida, com necessidade de ADs. A recomendação habitual é de que esses fármacos não sejam utilizados em conjunto. No entanto, alguns estudos têm experimentado a combinação. A associação entre selegilina e diversos ADs parece estar relacionada a uma prevalência extremamente baixa de síndrome serotonérgica. O uso combinado de fluoxetina e selegilina em pacientes com DP não esteve associado a maior taxa de efeitos adversos do que o uso isolado desses medicamentos. Em uma paciente jovem, a associação de fluoxetina e selegilina em baixas doses resultou em melhora afetiva, comportamental e motora significativa, sem efeitos adversos. Existem também relatos de reações tóxicas (hipomania, hipertensão, tremores, ataxia) com a associação. Aconselha-se suspender uma ou ambas se ocorrerem reações adversas.

FLUOXETINA ◀▶ SERTINDOL

A fluoxetina pode aumentar os níveis do sertindol em 2 a 3 vezes, por inibir a enzima CYP2D6, também usada pelo sertindol em sua metabolização. Deve-se evitar a associação, porém, se utilizada, monitorar ECG com maior frequência pelo risco de prolongamento do intervalo QT.

FLUOXETINA ◀▶ SERTRALINA

A sertralina é metabolizada pela enzima CYP3A3/4, que é inibida durante o uso da fluoxetina. Isso pode acarretar efeitos adversos com maior frequência. Em pacientes que trocaram de forma abrupta a fluoxetina por sertralina (20 e 50 mg, respectivamente), verificou-se uma alta taxa de efeitos adversos intoleráveis e de descontinuação de tratamento. Sugere-se que a substituição seja feita de forma gradual, monitorando-se os efeitos adversos, pois há maior risco de síndrome serotonérgica.

FLUOXETINA ◀▶ SIBUTRAMINA

A fluoxetina inibe o metabolismo da sibutramina, provocando aumento em sua concentração. Com a combinação, há maior risco de efeitos adversos serotonérgicos e síndrome serotonérgica, além de risco maior de sangramento.

FLUOXETINA ◀▶ SUMATRIPTANA

Ambos os agentes aumentam os níveis de serotonina, potencializando os efeitos adversos serotonérgicos.

FLUOXETINA ◀▶ TERFENADINA

Pode haver cardiotoxicidade com o uso combinado de terfenadina e fluoxetina. O possível mecanismo é a inibição do metabolismo da terfenadina pela CYP3A4, causada, principalmente, pela norfluoxetina. Em voluntários saudáveis, aparentemente não há interferência da fluoxetina no metabolismo de primeira passagem da terfenadina. É importante monitorar o intervalo QT no ECG com maior frequência.

FLUOXETINA ◀▶ TIOPENTAL

A administração concomitante de barbitúricos (tiopental) e fluoxetina pode provocar aumento das concentrações séricas dos primeiros, com aumento dos efeitos adversos (sedação, distúrbios motores). Essa reação ocorre porque a fluoxetina reduz a degradação hepática dos barbitúricos pela inibição da CYP2D6. O clínico deve estar atento a esse tipo de interação e, se necessário, ajustar as doses do barbitúrico, valendo-se, para tanto, de dosagens laboratoriais.

FLUOXETINA ◀▶ TIORIDAZINA

Há aumento das concentrações séricas de ambos os fármacos e maior risco de prolongamento do intervalo QT e de sintomas adversos serotonérgicos. Deve-se evitar a combinação.

FLUOXETINA ◀▶ TRAMADOL

A combinação pode aumentar os níveis de tramadol. Há risco maior de toxicidade, síndrome serotonérgica, SNM e convulsões. Sugere-se cautela.

FLUOXETINA ◀▶ TRANILCIPROMINA

O uso concomitante pode provocar síndrome serotonérgica. A fluoxetina deve ser suspensa cinco semanas antes de se iniciar a tranilcipromina. Após a suspensão da tranilcipromina, é necessário aguardar pelo menos três semanas para se iniciar a fluoxetina. A combinação é contraindicada.

Ver também *Fluoxetina* ◀▶ *IMAOs*.

FLUOXETINA ◀▶ TRAZODONA

Pode ocorrer um quadro de intoxicação pela trazodona com o uso combinado desses fármacos. A fluoxetina aumenta os níveis desta, provocando sonolência, ataxia, tremores e ansiedade. Há aumento das concentrações séricas desses fármacos com o uso combinado. Sugerem-se ajustes e monitoramento cuidadoso.

FLUOXETINA ◀▶ TRIPTOFANO

Ambos os fármacos aumentam os níveis de serotonina, podendo ocasionar mais efeitos colaterais e síndrome serotonérgica. Há o registro de cinco casos de toxicidade central com o uso combinado. Devem-se diminuir as doses se houver suspeita de interação.

FLUOXETINA ◆▶ VARFARINA

Há relatos de aumento importante do INR, potencializando o risco de sangramentos. Foi relatado o caso de um paciente idoso que, recebendo a associação de fluoxetina, diazepam e varfarina, teve aumento brusco do INR e morreu devido a um AVC hemorrágico. Deve-se ajustar o tratamento.

FLUOXETINA ◆▶ VENLAFAXINA

Pode ocorrer um aumento de efeitos adversos como visão turva, boca seca, constipação, tontura, insônia e tremor de mãos com o uso combinado. A fluoxetina pode elevar as concentrações séricas da venlafaxina e de seus metabólitos quando os pacientes trocam de forma abrupta a primeira pela segunda. Náuseas, tonturas e desconforto abdominal podem ser sinais de concentrações séricas elevadas de venlafaxina. Devem-se considerar outras opções de tratamento.

FLUOXETINA ◆▶ VERAPAMIL

Em dois casos isolados, ocorreram edema, aumento de peso e cefaleia com o uso combinado desses fármacos. Na suspeita de interação, recomenda-se diminuir as doses.

FLUOXETINA ◆▶ ZIPRASIDONA

Pode haver aumento do efeito de prolongamento do intervalo QT da ziprasidona; o risco de arritmias graves pode aumentar. Sugere-se evitar a combinação.

FLUOXETINA ◆▶ ZOLPIDEM

O início de ação do zolpidem pode ser encurtado pela fluoxetina. Em uma população de mulheres sadias, não foram encontradas interações farmacocinéticas ou farmacodinâmicas entre fluoxetina (20 mg) e zolpidem (10 mg), de modo que a associação, a curto prazo, parece segura. A despeito de o zolpidem ser desprovido de efeitos serotonérgicos, existem relatos esporádicos de alucinações visuais, com duração média de 7 horas, em pacientes que usaram zolpidem e algum AD (sertralina, desipramina, fluoxetina, bupropiona ou venlafaxina). As alucinações associadas ao uso isolado de zolpidem costumam ser menos persistentes, durando, no máximo, 30 minutos.

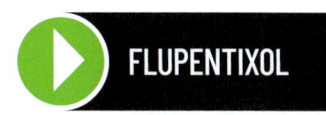

▶ FLUPENTIXOL

FLUPENTIXOL ◆▶ ÁLCOOL

Ocorre aumento dos efeitos depressores sobre o SNC de ambas as substâncias. O álcool interfere, ainda, no metabolismo dos APs. Está bem documentado que, na associação com fenotiazinas, há piora da concentração, da coordenação e do juízo crítico, bem como tonturas, letargia, hipotensão e depressão respiratória. O risco é maior em pessoas com asma, disfunção respiratória e infecções respiratórias.

FLUPENTIXOL ◆▶ ALFUZOSINA

O uso combinado pode aumentar o efeito de prolongamento do intervalo QT no ECG.

FLUPENTIXOL ◆▶ ANTIÁCIDOS

O uso de antiácidos, como hidróxido de alumínio ou de magnésio, pode inibir a absorção do flupentixol. Recomenda-se intervalo de 1 hora entre as doses.

FLUPENTIXOL ◆▶ ANTIARRÍTMICOS

A associação deve ser evitada, em função de ambos poderem induzir prolongamento do intervalo QT no ECG.

FLUPENTIXOL ◆▶ ANTICONVULSIVANTES

O flupentixol pode reduzir o limiar das crises convulsivas, sendo necessário ajustar a dose dos anticonvulsivantes.

FLUPENTIXOL ◆▶ ANTIDEPRESSIVOS TRICÍCLICOS

Ver *Antidepressivos tricíclicos* ◆▶ *Flupentixol*.

FLUPENTIXOL ◆▶ ANTIPARKINSONIANOS (AGONISTAS DOPAMINÉRGICOS)

A associação pode diminuir os efeitos terapêuticos do flupentixol.

FLUPENTIXOL ◆▶ ANTIPSICÓTICOS

A associação eleva o risco de prolongamento do intervalo QT, ECEs, sedação e SNM. Deve ser evitada a combinação com tioridazina, pimozida e amissulprida.

FLUPENTIXOL ◀▶ BZDs
Ver *BZDs* ◀▶ *Flupentixol*.

FLUPENTIXOL ◀▶ BROMOCRIPTINA
O flupentixol antagoniza os efeitos antiparkinsonianos e hipoprolactinérgicos da bromocriptina.

FLUPENTIXOL ◀▶ CLOZAPINA
Ver *Clozapina* ◀▶ *Flupentixol*.

FLUPENTIXOL ◀▶ *CRACK* [CWH3]
O decanoato de flupentixol pode induzir um estado de acatisia após o consumo de *crack*, o que aponta para um possível emprego do flupentixol como medicamento aversivo.

FLUPENTIXOL ◀▶ DONEPEZILA
Ver *Donepezila* ◀▶ *Flupentixol*.

FLUPENTIXOL ◀▶ INIBIDORES DA ACETILCOLINESTERASE
Os inibidores da acetilcolinesterase podem provocar aumento do efeito neurotóxico dos APs.

FLUPENTIXOL ◀▶ IECAs
O uso combinado aumenta os efeitos hipotensivos de ambas as substâncias.

FLUPENTIXOL ◀▶ ISRSs
A associação pode aumentar o risco de efeitos adversos e tóxicos de ambas as medicações, inclusive aumentando o risco de SNM e síndrome serotonérgica.

FLUPENTIXOL ◀▶ LEVODOPA
Os efeitos antiparkinsonianos da levodopa podem ser inibidos pelo bloqueio dos receptores dopaminérgicos no cérebro, que é a ação central do flupentixol.

FLUPENTIXOL ◀▶ LÍTIO
Há relatos de ECEs e neurotoxicidade com a combinação. O lítio pode diminuir a concentração do flupentixol.

FLUPENTIXOL ◀▶ METOCLOPRAMIDA
Ocorre potencialização dos ECEs com a associação.

FLUPENTIXOL ◀▶ OPIOIDES
A associação pode produzir sedação, hipotensão e outros efeitos colaterais, como retenção urinária e constipação.

FLUPENTIXOL ◀▶ RITONAVIR
O ritonavir aumenta as concentrações séricas do flupentixol.

FLUPENTIXOL ◀▶ SIBUTRAMINA
O fabricante recomenda evitar a associação devido ao risco aumentado de neurotoxicidade.

FLUPENTIXOL ◀▶ TRAMADOL
O emprego concomitante pode diminuir o limiar para convulsões.

FLUPENTIXOL ◀▶ ZIPRASIDONA
Há aumento do risco de prolongamento do intervalo QT no ECG e de arritmias. O uso está contraindicado.

FLUPENTIXOL ◀▶ ZOLPIDEM
A associação aumenta o risco de sedação.

FLUPENTIXOL ◀▶ ZUCLOPENTIXOL
Com o uso combinado, potencializa-se o risco do prolongamento do intervalo QT no ECG.

▶ FLUVOXAMINA

A fluvoxamina inibe fortemente a enzima CYP1A2 e, de forma significativa, a CYP2C19 e a CYP3A4. A fluvoxamina também tem efeitos inibitórios pequenos sobre a CYP2D6 e parece não afetar o metabolismo por via não oxidativa ou a excreção renal.

FLUVOXAMINA ◀▶ ÁCIDO ACETILSALICÍLICO
Um agente pode aumentar a toxicidade do outro por sinergismo farmacodinâmico. Ocorre aumento do risco de sangramento gastrintestinal. Deve-se usar a combinação com cautela.

FLUVOXAMINA ◀▶ ÁCIDO MEFENÂMICO
A combinação pode aumentar o risco de sangramento, SIADH e hiponatremia. Deve-se monitorar a associação.

FLUVOXAMINA ◀▶ ÁCIDO VALPROICO
Ver *Ácido valproico* ◀▶ *Fluvoxamina*.

FLUVOXAMINA ◀▶ AGOMELATINA
Ver *Agomelatina* ◀▶ *Fluvoxamina*.

FLUVOXAMINA ◀▶ ÁLCOOL
Há risco de prejuízo psicomotor. Deve-se usar com cautela.

FLUVOXAMINA ◀▶ ALFUZOSINA
A combinação pode aumentar os níveis de alfuzosina. Deve-se evitar a associação.

FLUVOXAMINA ◀▶ ALMOTRIPTANA
A fluvoxamina pode aumentar as concentrações séricas de almotriptana. Também há risco aumentado de síndrome serotonérgica e SNM. Deve-se evitar a associação.

FLUVOXAMINA ◀▶ ALOSETRONA
A combinação é contraindicada, pois pode aumentar os níveis de alosetrona e os efeitos colaterais.

FLUVOXAMINA ◀▶ AMILORIDA
A associação aumenta o risco de SIADH e hiponatremia, devendo ser monitorada.

FLUVOXAMINA ◀▶ AMIODARONA
Evidencia-se maior risco de prolongamento do intervalo QT no ECG. A combinação pode aumentar os níveis de fluvoxamina e seus efeitos colaterais, devendo ser evitada.

FLUVOXAMINA ◀▶ ANTIAGREGANTE PLAQUETÁRIO/ANTICOAGULANTE
Há aumento do risco de sangramento com a associação, devendo-se usar com cautela.

FLUVOXAMINA ◀▶ ANTICONCEPCIONAIS ORAIS
Não há evidência de redução da eficácia dos ACOs com a combinação.

FLUVOXAMINA ◀▶ ANTIDEPRESSIVOS TRICÍCLICOS
A fluvoxamina aumenta os níveis de amitriptilina, clomipramina e imipramina. Esse efeito não ocorre com a desipramina. A fluvoxamina pode inibir tanto a hidroxilação como a N-desmetilação, mostrando um duplo efeito no metabolismo dos ADTs. Existe um relato de caso no qual um paciente com depressão refratária mostrou resposta à associação fluvoxamina-clomipramina devido, provavelmente, ao aumento das concentrações séricas desta última. Embora o tratamento combinado de ADTs com ISRSs seja uma estratégia cada vez mais empregada para pacientes que não respondem à monoterapia, ele pode aumentar o risco de surgirem alterações no EEG e na condução cardíaca em alguns pacientes. Os autores recomendam que o EEG e o ECG sejam utilizados para monitorar o tratamento conjunto com esses medicamentos.

FLUVOXAMINA ◀▶ ARIPIPRAZOL
Ver *Aripiprazol ◀▶ Fluvoxamina*.

FLUVOXAMINA ◀▶ ASENAPINA
Ver *Asenapina ◀▶ Fluvoxamina*.

FLUVOXAMINA ◀▶ ASTEMIZOL
A fluvoxamina aumenta os níveis de astemizol, e há risco de prolongamento do intervalo QT no ECG com a associação, que é, portanto, contraindicada.

FLUVOXAMINA ◀▶ BZDs
Ver *BZDs ◀▶ Fluvoxamina*.

FLUVOXAMINA ◀▶ β-BLOQUEADORES
Foi demonstrada ausência de interação com atenolol, embora possa ocorrer uma leve potencialização. As concentrações plasmáticas de propranolol podem ser aumentadas pela fluvoxamina sem maiores consequências clínicas. Recomenda-se, contudo, iniciar com uma dose de propranolol menor do que a habitual. Os aumentos de dose também devem ser mais lentos.

FLUVOXAMINA ◀▶ BROMOCRIPTINA
Há aumento do risco de síndrome serotonérgica e SNM, recomendando-se usar a associação com cautela.

FLUVOXAMINA ◀▶ BUPROPIONA
Ver *Bupropiona ◀▶ Fluvoxamina*.

FLUVOXAMINA ◀▶ BUSPIRONA
Ver *Buspirona ◀▶ Fluvoxamina*.

FLUVOXAMINA ◀▶ CAFEÍNA
Pode ocorrer intoxicação por cafeína, pois a fluvoxamina inibe a CYP1A2, sendo a cafeína quase exclusivamente metabolizada por essa enzima.

Mesmo subdoses de fluvoxamina podem causar inibição importante do metabolismo da cafeína.

FLUVOXAMINA ◀▶ CARBAMAZEPINA

Ver *Carbamazepina* ◀▶ *Fluvoxamina.*

FLUVOXAMINA ◀▶ CARVEDILOL

A fluvoxamina pode aumentar as concentrações séricas e os efeitos do carvedilol. Deve-se monitorar a associação.

FLUVOXAMINA ◀▶ CICLOSPORINA

A fluvoxamina pode aumentar as concentrações séricas da ciclosporina e causar toxicidade. Sugere-se evitar a associação desses fármacos.

FLUVOXAMINA ◀▶ CIMETIDINA

A combinação pode aumentar os níveis de ambas, devendo ser evitada.

FLUVOXAMINA ◀▶ CIPROEPTADINA

A ciproeptadina pode reduzir os efeitos da fluvoxamina em razão de sua atividade anti-5-HT2 sobre um fármaco exclusivamente serotonérgico. Deve-se evitar a associação.

FLUVOXAMINA ◀▶ CISAPRIDA

Pode ocorrer aumento das concentrações plasmáticas de cisaprida e risco maior de prolongamento do intervalo QT no ECG com a associação, o que requer monitoramento.

FLUVOXAMINA ◀▶ CLARITROMICINA

A fluvoxamina pode aumentar os níveis da claritromicina, com risco de prolongamento do intervalo QT no ECG com a associação. Deve-se monitorar a combinação.

FLUVOXAMINA ◀▶ CLOZAPINA

Ver *Clozapina* ◀▶ *Fluvoxamina.*

FLUVOXAMINA ◀▶ DEXTROMETORFANO

Ambos os fármacos aumentam os níveis de serotonina, potencializando o risco de síndrome serotonérgica e SNM. Deve-se evitar a associação.

FLUVOXAMINA ◀▶ DILTIAZEM

Com a combinação, pode ocorrer aumento dos níveis de diltiazem, gerando bradicardia e hipotensão. Recomenda-se monitorar o uso concomitante.

FLUVOXAMINA ◀▶ DULOXETINA

A fluvoxamina pode aumentar os níveis de duloxetina. Ocorre maior risco de SIADH, hiponatremia, síndrome serotonérgica e SNM com a associação, que deve ser evitada.

FLUVOXAMINA ◀▶ ERVAS DE AÇÃO CENTRAL

A associação entre hipérico e fluvoxamina aumenta o risco de síndrome serotonérgica, devendo ser evitada.

FLUVOXAMINA ◀▶ FENELZINA

Ver *Fenelzina* ◀▶ *Fluvoxamina.*
Ver *Fluvoxamina* ◀▶ *IMAOs.*

FLUVOXAMINA ◀▶ FENITOÍNA

A fluvoxamina pode aumentar os níveis da fenitoína, levando a maior risco de toxicidade. Sugere-se monitorar a associação.

FLUVOXAMINA ◀▶ FENTERMINA

Uma medicação pode aumentar a toxicidade da outra, devendo-se monitorar a associação.

FLUVOXAMINA ◀▶ FLUFENAZINA

A fluvoxamina pode aumentar os níveis de flufenazina e seus efeitos colaterais.

FLUVOXAMINA ◀▶ GALANTAMINA

A fluvoxamina pode elevar os níveis de galantamina, aumentando os efeitos colinérgicos. Deve-se monitorar a associação.

FLUVOXAMINA ◀▶ HALOPERIDOL

O haloperidol pode elevar os níveis de fluvoxamina, e a combinação pode aumentar o risco de prolongamento do intervalo QT no ECG. Orienta-se cautela no uso combinado.

FLUVOXAMINA ◀▶ IMAOs

O uso concomitante de um ISRS (como a fluvoxamina) e um IMAO pode desencadear uma reação caracterizada por hipertermia, rigidez, mioclonia e instabilidade autonômica, com alterações dos sinais vitais e confusão mental, podendo haver agitação psicomotora e progressão para delírio e coma. Por esse motivo, essa associação é contraindicada. O tratamento com fluvoxamina pode ser iniciado duas semanas após a suspensão de um IMAO irreversível ou no dia seguinte após a suspensão de um IMAO reversível (p. ex., moclobemida). Deve haver um intervalo de, pelo menos, uma semana entre o término do tratamento com fluvoxamina e o início da farmacoterapia com um IMAO.

FLUVOXAMINA ◄► LAMOTRIGINA

A lamotrigina pode aumentar a toxicidade da fluvoxamina. Deve-se ter cautela com a associação.

FLUVOXAMINA ◄► LEVOMEPROMAZINA

A levomepromazina pode ter suas concentrações séricas aumentadas pela fluvoxamina. Existe apenas um relato de convulsão com o uso associado.

FLUVOXAMINA ◄► LÍTIO

Há registro de casos de síndrome serotonérgica, bem como de convulsões e sonolência incontrolável, em pacientes utilizando essa associação de medicamentos. A fluvoxamina aumenta os níveis sinápticos de 5-HT, e o lítio potencializa esse efeito por aumentar a síntese de 5-HT. Existe a possibilidade de uma sinergia farmacodinâmica entre ambos no tratamento do TDM, uma vez que pesquisadores iugoslavos relataram resultados melhores com a combinação do que com o uso da fluvoxamina isolada, bem como ausência de alterações farmacocinéticas.

FLUVOXAMINA ◄► MEPERIDINA

A fluvoxamina aumenta os níveis da meperidina, com maior risco de efeitos adversos e depressão respiratória. Ambos os fármacos aumentam os níveis de serotonina, podendo causar síndrome serotonérgica.

FLUVOXAMINA ◄► METADONA

A fluvoxamina pode ocasionar aumento dos níveis da metadona. Ocorre maior risco de prolongamento do intervalo QT no ECG com a associação.

FLUVOXAMINA ◄► METILFENIDATO

O metilfenidato pode aumentar os níveis de fluvoxamina e seus efeitos colaterais. No entanto, costuma ser usado na prática clínica como potencializador dos efeitos dos ISRSs no TDM. O uso dessa associação pode estar relacionado a uma rápida redução dos sintomas, independentemente da presença ou não de TDAH. Os efeitos se mantiveram ao longo do tempo, não havendo casos de abuso do metilfenidato.

FLUVOXAMINA ◄► METOCLOPRAMIDA

A associação aumenta o risco de síndrome serotonérgica, SNM, distonias e ECEs. Há relato de distonia aguda quando do uso concomitante desses medicamentos. Deve-se ter cautela ao associá-los.

FLUVOXAMINA ◄► MIRTAZAPINA

Como ambas as substâncias elevam os níveis de serotonina, pode ocorrer aumento de efeitos adversos serotonérgicos. A associação requer o ajuste das doses. Há relatos de síndrome serotonérgica. Deve-se monitorar a administração combinada.

FLUVOXAMINA ◄► MOCLOBEMIDA

Não se deve utilizar essa combinação em razão do risco de síndrome serotonérgica.

Ver também *Moclobemida* ◄► *ISRSs*.

FLUVOXAMINA ◄► NICOTINA

Há redução significativa das concentrações séricas de fluvoxamina em tabagistas. Uma vez que a fluvoxamina, pelo menos em parte, é metabolizada pela CYP1A2, ela pode ser reduzida em até 23% nas suas concentrações séricas como resultado do fumo, que induz a CYP1A2.

FLUVOXAMINA ◄► NIFEDIPINO

A fluvoxamina pode aumentar os níveis e os efeitos adversos do nifedipino.

FLUVOXAMINA ◄► OLANZAPINA

A fluvoxamina afeta a degradação da olanzapina, aumentando sua concentração sérica. Deve ser realizado controle clínico rigoroso, que leve em consideração efeitos colaterais e possível intoxicação.

FLUVOXAMINA ◄► OMEPRAZOL

Mesmo subdoses de fluvoxamina podem causar inibição importante do metabolismo do omeprazol.

FLUVOXAMINA ◄► OPIOIDES

Ocorre aumento do risco de síndrome serotonérgica com a associação, devendo-se monitorá-la.

FLUVOXAMINA ◄► OXCARBAZEPINA

Há aumento do risco de hiponatremia e SIADH com a combinação desses fármacos. Deve-se monitorar o sódio plasmático.

FLUVOXAMINA ◆▶ PIMOZIDA

A fluvoxamina causa aumento das concentrações séricas da pimozida. Ocorre risco de prolongamento do intervalo QT no ECG com a associação. Há relatos de caso da associação que referem redução dos sintomas de tricotilomania e de TOC associado a tiques ou a transtorno de Tourette, situações em que o uso isolado da fluvoxamina foi ineficaz. No entanto, a associação é contraindicada.

FLUVOXAMINA ◆▶ PIPOTIAZINA

A fluvoxamina pode aumentar os níveis de pipotiazina e seus efeitos colaterais.

FLUVOXAMINA ◆▶ PROMETAZINA

Pode ocorrer aumento dos níveis de prometazina e de seus efeitos adversos, assim como aumento de sintomas adversos serotonérgicos e SIADH. Sugere-se monitorar o sódio plasmático.

FLUVOXAMINA ◆▶ PROPRANOLOL

Os níveis de propranolol podem ser aumentados pela fluvoxamina, sem maiores efeitos clínicos. Recomenda-se, contudo, iniciar com uma dose de propranolol menor do que a habitual e realizar os aumentos de dose de forma mais lenta.

FLUVOXAMINA ◆▶ QUETIAPINA

Pode ocorrer aumento dos níveis de quetiapina, devendo-se monitorar seus efeitos adversos. Há maior risco de prolongamento do intervalo QT no ECG. Sugere-se evitar a combinação em pacientes com fatores de risco ou em uso concomitante de outros fármacos que prolonguem o intervalo QT.

FLUVOXAMINA ◆▶ RAMELTEONA

A fluvoxamina é um potente inibidor da CYP1A2, causando aumento das concentrações da ramelteona. A combinação é contraindicada.

FLUVOXAMINA ◆▶ REBOXETINA

A associação pode aumentar as concentrações séricas de reboxetina.

FLUVOXAMINA ◆▶ RILUZOL

A associação entre riluzol e fluvoxamina pode aumentar as concentrações séricas de riluzol.

FLUVOXAMINA ◆▶ RISPERIDONA

Ocorre maior risco de sintomas adversos serotonérgicos com a associação. Pode haver uma síndrome neurotóxica com essa associação, caracterizada por confusão, diaforese, diarreia, hiper-reflexia e mioclonia, progredindo para rigidez, febre e irresponsividade.

FLUVOXAMINA ◆▶ RITONAVIR

Com o uso combinado, pode ocorrer aumento nos níveis de ambos, com mais efeitos adversos.

FLUVOXAMINA ◆▶ SIBUTRAMINA

A fluvoxamina eleva os níveis da sibutramina, provocando aumento em sua concentração. Há maior risco de efeitos adversos serotonérgicos e síndrome serotonérgica com a associação.

FLUVOXAMINA ◆▶ SUMATRIPTANA

Ambos os agentes aumentam os níveis de serotonina, potencializando os efeitos adversos serotonérgicos.

FLUVOXAMINA ◆▶ TACRINA

A fluvoxamina inibe a CYP1A2 e pode aumentar as concentrações séricas da tacrina.

FLUVOXAMINA ◆▶ TEOFILINA

A fluvoxamina aumenta as concentrações séricas da teofilina, aumentando o risco de toxicidade. Tendo em vista a gravidade dessa reação, recomenda-se considerar outras opções de tratamento, sempre que possível.

FLUVOXAMINA ◆▶ TIORIDAZINA

Ocorre aumento das concentrações séricas de ambos os fármacos com a associação e aumento do risco de prolongamento do intervalo QT no ECG, assim como de sintomas adversos serotonérgicos. Deve-se evitar a associação.

FLUVOXAMINA ◆▶ TRAMADOL

Há risco maior de toxicidade, síndrome serotonérgica, SNM e convulsões, devendo-se realizar a associação com cautela.

FLUVOXAMINA ◆▶ TRANILCIPROMINA

O uso concomitante pode provocar síndrome serotonérgica. A combinação é contraindicada.

Ver também *Fluvoxamina* ◆▶ *IMAOs*.

FLUVOXAMINA ◆▶ TRAZODONA

A fluvoxamina aumenta as concentrações séricas da trazodona, potencializando o risco de efeitos adversos e síndrome serotonérgica.

FLUVOXAMINA ◀▶ TRIPTOFANO

Ambos os fármacos aumentam os níveis de serotonina, podendo ocasionar maiores efeitos colaterais e síndrome serotonérgica.

FLUVOXAMINA ◀▶ VARFARINA

A fluvoxamina pode aumentar os níveis da varfarina, bem como o tempo de protrombina. Deve-se avaliar regularmente o tempo de protrombina e fazer ajustes de dose.

FLUVOXAMINA ◀▶ VENLAFAXINA

A fluvoxamina pode elevar os níveis de venlafaxina. A associação aumenta o risco de sintomas adversos serotonérgicos.

FLUVOXAMINA ◀▶ VERAPAMIL

A fluvoxamina pode aumentar as concentrações séricas do verapamil, podendo causar hipotensão e bradicardia. Deve-se monitorar a associação.

FLUVOXAMINA ◀▶ ZIPRASIDONA

A fluvoxamina aumenta os níveis da ziprasidona. Há risco aumentado de prolongamento do intervalo QT no ECG e de sintomas adversos serotonérgicos com a associação.

FLUVOXAMINA ◀▶ ZOLPIDEM

A fluvoxamina pode aumentar os níveis do zolpidem, potencializando seus efeitos adversos. Deve-se monitorar a associação.

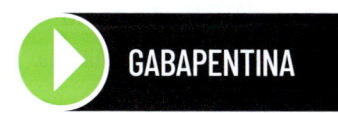

▶ GABAPENTINA

A gabapentina apresenta baixo risco de interações medicamentosas. É eliminada exclusivamente por excreção renal, e não há evidência da ocorrência de metabolismo hepático em humanos.

GABAPENTINA ◀▶ ÁCIDO VALPROICO

Ver *Ácido valproico* ◀▶ *Gabapentina.*

GABAPENTINA ◀▶ ÁLCOOL

Pode haver aumento dos efeitos depressores do SNC induzidos pelo álcool.

GABAPENTINA ◀▶ ANTIÁCIDOS

O hidróxido de magnésio e o hidróxido de alumínio diminuem os níveis de gabapentina em 20% quando administrados concomitantemente a ela. Havendo um intervalo de 2 horas entre a administração da gabapentina e a do antiácido, a redução na concentração plasmática da gabapentina é de apenas 5%.

GABAPENTINA ◀▶ ANTICONCEPCIONAIS ORAIS

Não se observa alteração na farmacocinética da noretisterona e do etinilestradiol com o uso associado.

GABAPENTINA ◀▶ ANTIRRETROVIRAIS

A associação pode ser utilizada com segurança.

GABAPENTINA ◀▶ BZDs

Ver *BZDs* ◀▶ *Gabapentina.*

GABAPENTINA ◀▶ CARBAMAZEPINA

Ver *Carbamazepina* ◀▶ *Gabapentina.*

GABAPENTINA ◀▶ CIMETIDINA

A cimetidina, na dose de 1.200 mg/dia, reduz em 10% a depuração da gabapentina. Parece não haver relevância clínica nessa redução. O efeito da gabapentina sobre a cimetidina ainda não foi avaliado.

GABAPENTINA ◀▶ ECT

Ver *ECT* ◀▶ *Gabapentina.*

GABAPENTINA ◀▶ FENITOÍNA

Pode haver um aumento da toxicidade da fenitoína induzido pela gabapentina. Entretanto, o fabricante refere não haver interações medicamentosas entre esses fármacos.

GABAPENTINA ◀▶ MEFLOQUINA

A mefloquina pode diminuir o efeito da gabapentina.

GABAPENTINA ◀▶ MORFINA

Gabapentina e morfina podem aumentar mutuamente suas concentrações séricas, podendo haver soma de paraefeitos, em especial sobre o SNC e o sistema respiratório.

GABAPENTINA ◀▶ MULTISTIX®

Devido a leituras falso-positivas para proteínas urinárias em pacientes que usavam gabapentina, deve-se optar pelo procedimento mais específico de precipitação de ácido sulfossalicílico para detecção de proteínas urinárias.

GABAPENTINA ◀▶ NAPROXENO

A coadministração parece aumentar a absorção de gabapentina em 12 a 15%, mas não há relevância clínica. A gabapentina não interfere na farmacocinética do naproxeno.

GABAPENTINA ◀▶ PARACETAMOL

Os níveis de paracetamol podem ser diminuídos pela gabapentina.

GABAPENTINA ◀▶ VARFARINA

A gabapentina é excretada predominantemente pelos rins, e, portanto, não há propensão a interagir com a varfarina.

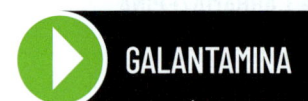

GALANTAMINA

A galantamina é metabolizada pelas enzimas da CYP, glicuronizada e excretada inalterada na urina. As principais enzimas envolvidas em seu metabolismo são a CYP2D6 e a 3A4.

GALANTAMINA ◀▶ AMANTADINA

A interação pode diminuir a eficácia da amantadina.

GALANTAMINA ◀▶ AMITRIPTILINA

A amitriptilina provoca diminuição na depuração da galantamina e aumento de suas concentrações séricas.

GALANTAMINA ◀▶ ANTICOLINÉRGICOS

É possível que haja um efeito antagonista entre os fármacos com a associação.

GALANTAMINA ◀▶ AINEs

A associação de galantamina com AINEs pode aumentar o risco de sangramento gastrintestinal.

GALANTAMINA ◀▶ ATAZANAVIR

Sugere-se ter cautela com a associação, pois a interação pode aumentar o risco de efeitos colinérgicos.

GALANTAMINA ◀▶ β-BLOQUEADORES

Deve-se ter cautela com o uso concomitante de galantamina com β-bloqueadores, pois pode ocorrer alteração na condução cardíaca e aumento do risco de bradicardia, de bloqueio AV e de broncospasmo.

GALANTAMINA ◀▶ BETANECOL

O uso concomitante de inibidores da colinesterase e agentes colinomiméticos, como β-necol, deve ser evitado, pois pode resultar em hiperestimulação colinérgica, com risco de crise colinérgica decorrente do efeito aditivo das medicações.

GALANTAMINA ◀▶ BUPROPIONA

A associação pode aumentar os níveis de galantamina, o risco de efeitos adversos colinérgicos e o risco de convulsões.

GALANTAMINA ◀▶ CETOCONAZOL

O cetoconazol provoca aumento da biodisponibilidade da galantamina.

GALANTAMINA ◀▶ CICLOBENZAPRINA

A associação pode diminuir a eficácia da galantamina.

GALANTAMINA ◀▶ CIMETIDINA

A cimetidina provoca aumento da biodisponibilidade da galantamina.

GALANTAMINA ◀▶ CITALOPRAM

Ver *Citalopram* ◀▶ *Galantamina.*

GALANTAMINA ◀▶ CITRATO DE MAGNÉSIO

A associação pode elevar o risco de convulsões.

GALANTAMINA ◀▶ CLORANFENICOL

A associação pode aumentar os níveis de galantamina e o risco de efeitos adversos colinérgicos.

GALANTAMINA ◀▶ CLORPROMAZINA

A associação pode aumentar os níveis de galantamina e o risco de efeitos adversos colinérgicos.

GALANTAMINA ◀▶ CLOZAPINA

A associação pode reduzir os efeitos da galantamina e aumentar o risco de convulsões.

GALANTAMINA ◀▶ COLINÉRGICOS

Ocorre potencial soma de efeitos com a associação. Deve-se estar atento para o risco de efeitos hipercolinérgicos centrais (excitação, agitação) ou periféricos (bradicardia, perda de consciência, problemas digestivos).

GALANTAMINA ◆▶ DIPIRIDAMOL
A associação pode diminuir a eficácia da galantamina.

GALANTAMINA ◆▶ ENFLURANO
A associação pode diminuir o efeito bloqueador muscular do anestésico inalado, diminuindo sua eficácia.

GALANTAMINA ◆▶ ERITROMICINA
A eritromicina provoca aumento da biodisponibilidade da galantamina.

GALANTAMINA ◆▶ ESCITALOPRAM
Ver *Escitalopram ◆▶ Galantamina*.

GALANTAMINA ◆▶ FLUOXETINA
Ver *Fluoxetina ◆▶ Galantamina*.

GALANTAMINA ◆▶ FLUVOXAMINA
Ver *Fluvoxamina ◆▶ Galantamina*.

GALANTAMINA ◆▶ HALOPERIDOL
A associação pode aumentar os níveis de galantamina e o risco de efeitos adversos colinérgicos.

GALANTAMINA ◆▶ INIBIDORES DA COLINESTERASE
Ver *Galantamina ◆▶ Colinérgicos*.

GALANTAMINA ◆▶ PAROXETINA
A paroxetina provoca aumento da biodisponibilidade da galantamina, elevando suas concentrações séricas e o risco de efeitos adversos colinérgicos.

GALANTAMINA ◆▶ PILOCARPINA
O uso concomitante de inibidores da colinesterase e agentes colinomiméticos, como pilocarpina, deve ser evitado, pois pode resultar em hiperestimulação colinérgica, com risco de uma crise colinérgica em decorrência do efeito aditivo das medicações.

GALANTAMINA ◆▶ QUINIDINA
A quinidina provoca diminuição na depuração da galantamina, aumentando suas concentrações séricas e o risco de efeitos adversos colinérgicos.

GALANTAMINA ◆▶ RISPERIDONA
A biodisponibilidade da galantamina não foi alterada pela administração de risperidona, e nenhuma diferença na incidência ou na gravidade de efeitos adversos foi constatada no tratamento combinado, apesar de inferir-se, pelas classes medicamentosas dessas medicações, que é possível ocorrer aumento na toxicidade do AP, sintomas extrapiramidais, bem como redução de efeito da galantamina.

GALANTAMINA ◆▶ RIVASTIGMINA
A associação pode resultar em hiperestimulação colinérgica, com risco de crise colinérgica por efeito aditivo das medicações.

GALANTAMINA ◆▶ SUCCINILCOLINA
O uso concomitante de inibidores da colinesterase com succinilcolina deve ser evitado, pois pode resultar em hiperestimulação colinérgica, com risco de crise colinérgica decorrente do efeito aditivo das medicações. Pode haver resposta exagerada de relaxantes musculares do tipo succinilcolina durante a cirurgia.

GALANTAMINA ◆▶ TOPIRAMATO
O topiramato diminui as concentrações séricas de galantamina pela interferência na CYP3A4.

GALANTAMINA ◆▶ TRIEXIFENIDIL
A associação pode diminuir a eficácia da galantamina.

GALANTAMINA ◆▶ VARFARINA
A interação farmacocinética é improvável.

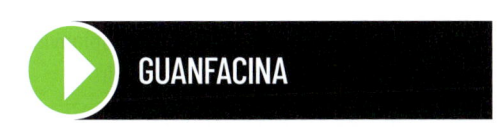

▶ GUANFACINA

A guanfacina é metabolizada, principalmente, pela CYP3A4, e suas concentrações plasmáticas podem ser afetadas de forma significativa por inibidores ou indutores da CYP3A4/5. Fármacos que são potentes agonistas dos receptores 5-HT2B (bromocriptina, cabergolina, di-hidroergocriptina, lisurida, pergolida) e que apresentam risco aumentado para o desenvolvimento de fibrose (p. ex., cardíaca, pulmonar) não devem ser usados durante o tratamento com guanfacina, uma vez que o risco de complicações fibróticas não foi especificamente estudado.

GUANFACINA ◂▸ ÁCIDO VALPROICO

Ver *Ácido valproico* ◂▸ *Guanfacina*.

GUANFACINA ◂▸ ALIMENTOS

A guanfacina tem sua farmacocinética afetada pela ingestão de alimentos ricos em gordura (aumento na concentração plasmática máxima e na biodisponibilidade). Alimentos inibidores fortes da CYP3A4/5 (como *grapefruit*) podem alterar as concentrações séricas da guanfacina.

GUANFACINA ◂▸ ANTIBIÓTICOS

Devido à inibição da CYP3A4/5, recomenda-se ajuste de dose de guanfacina quando ela é administrada de forma concomitante com alguns antibióticos (claritromicina, telitromicina).

GUANFACINA ◂▸ ANTIFÚNGICOS AZÓLICOS

Devido à inibição da CYP3A4/5, ajuste de dose de guanfacina pode ser necessário com alguns antifúngicos (cetoconazol, itraconazol, posaconazol, voriconazol).

GUANFACINA ◂▸ ANTI-HIPERTENSIVOS

É recomendado cuidado ao administrar guanfacina concomitantemente a medicamentos anti-hipertensivos devido ao potencial de efeitos farmacodinâmicos aditivos, como hipotensão e síncope.

GUANFACINA ◂▸ ANTIRRETROVIRAIS

Ajuste da dose de guanfacina é recomendado com o uso concomitante de inibidores fortes da CYP3A4/5, como boceprevir, indinavir, lopinavir/ritonavir, nelfinavir, saquinavir e telaprevir.

GUANFACINA ◂▸ CARBAMAZEPINA

Ver *Carbamazepina* ◂▸ *Guanfacina*.

GUANFACINA ◂▸ DEPRESSORES DO SISTEMA NERVOSO CENTRAL

É recomendado cuidado ao administrar guanfacina concomitantemente a depressores do SNC (álcool, sedativos, hipnóticos, BZDs, barbitúricos e APs) devido ao potencial de efeitos aditivos farmacodinâmicos, como sedação e sonolência.

GUANFACINA ◂▸ ERVA-DE-SÃO-JOÃO (HIPÉRICO)

Devido à forte indução da CYP3A4, o ajuste de dose de guanfacina é recomendado com o uso concomitante de erva-de-são-joão.

GUANFACINA ◂▸ FÁRMACOS QUE CAUSAM BRADICARDIA

Não se recomenda o uso concomitante de guanfacina com outros medicamentos que causem redução da FC, como antiarrítmicos, β-bloqueadores, BCCs não di-hidropiridínicos, inibidores da colinesterase e moduladores de receptores de esfingosina-1-fosfato.

GUANFACINA ◂▸ FÁRMACOS QUE PROLONGAM O INTERVALO QT

O prolongamento do intervalo QT no ECG tem sido observado em pacientes com idades entre 6 e 17 anos com TDAH recebendo doses terapêuticas de guanfacina. Seu uso concomitante com fármacos que causem prolongamento do intervalo QT não costuma ser recomendado, como antiarrítmicos, APs, ADs, opioides, antibióticos macrolídeos, quinolonas, antimaláricos, antifúngicos, domperidona, antagonistas do receptor 5-HT3, inibidores da tirosina cinase e agonistas β_2-adrenérgicos.

GUANFACINA ◂▸ FENITOÍNA

Devido à indução da CYP3A4, recomenda-se ajuste da dose de guanfacina.

GUANFACINA ◂▸ LISDEXANFETAMINA

A administração de guanfacina (4 mg) em combinação com lisdexanfetamina (50 mg) induziu um aumento de 19% nas concentrações plasmáticas máximas de guanfacina. Não se espera que essa pequena alteração seja clinicamente significativa. Nenhum efeito sobre a exposição de lisdexanfetamina foi observado. Não são necessários ajustes de dose.

GUANFACINA ◂▸ METILFENIDATO

Ainda que a combinação seja por vezes utilizada no tratamento de TDAH, há poucos estudos sobre a interação. Não foram encontradas interações farmacocinéticas significativas, porém a efetividade anti-hipertensiva da guanfacina pode ser diminuída.

GUANFACINA ⇔ RIFAMPICINA

Devido à indução da CYP3A4, recomenda-se ajuste da dose de guanfacina.

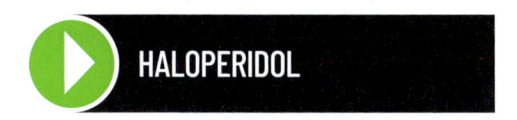

HALOPERIDOL

O haloperidol é metabolizado principalmente pela CYP3A4 e pela CYP2D6.

HALOPERIDOL ⇔ ÁCIDO VALPROICO

Ver *Ácido valproico* ⇔ *Haloperidol*.

HALOPERIDOL ⇔ ÁLCOOL

Ocorre aumento dos efeitos depressores sobre o SNC com a associação. Pode ocorrer piora da concentração, da coordenação e do juízo crítico, bem como tonturas, letargia, hipotensão e depressão respiratória. O risco é maior em pessoas com asma, disfunção respiratória e infecções respiratórias. Além do mais, o álcool interfere no metabolismo dos APs. Pode haver, ainda, aumento dos ECEs e hepatotoxicidade.

HALOPERIDOL ⇔ AMIODARONA

Deve-se evitar o uso concomitante em função do risco de arritmias ventriculares, principalmente quando o haloperidol é administrado por via IV.

HALOPERIDOL ⇔ ANFETAMINAS

O efeito neuroléptico das fenotiazinas pode ser antagonizado pelas anfetaminas. O haloperidol, por sua vez, pode ser usado para tratar a psicose induzida por anfetaminas.

HALOPERIDOL ⇔ ANTIÁCIDOS

Os antiácidos, possivelmente, reduzem as concentrações séricas do haloperidol. Esse problema pode ser minimizado utilizando as medicações com algumas horas de diferença.

HALOPERIDOL ⇔ ANTICOLINÉRGICOS

Os anticolinérgicos podem aumentar os efeitos tóxicos do haloperidol.

HALOPERIDOL ⇔ ANTIDEPRESSIVOS TRICÍCLICOS

O haloperidol aumenta os níveis dos ADTs (desipramina, nortriptilina e imipramina) e o risco de elevação do intervalo QT.

HALOPERIDOL ⇔ ATOMOXETINA

Ver *Atomoxetina* ⇔ *Haloperidol*.

HALOPERIDOL ⇔ BUPROPIONA

Ver *Bupropiona* ⇔ *Haloperidol*.

HALOPERIDOL ⇔ CARBAMAZEPINA

Ver *Carbamazepina* ⇔ *Haloperidol*.

HALOPERIDOL ⇔ CIPROFLOXACINO

Pode haver potencialização do efeito de prolongamento do intervalo QT no ECG com a combinação.

HALOPERIDOL ⇔ CITALOPRAM

Ver *Citalopram* ⇔ *Haloperidol*.

HALOPERIDOL ⇔ CLONIDINA

Ver *Clonidina* ⇔ *Haloperidol*.

HALOPERIDOL ⇔ CLORPROMAZINA

Ver *Clorpromazina* ⇔ *Haloperidol*.

HALOPERIDOL ⇔ CLOZAPINA

Ver *Clozapina* ⇔ *Haloperidol*.

HALOPERIDOL ⇔ COCAÍNA

O haloperidol pode moderar os efeitos estimulantes da cocaína.

HALOPERIDOL ⇔ CODEÍNA

O haloperidol pode diminuir o efeito analgésico da codeína ao diminuir a conversão de codeína em morfina.

HALOPERIDOL ⇔ DULOXETINA

Ver *Duloxetina* ⇔ *Haloperidol*.

HALOPERIDOL ⇔ ESCITALOPRAM

Ver *Escitalopram* ⇔ *Haloperidol*.

HALOPERIDOL ◀▶ FENITOÍNA

Pode haver uma redução dos níveis do haloperidol e da eficácia do tratamento.

HALOPERIDOL ◀▶ FENOBARBITAL

O fenobarbital pode diminuir as concentrações plasmáticas do haloperidol. Deve-se ter atenção para o fato de que há relatos de morte após administração IM concomitante de haloperidol e fenobarbital.

HALOPERIDOL ◀▶ FLUOXETINA

Ver *Fluoxetina* ◀▶ *Haloperidol*.

HALOPERIDOL ◀▶ FLUVOXAMINA

Ver *Fluvoxamina* ◀▶ *Haloperidol*.

HALOPERIDOL ◀▶ GALANTAMINA

Ver *Galantamina* ◀▶ *Haloperidol*.

HALOPERIDOL ◀▶ GUANETIDINA

O haloperidol diminui os efeitos anti-hipertensivos da guanetidina, pois impede sua captação pelo neurônio, interferindo no alcance de seus sítios de ação. Essa associação, portanto, deve ser evitada.

HALOPERIDOL ◀▶ INDOMETACINA

Há aumento do efeito depressor sobre o SNC. Deve-se monitorar o surgimento de sintomas como tontura e confusão mental.

HALOPERIDOL ◀▶ LEVOMILNACIPRANO

Há aumento do risco de hiponatremia e SIADH com a combinação, bem como de SNM e efeito serotonérgico.

HALOPERIDOL ◀▶ LÍTIO

Essa associação pode aumentar os ECEs e o risco de neurotoxicidade, além de potencializar o risco de prolongamento do intervalo QT.

HALOPERIDOL ◀▶ METILDOPA

Nessa associação, devem-se monitorar efeitos sobre o SNC, como sedação e sintomas similares à síndrome demencial.

HALOPERIDOL ◀▶ NICOTINA

Tabagistas apresentam diminuição das concentrações séricas de haloperidol. Estudos recentes mostraram que a nicotina causa alterações moleculares na densidade pós-sináptica quando associada ao haloperidol. A administração de nicotina como estratégia para tratamento de síndrome de Tourette e como forma de atenuar efeitos adversos de APs ainda é controversa.

HALOPERIDOL ◀▶ OLANZAPINA

A associação aumenta o risco de parkinsonismo secundário.

HALOPERIDOL ◀▶ PAROXETINA

Pode ocorrer aumento nas concentrações séricas de haloperidol com a combinação.

HALOPERIDOL ◀▶ PROMETAZINA

É importante monitorar a associação em razão da maior incidência de efeitos anticolinérgicos e depressores do SNC.

HALOPERIDOL ◀▶ PROPRANOLOL

Há relatos de hipotensão e parada cardíaca com o uso concomitante de haloperidol e propranolol. Há relatos do uso de propranolol em altas doses associado a neurolépticos para controle de agressividade e alterações de comportamento em pacientes com esquizofrenia, mas essa conduta exige cuidado.

HALOPERIDOL ◀▶ QUETIAPINA

Ocorre maior risco de depressão do SNC, prolongamento do intervalo QT no ECG, arritmias e alteração psicomotora com a associação.

HALOPERIDOL ◀▶ QUINIDINA

A quinidina pode aumentar a concentração sérica de haloperidol e o risco de prolongamento do QT. Recomenda-se considerar outras opções de tratamento.

HALOPERIDOL ◀▶ RIFAMPICINA

A rifampicina pode reduzir as concentrações séricas do haloperidol.

HALOPERIDOL ◀▶ RISPERIDONA

Pode ocorrer aumento das concentrações séricas da risperidona, desencadeando ECEs, com perda de suas características de APA.

HALOPERIDOL ◀▶ SERTRALINA

Pode haver aumento nas concentrações séricas de haloperidol e de sertralina com a associação.

HALOPERIDOL ◀▶ TAMOXIFENO
A associação pode reduzir os níveis de metabólitos ativos do tamoxifeno e gera maior risco de prolongamento do intervalo QT no ECG e de arritmias ventriculares, incluindo *torsades de pointes*, e de morte súbita. É preciso monitorar a associação.

HALOPERIDOL ◀▶ TIORIDAZINA
O haloperidol pode diminuir o metabolismo da tioridazina e aumentar os efeitos de prolongamento do intervalo QT no ECG.

HALOPERIDOL ◀▶ TOPIRAMATO
O haloperidol pode aumentar os efeitos tóxicos do topiramato, sobretudo os anticolinérgicos.

HALOPERIDOL ◀▶ TRAMADOL
Recomenda-se evitar a combinação devido ao risco aumentado de convulsões.

HALOPERIDOL ◀▶ VARDENAFILA
A combinação pode elevar as concentrações plasmáticas de vardenafila, aumentando o risco de efeitos adversos, além de potencializar o risco de prolongamento do intervalo QT e de arritmias cardíacas. Deve ser evitada, se possível.

HALOPERIDOL ◀▶ VENLAFAXINA
A combinação pode elevar as concentrações séricas de haloperidol. Recomenda-se cautela, pois ambas as medicações podem prolongar o intervalo QT.

HALOPERIDOL ◀▶ VILAZODONA
A associação pode aumentar o risco de síndrome serotonérgica, SNM, SIADH e hiponatremia.

HALOPERIDOL ◀▶ ZIPRASIDONA
O haloperidol pode aumentar os efeitos de prolongamento do intervalo QT no ECG quando em associação com ziprasidona.

HALOPERIDOL ◀▶ ZOLPIDEM
A farmacocinética do zolpidem não é alterada pelo uso de haloperidol. Deve-se considerar o risco de depressão do SNC.

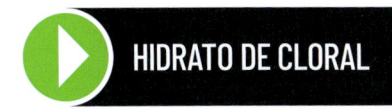

HIDRATO DE CLORAL

É preciso estar atento à soma de efeitos sobre o SNC quando o hidrato de cloral é associado a outros medicamentos que também tenham possibilidades depressoras sobre ele.

HIDRATO DE CLORAL ◀▶ ÁLCOOL
Ocorre potencialização dos efeitos depressores do SNC com o uso simultâneo dessas substâncias. Além disso, pacientes em uso de hidrato de cloral que ingerem álcool podem ter uma reação generalizada de vasodilatação, com taquicardia, palpitações, rubor facial e disforia.

HIDRATO DE CLORAL ◀▶ FUROSEMIDA
Uma reação caracterizada por sudorese, rubor facial, alteração da PA (incluindo hipertensão) e desconforto foi relatada em pacientes infartados que utilizaram furosemida IV menos de 24 horas após uma dose de hidrato de cloral. Dessa forma, recomenda-se evitar a associação, utilizando outro tipo de sedativos em pacientes que possam necessitar de furosemida IV.

HIDRATO DE CLORAL ◀▶ VARFARINA
Alguns estudos mostram que o hidrato de cloral pode causar potencialização transitória da hipoprotrombinemia resultante da varfarina. Além disso, seu metabólito pode deslocar a varfarina das proteínas plasmáticas, com aumento dos níveis livres no plasma. Dessa forma, recomenda-se o uso de hipnóticos alternativos em pacientes que estejam sob anticoagulação.

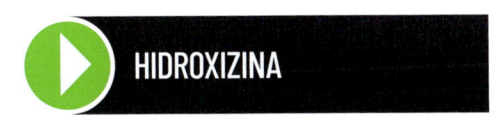

HIDROXIZINA

A hidroxizina é metabolizada pela CYP, sendo um fraco inibidor da enzima CYP2D6.

HIDROXIZINA ◀▶ ÁLCOOL
A hidroxizina pode ter seu efeito sedativo potencializado pelo álcool.

HIDROXIZINA ◀▶ ANTICOLINÉRGICOS
Pode haver aumento dos efeitos anticolinérgicos com a combinação.

HIDROXIZINA ◀▶ ARIPIPRAZOL

Ver *Aripiprazol* ◀▶ *Hidroxizina*.

HIDROXIZINA ▶ CETAMINA

Ver *Cetamina* ◀▶ *Hidroxizina*.

HIDROXIZINA ◀▶ DROPERIDOL

Pode haver potencialização dos efeitos sedativos com a combinação. Sugere-se usar uma dose menor de droperidol.

HIDROXIZINA ◀▶ ERVAS DE AÇÃO CENTRAL

Pode ocorrer aumento dos efeitos sedativos quando a hidroxizina é administrada concomitantemente a agentes fitoterápicos como erva-de-são-joão ou com extrato de *kava-kava*.

HIDROXIZINA ◀▶ FENOBARBITAL

Pode haver potencialização dos efeitos sedativos com a combinação. Sugere-se usar uma dose menor de fenobarbital (ou outros barbitúricos).

HIDROXIZINA ◀▶ INIBIDORES DA ACETILCOLINESTERASE

A combinação pode diminuir os efeitos terapêuticos dos inibidores da acetilcolinesterase e os efeitos anticolinérgicos da hidroxizina.

HIDROXIZINA ◀▶ IMAOs

Pode haver aumento do efeito sedativo com a associação. Os IMAOs podem prolongar o efeito anticolinérgico da hidroxizina.

HIDROXIZINA ◀▶ ISRSs

Pode haver diminuição da capacidade psicomotora com a combinação.

HIDROXIZINA ◀▶ MIRTAZAPINA

Pode haver potencialização do efeito sedativo, já que ambos os fármacos têm efeito anti-histamínico.

HIDROXIZINA ◀▶ OPIOIDES

A combinação aumenta o risco de constipação e retenção urinária. Pode também haver aumento do efeito sedativo. Sugere-se iniciar com doses menores quando o opioide for meperidina, hidrocodona ou buprenorfina.

HIDROXIZINA ◀▶ ZOLPIDEM

Pode haver potencialização do efeito sedativo, com necessidade de redução da dose do zolpidem.

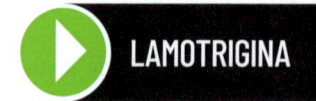

LAMOTRIGINA

O metabolismo da lamotrigina é, basicamente, hepático e ocorre por glicuronidação. Pode induzir o próprio metabolismo quando utilizada em monoterapia.

LAMOTRIGINA ◀▶ ÁCIDO VALPROICO

Ver *Ácido valproico* ◀▶ *Lamotrigina*.

LAMOTRIGINA ◀▶ ÁLCOOL

Pode haver aumento do efeito depressor do SNC causado pelo álcool.

LAMOTRIGINA ◀▶ ANTICONCEPCIONAIS ORAIS

Os ACOs contendo estrogênio podem diminuir a concentração sérica da lamotrigina pela indução da via de glicuronidação hepática. Pode ocorrer aumento da concentração sérica durante a pausa do ACO. Já os contraceptivos à base de progesterona podem ter suas concentrações reduzidas pela lamotrigina.

LAMOTRIGINA ◀▶ BZDs

Ver *BZDs* ◀▶ *Lamotrigina*.

LAMOTRIGINA ◀▶ CARBAMAZEPINA

Ver *Carbamazepina* ◀▶ *Lamotrigina*.

LAMOTRIGINA ◀▶ CETOROLACO

O cetorolaco pode diminuir o efeito anticonvulsivante da lamotrigina.

LAMOTRIGINA ◀▶ CITALOPRAM

Ver *Citalopram* ◀▶ *Lamotrigina*.

LAMOTRIGINA ◀▶ CLORPROMAZINA

Ver *Clorpromazina* ◀▶ *Lamotrigina*.

LAMOTRIGINA ◀▶ CLOZAPINA

A adição de lamotrigina em pacientes em uso de clozapina pode provocar um aumento significativo na concentração sérica deste último medicamento.

LAMOTRIGINA ◀▶ DESMOPRESSINA

A lamotrigina pode aumentar os efeitos colaterais ou tóxicos da desmopressina.

LAMOTRIGINA ◀▶ ECT

Ver *ECT* ◀▶ *Lamotrigina*.

LAMOTRIGINA ◀▶ ERVAS DE AÇÃO CENTRAL

A associação de hipérico com lamotrigina pode reduzir as concentrações séricas da lamotrigina, assim como a associação entre *Ginkgo biloba* e esse anticonvulsivante pode reduzir a eficácia da lamotrigina.

LAMOTRIGINA ◀▶ ESCITALOPRAM

Ver *Escitalopram* ◀▶ *Lamotrigina.*

LAMOTRIGINA ◀▶ FENELZINA

Ver *Fenelzina* ◀▶ *Lamotrigina.*

LAMOTRIGINA ◀▶ FENITOÍNA

Há maior risco de desenvolvimento de arritmias e de morte com a associação. Sugere-se considerar outras opções de tratamento.

LAMOTRIGINA ◀▶ FENOBARBITAL

O fenobarbital induz o metabolismo da lamotrigina, diminuindo sua concentração sérica.

LAMOTRIGINA ◀▶ FLUOXETINA

Ver *Fluoxetina* ◀▶ *Lamotrigina.*

LAMOTRIGINA ◀▶ FLUVOXAMINA

Ver *Fluvoxamina* ◀▶ *Lamotrigina.*

LAMOTRIGINA ◀▶ LÍTIO

A lamotrigina não influencia a farmacocinética do lítio.

LAMOTRIGINA ◀▶ MEFLOQUINA

A mefloquina diminui a concentração sérica da lamotrigina.

LAMOTRIGINA ◀▶ METFORMINA

A lamotrigina pode aumentar a concentração sérica da metformina.

LAMOTRIGINA ◀▶ METSUXIMIDA

A metsuximida diminui a concentração sérica da lamotrigina. Ainda que a coadministração seja terapêutica em alguns casos, ajuste de dose da lamotrigina pode ser necessário.

LAMOTRIGINA ◀▶ OLANZAPINA

A lamotrigina pode aumentar o efeito sedativo da olanzapina.

LAMOTRIGINA ◀▶ OXCARBAZEPINA

A oxcarbazepina pode reduzir os níveis da lamotrigina entre 15 e 75%. Esta, por sua vez, aumenta os níveis do metabólito ativo da oxcarbazepina.

LAMOTRIGINA ◀▶ PRIMIDONA

A primidona induz o metabolismo hepático da lamotrigina, diminuindo suas concentrações séricas.

LAMOTRIGINA ◀▶ QUETIAPINA

A lamotrigina pode reduzir as concentrações plasmáticas da quetiapina.

LAMOTRIGINA ◀▶ RIFAMPICINA

A rifampicina pode induzir o metabolismo da lamotrigina por meio da CYP. O uso concomitante é capaz de diminuir as concentrações séricas e os efeitos da lamotrigina. Pode haver necessidade de ajuste de dose desta.

LAMOTRIGINA ◀▶ RISPERIDONA

Há maior efeito depressor sobre o SNC com esta combinação.

LAMOTRIGINA ◀▶ RITONAVIR

O ritonavir pode diminuir a concentração sérica da lamotrigina.

LAMOTRIGINA ◀▶ SERTRALINA

As concentrações séricas de lamotrigina podem aumentar quando utilizada juntamente com sertralina.

LAMOTRIGINA ◀▶ SULFAMETOXAZOL/TRIMETOPRIMA

A associação pode aumentar o risco de discrasias sanguíneas.

LAMOTRIGINA ◀▶ TOPIRAMATO

Deve-se considerar o risco de arritmias e morte com a associação, além de efeito sedativo sobre o SNC. Apesar disso, a combinação tem sido utilizada em pacientes com epilepsia de difícil controle. Quando possível, sugere-se evitar essa combinação.

LAMOTRIGINA ◀▶ ZOLPIDEM

Ocorre aumento dos efeitos depressores sobre o SNC de ambas as substâncias e, consequentemente, da sedação.

LEVOMEPROMAZINA

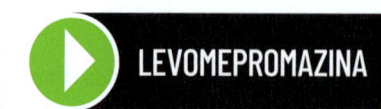

A levomepromazina é um forte inibidor da CYP2D6.

LEVOMEPROMAZINA ◆▶ ÁCIDO VALPROICO

Ver *Ácido valproico* ◆▶ *Levomepromazina*.

LEVOMEPROMAZINA ◆▶ ÁLCOOL

Ocorre potencialização da toxicidade, da depressão do SNC e dos ECEs com o uso associado.

LEVOMEPROMAZINA ◆▶ ANESTÉSICOS GERAIS

Pacientes submetidos a tratamento prolongado com levomepromazina requerem doses menores de anestésicos.

LEVOMEPROMAZINA ◆▶ ANFETAMINAS

As anfetaminas podem reduzir a eficácia do neuroléptico, e este, por sua vez, o efeito estimulante das anfetaminas.

LEVOMEPROMAZINA ◆▶ ANTICOLINÉRGICOS

Por diminuírem a concentração plasmática da levomepromazina, os anticolinérgicos acabam reduzindo seu efeito.

LEVOMEPROMAZINA ◆▶ ANTICONVULSIVANTES

Ocorre aumento recíproco nas concentrações plasmáticas das substâncias na associação de levomepromazina com carbamazepina, AVP, fenobarbital e fenitoína.

LEVOMEPROMAZINA ◆▶ ANTIDEPRESSIVOS TRICÍCLICOS

Ver *Antidepressivos tricíclicos* ◆▶ *Levomepromazina*.

LEVOMEPROMAZINA ◆▶ ANTI-HIPERTENSIVOS

Por se tratar de uma combinação de fármacos hipotensores, deve-se estar atento às doses, especialmente nas populações idosas, com maior risco de quedas e fraturas.

LEVOMEPROMAZINA ◆▶ ANTI-HISTAMÍNICOS H1

Os anti-histamínicos potencializam os efeitos sedativos da levomepromazina.

LEVOMEPROMAZINA ◆▶ ANTIPSICÓTICOS

A associação com outros APs pode aumentar o risco de ECEs, SNM, sedação e prolongamento do intervalo QT no ECG.

LEVOMEPROMAZINA ◆▶ ANTITIREOIDIANOS

O uso combinado de propiltiouracila ou metimazol com levomepromazina aumenta o risco de agranulocitose.

LEVOMEPROMAZINA ◆▶ ARIPIPRAZOL

Ver *Aripiprazol* ◆▶ *Levomepromazina*.

LEVOMEPROMAZINA ◆▶ ATOMOXETINA

Ver *Atomoxetina* ◆▶ *Levomepromazina*.

LEVOMEPROMAZINA ◆▶ BZDs

Ver *BZDs* ◆▶ *Levomepromazina*.

LEVOMEPROMAZINA ◆▶ β-BLOQUEADORES

Os APs de baixa potência aumentam os efeitos hipotensores dos betabloqueadores por sinergismo. Aconselha-se monitoramento.

LEVOMEPROMAZINA ◆▶ CITALOPRAM

Ver *Citalopram* ◆▶ *Levomepromazina*.

LEVOMEPROMAZINA ▶ CLONIDINA

Ver *Clonidina* ◆▶ *Levomepromazina*.

LEVOMEPROMAZINA ◆▶ CODEÍNA

A levomepromazina pode diminuir o efeito da codeína por inibição da CYP2D6.

LEVOMEPROMAZINA ◆▶ FENITOÍNA

Ver *Levomepromazina* ◆▶ *Anticonvulsivantes*.

LEVOMEPROMAZINA ◆▶ FENOBARBITAL

Ver *Levomepromazina* ◆▶ *Anticonvulsivantes*.

LEVOMEPROMAZINA ◆▶ FLUOXETINA

Ver *Fluoxetina* ◆▶ *Levomepromazina*.

LEVOMEPROMAZINA ◆▶ FLUVOXAMINA

Ver *Fluvoxamina* ◆▶ *Levomepromazina*.

LEVOMEPROMAZINA ◆▶ HIPOGLICEMIANTES ORAIS

A associação pode dificultar o controle do diabetes, já que a levomepromazina tem ação hiperglicemiante.

LEVOMEPROMAZINA ◆▶ LEVODOPA

As respostas antiparkinsonianas da levodopa podem ser afetadas pela levomepromazina, ao bloquear os receptores cerebrais dopaminérgicos. Deve-se evitar a combinação.

LEVOMEPROMAZINA ◆▶ LÍTIO

O lítio diminui a absorção das fenotiazinas.

LEVOMEPROMAZINA ◆▶ METOCLOPRAMIDA

A associação com metoclopramida pode aumentar o risco de ECEs e SNM.

LEVOMEPROMAZINA ◆▶ MOCLOBEMIDA

A combinação é contraindicada em razão do grande aumento promovido na toxicidade da levomepromazina.

LEVOMEPROMAZINA ◆▶ OPIOIDES

A associação aumenta o risco de efeitos hipotensores, depressão respiratória e do SNC. Recomenda-se cuidado com a frequência respiratória e a PA, diminuindo-se a dose de um ou ambos os fármacos ou mesmo suspendendo-os se houver alterações.

LEVOMEPROMAZINA ◆▶ PAROXETINA

Os ISRSs podem inibir o metabolismo dos neurolépticos fenotiazínicos, em especial pela via da CYP2D6. Isso pode ocasionar aumento da toxicidade dos APs.

LEVOMEPROMAZINA ◆▶ PROVA DE GONADOTROFINA CORIÔNICA NA URINA (TESTE DE GRAVIDEZ)

A levomepromazina pode produzir falso-positivos nesse exame. Recomenda-se realizar o teste e, só então, iniciar o uso do fármaco.

LEVOMEPROMAZINA ◆▶ SELEGILINA

A combinação é contraindicada em razão do grande aumento promovido na toxicidade da levomepromazina.

LEVOMEPROMAZINA ◆▶ TRANILCIPROMINA

Existem relatos de aumento fatal da toxicidade. A associação é contraindicada.

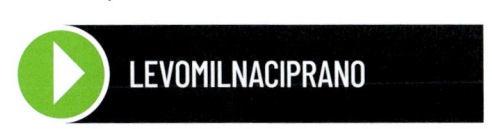

LEVOMILNACIPRANO

O levomilnaciprano é um substrato da CYP3A4, e é necessário ajuste de dose quando esse fármaco for administrado com inibidores potentes da CYP3A4.

LEVOMILNACIPRANO ◆▶ ÁCIDO ACETILSALICÍLICO

O levomilnaciprano potencializa o efeito antiagregante plaquetário do AAS, levando à maior incidência de sangramentos.

LEVOMILNACIPRANO ◆▶ ÁCIDO VALPROICO

Ver *Ácido valproico ◆▶ Levomilnaciprano*.

LEVOMILNACIPRANO ◆▶ ÁLCOOL

O uso de álcool com levomilnaciprano de liberação prolongada acelera a liberação do fármaco.

LEVOMILNACIPRANO ◆▶ ANTIDEPRESSIVOS TRICÍCLICOS

Ver *Antidepressivos tricíclicos ◆▶ Levomilnaciprano*.

LEVOMILNACIPRANO ◆▶ ANTI-INFLAMATÓRIOS

O levomilnaciprano potencializa o efeito antiagregante plaquetário. Há aumento do risco de SIADH e hiponatremia.

LEVOMILNACIPRANO ◆▶ CARBAMAZEPINA

Ver *Carbamazepina ◆▶ Levomilnaciprano*.

LEVOMILNACIPRANO ◆▶ CETOCONAZOL

O cetoconazol aumenta as concentrações séricas do levomilnaciprano. A dose máxima deste para o uso combinado é de 80 mg/dia.

LEVOMILNACIPRANO ◆▶ CLARITROMICINA

A claritromicina aumenta as concentrações séricas do levomilnaciprano. A dose máxima desta para o uso combinado é de 80 mg/dia.

LEVOMILNACIPRANO ◀▶ CLORANFENICOL

O cloranfenicol aumenta as concentrações séricas do levomilnaciprano. A dose máxima deste para o uso combinado é de 80 mg/dia.

LEVOMILNACIPRANO ◀▶ CLOZAPINA

Há aumento do risco de hiponatremia e SIADH com a combinação.

LEVOMILNACIPRANO ◀▶ FENOTIAZINAS

Há aumento do risco de hiponatremia e SIADH com a combinação.

LEVOMILNACIPRANO ◀▶ HALOPERIDOL

Ver *Haloperidol* ◀▶ *Levomilnaciprano*.

LEVOMILNACIPRANO ◀▶ IMAOs

O levomilnaciprano é contraindicado até 14 dias depois da retirada do IMAO, e este é contraindicado até 7 dias após a retirada do levomilnaciprano pelo risco de síndrome serotonérgica.

LEVOMILNACIPRANO ◀▶ ISRSs

Há aumento do risco de síndrome serotonérgica, hiponatremia e SIADH com a combinação.

LEVOMILNACIPRANO ◀▶ ISRSs E NORADRENALINA

Há aumento do risco de síndrome serotonérgica, hiponatremia e SIADH com a combinação.

LEVOMILNACIPRANO ◀▶ MIRTAZAPINA

Há aumento do risco de síndrome serotonérgica com a associação.

LEVOMILNACIPRANO ◀▶ PROMETAZINA

Há aumento do risco de hiponatremia e SIADH com a combinação.

LEVOMILNACIPRANO ◀▶ TRAZODONA

Ocorre aumento do risco de síndrome serotonérgica, hiponatremia, SIADH e sangramentos com a associação.

LEVOMILNACIPRANO ◀▶ VARFARINA

A combinação pode elevar o INR e o risco de sangramento.

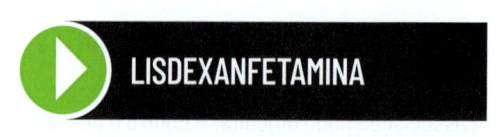

LISDEXANFETAMINA

A lisdexanfetamina parece ter pouco efeito sobre o sistema CYP, de modo a exibir um baixo potencial para interação com outros fármacos.

LISDEXANFETAMINA ◀▶ AGENTES ACIDIFICANTES DA URINA

Agentes acidificantes da urina (como cloreto de amônia e fosfato de sódio) podem diminuir as concentrações séricas da lisdexanfetamina ao aumentarem sua excreção urinária.

LISDEXANFETAMINA ◀▶ AGENTES ALCALINIZANTES DA URINA

Agentes alcalinizantes da urina (como acetazolamida e alguns tiazídicos) podem aumentar os níveis da lisdexanfetamina ao diminuírem sua excreção urinária.

LISDEXANFETAMINA ◀▶ AMANTADINA

A associação pode aumentar o efeito de ambas as medicações por sinergismo.

LISDEXANFETAMINA ◀▶ ANTIDEPRESSIVOS TRICÍCLICOS

Ver *Antidepressivos tricíclicos* ◀▶ *Lisdexanfetamina*.

LISDEXANFETAMINA ◀▶ ANTI-HIPERTENSIVOS

Pode haver diminuição dos efeitos dos anti-hipertensivos com a associação.

LISDEXANFETAMINA ◀▶ ANTI-HISTAMÍNICOS

Pode haver diminuição dos efeitos dos anti-histamínicos com a associação.

LISDEXANFETAMINA ◀▶ ANTIPSICÓTICOS

Pode haver diminuição do efeito da lisdexanfetamina com a combinação.

LISDEXANFETAMINA ◀▶ BLOQUEADORES ADRENÉRGICOS

Pode haver diminuição dos efeitos de bloqueio adrenérgico com a combinação.

LISDEXANFETAMINA ◀▶ BROMOCRIPTINA

A associação pode aumentar o efeito de ambas as medicações por sinergismo.

LISDEXANFETAMINA ◀▶ CLOZAPINA

A associação pode diminuir o efeito da lisdexanfetamina, desencadear alterações de movimento e convulsões. Deve-se monitorar o uso.

LISDEXANFETAMINA ◀▶ FENELZINA

Ver *Fenelzina* ◀▶ *Lisdexanfetamina*.

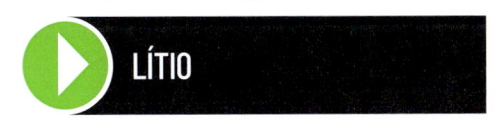

LISDEXANFETAMINA ◀▶ FENITOÍNA

Pode haver diminuição dos efeitos da fenitoína com a associação.

LISDEXANFETAMINA ◀▶ FENOBARBITAL

Pode haver diminuição dos efeitos do fenobarbital com a associação.

LISDEXANFETAMINA ◀▶ GUANFACINA

Ver *Guanfacina* ◀▶ *Lisdexanfetamina*.

LISDEXANFETAMINA ◀▶ IBPs

IBPs podem aumentar as concentrações séricas de anfetaminas.

LISDEXANFETAMINA ◀▶ IMAOs

Anfetaminas devem ser evitadas em uso concomitante com IMAOs. Pode haver aumento nos níveis das anfetaminas e soma de efeitos adversos.

LISDEXANFETAMINA ◀▶ ISRSs

A associação pode aumentar os efeitos serotonérgicos e o risco de síndrome serotonérgica.

LISDEXANFETAMINA ◀▶ LÍTIO

O lítio pode reduzir o efeito das anfetaminas e aumentar os níveis serotonérgicos.

LISDEXANFETAMINA ◀▶ MEPERIDINA

Pode haver aumento na ação do opioide, devendo-se ajustar para doses mais baixas e monitorar resposta. Pode, ainda, haver maior predisposição à síndrome serotonérgica.

LISDEXANFETAMINA ◀▶ METILFENIDATO

A associação pode aumentar os efeitos simpatomiméticos.

LISDEXANFETAMINA ◀▶ PROMETAZINA

A associação pode aumentar o risco de arritmia cardíaca e morte súbita.

LISDEXANFETAMINA ◀▶ QUETIAPINA

A associação pode diminuir o efeito da lisdexanfetamina.

LISDEXANFETAMINA ◀▶ SELEGILINA

A associação aumenta os efeitos da lisdexanfetamina por sinergismo e está contraindicada devido ao risco de episódio hipertensivo.

LISDEXANFETAMINA ◀▶ SERTRALINA

Há maior risco de síndrome serotonérgica com a associação.

LISDEXANFETAMINA ◀▶ TRAZODONA

A associação pode aumentar os efeitos simpatomiméticos.

LISDEXANFETAMINA ◀▶ VENLAFAXINA

A associação, aparentemente, não produz alterações maiores nas concentrações séricas da lisdexanfetamina ou da venlafaxina; podem, no entanto, ocorrer aumentos na PA e na FC, que devem ser monitorados. Há risco de síndrome serotonérgica.

LISDEXANFETAMINA ◀▶ VILAZODONA

A associação pode aumentar os efeitos serotonérgicos. Há risco de síndrome serotonérgica.

LISDEXANFETAMINA ◀▶ VILOXAZINA

Ver *Viloxazina* ◀▶ *Lisdexanfetamina*.

▶ LÍTIO

De 90 a 98% do lítio é excretado na urina. Por esse motivo, deve-se prestar muita atenção à sua associação com medicamentos que possam ter qualquer efeito sobre a função renal.

LÍTIO ◀▶ ACETAZOLAMIDA

A acetazolamida aumenta a excreção renal do lítio, reduzindo suas concentrações séricas por meio da alcalinização da urina ou da diminuição da reabsorção tubular proximal de lítio. Ainda que a acetazolamida possa ser usada, eventualmente, para o tratamento da intoxicação por lítio, existe pelo menos um caso no qual ocorreu intoxicação por lítio após o uso combinado desses medicamentos. Controle das concentrações séricas de lítio deve ser realizado.

LÍTIO ◀▶ ACICLOVIR

Pode ocorrer intoxicação por lítio no uso associado de aciclovir IV. Recomenda-se cautela.

LÍTIO ◀▶ ÁCIDO ACETILSALICÍLICO

O AAS não eleva as concentrações séricas do lítio. O uso combinado não tem contraindicações ou restrições. Não há relatos de interação entre o lítio e esse anti-inflamatório.

LÍTIO ◀▶ ÁCIDO VALPROICO

Ver *Ácido valproico* ◀▶ *Lítio*.

LÍTIO ◀▶ ÁLCOOL

O álcool aumenta a toxicidade do lítio em animais. A ingestão aguda de álcool pode determinar aumento dos picos de concentração do lítio. Este pode bloquear a sensação de desinibição induzida pelo álcool, bem como diminuir a vontade de continuar bebendo e, ainda, reduzir a disfunção associada com a intoxicação. No entanto, o lítio não é um agente eficaz para o tratamento da retirada do álcool. Seu papel de auxiliar na abstinência após a retirada do álcool é incerto.

LÍTIO ◀▶ AMILORIDA

A amilorida é utilizada para tratar a poliúria induzida pelo lítio. Não se sabe se afeta as concentrações séricas deste. Por cautela, deve haver monitoramento sérico quando ela for adicionada ou retirada.

LÍTIO ◀▶ AMINOFILINA

A aminofilina aumenta a depuração renal do lítio, diminuindo sua concentração plasmática.

LÍTIO ◀▶ AMIODARONA

Há aumento do risco de hipotireoidismo com a combinação. Também deve-se observar que ambos são potenciais causadores de aumento no intervalo QT. Dessa forma, esta acaba sendo uma combinação não recomendada.

LÍTIO ◀▶ AMISSULPRIDA

Ver *Amissulprida* ◀▶ *Lítio*.

LÍTIO ◀▶ AMITRIPTILINA

Ver *Antidepressivos tricíclicos* ◀▶ *Lítio*

LÍTIO ◀▶ ANESTÉSICOS

O lítio pode inibir a síntese de ACh, bem como a liberação desta nos terminais nervosos, aumentando a ação bloqueadora neuromuscular. A interação pode potencializar os efeitos do pancurônio, do atracúrio e da succinilcolina em intensidade e tempo de duração, o que resulta em um prolongamento da recuperação do procedimento anestésico. Entretanto, a informação é controversa. Antes de procedimentos cirúrgicos ou ECT, deve-se suspender o lítio temporariamente, para que as concentrações plasmáticas deste caiam para um nível em que não ocorram problemas clínicos (inferior a 0,5 mEq/L).

LÍTIO ◀▶ ANTAGONISTAS DO RECEPTOR DA ANGIOTENSINA II

Foi observada toxicidade por lítio com o uso de candesartana, losartana, valsartana e irbesartana. É possível que outros medicamentos dessa classe também tenham interação com o lítio e elevem suas concentrações séricas. O risco aumenta se outros fatores associados à intoxicação por lítio estiverem presentes. O monitoramento laboratorial e o clínico devem ser reforçados se essa combinação for necessária.

LÍTIO ◀▶ ANTIDEPRESSIVOS TRICÍCLICOS

Ver *Antidepressivos tricíclicos* ◀▶ *Lítio*.

LÍTIO ◀▶ AINEs

A administração conjunta de lítio e AINEs leva a aumento das concentrações séricas do primeiro. Essa é uma interação bem estabelecida, possivelmente por inibição da prostaglandina PGE2 renal e pela redução do fluxo sanguíneo. Existe uma grande variabilidade desse aumento entre os diferentes AINEs e entre indivíduos. Os níveis de lítio devem ser monitorados com frequência quando a combinação for usada, em especial se houver outros fatores de risco (idade avançada, função renal comprometida, comorbidades, depleção de volume, doenças cardíacas). Recomenda-se evitar a combinação de lítio com indometacina, pois esta promoveu aumento de 61% nos níveis de lítio. É preciso ter muito cuidado ao usar ibuprofeno e lítio, pois é possível que ocorra aumento de 25% na concentração deste. O diclofenaco aumenta os níveis de lítio em 23%, enquanto o piroxicam induz toxicidade com instalação lenta (meses). A combinação de lítio e cetoprofeno induziu aumento dos níveis de lítio em um caso. O uso de lítio e cetorolaco ou fenilbutazona também exige cuidado, pois há relatos de que essas combinações tenham dobrado os níveis de lítio. O ácido mefenâmico usado juntamente com lítio promoveu dois casos de toxicidade aguda, possivelmente por dano renal. Um estudo com sete pacientes mostrou que o uso concomitante de lítio e naproxeno aumentou as concentrações séricas daquele. Também se deve atentar para a coadministração de lítio e rofecoxibe ou celecoxibe, considerando que ambos podem aumentar as concentrações séricas de lítio, tornando maior o risco de intoxicação.

Ver também *Lítio ◆▶ Indometacina.*

LÍTIO ◆▶ ANTIPSICÓTICOS

Embora muito se tenha discutido sobre a possibilidade de ocorrer uma encefalopatia grave, do tipo encefalite, seguida por dano permanente durante o uso combinado de lítio com haloperidol, essa hipótese não foi confirmada. Posteriormente, sugeriu-se que tal quadro poderia se manifestar também com a clorpromazina e a tioridazina e se caracterizaria por confusão, hipertermia e ECEs como rigidez grave, estupor, disartria, acinesia, mutismo e discinesia do tipo orobucolingual. Até hoje ainda não está bem estabelecido esse tipo de interação. Deve-se, no entanto, reconhecer que o uso combinado de APs potentes e lítio pode aumentar os efeitos neurotóxicos, como tremor e ECEs. Os neurolépticos aumentam a concentração de lítio no eritrócito e sua depuração renal. A exceção é o haloperidol. Nesse caso, o mecanismo que pode induzir a toxicidade é desconhecido, pois a ligação proteica do haloperidol não fica alterada na presença do lítio, e essa substância parece não aumentar o influxo de lítio nos tecidos. Os níveis de clorpromazina e olanzapina podem ser reduzidos pelo lítio, e o da amissulprida pode ser aumentado. A combinação de lítio com flupentixol, flufenazina, clozapina, levomepromazina, risperidona, sulpirida, tioridazina, trifluoperazina, zuclopentixol, olanzapina, tiotixeno, perfenazina, proclorperazina, molindona, mesoridazina, loxapina, amoxapina, clorprotixeno ou tioridazina originou ECEs e, mais raramente, neurotoxicidade. Apesar do possível aumento da neurotoxicidade, a combinação de APs e lítio é bastante utilizada no TB e no transtorno esquizoafetivo. É importante ressaltar que a maioria dos estudos sugere que a neurotoxicidade é reversível com a suspensão de um ou ambos os medicamentos e que seu desenvolvimento depende de múltiplos fatores, como o tipo e a dose do AP, a preexistência de doença do SNC e a dose de lítio usada concomitantemente.

LÍTIO ◆▶ ARIPIPRAZOL

Ver *Aripiprazol ◆▶ Lítio.*
Ver *Lítio ◆▶ Antipsicóticos.*

LÍTIO ◆▶ BACLOFENO

Pode haver agravamento dos distúrbios de movimento na doença de Huntington com essa associação. Há relatos de movimentos hipercinéticos e discinesia tardia quando o lítio foi usado, respectivamente, com baclofeno ou com IMAOs.

LÍTIO ◆▶ BZDs

Ver *BZDs ◆▶ Lítio.*

LÍTIO ◆▶ BEPRIDIL

A associação é contraindicada, por ser uma combinação de medicamentos que alteram o intervalo QT, aumentando o risco de arritmias cardíacas malignas. O uso de diuréticos espoliadores de potássio e a presença de bradicardia podem aumentar o risco de *torsades de pointes*.

LÍTIO ◆▶ β-BLOQUEADORES

Parece haver certa unanimidade em considerar os β-bloqueadores como primeira escolha para a utilização na terapêutica anti-hipertensiva nos casos em que o paciente faz uso de lítio, não havendo relatos de interações medicamentosas, principalmente entre o lítio e o propranolol. Pode haver bradicardia com essa combinação. Os β-bloqueadores também são utilizados para o tratamento dos tremores induzidos pelo lítio. Entretanto, a ausência de tremores pode tornar mais difícil o reconhecimento de intoxicação por lítio.

LÍTIO ◆▶ BICARBONATO DE SÓDIO

O bicarbonato de sódio aumenta a excreção do lítio e reduz sua concentração por meio da alcalinização da urina.

LÍTIO ◀▶ BCCs

A concentração sérica de lítio pode diminuir após a introdução de verapamil em pacientes estabilizados. Há o relato de um paciente bipolar estável com o uso de lítio e que, após 1 mês da introdução de verapamil, apresentou episódio maníaco, com as doses de lítio tendo que ser elevadas de 900 a 1.200 para 1.800 a 2.100 mg/dia. Ainda que o mecanismo da interação seja desconhecido, as concentrações séricas de lítio devem ser monitoradas, e a dose, reajustada conforme a necessidade. Existem evidências de que essa classe de anti-hipertensivos também possa potencializar os efeitos tóxicos do lítio, como ataxia, coreoatetose, tremores, zumbido, náusea, vômitos, diarreia e bradicardia. Em alguns casos, os BCCs podem ser usados como terapia adjuvante na tentativa de controlar episódios maníacos refratários. Esses fármacos parecem compartilhar alguns dos efeitos neurofarmacológicos do lítio. Há um relato de dois casos isolados que apresentaram edema, aumento de peso e cefaleia com o uso combinado desses fármacos. Foram observadas síndrome parkinsoniana e psicose em pelo menos um paciente utilizando lítio e diltiazem. Existem relatos de caso de ECEs e bradicardia com o uso combinado de lítio e diltiazem, sem causa definida.

LÍTIO ◀▶ BLOQUEADORES NEUROMUSCULARES

Ver *Lítio ◀▶ Anestésicos*.

LÍTIO ◀▶ BUPROPIONA

Ver *Bupropiona ◀▶ Lítio*.

LÍTIO ◀▶ CAFEÍNA

A cafeína aumenta a excreção renal de lítio, podendo diminuir suas concentrações séricas. Quando pacientes em uso de lítio tentarem reduzir sua ingestão de cafeína, deverão ser avisados sobre possíveis aumentos nas concentrações séricas de lítio.

LÍTIO ◀▶ CAPTOPRIL

Ver *Lítio ◀▶ IECAs*.

LÍTIO ◀▶ CARBAMAZEPINA

Ver *Carbamazepina ◀▶ Lítio*.

LÍTIO ◀▶ CARBIMAZOL

A combinação do lítio com substâncias supressoras da tireoide aumenta a ação destas. O lítio também tem sido usado como elemento adjunto ao iodo radioativo no tratamento da tireoide. As concentrações séricas dos hormônios tireoidianos estão consistentemente diminuídas em pacientes tireotóxicos que recebem lítio. O lítio bloqueia rapidamente a liberação de iodo da glândula tireoide, resultando em diminuição do hormônio circulante. Também promove aumento da captação de iodo.

LÍTIO ◀▶ CISPLATINA

Há um caso relatado de redução dos níveis de lítio com a combinação.

LÍTIO ◀▶ CITALOPRAM

Ver *Citalopram ◀▶ Lítio*.
Ver *Lítio ◀▶ ISRSs*.

LÍTIO ◀▶ CLOMIPRAMINA

Ver *Lítio ◀▶ Antidepressivos tricíclicos*.

LÍTIO ◀▶ CLONIDINA

Ver *Clonidina ◀▶ Lítio*.

LÍTIO ◀▶ CLORETO DE SÓDIO

O cloreto de sódio aumenta a excreção renal do lítio, diminuindo suas concentrações séricas.

LÍTIO ◀▶ CLORPROMAZINA

Ver *Clorpromazina ◀▶ Lítio*.

LÍTIO ◀▶ CLORTALIDONA

A clortalidona é um diurético de túbulo distal que aumenta de forma significativa as concentrações séricas do lítio.

LÍTIO ◀▶ CLOZAPINA

Ver *Clozapina ◀▶ Lítio*.

LÍTIO ◀▶ DESVENLAFAXINA

Ver *Desvenlafaxina ◀▶ Lítio*.

LÍTIO ◀▶ DIAZEPAM

O uso combinado de lítio e diazepam não necessita de ajustes, em princípio, porém é importante monitorar efeitos tóxicos do diazepam, que podem estar elevados. Há um caso relatado de hipotermia com a associação.

Ver também *BZDs* ◀▶ *Lítio*.

LÍTIO ◀▶ DIGOXINA

A combinação de lítio com digoxina pode causar toxicidade, embora essa ocorrência seja rara. Podem ocorrer confusão e bradicardia sinusal, alternando-se com fibrilação arterial lenta quando a litemia encontrava-se dentro de seus níveis terapêuticos (0,7 mg/mL). Nesse caso, os autores sugerem que a combinação de lítio com digoxina diminua o potássio intracelular, predispondo a arritmias cardíacas. Apesar de haver poucos relatos de toxicidade, essa é uma interação potencialmente grave, com necessidade de monitoramento eletrocardiográfico rigoroso.

LÍTIO ◀▶ DILTIAZEM

Ver *Lítio* ◀▶ *BCCs*.

LÍTIO ◀▶ DULOXETINA

Ver *Duloxetina* ◀▶ *Lítio*.

LÍTIO ◀▶ ECT

Ver *ECT* ◀▶ *Lítio*.

LÍTIO ◀▶ ENALAPRIL

Ver *Lítio* ◀▶ *IECAs*.

LÍTIO ◀▶ ESPARFLOXACINO

A combinação é contraindicada. O esparfloxacino aumenta o intervalo QT, tal como o lítio, podendo resultar em soma de efeitos e risco aumentado para o desenvolvimento de arritmias cardíacas graves, como *torsades de pointes*. Os fatores predisponentes são hipocalemia, bradicardia e prolongamento congênito do intervalo QT.

LÍTIO ◀▶ ESPIRONOLACTONA

A espironolactona pode reduzir as concentrações séricas do lítio. Pode ser utilizada no tratamento de toxicidade pelo lítio.

LÍTIO ◀▶ ESTREPTOMICINA

A estreptomicina pode elevar as concentrações séricas do lítio, desenvolvendo-se toxicidade. O prejuízo renal induzido por esse antibiótico pode ser o responsável pelo aumento da concentração sérica de lítio.

LÍTIO ◀▶ FENELZINA

Ver *Fenelzina* ◀▶ *Lítio*.
Ver *Lítio* ◀▶ *IMAOs*.

LÍTIO ◀▶ FENILBUTAZONA

A fenilbutazona diminui a depuração e a reabsorção tubular do lítio, aumentando suas concentrações plasmáticas, provavelmente por afetar o mecanismo das prostaglandinas, localizadas no túbulo renal. Os níveis de lítio devem ser monitorados quando os pacientes estiverem fazendo uso dessa combinação.

LÍTIO ◀▶ FENITOÍNA

A combinação de lítio com fenitoína pode produzir um estado tóxico caracterizado por tremor fino, sonolência, sintomas gastrintestinais e coma, que, em alguns casos, persistiu até depois da suspensão do lítio. As concentrações séricas de ambos os fármacos podem estar em seus níveis habituais. Pode haver aumento das concentrações séricas de lítio com a coadministração. Além disso, parece ocorrer uma reação sinérgica do lítio e da fenitoína em relação à poliúria e à polidipsia.

LÍTIO ◀▶ FENOTIAZINAS

Ver *Lítio* ◀▶ *Antipsicóticos*.
Ver *Levomepromazina* ◀▶ *Lítio*.
Ver *Haloperidol* ◀▶ *Lítio*.

LÍTIO ◀▶ FLUOXETINA

Ver *Fluoxetina* ◀▶ *Lítio*.
Ver *Lítio* ◀▶ *ISRSs*.

LÍTIO ◀▶ FLUPENTIXOL

Ver *Lítio* ◀▶ *Antipsicóticos*.
Ver *Flupentixol* ◀▶ *Lítio*.

LÍTIO ◀▶ FLUVOXAMINA

Ver *Fluvoxamina* ◀▶ *Lítio*.
Ver *Lítio* ◀▶ *ISRSs*.

LÍTIO ◀▶ FUROSEMIDA

A furosemida é um diurético de alça e, portanto, pode alterar a excreção renal de lítio, resultando em concentrações séricas aumentadas ou diminuídas. Pode haver aumento da toxicidade ou redução do efeito terapêutico do lítio. Os resultados dos estudos são controversos. Há relatos de aumento, diminuição e inalteração das concentrações séricas de lítio após a introdução de furosemida. Por sua vez, esta parece ser um diurético seguro em combinação com lítio, sendo, eventualmente, utilizada em quadros de DI induzido pelo lítio.

LÍTIO ◀▶ HALOFANTRINA (ANTIMALÁRICO)

A halofantrina prolonga o intervalo QT, tal como o lítio. O uso concomitante pode levar à soma de efeitos, aumentando o risco de arritmias cardíacas graves, incluindo *torsades de pointes*. Os fatores de risco para o desenvolvimento de arritmias com a combinação são hipocalemia, bradicardia ou prolongamento congênito do QT. Deve-se ter cautela com a associação.

LÍTIO ◀▶ HALOPERIDOL

Ver *Lítio* ◀▶ *Antipsicóticos*.
Ver *Haloperidol* ◀▶ *Lítio*.

LÍTIO ◀▶ INDAPAMIDA

Pode haver intoxicação grave por lítio com o uso da associação entre lítio e indapamida. Monitorar atentamente os níveis de lítio e os efeitos colaterais.

LÍTIO ◀▶ INDOMETACINA

A indometacina, um AINE, inibe a síntese de prostaglandinas, reduzindo a depuração e aumentando a reabsorção de lítio nos túbulos renais. Associada ao lítio, pode causar aumentos de 30 a 60% nas concentrações plasmáticas deste. Os níveis de lítio devem ser monitorados com frequência quando os pacientes estiverem fazendo uso dessa combinação de fármacos.

Ver também *Lítio* ◀▶ *AINEs*.

LÍTIO ◀▶ INIBIDORES DA ANIDRASE CARBÔNICA

Esses fármacos podem aumentar a excreção renal de lítio por meio da alcalinização da urina ou da redução da reabsorção tubular proximal de lítio. O uso concomitante leva à diminuição das concentrações séricas do lítio. A acetazolamida pode ser usada para o tratamento de intoxicação por lítio.

LÍTIO ◀▶ IECAs

Os IECAs aumentam as concentrações séricas de lítio por meio de um mecanismo desconhecido, podendo levar à toxicidade. Pode ocorrer aumento clinicamente importante na concentração do lítio em pacientes que iniciaram a terapia com IECAs, especialmente em idosos. A toxicidade causada pela associação pode ser secundária à conjugação de dois fatores: (1) por inibição da enzima conversora da angiotensina; (2) por seus efeitos natriuréticos, que provocam depleção de sódio e água e aumento das concentrações séricas de lítio. A associação de lítio com IECAs pode causar IR em pacientes com baixo fluxo sanguíneo. Foi relatado o caso de um paciente que desenvolveu proteinúria e glomeruloesclerose focal segmentar com a associação. Aferição da litemia com mais frequência e observação de sintomas de intoxicação são cuidados a serem tomados. Se possível, é preferível que se adote outro agente anti-hipertensivo, e, caso a combinação seja necessária, as concentrações séricas do lítio devem ser monitoradas.

LÍTIO ◀▶ IMAOs

A associação do lítio com IMAOs pode potencializar o efeito terapêutico de ambos os fármacos. Essa combinação é um dos vários regimes terapêuticos sugeridos para depressões refratárias aos tratamentos antidepressivos convencionais. Sabe-se que os antidepressivos (IMAOs) normalizam a atividade serotonérgica pré-sináptica, enquanto o lítio pode agir via mecanismos pré-sinápticos e/ou pós-sinápticos, o que pode responder pela potencialização da atividade antidepressiva. A administração crônica de tranilcipromina e lítio pode causar hipersensibilidade dopaminérgica e, eventualmente, discinesia tardia, apesar de esse fato não ter sido ainda bem estabelecido. A evidência de que essas combinações causem discinesia tardia decorre do relato de casos isolados e não deve desencorajar o tratamento combinado, quando apropriado.

LÍTIO ◀▶ ISRSs

O lítio associado a antidepressivos ISRSs pode aumentar os efeitos terapêuticos destes últimos, sendo uma estratégia eventualmente utilizada no tratamento de depressões refratárias e na ideação suicida. Há relatos de toxicidade com a combinação, levando a crises de ausência, agitação, tremores, ataxia, confusão, sonolência, convulsão, diarreia, tonturas, disartria e tremor de extremidades. Ocorre maior risco de síndrome serotonérgica em razão da soma de ações. Deve-se realizar dosagem sérica de lítio com maior frequência, mesmo que algumas vezes os sintomas se apresentam sem alteração de litemia.

LÍTIO ◆▶ IODETO DE POTÁSSIO

O lítio e o iodeto de potássio podem ter efeitos aditivos, causando hipotireoidismo. A interação deve-se tanto ao bloqueio da recaptação de iodo pela glândula tireoide quanto à liberação do hormônio tireoidiano, inibindo sua síntese pela glândula. Na prática clínica, essa combinação é rara, mas, sempre que possível, deve-se evitar o uso de iodeto de potássio durante a litioterapia.

LÍTIO ◆▶ LAMOTRIGINA

Ver *Lamotrigina* ◆▶ *Lítio*.

LÍTIO ◆▶ LEVODOPA

A indução de transtornos psiquiátricos pela levodopa no tratamento da DP é amplamente reconhecida. O lítio pode ser útil para o tratamento desses efeitos colaterais, além de também ser utilizado no tratamento de efeitos colaterais motores da levodopa, apesar de os estudos serem controversos.

LÍTIO ◆▶ LEVOMEPROMAZINA

Ver *Lítio* ◆▶ *Antipsicóticos*.
Ver *Levomepromazina* ◆▶ *Lítio*.

LÍTIO ◆▶ LEVOMETADIL

A combinação é contraindicada. O levometadil aumenta o intervalo QT, tal como o lítio, podendo haver soma de efeitos e risco aumentado de arritmias cardíacas graves, como *torsades de pointes*. Os fatores de risco para o desenvolvimento de arritmias são ICC, bradicardia, uso de diurético, hipertrofia cardíaca, hipocalemia e hipomagnesemia.

LÍTIO ◆▶ LISDEXANFETAMINA

Ver *Lisdexanfetamina* ◆▶ *Lítio*.

LÍTIO ◆▶ MACONHA

A associação de lítio com maconha pode aumentar as concentrações séricas do primeiro. A interação pode ocorrer pelas propriedades anticolinérgicas da maconha, que têm potencial para reduzir a motilidade intestinal e aumentar a absorção de lítio.

LÍTIO ◆▶ MAPROTILINA

Ver *Lítio* ◆▶ *Antidepressivos tricíclicos*.

LÍTIO ◆▶ MESORIDAZINA (FENOTIAZINA)

A combinação é contraindicada. A mesoridazina aumenta o intervalo QT, tal como o lítio, podendo haver soma de efeitos e risco aumentado de arritmias cardíacas graves, como *torsades de pointes*. Os fatores de risco para o desenvolvimento de arritmias são bradicardia, hipocalemia ou prolongamento congênito do intervalo QT.

Ver também *Lítio* ◆▶ *Antipsicóticos*.

LÍTIO ◆▶ METADONA

Há maior risco de síndrome serotonérgica com esta associação, com alguns casos relatados à FDA. Deve-se monitorar cuidadosamente o uso associado.

LÍTIO ◆▶ METILDOPA

No período de 1975 a 1980, foram descritos três casos de intoxicação moderada em pacientes usando a combinação de metildopa e lítio. Sinais de intoxicação por lítio podem ocorrer durante o tratamento com metildopa, apesar de as concentrações séricas do lítio estarem dentro de limites aceitáveis terapeuticamente. É, portanto, prudente evitar essa combinação. A metildopa tem potencial para aumentar a captação celular de lítio.

LÍTIO ◆▶ METIMAZOL

A combinação de lítio com supressores da tireoide aumenta a ação destes. O lítio também tem sido usado como elemento adjunto ao iodo radioativo no tratamento da tireotoxicose, levando à redução das concentrações séricas dos hormônios da tireoide. O lítio bloqueia rapidamente a liberação do iodo da glândula, aumentando, ainda, sua captação por esta. Como resultado dessas ações, ocorre diminuição do hormônio circulante.

LÍTIO ◆▶ METOCLOPRAMIDA

Há relatos de ECEs e neurotoxicidade com a associação de metoclopramida com lítio.

LÍTIO ◆▶ METRONIDAZOL

A associação entre lítio e metronidazol durante pelo menos sete dias pode aumentar os níveis séricos do primeiro, podendo, inclusive, desenvolver toxicidade. A diminuição da depuração renal induzido pelo metronidazol pode ser o mecanismo responsável pelo aumento dos níveis do lítio, devendo-se, portanto, ter precauções com esse tipo de associação. Em alguns casos, a associação pode levar a dano renal.

LÍTIO ◀▶ MOCLOBEMIDA

Há maior risco de síndrome serotonérgica, devendo-se, quando possível, evitar a associação.

LÍTIO ◀▶ MORFINA

A administração de lítio e morfina causa inibição do efeito analgésico e euforizante dos opioides. Além disso, há maior risco de síndrome serotonérgica. Monitorar o uso com cautela.

LÍTIO ◀▶ NAPROXENO

O naproxeno eleva de forma significativa as concentrações séricas do lítio pelo fato de reduzir sua excreção renal, podendo chegar a níveis tóxicos. Devem-se reduzir as doses ou suspender temporariamente o lítio durante a administração de naproxeno.

LÍTIO ◀▶ OLANZAPINA

Mesmo sendo uma combinação frequentemente necessária e eficaz, efeitos neurotóxicos podem ocorrer com a combinação desses medicamentos. Deve-se estar atento para *delirium*, ECEs e SNM.

Ver também *Lítio* ◀▶ *Antipsicóticos*.

LÍTIO ◀▶ PALIPERIDONA

A associação com lítio pode diminuir a concentração sérica de paliperidona.

Ver também *Lítio* ◀▶ *Antipsicóticos*.

LÍTIO ◀▶ PAROXETINA

O lítio associado aos antidepressivos ISRSs pode aumentar os efeitos terapêuticos destes últimos, sendo uma estratégia eventualmente utilizada no tratamento de depressões refratárias. Existe maior risco de síndrome serotonérgica quando há associação dessas substâncias.

Ver também *Lítio* ◀▶ *ISRSs*.

LÍTIO ◀▶ PENICILINAS

Pode ocorrer hipernatremia na administração conjunta de lítio e penicilinas com alto teor de sódio.

LÍTIO ◀▶ PERICIAZINA

O lítio diminui a absorção das fenotiazinas.

Ver também *Lítio* ◀▶ *Antipsicóticos*.

LÍTIO ◀▶ PIMOZIDA

A combinação é contraindicada. A pimozida aumenta o intervalo QT, tal como o lítio, podendo haver soma de efeitos e risco aumentado de arritmias cardíacas graves, como *torsades de pointes*. Os fatores de risco para o desenvolvimento de arritmias são bradicardia, hipocalemia ou prolongamento congênito do intervalo QT.

Ver também *Lítio* ◀▶ *Antipsicóticos*.

LÍTIO ◀▶ PIPOTIAZINA

O lítio diminui a absorção das fenotiazinas.

Ver também *Lítio* ◀▶ *Antipsicóticos*.

LÍTIO ◀▶ PROPILTIOURACILA

A combinação do lítio com supressores da tireoide aumenta a ação destes. O lítio também tem sido usado como elemento adjunto ao iodo radioativo no tratamento da tireotoxicose, levando à redução das concentrações séricas dos hormônios da tireoide. Ele bloqueia rapidamente a liberação de iodo da glândula, aumentando, ainda, sua captação por esta, resultando em diminuição do hormônio circulante.

LÍTIO ◀▶ PROPRANOLOL

Ver *Lítio* ◀▶ β-*bloqueadores*.

LÍTIO ◀▶ *PSYLLIUM* [CWH4] (FITOTERÁPICO)

O *psyllium* parece ser um laxativo que mantém as fezes hidratadas. O uso concomitante pode levar à redução das concentrações séricas de lítio, diminuindo sua eficácia, provavelmente pela diminuição da absorção de lítio no trato gastrintestinal.

LÍTIO ◀▶ QUETIAPINA

Há relatos de leve aumento dos níveis de lítio com essa combinação. Também foram relatados sintomas de neurotoxicidade e *delirium* após o acréscimo de lítio em um paciente que utilizava quetiapina. A recomendação é que sinais de neurotoxicidade sejam observados de perto em pacientes que necessitem dessa combinação.

Ver também *Lítio* ◀▶ *Antipsicóticos*.

LÍTIO ◀▶ QUINOLONAS

Algumas quinolonas podem causar prolongamento do intervalo QT. Tal efeito também pode ocorrer com o lítio, havendo aumento do risco de arritmias malignas.

LÍTIO ◆▶ RISPERIDONA

Deve-se monitorar a possibilidade de sintomas extrapiramidais e redução de efeito terapêutico da risperidona.

Ver também *Lítio* ◆▶ *Antipsicóticos*.

LÍTIO ◆▶ SERTRALINA

O lítio associado aos antidepressivos ISRSs pode aumentar os efeitos terapêuticos destes últimos, sendo uma estratégia eventualmente utilizada no tratamento de depressões refratárias. Em indivíduos saudáveis, a sertralina não alterou os níveis do estado de equilíbrio do lítio, nem sua depuração renal. No entanto, é recomendável fazer um controle mais frequente da litemia durante o uso combinado desses fármacos. Há um relato de priapismo com a associação.

Ver também *Lítio* ◆▶ *ISRSs*.

LÍTIO ◆▶ SIBUTRAMINA

O uso concomitante pode resultar em efeitos serotonérgicos aditivos, aumentando a predisposição a síndrome serotonérgica. Ainda que os malefícios da interação sejam teóricos e não tenham sido comprovados na prática, o uso de lítio e sibutramina deve ser evitado.

LÍTIO ◆▶ SUCCINILCOLINA

Pode haver potencialização dos efeitos de bloqueio muscular da succinilcolina. Para realização de ECT e de demais intervenções com anestesia, sugere-se suspender o lítio antes do procedimento.

LÍTIO ◆▶ SULPIRIDA

Há maior risco de ECEs, transtornos do movimento induzidos por substâncias e neurotoxicidade com essa combinação.

Ver também *Lítio* ◆▶ *Antipsicóticos*.

LÍTIO ◆▶ SUMATRIPTANA

Foram relatados dois casos de síndrome serotonérgica ocorridos com o uso combinado de lítio e sumatriptana, fármaco utilizado no tratamento de enxaquecas. A grande maioria dos pacientes, entretanto, tolera bem a combinação.

LÍTIO ◆▶ TAPAZOL

A combinação do lítio com supressores da tireoide aumenta a ação destes. O lítio também tem sido usado como elemento adjunto ao iodo radioativo no tratamento da tireotoxicose, levando à redução das concentrações séricas dos hormônios da tireoide. O lítio bloqueia rapidamente a liberação de iodo da glândula, aumentando, ainda, sua captação por esta, com diminuição do hormônio circulante.

LÍTIO ◆▶ TENOFOVIR

O uso deve ser evitado devido ao risco da associação de dois medicamentos que podem causar dano/toxicidade renal.

LÍTIO ◆▶ TEOFILINA

A teofilina diminui as concentrações séricas do lítio em 20 a 30% por aumentar sua excreção renal.

LÍTIO ◆▶ TETRACICLINA

A tetraciclina aumenta as concentrações séricas do lítio, podendo ocorrer sintomas tóxicos dois dias após o início do uso associado. A interferência na função renal induzida por esse antibiótico pode ser a responsável pelo aumento da concentração sérica do lítio, devendo-se tomar algumas precauções, como fazer dosagens mais frequentes e, se necessário, ajustar a dose.

LÍTIO ◆▶ TIAZÍDICOS

O lítio é tratado como se fosse sódio pelo néfron na parte proximal, ocorrendo reabsorção isotônica de mais de 80%. Os níveis de sódio são regulados pela parte distal do néfron, o que não ocorre com o lítio. Se houver qualquer desequilíbrio nos níveis de sódio, ocorre aumento de sua reabsorção no túbulo proximal, tomando o lítio o lugar do sódio. Como consequência, pode haver aumento de suas concentrações séricas. Todas as substâncias que aumentam a reabsorção proximal do sódio, se usadas durante a terapia com lítio — como é o caso dos tiazídicos — sem uma adequada redução de sua dose, têm potencial para provocar aumento nas concentrações séricas de lítio. Esse mesmo fenômeno pode ser provocado por dietas pobres em sal, indometacina e tetraciclina. A toxicidade do lítio causada por essa interação é reversível, demandando um monitoramento cuidadoso. Os diuréticos tiazídicos têm sido usados para diminuir a poliúria induzida pelo lítio. Entretanto, a dose de lítio empregada deve ser reduzida.

LÍTIO ◀▶ TIORIDAZINA

Há relatos de ECEs e neurotoxicidade com a combinação de lítio com flupentixol, flufenazina, loxapina e tioridazina. A combinação entre tioridazina e lítio pode levar a alterações no ECG por efeitos cardiotóxicos. Foram relatados casos de arritmias ventriculares, bradicardia sinusal e bloqueio AV de primeiro grau.

Ver também *Lítio* ◀▶ *Antipsicóticos.*

LÍTIO ◀▶ TOPIRAMATO

Pode haver aumento das concentrações séricas do lítio. Monitorar atentamente.

LÍTIO ◀▶ TRANILCIPROMINA

Ver *Lítio* ◀▶ *IMAOs.*

LÍTIO ◀▶ TRIANTERENO

O triantereno é um diurético de alça que pode aumentar as concentrações séricas do lítio.

LÍTIO ◀▶ TRIEXIFENIDIL

A associação de carbonato de lítio e triexifenidil pode provocar náuseas e vômitos. Por ser um anticolinérgico, o triexifenidil retarda o esvaziamento gástrico e reduz tanto o ácido quanto a mucina, permitindo que o lítio, bastante alcalino, permaneça por mais tempo em contato com a mucosa gástrica. Esse problema pode ser contornado com o uso de hidróxido de alumínio ou de citrato de lítio.

LÍTIO ◀▶ TRIFLUOPERAZINA

O uso combinado pode aumentar os sintomas de intoxicação por lítio.

LÍTIO ◀▶ TRI-IODOTIRONINA (T3)

A conjugação dos resíduos de iodotironina para formar T4 e T3 e a liberação desses hormônios pelas células da tireoide são inibidas pelo lítio. Assim, o lítio está associado a bócio e hipotireoidismo (embora também haja relatos de hipertireoidismo e autoimunidade desencadeados por lítio). Em geral, não é necessário interromper o tratamento com lítio, mas a disfunção da tireoide deve ser tratada.

LÍTIO ◀▶ TRIPTOFANO

A associação pode aumentar as concentrações séricas de lítio.

LÍTIO ◀▶ VALSARTANA

Ver *Lítio* ◀▶ *Antagonistas do receptor da angiotensina II.*

LÍTIO ◀▶ VARFARINA

O lítio parece não interferir no metabolismo da varfarina.

LÍTIO ◀▶ VENLAFAXINA

A venlafaxina não mostrou efeitos significativos na cinética do lítio (informação do fabricante), mas há relatos de aumento dos níveis deste último. O lítio reduz a depuração renal da venlafaxina, mas sem aparente relevância clínica. Parece não haver interferências na absorção da venlafaxina com o uso dessa combinação. A combinação pode ter efeito sinérgico sobre os níveis de serotonina, podendo ser usada para potencializar o efeito do antidepressivo. Entretanto, o uso concomitante pode levar ao desenvolvimento de síndrome serotonérgica.

LÍTIO ◀▶ VERAPAMIL

Ver *Lítio* ◀▶ *BCCs.*

LÍTIO ◀▶ VORTIOXETINA

A combinação aumenta o efeito serotonérgico da vortioxetina, podendo causar síndrome serotonérgica.

LÍTIO ◀▶ ZIPRASIDONA

A coadministração de ziprasidona não teve efeito na farmacocinética do lítio. Em tese, a associação entre neurolépticos e lítio apresenta risco de neurotoxicidade, embora seja muito utilizada na prática clínica.

Ver também *Lítio* ◀▶ *Antipsicóticos.*

LÍTIO ◀▶ ZUCLOPENTIXOL

O uso conjunto com lítio agrava os ECEs e a neurotoxicidade dos agentes neurolépticos, podendo provocar fraqueza, discinesia e até mesmo encefalopatia. Deve-se monitorar tal associação.

Ver também *Lítio* ◀▶ *Antipsicóticos.*

▶ LODENAFILA

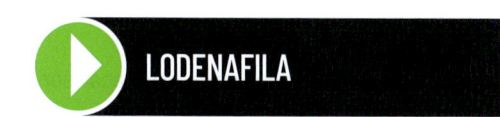

Inibidores da CYP3A4 e 2C9 podem retardar o metabolismo da lodenafila.

LODENAFILA ◀▶ ÁLCOOL

O uso concomitante de álcool aumentou a biodisponibilidade da lodenafila.

LODENAFILA ◀▶ CETOCONAZOL

O cetoconazol pode retardar o metabolismo da lodenafila.

LODENAFILA ◀▶ CIMETIDINA

A cimetidina pode retardar o metabolismo da lodenafila.

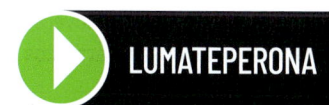

LODENAFILA ◀▶ ERITROMICINA

A eritromicina pode retardar o metabolismo da lodenafila.

LODENAFILA ◀▶ NITRATOS

Esses fármacos não devem ser associados pelo risco de potencialização farmacodinâmica e hipotensão grave.

LODENAFILA ◀▶ TOLBUTAMIDA

A tolbutamida pode retardar o metabolismo da lodenafila.

LODENAFILA ◀▶ VARFARINA

A varfarina pode retardar o metabolismo da lodenafila.

▶ LUMATEPERONA

A lumateperona é um substrato de várias enzimas metabólicas, incluindo UGT1A1, UGT1A4, UGT2B15, AKR1C1, AKR1B10, AKR1C4, CYP3A4, CYP2C8 e CYP1A2. A lumateperona não causa inibição dos sistemas enzimáticos CYP.

LUMATEPERONA ◀▶ ÁCIDO VALPROICO

O AVP pode induzir o metabolismo da lumateperona por intermédio da indução da isoenzima CYP3A4, levando à diminuição de sua concentração sérica e à falha do esquema terapêutico. A dose da lumateperona deve ser aumentada se carbamazepina for adicionada ao tratamento e reduzida se esta for retirada.

LUMATEPERONA ◀▶ ÁLCOOL

O uso combinado deve ser evitado, por haver potencialização dos efeitos depressores centrais.

LUMATEPERONA ◀▶ ANTIBIÓTICOS

Algumas classes de antibióticos, como as quinolonas e os macrolídeos, podem aumentar a concentração sérica e o tempo de ação da lumateperona por meio da inibição da CYP3A4, potencializando seus efeitos adversos.

LUMATEPERONA ◀▶ ANTICOLINESTERÁSICOS

A lumateperona pode diminuir, via interação farmacodinâmica, os efeitos terapêuticos dos anticolinesterásicos no tratamento de quadros demenciais.

LUMATEPERONA ◀▶ ANTIDEPRESSIVOS TRICÍCLICOS

A combinação favorece sinergismo parassimpatolítico, aumentando a chance de íleo paralítico, hipertermia e retenção urinária aguda. Sintomas podem incluir midríase, febre, xerodermia, taquicardia, constipação e eventualmente desenvolvimento de síndrome cerebral orgânica. Além disso, pode haver prolongamento do intervalo QT, com risco de arritmias ventriculares como *torsades de pointes*.

LUMATEPERONA ◀▶ ANTI-HIPERTENSIVOS

Os anti-hipertensivos podem ter efeitos aditivos na administração concomitante com lumateperona, podendo potencializar seus efeitos hipotensores devido ao bloqueio α_1-adrenérgico periférico. Pode haver síncopes associadas à vasodilatação periférica. Adicionalmente, os BCCs podem aumentar as concentrações séricas da lumateperona por meio da inibição da CYP3A4.

LUMATEPERONA ◀▶ ANTIPARKINSONIANOS

A lumateperona pode diminuir os efeitos e as concentrações dos antiparkinsonianos devido à sua inibição dopaminérgica.

LUMATEPERONA ◀▶ ANTIPSICÓTICOS

Embora a lumateperona apresente perfil de menos efeitos anticolinérgicos e extrapiramidais, sua associação com outros APs ainda pode aumentar o risco de SNM, sedação excessiva e prolongamento do intervalo QT no ECG.

LUMATEPERONA ◀▶ ANTIRRETROVIRAIS

Os antirretrovirais, particularmente os IPs e os inibidores da transcriptase reversa, podem aumentar a concentração sérica e o tempo de ação da lumateperona por meio da inibição da CYP3A4, potencializando seus efeitos adversos. Entre as medicações com potencial de interação, encontram-se atazanavir, nevirapina, ritonavir e efavirenz.

LUMATEPERONA ◀▶ BZDs

A associação entre lumateperona e BZDs pode aumentar a sedação do paciente.

LUMATEPERONA ◀▶ CARBAMAZEPINA

A carbamazepina pode induzir o metabolismo da lumateperona por intermédio da indução da isoenzima CYP3A4, levando à diminuição de sua concentração sérica e à falha do esquema terapêutico. A dose da lumateperona deve ser aumentada se carbamazepina for adicionada ao tratamento e reduzida se esta for retirada.

LUMATEPERONA ◀▶ CETAMINA

Essa combinação pode resultar em sedação profunda, com rebaixamento do nível de consciência e depressão respiratória.

LUMATEPERONA ◀▶ CICLOSPORINA

A coadministração pode aumentar a concentração sérica e o tempo da ação de lumateperona por meio da inibição da CYP3A4, potencializando seus efeitos adversos.

LUMATEPERONA ◀▶ CORTICOSTEROIDES

A combinação pode diminuir os níveis e os efeitos da lumateperona por meio da indução da CYP3A4.

LUMATEPERONA ◀▶ DERIVADOS IMIDAZÓLICOS

Substâncias como o cetoconazol, o itraconazol e o fluconazol podem aumentar a concentração sérica e o tempo de ação da lumateperona por meio da inibição da CYP3A4, potencializando seus efeitos adversos. Aconselha-se a redução da dose de lumateperona durante o uso concomitante, aumentando-se a dose na retirada do antifúngico.

LUMATEPERONA ◀▶ FENITOÍNA

A combinação pode diminuir a concentração sérica de lumateperona.

LUMATEPERONA ◀▶ FENOBARBITAL

A combinação pode diminuir a concentração sérica de lumateperona. Isso vale também para outros barbitúricos.

LUMATEPERONA ◀▶ FLUVOXAMINA

Ver *Lumateperona* ◀▶ *ISRSs*.

LUMATEPERONA ◀▶ ISRSs

A administração concomitante pode levar a maiores efeitos sedativos. A fluvoxamina deve ser evitada por aumentar a concentração sérica da lumateperona.

LUMATEPERONA ◀▶ INSULINA E OUTROS ANTIDIABÉTICOS

A lumateperona pode diminuir a eficácia da insulina e de outros antidiabéticos, com possível aumento de níveis glicêmicos. Deve-se estar atento a essa possibilidade e fazer controle mais frequente da glicemia no início do tratamento combinado e, se necessário, ajustar a dose dos hipoglicemiantes. Além disso, as glitazonas podem diminuir a concentração sérica da lumateperona.

LUMATEPERONA ◀▶ LÍTIO

Existe um risco teórico de aumento de incidência de encefalopatias com letargia, febre, tremores, sintomas extrapiramidais, leucocitose e aumento de enzimas hepáticas e excretas nitrogenadas. Recomenda-se o monitoramento de efeitos adversos na vigência da coadministração desses fármacos.

LUMATEPERONA ◀▶ METOCLOPRAMIDA

A associação com metoclopramida está contraindicada pelo risco aumentado de sintomas extramiramidais e SNM por meio da somação de efeitos antidopaminérgicos.

LUMATEPERONA ◀▶ MODAFINIL

A combinação diminui as concentrações séricas de lumateperona.

LUMATEPERONA ◀▶ OPIOIDES

Pode haver risco aumentado de depressão respiratória e do SNC na associação entre esses agentes.

LUMATEPERONA ◀▶ RIFAMPICINA

A combinação diminui as concentrações séricas de lumateperona.

LUMATEPERONA ◀▶ TOPIRAMATO

A combinação pode potencializar o risco de hipertermia e desidratação, particularmente em regiões com temperatura elevada ou durante a prática de exercícios físicos.

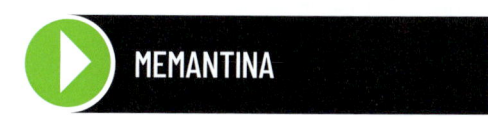

MEMANTINA

A memantina não inibe, nem induz os sistemas enzimáticos CYP *in vitro* e, portanto, tem baixo potencial para causar interações medicamentosas hepáticas. No entanto, como é eliminada, em parte, por excreção tubular renal, a coadministração com medicações que usam o mesmo mecanismo pode interferir nas concentrações plasmáticas de ambas. Além disso, a eliminação da memantina fica diminuída por fármacos que alcalinizam a urina. Por fim, a associação a proteínas plasmáticas é baixa, assim como a possibilidade de interação com medicações de alta ligação proteica.

MEMANTINA ◀▶ ACETAZOLAMIDA

Pode ocorrer aumento nos níveis da memantina com a associação.

MEMANTINA ◀▶ ADEFOVIR

Pode ocorrer aumento das concentrações plasmáticas de ambas as medicações com a associação.

MEMANTINA ◀▶ AMANTADINA

Essa associação deve ser feita com cautela ou evitada devido ao risco de efeitos aditivos adversos no SNC.

MEMANTINA ◀▶ AMILORIDA

Pode ocorrer aumento das concentrações plasmáticas de ambas as medicações com a associação.

MEMANTINA ◀▶ AMIODARONA

Com o uso combinado, pode haver aumento nos níveis da memantina.

MEMANTINA ◀▶ BARBITÚRICOS

Essa associação pode reduzir os efeitos dos barbitúricos.

MEMANTINA ◀▶ BICARBONATO DE SÓDIO

O bicarbonato de sódio pode aumentar as concentrações séricas da memantina.

MEMANTINA ◀▶ CETAMINA

Essa associação deve ser feita com cautela ou evitada devido ao risco de efeitos aditivos adversos no SNC.

MEMANTINA ◀▶ CIMETIDINA

Pode ocorrer aumento das concentrações plasmáticas de ambas as medicações com a associação.

MEMANTINA ◀▶ CITRATO DE POTÁSSIO

O citrato de potássio pode aumentar as concentrações séricas da memantina.

MEMANTINA ◀▶ CITRATO DE SÓDIO

O citrato de sódio pode aumentar as concentrações séricas da memantina.

MEMANTINA ◀▶ DEXTROMETORFANO

Essa associação deve ser feita com cautela ou evitada devido ao risco de efeitos aditivos adversos no SNC e ao possível risco de psicose farmacotóxica.

MEMANTINA ◀▶ DIGOXINA

A digoxina pode aumentar as concentrações plasmáticas da memantina.

MEMANTINA ◀▶ ENTECAVIR

Pode ocorrer aumento das concentrações plasmáticas de ambas as medicações com a associação.

MEMANTINA ◀▶ HIDROCLOROTIAZIDA

Há possível redução no efeito da hidroclorotiazida com a associação.

MEMANTINA ◀▶ INIBIDORES DA ACETILCOLINESTERASE

Em estudos *in vitro*, a memantina não interage com os inibidores da acetilcolinesterase, como donepezila, galantamina e tacrina. Entretanto, um estudo com ratos evidenciou dano neuronal com a associação de memantina e donepezila, sugerindo que o uso combinado desses medicamentos seja mais bem investigado no futuro.

MEMANTINA ◀▶ NEUROLÉPTICOS
Essa associação pode reduzir os efeitos dos neurolépticos.

MEMANTINA ◀▶ NICOTINA
Pode ocorrer aumento da concentração sérica de ambas as substâncias com a associação.

MEMANTINA ◀▶ PEMETREXEDE
Essa associação deve ser feita com cautela ou evitada devido ao risco de toxicidade de ambas as medicações.

MEMANTINA ◀▶ PRAMIPEXOL
Pode ocorrer aumento da concentração sérica de ambas as substâncias com a associação.

MEMANTINA ◀▶ RANITIDINA
Pode ocorrer aumento da concentração sérica de ambas as substâncias com a associação.

MEMANTINA ◀▶ TENOFOVIR
Pode ocorrer aumento dos níveis de memantina e risco de toxicidade.

MEMANTINA ◀▶ TRIMETOPRIMA
Um relato de caso descreveu *delirium* em uma paciente de 78 anos que utilizava memantina e trimetoprima.

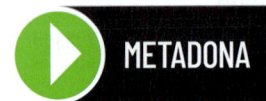

METADONA

A metadona é metabolizada no fígado por desmetilação e ciclização sem conjugação. Seu sítio maior de metabolização é na CYP3A4 e, de modo menor, 2C19, 2C9 e 2D6. Ela inibe de modo fraco a CYP3A4 e de modo moderado a CYP2D6.

METADONA ◀▶ ÁCIDO ACETILSALICÍLICO
A ingestão de AAS por pacientes com uso crônico de metadona pode causar resposta paradoxal, com aumento da agregação plaquetária e de eventos coronarianos, devendo ser evitada.

METADONA ◀▶ ÁCIDO VALPROICO
Ver *Ácido valproico* ◀▶ *Metadona*.

METADONA ◀▶ ÁLCOOL
A associação de metadona a álcool e a outros depressores do SNC potencializa os efeitos depressores do SNC de ambas as substâncias, sendo contraindicada. Além disso, compromete o desempenho de tarefas que exigem atenção e reflexos intactos, como dirigir veículos e operar máquinas perigosas. O alcoolismo crônico diminui as concentrações séricas de metadona.

METADONA ◀▶ ALPRAZOLAM
A associação com alprazolam aumenta o risco de *overdose* fatal de metadona.

Ver também *BZDs* ◀▶ *Metadona*.
Ver também *BZDs* ◀▶ *Opioides*.

METADONA ◀▶ AMIODARONA
O risco dessa associação se deve à possibilidade de arritmias malignas em decorrência da combinação de medicamentos que prolongam o intervalo QT no ECG, como *torsades de pointes*. Fatores de risco adicionais incluem sexo feminino, distúrbios hidreletrolíticos, bradicardia, disfunções renais ou hepáticas, QT longo congênito ou alterações anatômicas cardíacas.

METADONA ◀▶ AMITRIPTILINA
O risco dessa associação se deve à possibilidade de arritmias malignas decorrentes do uso simultâneo de dois medicamentos que podem alterar o intervalo QT no ECG. Recomendam-se cautela e monitoramento cardíaco.

Ver também *Antidepressivos tricíclicos* ◀▶ *Opioides*.

METADONA ◀▶ ANTIDEPRESSIVOS TRICÍCLICOS
Ver *Metadona* ◀▶ *Amitriptilina*.
Ver *Antidepressivos tricíclicos* ◀▶ *Opioides*.

METADONA ◀▶ ANTIRRETROVIRAIS
Não são esperadas interações clinicamente significativas de metadona com atazanavir, emtricitabina, lamivudina, maraviroque, raltegravir, dolutegravir e tenofovir, porém devem-se monitorar os sintomas de abstinência e de toxicidade que demandem ajustes de dose. A metadona diminuiu as concentrações séricas da didanosina, sem alterações em suas concentrações. Parece haver atenuação desse efeito com o uso de cápsulas revestidas. A estavudina também teve suas concentrações reduzidas pela metadona. A meta-

dona pode aumentar as concentrações séricas da zidovudina.

METADONA ◀▶ AZITROMICINA
A associação aumenta o risco de arritmias malignas devido ao uso simultâneo de substâncias que alteram o intervalo QT no ECG.

METADONA ◀▶ BARBITÚRICOS
A metadona potencializa os efeitos depressores do SNC dos barbitúricos.

METADONA ◀▶ BZDs
Ver *BZDs ◀▶ Metadona*.
Ver *BZDs ◀▶ Opioides*.

METADONA ◀▶ BCCs
A associação aumenta o risco de arritmias malignas.

METADONA ◀▶ BUPRENORFINA
Ver *Buprenorfina ◀▶ Metadona*.

METADONA ◀▶ CARBAMAZEPINA
Ver *Carbamazepina ◀▶ Metadona*.

METADONA ◀▶ CIMETIDINA
A cimetidina potencializa o efeito da metadona por deslocamento dos sítios de fixação proteica.

METADONA ◀▶ CIPROFLOXACINO
O ciprofloxacino inibe as enzimas CYP1A2 e CYP3A4, podendo causar intoxicação por metadona. Também há possibilidade de aumento do risco de arritmias malignas.

METADONA ◀▶ CITALOPRAM
Ver *Citalopram ◀▶ Metadona*.

METADONA ◀▶ CLARITROMICINA
A claritromicina inibe a enzima CYP3A4, causando intoxicação por metadona e aumentando o risco de arritmias malignas.

METADONA ◀▶ CLORPROMAZINA
Há risco de prolongamento do intervalo QT no ECG com essa associação.

METADONA ◀▶ COCAÍNA
Há risco de arritmias pelo uso de substâncias que alteram o intervalo QT no ECG.

METADONA ◀▶ DESIPRAMINA
A desipramina tem suas concentrações séricas aumentadas pela metadona, sendo, talvez, necessário diminuir a dose da primeira.

METADONA ◀▶ DIAZEPAM
Ainda que os efeitos opioides da metadona sejam intensificados pela administração conjunta do diazepam, as concentrações plasmáticas de ambas as substâncias não sofrem alterações. Deve-se ter cuidado com o efeito depressor sobre o SNC com essa associação.

Ver também *BZDs ◀▶ Metadona*.
Ver também *BZDs ◀▶ Opioides*.

METADONA ◀▶ DIURÉTICOS
A metadona, um medicamento que pode causar prolongamento do intervalo QT no ECG, está associada a reações adversas relacionadas ao ritmo cardíaco quando utilizada com medicamentos que podem causar desequilíbrios hidreletrolíticos. Monitoramento cardíaco e de eletrólitos é necessário.

METADONA ◀▶ ERITROMICINA
Há risco da associação de medicamentos que interferem no intervalo QT no ECG. A eritromicina também pode elevar os níveis da metadona. Considerar outras opções.

METADONA ◀▶ ERVAS DE AÇÃO CENTRAL
A erva-de-são-joão pode diminuir os efeitos da metadona.

METADONA ◀▶ ESCITALOPRAM
Ver *Escitalopram ◀▶ Metadona*.

METADONA ◀▶ FENELZINA
Ver *Fenelzina ◀▶ Metadona*.

METADONA ◀▶ FENITOÍNA
A fenitoína diminui as concentrações plasmáticas da metadona (cerca de 50%), podendo precipitar uma síndrome de abstinência por indução do metabolismo hepático.

METADONA ◀▶ FENOBARBITAL

O fenobarbital aumenta o metabolismo da metadona e aumenta a toxicidade sobre o SNC.

METADONA ◀▶ FLUCONAZOL

O uso de fluconazol por VO aumenta a concentração de metadona em cerca de 35%. Há relatos de caso de depressão respiratória e prolongamento do intervalo QT. Sugere-se considerar troca de medicamento.

METADONA ◀▶ FLUORQUINOLONAS

Há risco da associação de medicamentos que interferem no intervalo QT no ECG. Também existe a possibilidade de aumento nas concentrações séricas de metadona por meio da inibição de seu metabolismo. Isso pode ocorrer pela inibição das enzimas CYP3A4 e CYP1A2. São exemplos de fluorquinolonas: esparfloxacino, grepafloxacino, moxifloxacino, gatifloxacino, gemifloxacino, levofloxacino, ciprofloxacino e ofloxacino.

METADONA ◀▶ FLUOXETINA

Ver *Fluoxetina ◀▶ Metadona*.

METADONA ◀▶ FLUVOXAMINA

Ver *Fluvoxamina ◀▶ Metadona*.

METADONA ◀▶ FOSCARNETE

Há relatos de alterações do intervalo QT e *torsades de pointes* em pacientes portadores de HIV que utilizaram essa combinação.

METADONA ◀▶ FUROSEMIDA

Ver *Metadona ◀▶ Diuréticos*.

METADONA ◀▶ IMAOs

Pode ocorrer toxicidade, com depressão ou estimulação do SNC. Deve-se evitar a associação e até mesmo o uso de IMAOs nas duas semanas prévias ao uso da metadona.

METADONA ◀▶ LÍTIO

Ver *Lítio ◀▶ Metadona*.

METADONA ◀▶ MORFINA

Pacientes que usam metadona apresentam tolerância cruzada com morfina e podem não responder a esta no manejo da dor aguda.

METADONA ◀▶ NALOXONA

A naloxona é um antagonista que reverte a ação dos opioides. Sintomas de abstinência podem aparecer.

METADONA ◀▶ NALTREXONA

A naltrexona precipita uma reação de retirada aguda da metadona, que se caracteriza por desejo imediato de uso de metadona, sensação de alteração da temperatura, dores musculoesqueléticas, disfunção gastrintestinal, confusão, sonolência, vômitos e diarreia. Os pacientes devem ser totalmente desintoxicados de metadona para que se inicie a naltrexona.

METADONA ◀▶ NICOTINA

Há relatos de que a utilização de goma de mascar de nicotina de 4 mg aumenta a autoadministração de metadona, mas não parece haver interação significativa entre as substâncias.

METADONA ◀▶ OLANZAPINA

Deve-se observar alterações relacionadas ao QT no ECG e fatores de risco adicionais para arritmias ou cardiotoxicidade. O uso combinado deve ser feito com cuidado.

METADONA ◀▶ OMEPRAZOL

O omeprazol pode aumentar a concentração sérica da metadona, potencializando a depressão respiratória causada por esse medicamento.

METADONA ◀▶ OPIOIDES

Os antagonistas opioides são usados para reverter algumas situações ocasionadas pelos agonistas opioides, como a metadona. Esses medicamentos, embora indicados em situações de emergência, podem levar a sintomas graves de abstinência em dependentes de opioides ou usuários de metadona. Quando associada a outro opioide, a metadona tem potencializado seu efeito depressor do SNC, devendo-se evitar a combinação.

METADONA ◀▶ PAROXETINA

A metadona aumenta os efeitos serotonérgicos do ISRS, podendo precipitar síndrome serotonérgica. Monitorar associação.

METADONA ◀▶ PIMOZIDA

Deve ser evitada essa associação, uma vez que tais medicamentos, sabidamente, prolongam o intervalo QT no ECG.

METADONA ◆▶ QUETIAPINA

A combinação pode aumentar o risco de prolongamento do intervalo QT e de depressão do SNC.

METADONA ◆▶ REBOXETINA

A reboxetina se liga de forma importante a proteínas (97%), principalmente a fração glicoproteína ácida α_1, e pode interagir com fármacos com alta afinidade por essa fração, como a metadona.

METADONA ◆▶ RIFAMPICINA

A rifampicina diminui as concentrações plasmáticas da metadona, podendo precipitar uma síndrome de abstinência por indução de seu metabolismo hepático.

METADONA ◆▶ SERTRALINA

A associação desses medicamentos pode determinar um leve aumento inicial nas concentrações séricas/dose da metadona, que depois se normalizam. Dessa forma, recomenda-se o monitoramento de sinais de aumento ou diminuição das concentrações séricas de metadona quando utilizada com sertralina. Além disso, há risco aumentado de síndrome serotonérgica com a associação.

METADONA ◆▶ SOMATOSTATINA

A somatostatina pode reduzir os efeitos analgésicos da metadona.

METADONA ◆▶ TOPIRAMATO

O topiramato diminui as concentrações séricas da metadona pela interferência na CYP3A4.

METADONA ◆▶ TRANILCIPROMINA

Ver *Metadona* ◆▶ *IMAOs*.

METADONA ◆▶ VARDENAFILA

Recomenda-se evitar a combinação ou optar por uma alternativa: a combinação pode aumentar as concentrações plasmáticas de vardenafila, potencializando o risco de efeitos adversos. Pode aumentar o risco de prolongamento do intervalo QT e de arritmias cardíacas.

METADONA ◆▶ ZIPRASIDONA

A associação causa aumento do risco de íleo paralítico, depressão do SNC e prolongamento do intervalo QT.

▶ METILFENIDATO

O metilfenidato é metabolizado pela carboxilesterase 1A1. É também substrato e inibidor fraco da CYP2D6.

METILFENIDATO ◆▶ ÁCIDO VALPROICO

Ver *Ácido valproico* ◆▶ *Metilfenidato*.

METILFENIDATO ◆▶ ÁLCOOL

O álcool inibe a hidrólise do metilfenidato pela carboxilesterase. Com isso, pode aumentar os níveis de metilfenidato e acentuar seus efeitos sobre o SNC. O metilfenidato aumenta o risco de ingestão de maiores quantidades de álcool, já que diminui os efeitos sedativos deste. Essa sedação pode retornar após cessar o efeito do metilfenidato. A combinação deve ser evitada.

METILFENIDATO ◆▶ ALIMENTOS

Os alimentos alteram a velocidade de absorção, mas não causam efeito na taxa de absorção e na eficácia do metilfenidato.

METILFENIDATO ◆▶ AMINAS SIMPATOMIMÉTICAS

Podem ocorrer reações hipertensivas com o uso combinado de metilfenidato e aminas simpatomiméticas (como, por exemplo, a fenilpropanolamina contida nos descongestionantes nasais).

METILFENIDATO ◆▶ ANESTÉSICOS

A anestesia de crianças com transtorno de hiperatividade que estejam em uso de metilfenidato requer atenção especial. Além de dificuldades para conseguir sedação, uma interação adversa entre cetamina e metilfenidato pode resultar em desidratação, náuseas e vômitos graves. No caso dos anestésicos halogenados, existe risco de aumento súbito da PA, e o metilfenidato não deve ser usado em dia de cirurgia.

METILFENIDATO ◆▶ ANTIDEPRESSIVOS TRICÍCLICOS

Ver *Antidepressivos tricíclicos* ◆▶ *Metilfenidato*.

METILFENIDATO ◀▶ ANTI-HIPERTENSIVOS

O metilfenidato inibe a ação dos anti-hipertensivos (guanetidina), podendo ocorrer reações hipertensivas.

METILFENIDATO ◀▶ ANTIPSICÓTICOS

Essas substâncias apresentam efeitos opostos em nível farmacodinâmico. Na interação com a risperidona, há relatos de caso que descrevem discinesia aguda, irritabilidade, hiperatividade e agitação em pacientes que recentemente interromperam o uso de risperidona e iniciaram metilfenidato. Isso pode ter ocorrido pela ação oposta que esses medicamentos apresentam sobre os receptores de dopamina. Um intervalo de tempo é sugerido entre o uso de risperidona e de metilfenidato. Em nível farmacocinético, aripiprazol e tioridazina podem aumentar os níveis de metilfenidato, mediante inibição de sua hidrólise.

Ver também *Metilfenidato* ◀▶ *Tioridazina*.

METILFENIDATO ◀▶ BUPROPIONA

Ver *Bupropiona* ◀▶ *Metilfenidato*.

METILFENIDATO ◀▶ CAFEÍNA

A combinação dessas substâncias tem efeitos aditivos, podendo aumentar os efeitos cardiovasculares e estimulantes no SNC.

METILFENIDATO ◀▶ CARBAMAZEPINA

Ver *Carbamazepina* ◀▶ *Metilfenidato*.

METILFENIDATO ◀▶ CICLOSPORINA

Há um relato de caso de aumento das concentrações séricas de ciclosporina quando do uso concomitante com metilfenidato.

METILFENIDATO ◀▶ CITALOPRAM

Ver *Citalopram* ◀▶ *Metilfenidato*.
Ver *Metilfenidato* ◀▶ *ISRSs*.

METILFENIDATO ◀▶ CLONIDINA

Ver *Clonidina* ◀▶ *Metilfenidato*.

METILFENIDATO ◀▶ DESIPRAMINA

Ver *Metilfenidato* ◀▶ *Antidepressivos tricíclicos*.

METILFENIDATO ◀▶ *ECSTASY* [CWH5]

O metilfenidato não modifica a farmacocinética do *ecstasy*, e vice-versa. A combinação não produz mais efeitos psicotrópicos do que o *ecstasy* sozinho, porém os efeitos colaterais, em especial os cardiovasculares, são significativamente maiores.

METILFENIDATO ◀▶ ESCITALOPRAM

Ver *Escitalopram* ◀▶ *Metilfenidato*.

METILFENIDATO ◀▶ FENELZINA

Ver *Fenelzina* ◀▶ *Metilfenidato*.

METILFENIDATO ◀▶ FENILBUTAZONA

O metilfenidato pode inibir o metabolismo da fenilbutazona.

METILFENIDATO ◀▶ FENITOÍNA

O metilfenidato pode inibir o metabolismo da fenitoína. Há relatos de caso em que os pacientes apresentaram sinais de níveis tóxicos de fenitoína (ataxia, cefaleia, tonturas) após o acréscimo de metilfenidato em seus tratamentos, sendo observadas concentrações séricas tóxicas do anticonvulsivante. Assim, sugere-se observar sinais de toxicidade quando essa associação for utilizada.

METILFENIDATO ◀▶ FENOBARBITAL

O metilfenidato pode inibir o metabolismo do fenobarbital, aumentando suas concentrações séricas.

METILFENIDATO ◀▶ FLUOXETINA

Ver *Fluoxetina* ◀▶ *Metilfenidato*.
Ver *Metilfenidato* ◀▶ *ISRSs*.

METILFENIDATO ◀▶ FLUVOXAMINA

Ver *Fluvoxamina* ◀▶ *Metilfenidato*.

METILFENIDATO ◀▶ GUANETIDINA

Os efeitos anti-hipertensivos da guanetidina podem ser reduzidos ou anulados. Deve-se evitar a combinação.

METILFENIDATO ◀▶ GUANFACINA

Ver *Guanfacina* ◀▶ *Metilfenidato*.

METILFENIDATO ◀▶ IMAOs

Embora seja uma associação eventualmente utilizada, deve-se monitorar com cuidado a PA, pois podem ocorrer reações hipertensivas graves, hipertermia e síndrome serotonérgica.

METILFENIDATO ◀▶ ISRSs

O metilfenidato inibe o metabolismo e já foi testado como potencializador dos efeitos dos ISRSs em casos de TDM. Pacientes fazendo uso dessa associação referiram rápida redução dos sintomas, independentemente da presença ou não de TDAH. Os efeitos mantiveram-se ao longo do tempo, e não houve casos de abuso do metilfenidato. Em um relato de caso, a cleptomania em uma menina de 11 anos foi tratada com sucesso com uma associação de sertralina e metilfenidato.

METILFENIDATO ◀▶ LEVODOPA

O metilfenidato aumenta os efeitos motores da levodopa, com efeitos mínimos sobre as funções cognitivas ou afetivas.

METILFENIDATO ◀▶ LISDEXANFETAMINA

Ver *Lisdexanfetamina* ◀▶ *Metilfenidato.*

METILFENIDATO ◀▶ MODAFINILA

O metilfenidato demonstrou a possibilidade de atrasar a absorção da modafinila em cerca de 1 hora.

METILFENIDATO ◀▶ OLANZAPINA

A olanzapina pode aumentar os efeitos adversos do metilfenidato, e vice-versa.

METILFENIDATO ◀▶ PRIMIDONA

O metilfenidato pode inibir o metabolismo da primidona, aumentando suas concentrações séricas e o risco de toxicidade.

METILFENIDATO ◀▶ SIBUTRAMINA

A combinação pode aumentar o risco de efeitos adversos, como de síndrome serotonérgica.

METILFENIDATO ◀▶ TIORIDAZINA

A tioridazina pode aumentar as concentrações séricas do metilfenidato por meio da inibição de sua hidrólise.

Ver *também Metilfenidato* ◀▶ *Antipsicóticos.*

METILFENIDATO ◀▶ TOPIRAMATO

O metilfenidato aumenta as concentrações séricas do topiramato, diminuindo seu metabolismo.

METILFENIDATO ◀▶ TRANILCIPROMINA

Há risco de crise hipertensiva grave com a associação. Cefaleia e hiperventilação também foram relatadas.

METILFENIDATO ◀▶ TRIFLUOPERAZINA

O uso combinado pode aumentar os efeitos colaterais do metilfenidato.

METILFENIDATO ◀▶ VARFARINA

A combinação aumenta o risco de sangramento. Sugere-se o monitoramento do INR.

METILFENIDATO ◀▶ VENLAFAXINA

Há riscos de efeitos aditivos farmacodinâmicos cardiovasculares e de síndrome serotonérgica. Pode ocorrer perda de peso importante.

METILFENIDATO ◀▶ VILOXAZINA

Ver *Viloxazina* ◀▶ *Metilfenidato.*

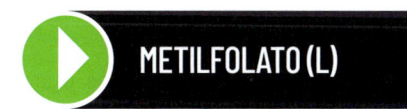

METILFOLATO (L)

METILFOLATO (L) ◀▶ ÁLCOOL

O uso de álcool pode reduzir as concentrações séricas do L-metilfolato.

METILFOLATO (L) ◀▶ ANTICONVULSIVANTES

O L-metilfolato pode reduzir as concentrações séricas de alguns anticonvulsivantes (lamotrigina, fenitoína, carbamazepina, fosfenitoína, fenobarbital, primidona ou valproato).

METILFOLATO (L) ◀▶ PIRIMETAMINA

O L-metilfolato pode reduzir as concentrações séricas da pirimetamina.

METILFOLATO (L) ◀▶ TABACO

O uso de tabaco pode reduzir as concentrações séricas do L-metilfolato.

MIANSERINA

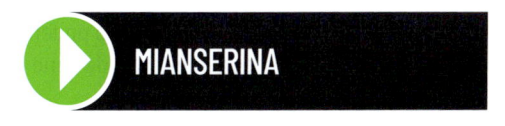

A mianserina é metabolizada pela CYP2D6.

MIANSERINA ◀▶ ÁLCOOL

A administração conjunta de álcool e mianserina pode potencializar os efeitos depressores sobre o SNC de ambas as substâncias.

MIANSERINA ◀▶ ANTAGONISTAS MUSCARÍNICOS

A administração conjunta de mianserina e antagonistas muscarínicos aumenta o risco de depressão do SNC.

MIANSERINA ◀▶ ANTICONCEPCIONAIS ORAIS

Embora não comprovado, a mianserina foi relacionada como possível causa de falha dos ACOs.

MIANSERINA ◀▶ ANTI-HIPERTENSIVOS

Pode haver maior risco de hipotensão com administração concomitante de diazóxido, hidralazina e nitroprussiato. Não há interação com anti-hipertensivos como clonidina e propranolol. É conveniente monitorar a PA de pacientes hipertensos que façam uso simultâneo dessas classes de medicamentos.

MIANSERINA ◀▶ ANTI-HISTAMÍNICOS

A administração conjunta de mianserina e anti-histamínicos pode potencializar seus efeitos sedativos.

MIANSERINA ◀▶ BZDs

Ver *BZDs ◀▶ Mianserina*.

MIANSERINA ◀▶ CARBAMAZEPINA

Ver *Carbamazepina ◀▶ Mianserina*.

MIANSERINA ◀▶ CLONIDINA

Ver *Clonidina ◀▶ Mianserina*.

MIANSERINA ◀▶ FENITOÍNA

As concentrações séricas da mianserina podem ser reduzidas pelo uso concomitante de fenitoína.

MIANSERINA ◀▶ FENOBARBITAL

As concentrações séricas da mianserina podem ser reduzidas pelo uso concomitante de fenobarbital.

MIANSERINA ◀▶ IMAOs

A mianserina não deve ser administrada simultaneamente ou dentro de duas semanas após a interrupção do tratamento com IMAOs devido ao risco de síndrome serotonérgica.

MIANSERINA ◀▶ MACONHA

A administração conjunta pode provocar aumento da sedação.

MIANSERINA ◀▶ QUETIAPINA

A combinação pode aumentar a sedação.

MIANSERINA ◀▶ SERTRALINA

Há um aumento do risco de descompensação do hipotireoidismo. Monitorar atentamente.

MIANSERINA ◀▶ TRAMADOL

A combinação aumenta o risco de convulsões.

MIANSERINA ◀▶ TRIEXIFENIDIL

A combinação de levodopa e triexifenidil no tratamento da DP pode causar quadros psicóticos. A mianserina, um antagonista 5-HT2, pode produzir melhora ou até remissão dos sintomas psicóticos nesses pacientes, inclusive tendo algum efeito no alívio de ECEs.

MIANSERINA ◀▶ VARFARINA

Ocasionalmente, a mianserina pode provocar sangramento em pacientes que utilizam varfarina. Esse efeito deve ser lembrado e observado.

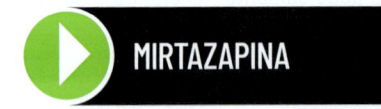

▶ MIRTAZAPINA

A mirtazapina tem efeitos inibitórios mínimos *in vitro* sobre CYP1A2 e CYP3A4 e é substrato principal de 1A2, 2D6 e 3A4. As reações adversas mais comuns são sedação e ganho de peso, o que deve ser levado em consideração nas interações.

MIRTAZAPINA ◀▶ ÁLCOOL

Observou-se aumento da sedação com a associação, podendo haver prejuízo do desempenho psicomotor.

MIRTAZAPINA ◀▶ ANTIARRÍTMICOS

O uso concomitante de mirtazapina com antiarrítmicos como a amiodarona e a procainamida pode causar um prolongamento dose-dependente do intervalo QT, aumentando o risco de arritmias ventriculares.

MIRTAZAPINA ◀▶ ANTIDEPRESSIVOS TRICÍCLICOS

Ver *Antidepressivos tricíclicos ◀▶ Mirtazapina.*

MIRTAZAPINA ◀▶ ANTIFÚNGICOS

O cetoconazol pode aumentar as concentrações plasmáticas da mirtazapina em cerca de 30%. Efeito semelhante se observa com o uso de fluconazol e itraconazol.

MIRTAZAPINA ◀▶ BARBITÚRICOS

Observou-se aumento da sedação com a associação, podendo haver prejuízo do desempenho psicomotor.

MIRTAZAPINA ◀▶ BZDs

Ver *BZDs ◀▶ Mirtazapina.*

MIRTAZAPINA ◀▶ BUPROPIONA

Há risco aumentado de convulsões.

MIRTAZAPINA ◀▶ CARBAMAZEPINA

Ver *Carbamazepina ◀▶ Mirtazapina.*

MIRTAZAPINA ◀▶ CETAMINA

Ver *Cetamina ◀▶ Mirtazapina.*

MIRTAZAPINA ◀▶ CIMETIDINA

Pode ocorrer aumento das concentrações plasmáticas da mirtazapina com a associação.

MIRTAZAPINA ◀▶ CITALOPRAM

Ver *Citalopram ◀▶ Mirtazapina.*

MIRTAZAPINA ◀▶ CLONIDINA

Ver *Clonidina ◀▶ Mirtazapina.*

MIRTAZAPINA ◀▶ CLOROQUINA

A associação pode resultar em prolongamento dose-dependente do intervalo QT, aumentando o risco de arritmias ventriculares.

MIRTAZAPINA ◀▶ CLOZAPINA

O uso concomitante eleva o risco de efeitos adversos da clozapina, incluindo grave hipotensão ortostática com ocorrência de síncopes, mesmo usando-se dose mínima (12,5 mg) de clozapina. Também há aumento do risco de discrasias sanguíneas, discinesia tardia e alterações eletrocardiográficas.

MIRTAZAPINA ◀▶ DULOXETINA

Há risco aumentado de síndrome serotonérgica.

MIRTAZAPINA ◀▶ ERITROMICINA

A associação pode resultar em aumento da concentração sérica de mirtazapina.

MIRTAZAPINA ◀▶ ESCITALOPRAM

Ver *Escitalopram ◀▶ Mirtazapina.*

MIRTAZAPINA ◀▶ FENELZINA

Ver *Fenelzina ◀▶ Mirtazapina.*

MIRTAZAPINA ◀▶ FENITOÍNA

A combinação pode diminuir as concentrações séricas de mirtazapina. O mecanismo proposto é a indução da CYP3A4 pela fenitoína. Pacientes em uso desta medicação podem seguramente ser tratados com mirtazapina. No entanto, a resposta farmacológica à mirtazapina deve ser monitorada cautelosamente sempre que a fenitoína for adicionada ou retirada da terapia, e a dosagem de mirtazapina deve ser ajustada conforme necessário.

MIRTAZAPINA ◀▶ FLUOXETINA

Ver *Fluoxetina ◀▶ Mirtazapina.*

MIRTAZAPINA ◀▶ FLUVOXAMINA

Ver *Fluvoxamina ◀▶ Mirtazapina.*

MIRTAZAPINA ◀▶ HIDROXIZINA

Ver *Hidroxizina ◀▶ Mirtazapina.*

MIRTAZAPINA ◀▶ LEVOMILNACIPRANO

Ver *Levomilnaciprano ◀▶ Mirtazapina.*

MIRTAZAPINA ◀▶ METOCLOPRAMIDA

A associação pode aumentar o risco de depressão do SNC por efeito aditivo.

MIRTAZAPINA ◀▶ OLANZAPINA

A combinação aumenta o risco de depressão do SNC.

MIRTAZAPINA ◀▶ OPIOIDES

A associação com opioides como o tramadol e a meperidina aumenta o risco de síndrome serotonérgica.

MIRTAZAPINA ◀▶ PAROXETINA

A combinação pode aumentar a concentração sérica da mirtazapina, resultando em aumento de toxicidade. O risco de síndrome serotonérgica e SNM é maior.

MIRTAZAPINA ◀▶ QUETIAPINA

A combinação pode aumentar a sedação.

MIRTAZAPINA ◀▶ RISPERIDONA

A combinação aumenta o risco de depressão do SNC.

MIRTAZAPINA ◀▶ SERTRALINA

A combinação pode aumentar o risco de síndrome serotonérgica.

MIRTAZAPINA ◀▶ SIBUTRAMINA

A combinação pode aumentar o risco de síndrome serotonérgica e SNM.

MIRTAZAPINA ◀▶ TRANILCIPROMINA

A combinação é contraindicada. Deve-se aguardar um período mínimo de 14 dias de retirada da tranilcipromina antes do início da mirtazapina devido ao risco de síndrome serotonérgica.

MIRTAZAPINA ◀▶ VENLAFAXINA

Deve-se observar o risco de síndrome serotonérgica e SNM.

MIRTAZAPINA ◀▶ VORTIOXETINA

O uso associado aumenta o efeito serotonérgico da vortioxetina, podendo causar síndrome serotonérgica.

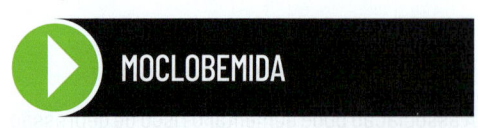

MOCLOBEMIDA

A moclobemida é metabolizada pelas CYP2C19 e 2D6 e inibe de modo fraco 1A2, 2C19 e 2D6.

MOCLOBEMIDA ◀▶ ÁLCOOL

Apenas em dose alta (600 mg/dia) a moclobemida promoveu um leve aumento da sedação alcoólica. Nas doses comumente empregadas, não houve interação, nem mesmo em idosos.

MOCLOBEMIDA ◀▶ ALMOTRIPTANA

Pode haver aumento das concentrações plasmáticas de almotriptana com a associação.

MOCLOBEMIDA ◀▶ AMINAS SIMPATOMIMÉTICAS

Evidências limitadas sugerem que pode haver aumento da PA em pacientes recebendo simpatomiméticos (efedrina, fenilefrina) e moclobemida. Esses aumentos parecem não ser tão significativos como os observados com os IMAOs não seletivos. A efedrina e a fenilefrina têm sido usadas para controlar hipotensão pós-cirúrgica em pacientes que utilizam moclobemida (não utilizada no dia da cirurgia). O fabricante da moclobemida orienta evitar o uso associado com simpatomiméticos de ação indireta (efedrina, pseudoefedrina e fenilpropanolamina). Parece não haver interação com os de ação direta (adrenalina).

MOCLOBEMIDA ◀▶ ANESTÉSICOS

Estudos com animais sugerem que a moclobemida potencializa as ações da petidina, uma substância que costuma ser utilizada em anestesia, razão pela qual ela deve ser suspensa 24 horas antes da realização desse tipo de procedimento. Já a morfina e a fentanila parecem seguras com o uso associado de moclobemida. Inalantes anestésicos (tiopentona, metoexital, propofol), relaxantes musculares (suxametônio) e aminas simpatomiméticas vasopressoras (efedrina) têm sido utilizados com segurança com a moclobemida.

MOCLOBEMIDA ◀▶ ANTIDEPRESSIVOS TRICÍCLICOS

Ver *Antidepressivos tricíclicos ◀▶ Moclobemida.*

MOCLOBEMIDA ◀▶ ANTI-HIPERTENSIVOS

A moclobemida pode ser prescrita com segurança a pacientes usando agentes anti-hipertensivos, como betabloqueadores, tiazídicos e nifedipino.

MOCLOBEMIDA ◀▶ ANTIPSICÓTICOS

Ainda que não ocorram interações clínicas relevantes, observou-se aumento dos efeitos colaterais, como hipotensão, taquicardia, sonolência, tremores e constipação intestinal, com a associação.

MOCLOBEMIDA ◀▶ BUPROPIONA

Ver *Bupropiona ◀▶ Moclobemida*.

MOCLOBEMIDA ◀▶ CIMETIDINA

Existe uma clara interação entre moclobemida e cimetidina, pois ambas utilizam a mesma via de metabolização. Uma única dose oral de cimetidina é capaz de aumentar em até 100% a concentração plasmática de moclobemida. Se for necessário empregar a moclobemida em um paciente pré-tratado com cimetidina, é recomendável iniciar com as doses terapêuticas mais baixas, fazendo-se lentamente os ajustes necessários.

MOCLOBEMIDA ◀▶ CLOMIPRAMINA

Há risco de síndrome serotonérgica grave com o uso concomitante. A combinação não deve ser utilizada.

Ver também *Moclobemida ◀▶ Antidepressivos tricíclicos*.

MOCLOBEMIDA ◀▶ DEXTROMETORFANO

A moclobemida inibe o metabolismo do dextrometorfano. Por esse motivo, ocorreram casos isolados de reações graves sobre o SNC, o que torna a combinação contraindicada.

MOCLOBEMIDA ◀▶ DEXTROPROPOXIFENO

Pode ocorrer potencialização dos efeitos do dextropropoxifeno na associação com a moclobemida, que, portanto, deve ser evitada.

MOCLOBEMIDA ◀▶ DIGOXINA

Parece não ocorrer interação relevante com o uso associado de digoxina e moclobemida. Observou-se pequeno aumento dos efeitos adversos desta última: alteração do sono, necessidade de urinar à noite, fadiga e boca seca.

MOCLOBEMIDA ◀▶ DULOXETINA

Essas substâncias não devem ser utilizadas em conjunto pelo risco de síndrome serotonérgica. Um relato de caso descreve o desenvolvimento de síndrome serotonérgica em uma mulher que utilizou a última dose de moclobemida durante a noite anterior e iniciou duloxetina na manhã seguinte.

MOCLOBEMIDA ◀▶ ECSTASY

Há relatos de mortes decorrentes do uso de moclobemida e *ecstasy*.

MOCLOBEMIDA ◀▶ FENILEFRINA

Ver *Moclobemida ◀▶ Aminas simpatomiméticas*.

MOCLOBEMIDA ◀▶ FLUOXETINA

Ver *Fluoxetina ◀▶ Moclobemida*.

MOCLOBEMIDA ◀▶ FLUVOXAMINA

Ver *Fluvoxamina ◀▶ Moclobemida*.
Ver *Moclobemida ◀▶ ISRSs*.

MOCLOBEMIDA ◀▶ GLIBENCLAMIDA

Parece não ocorrer nenhuma interação relevante no uso combinado de moclobemida e hipoglicemiantes orais.

MOCLOBEMIDA ◀▶ ISRSs

Há relato de três casos fatais de síndrome serotonérgica com a associação desses fármacos.

Ver também *Fluvoxamina ◀▶ Moclobemina*.
Ver também *Moclobemida ◀▶ Paroxetina*.
Ver também *Moclobemida ◀▶ Sertralina*.

MOCLOBEMIDA ◀▶ LEVODOPA

Parece haver boa tolerância com o uso combinado de moclobemida e levodopa.

MOCLOBEMIDA ◀▶ LEVOMEPROMAZINA

Ver *Levomepromazina ◀▶ Moclobemida*.

MOCLOBEMIDA ◀▶ LINEZOLIDA

O fabricante contraindica o uso simultâneo com fármacos que inibam a MAO-A ou a MAO-B, ou dentro de duas semanas do uso destas, pois pode haver atividade adicional sobre a MAO.

MOCLOBEMIDA ◀▶ LÍTIO

Ver *Lítio ◀▶ Moclobemida*.

MOCLOBEMIDA ◀▶ OPIOIDES

A associação entre moclobemida e petidina pode desencadear síndrome serotonérgica, devendo ser evitada. Há relatos de depressão respiratória e efeitos depressores sobre o SNC com a associação de IMAOs e opioides. A combinação deve ser monitorada com cuidado.

MOCLOBEMIDA ◀▶ PAROXETINA

Essa combinação tem sido sugerida para o tratamento de depressão refratária. Entretanto, pode provocar um aumento de efeitos adversos, dos quais insônia, cefaleia, náuseas, boca seca e mioclonia são os mais comuns. Deve-se ter cuidado quanto à possibilidade de síndrome serotonérgica.

Ver também *Moclobemida* ◀▶ *ISRSs*.

MOCLOBEMIDA ◀▶ PIMOZIDA

Ainda que não ocorram interações clínicas relevantes, foi observado aumento dos efeitos colaterais, como hipotensão, taquicardia, sonolência, tremores e constipação intestinal, com o uso combinado de moclobemida e APs. Há um relato de caso de uma associação fatal de sertralina, moclobemida e pimozida.

MOCLOBEMIDA ◀▶ SELEGILINA

A selegilina apresenta alguma atividade inibitória sobre a MAO-A. Os efeitos dessa combinação são estatisticamente maiores do que os da monoterapia com moclobemida. Contudo, devido à potencialização aditiva de ambas as substâncias sobre a tiramina, a administração concomitante só deve ser feita na vigência de restrições dietéticas.

MOCLOBEMIDA ◀▶ SERTRALINA

A combinação é contraindicada devido ao risco de síndrome serotonérgica.

Ver também *Moclobemida* ◀▶ *ISRSs*.

MOCLOBEMIDA ◀▶ TIRAMINA

A ingestão de quantidades de tiramina consideravelmente maiores do que as que costumam ser encontradas em alimentos provocou menor elevação da PA do que a provocada por atividades físicas normais. A moclobemida tem pouco poder para potencializar o efeito hipertensor da tiramina. Foi verificado que 150 mg de tiramina (300 g de queijo gorgonzola) elevaram a PA em 30 mmHg, quando ingeridos juntamente com moclobemida.

MOCLOBEMIDA ◀▶ TRANILCIPROMINA

Recomenda-se esperar uma semana após a suspensão do IMAO em razão do risco de síndrome serotonérgica.

MOCLOBEMIDA ◀▶ TRAZODONA

Recomendação semelhante à dos ADTs.

MOCLOBEMIDA ◀▶ TRIPTANAS

A moclobemida aumenta as concentrações séricas das triptanas, havendo tanto a recomendação de nunca utilizá-las de modo concomitante (rizatriptana, sumatriptana), a de evitar o uso concomitante (zolmitriptana) como a de simplesmente observar a possibilidade de efeitos colaterais (almotriptana).

MOCLOBEMIDA ◀▶ VENLAFAXINA

Os fabricantes declaram que a venlafaxina e a moclobemida não devem ser usadas em conjunto e que há possibilidade de ocorrerem reações adversas, em especial síndrome serotonérgica. Recomendam um intervalo de 14 dias entre o término do tratamento com moclobemida e o início da venlafaxina e um intervalo de sete dias antes de se iniciar o uso de moclobemida após venlafaxina.

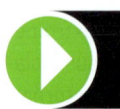

MODAFINILA

A modafinila é substrato da CYP3A4. Inibe de modo fraco as enzimas CYP1A2, 2A6, 2C9, 2E1 e 3A4 e de modo forte a 2C19. Também é um indutor fraco de 1A2, 2B6 e 3A4.

MODAFINILA ◀▶ ACETATO DE LEVOMETADIL

Os pacientes podem estar em risco de *torsades de pointes* com essa associação. Deve-se monitorar de perto sintomas como tontura, palpitações e desmaios. Recomenda-se muito cuidado ao usá-los.

MODAFINILA ◀▶ ANTICONCEPCIONAIS

A modafinila pode induzir a isoenzima que metaboliza os anticoncepcionais hormonais (CYP3A4), provocando falha na função contraceptiva (pode ocorrer com anticoncepcionais hormonais orais, *depot* ou implantes).

MODAFINILA ◀▶ ANTIDEPRESSIVOS TRICÍCLICOS

Ver *Antidepressivos tricíclicos ◀▶ Modafinila*.

MODAFINILA ◀▶ ANTIRRETROVIRAIS

A modafinila pode diminuir o efeito dos antirretrovirais. Sugere-se pesquisar interações com medicações específicas. Pode ocorrer interação com tenofovir, nelfinavir, lopinavir, amprenavir, atazanavir, efavirenz, etravirina, fosamprenavir e saquinavir.

MODAFINILA ◀▶ BZDs

Ver *BZDs ◀▶ Modafinila*.
Ver *Modafinila ◀▶ Diazepam*.
Ver *Modafinila ◀▶ Midazolam*.

MODAFINILA ◀▶ BCCs

Os BCCs podem ter seus níveis diminuídos pela modafinila, por serem medicamentos metabolizados pela CYP3A4.

MODAFINILA ◀▶ BUSPIRONA

A buspirona pode ter seus níveis diminuídos pela modafinila, por ser um medicamento metabolizado pela isoenzima CYP3A4.

MODAFINILA ◀▶ CARBAMAZEPINA

Ver *Carbamazepina ◀▶ Modafinila*.

MODAFINILA ◀▶ CETOCONAZOL

O cetoconazol pode aumentar a concentração sérica da modafinila, pelo fato de ser um inibidor da CYP3A4.

MODAFINILA ◀▶ CICLOSPORINA

A ciclosporina pode ter seus níveis diminuídos pela modafinila, pelo fato de ser um medicamento metabolizado pela CYP3A4.

MODAFINILA ◀▶ CITALOPRAM

Ver *Citalopram ◀▶ Modafinila*.

MODAFINILA ◀▶ CLOPIDOGREL

O clopidogrel pode perder seu efeito como antiagregante plaquetário, já que necessita da metabolização pela CYP2C19 para sua ativação e efeito. Deve-se evitar a associação.

MODAFINILA ◀▶ CLOZAPINA

Ver *Clozapina ◀▶ Modafinila*.

MODAFINILA ◀▶ DEXAMETASONA

A dexametasona pode diminuir a concentração sérica da modafinila, pelo fato de ser um indutor da CYP3A4.

MODAFINILA ◀▶ DIAZEPAM

O diazepam, por ser metabolizado pela CYP2C19, pode ter suas concentrações séricas elevadas e sua metabolização retardada. O monitoramento da toxicidade é necessário.

Ver também *BZDs ◀▶ Modafinila*.

MODAFINILA ◀▶ DILTIAZEM

A modafinila diminui o efeito do diltiazem.

MODAFINILA ◀▶ ESCETAMINA

A coadministração dessas substâncias pode potencializar o efeito hipertensivo da escetamina.

MODAFINILA ◀▶ FENITOÍNA

A fenitoína, por ser metabolizada pela CYP2C19, pode ter suas concentrações séricas elevadas e sua metabolização retardada. O monitoramento da toxicidade é necessário.

MODAFINILA ◀▶ FENOBARBITAL

O fenobarbital pode diminuir a concentração sérica da modafinila, pelo fato de ser um indutor da CYP3A4.

MODAFINILA ◀▶ IMAOs

Não existem estudos sobre essa interação.

MODAFINILA ◀▶ ITRACONAZOL

O itraconazol pode aumentar a concentração sérica da modafinila, pelo fato de ser um inibidor da CYP3A4.

MODAFINILA ◀▶ LOVASTATINA

A lovastatina pode ter seus níveis diminuídos pela modafinila, pelo fato de ser um medicamento metabolizado pela CYP3A4.

MODAFINILA ◀▶ METILFENIDATO

Ver *Metilfenidato ◀▶ Modafinila*.

MODAFINILA ◀▶ MIDAZOLAM

O midazolam pode ter seus níveis diminuídos pela modafinila, pelo fato de ser um medicamento metabolizado pela CYP3A4.

Ver também *BZDs* ◀▶ *Modafinila.*

MODAFINILA ◀▶ NIFEDIPINO

O nifedipino pode ter seus níveis diminuídos pela modafinila, pelo fato de ser um medicamento metabolizado pela CYP3A4.

MODAFINILA ◀▶ OPIOIDES

Por ser indutora da CYP3A4, a modafinila pode diminuir a concentração sérica de opioides metabolizados por essa enzima, como a oxicodona, a metadona e a fentanila.

MODAFINILA ◀▶ OXCARBAZEPINA

Pode haver diminuição da concentração sérica da modafinila, pelo fato de a oxcarbazepina induzir a CYP3A4.

MODAFINILA ◀▶ PIMOZIDA

A modafinila pode aumentar as concentrações séricas da pimozida.

MODAFINILA ◀▶ PROPRANOLOL

O propranolol, por ser metabolizado pela CYP2C19, pode ter suas concentrações séricas elevadas e sua metabolização retardada. O monitoramento da toxicidade é necessário.

MODAFINILA ◀▶ RANOLAZINA

A ranolazina pode ter seus níveis diminuídos pela modafinila, pelo fato de ser um medicamento metabolizado pela CYP3A4.

MODAFINILA ◀▶ RIFAMPICINA

A rifampicina pode diminuir a concentração sérica da modafinila, pelo fato de ser indutor da CYP3A4.

MODAFINILA ◀▶ SINVASTATINA

A sinvastatina pode ter seus níveis diminuídos pela modafinila, pelo fato de ser um medicamento metabolizado pela CYP3A4.

MODAFINILA ◀▶ TAMOXIFENO

O tamoxifeno pode ter seus níveis diminuídos pela modafinila, pelo fato de ser um medicamento metabolizado pela CYP3A4. O mesmo pode ocorrer com o toremifeno.

MODAFINILA ◀▶ TIAGABINA

A depuração de tiagabina aumenta na presença de indutores enzimáticos hepáticos, como a modafinila. Deve-se monitorar a associação.

MODAFINILA ◀▶ TOREMIFENO

Ver *Modafinila* ◀▶ *Tamoxifeno.*

MODAFINILA ◀▶ TRIAZOLAM

O triazolam pode sofrer diminuição da concentração sérica e perda de efeito quando associado à modafinila.

MODAFINILA ◀▶ VARFARINA

A concentração plasmática de varfarina pode aumentar, pois ela é metabolizada pela CYP2C19, que pode estar inibida pela modafinila. Deve-se controlar alterações no tempo de protrombina com regularidade nos primeiros meses da associação e sempre que houver aumento da dose de modafinila. O paciente também deve ser orientado a relatar ao médico sinais de sangramento ou hematomas atípicos.

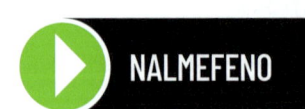

NALMEFENO

Após a administração oral, o nalmefeno sofre metabolismo extenso e rápido para o principal metabólito (nalmefeno 3-O-glicuronídeo), com a enzima UGT2B7 sendo a principal responsável pela conversão e as enzimas UGT1A3 e UGT1A8 sendo contribuintes menores. Uma pequena proporção de nalmefeno é convertida em nalmefeno 3-O-sulfato por sulfatação e para nornalmefeno pela CYP3A4/5. Aconselha-se precaução na coadministração de nalmefeno com um inibidor potente de UGT2B7. Não são previstas interações clinicamente relevantes entre nalmefeno, ou seus metabólitos, e medicamentos concomitantemente administrados metabolizados por enzimas ou transportadores de membrana CYP e UGTs. Não há estudos *in vivo* de interação medicamentosa.

NALMEFENO ◀▶ ÁCIDO MECLOFENÂMICO

Ocorre aumento significativo da exposição ao nalmefeno. É improvável que represente um problema com o uso ocasional, mas, em um tratamento concomitante de longo prazo, o potencial para aumento na exposição de nalmefeno não pode ser excluído.

NALMEFENO ◀▶ ÁLCOOL

Não existe interação farmacocinética clinicamente relevante entre nalmefeno e álcool.

NALMEFENO ◀▶ DEXAMETASONA

O uso concomitante tem potencial para levar a concentrações plasmáticas subterapêuticas de nalmefeno.

NALMEFENO ◀▶ DICLOFENACO

A associação leva a aumento significativo da exposição ao nalmefeno. É improvável que represente um problema com o uso ocasional, mas, em um tratamento concomitante de longo prazo, o potencial para aumento na exposição de nalmefeno não pode ser excluído.

NALMEFENO ◀▶ FENOBARBITAL

O uso concomitante pode levar a concentrações plasmáticas subterapêuticas de nalmefeno.

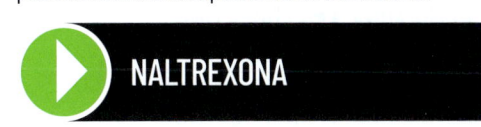

NALMEFENO ◀▶ FLUCONAZOL

A associação implica aumento significativo da exposição ao nalmefeno. É improvável que represente um problema com o uso ocasional, mas, em um tratamento concomitante de longo prazo, o potencial para aumento na exposição de nalmefeno não pode ser excluído.

NALMEFENO ◀▶ MEDROXIPROGESTERONA

A associação implica aumento significativo da exposição ao nalmefeno. É improvável que represente um problema com o uso ocasional, mas, em um tratamento concomitante de longo prazo, o potencial para aumento na exposição de nalmefeno não pode ser excluído.

NALMEFENO ◀▶ OMEPRAZOL

O uso concomitante pode levar a concentrações plasmáticas subterapêuticas de nalmefeno.

NALMEFENO ◀▶ OPIOIDES

Se o nalmefeno for administrado concomitantemente a agonistas opioides, o paciente pode não obter o efeito destes.

NALMEFENO ◀▶ RIFAMPICINA

O uso concomitante pode levar a concentrações plasmáticas subterapêuticas de nalmefeno.

NALTREXONA

A naltrexona não é metabolizada por meio da CYP, tendo, portanto, menor potencial para interações medicamentosas.

NALTREXONA ◀▶ ACAMPROSATO

Ver *Acamprosato* ◀▶ *Naltrexona*.

NALTREXONA ◀▶ ÁLCOOL

A naltrexona é um antagonista opioide que pode ser usado no tratamento do alcoolismo. Sua ação consiste em aumentar a sedação causada pelo álcool e em reduzir os efeitos agradáveis de sua utilização. No entanto, deve-se estar atento ao uso concomitante de fármacos hepatotóxicos.

NALTREXONA ◀▶ ANTIPSICÓTICOS

A associação entre naltrexona e APs no tratamento da esquizofrenia resultou em exacerbação temporária dos sintomas negativos, sem nenhum benefício aparente.

NALTREXONA ◀▶ ANTIRRETROVIRAIS

Diferentemente do que acontece com a metadona, a naltrexona não altera as concentrações séricas de AZT. Estudos *in vitro* sugerem que a naltrexona pode ter efeito aditivo com AZT e indinavir. Estudos *in vivo* são necessários para confirmar esse achado.

NALTREXONA ◀▶ BUPRENORFINA

Ver *Buprenorfina* ◀▶ *Naltrexona*.

NALTREXONA ◀▶ COCAÍNA

A naltrexona não alterou os efeitos subjetivos nem os fisiológicos da intoxicação por cocaína, não sendo indicada para tratar a dependência da droga.

NALTREXONA ◀▶ DISSULFIRAM

Ver *Dissulfiram* ◀▶ *Naltrexona*.

NALTREXONA ◀▶ DROPERIDOL

Há aumento do risco de alterar o intervalo QT no ECG quando utilizados de forma concomitante.

NALTREXONA ◀▶ FENTANILA

Ver *Naltrexona* ◀▶ *Opioides*.

NALTREXONA ◀▶ FLUOXETINA

Ver *Fluoxetina* ◀▶ *Naltrexona*.

NALTREXONA ◀▶ IBUPROFENO

A naltrexona é capaz de prolongar o efeito analgésico do ibuprofeno por meio de um mecanismo desconhecido.

NALTREXONA ◀▶ INTERFERON

O IFN-α é um potente quimioterápico que tem, no entanto, limitações de dose em razão dos efeitos adversos que produz. Por suspeitar-se que esses efeitos estejam ligados ao sistema neurotransmissor opioide, empregou-se a naltrexona em pacientes com neoplasias hematológicas que estivessem usando IFN-α. Houve, na maioria dos casos, remissão completa ou moderada dos efeitos colaterais, bem como melhora cognitiva.

NALTREXONA ◀▶ MACONHA

A naltrexona não altera as concentrações plasmáticas do THC, porém aumenta os efeitos subjetivos do uso da maconha.

NALTREXONA ◀▶ MEPERIDINA

Ver *Naltrexona* ◀▶ *Opioides*.

NALTREXONA ◀▶ METADONA

Ver *Metadona* ◀▶ *Naltrexona*.
Ver *Naltrexona* ◀▶ *Opioides*.

NALTREXONA ◀▶ MORFINA

Ver *Naltrexona* ◀▶ *Opioides*.

NALTREXONA ◀▶ OPIOIDES

A naltrexona deve ser evitada em pacientes utilizando opioides, pois pode precipitar síndrome de abstinência aguda. Quando utilizada em transtornos aditivos, o paciente deve estar livre de opioides por, no mínimo, 7 a 10 dias. Além disso, deve ser descontinuada 48 horas antes de uma cirurgia que envolva analgesia com opioides. Pacientes em uso de naltrexona podem não se beneficiar do uso de opioides. A dose necessária para analgesia, nesses casos, pode ser maior do que a habitual, e os paraefeitos, como depressão respiratória, tornam-se mais profundos e prolongados.

NALTREXONA ◀▶ PETIDINA

Ver *Naltrexona* ◀▶ *Opioides*.

NALTREXONA ◀▶ TIORIDAZINA

Quando usadas de forma concomitante, podem ocorrer letargia e sonolência.

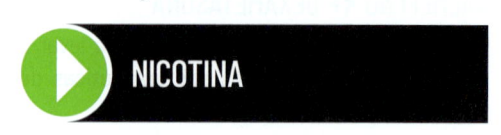

NICOTINA

A nicotina é um substrato (menor) de diversas CYP, como 1A2, 2A6, 2B6, 2C9, 2C19, 2D6, 2E1 e 3A4. Também é inibidor (fraco) de 2A6 e 2E1. Daí sua grande possibilidade de interferir de algum modo no metabolismo de várias substâncias.

NICOTINA ◀▶ ADENOSINA

A nicotina pode piorar reações de taquicardia ou dor torácica relacionadas à adenosina.

NICOTINA ◀▶ ÁLCOOL

Estudos com animais mostram haver tolerância cruzada entre essas substâncias. Em humanos, seus efeitos subjetivos parecem ser aditivos. A nicotina diminui os efeitos sedativos do álcool.

NICOTINA ◀▶ BZDs

Ver *BZDs* ◀▶ *Nicotina*.

NICOTINA ◀▶ β-BLOQUEADORES

A nicotina diminui os efeitos anti-hipertensivos e bradicárdicos dos β-bloqueadores pelo aumento da liberação de catecolaminas. O fumo acelera a metabolização do propranolol por indução das enzimas hepáticas, levando à redução clinicamente significativa dos efeitos deste.

NICOTINA ◀▶ BUPROPIONA

Ver *Bupropiona* ◀▶ *Nicotina*.

NICOTINA ◀▶ CAFEÍNA

A goma de nicotina e a cafeína têm efeitos aditivos nos parâmetros cardiovasculares. A nicotina reduz o efeito estimulante provocado pela cafeína.

NICOTINA ◀▶ CLOZAPINA

Assim como o hábito de fumar, a reposição de nicotina diminui as concentrações séricas da clozapina.

NICOTINA ◀▶ COCAÍNA

A nicotina transdérmica diminui as sensações de "altos" e de "estímulo" e aumenta a latência dos efeitos e da euforia causados pela cocaína, sem alterar seus efeitos na FC, na PA, na temperatura corporal ou em sua concentração sérica.

NICOTINA ◀▶ CORTICOSTEROIDES

Assim como o hábito de fumar, a reposição de nicotina pode aumentar as concentrações dos corticosteroides.

NICOTINA ◀▶ DULOXETINA

Ver *Duloxetina* ◀▶ *Nicotina*.

NICOTINA ◀▶ ERGOTAMINAS

Devido às propriedades vasoconstritoras da nicotina, pode haver resposta isquêmica aumentada com essa combinação.

NICOTINA ◀▶ FLUVOXAMINA

Ver *Fluvoxamina* ◀▶ *Nicotina*.

NICOTINA ◀▶ FUROSEMIDA

A nicotina diminui a diurese, podendo reduzir os efeitos da furosemida.

NICOTINA ◀▶ HALOPERIDOL

Ver *Haloperidol* ◀▶ *Nicotina*.

NICOTINA ◀▶ INSULINA

A nicotina diminui a velocidade de absorção da insulina subcutânea, possivelmente por vasoconstrição.

NICOTINA ◀▶ MEMANTINA

Ver *Memantina* ◀▶ *Nicotina*.

NICOTINA ◀▶ OLANZAPINA

A olanzapina é um substrato da CYP1A2. A nicotina induz a ação dessa CYP, aumentando a metabolização de olanzapina e diminuindo sua concentração sérica, resultando em diminuição significativa de seu efeito AP. A cessação do tabagismo pode acarretar aumento dos efeitos adversos da olanzapina.

NICOTINA ◀▶ OPIOIDES

O fumo diminui os efeitos analgésicos dos opioides, provavelmente pela ação estimulante da nicotina.

Ver também *Metadona* ◀▶ *Nicotina*.

NICOTINA ◀▶ RILUZOL

O uso de tabaco pode levar a aumento nas concentrações séricas do riluzol.

NICOTINA ◀▶ VARENICLINA

A combinação de reposição de nicotina e vareniclina esteve associada, em um estudo, ao aumento de efeitos colaterais como cefaleia, vômitos, tonturas, dispneia e fadiga, levando a um maior número de abandonos precoces de tratamento.

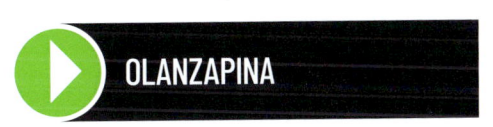

OLANZAPINA

A olanzapina é substrato maior de CYP1A2 e menor de 2D6. Ela também inibe de modo fraco as enzimas CYP1A2, 2C9, 2C19, 2D6 e 3A4.

OLANZAPINA ◀▶ ÁCIDO VALPROICO

Ver *Ácido valproico* ◀▶ *Olanzapina*.

OLANZAPINA ◀▶ ÁLCOOL

O álcool promove leve aumento na absorção da olanzapina (25%). Deve-se evitar seu uso, pois há potencialização da sonolência e da hipotensão postural.

OLANZAPINA ◀▶ ANESTÉSICOS INALATÓRIOS (DESFLURANO, ENFLURANO, ÉTER DIETÍLICO, HALOTANO, ISOFLURANO, ÓXIDO NITROSO, SEVOFLURANO)

A olanzapina pode potencializar os efeitos hipotensores dos anestésicos inalatórios.

OLANZAPINA ◀▶ ANTICOLINÉRGICOS

O uso concomitante de APs e anticolinérgicos pode resultar na soma de seus efeitos anticolinérgicos (constipação, íleo paralitico, *delirium*). A combinação deve ser observada com cautela.

OLANZAPINA ◀▶ ANTIDEPRESSIVOS TRICÍCLICOS

Ver *Antidepressivos tricíclicos ◀▶ Olanzapina*.

OLANZAPINA ◀▶ ANTI-HIPERTENSIVOS

Os anti-hipertensivos podem potencializar a hipotensão ortostática causada pela olanzapina.

Lisinopril e olanzapina podem causar pancreatite. O uso combinado potencializa esse risco. Há um relato de pancreatite aguda associada a tal combinação. Foi referida acatisia induzida por olanzapina, a qual foi tratada com sucesso com propranolol.

OLANZAPINA ◀▶ ARIPIPRAZOL

Ver *Aripiprazol ◀▶ Olanzapina*.

OLANZAPINA ◀▶ BZDs

Ver *BZDs ◀▶ Olanzapina*.

OLANZAPINA ◀▶ CARBAMAZEPINA

Ver *Carbamazepina ◀▶ Olanzapina*.

OLANZAPINA ◀▶ CETAMINA

Essa combinação pode resultar em sedação profunda, com rebaixamento do nível de consciência e depressão respiratória.

OLANZAPINA ◀▶ CIMETIDINA

A cimetidina pode aumentar as concentrações séricas da olanzapina por inibição de múltiplos sistemas e pela redução do fluxo sanguíneo hepático.

OLANZAPINA ◀▶ CIPROFLOXACINO

O ciprofloxacino, um potente inibidor da CYP1A2, pode aumentar as concentrações da olanzapina, havendo relatos de acatisia e prolongamento do intervalo QT.

OLANZAPINA ◀▶ CLONIDINA

Ver *Clonidina ◀▶ Olanzapina*.

OLANZAPINA ◀▶ CONTRASTES IODADOS

A olanzapina, em uso concomitante com contrastes iodados, pode aumentar o risco de convulsões. Se possível, os APs devem ser diminuídos 48 horas antes do exame e retomados somente após 24 horas.

OLANZAPINA ◀▶ DROPERIDOL

A associação deve ser evitada em razão do risco aumentado de QT longo, *torsades de pointes* e parada cardíaca.

OLANZAPINA ◀▶ ESCOPOLAMINA

Ver *Olanzapina ◀▶ Anticolinérgicos*.

OLANZAPINA ◀▶ FLUOXETINA

Ver *Fluoxetina ◀▶ Olanzapina*.

OLANZAPINA ◀▶ FLUVOXAMINA

Ver *Fluvoxamina ◀▶ Olanzapina*.

OLANZAPINA ◀▶ HALOPERIDOL

Ver *Haloperidol ◀▶ Olanzapina*.

OLANZAPINA ◀▶ LAMOTRIGINA

Ver *Lamotrigina ◀▶ Olanzapina*.

OLANZAPINA ◀▶ LEVODOPA

A olanzapina pode antagonizar os efeitos da levodopa e dos demais agonistas dopaminérgicos.

OLANZAPINA ◀▶ LÍTIO

Ver *Lítio ◀▶ Olanzapina*.

OLANZAPINA ◀▶ METADONA

Ver *Metadona ◀▶ Olanzapina*.

OLANZAPINA ◀▶ METILFENIDATO

Ver *Metilfenidato ◀▶ Olanzapina*.

OLANZAPINA ◀▶ METOCLOPRAMIDA

Essa associação provoca aumento da ocorrência de sintomas extrapiramidais.

OLANZAPINA ◀▶ MIRTAZAPINA

Ver *Mirtazapina ◀▶ Olanzapina*.

OLANZAPINA ◀▶ NICOTINA

Ver *Nicotina ◀▶ Olanzapina*.

OLANZAPINA ◀▶ OMEPRAZOL

O omeprazol pode aumentar a eliminação da olanzapina.

OLANZAPINA ◀▶ OPIOIDES

Essa combinação pode resultar em sedação profunda, com rebaixamento do nível de consciência e depressão respiratória. Também há risco aumentado de hipotensão.

OLANZAPINA ◀▶ OXIBATO DE SÓDIO
Pode haver maior depressão do SNC, bem como depressão respiratória.

OLANZAPINA ◀▶ PAROXETINA
Não há alteração dos níveis desses fármacos quando usados de forma concomitante. Efeitos colaterais comuns com o uso de paroxetina, como retardo ejaculatório, podem ser agravados com tal combinação.

OLANZAPINA ◀▶ PROPOFOL
A olanzapina pode potencializar os efeitos hipotensores do anestésico.

OLANZAPINA ◀▶ RITONAVIR
O ritonavir reduz de forma significativa as concentrações séricas da olanzapina, sendo necessário aumento da dose do AP.

OLANZAPINA ◀▶ SIBUTRAMINA
A olanzapina parece aumentar as concentrações séricas da sibutramina e de seus metabólitos.

OLANZAPINA ◀▶ TOPIRAMATO
Pode haver maior risco de alterações hidreletrolíticas.

OLANZAPINA ◀▶ TRAMADOL
O uso concomitante desses fármacos está associado a maior risco de síndrome serotonérgica.

OLANZAPINA ◀▶ VILAZODONA
A associação pode aumentar o risco de síndrome serotonérgica e SNM.

OLANZAPINA ◀▶ VILOXAZINA
Ver *Viloxazina ◀▶ Olanzapina*.

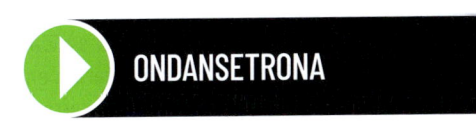

▶ ONDANSETRONA

A ondansetrona é metabolizada por múltiplas enzimas hepáticas da CYP, como CYP3A4, CYP2D6 e CYP1A2. Por conta disso, a inibição enzimática ou a redução da atividade de uma dessas enzimas costuma ser compensada pela atividade de outras enzimas, o que resulta em pouca ou nenhuma mudança na depuração desse fármaco.

ONDANSETRONA ◀▶ ALIMENTOS
A biodisponibilidade da ondansetrona torna-se levemente aumentada na presença de alimentos.

ONDANSETRONA ◀▶ ANTIARRÍTMICOS
A utilização concomitante de ondansetrona e antiarrítmicos como amiodarona e procainamida pode acarretar prolongamento do intervalo QT, com maior risco de arritmias ventriculares.

ONDANSETRONA ◀▶ ANTIDEPRESSIVOS TRICÍCLICOS
Existe maior risco para desenvolvimento de síndrome serotonérgica, arritmias e alterações eletrolíticas.

ONDANSETRONA ◀▶ CARBAMAZEPINA
Ver *Carbamazepina ◀▶ Ondansetrona*.

ONDANSETRONA ◀▶ CITALOPRAM
Ver *Citalopram ◀▶ Ondansetrona*.

ONDANSETRONA ◀▶ CLOZAPINA
Ver *Clozapina ◀▶ Ondansetrona*.

ONDANSETRONA ◀▶ FENITOÍNA
A depuração da ondansetrona foi aumentada, e as concentrações plasmáticas, diminuídas.

ONDANSETRONA ◀▶ ISRSs
Há risco aumentado de desenvolvimento de síndrome serotonérgica.

ONDANSETRONA ◀▶ LÍTIO
Há risco aumentado de desenvolvimento de síndrome serotonérgica.

ONDANSETRONA ◀▶ RIFAMPICINA
A depuração da ondansetrona foi aumentada, e as concentrações plasmáticas, diminuídas.

ONDANSETRONA ◀▶ TOPIRAMATO
Ver *Topiramato ◀▶ Ondansetrona*.

ONDANSETRONA ◀▶ TRAMADOL
A ondansetrona parece reduzir o efeito analgésico do tramadol.

ONDANSETRONA ◀▶ VENLAFAXINA

A ondansetrona foi eficaz contra os sintomas decorrentes da descontinuação do tratamento com venlafaxina, como náuseas, cefaleia, desconforto gastrintestinal e diarreia.

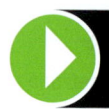

OXCARBAZEPINA

A oxcarbazepina é estruturalmente derivada da carbamazepina, mas apresenta menos efeitos sobre a CYP3A4, com menor número de interações medicamentosas. Ela também pode agir como um inibidor da CYP2C19. Por apresentar a possibilidade de causar hiponatremia, deve-se atentar ao seu uso com outros medicamentos que também apresentem esse paraefeito, especialmente em idosos.

OXCARBAZEPINA ◀▶ ÁCIDO VALPROICO

Ver *Ácido valproico ◀▶ Oxcarbazepina*.

OXCARBAZEPINA ◀▶ ANTICONCEPCIONAIS

A oxcarbazepina diminui os níveis de etinilestradiol e levonorgestrel em até 50%. Pode haver falha na eficácia dos ACOs. Mulheres que estejam em uso de oxcarbazepina e desejam usar ACO devem tomar pelo menos 50 µg de etinilestradiol. Os implantes deste são contraindicados em tais casos. A recomendação para o uso de injeções de medroxiprogesterona é que elas sejam aplicadas a cada 10 semanas, em vez de 12 semanas.

OXCARBAZEPINA ◀▶ ANTIRRETROVIRAIS

A oxcarbazepina diminui as concentrações séricas de vários antirretrovirais, como dolutegravir, tenofovir e cabotegravir. O mecanismo para essa interação não foi ainda totalmente esclarecido, mas parece envolver inibição da UGT1A1 e da UGT1A9.

OXCARBAZEPINA ◀▶ ANTIPSICÓTICOS

A oxcarbazepina apresenta pouca interação com o metabolismo dos APs de primeira e segunda geração.

OXCARBAZEPINA ◀▶ BZDs

Ver *BZDs ◀▶ Oxcarbazepina*.

OXCARBAZEPINA ◀▶ BCCs

A oxcarbazepina pode induzir o metabolismo do felodipino e do verapamil, diminuindo suas concentrações séricas. O verapamil provoca uma redução de 20% nas concentrações séricas da oxcarbazepina.

OXCARBAZEPINA ◀▶ BUPRENORFINA

Ver *Buprenorfina ◀▶ Oxcarbazepina*.

OXCARBAZEPINA ◀▶ CARBAMAZEPINA

Ver *Carbamazepina ◀▶ Oxcarbazepina*.

OXCARBAZEPINA ◀▶ CICLOSPORINA

Um relato de caso demonstrou que, após 14 dias da introdução de oxcarbazepina em um paciente que recebeu transplante renal, os níveis de ciclosporina foram diminuídos. Essa situação foi rapidamente corrigida com uma pequena redução da dose de oxcarbazepina e aumento da dose de ciclosporina. Outro relato de caso refere diminuição dos níveis de ciclosporina em uma paciente que havia sido submetida a transplante e necessitado do uso de oxcarbazepina para prevenir convulsões.

OXCARBAZEPINA ◀▶ CITALOPRAM

Ver *Citalopram ◀▶ Oxcarbazepina*.
Ver *Oxcarbazepina ◀▶ ISRSs*.

OXCARBAZEPINA ◀▶ DULOXETINA

Ver *Duloxetina ◀▶ Oxcarbazepina*.

OXCARBAZEPINA ◀▶ ESCITALOPRAM

Ver *Escitalopram ◀▶ Oxcarbazepina*.

OXCARBAZEPINA ◀▶ FENELZINA

Ver *Oxcarbazépina ◀▶ IMAOs*.

OXCARBAZEPINA ◀▶ FENITOÍNA

A oxcarbazepina parece inibir o metabolismo da fenitoína, resultando em concentrações séricas elevadas. Os níveis de fenitoína aumentaram em até 40% quando a oxcarbazepina foi administrada em doses acima de 1.200 mg/dia. Pode ser necessária diminuição da dose de fenitoína. Esta, por sua vez, pode induzir o metabolismo da oxcarbazepina, reduzindo suas concentrações séricas.

OXCARBAZEPINA ◀▶ FENOBARBITAL

A oxcarbazepina parece inibir o metabolismo do fenobarbital, com aumento sérico deste de aproximadamente 15%. O fenobarbital, por sua vez, pode diminuir a concentração plasmática da oxcarbazepina em cerca de 40%.

OXCARBAZEPINA ◀▶ FLUOXETINA

Ver *Fluoxetina* ◀▶ *Oxcarbazepina*.
Ver *Oxcarbazepina* ◀▶ *ISRSs*.

OXCARBAZEPINA ◀▶ FLUVOXAMINA

Ver *Fluvoxamina* ◀▶ *Oxcarbazepina*.
Ver *Oxcarbazepina* ◀▶ *ISRSs*.

OXCARBAZEPINA ◀▶ IMAOs

Deve ser evitado o uso concomitante de oxcarbazepina e IMAOs devido à semelhança da primeira com ADTs e ao risco elevado de síndrome serotonérgica.

Ver também *Oxcarbazepina* ◀▶ *Tranilcipromina*.

OXCARBAZEPINA ◀▶ ISRSs

Como a oxcarbazepina apresenta risco aumentado de causar hiponatremia, e dado o potencial de os ISRSs também causarem reduções no sódio sérico, a combinação desses medicamentos deve ser observada devido ao aumento do risco de SIADH. A oxcarbazepina provoca aumento modesto das concentrações séricas de citalopram.

OXCARBAZEPINA ◀▶ LAMOTRIGINA

Ver *Lamotrigina* ◀▶ *Oxcarbazepina*.

OXCARBAZEPINA ◀▶ MODAFINILA

Ver *Modafinila* ◀▶ *Oxcarbazepina*.

OXCARBAZEPINA ◀▶ TRANILCIPROMINA

O fabricante da tranilcipromina contraindica a associação.

Ver também *Oxcarbazepina* ◀▶ *IMAOs*.

OXCARBAZEPINA ◀▶ VARFARINA

Não foram registradas interações clinicamente significativas.

OXCARBAZEPINA ◀▶ VENLAFAXINA

Devem-se monitorar os níveis de sódio. A combinação pode aumentar o risco de SIADH, hiponatremia, síndrome serotonérgica e SNM.

OXCARBAZEPINA ◀▶ VORTIOXETINA

A oxcarbazepina diminui a concentração da vortioxetina por aumento do metabolismo. Deve-se considerar o aumento da vortioxetina caso seja indicada a coadministração e usar com cautela.

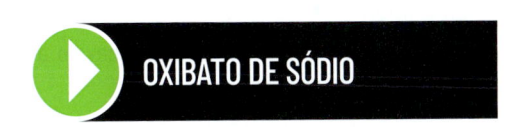

OXIBATO DE SÓDIO

O oxibato de sódio não parece inibir substancialmente as CYP1A2, 2C9, 2C19, 2D6, 2E1 e 3A. Não há dados consistentes sobre outras possíveis interações farmacocinéticas. Um efeito colateral que deve ser observado é o da possibilidade de aumento do efeito depressor do SNC quando associado a outros medicamentos com esse mesmo potencial.

OXIBATO DE SÓDIO ◀▶ ANTIDEPRESSIVOS TRICÍCLICOS

Ver *Antidepressivos tricíclicos* ◀▶ *Oxibato de sódio*.

OXIBATO DE SÓDIO ◀▶ ANTIPSICÓTICOS

Os efeitos de depressão respiratória e do SNC do oxibato de sódio podem ser potencializados pelo uso concomitante de substâncias depressoras do SNC. Há, também, aumento do risco de hipotensão e síncope.

OXIBATO DE SÓDIO ◀▶ BZDs

Ver *BZDs* ◀▶ *Oxibato de sódio*.

OXIBATO DE SÓDIO ◀▶ OPIOIDES

Ocorre aumento dos efeitos de ambos os medicamentos por sinergismo farmacodinâmico, com risco de depressão respiratória e do SNC.

OXIBATO DE SÓDIO ◀▶ PROMETAZINA

Ocorre aumento dos efeitos de ambos os medicamentos por sinergismo farmacodinâmico, com risco de depressão do SNC.

OXIBATO DE SÓDIO ◀▶ ZOLPIDEM

A associação é contraindicada pelo risco de depressão respiratória e do SNC, alteração no funcionamento psicomotor e outros efeitos aditivos.

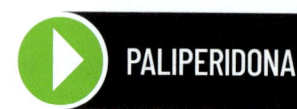

PALIPERIDONA

A paliperidona é metabolizada pela gpP e, em menor grau, pela CYP2D6.

PALIPERIDONA ◀▶ ÁLCOOL

Deve ser evitada a ingestão de álcool devido ao risco de intoxicação do SNC.

PALIPERIDONA ◀▶ ANTIARRÍTMICOS

A administração concomitante com antiarrítmicos como a amiodarona e a procainamida pode prolongar o intervalo QT, com aumento do risco de arritmias ventriculares.

PALIPERIDONA ◀▶ ANTIDEPRESSIVOS TRICÍCLICOS

Ver *Antidepressivos tricíclicos* ◀▶ *Paliperidona*.

PALIPERIDONA ◀▶ ANTI-HIPERTENSIVOS

Os anti-hipertensivos podem potencializar a hipotensão ortostática causada pela paliperidona.

PALIPERIDONA ◀▶ ANTIPARKINSONIANOS (AMANTADINA, LEVODOPA E AGONISTAS DOPAMINÉRGICOS ERGOLÍNICOS E NÃO ERGOLÍNICOS)

A paliperidona pode antagonizar os efeitos desses agentes, pois é um bloqueador dopaminérgico, reduzindo os efeitos dos antiparkinsonianos.

PALIPERIDONA ◀▶ ANTIPSICÓTICOS

O uso combinado eleva o risco de prolongamento do intervalo QT, sedação, ECEs e SNM. Deve ser evitada a associação com tioridazina e pimozida.

PALIPERIDONA ◀▶ BARBITÚRICOS

Pode haver sedação profunda e depressão respiratória. O uso de paliperidona pode aumentar o tempo de recuperação de uma anestesia.

PALIPERIDONA ◀▶ BZDs

Ver *BZDs* ◀▶ *Paliperidona*.

PALIPERIDONA ◀▶ CARBAMAZEPINA

Ver *Carbamazepina* ◀▶ *Paliperidona*.

PALIPERIDONA ◀▶ CETAMINA

Pode haver sedação profunda e depressão respiratória. O uso de paliperidona pode aumentar o tempo de recuperação de uma anestesia.

PALIPERIDONA ◀▶ CISAPRIDA

A associação deve ser evitada devido ao risco de prolongamento do intervalo QT.

PALIPERIDONA ◀▶ DRONEDARONA

A associação deve ser evitada devido ao risco de prolongamento do intervalo QT.

PALIPERIDONA ◀▶ EFAVIRENZ

A associação deve ser evitada devido ao risco de prolongamento do intervalo QT.

PALIPERIDONA ◀▶ HIDROXICLOROQUINA

Há efeito aditivo desses agentes, com risco de prolongamento do intervalo QT.

PALIPERIDONA ◀▶ ISRSs

Existe risco de prolongamento do intervalo QT tanto pela paliperidona quanto pelos ISRSs. Essa associação deve ser monitorada.

PALIPERIDONA ◀▶ LÍTIO

Ver *Lítio* ◀▶ *Paliperidona*.

PALIPERIDONA ◀▶ METOCLOPRAMIDA

A metoclopramida pode aumentar o risco de ECEs e SNM.

PALIPERIDONA ◀▶ OPIOIDES

Pode haver sedação profunda e depressão respiratória. O uso de paliperidona pode aumentar o tempo de recuperação de uma anestesia.

PALIPERIDONA ◀▶ PIMOZIDA

A associação eleva o risco de prolongamento do intervalo QT, ECEs e SNM, devendo ser evitada.

PALIPERIDONA ◀▶ RISPERIDONA

Não é recomendado o uso concomitante com risperidona devido ao risco de exposição adicional a paliperidona.

PALIPERIDONA ◀▶ TOPIRAMATO

Devido aos seus efeitos anticolinérgicos, a paliperidona pode potencializar o risco de hipertermia associado ao topiramato, cursando também com alterações no equilíbrio hidreletrolítico.

PALIPERIDONA ◀▶ VARDENAFILA

Deve-se evitar a combinação ou optar por uma alternativa: a combinação pode aumentar tanto as concentrações plasmáticas de vardenafila, potencializando o risco de efeitos adversos, como o risco de prolongamento do intervalo QT e de arritmias cardíacas.

PALIPERIDONA ◀▶ ZIPRASIDONA

Recomenda-se evitar a ziprasidona em combinação com outros agentes que também aumentam o risco de prolongamento do intervalo QT no ECG.

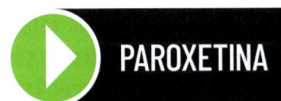

▶ PAROXETINA

A paroxetina é um substrato maior da CYP2D6, inibindo-a fortemente. Inibe de modo moderado a CYP2B6 e de modo fraco as enzimas CYP1A2, 2C9, 2C19 e 3A4.

PAROXETINA ◀▶ AGONISTAS SEROTONÉRGICOS (SUMATRIPTANO, NARATRIPTANO, ETC.)

Em princípio, deve-se evitar o uso concomitante de múltiplos agentes serotonérgicos pelo risco aumentado de síndrome serotonérgica.

PAROXETINA ◀▶ ÁLCOOL

Pode haver aumento nos efeitos do álcool, como sedação e maior período de reação.

PAROXETINA ◀▶ ANFETAMINAS

O uso combinado de ISRSs e anfetaminas pode ocasionar síndrome serotonérgica ou aumento dos efeitos tóxicos das anfetaminas.

PAROXETINA ◀▶ ANTIDEPRESSIVOS TRICÍCLICOS

As concentrações plasmáticas dos ADTs são aumentadas de forma significativa durante o tratamento combinado com paroxetina, em razão da inibição da enzima CYP2D6.

PAROXETINA ◀▶ AINEs

A combinação de ISRSs com AINEs pode aumentar o risco de sangramento gastrintestinal, devendo haver atenção para essa possibilidade.

PAROXETINA ◀▶ ARIPIPRAZOL

Ver *Aripiprazol* ◀▶ *Paroxetina*.

PAROXETINA ◀▶ ASENAPINA

Ver *Asenapina* ◀▶ *Paroxetina*.

PAROXETINA ◀▶ ATOMOXETINA

Ver *Atomoxetina* ◀▶ *Paroxetina*.

PAROXETINA ◀▶ BENZATROPINA

Foi relatado um caso de delírio com a associação. O ISRS aumenta os níveis da benzatropina por inibição da CYP2D6.

PAROXETINA ◀▶ BZDs

Ver *BZDs* ◀▶ *ISRSs*.

PAROXETINA ◀▶ BUPROPIONA

Ver *Bupropiona* ◀▶ *Paroxetina*.

PAROXETINA ◀▶ CARBAMAZEPINA

Ver *Carbamazepina* ◀▶ *Paroxetina*.

PAROXETINA ◀▶ CIMETIDINA

A combinação pode aumentar as concentrações séricas de paroxetina, potencializando os efeitos adversos.

PAROXETINA ◀▶ CIPROEPTADINA

A combinação pode diminuir a eficácia da paroxetina. A ciproeptadina pode ser usada para o manejo dos efeitos adversos sexuais da paroxetina.

PAROXETINA ◀▶ CLOPIDOGREL

A combinação aumenta o risco de sangramento (efeito sinérgico do anticoagulante com a ação antiplaquetária da paroxetina).

PAROXETINA ◀▶ CLORPROMAZINA

Os ISRSs podem inibir o metabolismo dos neurolépticos fenotiazínicos, em especial pela via da CYP2D6. Isso pode ocasionar aumento da toxicidade dos APs.

PAROXETINA ◀▶ CLOZAPINA

Ver *Clozapina ◀▶ Paroxetina*.

PAROXETINA ◀▶ DARUNAVIR

O darunavir parece não ter seus níveis afetados pela paroxetina. Esta, entretanto, pode ter suas concentrações séricas diminuídas com o uso combinado.

PAROXETINA ◀▶ DEXTROMETORFANO

O uso combinado desses medicamentos pode causar sintomas parecidos com os da síndrome serotonérgica, possivelmente pelo efeito aditivo em relação à serotonina.

PAROXETINA ◀▶ DIGOXINA

O uso associado pode aumentar as concentrações séricas de digoxina e os riscos de toxicidade com esta.

PAROXETINA ◀▶ DONEPEZILA

Ver *Donepezila ◀▶ Paroxetina*.

PAROXETINA ◀▶ DULOXETINA

Ver *Duloxetina ◀▶ Paroxetina*.

PAROXETINA ◀▶ ERVA-DE-SÃO-JOÃO (HIPÉRICO)

Há risco de síndrome serotonérgica com a combinação.

PAROXETINA ◀▶ FENELZINA

Ver *Fenelzina ◀▶ Paroxetina*.
Ver *Paroxetina ◀▶ IMAOs*.

PAROXETINA ◀▶ FENITOÍNA

A biodisponibilidade da paroxetina pode ser levemente diminuída pela fenitoína, e os níveis de fenitoína podem ser elevados pela paroxetina, em alguns casos induzindo toxicidade.

PAROXETINA ◀▶ FENOBARBITAL

A biodisponibilidade da paroxetina pode estar levemente diminuída, implicando redução de 25% nas concentrações plasmáticas. Os barbitúricos, por serem indutores de enzimas hepáticas, diminuem em 10% a biodisponibilidade da paroxetina em indivíduos saudáveis, o que pode determinar a necessidade de doses maiores do antidepressivo.

PAROXETINA ◀▶ FLECAINIDA

A paroxetina, por inibir a CYP2D6, pode aumentar os níveis de flecainida, causando efeitos colaterais como arritmias.

PAROXETINA ◀▶ FLUFENAZINA

Ver *Flufenazina ◀▶ Paroxetina*.

PAROXETINA ◀▶ FLUOXETINA

Ver *Fluoxetina ◀▶ Paroxetina*.

PAROXETINA ◀▶ GALANTAMINA

Ver *Galantamina ◀▶ Paroxetina*.

PAROXETINA ◀▶ HALOPERIDOL

Ver *Haloperidol ◀▶ Paroxetina*.

PAROXETINA ◀▶ IMAOs

Os riscos da associação entre ISRSs e IMAOs têm sido bem demonstrados, inclusive riscos fatais relacionados com a possibilidade de síndrome serotonérgica grave. Os ISRSs não devem ser utilizados antes de 14 dias da descontinuação de IMAOs não seletivos, e estes não devem ser iniciados antes de 14 dias da descontinuação da paroxetina. Outros ISRSs terão intervalos diferentes, dependendo de suas meias-vidas.

Ver também *Fenelzina ◀▶ Paroxetina*.

PAROXETINA ◀▶ LEVODOPA

Há um relato de alucinações visuais em uma paciente após essa associação.

PAROXETINA ◀▶ LEVOMEPROMAZINA

Ver *Levomepromazina ◀▶ Paroxetina*.

PAROXETINA ◀▶ LISDEXANFETAMINA

O uso concomitante dessas substâncias pode potencializar os efeitos simpatomiméticos, embora o mecanismo exato de interação permaneça incerto. Os efeitos podem incluir agitação psicomotora, palpitações, tremores, xerostomia e xeroftalmia.

PAROXETINA ⇔ LINEZOLIDA

A combinação de linezolida com paroxetina, assim como com fluoxetina, está relacionada com a ocorrência de síndrome serotonérgica, inclusive pouco tempo após a suspensão do ISRS. Recomendam-se duas semanas de intervalo entre a suspensão do ISRS e o início da linezolida. A combinação deve ser evitada.

PAROXETINA ⇔ LÍTIO

Ver Lítio ⇔ Paroxetina.
Ver Lítio ⇔ ISRSs.

PAROXETINA ⇔ METADONA

Ver Metadona ⇔ Paroxetina.
Ver Paroxetina ⇔ Opioides.

PAROXETINA ⇔ METILFENIDATO

Ver Metilfenidato ⇔ ISRSs.

PAROXETINA ⇔ METILTIONINA

A metiltionina e medicamentos da mesma classe (azul de metileno) apresentam atividades inibidoras da MAO, havendo risco de síndrome serotonérgica quando utilizada com um ISRS.

PAROXETINA ⇔ METOPROLOL

A paroxetina pode elevar as concentrações séricas e os efeitos do metoprolol. Os efeitos adversos deste devem ser monitorados.

PAROXETINA ⇔ MIRTAZAPINA

Ver Mirtazapina ⇔ Paroxetina.

PAROXETINA ⇔ MOCLOBEMIDA

Ver Moclobemida ⇔ Paroxetina.

PAROXETINA ⇔ MOLINDONA

Há um relato de ocorrência de ECEs graves com o uso simultâneo de paroxetina e molindona.

PAROXETINA ⇔ OLANZAPINA

Ver Olanzapina ⇔ Paroxetina.

PAROXETINA ⇔ OPIOIDES

Alguns opioides podem apresentar atividade serotonérgica. A combinação de paroxetina e tramadol pode aumentar o risco de SNM e síndrome serotonérgica, bem como de convulsões. Pode aumentar, ainda, os níveis de tramadol ou diminuir os metabólitos, aumentando a toxicidade ou alterando sua ficacia.

Ver também Metadona ⇔ Paroxetina.

PAROXETINA ⇔ PERFENAZINA

Há aumento das concentrações séricas da perfenazina da ordem de 2 a 13 vezes. Evidencia-se risco aumentado de síndrome serotonérgica, SNM, arritmias cardíacas e SIADH.

PAROXETINA ⇔ PIMOZIDA

A combinação pode aumentar as concentrações séricas de pimozida, potencializando seu efeito colateral de risco de prolongamento do intervalo QT, o que pode aumentar a possibilidade de arritmias malignas, tornando a combinação não recomendada.

PAROXETINA ⇔ PROMETAZINA

Há aumento da concentração sérica de prometazina, com maior risco de arritmias, prolongamento do intervalo QT, SIADH, síndrome serotonérgica e SNM.

PAROXETINA ⇔ RISPERIDONA

A paroxetina pode aumentar as concentrações séricas da risperidona, potencializando o risco de efeitos adversos, síndrome serotonérgica e SNM. No entanto, é uma associação usada no tratamento de TOC e tricotilomania.

PAROXETINA ⇔ RITONAVIR

O ritonavir pode aumentar as concentrações séricas da paroxetina.

PAROXETINA ⇔ SIBUTRAMINA

A combinação deve ser evitada pelo risco de síndrome serotonérgica.

PAROXETINA ⇔ SUVOREXANTO

Em indivíduos saudáveis, doses de até 40 mg de suvorexanto e 20 mg de paroxetina não demonstraram alterações farmacocinéticas ou farmacodinâmicas clinicamente significativas.

PAROXETINA ⇔ TAMOXIFENO

A paroxetina pode inibir o metabolismo do tamoxifeno em um de seus metabólitos ativos, reduzindo sua eficácia e podendo, inclusive, prejudicar o prognóstico de pacientes com câncer de mama que utilizam essa combinação. Sugere-se que, para pacientes em uso de tamoxifeno para câncer de mama, seja escolhido um antidepressivo que interfira o mínimo ou não interfira na inibição da CYP2D6.

PAROXETINA ◀▶ TERBINAFINA

A terbinafina, um antifúngico, pode aumentar as concentrações séricas da paroxetina. Efeitos colaterais devem ser monitorados.

PAROXETINA ◀▶ TIAZÍDICOS

A combinação de ISRSs e diuréticos tiazídicos pode aumentar o risco de hiponatremia, tornando-se um quadro grave em alguns casos. Há necessidade de cuidados e monitoramento. Riscos adicionais para essa complicação devem ser observados.

PAROXETINA ◀▶ TIOPENTAL

Os barbitúricos, por serem indutores de enzimas hepáticas, diminuem em 10% a biodisponibilidade da paroxetina em indivíduos saudáveis, o que pode determinar a necessidade de maiores doses do antidepressivo.

PAROXETINA ◀▶ TIORIDAZINA

A paroxetina pode aumentar as concentrações séricas da tioridazina, com maior risco de arritmias cardíacas e prolongamento do intervalo QT, bem como de SIADH, SNM e síndrome serotonérgica.

PAROXETINA ◀▶ TRANILCIPROMINA

Ver *Paroxetina* ◀▶ *IMAOs.*

PAROXETINA ◀▶ TRIPTANAS

O uso de ISRSs com triptanas (agonistas de receptores de serotonina) pode resultar em síndrome serotonérgica.

PAROXETINA ◀▶ TRIPTOFANO

Uma vez que o triptofano pode ser metabolizado em serotonina, seu uso associado à paroxetina pode determinar agitação e efeitos adversos gastrintestinais.

PAROXETINA ◀▶ VARFARINA

A combinação pode aumentar o tempo de protrombina, com maior risco de sangramento.

PAROXETINA ◀▶ VENLAFAXINA

Deve haver cuidado com essa combinação, pelo risco de síndrome serotonérgica.

PAROXETINA ◀▶ VILOXAZINA

Ver *Viloxazina* ◀▶ *Paroxetina.*

PAROXETINA ◀▶ ZUCLOPENTIXOL

Há relato de um caso de priapismo com a combinação.

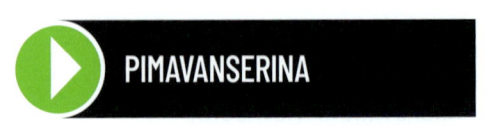

PIMAVANSERINA

A pimavanserina tem metabolização hepática pelas isoenzimas CYP3A4 e CYP3A5, podendo, dessa forma, sofrer interação com os inibidores ou os indutores dessas enzimas. Sua metabolização forma o metabólito N-desmetilado ativo. Deve-se atentar para o risco de associar a outros medicamentos que predispõem ao prolongamento do intervalo QT.

PIMAVANSERINA ◀▶ AMIODARONA

Deve-se evitar a combinação pelo efeito acumulado de prolongamento do intervalo QT de ambas as substâncias, o que aumenta o risco de arritmia ventricular, incluindo *torsades de pointes,* e morte súbita.

PIMAVANSERINA ◀▶ CARBAMAZEPINA

Por ser um forte indutor da CYP3A4, a carbamazepina reduz a concentração plasmática da pimavanserina.

PIMAVANSERINA ◀▶ CETOCONAZOL

Por ser um inibidor da CYP3A4, o cetoconazol aumenta a concentração plasmática da pimavanserina.

PIMAVANSERINA ◀▶ CLARITROMICINA

Por ser um inibidor da CYP3A4, o cetoconazol aumenta a concentração plasmática da pimavanserina.

PIMAVANSERINA ◀▶ CLORPROMAZINA

Deve-se evitar a combinação pelo efeito acumulado de prolongamento do intervalo QT de ambas as substâncias, o que aumenta o risco de arritmia ventricular, incluindo *torsades de pointes,* e morte súbita.

PIMAVANSERINA ◆▶ CLOZAPINA

Deve-se evitar a combinação pelo efeito acumulado de prolongamento do intervalo QT de ambas as substâncias, o que aumenta o risco de arritmia ventricular, incluindo *torsades de pointes*, e morte súbita.

PIMAVANSERINA ◆▶ EFAVIRENZ

Por ser um indutor moderado da CYP3A4, o efavirenz reduz a concentração plasmática da pimavanserina.

PIMAVANSERINA ◆▶ ESCITALOPRAM

Deve-se evitar a combinação pelo efeito acumulado de prolongamento do intervalo QT de ambas as substâncias, o que aumenta o risco de arritmia ventricular, incluindo *torsades de pointes*, e morte súbita.

PIMAVANSERINA ◆▶ ERVA-DE-SÃO-JOÃO

Por ser um forte indutor da CYP3A4, a erva-de-são-joão reduz a concentração plasmática da pimavanserina.

PIMAVANSERINA ◆▶ FENITOÍNA

Por ser um forte indutor da CYP3A4, a fenitoína reduz a concentração plasmática da pimavanserina.

PIMAVANSERINA ◆▶ HALOPERIDOL

Deve-se evitar a combinação pelo efeito acumulado de prolongamento do intervalo QT de ambas as substâncias, o que aumenta o risco de arritmia ventricular, incluindo *torsades de pointes*, e morte súbita.

PIMAVANSERINA ◆▶ ITRACONAZOL

Por ser um inibidor da CYP3A4, o cetoconazol aumenta a concentração plasmática da pimavanserina.

PIMAVANSERINA ◆▶ MORFINA

Deve-se evitar a combinação devido ao risco associado de depressão do SNC.

PIMAVANSERINA ◆▶ PROCAINAMIDA

Deve-se evitar a combinação pelo efeito acumulado de prolongamento do intervalo QT de ambas as substâncias, o que aumenta o risco de arritmia ventricular, incluindo *torsades de pointes*, e morte súbita.

PIMAVANSERINA ◆▶ RIFAMPICINA

Por ser um forte indutor da CYP3A4, a rifampicina reduz a concentração plasmática da pimavanserina.

PIMAVANSERINA ◆▶ TIORIDAZINA

Deve-se evitar a combinação pelo efeito acumulado de prolongamento do intervalo QT de ambas as substâncias, o que aumenta o risco de arritmia ventricular, incluindo *torsades de pointes*, e morte súbita. Além disso, por ser um forte indutor da CYP3A4, a tioridazina reduz a concentração plasmática da pimavanserina.

PIMAVANSERINA ◆▶ ZIPRASIDONA

Deve-se evitar a combinação pelo efeito acumulado de prolongamento do intervalo QT de ambas as substâncias, o que aumenta o risco de arritmia ventricular, incluindo *torsades de pointes*, e morte súbita.

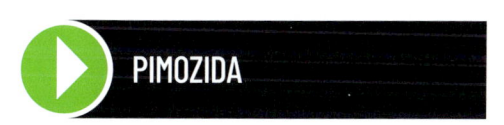

▶ PIMOZIDA

A pimozida é metabolizada, principalmente, via CYP3A4 e CYP2D6. Inibidores potentes da CYP3A4, como os antifúngicos azólicos, os antirretrovirais IPs e os antibióticos macrolídeos, inibem também o metabolismo da pimozida, resultando em níveis plasmáticos muito elevados. É contraindicada a administração concomitante de substâncias que prolonguem o intervalo QT ou que aumentem as concentrações séricas da pimozida devido ao risco de arritmia ventricular fatal.

PIMOZIDA ◆▶ ANTIARRÍTMICOS

A combinação com antiarrítmicos como a amiodarona e a procainamida é contraindicada, pois aumenta os níveis da pimozida, com risco de prolongamento do intervalo QT.

PIMOZIDA ◆▶ ANTIBIÓTICOS MACROLÍDEOS

O uso concomitante deve ser evitado devido ao risco de prolongamento do intervalo QT.

Ver também *Pimozida ◆▶ Claritromicina*.

PIMOZIDA ◆▶ ANTIDEPRESSIVOS TRICÍCLICOS

Ver *Antidepressivos tricíclicos ◆▶ Pimozida*.

PIMOZIDA ◀▶ ANTIFÚNGICOS AZÓLICOS

Os antifúngicos azólicos podem inibir o metabolismo da pimozida, o que, possivelmente, resulta no prolongamento do intervalo QT.

PIMOZIDA ◀▶ ANTIMALÁRICOS

A associação pode causar maior risco de prolongamento do intervalo QT.

PIMOZIDA ◀▶ ASTEMIZOL

A associação é contraindicada, pois aumenta os níveis da pimozida, com risco de prolongamento do intervalo QT.

PIMOZIDA ◀▶ AZITROMICINA

Ver *Pimozida ◀▶ Antibióticos macrolídeos*.

PIMOZIDA ◀▶ BARBITÚRICOS

A coadministração pode aumentar a sedação.

PIMOZIDA ◀▶ CETOCONAZOL

Ver *Pimozida ◀▶ Antifúngicos azólicos*.

PIMOZIDA ◀▶ CISAPRIDA

A associação é contraindicada, pois aumenta os níveis da pimozida, com risco de prolongamento do intervalo QT.

PIMOZIDA ◀▶ CITALOPRAM

Ver *Citalopram ◀▶ Pimozida*.
Ver *Pimozida ◀▶ ISRSs*.

PIMOZIDA ◀▶ CLARITROMICINA

Há dois relatos de morte súbita após a coadministração de pimozida e claritromicina por dois dias devido ao prolongamento do intervalo QT. O metabolismo da pimozida é inibido pela claritromicina.

Ver também *Pimozida ◀▶ Antibióticos macrolídeos*.

PIMOZIDA ◀▶ DISOPIRAMIDA

A associação é contraindicada, pois aumenta os níveis da pimozida, com risco de prolongamento do intervalo QT.

PIMOZIDA ◀▶ DIURÉTICOS

O uso desses medicamentos pode causar arritmias, já que a pimozida prolonga o intervalo QT, e os diuréticos têm potencial para induzir distúrbios eletrolíticos. Isso vale tanto para diuréticos de alça quanto para diuréticos tiazídicos.

PIMOZIDA ◀▶ ERITROMICINA

Ver *Pimozida ◀▶ Antibióticos macrolídeos*.

PIMOZIDA ◀▶ ESCITALOPRAM

Ver *Escitalopram ◀▶ Pimozida*.

PIMOZIDA ◀▶ FENOTIAZINAS

A associação é contraindicada, pois aumenta os níveis de pimozida, com risco de prolongamento do intervalo QT.

PIMOZIDA ◀▶ FLUOXETINA

Ver *Fluoxetina ◀▶ Pimozida*.
Ver *Pimozida ◀▶ ISRSs*.

PIMOZIDA ◀▶ FLUVOXAMINA

Ver *Fluvoxamina ◀▶ Pimozida*.

PIMOZIDA ◀▶ IPs

Os IPs inibem o metabolismo da pimozida, o que pode resultar no prolongamento do intervalo QT.

PIMOZIDA ◀▶ INIBIDORES DA TRANSCRIPTASE REVERSA

Os IPs inibem o metabolismo da pimozida, o que pode resultar no prolongamento do intervalo QT.

PIMOZIDA ◀▶ ISRSs

A administração conjunta de ISRSs e APs de alta potência pode determinar aumento das concentrações séricas dos últimos devido à inibição da mesma via metabólica de degradação (CYP). Esse efeito é mais intenso com a fluoxetina. Deve-se estar atento ao risco de medicamentos que podem alterar o intervalo QT ou à possibilidade de aumento tóxico nas concentrações séricas da pimozida. O uso concomitante é contraindicado.

PIMOZIDA ◀▶ ITRACONAZOL

Ver *Pimozida ◀▶ Antifúngicos azólicos*.

PIMOZIDA ◀▶ LEVODOPA

A pimozida pode, de maneira dose-dependente, prejudicar o efeito antiparkinsoniano da levodopa.

PIMOZIDA ◆▶ LÍTIO

Ver *Lítio ◆▶ Pimozida*.

PIMOZIDA ◆▶ METADONA

Ver *Metadona ◆▶ Pimozida*.
Ver *Pimozida ◆▶ Opioides*.

PIMOZIDA ◆▶ MOCLOBEMIDA

Ver *Moclobemida ◆▶ Pimozida*.

PIMOZIDA ◆▶ MODAFINILA

Ver *Modafinila ◆▶ Pimozida*.

PIMOZIDA ◆▶ OPIOIDES

A coadministração pode aumentar a sedação. O uso concomitante de pimozida e metadona deve ser evitado pelo risco de prolongamento do intervalo QT.

PIMOZIDA ◆▶ PALIPERIDONA

Ver *Paliperidona ◆▶ Pimozida*.

PIMOZIDA ◆▶ PAROXETINA

Ver *Paroxetina ◆▶ Pimozida*.
Ver *Pimozida ◆▶ ISRSs*.

PIMOZIDA ◆▶ QUINIDINA

Dados *in vitro* indicaram que a quinidina diminui o metabolismo da pimozida dependente da CYP2D6. Níveis elevados de pimozida podem aumentar o risco de prolongamento do intervalo QT.

PIMOZIDA ◆▶ RISPERIDONA

A associação eleva o risco de prolongamento do intervalo QT, de ECEs, de SNM e de sedação, devendo ser evitada.

PIMOZIDA ◆▶ SERTINDOL

A associação é contraindicada, pois aumenta os níveis de pimozida, com risco de prolongamento do intervalo QT.

PIMOZIDA ◆▶ SOTALOL

A associação é contraindicada, pois aumenta os níveis de pimozida, com risco de prolongamento do intervalo QT.

PIMOZIDA ◆▶ TERFENADINA

A associação é contraindicada, pois aumenta os níveis de pimozida, com risco de prolongamento do intervalo QT.

PIMOZIDA ◆▶ TOPIRAMATO

O topiramato diminui as concentrações séricas da pimozida devido à interferência na CYP3A4.

PIMOZIDA ◆▶ TRAZODONA

A associação pode aumentar o risco de prolongamento do QT e de arritmias cardíacas, estando contraindicada.

PIMOZIDA ◆▶ VARDENAFILA

Deve-se evitar a combinação ou optar por uma alternativa; a combinação pode aumentar as concentrações plasmáticas de vardenafila, com maior risco de efeitos adversos, de prolongamento do intervalo QT e de arritmias cardíacas.

PIMOZIDA ◆▶ VILOXAZINA

Ver *Viloxazina ◆▶ Pimozida*.

PIMOZIDA ◆▶ ZIPRASIDONA

A pimozida e a ziprasidona prolongam o intervalo QT. O uso concomitante é contraindicado.

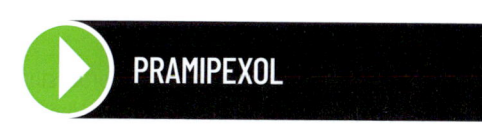

▶ PRAMIPEXOL

Menos de 10% da dose ingerida de pramipexol sofre metabolismo hepático, havendo inibição mínima da CYP2D6.

PRAMIPEXOL ◆▶ ANTIPSICÓTICOS

APs podem reduzir a ação de antiparkinsonianos, assim como estes podem reduzir a ação daqueles. Também pode haver potencialização de efeito hipotensor.

PRAMIPEXOL ◆▶ CIMETIDINA

A cimetidina pode aumentar as concentrações séricas do pramipexol.

PRAMIPEXOL ◆▶ IMAOs

A combinação pode potencializar efeitos hipotensores.

PRAMIPEXOL ◀▶ MEMANTINA

Ver *Memantina ◀▶ Pramipexol*.

PRAMIPEXOL ◀▶ METOCLOPRAMIDA

A associação com um agente antidopaminérgico pode antagonizar o efeito desejado com o uso de pramipexol. A coadministração deve ser evitada.

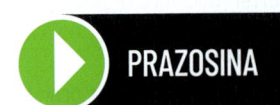

PRAZOSINA

A prazosina é extensamente metabolizada pelo fígado via desmetilação e conjugação. Possui alto metabolismo de primeira passagem e baixa biodisponibilidade oral. Ela liga-se fortemente (92 a 97%) às proteínas plasmáticas humanas.

PRAZOSINA ◀▶ ÁCIDO ACETILSALICÍLICO

Os AINEs podem diminuir o efeito anti-hipertensivo da prazosina. O mecanismo proposto é a inibição da síntese de prostaglandinas induzida por AINEs.

PRAZOSINA ◀▶ ÁLCOOL

O uso concomitante de etanol e bloqueadores α_1-adrenérgicos pode causar aumento dos efeitos hipotensores.

PRAZOSINA ◀▶ α1-BLOQUEADORES

Deve-se evitar o uso concomitante de prazosina com outros α_1-bloqueadores devido ao aumento do efeito anti-hipertensivo e ao risco de hipotensão.

PRAZOSINA ◀▶ AMIFOSTINA

Deve-se evitar o uso concomitante de ambos os medicamentos devido ao risco aumentado de hipotensão.

PRAZOSINA ◀▶ ANÁLOGOS DA PROSTACICLINA

Podem aumentar o efeito hipotensivo.

PRAZOSINA ◀▶ ANFETAMINAS

Podem diminuir o efeito anti-hipertensivo da prazosina.

PRAZOSINA ◀▶ ANTIPSICÓTICOS ATÍPICOS

Podem aumentar o efeito hipotensivo.

PRAZOSINA ◀▶ BARBITÚRICOS

Podem aumentar o efeito hipotensivo.

PRAZOSINA ◀▶ BZDs

O uso concomitante com prazosina pode aumentar o risco de hipotensão.

PRAZOSINA ◀▶ β1-BLOQUEADORES

Essa associação pode aumentar o efeito hipotensivo ortostático.

PRAZOSINA ◀▶ BCCs

Podem aumentar o efeito hipotensivo.

PRAZOSINA ◀▶ CLONIDINA

A aplicação combinada de clonidina e prazosina no tratamento anti-hipertensivo deve ser desencorajada em vista da interação entre os fármacos, que leva à redução da potência anti-hipertensiva da clonidina.

PRAZOSINA ◀▶ CLOZAPINA

Hipotensão ortostática e síncope associada à vasodilatação podem ocorrer, particularmente durante a dosagem inicial e/ou administração parenteral de fenotiazina ou neuroléptico.

PRAZOSINA ◀▶ DAPOXETINA

O uso concomitante com prazosina aumenta o risco de hipotensão ortostática.

PRAZOSINA ◀▶ DULOXETINA

Podem aumentar o efeito hipotensivo.

PRAZOSINA ◀▶ FLUNARIZINA

Podem aumentar o efeito hipotensivo.

PRAZOSINA ◀▶ INIBIDORES DE PDE-5

Podem aumentar o efeito hipotensivo. Deve-se garantir que o paciente está estável em uma das medicações antes de iniciar a outra, sempre iniciando com a menor dose possível. Quando a tadalafila é usada no tratamento de HPB, o uso concomitante de α_1-bloqueadores não é recomendado.

PRAZOSINA ◀▶ LÍTIO

O lítio pode exibir efeitos hipotensores, especialmente durante o início da terapia e aumento da dose.

PRAZOSINA ◀▶ LEVODOPA
Podem aumentar o efeito hipotensivo.

PRAZOSINA ◀▶ METILFENIDATO
Podem diminuir o efeito anti-hipertensivo.

PRAZOSINA ◀▶ NITROPRUSSIATO
Podem aumentar o efeito hipotensivo.

PRAZOSINA ◀▶ PENTOXIFILINA
O uso concomitante com prazosina pode aumentar o risco de hipotensão.

PRAZOSINA ◀▶ PREDNISONA
Os corticosteroides podem antagonizar os efeitos dos medicamentos anti-hipertensivos, induzindo sódio e retenção de líquidos.

PRAZOSINA ◀▶ QUETIAPINA
Hipotensão ortostática e síncope associada à vasodilatação podem ocorrer, particularmente durante a dosagem inicial e/ou administração parenteral de fenotiazina ou neuroléptico.

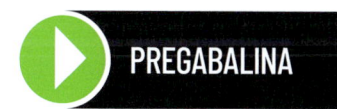

PREGABALINA

PREGABALINA ◀▶ ÁLCOOL
Com o uso associado, há possibilidade de adição de efeitos: sedação e/ou alteração da coordenação motora.

PREGABALINA ◀▶ CLOZAPINA
A clozapina pode ter suas concentrações séricas aumentadas com o acréscimo da pregabalina.

PREGABALINA ◀▶ IECAs
A combinação pode desencadear angiedema.

PREGABALINA ◀▶ LORAZEPAM
O uso associado tem possibilidade de adição de efeitos: sedação e/ou alteração da coordenação motora.

PREGABALINA ◀▶ OXICODONA
Há possibilidade de potencialização de déficit cognitivo com a associação. Também existe um risco aumentado de *overdose* do opioide, bem como de depressão respiratória.

PREGABALINA ◀▶ TIAZOLIDINEDIONA
Há maior risco de aumento de peso e de edema periférico. Esse aumento de retenção de líquido pode precipitar ICC.

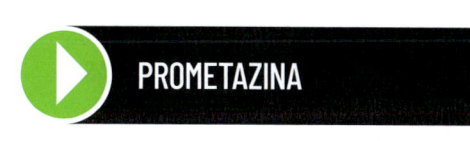

PROMETAZINA

A prometazina é um substrato maior da CYP2D6 e 2B6. Ela também inibe de modo fraco a CYP2D6.

PROMETAZINA ◀▶ ÁCIDO LINOLEICO
O ácido linoleico e seus derivados devem ser utilizados com cuidado em pacientes sob uso de fenotiazinas pela possibilidade de potencialização do risco de convulsões.

PROMETAZINA ◀▶ ÁLCOOL
Com a combinação, há potencialização dos efeitos sedativos de ambos.

PROMETAZINA ◀▶ AMIODARONA
Ambos os agentes aumentam o risco de prolongamento do QT, e a amiodarona pode aumentar o efeito da prometazina, afetando o metabolismo da CYP2D6.

PROMETAZINA ◀▶ ANFETAMINAS
Essa combinação determina diminuição dos efeitos de ambas as substâncias, e pode haver risco de arritmia cardíaca ou morte súbita.

PROMETAZINA ◀▶ ANTIBIÓTICOS
A prometazina é utilizada para potencializar o efeito de alguns antibióticos contra determinados microrganismos (p. ex., rifampicina para *M. tuberculosis*, ampicilina para *E. coli*, cloroquina para *P. falciparum*). Em pacientes pediátricos, a associação com gentamicina foi capaz de reduzir a recorrência de episódios de pielonefrite na ausência de malformações anatômicas.

PROMETAZINA ◀▶ ANTIDEPRESSIVOS TRICÍCLICOS
Ver *Antidepressivos tricíclicos* ◀▶ *Prometazina*.

PROMETAZINA ◀▶ ANTIMALÁRICOS

A administração concomitante pode ocasionar prolongamento dose-dependente do intervalo QT, com risco de arritmias ventriculares.

PROMETAZINA ◀▶ ANTIPARKINSONIANOS (AMANTADINA, LEVODOPA E AGONISTAS DOPAMINÉRGICOS ERGOLÍNICOS E NÃO ERGOLÍNICOS)

A prometazina (uma fenotiazina com propriedades antagonistas à dopamina) pode causar redução da ação dos antiparkinsonianos. Além da redução da ação dos agonistas dopaminérgicos, podem ser potencializados os sintomas parkinsonianos, sendo tal associação desaconselhável.

PROMETAZINA ◀▶ ANTIRRETROVIRAIS

A prometazina não altera a eficácia *in vitro* do zanamivir. Deve-se evitar o uso de efavirenz devido ao risco de prolongamento do intervalo QT.

PROMETAZINA ◀▶ BARBITÚRICOS

Com o uso concomitante, há potencialização dos efeitos sedativos de ambas as substâncias.

PROMETAZINA ◀▶ BZDs

Ver *BZDs ◀▶ Prometazina*.

PROMETAZINA ◀▶ BROMOCRIPTINA

Ver *Prometazina ◀▶ Antiparkinsonianos*.

PROMETAZINA ◀▶ BUPROPIONA

Ver *Bupropiona ◀▶ Prometazina*.

PROMETAZINA ◀▶ CABERGOLINA

Por interação farmacodinâmica, a prometazina pode antagonizar os efeitos da cabergolina.

PROMETAZINA ◀▶ CAFEÍNA

A cafeína diminui a sedação causada pela prometazina.

PROMETAZINA ◀▶ CITALOPRAM

Ver *Citalopram ◀▶ Prometazina*.
Ver *Prometazina ◀▶ ISRSs*.

PROMETAZINA ◀▶ CLONIDINA

Pode haver potencialização das ações hipotensoras dessas substâncias; há possibilidade de *delirium* com o uso combinado.

PROMETAZINA ◀▶ CLOROQUINA

A prometazina é classicamente associada à cloroquina para evitar o prurido induzido por esta última, bem como por seu efeito antiemético. Além disso, a prometazina pode ser um regulador da resistência à cloroquina.

PROMETAZINA ◀▶ CLORPROMAZINA

Ver *Clorpromazina ◀▶ Prometazina*.

PROMETAZINA ◀▶ EPINEFRINA

Ambos os fármacos aumentam o risco de prolongamento do intervalo QT, com risco de arritmia cardíaca ou morte súbita. A prometazina diminui o efeito da epinefrina por antagonismo farmacodinâmico, bloqueando a resposta sobre a PA da epinefrina, o que pode resultar em hipotensão grave e taquicardia.

PROMETAZINA ◀▶ ESCITALOPRAM

Ver *Escitalopram ◀▶ Prometazina*.

PROMETAZINA ◀▶ FENITOÍNA

A prometazina aumenta as concentrações séricas da fenitoína.

PROMETAZINA ◀▶ FLUMAZENIL

O flumazenil é um antagonista dos BZDs que, em um relato, foi capaz de reverter um caso de coma por prometazina. Acredita-se que esta deprima o SNC por meio de receptores gabaérgicos, quando o flumazenil consegue antagonizá-la.

PROMETAZINA ◀▶ FLUOXETINA

Ver *Fluoxetina ◀▶ Prometazina*.
Ver *Prometazina ◀▶ ISRSs*.

PROMETAZINA ◀▶ FLUVOXAMINA

Ver *Fluvoxamina ◀▶ Prometazina*.

PROMETAZINA ◀▶ HALOPERIDOL

Ver *Haloperidol ◀▶ Prometazina*.

PROMETAZINA ◀▶ IMAOs

Esses fármacos não devem ser usados concomitantemente devido à possibilidade de acentuar as propriedades anticolinérgicas da prometazina.

PROMETAZINA ◀▶ ISRSs

Os ISRSs podem elevar as concentrações séricas das fenotiazinas por inibição de seu metabolismo hepático, em especial pela via da CYP2D6. Isso pode aumentar seus efeitos e paraefeitos.

PROMETAZINA ◀▶ IPRATRÓPIO

Há aumento dos efeitos anticolinérgicos, com possibilidade de taquicardia, febre, constipação, retenção urinária aguda, entre outros.

PROMETAZINA ◀▶ LEVODOPA

Ver *Prometazina ◀▶ Antiparkinsonianos*.

PROMETAZINA ◀▶ LEVOMILNACIPRANO

Ver *Levomilnaciprano ◀▶ Prometazina*.

PROMETAZINA ◀▶ LÍTIO

Embora possam ser usados conjuntamente em episódios agudos de mania, a combinação pode acarretar febre, sintomas extrapiramidais, convulsões e quadros de *delirium*.

PROMETAZINA ◀▶ LISDEXANFETAMINA

Ver *Lisdexanfetamina ◀▶ Prometazina*.

PROMETAZINA ◀▶ METILDOPA

Pode haver potencialização dos efeitos hipotensores de ambas as substâncias com a associação.

PROMETAZINA ◀▶ METOCLOPRAMIDA

A combinação pode resultar no aumento da frequência e da intensidade de ECEs.

PROMETAZINA ◀▶ MIDODRINA

Com a combinação, pode haver exacerbação dos efeitos tóxicos da prometazina por aumento de suas concentrações séricas.

PROMETAZINA ◀▶ OPIOIDES

Os efeitos sedativos podem ser potencializados com o uso de prometazina e opioides.

A prometazina pode ser associada à meperidina na sedação oral de crianças clinicamente debilitadas, sendo um pouco menos eficaz naquelas que usam psicofármacos. A associação de clorpromazina ao esquema pode aumentar ainda mais sua eficácia. O emprego dessa associação durante o trabalho de parto como analgesia pode, entretanto, induzir bradicardia fetal e elevação da PA materna. O uso associado de pequenas doses de morfina e prometazina melhora significativamente a tolerância ao exercício de pacientes com DPOC, sem que haja déficit psicomotor significativo.

PROMETAZINA ◀▶ OXIBATO DE SÓDIO

Ver *Oxibato de sódio ◀▶ Prometazina*.

PROMETAZINA ◀▶ OXIBUTININA

Há aumento dos efeitos anticolinérgicos, com possibilidade de taquicardia, febre, constipação, retenção urinária aguda, entre outros.

PROMETAZINA ◀▶ PAROXETINA

Ver *Paroxetina ◀▶ Prometazina*.

PROMETAZINA ◀▶ PIMOZIDA

A administração concomitante pode ocasionar prolongamento dose-dependente do intervalo QT, com risco de arritmias ventriculares.

PROMETAZINA ◀▶ PROPRANOLOL

O propranolol inibe *in vitro* a degradação da prometazina por inibição da enzima CYP2D6.

PROMETAZINA ◀▶ SUCCINILCOLINA

Pode haver exacerbação dos efeitos da succinilcolina.

PROMETAZINA ◀▶ SULFATO DE MAGNÉSIO

O sulfato de magnésio, fármaco utilizado na prevenção de convulsões por eclâmpsia, pode ter seu uso complicado por hipotensão profunda devido à interação com a prometazina.

PROMETAZINA ◀▶ SULFONILUREIAS

Fenotiazinas costumam aumentar os níveis glicêmicos, havendo necessidade de ajuste da dose do hipoglicemiante oral.

PROMETAZINA ◆▶ TIORIDAZINA

Ambos os fármacos aumentam o risco de prolongamento do intervalo QTc, os ECEs, o risco de SNM e a sedação.

PROMETAZINA ◆▶ TOPIRAMATO

Ambos os agentes aumentam a sedação.

PROMETAZINA ◆▶ TRAZODONA

Pode haver efeito hipotensor aditivo e elevação das concentrações séricas de trazodona, com aumento de seus paraefeitos.

PROMETAZINA ◆▶ ZALEPLONA

Ensaios clínicos demonstram ausência de interação significativa.

PROMETAZINA ◆▶ ZIPRASIDONA

Ambos os fármacos aumentam o risco de prolongamento do intervalo QT, os ECEs, o risco de SNM e a sedação.

▶ QUETIAPINA

A CYP3A4 é a principal enzima responsável pelo metabolismo da quetiapina. O metabolismo de fármacos que utilizam a mesma enzima pode estar alterado.

QUETIAPINA ◆▶ ADRENALINA

Houve relato de três casos em que a hipotensão causada pela intoxicação aguda pela quetiapina piorou após a administração de adrenalina. As situações foram resolvidas com o uso de noradrenalina, em vez de adrenalina.

QUETIAPINA ◆▶ ÁLCOOL

Devido aos efeitos primários da quetiapina sobre o SNC, deve ser usada com cautela em combinação com o álcool. ECEs também podem ser potencializados.

QUETIAPINA ◆▶ AMIODARONA

A associação entre quetiapina e amiodarona pode acarretar prolongamento dose-dependente do intervalo QT, com risco de desenvolvimento de arritmias ventriculares.

QUETIAPINA ◆▶ AMISSULPRIDA

Ver *Amissulprida* ◆▶ *Quetiapina*.

QUETIAPINA ◆▶ ANTIBIÓTICOS MACROLÍDEOS

Recomenda-se cautela quando a quetiapina for coadministrada com potentes inibidores da CYP3A4, como os antibióticos macrolídeos, pois há aumento das concentrações séricas de quetiapina.

QUETIAPINA ◆▶ ANTIDEPRESSIVOS TRICÍCLICOS

Ver *Antidepressivos tricíclicos* ◆▶ *Quetiapina*.

QUETIAPINA ◆▶ ANTIFÚNGICOS AZÓLICOS

Recomenda-se cautela quando a quetiapina for coadministrada com potentes inibidores da CYP3A4, tal como cetoconazol, itraconazol ou fluconazol, pois há aumento das concentrações séricas de quetiapina.

QUETIAPINA ◆▶ ANTIMALÁRICOS

A associação entre quetiapina e antimaláricos pode acarretar prolongamento dose-dependente do intervalo QT, com risco de desenvolvimento de arritmias ventriculares.

QUETIAPINA ◆▶ ANTIPARKINSONIANOS (APOMORFINA, LEVODOPA E AGONISTAS DOPAMINÉRGICOS ERGOLÍNICOS E NÃO ERGOLÍNICOS)

A quetiapina diminui os efeitos da apomorfina e da bromocriptina.

QUETIAPINA ◆▶ ARIPIPRAZOL

Ver *Aripiprazol* ◆▶ *Quetiapina*.

QUETIAPINA ◆▶ ARMODAFINILA

Ver *Armodafinila* ◆▶ *Quetiapina*.

QUETIAPINA ◆▶ ASENAPINA

Ver *Asenapina* ◆▶ *Quetiapina*.

QUETIAPINA ◆▶ BZDs

Ver *BZDs* ◆▶ *Quetiapina*.

QUETIAPINA ◆▶ BROMOCRIPTINA

Ver *Quetiapina* ◆▶ *Antiparkinsonianos*.

QUETIAPINA ◀▶ BUPRENORFINA

Ver *Buprenorfina ◀▶ Quetiapina*.

QUETIAPINA ◀▶ BUPROPIONA

Verifica-se maior incidência de convulsões quando essas substâncias são associadas.

QUETIAPINA ◀▶ CARBAMAZEPINA

Ver *Carbamazepina ◀▶ Quetiapina*.

QUETIAPINA ◀▶ CETAMINA

Essa combinação aumenta o risco de sedação profunda, com depressão respiratória e do SNC.

QUETIAPINA ◀▶ CETOCONAZOL

Ver *Quetiapina ◀▶ Antifúngicos azólicos*.

QUETIAPINA ◀▶ CIMETIDINA

A farmacocinética da quetiapina não foi alterada após a coadministração com cimetidina.

QUETIAPINA ◀▶ CITALOPRAM

Ver *Citalopram ◀▶ Quetiapina*.

QUETIAPINA ◀▶ CLARITROMICINA

Ver *Quetiapina ◀▶ Antibióticos macrolídeos*.

QUETIAPINA ◀▶ CLONIDINA

A combinação pode aumentar o risco de hipotensão.

QUETIAPINA ◀▶ CLOZAPINA

A combinação pode aumentar os efeitos de ambas as medicações, incluindo ECEs e SNM.

QUETIAPINA ◀▶ CORTICOSTEROIDES

O uso de glicocorticoides pode reduzir as concentrações plasmáticas de quetiapina.

QUETIAPINA ◀▶ DROPERIDOL

A combinação pode aumentar os efeitos de ambas as medicações, incluindo ECEs e SNM.

QUETIAPINA ◀▶ EFAVIRENZ

Deve-se optar por outros antirretrovirais devido ao risco de prolongamento do intervalo QT.

QUETIAPINA ◀▶ ERITROMICINA

Ver *Quetiapina ◀▶ Antibióticos macrolídeos*.

QUETIAPINA ◀▶ ERVA-DE-SÃO-JOÃO (HIPÉRICO)

A combinação pode diminuir a concentração de quetiapina.

QUETIAPINA ◀▶ ESCITALOPRAM

Ver *Escitalopram ◀▶ Quetiapina*.

QUETIAPINA ◀▶ FENITOÍNA

A coadministração de quetiapina e fenitoína causa aumento na depuração da quetiapina. Doses maiores desta podem ser necessárias para o controle dos sintomas.

QUETIAPINA ◀▶ FENOBARBITAL

A coadministração de quetiapina e fenobarbital causa aumentos na depuração de quetiapina. Doses maiores de quetiapina podem ser necessárias para o controle dos sintomas. Se o fenobarbital for suspenso e substituído por um agente não indutor, deve-se reduzir a dose de quetiapina.

QUETIAPINA ◀▶ FLUOXETINA

Ver *Fluoxetina ◀▶ Quetiapina*.

QUETIAPINA ◀▶ FLUVOXAMINA

Ver *Fluvoxamina ◀▶ Quetiapina*.

QUETIAPINA ◀▶ HALOPERIDOL

Ver *Haloperidol ◀▶ Quetiapina*.

QUETIAPINA ◀▶ IPs

Os IPs, por meio da inibição da CYP3A4, podem aumentar as concentrações plasmáticas da quetiapina.

QUETIAPINA ◀▶ LAMOTRIGINA

Ver *Lamotrigina ◀▶ Quetiapina*.

QUETIAPINA ◀▶ LISDEXANFETAMINA

Ver *Lisdexanfetamina ◀▶ Quetiapina*.

QUETIAPINA ◀▶ LÍTIO

Ver *Lítio ◀▶ Quetiapina*.

QUETIAPINA ◀▶ LOVASTATINA

A adição de lovastatina causa aumento nos níveis de quetiapina, levando ao prolongamento do intervalo QT.

QUETIAPINA ◀▶ METADONA

Ver *Metadona ◀▶ Quetiapina*.

QUETIAPINA ◀▶ MIANSERINA

Ver *Mianserina ◀▶ Quetiapina*.

QUETIAPINA ◀▶ MIRTAZAPINA

Ver *Mirtazapina ◀▶ Quetiapina*.

QUETIAPINA ◀▶ PIMOZIDA

A associação entre quetiapina e antimaláricos pode acarretar prolongamento dose-dependente do intervalo QT, com risco de desenvolvimento de arritmias ventriculares.

QUETIAPINA ◀▶ PRIMIDONA

O uso de primidona pode diminuir as concentrações séricas de quetiapina, interferindo no seu potencial terapêutico.

QUETIAPINA ◀▶ RIFAMPICINA

A coadministração de quetiapina e rifampicina causa aumento na depuração de quetiapina. Doses maiores desta podem ser necessárias para o controle dos sintomas. Pode-se reduzir a dose de quetiapina se a rifampicina for suspensa e substituída por um agente não indutor.

QUETIAPINA ◀▶ RISPERIDONA

A combinação pode potencializar os efeitos antidopaminérgicos, havendo maior risco de ECEs e SNM. O uso concomitante aumenta a sedação e o prolongamento do QT. Deve-se evitar a combinação em pacientes com fator de risco para prolongamento do QT. Nos demais, recomenda-se cautela.

QUETIAPINA ◀▶ SERTINDOL

A combinação pode aumentar os efeitos de ambas as medicações, incluindo ECEs e SNM.

QUETIAPINA ◀▶ SULPIRIDA

A combinação pode aumentar os efeitos de ambas as medicações, incluindo ECEs e SNM.

QUETIAPINA ◀▶ TIORIDAZINA

A coadministração de quetiapina e tioridazina causa elevações na depuração da quetiapina, diminuindo seus efeitos terapêuticos. Ao mesmo tempo, pode haver potencialização dos efeitos colaterais relacionados com a atividade anticolinérgica de ambas.

QUETIAPINA ◀▶ TOPIRAMATO

O topiramato diminui o efeito da quetiapina pela interação com a CYP3A4.

QUETIAPINA ◀▶ VARDENAFILA

A combinação pode aumentar o risco de prolongamento do intervalo QT.

QUETIAPINA ◀▶ VARFARINA

A combinação pode potencializar os efeitos anticoagulantes.

QUETIAPINA ◀▶ VILAZODONA

A associação pode aumentar o risco de síndrome serotonérgica e SNM.

QUETIAPINA ◀▶ ZIPRASIDONA

A combinação deve ser evitada pelo risco da associação de substâncias que podem prolongar o intervalo QT.

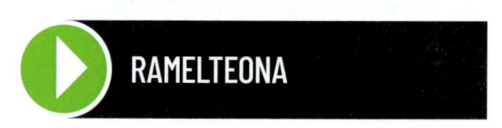

▶ RAMELTEONA

A principal enzima envolvida no metabolismo da ramelteona é a CYP1A2. Também há envolvimento da CYP2C9 e da CYP3A4, porém em menor escala.

RAMELTEONA ◀▶ ÁLCOOL

O álcool potencializa os efeitos sedativos da ramelteona, causando também piora nos prejuízos motores. Não se deve usar em associação.

RAMELTEONA ◀▶ ANTIFÚNGICOS AZÓLICOS

Os antifúngicos azólicos são potentes inibidores da enzima CYP2C9, causando aumento das concentrações séricas da ramelteona. Deve-se ter cuidado com a associação.

RAMELTEONA ◀▶ CARBAMAZEPINA

Ver *Carbamazepina ◀▶ Ramelteona*.

RAMELTEONA ◀▶ CETAMINA

A associação eleva o risco de depressão respiratória e do SNC.

RAMELTEONA ◀▶ DONEPEZILA

Ver *Donepezila ◀▶ Ramelteona*.

RAMELTEONA ◀▶ FLUVOXAMINA

Ver *Fluvoxamina ◀▶ Ramelteona*.

RAMELTEONA ◀▶ OPIOIDES

A associação eleva o risco de depressão respiratória e do SNC, bem como de hipotensão.

RAMELTEONA ◀▶ RIFAMPICINA

A rifampicina é um potente indutor da CYP, causando redução dos níveis séricos de ramelteona e, consequentemente, de seu efeito.

RAMELTEONA ◀▶ TOPIRAMATO

O topiramato diminui as concentrações séricas da ramelteona pela interferência na CYP3A4.

RAMELTEONA ◀▶ VILOXAZINA

Ver *Viloxazina ◀▶ Ramelteona*.

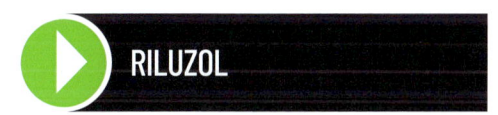

▶ RILUZOL

A principal via de metabolização do riluzol é por meio da isoenzima CYP1A2. Dessa forma, os inibidores da CYP1A2 podem diminuir potencialmente a taxa de eliminação do riluzol, ao passo que os indutores aumentam sua taxa de eliminação.

RILUZOL ◀▶ ANTIBIÓTICOS

O uso de quinolonas pode estar associado ao aumento nas concentrações séricas de riluzol.

RILUZOL ◀▶ ANTIDEPRESSIVOS TRICÍCLICOS

Ver *Antidepressivos tricíclicos ◀▶ Riluzol*.

RILUZOL ◀▶ CAFEÍNA

A cafeína pode aumentar as concentrações séricas do riluzol.

RILUZOL ◀▶ CETOCONAZOL

O cetoconazol pode aumentar as concentrações séricas do riluzol.

RILUZOL ◀▶ CIPROFLOXACINO

O ciprofloxacino pode aumentar as concentrações séricas do riluzol.

RILUZOL ◀▶ DIAZEPAM

O diazepam pode aumentar as concentrações séricas do riluzol.

RILUZOL ◀▶ DICLOFENACO

A associação entre riluzol e diclofenaco pode aumentar as concentrações séricas do riluzol.

RILUZOL ◀▶ FENOBARBITAL

O fenobarbital pode reduzir as concentrações séricas do riluzol.

RILUZOL ◀▶ FLUVOXAMINA

Ver *Fluvoxamina ◀▶ Riluzol*.

RILUZOL ◀▶ LEFLUNOMIDA

A associação deve ser evitada, pois pode aumentar o risco de hepatotoxicidade associado ao uso de leflunomida, podendo evoluir para insuficiência hepática aguda.

RILUZOL ◀▶ NICOTINA

Ver *Nicotina ◀▶ Riluzol*.

RILUZOL ◀▶ OMEPRAZOL

O omeprazol pode causar diminuição nas concentrações séricas do riluzol.

RILUZOL ◀▶ RIFAMPICINA

A associação entre rifampicina e riluzol pode levar à diminuição nas concentrações séricas do riluzol.

RILUZOL ◀▶ TEOFILINA

A teofilina pode aumentar as concentrações séricas do riluzol.

RILUZOL ◀▶ VILOXAZINA

Ver *Viloxazina ◀▶ Riluzol*.

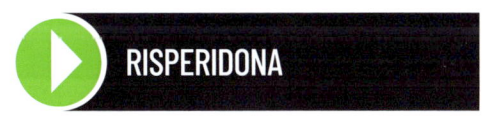

▶ RISPERIDONA

A risperidona é metabolizada pela CYP2D6.

RISPERIDONA ◀▶ ÁCIDO VALPROICO

Ver *Ácido valproico ◀▶ Risperidona*.

RISPERIDONA ◀▶ ÁLCOOL

A administração de risperidona concomitantemente com álcool aumenta o risco de convulsões, sedação e efeitos cardíacos.

RISPERIDONA ◀▶ AMANTADINA

A soma de efeitos adversos anticolinérgicos deve ser observada. Os APAs podem diminuir os efeitos dos antiparkinsonianos.

RISPERIDONA ◀▶ AMISSULPRIDA

Ambas as substâncias podem prolongar o intervalo QT no ECG. O uso concomitante aumenta o potencial de sedação.

RISPERIDONA ◀▶ ANTIBIÓTICOS

Algumas quinolonas, como moxifloxacino e gatifloxacino, podem prolongar o intervalo QT no ECG. Há risco aumentado de arritmias ventriculares.

RISPERIDONA ◀▶ ANTIDEPRESSIVOS TRICÍCLICOS

Ver *Antidepressivos tricíclicos* ◀▶ *Risperidona*.
Ver *Risperidona* ◀▶ *Clomipramina*.

RISPERIDONA ◀▶ ANTIMALÁRICOS

Ambas as substâncias podem prolongar o intervalo QT no ECG.

RISPERIDONA ◀▶ ANTI-HIPERTENSIVOS

Os anti-hipertensivos podem potencializar a hipotensão ortostática causada pela risperidona devido ao seu bloqueio α_1-adrenérgico periférico. Pode haver síncopes associadas à vasodilatação periférica.

RISPERIDONA ◀▶ BZDs

Ver *BZDs* ◀▶ *Risperidona*.

RISPERIDONA ◀▶ BUPROPIONA

Ver *Bupropiona* ◀▶ *Risperidona*.

RISPERIDONA ◀▶ CARBAMAZEPINA

Ver *Carbamazepina* ◀▶ *Risperidona*.

RISPERIDONA ◀▶ CETAMINA

O uso combinado aumenta o risco de depressão respiratória e do SNC.

RISPERIDONA ◀▶ CIMETIDINA

A cimetidina, em princípio, eleva as concentrações séricas da risperidona por inibir seu metabolismo hepático, levando-a a perder suas características de APA e aumentando o risco de ECEs.

RISPERIDONA ◀▶ CITALOPRAM

Ver *Citalopram* ◀▶ *Risperidona*.

RISPERIDONA ◀▶ CLOMIPRAMINA

Ambas as substâncias podem prolongar o intervalo QT no ECG. O uso concomitante aumenta o potencial de sedação. Recomenda-se cautela com o uso combinado.

Ver também *Antidepressivos tricíclicos* ◀▶ *Risperidona*

RISPERIDONA ◀▶ CLONIDINA

Ver *Clonidina* ◀▶ *Risperidona*.

RISPERIDONA ◀▶ CLORPROMAZINA

Ver *Clorpromazina* ◀▶ *Risperidona*.

RISPERIDONA ◀▶ CLOZAPINA

Ver *Clozapina* ◀▶ *Risperidona*.

RISPERIDONA ◀▶ DONEPEZILA

Ver *Donepezila* ◀▶ *Risperidona*.

RISPERIDONA ◀▶ FENITOÍNA

A fenitoína aumenta o metabolismo hepático da risperidona, diminuindo suas concentrações séricas.

RISPERIDONA ◀▶ FENOBARBITAL

O fenobarbital pode reduzir as concentrações séricas da risperidona, pois ativa seu metabolismo hepático. A combinação potencializa os efeitos sedativos de ambos. Recomenda-se cautela.

RISPERIDONA ◀▶ FLUFENAZINA

Ver *Flufenazina* ◀▶ *Risperidona*.

RISPERIDONA ◀▶ FLUOXETINA

Ver *Fluoxetina* ◀▶ *Risperidona*.

RISPERIDONA ◀▶ FLUVOXAMINA

Ver *Fluvoxamina* ◀▶ *Risperidona*.

RISPERIDONA ◆▶ GALANTAMINA

Ver *Galantamina ◆▶ Risperidona*.

RISPERIDONA ◆▶ HALOPERIDOL

Ver *Haloperidol ◆▶ Risperidona*.

RISPERIDONA ◆▶ INDINAVIR

O indinavir inibe a CYP2D6 e a CYP3A4, produzindo aumento nos níveis da risperidona.

RISPERIDONA ◆▶ LEVODOPA E OUTROS AGONISTAS DOPAMINÉRGICOS

A risperidona pode diminuir os efeitos da levodopa por antagonismo farmacodinâmico. Deve-se evitar a associação.

RISPERIDONA ◆▶ LÍTIO

Ver *Litio ◆▶ Risperidona*.

RISPERIDONA ◆▶ METOCLOPRAMIDA

A combinação aumenta os efeitos antidopaminérgicos de ambas, havendo maior risco de ECEs e SNM. O uso deve ser feito com cautela.

RISPERIDONA ◆▶ MIRTAZAPINA

Ver *Mirtazapina ◆▶ Risperidona*.

RISPERIDONA ◆▶ OPIOIDES

O uso combinado aumenta o risco de depressão respiratória e do SNC.

RISPERIDONA ◆▶ PALIPERIDONA

Ver *Paliperidona ◆▶ Risperidona*.

RISPERIDONA ◆▶ PAROXETINA

A paroxetina pode aumentar os níveis e os efeitos da risperidona por interferência no metabolismo. Ambas podem prolongar o intervalo QT. Recomenda-se cautela.

RISPERIDONA ◆▶ PIMOZIDA

Ver *Pimozida ◆▶ Risperidona*.

RISPERIDONA ◆▶ PROPRANOLOL

Pode ocorrer aumento das concentrações plasmáticas de risperidona, com perda de suas características de APA. Deve-se observar com cautela a soma de efeitos hipotensores.

RISPERIDONA ◆▶ QUETIAPINA

Ver *Quetiapina ◆▶ Risperidona*.

RISPERIDONA ◆▶ RITONAVIR

O ritonavir pode aumentar as concentrações séricas da risperidona via inibição da CYP2D6. O uso deve ser feito com cautela.

RISPERIDONA ◆▶ SERTRALINA

A sertralina pode aumentar os níveis e os efeitos da risperidona por afetar o metabolismo via CYP2D6.

RISPERIDONA ◆▶ TIORIDAZINA

A combinação pode potencializar os efeitos antidopaminérgicos, havendo maior risco de ECEs e SNM. O uso concomitante aumenta a sedação e o prolongamento do QT. Recomenda-se cautela.

RISPERIDONA ◆▶ TOPIRAMATO

A risperidona pode causar aumento nas concentrações séricas do topiramato. Este, por sua vez, pode causar redução nas concentrações séricas da risperidona. Contudo, tais efeitos não parecem ser clinicamente significativos. A combinação das duas substâncias pode aumentar o risco de depressão do SNC e prejuízo motor.

RISPERIDONA ◆▶ TRIEXIFENIDIL

O triexifenidil, utilizado em combinação com a risperidona, pode potencializar os efeitos anticolinérgicos, levando à toxicidade. Em doses diárias de risperidona superiores a 10 mg e em administração conjunta com APs tradicionais, pode ser necessária a adição de triexifenidil para combater ECEs.

RISPERIDONA ◆▶ VENLAFAXINA

O uso combinado pode resultar em aumento da concentração sérica de risperidona. Recomenda-se cautela com a associação, pois ambas as medicações podem prolongar o intervalo QT.

RISPERIDONA ◆▶ VILAZODONA

A associação pode aumentar o risco de síndrome serotonérgica, SNM, SIADH e hiponatremia.

RISPERIDONA ◀▶ ZIPRASIDONA

A combinação pode potencializar os efeitos antidopaminérgicos, havendo maior risco de ECEs e SNM. O uso concomitante aumenta a sedação e o prolongamento do QT. Recomenda-se cautela.

RISPERIDONA ◀▶ ZUCLOPENTIXOL

A combinação pode potencializar os efeitos antidopaminérgicos, havendo maior risco de ECEs e SNM. O uso concomitante aumenta a sedação e o prolongamento do QT. Recomenda-se cautela.

▶ RIVASTIGMINA

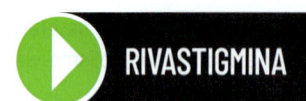

A rivastigmina não depende do fígado para sua metabolização, não induzindo ou inibindo o sistema microssomal hepático. Essa característica proporciona ao fármaco baixo potencial de interações medicamentosas. Bradicardia, efeitos colinérgicos e diminuição do limiar convulsivo são os sintomas mais preocupantes das interações dos inibidores da colinesterase com outros fármacos.

RIVASTIGMINA ◀▶ ANESTÉSICOS RELAXANTES MUSCULARES (ATRACÚRIO, VECURÔNIO)

A associação pode diminuir a eficácia do bloqueador neuromuscular.

RIVASTIGMINA ◀▶ ANTIÁCIDOS

A farmacocinética da rivastigmina não sofre influência dos antiácidos.

RIVASTIGMINA ◀▶ ANTIANGINOSOS

A farmacocinética da rivastigmina não sofre influência dos antianginosos.

RIVASTIGMINA ◀▶ ANTICOLINÉRGICOS

Devido ao seu mecanismo de ação, os inibidores da colinesterase, como a rivastigmina, têm o potencial de interferir na atividade de agentes anticolinérgicos, reduzindo sua eficácia.

RIVASTIGMINA ◀▶ ANTI-HISTAMÍNICOS

A farmacocinética da rivastigmina não sofre influência dos anti-histamínicos.

RIVASTIGMINA ◀▶ AINEs

A farmacocinética da rivastigmina não foi influenciada pelos AINEs. No entanto, deve-se ter cautela com o uso concomitante, pois a associação pode aumentar o risco de sangramento gastrintestinal.

RIVASTIGMINA ◀▶ ARIPIPRAZOL

Ver *Aripiprazol ◀▶ Anticolinesterásicos*.

RIVASTIGMINA ◀▶ β-BLOQUEADORES

Deve-se ter cautela com o uso concomitante de rivastigmina e betabloqueadores, pois pode ocorrer alteração na condução cardíaca, aumento do risco de bradicardia, bloqueio AV e broncospasmo.

RIVASTIGMINA ◀▶ BETANECOL

O uso concomitante de inibidores da colinesterase e agentes colinomiméticos, como betanecol, deve ser evitado, pois poderá resultar em hiperestimulação colinérgica, com risco de crise colinérgica por efeito aditivo dos fármacos.

RIVASTIGMINA ◀▶ BCCs

A farmacocinética da rivastigmina não sofre influência dos BCCs.

RIVASTIGMINA ◀▶ BUPROPIONA

Ver *Bupropiona ◀▶ Rivastigmina*.

RIVASTIGMINA ◀▶ CICLOBENZAPRINA

Pode haver diminuição da eficácia da rivastigmina com o uso combinado.

RIVASTIGMINA ◀▶ CITRATO DE MAGNÉSIO

A associação pode elevar o risco de convulsões.

RIVASTIGMINA ◀▶ CLOZAPINA

A associação pode reduzir a eficácia da rivastigmina e elevar o risco de convulsões.

RIVASTIGMINA ◀▶ DIPIRIDAMOL

Com a combinação, pode haver diminuição da eficácia da rivastigmina.

RIVASTIGMINA ◀▶ DONEPEZILA

Ver *Donepezila ◀▶ Rivastigmina*.

RIVASTIGMINA ◀▶ ENFLURANO

A associação pode reduzir o efeito bloqueador muscular do anestésico inalatório, diminuindo sua eficácia.

RIVASTIGMINA ◀▶ ESTROGÊNIOS

A farmacocinética da rivastigmina não sofre influência dos estrogênios.

RIVASTIGMINA ◀▶ GALANTAMINA

Ver *Galantamina* ◀▶ *Rivastigmina*.

RIVASTIGMINA ◀▶ HIPOGLICEMIANTES

A farmacocinética da rivastigmina não sofre influência dos hipoglicemiantes.

RIVASTIGMINA ◀▶ ISOFLURANO

A associação pode diminuir o efeito bloqueador muscular do anestésico inalatório, diminuindo sua eficácia.

RIVASTIGMINA ◀▶ PILOCARPINA

O uso concomitante de inibidores da colinesterase e agentes colinomiméticos, como a pilocarpina, deve ser evitado, pois pode resultar em hiperestimulação colinérgica, com risco de crise colinérgica por efeito aditivo dos fármacos.

RIVASTIGMINA ◀▶ PROCAÍNA

A associação pode aumentar o risco de toxicidade anestésica local.

RIVASTIGMINA ◀▶ QUINIDINA

A associação pode aumentar o risco de hipotensão, bradicardia, bloqueio AV, diarreia e outros efeitos gastrintestinais. Também pode ocorrer redução da eficácia da rivastigmina.

RIVASTIGMINA ◀▶ SUCCINILCOLINA

O uso concomitante de inibidores da colinesterase com succinilcolina deve ser evitado, pois pode resultar em hiperestimulação colinérgica, com risco de crise colinérgica por efeito aditivo dos fármacos.

RIVASTIGMINA ◀▶ TIAGABINA

A associação pode elevar o risco de convulsões.

RIVASTIGMINA ◀▶ TRAMADOL

A associação pode elevar o risco de convulsões.

RIVASTIGMINA ◀▶ VARFARINA

Não foram observadas interações farmacológicas.

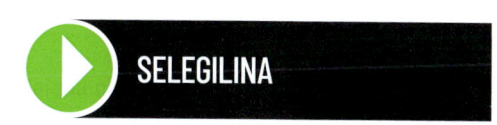

SELEGILINA

A selegilina é um substrato forte da CYP2B6 e fraco da CYP1A2, 2A6, 2C8, 2D6 e 3A4, bem como um inibidor fraco da CYP1A2, 2A6, 2C19, 2D6, 2E1 e 3A4.

SELEGILINA ◀▶ AGONISTAS 5-HT

A combinação é contraindicada. O IMAO inibe o metabolismo pré-sináptico de rizatriptana, sumatriptana e zolmitriptana, elevando seus níveis e podendo causar síndrome serotonérgica. É preciso realizar um intervalo de, pelo menos, duas semanas entre a administração dos medicamentos. A sumatriptana injetável pode ser usada concomitantemente ao IMAO; entretanto, o fabricante sugere que sejam utilizadas doses reduzidas de sumatriptana nesse caso. A administração de selegilina de 10 mg por 1 semana não teve efeito sobre a farmacocinética da zolmitriptana. Até 10 mg, a selegilina comporta-se como um IMAO-B. Todavia, em doses maiores, começa a agir como um IMAO-A, aumentando o risco da interação.

SELEGILINA ◀▶ ALIMENTOS

Em doses acima de 10 mg/dia de selegilina, a inibição da MAO pode não ser mais seletiva para a MAO-B, devendo-se, então, evitar o uso concomitante de alimentos ou substâncias contendo tiramina. Mais raramente, pode ocorrer reação com alimentos que contenham alta quantidade de tiramina, mesmo com doses mais baixas.

SELEGILINA ◀▶ AMINAS SIMPATOMIMÉTICAS

A combinação é contraindicada. As reservas de catecolaminas, aumentadas pelos IMAOs, podem ser liberadas pela ação indireta dos simpatomiméticos, como a efedrina e a anfetamina. Os IMAOs também interferem no metabolismo hepático e intestinal dos simpatomiméticos de ação local. Pode ocorrer potencialização dos efeitos simpatomiméticos.

SELEGILINA ◆▶ ANTIDEPRESSIVOS TRICÍCLICOS

Ver *Antidepressivos tricíclicos* ◆▶ *Selegilina*.

SELEGILINA ◆▶ ANTI-HISTAMÍNICOS

Deve-se evitar a combinação. É indicado um intervalo de 14 dias entre as medicações, pois pode haver aumento do efeito anticolinérgico dos anti-histamínicos.

SELEGILINA ◆▶ ANTIPSICÓTICOS

O uso combinado aumenta o risco de crise convulsiva.

SELEGILINA ◆▶ APRACLONIDINA (COLÍRIO)

A combinação é contraindicada. Não há evidências que demonstrem a interação, mas o fabricante contraindica o uso de apraclonidina com IMAOs.

SELEGILINA ◆▶ ATOMOXETINA

Ver *Atomoxetina* ◆▶ *Selegilina*.

SELEGILINA ◆▶ BUSPIRONA

Ver *Buspirona* ◆▶ *Selegilina*.

SELEGILINA ◆▶ CAFEÍNA

O uso combinado pode aumentar o risco de crise hipertensiva e arritmias.

SELEGILINA ◆▶ CETAMINA

Ver *Cetamina* ◆▶ *Selegilina*.

SELEGILINA ◆▶ CICLOBENZAPRINA

Esta combinação pode resultar em instabilidade autonômica, síndrome serotonérgica, rigidez muscular, hipertermia, hipertensão, crises convulsivas e coagulação intravascular disseminada. Deve ser evitada.

SELEGILINA ◆▶ CLONIDINA

Deve-se evitar a combinação devido ao risco de hipertensão grave seguida por hipotensão grave.

SELEGILINA ◆▶ DEXTROMETORFANO

Deve-se evitar a combinação devido ao risco de síndrome serotonérgica.

SELEGILINA ◆▶ ENTACAPONA, TOLCAPONA (INIBIDORES DA METILTRANSFERASE USADOS NO TRATAMENTO DA DOENÇA DE PARKINSON)

A combinação pode inibir o metabolismo das catecolaminas, podendo resultar em níveis elevados dessas substâncias, aumentando a FC e a PA. Deve ser realizado um intervalo de, pelo menos, duas semanas entre a administração dos medicamentos. No entanto, se a selegilina for usada em doses que não ultrapassem 10 mg/dia, a associação com entacapona e tolcapona parece segura.

SELEGILINA ◆▶ ESCETAMINA

Deve haver monitoramento cauteloso na coadministração, pois a selegilina pode aumentar o efeito hipertensivo da escetamina mesmo em baixas doses.

SELEGILINA ◆▶ FLUOXETINA

Ver *Fluoxetina* ◆▶ *Selegilina*.
Ver *Selegilina* ◆▶ *ISRSs e IRSNs*.

SELEGILINA ◆▶ *GINSENG*

A administração concomitante pode resultar em mudanças na eficácia do IMAO ou em aumento de seus efeitos tóxicos.

SELEGILINA ◆▶ HIPOGLICEMIANTES E INSULINA

A selegilina parece aumentar a liberação de insulina. A resposta hipoglicêmica à insulina e à sulfonilureia pode ser exacerbada pelo IMAO. Os níveis glicêmicos devem ser monitorados, e o ajuste da dose do hipoglicemiante deve ser feito conforme a necessidade.

SELEGILINA ◆▶ ISRSs E IRSNs

A associação é contraindicada, pois pode produzir síndrome serotonérgica. Deve ser realizado um intervalo de, pelo menos, duas semanas entre o término da administração de fluvoxamina, citalopram, escitalopram, sertralina ou paroxetina para o início da administração de selegilina. No caso da troca de fluoxetina para selegilina, é necessário respeitar um intervalo de, no mínimo, cinco semanas até o início do IMAO. Um período de sete dias é recomendado para a mudança de venlafaxina para um IMAO. A troca de um IMAO por um ISRS deve ser feita somente após duas semanas de *wash-out*. Entretanto, há algumas informações indicando que pacientes com síndromes parkinsonianas raramente apresentam reações adversas graves com a associação.

SELEGILINA ◆▶ ISOCARBOXAZIDA

A combinação é contraindicada devido ao risco de crise hipertensiva grave.

SELEGILINA ◆▶ LEVOMEPROMAZINA

Ver *Levomepromazina* ◆▶ *Selegilina*.

SELEGILINA ◆▶ LISDEXANFETAMINA

Ver *Lisdexanfetamina* ◆▶ *Selegilina*.

SELEGILINA ◆▶ METILDOPA

A combinação é contraindicada devido ao risco de hipertensão grave seguida por hipotensão grave.

SELEGILINA ◆▶ METILFENIDATO

A combinação é contraindicada, pois pode precipitar hipertermia e crises hipertensivas graves. A selegilina diminui também o metabolismo do metilfenidato, podendo potencializar a liberação de noradrenalina e outras monoaminas.

SELEGILINA ◆▶ METOCLOPRAMIDA

O uso combinado pode aumentar o risco de crise hipertensiva.

SELEGILINA ◆▶ MOCLOBEMIDA

Ver *Moclobemida* ◆▶ *Selegilina*.

SELEGILINA ◆▶ OPIOIDES

A coadministração de selegilina com meperidina ou dextrometorfano é contraindicada, pois pode aumentar a resposta tóxica dos opioides. Os sintomas podem incluir estupor, agitação grave, alucinações e até morte. A maioria dos pacientes não apresenta complicações com a combinação; entretanto, quando a interação ocorre, ela é grave e imediata. A coadministração de selegilina com tramadol diminui o limiar convulsivo e aumenta os níveis de serotonina, elevando o risco de convulsões e de síndrome serotonérgica. O risco de convulsões com a associação é maior em pacientes com história de epilepsia, traumatismo cranien-cefálico, doenças metabólicas, abstinência de álcool ou drogas ou infecções do SNC. A morfina e a metadona parecem ser alternativas mais seguras.

SELEGILINA ◆▶ SIBUTRAMINA

A combinação é contraindicada. O uso concomitante pode resultar em síndrome serotonérgica. Deve ser respeitado um intervalo de, pelo menos, duas semanas entre a administração dos fármacos.

SELEGILINA ◆▶ TRAZODONA

Parece não haver interações clinicamente significativas entre a selegilina e a trazodona. No entanto, como a selegilina é um IMAO seletivo, recomenda-se sempre cautela no uso dessa combinação.

Ver *Trazodona* ◆▶ *IMAOs*.

SELEGILINA ◆▶ TRIPTOFANO

O uso concomitante pode causar efeitos aditivos, aumentando os níveis de serotonina e, por conseguinte, desencadeando síndrome serotonérgica. Entretanto, alguns estudos demonstram que a associação de IMAOs e triptofano pode ter um efeito positivo no tratamento de depressões refratárias.

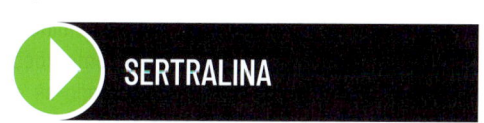

▶ SERTRALINA

A sertralina e a desmetilsertralina são inibidoras discretas da CYP2D6 quando em doses próximas do limite superior e talvez apresentem um pequeno efeito sobre CYP1A2, 2C9, 2C10 e 2C19, com menor incidência de interações com outros fármacos do que a fluoxetina e a paroxetina. O metabolismo oxidativo está associado à CYP3A4.

SERTRALINA ◆▶ ALIMENTOS

O suco de *grapefruit* inibe o metabolismo da sertralina, aumentando suas concentrações séricas *in vitro* e *in vivo*. Não há interações com os demais alimentos.

SERTRALINA ◆▶ AMINAS SIMPATOMIMÉTICAS

É teoricamente possível um aumento das concentrações séricas das anfetaminas ocasionado pela sertralina, com risco de síndrome serotonérgica.

SERTRALINA ⇔ AMISSULPRIDA

O uso concomitante está relacionado ao prolongamento dose-dependente do intervalo QT, com maior risco de arritmias ventriculares.

SERTRALINA ⇔ ANFETAMINAS

A sertralina aumentou de forma dose-dependente o efeito estimulante motor da anfetamina, com risco de síndrome serotonérgica.

SERTRALINA ⇔ ANTIBIÓTICOS

A combinação parece ter efeito principalmente em bactérias gram-positivas, em uso isolado ou combinado com antibióticos. Aspectos sinérgicos ocorrem quando do uso em combinação com alguns antimicrobianos. Já o uso concomitante com quinolonas ou derivados nitroimidazólicos pode causar risco de prolongamento do intervalo QT.

SERTRALINA ⇔ ANTIDEPRESSIVOS TRICÍCLICOS

O aumento nas concentrações séricas dos ADTs promovido pela sertralina é muito pequeno em comparação ao da fluoxetina e da paroxetina — cerca de 0 a 30% —, razão pela qual, além do citalopram, deve ser preferida em casos de distúrbios do metabolismo hepático (cirrose, hepatite, idosos ou indivíduos debilitados). Em idosos deprimidos, a sertralina pode aumentar as concentrações plasmáticas de nortriptilina, recomendando-se o monitoramento das concentrações séricas deste tricíclico. A sertralina também interage com a desipramina, que, no uso combinado, pode exibir concentração plasmática aumentada. A associação entre ISRSs e ADTs vem sendo utilizada em casos refratários de depressão e de TOC. Nessas situações, é aconselhada a redução prévia das doses do ADT como forma de evitar quadros de intoxicação e efeitos colaterais indesejáveis.

SERTRALINA ⇔ ANTIMALÁRICOS

O uso concomitante está relacionado ao prolongamento dose-dependente do intervalo QT, com maior risco de arritmias ventriculares.

SERTRALINA ⇔ BENZATROPINA

Há um relato de síndrome anticolinérgica por diminuição da depuração da benzatropina no uso associado.

SERTRALINA ⇔ BZDs

Ver *BZDs* ⇔ *Sertralina*.

SERTRALINA ⇔ BUPROPIONA

Ver *Bupropiona* ⇔ *Sertralina*.

SERTRALINA ⇔ CARBAMAZEPINA

Ver *Carbamazepina* ⇔ *Sertralina*.

SERTRALINA ⇔ CIMETIDINA

A cimetidina reduz a meia-vida da sertralina (26% em um estudo).

SERTRALINA ⇔ CLOZAPINA

Ver *Clozapina* ⇔ *Sertralina*.

SERTRALINA ⇔ DIGOXINA

A digoxina, como os ISRSs, liga-se fortemente às proteínas plasmáticas e pode ser por elas deslocada, e vice-versa, com maior risco de efeitos colaterais. A sertralina produz leve diminuição no tempo necessário para a digoxina atingir o pico de concentração plasmática. Essa interação parece não ter maior relevância clínica.

SERTRALINA ⇔ DONEPEZILA

Ver *Donepezila* ⇔ *Sertralina*.

SERTRALINA ⇔ DULOXETINA

O uso concomitante está relacionado ao risco aumentado de desenvolvimento de síndrome serotonérgica.

SERTRALINA ⇔ ERGOTAMINA

Há um relato de caso de isquemia de membros inferiores e desenvolvimento de ergotismo causados pelo uso concomitante com sertralina.

SERTRALINA ⇔ ERVA-DE-SÃO-JOÃO (HIPÉRICO)

Há risco de síndrome serotonérgica com a associação.

SERTRALINA ⇔ FENELZINA

Ver *Sertralina* ⇔ *IMAOs*.

SERTRALINA ⇔ FENITOÍNA

Não houve interação medicamentosa significativa com a fenitoína em um estudo duplo-cego controlado por placebo realizado pelo fabricante. Existem estudos relatando menor redução nas concentrações plasmáticas da fenitoína com a sertralina, comparada a outros ISRSs. Foi observada redução significativa nas concentrações séricas de sertralina com o uso concomitante de fenitoína.

SERTRALINA ◀▶ FLUOXETINA

Ver *Fluoxetina* ◀▶ *Sertralina*.

SERTRALINA ◀▶ FOTOTERAPIA

Foram relatados efeitos colaterais serotonérgicos-*like* (diarreia, náusea, confusão).

SERTRALINA ◀▶ HALOPERIDOL

Ver *Haloperidol* ◀▶ *Sertralina*.

SERTRALINA ◀▶ IMAOs

Recomenda-se um intervalo de duas semanas antes ou depois do uso de IMAOs. Há relatos de síndrome serotonérgica com a associação de IMAOs e ISRSs, sendo, portanto, contraindicada.

SERTRALINA ◀▶ INSULINA

A associação entre insulina e ISRSs pode alterar os níveis glicêmicos em pacientes diabéticos. Têm sido descritas tanto hipoglicemias como hiperglicemias, bem como reações hiperglicêmicas agudas. O mecanismo é desconhecido. O clínico deve estar atento a essa possibilidade e fazer um controle mais frequente da glicemia no início do tratamento combinado e, se necessário, ajustar a dose de insulina. A sertralina neutralizou o aumento da glicemia induzido pela sobrecarga oral de glicose em ratos.

SERTRALINA ◀▶ LAMOTRIGINA

Ver *Lamotrigina* ◀▶ *Sertralina*.

SERTRALINA ◀▶ LISDEXANFETAMINA

Ver *Lisdexanfetamina* ◀▶ *Sertralina*.

SERTRALINA ◀▶ LÍTIO

Ver *Lítio* ◀▶ *Sertralina*.

SERTRALINA ◀▶ LOFEPRAMINA

Foi relatado um caso de hiponatremia secundária a SIADH com a introdução de lofepramina ao tratamento com sertralina. De acordo com a literatura, os idosos estão sob maior risco de desenvolver SIADH em decorrência dessa associação.

SERTRALINA ◀▶ METADONA

Ver *Metadona* ◀▶ *Sertralina*.

SERTRALINA ◀▶ METILFENIDATO

Ver *Metilfenidato* ◀▶ *ISRSs*.

SERTRALINA ◀▶ METOCLOPRAMIDA

A coadministração eleva o risco de síndrome serotonérgica e de sintomas extrapiramidais, por provável interação farmacodinâmica entre os efeitos serotonérgicos e antidopaminérgicos desses fármacos. Ademais, a sertralina parece elevar as concentrações séricas da metoclopramida.

SERTRALINA ◀▶ MIANSERINA

Ver *Mianserina* ◀▶ *Sertralina*.

SERTRALINA ◀▶ MIRTAZAPINA

Ver *Mirtazapina* ◀▶ *Sertralina*.

SERTRALINA ◀▶ MOCLOBEMIDA

Ver *Moclobemida* ◀▶ *Sertralina*.

SERTRALINA ◀▶ PERAZINA

A sertralina elevou as concentrações plasmáticas e cerebrais da perazina em 30 minutos após sua administração em ratos. A administração crônica de sertralina acelera a N-desmetilação da perazina, sendo um potente inibidor da N-desmetilação da perazina, mas um fraco inibidor da sulfoxidação em microssomos hepáticos que funcionavam como controle.

SERTRALINA ◀▶ PIMOZIDA

Ver *Pimozida* ◀▶ *ISRSs*.

SERTRALINA ◀▶ RIFAMPICINA

Houve um caso de síndrome de abstinência com a adição de rifampicina à sertralina.

SERTRALINA ◀▶ RISPERIDONA

Ver *Risperidona* ◀▶ *Sertralina*.

SERTRALINA ⇔ SIBUTRAMINA

O uso concomitante está relacionado ao risco aumentado de desenvolvimento de síndrome serotonérgica.

SERTRALINA ⇔ SUMATRIPTANA

Há relatos de casos de pacientes apresentando fraqueza, hiper-reflexia, dificuldades de coordenação motora, confusão, ansiedade e agitação após o tratamento concomitante com sertralina e sumatriptana. Deve-se atentar para o risco de síndrome serotonérgica.

SERTRALINA ⇔ TERFENADINA

A sertralina é um inibidor moderadamente fraco do metabolismo da terfenadina.

SERTRALINA ⇔ TOLBUTAMIDA

A sertralina pode ocasionar leve diminuição (16%) nas concentrações plasmáticas da tolbutamida.

SERTRALINA ⇔ TRAMADOL

Há um relato de síndrome serotonérgica na associação de tramadol e sertralina. O tramadol é metabolizado pela CYP2D6.

SERTRALINA ⇔ TRANILCIPROMINA

Ver *Sertralina* ⇔ *IMAOs*.

SERTRALINA ⇔ TRAZODONA

O uso concomitante está relacionado ao risco aumentado de desenvolvimento de síndrome serotonérgica.

SERTRALINA ⇔ VARFARINA

A sertralina administrada com varfarina apresenta discreta elevação em suas concentrações séricas, possivelmente por deslocá-la na sua ligação com as proteínas plasmáticas. Pode haver aumento de até 9% no tempo de protrombina e de até 3 pontos no INR. O tempo de protrombina deve ser monitorado nos pacientes que usam tal combinação, para assegurar a integridade da coagulação. A varfarina é metabolizada principalmente pela CYP2C9 e pela CYP2C10.

SERTRALINA ⇔ VORTIOXETINA

O uso concomitante está relacionado ao risco aumentado de desenvolvimento de síndrome serotonérgica.

SERTRALINA ⇔ VENLAFAXINA

O uso concomitante está relacionado ao risco aumentado de desenvolvimento de síndrome serotonérgica.

SERTRALINA ⇔ ZOLPIDEM

Existem relatos de alucinações visuais, com duração média de 7 horas, em pacientes que usaram zolpidem e algum antidepressivo, como sertralina, desipramina, fluoxetina, bupropiona ou venlafaxina. O início de ação é reduzido e o efeito é aumentado com o uso concomitante.

SERTRALINA ⇔ ZIPRASIDONA

O uso concomitante está relacionado ao prolongamento dose-dependente do intervalo QT, com maior risco de arritmias ventriculares.

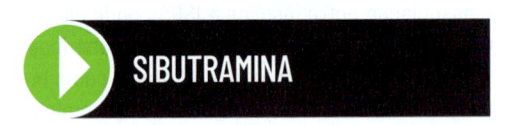

▶ SIBUTRAMINA

A CYP3A4 é a principal isoenzima da CYP, responsável pelo metabolismo da sibutramina.

SIBUTRAMINA ⇔ ÁLCOOL

Não houve comprometimento no desempenho cognitivo ou psicomotor quando a sibutramina foi administrada, em dose única, com álcool. Entretanto, não é recomendado o consumo excessivo de bebida alcoólica sob uso de sibutramina.

SIBUTRAMINA ⇔ ANTIBIÓTICOS MACROLÍDEOS

Os macrolídeos inibem a CYP3A4, diminuindo o metabolismo da sibutramina, com aumento de sua concentração.

SIBUTRAMINA ⇔ ANTICONCEPCIONAIS ORAIS

A supressão da ovulação por contraceptivo esteroide oral não foi inibida pela sibutramina.

SIBUTRAMINA ◀▶ ANTIDEPRESSIVOS TRICÍCLICOS

Esta combinação deve ser evitada devido ao risco de síndrome serotonérgica.

SIBUTRAMINA ◀▶ ANTIFÚNGICOS AZÓLICOS

Os antifúngicos azólicos usados em combinação com sibutramina inibem o metabolismo desta, aumentando sua concentração sérica.

Ver também *Sibutramina* ◀▶ *Cetoconazol.*

SIBUTRAMINA ◀▶ CETOCONAZOL

A administração concomitante de cetoconazol 400 mg/dia e sibutramina 20 mg/dia, em pacientes obesos não complicados, resultou em aumento moderado da concentração máxima em 36% e 19% para essas medicações, respectivamente.

Ver também *Sibutramina* ◀▶ *Antifúngicos azólicos.*

SIBUTRAMINA ◀▶ CIMETIDINA

A cimetidina não altera o metabolismo da sibutramina em grau clinicamente relevante.

SIBUTRAMINA ◀▶ CITALOPRAM

Ver *Citalopram* ◀▶ *Sibutramina.*

SIBUTRAMINA ◀▶ CLARITROMICINA

Ver *Sibutramina* ◀▶ *Antibióticos macrolídeos.*

SIBUTRAMINA ◀▶ DANAZOL

O danazol inibe o metabolismo da sibutramina, produzindo aumento em sua concentração.

SIBUTRAMINA ◀▶ DI-HIDROERGOTAMINA

Há risco de síndrome serotonérgica com o uso combinado.

SIBUTRAMINA ◀▶ DILTIAZEM

O diltiazem inibe o metabolismo da sibutramina, produzindo aumento em sua concentração.

SIBUTRAMINA ◀▶ DULOXETINA

Ver *Duloxetina* ◀▶ *Sibutramina.*

SIBUTRAMINA ◀▶ EFEDRINA

Recomenda-se atenção ao usar esses fármacos em associação com outros medicamentos que possam aumentar a PA e a FC.

SIBUTRAMINA ◀▶ ERITROMICINA

Ver *Sibutramina* ◀▶ *Antibióticos macrolídeos.*

SIBUTRAMINA ◀▶ FENTANILA

Há risco de síndrome serotonérgica com o uso combinado.

SIBUTRAMINA ◀▶ FLUCONAZOL

Ver *Sibutramina* ◀▶ *Antifúngicos azólicos.*

SIBUTRAMINA ◀▶ FLUOXETINA

Ver *Fluoxetina* ◀▶ *Sibutramina.*

SIBUTRAMINA ◀▶ FLUPENTIXOL

Ver *Flupentixol* ◀▶ *Sibutramina.*

SIBUTRAMINA ◀▶ FLUVOXAMINA

Ver *Fluvoxamina* ◀▶ *Sibutramina.*

SIBUTRAMINA ◀▶ IMAOs

O uso concomitante é contraindicado, devendo-se descontinuar o IMAO pelo menos duas semanas antes de iniciar a sibutramina, ou interromper a sibutramina pelo menos duas semanas antes de administrar o IMAO.

SIBUTRAMINA ◀▶ ISRSs

Há risco de síndrome serotonérgica com a associação.

SIBUTRAMINA ◀▶ ITRACONAZOL

Ver *Sibutramina* ◀▶ *Antifúngicos azólicos.*

SIBUTRAMINA ◀▶ LÍTIO

Ver *Lítio* ◀▶ *Sibutramina.*

SIBUTRAMINA ◀▶ MEPERIDINA

Há risco de síndrome serotonérgica com a associação.

SIBUTRAMINA ◀▶ METILFENIDATO

Ver *Metilfenidato* ◀▶ *Sibutramina.*

SIBUTRAMINA ◀▶ MIRTAZAPINA

Ver *Mirtazapina* ◀▶ *Sibutramina.*

SIBUTRAMINA ◀▶ OLANZAPINA

Ver *Olanzapina* ◀▶ *Sibutramina.*

SIBUTRAMINA ◀▶ OUTROS AGENTES SEROTONÉRGICOS (DEXTROMETORFANO, PENTAZOCINA, SUMATRIPTANA, TRIPTOFANO, ZOLMITRIPTANA)

Há risco de síndrome serotonérgica com a associação.

SIBUTRAMINA ◀▶ PAROXETINA

Ver *Paroxetina* ◀▶ *Sibutramina*.

SIBUTRAMINA ◀▶ PROPOXIFENO

O propoxifeno inibe o metabolismo da sibutramina, produzindo aumento em sua concentração.

SIBUTRAMINA ◀▶ SELEGILINA

Ver *Selegilina* ◀▶ *Sibutramina*.

SIBUTRAMINA ◀▶ VENLAFAXINA

Ambas as substâncias aumentam os níveis de serotonina, elevando o risco de síndrome serotonérgica. A combinação é contraindicada, a menos que os benefícios superem os riscos.

SIBUTRAMINA ◀▶ VERAPAMIL

O verapamil inibe o metabolismo da sibutramina, produzindo aumento em sua concentração.

▶ SILDENAFILA

O metabolismo da sildenafila é hepático, mediado principalmente pela CYP3A4 (via primária) e pela CYP2C9 (via secundária).

SILDENAFILA ◀▶ ÁLCOOL

Pode potencializar o efeito hipotensivo da sildenafila. Na dose de 50 mg, não potencializou os efeitos hipotensores do álcool em voluntários sadios com níveis médios máximos de álcool no sangue de 0,08% (80 mg/dL).

SILDENAFILA ◀▶ α-BLOQUEADORES

Há maior risco de hipotensão sintomática com o uso concomitante desses fármacos.

SILDENAFILA ◀▶ ANTIÁCIDOS

Doses únicas de antiácidos (hidróxido de alumínio, hidróxido de magnésio) não exerceram efeito sobre a biodisponibilidade da sildenafila.

SILDENAFILA ◀▶ ANTIDEPRESSIVOS TRICÍCLICOS

Ver *Antidepressivos tricíclicos* ◀▶ *Sildenafila*.

SILDENAFILA ◀▶ ANTIFÚNGICOS AZÓLICOS

Os antifúngicos azólicos, inibidores específicos da CYP3A4, reduzem a depuração da sildenafila, com aumento de sua concentração plasmática.

SILDENAFILA ◀▶ β-BLOQUEADORES

Há maior risco de hipotensão sintomática com o uso concomitante desses fármacos.

SILDENAFILA ◀▶ BCCs

Os dados farmacocinéticos dos pacientes incluídos em estudos clínicos não demonstraram efeito dos BCCs sobre a farmacocinética da sildenafila.

SILDENAFILA ◀▶ CARBAMAZEPINA

Ver *Carbamazepina* ◀▶ *Sildenafila*.

SILDENAFILA ◀▶ CETOCONAZOL

Ver *Sildenafila* ◀▶ *Antifúngicos azólicos*.

SILDENAFILA ◀▶ CIMETIDINA

Os antifúngicos azólicos, inibidores específicos da CYP3A4, reduzem a depuração da sildenafila, com aumento de sua concentração plasmática.

SILDENAFILA ◀▶ CIPROFLOXACINO

A associação pode aumentar a concentração sérica de sildenafila.

SILDENAFILA ◀▶ DOXAZOSINA

Há maior risco de hipotensão ortostática com o uso concomitante desses fármacos.

SILDENAFILA ◀▶ ERITROMICINA

Os antifúngicos azólicos, inibidores específicos da CYP3A4, reduzem a depuração da sildenafila, com aumento de sua concentração plasmática.

SILDENAFILA ◀▶ FLUCONAZOL

Ver *Sildenafila* ◀▶ *Antifúngicos azólicos*.

SILDENAFILA ◀▶ FUROSEMIDA

Os dados farmacocinéticos dos pacientes incluídos em estudos clínicos não demonstraram efeito dos diuréticos de alça sobre a farmacocinética da sildenafila.

SILDENAFILA ◆▶ HIDROCLOROTIAZIDA

Os dados farmacocinéticos dos pacientes incluídos em estudos clínicos não demonstraram efeito da hidroclorotiazida sobre a farmacocinética da sildenafila.

SILDENAFILA ◆▶ IECAs

Os dados farmacocinéticos dos pacientes incluídos em estudos clínicos não demonstraram efeito dos IECAs sobre a farmacocinética da sildenafila.

SILDENAFILA ◆▶ IPs

Os IPs (p. ex., ritonavir), inibidores específicos da CYP3A4, reduzem a depuração da sildenafila, com aumento de sua concentração plasmática.

SILDENAFILA ◆▶ ISRSs

O uso concomitante de sildenafila com fluvoxamina pode ocasionar aumento das concentrações plasmáticas de sildenafila. Para os demais ISRSs, não há alteração da farmacocinética da sildenafila com o uso concomitante.

SILDENAFILA ◆▶ ITRACONAZOL

Ver *Sildenafila* ◆▶ *Antifúngicos azólicos*.

SILDENAFILA ◆▶ NITRATOS

Foi demonstrado que a sildenafila potencializa o efeito hipotensor do regime terapêutico com nitratos, tanto no uso agudo quanto no crônico. A associação é contraindicada.

SILDENAFILA ◆▶ VARFARINA

Não há alteração significativa da concentração plasmática da sildenafila com o uso concomitante de varfarina (um inibidor da CYP2C9).

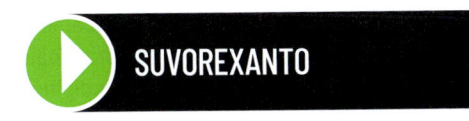

▶ SUVOREXANTO

O suvorexanto é metabolizado, principalmente, pela isoenzima CYP3A4, com menor contribuição da CYP2C19.

SUVOREXANTO ◆▶ ÁLCOOL

A administração conjunta de álcool e suvorexanto pode potencializar os efeitos depressores sobre o SNC de ambas as substâncias. Essa associação não é recomendada.

SUVOREXANTO ◆▶ ANTICONCEPCIONAIS ORAIS

O uso de ACOs pode diminuir as concentrações séricas do suvorexanto, mas não de uma forma clinicamente significativa.

SUVOREXANTO ◆▶ BZDs

Ver *BZDs* ◆▶ *Suvorexanto*.

SUVOREXANTO ◆▶ CARBAMAZEPINA

Ver *Carbamazepina* ◆▶ *Suvorexanto*.

SUVOREXANTO ◆▶ CETOCONAZOL

O cetoconazol é um forte inibidor da CYP3A4 e pode aumentar as concentrações séricas do suvorexanto. Essa associação não é recomendada.

SUVOREXANTO ◆▶ CIPROFLOXACINO

O ciprofloxacino é um inibidor moderado da CYP3A4 e pode aumentar as concentrações séricas do suvorexanto. Deve-se ter cautela com a associação. A dose geralmente não deve exceder 10 mg em pacientes usando inibidores da CYP3A4.

SUVOREXANTO ◆▶ CLARITROMICINA

A claritromicina é um forte inibidor da CYP3A4 e pode aumentar as concentrações séricas do suvorexanto. Essa associação não é recomendada.

SUVOREXANTO ◆▶ DIGOXINA

As concentrações séricas de digoxina podem ser aumentados com o uso concomitante de suvorexanto. Recomenda-se monitoramento das concentrações séricas de digoxina.

SUVOREXANTO ◆▶ DILTIAZEM

O diltiazem é um inibidor moderado da CYP3A4 e pode aumentar as concentrações séricas do suvorexanto. Deve-se ter cautela com a associação. A dose geralmente não deve exceder 10 mg em pacientes usando inibidores da CYP3A4.

SUVOREXANTO ◆▶ ERITROMICINA

A eritromicina é um inibidor moderado da CYP3A4 e pode aumentar as concentrações séricas do suvorexanto. Deve-se ter cautela com a associação. A dose geralmente não deve exceder 10 mg em pacientes usando inibidores da CYP3A4.

SUVOREXANTO ◀▶ FENITOÍNA

As concentrações séricas de suvorexanto podem ser reduzidas pelo uso concomitante de fenitoína.

SUVOREXANTO ◀▶ FENOBARBITAL

As concentrações séricas de suvorexanto podem ser reduzidas pelo uso concomitante de fenobarbital.

SUVOREXANTO ◀▶ FLUCONAZOL

O fluconazol é um inibidor moderado da CYP3A4 e pode aumentar as concentrações séricas do suvorexanto. Deve-se ter cautela com a associação. A dose geralmente não deve exceder 10 mg em pacientes usando inibidores da CYP3A4.

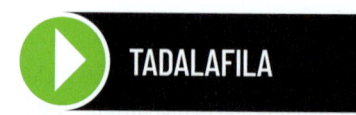

SUVOREXANTO ◀▶ INDINAVIR

O indinavir é um forte inibidor da CYP3A4 e pode aumentar as concentrações séricas do suvorexanto. Essa associação não é recomendada.

SUVOREXANTO ◀▶ ITRACONAZOL

O itraconazol é um forte inibidor da CYP3A4 e pode aumentar as concentrações séricas do suvorexanto. Essa associação não é recomendada.

SUVOREXANTO ◀▶ PAROXETINA

Ver *Paroxetina* ◀▶ *Suvorexanto*.

SUVOREXANTO ◀▶ RITONAVIR

O ritonavir é um forte inibidor da CYP3A4 e pode aumentar as concentrações séricas do suvorexanto. Essa associação não é recomendada.

SUVOREXANTO ◀▶ SAQUINAVIR

O saquinavir é um forte inibidor da CYP3A4 e pode aumentar as concentrações séricas do suvorexanto. Essa associação não é recomendada.

SUVOREXANTO ◀▶ VERAPAMIL

O verapamil é um inibidor moderado da CYP3A4 e pode aumentar as concentrações séricas do suvorexanto. Deve-se ter cautela com a associação. A dose geralmente não deve exceder 10 mg em pacientes usando inibidores da CYP3A4.

TADALAFILA

A tadalafila é metabolizada, principalmente, pela isoenzima CYP3A4. Pode potencializar os efeitos hipotensores de α-bloqueadores, nitratos, anti-hipertensivos e álcool.

TADALAFILA ◀▶ ÁLCOOL

A tadalafila não afetou as concentrações alcoólicas, e o álcool não afetou as concentrações plasmáticas da tadalafila. Em altas doses de álcool (0,7 g/kg), a tadalafila não diminui de forma estatisticamente significativa a PA média. Em alguns indivíduos, foram observadas tontura postural e hipotensão ortostática. Quando a tadalafila foi administrada com baixas doses de álcool (0,6 g/kg), não foi observada hipotensão ou aumento de tontura em relação ao uso isolado de álcool.

TADALAFILA ◀▶ ANTAGONISTAS H2

Um aumento no pH gástrico resultante da administração de nizatidina não teve efeito significativo na farmacocinética da tadalafila.

TADALAFILA ◀▶ ANTIÁCIDOS

A administração simultânea de antiácido (hidróxido de alumínio, hidróxido de magnésio) e tadalafila reduziu a velocidade aparente de absorção desta, sem alterar sua biodisponibilidade.

TADALAFILA ◀▶ ANTI-HIPERTENSIVOS

O potencial da tadalafila em aumentar os efeitos hipotensores dos agentes anti-hipertensivos foi examinado em estudos de farmacologia clínica. Não apresentou interação clinicamente significativa com as classes dos principais agentes anti-hipertensivos: BCCs (anlodipino), IECAs (enalapril), bloqueadores do receptor β-adrenérgico (metoprolol), diuréticos tiazídicos (bendroflumetiazida) e bloqueadores do receptor da angiotensina II (vários tipos e doses, sozinhos ou em combinação com tiazidas, BCCs, bloqueadores do receptor β-adrenérgico e/ou β-bloqueadores). A análise dos estudos clínicos, fase 3, também não mostrou diferenças nos efeitos adversos em pacientes recebendo tadalafila com ou sem medicamento anti-hipertensivo.

TADALAFILA ◀▶ BLOQUEADORES α-ADRENÉRGICOS

A tadalafila não tem efeito clinicamente significativo na PA quando coadministrada com tansulosina. Quando a tadalafila foi coadministrada em indivíduos sadios tomando doxazosina (4 a 8 mg diariamente), houve um aumento dos efeitos hipotensores desta. O número de indivíduos com diminuição da PA em pé, potencialmente com maior significância clínica, foi maior para essa combinação. Nesses estudos de farmacologia clínica, houve sintomas associados com a diminuição da PA, incluindo síncope.

TADALAFILA ◀▶ CETOCONAZOL

A concentração de tadalafila foi aumentada quando coadministrada com cetoconazol devido à inibição da CYP3A4.

TADALAFILA ◀▶ ERITROMICINA

Ainda que interações específicas não tenham sido estudadas, é provável que a eritromicina eleve a concentração da tadalafila em decorrência da inibição da CYP3A4.

TADALAFILA ◀▶ ITRACONAZOL

Ainda que interações específicas não tenham sido estudadas, é provável que o itraconazol eleve a concentração da tadalafila em decorrência da inibição da CYP3A4.

TADALAFILA ◀▶ NITRATOS

Foi demonstrado que a tadafila potencializa o efeito hipotensor do regime terapêutico com nitratos, tanto no uso agudo quanto no crônico. A associação é contraindicada.

TADALAFILA ◀▶ RIFAMPICINA

A concentração da tadalafila foi reduzida quando coadministrada com rifampicina. Acredita-se que a administração concomitante de outros indutores da CYP3A4 também diminua as concentrações plasmáticas da tadalafila. A magnitude da diminuição da eficácia é desconhecida.

TADALAFILA ◀▶ RITONAVIR

A concentração da tadalafila foi aumentada quando coadministrada com ritonavir. Ainda que interações específicas não tenham sido estudadas, é provável que outros IPs elevem a concentração da tadalafila pela inibição da CYP3A4.

TADALAFILA ◀▶ SAQUINAVIR

Ainda que interações específicas não tenham sido estudadas, é provável que o saquinavir eleve a concentração da tadalafila pela inibição da CYP3A4.

TADALAFILA ◀▶ TEOFILINA

A tadalafila não teve efeito clinicamente significativo na farmacocinética ou na farmacodinâmica da teofilina.

TADALAFILA ◀▶ VARFARINA

A tadalafila não teve efeito clinicamente significativo na biodisponibilidade da varfarina, nem afetou as alterações no tempo de protrombina induzidas por esta.

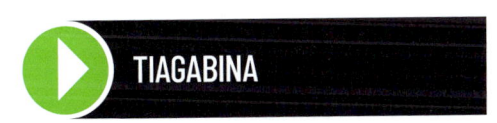

TIAGABINA

A metabolização da tiagabina é hepática, principalmente pela CYP3A4. Deve-se monitorar a associação com outros depressores do SNC.

TIAGABINA ◀▶ ÁCIDO VALPROICO

Ver *Ácido valproico* ◀▶ *Tiagabina*.

TIAGABINA ◀▶ ÁLCOOL

A administração conjunta de álcool e tiagabina pode potencializar os efeitos depressores sobre o SNC de ambas as substâncias.

TIAGABINA ◀▶ CARBAMAZEPINA

Ver *Carbamazepina* ◀▶ *Tiagabina*.

TIAGABINA ◀▶ CLOBAZAM

A administração conjunta de clobazam e tiagabina pode potencializar os efeitos depressores sobre o SNC de ambas as substâncias.

TIAGABINA ◀▶ EFAVIRENZ

A depuração da tiagabina aumenta na presença de indutores enzimáticos hepáticos, como o efavirenz. Deve-se monitorar a associação.

TIAGABINA ◀▶ FENITOÍNA

A depuração da tiagabina aumenta na presença de indutores enzimáticos hepáticos, como a fenitoína. Deve-se monitorar a associação. A tiagabina não altera as concentrações de fenitoína no plasma.

TIAGABINA ◀▶ ILOPERIDONA

A administração conjunta de iloperidona e tiagabina pode potencializar os efeitos depressores sobre o SNC de ambas as substâncias.

TIAGABINA ◀▶ LURASIDONA

A administração conjunta de lurasidona e tiagabina pode potencializar os efeitos depressores sobre o SNC de ambas as substâncias.

TIAGABINA ◀▶ MODAFINILA

Ver *Modafinila ◀▶ Tiagabina*.

TIAGABINA ◀▶ ORLISTATE

O orlistate reduz as concentrações séricas de tiagabina ao inibir sua absorção intestinal. Pode ser necessário ajuste de dose.

TIAGABINA ◀▶ PRIMIDONA

A depuração da tiagabina é 60% maior em pessoas que fazem uso de primidona por meio da indução da CYP3A4.

TIAGABINA ◀▶ RIVASTIGMINA

Ver *Rivastigmina ◀▶ Tiagabina*.

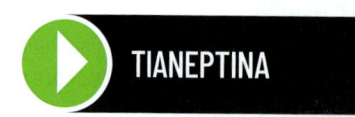

TIANEPTINA

O metabolismo da tianeptina ocorre por betaoxidação da cadeia lateral ácida, e seus maiores metabólitos são os seus derivados, o ácido pentanoico e o ácido propiônico. Não é alvo do metabolismo hepático de primeira passagem. Passa por extensivo metabolismo extrarrenal.

TIANEPTINA ◀▶ ÁCIDO ACETILSALICÍLICO

O uso a longo prazo de AAS pode aumentar os níveis de tianeptina, aumentando os riscos de efeitos colaterais. Isso ocorre pois o AAS é capaz de deslocar a tianeptina da ligação com proteínas plasmáticas, aumentando sua fração livre.

TIANEPTINA ◀▶ ÁLCOOL

A coadministração conjunta de álcool reduz em até 30% a absorção e as concentrações plasmáticas da tianeptina. Clinicamente, essa interação parece não ser relevante.

TIANEPTINA ◀▶ ANESTÉSICOS GERAIS

O fabricante recomenda que a tianeptina seja suspensa de 24 a 48 horas antes de procedimentos cirúrgicos que requeiram anestesia geral e que o anestesiologista seja avisado sobre o uso.

TIANEPTINA ◀▶ IMAOs

Assim como outros ADs, a tianeptina é contraindicada com IMAO. Como regra, deve ser respeitado um intervalo mínimo de duas semanas quando a tianeptina é usada como um substituto do IMAO e de 24 horas quando um IMAO é usado como um substituto da tianeptina.

TIANEPTINA ◀▶ ISRSs

A segurança dessa associação ainda não foi claramente estabelecida. Síndrome serotonérgica pode ser causada pela associação de medicações que aumentam a neurotransmissão central de serotonina, como os ISRSs e a tianeptina.

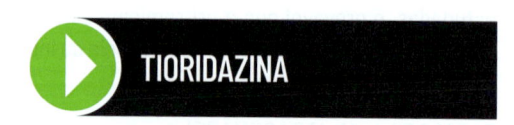

TIORIDAZINA

A tioridazina é extensivamente metabolizada no fígado pela CYP2D6.

TIORIDAZINA ◀▶ ÁLCOOL

O álcool pode potencializar o risco de reações hepatotóxicas, hipertermia, acatisia, distonia ou outros transtornos do SNC, além do efeito depressor do SNC, e, portanto, seu consumo durante a terapia com tioridazina deve ser evitado.

TIORIDAZINA ◀▶ ANTIÁCIDOS

O uso concomitante pode diminuir a absorção de APs.

TIORIDAZINA ◀▶ ANTICOAGULANTES

A associação com fenotiazinas pode causar um elevado efeito hipoprotrombinêmico, presumivelmente devido à competição enzimática, necessitando de um cuidadoso monitoramento da protrombina plasmática.

TIORIDAZINA ◀▶ ANTICOLINÉRGICOS

O uso concomitante pode aumentar os efeitos colaterais e tóxicos das medicações.

TIORIDAZINA ◀▶ ANTIDEPRESSIVOS TRICÍCLICOS

A associação resulta em níveis plasmáticos aumentados de ADTs e/ou fenotiazinas. Como resultado, foram relatadas arritmias cardíacas em pacientes que estavam recebendo tioridazina e ADTs concomitantemente.

TIORIDAZINA ◀▶ ANTIDIABÉTICOS

Afetam o metabolismo de carboidratos e, portanto, podem interferir no controle de pacientes diabéticos.

TIORIDAZINA ◀▶ ANTIPARKINSONIANOS

A associação pode provocar redução em seus efeitos terapêuticos e deve ser evitada.

TIORIDAZINA ◀▶ BARBITÚRICOS

O uso concomitante com fenotiazinas pode resultar em níveis séricos reduzidos de ambos os fármacos e em resposta aumentada se um dos medicamentos é retirado.

TIORIDAZINA ◀▶ BZDs

Ver *BZDs ◀▶ Tioridazina*.

TIORIDAZINA ◀▶ β-BLOQUEADORES

O uso combinado pode provocar redução em seus efeitos terapêuticos e aumentar os riscos de hipotensão.

TIORIDAZINA ◀▶ INIBIDORES DA ACETILCOLINESTERASE

A combinação dessas substâncias pode aumentar o efeito neurotóxico dos APs e levar à ocorrência de ECEs graves.

TIORIDAZINA ◀▶ ISRSs

A associação deve ser evitada, pois pode aumentar os efeitos colaterais dos ADs e levar à ocorrência de SNM e síndrome serotonérgica, bem como aumentar os sintomas de hipotensão.

TIORIDAZINA ◀▶ LÍTIO

Ver *Lítio ◀▶ Tioridazina*.

TIORIDAZINA ◀▶ MEDICAMENTOS QUE PROLONGAM O INTERVALO QT

A associação deve ser evitada devido ao risco associado de prolongamento do intervalo QT.

TIORIDAZINA ◀▶ METILFENIDATO

Ver *Metilfenidato ◀▶ Tioridazina*.

TIORIDAZINA ◀▶ METOCLOPRAMIDA

O uso combinado pode aumentar os efeitos colaterais dos APs, devendo ser evitado.

TIORIDAZINA ◀▶ OPIOIDES

O uso concomitante pode aumentar o risco de hipotensão, constipação e retenção urinária, além dos efeitos depressores do SNC.

TIORIDAZINA ◀▶ OUTROS ANTIPSICÓTICOS

A associação pode levar à ocorrência de prolongamento do intervalo QT, da sedação e do risco de ECEs e SNM.

TIORIDAZINA ◀▶ QUETIAPINA

Ver *Quetiapina ◀▶ Tioridazina*.

TIORIDAZINA ◀▶ ZOLPIDEM

O uso combinado pode aumentar os sintomas de depressão do SNC.

TIORIDAZINA ◀▶ VILOXAZINA

Ver *Viloxazina ◀▶ Tioridazina*.

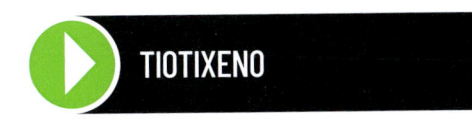

▶ TIOTIXENO

O tiotixeno tem metabolismo hepático por meio da CYP1A2.

TIOTIXENO ◀▶ ÁLCOOL

A associação potencializa o efeito depressor do SNC e eleva o risco convulsivo em pacientes que estejam em abstinência alcoólica.

TIOTIXENO ◀▶ ANTI-HIPERTENSIVOS
Pode ocorrer hipotensão excessiva pela adição dos efeitos hipotensores dos medicamentos.

TIOTIXENO ◀▶ ANTIPSICÓTICOS FENOTIAZÍNICOS
Pode ocorrer sedação excessiva e aumento do risco de efeitos colaterais pela associação dos dois fármacos com efeitos antidopaminérgicos.

TIOTIXENO ◀▶ BARBITÚRICOS
A associação pode potencializar os efeitos depressores respiratórios e do SNC.

TIOTIXENO ◀▶ BROMOCRIPTINA
Pode antagonizar o efeito dopaminérgico e aumentar os efeitos hipotensivos e depressivos do SNC.

TIOTIXENO ◀▶ CARBAMAZEPINA
Ver Carbamazepina ◀▶ Tiotixeno.

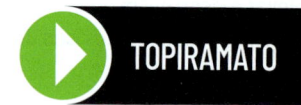

TOPIRAMATO

O topiramato não é extensivamente metabolizado. Cerca de 70% do fármaco é excretado na urina sem modificações. Menores quantidades são metabolizadas no fígado. A porcentagem metabolizada no fígado e a depuração são aumentadas em pacientes recebendo indutores enzimáticos.

TOPIRAMATO ◀▶ ÁCIDO VALPROICO
Ver Ácido valproico ◀▶ Topiramato.

TOPIRAMATO ◀▶ ÁLCOOL
A associação pode aumentar o efeito depressor de ambas as substâncias no SNC. O álcool pode, ainda, aumentar a concentração sérica do topiramato na formulação de liberação prolongada. Deve-se evitar a combinação.

TOPIRAMATO ◀▶ ALPRAZOLAM
O topiramato diminui os níveis de alprazolam devido à interferência no metabolismo da substância. A associação pode aumentar o efeito depressor de ambas as substâncias no SNC.

TOPIRAMATO ◀▶ AMISSULPRIDA
Ver Amissulprida ◀▶ Topiramato.

TOPIRAMATO ◀▶ ANTICONCEPCIONAIS HORMONAIS
O topiramato é considerado um fraco indutor das enzimas hepáticas que aceleram o metabolismo de contraceptivos hormonais. Sendo assim, pode reduzir a concentração sérica deles. Para pacientes em uso de medicações antiepiléticas, recomenda-se escolher um método contraceptivo reversível de longa ação (p. ex., DIU, acetato de medroxiprogesterona *depot* intramuscular). Como alternativa, pode-se usar uma dose mais alta de contraceptivo oral combinado, embora estudos precisos sejam escassos. Esses cuidados devem ser mantidos até 28 dias após descontinuação do topiramato.

TOPIRAMATO ◀▶ ANTIDEPRESSIVOS TRICÍCLICOS
A combinação pode aumentar o risco de depressão do SNC e prejuízo motor. O topiramato diminui as concentrações séricas da imipramina e clomipramina e aumenta as concentrações séricas da amitriptilina, sendo tais interações mediadas pela interferência na CYP3A4.

TOPIRAMATO ◀▶ APOMORFINA
A associação pode aumentar o efeito depressor de ambas as substâncias no SNC.

TOPIRAMATO ◀▶ ARIPIPRAZOL
Ver Aripiprazol ◀▶ Topiramato.

TOPIRAMATO ◀▶ BUSPIRONA
O topiramato diminui as concentrações séricas da buspirona devido à interferência na CYP3A4.

TOPIRAMATO ◀▶ CARBAMAZEPINA
Ver Carbamazepina ◀▶ Topiramato.

TOPIRAMATO ◀▶ CLOZAPINA
O topiramato diminui os níveis da clozapina devido à interferência na CYP3A4. A associação pode aumentar o efeito depressor de ambas as substâncias no SNC.

TOPIRAMATO ◀▶ DIAZEPAM
O diazepam diminui os níveis de topiramato devido à interferência no metabolismo hepático.

A associação pode aumentar o efeito depressor de ambas as substâncias no SNC.

TOPIRAMATO ◀▶ DIGOXINA

Em um estudo de dose única, a administração concomitante de topiramato provocou uma redução na concentração plasmática da digoxina. A importância clínica dessa observação não foi determinada. Quando o topiramato for associado ou descontinuado em pacientes submetidos a tratamento com a digoxina, recomenda-se atenção ao monitoramento rotineiro e cuidadoso das concentrações séricas de digoxina.

TOPIRAMATO ◀▶ DONEPEZILA

Ver *Donepezila ◀▶ Topiramato*.

TOPIRAMATO ◀▶ ECT

Ver *ECT ◀▶ Topiramato*.

TOPIRAMATO ◀▶ FENITOÍNA

A fenitoína diminui em até 48% a concentração sérica do topiramato, por ser uma indutora de enzimas hepáticas, o que requer, portanto, ajuste da dose e monitoramento de toxicidade deste. O topiramato, por sua vez, pode aumentar a concentração plasmática da fenitoína em alguns pacientes. Quando combinado com outros agentes antiepiléticos, os efeitos adversos mais comuns são sonolência, tonturas, ataxia, retardo psicomotor e fala hesitante.

TOPIRAMATO ◀▶ FENOBARBITAL

O fenobarbital parece aumentar o metabolismo do topiramato, diminuindo suas concentrações séricas.

TOPIRAMATO ◀▶ GALANTAMINA

Ver *Galantamina ◀▶ Topiramato*.

TOPIRAMATO ◀▶ HALOPERIDOL

Ver *Haloperidol ◀▶ Topiramato*.

TOPIRAMATO ◀▶ HIPOGLICEMIANTES

A depuração plasmática do topiramato parece ser reduzida quando administrado de forma concomitante com metformina. O topiramato, por sua vez, parece aumentar a concentração máxima desta. Uma redução nos níveis de pioglitazona foi notada no uso concomitante com topiramato em estudos clínicos. A relevância clínica dessas interações é desconhecida. Entretanto, deve-se ficar atento ao controle dos níveis glicêmicos quando o topiramato for adicionado ou retirado do tratamento concomitante com metformina ou pioglitazona. Também é importante lembrar que a metformina é contraindicada na presença de acidose metabólica, um efeito adverso possível secundário ao uso de topiramato.

TOPIRAMATO ◀▶ HIDROCLOROTIAZIDA

A concentração plasmática do topiramato aumentou quando associada à hidroclorotiazida em estudos cínicos. A significância clínica dessa alteração é desconhecida. A associação de hidroclorotiazida ao tratamento com topiramato pode precisar de um ajuste da dose do topiramato. Os resultados laboratoriais clínicos indicaram redução no potássio sérico após administração do topiramato ou da hidroclorotiazida, sendo maior quando a hidroclorotiazida e o topiramato foram administrados em combinação.

TOPIRAMATO ◀▶ INIBIDORES DA ANIDRASE CARBÔNICA

Inibidores da anidrase carbônica, como a acetazolamida, podem aumentar o risco de acidose metabólica e litíase renal quando usados em combinação com topiramato, um fraco inibidor da anidrase carbônica. O risco da formação de nefrolitíase é maior em pacientes em dieta cetogênica ou pouco hidratados.

TOPIRAMATO ◀▶ LAMOTRIGINA

Ver *Lamotrigina ◀▶ Topiramato*.

TOPIRAMATO ◀▶ LÍTIO

Ver *Lítio ◀▶ Topiramato*.

TOPIRAMATO ◀▶ METADONA

Ver *Metadona ◀▶ Topiramato*.

TOPIRAMATO ◀▶ METILFENIDATO

Ver *Metilfenidato ◀▶ Topiramato*.

TOPIRAMATO ◀▶ MIDAZOLAM

O topiramato diminui as concentrações séricas do midazolam devido à interferência na CYP3A4.

TOPIRAMATO ◆▶ OLANZAPINA

Ver *Olanzapina* ◆▶ *Topiramato*.

TOPIRAMATO ◆▶ ONDANSETRONA

O topiramato diminui as concentrações séricas da ondansetrona devido à interferência na CYP3A4.

TOPIRAMATO ◆▶ PIMOZIDA

Ver *Pimozida* ◆▶ *Topiramato*.

TOPIRAMATO ◆▶ PROMETAZINA

Ver *Prometazina* ◆▶ *Topiramato*.

TOPIRAMATO ◆▶ QUETIAPINA

Ver *Quetiapina* ◆▶ *Topiramato*.

TOPIRAMATO ◆▶ RAMELTEONA

Ver *Ramelteona* ◆▶ *Topiramato*.

TOPIRAMATO ◆▶ RISPERIDONA

Ver *Risperidona* ◆▶ *Topiramato*.

TOPIRAMATO ◆▶ TRAZODONA

O topiramato diminui as concentrações séricas da trazodona devido à interferência na CYP3A4. Ambos aumentam sedação e sonolência.

TOPIRAMATO ◆▶ TRIAZOLAM

O topiramato diminui as concentrações séricas do triazolam devido à interferência na CYP3A4.

TOPIRAMATO ◆▶ VARDENAFILA

O topiramato diminui as concentrações séricas da vardenafila devido à interferência na CYP3A4.

TOPIRAMATO ◆▶ VARFARINA

Ocorreram respostas diminuídas do tempo de protrombina ou índice normalizado internacional (TP ou INR) após administração concomitante de topiramato com medicamentos anticoagulantes antagonistas de vitamina K, como a varfarina. Deve-se monitorar cuidadosamente o INR durante a administração concomitante dessas medicações.

TOPIRAMATO ◆▶ ZALEPLONA

O topiramato diminui os níveis da zaleplona devido à interferência na CYP3A4.

TOPIRAMATO ◆▶ ZIPRASIDONA

O topiramato diminui os níveis da ziprasidona devido à interferência na CYP3A4.

TOPIRAMATO ◆▶ ZOLPIDEM

O topiramato diminui os níveis do zolpidem devido à interferência na CYP3A4. A associação pode aumentar o efeito depressor de ambas as substâncias no SNC.

TOPIRAMATO ◆▶ ZONISAMIDA

O topiramato diminui os níveis da zonisamida devido à interferência na CYP3A4. A combinação dessas medicações deve ser utilizada com precaução, já que ambas podem provocar litíase renal.

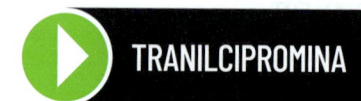

TRANILCIPROMINA

A tranilcipromina é um inibidor da CYP2C19, 2D6 e 2C9, embora não seja clinicamente relevante em dose terapêutica. Parece ser um inibidor altamente específico da CYP2A6, mesmo em baixas doses, mas como a CYP2A6 tem pouco papel no metabolismo de medicamentos, tem baixa relevância clínica. A inibição da MAO ainda contribui do ponto de vista de interações farmacocinéticas. A maioria das interações ocorre por mecanismos farmacodinâmicos com ações sinérgicas ou antagonistas. Embora a excreção da tranilcipromina seja rápida, é aconselhável descontinuar a terapia pelo menos sete dias antes de introduzir outra medicação com interação possível.

TRANILCIPROMINA ◆▶ ÁCIDO VALPROICO

Ver *Ácido valproico* ◆▶ *Tranilcipromina*.

TRANILCIPROMINA ◆▶ ADRENALINA (EPINEFRINA)

A tranilcipromina pode potencializar o efeito hipertensivo da adrenalina devido ao efeito sinérgico, podendo gerar episódio hipertensivo agudo. A combinação é contraindicada e, se realizada, deve ser de forma monitorada.

TRANILCIPROMINA ◆▶ ÁLCOOL

O álcool aumenta a síntese e a liberação centrais de catecolaminas, o que aumenta o risco de episódios hipertensivos. Já os IMAOs podem inibir a álcool desidrogenase hepática, implicando maior toxicidade do álcool. Deve-se aconselhar a redução do consumo ou evitar todos os tipos de bebidas alcoólicas enquanto os pacientes estiverem em tratamento com tranilcipromina.

TRANILCIPROMINA ◆▶ AMINAS SIMPATOMIMÉTICAS

A efedrina, a pseudoefedrina, o metaraminol, a fenilpropanolamina e a fenilefrina, quando combinados a um IMAO, podem causar grande aumento na PA, com risco de crises hipertensivas potencialmente fatais e neurotoxicidade central. Esses compostos podem ser encontrados em muitas preparações à base de ervas, em fármacos de venda livre, como medicamentos para resfriados, febre do feno, bem como em bebidas energéticas e para redução de peso. Gotas e *sprays* nasais também são desaconselhados.

TRANILCIPROMINA ◆▶ ANESTÉSICOS

A anestesia geral em pacientes que usam IMAO costuma ser considerada segura. Existem relatos ocasionais de interação com opioides usados no procedimento. Em um caso, a fenelzina aumentou a sedação promovida pelo propoxifeno; em outro, a associação produziu confusão, ansiedade, incoordenação, hipotensão grave e elevação das enzimas hepáticas. Na anestesia epidural de uma parturiente que utilizava fenelzina, uma analgesia satisfatória foi obtida por meio de bupivacaína, evitando-se opioides, adrenalina ou agentes pressores. Óbitos foram descritos com petidina e dextrometorfano, possivelmente por sua ação serotonérgica. A morfina e a fentanila, ao que parece, não foram relacionadas aos óbitos. Embora a excreção da tranilcipromina seja rápida, é aconselhável descontinuar a terapia pelo menos sete dias antes da cirurgia devido à possível interferência na ação de certos agentes anestésicos e analgésicos.

TRANILCIPROMINA ◆▶ ANFETAMINAS

A tranilcipromina pode potencializar o efeito hipertensivo das anfetaminas e resultar no desenvolvimento de uma síndrome serotonérgica potencialmente fatal. A combinação é contraindicada.

TRANILCIPROMINA ◆▶ ANTIDEPRESSIVOS TRICÍCLICOS

Ver *Antidepressivos tricíclicos* ◆▶ *Tranilcipromina.*

TRANILCIPROMINA ◆▶ ANTI-HISTAMÍNICOS

A combinação potencializa os efeitos anticolinérgicos e sedativos dos anti-histamínicos no SNC. Deve-se monitorar o uso concomitante.

TRANILCIPROMINA ◆▶ ATOMOXETINA

Ver *Atomoxetina* ◆▶ *Tranilcipromina.*
Ver *Atomoxetina* ◆▶ *IMAOs.*

TRANILCIPROMINA ◆▶ BZDs

Ver *BZDs* ◆▶ *Tranilcipromina.*

TRANILCIPROMINA ◆▶ BUPROPIONA

Ver *Bupropiona* ◆▶ *IMAOs.*

TRANILCIPROMINA ◆▶ BUSPIRONA

Ver *Buspirona* ◆▶ *Tranilcipromina.*

TRANILCIPROMINA ◆▶ CAFEÍNA

Por sinergia, há aumento do risco de elevação da PA e até mesmo de crise hipertensiva. Deve-se monitorar o uso concomitante.

TRANILCIPROMINA ◆▶ CARBAMAZEPINA

Ver *Carbamazepina* ◆▶ *IMAOs.*

TRANILCIPROMINA ◆▶ CETAMINA

Ver *Cetamina* ◆▶ *Tranilcipromina.*

TRANILCIPROMINA ◆▶ CIPROEPTADINA

A combinação potencializa os efeitos anticolinérgicos e sedativos dos anti-histamínicos no SNC. Além disso, também tem ação antisserotonérgica, com efeito de interação não claro. Recomenda-se evitar a associação.

TRANILCIPROMINA ◆▶ CLOZAPINA

Ver *Clozapina* ◆▶ *Tranilcipromina.*

TRANILCIPROMINA ◆▶ DERIVADOS DE DIBANZAZEPINA

Amitriptilina, desipramina, imipramina, nortriptilina, protriptilina e carbamazepina, quando combinadas com tranilcipromina, podem induzir crises hipertensivas ou convulsões graves. Há relatos do uso de tranilcipromina e clomipramina que causou hiperpirexia, coagulação intravascular disseminada e estado epilético.

TRANILCIPROMINA ◀▶ DESCONGESTIONANTES ORAIS

Descongestionantes orais contendo vasoconstritores locais (p. ex., efedrina, pseudoefedrina) podem produzir reações hipertensivas em pacientes que estejam utilizando IMAOs. Como essas substâncias costumam estar presentes em remédios para tosse ou resfriados, recomenda-se aos pacientes que tenham extrema cautela, inclusive com aqueles vendidos sem prescrição médica.

TRANILCIPROMINA ◀▶ DEXTROMETORFANO (E OUTROS INIBIDORES DO REFLEXO DA TOSSE)

O dextrometorfano está presente em vários medicamentos antitussígenos. Tem propriedades simpatomiméticas e serotonérgicas, o que aumenta o risco de efeitos colaterais graves, incluindo síndrome serotonérgica. Na literatura ainda estão descritos casos em que a combinação causou episódios curtos de psicose ou de comportamento bizarro. A combinação é contraindicada.

TRANILCIPROMINA ◀▶ DISSULFIRAM

Ver *Dissulfiram* ◀▶ *Tranilcipromina*.

TRANILCIPROMINA ◀▶ *ECSTASY* (MDMA)

Em conjunto, podem provocar reações graves e potencialmente fatais como crise hipertensiva, espasmos musculares, coma e *delirium*.

TRANILCIPROMINA ◀▶ ECT

Ver *ECT* ◀▶ *Tranilcipromina*.

TRANILCIPROMINA ◀▶ FENELZINA

Ver *Fenelzina* ◀▶ *Tranilcipromina*.

TRANILCIPROMINA ◀▶ FENOBARBITAL

A tranilcipromina pode aumentar ou prolongar a sedação e outros efeitos dos barbitúricos pelo fato de retardar seu metabolismo. A interação não está bem estabelecida.

TRANILCIPROMINA ◀▶ FLUOXETINA

Ver *Fluoxetina* ◀▶ *Tranilcipromina*.

TRANILCIPROMINA ◀▶ FLUVOXAMINA

Ver *Fluvoxamina* ◀▶ *Tranilcipromina*.

TRANILCIPROMINA ◀▶ *GINSENG*

O *Ginseng* (encontrado em muitos remédios fitoterápicos e chás) pode potencializar o efeito dos IMAOs e causar insônia, cefaleia, tonturas, tremores e até mesmo hipomania com a combinação dessas substâncias. Recomenda-se aos pacientes em uso de IMAOs que tenham extremo cuidado com os chamados "medicamentos naturais".

TRANILCIPROMINA ◀▶ IECAs

A combinação potencializa os efeitos hipotensores sinérgicos de ambas as substâncias. Deve-se monitorar o uso.

TRANILCIPROMINA ◀▶ INSULINA

IMAOs podem contribuir para o desenvolvimento de episódios de hipoglicemia em diabéticos tratados com insulina ou com agentes hipoglicemiantes orais. O uso deve ser feito com cautela.

TRANILCIPROMINA ◀▶ LEVODOPA

A levodopa pode aumentar os efeitos colaterais dos IMAOs. A combinação é contraindicada devido ao risco de crise hipertensiva.

TRANILCIPROMINA ◀▶ LEVOMEPROMAZINA

Ver *Levomepromazina* ◀▶ *Tranilcipromina*.

TRANILCIPROMINA ◀▶ LÍTIO

Ver *Lítio* ◀▶ *IMAOs*.

TRANILCIPROMINA ◀▶ METILDOPA

A tranilcipromina reduz os efeitos anti-hipertensivos da metildopa. Deve-se suspender a tranilcipromina 14 dias antes de iniciar a metildopa.

TRANILCIPROMINA ◀▶ METILFENIDATO

Ver *Metilfenidato* ◀▶ *Tranilcipromina*.
Ver *Metilfenidato* ◀▶ *IMAOs*.

TRANILCIPROMINA ◀▶ MIRTAZAPINA

Ver *Mirtazapina* ◀▶ *Tranilcipromina*.

TRANILCIPROMINA ◀▶ MOCLOBEMIDA

Ver *Moclobemida* ◀▶ *Tranilcipromina*.

TRANILCIPROMINA ◀▶ NITRATOS

A combinação potencializa os efeitos hipotensores sinérgicos de ambas as substâncias. Deve-se monitorar o uso.

TRANILCIPROMINA ◀▶ NORADRENALINA

A tranilcipromina aumenta os efeitos hipertensores da noradrenalina. Há risco de crise hipertensiva, sendo a combinação contraindicada.

TRANILCIPROMINA ◀▶ OPIOIDES

Em baixas doses, a codeína associada ao IMAO apresenta pouco risco de interações. A combinação de fentanila com IMAOs apresenta risco elevado de síndrome serotonérgica. Deve-se evitar a associação durante o uso de tranilcipromina e até 21 dias após a suspensão. O uso concomitante de meperidina (petidina) e IMAOs aumenta o risco de síndrome serotonérgica, bem como a toxicidade da petidina. A combinação é contraindicada. A morfina, entre os opioides, é considerada segura na interação com IMAOs. No entanto, deve-se manter o monitoramento do nível de consciência e da PA do paciente. Recomenda-se cautela no uso concomitante.

Ver também *Metadona* ◀▶ *IMAOs*.

TRANILCIPROMINA ◀▶ OXCARBAZEPINA

Ver *Oxcarbazepina* ◀▶ *Tranilcipromina*.
Ver *Oxcarbazepina* ◀▶ *IMAOs*.

TRANILCIPROMINA ◀▶ PAROXETINA

Ver *Paroxetina* ◀▶ *IMAOs*.

TRANILCIPROMINA ◀▶ RESERPINA

Devido ao risco de hiperatividade pela excitação do SNC e de hipertensão, é contraindicado o uso concomitante de reserpina e IMAOs.

TRANILCIPROMINA ◀▶ SERTRALINA

Ver *Sertralina* ◀▶ *IMAOs*.

TRANILCIPROMINA ◀▶ SIBUTRAMINA

Ver *Sibutramina* ◀▶ *IMAOs*.

TRANILCIPROMINA ◀▶ SUMATRIPTANA

O uso concomitante pode provocar síndrome serotonérgica. A tranilcipromina pode aumentar as concentrações séricas da sumatriptana por diminuir seu metabolismo. Deve-se evitar a combinação e esperar duas semanas após descontinuação da tranilcipromina para iniciar a sumatriptana.

TRANILCIPROMINA ◀▶ TIANEPTINA

Ver *Tianeptina* ◀▶ *IMAOs*.

TRANILCIPROMINA ◀▶ TIAZÍDICOS

Os efeitos hipotensores dos diuréticos tiazídicos podem ser potencializados pelos IMAOs. Deve-se monitorar a associação.

TRANILCIPROMINA ◀▶ TIRAMINA

O risco de crises hipertensivas está relacionado à inibição da MAO-A, que é responsável pela metabolização da tiramina, uma amina vasoativa encontrada em diversos alimentos. A tiramina em excesso na corrente sanguínea aumenta os níveis de noradrenalina, levando a um rápido aumento da PA, com risco de dano a órgãos-alvo, infarto, aneurisma e morte. Além da preocupação com alimentos e bebidas contendo tiramina naturalmente, é importante preocupar-se em manter alimentos frescos, pois alimentos estocados de forma imprópria, fermentados ou estragados também pode conter doses aumentadas de tiramina.

TRANILCIPROMINA ◀▶ TRAZODONA

Há risco de síndrome serotonérgica, devendo-se evitar a associação.

TRANILCIPROMINA ◀▶ TRIEXIFENIDIL

Os efeitos anticolinérgicos de ambos os fármacos podem sofrer agravamento pelo seu efeito sinérgico.

TRANILCIPROMINA ◀▶ TRIPTOFANO

Há risco de síndrome serotonérgica, devendo se evitar a associação.

TRANILCIPROMINA ◀▶ VENLAFAXINA

Há risco de síndrome serotonérgica, devendo-se evitar a associação de IMAOs com IRSNs.

TRANILCIPROMINA ◀▶ ZIPRASIDONA

Com o uso combinado, ocorre aumento do risco de hipotensão e convulsões. Há, na literatura, relato de síndrome serotonérgica com a combinação, devendo-se evitar a associação.

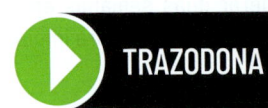

TRAZODONA

A trazodona é metabolizada extensamente via CYP3A4. Medicamentos que inibem a CYP3A4 podem provocar a elevação dos níveis da trazodona e, por consequência, causar aumento de seus efeitos adversos.

TRAZODONA ◀▶ ADTs

É provável que a trazodona eleve as concentrações séricas dos ADTs. Quando usados simultaneamente, ocorre potencialização dos efeitos sedativos e hipotensores de ambos os fármacos, além de maior risco de síndrome serotonérgica.

TRAZODONA ◀▶ ÁLCOOL

Ocorre potencialização dos efeitos depressores do SNC com o uso simultâneo dessas substâncias.

TRAZODONA ◀▶ AMIODARONA

A amiodarona pode elevar as concentrações plasmáticas da trazodona, com risco de hipotensão e síncope. Além disso, ambas podem prolongar o intervalo QT com risco aumentado de arritmia cardíaca.

TRAZODONA ◀▶ ANTI-HIPERTENSIVOS

O risco de hipotensão, incluindo ortostática, e síncope com o uso de trazodona pode ser exacerbado com o emprego concomitante de agentes anti-hipertensivos.

TRAZODONA ◀▶ ANTI-HISTAMÍNICOS

O uso de trazodona associada a anti-histamínicos pode aumentar os efeitos sedativos de ambos, com risco de depressão do SNC.

TRAZODONA ◀▶ ANTIPSICÓTICOS

Deve-se atentar para o fato de que alguns APs, em especial os típicos de baixa potência, reduzem a PA, por bloqueio α_1-adrenérgico, podendo potencializar o efeito hipotensor da trazodona. Pode ocorrer potencialização dos efeitos depressores do SNC. Pode, ainda, haver risco aumentado de síndrome serotonérgica e SNM com a associação de agente serotonérgico e APs. Além disso, pode existir efeito sinérgico do risco de prolongamento do intervalo QT.

TRAZODONA ◀▶ AZUL DE METILENO

A associação é contraindicada devido ao risco de síndrome serotonérgica. Se for necessário administrar azul de metileno em pacientes em uso de trazodona, recomenda-se suspendê-la, monitorar a toxicidade do SNC e só reiniciá-la, no mínimo, 24 horas depois da utilização do azul de metileno.

TRAZODONA ◀▶ BARBITÚRICOS

Há aumento do risco de depressão do SNC com a associação.

TRAZODONA ◀▶ BZDs

Ver *BZDs* ◀▶ *Trazodona*.

TRAZODONA ◀▶ BUPROPIONA

Ver *Bupropiona* ◀▶ *Trazodona*.

TRAZODONA ◀▶ BUSPIRONA

Ver *Buspirona* ◀▶ *Trazodona*.

TRAZODONA ◀▶ CARBAMAZEPINA

Ver *Carbamazepina* ◀▶ *Trazodona*.

TRAZODONA ◀▶ CETAMINA

Ver *Cetamina* ◀▶ *Trazodona*.

TRAZODONA ◀▶ CETOCONAZOL

O cetoconazol inibe a CYP3A4, o que aumenta a concentração sérica da trazodona, havendo risco de potencializar efeitos adversos como hipotensão, prolongamento do intervalo QT e arritmias.

TRAZODONA ◀▶ CISAPRIDA

É contraindicado o uso conjunto devido ao risco de prolongamento do intervalo QT.

TRAZODONA ◀▶ CLONIDINA

Ver *Clonidina* ◀▶ *Trazodona*.

TRAZODONA ◀▶ CLORPROMAZINA

Ver *Clorpromazina ◀▶ Trazodona*.

TRAZODONA ◀▶ DIGOXINA

A trazodona pode aumentar as concentrações séricas da digoxina. Há casos relatados de toxicidade com essa associação.

TRAZODONA ◀▶ ECT

Ver *ECT ◀▶ Trazodona*.

TRAZODONA ◀▶ ERVA-DE-SÃO-JOÃO (HIPÉRICO)

Existe o risco de síndrome serotonérgica com a associação.

TRAZODONA ◀▶ FENITOÍNA

A trazodona pode aumentar as concentrações séricas da fenitoína e até mesmo gerar níveis tóxicos.

TRAZODONA ◀▶ FLUOXETINA

Ver *Fluoxetina ◀▶ Trazodona*.

TRAZODONA ◀▶ GINKGO BILOBA

O *ginkgo* pode aumentar a atividade da CYP3A4, elevando a concentração plasmática da trazodona. Há relato de um caso de coma com essa associação.

TRAZODONA ◀▶ GUANETIDINA

O risco de hipotensão, incluindo ortostática, e síncope com o uso de trazodona pode ser exacerbado com o emprego concomitante de agentes anti-hipertensivos.

TRAZODONA ◀▶ IMAOs

É contraindicado utilizar trazodona associada a IMAOs não seletivos e nos 14 dias após a suspensão deles pelo risco de síndrome serotonérgica. A associação com IMAOs seletivos aparentemente não é contraindicada, mas, por precaução, recomenda-se evitá-la durante esse mesmo período.

TRAZODONA ◀▶ ISRSs

Há aumento do risco de síndrome serotonérgica quando a trazodona é usada conjuntamente com algum ISRSs ou com qualquer outra medicação de efeito serotonérgico, como ADTs e IRSNs. Foram encontrados registros desse tipo de interação na associação de trazodona com paroxetina, sertralina, fluoxetina, venlafaxina e amitriptilina.

TRAZODONA ◀▶ LINEZOLIDA

O uso combinado é contraindicado devido ao risco de síndrome serotonérgica. Se for necessário utilizar linezolida em paciente em uso de trazodona, recomenda-se suspender a trazodona, monitorar a toxicidade do SNC e só reiniciá-la, no mínimo, 24 horas depois do uso de linezolida.

TRAZODONA ◀▶ METILDOPA

O risco de hipotensão, incluindo ortostática, e síncope com o uso de trazodona pode ser exacerbado com o emprego concomitante de agentes anti-hipertensivos.

TRAZODONA ◀▶ PIMOZIDA

Ver *Pimozida ◀▶ Trazodona*.

TRAZODONA ◀▶ PROPRANOLOL

O risco de hipotensão, incluindo ortostática, e síncope com o uso de trazodona pode ser exacerbado com o emprego concomitante de agentes anti-hipertensivos.

TRAZODONA ◀▶ RITONAVIR

O cetoconazol inibe a CYP3A4, o que aumenta a concentração sérica da trazodona, havendo risco de potencializar efeitos adversos como sedação, hipotensão, prolongamento do intervalo QT e arritmias.

TRAZODONA ◀▶ SELEGILINA

Ver *Selegilina ◀▶ Trazodona*.

TRAZODONA ◀▶ TIORIDAZINA

A associação pode aumentar o risco de prolongamento do intervalo QT, arritmias cardíacas, SIADH, hiponatremia, depressão do SNC e alterações motoras, estando, portanto, contraindicada.

TRAZODONA ◀▶ VARFARINA

Há relatos de casos em que houve aumento ou diminuição do tempo de protrombina com a associação. Em um deles, a diminuição foi de 30%. A trazodona na dose de 175 mg/dia não intervém na terapia anticoagulante com cumarínicos, embora modere o efeito da heparina.

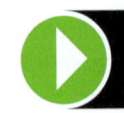

TRIFLUOPERAZINA

A trifluoperazina sofre intenso metabolismo hepático pela CYP1A2. Alterações dessa via metabólica, por indução ou inibição, podem interferir de forma significativa no tratamento, exigindo monitoramento ou modificação terapêutica. Sua meia-vida de eliminação é superior a 24 horas, quando em uso crônico. Menos de 1% da dose aparece de forma inalterada na urina.

TRIFLUOPERAZINA ◀▶ ÁLCOOL
Deve-se evitar a associação, pois aumenta o risco de depressão do SNC e comprometimento psicomotor.

TRIFLUOPERAZINA ◀▶ ANTIÁCIDOS
O uso concomitante pode diminuir a absorção de trifluoperazina.

TRIFLUOPERAZINA ◀▶ ANTICOAGULANTES
O uso concomitante pode diminuir o efeito de anticoagulantes orais.

TRIFLUOPERAZINA ◀▶ ANTICOLINÉRGICOS
O uso concomitante pode aumentar os efeitos colaterais e tóxicos de outros agentes anticolinérgicos.

TRIFLUOPERAZINA ◀▶ ANTIPARKINSONIANOS (APOMORFINA, LEVODOPA E AGONISTAS DOPAMINÉRGICOS ERGOLÍNICOS E NÃO ERGOLÍNICOS)
A associação pode provocar um efeito antagônico e diminuir o efeito das medicações. Preferir APAs em doses baixas iniciais.

TRIFLUOPERAZINA ◀▶ BZDs
Ver *BZDs* ◀▶ *Trifluoperazina*.

TRIFLUOPERAZINA ◀▶ β-BLOQUEADORES
O uso combinado pode aumentar os riscos de hipotensão. Quando em uso concomitante, podem aumentar a concentração sérica de ambas as substâncias pelo fato de reduzir seu metabolismo.

TRIFLUOPERAZINA ◀▶ FENITOÍNA
Pode interferir no metabolismo da fenitoína, cuja toxicidade pode, em consequência, ser precipitada.

TRIFLUOPERAZINA ◀▶ INIBIDORES DA ACETILCOLINESTERASE
A associação pode aumentar o efeito neurotóxico central dos APs e levar a sintomas extrapiramidais graves.

TRIFLUOPERAZINA ◀▶ ISRSs
O uso combinado pode aumentar os efeitos colaterais de ambas as substâncias, aumentando o risco de ocorrência de SNM e síndrome serotonérgica. Deve-se monitorar a associação.

TRIFLUOPERAZINA ◀▶ LÍTIO
Ver *Lítio* ◀▶ *Trifluoperazina*.

TRIFLUOPERAZINA ◀▶ MEDICAMENTOS QUE PROLONGAM O INTERVALO QT
A associação deve ser evitada devido ao risco acumulado de prolongamento do intervalo QT.

TRIFLUOPERAZINA ◀▶ METILFENIDATO
Ver *Metilfenidato* ◀▶ *Trifluoperazina*.

TRIFLUOPERAZINA ◀▶ METOCLOPRAMIDA
O uso combinado pode aumentar os efeitos colaterais dos APs, devendo ser evitado.

TRIFLUOPERAZINA ◀▶ OPIOIDES
O uso combinado pode aumentar o risco de hipotensão, depressão respiratória e depressão do SNC. O uso combinado com tramadol tem potencial para aumentar o risco de convulsão.

TRIFLUOPERAZINA ◀▶ OUTROS ANTIPSICÓTICOS
O uso combinado pode levar à ocorrência de prolongamento do intervalo QT e aumentar a sedação, o risco de ECEs, SNM e o risco de convulsão com agentes que reduzem o limiar convulsivo.

TRIFLUOPERAZINA ◀▶ VENLAFAXINA
O uso combinado pode aumentar os ECEs da venlafaxina e levar à ocorrência de SNM e ao risco de prolongamento do intervalo QT.

TRIFLUOPERAZINA ◆▶ ZOLPIDEM

O uso combinado pode aumentar os sintomas de depressão do SNC.

TRI-IODOTIRONINA (T3)

A T4 é produzida apenas na tireoide. A T3 é produzida na tireoide e em vários outros tecidos (principalmente no fígado e nos rins), por deiodinação de T4. Os mecanismos bioquímicos que podem causar alteração da deiodinase (principal enzima responsável pela deiodinação) são alteração na produção do substrato, transporte do hormônio para dentro da célula, distribuição intracelular do hormônio, atividade ou quantidade da enzima e disponibilidade de cofatores. Há fármacos que diminuem a atividade da deiodinase ao se ligarem à enzima. Mais de 99% de T3 e T4 circulam ligadas a proteínas plasmáticas. Assim, a quantidade total desses hormônios no sangue pode variar com fármacos que alterem a quantidade dessas proteínas, embora a fração livre permaneça estável enquanto a função tireoidiana estiver preservada.

TRI-IODOTIRONINA (T3) ◆▶ ADRENALINA

Ver *Tri-iodotironina (T3) ◆▶ Aminas simpatomiméticas.*

TRI-IODOTIRONINA (T3) ◆▶ ÁLCOOL

Indivíduos com uso intenso e crônico de álcool frequentemente apresentam desregulações do eixo hipotálamo-hipófise-tireoide. Uma redução significativa nas concentrações de T4 e T3 foi observada nos grupos com transtorno por uso de álcool durante a abstinência e a abstinência precoce, em comparação aos grupos saudáveis. Além disso, uma resposta embotada do TSH ao TRH foi consistentemente relatada nesses indivíduos e durante a abstinência precoce e foi positivamente correlacionada com a gravidade dos sintomas de abstinência.

TRI-IODOTIRONINA (T3) ◆▶ AMINAS SIMPATOMIMÉTICAS

A administração conjunta de hormônios da tireoide e aminas simpatomiméticas (adrenalina, noradrenalina, fenilefrina, propanolamina, entre outras) pode potencializar os efeitos simpatomiméticos e aumentar o risco de insuficiência cardíaca em pacientes com doença arterial coronariana.

TRI-IODOTIRONINA (T3) ◆▶ ANESTÉSICOS

A associação pode resultar em hipertensão e taquicardia.

TRI-IODOTIRONINA (T3) ◆▶ ANTIÁCIDOS

A associação pode reduzir a biodisponibilidade e a eficácia da T3 devido à diminuição na absorção.

TRI-IODOTIRONINA (T3) ◆▶ ANTICOAGULANTES

Os hormônios da tireoide podem potencializar os efeitos dos anticoagulantes orais, causando sangramento. Isso ocorre por aumento do catabolismo dos fatores de coagulação dependentes da vitamina K. Dessa forma, são necessários monitoramento e ajuste da dose do anticoagulante ao acrescentar ou retirar algum hormônio da tireoide em pacientes sob anticoagulação.

TRI-IODOTIRONINA (T3) ◆▶ ANTIDEPRESSIVOS TRICÍCLICOS

Ver *Antidepressivos tricíclicos ◆▶ Tri-iodotironina (T3).*

TRI-IODOTIRONINA (T3) ◆▶ ANTIESTROGÊNICOS

Pacientes tratados com tamoxifeno podem desenvolver disfunção tireoidiana leve e transitória nos primeiros 12 meses. Alterações significativas na função tireoidiana após um ano de tratamento com tamoxifeno foram relatadas apenas em um único estudo.

TRI-IODOTIRONINA (T3) ◆▶ BARBITÚRICOS

Por aumento do metabolismo ou por deslocamento da ligação proteica, anticonvulsivantes como barbitúricos, carbamazepina e fenitoína podem diminuir a ação da T3.

TRI-IODOTIRONINA (T3) ◆▶ COLESTIRAMINA E COLESTIPOL

Os sequestradores de ácidos biliares, empregados como hipolipemiantes, podem reduzir a biodisponibilidade oral dos hormônios da tireoide e devem ser administrados em um intervalo de 4 horas.

TRI-IODOTIRONINA (T3) ◀▶ DICUMAROL

Como os hormônios tireoidianos podem aumentar o catabolismo dos fatores de coagulação dependentes da vitamina K, a resposta hipoprotrombinêmica aos anticoagulantes orais pode ser aumentada durante o início da terapia com hormônios tireoidianos.

TRI-IODOTIRONINA (T3) ◀▶ DIGOXINA

A depuração ou a sensibilidade aos digitálicos pode estar aumentada em pacientes que apresentavam hipotireoidismo quando um estado eutireoidiano é alcançado após a adição de hormônios tireoidianos. Assim, a toxicidade pelos digitálicos pode ser aumentada pelo T3.

TRI-IODOTIRONINA (T3) ◀▶ ESTROGÊNIOS

Os estrogênios tendem a aumentar a globulina ligante da T4, reduzindo a parcela livre do hormônio. Em pacientes com função tireoidiana normal, essa redução é compensada por aumento na produção. Em pacientes em reposição de T4, pode ser necessário um aumento na dose caso haja elevação do TSH ou redução das concentrações de T3 e T4 livres.

TRI-IODOTIRONINA (T3) ◀▶ FENILEFRINA

Ver *Tri-iodotironina (T3) ◀▶ Aminas simpatomiméticas*.

TRI-IODOTIRONINA (T3) ◀▶ FENITOÍNA

Por aumento do metabolismo ou por deslocamento da ligação proteica, anticonvulsivantes como barbitúricos, carbamazepina e fenitoína podem diminuir a ação da T3.

TRI-IODOTIRONINA (T3) ◀▶ FUROSEMIDA

O diurético furosemida desloca a T4 das proteínas séricas, de maneira que uma única dose do diurético pode reduzir os níveis de T3 e T4. Em concentração terapêutica, a furosemida parece não ter esse efeito, observado apenas em altas doses ou quando há hipoalbuminemia ou depuração renal diminuída.

TRI-IODOTIRONINA (T3) ◀▶ INSULINA E HIPOGLICEMIANTES ORAIS

Os hormônios da tireoide podem aumentar as necessidades de insulina em diabéticos.

TRI-IODOTIRONINA (T3) ◀▶ INTERFERON-GAMA

Em cultura de células humanas, a T3 mostrou-se capaz de potencializar o efeito antiviral do IFN-γ.

TRI-IODOTIRONINA (T3) ◀▶ LÍTIO

Ver *Lítio ◀▶ Tri-iodotironina (T3)*.

TRI-IODOTIRONINA (T3) ◀▶ NORADRENALINA

Ver *Tri-iodotironina (T3) ◀▶ Aminas simpatomiméticas*.

TRI-IODOTIRONINA (T3) ◀▶ PIRACETAM

O piracetam pode potencializar os efeitos tóxicos dos hormônios da tireoide.

TRI-IODOTIRONINA (T3) ◀▶ PROPANOLAMINA

Ver *Tri-iodotironina (T3) ◀▶ Aminas simpatomiméticas*.

TRI-IODOTIRONINA (T3) ◀▶ VARFARINA

Os hormônios da tireoide podem potencializar os efeitos dos antagonistas de vitamina K. Isso ocorre por aumento do catabolismo dos fatores de coagulação dependentes da vitamina K. Dessa forma, são necessários monitoramento e ajuste da dose do anticoagulante ao acrescentar ou retirar algum hormônio da tireoide em pacientes sob anticoagulação.

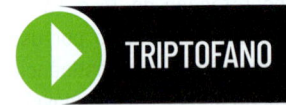

▶ TRIPTOFANO

O triptofano é um aminoácido essencial, precursor da serotonina. Interações farmacológicas ocorrem quando utilizado em conjunto com fármacos que também aumentam a serotonina (risco de síndrome serotonérgica).

TRIPTOFANO ◀▶ ANTIDEPRESSIVOS TRICÍCLICOS

Ver *Antidepressivos tricíclicos ◀▶ Triptofano*.

TRIPTOFANO ◀▶ DESVENLAFAXINA

Evitar associação devido ao risco de síndrome serotonérgica.

TRIPTOFANO ◀▶ DULOXETINA

Evitar associação devido ao risco de síndrome serotonérgica.

TRIPTOFANO ◀▶ IMAOs

Evitar associação devido ao risco de síndrome serotonérgica.

Ver também *Fenelzina ◀▶ Triptofano*.
Ver também *Moclobemida ◀▶ Triptofano*.
Ver também *Selegilina ◀▶ Triptofano*.

TRIPTOFANO ◀▶ ISRSs

Evitar associação devido ao risco de síndrome serotonérgica.

Ver também *Citalopram ◀▶ Triptofano*.
Ver também *Fluoxetina ◀▶ Triptofano*.
Ver também *Fluvoxamina ◀▶ Triptofano*.
Ver também *Paroxetina ◀▶ Triptofano*.

TRIPTOFANO ◀▶ LÍTIO

Ver *Lítio ◀▶ Triptofano*.

TRIPTOFANO ◀▶ VILAZODONA

A associação está contraindicada devido ao risco de síndrome serotonérgica.

▶ VALNOCTAMIDA

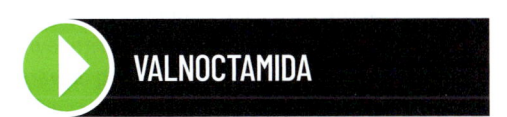

VALNOCTAMIDA ◀▶ CARBAMAZEPINA

Ver *Carbamazepina ◀▶ Valnoctamida*.

A valnoctamida eleva o nível sérico do metabólito ativo da carbamazepina, algumas vezes alcançando níveis tóxicos.

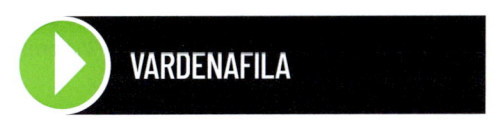

▶ VARDENAFILA

A vardenafila é metabolizada, principalmente, pela CYP3A4, com certa contribuição das isoformas CYP3A5 e CYP2C. Os inibidores dessas enzimas podem reduzir a depuração da vardenafila e aumentar seus efeitos.

VARDENAFILA ◀▶ ÁCIDO ACETILSALICÍLICO

Em estudos clínicos, a vardenafila nas doses de 10 e 20 mg não influenciou o tempo de sangramento, quando administrada isoladamente ou em associação com doses baixas de AAS (até 2 doses de 81 mg ao dia).

VARDENAFILA ◀▶ ÁLCOOL

Apesar do potencial efeito hipotensor acumulado, em estudos clínicos a vardenafila na dose de 20 mg não potencializou o efeito hipotensor do álcool na dose de 0,5 g/kg de peso corporal em voluntários saudáveis. As concentrações séricas de ambas as substâncias não foram alteradas no uso concomitante.

VARDENAFILA ◀▶ α-BLOQUEADORES

Pode haver efeitos hipotensores e vasodilatadores acumulados de ambas as substâncias. O tratamento concomitante só deve ser iniciado se o paciente estiver estável em sua terapia com α-bloqueador e com a mínima dose inicial recomendada.

VARDENAFILA ◀▶ AMIODARONA

Deve-se evitar a combinação pelo efeito acumulado de prolongamento do intervalo QT de ambas as substâncias, o que aumenta o risco de arritmia ventricular, incluindo *torsades de pointes*, e morte súbita.

VARDENAFILA ◀▶ ANTIÁCIDOS

Doses únicas de hidróxido de magnésio/hidróxido de alumínio não exerceram influência sobre a biodisponibilidade, nem sobre a concentração máxima da vardenafila.

VARDENAFILA ◀▶ ANTIBIÓTICOS MACROLÍDEOS

A combinação pode aumentar os níveis plasmáticos de vardenafila, potencializando o risco de efeitos adversos da vardenafila e o risco acumulado de prolongamento do intervalo QT. A dose máxima de vardenafila (5 mg/dia) não deve ser ultrapassada quando utilizada em combinação com eritromicina ou claritromicina.

Ver também *Vardenafila* ◆▶ *Eritromicina*.

VARDENAFILA ◆▶ ATAZANAVIR

Ver *Vardenafila* ◆▶ *IPs*.

VARDENAFILA ◆▶ β-BLOQUEADORES

Estudos clínicos não revelaram efeitos significativos dos β-bloqueadores sobre a farmacocinética da vardenafila. Pode potencializar efeito de hipotensores por seu efeito hipotensor leve.

VARDENAFILA ◆▶ CETOCONAZOL

O cetoconazol pode aumentar significativamente a concentração da vardenafila. Deve-se limitar o uso em 24 horas de vardenafila 5 mg para cetoconazol 200 mg e vardenafila 2,5 mg para cetoconazol 400 mg. Evitar o uso, quando possível.

VARDENAFILA ◆▶ CIMETIDINA

Em estudos clínicos, a biodisponibilidade da vardenafila 20 mg não foi afetada pela coadministração de cimetidina (até 2 doses de 400 mg ao dia).

VARDENAFILA ◆▶ CIPROFLOXACINO

Deve-se evitar a combinação pelo efeito acumulado de prolongamento do intervalo QT de ambas as substâncias, o que aumenta o risco de arritmia ventricular, incluindo *torsades de pointes*, e morte súbita.

VARDENAFILA ◆▶ CITALOPRAM

Ver *Citalopram* ◆▶ *Vardenafila*.

VARDENAFILA ◆▶ CLARITROMICINA

Ver *Vardenafila* ◆▶ *Antibióticos macrolídeos*.

VARDENAFILA ◆▶ DIGOXINA

Em estudos clínicos, nenhuma interação farmacocinética relevante foi demonstrada na administração concomitante de vardenafila 20 mg e digoxina 0,375 mg.

VARDENAFILA ◆▶ ERITROMICINA

Em estudos clínicos, a eritromicina 500 mg, 3 vezes ao dia, quando administrada simultaneamente com vardenafila 5 mg aumentou de modo significativo a concentração plasmática da vardenafila. A dose máxima de 5 mg de vardenafila a cada 24 horas não deve ser excedida quando ela for usada em combinação com eritromicina pelo risco de efeitos adversos graves, como prolongamento do intervalo QT e arritmias.

Ver também *Vardenafila* ◆▶ *Antibióticos macrolídeos*.

VARDENAFILA ◆▶ GLIBENCLAMIDA

Em estudos clínicos, nenhuma interação farmacocinética relevante foi demonstrada na administração concomitante de vardenafila 20 mg e glibenclamida 3,5 mg.

VARDENAFILA ◆▶ HALOPERIDOL

Ver *Haloperidol* ◆▶ *Vardenafila*.

VARDENAFILA ◆▶ IECAs

Estudos clínicos não revelaram efeitos significativos dos IECAs sobre a farmacocinética da vardenafila. Pode potencializar o efeito de hipotensores por seu efeito hipotensor leve.

VARDENAFILA ◆▶ IPs

O uso concomitante de IPs, potentes inibidores da CYP3A4, pode produzir aumento considerável das concentrações plasmáticas da vardenafila, aumentando o risco de efeitos adversos, de prolongamento do intervalo QT e de arritmias cardíacas. Recomenda-se usar a dose máxima de vardenafila de 2,5 mg em 72 horas quando em combinação com atazanavir, nelfinavir, ritonavir ou saquinavir. A dose máxima de 2,5 mg de vardenafila a cada 24 horas não deve ser excedida quando for usada em combinação com indinavir.

VARDENAFILA ◆▶ ITRACONAZOL

O uso concomitante de inibidores da CYP3A4 potentes, como o itraconazol, pode produzir aumento considerável das concentrações plasmáticas da vardenafila. Deve-se evitar doses de vardenafila superiores a 2,5 mg em 24 horas para itraconazol 400 mg/dia e superiores a 5 mg em 24 horas para itraconazol 200 mg/dia.

VARDENAFILA ◆▶ METADONA

Ver *Metadona* ◆▶ *Vardenafila*.

VARDENAFILA ◀▶ METFORMINA

Estudos clínicos não revelaram efeitos significativos da metformina sobre a farmacocinética da vardenafila.

VARDENAFILA ◀▶ NELFINAVIR

Ver *Vardenafila* ◀▶ *IPs*.

VARDENAFILA ◀▶ NIFEDIPINO

Nenhuma interação farmacocinética relevante foi demonstrada na administração concomitante de vardenafila 20 mg e nifedipino 30 ou 60 mg.

VARDENAFILA ◀▶ NITRATOS E DOADORES DE ÓXIDO NÍTRICO

O efeito hipotensor da nitroglicerina sublingual 0,4 mg administrada 1 e 4 horas após vardenafila 20 mg foi potencializado em indivíduos sadios de meia-idade. Entretanto, não há informação sobre os possíveis efeitos hipotensivos da vardenafila quando administrada em combinação com nitratos ou doadores de óxido nítrico. Portanto, seu uso concomitante é contraindicado. Estudos *in vitro* com plaquetas humanas indicam pequeno aumento (dependente da concentração) do efeito antiagregante do nitroprussiato de sódio, um doador de óxido nítrico, com concentrações supraterapêuticas de vardenafila.

VARDENAFILA ◀▶ PALIPERIDONA

Ver *Paliperidona* ◀▶ *Vardenafila*.

VARDENAFILA ◀▶ PIMOZIDA

Ver *Pimozida* ◀▶ *Vardenafila*.

VARDENAFILA ◀▶ RANITIDINA

A biodisponibilidade da vardenafila 20 mg não foi afetada pela coadministração de ranitidina 150 mg até 2 vezes ao dia.

VARDENAFILA ◀▶ RIOCIGUATE

O uso concomitante de vardenafila com riociguate, um estimulador da guanilato ciclase solúvel (GCs), é contraindicado pelo efeito aditivo na redução da PAS.

VARDENAFILA ◀▶ RITONAVIR

Ver *Vardenafila* ◀▶ *IPs*.

VARDENAFILA ◀▶ SAQUINAVIR

Ver *Vardenafila* ◀▶ *IPs*.

VARDENAFILA ◀▶ SULFONILUREIA

Estudos clínicos não revelaram efeitos significativos da sulfonilureia sobre a farmacocinética da vardenafila.

VARDENAFILA ◀▶ TOPIRAMATO

Ver *Topiramato* ◀▶ *Vardenafila*.

VARDENAFILA ◀▶ VARFARINA

A administração simultânea de varfarina 25 mg e vardenafila 20 mg não produziu interações farmacodinâmicas no tempo de protrombina e nos fatores de coagulação II, VII e X.

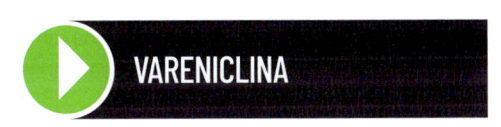

▶ VARENICLINA

A vareniclina, devido às características observadas em estudos *in vitro*, não costuma apresentar interações medicamentosas clinicamente significativas. É pouco provável que altere a farmacocinética dos compostos que são metabolizados principalmente pelas enzimas da CYP ou que seja afetada pelos seus indutores, tendo em vista que seu metabolismo representa menos de 10% de sua depuração. Em concentrações terapêuticas não inibe as proteínas de transporte renais humanas, sendo improvável que medicamentos que são depurados por secreção renal sejam afetados pela vareniclina.

VARENICLINA ◀▶ ÁLCOOL

Pode acentuar os efeitos tóxicos do álcool — redução da tolerância e aumento dos riscos de efeitos adversos neuropsiquiátricos.

VARENICLINA ◀▶ CIMETIDINA

A administração de cimetidina 300 mg, 4 vezes ao dia, com vareniclina 2 mg aumentou a exposição sistêmica desta última em 29% devido à redução em sua depuração renal. Não é necessário ajuste de dose na administração concomitante com cimetidina.

VARENICLINA ◆▶ DIGOXINA

O uso de vareniclina 1 mg, 2 vezes ao dia, não interferiu na farmacocinética de estado de equilíbrio da digoxina 0,25 mg, 1 vez ao dia.

VARENICLINA ◆▶ METFORMINA

A administração de vareniclina 1 mg, 2 vezes ao dia, não afetou a farmacocinética da metformina 500 mg, 2 vezes ao dia. Esta não apresenta efeito sobre os padrões farmacocinéticos da vareniclina.

VARENICLINA ◆▶ NICOTINA

Ver *Nicotina ◆▶ Vareniclina*.

VARENICLINA ◆▶ VARFARINA

O uso associado de vareniclina 1 mg, 2 vezes ao dia, não modificou a farmacocinética de varfarina 25 mg, 1 vez ao dia. O tempo de protrombina também não foi afetado pela administração concomitante de vareniclina.

▶ VENLAFAXINA

A venlafaxina sofre extenso metabolismo hepático, principalmente pela isoenzima CYP2D6, mas também pela CYP3A4 em menor grau. De forma geral, inibe minimamente as enzimas da CYP. O perfil de interações está relacionado aos seguintes efeitos: reduz a agregação plaquetária e o limiar convulsivo; prolonga o intervalo QT; provoca hiponatremia; tem potente efeito serotonérgico.

VENLAFAXINA ◆▶ ÁCIDO ACETILSALICÍLICO

A combinação pode elevar o risco de sangramento, principalmente do trato gastrintestinal, por aumentar o efeito antiplaquetário do AAS.

VENLAFAXINA ◆▶ ÁCIDO VALPROICO

Ver *Ácido valproico ◆▶ Venlafaxina*.

VENLAFAXINA ◆▶ ÁLCOOL

O álcool pode aumentar os efeitos adversos e tóxicos dos IRSNs, especialmente o risco de comprometimento motor e o efeito hepatotóxico. Os pacientes devem ser aconselhados a evitar o consumo de álcool durante o tratamento.

VENLAFAXINA ◆▶ ANTIDEPRESSIVOS TRICÍCLICOS

Ver *Antidepressivos tricíclicos ◆▶ Venlafaxina*.

VENLAFAXINA ◆▶ BENZATROPINA

Entre os pacientes tratados com venlafaxina, 12% referem sudorese. A venlafaxina, possivelmente, induz sudorese por afetar de forma indireta o SNC ou por agir de modo direto no hipotálamo. A benzatropina bloqueia o receptor colinérgico nas glândulas sudoríparas, resultando em melhora do efeito colateral.

VENLAFAXINA ◆▶ BZDs

Ver *BZDs ◆▶ Venlafaxina*.

VENLAFAXINA ◆▶ β-BLOQUEADORES

Há relato de interação medicamentosa entre venlafaxina com metoprolol e propranolol, com provável redução da concentração sérica ou efeito destes por alteração do metabolismo.

VENLAFAXINA ◆▶ BUPROPIONA

Ver *Bupropiona ◆▶ Venlafaxina*.

VENLAFAXINA ◆▶ CARBAMAZEPINA

Ver *Carbamazepina ◆▶ Venlafaxina*.

VENLAFAXINA ◆▶ CIMETIDINA

A coadministração de venlafaxina com cimetidina pode aumentar as concentrações plasmáticas de venlafaxina, mas não de O-desmetilvenlafaxina (ODV), seu metabólito farmacologicamente ativo, que está presente na circulação em concentrações muito maiores do que as do fármaco original. O mecanismo é a inibição do metabolismo hepático de primeira passagem da venlafaxina pela cimetidina. Em um estudo clínico, ocorreu alteração da concentração plasmática de venlafaxina, mas não foram relatadas alterações na farmacocinética da ODV. Reduções de dosagem não devem ser necessárias para a maioria dos pacientes. No entanto, devem-se monitorar os efeitos colaterais com a associação.

VENLAFAXINA ◆▶ CETOCONAZOL

Um estudo farmacocinético com administração concomitante de cetoconazol resultou em concentrações plasmáticas mais elevadas tanto de venlafaxina quanto de ODV nos indivíduos. Além disso, essa associação tem efeito cumulativo do risco de prolongamento do intervalo QT.

VENLAFAXINA ◀▶ CLOZAPINA

Ver *Clozapina* ◀▶ *Venlafaxina*.

VENLAFAXINA ◀▶ DIURÉTICOS

Com o uso combinado, deve-se considerar o risco de hiponatremia.

VENLAFAXINA ◀▶ ECT

Ver *ECT* ◀▶ *Venlafaxina*.

VENLAFAXINA ◀▶ FENITOÍNA

A fenitoína pode diminuir as concentrações séricas da venlafaxina, pois estimula seu metabolismo hepático via CYP.

VENLAFAXINA ◀▶ HALOPERIDOL

Ver *Haloperidol* ◀▶ *Venlafaxina*.

VENLAFAXINA ◀▶ IMAOs

Ver *Fenelzina* ◀▶ *Venlafaxina*.

Ver *Tranilcipromina* ◀▶ *Venlafaxina*.

VENLAFAXINA ◀▶ ISRSs

Evitar associação devido ao risco aumentado de síndrome serotonérgica e SNM. É aconselhável cautela especial no uso de venlafaxina associada à fluoxetina ou à fluvoxamina, que podem aumentar as concentrações séricas da venlafaxina, elevando ainda mais esse risco.

VENLAFAXINA ◀▶ LISDEXANFETAMINA

Ver *Lisdexanfetamina* ◀▶ *Venlafaxina*.

VENLAFAXINA ◀▶ LÍTIO

Ver *Lítio* ◀▶ *Venlafaxina*.

VENLAFAXINA ◀▶ METILFENIDATO

Ver *Metilfenidato* ◀▶ *Venlafaxina*.

VENLAFAXINA ◀▶ METOCLOPRAMIDA

Evitar associação devido ao risco de síndrome serotonérgica e sintomas extrapiramidais severos.

VENLAFAXINA ◀▶ MIRTAZAPINA

Ver *Mirtazapina* ◀▶ *Venlafaxina*.

VENLAFAXINA ◀▶ MOCLOBEMIDA

Ver *Moclobemida* ◀▶ *Venlafaxina*.

VENLAFAXINA ◀▶ ONDANSETRONA

Ver *Ondansetrona* ◀▶ *Venlafaxina*.

VENLAFAXINA ◀▶ OXCARBAZEPINA

Ver *Oxcarbazepina* ◀▶ *Venlafaxina*.

VENLAFAXINA ◀▶ RISPERIDONA

Ver *Risperidona* ◀▶ *Venlafaxina*.

VENLAFAXINA ◀▶ SIBUTRAMINA

Ver *Sibutramina* ◀▶ *Venlafaxina*.

VENLAFAXINA ◀▶ TAMOXIFENO

A venlafaxina tem pouco ou nenhum efeito sobre o metabolismo do tamoxifeno e pode ser considerada a escolha mais segura de ADs para ser usada de forma concomitante. Deve-se monitorar para o risco aumentado cumulativo de prolongamento do intervalo QT.

VENLAFAXINA ◀▶ TRIFLUOPERAZINA

Ver *Trifluoperazina* ◀▶ *Venlafaxina*.

VENLAFAXINA ◀▶ VARFARINA

A combinação pode elevar o risco de sangramento. Deve-se monitorar com cuidado a associação, em especial no início e na descontinuação do tratamento.

VENLAFAXINA ◀▶ VORTIOXETINA

Evitar a associação devido ao risco aumentado de síndrome serotonérgica e SNM.

VENLAFAXINA ◀▶ ZALEPLONA

Ensaios clínicos demonstraram não parecer haver interação farmacocinética significativa.

VENLAFAXINA ◀▶ ZOLPIDEM

A despeito de o zolpidem ser desprovido de efeitos serotonérgicos, existem relatos esporádicos de alucinações visuais em pacientes que usaram zolpidem e algum antidepressivo (sertralina, desipramina, fluoxetina, bupropiona ou venlafaxina). As alucinações associadas ao uso isolado de zolpidem costumam ser menos persistentes, durando, no máximo, 30 minutos, enquanto as associadas ao uso concomitante com antidepressivos duraram até 7 horas.

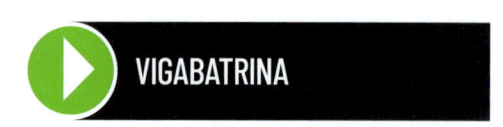

VIGABATRINA

A vigabatrina não tem metabolização hepática, não induz o sistema CYP e não se liga a proteínas plasmáticas. Portanto, interações com outros fármacos são pouco prováveis.

VIGABATRINA ◀▶ BZDs

Ver *BZDs ◀▶ Vigabatrina*.

VIGABATRINA ◀▶ FENITOÍNA

A vigabatrina pode diminuir as concentrações plasmáticas da fenitoína com o uso concomitante. Deve-se monitorar o uso, sem necessidade de ajuste de dose.

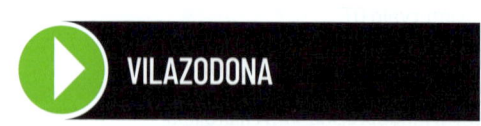

VILAZODONA

A vilazodona é metabolizada, principalmente, pela CYP3A4 e, em menor escala, pela CYP2C19 e 2D6. Parece haver também um metabolismo não CYP-dependente, mediado pela carboxilesterase. Estudos *in vitro* de diversas substâncias em combinação com vilazodona mostraram interação farmacocinética significativa somente com inibidores da CYP3A4.

VILAZODONA ◀▶ ÁCIDO VALPROICO

Ver *Ácido valproico ◀▶ Vilazodona*.

VILAZODONA ◀▶ ÁLCOOL

A associação pode aumentar o risco de ocorrência de efeitos adversos da vilazodona, principalmente do risco de comprometimento motor. Deve-se evitar o uso de álcool durante o tratamento.

VILAZODONA ◀▶ ANTICOAGULANTES

A associação da vilazodona com fármacos que interferem na coagulação, como varfarina, AAS e AINEs, pode aumentar o risco de sangramento anormal.

VILAZODONA ◀▶ BUSPIRONA

Evitar uso concomitante pelo risco aumentado de síndrome serotonérgica.

VILAZODONA ◀▶ CARBAMAZEPINA

Ver *Carbamazepina ◀▶ Vilazodona*.

VILAZODONA ◀▶ CETOCONAZOL

O cetoconazol é um potente inibidor da CYP3A4. Em associação, pode aumentar a concentração plasmática de vilazodona em até 50%. Recomenda-se reduzir a dose de manutenção da vilazodona para 20 mg/dia quando nessa associação.

VILAZODONA ◀▶ CIMETIDINA

A cimetidina é um inibidor fraco da CYP3A4, não sendo necessário ajustar a dose da vilazodona quando em associação.

VILAZODONA ◀▶ CLOZAPINA

A associação pode aumentar o risco de síndrome serotonérgica, SNM, SIADH e hiponatremia.

VILAZODONA ◀▶ ERITROMICINA

A eritromicina é um inibidor moderado da CYP3A4, podendo aumentar as concentrações séricas da vilazodona. A dose de vilazodona deve ser reduzida para 20 mg em pacientes com efeitos adversos intoleráveis.

VILAZODONA ◀▶ HALOPERIDOL

Ver *Haloperidol ◀▶ Vilazodona*.

VILAZODONA ◀▶ IMAOs

A vilazodona é contraindicada em pacientes que estejam utilizando IMAOs pelo risco aumentado de síndrome serotonérgica. Recomenda-se que haja um intervalo de duas semanas entre o uso dessas substâncias. Iniciar vilazodona em um paciente que está se tratando com outros medicamentos que inibem a monoaminoxidase, como linezolida, ou em pacientes aos quais o azul de metileno tem sido administrado por via IV, é também contraindicado devido a um aumento do risco de síndrome serotonérgica.

VILAZODONA ◆▶ LISDEXANFETAMINA
Ver *Lisdexanfetamina* ◆▶ *Vilazodona*.

VILAZODONA ◆▶ OLANZAPINA
Ver *Olanzapina* ◆▶ *Vilazodona*.

VILAZODONA ◆▶ OUTROS ANTIDEPRESSIVOS SEROTONÉRGICOS
Há risco aumentado de síndrome serotonérgica com a associação.

VILAZODONA ◆▶ QUETIAPINA
Ver *Quetiapina* ◆▶ *Vilazodona*.

VILAZODONA ◆▶ RISPERIDONA
Ver *Risperidona* ◆▶ *Vilazodona*.

VILAZODONA ◆▶ TRAMADOL
Há risco aumentado de síndrome serotonérgica com a associação.

VILAZODONA ◆▶ TRIPTOFANO
Ver *Triptofano* ◆▶ *Vilazodona*.

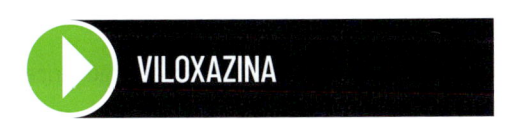

VILOXAZINA

A viloxazina é metabolizada pelas enzimas CYP2D6 e CYP1A2. Portanto, inibe o metabolismo de outras substâncias que utilizam essas mesmas enzimas.[1-2]

VILOXAZINA ◆▶ AGOMELATINA
A viloxazina pode aumentar a concentração sérica da agomelatina. Evitar a associação.

VILOXAZINA ◆▶ ALOSETRONA
A viloxazina pode aumentar a concentração sérica da alosetrona. Evitar a associação.

VILOXAZINA ◆▶ ALPRAZOLAM
A viloxazina pode aumentar a concentração sérica do alprazolam. Monitorar os efeitos colaterais do alprazolam.

VILOXAZINA ◆▶ ANAGRELIDA
A viloxazina pode aumentar a concentração sérica da anagrelida. Monitorar o tratamento.

VILOXAZINA ◆▶ ASENAPINA
A viloxazina pode aumentar a concentração sérica da asenapina. Monitorar o tratamento.

VILOXAZINA ◆▶ BENDAMUSTINA
A viloxazina pode aumentar a concentração sérica da bendamustina. Considerar modificar o tratamento.

VILOXAZINA ◆▶ BROMAZEPAM
A viloxazina pode aumentar a concentração sérica do bromazepam e, por conseguinte, a sedação. Monitorar os efeitos colaterais do bromazepam.

VILOXAZINA ◆▶ CAFEÍNA
A viloxazina pode aumentar a concentração sérica da cafeína. Monitorar o tratamento e reduzir a ingestão de cafeína.

VILOXAZINA ◆▶ CARBAMAZEPINA
A viloxazina pode aumentar a concentração sérica da carbamazepina. Monitorar o tratamento e, em especial, os efeitos colaterais da carbamazepina.

VILOXAZINA ◆▶ CICLOSPORINA
A viloxazina pode aumentar a concentração sérica da ciclosporina. Monitorar o tratamento.

VILOXAZINA ◆▶ CLOMIPRAMINA
A viloxazina pode aumentar a concentração sérica da clomipramina. Monitorar os efeitos colaterais da clomipramina e reduzir as doses se estiverem sendo usadas doses elevadas, usuais no tratamento do TOC.

VILOXAZINA ◆▶ CLOZAPINA
A viloxazina pode aumentar a concentração sérica da clozapina. Considerar modificar o tratamento. Se aumentarem os efeitos colaterais da clozapina, reduzir a dose desse último medicamento.

VILOXAZINA ◆▶ DOFETILIDA
A viloxazina pode aumentar a concentração sérica da dofetilida. Monitorar o tratamento.

VILOXAZINA ◀▶ DULOXETINA

A viloxazina pode aumentar a concentração sérica da duloxetina. Evitar a associação.

VILOXAZINA ◀▶ FENFLURAMINA

A viloxazina pode aumentar a concentração sérica da fenfluramina.

VILOXAZINA ◀▶ FINERENONA

A viloxazina pode aumentar a concentração sérica da finerenona. Monitorar o tratamento.

VILOXAZINA ◀▶ FLIBANSERINA

A viloxazina pode aumentar a concentração sérica da flibanserina. Monitorar o tratamento.

VILOXAZINA ◀▶ FOSFONITOÍNA-FENITOÍNA

A viloxazina pode aumentar a concentração sérica da fosfenitoína-fenitoína. Monitorar o tratamento.

VILOXAZINA ◀▶ IMAOs

Há possibilidade de crise hipertensiva com risco letal. Considerar modificar o tratamento e evitar essa combinação.

VILOXAZINA ◀▶ IXABEPILONA

A viloxazina pode aumentar a concentração sérica da ixabepilona. Monitorar o tratamento.

VILOXAZINA ◀▶ LEMBOREXANTO

A viloxazina pode aumentar a concentração sérica do lemborexanto.

VILOXAZINA ◀▶ LEVOBUPIVACAÍNA

A viloxazina pode aumentar a concentração sérica da levobupivacaína. Monitorar os efeitos colaterais e, se for o caso, usar doses menores desse último medicamento.

VILOXAZINA ◀▶ LIDOCAÍNA (SISTÊMICA)

A viloxazina pode aumentar a concentração sérica da lidocaína. Testar doses menores desse último medicamento.

VILOXAZINA ◀▶ LISDEXANFETAMINA

A coadministração de viloxazina de liberação prolongada e lisdexanfetamina não afetou a farmacocinética de viloxazina ou D-anfetamina em relação à administração de qualquer um dos fármacos isoladamente. Após administração de dose única, a combinação pareceu ser segura e bem tolerada.

VILOXAZINA ◀▶ LOMITAPIDA

A viloxazina pode aumentar a concentração sérica da lomitapida. Considerar modificar o tratamento.

VILOXAZINA ◀▶ LONAFARNIBE

A viloxazina pode aumentar a concentração sérica do lonafarnibe. Considerar modificar o tratamento.

VILOXAZINA ◀▶ MELATONINA

A viloxazina pode aumentar a concentração sérica da melatonina. Evitar a associação.

VILOXAZINA ◀▶ METILFENIDATO

A combinação parece segura e bem tolerada.

VILOXAZINA ◀▶ MEXILETINA

A viloxazina pode aumentar a concentração sérica da mexiletina. Monitorar o tratamento.

VILOXAZINA ◀▶ MIDAZOLAM

A viloxazina pode aumentar a concentração sérica do midazolam. Considerar a possibilidade de usar doses menores de midazolam.

VILOXAZINA ◀▶ NIMODIPINO

A viloxazina pode aumentar a concentração sérica do nimodipino. Monitorar o tratamento.

VILOXAZINA ◀▶ OLANZAPINA

A viloxazina pode aumentar a concentração sérica da olanzapina. Monitorar os efeitos colaterais da olanzapina e, se for o caso, reduzir sua dose.

VILOXAZINA ◀▶ OZANIMODE

O ozanimode pode aumentar o efeito hipertensivo da viloxazina. Monitorar o tratamento.

VILOXAZINA ◀▶ PAROXETINA

Apesar de a paroxetina ser uma potente inibidora da CYP2D6, o efeito dessa interação foi apenas modesto.

VILOXAZINA ◀▶ PENTOXIFILINA

A viloxazina pode aumentar a concentração sérica da pentoxifilina. Monitorar o tratamento.

VILOXAZINA ◀▶ PERFENIDONA

A viloxazina pode aumentar a concentração sérica da perfenidona. Considerar a possibilidade de não usar essa combinação.

VILOXAZINA ◀▶ PIMOZIDA

A viloxazina pode aumentar a concentração sérica da pimozida. Evitar a associação.

VILOXAZINA ◀▶ POMALIDOMIDA

A viloxazina pode aumentar a concentração sérica da pomalidomida. Considerar a possibilidade de não usar essa combinação.

VILOXAZINA ◀▶ PROPRANOLOL

A viloxazina pode aumentar a concentração sérica do propranolol. Considerar a possibilidade de não usar essa combinação ou controlar os efeitos clínicos do propranolol e, eventualmente, usar doses menores desse medicamento.

VILOXAZINA ◀▶ RAMELTEONA

A viloxazina pode aumentar a concentração sérica da ramelteona. Evitar a associação.

VILOXAZINA ◀▶ RAMOSETRONA

A viloxazina pode aumentar a concentração da ramosetrona. Considerar a possibilidade de não usar essa combinação.

VILOXAZINA ◀▶ RILUZOL

A viloxazina pode aumentar a concentração sérica do riluzol. Considerar a possibilidade de não usar essa combinação e, se usar, controlar os efeitos colaterais do riluzol.

VILOXAZINA ◀▶ ROFLUMILASTE

A viloxazina pode aumentar a concentração sérica do roflumilaste. Monitorar o tratamento.

VILOXAZINA ◀▶ ROPINIROL

A viloxazina pode aumentar a concentração sérica do ropinirol. Monitorar o tratamento.

VILOXAZINA ◀▶ ROPIVACAÍNA

A viloxazina pode aumentar a concentração sérica da ropivacaína. Monitorar o tratamento.

VILOXAZINA ◀▶ SINVASTATINA

A viloxazina pode aumentar a concentração sérica da sinvastatina. Monitorar o tratamento.

VILOXAZINA ◀▶ SIROLIMO

A viloxazina pode aumentar a concentração sérica do sirolimo. Monitorar o tratamento.

VILOXAZINA ◀▶ TACROLIMO

A viloxazina pode aumentar a concentração sérica do tacrolimo. Monitorar o tratamento.

VILOXAZINA ◀▶ TASIMELTEONA

A viloxazina pode aumentar a concentração sérica da tasimelteona. Evitar a associação.

VILOXAZINA ◀▶ TEOFILINA (DERIVADOS)

A viloxazina pode aumentar a concentração sérica dos derivados de teofilina. Evitar a associação.

VILOXAZINA ◀▶ TIORIDAZINA

A viloxazina pode aumentar a concentração sérica da tioridazina. Monitorar os efeitos colaterais da tioridazina e, se for o caso, considerar a possibilidade de modificar o tratamento.

VILOXAZINA ◀▶ TIZANIDINA

A viloxazina pode aumentar a concentração sérica da tizanidina. Evitar a associação.

VILOXAZINA ◀▶ TRIAZOLAM

A viloxazina pode aumentar a concentração do triazolam. Monitorar os efeitos colaterais do triazolam.

VILOXAZINA ◀▶ UBROGEPANTO

A viloxazina pode aumentar a concentração sérica do ubrogepanto. Monitorar o tratamento.

▶ VORTIOXETINA

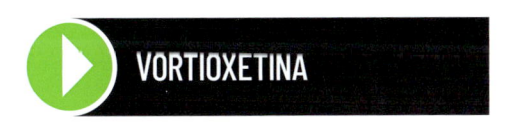

A vortioxetina tem ampla metabolização hepática primariamente por meio da oxidação via CYP2D6, principalmente, com subsequente conjugação de ácido glicurônico em um metabólito inativo.

VORTIOXETINA ◀▶ ABCIXIMABE

A associação aumenta o risco de sangramento anormal, devendo ser usada com cautela.

VORTIOXETINA ◀▶ ÁLCOOL

A associação pode aumentar o risco de ocorrência de efeitos adversos da vortioxetina, principalmente o risco de comprometimento motor. Deve-se evitar o uso de álcool durante o tratamento.

VORTIOXETINA ◀▶ ANTICOAGULANTES

A combinação pode potencializar o efeito anticoagulante, aumentando o risco de sangramento anormal.

VORTIOXETINA ◀▶ ANTIDEPRESSIVOS TRICÍCLICOS

Ver *Antidepressivos tricíclicos ◀▶ Vortioxetina.*

VORTIOXETINA ◀▶ AZUL DE METILENO

O uso combinado com azul de metileno IV é contraindicado devido ao risco aumentado de síndrome serotonérgica.

VORTIOXETINA ◀▶ BZDs

Ver *BZDs ◀▶ Vortioxetina.*

VORTIOXETINA ◀▶ β-BLOQUEADORES

A combinação pode aumentar as concentrações séricas dos β-bloqueadores, exceto do atenolol.

VORTIOXETINA ◀▶ BUPROPIONA

Ver *Bupropiona ◀▶ Vortioxetina.*

VORTIOXETINA ◀▶ BUSPIRONA

A associação deve ser evitada, pois aumenta o risco de síndrome serotonérgica, bem como diminui o metabolismo da buspirona.

VORTIOXETINA ◀▶ CARBAMAZEPINA

Ver *Carbamazepina ◀▶ Vortioxetina.*

VORTIOXETINA ◀▶ CLORPROMAZINA

A combinação aumenta as concentrações séricas da vortioxetina. Deve-se considerar a redução de dose da vortioxetina ou a troca de medicamento.

VORTIOXETINA ◀▶ COCAÍNA

A associação deve ser evitada, pois pode aumentar os níveis de vortioxetina por interferência na CYP2D6.

VORTIOXETINA ◀▶ DULOXETINA

Ver *Duloxetina ◀▶ Vortioxetina.*

VORTIOXETINA ◀▶ EFAVIRENZ

A combinação diminui os níveis de vortioxetina porque o efavirenz é um potente indutor da CYP. Um aumento na dose de vortioxetina deve ser considerado quando usado em combinação por mais de 14 dias, até um máximo de três vezes a dose original, dependendo da resposta clínica. Após a descontinuação do efavirenz, a dosagem de vortioxetina deve retornar ao nível original em 14 dias.

VORTIOXETINA ◀▶ FENITOÍNA

A associação pode resultar em redução na concentração plasmática de vortioxetina, podendo ser necessário ajuste na dose conforme reação individual do paciente.

VORTIOXETINA ◀▶ FENELZINA

Ver *Vortioxetina ◀▶ IMAOs.*

VORTIOXETINA ◀▶ IMAOs

O uso concomitante é contraindicado, pois aumenta o efeito serotonérgico da vortioxetina, podendo causar síndrome serotonérgica.

VORTIOXETINA ◀▶ IPs

A associação deve ser evitada, pois aumenta os níveis de vortioxetina por inibição da CYP. Deve-se reduzir a dose de vortioxetina ou considerar outro tratamento.

VORTIOXETINA ◀▶ ISRSs

A combinação aumenta o efeito serotonérgico da vortioxetina, podendo causar síndrome serotonérgica.

VORTIOXETINA ◀▶ LINEZOLIDA

A combinação pode aumentar o efeito serotonérgico em decorrência da inibição da MAO-A com risco aumentado de síndrome serotonérgica. Se o uso de linezolida for necessário, a vortioxetina deve ser suspensa duas semanas antes do uso de linezolida.

Em situação de emergência, deve-se interromper a vortioxetina e iniciar a linezolida, sendo monitorada a ocorrência de sintomas de toxicidade do SNC por três semanas ou até 24 horas após a última dose de linezolida, o que ocorrer antes.

VORTIOXETINA ◀▶ LÍTIO

Ver *Lítio* ◀▶ *Vortioxetina*.

VORTIOXETINA ◀▶ LOPINAVIR

Ver *Vortioxetina* ◀▶ *IPs*.

VORTIOXETINA ◀▶ MIRTAZAPINA

Ver *Mirtazapina* ◀▶ *Vortioxetina*.

VORTIOXETINA ◀▶ ÔMEGA-3

A combinação aumenta o efeito anticoagulante da vortioxetina. Recomenda-se cautela.

VORTIOXETINA ◀▶ OPIOIDES

A combinação tem potencial para aumentar os efeitos serotonérgicos dos ISRSs, podendo causar síndrome serotonérgica. Recomenda-se cautela.

VORTIOXETINA ◀▶ OXCARBAZEPINA

Ver *Oxcarbazepina* ◀▶ *Vortioxetina*.

VORTIOXETINA ◀▶ RIFAMPICINA

A associação pode resultar em redução na concentração plasmática de vortioxetina, podendo ser necessário ajuste na dose conforme reação individual do paciente.

VORTIOXETINA ◀▶ RITONAVIR

Ver *Vortioxetina* ◀▶ *IPs*.

VORTIOXETINA ◀▶ TRANILCIPROMINA

Ver *Vortioxetina* ◀▶ *IMAOs*.

VORTIOXETINA ◀▶ TRAZODONA

Deve-se evitar a associação. A combinação tem potencial para aumentar os efeitos serotonérgicos dos ISRSs, podendo causar síndrome serotonérgica.

VORTIOXETINA ◀▶ VENLAFAXINA

Ver *Venlafaxina* ◀▶ *Vortioxetina*.

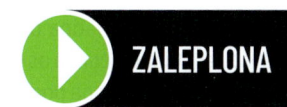

ZALEPLONA

A zaleplona é metabolizada pelas enzimas aldeído-oxidase (em maior extensão) e CYP3A4 (em menor escala) em metabólitos farmacologicamente inativos. Inibidores dessas enzimas tendem a reduzir a depuração da zaleplona, e seus indutores tendem a aumentá-la.

ZALEPLONA ◀▶ ÁLCOOL

O uso concomitante deve ser evitado, pois pode potencializar os efeitos depressivos no SNC de ambos. A potencialização resulta de interação farmacodinâmica, pois a zaleplona não interfere na farmacocinética do etanol.

ZALEPLONA ◀▶ CARBAMAZEPINA

Ver *Carbamazepina* ◀▶ *Zaleplona*.

ZALEPLONA ◀▶ CETOCONAZOL

A associação pode elevar as concentrações séricas de zaleplona devido ao cetoconazol ser um inibidor da CYP3A4.

ZALEPLONA ◀▶ CIMETIDINA

A coadministração de cimetidina aumentou a concentração plasmática da zaleplona em 85%. A cimetidina inibe tanto a aldeído oxigenase (*in vitro*) como a CYP3A4 (*in vitro* e *in vivo*), enzimas envolvidas na metabolização da zaleplona. A dose inicial de zaleplona deve ser limitada a 5 mg em pacientes em uso de cimetidina.

ZALEPLONA ◀▶ DIFENIDRAMINA

A difenidramina é um inibidor da enzima aldeído oxigenase no fígado de ratos, mas seu efeito em fígado humano não está estabelecido. Não foi observada interação farmacocinética entre zaleplona e difenidramina após a administração de dose única (10 e 50 mg, respectivamente). Recomenda-se atenção, pois ambas as medicações agem no SNC, sendo possível ocorrer um efeito de interação farmacodinâmica.

ZALEPLONA ◀▶ ERITROMICINA

O uso concomitante de zaleplona com dose de eritromicina 800 mg (inibidor da CYP3A4) resultou em aumento na concentração plasmática de zaleplona em 34%. Deve-se ter cuidado com a associação, pois o efeito sedativo da zaleplona pode ser potencializado.

ZALEPLONA ◄► FENITOÍNA

A fenitoína pode reduzir a concentração sérica da zaleplona por indução da enzima CYP3A4.

ZALEPLONA ◄► FENOBARBITAL

O fenobarbital pode reduzir a concentração sérica da zaleplona por indução da enzima CYP3A4.

ZALEPLONA ◄► IMIPRAMINA

Podem ocorrer efeitos aditivos na sedação e comprometimento no desempenho psicomotor devido à interação farmacodinâmica. Não há interação farmacocinética entre as medicações.

ZALEPLONA ◄► RIFAMPICINA

A rifampicina pode reduzir o efeito da zaleplona em até 4 vezes por ser indutora da enzima CYP3A4.

ZALEPLONA ◄► TIORIDAZINA

Podem ocorrer efeitos aditivos na sedação e comprometimento no desempenho psicomotor devido à interação farmacodinâmica. Não há interação farmacocinética entre as medicações.

ZALEPLONA ◄► TOPIRAMATO

Ver *Topiramato* ◄► *Zaleplona*.

ZALEPLONA ◄► VARFARINA

Em ensaios clínicos, não houve interação significativa.

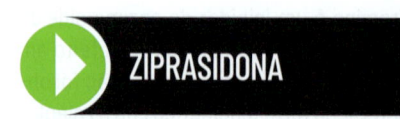

ZIPRASIDONA

A ziprasidona em maior extensão sofre redução química pela glutationa e é metabolizada pela enzima aldeído oxigenase e, em menor extensão, pela CYP3A4. As interações via rotas da CYP restringem-se a potentes inibidores ou indutores da CYP3A4. A ziprasidona liga-se extensivamente às proteínas plasmáticas. A ziprasidona causa prolongamento no intervalo QT de grau leve a moderado, portanto deve-se ter cuidado com a associação a outros fármacos de mesmo efeito.

ZIPRASIDONA ◄► ÁLCOOL

A combinação de APs com álcool pode aumentar a sedação e os efeitos depressores do SNC, além de elevar a incidência de ECEs.

ZIPRASIDONA ◄► AMIODARONA

A associação é contraindicada devido ao risco de prolongamento do intervalo QT e de arritmias cardíacas.

ZIPRASIDONA ◄► ANTIÁCIDOS

Doses de antiácido à base de alumínio ou magnésio não alteraram a farmacocinética da ziprasidona.

ZIPRASIDONA ◄► ANTICONCEPCIONAIS ORAIS

A administração de ziprasidona não resultou em alteração significativa na farmacocinética de estrogênios (etinilestradiol, um substrato da CYP3A4) ou de progesterona.

ZIPRASIDONA ◄► ANTIDEPRESSIVOS TRICÍCLICOS

Ver *Antidepressivos tricíclicos* ◄► *Ziprasidona*.

ZIPRASIDONA ◄► BUPROPIONA

Ver *Bupropiona* ◄► *Ziprasidona*.

ZIPRASIDONA ◄► CARBAMAZEPINA

Ver *Carbamazepina* ◄► *Ziprasidona*.

ZIPRASIDONA ◄► CETOCONAZOL

O cetoconazol é um potente inibidor da CYP3A4. Em estudos clínicos com dose de 400 mg ao dia, o cetoconazol produziu aumento de cerca de 35% na concentração da ziprasidona, mas, aparentemente, sem relevância clínica. Não foi observado prolongamento adicional do intervalo QT.

ZIPRASIDONA ◄► CIMETIDINA

A cimetidina, um inibidor não específico da CYP, não afetou de forma significativa a farmacocinética da ziprasidona.

ZIPRASIDONA ◆▶ CITALOPRAM

Ver *Citalopram ◆▶ Ziprasidona*.

ZIPRASIDONA ◆▶ CLONIDINA

Ver *Clonidina ◆▶ Ziprasidona*.

ZIPRASIDONA ◆▶ CLORPROMAZINA

Ver *Clorpromazina ◆▶ Ziprasidona*.

ZIPRASIDONA ◆▶ DEXTROMETORFANO

A ziprasidona não alterou o metabolismo do dextrometorfano nos ensaios clínicos.

ZIPRASIDONA ◆▶ DROPERIDOL

O uso simultâneo desses medicamentos está contraindicado devido à exacerbação do risco de prolongamento do intervalo QT.

ZIPRASIDONA ◆▶ DULOXETINA

Ver *Duloxetina ◆▶ Ziprasidona*.

ZIPRASIDONA ◆▶ ESCITALOPRAM

Ver *Escitalopram ◆▶ Ziprasidona*.

ZIPRASIDONA ◆▶ FLUOXETINA

Ver *Fluoxetina ◆▶ Ziprasidona*.

ZIPRASIDONA ◆▶ FLUPENTIXOL

Ver *Flupentixol ◆▶ Ziprasidona*.

ZIPRASIDONA ◆▶ FLUVOXAMINA

Ver *Fluvoxamina ◆▶ Ziprasidona*.

ZIPRASIDONA ◆▶ HALOPERIDOL

Ver *Haloperidol ◆▶ Ziprasidona*.

ZIPRASIDONA ◆▶ LÍTIO

Ver *Litio ◆▶ Ziprasidona*.

ZIPRASIDONA ◆▶ METADONA

Ver *Metadona ◆▶ Ziprasidona*.

ZIPRASIDONA ◆▶ PALIPERIDONA

Ver *Paliperidona ◆▶ Ziprasidona*.

ZIPRASIDONA ◆▶ PIMOZIDA

Ver *Pimozida ◆▶ Ziprasidona*.

ZIPRASIDONA ◆▶ PROMETAZINA

Ver *Prometazina ◆▶ Ziprasidona*.

ZIPRASIDONA ◆▶ QUETIAPINA

Ver *Quetiapina ◆▶ Ziprasidona*.

ZIPRASIDONA ◆▶ RISPERIDONA

Ver *Risperidona ◆▶ Ziprasidona*.

ZIPRASIDONA ◆▶ TETRABENAZINA

Deve-se evitar utilizar ziprasidona em combinação com outros agentes que também possam prolongar o intervalo QT e resultar em arritmias cardíacas.

ZIPRASIDONA ◆▶ TOPIRAMATO

Ver *Topiramato ◆▶ Ziprasidona*.

ZIPRASIDONA ◆▶ TRANILCIPROMINA

Ver *Tranilcipromina ◆▶ Ziprasidona*.

ZIPRASIDONA ◆▶ VARFARINA

A ligação da ziprasidona às proteínas plasmáticas não foi alterada pela varfarina.

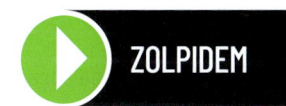

ZOLPIDEM

O zolpidem é metabolizado, principalmente, pela isoenzima CYP3A4, mas também por muitas outras enzimas da CYP. Desse modo, sua biotransformação não é tão alterada por indutores e inibidores da CYP3A4. Sua metabolização ocorre, principalmente, por oxidação e hidroxilação.

ZOLPIDEM ◆▶ ÁCIDO VALPROICO

Ver *Ácido valproico ◆▶ Zolpidem*.

ZOLPIDEM ◆▶ ÁLCOOL

O uso associado de zolpidem e álcool aumenta o efeito sedativo de ambos. Não há alteração dos parâmetros farmacocinéticos de ambas as substâncias.

ZOLPIDEM ◆▶ ANTICONCEPCIONAIS ORAIS

O uso concomitante com ACOs reduz as concentrações séricas de zolpidem, porém não de forma clinicamente significativa.

ZOLPIDEM ⇔ ANTIDEPRESSIVOS TRICÍCLICOS

Ver *Antidepressivos tricíclicos* ⇔ *Zolpidem*.

ZOLPIDEM ⇔ ANTI-HISTAMÍNICOS

O uso associado de zolpidem com outras substâncias depressoras do SNC produz aumento dos efeitos sedativos.

ZOLPIDEM ⇔ ANTIPSICÓTICOS

O uso associado de zolpidem com outras substâncias depressoras do SNC produz aumento dos efeitos sedativos.

Ver também *Clorpromazina* ⇔ *Zolpidem*.
Ver também *Haloperidol* ⇔ *Zolpidem*.

ZOLPIDEM ⇔ ANTIRRETROVIRAIS

O ritonavir ocasiona diminuição na eliminação do zolpidem, porém sem relevância clínica.

ZOLPIDEM ⇔ BZDs

Ver *BZDs* ⇔ *Zolpidem*.

ZOLPIDEM ⇔ BUPROPIONA

Ver *Bupropiona* ⇔ *Zolpidem*.

ZOLPIDEM ⇔ CAFEÍNA

A ação sedativa do zolpidem não é contrabalançada por uma dose de 300 mg de cafeína.

ZOLPIDEM ⇔ CARBAMAZEPINA

Ver *Carbamazepina* ⇔ *Zolpidem*.

ZOLPIDEM ⇔ CETAMINA

Ver *Cetamina* ⇔ *Zolpidem*.

ZOLPIDEM ⇔ CETOCONAZOL

O cetoconazol (potente inibidor da CYP3A4) diminui o metabolismo do zolpidem, aumentando suas concentrações séricas e sua meia-vida, podendo potencializar seus efeitos sedativos.

ZOLPIDEM ⇔ CIMETIDINA

Há prolongamento do tempo de sedação do zolpidem quando a cimetidina é coadministrada, apesar de esta não alterar sua farmacocinética.

ZOLPIDEM ⇔ CIPROFLOXACINO

O ciprofloxacino é um inibidor moderado da CYP1A2 e da CYP3A4. A coadministração pode aumentar a biodisponibilidade do zolpidem. O uso concomitante não é recomendado.

ZOLPIDEM ⇔ CLARITROMICINA

A claritromicina pode aumentar as concentrações séricas do zolpidem pelo fato de reduzir o metabolismo da CYP3A4. Deve-se ter cuidado com o uso associado.

ZOLPIDEM ⇔ CLORPROMAZINA

Ver *Clorpromazina* ⇔ *Zolpidem*.
Ver *Zolpidem* ⇔ *Antipsicóticos*.

ZOLPIDEM ⇔ DIGOXINA

A digoxina não alterou a farmacocinética do zolpidem em ensaios clínicos.

ZOLPIDEM ⇔ ERITROMICINA

A eritromicina aumentou em até 4 vezes as concentrações séricas do zolpidem em voluntários sadios. Em alguns casos, é necessária a redução da dose.

ZOLPIDEM ⇔ ERVA-DE-SÃO-JOÃO (HIPÉRICO)

A erva-de-são-joão causa diminuição nas concentrações séricas do zolpidem, possivelmente por estímulo da atividade da CYP3A4.

ZOLPIDEM ⇔ FENITOÍNA

Em tese, por induzir a CYP3A4, a fenitoína pode aumentar parcialmente o metabolismo do zolpidem.

ZOLPIDEM ⇔ FLUCONAZOL

O fluconazol altera levemente a farmacocinética do zolpidem, sem relevância clínica.

ZOLPIDEM ⇔ FLUMAZENIL

O flumazenil antagoniza o efeito hipnótico do zolpidem, embora não altere sua farmacocinética.

ZOLPIDEM ⇔ FLUOXETINA

Ver *Fluoxetina* ⇔ *Zolpidem*.

ZOLPIDEM ◀▶ FLUPENTIXOL

Ver *Flupentixol* ◀▶ *Zolpidem*.

ZOLPIDEM ◀▶ FLUVOXAMINA

Ver *Fluvoxamina* ◀▶ *Zolpidem*.

ZOLPIDEM ◀▶ HALOPERIDOL

Ver *Haloperidol* ◀▶ *Zolpidem*.
Ver *Zolpidem* ◀▶ *Antipsicóticos*.

ZOLPIDEM ◀▶ HIDROXIZINA

Ver *Hidroxizina* ◀▶ *Zolpidem*.

ZOLPIDEM ◀▶ ITRACONAZOL

A farmacocinética e a farmacodinâmica de uma dose de zolpidem não são alteradas com o uso de itraconazol.

ZOLPIDEM ◀▶ LAMOTRIGINA

Ver *Lamotrigina* ◀▶ *Zolpidem*.

ZOLPIDEM ◀▶ OPIOIDES

A coadministração de zolpidem com outros depressores do SNC aumenta o risco de depressão do SNC.

ZOLPIDEM ◀▶ OXIBATO DE SÓDIO

Ver *Oxibato de sódio* ◀▶ *Zolpidem*.

ZOLPIDEM ◀▶ PROPOFOL

A associação é contraindicada devido ao risco de depressão respiratória e do SNC, de alteração no funcionamento psicomotor e de outros efeitos aditivos.

ZOLPIDEM ◀▶ RIFAMPICINA

A rifampicina, potente indutor da CYP3A4, reduz as concentrações séricas do zolpidem e, consequentemente, a exposição aos efeitos farmacodinâmicos deste, podendo diminuir sua eficácia.

ZOLPIDEM ◀▶ SERTRALINA

Ver *Sertralina* ◀▶ *Zolpidem*.

ZOLPIDEM ◀▶ TIORIDAZINA

Ver *Tioridazina* ◀▶ *Zolpidem*.

ZOLPIDEM ◀▶ TOPIRAMATO

Ver *Topiramato* ◀▶ *Zolpidem*.

ZOLPIDEM ◀▶ TRIFLUOPERAZINA

Ver *Trifluoperazina* ◀▶ *Zolpidem*.

ZOLPIDEM ◀▶ VARFARINA

A varfarina não alterou a farmacocinética do zolpidem em ensaios clínicos.

ZOLPIDEM ◀▶ VENLAFAXINA

Ver *Venlafaxina* ◀▶ *Zolpidem*.

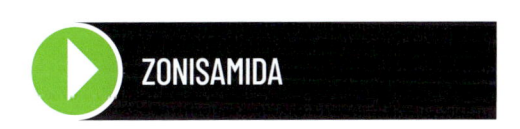

ZONISAMIDA

A zonisamida é um substrato menor da CYP2C19 e maior da CYP3A4.

ZONISAMIDA ◀▶ ÁLCOOL

Pode haver potencialização dos efeitos depressores sobre o SNC do álcool.

ZONISAMIDA ◀▶ BARBITÚRICOS

Pode ser necessário ajuste da dose de zonisamida na mudança da dose, introdução ou retirada de anticonvulsivantes barbitúricos indutores da CYP3A4 e capazes de diminuir as concentrações séricas de zonisamida.

ZONISAMIDA ◀▶ CARBAMAZEPINA

Ver *Carbamazepina* ◀▶ *Zonisamida*.

ZONISAMIDA ◀▶ DIGOXINA

A combinação deve ser utilizada com cautela, pois pode aumentar as concentrações séricas de digoxina.

ZONISAMIDA ◀▶ FENITOÍNA

Pode ser necessário ajuste da dose de zonisamida na mudança da dose, introdução ou retirada da fenitoína — que é um indutor da CYP3A4 e pode diminuir as concentrações séricas de zonisamida.

ZONISAMIDA ◀▶ RIFAMPICINA

Pode ser necessário ajuste da dose de zonisamida na mudança da dose, introdução ou retirada da rifampicina — que é um indutor da CYP3A4 e pode diminuir as concentrações séricas de zonisamida.

ZONISAMIDA ◀▶ TOPIRAMATO

Ver *Topiramato* ◀▶ *Zonisamida*.

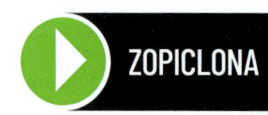

ZOPICLONA

A zopiclona tem metabolização hepática pelas isoenzimas CYP3A4 (principal) e CYP2C8, além de outras enzimas da CYP, podendo, dessa forma, sofrer interação com os inibidores ou os indutores dessas enzimas.

ZOPICLONA ◀▶ ÁLCOOL

O uso associado de zopiclona e álcool produz aumento dos efeitos sedativos, sem alterar a farmacocinética da zopiclona. Pode aumentar o risco de comportamentos complexos relacionados ao sono (p. ex., dirigir, comer, fazer ligações, sair de casa, etc.). Deve-se evitar a combinação.

ZOPICLONA ◀▶ ANTI-HISTAMÍNICOS

A associação pode produzir aumento dos efeitos sedativos.

ZOPICLONA ◀▶ ANTIPSICÓTICOS

O uso associado de zopiclona com substâncias depressoras do SNC produz aumento dos efeitos sedativos.

ZOPICLONA ◀▶ ATRACÚRIO

A associação de zopiclona com bloqueadores neuromusculares aumenta o efeito dos últimos.

ZOPICLONA ◀▶ ATROPINA

As concentrações plasmáticas da zopiclona são significativamente reduzidas pela atropina.

ZOPICLONA ◀▶ BZDs

Ver *BZDs* ◀▶ *Zopiclona*.

ZOPICLONA ◀▶ CAFEÍNA

Em doses habituais, a zopiclona pode reverter os efeitos excitatórios de uma dose alta de cafeína (300 mg). O inverso não ocorre tão facilmente.

ZOPICLONA ◀▶ CARBAMAZEPINA

Ver *Carbamazepina* ◀▶ *Zopiclona*.

ZOPICLONA ◀▶ CETOCONAZOL

O cetoconazol diminui o metabolismo da zopiclona, aumentando seus efeitos sedativos, sendo necessário, em alguns casos, o ajuste da dose de zopiclona.

ZOPICLONA ◀▶ CIMETIDINA

A cimetidina inibe o metabolismo da zopiclona, aumentando seus efeitos sedativos, sendo necessário, em alguns casos, o ajuste da dose de zopiclona.

ZOPICLONA ◀▶ CLARITROMICINA

As concentrações séricas da zopiclona podem aumentar quando associada à claritromicina.

ZOPICLONA ◀▶ CLORPROMAZINA

Ver *Clorpromazina* ◀▶ *Zopiclona*.

ZOPICLONA ◀▶ ERITROMICINA

Ocorreu aumento da AUC de zopiclona em 80% na presença de eritromicina, em razão de esta inibir a biotransformação de medicamentos metabolizados pela CYP3A4. Como consequência, pode ocorrer aumento do efeito da zopiclona.

ZOPICLONA ◀▶ ERVA-DE-SÃO-JOÃO (HIPÉRICO)

Pode haver redução das concentrações séricas de zopiclona quando associada à erva-de-são-joão.

ZOPICLONA ◀▶ FENITOÍNA

Por ser um potente indutor da CYP3A4, a fenitoína reduz significativamente o efeito hipnótico da zopiclona. Essa ação é contrabalançada, em parte, pelo efeito sedativo de ambos os fármacos.

ZOPICLONA ◀▶ FENOBARBITAL

Por serem indutores da CYP3A4, os fenobarbitais reduzem de forma significativa a concentração plasmática da zopiclona. No entanto, o efeito sedativo pode se manter por efeito aditivo.

ZOPICLONA ◀▶ ITRACONAZOL

O itraconazol interfere nos parâmetros farmacocinéticos da zopiclona, prolongando sua meia-

-vida e aumentando sua concentração máxima. No entanto, pelo menos em adultos jovens, essa interação parece irrelevante clinicamente.

ZOPICLONA ◆▶ METOCLOPRAMIDA

As concentrações séricas da zopiclona são significativamente aumentadas pela metoclopramida, podendo acentuar seus efeitos no SNC.

ZOPICLONA ◆▶ PANCURÔNIO

A associação de zopiclona com bloqueadores neuromusculares aumenta o efeito dos últimos.

ZOPICLONA ◆▶ PROPOFOL

Há aumento do risco de depressão cardiorrespiratória com a associação.

ZOPICLONA ◆▶ RANITIDINA

A associação com 150 mg de ranitidina oral não resultou em aumento do efeito da zopiclona.

ZOPICLONA ◆▶ RIFAMPICINA

Por ser um potente indutor da CYP3A4, a rifampicina reduz significativamente a concentração plasmática e o efeito hipnótico da zopiclona.

ZOPICLONA ◆▶ RITONAVIR

Pode haver aumento das concentrações séricas de zopiclona quando associada a ritonavir.

LEITURAS RECOMENDADAS

Artmed +PSI: psicofármacos [Internet]. Porto Alegre: Artmed; 2022 [capturado em 22 dez. 2022]. Disponível para Android no Google Play Store e para iOS na AppStore.

Drugs.com. Drug interactions checker [Internet]. Drugs.com; 2022 [capturado em 22 dez. 2022]. Disponível em: https://www.drugs.com/drug_interactions.html.

Shetty V, Chowta MN, Chowta KN, Shenoy A, Kamath A, Kamath P. Evaluation of potential drug-drug interactions with medications prescribed to geriatric patients in a tertiary care hospital. J Aging Res. 2018;2018:5728957. PMID [30402286]

UptoDate [Internet]. Waltham: UpToDate; 2022 [capturado em 22 dez. 2022]. Disponível em: https://www.uptodate.com/drug-interactions/?source=responsive_home#di-druglist.

5

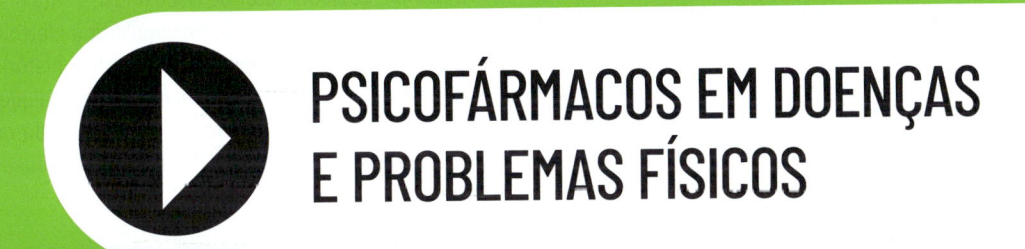

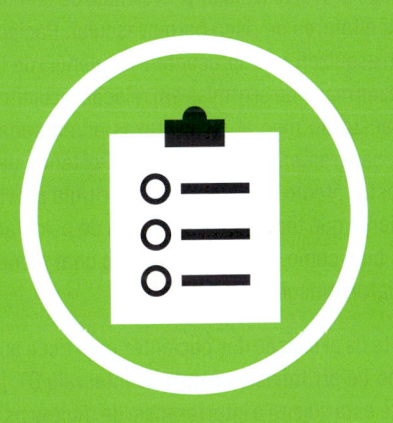

PSICOFÁRMACOS EM DOENÇAS E PROBLEMAS FÍSICOS

▶ MARIANNA DE ABREU COSTA COORDENADORA
▶ MARIANNA DE BARROS JAEGER
▶ LORENNA SENA TEIXEIRA MENDES
▶ FABIANO GOMES
▶ ARTHUR LUDWIG PAIM
▶ TAMIRES MARTINS BASTOS
▶ JOÃO PEDRO GONÇALVES PACHECO
▶ ALICE C. M. XAVIER
▶ ALESSANDRO FERRONI TONIAL
▶ LIVIA BIASON
▶ ANA LAURA WALCHER
▶ ARISTIDES VOLPATO CORDIOLI

CARDIOLOGIA

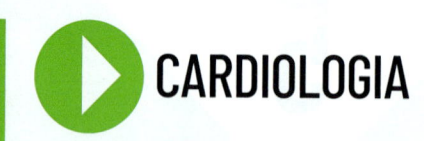

ARRITMIAS

Ver também *Arritmia e alteração na condução cardíaca* na Seção "Efeitos colaterais e seu manejo".

Arritmias são alterações de ritmo dos batimentos cardíacos e incluem arritmia sinusal, FA, *flutter* atrial, taquicardia paroxística e bloqueios diversos, entre outros. Podem ser produzidas ou exacerbadas por diferentes psicofármacos.

Em linhas gerais, os pacientes portadores de transtornos mentais graves (p. ex., esquizofrenia, TB, depressão grave) têm maior prevalência de comorbidades e fatores de risco cardiovascular. Pacientes com esquizofrenia apresentam incidência de 1,7 a 3,2 vezes maior de arritmias em relação a sujeitos sem transtorno mental e têm taxas aumentadas de AVC, sangramento e mortalidade.[1] Portanto, deve-se estar atento ao potencial de arritmia prévia no paciente que tem indicação de uso de psicofármacos, bem como priorizar o fármaco com menor potencial arritmogênico.

Faz parte da avaliação dos pacientes com risco aumentado de arritmias o cálculo do intervalo QT, já que este está sujeito à interferência de muitos psicofármacos. Por ser dependente da FC, é necessário calcular o intervalo QT corrigido para a FC (QTc).

ANTIDEPRESSIVOS

Os ADs tri ou tetracíclicos são potencialmente cardiotóxicos, o que limita seu uso em pacientes com cardiopatias. A principal alteração que eles causam no ECG é o prolongamento do QTc, principalmente quando são administrados com outros fármacos que podem prolongar o QTc, favorecendo arritmia ventricular maligna e morte súbita.

Eles afetam a condução cardíaca por ação do tipo "quinidina"; podem reduzir a variabilidade da FC, reduzir a condução intracardíaca, causar taquicardia e outras arritmias. Os ADTs não devem ser usados em pacientes com bloqueio de ramo, com aumento do intervalo QTc no ECG ou doença isquêmica prévia. Em doses elevadas (acima de 300 mg/dia de amitriptilina, clomipramina e imipramina e acima de 187,5 mg/dia de nortriptilina), o risco de morte súbita é elevado, mesmo em pacientes sem doença cardíaca. É indicado, ainda, avaliar o risco de suicídio, dado o potencial uso do fármaco em uma eventual tentativa.

Havendo qualquer fator de risco (idosos, ICC, disfunção renal ou hepática, desequilíbrios eletrolíticos [hipocalemia, hipomagnesemia]) e história prévia de arritmias, polifarmácia, uso de qualquer medicamento que interfira na metabolização ou que aumente o intervalo QTc, mesmo em doses baixas, deve ser solicitado ECG.

Pacientes sem alterações cardíacas prévias raramente apresentam toxicidade cardíaca aos ADTs nas doses usuais. Portanto, não há indicação absoluta de solicitar ECG antes de prescrever um ADT em doses baixas (menos que 100 mg/dia de amitriptilina, imipramina e clomipramina e 62,5 mg/dia de nortriptilina) em pacientes sem fatores de risco.

O efeito colateral mais significativo para pacientes com cardiopatias é a hipotensão ortostática, razão pela qual se deve dar preferência aos fármacos sem esse inconveniente.

Uma alternativa mais adequada para os pacientes com arritmias são os ISRSs, pois não provocam hipotensão ortostática e têm menor chance de causarem alteração no QTc, embora exista relação dose-dependente também nessa classe. Entre os ISRSs, o citalopram possui maior risco de prolongamento do QTc,[2] por isso sua dose máxima recomendada é de 40 mg para a maioria dos pacientes. Em pacientes com fatores de risco, não é recomendado o uso de citalopram acima de 20 mg.

ANTIPSICÓTICOS

Os APs aumentam o intervalo QT por bloqueio dos canais de cálcio, com efeito semelhante ao de fármacos antiarrítmicos (diltiazem, verapamil). Esse aumento é fator de risco para *torsades de pointes*, uma arritmia ventricular maligna, associada à morte súbita. A incidência de morte súbita em pacientes que usam qualquer AP é o dobro em relação a indivíduos que não usam AP.[3-5]

Mesmo que não haja arritmia prévia, fatores de risco para arritmias devem ser avaliados: hipocalemia/hipomagnesemia, FC alterada, idade avançada, uso concomitante de fármacos que prolonguem o intervalo QT (ADTs, lidocaína), que alterem a condução no nodo AV (digoxina) ou que inibam a metabolização dos APs e, principalmente, qualquer cardiopatia prévia. Outros fatores de risco são infecção por HIV (junto com elevada carga viral e baixa contagem de linfócitos CD4), HCV e anomalias na morfologia de onda T.[6] Deve-se evitar a prescrição de inibidores da CYP2D6 (como a fluoxetina ou a bupropiona) em associação com quaisquer APs que prolonguem o QTc.

A pimozida, as fenotiazinas (tioridazina, clorpromazina, levomepromazina, flufenazina) e o haloperidol IV tendem a oferecer riscos maiores de alteração no ritmo cardíaco, por isso devem ser evitados naqueles indivíduos de alto risco. Se indicados, os pacientes devem antes ter ECG e concentrações séricas de potássio avaliados. A tioridazina possui o maior risco relativo entre todos os APs.[3]

Os APAs também podem gerar alterações sobre o intervalo QT; o sertindol e a ziprasidona são os de maior propensão, e o aripiprazol tem menor propensão.[7]

Em pacientes com qualquer fator de risco, sempre deve-se ter cautela ao prescrever APs. Entretanto, o monitoramento de rotina do ECG geralmente não é necessário em pacientes sem fatores de risco cardíacos.

ESTABILIZADORES DO HUMOR E ANTICONVULSIVANTES

O lítio pode causar disfunção do nodo sinoatrial, bloqueio e padrão de Brugada em pacientes com história prévia de doença cardíaca. As alterações podem produzir palpitações e síncopes ou ser assintomáticas. Quando o paciente apresentar cardiopatia prévia ou tiver alteração no ECG, consultar um cardiologista antes de iniciar o uso do lítio. Indivíduos com disfunção do nodo sinoatrial ou com marca-passo não devem ser tratados com lítio.

A carbamazepina pode causar prolongamento do QRS por bloqueio de canais de sódio, podendo predispor a hipotensão e arritmias.

Não há relatos de efeitos cardiológicos significativos com o AVP ou com a lamotrigina.

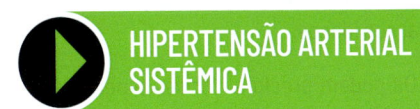

HIPERTENSÃO ARTERIAL SISTÊMICA

HAS é a elevação da PA medida em, pelo menos, três ocasiões distintas, com média superior a 140/90 mmHg. A PA em crianças (1 a 13 anos) deve ser comparada com seu respectivo percentil para cada idade. Para o diagnóstico em crianças ou em pacientes obesos, atenção especial deve ser dada ao tamanho do manguito utilizado. As medidas idealmente devem ser realizadas em mais de uma consulta. Em cada consulta, três medidas da PA devem ser registradas, com 1 a 2 minutos de intervalo entre elas. Se níveis normais de PA forem identificados, a medida pode ser repetida em 1 ano. Qualquer aumento acima da meta aceita para o diagnóstico, seja da pressão sistólica ou da diastólica, pode ser interpretado como suficiente para diagnóstico de HAS.

O psiquiatra deve estar atento a: (1) interações entre os psicofármacos e os anti-hipertensivos; (2) efeitos psíquicos desses medicamentos; e (3) interface de síndromes psiquiátricas e HAS.

O controle inadequado da PA está associado a déficit cognitivo e à demência no longo prazo. Além disso, a HAS é provavelmente subdiagnosticada em indivíduos com transtornos mentais graves. HAS e depressão são potencialmente correlacionadas geneticamente, havendo uma possível associação causal bidirecional entre depressão e doenças cardiovasculares.[8] A depressão e o estresse psicossocial aumentam a incidência de HAS.[9,10] É possível que o estresse crônico e as respostas não adaptativas a ele contribuam para o desenvolvimento de HAS e outras doenças cardiovasculares.

ANTIDEPRESSIVOS

Os ADTs possuem interação com os anti-hipertensivos clonidina e guanetidina, devendo ser evitada a prescrição de clonidina com ADTs.

Quando esses medicamentos são usados concomitantemente, devem ser monitorados os níveis da PA. A descontinuação do ADT pode resultar em hipotensão. Os ADTs podem aumentar (p. ex., a imipramina) ou diminuir a PA; contudo, o efeito hipotensivo é clinicamente mais significativo, em especial nos idosos.

Os IMAOs podem precipitar crises hiperadrenérgicas (cefaleia, sudorese, palidez, hipertensão) quando ingeridos com alimentos ricos em tiramina ou medicamentos que contenham aminas simpatomiméticas. Os hipertensos podem ser tratados com IMAOs, desde que sigam rigorosamente a dieta. Entretanto, como há inúmeras alternativas de ADs, o uso de IMAOs em hipertensos deve ser indicado somente para aqueles casos de depressão resistente. O IMAO que está mais associado com aumento de PA é a tranilcipromina.

Os ISRSs apresentam menos efeitos hemodinâmicos; entretanto, a fluoxetina, quando combinada com bloqueadores dos canais de cálcio, pode aumentar os efeitos adversos destes (cefaleia, edema, tontura e *flushing*) e potencializar a bradicardia provocada pelos β-bloqueadores, levando à síncope. Citalopram, escitalopram e fluvoxamina também apresentam potencial de interação com β-bloqueadores, e, portanto, uma redução da dose dos β-bloqueadores pode ser necessária.[11] Especialmente em idosos, deve ser realizado monitoramento de sódio sérico; naqueles que fazem uso concomitante de IRSRs e diuréticos tiazídicos, é indicada avaliação de sinais e sintomas de hiponatremia (náuseas, vômitos, cefaleia, letargia, dificuldade de concentração, confusão, fraqueza, instabilidade e quedas) devido ao potencial para hiponatremia grave em decorrência de SIADH.

A venlafaxina, e em menor proporção a desvenlafaxina, podem determinar elevação estável da PA (com 150 mg/dia de venlafaxina em 1,5% dos pacientes; 220 mg, em 5%; e 300 mg, em 13%), sobretudo em idosos, exigindo monitoramento frequente. A bupropiona, em doses terapêuticas, não tem efeitos adversos na PA, mas pode alterar a PA de idosos previamente hipertensos. Deve-se atentar para o efeito inibitório da bupropiona sobre a CYP2D6, com potencial aumento das concentrações séricas de β-bloqueadores.

ESTABILIZADORES DO HUMOR E ANTICONVULSIVANTES

O uso do lítio em hipertensos requer monitoramento cuidadoso da litemia, pois a dieta hipossódica e o uso concomitante de diuréticos, principalmente os tiazídicos (p. ex., hidroclorotiazida), podem elevar a litemia a níveis tóxicos. Deve-se evitar a associação de lítio e diuréticos, bem como inibidores do sistema renina-aldosterona, sendo possível optar por outro estabilizador do humor, como carbamazepina ou AVP.

ANTIPSICÓTICOS

Os APs de baixa potência causam hipotensão postural e devem ser iniciados em pequenas doses, em particular em idosos. Os APAs e o haloperidol são alternativas nesse caso. Entre os atípicos,[12] a clozapina (com maior risco) e o aripiprazol estão associados ao desenvolvimento de HAS. Os demais parecem ser mais seguros. Essa associação com HAS parece não ser secundária ao aumento de peso/obesidade relacionado a esses medicamentos. Curiosamente, existem relatos de eficácia no emprego de clorpromazina IV em uma série de casos de hipertensão sintomática não controlada em ambiente pré-hospitalar.

ANTI-HIPERTENSIVOS E EFEITOS ADVERSOS PSIQUIÁTRICOS

Uma revisão sistemática[13] com um tamanho amostral de 35 mil pacientes demonstrou que não houve correlação entre o uso de β-bloqueadores e sintomas depressivos. Tal classe de medicamentos aumenta discretamente o risco de fadiga e de disfunção sexual, principalmente os de primeira geração. Em alguns casos, é importante considerar a substituição de um medicamento anti-hipertensivo por outro. Sempre que possível, deve ser feito controle da PA com diuréticos, bloqueadores dos canais de cálcio ou IECA. Caso seja necessário o uso de um β-bloqueador, dar preferência ao atenolol, por causar menos efeitos colaterais. Já com α-bloqueadores, pode haver associação com depressão e disfunção sexual. Também há relatos (raros) de depressão e mania com o uso de IECA. Fraqueza e apatia podem resultar de distúrbio hidreletrolítico durante o uso de diuréticos, o que deve ser considerado no diagnóstico diferencial de depressão nos pacientes hipertensos em tratamento com essas substâncias.

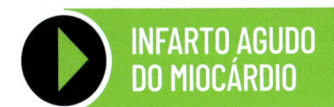

INFARTO AGUDO DO MIOCÁRDIO

IAM é uma lesão com necrose celular miocárdica irreversível secundária a uma isquemia prolongada da musculatura cardíaca. A depressão e a doença cardíaca isquêmica são comorbidades frequentes e, em pacientes que sofreram IAM, estão associadas a evolução desfavorável, remissão parcial, piora na qualidade de vida e aumento de mortalidade. A depressão está associada a aumento de 2 vezes na mortalidade em pacientes com DAC.

No seguimento de pacientes com IAM, a depressão e a ansiedade são fatores preditivos independentes de morbimortalidade cardíaca, sobretudo em idosos. Sintomas depressivos subsindrômicos também aumentam de modo significativo a morbimortalidade desses pacientes. Verificou-se que as prevalências de episódio depressivo maior e de síndrome depressiva menor pós-IAM são, respectivamente, 18 e 27%, ou seja, 1 em cada 5 pessoas que sofreram IAM vai apresentar depressão.[14] Em boa parte desses pacientes, o curso das síndromes depressivas torna-se estável.

História prévia de disforia e de TDM aumentam o risco de IAM. Tais evidências sugerem um mecanismo psicofisiológico que explique a predisposição de pacientes depressivos à cardiopatia isquêmica. Uma hipótese que tem sido levantada é a relação da depressão com a atividade de agregação plaquetária (que está anormalmente aumentada nesse contexto). Além disso, possível hipersecreção noradrenérgica na depressão unipolar, evidenciada pelo aumento das concentrações de noradrenalina no plasma e de seus metabólitos na urina, contribuiria para o desenvolvimento de DCVs.

O IAM é a doença cardíaca mais comum associada ao abuso de cocaína, sendo responsável por 25% de todos os infartos do miocárdio não fatais.[15] O abuso de anfetaminas também eleva de maneira significativa o risco de IAM. A seguir, são descritos os cuidados que se deve ter com o uso de psicofármacos em pacientes que sofreram IAM.

ANTIDEPRESSIVOS

O uso de ADTs está contraindicado a pacientes com IAM em razão de seus efeitos cardiotóxicos. Eles apresentariam um RR de 2,2 de um novo IAM. Após a cicatrização da lesão (6 semanas), os ADTs podem ser usados, mas recomendam-se baixas doses e monitoramento frequente das concentrações séricas e da função cardíaca. Nessa classe de medicamentos, a preferência é pela nortriptilina e pela maprotilina, que afetam menos a função cardíaca. Deve-se, entretanto, solicitar ECG a cada aumento de dose e manter acompanhamento com cardiologista. Na atualidade existem, no entanto, alternativas mais seguras.

Quando houver depressão após IAM, os ISRSs são o tratamento medicamentoso de primeira escolha, pois, em metanálise, mostraram benefício modesto, porém clinicamente significativo, na redução de sintomas depressivos.[16,17] Não foram encontrados benefícios na redução do risco de novo evento coronariano ou mortalidade (RR de 0,8). Os maiores estudos que avaliaram psicofármacos na DAC, MIND-IT (citalopram e mirtazapina),[18] SADHART (sertralina)[19] e ENRICHD,[20] não demonstraram diferenças nos desfechos cardíacos ou na mortalidade. Um ensaio clínico demonstrou que o tratamento de 24 semanas com escitalopram quando comparado com placebo resultou em risco mais baixo de eventos cardíacos adversos maiores após uma mediana de 8,1 anos.[21]

Quanto aos ISRSs, sugere-se evitar a paroxetina e a fluoxetina, devido aos perfis mais complexos de interações medicamentosas, e o citalopram, por possuir taxa mais elevada de prolongamento do intervalo QTc.[2] A preferência recai sobre a sertralina. Algumas evidências sugerem que os ISRSs atenuam a agregação plaquetária e a atividade neuro-humoral, com efeito no eixo hipotálamo-hipófise-suprarrenal. Esse efeito nas plaquetas é independente da dose e parece não estar associado ao efeito antidepressivo. A mirtazapina mostrou-se segura no tratamento da depressão pós-IAM.

ESTABILIZADORES DO HUMOR E ANTICONVULSIVANTES

Não há ensaios randomizados de estabilizadores do humor em pacientes com IAM. No entanto, é contraindicado o uso do lítio ou da carbamazepina após IAM até a cicatrização da lesão (primeiras 6 semanas pós-IAM).

▶ ANTIPSICÓTICOS

Os estudos com pacientes pós-IAM e uso crônico de APs são escassos.

Os APs devem ser usados com cautela e em baixas doses, optando-se por medicamentos que causem menos hipotensão, como os APTs de alta potência ou os atípicos. ECG e potássio sérico devem ser solicitados durante a avaliação. É contraindicado o uso de tioridazina, pimozida ou haloperidol intravenoso devido ao elevado risco de arritmia.

Em pacientes de alto risco para síndrome metabólica, deve-se tomar cuidado para escolher um medicamento com menor efeito metabólico (p. ex., aripiprazol).

Delirium é frequente na vigência de IAM ou pós-IAM. Durante o quadro de *delirium* com agitação psicomotora, deve-se ter parcimônia ao prescrever APs de alta potência, embora sejam os fármacos mais indicados caso as medidas não farmacológicas falhem.

▶ OUTROS MEDICAMENTOS

Recomenda-se cautela na prescrição continuada de medicamentos que possam estar associados ao ganho excessivo de peso e ao diabetes. A bromocriptina pode causar vasospasmo e predispor ao aparecimento de angina e IAM em pacientes com coronariopatias.

▶ INSUFICIÊNCIA CARDÍACA CONGESTIVA

ICC é o desempenho deficiente do coração como músculo e como bomba. Os sinais e os sintomas dependem do ventrículo insuficiente, da gravidade e da duração da insuficiência. A insuficiência ventricular esquerda caracteriza-se por congestão e edema pulmonar, e a direita, por congestão venosa e edema periférico.

Em termos gerais, a ICC não costuma alterar de forma importante a farmacocinética dos psicofármacos. Todavia, o psiquiatra deve estar atento para ICC grave descompensada, tanto direita como esquerda, pois pode haver aumento nas concentrações plasmáticas de medicamentos metabolizados, respectivamente, pelo fígado e pelos rins.

A prevalência de doenças psiquiátricas em pacientes com ICC é pouco estudada. Contudo, é conhecida a alta incidência de mortalidade cardiovascular e fatores de risco para doenças cardiovasculares em pacientes com transtornos mentais graves. Indivíduos com doença coronariana apresentam prevalência elevada de TDM, e TDM é um fator de mau prognóstico após síndrome coronariana aguda. Essa íntima relação contribui para a mortalidade elevada em pessoas com TDM, potencialmente devido a fatores de risco compartilhados, tanto biológicos (comorbidades, inflamação, disfunção autonômica, desregulação do eixo HPA) quanto comportamentais, de estilo de vida e acesso a cuidados de saúde. Semelhante relação também é observada para transtornos de ansiedade, esquizofrenia e TEPT.[22]

Em pacientes com ICC, a depressão é frequentemente subdiagnosticada, uma vez que muitos dos sintomas são comuns a ambas as condições (fadiga, déficit cognitivo, perda de energia, lentificação, disfunção executiva, etc.). Por esse motivo, a presença de depressão deve ser rotineiramente investigada nesses pacientes.

▶ ANTIDEPRESSIVOS

Os ADTs podem exacerbar um quadro de ICC, pois podem provocar alterações na condução cardíaca e hipotensão postural, devendo ser evitados. Adicionalmente, eles têm um perfil de interação farmacológica pouco favorável. Em pacientes com ICC que fazem uso de ADT, os efeitos cardíacos do medicamento são potencialmente reversíveis.

Os ISRSs são os ADs de primeira escolha em pacientes com ICC comórbida. Deve-se atentar para dois fatores: o potencial de exacerbação da disfunção miocárdica por prolongamento do QTc e as interações com medicações frequentemente usadas em pacientes com ICC (varfarina, carvedilol, espironolactona). Pelo primeiro motivo, deve-se ter cautela ao utilizar o citalopram (*ver Arritmias*).[23] Pelo segundo motivo, deve-se verificar o potencial de interação individualmente, sendo que a sertralina demonstrou eficácia em indivíduos com ICC e possui menos interação com o sistema enzimático do citocromo P450.

Devem-se utilizar os fármacos com ação noradrenérgica (venlafaxina, desvenlafaxina, duloxetina) com cautela devido ao potencial hipertensivo.

A mirtazapina e a bupropiona têm um perfil cardiológico e de interação medicamentosa favoráveis; entretanto, a mirtazapina não é um agente de primeira linha devido à sua propensão de causar ganho de peso e ao maior potencial de hipotensão ortostática.

ANTIPSICÓTICOS

Us APs de baixa potência (p. ex., clorpromazina) também podem causar hipotensão grave em pacientes com cardiopatia. Deve-se, então, dar preferência aos APs de alta potência (p. ex., haloperidol) e atípicos que causam menos hipotensão. A clozapina deve ser evitada em pacientes de alto risco.

ESTABILIZADORES DO HUMOR E ANTICONVULSIVANTES

Devido à eliminação renal, o lítio deve ser utilizado com cautela, pois, em associação a diuréticos e dieta hipossódica, pode haver elevação da litemia a níveis tóxicos. Além disso, o comprometimento renal concomitante é frequente. Por isso, recomenda-se preferencialmente a avaliação prévia por um cardiologista.

A carbamazepina e a pregabalina parecem estar associadas à exacerbação de disfunção miocárdica, por provocarem alterações na condução e no bloqueio de canais de cálcio, respectivamente.[23] Além disso, a carbamazepina possui um perfil pouco favorável de interação medicamentosa.

ESTIMULANTES

Devem ser evitados devido à atividade periférica α e β-agonista.[23]

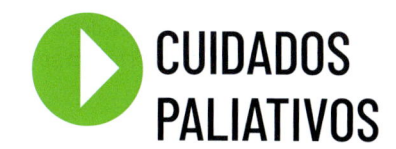

CUIDADOS PALIATIVOS

Segundo a OMS, "cuidados paliativos (CPs) são uma abordagem multidisciplinar voltada à qualidade de vida (QV) de pacientes que enfrentam doenças que ameacem a continuidade da vida e de seus familiares, através da prevenção e do alívio do sofrimento por meio de identificação precoce, avaliação e tratamento da dor e outros sintomas físicos, psicossociais e espirituais".[24] Eles devem ser iniciados o mais cedo possível — o ideal é que isso ocorra simultaneamente ao diagnóstico da doença de base — e estendidos até após a morte, auxiliando no processo do luto dos familiares. Os CPs não dispensam o tratamento modificador da doença. À medida que a doença avança, os objetivos do cuidado podem mudar, e os CPs podem se tornar o foco principal do tratamento.

Sintomas psíquicos são comuns em CPs e seus efeitos na QV podem ser tão significativos quanto os aspectos físicos.[25] Muitas vezes não são reconhecidos, sendo encarados como respostas normais à morte antecipada, além de se misturarem aos sintomas da doença avançada, sendo subdiagnosticados e subtratados — o que, inclusive, pode levar ao suicídio e à solicitação de eutanásia.[26,27]

Para pacientes com doença mental grave preexistente que têm uma doença ameaçadora da vida concomitante, uma abordagem psiquiátrica paliativa pode abordar o complexo manejo de sintomas e apoiar a tomada de decisão compartilhada baseada em valores éticos.[28]

O National Consensus Project for Quality Palliative Care identificou os cuidados psicológicos e psiquiátricos como um dos oito domínios de melhores práticas em CP.[29]

A depressão é um dos sintomas mais comumente experimentados, com prevalência de 24 a 70%.[30] A depressão não tratada potencializa a percepção de dor e outros sintomas, prejudica a capacidade de tomada de decisões e a interação com os familiares, além de diminuir a capacidade de atingir os objetivos finais de vida, aumentando o risco de suicídio, bem como a morbimortalidade dos pacientes.[31-33]

Sintomas ansiosos ocorrem em até 70% dos casos, mas transtornos de ansiedade perfazem somente 15%.[26]

A prevalência de insônia pode chegar a um em cada três pacientes em CP.[34]

Delirium é extremamente prevalente e ocorre em 4 a 74% desse grupo de pacientes, sendo que em 50% desses, é reversível. Quando próximos do fim da vida, esse número sobe para 80%, o que pode dificultar o reconhecimento e o controle de sintomas físicos associados, além de ser bastante estressante para os familiares.[35,36]

Pacientes psiquiátricos que estão em CP apresentam maior complexidade, uma vez que discussões sobre o fim de vida costumam ser suprimidas, presumindo incapacidade ou desestabilização emocional e cognitiva nesses casos.

A psicoterapia para pacientes com doenças ameaçadoras da vida pode reduzir sintomas de depressão e ansiedade, além de melhorar a QV.[30,37] A terapia da dignidade, em particular, melhorou o senso de propósito e a vontade de viver.[38]

Atenção especial deve ser dada ao luto dos familiares, inclusive na diferenciação entre luto agudo e transtorno de luto prolongado.

Quando indicados, os psicofármacos podem ser de grande ajuda para pessoas em cuidados paliativos.

É particularmente importante avaliar o tempo de resposta desses medicamentos, visto que a sobrevida pode ser muito curta, necessitando de terapias de resposta rápida.

▶ ANTIDEPRESSIVOS

Para escolha do AD, o ideal é considerar tolerabilidade do fármaco, efeitos colaterais potenciais que possam beneficiar o paciente e o prognóstico, devido ao tempo de início de ação do fármaco.

Os ADs com maior evidência de eficácia em CPs são os ADTs, que parecem ter uma resposta mais rápida (nortriptilina, imipramina, amitriptilina), e os ISRSs, que são mais bem tolerados e seguros (fluoxetina, sertralina, paroxetina, fluvoxamina, citalopram, escitalopram). Escolha:

- escitalopram ou sertralina pela tolerabilidade;[39]
- duloxetina se existir dor neuropática associada;[40]
- ADTs se houver insônia ou dor;[41]
- duloxetina, nortriptilina ou bupropiona se a depressão se apresentar com melancolia;[41]
- escitalopram a citalopram pelo menor risco de prolongamento do QT;[42] duloxetina e bupropiona são os que apresentam menor risco para o intervalo QT;[41]
- mirtazapina se houver insônia, perda de peso ou perda de apetite;[30]
- metilfenidato ou modafinila se em fase final de vida.[41]

IMAOs devem ser evitados pelo risco de interação medicamentosa, especialmente com opioides e outros fármacos serotonérgicos.[43]

Os ISRSs são a primeira linha no tratamento de TEPT.[44,45]

▶ ESTIMULANTES

O metilfenidato pode ser empregado para o rápido alívio dos sintomas depressivos, e seu benefício parece ser ainda maior quando utilizado em associação com ADs.[30]

Há também descrição tanto de metilfenidato quanto modafinila para fadiga (por câncer e por HIV, sendo a melhor evidência relacionada a pacientes oncológicos), e seu benefício parece ser maior do que na depressão.[46-48]

Além disso, *delirium* hipoativo em paciente em CP pode melhorar com o uso de metilfenidato, apesar de o grau de evidência ser baixo.[49]

Os efeitos adversos dessas medicações são cefaleia, náuseas, xerostomia, ansiedade e anorexia.

▶ ANTIPSICÓTICOS

Apesar das baixas evidências, os APs vêm sendo usados no manejo do *delirium*. As melhores evidências atualmente sugerem evitar o uso de APs para tal, inclusive com descrições de aumento dos sintomas e redução da sobrevida,[50] deixando-os reservados somente para casos de *delirium* hiperativo que não responda às medidas não farmacológicas e após avaliação e correção minuciosa das causas reversíveis.[51]

Se indispensável, considerar uso de atípicos como quetiapina, principalmente para pacientes com demências e Parkinson.[50]

Os APs têm sido descritos, apesar de pouca evidência disponível, para náuseas e vômitos induzidos por fármacos (como opioides e quimioterapia), de origem metabólica e relacionados à radioterapia.[52]

A quetiapina pode ajudar em sintomas como insônia, pesadelos e ansiedade relacionados com TEPT. Há relatos de uso de clorpromazina para soluços incoercíveis.[41]

BENZODIAZEPÍNICOS

Devem ser evitados como primeira linha e têm seu uso limitado no manejo de ansiedade nessa população.[25]

Para insônia, os BZDs serão sempre a última opção terapêutica. Diazepam e clonazepam apresentam maior efeito residual; lorazepam ou alprazolam podem ser as melhores opções.[43]

Os BZDs podem ser necessários em *delirium* hiperativo de difícil manejo, mas devemos lembrar que são fármacos associados ao aumento do risco de desenvolvimento de *delirium*.[53]

Há espaço para uso em pacientes com dispneia refratária na tentativa de tratar a ansiedade relacionada a esse sintoma, sempre como última opção, após manejo não farmacológico e opioides como primeira escolha.[54]

O midazolam tem um papel bem estabelecido em terapia de sedação paliativa.[55]

OUTROS MEDICAMENTOS

A cetamina é um anestésico que, em baixas doses, mostrou-se útil na depressão e em sintomas ansiosos em pacientes internados em CP, com rápido início de ação.[30,41]

Agonistas de receptores de BZDs, como o zolpidem, são uma alternativa aos BZDs no manejo da insônia, pois afetam menos a arquitetura do sono e reduzem a amnésia.[56]

Agentes alternativos, como a melatonina, podem ser uma opção nesse tipo de insônia, além de haver evidências de redução do risco de *delirium*, mas os estudos são controversos.[57,58]

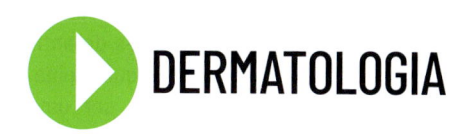

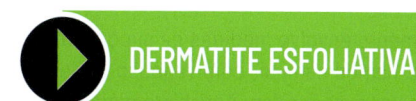

DERMATOLOGIA

DERMATITE ESFOLIATIVA

A dermatite esfoliativa, também chamada de eritrodermia, caracteriza-se por eritema difuso e descamação extensa. É um padrão de manifestação cutânea decorrente de uma série de doenças subjacentes. É um quadro raro, acometendo cerca de 1 a 2 pacientes a cada 100.000, mas potencialmente fatal, necessitando de identificação da etiologia subjacente e de tratamento imediatos.[59]

As causas mais comuns de dermatite esfoliativa são condições dermatológicas preexistentes, como psoríase, dermatoses eczematosas, lúpus cutâneo, entre outras. A segunda causa mais frequente é o uso de fármacos, e a terceira, alguma malignidade subjacente, como linfoma cutâneo de células T, leucemia linfocítica crônica de células B e tumores de órgãos sólidos. Até 50% dos pacientes terão causa idiopática.[60]

Manifesta-se por manchas vermelhas brilhantes que coalescem para cobrir quase toda a superfície da pele, seguidas pelo aparecimento de uma escama branca ou amarela. O paciente pode queixar-se de pele tensa devido à liquenificação progressiva e edema. O prurido ocorre em quase todos os pacientes e a febre costuma estar presente. Linfadenopatia, esplenomegalia e hepatomegalia podem estar presentes em quase metade dos pacientes. Exames laboratoriais podem evidenciar anemia, leucocitose, eosinofilia e aumento de proteína C-reativa.[59,60]

O início mais rápido das lesões, a ausência de história pregressa de doença de pele e a história de introdução de medicamentos nas últimas 2 a 5 semanas devem levar à suspeita de etiologia medicamentosa. Os psicofármacos mais associados ao quadro são amitriptilina, bupropiona, carbamazepina, diazepam, desipramina, fenobarbital, fenitoína, fenotiazinas (como clorpromazina, tioridazina), imipramina, lamotrigina, lítio e trazodona. Contudo, há relatos de casos com quase todas as classes de antidepressivos, com aripiprazol e com quetiapina. Os β-bloqueadores também podem ser uma etiologia.[60,61]

O tratamento envolve medidas de suporte metabólico e hemodinâmico, com repouso no leito e cuidados com as feridas. Anti-histamínicos orais podem ser úteis, e infecção secundária justifica antibioticoterapia. Uma vez identificado, o processo da doença subjacente requer tratamento adequado.[59]

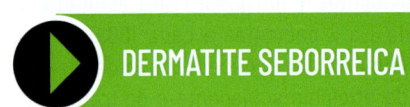

DERMATITE SEBORREICA

Dermatite seborreica é uma doença inflamatória cutânea que se apresenta com morfologia papuloescamosa em áreas ricas em glândulas sebáceas, principalmente couro cabeludo, face, tórax e dobras corporais. Demonstra pápulas e placas foliculocêntricas de cor salmão com uma fina escama branca e uma crosta amarelada frequentemente descrita como escamosa e gordurosa. Pode apresentar-se em uma ou mais localizações, com lesões cujas margens tendem a ser maldefinidas.[62,63]

Acomete cerca de 5% da população geral, e seu curso na vida adulta é crônico. Costuma ser assintomática, mas com frequência está associada à dermatite atópica, com prurido significativo. Entre os fatores de risco, encontram-se sexo masculino, aumento da atividade de glândulas sebáceas, imunodeficiências (Aids, uso de imunossupressores), doença de Parkinson, demência de Alzheimer, TDM, discinesia tardia e exposição a fármacos.[61,62]

Os principais psicofármacos envolvidos são os antagonistas de dopamina (como haloperidol e clorpromazina) e o lítio, mas também há relatos com uso de buspirona, AVP, fluvoxamina, paroxetina, clomipramina e venlafaxina.[62]

O tratamento varia de acordo com a idade do paciente e a distribuição e gravidade das lesões, mas é essencial discutir boas práticas gerais de cuidados com a pele e abordar o processo da doença subjacente, utilizando com cautela os fármacos agravantes do quadro.[62,63]

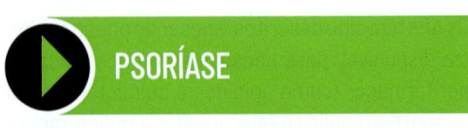

PSORÍASE

Psoríase é uma doença inflamatória proliferativa crônica da pele que acomete cerca de 2% da população. É considerada uma doença autoimune com predisposição genética.[64]

Caracteriza-se por placas eritematosas bem definidas de 4 a 5 cm de diâmetro recobertas por escamas prateadas que, ao destacarmos, expõem focos hemorrágicos em ponta de alfinete que mancham a superfície eritematosa brilhante. Acometem principalmente as superfícies extensoras do corpo (joelhos, cotovelos), o couro cabeludo e a região lombossacral. Existem diversas formas de psoríase e algumas delas afetam também as articulações e os olhos. A psoríase está associada ao TDM em função do impacto na aparência e na qualidade de vida.[64]

Alguns fármacos podem desencadear ou agravar o quadro, sendo os principais o lítio, os β-bloqueadores, os anti-inflamatórios e a cloroquina. Também já foram relatados casos de início ou piora da psoríase com fluoxetina, venlafaxina, citalopram, quetiapina e clomipramina, e também de erupções do tipo psoriásicas com paroxetina, trazodona, AVP e carbamazepina.[61]

O tratamento da psoríase depende da gravidade de cada caso, podendo ser tópico e/ou sistêmico. Quanto à manutenção do lítio nesses pacientes, se a reação for grave, o medicamento deve ser suspenso; se não o for, pode ser mantido junto a uma terapêutica convencional para psoríase. Em quaisquer dos casos, recomenda-se uma avaliação por dermatologista e acompanhamento multidisciplinar, pois sabe-se que pacientes com psoríase podem apresentar significativo comprometimento psicológico e social, e que eventos estressores podem agravar o quadro.[61,64]

ENDOCRINOLOGIA

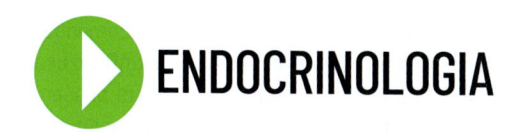

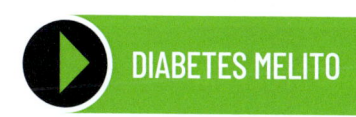

DIABETES MELITO

Ver também *Hiperglicemia* na Seção "Efeitos colaterais e seu manejo".

DM é uma síndrome constituída por distúrbio metabólico e hiperglicemia causada pela deficiência da secreção de insulina ou pela combinação de resistência à insulina e de sua inadequada secreção para compensar.

O DM está dividido em subclasses distintas: o tipo I está, em geral, associado à cetose em casos não tratados (aproximadamente 90% das causas de DM do tipo I são imunomediadas, e 10%, idiopáticas); o tipo II caracteriza-se pela presença de insulina endógena circulante a princípio suficiente para evitar cetoacidose, mas inadequada para impedir a hiperglicemia em face da necessidade aumentada e insensibilidade tecidual. Existem também outros tipos específicos de DM (p. ex., DM devido à insulina mutante, DM devido à mutação em receptor de insulina, etc.). A seguir, são descritas algumas implicações para o uso de psicofármacos em pacientes com DM.

ANTIDEPRESSIVOS

Apesar de o efeito ser pequeno, há evidências de aumento da incidência de DM tipo II em sujeitos com depressão,[65] bem como do surgimento de novos casos em pacientes em uso de ADs.[66]

A prevalência de depressão em indivíduos com DM varia de 8,5 a 27,3%. É fundamental estar atento para o fato de que determinados fármacos podem interferir nos níveis glicêmicos. Os ADTs, por exemplo, podem causar hiper ou hipoglicemia, aumento do apetite, fissura por doces e, consequentemente, ganho de peso. A nortriptilina, que produz aumento de catecolaminas na fenda sináptica, tem demonstrado piorar o controle glicêmico. Os IMAOs podem causar hipoglicemia e ganho de peso. Quando forem utilizadas essas classes de medicamentos, deve-se, pelo menos no início do tratamento, verificar a glicemia com maior frequência e, se necessário, ajustar as doses de insulina ou do hipoglicemiante oral. Embora a fluoxetina possa causar uma reação hiperglicêmica aguda, ainda que muito raramente, os ISRSs — sobretudo a fluoxetina e a sertralina — são os medicamentos de escolha para diabéticos com depressão.

Nos casos de neuropatia diabética com sintomas sensitivos, está indicado o uso de ADTs e de ADs de ação dual (serotonina e noradrenalina), bem como da gabapentina e da pregabalina.[67]

ANTIPSICÓTICOS

Os APs podem alterar a glicemia. Há anos, as fenotiazinas são apontadas como responsáveis por distúrbios na regulação da glicose. Verificou-se que os APAs têm grande propensão a desencadear o DM, particularmente a clozapina e a olanzapina. O risco de diabetes associado à risperidona e à quetiapina pode ser considerado intermediário, ao passo que pacientes sob uso de aripiprazol, ziprasidona, asenapina, lurasidona, brexpiprazol e cariprazina estão menos propensos ao desenvolvimento de tal condição.[68]

ESTABILIZADORES DO HUMOR E ANTICONVULSIVANTES E BENZODIAZEPÍNICOS

O lítio e o AVP podem causar hiperglicemia. Embora pacientes em uso de lítio apresentem ganho significativo de peso durante o tratamento, não há variação substancial da glicemia avaliada antes e depois do início da farmacoterapia com lítio em indivíduos sem DM.

Os BZDs e a carbamazepina aparentemente não causam alterações no metabolismo da insulina. De modo geral, recomenda-se o monitoramento seriado de glicemias em diabéticos que iniciam psicofármacos. O topiramato mostrou-se útil no controle do peso, assim como melhorou o controle glicêmico em uma série de casos, sendo também sugerida sua eficácia, por meio de relatos de caso, no alívio da dor relacionada à neuropatia periférica presente em indivíduos com DM.

Nos pacientes com alteração da glicemia após a introdução de um psicofármaco, realizar ajuste nas doses de hipoglicemiantes orais ou da insulina e/ou do medicamento, quando possível. O mesmo cuidado é recomendado no momento da retirada do psicofármaco (a glicemia deve ser monitorada, e, se necessário, a dose do hipoglicemiante ou da insulina, reajustada).

FEOCROMOCITOMA

FEOs são tumores que produzem, armazenam e secretam catecolaminas, sendo, em maior frequência, originários da medula suprarrenal. Os FEOs que se desenvolvem fora da suprarrenal são derivados das células cromafins situadas nos gânglios simpáticos ou em seu entorno. Estes também secretam catecolaminas e produzem os mesmos sintomas. Os aspectos clínicos e a morbidade de tais tumores são promovidos predominantemente pela liberação de catecolaminas.

Os FEOs são raros, sendo encontrados em menos de 0,3% dos indivíduos hipertensos. Caracterizam-se clinicamente por "ataques" de cefaleia, transpiração, palpitação, hipertensão, náusea, dor abdominal, dor torácica, fraqueza, dispneia, tremor, distúrbio visual, ansiedade, perda de peso e intolerância ao calor. A crise pode ser desencadeada por mudança postural, porém, em muitos pacientes, não é observado nenhum evento precipitante claramente definido. O diagnóstico é feito por meio da dosagem de catecolaminas ou de seus metabólitos na urina de 24 horas. O diagnóstico diferencial deve ser realizado com TP, alterações da tireoide (apresentam concentrações séricas normais de TSH, T3 e T4 livre), uso de cocaína ou anfetaminas, porfiria intermitente aguda, entre outros. Deve-se lembrar que β-bloqueadores só podem ser usados após ter sido estabelecido o bloqueio α-adrenérgico, uma vez que a administração de tais agentes pode promover elevação paradoxal da PA.

Pacientes sob uso prévio de lítio devem ser monitorados quanto ao risco de concentrações séricas tóxicas, em situações nas quais ocorre redução do volume hídrico nesses indivíduos, o que acarreta aumento da concentração do fármaco.

Pacientes com diagnóstico de síndrome do pânico e que sofrem de FEO correm o risco de crises hipertensivas graves quando usam IMAOs, portanto esses fármacos devem ser evitados. Recomenda-se, para aqueles que necessitam usar ADs, o uso de ADTs ou ISRSs — ainda que também possam precipitar FEOs silenciosos desencadeando crises agudas, estas são mais leves.

GALACTORREIA

Ver *Tumor de hipófise*.

HIPERPROLACTINEMIA

Ver *Tumor de hipófise*.

HIPERTIREOIDISMO

Hipertireoidismo refere-se ao aumento da síntese e da liberação dos hormônios tireoidianos pela glândula tireoide. Tireotoxicose refere-se à síndrome clínica decorrente do excesso de hormônios tireoidianos circulantes, secundário à hiperfunção da glândula tireoide ou não.[69] O hipertireoidismo é mais comum em mulheres do que em homens, com razão de 5:1. Suas principais causas são a doença de Graves (60 a 80%), etiologia típica em mulheres jovens com idade entre 20 e 40 anos, e o bócio multinodular tóxico (10 a 30%), mais frequente em idosos. Essa condição deve ser investigada em pacientes com manifestações clínicas, não havendo recomendação para rastreamento populacional. Hipertireoidismo e tireotoxicose podem ser induzidos por medicamentos como amiodarona, interferon, levotiroxina e lítio.[70]

O hipertireoidismo pode ser confundido com quadros psiquiátricos como transtornos de ansiedade e episódio de mania, mas estes não envolvem alterações nos testes de função da tireoide. Nos pacientes em que, de fato, há uma descompensação dos quadros psiquiátricos, principalmente os que não estão respondendo ao tratamento, é importante acompanhar a função da tireoide.[71]

Uma interação importante a se observar é a de antitireoidianos (propiltiouracil) e anticonvulsivantes como a carbamazepina e o AVP, visto que esses medicamentos causam agranulocitose, que pode ser mais grave quando utilizados concomitantemente. Hemogramas seriados devem ser solicitados, mantendo-se monitoramento constante.

O hipertireoidismo é 2 a 3 vezes mais frequente nas pessoas que utilizam lítio do que na população geral. Na maioria dos casos, há sinais de doença tireoidiana prévia em estágio subclínico, como doença de Graves, bócio nodular tóxico ou tireoidite indolor. Além disso, vale lembrar que o hipertireoidismo pode alterar a depuração renal do lítio, causando toxicidade. Recomenda-se acompanhar a função tireoidiana a cada 6 a 12 meses em pacientes que estiverem em uso de lítio. O tratamento do hipertireoidismo depende da doença desencadeada (doença de Graves, tireoidite, bócio tóxico), e a descontinuação do lítio não é obrigatória.

HIPOTIREOIDISMO

O hipotireoidismo é a doença tireoidiana mais comum, com prevalência de 2% na população geral e 15% em pessoas com mais de 60 anos. A doença acomete 8 vezes mais mulheres do que homens. A principal forma de apresentação do hipotireoidismo (95% dos casos) é decorrente de alterações primárias na glândula tireoide (hipotireoidismo primário), podendo também ocorrer secundário a medicamentos (antitireoidianos, amiodarona, lítio, interferon e rifampicina) e a disfunções hipofisárias (hipotireoidismo secundário) ou hipotalâmicas (hipotireoidismo terciário).[72] O hipotireoidismo subclínico é definido por concentrações séricas de T4 livre normais, com aumento do TSH, e muitas vezes está acompanhado de sintomas depressivos.

Declínio cognitivo, disforia e depressão são manifestações comuns do hipotireoidismo.[73] Há evidências de que o TB com ciclagem rápida e refratária possa, por vezes, estar associado a um hipotireoidismo subclínico, principalmente em mulheres. A associação de levotiroxina a um estabilizador do humor pode reduzir a ciclagem e aumentar a resposta ao tratamento.

O uso do lítio pode desencadear tanto hipo quanto hipertireoidismo. Uma revisão da literatura publicada em 2020 por Czarnywojtek e colaboradores[74] observou que o hipotireoidismo induzido por lítio pode aparecer desde os primeiros meses de início do uso do fármaco, bem como após 15 anos de uso. Fatores que podem contribuir para o seu desenvolvimento são o gênero (as mulheres apresentam hipotireoidismo induzido por lítio com uma frequência 5 vezes maior do que os homens) e zonas geográficas (áreas com insuficiência de iodo ou com suplementação inadequada).[74] De acordo com a Sociedade Brasileira de Endocrinologia e Metabologia (SBEM), a mensuração do TSH é apropriada em pacientes em uso de lítio, podendo também ser solicitada a dosagem sérica de anticorpos antitireoidianos (TgAb e TPOAb).[75]

PROLACTINOMA

Ver *Tumor de hipófise*.

OBESIDADE

Ver também *Aumento do apetite* e *Ganho de peso* na Seção "Efeitos colaterais e seu manejo".

A OMS define obesidade como a ocorrência de IMC maior que 30 kg/m^2; sobrepeso, como IMC maior que 25 kg/m^2; e obesidade mórbida, como IMC acima de 40 kg/m^2. É considerada um problema de saúde pública mundial e estima-se que a prevalência no mundo esteja aproximadamente em 36,9% nos homens e 38% nas mulheres. A mortalidade das pessoas com doenças mentais graves é 2 a 3 vezes maior do que a população em geral; além disso, sua expectativa de vida é diminuída em 10 a 20 anos, e a maioria das mortes nessa população é relacionada a doenças cardiovasculares, geralmente uma consequência da obesidade. Obesos também apresentam de 22 a 58% mais morbidade psiquiátrica[76] (incluindo comportamentos do espectro suicida) que não obesos. O profissional deve levar em conta que a obesidade é um problema grave por ser um fator de risco para diversas doenças, como diabetes, problemas cardiovasculares e ortopédicos, além de comprometer a qualidade de vida. É uma condição que precisa ser levada em conta, pois os psicofármacos, com muita frequência, podem agravá-la ainda mais. Além disso, podem ser necessários avaliação médica (endocrinológica) e auxílio de um nutrólogo/nutricionista para a reeducação alimentar. Como regra, deve-se recomendar a prática de atividade física regular.

É importante avaliar as medicações que o paciente utiliza pormenorizadamente, haja vista que diversos fármacos podem causar alterações metabólicas e ponderais, por exemplo, corticoides, insulina, derivados das sulfonilureias e agentes antineoplásicos (câncer de mama).

Na avaliação dos pacientes com transtornos mentais, devemos estar atentos às alterações metabólicas, como obesidade, dislipidemia, diabetes, e doenças cardiovasculares, visto que há uma combinação de fatores intrínsecos às doenças mentais e ao uso de medicações psicotrópicas a longo prazo que leva essa população a desenvolver estilo de vida sedentário e alimentação pouco saudável, os quais levam à diminuição de expectativa de vida desses pacientes.

Na prescrição de psicofármacos, devemos considerar aspectos relacionados à farmacocinética dos medicamentos administrados, que pode sofrer alterações em obesos, pois as concentrações séricas podem ser alteradas devido à grande massa adiposa. Os psicofármacos apresentam diferentes efeitos no apetite e no peso.[77]

▶ ANTIDEPRESSIVOS

Considerando os APs e os estabilizadores do humor, os ADs causam aumento de peso moderado a leve. Todos os ADs causam alterações no peso, com algumas classes sendo mais comumente relacionadas a ganho de peso e outras à diminuição. Entre os que induzem ganho de peso, vale a pena destacar os ADTs, sobretudo as aminas terciárias (amitriptilina, imipramina e clomipramina), a mirtazapina (pode aumentar o apetite em 17%, com significativo ganho de peso), os IMAOs e a paroxetina (tem sido associada a ganho de 2,7 kg e é o ISRS mais associado a ganho de peso).

Entre os ADs associados à redução de apetite e à perda de peso, pelo menos em curto prazo, destaca-se a bupropiona. No entanto, o efeito de cada AD no peso varia de forma importante entre os indivíduos e também em relação ao tempo de uso, podendo diminuir o peso no curto prazo e aumentar no tratamento de longo prazo. Os ISRSs não são indicados como agentes específicos para o tratamento de obesidade, reservando-os para o tratamento das comorbidades psiquiátricas (p. ex., depressão, transtorno de compulsão alimentar).

▶ ESTABILIZADORES DO HUMOR

O efeito de ganho de peso dos estabilizadores do humor nos pacientes com transtornos de humor é bastante significativo, sendo menor do que o dos APs e maior do que o dos ADs. O ganho de peso com o lítio é mais frequente do que com placebo; 77% dos pacientes experimentam ganhos entre 4 e 6,3 kg. As mudanças mais drásticas ocorrem nos primeiros 2 anos de uso, com o maior ganho de peso inicial sendo preditor de mais ganho de peso cronicamente. Acredita-se que os mecanismos associados sejam aumento de apetite, hipotireoidismo e diabetes insípido nefrogênico, levando à maior sede e à ingestão de bebidas calóricas. Alguns poucos pacientes apresentam diminuição rápida de peso com a descontinuação do lítio por estarem edemaciados.

Entre os anticonvulsivantes, o AVP está associado a ganho de peso em 50% dos pacientes em 2 a 3 meses do início do uso. É relatado um aumento de 6,4 kg em média. Esse efeito não se mostrou dose-dependente. A lamotrigina em altas doses e o topiramato foram associados à perda de peso de 1,2 kg. Há, atualmente, pouca evidência a respeito da associação de metformina para controle de peso em pacientes usando estabilizadores do humor.

▶ ANTIPSICÓTICOS

O ganho de peso (pelo menos 7% em relação à linha de base) é um efeito bem estabelecido de todos os APs. Entretanto, essas medicações diferem entre si na intensidade do ganho de peso. Os APs de segunda geração, olanzapina e clozapina, parecem ser os que mais induzem ganho de peso. Quetiapina, risperidona, paliperidona e iloperidona são associados a moderado risco de ganho de peso. Aripiprazol, lurasidona, amissulprida, ziprasidona e asenapina induzem pouco ou nenhum ganho de peso. Entre os APs de primeira geração, a tioridazina e a clorpromazina induzem mais ganho de peso do que o haloperidol. Nenhum AP deve ser considerado neutro em relação à indução de ganho de peso; no entanto, há diferenças importantes entre os fármacos quanto a esse efeito colateral, além de diferenças de suscetibilidade entre os indivíduos.

OUTROS TRATAMENTOS RELACIONADOS À OBESIDADE

Em revisão recente em 2021, foram atualizados alguns aspectos do tratamento da obesidade importantes para o psiquiatra clínico.

Deve-se promover adesão para dietas com restrição de gordura e carboidrato, com balanço negativo de energia, o que leva à diminuição de peso efetiva, bem como dietas com baixo índice glicêmico para pacientes com resistência à insulina. Considerar inibidores de GLP-1 (semaglutida, liraglutida) para perda de peso e controle glicêmico. A bupropiona associada à naltrexona é eficaz em pacientes com comer compulsivo. A combinação de topiramato e fentermina demonstrou redução de peso maior do que o placebo. O orlistate demonstra redução pequena de peso em comparação com placebo. A bupropiona isoladamente também demonstrou diminuição de peso. Medicações estimulantes, metilfenidato e lisdexanfetamina, demonstram diminuição de compulsão alimentar e perda de peso, assim como a sibutramina, porém seu uso deve ser realizado com cautela, pois podem promover a descompensação de transtornos psiquiátricos graves, além de causarem dependência física e psicológica.[78-81]

OSTEOPOROSE

A osteoporose é a principal causa de fraturas na população acima de 50 anos. É uma doença silenciosa que afeta especialmente as mulheres na pós-menopausa e idosos, tendo elevada taxa de morbimortalidade. O principal objetivo do tratamento da osteoporose é a prevenção das fraturas. A identificação da população de risco por meio do diagnóstico e do tratamento precoces é fundamental.

Os fatores de risco mais importantes associados a osteoporose e fraturas são idade, gênero feminino, etnias caucasiana e asiática, história individual e familiar de fratura, baixa densidade mineral óssea do colo do fêmur, baixo IMC, tabagismo, uso abusivo de álcool, sedentarismo e dieta com baixa ingesta de cálcio. Além disso, medicações como inibidores da aromatase, análogos do GnRH, terapia antirretroviral, medroxiprogesterona, anticonvulsivantes e anticoagulantes também são fatores de risco para a osteoporose.[82]

ESTABILIZADORES DO HUMOR

De acordo com a revisão sistemática publicada em 2021 por Girepp e colaboradores, que avaliou especificamente os efeitos dos anticonvulsivantes na saúde óssea, o uso de anticonvulsivantes segue como um dos principais fatores de risco para a perda de densidade mineral óssea. Existem poucas evidências de que a classe de anticonvulsivantes indutores da enzima CYP 450, como a carbamazepina, cause maior dano à saúde óssea do que a classe dos não indutores dessa enzima, como o AVP. A perda da densidade mineral óssea foi menos observada nos anos iniciais da terapia com anticonvulsivantes.[83]

Existem evidências iniciais de que o lítio estaria associado a uma redução no risco de osteoporose em pacientes com TB.[84]

ANTIDEPRESSIVOS

Em relação ao uso de ADs, Schweiger e colaboradores[85] publicaram uma metanálise em 2018 concluindo que ainda existem poucos estudos avaliando a associação entre o uso de ADs e a densidade mineral óssea em mulheres. Contudo, o resultado global do estudo foi que o uso de ADs, tanto ISRSs quanto ADTs, não está associado a aumento ou redução da densidade mineral óssea, considerando todas as medidas (coluna lombar, colo do fêmur, quadril).[85]

ANTIPSICÓTICOS

O uso de APs, tanto de primeira quanto de segunda geração, também não demonstrou associação com desenvolvimento de osteoporose, de acordo com estudo publicado em 2020, que analisou uma base de dados americana (US Food and Drug Administration Adverse Event Reporting System) e outra japonesa (JMDC Inc).[86]

Existem evidências iniciais de que a clozapina poderia ser um fator protetor para baixa densidade mineral óssea induzida por APs que aumentam a prolactina em pacientes com diagnóstico de esquizofrenia.[87]

OUTROS MEDICAMENTOS

O uso de BZDs foi associado ao aumento do risco de fratura de quadril em idosos. Em uma metanálise publicada por Poly e colaboradores em 2019, incluindo 33 estudos observacionais, foi encontrado um RR de fratura de quadril em idosos de 1,34 (IC 95%: 1,26 a 1,44) em usuários de BZDs, comparando-se com não usuários. As hipóteses para explicar o aumento de risco seriam de que os usuários apresentam maior risco de queda, mas que também pode haver um efeito direto dessas medicações no metabolismo ósseo.[88]

O risco de quedas deve ser considerado na avaliação de pacientes com osteoporose porque eventos recorrentes constituem um fator de risco independente para fraturas. Assim, é de suma importância estar atento ao uso de psicofármacos com potencial de sedação em pacientes com osteoporose.

SÍNDROME DE CUSHING

A SC é consequência do excesso de corticoides no organismo. Em geral, é causada pelo uso prolongado de glicocorticoides, mas também pode ocorrer por produção excessiva no córtex suprarrenal. Nos casos de produção excessiva, a causa mais comum é a doença de Cushing, caracterizada por hipersecreção de ACTH pela hipófise devido à presença de um adenoma benigno. Outras causas endógenas são tumores suprarrenais e tumores produtores de ACTH em outras localizações (p. ex., pulmão). Os principais sintomas são obesidade central, face em lua cheia, perda muscular, afinamento da pele, hirsutismo, fragilidade nos capilares, desenvolvimento de estrias de cor púrpura, alterações menstruais e sintomas psiquiátricos. Estes podem variar desde dificuldades de concentração até aumento da labilidade emocional ou mesmo psicose franca. Os pacientes com Cushing também podem desenvolver osteoporose, hipertensão, dificuldades de cicatrização e hiperglicemia.

O processo diagnóstico pode ser iniciado por meio do teste de supressão do cortisol pela dexametasona. Medicamentos anticonvulsivantes podem gerar falso-positivos no teste por acelerar o metabolismo da dexametasona. O uso de ACOs também pode causar falso-positivos. Pacientes com supressão anormal devem seguir investigação com dosagem de cortisol livre e creatinina na urina de 24 horas. A carbamazepina pode causar falsa elevação do cortisol livre na urina. A dosagem de cortisol à meia-noite no soro e na saliva pode auxiliar no diagnóstico.

O transtorno depressivo pode causar hipercortisolismo em alguns pacientes, gerando quadro semelhante ao da SC, provavelmente por hiperativação hipotalâmica do eixo hipotálamo-hipófise-suprarrenal. Há remissão completa do hipercortisolismo após tratamento da depressão. Nesses casos, a resposta do ACTH ao teste com CRH está diminuída.

Embora a alta prevalência de depressão em pacientes com Cushing esteja bem documentada, não há um corpo significativo de ensaios clínicos com ADs nessa condição. Aparentemente, há resposta fraca aos ADs até que seja corrigida a elevação dos níveis de cortisol. Os efeitos neuropsiquiátricos do uso exógeno de corticoides são mais responsivos à redução de dose ou ao uso de APAs.[89] Um estudo demonstrou inibição do eixo hipotálamo-hipófise-suprarrenal pela quetiapina em terapia combinada com escitalopram.[90]

SÍNDROME DOS OVÁRIOS POLICÍSTICOS

Ver *Síndrome dos ovários policísticos* em *Sistema geniturinário*.

TUMOR DE HIPÓFISE

Ver também *Hiperprolactinemia* na Seção "Efeitos colaterais e seu manejo".

Tumores de hipófise costumam se manifestar por sinais neurológicos e alterações hormonais, em geral com hipogonadismo. São particularmente importantes por serem um dos principais diagnósticos diferenciais de hiperprolactinemia. Os adenomas são tumores benignos da hipófise anterior, sendo os tumores de hipófise mais comuns, com incidência aproximada de 77/100.000 habitantes. Cerca de 40% dos adenomas são prolactinomas, tumores cuja manifestação endócrina principal é a hiperprolactinemia. Os tumores malignos de hipófise são raros. Quando há presença, atual ou passada, de um prolactinoma ou de qualquer outro tumor de hipófise, deve-se dar preferência ao uso de fármacos que interfiram o mínimo possível nos mecanismos de secreção da prolactina.

ANTIPSICÓTICOS

O antagonismo D2 na via tuberoinfundibular é o principal mecanismo pelo qual APs interferem na secreção de prolactina. Existe uma associação bem fundamentada entre uso de APs em geral e ocorrência de hiperprolactinemia, especialmente com risperidona e haloperidol. Além disso, surgem evidências que relacionam o uso de certos APs com a ocorrência de tumores hipofisários. Em uma revisão de casos reportados à FDA, a risperidona foi o AP mais relacionado à ocorrência de tumor de hipófise, seguida por haloperidol, ziprasidona e olanzapina. O uso de clozapina e quetiapina não se relacionou positivamente com esse desfecho. Não houve relatos com o uso de aripiprazol.[69]

Assim, em caso de presença ou história de tumor de hipófise, é prudente evitar o uso de risperidona, paliperidona, ziprasidona, olanzapina, haloperidol e outros APPGs. Os fármacos mais seguros nessa situação são a clozapina e a quetiapina, além de lurasidona, brexpiprazol e cariprazina.[69]

ANTIDEPRESSIVOS

Os ADTs clomipramina e desipramina estão associados a aumento nos níveis de prolactina. Os ISRSs causam leve aumento dos níveis de prolactina, porém sem consequências clínicas. Apesar dessas considerações, o uso de ADs não é contraindicado nos tumores hipofisários.

OUTROS MEDICAMENTOS

Não há, até o momento, recomendações específicas para outros psicofármacos.

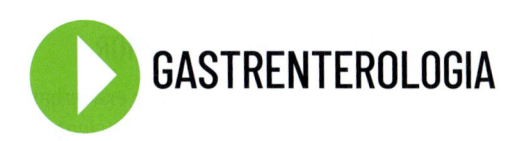

GASTRENTEROLOGIA

COLO IRRITÁVEL (SÍNDROME DO)

A SCI consiste em um conjunto de sintomas que inclui dor ou distensão abdominal, dispepsia funcional e hábitos intestinais alterados, geralmente com diarreia e/ou constipação alternadas sem causa orgânica demonstrável. Está presente em 10 a 15% da população adulta.

A associação entre SCI e transtornos psiquiátricos é alta, mas a natureza dessa relação ainda não é conhecida. Sugere-se prevalência de 20% de comorbidade psiquiátrica em indivíduos com SCI. Algumas séries de casos apontam que até 70% dos pacientes com SCI procuram ajuda psiquiátrica, com predominância de sintomas ansiosos e depressivos. A prevalência de SCI também é elevada em pacientes psiquiátricos: 19% naqueles com esquizofrenia, 29% naqueles com depressão e 46% naqueles com síndrome do pânico. No entanto, a intensidade dos sintomas gastrintestinais não tem necessariamente correlação com a gravidade dos sintomas emocionais.

ANTIDEPRESSIVOS

Os estudos de eficácia de ADs em pacientes portadores de SCI demonstraram efeito positivo tanto nos sintomas globais da doença[91] quanto nos sintomas depressivos em pacientes com comorbidade com depressão.[92] Os ADTs, em doses baixas (até 50 mg), podem ser úteis para indivíduos cujo padrão de SCI tem predomínio de dor. Nos demais casos, deve-se evitar o uso de medicamentos com mais efeitos anticolinérgicos (p. ex., imipramina, clomipramina), por diminuírem a motilidade intestinal e causarem, por conseguinte, mais constipação e dor abdominal, podendo desencadear, inclusive, um quadro de obstrução aguda do colo. Entre os ADs, o citalopram e a paroxetina mostraram-se eficazes em ensaios clínicos e representam uma boa alternativa. A fluoxetina demonstrou eficácia na redução dos sintomas em pacientes em que há predomínio de dor e constipação.

ESTABILIZADORES DO HUMOR

É importante observar que o lítio pode exacerbar a diarreia. Portanto, ao usá-lo nesses pacientes, é necessário monitorar a litemia com maior frequência e observar se houve ou não agravamento dos sintomas.

CONSTIPAÇÃO INTESTINAL

Ver também *Doença inflamatória intestinal*, nesta Seção, e *Constipação intestinal* na Seção "Efeitos colaterais e seu manejo".

A maioria dos adultos normais experimenta episódios passageiros de constipação quando seus hábitos de vida mudam abruptamente, sendo mais prevalentes em mulheres. A frequência normal de evacuação pode variar de 3 a 12 vezes por semana. O paciente deve ser considerado constipado quando há atraso de dias na defecação e as fezes apresentam-se endurecidas, ressecadas ou exigindo esforço excessivo. A constipação pode ser resultado de repetitivas "evitações" da urgência de evacuar por dificuldades em interromper atividades sociais ou profissionais. Sintomas ansiosos e depressivos são mais frequentes em pacientes constipados quando comparados a controles.

Algumas causas de constipação são dieta inadequada, inatividade física, idade avançada, anormalidades metabólicas, alterações endocrinológicas (hipotireoidismo), problemas no trato gastrintestinal (intestino e reto), condições neurológicas (epilepsia, parkinsonismo, AVC), uso crônico de enemas e medicamentos (analgésicos com codeína, anestésicos, antiácidos com cálcio e alumínio, anti-hipertensivos, agentes β-bloqueadores, diuréticos, sais de ferro, laxantes e catárticos, relaxantes musculares, opioides, diversos psicofármacos, etc.) e intoxicação por metais.

Os medicamentos com ação anticolinérgica, como ADTs, IMAOs, APs de baixa potência, APAs (clozapina, olanzapina) e antiparkinsonianos, podem causar quadros de constipação intestinal graves[93] ou piorar uma situação preexistente. Assim, recomenda-se evitar esses fármacos em indivíduos propensos à constipação intestinal e utilizar outras classes de medicamentos, como ISRSs, venlafaxina, mianserina e APs de alta potência (haloperidol), sulpirida e amissulprida.

É preciso ter cautela em idosos constipados crônicos sob uso de medicamentos anticolinérgicos, principalmente quando associados, pois esses pacientes, por serem mais sensíveis, podem apresentar complicações graves (íleo paralítico).

Quando, apesar dos riscos, opta-se por utilizar esses fármacos em um paciente com constipação intestinal, deve-se estar atento para possível agravamento da condição e adotar outras medidas, como as descritas a seguir:

- Dieta: com volume adequado, rica em fibras (farelo de trigo), vegetais crus e frutas (ameixa e figo), ingestão de 6 a 8 copos de água por dia.
- Restabelecimento de evacuações regulares: agentes catárticos e enemas não devem ser usados para constipações simples, pois interferem nos reflexos intestinais. Caso o paciente seja usuário de longa data dessas medidas, laxativos leves ou enemas podem ser empregados de forma temporária. Granulado de *Plantago ovata* ou *Psyllium* podem ser usados indefinidamente.

Laxativos como picossulfato de sódio, de uso temporário para constipação simples, não devem ser usados em pacientes com dor abdominal não diagnosticada ou na suspeita de obstrução intestinal ou impactação fecal. Seu uso crônico interfere na motilidade e nos reflexos intestinais normais, podendo causar um quadro de constipação persistente.

DOENÇA INFLAMATÓRIA INTESTINAL

O termo "doença inflamatória intestinal" engloba tanto a RCUI quanto a doença de Crohn, importantes distúrbios clínicos de etiologia desconhecida que afetam a mucosa intestinal de forma crônica. Entre as manifestações extraintestinais da DII estão a artrite, as reações cutâneas e os distúrbios renais e hepáticos. Há inúmeras especulações quanto à etiologia dessa doença, como fatores genéticos, infecciosos, imunológicos e psicológicos. Estes últimos podem ser responsáveis tanto pela exacerbação dos sintomas quanto pelo comprometimento da capacidade de o indivíduo enfrentar o caráter crônico e debilitante da doença. Esses pacientes desenvolvem depressão em uma taxa até 3 vezes maior do que a população em geral. A depressão pode também piorar a resposta a alguns tipos de tratamento para DII.

ANTIDEPRESSIVOS

Têm sido utilizados para tratar os sintomas psiquiátricos, assim como os próprios sintomas de DII.[94] Deve-se optar por aqueles de menor efeito anticolinérgico gastrintestinal, como os ISRSs. O citalopram induz menos efeitos colaterais gastrintestinais em comparação à fluvoxamina.

Os ISRSs estão associados a aumento no risco de sangramento gastrintestinal (3,6 vezes), principalmente quando combinados a AINEs (12,2 vezes) e ácido acetilsalicílico (5,2 vezes). Após a suspensão do uso do ISRS, o risco de sangramento iguala-se ao da população em geral. ADs que não exerçam sua ação por meio dos receptores de serotonina não apresentam risco de sangramento. Tal risco é maior em idosos, sobretudo aqueles com idade superior a 80 anos.

ANTIPSICÓTICOS

Além dos ADs, todos os medicamentos com efeitos anticolinérgicos, como os APs de baixa potência, devem ser evitados, devido à possibilidade de megacolo tóxico. Atenção especial deve ser dada à retirada da clozapina, pois náuseas, vômitos e diarreia são comuns em caso de interrupção abrupta.

OUTROS MEDICAMENTOS

O lítio pode exacerbar a diarreia já existente nesses quadros. Portanto, deve-se monitorar minuciosamente a litemia, observando sinais de intoxicação.

GASTRITE

Gastrite é um termo vago e amplo, utilizado para descrever uma série de achados endoscópicos da mucosa gastrintestinal, como eritema, hemorragias subepiteliais e erosões — muitas vezes sendo usado pela população leiga como sinônimo de dispepsia ou pirose. Em pacientes com gastrite, deve-se dar atenção a medicamentos que causam irritação gástrica e lembrar que alguns psicofármacos podem provocar náuseas e vômitos. Esses efeitos adversos podem ser reduzidos com a recomendação de uso pós-prandial.

ANTIDEPRESSIVOS

Os ADTs podem ser utilizados, sendo que alguns pacientes se beneficiam dos efeitos de bloqueio H2. Os ISRSs irritam a mucosa gástrica, podendo causar ou agravar a gastrite. A paroxetina, entretanto, tem ação histaminérgica e poderia ser o mais tolerável dos ISRSs. Os IMAOs, a venlafaxina e a mirtazapina podem ocasionar vômitos. Quando possível, deve-se optar pelo uso desses ADs após as refeições.

ANTIPSICÓTICOS

Os APs (como as fenotiazinas) podem ser usados e colaborar no alívio dos sintomas, em razão de suas propriedades de bloqueio H2.

ESTABILIZADORES DO HUMOR

O lítio é um sal irritante da mucosa gástrica e pode causar náuseas, vômitos, anorexia e diarreia. Pode-se também pensar em substituí-lo por outro estabilizador do humor, como a carbamazepina ou o AVP, apesar da provável correlação deste último com alterações na mucosa gástrica. A terapia com omeprazol e claritromicina, quando associados a carbamazepina, aumenta a concentração sérica desta.

OUTROS MEDICAMENTOS

Os BZDs também podem ser usados nesses pacientes e, embora não existam evidências da melhora da gastrite com seu uso, frequentemente são prescritos no tratamento para diminuição da ansiedade.

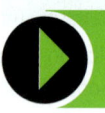

HEPATOPATIAS

O fígado está envolvido na metabolização da maioria dos psicofármacos, e o prejuízo em sua função afeta diversos aspectos farmacocinéticos. Nas hepatopatias, costumam existir: (a) menor capacidade de metabolizar fármacos, proteínas da dieta e resíduos biológicos, aumentando efeitos dose-dependentes dos fármacos e risco de encefalopatia hepática; (b) menor capacidade de sintetizar proteínas plasmáticas e fatores de coagulação, aumentando a fração livre e, assim, a toxicidade de medicamentos com alta ligação proteica (p. ex., diazepam) e o risco de sangramento com medicamentos que geram irritação gástrica (p. ex., ISRS); (c) menor fluxo sanguíneo hepático, aumentando a concentração sérica de medicamentos com alto metabolismo de primeira passagem (p. ex., ADT); e (d) maior variabilidade no volume de distribuição (Vd). A presença de ascite tende a aumentar o Vd, enquanto a paracentese ou diarreia podem diminuí-lo. Neste último caso, medicamentos hidrofílicos (lítio), previamente em concentrações terapêuticas, podem atingir níveis tóxicos. Assim, é fundamental a realização de exames hepáticos antes do início da administração de psicofármacos e durante sua utilização.

A dosagem de transaminases e de fosfatase alcalina é suficiente para levantar a suspeita e, se necessário, encaminhar exames adicionais, como GGT, bilirrubinas, albumina, tempo de protrombina, sorologias para hepatites virais e exames de imagem.

A prescrição de psicofármacos a pacientes hepatopatas deve considerar a gravidade da doença hepática, o tipo de medicamento mais adequado, levando em conta a margem entre os níveis terapêuticos e tóxicos, e o risco de encefalopatia hepática. Deve-se observar cuidadosamente a resposta clínica e sinais de intoxicação. O monitoramento das concentrações séricas de alguns medicamentos pode ser útil, mas deve ser interpretado com cautela, pois alterações nas ligações proteicas decorrentes da doença hepática podem levar a falsas estimativas baixas das concentrações séricas.

A estratégia mais segura é iniciar com doses baixas e fazer aumentos graduais das doses com divisão em mais de uma tomada diária. Em alguns casos, pacientes cirróticos podem necessitar de redução da dose das medicações ao longo do tempo conforme a função hepática se deteriora. Esses cuidados devem ser tomados mesmo para fármacos que não têm metabolismo hepático, pois pacientes hepatopatas podem apresentar alterações na distribuição de fluidos corporais.

Em pacientes com encefalopatia hepática, o diagnóstico diferencial deve ser cuidadoso. Os sinais e os sintomas não são específicos, e a condição psiquiátrica não é facilmente diagnosticada. Por exemplo, 5% dos pacientes com encefalopatia hepática são diagnosticados como maníacos, e 24%, como esquizofrênicos. Deve-se avaliar se sintomas de humor estão relacionados a um transtorno do humor subjacente ou à própria encefalopatia. Se for necessária a prescrição de psicofármacos adicionais, deve-se evitar medicamentos que possam piorar o quadro de encefalopatia, como hipnótico-sedativos e anticolinérgicos.

ANTIDEPRESSIVOS

Os ADTs têm sido associados à lesão hepática tanto colestática quanto hepatocelular de mecanismo de ação imunoalérgico.[95] Na cirrose hepática, os ADTs são menos convertidos prontamente em seus metabólitos desmetilados, causando mais sedação, confusão e efeitos anticolinérgicos. Portanto, a recomendação é evitar ADTs sedativos como amitriptilina e imipramina.

Os IMAOs têm potencial hepatotóxico. A dose de moclobemida deve ser reduzida para metade ou um terço em hepatopatas, enquanto IMAOs não seletivos são contraindicados nessa população.[96]

Devido ao menor potencial de sedação e de efeitos anticolinérgicos, os ADs de escolha na hepatopatia são os seguintes ISRSs: sertralina, escitalopram, citalopram e paroxetina.[96] Essas características são importantes devido ao risco de encefalopatia que hepatopatas apresentam. É necessário, no entanto, lembrar do maior risco de irritação gástrica, de sangramento e da importante metabolização hepática desses fármacos, o que impõe uma dose inicial baixa e um ajuste posológico para 50% da dose máxima. Sertralina e paroxetina costumam ser utilizadas no prurido colestático. Em pacientes cirróticos, não se recomenda ultrapassar a dose de 100 mg de sertralina, 10 mg de escitalopram, 20 mg de citalopram e 40 mg de paroxetina. A fluoxetina precisa ter sua dose ou frequência de uso reduzida à metade na hepatopatia, porém, em razão de sua meia-vida longa e da existência de alternativas mais seguras, sugere-se evitar esse fármaco.

A bupropiona, a venlafaxina e a mirtazapina ficam com a depuração diminuída e devem ter sua dosagem reduzida na hepatopatia leve a moderada. Em pacientes com hepatopatia grave e/ou risco de crise epilética, venlafaxina e bupropiona devem ser evitadas.[96] Em hepatopatas, duloxetina, nefazodona e agomelatina devem ser evitadas.[96] Estudos farmacocinéticos não sugerem ajuste de dose para vortioxetina, porém seu uso não é bem estabelecido na doença hepática.[96]

▶ ANTIPSICÓTICOS

As fenotiazinas (clorpromazina), bem como outras classes de APs (em menor frequência), costumam causar elevação isolada das enzimas hepáticas (20%). A clorpromazina é o AP mais associado a dano hepático e deve ser evitada na presença de hepatopatia prévia.[97] Entre os atípicos, a clozapina possui o maior potencial de elevação de transaminases. Por isso, é contraindicada na doença hepática ativa que cursa com sintomas como icterícia. Em hepatopatias de menor gravidade, iniciar com 12,5 mg e monitorar concentrações plasmáticas para prosseguir aumento.[96] Haloperidol, risperidona, quetiapina e lurasidona são extensivamente metabolizados pelo fígado e precisam de ajuste de dose inicial e titulação gradual nas hepatopatias, sendo a dose máxima de 80 mg na doença hepática moderada e de 40 mg na doença hepática grave para a lurasidona. A olanzapina não precisa de ajuste de dose, porque seu metabolismo depende mais da fase II de metabolização (glicuronidação), que está preservada na doença hepática.[96] Apesar de o metabolismo do aripiprazol depender da fase I, não há necessidade de ajuste de dose na hepatopatia.[96] Amissulprida, sulpirida e paliperidona são eliminadas principalmente pela excreção renal e, assim, não precisam de ajuste de dose na doença hepática quando o funcionamento renal está preservado.[95,96] Um terço dos pacientes que recebem AP apresenta pelo menos uma transaminase alterada,[96] mas essa alteração costuma ser leve, transitória e ocorrer nas primeiras semanas de tratamento.[96] São fatores de risco para alterações hepáticas dose única diária de medicamento, idade avançada, uso de drogas e álcool, obesidade e antecedentes de hepatopatia (como a síndrome de Gilbert).

▶ ESTABILIZADORES DO HUMOR E ANTICONVULSIVANTES

O AVP é contraindicado na doença hepática grave e na disfunção hepática ativa por ter alta metabolização hepática e ligação proteica. Cerca de 10 a 15% dos pacientes em uso de AVP podem ter elevações transitórias das transaminases. O fármaco pode ser continuado desde que essa elevação não supere 3 vezes o limite superior da normalidade.[96] Esses aumentos frequentemente normalizam-se com o tempo ou a diminuição da dose.

O AVP pode causar uma hepatotoxicidade idiossincrática rara e potencialmente fatal, em geral nos primeiros 6 meses de tratamento, sendo precedida por fraqueza, letargia, edema facial, anorexia e vômitos. Os fatores de risco para essa hepatotoxicidade são idade inferior a 2 anos, uso de vários anticonvulsivantes, altos níveis de AVP sérico e presença de alguma doença neurológica associada a convulsões. A carbamazepina apresenta toxicidade hepática (aumento de transaminases) e deve ser evitada em pacientes com cirrose, pois pode agravar os problemas hematológicos já existentes nessa condição. A oxcarbazepina e o topiramato não têm recomendação de ajuste de dose, porém ambos são metabolizados pelo fígado, e recomenda-se cautela. A lamotrigina deve ter suas doses reduzidas em 50% na doença hepática moderada e em 75% na doença hepática grave.[96]

O lítio é o estabilizador do humor de escolha na doença hepática quando não há prejuízo na função renal. Seu ajuste de dose depende da concentração sérica que precisa ser mais monitorada diante de mudanças no balanço de fluidos (p. ex., ascite).[96]

▶ BENZODIAZEPÍNICOS

Os BZDs podem precipitar ou exacerbar encefalopatia hepática, independentemente das disfunções na eliminação do medicamento ou no seu acúmulo. Portanto, devem ser preferencialmente evitados. Caso seus benefícios justifiquem os riscos, recomenda-se o uso em baixa dose de lorazepam, oxazepam e temazepam, pois eles apresentam meia-vida curta e dependem mais da fase II de metabolização hepática (conjugação), que costuma estar preservada em pacientes com cirrose.[95] Os demais BZDs têm sua farmacocinética muito alterada na cirrose. Por exemplo, a meia-vida do diazepam aumenta 2 vezes em cirróticos.

▶ OUTROS MEDICAMENTOS

O metilfenidato tem uma associação não muito clara com hepatotoxicidade. A atomoxetina e a modafinila devem ter suas doses reduzidas.

▶ RETOCOLITE ULCERATIVA

Ver *Doença inflamatória intestinal*.

▶ ÚLCERA PÉPTICA

Caracteriza-se pela ulceração da mucosa gástrica ou duodenal e pode invadir a camada muscular. Ocorre quando os fatores normais de defesa da mucosa estão prejudicados ou quando há agressão exagerada de fatores nocivos. As principais causas são infecção crônica pelo *Helicobacter pylori* e uso de AINEs. No entanto, modelos mais recentes de entendimento da fisiopatologia da doença aventam a hipótese de uma etiologia multicausal, em que o estresse psicológico também pode desempenhar um papel na ocorrência por meio de sistemas dopaminérgicos do SNC.[98,99]

Diversos transtornos mentais foram associados à ocorrência de úlcera péptica em um estudo recente, que abrangeu 52.095 participantes de 19 países: após ajuste para variáveis sociodemográficas e comorbidade psiquiátrica, foram associadas à maior chance de relatar diagnóstico de úlcera feito por um médico as seguintes condições: depressão, ansiedade social, fobias específicas, TEPT, transtorno explosivo intermitente e abuso de substâncias.[100] O TAG também aparece na literatura como associado à maior incidência de úlcera péptica.[101] O tabagismo e o abuso crônico de álcool, independentemente, estão associados ao desenvolvimento, à gravidade e à recorrência de úlcera péptica.[102]

Em indivíduos com úlcera péptica, deve-se atentar para o uso de medicamentos que causam irritação gástrica e lembrar que alguns psicofármacos podem causar náuseas e vômitos, trazendo desconforto importante para esses pacientes e agravando seus sintomas.

▶ ANTIDEPRESSIVOS

Os ADTs, que em ECRs da década de 1980 mostraram-se úteis na prevenção e no tratamento da úlcera duodenal, podem ser usados; alguns pacientes se beneficiam dos efeitos de bloqueio H2 (p. ex., doxepina). Os ISRSs causam irritação da mucosa gástrica, que pode agravar a condição. A paroxetina, entretanto, apresenta algum bloqueio histaminérgico. Os IMAOs, a moclobemida, a venlafaxina e a mirtazapina podem, eventualmente, ocasionar vômitos. Quando possível, deve-se optar pelo uso dos ADs após as refeições. Nos casos de úlcera péptica e sangramento, os ISRSs podem aumentar o risco de complicações devido ao seu efeito antiplaquetário — de modo que estudos recentes sugerem cautela ao prescrevê-los para a população idosa, pacientes com cirrose, falência hepática ou uso concomitante de AINEs, antiplaquetários, anticoagulantes e corticosteroides (considerar uso concomitante de antiácido).[103,104]

▶ ANTIPSICÓTICOS

Os APs podem ser usados e contribuir para o alívio dos sintomas gastrintestinais por suas propriedades de bloqueio H2 (especialmente as fenotiazinas); contudo, em idosos internados por úlcera péptica perfurada, o uso desses medicamentos pode estar associado a um aumento de mortalidade.[105]

▶ ESTABILIZADORES DO HUMOR

O lítio é um sal irritante da mucosa gástrica e pode causar náuseas, vômitos, anorexia e diarreia. Em pacientes com úlcera péptica, deve-se prescrevê-lo para uso pós-prandial e, preferencialmente, fracionar a dose. No caso de uso do AVP, pode-se optar pela troca por valproato/divalproato. Em casos mais graves, sugere-se trocar o estabilizador do humor.

▶ OUTROS MEDICAMENTOS

Os BZDs também podem ser usados nesses pacientes, quando a úlcera ocorre no contexto de comorbidade com sintomas ou transtornos de ansiedade, embora não existam evidências da melhora da úlcera com seu uso. Pode haver aumento de suas concentrações séricas com o uso concomitante de omeprazol e claritromicina (utilizada no tratamento para *H. pylori*).

Melatonina e triptofano têm sido investigados quanto às suas propriedades protetoras da mucosa gástrica, mas ainda carecem de estudos consistentes para determinar sua aplicação clínica — o que pode se tornar de particular interesse nos casos de úlcera péptica e comorbidade psiquiátrica.[106]

Os antiácidos utilizados por muitos pacientes com úlcera péptica tendem a diminuir a absorção da maioria dos psicofármacos. Recomenda-se orientá-los a espaçar as tomadas 2 a 3 horas da ingestão de antiácidos.

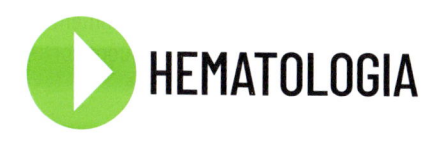

▶ HEMATOLOGIA

▶ ANEMIA

É definida como a condição em que a concentração sérica de hemoglobina está abaixo do normal: inferior a 13 g/100 mm³ em homens; inferior a 12 g/100 mm³ em mulheres; e inferior a 11 g/100 mm³ em crianças e gestantes. Esse parâmetro reflete a presença de hemácias em quantidade insuficiente ou de qualidade alterada, mas é necessário atentar para os parâmetros de tamanho médio dos glóbulos vermelhos (VCM) e a concentração média de hemoglobina em cada célula (CHCM) para investigação etiológica. A maior causa de anemia é a deficiência de ferro (90%), seguida por hemorragias, hemólise (adquirida ou hereditária) e deficiências de vitamina B12 (mais comum em vegetarianos), hormônios e outros. Os sintomas são inespecíficos, com maior ocorrência de fraqueza, tontura, inapetência, palidez de pele e de mucosas, desânimo e dificuldades cognitivas.

Crianças e adolescentes com anemia apresentam maior risco de desenvolver transtornos psiquiátricos (depressão, TB, TAG, TEA, TDAH, transtorno de tiques, atraso neurodesenvolvimental e deficiência intelectual). Diversos psicofármacos foram associados à anemia em frequências variáveis. Há relatos de aplasia de células vermelhas com AVP, com resolução após a interrupção do medicamento. A oxcarbazepina já foi mencionada como causa de anemia hemolítica em idosos. Recentemente, o ganho de peso secundário à risperidona mostrou-se inversamente associado aos marcadores de reserva de ferro em crianças — a despeito de adequada ingestão alimentar.[107] Indivíduos em imunossupressão (incluindo gestantes) apresentam maior risco de desenvolver anemia associada a psicofármacos. Desse modo, em pacientes que apresentam anemia sem causa identificada, deve-se considerar a prescrição de outros medicamentos que não os citados anteriormente.

▶ LEUCEMIAS

Leucemias são doenças mieloproliferativas devidas a anormalidades clonais adquiridas das células-tronco do tecido hematopoiético. Nessas condições, a medula óssea é substituída por células linfocíticas ou granulocíticas. As leucemias podem ter evolução aguda ou crônica, cada qual com características celulares distintas. São com frequência fatais, caso não sejam tratadas adequadamente. Contagem de leucócitos acima de 100.000 representa uma emergência médica devido ao risco de infarto cerebral e hemorragia.

A utilização de psicofármacos em pacientes com leucemia deve ser feita com cautela, pois, devido à própria doença ou em consequência do tratamento quimioterápico, tais indivíduos encontram-se geralmente muito debilitados. Deve-se, portanto, levar em conta, no momento da prescrição, a existência de outros problemas físicos, como hipotensão, doenças cardíacas, renais e hepáticas.

Os ADs com efeitos anticolinérgicos, como os ADTs, apesar de não interagirem com os medicamentos quimioterápicos e com a morfologia celular, devem ser prescritos com cautela. Os IMAOs, por seu perfil farmacológico, são de difícil manejo nesses casos, principalmente pelas restrições alimentares em pacientes debilitados e pelo risco de efeitos colaterais graves, como hipotensão, insônia e crises hipertensivas. Deve-se, portanto, dar preferência aos antidepressivos ISRSs, devendo ser escolhidos os de meia-vida mais curta (todos, exceto a fluoxetina), o que facilita caso a retirada do medicamento seja necessária.

Os medicamentos estabilizadores do humor devem ser evitados, pois podem acarretar alteração na crase sanguínea. A carbamazepina está fortemente contraindicada nesses casos devido ao risco de agranulocitose. O valproato de sódio vem sendo utilizado, com boa tolerabilidade e segurança, em alguns ensaios clínicos como possível antileucêmico, em associação com quimioterápicos para leucemia mieloide aguda e mielodisplasias. Foi descrito um possível efeito antiemético do AVP para os vômitos provocados pelos quimioterápicos. Salienta-se a importância do monitoramento frequente de hemograma e plaquetas com o uso do AVP e do valproato, devido ao risco de neutropenia. Já nas leucemias linfoblásticas agudas, a terapia de manutenção com os anticonvulsivantes parece aumentar a depuração dos quimioterápicos utilizados no tratamento, diminuindo, assim, o efeito da quimioterapia e prejudicando o tratamento. A lamotrigina foi descrita como responsável por um caso de agranulocitose.

Quanto ao uso do carbonato de lítio em pacientes com leucemia, existem controvérsias na literatura, pois ele pode causar leucocitose. Algumas evidências iniciais relacionam esse efeito a uma estimulação das células malignas, podendo piorar a leucemia. Já outros referem que esse efeito é importante na regeneração da hematopoiese, aumentando a sobrevida dos pacientes. Portanto, quando necessário, o lítio deve ser o estabilizador do humor de escolha, exceto em leucemias monocíticas aguda ou crônica.

Os APTs que apresentam efeitos anticolinérgicos acentuados, como a clorpromazina e a levomepromazina, devem ser evitados, dando-se preferência ao haloperidol. Quanto aos APAs, não há relatos de contraindicação de risperidona; já a clozapina está formalmente contraindicada devido ao risco de agranulocitose. A ocorrência de 1 caso de agranulocitose induzida por olanzapina, e a revisão de outros 11 casos publicados com semelhante intercorrência, já foram reportadas. Também há relato da ocorrência de 2 casos de neutropenia e 1 de agranulocitose com o uso de quetiapina. O zuclopentixol também foi referido como responsável pela ocorrência de neutropenia e plaquetopenia.

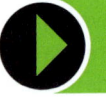

▶ LEUCOCITOSE

Leucocitose é o aumento de leucócitos na corrente circulatória (mais de 11.000/mm^3) e, em geral, traduz a presença de um processo infeccioso, embora também possa indicar a existência de doenças da medula óssea, doenças metabólicas, gestação, entre outros. A série de glóbulos brancos alterada e a presença de formas jovens (blastos) ou maduras devem guiar o raciocínio clínico na investigação da etiologia específica.[108] Leucocitose pode ocorrer, transitoriamente, por estresse físico e/ou emocional. Medicamentos que costumam levar à leucocitose incluem corticoides, lítio e agonistas β-adrenérgicos.

▶ ANTIPSICÓTICOS

A SNM é um distúrbio raro caracterizado por hipertermia, elevação da creatina-fosfocinase, ECEs, instabilidade autonômica, alteração do nível de consciência e leucocitose, associados ao uso de APTs (haloperidol, fenotiazinas, etc.), clozapina e outros psicofármacos. Portanto, deve-se estar atento à ocorrência de leucocitose em pacientes em uso de APs. A leucocitose também pode ser um indício de miocardite, secundária à clozapina.

ESTABILIZADORES DO HUMOR E ANTICONVULSIVANTES

O uso do lítio pode provocar leucocitose benigna: aumento de neutrófilos sem alteração funcional. Ela ocorre dentro de uma semana de uso em pacientes com litemia acima de 0,5 mEq/L, raramente ultrapassando 15.000/mm³, e sem desvio à esquerda. Em razão desse efeito, o lítio tem sido usado em indivíduos com HIV/Aids, em pacientes submetidos a transplante de medula ou para o manejo de neutropenia pós-quimioterapia — embora as evidências que respaldam tal conduta ainda estejam em debate.[109] Além da mobilização das células CD34+ do sangue periférico, outros mecanismos têm sido propostos para explicar a neutrofilia, como a liberação de fatores de crescimento hematopoiético e a consequente proliferação de granulócitos.

Deve-se atentar também ao fato de que pacientes que utilizam uma combinação de lítio e carbamazepina podem mascarar, mas não reverter, uma leucopenia causada pela carbamazepina, pois o lítio eleva o número de leucócitos circulantes. Em pacientes que já apresentaram leucopenia no passado por ação da carbamazepina, deve-se evitar tal associação.

LEUCOPENIA

Leucopenia, também denominada granulocitopenia, é a redução do número de leucócitos circulantes no sangue (menos de 3.500/mm³).[110] Ela pode ocorrer à custa de linfócitos (menos de 1.000/mm³ = linfopenia), de neutrófilos (menos de 1.500/mm³ = neutropenia) ou ambos.[111] A neutropenia grave (menos de 500/mm³) é chamada de agranulocitose. Indivíduos negros podem apresentar contagens reduzidas de leucócitos de forma fisiológica, o que tem sido relatado como causa de descontinuação desnecessária de psicofármacos nessa população.[112]

A causa mais frequente de leucopenia é virose. Já a induzida por medicamento é uma reação idiossincrática que ocorre, em geral, 1 a 2 semanas após a prescrição do fármaco. Analgésicos, anti-tireoidianos, antibacterianos e anti-inflamatórios estão associados à indução de leucopenia. Após a interrupção da medicação, em geral, ocorre a normalização em 4 semanas. No entanto, pacientes com neutropenia e febre devem ser encaminhados imediatamente à emergência.

Alguns psicofármacos sabidamente podem induzir leucopenia: clorpromazina, tioridazina, clozapina, imipramina, mirtazapina, AVP, carbamazepina e diazepam. No entanto, nem sempre é necessária sua descontinuação: enquanto até 30% dos pacientes em uso recente de carbamazepina podem apresentar leucopenia benigna, cerca de 3% dos pacientes que usam clozapina podem desenvolver neutropenia e 0,8% de fato a apresentam. Mulheres e pacientes mais velhos têm maior risco de desenvolver agranulocitose por clozapina. Leucopenia menor que 2.000/mm³ e neutropenia menor que 1.000/mm³ já indicam a interrupção da clozapina. Devido ao seu papel em casos refratários, estudos têm pesquisado a possibilidade de reintrodução da clozapina após episódio de agranulocitose mediante o uso de G-CSF.[113,114] Agranulocitose também foi relatada com clorpromazina (0,13%), clozapina, clordiazepóxido, diazepam, midazolam, modafinila e mirtazapina.

LINFOMAS

Linfomas são tumores do sistema imune e compreendem os tumores de linfócitos e a doença de Hodgkin. Cerca de 10% são do tipo Hodgkin.[115]

Os linfomas têm origem nos linfonodos e nos tecidos linfoides dos órgãos parenquimatosos, como intestino, pulmão e pele. Como os tratamentos atualmente disponíveis, a sobrevida dos pacientes aumentou de modo significativo. Os linfomas de Hodgkin têm índice de 90% de cura.[116]

Fadiga é um sintoma comumente relatado em pacientes com linfoma, e há associação de sua intensidade com a presença de depressão e, em menor escala, com ansiedade.

Os psicofármacos que interferem na crase sanguínea devem ser evitados, como carbamazepina, AVP e clozapina, especialmente em pacientes que se submeteram a quimioterapia ou radioterapia. Indivíduos com leucogramas elevados (reação leucemoide) devem evitar o uso de lítio, pois ele pode piorar a leucocitose. Os BZDs não interferem na fisiopatologia dos linfomas.

TROMBOCITOPENIA

A trombocitopenia é definida como uma contagem de plaquetas inferior a 145.000 por mm^3 de sangue. Petéquias na pele e em mucosas, assim como equimoses, são com frequência as manifestações iniciais. Essa alteração plaquetária pode resultar de insuficiência na produção de plaquetas, do aumento de seu consumo ou de distribuição anormal na corrente sanguínea. Fármacos e outros agentes químicos podem provocar supressão da medula óssea (p. ex., etanol, radioterapia) ou levar à trombocitopenia por mecanismos imunológicos (p. ex., diazepam, AVP, carbamazepina e antibióticos).

Em pacientes que previamente apresentavam quadro de trombocitopenia, deve-se evitar o uso de carbamazepina, que poderá agravar essa situação, assim como o AVP, que poderá acarretar a piora de um quadro subjacente, sobretudo quando altas doses são utilizadas, devendo-se optar por outros estabilizadores do humor. Uso de AVP (em especial com doses acima de 1.000 mg/dia), idade superior a 65 anos, tempo de exposição e sexo feminino são fatores de risco para trombocitopenia. A diminuição da dose pode ser suficiente para o restabelecimento dos valores normais do número de plaquetas.

Às vezes, é preciso dosar plaquetas seguidamente, sobretudo quando em uso de fármacos que podem provocar tal efeito adverso ou em caso de necessidade de realização de procedimentos capazes de gerar sangramento. Pacientes em uso de psicofármacos que interferem nas vias serotonérgicas devem ser avisados de que tais medicamentos interferem na coagulação mesmo com contagem normal de plaquetas: o efeito pode ser restrito a hematomas discretos na pele; porém, em idosos, pode implicar risco aumentado de sangramento transoperatório — o que requer avaliação do risco-benefício da interrupção pré-cirúrgica.[117]

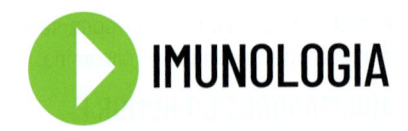

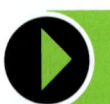

IMUNOLOGIA

TRANSPLANTES

Transplante é o procedimento cirúrgico que consiste na troca de um órgão em falência (coração, rim, fígado, pulmão, medula e outros) por outro, funcional. O doador do órgão pode ser um cadáver, um doador vivo ou até o próprio paciente, em algumas circunstâncias. Pacientes receptores de transplante alogênico costumam ser submetidos a um esquema de IMPs. Este, geralmente, envolve o uso de corticosteroide combinado com um inibidor da CII (ciclosporina ou tacrolimo), ou com um antiproliferativo (azatioprina ou micofenolato de mofetila). Os CIIs, alguns corticosteroides e o sirolimo são metabolizados pela CYP3A4. Esse aspecto tem importante impacto na interação com alguns psicofármacos descritos a seguir que induzem ou inibem esta via enzimática.

A existência de transtornos mentais no pré-transplante, assim como o risco de desenvolvê-los ou de ter recidivas de transtornos preexistentes no pós-transplante, pode levantar questões quanto à elegibilidade do paciente para o procedimento. Além disso, transtornos mentais podem interferir na adesão do paciente às recomendações e aos cuidados que precisam ser adotados para o sucesso da intervenção. Entretanto, há relatos de transplantes bem-sucedidos em pacientes com diagnóstico de esquizofrenia, TDM, transtornos da personalidade, TUS e deficiência intelectual moderada. Depressão, ansiedade e insônia são os sintomas psiquiátricos mais comuns entre transplantados.[118] O uso de IMPs também está associado à indução de sintomas maníacos, depressivos e outros sintomas neuropsiquiátricos.[118,119]

No pré-transplante, aspectos farmacocinéticos relacionados à falência do órgão que precisa ser transplantado devem ser considerados quando da prescrição de psicofármacos. Para aspectos farmacológicos pré-transplante renal, por exemplo, ver *Insuficiência renal*, em Nefrologia. Para a maioria dos transplantados, o órgão recebido começa a funcionar normalmente logo após o procedimento. Para pacientes com função hepática e/ou renal estável 1 mês após o transplante, os psicofármacos podem ser prescritos de modo habitual. Entretanto, alguns órgãos transplantados não assumem sua função normal tão prontamente. Nesses casos, aspectos farmacocinéticos e farmacodinâmicos devem ser considerados na prescrição. É preciso considerar, também, alterações farmacodinâmicas e farmacocinéticas entre doadores vivos de órgãos. Por exemplo, doadores de rim perdem cerca de 70% da depuração imediatamente após o procedimento, recuperando parte da função renal ao longo do tempo.

ANTIDEPRESSIVOS

Pacientes com sintomas ansiosos e/ou depressivos no pós-transplante costumam responder bem a tratamento farmacológico. O perfil de efeitos colaterais dos ADTs (efeito pró-arrítmico, hipotensão ortostática, ganho de peso) compromete sua utilização em pacientes transplantados, tornando seu uso preterido em relação aos ADs mais novos. Entre os ADTs, as aminas secundárias, como a nortriptilina e a desipramina, são preferíveis em função do melhor perfil de efeitos adversos.

Em geral, citalopram, escitalopram e sertralina são a primeira escolha no pós-transplante, em razão da relativa tolerabilidade e do menor potencial de interações medicamentosas.[119] A paroxetina pode ser benéfica em pacientes desnutridos, porém seus efeitos anticolinérgicos podem comprometer a tolerabilidade. A fluoxetina e a fluvoxamina inibem a CYP3A4, gerando maior potencial para interações medicamentosas com os IMPs e, assim, têm seu uso preterido.[119]

A mirtazapina pode ser útil em tratar prurido urêmico ou colestático persistentes e tem baixa probabilidade de interação medicamentosa com os IMPs. O ganho de peso também pode ser benéfico em algumas situações. Similarmente, venlafaxina e bupropiona apresentam menor potencial de interação medicamentosa;[119] no entanto, é necessário atentar para o risco de hipertensão com o uso desses fármacos e de convulsão com o uso da bupropiona. A duloxetina deve ser evitada em pacientes com comprometimento hepático.[119]

A trazodona pode ser útil em razão de seus efeitos sedativos, mas atenção deve ser dada à associação com tacrolimo pelo potencial prolongamento do intervalo QT e com sirolimo pelo aumento do nível sérico deste último fármaco. A vortioxetina tem um perfil de interação farmacológica com IMPs muito favorável hipoteticamente, porém seu uso em transplantados não está bem estabelecido.[119]

ANTIPSICÓTICOS

São comumente utilizados para manejo de agitação e *delirium*, assim como no tratamento de transtornos psiquiátricos prévios. Pacientes transplantados frequentemente têm outros fatores de risco para arritmias, devendo esse fato ser considerado no momento da prescrição. Entre os APPGs, o haloperidol é o fármaco de primeira escolha; entretanto, é necessário monitorar com cuidado o potencial para prolongamento do intervalo QT em uso com tacrolimo. Entre os APSGs, a lurasidona, a olanzapina e a paliperidona têm o melhor perfil de interação com os IMPs.[119] A quetiapina, o aripiprazol e a risperidona podem elevar a concentração sérica e o efeito dos CIIs.[119] A ciclosporina e o tacrolimo podem aumentar a concentração sérica da risperidona. Caso o uso de quetiapina, aripiprazol e risperidona seja essencial, há necessidade de monitorar as concentrações séricas dos IMPs. A quetiapina em dose baixa pode ser usada em transplantados hepáticos no caso de insônia e/ou ansiedade como alternativa aos BZDs pelo menor risco de encefalopatia.[118] A clozapina é contraindicada em combinação com micofenolato de mofetil devido ao aumento do risco de agranulocitose.[119]

ESTABILIZADORES DO HUMOR (EH) E ANTICONVULSIVANTES

Em pacientes pré-transplante e nos recém-transplantados com desequilíbrio hidreletrolítico, o uso do lítio é limitado. É necessário lembrar que os CIIs podem aumentar a concentração sérica do lítio, o que requer monitoramento cuidadoso. Apesar de o uso de lítio ser aceitável por um período curto em transplantados, recomenda-se sua substituição no longo prazo em razão do potencial nefrotóxico de sua combinação com alguns IMPs.[118] No caso de sintomas de mania/

hipomania induzidos por IMPs, os APSGs são preferíveis em detrimento de lítio e AVP.[118]

A carbamazepina, a oxcarbazepina e o topiramato podem reduzir a concentração sérica dos IMPs e, portanto, devem ser preferencialmente substituídos. AVP, lamotrigina, gabapentina, pregabalina, levetiracetam e lacosamida não inibem a CYP3A4, tendo menor impacto no metabolismo dos CIIs.[120,121] Devido ao potencial hepatotóxico do AVP, seu uso é desencorajado em transplantados hepáticos.[119] É necessário atentar para o prolongamento do intervalo QTc na associação de lamotrigina com tacrolimo. A gabapentina é uma opção no tratamento de dor neuropática, pernas inquietas e prurido urêmico. Ela pode substituir o uso de BZDs, nos quadros de ansiedade, em transplantados pulmonares devido ao menor risco de retenção de CO_2[122] e em transplantados hepáticos pelo menor risco de encefalopatia.[118] Sua dosagem deve ser reduzida em pacientes com função renal comprometida.

No período pós-transplante, é necessário considerar possíveis alterações nas concentrações séricas de estabilizadores do humor devido à recuperação da função do órgão transplantado. Estabilizadores do humor como o lítio e o AVP trazem riscos particulares de toxicidade em pacientes de lista de espera para transplante.[119] Portanto, sugere-se uma transição pré-transplante daqueles estabilizadores do humor para APs de menor toxicidade (p. ex., amissulprida, aripiprazol, quetiapina, olanzapina e risperidona).[119] Atentar, nos casos específicos, para o perfil dos APSGs com relação a hepato e nefropatia.

OUTROS MEDICAMENTOS

Os BZDs podem piorar a sedação, intensificar o comprometimento cognitivo e favorecer a ocorrência de *delirium* e encefalopatia em pacientes terminais. Seu uso costuma ser preterido em transplantados hepáticos e transplantados pulmonares com risco de retenção de CO_2. Entretanto, eventualmente, são prescritos em transplantados renais e cardíacos em quadros de ansiedade.[118] Ao prescrever BZDs, deve-se escolher aqueles de metabolização hepática mais simples, como o lorazepam.[119] O tempo de tratamento deve ser criteriosamente limitado.

Metilfenidato e modafinila podem ser utilizados para reduzir fadiga e apatia.

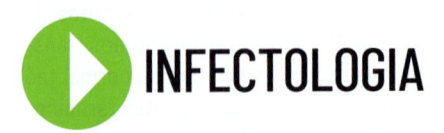

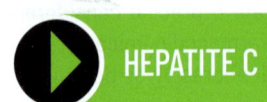

INFECTOLOGIA

HEPATITE C

A infecção pelo HCV é uma das principais causas de hepatopatias crônicas e de transplante hepático (ver *Hepatopatias*). A principal via de contágio é parenteral por meio do contato com sangue contaminado, por exemplo, no compartilhamento de seringas de usuários de drogas IV e na reutilização/falta de esterilização de material médico, odontológico ou de manicure.[123] A infecção aguda pelo HCV costuma ser assintomática, e a forma crônica costuma se desenvolver de maneira insidiosa. Assim, o diagnóstico laboratorial é fundamental. Este é feito com um teste anti-HCV positivo posteriormente confirmado por um teste de carga viral.[123]

Com o advento de DAAs com eficácia e segurança adequadas, advoga-se que todos os pacientes com infecção crônica pelo HCV recebam tratamento, sendo as exceções os casos de presença de comorbidades graves ou baixa expectativa de vida.[124] O tratamento é realizado preferencialmente com uso de antivirais (DAA) (p. ex., sofosbuvir + daclatasvir, velpatasvir/sofosbuvir e glecaprevir/pibrentasvir), que têm melhor tolerabilidade, e com uso de IFN-α para crianças de 3 a 17 anos nos casos específicos.[123]

O IFN-α peguilado tem um perfil de segurança menos favorável pelo risco de descompensação de doenças autoimunes e cardiovasculares, de supressão da medula óssea e pelo surgimento ou agravamento de sintomas neuropsiquiátricos.[125] Destes, os mais comuns são sintomas depressivos, apatia, agitação, agressividade, prejuízo na memória, dores físicas, episódios maníacos e ideação suicida. Raramente, pode desencadear quadro psicótico. O tratamento com IFN costuma durar de 6 a 12 meses. Durante o tratamento, os pacientes devem ser monitorados em relação a sintomas psiquiátricos e ideação suicida. O limiar para início do tratamento antidepressivo deve ser menor nesses pacientes devido ao risco de suicídio. O fabricante de IFN-2α[125] sugere descontinuação permanente desse fármaco no caso de surgimento de episódio depressivo grave durante o tratamento.

Indivíduos que apresentam quadro depressivo prévio ao tratamento devem começar terapia com AD antes do início do IFN e mantê-la por no mínimo um mês após o término de seu uso. Os ADTs devem ser evitados, pois podem piorar o quadro cognitivo. Os ISRSs, especialmente sertralina, escitalopram/citalopram, são os medicamentos mais indicados, com eficácia demonstrada no uso terapêutico e profilático, visando prevenir o início de sintomas depressivos.[126] São geralmente bem tolerados, ainda que se deva ter cuidado com o risco de sangramentos.

AIDS

A Aids resulta da infecção pelo HIV, comprometendo o sistema imune e predispondo o indivíduo a infecções oportunistas. Pacientes com HIV/Aids têm maior prevalência de transtornos neuropsiquiátricos se comparados à população em geral. Transtornos do humor, ansiedade, TUS e distúrbios cognitivos estão entre os mais comuns. Entre pacientes hospitalizados, são frequentes os quadros demenciais, *delirium* e mania. Sintomas neuropsiquiátricos associados ao HIV podem ser relacionados à infecção pelo vírus, às complicações da doença, a transtornos psiquiátricos prévios à infecção e aos efeitos colaterais do tratamento. A prevalência das complicações neuropsiquiátricas associadas ao HIV aumenta à medida que terapias mais efetivas permitem maior sobrevida aos pacientes. Ideação e tentativa de suicídio são comuns nesses pacientes.

O uso de psicofármacos em pacientes com HIV/Aids deve levar em consideração que muitos deles estão com o SNC comprometido, com o metabolismo hepático alterado e, muitas vezes, em uso de diversos medicamentos. Os fármacos usados no tratamento do HIV e de suas complicações comumente têm sintomas psiquiátricos como efeitos adversos. Por exemplo, sintomas depressivos e ansiosos são associados ao uso de antirretrovirais; o efavirenz pode precipitar quadros psicóticos. No entanto, o tratamento adequado de comorbidades psiquiátricas correlaciona-se à melhor adesão à terapia antirretroviral, de modo que é necessário investir na busca pelo tratamento com melhor risco-benefício em cada caso.[127] Devido à vasta interação farmacológica, recomenda-se que os clínicos priorizem capitalizar os efeitos colaterais dos medicamentos psicotrópicos nessa população em vez de tentar evitar interações.[128]

ANTIDEPRESSIVOS

A maior parte dos estudos que avaliaram eficácia e tolerabilidade de ADs no HIV é aberta, não controlada, com número limitado de participantes e metodologia heterogênea — de modo que não está estabelecida a superioridade de nenhuma classe ou fármaco específico nessa população. Os ADTs têm seu uso limitado em razão dos efeitos colaterais anticolinérgicos e anti-histamínicos. Os ISRSs, por serem eficazes, configuram a primeira linha de tratamento da depressão no HIV — embora a disfunção sexual tenha sido uma queixa frequente nessa população. Entre eles, a fluoxetina é o fármaco mais estudado. Também estão disponíveis estudos com paroxetina, citalopram e escitalopram, mirtazapina, nefazodona, venlafaxina e bupropiona.[129]

A trazodona, em baixas doses, pode ser utilizada no tratamento da insônia. Para quadros de ansiedade, a buspirona, um agonista da serotonina e agente ansiolítico não BZD, pode ser considerada uma opção ao uso de BZDs. Algumas evidências sugerem maior vulnerabilidade dos pacientes HIV-positivos em desenvolver confusão mental secundária aos efeitos dopaminérgicos da buspirona. Sugere-se, desse modo, usá-la em pacientes assintomáticos ou com a doença ainda limitada. Nenhum AD alterou a carga viral ou desfechos clínicos relacionados ao HIV.[129]

ANTIPSICÓTICOS

Quando indicados, deve-se dar preferência aos APPGs, visto que os ECEs mais relacionados aos APPGs são mais frequentes e expressivos nos portadores de HIV/Aids. A risperidona, em doses baixas (dose média de 3 mg/dia) e por curto período (em torno de 6 semanas), é um dos medicamentos de escolha. Existem diversos APs com potencial benefício, porém é recomendada atenção ao perfil farmacocinético desses medicamentos e à possível interação com outros fármacos em uso. Por exemplo, o inibidor de protease, ritonavir, pode interferir na farmacocinética da olanzapina, e os pacientes que recebem essa combinação podem necessitar de doses maiores de olanzapina para atingir os efeitos terapêuticos necessários. Há suspeita de que o uso concomitante de ritonavir e indinavir possa aumentar a incidência de ECEs. Recentemente, uma série de casos relatou eficácia da ziprasidona na mania secundária ao HIV. A clozapina demonstrou eficácia e tolerabilidade em pacientes com HIV. Entretanto, deve ser usada com cautela, devido ao risco de agranulocitose.

ESTABILIZADORES DO HUMOR

O lítio, por suas propriedades neuroprotetoras, tem sido estudado como possível opção terapêutica para os transtornos neurocognitivos associados ao HIV. Devido ao risco de desidratação, recomenda-se monitoramento cauteloso das concentrações séricas.

A carbamazepina induz a metabolização dos antirretrovirais por meio da indução enzimática da CYP3A4, podendo diminuir a eficácia do esquema antirretroviral. Além disso, a carbamazepina tem sua metabolização inibida pelo ritonavir, e essa combinação pode tornar seus níveis tóxicos. O AVP deve ser utilizado com cautela devido ao potencial hepatotóxico; seu nível pode ser reduzido pelos inibidores da protease. Não há evidências de que o divalproato de sódio ocasione aumento da carga viral, como sugeriram alguns achados preliminares.

A lamotrigina demonstrou, em um ECR, ser eficaz para o tratamento da dor neuropática induzida pelo HIV. O uso concomitante com lopinavir/ritonavir diminui a concentração sérica da lamotrigina, sendo necessário ajuste de dose nesse caso. Anticonvulsivantes como a gabapentina, o topiramato e a tiagabina não têm efeito no citocromo P450, configurando-se boas alternativas nessa população.

BENZODIAZEPÍNICOS

Quando indicados, deve-se dar preferência aos BZDs de curta ação (lorazepam, alprazolam). O uso deve ser preferentemente restrito a períodos breves, devido aos riscos de habituação, tolerância e abuso. Em pacientes HIV-positivos e com síndrome cerebral orgânica, cuja função respiratória possa estar comprometida, o uso de BZDs deve ser cauteloso. Há, nesses indivíduos, maior risco de ocorrência de amnésia, confusão mental e reações paradoxais.

OUTROS MEDICAMENTOS

O zolpidem é uma alternativa aos BZDs no tratamento da insônia.

Estudos abertos e controlados sugerem a utilidade dos psicoestimulantes, como metilfenidato e modafinila, no tratamento de humor deprimido, fadiga e déficits cognitivos. Entretanto, o potencial de abuso desses fármacos limita sua utilização, especialmente naqueles pacientes com história de abuso de substâncias.

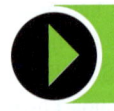

TUBERCULOSE

Tuberculose é uma doença bacteriana causada pelo *Mycobacterium tuberculosis*. A infecção pelo HIV é um dos principais fatores relacionados ao ressurgimento da tuberculose, a partir dos anos 1980. O acometimento do SNC ocorre mais frequentemente em pacientes imunocomprometidos e pode resultar em convulsões, *delirium*, alucinações e labilidade emocional. As principais recomendações relevantes para saúde pública referem-se às interações dos psicofármacos com os tuberculostáticos rifampicina e isoniazida — os quais interferem na CYP, interagindo com todas as classes de psicofármacos. Por isso, recomenda-se sempre checar em aplicativos atualizados a natureza da interação esperada quando o paciente inicia tratamento para tuberculose, pois não raro será necessário ajuste na prescrição psiquiátrica. A seguir, são apresentados alguns exemplos.[130]

▶ ANTIDEPRESSIVOS

Como a isoniazida é um inibidor da MAO-A, o uso combinado com ISRSs e IRSNs aumenta o risco de síndrome serotonérgica, embora não configure uma contraindicação absoluta. Em combinação com tricíclicos ou tiramina, pode desencadear crise hipertensiva.

▶ ANTIPSICÓTICOS

Usar com cuidado devido ao maior risco de ECEs e à diminuição do limiar convulsivo. A rifampicina reduz as concentrações séricas de risperidona. A utilização de isoniazida contraindica o uso de tioridazina e pimozida. A rifampicina diminui a concentração sérica da clozapina, enquanto a isoniazida a aumenta.

▶ ESTABILIZADORES DO HUMOR E ANTICONVULSIVANTES

A isoniazida eleva a concentração sérica da carbamazepina e do AVP, aumentando o risco de toxicidade. Já a rifampicina diminui a concentração de AVP pelo aumento da depuração renal, por vezes requerendo ajuste da dose do estabilizador.

▶ OUTROS MEDICAMENTOS

A rifampicina pode reduzir os níveis de diazepam e zolpidem.

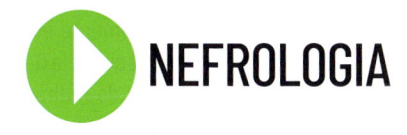

▶ NEFROLOGIA

▶ DIABETES INSÍPIDO

Ver *Diabetes insípido* e *Poliúria* na Seção "Efeitos colaterais e seu manejo".

O DI caracteriza-se por poliúria (2 a 20 L/dia) e polidipsia. Pode ser dividido em duas categorias conforme a causa: DI central (por secreção deficiente de vasopressina/ADH) e DI renal ou nefrogênico (por resistência renal ao ADH). Em geral, tanto o DI central quanto o nefrogênico são adquiridos, mas existem causas genéticas que também podem ser investigadas. O DI central pode ser primário (sem lesão orgânica identificada via ressonância magnética na hipófise ou no hipotálamo, de causa genética, autoimune ou paraneoplásica) ou secundário (p. ex., tumor, encefalopatia anóxica, infarto, traumatismo, neurocirurgia, encefalite, tuberculose, sífilis). Uma terceira forma de DI, mais rara, pode ocorrer durante o terceiro trimestre de gravidez ou no puerpério (DI gestacional). O DI nefrogênico pode ter origem em um traço familiar ligado ao X, havendo também a forma adquirida (geralmente menos grave) e identificada em quadros de pielonefrite, doença de Sjögren, anemia falciforme, etc. É também causado por medicamentos (p. ex., lítio, meticilina, glicocorticoides).

Os principais diagnósticos diferenciais são polidipsia primária (excesso de ingesta de água mesmo com secreção e ação normais do ADH) e diurese induzida por glicose em pacientes com DM não controlado. A exclusão de polidipsia primária é importante, por ser comum em pacientes com transtornos do neurodesenvolvimento (como TEA e deficiência intelectual) ou transtornos psicóticos (como esquizofrenia, transtorno esquizoafetivo, TB e depressão psicótica). Na esquizofrenia crônica, estima-se que a polidipsia primária ocorra em 11 a 20% dos casos.[131] Em outros transtornos psiquiátricos, não psicóticos, a ingesta excessiva de água também pode ocorrer (polidipsia psicogênica).

Após a suspeita de DI, é necessário excluir a presença de diurese osmótica (presente no DM). Não havendo diurese osmótica, deve ser diferenciada a causa da diurese, se central ou nefrogênica, ou polidipsia primária. Deve-se atentar para o início dos sintomas, que costuma ser abrupto em pacientes com DI central, *versus* gradual no DI nefrogênico. Tanto no DI central quanto no nefrogênico, é comum noctúria grave e frequente, o que geralmente não ocorre em pacientes com polidipsia primária. Concentração sérica de Na^+ inferior a 140 mEq/L é sugestiva de polidipsia primária. A investigação inclui a confirmação de poliúria por meio da medida do volume e da creatinina na urina coletada em 24 horas, bem como pela medida da osmolaridade em amostra aleatória. A dosagem sérica de vasopressina, glicose, ureia, cálcio, potássio, sódio e ácido úrico complementa a avaliação. Após confirmação de poliúria hipotônica, a distinção entre os diferentes tipos de DI é feita por um teste de privação de água ou por estimulação salina hipertônica juntamente com medição de copeptina (ou vasopressina). Pode ser necessário estudo de imagem para garantir um diagnóstico preciso. O tratamento de escolha para DI central é a desmopressina.

De superior relevância na prática psiquiátrica, o uso prolongado de lítio pode ter efeitos adversos na função renal (como DI, atrofia tubular e fibrose intersticial). A terapia com lítio em longo prazo pode estar associada à ocorrência de DI em 20 a 70% dos indivíduos, sendo essa relação dose-dependente, podendo ocorrer tanto nas doses terapêuticas quanto em *overdose*. Não está claro se o quadro clínico é completamente reversível após suspensão do fármaco. Os pacientes que apresentam DI central ou renal devem evitar o uso de lítio.

Entre pacientes que usam lítio, a poliúria é geralmente moderada (< 6 L/ dia), podendo ser inicialmente manejada por dieta com restrição de sódio, adequação da ingestão de líquidos, redução da concentração do lítio para menos que 0,8 mEq/L e aumento da frequência da medida do lítio plasmático. A amilorida é o fármaco de escolha para o tratamento do DI nefrogênico. O DI central e o nefrogênico respondem parcialmente à hidroclorotiazida (50 a 100 mg/dia).

Em pacientes em litioterapia, a poliúria persistente ou o aumento da creatinina sérica devem exigir uma investigação aprofundada da função renal e consideração de substituição do fármaco.

GLOMERULOPATIAS

As glomerulopatias cursam com redução da TFG e aumento de sua permeabilidade capilar, cuja consequência é o extravasamento de macromoléculas para a urina (com ou sem células sanguíneas). Em geral, essa condição se apresenta com sinais e sintomas sistêmicos, como edema, hipertensão arterial, complicações cardiovasculares, hematúria ou proteinúria. Na presença desse quadro, deve-se suspender o uso de substâncias nefrotóxicas, como o lítio, e ajustar as doses dos medicamentos de acordo com os níveis de excreção renal (ver *Insuficiência renal*).

A nefrotoxicidade de alguns fármacos, quando deflagrada, decorre principalmente de lesão tubular ou intersticial, sendo menos frequente a glomerular.[132] Embora a lesão renal por lítio mais frequente seja o DI nefrogênico, há relatos raros de glomerulopatia com SN induzida por esse fármaco. Nesses casos, o paciente apresentará elevação da creatinina sérica, edema, hipertensão e proteinúria. As duas apresentações possíveis para a SN nesse cenário são "lesão mínima" e glomeruloesclerose focal segmentar. Ambas decorrem de lesão podocitária e tendem a se resolver após descontinuação do fármaco dentro de algumas semanas.[132] O uso de lítio em dose única diária reduz o risco de nefrotoxicidade. A carbamazepina também já esteve associada à glomerulopatia.

INSUFICIÊNCIA RENAL

IR é uma síndrome caracterizada por diminuição da função renal. Pode ser aguda ou crônica. Na IRA, ocorre um súbito aumento de ureia ou creatinina séricas, com frequência acompanhado por oligúria. Na forma aguda, fármacos com potencial nefrotóxico devem ser suspensos, e os demais devem ser avaliados para possível redução da dose, como apresentado a seguir para a IRC.[133]

Na IRC, a azotemia ocorre progressivamente em semanas ou meses, podendo ser consequência de doença glomerular ou tubular. Apesar de muitas vezes gerar sintomas como fadiga, letargia, cãibras, edema de extremidades, HAS e alterações no débito urinário, outras vezes a DRC pode não cursar com sintomatologia expressiva em sua fase inicial.[134]

Por isso, a realização de exames laboratoriais é importante. A TFG é uma estimativa da capacidade de eliminação dos rins e pode ser calculada pela Cr. A TFG (mL/min/1,73 m^2) costuma ser fornecida junto com o resultado do exame de Cr, ou pode ser calculada pela fórmula de Cockroft-Gault. Há uma calculadora *on-line* disponível no *site* da National Kidney Foundation.[135]

Quanto menor a TFG, menor é a capacidade dos rins de eliminarem os fármacos; com base nesta, é possível classificar a DRC em cinco estágios:[136] estágio 1: TFG ≥ 90; estágio 2: TFG 60 a 89; estágio 3a: TFG 45 a 59; estágio 3b: TFG 30 a 44; estágio 4: TFG 15 a 29; e estágio 5: TFG < 15 mL/min.

Na nefropatia, a farmacocinética dos medicamentos pode ser influenciada pelas reduções na taxa de eliminação de fármacos e na taxa de ligação a proteínas. Por isso, alguns princípios gerais devem ser considerados na prescrição:[96]

▶ Calcule a TFG do paciente para classificar sua gravidade: leve (estágios 1 e 2), moderada (estágio 3), grave (estágio 4) e falência renal (estágio 5).
▶ Escolha o medicamento considerando a gravidade da DRC.
▶ Evite medicamentos nefrotóxicos (p. ex., lítio), medicamentos de depósito (p. ex., haldol depot) e medicamentos que prolongam o intervalo QT (p. ex., tioridazina).
▶ No geral, a maior parte dos psicotrópicos pode ser administrada de forma segura na DRC leve e moderada sem ajuste de dose.
▶ Para pacientes com gravidade para além de moderada, exerça cautela e ajuste a dose dos fármacos com eliminação renal.
▶ Comece com doses baixas e faça uma titulação devagar.
▶ Monitore os efeitos adversos de forma cuidadosa.

▶ ANTIDEPRESSIVOS

Não há contraindicação absoluta para a maior parte dos ADs. Entretanto, alguns cuidados listados a seguir devem ser lembrados. ADTs devem ser iniciados em dose baixa e titulados gradualmente, enquanto monitora-se o paciente quanto a retenção urinária, sedação, hipotensão postural e alterações no ECG.[96]

Apesar de não haver um AD de escolha na IRC, indicações razoáveis são: (a) fluoxetina pode ser usada sem ajuste de dose em pacientes com TFG acima de 20 mL/min e com redução da dose ou uso em dias alternados naqueles com TFG < 20 mL/min/1,73 m^2; (b) sertralina não precisa de ajuste de dose, já que sua fração de excreção inalterada é < 0,2%; (c) citalopram e escitalopram são seguros em DRC leve e moderada, mas precisam de dose de início menor e titulação gradual em pacientes com TFG < 30 mL/min. É necessário atentar para o relato de aumento de morte súbita em pacientes dialíticos com uso de citalopram/escitalopram quando comparados a outros ISRSs.

A bupropiona deve ter sua dose máxima reduzida para 150 mg/dia no caso de DRC. Há relatos de uso de um comprimido de 150 mg a cada 3 dias em pacientes dialíticos. A mirtazapina deve ser iniciada em dose baixa e titulada gradualmente se TFG < 10 mL/min. Pode ser utilizada para controle do prurido urêmico. A venlafaxina deve ter sua dose reduzida à metade se TFG < 50 mL/min. Os IMAOs devem ser iniciados em dose baixa e titulados gradualmente. É recomendável evitar duloxetina em pacientes com TFG < 30 mL/min.

▶ ANTIPSICÓTICOS

Os APs, na maior parte, são seguros e não requerem ajuste de dose na DRC leve a moderada, porém esse ajuste pode ser necessário no estágio 5, de falência renal.[134] A risperidona, a olanzapina, a clozapina, o haloperidol (formulação de liberação imediata) e a quetiapina podem ser prescritos na DRC.[134] A sulpirida e amissulprida apresentam importante eliminação renal, portanto seu uso é contraindicado em pacientes com TFG < 10 mL/min.[134] É importante evitar medicações com alto efeito anticolinérgico devido ao risco de retenção urinária e evitar AP de depósito devido à dificuldade de ajustar suas dosagem e posologia no caso de mudanças na função renal.[96]

▶ ESTABILIZADORES DO HUMOR E ANTICONVULSIVANTES

O declínio da filtração glomerular em nefropatas pode provocar intoxicação grave em pacientes fazendo uso de lítio. Portanto, indivíduos com IRA ou IRC não deveriam utilizá-lo, já que sua eliminação é realizada por essa via; se não houver alternativa, deve-se usá-lo em doses bem menores, com rigoroso controle da litemia. Se ocorrerem reduções da TFG, na vigência do uso do lítio, deve-se suspender o fármaco. Essa alteração, em geral, é benigna e reversível.

Na DRC, recomenda-se dar preferência ao uso de valproato ou lamotrigina reduzindo a dose inicial e fazendo titulação devagar.[96] Nesses sujeitos, o nível sanguíneo do topiramato aumenta em 50%. Portanto, em tais casos, há necessidade de reajuste da dose. Em pacientes que realizam hemodiálise, é necessária uma dose adicional de topiramato igual a 50% da dose diária total, sendo administrada metade antes e metade depois da sessão.

OUTROS MEDICAMENTOS

A eszopiclona e a zopiclona possuem pequena eliminação renal e, assim, não requerem ajuste de dose.[96] Os BZDs, como clordiazepóxido, diazepam, clonazepam, lorazepam, nitrazepam e oxazepam, podem ser usados com cautela na DRC, porque seus metabólitos ativos podem se acumular nesses pacientes.[134] Portanto, sugerem-se dose inicial baixa e monitoramento de resposta e efeitos adversos, como sedação.[96,134]

NEFROLITÍASE

Nefrolitíase é a presença de partículas sólidas (cálculo renal) formadas no trato urinário, que podem cursar com dor, hematúria, obstrução e sintomas de infecção urinária secundária. A maioria dos cálculos renais contém cálcio. Os demais são cálculos de cristais de ácido úrico e, em menor frequência, cistina e xantina, entre outros. São achados comuns no exame da urina de 24 horas: hipercalciúria, hiperoxalúria, hiperuricosúria, baixos níveis de magnésio, sódio, citrato e baixo volume urinário.

O topiramato, por ser um inibidor da anidrase carbônica, pode aumentar o potencial para formação de cálculos renais, principalmente em populações de maior risco, como adultos jovens do sexo masculino e brancos, com história pessoal ou familiar positiva para litíase. Em uma série de 75 pacientes usando topiramato com dose média de 300 mg/dia durante cerca de 48 meses, a prevalência de cálculos sintomáticos foi de 10,7% e a de cálculos assintomáticos detectados por tomografia computadorizada foi de 20%.[137] Por isso, durante o uso desse fármaco, especialmente em doses maiores,

é importante monitorar a bioquímica urinária. Em pacientes com doença renal prévia, história de cálculo renal ou de acidose metabólica, o topiramato deve ser evitado.[138] Caso haja desenvolvimento de nefrolitíase na vigência de uso desse fármaco, ele deve ser descontinuado.[138]

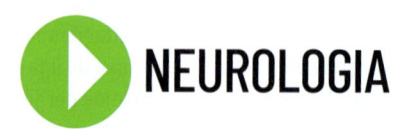

NEUROLOGIA

ACIDENTE VASCULAR CEREBRAL

AVC é uma súbita perda de função cerebral resultante da interferência no suprimento sanguíneo. Pacientes pós-AVC têm risco significativo de distúrbios neuropsiquiátricos como transtornos neurocognitivos, depressão, mania, ansiedade e psicose. Sintomas cognitivos, desinibição, apatia e fadiga também são comuns. A depressão pós-AVC está entre as consequências neuropsiquiátricas mais frequentes, afetando 20 a 60% dos casos, e estudos a associam com aumento de mortalidade e piora da recuperação funcional.[139] Um estudo que usou dados do Registro Dinamarquês de Estatísticas de Medicamentos reportou maior mortalidade por todas as causas em pacientes com AVC prévio tratados com BZDs, ADs e APs do que quando comparados a pacientes pós-AVC não tratados com psicotrópicos.[140]

ANTIDEPRESSIVOS

ADs parecem melhorar não apenas a depressão pós-AVC, mas também a recuperação motora,[139] a função cognitiva e a adesão aos programas de reabilitação e às recomendações médicas.[141] Entre os fármacos estudados até o momento no tratamento da depressão pós-AVC, o citalopram, a fluoxetina, a nortriptilina, a sertralina, a trazodona e a venlafaxina mostraram-se efetivos em ECRs. Algumas evidências iniciais demonstram a segurança da paroxetina e do milnaciprano no tratamento da depressão pós-AVC.

Existem restrições para o uso dos ADTs, especialmente aqueles que têm maiores efeitos anticolinérgicos, como a amitriptilina, a clomipramina e a imipramina. Esses fármacos estão mais associados à ocorrência de hipotensão ortostática, sedação excessiva, retenção urinária, prostatismo, arritmias e agravamento de déficits cognitivos, efeitos colaterais especialmente indesejados na população idosa. Se um ADT for usado, deve-se preferir uma amina secundária, sobretudo a nortriptilina.

Fármacos que aumentam o risco de convulsão, como a bupropiona, a maprotilina e a clomipramina, devem ser evitados. Os IMAOs irreversíveis, por seus possíveis efeitos sobre a PA, também devem ser evitados. A moclobemida, por sua vez, apresenta poucos efeitos adversos, sendo bem tolerada nesses pacientes.

Como os idosos apresentam alterações nos parâmetros farmacocinéticos (absorção, ligação a proteínas, metabolismo hepático, etc.) e alcançam concentrações séricas dos medicamentos mais altas do que o esperado, o tratamento deve ser iniciado com doses baixas, realizando-se a titulação gradualmente e sob monitoramento. Além disso, como a meia-vida dos medicamentos aumenta nessa faixa etária, deve-se optar por aqueles com meias-vidas menores (p. ex., citalopram, escitalopram e sertralina) em relação aos de meia-vida mais longa (p. ex., fluoxetina).

▶ ANTIPSICÓTICOS

Em pacientes com sintomas psicóticos relacionados a transtorno neurocognitivo decorrente de AVC, o uso de APSGs está relacionado a maior risco de morte e de eventos cardiovasculares em comparação com placebo. Esses achados motivaram um alerta da FDA desencorajando o uso de tal classe de medicamentos nessa população, o qual mais tarde foi ampliado também aos APPGs. Em um estudo caso-controle, o uso de risperidona e quetiapina nos 30 dias anteriores aumentou significativamente o risco de AVC entre idosos sem doença cardiovascular prévia.[97] Assim, é recomendável pesar riscos e benefícios com cautela antes de prescrever APs para pacientes com risco cardiovascular elevado, especialmente àqueles que têm história prévia de evento isquêmico. Quando indicados, deve-se preferir APPGs de alta potência, como o haloperidol. Recomenda-se usar a menor dose possível.

▶ ESTABILIZADORES DO HUMOR E ANTICONVULSIVANTES

O AVP, a carbamazepina e o lítio podem ser úteis na mania pós-AVC. Curiosamente, um estudo-piloto com 12 pacientes pós-AVC sugeriu que o uso de lítio pode estar associado ao aumento do volume da substância cinzenta e à melhora da memória verbal.[142]

▶ OUTROS MEDICAMENTOS

Os BZDs devem ser evitados, especialmente os de meia-vida longa, em razão do potencial para prejuízo cognitivo e precipitação de *delirium*. Idade maior que 65 anos, transtorno neurocognitivo, fratura de quadril atual ou doença grave constituem fatores de risco gerais para *delirium*.[143] Caso seja imprescindível, preferir um agente de meia-vida curta, como o lorazepam.

Embora possa haver uma associação entre exposição ao zolpidem, principalmente em altas doses, e risco de AVC isquêmico, mais estudos são necessários para confirmar essa associação.

▶ DOENÇA DE HUNTINGTON

DH é um transtorno hereditário autossômico dominante progressivo que geralmente surge na idade adulta. Sua prevalência é de 4 a 8/10.000 habitantes. A idade média de início varia entre 35 e 45 anos, e o tempo médio de vida após o diagnóstico é de 14 a 17 anos. O quadro clínico é caracterizado por movimentos involuntários, em geral ataxia coreiforme, associados a sintomas neurocognitivos do tipo subcortical e sintomas psiquiátricos.

Alterações comportamentais, cognitivas e de humor podem preceder em anos o início dos sintomas motores. A comorbidade psiquiátrica mais comum é a depressão, ocorrendo em torno de 30% dos casos. Mania, sintomas psicóticos, obsessivo-compulsivos, ansiedade, alterações do comportamento sexual e parafilias também são relatados.

As taxas de suicídio nessa população podem chegar a 7%. ADs, APs e BZDs parecem úteis no tratamento dos sintomas não motores. Deve-se, no entanto, atentar para medicações com efeitos colaterais sedativos que podem piorar a cognição.

▶ ANTIDEPRESSIVOS

Dados atuais não demonstram superioridade ou inferioridade de nenhum AD entre pacientes com DH. Recomendações baseadas em relatos de caso incluem ISRSs, ADTs, IMAOs e mirtazapina.

▶ ANTIPSICÓTICOS

Haloperidol, olanzapina e risperidona são opções terapêuticas no tratamento da coreia. Para o controle de sintomas psicóticos e agitação, evidências oriundas de relatos de caso e estudos abertos apontam para a utilidade de quetiapina, risperidona, olanzapina, aripiprazol e haloperidol.

▶ ESTABILIZADORES DO HUMOR E ANTICONVULSIVANTES

É possível que pacientes com DH e sintomas maníacos tenham uma resposta pior ao lítio e sejam mais suscetíveis à toxicidade relacionada a esse fármaco. AVP e carbamazepina, em baixas doses, são possíveis alternativas.

▶ ENCEFALITES

Encefalite é o termo usado para designar inflamação do parênquima cerebral, cerebelar ou do tronco encefálico, de origem infecciosa ou autoimune. Quando acomete as meninges, caracteriza meningoencefalite. O início dos sintomas neurológicos pode ser repentino. Tipicamente, o paciente com encefalite está ou inconsciente ou em um quadro de *delirium*. Em geral, surgem alterações do estado de consciência, desorientação e alterações de comportamento. Também podem ocorrer alterações sensoperceptivas, como alucinações visuais ou auditivas; convulsões no início da doença — e serem o único sintoma presente; náuseas e vômitos, com a presença de febre; alteração de memória, sobretudo quando há acometimento dos lobos temporais; e, se houver comprometimento meníngeo, rigidez de nuca. Com tratamento adequado, o prognóstico pode ser bom.

A etiologia das encefalites é muito variada. A encefalite herpética é a forma mais comum, responsável por aproximadamente 10% dos casos. A encefalite pelo herpes 2 pode, ainda, manifestar-se como meningite recorrente, mielite e sintomas que lembram transtornos psiquiátricos. Outros vírus, como Epstein-Barr e citomegalovírus, também devem ser considerados. Em pacientes com Aids, deve-se pesquisar vírus JC como etiologia de encefalite. As encefalites autoimunes estão relacionadas a anticorpos, os quais, muitas vezes, estão ligados a tumores como câncer pulmonar de pequenas células, seminoma, teratoma de ovário, entre outros.

Em caso de encefalites, se o paciente utilizava psicofármacos previamente, é aconselhável retirar esses medicamentos até a resolução do quadro.

▶ ANTIDEPRESSIVOS

Tratamentos de longo prazo para depressão ou ansiedade devem ser postergados até a estabilização do quadro. Os ADTs podem piorar estados confusionais, em razão dos efeitos anticolinérgicos.

▶ ANTIPSICÓTICOS

São os fármacos de escolha no manejo de agitação, agressividade e sintomas psicóticos na vigência de encefalite. Em pacientes com alterações do estado de consciência, manter sedação não é desejável. Como regra, o haloperidol é o medicamento de escolha. Deve-se evitar os APs de baixa potência (p. ex., clorpromazina) devido ao risco de baixar o limiar convulsivo e ao maior efeito sedativo.

Uma revisão retrospectiva de prontuários de 27 crianças analisou o uso de psicofármacos em crianças com um tipo específico de encefalite — do receptor anti-N-metil-D-aspartato — e sugeriu que os APs têm pouca eficácia e ocasionam mais efeitos adversos nessa população específica. O estudo incluiu o uso de risperidona, haloperidol, droperidol, tioridazina e olanzapina e relatou efeitos colaterais como SNM (três indivíduos com risperidona e droperidol), intervalo QT prolongado (um indivíduo com haloperidol), piora da agitação (um indivíduo com olanzapina) e disartria (um indivíduo com olanzapina).[144]

▶ ESTABILIZADORES DO HUMOR E ANTICONVULSIVANTES

O lítio pode piorar o estado confusional. O AVP pode ocasionar encefalopatia por induzir hiperamonemia, devendo ser evitado.

Em relação ao caso específico de encefalite do receptor anti-N-metil-D-aspartato em crianças, os anticonvulsivantes parecem úteis e seguros.[144] Especificamente, o valproato de sódio parece útil para o manejo de diversos sintomas, em especial para estabilização do humor. O fenobarbital também foi avaliado. No entanto, o levetiracetam pode gerar agravamento do comportamento e da agitação, e o topiramato pode ocasionar regressão da fala, transtornos do humor e mutismo, efeitos colaterais que dificultam o diagnóstico diferencial com os sintomas da própria doença.[144]

▶ BENZODIAZEPÍNICOS

Os BZDs também devem ser evitados, devido ao risco de sedação. Podem ser usados, no entanto, em crises convulsivas. Os de ação prolongada parecem úteis e seguros em crianças com encefalite do receptor anti-N-metil-D-aspartato.[144]

▶ OUTROS MEDICAMENTOS

A melatonina parece auxiliar os medicamentos sedativos em crianças com encefalite do receptor anti-N-metil-D-aspartato.[144]

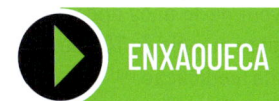

▶ ENXAQUECA

Ver *Cefaleias* em *Síndromes álgicas*.

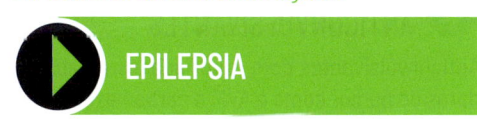

▶ EPILEPSIA

Ver também *Convulsão* na Seção "Efeitos colaterais e seu manejo".

Epilepsia é uma alteração temporária e reversível do funcionamento do cérebro provocada por um aumento súbito e excessivo da atividade elétrica e que se expressa sob a forma de crises epilépticas recorrentes, que podem ser focais ou parciais — quando apenas uma área restrita do cérebro é atingida — ou generalizadas — quando os dois hemisférios cerebrais são atingidos. Estas últimas podem se manifestar sob a forma de crises de ausência, crises mioclônicas, crises atônicas, crises tônicas, crises clônicas e crises tônico-clônicas. As focais ou parciais podem ser simples — quando não há perda de consciência — ou complexas — quando há mudança ou perda de consciência.

A prevalência da epilepsia na população é em torno de 1%. Estima-se que 30 a 50% das pessoas com epilepsia tenham algum problema psiquiátrico ao longo da vida. A depressão é 10 vezes mais prevalente em pacientes epilépticos com crises descontroladas e 5 vezes mais prevalente naqueles com crises controladas. Alterações de personalidade interictais também são comuns. A psicose ocorre em 2 a 9% dos casos, e pacientes com epilepsia têm um risco de suicídio de 9 a 25 vezes maior do que a população em geral. A prevalência de sintomas psiquiátricos costuma ser maior naqueles com controle precário das crises epilépticas. Portanto, a otimização do tratamento da epilepsia é fundamental para o controle de sintomas psiquiátricos comórbidos.

O uso de psicofármacos deve ser cauteloso e cuidadosamente monitorado em pacientes com epilepsia. Entretanto, embora indivíduos epilépticos estejam em maior risco de crises convulsivas desencadeadas por psicofármacos, seu uso não deve ser desprezado quando indicado. Em geral, crises deflagradas pelo uso desses medicamentos são dose-dependentes e mais frequentes nas *overdoses*. Deve-se, portanto, evitar aumentos súbitos de doses e doses altas.

▶ ANTIDEPRESSIVOS

Os ISRSs são os agentes de primeira linha no tratamento de sintomas depressivos e ansiosos em pacientes epilépticos devido às suas interferências mínimas no limiar convulsivo. No entanto, alguns agentes dessa classe podem aumentar a concentração sérica de outras substâncias, favorecendo a ocorrência de convulsões.

A bupropiona e a maprotilina estão associadas à diminuição do limiar convulsivo. O risco de convulsões associado ao uso de bupropiona aumenta em doses maiores que 400 mg. Todavia, entre pacientes com problemas neurológicos, podem ocorrer crises com doses menores. A bupropiona é relativamente contraindicada para indivíduos com epilepsia.

Em doses terapêuticas, os ADTs estão associados a incidência de convulsões em 0,4 a 2%. Entretanto, em *overdose*, são particularmente perigosos. Entre estes, a clomipramina está mais associada à diminuição do limiar convulsivo. Os IMAOs e a venlafaxina têm pouco risco de desencadear convulsões. Em suma, bupropiona, maprotilina e clomipramina devem ser evitadas em pacientes com epilepsia.

Há um relato de caso húngaro de convulsões clônicas em um paciente jovem não epilético tratado para depressão após aumento de dose de mirtazapina de 30 para 45 mg que cedeu com uso de carbamazepina, com posterior manutenção da melhora após cessação de ambas as medicações.[145]

Deve-se levar em consideração, também, que anticonvulsivantes como a fenitoína, a carbamazepina e o fenobarbital são indutores enzimáticos que podem acelerar o metabolismo de ADs, diminuindo a sua concentração sérica. O topiramato e a oxcarbazepina têm menor efeito indutor enzimático. A lamotrigina e a gabapentina não apresentam esse efeito.

ANTIPSICÓTICOS

A versão de 2015 atualizada de uma revisão Cochrane de 2008 ressalta que todos os fármacos antipsicóticos têm a propensão de causar alterações eletrencefalográficas paroxísticas e induzir convulsões.[146] Indivíduos com epilepsia devem evitar o uso de APs com alto risco para diminuição do limiar convulsivo. Entre os APPGs, a clorpromazina e a tioridazina (APs de baixa potência) conferem maior risco de diminuição do limiar. Já entre os APSGs, a clozapina está associada a maiores riscos de convulsão, mesmo em indivíduos sem epilepsia. Uma revisão narrativa da literatura publicada em 2021 sugere que a relação entre dose de APs em geral e convulsões é incerta devido a achados mistos ou limitados.[147]

Em relação à clozapina, sabe-se que a ocorrência de convulsões está associada ao aumento rápido de doses e ao uso de mais de 600 mg/dia. Quando indicada nesses pacientes, recomenda-se o ótimo controle das crises convulsivas antes do início do medicamento. Os aumentos de dose devem ser lentos e a dose total, fracionada ao longo do dia. A combinação de carbamazepina com clozapina está contraindicada em razão da interferência da carbamazepina na concentração sérica da clozapina e do risco aumentado de agranulocitose. O anticonvulsivante mais adequado em combinação com a clozapina é o AVP.

A quetiapina e a olanzapina têm efeitos pró-convulsivantes intermediários. Os APs considerados mais seguros na epilepsia são os de primeira geração e de alta potência, como o haloperidol e a pimozida. A amissulprida, o aripiprazol, a risperidona, a sulpirida e o zuclopentixol também são considerados de baixo risco para diminuição do limiar convulsivo. Uma revisão narrativa sobre o manejo de transtornos psicóticos na epilepsia sugere que a escolha do AP deve levar em consideração questões relacionadas a interações com os antiepilépticos e ao risco de convulsão. Agrawal e Mula[148] sugerem que os APSGs, especialmente a risperidona, representam uma opção razoável de primeira linha. Deve-se atentar para o fato de que a quetiapina tem uma interação farmacocinética desfavorável com anticonvulsivantes indutores de enzimas, com consequente ocorrência de níveis indetectáveis do AP mesmo em doses elevadas. Há também um relato de caso de síncope convulsiva em um jovem de 16 anos após doses baixas de quetiapina para manejo de TB que cessou após interrupção da medicação.[149]

ESTABILIZADORES DO HUMOR E ANTICONVULSIVANTES

Anticonvulsivantes com propriedades estabilizadoras do humor como o AVP, a carbamazepina e a lamotrigina são a primeira linha no tratamento de episódios maníacos em pacientes com epilepsia. O lítio é reservado à segunda linha devido à sua atividade epileptogênica. A retirada ou redução da dose de anticonvulsivantes deve ser realizada de forma mais cautelosa devido ao risco de precipitação de crise convulsiva.

BENZODIAZEPÍNICOS

Os BZDs em geral são úteis por promover efeitos anticonvulsivantes adicionais. Seu uso deve levar em conta, entretanto, os potenciais efeitos cognitivos e motores. Por suas propriedades anticonvulsivantes, a diminuição de dose e a retirada desses fármacos devem ser muito cautelosas. O clonazepam e o clobazam são os agentes mais recomendados.

OUTROS MEDICAMENTOS

Não há relatos de crises convulsivas relacionadas à retirada de zolpidem em doses habituais. A zopiclona parece apresentar leve atividade anticonvulsivante.

O metilfenidato parece não interferir no limiar convulsivo de pacientes com crises controladas, mas deve ser usado com cautela naqueles com doença descompensada.

OUTROS TRATAMENTOS

Convulsões são um evento adverso potencial, mas raro, no tratamento com ECT. Uma revisão do tema sugere que o risco de convulsões relacionadas ao tratamento com ECT parece baixo mesmo em indivíduos com epilepsia, lesões cerebrais traumáticas e naqueles com convulsão anterior relacionada à ECT, e que esse risco é comparável ao da maior parte dos psicotrópicos.[150] Uma revisão sistemática publicada em 2015 sugere que privação de sono, polifarmácia, lesão neurológica e estimulação de alta frequência são potenciais fatores de risco para convulsão com a ECT.[151]

Há um relato de crises de ausência atípica confirmadas em EEG que persistiram por dias em uma jovem sob uso de múltiplas medicações psicotrópicas para tratamento de depressão refratária após tratamento eletroconvulsivo.[152]

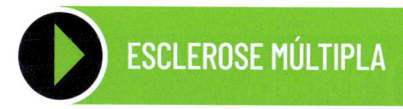

ESCLEROSE MÚLTIPLA

EM é uma doença desmielinizante crônica. Os sintomas neurológicos são complexos e variáveis: perda visual, fraqueza, incontinência, déficits cognitivos e alterações de humor. Trata-se de uma doença mais comum em mulheres (2:1) e de baixa prevalência. No Brasil, dados apontam para uma prevalência de 15 a 18 casos/100.000 habitantes. Pacientes com EM têm alta prevalência de sintomas e transtornos psiquiátricos. Cerca de 40% dessa população pode apresentar comorbidades com transtornos psiquiátricos. Outros levantamentos relatam ocorrência de depressão em 50% dos casos. Os sintomas associados a essa condição podem incluir humor deprimido, fadiga, ansiedade, euforia, alterações na personalidade e déficits cognitivos. Sintomas psicóticos são raros. A taxa de suicídio pode ser de 2 a 7 vezes maior nessa população em relação à população geral. Relatos de caso sugerem que sintomas psiquiátricos como mania e psicose podem ser os primeiros a surgir na apresentação inicial da EM.

ANTIDEPRESSIVOS

Apesar da alta prevalência de depressão nesses pacientes, há poucos estudos bem desenhados avaliando a eficácia dos psicofármacos nesta população. Uma revisão sistemática de 2011 encontrou apenas dois ECRs controlados comparando desipramina[153] e paroxetina[154] com placebo para depressão na EM. Em ambos os estudos, os resultados foram mistos, dependendo da análise considerada (ITT *versus completers* ou a escala utilizada). No entanto, é importante ressaltar que o tamanho amostral de ambos os estudos é pequeno.[155] Uma revisão mais recente apresenta orientações baseando-se em sete estudos (dos quais quatro são ensaios abertos).[156] Os autores ressaltam o papel dos ISRSs como tratamento de primeira linha nesta população pela sua tolerabilidade, sugerindo a sertralina como primeira opção, apesar de estudos com paroxetina e fluvoxamina também sugerirem evidência positiva.[156] Náuseas e cefaleia foram mais frequentes com uso de paroxetina do que com placebo.[155] Pacientes com EM podem ser particularmente sensíveis à disfunção sexual causada por ISRSs.

Os ADTs e os IMAOs são considerados tratamentos de segunda linha devido aos efeitos colaterais sedativos e anticolinérgicos e aos consequentes sintomas como fadiga, hipotensão ortostática, desequilíbrio, problemas de bexiga e distúrbios cognitivos. Em relação aos ADTs, a desipramina já foi estudada (como antes citado) e há interação com fingolimode, aumentando o risco de arritmia cardíaca. No entanto, os ADTs podem ser úteis em pacientes com incontinência urinária ou dor neuropática.

A bupropiona pode ser útil pelo melhor perfil em termos de efeitos adversos sexuais e de tratamento da fadiga. Em relação aos IMAOs, a moclobemida já foi estudada e não possui interações com tratamentos de EM informadas até 2015.[156] Uma revisão de 2015 ressalta ainda que os IRSNs (exceto a duloxetina) e combinações de ADs mais recentes falharam no tratamento da depressão devido ao seu perfil de efeitos colaterais e à interação frequente com outros medicamentos.[156]

Em relação à interação com tratamentos para EM, paroxetina e sertralina não possuem interações relatadas de acordo com a revisão de 2015.[156] Já a fluvoxamina interage com tratamentos para EM como prednisona, prednisolona, metilprednisolona e ciclofosfamida, e a duloxetina com teriflunomida, interferon β-1a e interferon β-1b.

▶ ANTIPSICÓTICOS

Relatos de caso demonstram eficácia de clozapina, risperidona e aripiprazol no tratamento de sintomas psicóticos em pacientes com EM. Entretanto, não há dados suficientes para fundamentar uma recomendação específica em relação a esse tipo de fármaco.

▶ ESTABILIZADORES DO HUMOR E ANTICONVULSIVANTES

Estabilizadores do humor e anticonvulsivantes podem ser utilizados, quando indicados, sem particularidades relacionadas à EM. Convulsões podem ser tratadas de modo habitual.

▶ OUTROS MEDICAMENTOS

Não há dados suficientes para recomendações específicas no uso de BZDs e indutores do sono em pacientes com EM. Amantadina, metilfenidato e modafinila podem ser alternativas úteis.

▶ MENINGITE

Meningite é o acometimento das meninges por agentes infecciosos (bactérias, fungos ou vírus) ou não infecciosos. Origens não infecciosas compreendem hemorragia subaracnóidea, sarcoidose, neoplasia, etc. O quadro clínico e laboratorial varia em função da causa da meningite. Febre, cefaleia, letargia e rigidez de nuca são sinais/sintomas típicos. Confusão, irritabilidade, agitação, alterações da consciência, do sensório e de conduta podem estar presentes.

▶ ANTIDEPRESSIVOS

Durante a infecção aguda, deve-se adiar o uso de ADs, especialmente aqueles que diminuem o limiar convulsivo (p. ex., maprotilina, bupropiona, clomipramina).

▶ ANTIPSICÓTICOS

Como são comuns alterações do nível de consciência (*delirium*), devem ser evitados os APs com perfil mais sedativo e anticolinérgico. Devido à maior suscetibilidade a convulsões, APs que diminuam o limiar convulsivo de modo mais pronunciado (p. ex., clozapina e clorpromazina) estão contraindicados. O AP de escolha é o haloperidol.

▶ ESTABILIZADORES DO HUMOR E ANTICONVULSIVANTES

O lítio pode tornar-se neurotóxico na vigência de uma meningite, devendo ser evitado. Anticonvulsivantes podem ser utilizados.

▶ OUTROS MEDICAMENTOS

BZDs e indutores do sono devem ser evitados, devido ao risco de precipitação ou piora de *delirium*.

▶ MIGRÂNEA

Ver *Cefaleias* em *Síndromes álgicas*.

PARKINSON (DOENÇA DE)

DP é um distúrbio degenerativo crônico e progressivo do SNC que acomete principalmente o sistema motor. A prevalência geral da DP é de 0,3%, e sua incidência aumenta com o avanço da idade. As manifestações motoras são decorrentes da degeneração progressiva e irreversível de neurônios da substância negra, que resulta em diminuição da produção de dopamina e alterações funcionais nos núcleos da base. Além disso, manifestações não motoras, como distúrbios cognitivos, psiquiátricos e autonômicos, também podem ocorrer. A tríade clássica que caracteriza a DP compreende tremor, rigidez e bradicinesia.

As manifestações neuropsiquiátricas são muito frequentes durante a evolução da doença e muitas vezes antecedem os sintomas motores. A depressão é a comorbidade psiquiátrica mais comum, com prevalência em torno de 40%. Há evidências de que a depressão é mais comum e grave em pacientes com doença de instalação precoce e naqueles com a forma rígido-acinética da doença. Outras manifestações psiquiátricas comuns são ansiedade, apatia, psicose, compulsões e demência. Embora sejam transtornos frequentes, a evidência para tratamento da depressão e da ansiedade não é robusta na DP.[157] A etiologia da psicose na DP é complexa e comumente associada ao comprometimento cognitivo.[158] Sintomas como alucinações auditivas, visuais e olfativas podem também ser um resultado da exposição à medicação dopaminérgica, ocorrendo em 30 a 45% das pessoas em tratamento para DP.

Um estudo usando dados do Sistema de Registro Civil da Dinamarca relatou aumento da mortalidade por todas as causas com uso de ADs, BZDs, APs e combinações na DP, por isso sua indicação deve basear-se em avaliação cuidadosa e em acompanhamento.[159]

ANTIDEPRESSIVOS

Não há evidências suficientes para destacar os ADs mais adequados para tratamento de sintomas depressivos comuns na DP. Os ISRSs (fluoxetina, fluvoxamina, paroxetina, sertralina, citalopram, escitalopram) são os agentes mais utilizados.

Os ADTs apresentam perfil de efeitos colaterais que podem ser indesejáveis nessa população, especialmente em razão do efeito anticolinérgico, associado a sintomas cognitivos, confusão e hipotensão postural. Dentro dessa classe, a nortriptilina tem menos efeitos colaterais e possui eficácia demonstrada em ECR. A trazodona também pode ser utilizada, embora haja relato de caso de parkinsonismo induzido por ela.[160]

Os IMAOs em geral e a tranilcipromina (um IMAO irreversível), em especial, devem ser evitados pelo potencial de interação com L-dopa e selegilina. Ao introduzir um AD, especialmente ISRS e IMAO, em um paciente que está em uso de selegilina, deve-se considerar o risco, ainda que remoto, de desencadeamento de síndrome serotonérgica. Deve-se evitar a amoxapina, pois é um potente bloqueador dos receptores dopaminérgicos e pode piorar os distúrbios de movimento.

ANTIPSICÓTICOS

Os APAs são os preferidos para tratamento dos sintomas psicóticos na DP. Entre eles, a clozapina é o agente mais estudado. Deve-se iniciar com 6,5 a 12,5 mg, com aumento gradual até doses de 25 a 75 mg. Apesar da eficácia, seu uso é limitado pela necessidade de hemogramas frequentes, em razão do risco de agranulocitose. Embora seja menos eficaz do que a clozapina, a quetiapina tem a vantagem de não demandar controle hematológico. Por isso, a quetiapina, em doses entre 25 e 50 mg, costuma ser a primeira escolha para tratamento de sintomas psicóticos na DP. A pimavanserina é um novo AP que tem demonstrado resultados iniciais no tratamento de psicose na DP.[161,162]

Risperidona, olanzapina e aripiprazol são eficazes no tratamento dos sintomas psicóticos, mas podem provocar piora do parkinsonismo. Esses fármacos não são recomendados na DP. Os APPGs, como o haloperidol e a clorpromazina, são contraindicados na DP, pois podem piorar os sintomas motores por meio do bloqueio de receptores D2 estriatais. No tratamento de sintomas psicóticos relacionados ao tratamento antiparkinsoniano, as doses de APs empregadas costumam ser muito menores do que as indicadas em transtornos psicóticos primários. Os APs não estão indicados no tratamento de sintomas neurocognitivos da DP.

▶ ESTABILIZADORES DO HUMOR E ANTICONVULSIVANTES

Não há evidências que indiquem ou contraindiquem estabilizadores do humor e anticonvulsivantes específicos. Todos eles, entretanto, podem causar ou piorar o tremor.

▶ OUTROS MEDICAMENTOS

Os BZDs são eficazes no controle de sintomas ansiosos, mas devem ser usados com cautela em razão do potencial para piora dos sintomas cognitivos.

Metilfenidato e modafinila foram eficazes no tratamento da fadiga na DP em pequenos ECRs.

▶ SÍNDROME DAS PERNAS INQUIETAS

Síndrome das pernas inquietas é um distúrbio de movimento associado ao sono. É caracterizada por uma urgência para mover as pernas e ocorre durante períodos de inatividade. Seu diagnóstico é exclusivamente clínico. A prevalência é de 6 a 12%, sendo 2 vezes mais frequente em mulheres. Em um terço dos casos, a síndrome é secundária a outras condições, como neuropatias. São fatores de risco conhecidos o uso de cafeína, uso de álcool, anemia, insuficiência renal, idade acima de 50 anos, peso elevado, gravidez, fibromialgia, neuropatia periférica e doação frequente de sangue.

A prevalência de transtornos psiquiátricos está aumentada em 1,5 a 2 vezes nesses pacientes. Há associação significativa com demência, TDAH, TEPT, TP e TAG. Em indivíduos deprimidos, há comorbidade em 10% dos casos. Pacientes com esquizofrenia em tratamento têm duas vezes mais risco de apresentar essa condição.

Metoclopramida, anti-histamínicos, ADs, APs e abstinência de opioides podem precipitar a síndrome. Há relatos de indução por amitriptilina, fluoxetina, citalopram, paroxetina, sertralina, escitalopram, venlafaxina, mirtazapina, mianserina, haloperidol, pimozida, risperidona, olanzapina, quetiapina, clozapina, ziprasidona,[163] topiramato e lítio. A mirtazapina e a mianserina são mais associadas à síndrome das pernas inquietas do que os ISRSs. A mirtazapina pode promovê-la em até 30% dos pacientes, e os ISRSs e os IRSNs, em 5%.

A bupropiona parece diminuir seus sintomas, já a trazodona, a reboxetina e a nortriptilina parecem ser neutras. O zolpidem (5 a 10 mg/dia) e a zopiclona (3,25 a 7,5 mg/dia) podem ter utilidade nessa síndrome em casos leves, porém para uso em curto prazo.

▶ TUMORES DO SISTEMA NERVOSO CENTRAL

Ver também *Tumor de hipófise* em *Endocrinologia*.

Os tumores que acometem o SNC correspondem a um grupo heterogêneo de neoplasias. Estima-se uma incidência de 7 a 19 casos/100.000 habitantes nos EUA. De modo geral, os achados clínicos clássicos são cefaleia, convulsões, déficits neurológicos focais e alterações cognitivas. Manifestações psiquiátricas podem ocorrer, como depressão, ansiedade, mania, psicose, mudanças na personalidade ou anorexia. Muitas vezes, o sintoma psiquiátrico é o primeiro a surgir. Entre os tumores primários do SNC, os mais comuns são os astrocitomas.

Metástases de outros tumores também podem comprometer o SNC. Estima-se que 20 a 30% dos pacientes com câncer terão metástases cerebrais. Os sítios primários mais comuns desse tipo de metástase são pulmão (40%) e mama (20%). De forma geral, o quadro clínico de pacientes com tumores no SNC inclui diminuição do nível de consciência e da atenção, assim como maior propensão a crises convulsivas. Essas características devem ser consideradas no momento da prescrição de um psicofármaco.

▶ ANTIDEPRESSIVOS

Os ADTs podem ser usados para tratar sintomas depressivos, porém seus efeitos anticolinérgicos podem ser prejudiciais. Deve-se dar preferência ao ADT de menor ação anticolinérgica, a nortriptilina. Os ISRSs têm menos efeitos adversos e podem ser úteis em pacientes debilitados, embora possam agravar a anorexia.

Os IMAOs devem ser evitados em pacientes clinicamente instáveis devido ao risco de crise hipertensiva. A bupropiona deve ser evitada devido ao seu potencial para diminuição do limiar convulsivo. A ECT deve ser evitada em pacientes com massas intracranianas devido ao aumento da pressão intracraniana e ao risco de herniação.

Especificamente em relação ao tumor primário mais frequente do SNC (glioblastoma multiforme), a depressão é uma comorbidade frequente. Deve-se, no entanto, atentar ao uso de ADs nessa condição devido a um possível compartilhamento de vias moleculares dos ADs e do glioblastoma.[164]

ANTIPSICÓTICOS

Deve-se dar preferência aos APs de alta potência, como o haloperidol. Os de baixa potência, como a clorpromazina, trazem maiores riscos de hipotensão e diminuição do limiar convulsivo. A literatura é escassa em relação aos APAs. A clozapina deve ser evitada por diminuir o limiar convulsivo. Um relato de caso sugere a utilidade da olanzapina em quadro de náusea intratável em paciente com metástase cerebral em fase terminal. Evidências iniciais sugerem que o uso de qualquer AP aumenta o risco de queda em pacientes oncológicos hospitalizados. Portanto, esses fármacos devem ser utilizados com cautela.

ESTABILIZADORES DO HUMOR E ANTICONVULSIVANTES

O lítio deve ser usado com cautela devido ao risco de neurotoxicidade. A carbamazepina pode agravar problemas na crase sanguínea e causar agranulocitose, principalmente em pacientes que se submeteram ou se submeterão a radioterapia ou quimioterapia. O AVP pode levar a neutropenia e plaquetopenia quando associado à quimioterapia com cisplatina. Alguns ensaios experimentais estão relatando um possível efeito benéfico do AVP em pacientes com glioblastoma multiforme.

OUTROS MEDICAMENTOS

Os BZDs podem piorar sintomas cognitivos e sonolência, além de aumentar o risco para *delirium*. Assim, devem ser evitados de modo geral. Se necessário, deve-se dar preferência aos BZDs de curta ação.

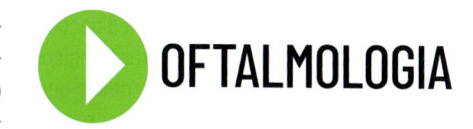

OFTALMOLOGIA

GLAUCOMA

Ver também *Alterações oculares* na Seção "Efeitos colaterais e seu manejo".

O glaucoma é a causa mais comum de deficiência visual irreversível em todo o mundo e sua prevalência está aumentando, com uma estimativa de 76 milhões de pessoas afetadas em todo o mundo em 2020. O glaucoma compreende um conjunto de alterações oculares que têm em comum neuropatia óptica e comprometimento do campo visual, cujo principal fator de risco é o aumento na PIO. A PIO resulta do equilíbrio entre a produção e a drenagem do humor aquoso na câmara anterior do olho.

Entre as principais classificações do glaucoma, existem os GAFs, em que há desequilíbrio na drenagem do humor aquoso através dos corpos ciliares localizados no ângulo iridocorneano (por isso o termo "ângulo fechado"), e os GABs. Os GAFs resultam basicamente de dois fatores: estreitamento anatômico do ângulo iridocorneano em indivíduos predispostos e aumento na PIO secundário a medicamentos. O GAB também pode ser afetado por diversas medicações, porém com menos frequência e gravidade.

Os fatores de risco conhecidos para GAF agudo são raça (asiática, inuíte, hispânica), gênero feminino, idade avançada, ângulo estreito (da câmara anterior), câmara anterior pouco profunda, hipermetropia, nanoftalmia, história familiar para a condição e situações ou medicamentos que estimulem a midríase. Este último é o mecanismo implicado nos efeitos adversos dos psicofármacos.

O GAF agudo é considerado emergência oftalmológica; por isso, o encaminhamento imediato para especialista e a redução gradual na dose do psicofármaco são mandatórios, pois entre as complicações está a perda irreversível de acuidade visual. É importante lembrar, ainda, que existe forte associação entre glaucoma e cegueira.

Em pacientes com GAF controlado (com medicações ou iridotomia) e acompanhamento oftalmológico, os psicofármacos podem ser utilizados, desde que haja atenção para os sintomas oculares (dor ocular forte de início súbito, lacrimejamento, vermelhidão, diminuição de acuidade visual, visão borrada, fotofobia, cefaleia, náuseas, vômitos, diaforese).

Muitas classes de medicamentos alteram o risco de glaucoma, ou por seus efeitos diretos na PIO ou por mecanismos independentes da PIO. A polifarmácia, caracterizada pelo uso de cinco ou mais medicamentos prescritos ao mesmo tempo, tornou-se cada vez mais prevalente. Quase dois terços de todos os adultos dos EUA com idades entre 40 e 64 anos e 90% dos indivíduos com mais de 65 anos de idade receberam prescrição de 5 ou mais medicamentos ao mesmo tempo. Esse fato, juntamente com a crescente carga de glaucoma, destaca a necessidade de maior compreensão a respeito de como os medicamentos afetam o risco de glaucoma.

Medicamentos que modificam o risco de GAB incluem corticosteroides, β-bloqueadores, bloqueadores dos canais de cálcio, metformina, estatinas, ISRSs, bupropiona, hormônios pós-menopausa e canabinoides. Fármacos que podem aumentar o risco de GAF incluem anticolinérgicos, agonistas adrenérgicos, certas classes de ADs (tricíclicos, IMAOs), sulfonamidas e topiramato.[165]

Deve-se, sempre que possível, evitar principalmente a utilização de fármacos com perfil de efeito anticolinérgico. Os antiparkinsonianos, os IMAOs, os anti-histamínicos e os ADTs, com ação anticolinérgica, podem induzir a dilatação das pupilas e precipitar uma crise de GAF. Logo, esses fármacos devem ser evitados em pacientes com tal condição.[165]

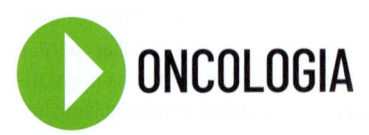

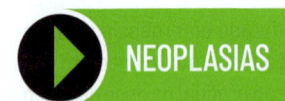

ONCOLOGIA

NEOPLASIAS

Ver também *Linfomas* e *Dor*.

Neoplasia significa literalmente neoformação. É uma massa anormal de tecido cujo crescimento excede o dos tecidos normais, não está sob o controle destes e persiste crescendo excessivamente. Mais comuns, nos homens, são as neoplasias do pulmão, da próstata, seguidas das colorretais, de estômago e hepáticas. Nas mulheres, são os tumores de mama, colorretal, pulmonar e do colo do útero.[166]

Os sintomas são variados e dependem da localização, do tipo e tamanho do tumor. Podem causar efeitos sistêmicos chamados de síndromes paraneoplásicas, com anorexia, caquexia, manifestações cutâneas, renais e neurológicas – via mediadores bioquímicos, hormonais e imunológicos. Um exemplo é a encefalite límbica paraneoplásica, que costuma preceder o diagnóstico de câncer, e ocorre em 40% dos pacientes com câncer pulmonar de pequenas células e 20% com seminomas. Nela, são característicos confusão progressiva, déficits de memória, depressão, alucinações visuais e auditivas, delírios e convulsões.

Quanto mais avançado o câncer, maior será a ocorrência de sintomas psiquiátricos. De forma geral, as comorbidades psiquiátricas são subtratadas em pacientes neoplásicos. As metástases cerebrais constituem as principais causas de disfunções neurológicas e psiquiátricas nos indivíduos com neoplasia. Sintomas e síndromes psiquiátricas podem surgir: alterações de memória de curta duração, déficits das funções executivas, depressão, mania, mudanças nos padrões prévios de comportamento, psicoses, demências, etc. As neoplasias intracranianas também podem provocar esses mesmos sintomas, sobretudo nas localizações frontais e temporais. Os tumores não cerebrais que geralmente produzem sintomas psiquiátricos são os de pâncreas, de pulmão, de mama, orofaríngeos, gástricos e hematológicos.

Apesar de haver estudos sugerindo todos os tipos de associações (positivas, negativas e inexistentes), nos pacientes psiquiátricos, a incidência de câncer não parece ser maior do que na população em geral, exceto para situações de transtornos associados a substâncias. Entretanto, eles costumam apresentar mais metástases no momento do diagnóstico e submeterem-se menos a intervenções oncológicas, como cirurgias, radioterapia e quimioterapia. Esses fatores podem explicar a maior ocorrência de mortalidade nesses casos.

O tratamento dos sintomas psiquiátricos depende, em grande parte, da efetividade do tratamento oncológico (cirúrgico, radioterápico ou quimioterápico), podendo, no entanto, ser sintomático (p. ex., antidepressivos nos pacientes deprimidos). É necessário diferenciar transtornos de adaptação (que podem ser manejados por um período curto com BZDs) de transtornos como TDM ou TAG, que estão sob outra perspectiva terapêutica. Dos pacientes com câncer avançado, 50% preencherão critérios para transtornos psiquiátricos.

Os transtornos do humor orgânicos com sintomas depressivos podem ser causados pelos tratamentos para o câncer e por problemas metabólicos, nutricionais, endócrinos e neurológicos associados. Um grande número de medicamentos prescritos para pacientes com câncer pode produzir sintomas de depressão. Os fármacos utilizados na quimioterapia que podem levar à depressão são vincristina, vimblastina, procarbazina, 5-fluoracil, l-asparaginase, anfotericina B, metotrexato, interleucinas recombinantes e IFNs (em especial o IFN-α). Os corticosteroides, como a prednisona e a dexametasona, amplamente utilizados no tratamento do câncer, podem provocar desde pequenas alterações no humor até quadros psicóticos ou transtornos graves de humor, sendo dose-dependentes e mais comuns nas primeiras semanas de uso. A reação neuropsiquiátrica mais comum à radioterapia cerebral é a fadiga, podendo estar associada a disfunções cognitivas (atenção e memória), alteração de temperamento e depressão de modo irreversível.

Pacientes com câncer podem apresentar-se deprimidos por uma série de razões. Em indivíduos com neoplasias, a depressão tem prevalência média de 25%, e a ansiedade, de 10%, primeiramente por motivos de natureza psicológica, como estresse emocional, perspectiva e medo da morte, mudanças nos papéis sociais e familiares e incapacitações, entre outros.[167]

O uso de BZDs por pouco tempo nesse momento pode ser útil. Os problemas físicos decorrentes da doença podem sugerir depressão, mas devem ser primeiramente descartados e, se estiverem presentes, tratados. As manifestações mais comuns são problemas metabólicos (cálcio, potássio e sódio), febre, anemia, deficiências vitamínicas – como folato ou B12 –, alterações da tireoide, IR e insuficiência suprarrenal.

O reconhecimento do quadro de TDM em pacientes com câncer pode ser muito difícil. Quando a avaliação de depressão é feita em pessoas sem outros problemas médicos, a presença de sintomas físicos, como anorexia, diminuição de energia, insônia, perda de peso, lentificação e diminuição do interesse sexual, é, em geral, indicativa de depressão; contudo, isso é de pouca utilidade nesse diagnóstico diferencial no contexto da oncologia. Nesses casos, os sintomas não somáticos são o foco: choro, tristeza, irritabilidade, desesperança, pessimismo, falta de reatividade, isolamento social, culpabilidade e diminuição do autocuidado. A indicação é focar na detecção de sintomas depressivos e no prejuízo associado, em vez de exigir a ocorrência da síndrome depressiva completa para instituir tratamento, ou seja, mais um diagnóstico dimensional do que categórico. Depressão e ansiedade não só afetam a qualidade de vida como comprometem o tratamento anticancerígeno. Além disso, estão associados a prolongamento no tempo de hospitalização e influenciam negativamente no prognóstico.

O câncer pediátrico é raro (2% de todas as neoplasias), mas é a principal causa de morte por doença nessa faixa etária. Os tipos mais comuns são as leucemias (28%) (em especial a leucemia linfocítica aguda – ¾) e os tumores de SNC (18%). A quimioterapia é realizada, em média, por 2 a 3 anos nesse contexto. Estresse psicológico, dificuldade de adaptação, sequelas neurocognitivas e transtornos psiquiátricos (depressão e ansiedade) são frequentes. Transtornos psiquiátricos incompletos devem ser tratados nesse contexto. Os ISRSs são os medicamentos mais comumente utilizados em tais casos. Intervenções não medicamentosas devem ser empregadas, como TCC, incluindo distração e relaxamento.

▶ ANTIDEPRESSIVOS

Podem ser usados desde que o paciente não tenha nenhuma doença física que os contraindique.

Os mais recomendados são aqueles com pouco efeito anticolinérgico, adrenérgico e histaminérgico, como os ISRSs e os IRSNs.[168]

Há ECRs de medicamentos antidepressivos em pacientes com câncer utilizando citalopram, mianserina, amitriptilina, venlafaxina, fluoxetina e paroxetina.[168] Os ISRSs estão indicados a pacientes com câncer, embora possam agravar a anorexia. A náusea, um efeito adverso bastante comum desses agentes, pode ser pouco tolerada nos pacientes com câncer com envolvimento gastrintestinal ou que já estejam nauseados devido à quimioterapia. O citalopram apresenta um perfil bem mais favorável de interações. Por seus efeitos anticolinérgicos, os ADTs podem agravar a mucosite secundária a radioterapia/quimioterapia, piorar a constipação dos opioides ou potencializar a confusão em pacientes debilitados com câncer. Contudo, eles podem ser uma indicação pela melhora no sono e na dor associados. Há relatos de neutropenia por ADTs, mianserina e mirtazapina.

De particular importância é a interação com o tamoxifeno, usado por pacientes com câncer de mama. A CYP2D6 metaboliza os ISRSs e também o tamoxifeno para formas mais ativas. Assim, o uso concomitante desses fármacos poderia reduzir a efetividade do tamoxifeno na prevenção da recorrência do câncer de mama. Desaconselha-se o uso de fluoxetina, paroxetina, sertralina, bupropiona, duloxetina, moclobemida e atomoxetina, bem como de outros inibidores da CYP2D6, em pacientes que recebem tamoxifeno. Sintomas vasomotores são comuns com o uso do tamoxifeno e respondem à acupuntura e à venlafaxina. O tamoxifeno pode prejudicar a memória verbal, porém isso não aumenta o risco de desenvolver depressão.

Ensaios abertos com o uso de mirtazapina têm demonstrado bons resultados em pacientes oncológicos, com melhora de anorexia, ansiedade, caquexia, capacidade funcional, insônia, náuseas e sintomas depressivos. Em situações de prurido paraneoplásico, paroxetina, sertralina, fluoxetina e mirtazapina mostraram-se úteis.

Os IMAOs devem ser evitados em pacientes com câncer devido à necessidade de restrições de dieta e à possibilidade de interações medicamentosas com um grande número de fármacos. A procarbazina, um quimioterápico utilizado na doença de Hodgkin, tem um pequeno efeito IMAO, sendo contraindicada, nesse caso, a utilização de ADTs devido a uma provável interação farmacológica.

ANTIPSICÓTICOS

A psicose pode ser uma condição preexistente devido a uma doença mental subjacente ou pode ser provocada pelo câncer ou seu tratamento, e os sintomas psicóticos, incluindo delírios, alucinações e comportamentos/pensamentos desorganizados, podem ser tratados por medicamentos antipsicóticos.[169]

Sugere-se optar por aqueles de alta potência, principalmente pelo menor risco de hipotensão em pacientes debilitados. Se for necessário um medicamento de baixa potência (para maior sedação ou melhor perfil de ECEs), preferir a clorpromazina, que parece ter menos efeitos cardíacos que outros APTs de baixa potência. O haloperidol é o fármaco de primeira linha para psicose em pacientes com câncer, podendo ser especialmente útil no manejo de náuseas e vômito no contexto de neoplasias, seguido pela risperidona e quetiapina em baixa dose em ambientes hospitalares gerais.[170]

Como um terço dos tumores malignos de mama é prolactino-dependente e pode elevar os níveis de prolactina, devem-se evitar medicamentos que elevem seus níveis, como as fenotiazinas e, mais raramente, alguns ADTs. Caso seja necessário o uso de algum desses psicofármacos, os níveis de prolactina devem ser controlados. Tumores de endométrio e hipófise também são sensíveis à prolactina. Paliperidona, ziprasidona, aripiprazol e, mais claramente, risperidona podem estar associadas à neoplasia de hipófise. A clozapina, por ser potencialmente cardio e mielotóxica, deve ser usada com cuidado em pacientes submetidos à quimioterapia.[171]

ESTABILIZADORES DO HUMOR

O lítio deve ser estritamente monitorado, sobretudo pelo risco de desidratação e complicações renais, principalmente quando associado a quimioterápicos potencialmente nefrotóxicos, como a cisplatina.[172]

Em pacientes com tumores linfáticos ou leucemias (em especial a aguda ou crônica monocítica), o lítio pode aumentar ainda mais o número de leucócitos, devendo ser evitado. Entretanto, há alguns estudos que sustentam um efeito neuroprotetor desse medicamento em casos de câncer.

O AVP e a carbamazepina devem ser evitados ou usados com cuidado devido ao risco de efeitos indesejados na crase sanguínea (como agranulocitose) e de interações medicamentosas, principalmente em pacientes que se submeterão ou se submeteram a radioterapia ou quimioterapia. Embora grande parte das informações sobre as consequências clínicas das interações entre anticonvulsivantes e agentes antineoplásicos seja baseada em estudos e séries de caso, um corpo crescente de evidências tem demonstrado que a indução enzimática provocada pelos anticonvulsivantes exerce influência na efetividade dos antineoplásicos. Dessa forma, recomenda-se, quando possível, o uso de anticonvulsivantes que não provoquem indução enzimática, como a lamotrigina. Evidências iniciais sugerem que o AVP teria um papel anticancerígeno em leucemia mieloide aguda e síndromes mielodisplásicas.

BENZODIAZEPÍNICOS

Deve-se dar preferência a medicamentos de curta ação no tratamento da insônia, comum nesses pacientes. Medicamentos de meia-vida intermediária ou longa podem ser usados no tratamento de ansiedade, sem perder de vista o risco de um efeito cumulativo. O alprazolam (0,5 mg 3 vezes/dia, até 3 mg/dia) mostrou evidência em casos de TAG em oncologia. Contudo, quando possível, a diretriz é evitar o uso de BZDs. Técnicas de TCC mostraram-se úteis na diminuição da morbidade psiquiátrica em pacientes com câncer.[44]

PSICOESTIMULANTES

Ser for tolerado, o metilfenidato (10 a 50 mg/dia, em 2 a 3 tomadas/dia) e a dextroanfetamina podem ser empregados no alívio da fadiga relacionada ao câncer, com início de ação em 2 a 5 dias, e a modafinila (200 a 400 mg/dia) também mostrou melhora da fadiga severa (mas não na fadiga leve ou moderada nem na depressão) no contexto oncológico. As potenciais causas clínicas de fadiga sempre devem ser sistematicamente investigadas.

OUTROS MEDICAMENTOS

Em casos de disfunção cognitiva em pacientes com tumor cerebral ou em câncer de mama seguido de quimioterapia, a donepezila (5 a 10 mg/dia) mostrou benefício modesto. A bupropiona também pode ser uma alternativa nos casos de fadiga.

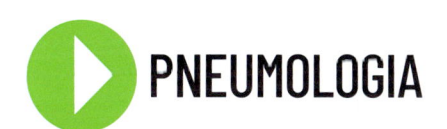

PNEUMOLOGIA

ASMA

Ver também *Doença pulmonar obstrutiva crônica.*

A asma é caracterizada por uma reatividade anormal da traqueia e dos brônquios a vários estímulos, manifestando-se por estreitamento generalizado das vias aéreas. Os pacientes asmáticos com frequência apresentam comorbidades, e até 30% deles preenchem critérios para o diagnóstico de TP ou agorafobia. Crianças e adolescentes com asma grave exibem frequentemente aumento de ansiedade ou depressão com ansiedade, o que pode piorar sua resposta ao tratamento. É comum muitos pacientes receberem teofilina, corticoides e uma variedade de estimulantes adrenérgicos, que podem exacerbar a ansiedade, os sintomas depressivos e a irritabilidade.

ANTIDEPRESSIVOS

Os ISRSs são a primeira escolha no tratamento da depressão e da ansiedade em pacientes asmáticos.[173] Os ADTs, particularmente a nortriptilina e a bupropiona, são uma boa alternativa em caso de efeitos colaterais dos ISRSs. Os IMAOs devem ser evitados devido a possíveis interações com agentes antiasmáticos e efeitos simpatomiméticos.

ANTIPSICÓTICOS

Há evidências na literatura sugestivas de que pacientes com asma que utilizam APs (particularmente APTs[174]) têm risco aumentado de complicações graves da doença, incluindo óbito. O principal mecanismo causal envolve a depressão do SNC e o prejuízo respiratório durante as crises devido à sedação. Portanto, é imprescindível ter cautela no manejo de tais pacientes.

ESTABILIZADORES DO HUMOR E ANTICONVULSIVANTES

O lítio apresenta a propriedade de reduzir a atividade histaminérgica, diminuindo a reatividade brônquica no músculo liso.

OUTROS MEDICAMENTOS

O uso sistemático de BZDs deve ser evitado, e quando a administração eventual é necessária, deve-se dar preferência aos agentes de meia-vida curta, como alprazolam e lorazepam.

DOENÇA PULMONAR OBSTRUTIVA CRÔNICA

A DPOC engloba diversas entidades de etiologia e patologia distintas, mas que têm em comum a obstrução do fluxo aéreo. Compreende, no sentido mais restrito, a bronquite crônica e o enfisema pulmonar. Quase metade dos pacientes com DPOC apresenta sintomas significativos de depressão, e 20% preenchem critérios para TDM e distimia. O risco de desenvolver depressão é 2,5 vezes maior para pacientes com DPOC grave comparados a controles. Sintomas depressivos são preditores de baixa qualidade de vida e associados à baixa adesão terapêutica e ao aumento do uso dos serviços de emergência e de corticoides.[175]

ANTIDEPRESSIVOS

No tratamento da depressão em pacientes com DPOC, dar preferência aos fármacos menos sedativos, em especial os ISRSs e a bupropiona. Os ISRSs apresentam menos efeitos anticolinérgicos e menos interações com medicamentos usados no tratamento da DPOC. A mirtazapina, que costuma estimular o apetite, pode ser considerada em pacientes com anorexia proeminente ou quando a dispneia interfere na alimentação. Os ADTs e IMAOs raramente são a primeira opção, mas podem ser úteis em pacientes jovens ou de meia-idade com dor crônica associada. Programas de reabilitação com exercícios físicos são efetivos no alívio de sintomas depressivos em portadores de DPOC.

ESTABILIZADORES DO HUMOR E ANTICONVULSIVANTES

Os anticonvulsivantes, como divalproato e gabapentina, são possíveis adjuvantes aos ADs. Cabe lembrar que, durante a coadministração de carbamazepina, a meia-vida da teofilina cai de 5,25 para 2,75 horas, o que pode exacerbar a sintomatologia respiratória. Também pode ocorrer toxicidade pela teofilina quando utilizada em associação com fluvoxamina. A teofilina aumenta a excreção renal de lítio, sendo necessário o ajuste da dose.

O *delirium* é comum em portadores de DPOC, tanto pelas alterações de gases sanguíneos quanto pelos medicamentos como antibióticos, antirretrovirais e corticoides. Essa condição deve ser considerada quando há flutuação da consciência, diminuição do teste de realidade, labilidade afetiva e mudança súbita no exame do estado mental.

OUTROS MEDICAMENTOS

Ataques de pânico e ansiedade em DPOC estão correlacionados a episódios de hipoxemia, hipercapnia e hipocapnia. Broncodilatadores, teofilina e corticoides potencializam a sintomatologia ansiosa. Os ISRSs são a primeira escolha para pacientes com DPOC e ansiedade. O uso rotineiro de BZDs não é recomendado, pois, em altas doses, tendem a diminuir o nível de consciência, podendo precipitar insuficiência respiratória, particularmente em pacientes com quadros mais graves. Pode ocorrer efeito-rebote ao se suspender o fármaco, podendo ocasionar dificuldade de interrupção e dependência. Entre os BZDs, dar preferência aos agentes de curta ação, como o lorazepam e o alprazolam. É importante lembrar, entretanto, que uma única dose de lorazepam já reduz a força e a duração das contrações dos músculos respiratórios em pacientes com DPOC. Há alguns indicativos de que a buspirona possa ser um bom agente antiansiedade nesses pacientes, uma vez que não apresenta alterações na ventilação e na função de troca de gases.

Os anti-histamínicos, como hidroxizina, são alternativas aos BZDs para o controle da ansiedade, uma vez que não apresentam potencial de abuso, apesar dos efeitos sedativos e anticolinérgicos. Os β-bloqueadores são contraindicados na DPOC.

▶ PSICOFÁRMACOS E TABACO

Como a maioria dos portadores de DPOC é fumante, deve-se observar a interação do cigarro com alguns medicamentos. Sabe-se que tabagistas apresentam concentrações séricas mais baixas de imipramina, amitriptilina e nortriptilina. O mesmo ocorre com a clorpromazina, que necessita de doses 2 vezes maiores para atingir o mesmo efeito terapêutico obtido com os não fumantes.

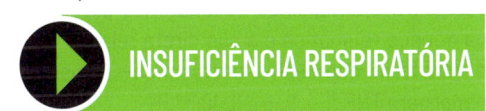

▶ INSUFICIÊNCIA RESPIRATÓRIA

Ver *Asma* e *Doença pulmonar obstrutiva crônica*.

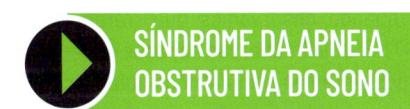

▶ SÍNDROME DA APNEIA OBSTRUTIVA DO SONO

SAOS é um distúrbio caracterizado por episódios recorrentes de obstrução parcial ou total da via aérea superior durante o sono. Ocorre a redução ou a ausência de fluxo aéreo apesar de esforço respiratório. Por consequência, há alterações de trocas gasosas em nível alveolar (hipercapnia e hipoxemia) e da qualidade do sono (fragmentação e despertares). A prevalência encontra-se aproximadamente em 4% entre os homens e 2% entre as mulheres, porém tem sido observado um aumento de prevalências, além de prevalências diferentes quando consideradas cor e etnia.

A apresentação clínica da SAOS costuma caracterizar-se por sonolência excessiva diurna, fadiga, cansaço, falta de energia, roncos, necessidade excessiva de café, desatenção, cefaleia ao acordar, boca e garganta seca ao amanhecer, mau humor, falta de concentração, redução da libido, impotência e prejuízo de memória. Devemos considerar essa síndrome como diagnóstico diferencial de diversos transtornos psiquiátricos, como depressão, TDAH, além de outros distúrbios do sono (narcolepsia, apneia central).

Além disso, está associada a altas morbidade e mortalidade, visto que tem implicações na saúde cardiovascular, na saúde mental, na qualidade de vida e na segurança do trânsito. São fatores de risco de SAOS: obesidade, idade avançada, sexo masculino, pescoço largo, condições anatômicas que estreitam a via aérea superior (retrognatia, micrognatia, macroglossia, hipertrofia tonsilar, úvula alongada ou alargada, palato muito arqueado, desvio de septo nasal, pólipos nasais), tabagismo, congestão nasal, menopausa, história familiar de apneia do sono, uso de bebidas alcoólicas, uso de BZDs.[176]

O diagnóstico se baseia em critérios clínicos que envolvem a combinação de um aumento na frequência de sinais de apneia durante o sono associado a sinais e sintomas diurnos de distúrbios de sono, os quais são confirmados por meio de exame físico, exclusão de outras causas e realização de polissonografia. O tratamento deve envolver uma abordagem multidisciplinar e de longo prazo do paciente.[176]

As medicações psicotrópicas poderão ter efeitos importantes nos quadros de SAOS, seja agravando seus sintomas, seja melhorando alguns sintomas diurnos e noturnos. A seguir são apresentados os principais medicamentos psicotrópicos que podem interferir nessa síndrome.[177] Existem algumas medicações com menor efeito em sintomas de SAOS e com benefício em seu tratamento, como fármacos Z, trazodona, mirtazapina, mas sem resultados conclusivos. Dessa forma, medicações antidepressivas, antipsicóticas, sedativas e analgésicas devem ser usadas com cautela quando há SAOS e transtornos mentais comórbidos.

▶ ANTIDEPRESSIVOS

Estudos recentes não encontraram relação conclusiva entre o uso de ADs e bruxismo, que é um marcador de distúrbios do sono, entre eles, SAOS.[178] ADTs podem causar maiores alterações em pacientes com SAOS, tendo em vista que causam aumento de peso e sonolência excessiva. ISRSs também estão associados a maior risco de distúrbios do sono.[179-181] A trazodona tem sido associada à melhora de quadros de SAOS, porém os dados ainda são preliminares e há necessidade de mais estudos.[182,183]

▶ ANTIPSICÓTICOS

Acreditava-se que os APSGs estivessem associados a SAOS devido ao ganho de peso relacionado ao seu uso, porém estudos recentes têm encontrado uma relação entre uso de APSGs e SAOS independente, além de observar uma relação de presença de SAOS em quem usa APSGs e o maior risco de ganho de peso e síndrome metabólica.[184]

▶ OUTROS MEDICAMENTOS

BZDs, opioides e hormônios masculinos afetam a SAOS de forma negativa, portanto o uso em casos com essa comorbidade deve ser feito cuidadosamente, pois tais medicações alteram o tônus muscular da região cervical e também agem no SNC, no centro regulador do sono e respiratório.[185] Medicamentos como zolpidem e eszopiclona (fármacos Z) foram avaliados em pacientes com SAOS e se mostraram mais seguros do que BZDs, pois não foi demonstrada interferência na titulação do tratamento com CPAP. No entanto, o uso dessa classe de medicações deve ser feito com cautela por aumentar o risco de episódios de sonambulismo grave.[186]

Medicamentos estimulantes como modafinila[187] e metilfenidato têm sido testados com o objetivo de reduzir a sonolência diurna e aumentar a segurança no trânsito ao tratar as consequências dos distúrbios do sono. Ainda são necessários mais estudos para confirmar sua eficácia.

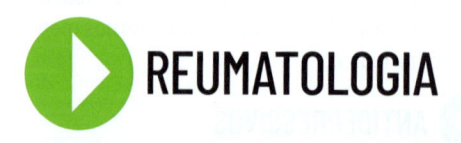

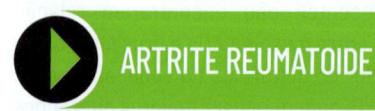

▶ REUMATOLOGIA

▶ ARTRITE REUMATOIDE

AR é uma doença inflamatória crônica com acometimento geralmente simétrico de mãos e punhos, mas também de diversas outras articulações. Tem potencial de deformidade articular e está acompanhada habitualmente de elevação de provas de atividade inflamatórias.[188-190]

O afastamento social e funcional desses pacientes, bem como o papel inflamatório da doença reumática, são grandes responsáveis pelo surgimento de transtornos psiquiátricos nessa população, principalmente depressão, ansiedade e TB. Sexo feminino e baixo índice escolar parecem ser fatores determinantes dessa associação.[188-190]

Há evidências de que a inflamação periférica da AR influencie no metabolismo de neurotransmissores, nos efeitos neuroendócrinos, na plasticidade sináptica e nos fatores de crescimento neuronal, contribuindo de alguma forma para a fisiopatologia de alguns transtornos psiquiátricos (em especial os transtornos de humor). Notadamente cada vez mais observamos uma associação entre interleucinas inflamatórias presentes na doença reumática e a sua direta relação com o transtorno depressivo, destacando-se possível papel para TNF, IL-1, IL-6 e IL-18.[188-190]

O papel das interleucinas inflamatórias fica mais evidente quando observamos que tratamentos com anti-TNF (infliximabe) são capazes de reduzir até 50% dos sintomas psiquiátricos quando comparados com placebo. Também parece haver resposta aos sintomas psiquiátricos com o controle de IL-6 (tocilizumabe), e ainda pouco evidente com o uso de inibidores de JAK-STAT (upadacitinibe, tofacitinibe e baricitinibe).[188-190]

Curiosamente, observa-se ainda menor eficácia do tratamento antidepressivo habitual nos pacientes com AR, com insucesso terapêutico em torno de 15 a 50% dos pacientes, o que corrobora o possível envolvimento inflamatório ou multifatorial desses casos.[188-190]

O emprego de ADTs, bem como de ISRSs, parece, na maioria dos casos, eficaz para o controle de sintomas psiquiátricos em pacientes com AR. Entretanto, a utilização isolada de tricíclicos não se mostrou eficaz no controle da dor. O uso de inibidores duais (serotonina e noradrenalina), como duloxetina ou milnaciprano, parece auxiliar no controle de sintomas psiquiátricos e na dor crônica de pacientes com AR.[188-190]

LÚPUS ERITEMATOSO SISTÊMICO

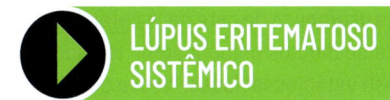

LES é uma doença inflamatória crônica sistêmica que cursa com períodos de atividade e remissão. De etiologia multifatorial, afeta múltiplos órgãos e sistemas, incluindo o SNC, o que eleva a morbidade e a mortalidade de tal maneira que é superada apenas pela nefrite lúpica. É uma doença bem mais comum em mulheres (9:1), com pico entre 25 e 45 anos.[191-194]

As manifestações psiquiátricas são relativamente comuns no lúpus. Parecem estar ligadas à presença de anticorpos específicos, como antiaquaporina 4, anti-P ribossomal, antifosfolipídeos, anti-DNA/NR2 e anti-NMDA (antirreceptor N-metil-D-aspartato).

Os sintomas mais encontrados são cefaleia (58%), distúrbios cognitivos diversos (14 a 95%), doença cerebrovascular (3 a 20%), convulsão (15%), distúrbios do movimento (1 a 4%), entre outros.[191-194]

Manifestações psiquiátricas também são comuns, destacando-se depressão (25%) e ansiedade (37%). Psicose pode ocorrer (em torno de 2% dos casos) e estar relacionada à doença ou ao uso de doses elevadas de corticoides, comumente respondendo bem a terapia com anticonvulsivante, uso de imunossupressores e suspensão gradual do corticoide.[191-194]

O manejo das manifestações psiquiátricas deverá seguir a indicação habitual, com melhor tolerabilidade e preferência ao uso de ISRS em razão do perfil de efeitos colaterais e da menor interação medicamentosa.[191-194]

Alguns psicofármacos estão relacionados ao lúpus induzido por fármaco, incluindo clozapina, carbamazepina, bupropiona, oxcarbazepina, fenitoína, lamotrigina, pregabalina, fluoxetina, clorpromazina e AVP. O anticorpo mais relacionado nesses casos é o anti-histona. A suspensão definitiva do medicamento tende a reverter o quadro.[191-194]

OSTEOARTRITE

Osteoartrite é uma doença articular degenerativa com deterioração da cartilagem e neoformação óssea osteofitária. Cerca de 15% da população sofrem dessa doença, e há interferência direta do envelhecimento populacional, da genética e da obesidade. Causa enorme comprometimento na qualidade de vida, principalmente em quadros mais avançados de acometimento de joelhos, coluna e quadril.[195,196]

A utilização de duloxetina foi recentemente evidenciada como benéfica para controle de dor crônica, função e qualidade de vida em pacientes com osteoartrite de joelhos, devendo-se levar em conta o risco-benefício de efeitos colaterais em pacientes idosos, principalmente por sintomas gastrintestinais.[195,196]

Cerca de 40% dos pacientes com dor crônica devido à osteoartrite apresentam algum grau de sensibilização dolorosa. Nesses casos, a utilização de tricíclicos (em especial a amitriptilina) e anticonvulsivantes (como a gabapentina e a pregabalina) tem evidência no controle da dor. O uso de tais medicações pode auxiliar também no controle de sintomas de humor, bem como nos distúrbios do sono e na melhora da função dos pacientes. No entanto, deve ser dada especial atenção em razão dos riscos de sedação, sintomas gastrintestinais e interações medicamentosas nessa população.[195,196]

Sempre que possível, o tratamento farmacológico da osteoartrite deve ser associado à reabilitação articular, a exercícios de fortalecimento muscular e a orientações de cuidados individuais, conforme necessidade.[195,196]

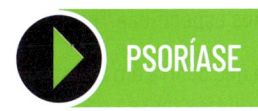

PSORÍASE

Ver *Psoríase* em *Dermatologia*.

SÍNDROMES ÁLGICAS

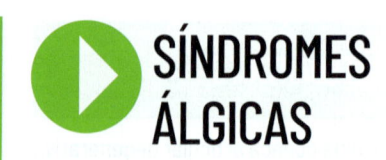

CEFALEIAS

Cefaleia é o sintoma neurológico mais prevalente e costuma ser associada à perda da qualidade de vida. Há as cefaleias primárias (p. ex., MIG, CTT) e as secundárias (p. ex., associadas a tumores, meningites e aneurismas). A CTT é a cefaleia mais prevalente, já a MIG costuma ser mais incapacitante.[197]

A prevalência das cefaleias é de 52%, sendo CTT 26% e MIG 14%.[198]

A CTT é caracterizada por dor leve a moderada, tipicamente bilateral, do tipo pressão ou aperto, com duração de minutos a dias e sem fatores associados. Fotofobia e/ou fonofobia podem estar presentes, assim como aumento da sensibilidade à palpação manual.

A MIG é uma doença neurovascular, flutuante, com componente hereditário, caracterizada principalmente por cefaleia pulsátil unilateral (70%), bem como por uma série de sintomas neurológicos, entre eles fotofobia, fonobia, náuseas, vômitos e uma variedade de alterações autonômicas, com diversos fatores desencadeantes de crises. A MIG pode ser dividida em dois subtipos: com e sem aura. A aura é caracterizada primariamente por sintomas neurológicos focais (afasia, zumbido, fraqueza) transitórios que precedem ou, algumas vezes, acompanham a cefaleia. Em 90% dos casos, a aura é do tipo visual (incluindo alucinações visuais luminosas, como estrelas, faíscas e escotomas).[197]

Atualmente há muitos estudos avaliando a base genética da MIG que revelam subtipos monogênicos e poligênicos de enxaqueca e a resposta desses subtipos a medicações específicas.[199]

Cefaleia crônica é aquela que ocorre em 15 ou mais dias por mês e por mais de três meses na ausência de uma causa orgânica. A MIG pode cronificar, em especial, sob influência de alguns fatores de risco: abuso de analgésicos, transtornos do sono, obesidade e uso/abuso de cafeína. A cefaleia mista acontece quando os componentes tensional e enxaquecoso estão associados. Nessa condição, geralmente, o componente tensional (miofascial) precede o enxaquecoso (vascular).[197]

A associação entre comorbidades psiquiátricas e cefaleias é bem estabelecida, porém é complexa e seus mecanismos ainda não estão bem elucidados. As comorbidades mais comumente associadas são depressão, ansiedade e bipolaridade.[200]

Há uma alta incidência de MIG em pacientes com diagnóstico de ansiedade e bipolaridade[201] e uma associação bidirecional de depressão e síndrome do pânico com MIG.[200]

O tratamento das comorbidades psiquiátricas em pacientes com cefaleia apresenta impacto positivo no prognóstico. Indivíduos com MIG, especialmente crônica e com aura, apresentam maior chance de desenvolver transtornos psiquiátricos como depressão, ansiedade e comportamento suicida e vice-versa.[202]

Intervenções não medicamentosas também devem ser empregadas, como mudanças alimentares, higiene do sono, exercício físico, abandono do tabagismo, manejo de estresse, *biofeedback*, acupuntura e TCC, dependendo do tipo de cefaleia. Tanto os analgésicos comuns quanto os anti-inflamatórios podem ser empregados nas crises (de MIG e CTT). O tratamento da MIG divide-se em intervenção abortiva da crise e terapia profilática. Essa última tem sua indicação se houver quatro ou mais crises ao mês, oito ou mais crises ao dia, cefaleia que atrapalhe AVDs ou abuso de medicações.[197]

Aproximadamente 38% dos pacientes com MIG irão se beneficiar de tratamento profilático, apesar de menos de 13% de fato o fazerem. Ele diminui a frequência e a severidade das crises e melhora a qualidade de vida, além de reduzir a possibilidade de progressão para MIG crônica.[203]

Os derivados da ergotamina constituem a terapêutica clássica em crises de MIG. Inicialmente, deve-se estar atento para que o tratamento agudo e/ou crônico das cefaleias não piore o tratamento das comorbidades psiquiátricas.[204]

ANTIDEPRESSIVOS

Os ADs podem ser usados no tratamento preventivo da MIG. Os ADTs apresentam eficácia semelhante à dos ISRSs no tratamento da depressão; contudo, essa semelhança não se aplica no tratamento preventivo da MIG. Os ADTs, incluindo amitriptilina, doxepina, nortriptilina e protriptilina, são usados como profilaxia de MIG, mas apenas a amitriptilina tem estudos randomizados que apoiam sua eficácia. No entanto, devido à alta incidência de efeitos adversos, é classificado como apenas provavelmente eficaz. A venlafaxina é considerada provavelmente eficaz com base em dois estudos; um estudo comparando venlafaxina com amitriptilina não demonstrou diferença entre os fármacos, porém a venlafaxina pode apresentar efeito somente após três meses de uso. Elas reduzem a gravidade, a frequência e a duração da enxaqueca. Os tricíclicos são efetivos não só na MIG, mas também na CTT e na crônica diária e, com o decorrer do tempo de uso, parecem aumentar sua efetividade. Seu efeito antienxaquecoso ocorre com doses menores do que aquelas usadas para o tratamento de episódios depressivos. As propriedades promotoras de sono e efetividade para depressão da amitriptilina são um benefício adicional. A venlafaxina é uma boa opção para pacientes com depressão e ansiedade.

A fluoxetina demonstrou resultados inconsistentes, e seu uso é desencorajado.

A venlafaxina, a mirtazapina e a paroxetina apresentam alguma efetividade na CTT. Os IMAOs, como a fenelzina, podem ser medicamentos antienxaqueca efetivos em 80% dos casos nos quais outros agentes falharam.[203]

ANTICONVULSIVANTES

O AVP e o divalproato têm sua eficácia confirmada como agente profilático na MIG comum ou refratária, mesmo em baixas doses (500 a 750 mg/dia). O topiramato também se mostrou efetivo na profilaxia da MIG, além de bem tolerado, inclusive em crianças. A dose recomendada de topiramato[4] é de 100 mg/dia, e ele parece ser discretamente mais eficaz do que o AVP nessa profilaxia. O AVP também é efetivo na cefaleia em salvas. O divalproato e o topiramato são boas opções para pacientes com convulsões associadas. Carbamazepina e gabapentina tem evidências limitadas. Oxcarbazepina e lamotrigina são consideradas inefetivas.[203]

BETABLOQUEADORES

O propranolol (40 a 240 mg/dia, em 2 ou 3 tomadas) apresenta-se efetivo na prevenção da MIG e deve ser mantido por 2 a 3 meses para avaliação da resposta. Metoprolol e timolol também apresentam evidências nessa prevenção. O atenolol e o nadolol parecem ter algum efeito, mas são considerados medicações de segunda linha. Eles podem ser uma escolha interessante em casos de MIG com transtornos de ansiedade. Pindolol, nebivolol e bisoprolol têm evidências limitadas.[203]

ANTIPSICÓTICOS

No caso das cefaleias (MIG, CTT), três estudos demonstraram redução da dor com uso de APs, cada um incluindo um fármaco diferente (haldol, sulpirida e tiapridal).[205]

Entre os APs, a clorpromazina, a domperidona e o haldol são medicações de segunda linha, pois as evidências são de menor qualidade. A clorpromazina IV foi eficaz no tratamento da MIG na emergência.[206]

Os APs podem apresentar propriedade antiemética.

DI-HIDROERGOTAMINA E SUMATRIPTANO

Um medicamento antienxaquecoso que deve ser usado com cuidado em pacientes que estão sob farmacoterapia com antidepressivos serotonérgicos é a forma injetável da di-hidroergotamina devido ao alto potencial de aparecimento de sintomas serotonérgicos. Entretanto, a ergotamina tem biodisponibilidade baixa quando administrada VO, SC e retal, reduzindo significativamente essa chance, assim como a associação de triptanos com IMAOs, pelo mesmo motivo, ou até mesmo ISRSs e IRSNs, apesar de um risco muito menor.[207]

Os triptanos são altamente eficazes para MIG, e os pacientes que não respondem a um tipo, podem responder a outro. O sumatriptano é o mais utilizado em nosso meio.[208]

DOR

A cada ano, 18 milhões de pessoas morrem sofrendo dor desnecessariamente,[209] o que deixa escancarado o subtratamento desse sintoma atualmente.

O conceito atual de dor é "uma experiência sensorial e emocional desagradável associada, ou semelhante àquela associada, ao dano tecidual real ou potencial".

Ela inclui o conceito de dor total, ou seja, a dor interpretada não apenas como um fenômeno físico, mas como um sintoma imbuído de outras dimensões, significando que, embora os mecanismos físicos que levam à dor sejam exatamente os mesmos em todos os pacientes, o impacto que a dor provoca em cada um deles é único, pois o contexto em que ela acontece é individual.[210]

Essa definição é expandida pela adição de seis notas-chave e pela etimologia da palavra dor para um contexto mais amplo:

- A dor é sempre uma experiência pessoal que é influenciada em vários graus por fatores biológicos, psicológicos e sociais.
- Dor e nocicepção são fenômenos diferentes. A dor não pode ser inferida apenas pela atividade nos neurônios sensoriais.
- Por meio de suas experiências de vida, os indivíduos aprendem o conceito de dor.
- O relato de uma pessoa sobre uma experiência como dor deve ser aceito como tal e respeitado.
- Embora a dor geralmente desempenhe um papel adaptativo, ela pode ter efeitos adversos na função e no bem-estar social e psicológico.
- A descrição verbal é apenas um dos vários comportamentos para expressar a dor; a incapacidade de se comunicar não invalida a possibilidade de que um ser humano ou animal experimente dor.

Existem diversas escalas para medir intensidade da dor, entre elas a Escala Visual Analógica (EVA), a Escala Visual Numérica (EVN), a Escala Categórica Verbal e outras para pacientes com dificuldade de comunicação, como PAINAD, BPS ou CPOT, além da escala ESAS, que avalia não somente a dor, mas outros sintomas que alteram a QV. A EVN é considerada a melhor escala para ser utilizada nos contextos em geral.[211]

Quanto à duração, as dores podem ser classificadas em agudas (menos de 6 meses de duração) e crônicas (mais de 3 a 6 meses).

Há também a classificação pelo mecanismo patológico (nociceptiva [dividida em visceral e somática], neuropática e mista) e/ou pela origem (oncológica ou não oncológica).

As dores neuropáticas de diversas etiologias, entre elas as mononeuropatias, em geral compressivas, as mononeuropatias múltiplas relacionadas a vasculopatias ou doenças infiltrativas, polineuropatias tóxicas, metabólicas, hereditárias, paraneoplásicas, inflamatórias ou infecciosas, a neuropatia pós-herpética e a neuropatia pós-amputação ou mastectomia não costumam responder bem aos opioides, exceto à metadona, possivelmente por também apresentar algum efeito em receptores NMDA e ter sua base nos adjuvantes, em especial anticonvulsivantes e ADs.[212]

O tipo de dor guiará a decisão terapêutica, assim como sua intensidade.

A partir da escala analógica da dor, considera-se dor leve as indicações de 1 a 3, moderada 4 a 7 e intensa 8 a 10.

O parâmetro de controle de dor adequado será nota 2 a 3, ou seja, dor que não atrapalha as AVDs, visto que zerar a dor é algo irreal em pacientes com dor crônica. Assim, é necessário alinhar as expectativas com os pacientes para que o controle da dor possa acontecer.

Os parâmetros básicos definidos pela OMS para tratamento de dor são: (1) preferência pela via oral; (2) intervalos regulares (fixos) conforme a meia-vida do fármaco; e (3) de acordo com a intensidade da dor.

O tratamento deverá se basear na escala analgésica da OMS.[213]

Na maioria das vezes, transtornos psiquiátricos e dor crônica estão concomitantemente presentes, com influência bidirecional. Em 60% dos pacientes com essa condição, há algum transtorno psiquiátrico comórbido, em especial depressão (até 45%), uso de substâncias psicoativas (até 20%), ansiedade (até 25%) e transtornos da personalidade. Um paciente com dor crônica apresenta 3 a 4 vezes mais risco de desenvolver depressão do que a população em geral. Ideação suicida sempre deve ser investigada no contexto de dor crônica. Transtornos psiquiátricos comórbidos não tratados ou subtratados em pacientes com dor crônica estão associados a maior intensidade e interferência de dor, afastamento laboral, má adesão terapêutica e pior prognóstico.[25,214,215]

O alívio da dor, a melhora na QV e a reabilitação psicossocial são os principais objetivos do tratamento.

O atendimento deve ser multifatorial, multidisciplinar e multimodal, com intervenções farmacológicas e não farmacológicas.

Os psicofármacos estão entre os principais medicamentos no tratamento da dor crônica, seja como fármaco principal ou adjuvante.

▶ OPIOIDES

São as principais ferramentas para manejo da dor, apesar de ainda sofrerem grande preconceito tanto pela população como pelos profissionais de saúde, que desconhecem suas características.[216]

Dos conceitos básicos do uso de opioides, é importante saber que:

- ▶ Todos os opioides tendem a desenvolver tolerância, com necessidade de maiores doses para manter seus efeitos.
- ▶ Caso as doses estejam estáveis, os efeitos adversos também desenvolvem a mesma tolerância, com exceção da constipação, que deve ser abordada de imediato.[217]
- ▶ O desenvolvimento de dependência física e psíquica é raro em pessoas sem história de abuso de drogas.[218]

- ▶ Sinais de neurotoxicidade incluem depressão respiratória, sonolência, confusão mental, hipopneia com repercussão na saturação, miose puntiforme, espasmo e mioclonias de pequenos grupos musculares (face, musculatura interóssea, pálpebra) e convulsões.
- ▶ O tratamento da intoxicação consiste em redução da dose em 50%, modificação do tipo de opioide em uso e hidratação.[43]

Os opioides podem ser classificados como fracos (como codeína e tramadol) e fortes (como morfina, oxicodona, metadona, fentanil e hidromorfona).

O uso de opioides fracos vem sendo amplamente discutido, e muitos especialistas consideram mais adequado o uso de opioides fortes em baixas doses em detrimento de opioides fracos, dadas a eficácia e a segurança do fármaco.[219]

A codeína é o opioide com maior efeito antitussígeno e o mais obstipante. Sua meia-vida é de 4 horas e é 6 a 20 vezes menos potente do que a morfina.

O tramadol é o mais nauseante dos opioides e é 5 vezes menos potente do que a morfina. Se associado, em altas doses, com alguns ADs (também em altas doses), pode precipitar síndrome serotonérgica.

A morfina é o fármaco-padrão, considerada com potência 1, e é ideal para titulação de medicamento. Sua meia-vida é de 4 horas e tem farmacocinética e farmacodinâmica diferentes para suas formas de apresentações: VO, SC e IV.

A morfina IV tem pico de concentração sérica alta com grande chance de efeito adverso, principalmente liberação histamínica e adição, com menor desenvolvimento de tolerância aos efeitos adversos. Por isso a preferência se dará sempre para via enteral.

A oxicodona é 2 vezes mais potente do que a morfina, porém tem maior potencial de adição (em comparação a esta), enquanto a metadona é 4 a 25 vezes mais potente, porém com meia-vida longa mais irregular, sendo seu uso indicado de 12 em 12 horas. Por ser um antagonista NMDA, a metadona tem função estabelecida para dores neuropáticas e é a mais indicada para pacientes com insuficiência renal e hepática. Se for necessário o uso de morfina em insuficiência renal e hepática, deve-se reduzir a dose em 50%.

Já o fentanil é até 100 vezes mais potente do que a morfina e tem seu uso transdérmico como uma opção para pacientes sem VO preservada.[220]

ANTIDEPRESSIVOS

Não existe uma diretriz para escolha de fármaco adjuvante em dor. O processo se dá por tentativa e erro normalmente. Em pacientes com dor refratária, que respondem parcialmente a um AD, a combinação de mais de um fármaco antidepressivo de diferentes classes pode ser considerada e normalmente envolve a combinação de um ADT com IRSN.[43]

Há evidências da eficácia analgésica para dor neuropática tanto de ADTs, principalmente amitriptilina, como IRSN.[221] A amitriptilina apresenta propriedades analgésicas independentes das ações antidepressivas, tendo um papel importante mesmo em pacientes com dor crônica não deprimidos. Além disso, os efeitos analgésicos dos ADTs são atingidos mais rapidamente do que os efeitos antidepressivos. Uma possível vantagem adicional desse medicamento é seu efeito sedativo, principalmente quando a insônia potencializa a dor (utilizar doses mais baixas do que aquelas para o tratamento da depressão, 12,5 a 50 mg/dia). Há evidências menos consistentes da eficácia da amitriptilina na dor do membro fantasma, na síndrome complexa regional e na síndrome da ardência bucal.

Outra classe de grande importância no tratamento adjuvante da dor são os IRSNs (venlafaxina, desvenlafaxina, milnaciprano e duloxetina) por seu efeito analgésico. Para obter esse efeito, a venlafaxina deve ser administrada em doses mais altas (150 a 225 mg/dia ou mais), ao contrário da duloxetina, que pode ser empregada em doses relativamente menores (30 mg/dia ou mais).[222]

Os IRSNs, em especial duloxetina, são recomendados para neuropatia induzida pela quimioterapia.[219,223,224]

Os estudos são contraditórios em relação ao poder analgésico da bupropiona, e ela não deve ser a primeira escolha. Ela pode ser considerada para tratamento da dor em pacientes que têm importante fadiga ou apáticos.[43]

Embora a mirtazapina melhore o sono, a ansiedade e a depressão, ela não tem efeito sobre a dor propriamente dita.[43]

ANTICONVULSIVANTES

O potencial analgésico dos anticonvulsivantes tem sido reconhecido há décadas para o manejo da dor neuropática.

Há boas evidências para os gabapentinoides (gabapentina e pregabalina), que são bem tolerados e considerados a primeira linha para dores neuropáticas de diversas etiologias.[219]

A gabapentina é o agente mais utilizado como adjuvante para analgesia em pacientes oncológicos e cuidados paliativos. A pregabalina costuma ter seu efeito analgésico mais rapidamente do que a gabapentina, com diferença significativa na dor no segundo dia de uso. Melhoras em desfechos secundários como o sono também são indicações de pregabalina.[222]

Existiam algumas evidências para o uso de topiramato e lamotrigina para dor neuropática, mas seus efeitos não foram confirmados em estudos mais robustos.[225-227]

Quando associada a outros fármacos, a lamotrigina foi efetiva no tratamento da neuropatia periférica relacionada ao HIV.[228]

A lacosamida sugere um potencial benefício, mas ainda necessita de mais estudos.[229]

As evidências para uso de valproato são conflitantes, assim como para a oxcarbazepina.[230,231]

O levetiracetam não tem espaço, ainda, no tratamento da dor neuropática.[222]

CANABIOIDES

Os possíveis benefícios dos medicamentos à base de *Cannabis* (erva *Cannabis*, THC derivado da planta ou sintético, *spray* oral de THC/CBD) para o tratamento da dor neuropática crônica podem ser superados pelos seus potenciais danos. A qualidade da evidência para os desfechos de alívio da dor reflete a exclusão dos participantes com outras morbidades significativas e com história de abuso de drogas, além do pequeno tamanho amostral dos estudos.

Faltam evidências de boa qualidade de que o uso de qualquer produto derivado da *Cannabis* funcione no tratamento da dor neuropática crônica.[232]

▶ AGONISTA α_2-ADRENÉRGICO

Alguns estudos citam a clonidina como uma possibilidade de tratamento em pacientes com dor neuropática crônica, por um período determinado (em torno de 17 meses), em respondedores, apesar do baixo nível de evidência.[233]

Possivelmente seu maior benefício esteja no tratamento da disfunção relacionada ao opioide, que pode ser difícil de diferenciar de dor não controlada, em especial em pacientes oncológicos.[234]

A dexmedetomidina é um agonista do receptor adrenérgico $\alpha 2$ altamente seletivo, de nova geração, com propriedades hipnótica, sedativa e analgésica moderadas. Ela vem sendo amplamente utilizada em centros de terapia intensiva, e há descrição de seu uso no tratamento de dor espástica, dor miofascial, dor neuropática, síndrome da dor complexa e cefaleia crônica, bem como para analgesia multimodal. Suas reações adversas incluem hipotensão e bradicardia.[235]

▶ BENZODIAZEPÍNICOS

Os BZDs não apresentam efeito analgésico direto. Esses medicamentos devem ser considerados nas circunstâncias em que a ansiedade pode estar influenciando significativamente a dor neuropática.[43]

▶ ENXAQUECA

Ver *Cefaleias*.

▶ FIBROMIALGIA

Fibromialgia é uma doença crônica, debilitante, que envolve dor muscular difusa com rigidez em membros e tronco, além de fadiga, sono não restaurador e comumente alterações cognitivas e distúrbios de humor nos mais diversos graus. Hipersensibilidade dolorosa difusa é comum, com incapacidade de manter AVDs.[236-239]

O diagnóstico é clínico, não havendo exames complementares específicos. Atinge mais a população feminina, com pico de incidência aos 50 a 60 anos de idade.[236-239]

De maneira geral, a dor relatada pelo paciente é mal-localizada, variando de moderada a forte intensidade, contínua, com períodos de agudização, piorada principalmente por estresse, ansiedade e frio.[236-239]

Distúrbio de atenção e memória é frequentemente encontrado e causa grande prejuízo funcional, sendo conhecido como "fibrofog".[236-239]

O eixo hipotálamo-hipófise-suprarrenal e o sistema nervoso autônomo estão alterados, e postula-se que a fibromialgia seja um estado hiperalgésico de origem central, com disfunções no processamento da dor e de outros estímulos sensitivos, não estando relacionada especificamente a mudanças musculares periféricas.[236-239]

A comorbidade entre fibromialgia e transtornos psiquiátricos é comum. Pelo menos 60% dos pacientes com fibromialgia apresentam algum sintoma psiquiátrico. As síndromes mais prevalentes são as depressivas e as ansiosas, com aumento de 6 vezes em pacientes com fibromialgia em comparação à população em geral. O TEPT pode ser até 5 vezes mais comum na fibromialgia. Transtornos de sintomas somáticos, bipolar, de ansiedade (TAG, TOC, pânico), do sono, alimentares, por abuso/dependência de substâncias e da personalidade (obsessivo-compulsiva, passivo-agressiva e evitativa) são comorbidades significativamente associadas à fibromialgia, e há, com frequência, relação de abuso sexual e história de maus-tratos ou agressões na infância com o desenvolvimento de fibromialgia na idade adulta.[236-239]

O tratamento da fibromialgia está pautado na combinação de atividade aeróbica, exercícios de fortalecimento e alongamento muscular com a utilização de medicações.[236-239]

Terapias não farmacológicas como TCC, acupuntura, hidroterapia, *mindfulness* e terapias meditativas podem ter eficácia individual, porém seu grau de recomendação é baixo.

Entre as classes de medicamentos mais utilizados, temos os ISRSs (em especial a fluoxetina), além de bloqueadores duais, tricíclicos, anticonvulsivantes, analgésicos simples ou opioides fracos, miorrelaxantes, entre outros.[236-239]

Assim como em outras condições de dor crônica, os tricíclicos, em especial a amitriptilina, têm sido a classe farmacológica mais empregada, com melhora significativa no tratamento. As doses utilizadas variam de 12,5 a 75 mg/dia. As maiores evidências são para a amitriptilina e a clomipramina, sem evidências para os demais da classe.[236-239]

A ciclobenzaprina, por possuir mecanismo semelhante ao dos tricíclicos, é recomendada em doses entre 10 e 40 mg/noite, devendo ser ingerida 2 a 3 horas antes de deitar.[236-239]

Em relação aos ISRSs, as evidências são fracas e desapontadoras, possivelmente em razão da necessidade de bloqueio não só dos receptores de serotonina, mas também de noradrenalina para alívio dos sintomas. Além disso, o único fármaco que mostrou eficácia foi a fluoxetina, com doses entre 40 e 80 mg/dia.[236-239]

O uso de ADs de dupla inibição (serotonina e noradrenalina) tem demonstrado efeito analgésico e melhora da fadiga relevantes. Em relação à duloxetina, a dose de maior eficácia varia entre 60 e 120 mg/dia. Já o milnaciprano é administrado em doses de 25 a 100 mg/dose, 2 vezes ao dia.[236-239]

A utilização de fármacos gabaérgicos como a pregabalina e a gabapentina também tem evidências de eficácia, apesar de fracas. A dose recomendada para a pregabalina é de 150 a 600 mg/dia e da gabapentina de 900 a 3.600 mg/dia. Entretanto, nos casos de doses elevadas, deve-se atentar a efeitos colaterais comuns como sedação, tontura, náuseas e ganho de peso.[236-239]

Os indutores do sono estudados na fibromialgia são o zolpidem e a zopiclona, os quais melhoram o sono e a fadiga, mas não apresentaram efeito sobre a dor. Há indícios de que a quetiapina (25 a 100 mg/dia) possa ser útil como adjuvante no tratamento antidepressivo e no transtorno do sono para ser empregada por curtos períodos. O pramipexol em doses de até 4,5 g/dia parece melhorar o sono, a fadiga e o estado geral, principalmente na concomitância com a síndrome das pernas inquietas.[236-239]

Não há evidências para a utilização de BZDs no controle da dor, sendo indicados apenas eventualmente para controle do sono e em situações específicas.[236-239]

Analgésicos opioides como o tramadol não são recomendados para uso crônico. Entretanto, podem ser usados para períodos de resgate em doses de 50 mg a cada 6 a 8 horas. A utilização de opioides fortes como metadona ou morfina não é recomendada.[236-239]

A prescrição de canabinoides tem sido cada vez mais frequente visando ao tratamento de diversas doenças, incluindo o controle da dor. Entretanto, até o momento, não há evidências de segurança e dose para a utilização em pacientes com fibromialgia.[236-239]

MIGRÂNEA

Ver *Cefaleias*.

NEVRALGIA DO TRIGÊMEO

A nevralgia do trigêmeo caracteriza-se por episódios breves (< 1 segundo a 2 minutos) de dor, do tipo choque elétrico, unilateralmente, lancinante, de início e término abruptos, na distribuição de um ou mais ramos do quinto nervo craniano (trigêmeo). Costuma ter gatilho em movimentos da face, como mastigação, fala ou estimulação da gengiva e dos lábios. Em geral, o lado direito é mais comumente afetado do que o esquerdo.

A compressão da raiz nervosa do trigêmeo é a principal causa da NT, na maioria das vezes causada tanto pela artéria quanto pela veia (80 a 90% dos casos), mas lesões do tronco encefálico são responsáveis por uma pequena parcela.

O diagnóstico se dá por características clínicas e deve ser associado a uma neuroimagem, de preferência ressonância nuclear magnética do crânio com e sem contraste. O diagnóstico diferencial deve ser realizado com afecções das mandíbulas, dos dentes ou dos seios paranasais.

Quando frequente e intensa, a NT está associada a insônia, perda de peso, isolamento social, ansiedade, depressão e comportamento suicida.

Os psicofármacos têm papel importante no manejo dessa condição.

A primeira linha de tratamento é carbamazepina ou oxcarbazepina para controle da dor. A neurocirurgia é reservada para casos refratários. A carbamazepina é a medicação mais estudada. Os efeitos adversos — como náuseas, vômitos, diarreia, hiponatremia, rash, prurido, diplopia, letargia, cefaleia, sonolência e tonturas ou leucopenia — podem ser um problema, mas tendem a ser bem manejados se iniciarmos com doses baixas (100 a 200 mg, 2 vezes ao dia) com aumento gradual, podendo chegar a 1.200 mg/dia. Efeitos adversos graves são raros e incluem agranulocitose, anemia aplásica, SJS, necrólise epidérmica tóxica, falência hepática e pancreatite. Já a oxcarbazepina parece ser mais bem tolerada e ter menor risco de interações medicamentosas, mantendo-se tão eficiente quanto a carbamazepina. Ela deve ser iniciada com 600 mg, 2 vezes ao dia, podendo chegar a 1.200 a 1.800 mg/dia. Os efeitos adversos são os mesmos da carbamazepina.[240]

Há poucas evidências para tratamentos alternativos em pacientes que não respondem ou não toleram a primeira linha de tratamento. Gabapentina, pregabalina, lamotrigina, baclofeno, toxina botulínica, fenitoína, topiramato, pimozida, lidocaína ou tizanidina podem ser usados em monoterapia ou em associação a carbamazepina ou oxcarbazepina.[241]

O curso da doença tende a ser muito variado, podendo durar de semanas a meses, seguidos por intervalos livres de dor de semanas a anos, mas a maioria das remissões se mantém por poucos meses.[240]

SÍNDROME MIOFASCIAL

Síndrome miofascial é uma doença crônica caracterizada por dorsalgia, cefaleia tensional, disfunção de articulação temporomandibular, geralmente com quadro de dor regionalizada e caracterizada pela presença de *trigger points* (pontos-gatilho) em um ou mais grupos musculares. Pode ser acompanhada de fraqueza, dificuldade de movimentação e disfunções autonômicas.[242-244]

A presença do ponto-gatilho é fundamental para o diagnóstico. Nesse local do músculo ocorre um ponto hiperirritável e geralmente localizado, que costuma estar acompanhado de dor referida quando pressionado.[242-244]

Existem várias hipóteses para a elucidação da síndrome, como a hipótese do fuso muscular ou a hipótese da crise energética muscular.[242-244]

Diversas terapias têm sido aplicadas, a maioria ainda sem comprovação. Entre elas destacam-se massagens, calor superficial ou profundo, agulhamento ou infiltração local, eletroterapia, toxina botulínica e ultrassom. A terapia por ondas de choque extracorpórea também tem sido utilizada, mas sem eficácia superior à infiltração ou ao agulhamento do ponto-gatilho. A toxina botulínica também tem sido utilizada, porém é pouco eficaz na redução da dor.[242-244]

O tratamento medicamentoso pode auxiliar bastante em alguns casos. Entre as medicações são recomendados os AINEs, analgésicos simples, ADs, relaxantes musculares e anticonvulsivantes.[242-244]

Nesses casos, as doses recomendadas são: amitriptilina 12,5 a 100 mg/dia; duloxetina 60 a 120 mg/dia; gabapentina 600 a 1.800 mg/dia; pregabalina 150 a 600 mg/dia. A ciclobenzaprina pode ser usada entre 5 e 20 mg/dia, enquanto tizanidina é opção com doses entre 8 e 16 mg/dia.[242-244]

Para um adequado tratamento, é importante reconhecer qual evento é potencial desencadeador das crises, podendo ser situações emocionais, de tensão, vícios posturais, esforços laborais, mamas volumosas, distúrbios do sono, entre outros.[242-244]

SISTEMA GENITURINÁRIO

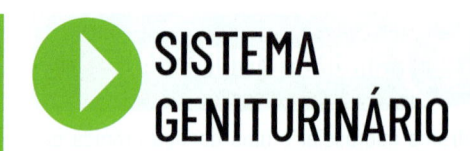

ANDROPAUSA

Durante o envelhecimento, ocorre uma diminuição lenta e gradual dos níveis de testosterona.[245] A deficiência androgênica está presente em cerca de 15% dos homens entre 50 e 60 anos, chegando a 50%, ou mais, dos homens com 80 anos. Embora a redução da testosterona sérica seja comum em homens idosos, apenas uma pequena proporção desenvolve a síndrome genuína da baixa testosterona associada a sintomas difusos sexuais, físicos e psicológicos. Essa síndrome recebe muitos nomes, incluindo menopausa masculina ou climatério, andropausa, deficiência androgênica parcial do homem idoso ou hipogonadismo de início tardio, sendo este último geralmente preferido.[246]

Os sintomas do hipogonadismo de início tardio podem ser separados em dois grupos: sintomas de hipogonadismo propriamente dito (transtornos sexuais, ginecomastia, perda de pelos, infertilidade, contagem baixa de espermatozoides, perda de altura, baixa densidade mineral óssea e sintomas vasomotores) e sintomas inespecíficos (redução de energia, motivação, iniciativa e autoconfiança, humor deprimido, alterações de concentração e memória, alterações do sono). A dosagem da concentração de testosterona sérica deve ser solicitada em pacientes com os sintomas mais específicos de hipogonadismo e considerada naqueles que referem sintomas inespecíficos. O diagnóstico do hipogonadismo é possível quando o nível de testosterona sérica está abaixo do limite inferior e foram excluídas outras causas, como doenças reversíveis, medicamentos e deficiências nutricionais.

Os aspectos comportamentais da insuficiência androgênica parcial do homem idoso podem confundir-se com os sinais de depressão, e muitos homens com hipogonadismo de fato sofrem de depressão, mas a natureza causal da relação entre níveis de testosterona e depressão ainda é incerta. Em alguns estudos, observou-se que a suplementação de testosterona foi efetiva em domínios significativos para a qualidade de vida dos homens com insuficiência androgênica parcial. Esses efeitos poderiam mediar parcialmente os efeitos na sintomatologia depressiva relatada nesses estudos.[247] Contudo, o efeito direto da reposição de testosterona em sintomas depressivos ainda não está bem estabelecido.

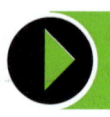

BEXIGA NEUROGÊNICA

O mau funcionamento da bexiga e do esfíncter urinário que resulta de alguma alteração no sistema nervoso central e/ou periférico é definido como bexiga neurogênica. Os sintomas do trato urinário que podem estar relacionados ao seu enchimento, esvaziamento ou a ambos têm impacto significativo na qualidade de vida dos indivíduos. À luz dessas informações, o uso de medicações psiquiátricas deve ser realizado de maneira cautelosa nos pacientes com essa doença urológica, conforme elucidado a seguir.

Pacientes com retenção urinária devem evitar, de modo geral, o uso de medicamentos com maior efeito anticolinérgico, como o biperideno, os APs de baixa potência (clorpromazina, levomepromazina, tioridazina, etc.) e os ADTs. Deve-se dar preferência, portanto, aos APs de alta potência. Entretanto, ADTs como a imipramina e a amitriptilina podem ser usados como tratamento para essa condição em situações específicas, quando predominam sintomas de frequência urinária aumentada não associada a problemas obstrutivos. Não há recomendações especiais quanto ao uso de ISRSs. Os α-bloqueadores, como doxazosina, são usados no tratamento desses pacientes por ajudarem no relaxamento do esfíncter urinário inferior e no esvaziamento urinário, melhorando episódios de incontinência. Toxina botulínica e medicações anticolinérgicas têm papel importante no tratamento de idosos e crianças com doença relacionada à hiperatividade do músculo detrusor da bexiga.[248,249]

CLIMATÉRIO

A transição para a menopausa, ou perimenopausa, o início da falência da função ovariana, começa quando os ciclos menstruais se tornam 7 dias mais longos ou mais curtos do que o normal e se estende aos anos iniciais da pós-menopausa. A perimenopausa é um período de aumento de risco para depressão e ansiedade, comparando-se com o período da pré-menopausa. Em estudos epidemiológicos, observa-se o aumento de sintomas depressivos e de diagnóstico de transtornos depressivos. Esse período também está associado ao surgimento de sintomas como fogachos, sudorese noturna, diminuição da libido, redução da lubrificação vaginal, alterações do sono e queixas de falhas da memória, sintomas que também podem afetar negativamente o humor. Fogachos e sudorese noturna foram identificados como preditores independentes para a depressão na perimenopausa.[250]

Até o momento, poucos estudos avaliaram o tratamento da depressão na perimenopausa. Uma metanálise realizada em 2020 por Wu e colaboradores[251] selecionou sete ensaios clínicos randomizados, com um total de 1.676 participantes, concluindo que o tratamento com ADs, tanto ISRSs quanto IRSNs, foi eficaz no manejo dos sintomas depressivos durante e após a transição da menopausa, com taxas mais altas de resposta e remissão quando comparados com placebo.[251]

Quanto aos tratamentos hormonais, existem evidências de efeito antidepressivo da terapia com estrogênio em mulheres na perimenopausa, especialmente quando apresentam sintomas vasomotores concomitantes, porém esta não é aprovada para tratar a depressão na perimenopausa. Dados sobre tratamentos combinados de estrogênio e progesterona são esparsos e inconclusivos.[252]

Em suma, as principais diretrizes sobre o tratamento da depressão na perimenopausa sugerem que as opções com evidência de eficácia no tratamento do TDM, como ADs e psicoterapias, devem ser os tratamentos de escolha também nesse período de vida das mulheres.

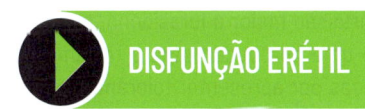

▶ DISFUNÇÃO ERÉTIL

Ver também *Disfunção erétil* na Seção "Efeitos colaterais e seu manejo".

DE é a incapacidade consistente e recorrente de obter ou sustentar uma ereção com rigidez e duração suficientes para ter relação sexual. Fatores de risco para a DE são transtornos psicológicos, educação, religião, idade, tabagismo, estresse, fadiga, consumo de álcool e outras drogas, obesidade, dislipidemia, hipertensão, doença cardiovascular, sedentarismo, diabetes, doenças endócrinas, andar de bicicleta (controverso), síndrome das pernas inquietas, SAOS, esclerodermia, doença de Peyronie, tratamento de câncer de próstata, medicações, doenças neurológicas e doença renal crônica.

É difícil obter uma prevalência de DE acurada devido à relutância dos pacientes em procurar ajuda e de médicos em questionar seus pacientes sobre questões sexuais. Os dados mais atuais indicam que 52% dos homens entre 40 e 70 anos nos EUA sofrem de DE, mas homens de todas as idades podem ser acometidos. É comum em homens a partir dos 40 anos, e a prevalência aumenta se existem comorbidades associadas, como DM, doença cardiovascular e hipogonadismo. A DE aumenta com a idade, afetando 35% dos homens com 60 anos e 50% dos homens com mais de 70 anos. Outros estudos encontraram uma prevalência de 16% entre a idade de 20 a 75 anos, 8% entre 20 e 30 anos e 37% entre 70 e 75 anos. Pode ter causas físicas, psicológicas ou ambas. Entre as causas psicológicas estão a depressão, as situações de estresse e os transtornos de ansiedade, em especial a ansiedade de desempenho.

Entre condições clínicas associadas à DE estão as doenças cardiovasculares (como aterosclerose, insuficiência cardíaca); os distúrbios renais e urológicos (hidrocele, varicocele, IRC, pós-cirurgia para retirada da próstata); as endocrinopatias (DM, acromegalia, doença de Addison, hipertireoidismo); as doenças neurológicas (DP, *tabes dorsalis*, EM); bem como intoxicação por chumbo ou herbicidas. Além disso, está associado à DE o uso de álcool ou de outras substâncias que podem gerar dependência (heroína, metadona, morfina, cocaína e anfetaminas), anti-hipertensivos, antiulcerosos, estrogênios, antiandrogênios. Entre os psicofármacos, encontram-se, por exemplo, os APs e os ISRSs.

O diagnóstico é feito a partir da história, do exame físico e de testes laboratoriais. Nos casos de DE de etiologia psicológica, a psicoterapia é indicada (individual ou de casal). Nos demais casos, é importante identificar e, se possível, corrigir as possíveis causas. Algumas características dos sintomas indicam uma provável causa; por exemplo, início agudo indica causa psicogênica ou trauma geniturinário, ereção não sustentada indica ansiedade e vazamento venoso, perdas de ereções noturnas, doença vascular ou neurológica. Segundo o DSM-5-TR,[253] por pelo menos 6 meses, em 75 a 100% das relações, o paciente deve apresentar um dos seguintes critérios: dificuldade em ter uma ereção, redução da rigidez ou dificuldade de manter a ereção até o fim da relação. Como consequência, o paciente apresenta sofrimento importante. O quadro não é mais bem explicado por uso de uma substância, problemas no relacionamento interpessoal, estresse, transtorno mental ou doença clínica.

A DE pode, ainda, ser secundária a transtornos mentais, como a depressão, transtornos de ansiedade e psicoses — e melhorar com o tratamento desses transtornos. Pode também ser efeito colateral do uso de psicofármacos. Neste último caso, pode-se optar por trocar por um medicamento que não produza esses efeitos colaterais ou manejá-los usando algumas medidas,[254,255] que podem ser vistas na Seção "Efeitos colaterais e seu manejo".

▶ ANTIDEPRESSIVOS

A DE é muito comum em homens com depressão não tratada e, em geral, melhora à medida que diminuem os sintomas depressivos, quando ela é uma consequência do transtorno. Em homens com depressão e DE, na escolha do AD, deve-se dar preferência a mirtazapina, trazodona ou bupropiona. Os ISRSs, a venlafaxina e a clomipramina são os mais associados a disfunções sexuais.

A trazodona é um fraco ISRS que age, ainda, como agonista da serotonina e que praticamente não inibe a atividade colinérgica. Seu uso está associado à melhora da ereção em homens impotentes e ao prolongamento dela em sujeitos saudáveis. A dose inicial na DE geralmente é de 50 a 150 mg/dia, dividida em duas tomadas diárias ou administrada 1 vez à noite. Pode-se aumentar a dose até 150 a 400 mg/dia em pacientes ambulatoriais e até mais de 600 mg em indivíduos hospitalizados. A trazodona pode causar, entre outros efeitos adversos, sedação e priapismo.

A bupropiona, além de apresentar relativamente poucos efeitos colaterais, tem potencial de melhorar a resposta erétil em homens saudáveis e diabéticos, sendo uma ótima opção terapêutica em portadores de DE. Pode ser uma alternativa segura e eficaz em pacientes com DE secundária ao uso de ISRSs.

A mirtazapina, por bloquear seletivamente os receptores 5-HT2 e 5-HT3, produz menos efeitos adversos sexuais. Outras opções de ADs que produzem menos efeitos sexuais são desvenlafaxina, vortioxetina, agomelatina e moclobemida.

Em geral, os métodos mais utilizados e empiricamente comparados para o tratamento da disfunção sexual emergente na prática cotidiana (que têm seus próprios riscos e benefícios) são os seguintes: aguardar a remissão espontânea, reduzir a dose, adicionar um antídoto como inibidores da fosfodiesterase 5 (PD5-I) se houver DE, retirar AD por 24 a 48 horas antes das relações sexuais no caso de anorgasmia, mudar para outro AD não serotonérgico e/ou adotar medidas não farmacológicas. No entanto, nenhum desses métodos é isento de riscos — alguns podem acarretar o risco de recaída ou o aparecimento de novos efeitos colaterais concomitantes relacionados ao novo tratamento — e os médicos devem, portanto, oferecer a seus pacientes a opção de tratamento mais adequada.

▶ ANTIPSICÓTICOS

Os APs podem produzir ou agravar a DE. Em pacientes com esse problema, seja de etiologia física, seja psicológica, deve-se evitar o uso de fenotiazinas e haloperidol, pois interagem com os hormônios sexuais e a prolactina. Recentemente, foi aprovado para tratamento de primeira linha de depressão bipolar e com evidências positivas para depressão maior a lurasidona, que tem se mostrado uma boa opção para o tratamento dessas doenças por apresentar tolerância maior e menor taxa de efeitos colaterais relacionados a questões sexuais e metabólicas no longo prazo, sendo indicada no tratamento de TB e esquizofrenia a longo prazo porque diminui a taxa de abandono precoce do tratamento.

▶ INIBIDORES DA FOSFODIESTERASE

Os inibidores da fosfodiesterase são medicamentos utilizados por VO que atuam perifericamente, induzindo o relaxamento do músculo liso do corpo cavernoso, por meio do óxido nítrico, produzindo o aumento dos níveis de GMPc e sangue no pênis em consequência da excitação sexual. Também parecem reduzir o período refratário após a ejaculação. São os medicamentos mais utilizados na atualidade para tratamento de DE de grau leve ou moderado e de DE como efeito colateral ao uso de psicofármacos. Pacientes com DM, história de cirurgia de próstata recente ou outras causas neurogênicas de DE apresentaram pior resposta ao fármaco, 35 a 58% em comparação a 86 a 89% entre os indivíduos com DE de causa psicogênica ou vascular

A sildenafila mostrou-se útil no tratamento da DE em pacientes com esquizofrenia sob uso de risperidona. A tadalafila, inibidora da PDE-5, na dose de 20 mg, foi efetiva e bem tolerada no tratamento da DE, com duração de efeito mais longo, porém início mais demorado. A vardenafila é 9 vezes mais seletiva para o receptor ligado à liberação de óxido nítrico no pênis, age dentro de 20 minutos e não é alterada pela ingestão simultânea de alimentos.

Um ensaio clínico demonstrou a eficácia do uso diário e fixo de tadalafila no tratamento da DE. Além de agir na origem física da DE, ela reduz fatores psicológicos associados à não resposta com o uso esporádico, resultantes da ansiedade por ter de planejar a relação sexual.

Os inibidores da fosfodiesterase não devem ser utilizados concomitantemente a nitratos (nitroglicerina ou isossorbida) e devem ser administrados com cuidado em indivíduos com cardiopatia e com precauções em relação a interações farmacológicas, pois são metabolizados principalmente pela CYP3A4. Na coadministração com ADTs e APs, deve-se ter cautela com possível risco de hipotensão e arritmias.

▶ ANDROGÊNIOS

Homens com diminuição da libido podem apresentar baixos níveis de testosterona. A utilização de testosterona por via IM ou transdérmica (adesivos) pode ser oferecida quando existe evidência documentada de deficiência androgênica por avaliação endocrinológica. É necessário ter cautela na indicação de reposição hormonal para homens, pois ela é contraindicada em casos de câncer de próstata, doenças como policitemia e apneia do sono. Pacientes que recebem androgênios devem realizar acompanhamento laboratorial (hemograma, PSA) e exames de próstata periódicos. O psiquiatra deve estar atento para os possíveis efeitos adversos psiquiátricos da testosterona.

Outra opção no manejo da DE é a autoinjeção de prostaglandina vasoativa diretamente no pênis, pois é uma das maneiras efetivas de se obter uma ereção. Os riscos são ereção dolorosa e priapismo.

▶ SUPOSITÓRIO INTRAURETRAL (MUSE)

A prostaglandina também pode ser utilizada como um pequeno supositório que é inserido na uretra. É uma alternativa para homens que não querem aplicar a autoinjeção ou que não respondem a medicamentos VO. Há relatos de uso combinado com sildenafila em pacientes cujos medicamentos isolados não produziram melhora do quadro. Pode ocorrer ereção dolorosa e ardência uretral em menos de 10% dos casos.

▶ OUTRAS ESTRATÉGIAS

Na DE induzida por psicofármacos, são sugeridas as seguintes modalidades de intervenção: redução da dose, troca de classe ou acréscimo de medicamento (fixo ou quando necessário). Além dessas estratégias, existem outras, como a ioimbina, um antagonista do receptor α_2-adrenérgico, com ação central e periférica. Em estudos bem conduzidos, esse fármaco é levemente superior ao placebo e parece ter maior eficácia na combinação com outros agentes. Recentemente, um ECR mostrou benefício no uso de 400 mg de SAMe (S-adenosil-L-metionina, disponível como suplemento alimentar no Brasil), em 2 tomadas diárias, em associação a ISRS ou IRSN, na capacidade de atingir e manter a ereção.[256] Existem, ainda, relatos com o uso de granisetrona (antagonista do receptor 5-HT3), amantadina e pramipexol (agente dopaminérgico), metilfenidato e betanecol (pode ser usado em associação com um ISRS antes da relação sexual).

▶ EJACULAÇÃO RETRÓGRADA

A ejaculação depende basicamente de dois processos fisiológicos: a contração da musculatura peniana para expulsar o sêmen e o fechamento concomitante do esfíncter uretral interno. Ambos dependem da ativação do sistema nervoso simpático e da inativação do sistema nervoso parassimpático. Pacientes com ER muitas vezes serão atendidos no contexto da terapia de fertilização. A ER pode ser completa ou incompleta e responde por 0,3 a 2% da infertilidade masculina. Pode resultar de condições anatômicas, neurológicas ou farmacológicas. Evidência diagnóstica de ER inclui ejaculação ausente ou intermitente, com baixo volume, e presença de espermatozoides e frutose em amostra de urina pós-coito.[257]

Deve-se identificar a provável causa da ER e instituir um tratamento adequado. O uso dos psicofármacos no contexto da ER não costuma ter implicações adicionais, já que a maioria deles tem mecanismo simpatomimético e anticolinérgico, o que, em teoria, favorece a ejaculação fisiológica.

▶ LIBIDO, DIMINUIÇÃO DA

Ver também *Anorgasmia* e *Diminuição da libido* na Seção "Efeitos colaterais e seu manejo".

A diminuição do desejo sexual pode estar presente em muitos transtornos psiquiátricos. Em um estudo populacional, foi demonstrado que os problemas sexuais podem ocorrer em até 50% dos pacientes deprimidos, sendo mais frequentes do que em indivíduos não deprimidos. Além disso, várias medicações usadas na psiquiatria podem agravar ou causar problemas na função sexual, o que geralmente torna-se um dos principais fatores de abandono precoce dos tratamentos em saúde mental, relacionando-se a piores desfechos e mais recaídas na população com problemas psicológicos.

Na avaliação de pessoas com problemas de diminuição da libido e outros problemas sexuais, devemos atentar para a presença de comorbidades e para o uso de medicações clínicas que podem estar contribuindo para esse sintoma, que será piorado em casos de transtornos psicológicos e uso de psicotrópicos. O uso de medicamentos como a terapia de reposição hormonal, anticoncepcionais, finasterida,[258] β-bloqueadores e espironolactona e a presença de doenças como epilepsia, prolactinomas, doenças da tireoide e outros distúrbios neuroendócrinos podem ser as causas desse sintoma. Também vale destacar que a diminuição da libido pode estar presente como sintoma de muitos transtornos, a saber, TDM, transtornos de ansiedade, TOC, TEPT, transtornos sexuais, parafilias, transtornos psicóticos, dor crônica, dor pélvica crônica, entre outros.

Ao mesmo tempo em que a diminuição da libido pode ser secundária a doenças físicas e emocionais, muitas vezes o tratamento adequado dos transtornos emocionais pode ser a causa da diminuição da libido, o que torna o tratamento de quadros de depressão, ansiedade e TOC graves muitas vezes desafiador, pois exigem doses altas de medicações antidepressivas. Devemos estar especialmente atentos ao uso de ISRSs e de ADTs na psiquiatria, pois são os principais fármacos utilizados nesses transtornos e que estão comumente associados a disfunções sexuais como diminuição da libido.[259,260] Também devemos estar atentos ao uso de APSGs e aos anticonvulsivantes, visto que também podem causar alterações sexuais.

▶ SÍNDROME DOS OVÁRIOS POLICÍSTICOS

A SOP é a doença endocrinológica mais comum em mulheres em idade reprodutiva, com uma prevalência estimada em 5 a 10%. De acordo com os critérios de Rotterdam, a SOP é diagnosticada por hiperandrogenismo (clínico/bioquímico), anovulação crônica e/ou ovários policísticos, quando outras causas foram excluídas. Aproximadamente 75% das pacientes têm sobrepeso e mais de 50% têm resistência à insulina. O risco de doenças cardiovasculares e de DM tipo 2 é 5 a 10 vezes maior em comparação a controles por idade e peso. O risco de depressão em pacientes com SOP é aumentado em aproximadamente 8 vezes, quando comparado a controles.[261]

Em 2017, Cooney e colaboradores[262] publicaram uma metanálise de 18 estudos que compararam a prevalência de sintomas depressivos e de ansiedade em pacientes com SOP e controles. Os resultados mostraram que as mulheres com SOP tiveram risco aumentado para algum sintoma depressivo (RC: 3,78; IC 95%: 3,03 a 4,72) e para sintomas depressivos moderados/graves (RC: 4,18; IC 95%: 2,68 a 6,52).[262] As razões para esse aumento de risco ainda não foram determinadas, mas alguns autores sugerem que os sintomas de SOP como obesidade, infertilidade, hirsutismo e acne estão relacionados à depressão.[263]

Até o presente, não há ensaios clínicos significativos que testem eficácia e tolerabilidade de ADs especificamente nessa condição. A escolha dos psicofármacos deve estar pautada pelo perfil de efeitos colaterais, evitando-se medicamentos que tendem a causar aumento de peso e alterações metabólicas. O AVP pode estar associado a maiores taxas de alterações menstruais, hiperandrogenismo e piora de parâmetros metabólicos em mulheres predispostas, devendo ser evitado nessa condição.

TRANSTORNO DISFÓRICO PRÉ-MENSTRUAL

De acordo com o DSM-5-TR,[253] o TDPM caracteriza-se por sintomas psicológicos e físicos que devem estar presentes na semana final antes do início da menstruação, começar a melhorar poucos dias depois do seu início e tornar-se mínimos ou ausentes na semana pós-menstrual, ocorrendo na maioria dos ciclos menstruais no ano precedente.[253] Pelo menos cinco sintomas devem estar presentes, incluindo um sintoma nuclear (labilidade afetiva, irritabilidade, humor deprimido e ansiedade), com outros potenciais sintomas que incluem interesse diminuído pelas atividades habituais, dificuldade de concentração, letargia, alteração do apetite, insônia ou hipersonia, sentir-se sobrecarregada ou fora de controle e sintomas físicos. Os sintomas devem estar associados a sofrimento clinicamente significativo.[264]

A estimativa mais rigorosa de TDPM é de 1,8% para as mulheres cujos sintomas satisfazem todos os critérios sem prejuízo funcional e de 1,3% para aquelas cujos sintomas satisfazem os critérios atuais com prejuízo funcional e sem a concomitância de sintomas de outro transtorno mental. Condições comórbidas são referidas em até 70% dos casos, especialmente transtornos de ansiedade, TEPT, TDM e TB.[265]

Exercício regular e técnicas de redução de estresse são opções de tratamentos eficientes para mulheres com sintomas pré-menstruais leves. Apesar de ter sido estudado o uso de vitaminas e suplementação dietética como tratamento do TDPM, não há, até então, evidência de eficácia superior ao placebo.[266] A melhor abordagem para mulheres com sintomas moderados a severos do TDPM é intervenção farmacológica e/ou psicoterápica, principalmente a TCC.

O uso de ISRSs deve ser preferido em mulheres que não desejam usar pílulas contraceptivas. Do contrário, contraceptivos orais combinados devem ser a primeira escolha sozinhos ou combinados com o uso de ISRSs. Existe evidência de eficácia dos ISRSs em ensaios clínicos e revisões sistemáticas. Uma revisão da Cochrane comparou paroxetina, fluoxetina, escitalopram, sertralina e citalopram com placebo e concluiu que todos eles reduziram os sintomas gerais autorrelatados de maneira significativa quando comparados ao placebo, quando utilizados continuamente ou durante a fase lútea do ciclo menstrual. A venlafaxina e a clomipramina também demonstraram ser mais efetivas do que placebo, porém não são recomendadas como primeira linha por causarem mais sintomas de retirada, no caso da primeira, e efeitos adversos como sedação e ganho de peso, no caso da segunda.[267]

A administração contínua é recomendada para mulheres cujo surgimento dos sintomas não pode ser previsto e para mulheres com sintomas físicos graves. Para mulheres com sintomas previsíveis, que duram mais de uma semana antes do início da menstruação, é recomendado o uso na fase lútea. O tratamento é começado no 14º dia do ciclo e suspenso no início da menstruação. Esse regime tem como vantagens ser menos caro e ter menos efeitos adversos.

REFERÊNCIAS

1. Søgaard M, Skjøth F, Kjældgaard JN, Larsen TB, Hjortshøj SP, Riahi S. Atrial fibrillation in patients with severe mental disorders and the risk of stroke, fatal thromboembolic events and bleeding: a nationwide cohort study. BMJ Open. 2017;7(12):e018209. PMID [29217725]

2. Beach SR, Kostis WJ, Celano CM, Januzzi JL, Ruskin JN, Noseworthy PA, et al. Meta-analysis of selective serotonin reuptake inhibitor-associated QTc prolongation. J Clin Psychiatry. 2014;75(5):e441-9. PMID [24922496]

3. Schmoldt A, Benthe HF, Haberland G. Digitoxin metabolism by rat liver microsomes. Biochem Pharmacol. 1975;24(17):1639-41. PMID [10]

4. Glassmann AH, Bigger JT Jr. Antipsychotic drugs: prolonged QTc interval, torsade de pointes, and sudden death. Am J Psychiatry. 2001;158(11):1774-82. PMID [11691681]

5. Salle P, Rey JL, Bernasconi P, Quiret JC, Lombaert M. Torsades de pointe: apropos of 60 cases. Ann Cardiol Angeiol. 1985;34(6):381-8. PMID [4026164]

6. Girardin FR, Gex-Fabry M, Berney P, Shah D, Gaspoz JM, Dayer P. Drug-induced long QT in adult psychiatric inpatients: the 5-year cross-sectional ECG screening outcome in psychiatry study. Am J Psychiatry. 2013;170(12):1468-76. PMID [24306340]

7. Chung AK, Chua S. Effects on prolongation of Bazett's corrected QT interval of seven second-generation antipsychotics in the treatment of schizophrenia: a meta-analysis. J Psychopharmacol. 2011;25(5):646-66. PMID [20826552]

8. Li GHY, Cheung CL, Chung AKK, Cheung BMY, Wong ICK, Fok MLY, et al. Evaluation of bi-directional causal association between depression and cardiovascular diseases: a Mendelian randomization study. Psychol Med. 2022;52(9):1765-76. PMID [33032663]

9. Meng L, Chen D, Yang Y, Zheng Y, Hui R. Depression increases the risk of hypertension incidence: a meta-analysis of prospective cohort studies. J Hypertens. 2012;30(5):842-51. PMID [22343537]

10. Sparrenberger F, Cichelero FT, Ascoli AM, Fonseca FP, Weiss G, Berwanger O, et al. Does psychosocial stress cause hypertension? A systematic review of observational studies. J Hum Hypertens. 2009;23(1):12-9. PMID [18615099]

11. Piña IL, Di Palo KE, Ventura HO. Psychopharmacology and cardiovascular disease. J Am Coll Cardiol. 2018;71(20):2346-59. PMID [29773162]

12. Nasrallah HA, Meyer JM, Goff DC, McEvoy JP, Davis SM, Stroup TS, et al. Low rates of treatment for hypertension, dyslipidemia and diabetes in schizophrenia: data from the CATIE schizophrenia trial sample at baseline. Schizophr Res. 2006;86(1-3):15-22. PMID [16884895]

13. Ko DT, Hebert PR, Coffey CS, Sedrakyan A, Curtis JP, Krumholz HM. Beta-blocker therapy and symptoms of depression, fatigue, and sexual dysfunction. JAMA. 2002;288(3):351-7. PMID [12117400]

14. van Melle JP, de Jonge P, Spijkerman TA, Tijssen JG, Ormel J, van Veldhuisen DJ, et al. Prognostic association of depression following myocardial infarction with mortality and cardiovascular events: a meta-analysis. Psychosom Med. 2004;66(6):814-22. PMID [15564334]

15. Qureshi AI, Suri MFK, Guterman LR, Hopkins LN. Cocaine use and the likelihood of nonfatal myocardial infarction and stroke: data from the third national health and nutrition examination survey. Circulation. 2001;103(4):502-6. PMID [11157713]

16. Pizzi C, Rutjes AWS, Costa GM, Fontana F, Mezzetti A, Manzoli L. Meta-analysis of selective serotonin reuptake inhibitors in patients with depression and coronary heart disease. Am J Cardiol. 2011;107(7):972-9. PMID [21256471]

17. Thombs BD, de Jonge P, Coyne JC, Whooley MA, Frasure-Smith N, Mitchell AJ, et al. Depression screening and patient outcomes in cardiovascular care: a systematic review. JAMA. 2008;300(18):2161-71. PMID [19001627]

18. van Melle JP, de Jonge P, Honig A, Schene AH, Kuyer AM, Crijns HJ, et al. MIND-IT investigators. effects of antidepressant treatment following myocardial infarction. Br J Psychiatry. 2007;190:460-6. PMID [17541103]

19. Glassman AH, O'Connor CM, Califf RM, Swedberg K, Schwartz P, Bigger JT, et al. Sertraline treatment of major depression in patients with acute MI or unstable angina. JAMA. 2002;288(6):701-9. PMID [12169073]

20. Berkman LF, Blumenthal J, Burg M, Carney RM, Catellier D, Cowan MJ, et al. Effects of treating depression and low perceived social support on clinical events after myocardial infarction: the enhancing recovery in coronary heart disease patients (ENRICHD) randomized trial. JAMA. 2003;289(23):3106-16. PMID [12813116]

21. Kim JM, Stewart R, Lee YS, Lee HJ, Kim MC, Kim JW, et al. Effect of escitalopram vs placebo treatment for depression on long-term cardiac outcomes in patients with acute coronary syndrome: a randomized clinical trial. JAMA. 2018;320(4):350-8. PMID [30043065]

22. De Hert M, Detraux J, Vancampfort D. The intriguing relationship between coronary heart disease and mental disorders. Dialogues Clin Neurosci. 2018;20(1):31-40. PMID [29946209]

23. Page RL 2nd, O'Bryant CL, Cheng D, Dow TJ, Ky B, Stein CM, et al. Drugs That may cause or exacerbate heart failure: a scientific statement from the american heart association. Circulation. 2016;134(6):e32-69. PMID [27400984]

24. World Health Organization. Palliative care [Internet]. Geneva: WHO; 2021 [capturado em 01 jan. 2023]. Disponível em: https://www.who.int/health-topics/palliative-care.

25. Irwin SA, Ferris FD. The opportunity for psychiatry in palliative care. Can J Psychiatry. 2008;53(11):713-24. PMID [19087465]

26. Breitbart W, Bruera E, Chochinov H, Lynch M. Neuropsychiatric syndromes and psychological symptoms in patients with advanced cancer. J Pain Symptom Manage. 1995;10(2):131-41. PMID [7730685]

27. Irwin SA, Rao S, Bower K, Palica J, Rao SS, Maglione JE, et al. Psychiatric issues in palliative care: recognition of depression in patients enrolled in hospice care. J Palliat Med. 2008;11(2):158-63. PMID [18333728]

28. Harman SM. Psychiatric and palliative care in the intensive care unit. Crit Care Clin. 2017;33(3):735-43. PMID [28601143]

29. National Coalition for Hospice and Palliative Care. Clinical practice guidelines for quality palliative care [Internet]. 4th ed. Richmond: National Coalition for Hospice and Palliative Care; 2018 [capturado em 01 jan. 2023]. Disponível em: https://www.nationalcoalitionhpc.org/wp-content/uploads/2018/10/NCHPC-NCPGuidelines_4thED_web_FINAL.pdf.

30. Perusinghe M, Chen KY, McDermott B. Evidence-based management of depression in palliative care: a systematic review. J Palliat Med. 2021;24(5):767-81. PMID [33720758]

31. Ciaramella A, Poli P. Assessment of depression among cancer patients: the role of pain, cancer type and treatment. Psychooncology. 2001;10(2):156-65. PMID [11268142]

32. Cohen-Cole SA, Brown FW, McDaniel JS. Assessment of depression and grief reactions in the medically ill. In: Stoudemire A, Fogel BS, editors. Psychiatric care of the medical patient. New York: Oxford; 1993.

33. Breitbart W, Rosenfeld B, Pessin H, Kaim M, Funesti-Esch J, Galietta M, et al. Depression, hopelessness, and desire for hastened death in terminally ill patients with cancer. JAMA. 2000;284(22):2907-11. PMID [11147988]

34. Nzwalo I, Aboim MA, Joaquim N, Marreiros A, Nzwalo H. Systematic review of the prevalence, predictors, and treatment of insomnia in palliative care. Am J Hosp Palliat Care. 2020;37(11):957-69. PMID [32101021]

35. Klankluang W, Tongsai S, Sriphirom C, Siriussawakul A, Chanthong P, Tayjasanant S. The prevalence, associated factors, clinical impact, and state of diagnosis of delirium in palliative care patients. Support Care Cancer. 2021;29(12):7949-56. PMID [34213642]

36. Watt CL, Momoli F, Ansari MT, Sikora L, Bush SH, Hosie A, et al. The incidence and prevalence of delirium across palliative care settings: a systematic review. Palliat Med. 2019;33(8):865-77. PMID [31184538]

37. Fulton JJ, Newins AR, Porter LS, Ramos K. Psychotherapy targeting depression and anxiety for use in palliative care: a meta-analysis. J Palliat Med. 2018;21(7):1024-37. PMID [29676960]

38. Donato SCT, Matuoka JY, Yamashita CC, Salvetti MG. Effects of dignity therapy on terminally ill patients: a systematic review. Rev Esc Enferm USP. 2016;50(6):1014-24. PMID [28198968]

39. Cipriani A, Furukawa TA, Salanti G, Chaimani A, Atkinson LZ, Ogawa Y, et al. Comparative efficacy and acceptability of 21 antidepressant drugs for the acute treatment of adults with major depressive disorder: a systematic review and network meta-analysis. Lancet. 2018;391(10128):1357-66. PMID [29477251]

40. Finnerup NB, Attal N, Haroutounian S, McNicol E, Baron R, Dworkin RH, et al. Pharmacotherapy for neuropathic pain in adults: a systematic review and meta-analysis. Lancet Neurol. 2015;14(2):162-73. PMID [25575710]

41. Riordan PA, Briscoe J, Uritsky TJ, Jones CA, Webb JA. Top ten tips palliative care clinicians should know about psychopharmacology. J Palliat Med. 2019;22(5):572-9. PMID [30925078]

42. Rochester MP, Kane AM, Linnebur SA, Fixen DR. Evaluating the risk of QTc prolongation associated with antidepressant use in older adults: a review of the evidence. Ther Adv Drug Saf. 2018;9(6):297-308. PMID [29854391]

43. Cherny N, Fallon M, Kaasa S, Portenoy RK, Currow DC, editors. Oxford textbook palliative medicine. 5th ed. New York: Oxford; 2015.

44. Puetz TW, Youngstedt SD, Herring MP. Effects of pharmacotherapy on combat-related PTSD, anxiety, and depression: a systematic review and meta-regression analysis. PLoS One. 2015;10(5):e0126529. PMID [26020791]

45. Williams T, Phillips NJ, Stein DJ, Ipser JC. Pharmacotherapy for post traumatic stress disorder (PTSD). Cochrane Database Syst Rev. 2022;3(3):CD002795. PMID [35234292]

46. Minton O, Richardson A, Sharpe M, Hotopf M, Stone PC. Psychostimulants for the management of cancer-related fatigue: a systematic review and meta-analysis. J Pain Symptom Manage. 2011;41(4):761-7. PMID [21251796]

47. Mücke M, Mochamat HC, Peuckmann-Post V, Minton O, Stone P, Radbruch L. Pharmacological treatments for fatigue associated with palliative care. Cochrane Database Syst Rev. 2015;2015(5):CD006788. PMID [26026155]

48. Andrew BN, Guan NC, Jaafar NRN. The use of methylphenidate for physical and psychological symptoms in cancer patients: a review. Curr Drug Targets. 2018;19(8):877-87. PMID [28322161]

49. Elie D, Gagnon P, Gagnon B, Giguère A. Using psychostimulants in end-of-life patients with hypoactive delirium and cognitive disorders: a literature review. Can J Psychiatry. 2010;55(6):386-93. PMID [20540834]

50. Bush SH, Tierney S, Lawlor PG. Clinical assessment and management of delirium in the palliative care setting. Drugs. 2017;77(15):1623-43. PMID [28864877]

51. Gaertner J, Eychmueller S, Leyhe T, Bueche D, Savaskan E, Schlögl M. Benzodiazepines and/or neuroleptics for the treatment of delirium in palliative care? A critical appraisal of recent randomized controlled trials. Ann Palliat Med. 2019;8(4):504-15. PMID [30943743]

52. Zaporowska-Stachowiak I, Stachowiak-Szymczak K, Oduah MT, Sopata M. Haloperidol in palliative care: indications and risks. Biomed Pharmacother. 2020;132:110772. PMID [33068931]

53. Buckholz GT, Irwin SA. Recognizing and managing irreversible delirium. Forthcoming.

54. Crombeen AM, Lilly EJ. Management of dyspnea in palliative care. Curr Oncol. 2020;27(3):142-5. PMID [32609923]

55. Arantzamendi M, Belar A, Payne S, Rijpstra M, Preston N, Menten J, et al. Clinical aspects of palliative sedation in prospective studies: a systematic review. J Pain Symptom Manage. 2021;61(4):831-44.e10. PMID [32961218]

56. Hirst A, Sloan R. Benzodiazepines and related drugs for insomnia in palliative care. Cochrane Database Syst Rev. 2002;(4):CD003346. PMID [12519593]

57. Agar M, Lawlor P, Caplan G, Ely EW, Lam L, de Souza P, et al. Randomised double blind placebo controlled phase II trial of melatonin for prevention of delirium in inpatients with advanced cancer. Bedford Park: Flinders University; 2020.

58. Sateia MJ, Buysse DJ, Krystal AD, Neubauer DN, Heald JL. Clinical practice guideline for the pharmacologic treatment of chronic insomnia in adults: an American Academy of Sleep Medicine clinical practice guideline. J Clin Sleep Med. 2017;13(2):307-49. PMID [27998379]

59. Austad SS, Athalye L. Exfoliative dermatitis. In: StatPearls [Internet]. Treasure Island: StatPearls; 2022 [capturado em 05 jan. 2023]. Disponível em: http://www.ncbi.nlm.nih.gov/books/NBK554568/.

60. Erythroderma [Internet]. DynaMed; 2022 [capturado em 05 jan. 2023]. Disponível em: https://www.dynamed.com/condition/erythroderma#.

61. Mitkov MV, Trowbridge RM, Lockshin BN, Caplan JP. Dermatologic side effects of psychotropic medications. Psychosomatics. 2014;55(1):1-20. PMID [24099686]

62. Tucker D, Masood S. Seborrheic dermatitis. In: StatPearls [Internet]. Treasure Island: StatPearls; 2022 [capturado em 05 jan. 2023]. Disponível em: http://www.ncbi.nlm.nih.gov/books/NBK551707/.

63. Hald M, Arendrup M, Svejgaard E, Lindskov R, Foged E, Saunte D. Evidence-based Danish guidelines for the treatment of malassezia-related skin diseases. Acta Derm Venereol. 2015;95(1):12-9. PMID [24556907]

64. Nair PA, Badri T. Psoriasis. In: StatPearls [Internet]. Treasure Island: StatPearls; 2022 [capturado em 05 jan. 2023]. Disponível em: http://www.ncbi.nlm.nih.gov/books/NBK448194/.

65. Rotella F, Mannucci E. Depression as a risk factor for diabetes: a meta-analysis of longitudinal studies. J Clin Psychiatry. 2013;74(1):31-7. PMID [23419223]

66. Bhattacharjee S, Bhattacharya R, Kelley GA, Sambamoorthi U. Antidepressant use and new-onset diabetes: a systematic review and meta-analysis. Diabetes Metab Res Rev. 2013;29(4):273-84. PMID [23390036]

67. D'Souza RS, Barman R, Joseph A, Abd-Elsayed A. Evidence-based treatment of painful diabetic neuropathy: a systematic review. Curr Pain Headache Rep. 2022;26(8):583-94. PMID [35716275]

68. Solmi M, Murru A, Pacchiarotti I, Undurraga J, Veronese N, Fornaro M, et al. Safety, tolerability, and risks associated with first- and second-generation antipsychotics: a state-of-the-art clinical review. Ther Clin Risk Manag. 2017;13:757-77. PMID [28721057]

69. Maia AL, Scheffel RS, Meyer ELS, Mazeto GMFS, Carvalho GA, Graf H, et al. Consenso brasileiro para o diagnóstico e tratamento do hipertireoidismo: recomendações do departamento de tireoide da Sociedade Brasileira de Endocrinologia e Metabologia. Arq Bras Endocrinol Metab. 2013;57(3):205-32.

70. Universidade Federal do Rio Grande do Sul. Telecondutas: hipertireoidismo [Internet]. Porto Alegre: TelessaúdeRS-UFRGS; 2021 [capturado em 05 jan. 2023]. Disponível em: https://www.ufrgs.br/telessauders/documentos/telecondutas/tc_hipertireoidismo.pdf.

71. Fairbrother F, Petzl N, Scott JG, Kisely S. Lithium can cause hyperthyroidism as well as hypothyroidism: a systematic review of an under-recognised association. Aust N Z J Psychiatry. 2019;53(5):384-402. PMID [30841715]

72. Universidade Federal do Rio Grande do Sul. TeleCondutas: hipotireoidismo. Porto Alegre: TelessaúdeRS-UFRGS; 2020.

73. Jurado-Flores M, Warda F, Mooradian A. Pathophysiology and clinical features of neuropsychiatric manifestations of thyroid disease. J Endocr Soc. 2022;6(2):bvab194. PMID [35059548]

74. Czarnywojtek A, Zgorzalewicz-Stachowiak M, Czarnocka B, Sawicka-Gutaj N, Gut P, Krela-Kazmierczak I, et al. Effect of lithium carbonate on the function of the thyroid gland: mechanism of action and clinical implications. J Physiol Pharmacol. 2020;71(2). PMID [32633237]

75. Sociedade Brasileira de Endocrinologia e Metabologia. Posicionamento: dosagens hormonais e doenças tireoidianas [Internet]. Rio de Janeiro: SBEM; 2016 [capturado em 01 jan. 2023]. Disponível em: https://www.endocrino.org.br/posicionamento-dosagens-hormonais-e-doencas-tireoidianas/.

76. McElroy SL. Obesity in patients with severe mental illness: overview and management. J Clin Psychiatry. 2009;70(Suppl 3):12-2. PMID [19570497]

77. Holt RI. Obesity: an epidemic of thetwenty-first century: an update for psychiatrists. J Psychopharmacol. 2005;19(6 Suppl):6-15. PMID [16280333]

78. Aaseth J, Ellefsen S, Alehagen U, Sundfør TM, Alexander J. Diets and drugs for weight loss and health in obesity: an update. Biomed Pharmacother. 2021;140:111789. PMID [34082399]

79. Afzal M, Siddiqi N, Ahmad B, Afsheen N, Aslam F, Ali A, et al. Prevalence of overweight and obesity in people with severe mental illness: systematic review and meta-analysis. Front Endocrinol. 2021;12:769309. PMID [34899604]

80. Mazereel V, Detraux J, Vancampfort D, van Winkel R, De Hert M. Impact of psychotropic medication effects on obesity and the metabolic syndrome in people with serious mental illness. Front Endocrinol. 2020;11:573479. PMID [33162935]

81. Penninx BWJH, Lange SMM. Metabolic syndrome in psychiatric patients: overview, mechanisms, and implications. Dialogues Clin Neurosci. 2018;20(1):63-73. PMID [29946213]

82. Radominski SC, Bernardo W, Paula AP, Albergaria BH, Moreira C, Fernandes CE, et al. Brazilian guidelines for the diagnosis and treatment of postmenopausal osteoporosis. Rev Bras Reumatol. 2017;57 suppl 2:452-66.

83. Griepp DW, Kim DJ, Ganz M, Dolphin EJ, Sotudeh N, Burekhovich SA, et al. The effects of antiepileptic drugs on bone health: a systematic review. Epilepsy Res. 2021 Jul;173:106619. PMID [33774428]

84. Köhler-Forsberg O, Rohde C, Nierenberg AA, Østergaard SD. Association of lithium treatment with the risk of osteoporosis in patients with bipolar disorder. JAMA Psychiatry. 2022 May;79(5):454-63. PMID [35353126]

85. Schweiger J, Schweiger U, Hüppe M, Kahl K, Greggersen W, Jauch-Chara K, et al. The use of antidepressive agents and bone mineral density in women: a meta-analysis. Int J Environ Res Public Health. 2018 Jul;15(7):1373. PMID [29966324]

86. Yokoyama S, Wakamoto S, Tanaka Y, Nakagawa C, Hosomi K, Takada M. Association between antipsychotics and osteoporosis based on real-world data. Ann Pharmacother. 2020 Oct;54(10):988-95. PMID [32186394]

87. Qiu J, Gong H, Wang B, Gu W, Wang L, Gu M, et al. The use of clozapine is protective for low bone mineral density induced by prolactin-raising antipsychotics in inpatients with schizophrenia. Arch Osteoporos. 2020 Jun;15(1):98. PMID [32601884]

88. Poly TN, Islam MM, Yang HC, Li YC. Association between benzodiazepines use and risk of hip fracture in the elderly people: a meta-analysis of observational studies. Joint Bone Spine. 2020 May;87(3):241-9. PMID [31778821]

89. Piasecka M, Papakokkinou E, Valassi E, Santos A, Webb SM, de Vries F, et al. Psychiatric and neurocognitive consequences of endogenous hypercortisolism. J Intern Med. 2020;288(2):168-82. PMID [32181937]

90. Nothdurfter C, Schmotz C, Sarubin N, Baghai TC, Laenger A, Lieb M, et al. Effects of escitalopram/quetiapine combination therapy versus escitalopram monotherapy on hypothalamic-pituitary-suprarrenal-axis activity in relation to antidepressant effectiveness. J Psychiatr Res. 2014;52:15-20. PMID [24513501]

91. Ford AC, Lacy BE, Harris LA, Quigley EMM, Moayyedi P. Effect of antidepressants and psychological therapies in irritable bowel syndrome: an updated systematic review and meta-analysis. Am J Gastroenterol. 2019;114(1):21-39. PMID [30177784]

92. Fukudo S, Okumura T, Inamori M, Okuyama Y, Kanazawa M, Kamiya T, et al. Evidence-based clinical practice guidelines for irritable bowel syndrome 2020. J Gastroenterol. 2021;56(3):193-217. PMID [33538894]

93. Xu Y, Amdanee N, Zhang X. Antipsychotic-induced constipation: a review of the pathogenesis, clinical diagnosis, and treatment. CNS Drugs. 2021;35(12):1265-74. PMID [34427901]

94. Macer BJ, Prady SL, Mikocka-Walus A. Antidepressants in inflammatory bowel disease: a systematic review. Inflamm Bowel Dis. 2017;23(4):534-50. PMID [28267046]

95. Telles-Correia D, Barbosa A, Cortez-Pinto H, Campos C, Rocha NBF, Machado S. Psychotropic drugs and liver disease: a critical review of pharmacokinetics and liver toxicity. World J Gastrointest Pharmacol Ther. 2017;8(1):26-38. PMID [28217372]

96. Taylor DM, Barnes TRE, Young AH. The maudsley prescribing guidelines in psychiatry. 14th ed. Philadelphia: John Wiley & Sons; 2021.

97. Shin JY, Choi NK, Jung SY, Lee J, Kwon JS, Park BJ. Risk of ischemic stroke with use of risperidone, quetiapine and olanzapine in elderly patients: a population-based, case-crossover study. J Psychopharmacol. 2013;27(7):638-44. PMID [23535349]

98. Fink G. Selye's general adaptation syndrome: Stress-induced gastro-duodenal ulceration and inflammatory bowel disease. J Endocrinol. 2017;232(3):F1-5. PMID [27999087]

99. Herszényi L, Juhász M, Mihály E, Tulassay Z. A fekélybetegség és a stressz. Orvosi Hetilap. 2015;156(35):1426-9.

100. Scott KM, Alonso J, de Jonge P, Viana MC, Liu Z, O'Neill S, et al. Associations between DSM-IV mental disorders and onset of self-reported peptic ulcer in the World Mental Health Surveys. J Psychosom Res. 2013;75(2):121-7. PMID [23915767]

101. Culpepper L. Generalized anxiety disorder and medical illness. J Clin Psychiatry. 2009;70(suppl 2):20-4. PMID [19371503]

102. Goodwin RD, Keyes KM, Stein MB, Talley NJ. Peptic ulcer and mental disorders among adults in the community: the role of nicotine and alcohol use disorders. Psychosom Med. 2009;71(4):463-8. PMID [19443694]

103. Andrade C, Sandarsh S, Chethan KB, Nagesh KS. Serotonin reuptake inhibitor antidepressants and abnormal bleeding: a review for clinicians and a reconsideration of mechanisms. J Clin Psychiatry. 2010 Dec;71(12):1565-75. PMID [21190637]

104. Abajo FJ. Effects of selective serotonin reuptake inhibitors on platelet function: mechanisms, clinical outcomes and implications for use in elderly patients. Drugs Aging. 2011 May;28(5):345-67. PMID [21542658]

105. Christiansen C, Christensen S, Riis A, Thomsen RW, Johnsen SP, Tonnesen F, et al. Antipsychotic drugs and short-term mortality after peptic ulcer perforation: a population-based cohort study. Aliment Pharmacol Ther. 2008;28(7):895-902. PMID [18637098]

106. Celinski K, Konturek PC, Konturek SJ, Slomka M, Cichoz-Lach H, Brzozowski T, et al. Effects of melatonin and tryptophan on healing of gastric and duodenal ulcers with helicobacter pylori infection in humans. J Physiol Pharmacol. 2011 Oct;62(5):521-6. PMID [22204799]

107. Calarge CA, Murry DJ, Ziegler EE, Arnold LE. Serum ferritin, weight gain, disruptive behavior, and extrapyramidal symptoms in risperidone-treated youth. J Child Adolesc Psychopharmacol. 2016 Jun;26(5):471-7. PMID [26894929]

108. Hoffbrand AV, Moss PAH. Fundamentos em hematologia. 7. ed. Porto Alegre: Artmed; 2018.

109. Efficacy of lithium against chemotherapy induced neutropenia in breast cancer patients [Internet]. Quebec: Cochrane Library; 2022 [capturado em 7 jan. 2023]. Disponível em: https://www.cochranelibrary.com/central/doi/10.1002/central/CN-02381376/full?highlightAbstract=marrow%7Clithium%7Cbone.

110. Quais as causas e qual a investigação inicial de leucopenia [Internet]? Porto Alegre: TelessaúdeRS-UFRGS; 2021 [capturado em 7 jan. 2023]. Disponível em: https://www.ufrgs.br/telessauders/perguntas/leucopenia/.

111. Berliner N. Approach to the adult with unexplained neutropenia [Internet]. UpToDate. Waltham: UpToDate; 2022 [capturado em 01 jan. 2023]. Disponível em: https://www.uptodate.com/contents/approach-to-the-adult-with-unexplained-neutropenia.

112. Kelly DL, Kreyenbuhl J, Dixon L, Love RC, Medoff D, Conley RR. Clozapine underutilization and discontinuation in African Americans due to leucopenia. Schizophr Bull. 2007;33(5):1221-4. PMID [17170061]

113. Gurrera RJ, Gearin PF, Love J, Li KJ, Xu A, Donaghey FH, et al. Recognition and management of clozapine adverse effects: a systematic review and qualitative synthesis. Acta Psychiatr Scand. 2022 May;145(5):423-41. PMID [35178700]

114. Myles N, Myles H, Clark SR, Bird R, Siskind D. Use of granulocyte-colony stimulating factor to prevent recurrent clozapine-induced neutropenia on drug rechallenge: a systematic review of the literature and clinical recommendations. Aust N Z J Psychiatry. 2017 Oct;51(10):980-9. PMID [28747065]

115. Siegel RL, Miller KD, Jemal A. Cancer statistics, 2019. CA Cancer J Clin. 2019;69(1):7-34. PMID [30620402]

116. Aldin A, Umlauff L, Estcourt LJ, Collins G, Moons KG, Engert A, et al. Interim PET-results for prognosis in adults with Hodgkin lymphoma: a systematic review and meta-analysis of prognostic factor studies. Cochrane Database Syst Rev. 2020;1(1):CD012643. PMID [31930780]

117. Roose SP, Rutherford BR. Selective serotonin reuptake inhibitors and operative bleeding risk: a review of the literature. J Clin Psychopharmacol. 2016 Dec;36(6):704-9. PMID [27684291]

118. Wyszynski AA, Wyszynski B. Manual of psychiatric care for the medically ill. Washington: APP; 2005.

119. Kahl KG, Eckermann G, Frieling H, Hillemacher T. Psychopharmacology in transplantation medicine. Prog Neuropsychopharmacol Biol Psychiatry. 2019;88:74-85. PMID [30018020]

120. Page RL, Miller GG, Lindenfeld J. Drug therapy in the heart transplant recipient: part IV: drug-drug interactions. Circulation. 2005 Jan;111(2):230-9. PMID [15657387]

121. Shepard PW, St. Louis EK. Seizure treatment in transplant patients. Curr Treat Options Neurol. 2012;14(4):332-47. PMID [22660960]

122. Lewis TC, Sureau K, Katz A, Chen S, Angel L, Lesko M, et al. Enhanced recovery and opioid-sparing pain management following lung transplantation. J Heart Lung Transplantat. 2020;39(4):S95.

123. Brasil. Ministério da Saúde. Protocolo clínico e diretrizes terapêuticas para hepatite C e coinfecções. Brasília: MS; 2019.

124. World Health Organization. Guidelines for the care and treatment of persons diagnosed with chronic hepatitis C virus infection. Geneva: WHO; 2018.

125. Pegasys® [Bula de medicamento] [Internet]. New Jersey: Hoffmann-La Roche; 2002 [capturado em 9 jan. 2023]. Disponível em: https://www.accessdata.fda.gov/drugsatfda_docs/label/2011/103964s5204lbl.pdf.

126. Ehret M, Sobieraj DM. Prevention of interferon-alpha-associated depression with antidepressant medications in patients with hepatitis C virus: a systematic review and meta-analysis. Int J Clin Pract. 2014;68(2):255-61. PMID [24372654]

127. Nanni MG, Caruso R, Mitchell AJ, Meggiolaro E, Grassi L. Depression in HIV infected patients: a review. Curr Psychiatry Rep. 2015;17(1):530. PMID [25413636]

128. Yanofski J, Croarkin P. Choosing antidepressants for HIV and AIDS patients: insights on safety and side effects. Psychiatry. 2008;5(5):61-6. PMID [19727253]

129. Lewis IS, Joska JA, Siegfried N. Antidepressants for depression in adults with HIV infection. Cochrane Database Syst Rev. 2018;1(1):CD008525. PMID [29355886]

130. Pachi A, Bratis D, Moussas G, Tselebis A. Psychiatric morbidity and other factors affecting treatment adherence in pulmonary tuberculosis patients. Tuberc Res Treat. 2013;2013:1-37. PMID [23691305]

131. Mercier-Guidez E, Loas G. Polydipsia and water intoxication in 353 psychiatric inpatients: an epidemiological and psychopathological study. Eur Psychiatry. 2000;15(5):306-11. PMID [10954875]

132. Markowitz GS, Bomback AS, Perazella MA. Drug-induced glomerular disease: direct cellular injury. Clin J Am Soc Nephrol. 2015;10(7):1291-9. PMID [25862776]

133. Think Kidneys. Guidelines for medicines optimisation in patients with acute kidney injury. London: NHS; 2016.

134. Dalal PK, Kar SK, Agarwal SK. Management of psychiatric disorders in patients with chronic kidney diseases. Indian J Psychiatry. 2022;64(Suppl 2):S394-401. PMID [35602366]

135. National Kidney Foundation. eGFR calculator [Internet]. New York: National Kidney Foundation; [capturado em 9 jan. 2023]. Disponível em: https://www.kidney.org/professionals/kdoqi/gfr_calculator.

136. Brasil. Ministério da Saúde. Diretrizes clínicas para o cuidado ao paciente com doença renal crônica – DRC no sistema único de saúde. Brasília: MS; 2014.

137. Maalouf NM, Langston JP, Van Ness PC, Moe OW, Sakhaee K. Nephrolithiasis in topiramate users. Urol Res. 2011;39(4):303-7. PMID [21165738]

138. Annamalai A. Medical management of psychotropic side effects. New York: Springer; 2017.

139. Loubinoux I, Kronenberg G, Endres M, Schumann-Bard P, Freret T, Filipkowski RK, et al. Post-stroke depression: Mechanisms, translation and therapy. J Cell Mol Med. 2012;16(9):1961-9. PMID [22348642]

140. Jennum P, Baandrup L, Iversen HK, Ibsen R, Kjellberg J. Mortality and use of psychotropic medication in patients with stroke: a population-wide, register-based study. BMJ Open. 2016;6(3):e010662. PMID [26956165]

141. Jorge RE, Robinson RG, Arndt S, Starkstein S. Mortality and poststroke depression: a placebo-controlled trial of antidepressants. Am J Psychiatry. 2003;160(10):1823-9. PMID [14514497]

142. Sun YR, Herrmann N, Scott CJM, Black SE, Swartz RH, Hopyan J, et al. Lithium carbonate in a poststroke population: exploratory analyses of neuroanatomical and cognitive outcomes. J Clin Psychopharmacol. 2019;39(1):67-71. PMID [30566418]

143. Dawson ET, Hocker SE. Neurologic Complications of Commonly Used Drugs in the Hospital Setting. Curr Neurol Neurosci Rep. 2016;16(4):35. PMID [26905071]

144. Mohammad SS, Jones H, Hong M, Nosadini M, Sharpe C, Pillai SC, et al. Symptomatic treatment of children with anti-NMDAR encephalitis. Develop Med Child Neurol. 2016;58(4):376-84. PMID [26330176]

145. Dömötör J, Clemens B. Focal motor seizures and status epilepticus provoked by mirtazapine. Ideggyógy Sz. 2015;68(7-8):286-8. PMID [26380424]

146. Farooq S, Sherin A. Interventions for psychotic symptoms concomitant with epilepsy. Cochrane Database Syst Rev. 2015;2015(12):CD006118. PMID [26690687]

147. Yoshida K, Takeuchi H. Dose-dependent effects of antipsychotics on efficacy and adverse effects in schizophrenia. Behav Brain Res. 2021;402:113098. PMID [33417992]

148. Agrawal N, Mula M. Treatment of psychoses in patients with epilepsy: an update. Ther Adv Psychopharmacol. 2019;9:204512531986296. PMID [31316747]

149. Lai J, Lu Q, Huang T, Hu S, Xu Y. Convulsive syncope related to a small dose of quetiapine in an adolescent with bipolar disorder. Neuropsychiatric Dis Treat. 2017;13:1905-8. PMID [28790826]

150. Stultz DJ, Osburn S, Burns T, Pawlowska-Wajswol S, Walton R. Transcranial magnetic stimulation (TMS) safety with respect to seizures: a literature review. Neuropsychiatr Dis Treat. 2020;16:2989-3000. PMID [33324060]

151. Fidel Vila-Rodriguez F, Dobek CE, Blumberger DM, Downar J, Daskalakis ZJ. Risk of seizures in transcranial magnetic stimulation: a clinical review to inform consent process focused on bupropion. Neuropsychiatric Dis Treat. 2015;2975-87. PMID [26664122]

152. Burakgazi E, Dalkilic A, Moghal U, Shah U, Carran M. A case of atypical absence seizures after electroconvulsive treatment in a patient with treatment-resistant depression. Clin EEG Neurosci. 2013;44(1):62-9. PMID [23248334]

153. Schiffer RB, Wineman NM. Antidepressant pharmacotherapy of depression associated with multiple sclerosis.. American Journal of Psychiatry. 1990;147(11):1493-7. PMID [2221162]

154. Ehde DM, Kraft GH, Chwastiak L, Sullivan MD, Gibbons LE, Bombardier CH, et al. Efficacy of paroxetine in treating major depressive disorder in persons with multiple sclerosis. Gen Hosp Psychiatry. 2008;30(1):40-8. PMID [18164939]

155. Price A, Rayner L, Okon-Rocha E, Evans A, Valsraj K, Higginson IJ, et al. Antidepressants for the treatment of depression in neurological disorders: a systematic review and meta-analysis of randomised controlled trials. J Neurol Neurosurg Psychiatry. 2011;82(8):914-23. PMID [21558287]

156. Pérez LP, González RS, Lázaro EB. Treatment of mood disorders in multiple sclerosis. Curr Treat Options Neurol. 2015;17(1):323. PMID [25398464]

157. Djamshidian A, Friedman JH. Anxiety and depression in Parkinson's disease. Curr Treat Opt Neurol. 2014;16(4):285. PMID [34744613]

158. Hindle JV. The practical management of cognitive impairment and psychosis in the older Parkinson's disease patient. J Neural Transm. 2013;120(4):649-53. PMID [23430276]

159. Frandsen R, Baandrup L, Kjellberg J, Ibsen R, Jennum P. Increased all-cause mortality with psychotropic medication in Parkinson's disease and controls: a national register-based study. Parkinsonism Relat Disord. 2014;20(11):1124-8. PMID [25164488]

160. Sarwar AI. Trazodone and Parkinsonism: the link strengthens. Clin Neuropharmacol. 2018;41(3):106-8. PMID [29634584]

161. Bozymski KM, Lowe DK, Pasternak KM, Gatesman TL, Crouse EL. Pimavanserin: a novel antipsychotic for Parkinson's disease psychosis. Ann Pharmacother. 2017;51(6):479-87. PMID [28375643]

162. Mathis MV, Muoio BM, Andreason P, Avila AM, Farchione T, Atrakchi A, et al. The US Food and Drug Administration's perspective on the new antipsychotic pimavanserin. J Clin Psychiatry. 2017;78(6):e668-73. PMID [28493654]

163. Zhu C, Bi R, Hu Y, Zhou H, Zhu D, Isaacson B, et al. Restless legs syndrome following the use of ziprasidone: a case report. Gen Psychiatry. 2020;33(2):e100112. PMID [32215360]

164. Mugge L, Mansour TR, Crippen M, Alam Y, Schroeder J. Depression and glioblastoma, complicated concomitant diseases: a systemic review of published literature. Neurosurg Rev. 2020;43(2):497-511. PMID [30094499]

165. Wu A, Khawaja AP, Pasquale LR, Stein JD. A review of systemic medications that may modulate the risk of glaucoma. Eye. 2020;34(1):12-28. PMID [31595027]

166. Sung H, Ferlay J, Siegel RL, Laversanne M, Soerjomataram I, Jemal A, et al. Global cancer statistics 2020: GLOBOCAN estimates of incidence and mortality worldwide for 36 cancers in 185 countries. CA Cancer J Clin. 2021;71(3):209-49. PMID [33538338]

167. Mitchell AJ, Chan M, Bhatti H, Halton M, Grassi L, Johansen C, et al. Prevalence of depression, anxiety, and adjustment disorder in oncological, haematological, and palliative-care settings: a meta-analysis of 94 interview-based studies. Lancet Oncol. 2011;12(2):160-74. PMID [21251875]

168. Ballenger JC, Davidson JR, Lecrubier Y, Nutt DJ, Jones RD, Berard RM, et al. Consensus statement on depression, anxiety, and oncology. J Clin Psychiatry. 2001;62(8):64-7. PMID [12108825]

169. Thompson K, Henry R. Oncology clinical challenges: caring for patients with preexisting psychiatric illness. Clin J Oncol Nurs. 2012;16(5):471-80. PMID [23022930]

170. Grassi L, Caruso R, Hammelef K, Nanni MG, Riba M. Efficacy and safety of pharmacotherapy in cancer-related psychiatric disorders across the trajectory of cancer care: a review. Int Rev Psychiatry. 2014;26(1):44-62. PMID [24716500]

171. Kilian JG, Kerr K, Lawrence C, Celermajer DS. Myocarditis and cardiomyopathy associated with clozapine. Lancet. 1999;354(9193):1841-5. PMID [10584719]

172. Mehta RD, Roth AJ. Psychiatric considerations in the oncology setting. CA Cancer J Clin. 2015;65(4):300-14. PMID [26012508]

173. McLoughlin RF, McDonald VM. The management of extrapulmonary comorbidities and treatable traits; obesity, physical inactivity, anxiety, and depression, in adults with asthma. Front Allergy. 2021;2:735030. PMID [35387051]

174. Kuo CW, Yang SC, Shih YF, Liao XM, Lin SH. Typical antipsychotics is associated with increased risk of severe exacerbation in asthma patients: a nationwide population-based cohort study. BMC Pulm Med. 2022;22(1):85. PMID [35287638]

175. Zareifopoulos N, Bellou A, Spiropoulou A, Spiropoulos K. Prevalence, contribution to disease burden and management of comorbid depression and anxiety in chronic obstructive pulmonary disease: a narrative review. COPD. 2019;16(5-6):406-17. PMID [31638445]

176. Slowik JM, Sankari A, Collen JF. Obstructive sleep apnea. In: In: StatPearls [Internet]. Treasure Island: StatPearls; 2022 [capturado em 05 jan. 2023]. Disponível em: http://www.ncbi.nlm.nih.gov/books/NBK459252/

177. Ostroumova OD, Isaev RI, Kotovskaya YV, Tkacheva ON. Drugs affecting obstructive sleep apnea syndrome. Zh Nevrol Psikhiatr Im S S Korsakova. 2020;120(9):46-54. PMID [33076645]

178. Massahud MLB, Bruzinga FFB, Diniz SAM, Seraidarian KKA, Lopes RM, Barros VM, et al. Association between sleep bruxism, use of antidepressants, and obstructive sleep apnea syndrome: a cross-sectional study. J Oral Rehabil. 2022;49(5):505-13. PMID [35149999]

179. AbdelFattah MR, Jung SW, Greenspan MA, Padilla M, Enciso R. Efficacy of antidepressants in the treatment of obstructive sleep apnea compared to placebo: a systematic review with meta-analyses. Sleep Breath. 2020;24(2):443-53. PMID [31720982]

180. Prasad B, Radulovacki M, Olopade C, Herdegen JJ, Logan T, Carley DW. Prospective trial of efficacy and safety of ondansetron and fluoxetine in patients with obstructive sleep apnea syndrome. Sleep. 2010;33(7):982-9. PMID [20614859]

181. Robillard R, Saad M, Ray LB, Bujáki B, Douglass A, Lee EK, et al. Selective serotonin reuptake inhibitor use is associated with worse sleep-related breathing disturbances in individuals with depressive disorders and sleep complaints: a retrospective study. J Clin Sleep Med. 2021;17(3):505-13. PMID [33118928]

182. Chen CY, Chen CL, Yu CC. Trazodone improves obstructive sleep apnea after ischemic stroke: a randomized, double-blind, placebo-controlled, crossover pilot study. J Neurol. 2021;268(8):2951-60. PMID [33625584]

183. Smales ET, Edwards BA, Deyoung PN, McSharry DG, Wellman A, Velasquez A, et al. Trazodone effects on obstructive sleep apnea and non-REM arousal threshold. Ann Am Thorac Soc. 2015;12(5):758-64. PMID [25719754]

184. Rohatgi R, Gupta R, Ray R, Kalra V. Is obstructive sleep apnea the missing link between metabolic syndrome and second-generation antipsychotics: preliminary study. Indian J Psychiatry. 2018;60(4):478-84. PMID [30581214]

185. Hsu TW, Chen HM, Chen TY, Chu CS, Pan CC. The Association between use of benzodiazepine receptor agonists and the risk of obstructive sleep apnea: a nationwide popula-

tion-based nested case-control study. Int J Environ Res Public Health. 2021;18(18):9720. PMID [34574645]

186. Mason M, Cates CJ, Smith I. Effects of opioid, hypnotic and sedating medications on sleep-disordered breathing in adults with obstructive sleep apnoea. Cochrane Database Syst Rev. 2015;(7):CD011090.

187. Modafinil: New indication. For a minority of patients with sleep apnoea. Prescrire Int. 2007;16(89):102-3. PMID [17582924]

188. Walsh DA, McWilliams DF. Mechanisms, impact and management of pain in rheumatoid arthritis. Nat Rev Rheumatol. 2014;10(10):581-92. PMID [24861185]

189. Richards BL, Whittle SL, Buchbinder R. Antidepressants for pain management in rheumatoid arthritis. Cochrane Database Syst Rev. 2011;(11):CD008920. PMID [22071859]

190. Vallerand IA, Patten SB, Barnabe C. Depression and the risk of rheumatoid arthritis. Curr Opin Rheumatol. 2019;31(3):279-84. PMID [30789849]

191. Carrión-Barberà I, Salman-Monte TC, Vilchez-Oya F, Monfort J. Neuropsychiatric involvement in systemic lupus erythematosus: a review. Autoimmun Rev. 2021;20(4):102780. PMID [33609799]

192. Fujieda Y. Diversity of neuropsychiatric manifestations in systemic lupus erythematosus. Immunol Med. 2020;43(4):135-41. PMID [32459601]

193. Papachristos DA, Oon S, Hanly JG, Nikpour M. Management of inflammatory neurologic and psychiatric manifestations of systemic lupus erythematosus: a systemic review. Semin Arthritis Rheum. 2021;51(1):49-71. PMID [33360230]

194. Fanouriakis A, Kostopoulou M, Alunno A, Aringer M, Bajema I, Boletis JN, et al. 2019 update of the EULAR recommendations for the management of systemic lupus erythematosus. Ann Rheum Dis. 2019;78(6):736-45. PMID [30926722]

195. Osani MC, Bannuru RR. Efficacy and safety of duloxetine in osteoarthritis: a systemic review and meta-analysis. Korean J Intern Med. 2019;34(5):966-73. PMID [30871298]

196. Lin EHB. Depression and ostheoarthritis. Am J Med. 2008;121(11 Suppl 1):S16-9.

197. Headache Classification Committee of the International Headache Society (IHS) The International Classification of Headache Disorders, 3rd edition. Cephalalgia. 2018;38(1):1-211. PMID [29368949]

198. Stovner LJ, Hagen K, Linde M, Steiner TJ. The global prevalence of headache: an update, with analysis of the influences of methodological factors on prevalence estimates. J Headache Pain. 2022;23(1):34. PMID [35410119]

199. Bohm PE, Stancampiano FF, Rozen TD. Migraine headache: updates and future developments. Mayo Clin Proc. 2018;93(11):1648-53. PMID [30392545]

200. Galli F, Gambini O. Psychopharmacology of headache and its psychiatric comorbidities. Handb Clin Neurol. 2019;165:339-44. PMID [31727222]

201. Hamelsky SW, Lipton RB. Psychiatric comorbidity of migraine. Headache. 2006;46(9):1327-33. PMID [17040330]

202. Dresler T, Caratozzolo S, Guldolf K, Huhn JI, Loiacono C, Niiberg-Pikksööt T, et al. Understanding the nature of psychiatric comorbidity in migraine: a systematic review focused on interactions and treatment implications. J Headache Pain. 2019;20(1):51. PMID [31072313]

203. Ha H, Gonzalez A. Migraine headache prophylaxis. Am Fam Physician. 2019;99(1):17-24. PMID: 30600979

204. Melhado EM, Santos PSF, Kaup AO, Costa ATNM, Roesler CAP, Piovesan EJ, et al. Consensus of the Brazilian Headache Society (SBCe) for the prophylactic treatment of episodic migraine: part I. Arq Neuropsiquiatr. 2022;80(8):845-61. PMID [36252594]

205. Seidel S, Aigner M, Ossege M, Pernicka E, Wildner B, Sycha T. Antipsychotics for acute and chronic pain in adults. Cochrane Database Syst Rev. 2013;(8):CD004844. PMID [23990266]

206. Orr SL, Aubé M, Becker WJ, Davenport WJ, Dilli E, Dodick D, et al. Canadian Headache Society systematic review and recommendations on the treatment of migraine pain in emergency settings. Cephalalgia. 2015;35(3):271-84. PMID [24875925]

207. Sclar DA, Robison LM, Skaer TL. Concomitant triptan and SSRI or SNRI use: a risk for serotonin syndrome. Headache. 2008;48(1):126-9. PMID [18005139]

208. Silberstein SD, Rosenberg J. Multispecialty consensus on diagnosis and treatment of headache. Neurology. 2000;54(8):1553. PMID [10762491]

209. The Worldwide Hospice Palliative Care Alliance. Global atlas of palliative care. 2nd ed. London: WHPCA; 2020.

210. Raja SN, Carr DB, Cohen M, Finnerup NB, Flor H, Gibson S, et al. The revised International Association for the Study of Pain definition of pain: concepts, challenges, and compromises. Pain. 2020;161(9):1976-82. PMID [32694387]

211. Hjermstad MJ, Fayers PM, Haugen DF, Caraceni A, Hanks GW, Loge JH, et al. Studies comparing numerical rating scales, verbal rating scales, and visual analogue scales for assessment of pain intensity in adults: a systematic literature review. J Pain Symptom Manage. 2011;41(6):1073-93. PMID [21621130]

212. Cohen SP, Vase L, Hooten WM. Chronic pain: an update on burden, best practices, and new advances. Lancet. 2021 May 29;397(10289):2082-2097. PMID [34062143]

213. Hagedorn JM. World Health Organization analgesic ladder. In: Banik RK, editors. Anesthesiology in-training exam review. Cham: Springer; 2022. p. 351-4

214. Riordan P, Briscoe J, Kamal AH, Jones CA, Webb JA. Top ten tips palliative care clinicians should know about mental health and serious illness. J Palliat Med. 2018;21(8):1171-6. PMID [30133368]

215. O'Malley K, Blakley L, Ramos K, Torrence N, Sager Z. Mental healthcare and palliative care: barriers. BMJ Support Palliat Care. 2021;11(2):138-44. PMID [31932475]

216. Twycross R, Wilcock A, Howard P. Palliative care formulary. 6th ed. Nottingham: Palliativedrugs; 2017.

217. Mercadante S, Arcuri E, Santoni A. Opioid-induced tolerance and hyperalgesia. CNS Drugs. 2019;33(10):943-55. PMID [31578704]

218. Gaertner J, Boehlke C, Simone CB 2nd, Hui D. Early palliative care and the opioid crisis: ten pragmatic steps towards a more rational use of opioids. Ann Palliat Med. 2019;8(4):490-7. PMID [31431028]

219. Wood H, Dickman A, Star A, Boland JW. Updates in palliative care: overview and recent advancements in the pharmacological management of cancer pain. Clin Med. 2018;18(1):17-22. PMID [29436434]

220. World Health Organization. WHO guidelines for the pharmacological and radiotherapeutic management of cancer pain in adults and adolescents. Geneva: WHO; 2018.

221. Dworkin RH, O'Connor AB, Backonja M, Farrar JT, Finnerup NB, Jensen TS, et al. Pharmacologic management of neuropathic pain: evidence-based recommendations. Pain. 2007;132(3):237-51. PMID [17920770]

222. Liampas A, Rekatsina M, Vadalouca A, Paladini A, Varrassi G, Zis P. Pharmacological management of painful peripheral neuropathies: a systematic review. Pain Ther. 2021;10(1):55-68. PMID 33145709

223. Kowalski T, Maier C, Reinacher-Schick A, Schlegel U. Painful hyperexcitability syndrome with oxaliplatin containing chemotherapy: clinical features, pathophysiology and therapeutic options. Schmerz. 2008;22(1):16-23. PMID [17578604]

224. Shkodra M, Caraceni A. Treatment of neuropathic pain directly due to cancer: an update. Cancers. 2022;14(8):1992. PMID [35454894]

225. Thienel U, Neto W, Schwabe SK, Vijapurkar U; Topiramate Diabetic Neuropathic Pain Study Group. Topiramate in painful diabetic polyneuropathy: findings from three double-blind placebocontrolled trials. Acta Neurol Scand. 2004;110(4):221-31. PMID [15355485]

226. Vinik AI, Tuchman M, Safirstein B, Corder C, Kirby L, Wilks K, et al. Lamotrigine for treatment of pain associated with diabetic neuropathy: results of two randomized, double blind, placebo-controlled studies. Pain. 2007;128(1-2):169-79. PMID [17161535]

227. Wiffen PJ, Derry S, Moore RA. Lamotrigine for chronic neuropathic pain and fibromyalgia in adults. Cochrane Database Syst Rev. 2013;2013(12):CD006044. PMID [24297457]

228. Simpson DM, Olney R, McArthur JC, Khan A, Godbold J, Ebel-Frommer K. A placebo-controlled trial of lamotrigine for painful HIV-associated neuropathy. Neurology. 2000;54(11):2115-9. PMID [10851374]

229. de Greef BTA, Hoeijmakers JGJ, Geerts M, Oakes M, Church TJE, Waxman SG, et al. Lacosamide in patients with Nav1.7 mutations-related small fibre neuropathy: a randomized controlled trial. Brain. 2019;142(2):263-75. PMID [30649227]

230. Otto M, Bach FW, Jensen TS, Sindrup SH. Valproic acid has no effect on pain in polyneuropathy: a randomized, controlled trial. Neurology. 2004;62(2):285-8. PMID [14745070]

231. Beydoun A, Shaibani A, Hopwood M, Wan Y. Oxcarbazepine in painful diabetic neuropathy: results of a dose-ranging study. Acta Neurol Scand. 2006;113(6):395-404. PMID [16674606]

232. Mücke M, Phillips T, Radbruch L, Petzke F, Häuser W. Cannabis-based medicines for chronic neuropathic pain in adults. Cochrane Database Syst Rev. 2018;3(3):CD012182. PMID [29513392]

233. Motsch J, Kamler M. Alpha 2-adrenergic agonists: use in chronic pain: a meta-analysis. Schmerz. 1997;11(5):339-44. PMID [12799805]

234. Srivastava AB, Mariani JJ, Levin FR. New directions in the treatment of opioid withdrawal. Lancet. 2020;395(10241):1938-48. PMID [32563380]

235. Peng K, Liu HY, Wu SR, Cheng H, Ji FH. Effects of combining dexmedetomidine and opioids for postoperative intravenous patient-controlled analgesia: a systematic review and meta-analysis. Clin J Pain. 2015 Dec;31(12):1097-104. PMID [25654534]

236. Sarzi-Puttini P, Giorgi V, Marotto D, Atzeni F. Fibromyalgia: an update on clinical characteristics, aetiopathogenesis and treatment. Nat Rev Rheumatol. 2020;16(11):645-60. PMID [33024295]

237. Bair MJ, Krebs EE. Fibromyalgia. Ann Inter Med. 2020;172(5):ITC33-48. PMID [32120395]

238. Clauw DJ. Fibromyalgia: a clinical review. JAMA. 2014;311(25):1547-55. PMID [24737367]

239. Chinn S, Caldwell W, Gritsenko K. Fibromyalgia pathogenesis and treatment options update. Curr Pain Headache Rep. 2016;20(4):25. PMID [26922414]

240. Cruccu G, Di Stefano G, Truini A. Trigeminal neuralgia. N Engl J Med. 2020;383(8):754-62. PMID [32813951]

241. Bendtsen L, Zakrzewska JM, Abbott J, Braschinsky M, Di Stefano G, Donnet A, et al. European Academy of Neurology guideline on trigeminal neuralgia. Eur J Neurol. 2019;26(6):831-49. PMID [30000037]

242. Barbero M, Schneebeli A, Koetsier E, Maino P. Myofascial pain syndrome and trigger points: evaluation and treatment in patients with musculoskeletal pain. Curr Opin Support Palliat Care. 2019;13(3):270-6. PMID [31313700]

243. Weller JL, Comeau D, Otis JAD. Myofascial pain. Semin Neurol. 2018;38(6):640-3. PMID [30522139]

244. Galasso A, Urits I, An D, Nguyen D, Borchart M, Yazdi C, et al. A comprehensive review of the treatment and management of myofascial pain syndrome. Curr Pain Headache Rep. 2020;24(8):43. PMID [32594264]

245. Sociedade Brasileira de Endocrinologia e Metabologia. Sobre reposição hormonal masculina [Internet]. Rio de Janeiro: SBEM; 2014 [capturado em 04 jan. 2022]. Disponível em: https://www.endocrino.org.br/sobre-reposicao-hormonal-masculina/

246. Huhtaniemi I. Late-onset hypogonadism: current concepts and controversies of pathogenesis, diagnosis and treatment. Asian J Androl. 2014;16(2):192-202. PMID [24407185]

247. Amore M, Innamorati M, Costi S, Sher L, Girardi P, Pompili M. Partial androgen deficiency, depression, and testosterone supplementation in aging men. Int J Endocrinol. 2012;2012:280724. PMID [22719760]

248. Lucas E. Medical management of neurogenic bladder for children and adults: a review. Top Spinal Cord Inj Rehabil. 2019;25(3):195-204. PMID [31548786]

249. Truzzi JC, Almeida FG, Sacomani CA, Reis J, Rocha FET. Neurogenic bladder – concepts and treatment recommendations. Int Braz J Urol. 2020;48(2):220-43. PMID [34156189]

250. MacQueen GM, Frey BN, Ismail Z, Jaworska N, Steiner M, Lieshout R, et al. Canadian Network for Mood and Anxiety Treatments (CANMAT) 2016 clinical guidelines for the management of adults with major depressive disorder: section 6. Special populations: youth, women, and the elderly. Can J Psychiatry. 2016;61(9):588-603. PMID [27486149]

251. Wu CK, Tseng PT, Wu MK, Li DJ, Chen TY, Kuo FC, et al. Antidepressants during and after menopausal transition: a systematic review and meta-analysis. Sci Rep. 2020;10(1):8026. PMID [32415128]

252. Maki PM, Kornstein SG, Joffe H, Bromberger JT, Freeman EW, Athappilly G, et al. Guidelines for the evaluation and treatment of perimenopausal depression: summary and recommendations. J Womens Health. 2019;28(2):117-34. PMID [30182804]

253. American Psychiatric Association. Manual diagnóstico e estatístico de transtornos mentais: DSM-5-TR. 5.ed. rev. Porto Alegre: Artmed; 2023.

254. Krzastek SC, Bopp J, Smith RP, Kovac JR. Recent advances in the understanding and management of erectile dysfunction. F1000Research. 2019;8:102.

255. Sooriyamoorthy T, Leslie SW. Erectile dysfunction. In: StatPearls [Internet]. Treasure Island: StatPearls; 2022 [capturado em 06 jan. 2023]. Disponível em: http://www.ncbi.nlm.nih.gov/books/NBK562253/.

256. Dording CM, Mischoulon D, Shyu I, Alpert JE, Papakostas GI. SAMe and sexual functioning. Eur Psychiatry. 2012;27(6):451-4. PMID [21398094]

257. Gupta S, Sharma, R., Agarwal, A., Parekh, N., Finelli, R., Shah, R., et al. A comprehensive guide to sperm recovery in infertile men with retrograde ejaculation. World J Mens Health. 2022;40(2):208-16. PMID [34169680]

258. Giatti S, Diviccaro S, Panzica G, Melcangi RC. Post-finasteride syndrome and post-SSRI sexual dysfunction: two sides of the same coin? Endocrine. 2018;61(2):180-93. PMID [29675596]

259. Atmaca M. Selective serotonin reuptake inhibitor-induced sexual dysfunction: current management perspectives. Neuropsychiatr Dis Treat. 2020;16:1043-50. PMID [32368066]

260. Chen LWH, Chen MYS, Lian ZP, Lin HS, Chien CC, Yin HL, et al. Amitriptyline and Sexual Function: A Systematic Review Updated for Sexual Health Practice. Am J Mens Health. 2018;12(2):370-9. PMID [29019272]

261. Altinok ML, Glintborg D, Christensen RD, Hallas J, Andersen M. Prescription of antidepressants is increased in Danish patients with polycystic ovary syndrome and is associated with hyperandrogenism. A population-based cohort study. Clin Endocrinol. 2014;80(6):884-9. PMID [24224860]

262. Cooney LG, Lee I, Sammel MD, Dokras A. High prevalence of moderate and severe depressive and anxiety symptoms in polycystic ovary syndrome: a systematic review and meta-analysis. Hum Reprod. 2017;32(5):1075-91. PMID [28333286]

263. Ethirajulu A, Alkasabera A, Onyali CB, Anim-Koranteng C, Shah HE, Bhawnani N, et al. Insulin resistance, hyperandrogenism, and its associated symptoms are the precipitating factors for depression in women with polycystic ovarian syndrome. Cureus. 2021;13(9):e18013. PMID [34667688]

264. Lanza di Scalea T, Pearlstein T. Premenstrual dysphoric disorder. Med Clin North Am. 2019;103(4):613-28. PMID [31078196]

265. Sepede G, Brunetti M, Di Giannantonio M. Comorbid premenstrual dysphoric disorder in women with bipolar disorder: management challenges. Neuropsychiatr Dis Treat. 2020;16:415-26. PMID [32103961]

266. Dilbaz B, Aksan A. Premenstrual syndrome, a common but underrated entity: review of the clinical literature. J Turk Ger Gynecol Assoc. 2021;22(2):139-48. PMID [33663193]

267. Marjoribanks J, Brown J, O'Brien PMS, Wyatt K. Selective serotonin reuptake inhibitors for premenstrual syndrome. Cochrane Database Syst Rev. 2013;2013(6):CD001396. PMID [23744611]

LEITURAS RECOMENDADAS

Ali S, Miller KK, Freudenreich O. Management of psychosis associated with a prolactinoma: case report and review of the literature. Psychosomatics. 2010;51(5):370-6. PMID [0833935]

Amanatkar HR, Chibnall JT, Seo BW, Manepalli JN, Grossberg GT. Impact of exogenous testosterone on mood: a systematic review and meta-analysis of randomized placebo-controlled trials. Ann Clin Psychiatry. 2014;26(1):19-32. PMID [24501728]

Arnold LM. The pathophysiology, diagnosis and treatment of fibromyalgia. Psychiatr Clin North Am. 2010;33(2):375-408. PMID [20385343]

Backonja MM. Use of anticonvulsants for treatment of neuropathic pain. Neurology. 2002;59(5 Suppl 2):S14-7 PMID [12221151]

Baghdady NT, Banik S, Swartz SA, McIntyre RS. Psychotropic drugs and renal failure: translating the evidence for clinical practice. Adv Ther. 2009;26(4):404-24. PMID [19444657]

Barron AJ, Zaman N, Cole GD, Wensel R, Okonko DO, Francis DP. Systematic review of genuine versus spurious side-effects of beta-blockers in heart failure using placebo control: recommendations for patient information. Int J Cardiol. 2013;168(4):3572-9. PMID [23796325]

Baumeister H, Hutter N, Bengel J. Psychological and pharmacological interventions for depression in patients with coronary artery disease. Cochrane Database Syst Rev. 2011;2011(9):CD008012. PMID [21901717]

Bhuvaneswar CG, Baldessarini RJ, Harsh VL, Alpert JE. Adverse endocrine and metabolic effects of psychotropic drugs: selective clinical review. CNS Drugs. 2009;23(12):1003-21. PMID [19958039]

Bray GA, Ryan DH. Update on obesity pharmacotherapy. Ann N Y Acad Sci. 2014;1311(1):1-13. PMID [24641701]

Bruns A, Meyer O. Neuropsychiatric manifestations of systemic lupus erythematosus. Joint Bone Spine. 2006;73(6):639-45. PMID [17064944]

Cheng RJ, Dupont C, Archer DF, Bao W, Racketa J, Constantine G, et al. Effect of desvenlafaxine on mood and climacteric symptoms in menopausal women with moderate to severe vasomotor symptoms. Climacteric. 2013;16(1):17-27. PMID [22646219]

Freeman EW, Guthrie KA, Caan B, Sternfeld B, Cohen LS, Joffe H, et al. Efficacy of escitalopram for hot flashes in healthy menopausal women: a randomized controlled trial. JAMA. 2011;305(3):267-74. PMID [21245182]

Fusco F, Razzoli E, Imbimbo C, Rossi A, Verze P, Mirone V. A new era in the treatment of erectile dysfunction: chronic phosphodiesterase type 5 inhibition. BJU Int. 2010;105(12):1634-9. PMID [20553468]

Gupta MA, Gupta AK. Psychiatric and psychological comorbidity in patients with dermatologic disorders: epidemiology and management. Am J Clin Dermatol. 2003;4(12):833-42. PMID [14640776]

Hauser W, Petzke F, Sommer C. Comparative efficacy and harms of duloxetine, milnacipran, and pregabalin in fibromyalgia syndrome. J Pain. 2010;11(6):505-21. PMID [21078630]

Hou XJ, Xu JH, Wang J, Yu YY. Can antidepressants prevent pegylated interferon-α/ribavirin-associated depression in patients with chronic hepatitis C: meta-analysis of randomized, double-blind, placebo-controlled trials? PLoS One. 2013;8(10):e76799. PMID [24204676]

Huffman JC, Mastromauro CA, Beach SR, Celano CM, DuBois CM, Healy BC, et al. Collaborative care for depression and anxiety disorders in patients with recent cardiac events: the management of sadness and anxiety in cardiology (MOSAIC) randomized clinical trial. JAMA Intern Med. 2014;174(6):927-35. PMID [24733277]

Kalay AE, Demir B, Haberal A, Kalay M, Kandemir O. Efficacy of citalopram on climacteric symptoms. Menopause. 2007;14(2):223-9. PMID [17224858]

Kraus MR, Schäfer A, Schöttker K, Keicher C, Weissbrich B, Hofbauer I, et al. Therapy of interferon-induced depression in chronic hepatitis C with citalopram: a randomised, double-blind, placebo-controlled study. Gut. 2008;57(4):531-6. PMID [18079286]

O'Connor CM, Jiang W, Kuchibhatla M, Mehta RH, Clary GL, Cuffe MS, et al. Antidepressant use, depression, and survival in patients with heart failure. Arch Inter Med. 2008;168(20):2232-7. PMID [19001200]

Richa S, Yazbek JC. Ocular adverse effects of common psychotropic agents. CNS Drugs. 2010;24(6):501-26. PMID [20443647]

Tredget J, Kirov A, Kirov G. Effects of chronic lithium treatment on renal function. J Affect Disord. 2010;126(3):436-40. PMID [20483164]

Warnock JK, Morris DW. Adverse cutaneous reactions to antidepressants. Am J Clin Dermatol. 2002;3(5):329-39. PMID [12069639]

Warnock JK, Morris DW. Adverse cutaneous reactions to mood stabilizers. Am J Clin Dermatol. 2003;4(1):21-30. PMID [12477370]

Woltz PC, Chapa DW, Friedmann E, Son H, Akintade B, Thomas SA. Effects of interventions on depression in heart failure: a systematic review. Heart Lung. 2012;41(5):469-83. PMID [22938627]

Zivin K, Pfeiffer P, Bohnert ASB, Ganoczy D, Blow FC, Nallamothu BK, et al. Safety of high dosage citalopram. Am J Psychiatry. 2014;171(1):20-2. PMID [24399424]

PSICOFÁRMACOS
BRASILEIROS

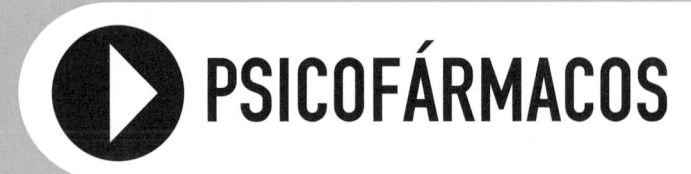

PSICOFÁRMACOS BRASILEIROS

ÁCIDO VALPROICO

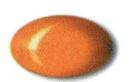

DEPAKENE
250 mg

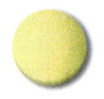

DEPAKENE
300 mg

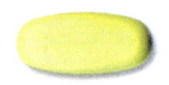

DEPAKENE
500 mg

DEPAKOTE
125 mg

DEPAKOTE
250 mg

DEPAKOTE
500 mg

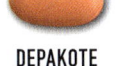

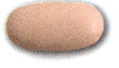

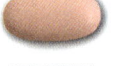

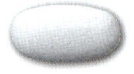

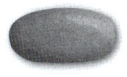

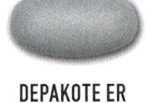

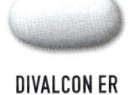

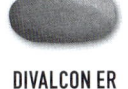

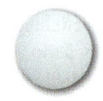

DEPAKOTE ER
500 mg

DIVALCON ER
250 mg

DIVALCON ER
500 mg

TORVAL CR
300 mg

VALPI
500 mg

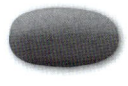

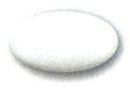

ZYVALPREX
250 mg

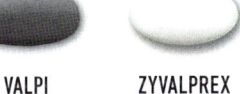

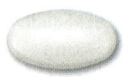

GENÉRICO
500 mg
(ZYDUS)

AGOMELATINA

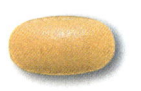

VALDOXAN
25 mg

ALPRAZOLAM

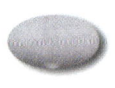

FRONTAL
0,25 mg

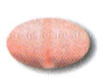

FRONTAL
0,5 mg

FRONTAL SL
0,5 mg

ALPRAZOLAM (CONTINUAÇÃO)

CONSTANTE
0,25 mg

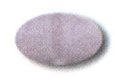

FRONTAL
1 mg

FRONTAL
2 mg

GENÉRICO
0,25 mg
(EUROFARMA)

GENÉRICO
0,5 mg
(EUROFARMA)

GENÉRICO
1 mg
(EUROFARMA)

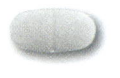

GENÉRICO
0,25 mg
(MEDLEY)

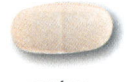

GENÉRICO
0,5 mg
(MEDLEY)

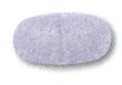

GENÉRICO
1 mg
(MEDLEY)

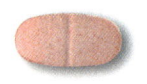

GENÉRICO
2 mg
(MEDLEY)

AMISULPRIDA

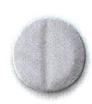

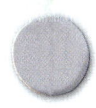

SOCIAN
50 mg

SOCIAN
200 mg

AMITRIPTILINA

AMYTRIL
10 mg

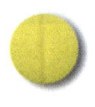

AMYTRIL
25 mg

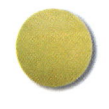

AMYTRIL
75 mg

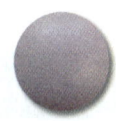

AMITRIPTILINA (CONTINUAÇÃO)

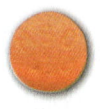

- PROTANOL 25 mg
- TRYPTANOL 75 mg
- GENÉRICO 25 mg (EUROFARMA)
- GENÉRICO 25 mg (MEDLEY)
- GENÉRICO 75 mg (MEDLEY)

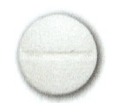

ARIPIPRAZOL

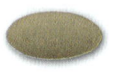

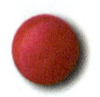

- ABILIFY 15 mg
- ARISTAB 10 mg
- HARIP 10 mg
- HARIP 15 mg
- HEDD 10 mg
- SENSAZ 10 mg

BIPERIDENO

- AKINETON 2 mg
- AKINETON 4 mg

BREXIPIPRAZOL

- REXULTI 0,5 mg
- REXULTI 1 mg

BROMAZEPAM

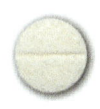

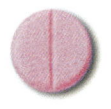

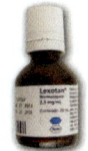

- LEXFAST 3 mg
- LEXOTAN 3 mg
- LEXOTAN 6 mg
- LEXOTAN 2,5 mg/mL
- NEURILAN 3 mg
- NEURILAN 6 mg
- GENÉRICO 3 mg (EUROFARMA)
- GENÉRICO 6 mg (EUROFARMA)
- GENÉRICO 3 mg (MEDLEY)
- GENÉRICO 6 mg (MEDLEY)

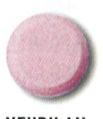

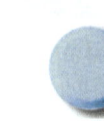

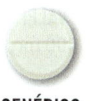

BUPROPIONA

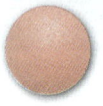

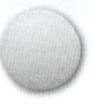

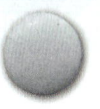

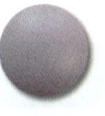

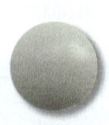

- BUP 150 mg
- BUP XL 150 mg
- BUP XL 300 mg
- BUPIUM 150 mg
- BUPIUM XL 300 mg
- INIP 150 mg

BUPROPIONA (CONTINUAÇÃO)

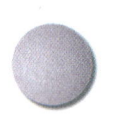

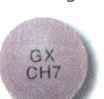

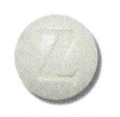

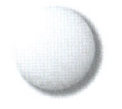

- NORADOP 150 mg
- ZETRON 150 mg
- ZETRON XL 150 mg
- ZYBAN 150 mg
- WELLBUTRIN XL 150 mg
- GENÉRICO 150 mg (EUROFARMA)

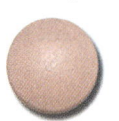

BUSPIRONA

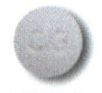

- ANSITEC 5 mg
- ANSITEC 10 mg
- BUSPANIL 5 mg
- BUSPAR 10 mg

CARBAMAZEPINA

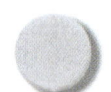

- TEGRETARD 200 mg
- TEGRETARD 400 mg
- TEGRETOL 200 mg
- TEGRETOL CR 200 mg
- TEGRETOL 400 mg
- TEGRETOL CR 400 mg
- GENÉRICO 200 mg (EUROFARMA)
- GENÉRICO 200 mg (MEDLEY)
- GENÉRICO 400 mg (MEDLEY)

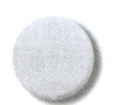

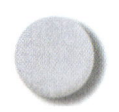

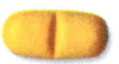

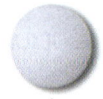

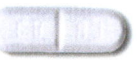

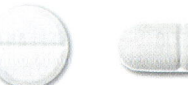

CARBAMAZEPINA (CONTINUAÇÃO)

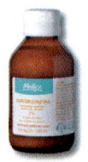

- GENÉRICO 20 mg/mL (MEDLEY)
- GENÉRICO 200 mg (SANVAL)

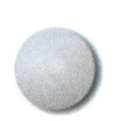

CITALOPRAM

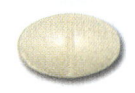

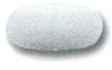

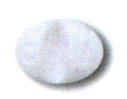

- ALCYTAN 20 mg
- CIPRAMIL 20 mg
- CITTA 20 mg
- DENYL 20 mg
- MAXAPRAN 20 mg
- PROCIMAX 20 mg
- ZOXIPAN 20 mg
- ZYCITAPRAM 20 mg
- GENÉRICO 20 mg (MEDLEY)
- GENÉRICO 20 mg (ZYDUS)

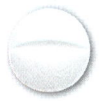

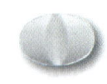

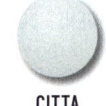

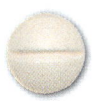

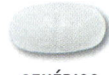

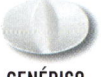

CLOMIPRAMINA

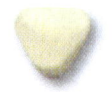

- ANAFRANIL 10 mg
- ANAFRANIL 25 mg
- ANAFRANIL SR 75 mg
- CLO 25 mg
- CLO 75 mg

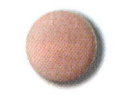

PSICOFÁRMACOS BRASILEIROS

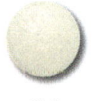

1089

CLONAZEPAM

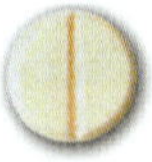

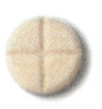

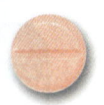

- RIVOTRIL 0,5 mg
- RIVOTRIL 2 mg 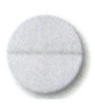 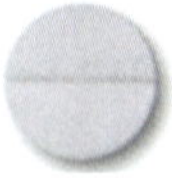
- GENÉRICO 0,5 mg (MEDLEY)
- GENÉRICO 2 mg (EUROFARMA)
- GENÉRICO 2 mg (MEDLEY) 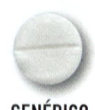
- GENÉRICO 2,5 mg/mL (MEDLEY) 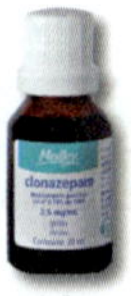

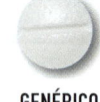

CLORDIAZEPOXIDO + AMITRIPTILINA

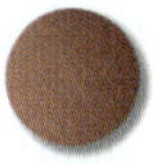

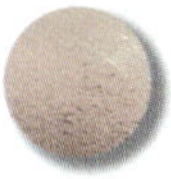

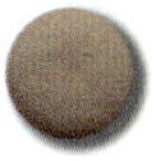

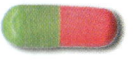

- LIMBITROL
  5 mg de clordiazepoxido + 12,5 mg de amitriptilina

CLORPROMAZINA

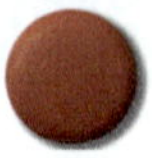

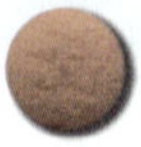

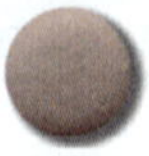

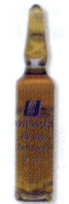

- AMPLICITIL 5 mg/mL
- AMPLICITIL 25 mg
- CLORPROMAZ 100 mg

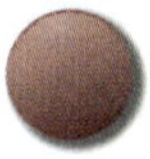

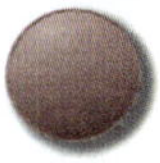

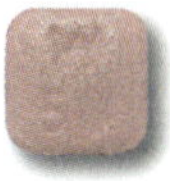

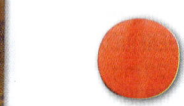

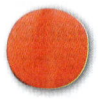

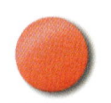

CLOXAZOLAM

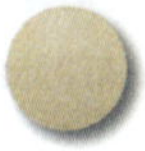

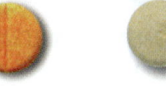

- CLOZAL 2 mg
- EUTONIS 1 mg
- EUTONIS 2 mg
- EUTONIS 4 mg
- OLCADIL 1 mg
- OLCADIL 2 mg

CLOXAZOLAM (CONTINUAÇÃO)

- OLCADIL 4 mg

CLOZAPINA

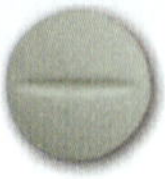

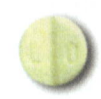

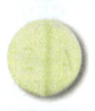

- LEPONEX 25 mg
- LEPONEX 100 mg
- PINAZAN 25 mg
- PINAZAN 100 mg 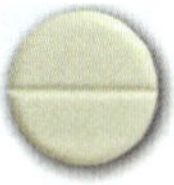

DESVENLAFAXINA

- ANDES 50 mg
- ANDES 100 mg
- DELLER 50 mg
- DESVE 50 mg
- DESVENTAG 50 mg
- DESVENTAG 100 mg
- IMENSE 50 mg
- IMENSE 100 mg
- PRISTIQ 50 mg
- PRISTIQ 100 mg 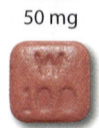
- VELLANA 50 mg
- VENDEXLA 100 mg

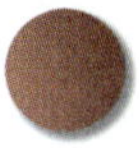

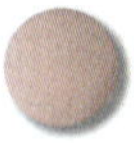

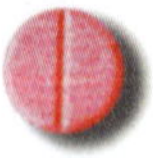

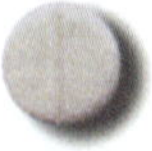

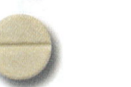

DIAZEPAM

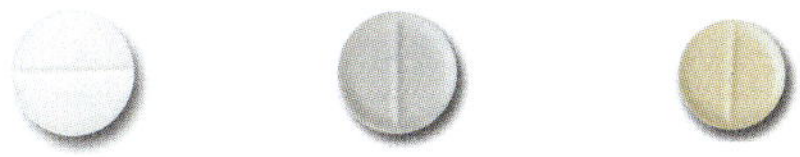

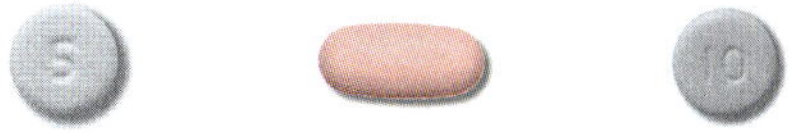

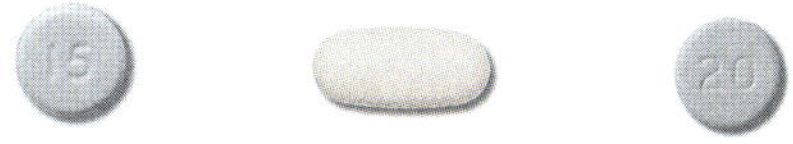

- DIAZEFAST 10 mg
- DIENPAX 5 mg
- DIENPAX 10 mg
- VALIUM 5 mg
- VALIUM 10 mg

DONEPEZILA

- DON 10 mg
- DONILA 5 mg
- DONILADUO 10 mg de donepezila + 20 mg de memantina
- EPÉZ 5 mg
- EPÉZ 10 mg
- ERANZ 5 mg
- ERANZ 10 mg
- LABREA 5 mg
- NEPEZIL 10 mg

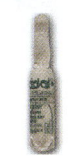

DROPERIDOL

- DROPERDAL 1 mL/2,5 mg

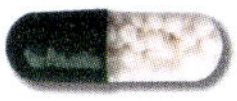

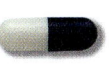

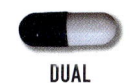

DULOXETINA

- ABRETIA 30 mg
- CYMBI 30 mg
- DUAL 30 mg
- VELIJA 30 mg

ESCITALOPRAM

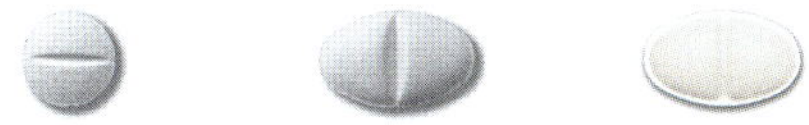

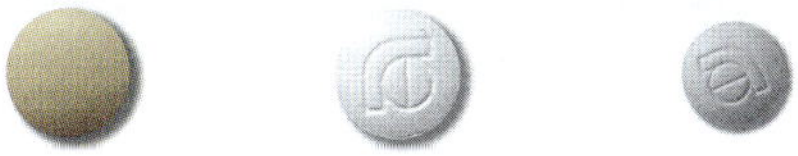

- ESC ODT 5 mg
- ESC 10 mg
- ESC ODT 10 mg
- ESC ODT 15 mg
- ESC 20 mg
- ESC ODT 20 mg
- ESCENA 10 mg
- ESCENA 20 mg
- ESCILEX 10 mg
- ESPRAN 10 mg
- EUDOK 10 mg
- EUDOK 15 mg
- EXODUS 10 mg 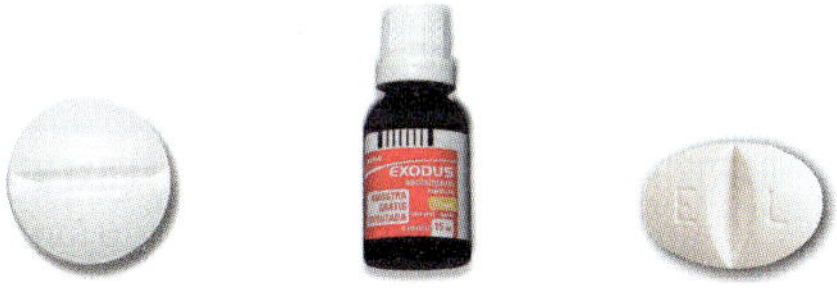
- EXODUS 25 mg/mL
- LEXAPRO 10 mg
- LEXAPRO 15 mg 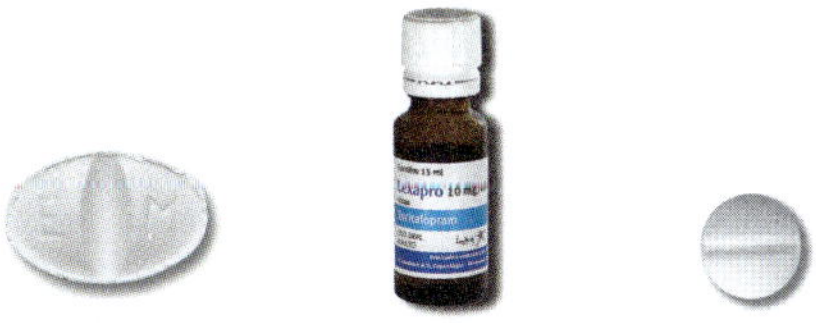
- LEXAPRO 20 mg/mL
- RECONTER 10 mg
- RECONTER 15 mg
- RECONTER 20 mg
- RECONTER 20 mg/mL
- SEDOPAN 10 mg
- UNITRAN 10 mg
- UNITRAN 15 mg

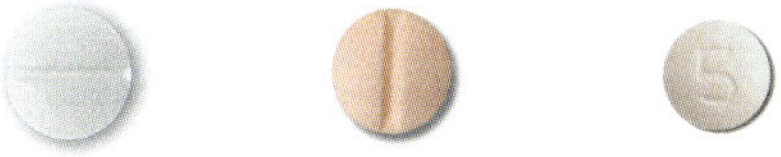

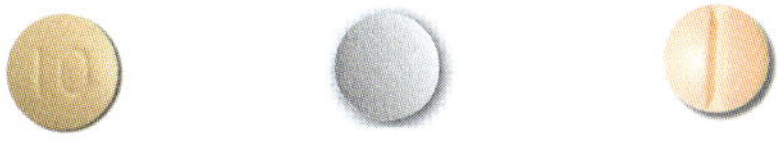

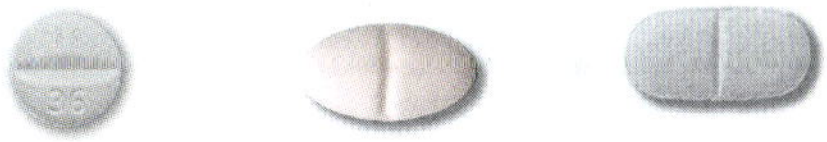

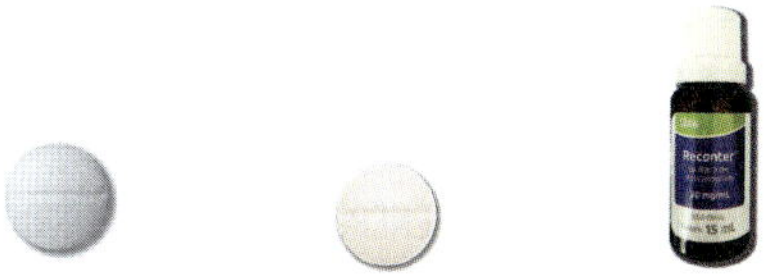

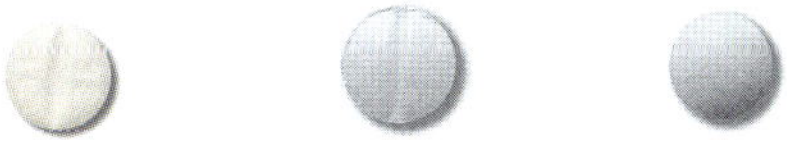

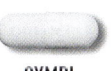

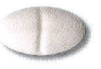

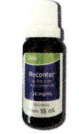

PSICOFÁRMACOS BRASILEIROS

PSICOFÁRMACOS BRASILEIROS

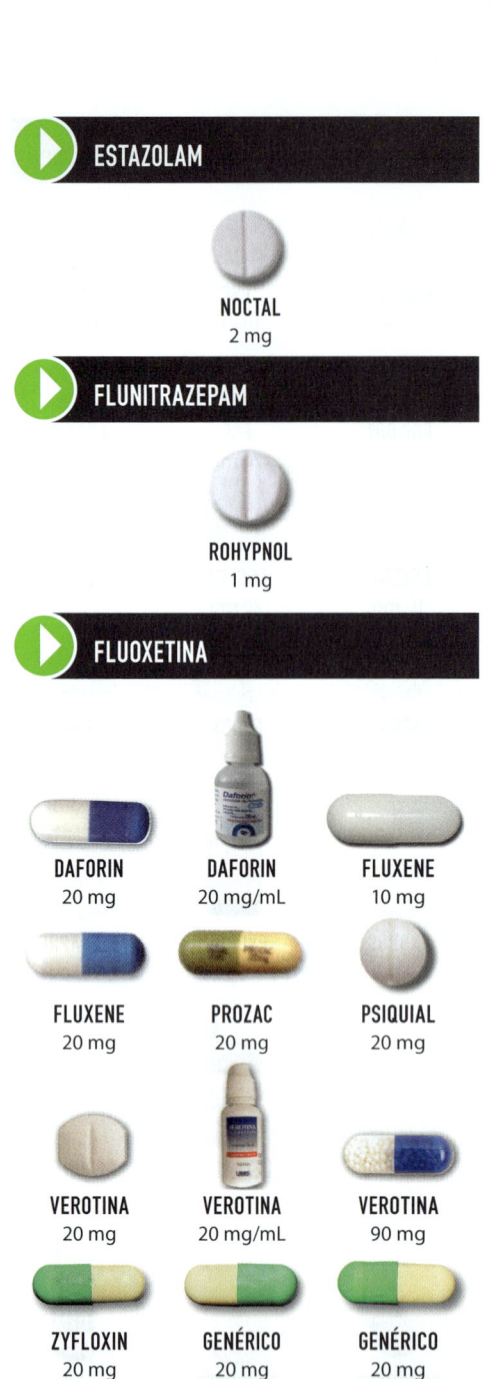

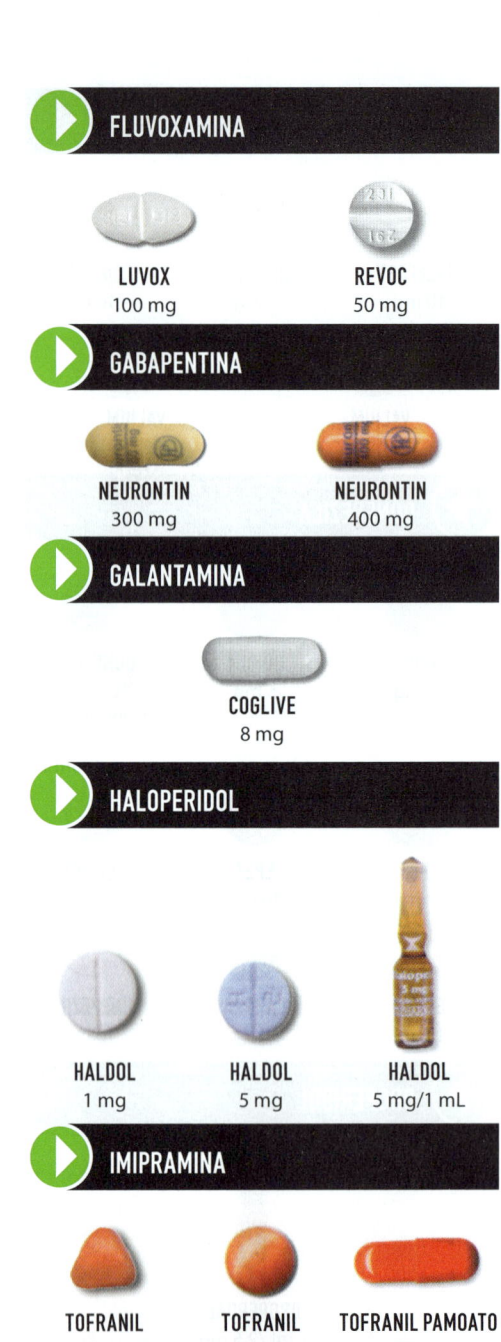

▶ ESTAZOLAM

NOCTAL
2 mg

▶ FLUNITRAZEPAM

ROHYPNOL
1 mg

▶ FLUOXETINA

DAFORIN
20 mg

DAFORIN
20 mg/mL

FLUXENE
10 mg

FLUXENE
20 mg

PROZAC
20 mg

PSIQUIAL
20 mg

VEROTINA
20 mg

VEROTINA
20 mg/mL

VEROTINA
90 mg

ZYFLOXIN
20 mg

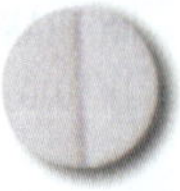

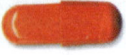

GENÉRICO
20 mg
(MEDLEY)

GENÉRICO
20 mg
(ZYDUS)

▶ FLURAZEPAM

DALMADORM
30 mg

▶ FLUVOXAMINA

LUVOX
100 mg

REVOC
50 mg

▶ GABAPENTINA

NEURONTIN
300 mg

NEURONTIN
400 mg

▶ GALANTAMINA

COGLIVE
8 mg

▶ HALOPERIDOL

HALDOL
1 mg

HALDOL
5 mg

HALDOL
5 mg/1 mL

▶ IMIPRAMINA

TOFRANIL
10 mg

TOFRANIL
25 mg

TOFRANIL PAMOATO
75 mg

TOFRANIL
150 mg

L-METILFOLATO DE CÁLCIO

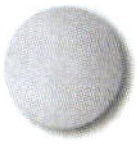

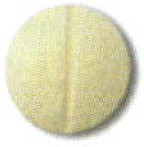

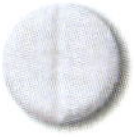

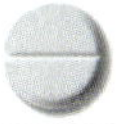

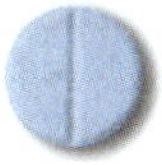

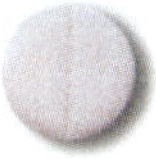

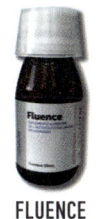

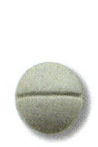

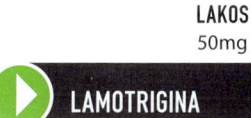

- FLUENCE Suspensão
- FLUENCE 5
- FLUENCE Gotas 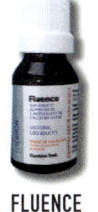

LACOSAMIDA

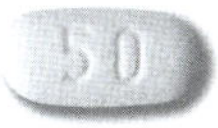

- LAKOS 50mg

LAMOTRIGINA

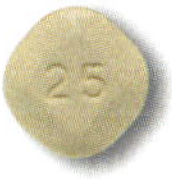

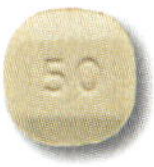

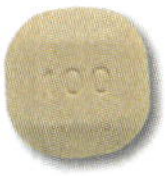

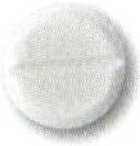

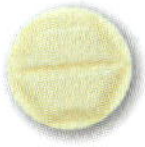

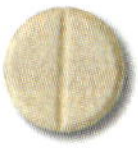

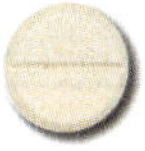

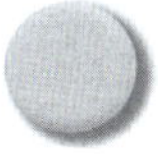

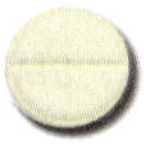

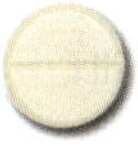

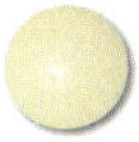

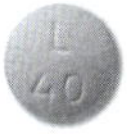

- LAMICTAL 25 mg
- LAMICTAL 50 mg
- LAMICTAL 100 mg
- LAMITOR 25 mg
- LAMITOR CD 25 mg
- LAMITOR 50 mg
- LAMITOR 100 mg
- LÉPTICO 100 mg
- NEURAL 25 mg
- NEURAL 50 mg 
- NEURAL 100 mg

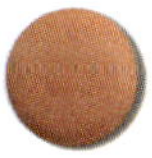

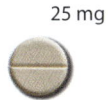

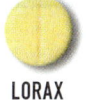

LEVOMEPROMAZINA

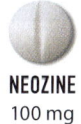

- NEOZINE 25 mg
- NEOZINE 100 mg

LÍTIO

- CARBOLIM 300 mg
- CARBOLITIUM 300 mg
- CARBOLITIUM CR 450 mg
- LITERATA 30 mg

LODENAFILA

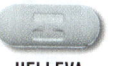

- HELLEVA 80 mg

LORAZEPAM

- LORAX 1 mg
- LORAX 2 mg
- MESMERIN 1 mg
- GENÉRICO 1 mg (MEDLEY)
- GENÉRICO 2 mg (MEDLEY)

LURASIDONA

- LATUDA 20 mg
- LATUDA 40 mg
- LATUDA 80 mg

MAPROTILINA

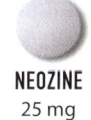

- LUDIOMIL 25 mg
- LUDIOMIL 75 mg 

PSICOFÁRMACOS BRASILEIROS

PSICOFÁRMACOS BRASILEIROS

▶ MEMANTINA

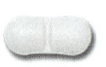

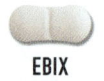

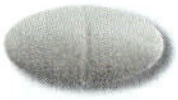

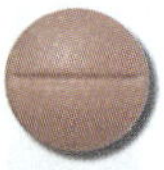

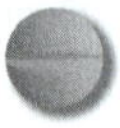

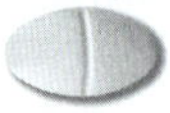

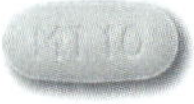

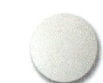

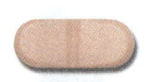

- ALOIS 10 mg
- DESIRÉE 10 mg
- EBIX 10 mg
- HEIMER 10 mg
- VIE 10 mg
- ZIDER 10 mg
- ZIDER 20 mg/mL

▶ METILFENIDATO

- ATTENZE 10 mg
- MEDATO 10 mg
- RITALINA 10 mg
- RITALINA LA 30 mg

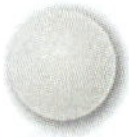

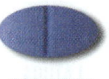

▶ MIDAZOLAM

- DORMONID 15 mg
- GENÉRICO 7,5 mg (MEDLEY)
- GENÉRICO 15 mg (EUROFARMA)
- GENÉRICO 15 mg (MEDLEY)

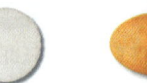

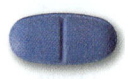

▶ MIRTAZAPINA

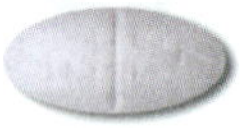

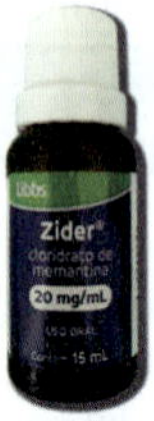

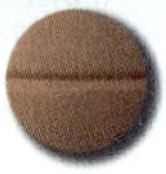

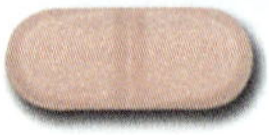

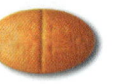

- MENELAT 30 mg
- MENELAT 45 mg
- RAZAPINA 30 mg
- REMERON 15 mg
- REMERON 30 mg
- REMERON 45 mg
- ZAPSY 30 mg
- GENÉRICO 30 mg (SANDOZ)

▶ MOCLOBEMIDA

- AURORIX 150 mg
- AURORIX 300 mg

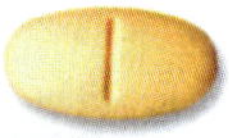

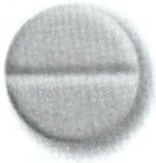

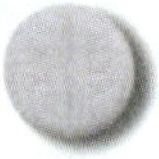

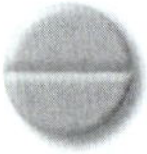

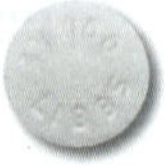

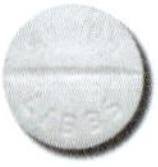

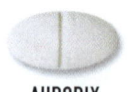

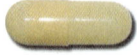

▶ MODAFINIL

- STAVIGILE 100 mg
- STAVIGILE 200 mg

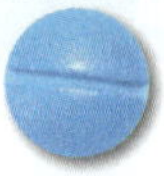

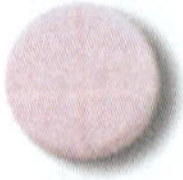

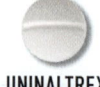

▶ NALTREXONA

- UNINALTREX 50 mg

▶ NITRAZEPAM

- SONEBON 5 mg

PSICOFÁRMACOS BRASILEIROS

NORTRIPTILINA

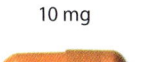

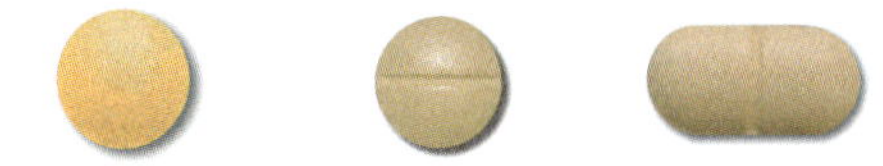

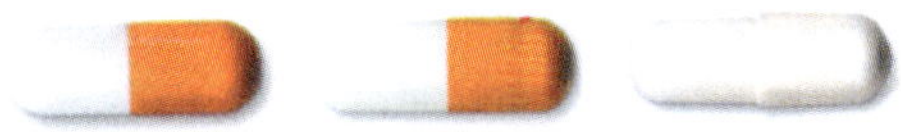

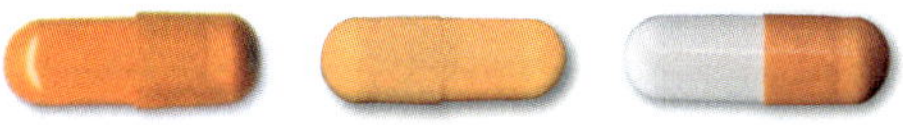

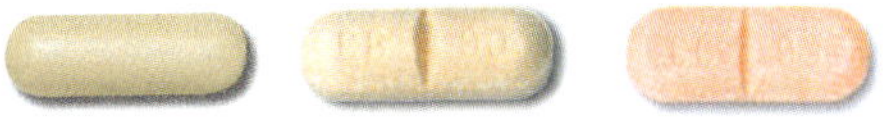

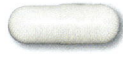

- PAMELOR 10 mg
- PAMELOR 25 mg
- PAMELOR 50 mg
- PAMELOR 75 mg
- GENÉRICO 10 mg (EUROFARMA)
- GENÉRICO 25 mg (EUROFARMA)
- GENÉRICO 50 mg (EUROFARMA)
- GENÉRICO 50 mg (MEDLEY)
- GENÉRICO 75 mg (MEDLEY)

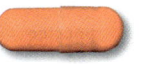

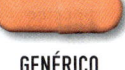

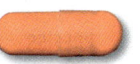

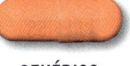

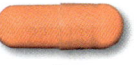

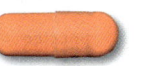

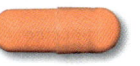

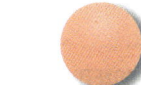

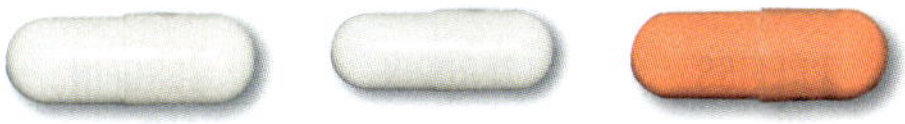

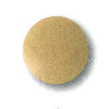

OXCARBAZEPINA

- ALZEPINOL 300 mg
- OLEPTAL 300 mg
- OLEPTAL 600 mg
- OXCARB 300 mg
- TRILEPTAL 300 mg
- TRILEPTAL 600 mg
- ZYOXIPINA 300 mg
- GENÉRICO 300 mg (MEDLEY)
- GENÉRICO 600 mg (MEDLEY)

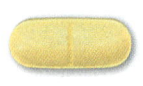

OLANZAPINA

- AXONIUM 5 mg
- CRISAPINA 2,5 mg
- CRISAPINA 5 mg
- OPINOX 2,5 mg
- ZAP 2,5 mg
- ZAP 5 mg
- ZAP 10 mg
- ZOPIX 2,5 mg
- ZOPIX 5 mg
- ZYPREXA 2,5 mg
- ZYPREXA 5 mg
- ZYPREXA 10 mg
- ZYPREXA IM 10 mg/5 mL 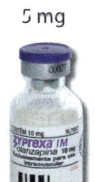

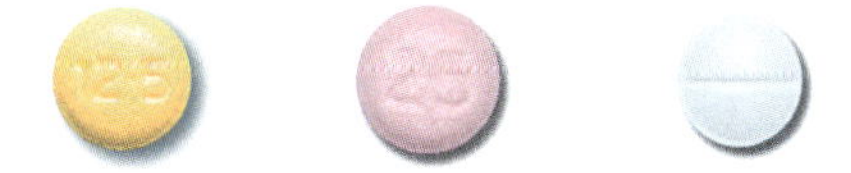

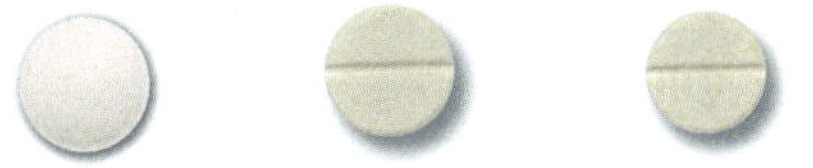

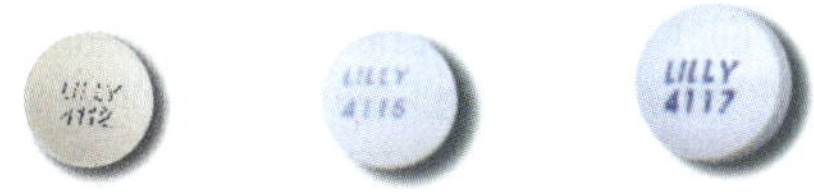

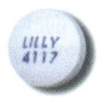

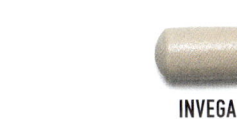

PALIPERIDONA

- INVEGA 6 mg

PAROXETINA

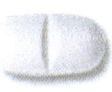

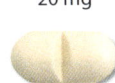

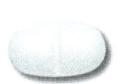

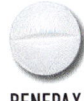

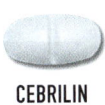

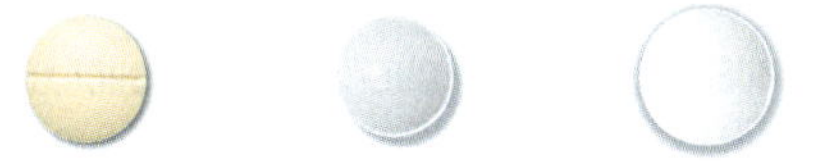

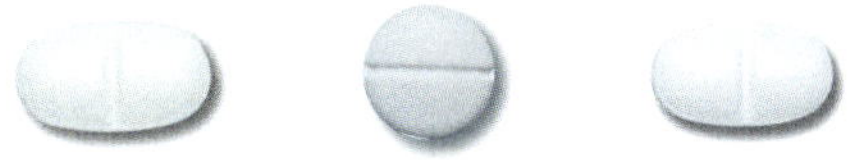

- AROPAX 20 mg
- AROTIN 20 mg
- BENEPAX 20 mg
- CEBRILIN 10 mg
- CEBRILIN 20 mg
- CEBRILIN 30 mg
- DEPAXAN 20 mg
- MORATUS 20 mg
- PAXAN 20 mg
- PAXIL CR 12,5 mg
- PAXIL CR 25 mg
- PAXTRAT 20 mg

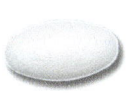

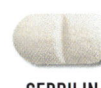

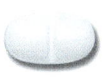

PAROXETINA (CONTINUAÇÃO)

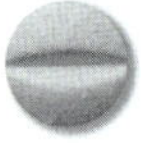

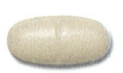

- PONDERA 10 mg
- PONDERA XR 12,5 mg
- PONDERA 15 mg
- PONDERA 20 mg
- PONDERA 25 mg
- PONDERA 30 mg
- PONDERA 40 mg
- PRAXETINA 20 mg
- ROXETIN 20 mg
- ROXETIN 30 mg 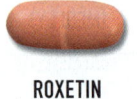
- SINCRO XR 25 mg
- ZYPAROX 20 mg
- GENÉRICO 20 mg (BIOSINTÉTICA)
- GENÉRICO 20 mg (ZYDUS)

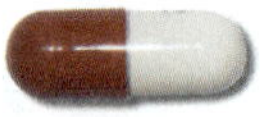

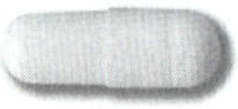

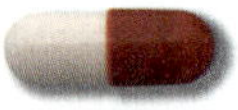

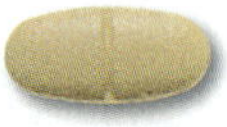

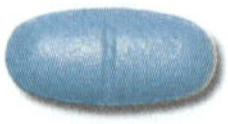

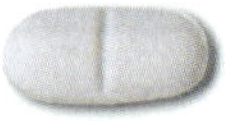

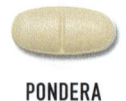

PIMOZIDA

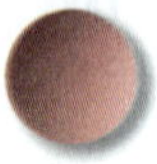

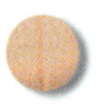

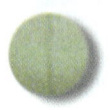

- ORAP 1 mg
- ORAP 4 mg

PRAMIPEXOL

- SIFROL 0,125 mg

PREGABALINA

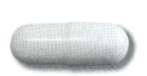

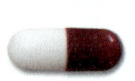

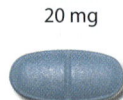

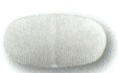

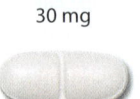

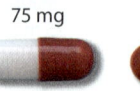

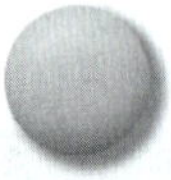

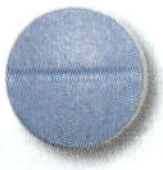

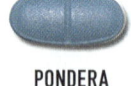

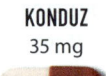

- DORENE TABS 75 mg
- KONDUZ 35 mg
- KONDUZ 75 mg
- LYRICA 75 mg
- MOBALE 75 mg
- MOBALE 150 mg
- PREFISS 75 mg
- ZEROPIN 75 mg 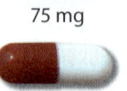
- ZEROPIN 150 mg 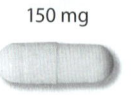

PROMETAZINA

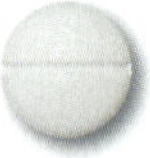

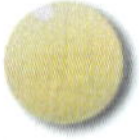

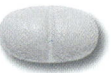

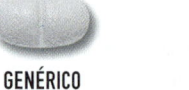

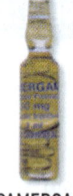

- FENERGAN 25 mg
- PAMERGAN 50 mg/2 mL

QUETIAPINA

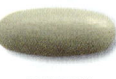

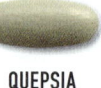

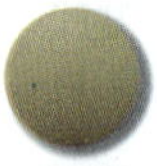

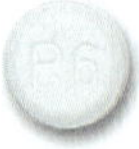

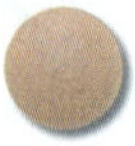

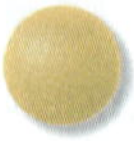

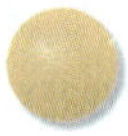

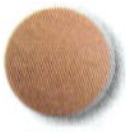

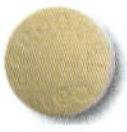

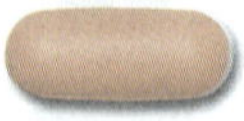

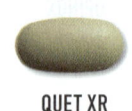

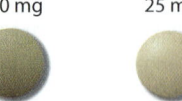

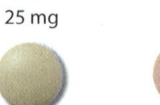

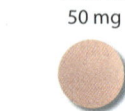

- QUEPSIA 50 mg
- QUET 25 mg
- QUET XR 50 mg
- QUET 100 mg
- QUETIPIN 100 mg
- QUEROPAX 25 mg
- QUEROPAX 100 mg
- QUETROS 25 mg
- QUETROS 100 mg
- SEROQUEL 25 mg
- SEROQUEL XRO 50 mg
- SEROQUEL 100 mg

PSICOFÁRMACOS BRASILEIROS

▶ QUETIAPINA (CONTINUAÇÃO)

- SEROQUEL 200 mg
- SEROQUEL XRO 200 mg
- SEROQUEL 300 mg
- SEROQUEL XRO 300 mg
- TRACOX 25 mg

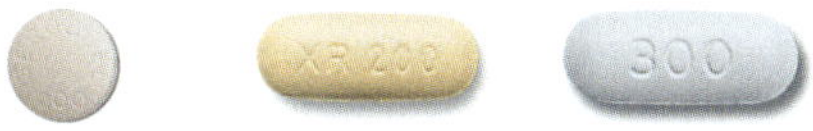

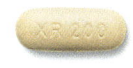

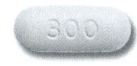

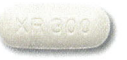

▶ REBOXETINA

- PROLIFT 4 mg

▶ RISPERIDONA

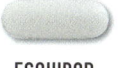

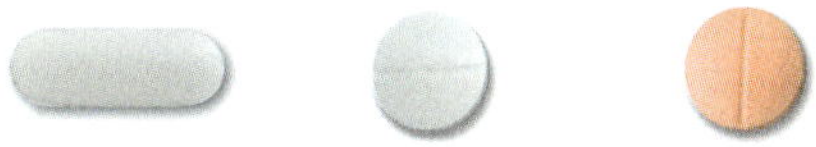

- ESQUIDOR 1 mg
- RESPIDON 1 mg
- RESPIDON 2 mg
- RESPIDON 3 mg 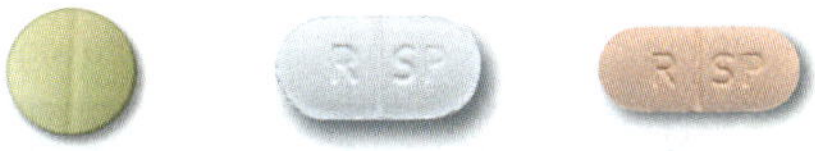
- RIPEVIL 1 mg
- RIPEVIL 2 mg
- RIPEVIL 3 mg
- RISPERDAL 1 mg
- RISPERDAL 2 mg
- RISPERDAL 3 mg 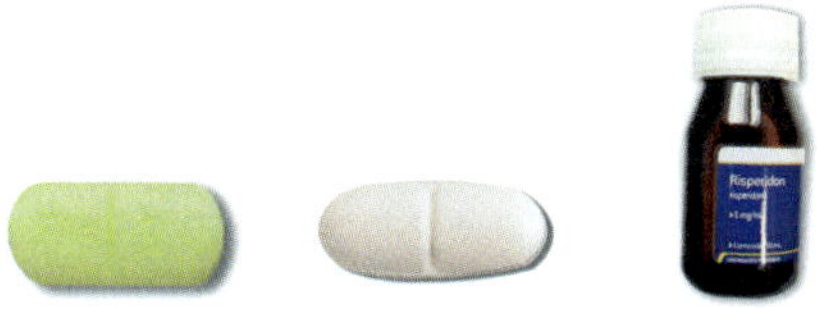
- RISPERIDON 1 mg
- RISPERIDON 1 mg/mL
- RISS 1 mg
- RISS 2 mg
- RISS 3 mg

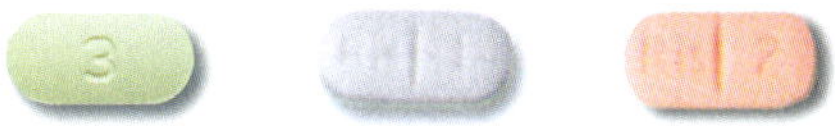

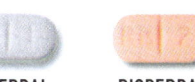

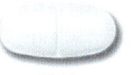

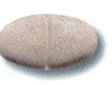

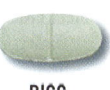

▶ RISPERIDONA (CONTINUAÇÃO)

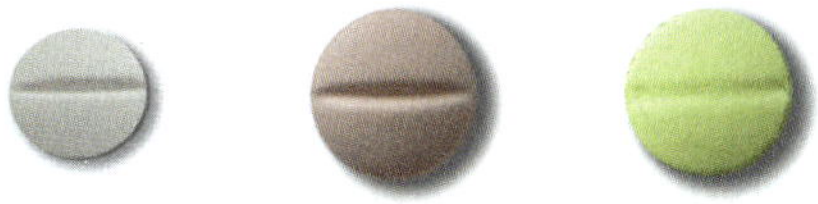

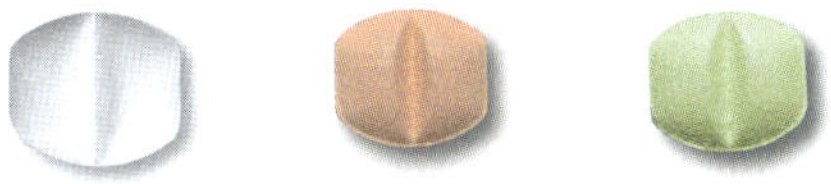

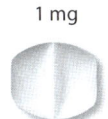

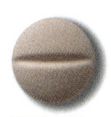

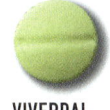

- VIVERDAL 1 mg
- VIVERDAL 2 mg
- VIVERDAL 3 mg
- ZARGUS 1 mg
- ZARGUS 2 mg
- ZARGUS 3 mg
- GENÉRICO 1 mg (SANDOZ)
- GENÉRICO 2 mg (SANDOZ)

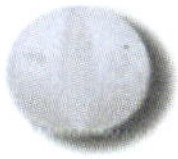

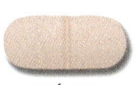

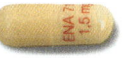

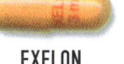

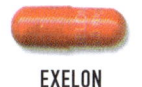

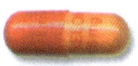

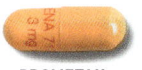

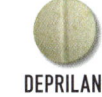

▶ RIVASTIGMINA

- EXELON 1,5 mg
- EXELON 3 mg
- EXELON 4,5 mg
- EXELON 6 mg
- PROMETAX 3 mg

▶ SELEGILINA

- DEPRILAN 5 mg

▶ SERTRALINA

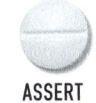

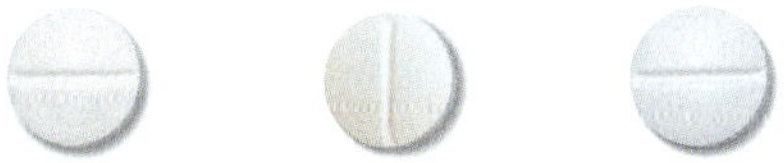

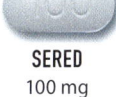

- ASSERT 25 mg
- ASSERT 50 mg
- ASSERT 100 mg
- DIELOFT 50 mg
- SERED 50 mg
- SERED 100 mg

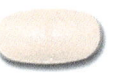

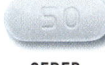

SERTRALINA (CONTINUAÇÃO)

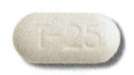

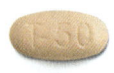

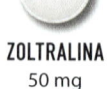

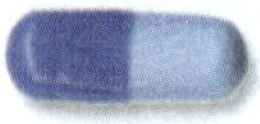

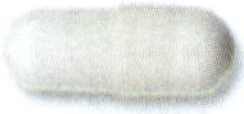

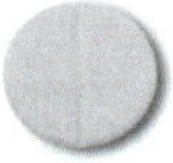

- SERENATA 50 mg
- TOLREST 25 mg
- TOLREST 50 mg
- TOLREST 75 mg
- TOLREST 100 mg
- ZOLOFT 50 mg
- ZOLOFT 100 mg
- ZOLTRALINA 50 mg
- ZYSERTIN 50 mg 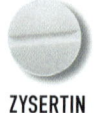
- GENÉRICO 50 mg (MEDLEY)
- GENÉRICO 50 mg (ZYDUS)

SIBUTRAMINA

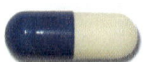

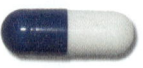

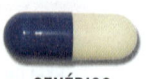

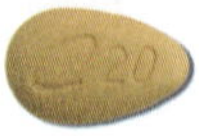

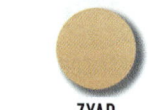

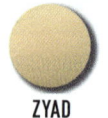

- SIBUS 10 mg
- SIBUS 15 mg
- GENÉRICO 10 mg (EUROFARMA)
- GENÉRICO 15 mg (EUROFARMA)

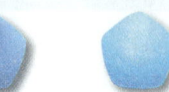

SILDENAFILA

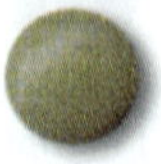

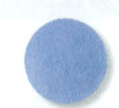

- DEJAVU 50 mg
- DEJAVU 100 mg
- ESCITAM 50 mg
- SUVVIA 50 mg
- VIAGRA 50 mg

SULPIRIDA

- DOGMATIL 50 mg
- DOGMATIL 200 mg 
- EQUILID 50 mg
- EQUILID 200 mg
- SULPAN 25 mg

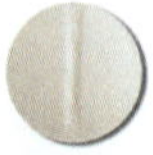

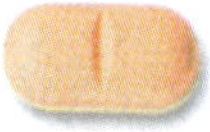

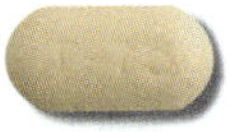

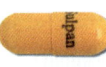

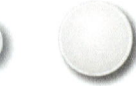

SUMATRIPTANA

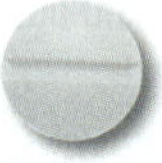

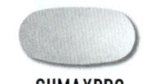

- SUMAXPRO
  20 mg de sumatriptana + 500 mg de naproxeno

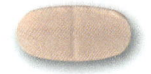

TADALAFILA

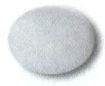

- CIALIS 20 mg
- ZYAD 5 mg
- ZYAD 20 mg

TIANEPTINA

- STABLON 12,5 mg

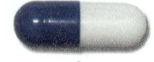

TIORIDAZINA

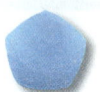

- MELLERIL 10 mg
- MELLERIL 25 mg
- MELLERIL 50 mg
- MELLERIL 100 mg
- MELLERIL 200 mg 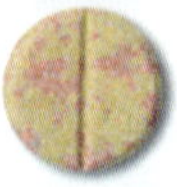
- UNITIDAZIN 50 mg

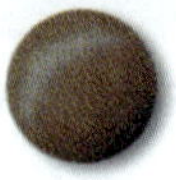

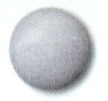

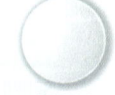

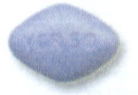

PSICOFÁRMACOS BRASILEIROS

▶ TOPIRAMATO

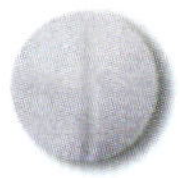

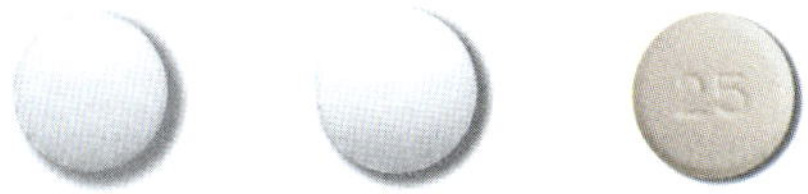

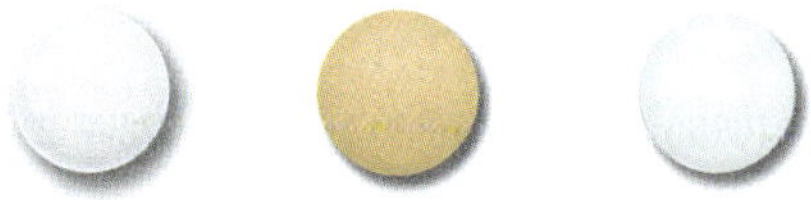

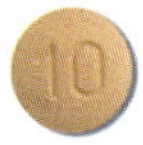

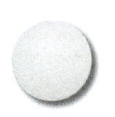

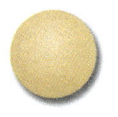

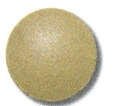

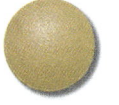

- AMATO 25 mg
- AMATO 50 mg
- AMATO 100 mg
- ÉGIDE 25 mg
- ÉGIDE 50 mg
- TOPAMAX 25 mg
- TOPTIL 25 mg
- TOPTIL 50 mg
- TOPTIL 100 mg
- GENÉRICO 25 mg (EUROFARMA)
- GENÉRICO 50 mg (EUROFARMA)
- GENÉRICO 100 mg (EUROFARMA)

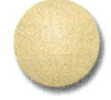

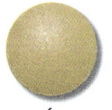

▶ TRANILCIPROMINA

- PARNATE 10 mg

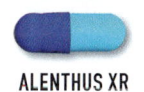

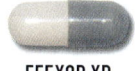

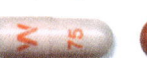

▶ TRAZODONA

- DONAREN 50 mg
- DONAREN 100 mg
- DONAREN RETARD 150 mg
- SONIC 50 mg
- SONIC 100 mg

▶ TRIEXIFENIDIL

- ARTANE 2 mg

▶ TRIFLUOPERAZINA

- STELAZINE 2 mg
- STELAZINE 5 mg

▶ VARDENAFILA

- LEVITRA 10 mg

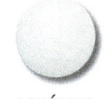

▶ VENLAFAXINA

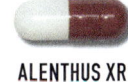

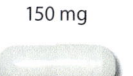

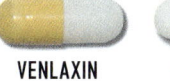

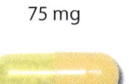

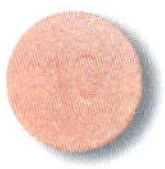

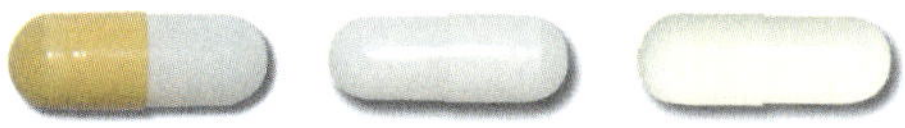

- ALENTHUS XR 37,5 mg
- ALENTHUS XR 75 mg
- EFEXOR XR 37,5 mg
- EFEXOR XR 75 mg
- EFEXOR XR 150 mg
- VENFORIN 75 mg
- VENLAXIN 37,5 mg
- VENLAXIN 75 mg
- VENLAXIN 150 mg
- VENLIFT OD 37,5 mg
- VENLIFT OD 75 mg
- VENLIFT OD 150 mg
- VENSATE 37,5 mg
- VENSATE LP 37,5 mg
- VENSATE 75 mg

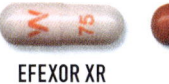

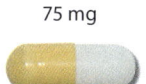

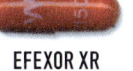

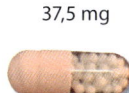

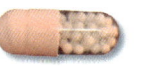

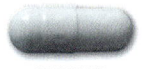

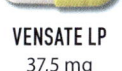

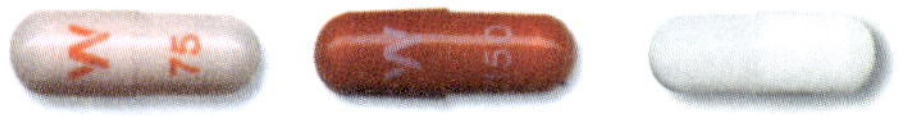

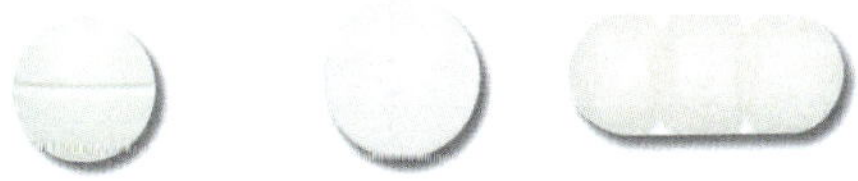

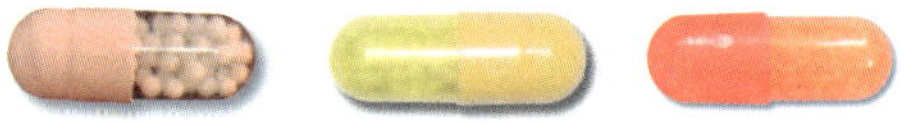

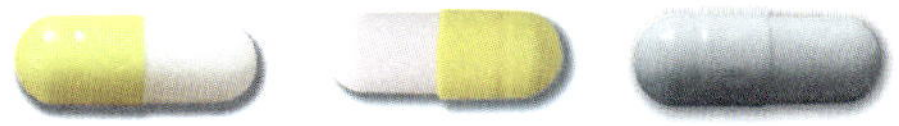

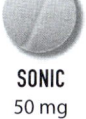

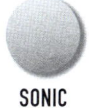

VENLAFAXINA (CONTINUAÇÃO)

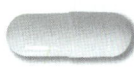

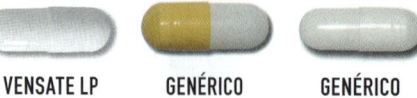

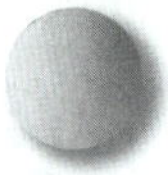

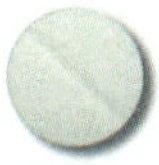

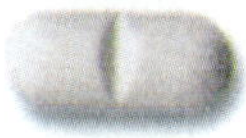

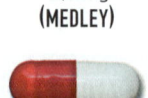

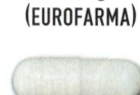

- VENSATE LP 75 mg
- GENÉRICO 37,5 mg (MEDLEY)
- GENÉRICO 75 mg (EUROFARMA)
- GENÉRICO 150 mg (EUROFARMA)
- GENÉRICO 75 mg (MEDLEY)
- GENÉRICO 150 mg (MEDLEY)

VORTIOXETINA

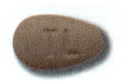

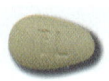

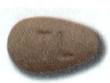

- BRINTELLIX 5 mg
- BRINTELLIX 10 mg
- VURTUOSO 5 mg
- VURTUOSO 10 mg

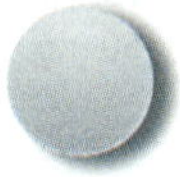

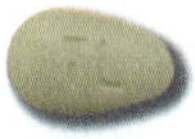

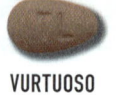

ZIPRASIDONA

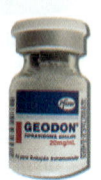

- GEODON 20 mg/mL
- GEODON 40 mg

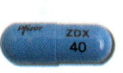

ZOLPIDEM

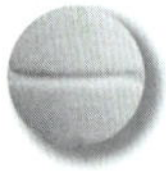

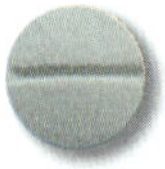

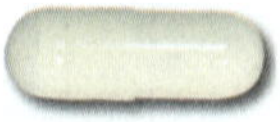

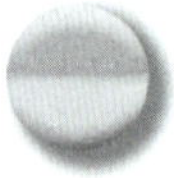

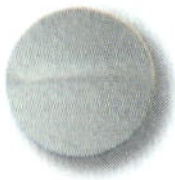

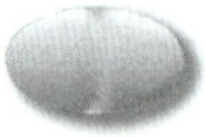

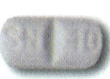

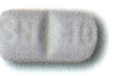

- LIORAM 10 mg
- PATZ SL 5 mg
- PATZ SL 10 mg
- RIPOSO SL 5 mg
- STILNOX 10 mg
- TURNO SL 5 mg
- TURNO 10 mg
- ZOLPAZ 10 mg
- ZOUP SL 5 mg
- GENÉRICO 10 mg (ZYDUS)

ZUCLOPENTIXOL

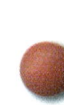

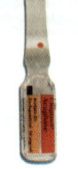

- CLOPIXOL 10 mg
- CLOPIXOL ACUPHASE 50 mg/1 mL
- CLOPIXOL DEPOT 200 mg/1 mL

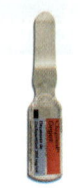